Oxford Textbook of Trauma and Orthopaedics

牛津骨科学

第二版

注　意

　　对于本书药物剂量的正确性，牛津大学出版社不做出相关的陈述、明示或者暗示。因此，读者必须经常通过制造商最新发布的产品信息和数据，以及最新的行为守则和安全规范来核对产品信息和临床操作的正确性。对于本书中的文本错误、材料的使用不当或使用误区，作者和出版商不承担责任或法律责任。除非另有说明，本书的药物剂量和建议只针对没有母乳喂养的非妊娠成人。我们已尽所有努力同本书中所有版权持有者取得联系。如果出版商收到关于本书任何纰漏的提醒，我们将在未来的出版中做出修改。

出版者

Oxford Textbook of Trauma and Orthopaedics

牛津骨科学

第二版（下卷）

原 著

Christopher Bulstrode（主编）

James Wilson-MacDonald
Deborah Eastwood
John McMaster
Jeremy Fairbank
Parminder J Singh
Tim Bunker
Grey Giddins

Mark Blyth
David Stanley
Paul H Cooke
Richard Carrington
Peter Calder
Paul Wordsworth
Timothy WR Briggs

主 译

李淳德　张殿英　刘晓光

北京大学医学出版社
Peking University Medical Press

NIUJIN GUKEXUE（DI 2 BAN）

图书在版编目（CIP）数据

　　牛津骨科学，第2版 /（英）布尔斯特罗德（Bulstrode, C）等原著；李淳德，张殿英，刘晓光主译. —北京：北京大学医学出版社，2015.10
　　书名原文：Oxford Textbook of Trauma and Orthopaedics, second edition
　　ISBN 978-7-5659-1167-5

　　Ⅰ.①牛… Ⅱ.①布…②李…③张…④刘… Ⅲ.①科学 Ⅳ.①R68

　　中国版本图书馆CIP数据核字（2015）第166127号

北京市版权局著作权合同登记号：图字：01-2014-6829

Oxford Textbook of Trauma and Orthopaedics, second edition by Christopher Bulstrode, James Wilson-MacDonald, Deborah Eastwood, John McMaster, Jeremy Fairbank, Parminder J. Singh, Tim Bunker, Grey Giddins, Mark Blyth, David Stanley, Paul H. Cooke, Richard Carrington, Peter Calder, Paul Wordswroth and Timothy W. R. Briggs
ISBN: 9780199550647
© Oxford University Press, 2011
"Oxford Textbook of Trauma and Orthopaedics, second edition" was originally published in English in 2011. This translation is published by arrangement with Oxford University Press.
（"Oxford Textbook of Trauma and Orthopaedics, second edition" 一书于 2011 年以英文形式首次出版。本译著经 Oxford University Press 授权出版。）
Simplified Chinese Translation © 2015 by Peking University Medical Press.
All Rights Reserved.

牛津骨科学（第二版）

主　　译：李淳德　张殿英　刘晓光
出版发行：北京大学医学出版社
地　　址：（100191）北京市海淀区学院路 38 号　北京大学医学部院内
电　　话：发行部 010-82802230；图书邮购 010-82802495
网　　址：http : //www.pumpress.com.cn
E - mail：booksale@bjmu.edu.cn
印　　刷：北京圣彩虹制版印刷技术有限公司
经　　销：新华书店
责任编辑：马联华　　责任校对：金彤文　　责任印制：李　啸
开　　本：889 mm × 1194 mm　1/ 16　印张：116　　字数：3660 千字
版　　次：2015 年 10 月第 1 版　2015 年 10 月第 1 次印刷
书　　号：ISBN 978-7-5659-1167-5
定　　价：650.00 元（上下卷）

译校者名单

主　译　李淳德 （北京大学第一医院）
　　　　　张殿英 （北京大学人民医院）
　　　　　刘晓光 （北京大学第三医院）

主　审　姜保国 （北京大学人民医院）
　　　　　刘忠军 （北京大学第三医院）

秘　书　孙浩林 （北京大学第一医院）

编译委员会名单 （按单位、按姓氏拼音排序）

曹永平 （北京大学第一医院）	党　育 （北京大学人民医院）
崔云鹏 （北京大学第一医院）	付中国 （北京大学人民医院）
李　宏 （北京大学第一医院）	寇玉辉 （北京大学人民医院）
李　军 （北京大学第一医院）	李建强 （北京大学人民医院）
刘　恒 （北京大学第一医院）	芦　浩 （北京大学人民医院）
刘　洪 （北京大学第一医院）	王天兵 （北京大学人民医院）
刘宪义 （北京大学第一医院）	王艳华 （北京大学人民医院）
刘震宁 （北京大学第一医院）	熊　健 （北京大学人民医院）
卢宏章 （北京大学第一医院）	徐海林 （北京大学人民医院）
孟志超 （北京大学第一医院）	薛　峰 （北京大学人民医院）
米　川 （北京大学第一医院）	杨　明 （北京大学人民医院）
潘元星 （北京大学第一医院）	殷晓峰 （北京大学人民医院）
施学东 （北京大学第一医院）	张培训 （北京大学人民医院）
孙浩林 （北京大学第一医院）	周　靖 （北京大学人民医院）
王　冰 （北京大学第一医院）	张　涛 （北京大学第三医院）
王　瑞 （北京大学第一医院）	祝　斌 （北京大学第三医院）
王　宇 （北京大学第一医院）	金开基 （北京大学国际医院）
杨　昕 （北京大学第一医院）	王志永 （北京大学医学部）
叶一林 （北京大学第一医院）	黄　炎 （中国人民解放军北京军区总医院）
于峥嵘 （北京大学第一医院）	李　放 （中国人民解放军北京军区总医院）
张道俭 （北京大学第一医院）	吴　军 （中国人民解放军北京军区总医院）
赵　耀 （北京大学第一医院）	征华勇 （中国人民解放军北京军区总医院）
陈建海 （北京大学人民医院）	郭　蒙 （北京朝阳医院）

冷昆鹏 （北京朝阳医院）　　　　　　　徐　雷 （北京积水潭医院）

徐小东 （中日友好医院）　　　　　　　黎庆钿 （广东省人民医院）

王振威 （北京世纪坛医院）　　　　　　安　帅 （首都医科大学宣武医院）

徐春归 （安徽医科大学第二附属医院）　王　刚 （北京航天医院）

参译者名单（按单位、按姓氏拼音排序）

郭　松 （北京大学第一医院）　　　　　韩端阳 （北京大学人民医院）

胡永凯 （北京大学第一医院）　　　　　黄　伟 （北京大学人民医院）

劳永斌 （北京大学第一医院）　　　　　刘中砥 （北京大学人民医院）

潘利平 （北京大学第一医院）　　　　　马明太 （北京大学人民医院）

漆龙涛 （北京大学第一医院）　　　　　张晓萌 （北京大学人民医院）

吴　浩 （北京大学第一医院）　　　　　刘　啸 （北京大学第三医院）

杨　鹏 （北京大学第一医院）　　　　　马云龙 （北京大学第三医院）

杨泽川 （北京大学第一医院）　　　　　王　凯 （北京大学第三医院）

陈　博 （北京大学人民医院）　　　　　王永强 （北京大学第三医院）

邓玖旭 （北京大学人民医院）　　　　　王　京 （北京积水潭医院）

统　筹　王云亭

策　划　黄大海

主 译 简 介

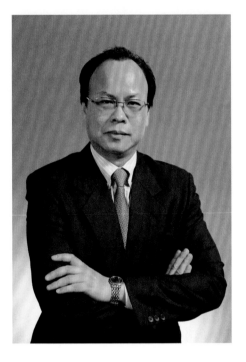

李淳德

1964 年生，江苏无锡人。1988 年毕业于北京医科大学（现北京大学医学部）。毕业以来在北京大学第一医院从事脊柱外科临床及相关基础研究工作。其间曾在以色列希伯来大学脊柱外科中心进修临床，在香港中文大学威尔斯亲王医院创伤矫形外科学系进修骨科基础，以及在瑞士、德国等地创伤中心进修学习。现为北京大学第一医院骨科主任，主任医师、教授、博士研究生导师。

在脊柱外科专业领域中，擅长脊柱退行性疾患、脊柱脊髓损伤、脊柱畸形的矫形等骨科复杂疑难疾病的外科治疗，尤其在老年脊柱矢状位失衡的诊治方面有丰富独到的临床经验。多年来，担任国家民政部"明天计划"脊柱畸形矫形项目的首席外科专家；完成国家教育部重点学科基金委项目、国家级自然科学基金委项目、北京市科技计划项目等多项课题；获得国家级专利技术 1 项；在国内外学术期刊上发表学术论文近百篇；主编及参编骨科专业著作、教材等 8 部；指导毕业博士生 10 余名，硕士研究生 20 余名。

现任国际矫形与创伤外科学会（SICOT）成员、AOSPINE 亚太区成员、中华医学会骨科学分会脊柱学组委员、中华医学会北京市骨科学分会常务委员、中华医学会北京市骨科学分会脊柱学组副组长、中国医师协会骨科医师分会常务委员、中国医师协会骨科医师分会脊柱工作委员会委员、中国医师协会骨科医师分会脊柱工作委员会胸腰椎工作组委员、中国医师协会骨科医师分会脊柱畸形工作组委员、中国康复医学会脊柱脊髓专业委员会常务委员。担任《中华外科杂志》编委《中国矫形外科杂志》编委、《中国骨与关节杂志》常务编委、《医学参考报骨科频道》常务编委、《中华医学杂志》审稿编委、《SPINE 杂志》中文版编委、《中国脊柱畸形杂志》常务编委和《中国脊柱脊髓杂志》编委。

主 译 简 介

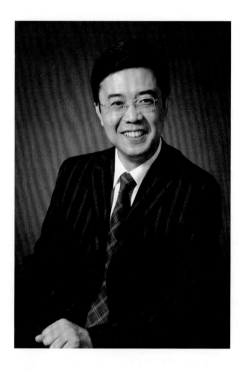

张殿英

1969 年生。主任医师，北京大学硕士生导师，北京大学人民医院创伤骨科副主任，天津市第五中心医院副院长，骨科主任。现任中华医学会创伤学分会青年委员会副主任委员、中华医学会创伤学分会委员、中华医学会骨科学分会青年委员会委员、中华医学会创伤学分会骨与关节损伤学组委员兼秘书长、中华医学会急诊医学分会委员、中华医学会骨科学分会微创学组委员、中华医学会运动医学分会青年委员、中国残疾人康复协会脊髓损伤康复专业委员会委员、国际脊髓学会中国脊髓损伤学会委员、国际内固定研究会（AO）讲师、北京大学交通医学中心专家委员会委员、北京市骨科学会青年委员、北京市创伤学会委员兼秘书长、北京市健康科普专家、《中华肩肘外科电子杂志》编辑部主任《中华创伤骨科杂志》编委《中国矫形外科杂志》编委《中华创伤杂志》编委等。

从事创伤骨科临床工作多年，在脊柱外科、周围神经损伤、关节内骨折诊治等方面造诣颇深，在国内创伤骨科学界具有较高的学术地位。现主持国家自然科学基金资助项目 1 项，关节内骨折治疗方面国家"十一五"公关计划项目 1 项，参加国家"863""973"计划等项目 9 项。先后荣获北京市青年岗位能手、北京市科技进步奖、中华医学科技奖等多个奖项。先后受邀赴美国、德国、瑞士等地参加国际内固定研究学会（AO 组织）在欧美等国举办的创伤骨科高级研讨会。多次在上海、天津等地担任国内 AO 高级研修班主讲。

以第一作者身份在国内外重点期刊发表专业论文数十篇。创办《中华肩肘外科电子杂志》。先后参与编写及翻译了《创伤骨科手术学》《骨折固定图谱》《骨盆与髋臼骨折》《创伤骨科急诊手册》《创伤骨科核心知识》《肩关节成形术》《创伤骨科手术技术》等多部专著。

在骨科新技术及新材料创新方面潜心研究、勇攀高峰，以高能量损伤所致的骨盆和髋臼骨折为研究重点，发明的骨盆内侧壁斜行锁定组合板（Medial Pelvis Combined Locking Oblique Plate，MEP-CLOP）和微创骨盆前环钢板已应用于临床并申请专利，相关研究文章也已发表于国内外专业期刊。

主 译 简 介

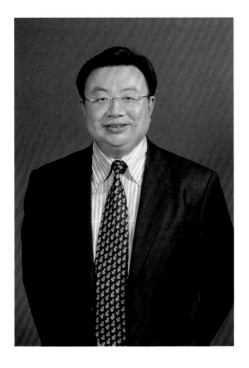

刘晓光

北京大学第三医院科研院长，骨科副主任、教授、主任医师、博士生导师，疼痛医学中心主任。现任中国康复医学会颈椎病专业委员会主任委员、脊柱脊髓专业委员会微创学组副主任委员、肿瘤学组常委兼秘书、青年委员会主任委员，中华医学会骨科学分会微创学组副组长，北京医学会骨科学分会委员和秘书长，中国中西医结合学会骨科专业委员会副主任委员，北京中西医结合学会骨科学分会副主任委员，北京骨科学会肿瘤学组委员，《SPINE 杂志中文版》编委，《中华外科杂志》通讯编委，《中国骨与关节杂志》常务编委，《中国微创外科杂志》编委等。

主持承担了国家自然基金委、科技部"十五攻关"课题、首发基金课题，承担了卫生部、教育部等多项重点基金课题。完成了 CT 监测下经皮穿刺脊柱肿瘤活检，数量和准确率均为国内外领先。经皮穿刺寰枢椎侧块关节植骨融合术、经皮穿刺放射性粒子植入治疗脊柱肿瘤及颈椎椎管内肿瘤经皮穿刺活检术、"涵洞塌陷法"胸椎 360 度环形减压术为国际首创。在国内率先开展椎间盘病的射频治疗、经皮穿刺椎体成形术、颈椎病的经皮镜下手术等。擅长脊柱外科领域难度大、风险度高的各类手术，如脊柱肿瘤全节段切除及稳定性重建术。

荣获教育部高校科技创新二等奖（两项），北京市科学技术奖二等奖，北京市优秀中青年医师"名医奖"，中华医学会中青年优秀论文一等奖、《中华骨科杂志》优秀论文一等奖、首届 COA 国际会议和中国康复医学会优秀论文奖等。拥有 6 项国家新型实用创新专利。获得中国医师奖提名奖，首都劳动奖章，中共中央、国务院、中央军委联合表彰的全国抗震救灾先进个人，全国劳动模范等，并被中组部、人事部选为全国卫生系统先进模范代表参加 60 周年国庆庆典。

主 审 简 介

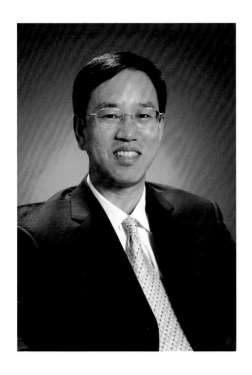

姜保国

主任医师、教授、博士生导师、"973"项目首席科学家。现任北京大学医学部副主任、北京大学人民医院创伤骨科主任、北京大学交通医学中心主任。现任中华医学会创伤学分会主任委员、中华医学会常务理事、中华医学会骨科学分会常委兼秘书长、卫生部临床路径骨科专家组组长、国际矫形与创伤外科学会（SICOT）中国分会副主席、中国医院协会大学附属医院分会主任委员、北京医学会创伤学分会主任委员、北京医学会骨科学分会候任主任委员等；《中华肩肘外科电子杂志》总编辑，《中华创伤杂志》《中华显微外科杂志》等杂志副主编，《Artificial cells》《Blood substitues and Biotechnology》《Journal of Peripheral Nerve System》等国际期刊编委。

主要研究领域为周围神经损伤与修复、骨折愈合的生物力学、关节周围骨折临床诊治及严重创伤救治规范的研究与推广。近年来，先后主持承担了科技部"973"项目、卫生部公益行业专项、国家自然科学基金、北京市自然科学基金、科技部"863"项目、国家"十一五"科技支撑计划、北京市科委重大研究专项等多项课题。获2006年度国家杰出青年科学基金；2012年作为团队学术带头人，获得教育部创新团队；2013年作为首席科学家，获国家"973"项目。先后在国内外学术期刊上发表学术论文370余篇，其中在国外SCI收录的专业杂志上发表研究论文46篇；获国家发明专利8项、实用新型专利14项；获教育部高等学校科学研究优秀成果——技术发明一等奖和科技进步一等奖各1项；主编或主译了《骨与关节损伤》《关节周围骨折》《创伤骨科手术图谱》《骨盆与髋臼骨折》《创伤骨科手术学》等12部著作。

主 审 简 介

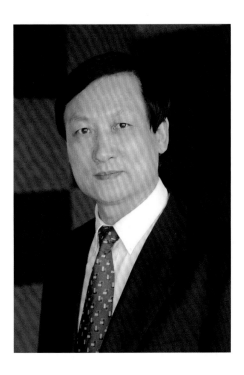

刘忠军

　　1958 年出生于北京，1982 年毕业于北京医学院（现北京大学医学部）。毕业后在北京大学第三医院经过外科系统轮转及神经外科培训后，一直从事脊柱外科临床及相关基础研究工作。其间，于 1988 年 8 月至 1989 年 9 月在美国杜邦骨科研究所等医疗机构从事脊髓损伤实验研究及脊柱外科临床学习；1991 年 9 月至 1992 年 11 月在英国利兹大学骨科以 Fellow 身份研修临床脊柱外科；1995 年 11 月至 1996 年 2 月作为 AO 脊柱外科 Fellow 在加拿大麦吉尔大学骨科研修临床脊柱外科。现为北京大学第三医院骨科教授及博士研究生导师，自 1999 年起任北京大学第三医院骨科主任及脊柱外科研究所所长。

　　在脊柱外科专业领域中侧重脊柱退变、肿瘤、畸形及创伤方面的研究，尤以脊柱疑难重症的手术治疗及相关创新性技术探索见长。多年来，先后完成多项国家级或省部级重大科研项目，获得多项国家级省部级科技进步奖，发表学术论文百余篇，主编、主译或参加编写专业著作十余部。2007 年成为教育部创新团队带头人。2009—2010 年度成为卫生部有突出贡献的中青年专家。享受国务院特殊津贴。

　　目前主要学术任职包括 AO 国际脊柱外科学会中国理事会主席、亚太理事会理事，中国康复医学会脊柱脊髓专业委员会主任委员，中国医师协会骨科学分会副会长，中华医学会骨科学分会委员，《中国脊柱脊髓杂志》副主编；《中国微创外科杂志》副主编，《中华外科杂志》《中华骨科杂志》编委。其他主要社会工作还包括中央保健委员会会诊专家，第十一届及第十二届全国人大代表。

中文版序言

现代科学的全面发展，促进了医学的发展，也促进了骨外科学的发展。在此时期，我国骨科专业医师队伍的临床诊疗水平和基础研究水平得到了极大提高，骨科的国内外学术交流也是一片生机勃勃的繁荣景象。我们欣喜地看到，近10年间不断有高水平的国外学术经典著作被引入中国。

《牛津骨科学》第2版中文版由北京大学第一医院李淳德教授组织，联合北京大学人民医院的张殿英教授以及北京大学第三医院的刘晓光教授，近80位专家学者共同耗时两年精心翻译而成，完整准确地展示了原书内容。翻译过程采取了专家互审、互校的形式，保证了翻译质量的高水准。

本书内容全面，涵盖与现代骨外科相关的基础医学原理、临床实践、诊断与治疗、手术操作技能等方面的内容。本书由五大部分组成，包括基础知识、成人骨科学、创伤、小儿骨科学和小儿创伤。其中，小儿骨科包括肿瘤章节，成人骨科学则分为关节和骨骼系统两条脉络。本书所涉及的课题以英国骨科学会（the British Orthopaedic Association）的课程为基础，并辅以清晰的图片示例，各章开篇均有知识要点总结，便于读者梳理思路，提高学习成效。各章列出了参考资料来源，以供读者深入学习。

在本书即将出版、翻阅整个书稿时，我们感慨良多，"医师"两个字让我们既为"医"又为"师"。从医，我们要恪守本职，锐意进取，不断进步；为师，我们要传道、授业、解惑。医道是"至精至微之事"，习医之人必须"博极医源，精勤不倦"。《牛津骨科学》正是这样，能给予骨科医师和骨科医学生极大的帮助！

受《牛津骨科学》编译委员会委托做序，面对如此一本骨科学殿堂级巨著，我们只能怀着一颗诚挚的心去感谢把它引入中国的人。

姜保国　刘忠军
2015 年 9 月于北京

译者前言一

《牛津骨科学》是世界范围内闻名遐迩的骨科学专著之一，在欧洲骨科学界享有举足轻重的地位。能够承担此书翻译的组织工作，本人倍感荣幸，却也自知责任重大。原著由300多名来自英国、美国、加拿大、澳大利亚等国的顶尖骨科专家倾力编著，根据学科最新研究进展以及国际最新的临床指南，全面涵盖了现代医学中骨外科相关的基础医学原理、临床实践、诊断与治疗、手术操作技能等多方面内容，诚为百家争鸣的学术瑰宝。为了保证译本的严谨性及准确性，我们联合了北京大学第一医院、北京大学人民医院及北京大学第三医院近80位专家学者，耗时两年，精心编译、反复互审校对完成了翻译工作，中文译本360余万字。纵观全书，内容丰富、结构清晰、病种齐全、图文并茂、简明流畅，是一本难得的骨科学专著，为此我们热忱地将本书介绍给广大读者。

当今时代是医学、生物材料、人体工程学、计算机网络等科技日新月异、蓬勃发展的时代，技术的革新不断颠覆传统观念，这也是一个繁花似锦、充满希望的时代，更是一个不畏艰险、充满挑战的时代。多学科的交叉合作模式，细致入微的人文关怀，体现了医疗综合治疗的发展趋势。中国的骨科医师凭着自身勤劳奋斗的精神，已让世界听见了我们的声音；短短数十年的学科飞跃，正如同欣赏好莱坞大片一样，让人感慨万千。但与欧美等发达国家相比，我们仍需在医学学科发展的长路上求索。目前骨科学紧随微创化、智能化、个性化诊治的潮流，力求解除患者病症，尽可能减轻患者痛苦，更快促进功能恢复。认知的跃进虽为幸事，却也带来缕缕浮躁的气息，正处于茁壮成长的未来骨科学人才如果过度依赖高科技的辅助检查，精细化的分科，则或许会阻挡他们眼界的开阔。读书学习之道，应循序而渐进，需熟读而精思。在技术的研发、思维的创新等方面，我们也应该敢想敢做。希望全国各大高等医学院校和医院的初、中级医师能从本书中汲取营养、夯实基础、拓宽学识、更新理念，希望经验丰富的中、高级专科医师也能从本书中获取有益参考，沉淀心绪，激昂思维，有所启迪和收获。

我们要感谢姜保国、刘忠军教授对本书修订工作给予的殷切教诲和关心。另外，也感谢兄弟医院及所有的译者，他们为此书同样付出了大量宝贵的时间，作出了重要的贡献，没有他们的支持与合作，完成这项工作实在难以想象。在此，也向中华国际医学交流基金会和北京大学医学出版社的编辑致谢，是他们的努力保证了本书的顺利出版。

尽管我们全体编译人员竭尽全力，但书中难免存在一些不妥甚至错误之处，我们诚挚地期盼各位读者能爱护和关心本书，不吝赐教，随时提出批评和指正。

李淳德

2015 年 9 月于北京

译者前言二
——谦逊地前行

这是一个信息化和科学化大发展的时代。中国骨科医学事业在 1980 年中华医学会骨科学分会成立后进入开拓进取的发展时代，在这 30 多年的顺应时代求变求发展的道路中，从学科建设到规范执业，从基础研究到临床诊疗，从学术交流到科普公益，我们取得了一个又一个的成绩。更为重要的是，在不断的国际交流中，我们谦逊地吸取着国外同业者的先进技术，在较短的时间内提升自身的技术水平，并在此基础上不断地钻研、创新。《坎贝尔骨科学》等一系列骨科学专著被我们引入中国，开拓我们的视野，辅助我们完善基础骨科学。

而今，《牛津骨科学》第 2 版被我们引入中国，这是一部为骨外科临床医师、住院医师、医学生以及康复治疗师提供学习和临床指导的专业著作，是全球最负盛名的骨科学专著之一，在欧洲骨科学界排名第一。《牛津骨科学》是由 300 多位来自英国、美国、加拿大、澳大利亚等国的顶尖骨科专家倾力编著的一部优秀获奖图书，编者来自牛津大学、伊丽莎白骨科中心等知名学府和医疗机构。《牛津骨科学》第 2 版是一部精英团队集体智慧的结晶，在海外骨科领域具有广泛的影响力，这样一本书的汉译本的价值不言而喻。本书的中文版翻译工作耗时两年，参与翻译的近 80 位工作人员绝大多数具有多年的临床一线骨科诊疗经验，一半以上具有高级职称，有较高的英文水准；翻译过程中，力求还原作者的原意，经过数次集体审校，以确保本书的翻译质量。

谦逊地前行，因为我们医者身上的使命与责任。而骨科的发展将更加多元，分科会更为细致，诊疗技术也在日新月异地发展，人性化、微创化、智能化将是未来的趋势。这一系列新技术的发展将对骨科从业者提出更高的要求和挑战。同时，我们必须清醒地认识到，中国骨科的整体水平与国际先进国家还存在一定的差距，我们需要不断地加强自身的学习，更新知识，锻炼技能，提升水平。

而这些，正是我们把《牛津骨科学》引入中国的原因，愿开卷之人，虚心求教，谦逊前行！在此，我要特别感谢参与翻译工作的每一位团队成员，正是你们用精益求精的态度和对原作负责的责任心，日以继夜地工作，才使本书的翻译工作顺利完成。由于本书涵盖内容广泛，难免存在不准确甚至翻译错误等疏漏之处，敬请同道不吝雅正。

张殿英

2015 年 9 月于北京

译者前言三

21世纪以来，在数字化、信息化浪潮的推动下，新方法、新技术、新材料呈现爆炸式发展，全面地改变着现代骨科学的面貌。骨科疾病谱有了明显的变化：以往常见的骨关节结核、骨髓炎、小儿麻痹等疾病明显减少；交通事故造成的创伤明显增多；由于人口的老龄化，老年性骨质疏松引起的骨折、关节病增多；由于环境因素的影响，骨肿瘤、类风湿关节炎相应增多。骨科疾病谱的变化，要求骨科研究的重点以及防治重点必须适应这一转变，这也决定了骨科今后的发展方向。

现代科学的发展，既要有精细的分科，同时又更强调多学科的合作，骨科的发展同样如此，在这种大趋势的推动下，一部分年轻医师过早进入相对狭窄的专科领域。这与传统的"三基三严"教学模式相比，给人才的全面培养带来不利。许多年轻医师一味追求高、新、尖技术，而忽视了基本理论及基本操作的重要性，结果头重脚轻，发生了许多不该发生的医疗问题。因此，合格的骨科医师必须强调基础训练，具备扎实的基本功。

北京大学医学出版社此次引入的《牛津骨科学》是国际影响力较高的骨科专科著作，面向骨外科临床医师、住院医师、医学生以及康复治疗师提供学习和临床指导，对于促进骨科教学与国际接轨将起到重要作用。译者仔细读完本书中的参译章节后，确实感到这是一本非常好的参考书，一本可以实实在在地指导年轻医师的基础医学原理、临床实践、诊断与治疗、手术操作技能的参考书。书中采用了大量高清实体图、影像学图片及手绘示意图，每张照片都能够准确地反映出文中的内容；手绘示意图逼真、简单明了。各章节开篇均有知识要点总结，同时对系统性较强的知识点辅以表格总结归纳，便于读者掌握、记忆；最后，各章列出了所有参考资料来源，以供读者深入学习。以上几点均可看出编者对此书的付出之大，诚意之深！

本书由北京大学第一、人民及第三医院等单位的近80位专家学者参译，耗时两年，精心翻译而成。因水平所限，难免错漏之处，还望广大骨科同道及读者批评指正。

最后，谨向在繁忙工作之余参与译校的全体人员表示衷心感谢，并向积极引入本书版权并予大力协助的中华国际医学交流基金会和北京大学医学出版社致以诚挚的敬意！

刘晓光

2015年9月于北京

原著者名单

Joong Mo Ahn Department of Chemistry, University of Texas at Dallas, Dallas, USA

Philip M Ahrens Orthopaedic Department, Royal Free Hospital, London, UK

Amjid Ali Northern General Hospital, Sheffield, UK

Rouin Amirfeyz Trauma and Orthopaedics Department, Bristol Royal Infirmary, Bristol, UK

Howard An Department of Orthopaedic Surgery, Rush University Medical Center, Chicago, USA

Paul A Anderson Department of Orthopedics and Rehabilitation University of Wisconsin, Madison, Wisconsin, USA

William JS Aston Royal National Orthopaedic Hospital, Stanmore, UK

Roger M Atkins Department of Orthopaedics, Bristol Royal Infirmary, Bristol, UK

Inoshi Atukorala Department of Clinical Medicine, Faculty of Medicine, University of Colombo, Sri Lanka

R.D. Banerjee Cavendish Hip Fellow, Northern General Hospital, UK

Gordon Bannister Avon Orthopaedic Centre, Southmead Hospital, Westbury

John Bartlett Department of Orthopaedics, Austin Hospital, University of Melbourne, Melbourne, Australia

Alf Bass Orthopaedic Department, Royal Liverpool Children's Hospital (Alder Hey), Liverpool, UK

Sandeep Bawa Department of Rheumatology, Gartnavel General Hospital, Glasgow University Hospitals, Glasgow, UK

Maneesh Bhatia Consultant Orthopaedic Surgeon, Leicester, UK

Rej S Bhumbra Royal National Orthopaedic Hospital, Stanmore, UK

Gordon Blunn Institute of Orthopaedics and Musculoskeletal Science, London, UK

Mark Blyth Department of Trauma and Orthopaedics, Glasgow Royal Informary, Glasgow, UK

K Boffard Department of Surgery, Johannesburg Hospital, South Africa

Henry H Bohlman (deceased) University Hospitals Case Western Reserve, Cleveland, Ohio, USA

Pascal Boileau Department of Orthopedic Surgery and Sports Traumatology, Archet 2 Hospital, France

D Glynn Bolitho La Jolla, CA, USA

Steve Bollen Consultant Orthopaedic Surgeon, Bradford Teaching Hospitals Trust, Bradford, UK

O.M. Böstman Department of Orthopaedics and Trauma Surgery, University Central Hospital, Helsinki, Finland

John A Boudreau Department of Orthopaedic Surgery, St Louis University School of Medicine, Missouri, USA

Richard J Bransford Department of Orthopedic Surgery and Sports Medicine, University of Washington, Seattle, WA, USA

Timothy WR Briggs Royal National Orthopaedic Hospital, Stanmore, UK

L Renzi Brivio Center of Paediatric Orthopaedics, University of Verona, Italy

Colin Bruce Department of Orthopaedics, Royal Liverpool Childrens Hospital, Liverpool, UK

Elaine Buchanan Nuffield Orthopaedic Centre, Headington, Oxford, UK

Rachel Buckingham Nuffield Orthopaedic Centre, Headington, Oxford, UK

Christopher Bulstrode Nuffield Department of Orthopaedic, Rheumatological, and Musculo-skeletal Medicine, University of Oxford, John Radcliffe Hospital, Headington, Oxford, UK

Tim D Bunker Princess Elizabeth Orthopaedic Centre, Royal Devon and Exeter Hospital, Exeter, UK

Peter Burge Nuffield Orthopaedic Centre, Headington, Oxford, UK

Christopher M Caddy Department of Plastic and Reconstructive Surgery, Sheffield Teaching Hospitals NHS Foundation Trust, Sheffield, UK

Peter Calder The Catterall Unit, Royal National Orthopaedic Hospital, Stanmore, Middlesex, UK

Douglas A Campbell Leeds General Infirmary, Leeds, UK

Stephen R Cannon Royal National Orthopaedic Hospital, Stanmore, UK

Richard Carrington The Joint Reconstruction Unit, Royal National Orthopaedic Hospital, Stanmore, UK

Andrew Carr Nuffield Orthopaedic Centre, Headington, Oxford, UK

Lucinda J Carr Department of Neurology, Great Ormond Street Hospital, London, UK

Maurizio A Catagni Department of Orthopaedics and Ilizarov Unit, Lecco General Hospital, Lecco, Italy

E Chaloner Department of Vascular Surgery, Lewisham University Hospital, London, UK

Jens R Chapman Department of Orthopaedic Surgery, Harborview Medical Center, Seattle, USA

J Chell Department of Trauma and Orthopaedics, Queen's Medical Centre, Nottingham, UK

NMP Clarke Department of Orthopaedics, Southampton General Hospital, Southampton, UK

Charles R Clark Department of Orthopaedics and Rehabilitation, University of Iowa Hospitals and Clinics, Iowa City, USA

David Clark Department of Orthopaedics, Derbyshire Royal Infirmary, Derbyshire, UK

Colonel Jon Clasper Frimley Park Hospital Foundation Trust, Camberiey, UK

Glenn Clewer Prince Charles Hospital, Merthyr Tydfil, Wales, UK

Paul H Cooke Consultant Foot and Ankle Surgeon, Nuffield Orthopaedic Centre, Oxford, UK

Stephen Copeland Reading Shoulder Unit, Berkshire Independent Hospital, Reading, UK

Mike Craigen The Royal Orthopaedic Hospital, Birmingham, UK

Haemish Crawford Department of Orthopaedics, Starship Children's Hospital, Auckland, New Zealand

C Dall'Oca Department of Orthopaedics and Traumatology, Policlinico G.B. Rossi, University of Verona, Verona, Italy

Christopher J Dare

Evan M. Davies Consultant Orthopaedic Spinal Surgeon, Southampton University Hospitals; Child Health Department Surgical Spine Service, Southampton General Hospital, Southampton, UK

Mark S Davies London Foot and Ankle Centre, London, UK

Paul Rhys Davies University Hospital Llandough, Llandough, Penarth, UK

Tim Davis Department of Trauma and Orthopaedics, Queen's Medical Centre, Nottingham, UK

Thomas A DeCoster Department of Orthopaedics and Rehabilitation, The University of New Mexico, School of Medicine, Albuquerque, USA

SD Deo Department of Orthopaedics, Great Western Hospital, Swindon and Marlborough NHS trust, UK

Christopher Dodd Nuffield Orthopaedic Centre NHS Trust, Oxford, UK

James Donaldson Specialist Registrar, Royal National Orthopaedic Hospital Rotation London, UK

Simon Donell Consultant Orthopaedic Surgeon Norfolk and Norwich University Hospital, Norwich, UK

ND Downing Nottingham University Hospitals NHS Trust, Queens Medical Centre Campus, Nottingham, UK

Roderick Duncan Department of Orthopaedics, Royal Hospital for Sick Children, Glasgow, UK

Deborah M Eastwood Consultant Orthopaedic Surgeon, The Catterall Unit, The Royal National Orthopaedic Hospital, Stanmore, Middlesex, UK

Georges El-Khoury Department of Radiology, University of Iowa Hospitals and Clinics, Iowa City, IA, USA

Roger Emery St Mary's Hospital, London, UK

David M Evans The Hand Clinic, Oakley Clinic, Windsor, UK

Jeremy Fairbank Nuffield Orthopaedic Centre, Headington, Oxford, UK

Najma Farooq Great Ormond Street Hospital for Children, London, UK

Julian Feller Epworth Richmond, Melbourne, Australia

Richard E Field Consultant Orthopaedic Surgeon and Director of Research, The South West London Elective Orthopaedic Centre, Epsom, Surrey, UK

Andrew Floyd Milton Keynes General Hospital, Eaglestone, UK

Brian JC Freeman Department of Spinal Surgery, Royal Adelaide Hospital, Adelaide, Australia

Lennard Funk Upper Limb Unit, Wrightington Hospital, Wigan, UK

Dominic Furniss Department of Plastic and Reconstructive Surgery, John Radcliffe Hospital, Oxford, UK

S Gaba Consultant Musculoskeletal Radiology, Leicester Royal Infirmary, University Hospitals of Leicester NHS Trust, Leicester, UK

Advait Gandhe Queen Alexandra Hospital, Portsmouth, UK

Brian Gardner Stoke Mandeville Hospital, Aylesbury, UK

Martin Gargan Department of Orthopaedics, Bristol Royal Hospital for Children, Bristol, UK

Gregory M Georgiadis Orthopaedic Trauma Services, The Toledo Hospital, Ohio, USA

Paul LF Giangrande Oxford Haemophilia and Thrombosis Centre, Churchill Hospital, Headington, Oxford, UK

Max Gibbons Nuffield Orthopaedic Centre, Headington, Oxford, UK

Grey Giddins Royal United Hospital, Bath, UK

Henk Giele Department of Plastic Surgery, John Radcliffe Hospital, Headington, Oxford, UK

Panagiotis D Gikas Institute of Orthopaedics and Musculoskeletal Science, Royal National Orthopaedic Hospital, Stanmore, Middlesex, UK

Andy Goldberg Royal National Orthopaedic Hospital NHS Trust, Stanmore, UK; The Institute of Orthopaedics & Musculoskeletal Science (IOMS), University College London, UK

Alastair Graham Department of Orthopaedic Surgery, Buckinghamshire Hospitals, High Wycombe, UK

Andrew C Gray Foothill's Medical Centre, Calgary, Canada

Michael Grevitt Nottingham University Hospitals NHS Trust, Queens Medical Centre Campus, Nottingham, UK

Ruby Grewal Department of Surgery, Hand and Upper Limb Center, University of Western Ontario, Canada

D Grinsell Department Surgery, University of Melbourne, St Vincent's Hospital, Australia

FS Haddad Consultant Orthopaedic Surgeon, University College Hospital, London, UK

R Handley Oxford Trauma Unit, John Radcliffe Hospital, Oxford, UK

Sammy A Hanna Sarcoma Unit, Royal National Orthopaedic Hospital, Stanmore, UK

Rajiv S Hanspal Rehabilitation Medicine, Stanmore Disablement Services Centre, The Royal National Orthopaedic Hospital, Middlesex, UK

Ian Harding Frenchay Hospital, Bristol, UK

Robert A Hart Department of Orthopaedics, Oregon Health and Science University, Portland, USA

Aresh Hashemi-Nejad Royal National Orthopaedic Hospital, Stanmore, UK

Stuart M Hay Robert Jones and Agnes Hunt Hospital, Shropshire, UK

Tim Hems Department of Orthopaedic Surgery, The Victoria Infirmary, Glasgow, UK

Philip Henman Great North Children's Hospital, Newcastle-upon-Tyne, UK

M Henry Department of Orthopaedics, Royal Infirmary of Edinburgh, Edinburgh UK

Anthony J Heywood Department of Plastic and Reconstructive Surgery, Stoke Mandeville Hospital, Aylesbury, Buckinghamshire, UK

Andreas F Hinsche Department of Orthopaedic and Trauma Surgery, Queen Elizabeth Hospital, Gateshead NHS Foundation Trust, Gateshead, UK

Jayme R Hiratzka Department of Orthopaedics and Rehabilitation, Oregon Health and Science University, Portland, USA

Brian J Holdsworth Department of Trauma and Orthopaedics, Queen's Medical Centre, Nottingham, UK

David Hollinghurst Great Western Hospital, Swindon, UK

Jon D Hop Holland, Michigan, USA

Andrew Howard Professor of Orthopaedic Surgery, Director of Spine Surgery and Spine Fellowship Program, Rush University Medical Center, Chicago

Benjamin J Hudson SpR Radiology, Norfolk and Norwich University Hospital, UK

Thomas Hughes ED Department, John Radcliffe Hospital, Headington, Oxford, UK

JS Huntley Department of Orthopaedics, Royal Hospital for Sick Children, Glasgow, UK

Jakub Jagiello Royal National Orthopaedic Hospital, Stanmore, UK

Andrew James Stobhill ACH Hospital, Glasgow, UK

Wingrove T Jarvis Department of Orthopaedics, Jackson Purchase, Medical Center, Mayfield, Kentucky, USA

Kassim Javaid Biomedical Research Unit, Nuffield Orthopaedic Centre, Headington, Oxford, UK

Bryn Jones Glasgow Royal Infirmary, Glasgow, UK

Nick Kalson Institute of Orthopaedics and Musculoskeletal Science, Royal National Orthopaedic Hospital, Stanmore, Middlesex, UK

Gregoris Kambouroglou Oxford Trauma Unit, John Radcliffe Hospital, Oxford, UK

John Keating Department of Orthopaedic Trauma, Royal Infirmary, Edinburgh, UK

Richard W Keen The Royal National Orthopaedic Hospital, Stanmore. Middx; University College London Hospitals, London, UK

Simon Kelley Department of Orthopaedics, Hospital for Sick Children, Toronto, Canada

Rashid Khan Department of Orthopaedics, Princess Alexandra Hospital, Harlow, Essex, UK

GJW King Department of Surgery, Hand and Upper Limb Centre, University of Western Ontario, Canada

Rohit Kotnis Nuffield Orthopaedic Centre, Headington, Oxford, UK

Deepak Kumar Chase Farm Hospital, Enfield, Middlesex, UK

Simon M Lambert Royal National Orthopaedic Hospital, Stanmore, Middlesex, UK

Ilana Langdon Royal United Hospital, Bath, UK

Loren L Latta Department of Orthopaedics, University of Miami, Miller School of Medicine, Florida, USA

Franco Lavini University of Verona, Verona, Italy

David Lawrie Aberdeen Royal Infirmary, Aberdeen, UK

Lisa Leonard Department of Orthopaedics, Brighton and Sussex University Hospitals Trust, Brighton, UK

Mui-Hong Lim Tan Tock Seng Hospital, Singapore

Chris Little Nuffield Orthopaedic Centre, Headington, Oxford, UK

William J Long Insall Scott Kelly Institute for Orthopaedics and Sports Medicine, New York, USA

Ahmad K Malik Orthopaedic Department, Royal Surrey County Hospital, Guildford, UK

Malgorzata Magliano Department of Rheumatology, Stoke Mandeville Hospital, Aylesbury, UK

S Naidu Maripuri Nevill Hall Hospital, Abergavenny, Wales, UK

JL Marsh Department of Orthopaedic Surgery, University of Iowa Hospital, Iowa City, USA

Will Mason Orthopaedics, Southampton University Hospitals Trust, Southampton, UK

Stuart JE Matthews Oxford Trauma Unit, John Radcliffe Hospital, Oxford, UK

Anthony McGrath SpR trauma and orthopaedics, Royal National Orthopaedic Hospital Stanmore, UK

John McMaster Oxford Trauma Unit, John Radcliffe Hospital, Oxford, UK

Ian McNab Nuffield Orthopaedic Centre, Headington, Oxford, UK

Eugene McNally Nuffield Orthopaedic Centre, Headington, Oxford, UK

Martin A McNally Nuffield Orthopaedic Centre, Headington, Oxford, UK

Philip McNee Nuffield Orthopaedic Centre, Headington, Oxford, UK

Henry McQuay Nuffield Department of Anaesthetics, John Radcliffe Hospital, Headington, Oxford, UK

RD Meek Department of Trauma and Orthopaedics, Southern General Hospital, Glasgow, UK

Yusuf Menda Department of Radiology, University of Iowa Hospitals and Clinics, Iowa City, IA, USA

Sergio Mendoza-Lattes Department of Orthopaedics and Rehabilitation, University of Iowa, Iowa City, Iowa, USA

Jonathan Miles The Royal National Orthopaedic Hospital, Stanmore, UK

Kerry R Mills Department of Clinical Neurophysiology, King's College Hospital, London, UK

Jo Mitchell Senior Orthotist, Nuffield Orthopaedic Centre, Oxford, UK

Berton R Moed Department of Orthopaedic Surgery, Saint Louis University School of Medicine, Missouri, USA

Khitish Mohanty University Hospital of Wales, Cardiff, UK

Paul Monk Nuffield Department of Orthopaedics, Rheumatology and Musculoskeletal Sciences (NDORMS), Nuffield Orthopaedic Centre, Oxford, UK

Fergal Monsell Department of Orthopaedics, Bristol Royal Hospital for Children, Bristol, UK

TR Morley Royal National Orthopaedic Hospital City OPD, London, UK

Wayne Morrison Department Surgery, University of Melbourne, St Vincent's Hospital, Australia

Andrew N Morritt Department of Plastic and Reconstructive Surgery, Sheffield Teaching Hospitals, NHS Foundation Trust, Sheffield, UK

Jacob Munro Department of Orthopaedic Surgery, Auckland City Hospital, Auckland, New Zealand

David Murray Nuffield Orthopaedic Centre, Headington, Oxford, UK

Ananda M Nanu Department of Orthopaedics, Sunderland Royal Hospitals, Newcastle upon Tyne, UK

Ali Narvani Reading Shoulder Unit, Royal Berkshire Hospital, Reading, UK

Colin Nnadi Spinal Unit, Nuffield Orthopaedic Department, Headington, Oxford, UK

Shahryar Noordin Department of Orthopaedics, Aga Khan University, Karachi, Pakistan

David Noyes Oxford Trauma Unit, John Radcliffe Hospital, Oxford, UK

John M O'Donnell Consultant Orthopaedic Surgeon, Mercy and Bellbird Private Hospitals, East Melbourne, Victoria, Australia

Michael J Oddy University College London NHS Foundation Trust, London, UK

Ben Ollivere West Suffolk Hospital, Suffolk, UK

JA Oni Nottingham University Hospitals NHS Trust, Queen's Medical Centre, Nottingham, UK

Hemant Pandit Nuffield Orthopaedic Centre, Headington, Oxford, UK

Martyn J Parker Department of Orthopaedics, Peterborough District Hospital, Peterborough, UK

J Mark Paterson Department of Orthopaedics and Trauma, St Bartholomew's and The Royal London Hospitals, London, UK

S Patil Department of Trauma and Orthopaedics, Southern General Hospital, Glasgow, UK

Delia Peppercorn North Hampshire MRI, North Hampshire Hospitals NHS Trust, Basingstoke, Hampshire, UK

Lars Peterson University Hospital of Coventry and Warwickshire, Coventry, UK

Nick Phillips Consultant Shoulder and Elbow Surgeon, University of Salford, UK

Clarissa Pilkington Department of Rheumatology, Great Ormond Street Hospital, London, UK

A Pohl Orthopaedic Trauma, Royal Adelaide Hospital, Australia

Rob Pollock Royal National Orthopaedic Hospital, Stanmore, UK

Matthew Porteous Department of Trauma and Orthopaedics, The West Suffolk Hospital NHS Trust, UK

DE Porter Senior Lecturer in Orthopaedics, University of Edinburgh, Edinburgh, UK

David Potter Northern General Hospital, Sheffield, UK

RA Preiss Department of Trauma and Orthopaedics, Southern General Hospital, Glasgow, UK

Amir A Qureshi Robert Jones and Agnes Hunt Orthopaedic Hospital, Shropshire, UK

S Rajasekaran Director and Head, Department of Orthopaedic and Spine Surgery, Ganga Hospital, Coimbatore, India

Manoj Ramachandran Department of Orthopaedics and Trauma, St Bartholomew's and The Royal London Hospitals, London, UK

F Rayan Department of Trauma and Orthopaedics, University College Hospital, London, UK

Peter Reilly Department of Orthopaedics, St Marys Hospital, Imperial College Healthcare, NHS Trust, UK

Jai Relwani Reading Shoulder Unit, Berkshire Independent Hospital, Reading, UK

Nicholas D Riley SpR, The Catterall Unit, Royal National Orthopaedic Hospital, Stanmore, UK

Simon NJ Roberts Robert Jones and Agnes Hunt Orthopaedic Hospital, Shropshire, UK

Andrew HN Robinson Orthopaedics, Addenbrookes Hospital, Cambridge, UK

Barry Rose Royal National Orthopaedic Hospital, Stanmore, Middlesex, UK

James H Roth Department of Surgery, Hand and Upper Limb Center, University of Western Ontario, Canada

Amir Salama Department of Orthopaedics, Heart of England trust, Birmingham, UK

Anish Sanghrajka SpR Dept of Orthopaedics and Trauma, St Bartholomew's and The Royal London Hospitals, London, UK

Tanaya Sarkhel Department of Orthopaedics and Trauma, Frimley Park Hospital Foundation Trust, Camberiey, UK

Augusto Sarmiento Miami, USA

Robert Savage Consultant Orthopaedic and Hand Surgeon, Royal Gwent Hospital, Newport, UK

Dietrich Schlenzka ORTON Orthopaedic Hospital, Helsinki, Finland

BW Scott Children's Orthopaedics, Leeds General Infirmary, Leeds, UK

Giles R Scuderi Insall Scott Kelly Institute for Orthopaedics and Sports Medicine, New York, USA

Philip Sell Department of Orthopaedics, Leicester General Hospital, Leicester, UK

TK Shanmugasundaram (Deceased 2008)

Shantanu Shahane Chesterfield Royal Hospital, Chesterfield, UK

Ryan Shulman Department of Medical Imaging, Royal Brisbane & Women's Hospital, Brisbane, Australia

Parminder J Singh Consultant Orthopaedic and Trauma Surgeon, Maroondah Hospital; Honorary Senior Lecturer for Monash University, Melbourne, Australia

Marco Sinisi PNIUnit, Royal National Orthopaedic Hospital, Stanmore, Middlesex, UK

John Skinner Royal National Orthopaedic Hospital, Stanmore, UK

David H Sochart North Manchester General Hospital, Manchester, UK

Mathew Solan Orthopaedics, Royal Surrey County Hospital, Surrey, UK

Tim Spalding University Hospital of Coventry and Warwickshire, Coventry, UK

Gavin Spence Evelina Children's Hospital, London, UK

Ben Spiegelberg Department of Colorectal Surgery, Hillingdon Hospital, Northwood, UK

Kesavan Sri-Ram Sarcoma Unit, Royal National Orthopaedic Hospital, Stanmore, Middlesex, UK

David Stanley Northern General Hospital, Sheffield, UK

JK Stanley Wrightington Hospital, Appley Bridge, UK

I Stockley Northern General Hospital, Sheffield, UK

John Stothard James Cook University Hospital, Middlesbrough, UK

Catherine Swales Nuffield Orthopaedic Centre, Headington, Oxford, UK

Amol Tambe Wrightington Hospital, UK

Simon Tan South Birmingham Trauma Unit, Selly Oak Hospital, Birmingham, UK

Andrew Taylor Department of Trauma and Orthopaedics, Queen's Medical Centre, Nottingham, UK

D Temperley Royal Albert Edward Infirmary, Wigan, UK

Tom Temple Department of Orthopaedics and Pathology, University of Miami Hospital, Miami, USA

Peter Templeton Children's Orthopaedics, Leeds General Infirmary, Leeds, UK

Sally Tennant Consultant Orthopaedic Surgeon, The Catterall Unit, The Royal National Orthopaedic Hospital, Stanmore, Middlesex, UK

DR Theile

Tim Theologis Nuffield Orthopaedic Centre, Oxford, UK

Simon Thomas Department of Orthopaedics, Bristol Royal Hospital for Children, UK

D Thompson Department of Neurosurgery, Great Ormond Street Hospital for Children, London, UK

Ian A Trail Centre for Hand and Upper Limb Surgery, Wrightington Hospital, Wigan, UK

SK Tucker Great Ormond Street Hospital for Children, London UK

Michael Uglow Department of Orthopaedics, Southampton General Hospital, Southampton, UK

Kelly Vince Orthopedic Surgery, Northland District Health Board, Whangarei Hospital, Whangarei, New Zealand

Andrew Wainwright Nuffield Orthopaedic Centre, Oxford, UK

Don Wallace Milton Keynes Hospital NHS Foundation Trust, Eaglestone, Milton Keynes, UK

Phil Walmsley Queen Margaret Hospital, Dunfermline, Scotland, UK

Michael Walton Department of Orthopaedics, Bristol Royal Hospital for Children, UK

David Warwick Orthopaedics, Southampton University Hospital, Southampton, UK

Duncan J Watkinson Department of Trauma and Orthopaedics, Queen Alexandra Hospital, Portsmouth, UK

John K Webb Nottingham University Hospitals NHS Trust, Queens Medical Centre Campus, Nottingham, UK, E Yeung

Krista E Weiss Harvard College, Cambridge, USA

Arnold-Peter C Weiss Harvard College, Cambridge, USA

Andy Williams Chelsea and Westminster Hospital, London, UK

John R Williams Trauma Unit, Newcastle General Hospital, Newcastle upon Tyne, UK

Adrian Wilson Department of Orthopaedics, North Hampshire Hospitals NHS Trust, Basingstoke, Hampshire, UK

James Wilson-MacDonald Nuffield Orthopaedic Centre, Oxford, UK

Roger Wolman Royal National Orthopaedic Hospital, Stanmore, UK

Paul Wordsworth Biomedical Research Unit, Nuffield Orthopaedic Centre, Headington, Oxford, UK

Zhiqing Xing Department of Orthopaedics and Rehabilitation, The University of New Mexico, School of Medicine, Albuquerque, USA

Eric Yeung Royal National Orthopaedic Hospital, Stanmore, London, UK

Amy B Zavatsky Department of Engineering Science, University of Oxford, Oxford, UK

简 要 目 录

详 细 目 录

第 12 篇
创　伤

12.1

骨 折 分 类

Thomas A. DeCoster

（徐小东 译 徐海林 张殿英 审校）

要点

- 2007 年 OTA 骨折脱位通用分类方法被推荐作为骨折的分类标准
- 医师们要了解到此种分类方法的可靠性和可重复性是有限的

引言

描述骨折的术语最初是在骨折治疗的早期逐步形成的，并且重要参数的价值是通过定性方法明确的，以此促进专业交流。术语的选择有助于明确损伤特征，如胫骨干闭合移位粉碎性骨折。一般来说，专业的骨折分类是包含大量共同因素和特殊因素的规范骨折术语的延伸（框 12.1.1）。

分类的好处包括：①易于交流；②明确诊断和并发症风险；③指导治疗；④促进研究。

分类系统包括所有类型骨折

分类应该包含所有理论上和临床上的骨折类型。

框 12.1.1 好的骨折分类方法的要求
- 包括所有骨折类型
- 分类之间相互独立
- 可靠性
- 可重复性
- 临床相关性
- 逻辑性
- 易于交流

如肱骨近端 Neer 分型，它把肱骨近端从解剖上分为四个部分，这四个部分存在于所有个体的肱骨近端，因此，肱骨近端的所有类型的骨折都包含其中。

分类系统中相互之间独立

分类系统中，每种骨折应该只对应唯一的分类类型。比较好的例子如关节外骨折、部分关节内骨折及完全关节内骨折的关节骨折分类方法。比较差的例子如开放骨折的 Gustilo 和 Anderson（1976）分型，其中 I 型为低能量受伤，伤口 <1 cm，通常由骨折端由内向外传出导致；II 型为在 1~5 cm 伴有中度的软组织损伤。因此，伤口大小如果为 0.9 cm，同时伴有中度软组织损伤，就同时具备了 I 型和 II 型的特征。

可靠性

对于同一个骨折，不同的医师应该能确定为同一种类型。因此，应该选择医师能够评估、学习、记忆并愿意使用的骨折分类标准。可靠性应该通过 κ 值（-1~+1）来衡量，κ 值的大小取决于两组样本的统一性：-1 表示完全不同；0 表示是随机的；1 表示完全相同（框 12.1.2）。被广泛认同的是，0~0.2 表示略有相同；0.21~0.4 表示有些相同；0.41~0.6 表示中等相同；0.61~0.8 表示基本相同（框 12.1.3）。其他文献报道的参考值在 -1 与 1 之间的一致性统计学方法有：加权 κ 系数、Cronbach 的 α、O'Connell 的 SAV 等。与 κ 相比，加权 κ 对于结果只存在是或否两种情况的分析系统具有更高的可靠性。α 尤其适用于随机序列分析。

增加骨折组或亚组的复杂性和特殊性能够减少系统的可靠性。当没有更好的评估系统时，这种评估系

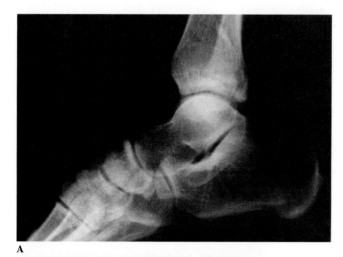

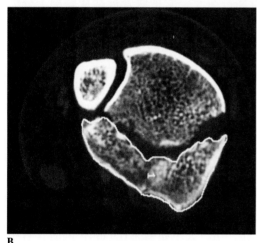

图 12.1.1　不合理的骨折分类系统举例。A）胫骨远端后缘骨折侧位像，显示骨折块累及关节面的（一个二维概念用一个一维成像）小部分；B）显示远端骨折块累及关节的一大部分

统则就是有足够可靠性的系统。

框 12.1.2　定义评估的可靠性和可重复性
◆ +1：完全相同
◆ 0：随机相同
◆ -1：完全不同

框 12.1.3　κ 值可靠性的量化描述
◆ 0.81~1.00 表示极其相同
◆ 0.61~0.8 表示基本相同
◆ 0.41~0.6 表示中等相同
◆ 0.21~0.4 表示有些相同
◆ 0~0.2 表示略有相同

可重复性

好的分类方法，可以使不同的观察者在不同的时间对同一骨折得出同一种类型的判断。可重复性可以用 κ 值或前述其他相似的参数来评估。最好的分类方法具有高度的可重复性。

临床相关性

分类应该有助于医师的临床工作。临床实用性最常体现在明确诊断、联合损伤及并发症风险以及指导最理想治疗方案。在无相关症状或体征时，联合损伤很难明确，联合损伤的存在可能会使骨折模型的意义产生明显的变化。通过 Lauge-Hansen 分型诊断腓骨远端骨折伴距骨移位为 4 型，有助于明确三角韧带及胫腓联合韧带下段前后方的损伤，这些损伤难以在影像学检查上直接发现。

逻辑性

分类系统最好能够建立在逻辑分析的基础上。在明确某种骨折的分型前，它应该能够系统地回答一系列该种骨折相关的问题。在能够区分各组之间相似性及差异性的基础上，分类应该尽可能少。并且分类系统是开放性的，留有足够的空间以便以后通过更具有逻辑性的方式进一步修正。

便于专业交流

分类系统应该能促进临床医师之间口头及书面上的沟通。它应该使用明确定义、广泛接受及定义不随时间改变的术语。便于专业交流可纳入临床实用性的评估中，同时也是评估分类系统的一个特别且重要的指标。

分类系统存在的问题

分类的实用性会随时间发生变化。20 世纪 70 年代末期，髓内钉治疗股骨干骨折开始应用于临床。争论的出现是因为髓内钉植入后并发症的高发生率，例如，旋转畸形及短缩畸形。Winquist 基于骨折的粉碎程度，提出了股骨干骨折的分类系统，并确定植入髓内钉后环形骨端之间的接触程度以减少不愈合率。那时分类是实用的。在髓内钉应用之前，因为骨折断端接触面大小及粉碎程度对骨折恢复无影响，所以这种分类方法缺乏实用性。内锁定螺钉的发展改变了这种分类方法的实用性，从确定髓内钉的适应证变为确定内锁定螺钉的适应证。随着内锁定螺钉操作技术的发展，无论粉碎程度的大小如何，螺钉都能起作用，因此，股骨干骨折 Winquist 分类方法不再具有良好实用性。这说明 Winquist 分类方法的实用性在内锁定螺钉应用期间与临床应用密切相关。

目前大部分被临床广泛应用的骨折分类方法在最近的文献中面对着巨大的挑战。与以前报道的相比，不同外科医师应用不同骨折分类方法的可靠性及相同外科医师应用两种不同分类方法的可重复性都要明显降低。目前研究主要集中在这种变化的来源。外科医师有一种明显的根据他们本身经验来调整分类的倾向。另外，临床医师往往对分类系统的具体细节的记忆有局限性，这也会导致一些错误的发生。分类统一化是改变分类可靠性差的好方法。虽然这仅仅是理论上的呼吁，分类统一化在不同分组中还没有表现出可重复性或可靠性。

对影像学资料中骨折线的分析具有高度不统一性，这往往取决于影像资料的质量（对比度，完整性，倾斜角度）。影像学测量准确度的测量报告表明其可变性比想象的要大。例如，跟骨骨折 Bohler 角的大小，腰椎椎体骨折高度的减少，胫骨近端骨折移位程度都需要准确测量，这就限制了需要测量以上数值的骨折分类方法的实用性。另一个常见的问题是分类需要一些从影像学上难以获得的资料。累及后方的胫骨远端骨折往往根据后方骨折块累及关节面的大小来决定是否进行内固定治疗。这是一个二维概念，然而前后位或踝穴位 X 线片并不能很好地显示该骨块，而且侧位仅仅能够显示一个面（图 12.1.1）。随着诊断性信息的进一步获取（CT、MRI 等），对于关节面骨折的了解进一步加深，最初的分类系统或许已经经不起时间的考验了。

并不是所有的问题都与分类相关。分类可能给出大体的情况，而没有精细的分类标准，如 Gustilo-Anderson 开放骨折分类。不管骨折的大小，因龙卷风引起的开放骨折皆归为第Ⅲ类。这或许在明尼苏达州可以评估患者的感染风险，但难以向全世界推广。

损伤机制已被应用于损伤类型和骨折分类中，例如，木棒骨折（孤立的尺骨骨折）即被夜杖击打肘部所致；靴尖骨折（胫骨干中段骨折）与 20 世纪 70 年代的滑雪靴的捆绑设计有关。这种情况具有高度可变性，因为真正的损伤机制难以准确判断，这令人深思。

有时特殊的骨折类型是以最先在出版物上命名该类型骨折的人的名字来命名的，如桡骨远端骨折通常被命名为 Colles 骨折。该类命名缺乏准确性，并且对于发起者、接受者或作者本人来说，都意味着不同的骨折。幸运的是，该类命名方法的局限性已经被越来越多的人认识到，这种情况在骨科尤其是创伤科正迅速减少。直接用名字来命名可能是一种向前辈表达敬意的方式而已。

目前的分类机制和结果测量正在经历着从最常见的倾向性向全面性发展，而不仅仅关注数值的变化。例如，大多数临床评分为 0～100，但最常见的类型的评分可能更窄，例如，50～89。在极端情况下，如果所有患者得分 70，那么与结果的可变性没有任何联系。疼痛评分如下所示：无痛＝50 分；剧烈活动下偶尔中度疼痛＝40 分；有些活动下有些疼痛＝30 分；活动下严重疼痛＝20 分；休息时严重疼痛＝10 分，那么对于 30 分就有强的倾向性。结果堆积得越多，变化和结果之间的联系就越少。因此，好的骨折分类，可能不能预测临床结果，因为临床结果的测量问题不是分类系统的缺陷决定的。一些作者建议进行分类顺序分析，以避免其他结果的测量问题。虽然分类顺序测量方法促进了整个范围内参数的推广，然而这种方法除了进行研究外，缺乏临床实用性。

AO/ 骨科创伤学会分类系统

骨科创伤学会（OTA）骨折和脱位分类 2007 年修订和再版刚要提供了目前骨折分类的标准。这一分类易于记忆、理解、书籍出版和临床交流等。这个 2007 版本协调了 AO 和 OTA 的不同，使标准达到统一。这一分类方法已被 OTA、AO、SICOT、《骨创伤杂志》（the Journal of Orthopaedic Trauma）和其他许多组织和出版物列为标准，可以作为骨折分类标准进行进一步推广。

2007 年 OTA 骨折分类系统提供了人体所有骨骼的完整的骨折分类系统，对整个骨骼系统进行了方法统一的分类。该分类方法是在 Muller 的最初的长骨骨折分类基础上进行分类的，包括三种骨段、三种骨折形态、三个组和三个亚组等；这种分类是一种符合标准的分类方法（图 12.1.2），能够提供广泛的种类谱，能够用于大量骨折类型的命名或特殊类型骨折的研究。

诊断编码

骨折的诊断编码以解剖位置和形态学特征为基础

为了描述诊断及便于计算机存储及检索，选择使用字母数字编码系统。对于长骨和骨盆，使用两位数字。用一个字母和两位数字描述骨折的形态学特征

诊断

部位		形态	
骨	骨折块	类型	分组
1234	**123 (4)**	**ABC**	**123**
4 长骨	3 (4) 骨折块	3 型	9 组

= 长骨骨折诊断编码

尺桡骨远端骨折编码举例：**23-C3.2**

2	**3**	**C**	**3**
尺 / 桡骨	远端 ——	完全关节面骨折	关节面复杂骨折

23-C3 的诊断：
尺 / 桡远端
完全关节面骨折
关节面复杂骨折

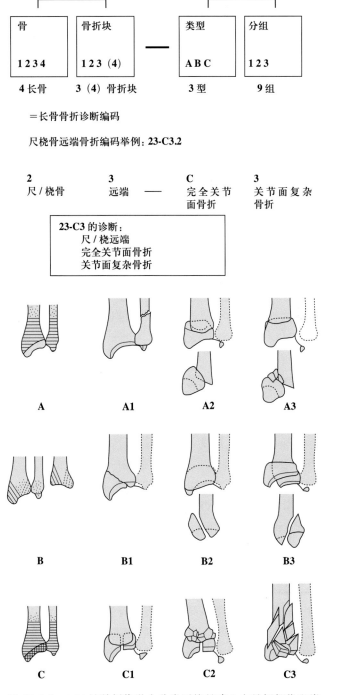

A	A1	A2	A3

B	B1	B2	B3

C	C1	C2	C3

图 12.1.2　AO/ 骨科创伤学会分类系统是建立在骨折部位和类型的影像学表现基础上的

OTA 分类系统对骨折应用字母 - 数字系统命名，这对于目前通过计算机搜索引擎在特定区域中搜索信息非常重要，很适用于目前整个体系的计算机化应用。第一个数字代表骨骼的名称（1~9）；第二个数字代表骨的部位（1~3）；然后是一个字母（ABC），代表骨折类型；紧随的是代表组及亚组的数字，用小数点分开。例如，股骨内髁粉碎性骨折可以编码为 33.B2.3（股骨，远端，累及部分关节面，中部，复杂骨折）。

不同骨段的骨折类型差异很大。长骨近端和远端骨折分为：关节外骨折（A）、部分关节内骨折（B）、完全关节内骨折（C）。干骺端骨折分为：简单（A）、楔形（B）、复杂（C）三种类型。对于扁状骨，根据相同的原则，按骨折复杂程度分为三类。例如，对于距骨（81）骨折，分为距骨骨折或载距突骨折（A），距骨颈骨折（B），距骨体骨折（C）。

骨折分类系统的组别命名会涉及解剖特征。例如，肱骨远端部分关节面骨折（13B）分成三个组别：累及外侧或肱骨小头（13B1），累及内侧或滑车（13B2），累及冠状面（13B3）。当解剖特异性不相关时，组别将根据骨折粉碎的程度和类型来决定。例如，肱骨远端完全关节内骨折（13C）分为：关节面简单，干骺端简单（13C1）；关节面简单，干骺端复杂（13C2）；关节面复杂骨折（13C3）。这就与骨折的复杂性、治疗及预后相对应了。每个骨段一共有 9 种骨折分类，这种分类的特异性足以应对大多数复杂的临床情况。

在需要十分细节及具体的分组时，亚组水平的分类方法比较实用，能够广泛用于研究、数据库或专业性讨论等。亚组水平的分类足以应对大多数临床情况。例如，肱骨远端内髁骨折（13B2）的亚组有：骨折线通过肱骨小头（13B2.1），骨折线通过滑车凹槽（13B2.2），滑车内侧多骨折块（13B2.3）。每组都有三个亚组（例如，肱骨远端滑车骨折的三个亚类）。每个骨段骨折在亚组水平有 27 种分类（所有的肱骨远端骨折）。

OTA 分类被批评过于繁琐。然而，正如之前所描述的，使用者可以根据需要选择分类的复杂程度。如果组或亚组过于精细且并不需要，只用骨折类型好了。而且，再次以滑车为例，亚组分类的复杂性正好迎合了骨科医师对高质量影像学资料的需要，更容易达成标准指南。

OTA 骨折分类 2007 年版本在很多方面有别于 1996 分类版本，具体体现在手、足、扁状骨脱位及不断发展的青枝骨折的 AO 分类。

结论

每一种分类系统都可能是不完美的，但也可以是实用的。我们应该选择最能指导治疗和评估预后的分类方法。一种理想的分类系统应该能够把一组相关损害根据独立的治疗方法划分成几类。每种分类系统很少能保持几年不变。我们应该继续努力检验并更新编码分类系统，使之更具有逻辑性、可靠性、可重复性，并且与临床治疗相关并能预测风险。

展望

OTA 骨折分类系统 2007 年版本作为标准可能会进一步被接受。新的信息将使该分类系统在未来的数十年内得到进一步调整和发展。有关骨折类型、治疗及预后等的新信息将进一步发展，这些信息也会导致分类系统调整而形成新的版本（2017）。

对目前骨折分类系统中存在的问题的认识及使患者治疗最优化的需求会使分类系统更加完善。旧的和新的分类系统都将会经过仔细科学审查，可靠性、可重复性、逻辑性及临床实用性都将作为评价标准。接下来努力的方向将集中在明确错误及分歧的根源并使其最小化，从而获得可靠性及可重复性。各种因素的价值都将进行科学及统计学上的分析，重要因素还要纳入分类系统中。

作为现有的骨折分类系统的一个功能，不断借鉴过去的经验和回顾临床治疗结果为我们提供了一个不断进行的动力。

新的分类方法将进一步发展。由一众经验丰富的外科医师确定的分类法会是有益的。顺序分析以及其他非参数统计分析也会有助于解决有不同意见的问题的解决。我们评估分类可靠性的方法将是标准化的和不断进步的。

专业化的分类组织（OTA、AO、SICOT）大有益处。计算机和网络的便利对骨折分类标准化大有益处，大大提高了骨折分类系统 2007 年版的准确性。这种分类系统进一步被广泛承认及应用需依靠其有效性及能力（用一种可理解及实用的方式来把相似损害归类及把非相似损害分类的能力）。

拓展阅读

Dirschl, D.R. and Adams, G.L. (1997). A critical assessment of factors influencing reliability in the classification of fractures, using fractures of the tibial plafond as model. *Journal of Orthopedic Trauma*, **11**, 471–6.

Doornberg, J., Lindenhovius, A., Kloen, P., van Dijk, C.N., Zurakowski, D., and Ring, D. (2006). Two and three-dimensional computed tomography for the classification and management of distal humeral fractures. Evaluation of reliability and diagnostic accuracy. *Journal of Bone and Joint Surgery*, **88A**, 1795–801.

Marsh, J.L., Slongo, T.F., Agel, J., *et al.* (2007). Fracture and dislocation classification compendium – 2007: Orthopaedic Trauma Association classification, database and outcomes committee. *Journal of Orthopedic Trauma*, **21**(10 Suppl), S1–133.

Marsh JL. (2009). OTA fracture classification. *Journal of Orthopedic Trauma*, **23**(8), 551.

Martin, J., Marsh, J.L., Nepola, J.V., Dirschl, D.R., Hurwitz, S., and DeCoster, T.A. (2000). Radiographic fracture assessments: which ones can we reliably make? *Journal of Orthopedic Trauma*, **14**, 379–85.

Slongo, T., Audigé, L., Claver, J.M., Lutz, N., Frick, S., and Hunter, J. (2007). The AO comprehensive classification of pediatric long bone fractures: a web-based multicenter agreement study. *Journal of Pediatric Orthopedics*, **27**, 171–80.

12.2
骨折的并发症

James Wilson-MacDonald • Andrew James

（徐小东 译 徐海林 张殿英 审校）

引言

骨折的并发症包括脂肪栓塞和脂肪栓塞综合征、反射性交感神经性营养不良、缺血性坏死、血管损伤、挤压伤、气性坏疽和破伤风等。血管损伤的处理见12.9章。缺血性坏死在髋关节骨折和舟骨骨折中讨论（12.29章、12.5章和12.51章）。

脂肪栓塞综合征

脂肪栓塞综合征的定义为：脂肪滴出现在肺或其他组织中引起的一系列症状和体征。其偶尔发生在长骨骨折中（3.5%），在没有创伤的情况下很少发生，在多发创伤中发病率增加（10%）。

肺中栓塞的脂肪量的多少与病情的严重程度并不相关。图12.2.1总结了整个病程的炎性级联反应过程。脂肪酶由肺释放，能作用于脂肪组织并使其释放对肺组织有损害的自由脂肪酸和甘油。

这种疾病通常在损伤后1~2天表现比较明显。很多发病特征目前尚不能解释：

◆ 多见于年轻人
◆ 多见于下肢骨折
◆ 最多见于闭合性骨折
◆ 老年人很少受影响（例如，髋部骨折）

表12.2.1总结了脂肪栓塞综合征的典型症状和体征（主要特征和次要特征）。呼吸急促、呼吸困难和发绀是最早的呼吸系统症状，但低氧血症是最早出现的体征。神经系统影响包括头疼、易抽搐和昏迷。真

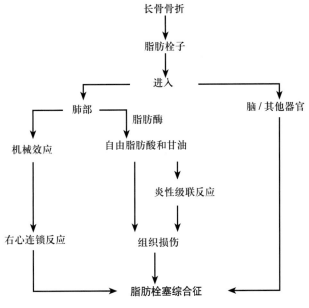

图 12.2.1 脂肪栓塞综合征的病理生理机制

表 12.2.1 脂肪栓塞的诊断（Gurd 和 Wilson 于 1974 年）

主要特征（至少 1 个）
呼吸功能不全
脑部受累症状
瘀点
次要特征（至少 4 个）
发热
心动过速
视网膜病变
黄疸
肾改变
巨球蛋白血症

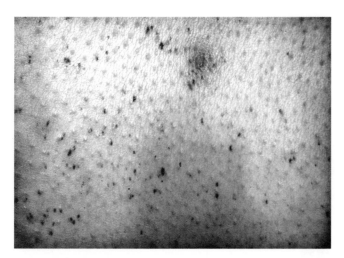

图 12.2.2 胸壁上的瘀点

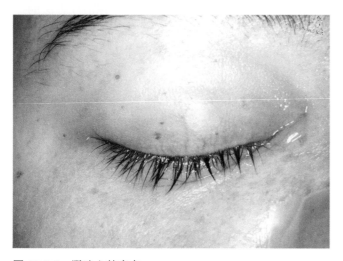

图 12.2.3 眼睑上的瘀点

皮层栓塞的患者会出现皮肤瘀斑，持续时间短，可出现在胸部（图 12.2.2）、颈部、腋下、上腭、眼睑、结膜（图 12.2.3）、视网膜等部位。

诊断

诊断基于临床表现和实验室检查，包括：

◆ 低氧血症
◆ 巨球蛋白血症

这些应联合一个主要体征和四个次要体征（见表12.2.1）。

X 线胸片显示肺部渗出、右心衰竭；心电图提示ST 段抬高，伴有贫血貌、血小板减少以及红细胞沉降率增高等，这些都有助于脂肪栓塞综合征的诊断，但都不具有特异性。

治疗

对创伤患者进行早期适当处理能够减少脂肪栓塞综合征的发生。足够的液体复苏、吸氧治疗、夹板固定骨折及小心搬运患者都是重要的急救措施。没有明确的证据证明髓内钻孔能增加其发生率。确诊病例最主要的治疗方式是呼吸支持。专门的治疗措施包括：肝素、酒精和阿司匹林，但这些措施的治疗效果尚不明确。类固醇类药物在预防及治疗方面的作用正处于研究中。据报道，它们在维持血氧水平和减少血清中自由脂肪酸方面是有效的，但使用的剂量较大时，并发症也比较严重。目前尚不作为常规应用。

结果

脂肪栓塞综合征的死亡率高达 15%，主要死因为呼吸系统并发症。而遗留后遗症则主要因为脑部受到刺激。对高度疑似患者进行早期干预可以改善预后。

复杂性区域疼痛综合征 / 反射性交感神经性营养不良（1.11 章）

反射性交感神经性营养不良是以严重或长时间疼痛、血管收缩功能障碍、功能恢复延迟或营养改变为特征的一种综合征。很多名称如烧灼性神经痛、Sudeck肌萎缩、骨痛退化等都被用来形容这一疾病，通常在创伤后发生。多达 30% 的胫骨和桡骨远端骨折患者受到这一疾病困扰。目前病因尚不明确。Livingstone 理论（图 12.2.4）指出，这是一个以毛细血管淤血、局部压力升高及渗出为起源的恶性循环，这些因素导致组织缺氧并刺激传入神经纤维。炎性介质及细胞因子在

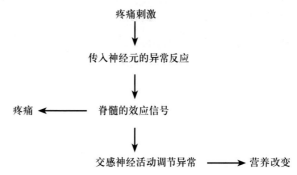

图 12.2.4 反射性交感神经性营养不良的病理生理机制——Livingstone 理论

其中的重要性正在研究中，但到目前为止仍未发现反射性交感神经性营养不良的可靠标志物。

临床评估

反射性交感神经性营养不良的严重程度与最初创伤的程度不相关。该病通常肢体末端受累，虽然膝、肩部受累的情况越来越多见。肘部和髋部很少受累。最常见于中年人，也可见于儿童。

临床表现比较多样化，但主要表现有：

1）急性或充血期

2）营养不良或缺血期

3）萎缩期

急性期主要发生在受伤后短时间内，但也可能延迟到数周。局部疼痛及触痛是首发体征。疼痛过敏或异常痛觉比较常见。在急性期，肢体局部肿胀、干燥、发热、变粉红色及毛发生长增快（图12.2.5）。第二期，肢体持续肿胀，但皮肤变蓝、发凉并潮湿多汗。大约几个月后变为第三期，以肌萎缩和关节挛缩为特征。

辅助检查

诊断主要指临床诊断。一些研究对于评估疾病的严重程度和明确疾病阶段是非常有用的。触痛可以通过疼痛程度测量法进行评估，关节僵硬程度可进行评估并记录。温度测量法可用来评估血管收缩功能。骨扫描在疾病早期即可出现异常；而在骨扫描恢复正常后，在X线平片上往往能观察到去矿化现象。

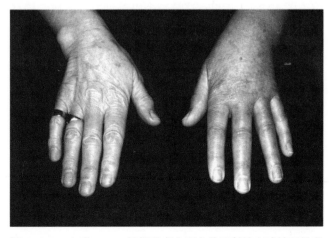

图12.2.5　左手Colles骨折患者出现急性反射性交感神经性营养不良

治疗

由于疾病的前两期是可逆的，所以早期诊断是治疗有效的关键。反射性交感神经性营养不良的主要治疗措施包括：情绪安慰，止痛，恢复关节运动功能的物理疗法等。对于严重病例，治疗还包括交感神经阻断，例如，静脉注射胍乙啶等。手术切断交感神经的治疗方法极少使用。一个由跨学科学者组成的团队对治疗有帮助，其中应包括物理治疗师、疼痛专家，当然也包括心理学家。

结果

即使一个很轻微的反射性交感神经性营养不良也可能造成严重而永久的伤害。目前各种治疗方法的疗效还缺少文献证据。在疾病的恢复期，积极的运动能避免远期的肢体挛缩。

缺血性骨坏死

该病主要发生在关节内骨折（距骨、髋部、舟骨、肱骨头等）。在移位的距骨颈骨折，坏死发生率高达70%。

创伤后缺血性骨坏死主要归因于以下机制。股骨头缺血性坏死主要由于关节囊内积血填塞、血管扭曲或断裂导致。移位程度、受伤到复位的时间是股骨头缺血性坏死发病率的主要预测指标。

发病过程并不依赖于最初的创伤机制。受伤后2周内会出现骨髓坏死的组织学表现，即骨细胞死亡。细胞死亡导致脂肪滴释放和组织酸化。皂化反应发生在自由脂肪酸和钙离子共存的情况下。骨髓水肿及组织坏死最早可在磁共振成像（MRI）中显现。这可能与骨内压力可量化的升高相关。这些变化通常仅限于干骺端髓内骨而不累及软骨下骨。

组织修复主要靠新生细胞爬行替代，并可能持续2年左右。

没有有活力的细胞群，正常的重塑修复过程就不会发生，微骨折也不会修复。这可能导致软骨下骨的塌陷及软骨骨赘，这些都会导致关节活动不协调及关节炎。

分类

表12.2.2总结了分类。

表 12.2.2　缺血性骨坏死的分类

阶段	疼痛	影像学表现	扫描图	MRI	髓腔压力
早期	没有	正常	阳性	正常	增加
I	轻微	正常	非诊断性	早期改变	增加
II	中度	正常	阳性	阳性	增加
晚期			阳性	阳性	增加
III	进一步	新月征	阳性	阳性	增加
IV	严重	髋臼改变	阳性	阳性	增加

评估和辅助检查

早期诊断对于限制跨关节负荷有重要作用。

◆ MRI 扫描是诊断的主要手段。可以早期发现骨髓水肿

◆ 骨髓内压力测量有助于诊断

◆ X 线平片可以显示软骨下骨量减少（Hawkins 征多见于距骨体），提示非正常负荷情况下的异常血管增生。如果无血供，骨质不会被重吸收

◆ 闪烁扫描术可以显示该区域血运减少

治疗

治疗措施的目的主要是阻止缺血性骨坏死的并发症的发生，如节段性塌陷和骨关节炎。

临床研究证据表明，创伤性缺血性骨坏死的发生与最初创伤的严重程度及复位的延迟相关。因此，迅速早期复位、稳定固定可以减少缺血性骨坏死的发生，尤其是对负重关节。同时必须排出关节积血，减少关节囊填塞效应。

早期诊断有助于尽早采取预防性措施，如限制关节负重，从而阻止病变蔓延及避免节段性塌陷。

鼓励采取促进血供恢复的措施。最多见于应对股骨近端关节囊内骨折时的股骨头缺血性坏死所采取的措施。后方肌瓣移植被用于缺血性骨坏死急救措施中，以建立血运。随着髋关节置换的增多，这些措施用得越来越少了。

一旦出现节段性塌陷并出现临床症状，就需要采取关节成形或关节固定术等重建措施。

血管损伤

见 12.9 章。

挤压性损伤

肢体的严重挤压伤幸好还是比较少见的。所有结构都可因挤压而损伤。骨折发生后，持续的挤压会导致局部缺血。肌肉修复的同时可能伴发纤维化，可能会发生骨化性肌炎（在股四头肌血肿患者中发病率为 20%）。

创伤后机体细胞外间隙扩张，容易出现血容量不足。这将导致急性肾小球重吸收而出现抗利尿反应。排泄物中的肌红蛋白和血红蛋白在肾小管中浓缩，导致肾小管阻塞，继而可能发生急性肾衰竭。受挤压肢体的释放及再灌注会导致代谢性酸中毒和血钾骤增而出现心搏骤停。

辅助检查

患者入院后，应做详细的评估，包括心电图、相关的影像学、电解质浓度、动脉血气分析、尿量计量等，如果存在肾功能不全表现，尿肌红蛋白及血红蛋白定量测定也是必需的。特殊检查包括如果怀疑有血管损伤，可以做血管造影检查。

治疗

大体复苏措施包括止痛、静脉输液、导尿、纠正电解质和酸碱平衡紊乱等。在开放损伤中，应该应用

广谱抗生素和破伤风等预防措施预防感染。

对损伤必须进行特定的处理，其中包括骨折的复位及固定，动脉探查及重建，评估肢体活性。骨折类型可能可以显露严重的粉碎性骨折。

损伤远端出现肌筋膜间室综合征时，减压性的筋膜切开术是必需的措施。对所有无活性组织，包括肌肉及骨骼，都应该切除。伤口应该在皮肤开放的情况下包扎。

并发症

并发症可以是局部的也可以是全身的。全身并发症主要包括心律失常和急性肾衰竭。高钾血症往往表现为 P 波降低、QRS 间期增宽、ST 段缩短。血清中血钾骤增将导致心搏骤停。在低血容量的情况下，因发生肌红蛋白尿可能发生肾衰竭。

深静脉血栓

深静脉血栓（DVT）在创伤患者中的发病率很高。统计学研究表明创伤后深静脉血栓的发病率高达 60%。在股骨骨折、胫骨干骨折和脊髓损伤患者中的发生率为 80%。

病理学

下肢静脉容易受累的原因有：局部内膜损伤、静脉血流淤滞、创伤后高凝状态和高龄。直接损伤静脉内膜可释放促凝因子并暴露基底膜，从而通过外源性凝血机制激发局部血栓形成。远离静脉内膜的创伤也可以激发这些变化，因此会出现血栓广泛形成。血液淤滞，加上肢体制动、卧床等都可能引起凝血因子释放，血小板凝集，血栓在静脉瓣周围形成。制动时间越长，下肢深静脉血栓的发生率越高。

在这些患者中，肺栓塞的发生率高达 5%。

诊断

深静脉血栓（DVT）的临床症状和体征有疼痛、栓塞远端肢体肿胀、周围水肿。可见 <38℃ 的体温增高。然而，这些症状及体征难以发现，使临床诊断变得困难，同时实际的发病案例数量会被低估。

辅助检查

阻抗容积描记术和静脉造影术被广泛应用于诊断深静脉血栓（DVT）。静脉造影术是最特异的检查。但这种检查是侵入性的，并且需要把患者转运至放射科。阻抗容积描记术可以在床旁操作，但只适用于近端静脉，对远端小的静脉特异性差。

处理

预防措施

预防是最好的治疗。早期活动和预防性应用低分子量肝素广泛应用于临床中。英国国家健康服务机构出版了 NICE（the National Institute for Health and Clinical Excellence）预防指南。推荐对所有成年人使用深静脉血栓梯度弹力袜，髋部骨折后常规应用 4 周低分子量肝素。建议在可能的情况下应用间歇性充气压力泵，同时强调对深静脉血栓高危因素进行评估。

应用预防性药物，包括阿司匹林、肝素、普通肝素和口服抗凝药物。应用这些药物必须评估出血风险。因此，对于髋臼、骨盆或脊柱骨折，受伤 48 小时以后才允许使用肝素。研究表明，膝关节以下损伤使用肝素能减低深静脉血栓的发病率。

治疗措施

深静脉血栓的治疗取决于血栓的解剖位置；没有症状的膝关节以下的静脉血栓不需要特殊处理。对有症状的深静脉血栓的标准治疗措施有抗凝，最初为肝素及华法林治疗，口服抗凝药物应该持续 6~12 周；应该定期检测凝血时间以确保药物剂量是在安全的预防范围之内。

在治疗深静脉血栓的过程中如出现肺栓塞，可以考虑在下肢静脉置入滤网以预防进一步的栓塞出现。

深静脉血栓的并发症有肺栓塞和肢体静脉炎后综合征。

气性坏疽

气性坏疽是一种由产毒梭菌类细菌尤其是梭状芽胞杆菌（之前称为魏氏梭状芽胞杆菌）引起的、迅速扩散、广泛感染的一种疾病。该菌是一种革氏阳性、厌氧、具有包囊、非运动性细菌。其最重要的特征是具有孢子，在处于不利的生存环境下会产生孢子。该病可伴有严重的毒血症、广泛的组织坏死和组织间气体产生，如果不加以适当治疗，会导致死亡。据报道，外伤中感染率高达 39%。发病率与受伤到治疗的间隔时间、受伤部位及外伤的严重程度有关。

梭状芽胞杆菌感染可分为三种类型：

1）该菌感染，但没有临床症状

2）出现蜂窝织炎，但没有肌肉坏死，毒素产生极少或不产生

3）梭状芽胞杆菌感染后肌坏死严重，称为气性坏疽

梭状芽胞杆菌感染合并蜂窝织炎可以导致气性坏疽，具体过程尚不明确，但局部组织缺氧是非常重要的一个因素。产气荚膜杆菌可以导致致命性气性坏疽，其培养组织如果没有活性或被无菌粉尘污染，其数量可以迅速减少到千分之一。其最重要的外毒素是 α-毒素，即卵磷脂酶，除此之外还有一些比较常见的毒素，如胶原酶、透明质酸酶、蛋白酶。

肌肉组织中的糖类被分解为乳酸和气体（主要是氢气和二氧化碳）。组织腐败同时广泛坏死。在这一阶段，组织产生特征性的气味并呈现真正意义的气性坏疽。

临床特征

原发伤通常为组织的贯通伤，臀部和大腿是常见的损伤部位。潜伏期为 6 小时到 4 天不等。疾病发展急剧，病情严重。疼痛是首发症状，伴随组织水肿和液体渗出。疼痛逐渐加重，皮肤进行性肿胀，局部呈现青铜色。局部组织坏死之前出现血性水泡。与体温升高不成比例的心动过速及濒死感是特异性表现。如不加治疗，患者迅速出现休克症状并在 48 小时以内死亡。致死率高达 30%。

治疗

局部组织清创和切开减压等外科手术治疗是关键，可以挽救患者生命。X 线片检查可见组织间积气，但 X 线检查阴性结果不能排除该诊断。

对可疑患者应静脉注射青霉素治疗。同时应该应用广谱抗生素以覆盖其他细菌。高压氧疗可以保证向组织输送足量氧气及减少毒素的产生。

破伤风

破伤风是一种由破伤风梭菌引起的少见但致死率很高的疾病。所有的临床症状都是由一种毒素（破伤风痉挛毒素）作用于各个部位的受体引起的。

破伤风在西方国家发病率已经很低。在发展中国家，由于卫生标准较低、对外伤的护理不足以及大部分人群未接种过疫苗，破伤风仍然是死亡的重要原因之一。

破伤风梭菌是一种革氏阳性、厌氧、可活动的非包囊性细菌，能产生一种鼓槌样孢子。后者抵抗力强，广泛存在于外伤伤口中。

破伤风梭菌存在于土壤和粪便中，常污染皮肤。外伤伤口只是 60% 的感染病例的感染通道。两个因素可以导致发病：外伤伴潜在缺血或缺氧的组织，以及外伤合并其他生物感染。最初症状较轻，最后呈现中枢神经系统疾病，以痉挛为特征。

潜伏期一般为 3~21 天，在严重的疾病中，潜伏期通常会缩短。发病时间是从最初症状到第一次痉挛的时间。这一时间跨度从 24 小时到 10 天不等，该时间越短，病情越重。

破伤风梭菌产生两种外毒素。破伤风痉挛毒素是一种毒性很强的神经毒素，由神经节摄取，从周围神经向中枢神经系统运送，这是导致该病典型临床症状的主要原因所在。毒素不影响感觉系统、大脑皮层或小脑。破伤风溶血素是可以引起组织出血，加重整个病情。

毒素在周围神经中传播很慢，首先受影响的是运动神经较短的肌肉，例如，头部和颈部肌肉。咬肌痉挛导致的牙关紧闭和吞咽困难较为常见，面部肌肉痉挛呈现特征性的苦笑面容，随后肌肉痉挛向颈部、后背、腹部和四肢延续。严重者整个身体抬离床面而出现角弓反张现象。

肌肉痉挛的持续加重会导致椎骨的骨折，最后因呼吸衰竭及体力耗竭而死亡。

诊断

诊断主要是临床诊断。细菌培养需要专门的厌氧环境，阳性率大约仅为 1/3。

治疗

治疗措施包括伤口处理、被动免疫和抗生素治疗。一旦感染确定，应该切除坏死组织。破伤风梭菌对青霉素敏感，可以用其治疗。人破伤风免疫球蛋白早期应用有效。

根据病情的严重程度给予支持治疗，镇静治疗往往有帮助。最重要的是，在重症患者中进行呼吸系统支持和机械通气治疗。

应用破伤风类毒素进行主动免疫是安全及有效的。如果受伤较为严重，应该给予破伤风免疫球蛋白

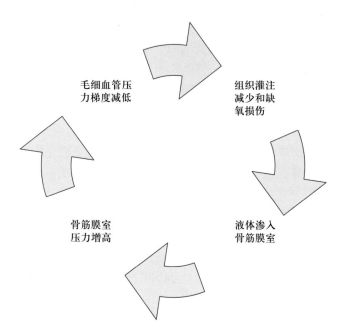

框 12.2.6 骨筋膜室综合征的病理生理机制

免疫。美国创伤外科医师协会还于 1986 年公布了破伤风预防指南。

骨筋膜室综合征

定义

闭合的骨筋膜室内压力增高导致组织缺血、坏死并最终导致肌肉纤维化和挛缩的一种疾病。

病理生理机制（图 12.2.6）

毛细血管床的压力通常为 20~30 mmHg，而组织间隙压力大约为 5 mmHg，只有这样才能够顺利完成组织灌注。当组织间压力升高及组织灌注减少或停止时，骨筋膜室综合征就会发生。由于内在的或外在的因素，组织间隙压力增加，可以导致闭合筋膜室内压力增高。一个闭合间室的容积增大可导致内部压力升高，可能是由血液或其他体液转移导致的。外在的压力同样也可以导致压力增加。

如果静脉压力不能超过筋膜室内压力，静脉就会持续塌陷，静脉压力就会升高，同时组织灌注停止。此时液体可以迅速从血管中向肌肉组织间隙中转运。如果筋膜室中压力继续增高，肌肉就会出现缺血现象。这种缺氧性细胞损伤可导致血管活性物质释放，例如，5-羟色胺和组胺等，这些物质能够增加血管内皮的通透性和细胞外间隙的聚集，最后将会出现肌肉坏死和肌红蛋白的释放。

值得一提的是，穿过间室的动脉并没有因为挤压而完全关闭，这是因为，动脉腔内的压力较高，同时动脉壁较厚，能对抗挤压力。因此，触及远端动脉搏动不能排除骨筋膜室综合征。

预后

预后取决于诊断与治疗的速度。急性骨筋膜室综合征是真正的外科急症。

一旦骨筋膜室综合征出现，一些明显的肌肉变化会在 2 小时之内出现。变化持续 4~6 小时会遗留长期影响；12 小时以后会遗留严重的不可逆性损伤。

病因（框 12.2.1）

急性外伤性骨筋膜室综合征可以分为原发性内在型和原发性外在型。前者间室肿胀主要是内在压力升高引起的，后者主要是捆扎过紧的绷带和石膏引起的。内在原因是主要病因。

内在病因

内在型骨筋膜室综合征是外伤后筋膜室内的压力增高引起的。值得一提的是，开放性损伤也可以发生骨筋膜室综合征。出血和直接组织损伤可启动压力增加。外科操作和髓内钉可以促进骨筋膜室综合征的发生。以上说明并不是说这些操作不能进行，但外科医师在操作时必须意识到有发生以上并发症的可能性。

外在病因

纯粹的外在病因很少引起骨筋膜室综合征，除非有骨筋膜室内组织受损而导致间室肿胀。但是，在治疗的过程中需要考虑到外在病因，因为仅除去石膏就可以减少 30% 的筋膜室压力。

非创伤性骨筋膜室综合征

◆ 慢性劳累性骨筋膜室综合征比较常见于高水平运动员。其一般双侧发病，同时与肌肉通过筋膜间隙疝出相关。鉴别诊断包括骨膜炎、腱鞘炎、骨与软组织肿瘤、应力性骨折和神经卡压等

◆ 急性劳累性骨筋膜室综合征常见于突然剧烈体育锻炼的人群中。有能确立诊断的病史，但易与急性腱鞘炎混淆。如果通过休息症状不能快速消失，则需要行筋膜切开减压

框 12.2.1　骨筋膜室综合征的病因

◆ 内源性：
  • 直接外伤损害
  • 骨折
  • 出血及血肿
  • 体液外溢（关节镜）
  • 血管修复后
◆ 外源性：
  • 挤压伤
  • 烧伤
  • 绷带包扎过紧
  • 持续止血带包扎
  • 药物或酒精介导昏迷

◆ 血管重建继发性骨筋膜室综合征：在急诊血管取栓后，尤其是在肢体缺血一段时间后，可以出现急性肌肉组织肿胀

病史

有外伤病史，尽管有时候外伤很轻微，持续性进行性疼痛数小时。如果患者意识状态异常，则把疼痛作为临床指标是不可靠的。最特异的是：患者不愿意移动肢体，尤其是四肢末端。患者常主诉肢体麻木或发凉。

体格检查

主要的体征是压痛，尤其是当疼痛剧烈或症状体征不成比例时。受累肢体被动活动时，患者会出现即刻剧烈的疼痛。对于儿童患者，应该分散其注意力，以免是由于患者害怕受伤肢体疼痛而引起的反应。

因此，诊断应包括除去任何捆缚皮肤的绷带或石膏。这可能使症状得到一定程度的缓解。肢体还有可能有感觉冰凉、感觉减退及脉搏消失；这些是后期的体征，提示预后更差。

然而，必须强调的是，肢体感觉正常及肢体末端脉搏可触及不能排除骨筋膜室综合征诊断。

辅助检查

骨筋膜室综合征诊断主要依赖于临床检查。高度怀疑是作出诊断的关键一步。迅速减压刻不容缓，如果有疑问，也应该进行筋膜减压术处理。在一般临床

症状不明显或不可靠的患者，如儿童，以及意识丧失的患者，可以进行筋膜室内压力测量。持续监测症状减轻的患者也很有必要。

目前有各种可行的方法进行压力测量，最常见的是压力传感器，在筋膜室水平进行调零，然后将其插入任何筋膜室中获得测量值。这些数据的再现性和可靠性比较差。这些获得的压力值可用作一个绝对值，或与收缩压或平均压有关。

预防

创伤或外伤后 12 小时内，在任何情况下，避免使用环形绷带和石膏。如果必须使用绷带或石膏，应该把其分割开，在肢体不再肿胀后再把分隔关上或用完整的替代。

对所有进行绷带或石膏治疗的患者都应告知发生骨筋膜室综合征的可能性。

治疗

从皮肤上去掉石膏、绷带和敷料。棉质纱布或棉球吸血后可以产生紧缩作用。即使去除石膏会影响骨折的复位，石膏也不能使用。骨筋膜室综合征比骨折复位重要。如果去除外在敷料后，疼痛及运动等没有改善，就需要立即进行筋膜切开减压手术。

筋膜切开减压术应该是把皮肤打开的，因为皮肤本身在严重肿胀时可以限制骨筋膜室的扩大。开放的筋膜切开减压术可使外科医师在保护神经的情况下，充分切开筋膜进行减压。手术之前要熟悉解剖。所有可能累及的间室都必须充分全长切开。

筋膜切开术后伤口应该保持开放，这样既能减压又能对肌肉活性进行有规律的观察。如果任何肌肉组织失去活力，都应该切除。二期观察应该在 48 小时的时候，以决定是否关闭伤口。通常完全直接闭合伤口是不可能的，往往需要用其他方法闭合伤口。机械性方法关闭伤口是可行的，但往往需要皮瓣移植，这也是一种最常用的方法。在骨折中出现骨筋膜室综合征时，筋膜切开术会造成开放性骨折，应该早期采取覆盖伤口措施，预防医院获得性感染。

晚期筋膜切开术

在挤压伤及失败的血管重建术后，延迟的筋膜切开术带来的坏处多于好处。如果骨筋膜室综合征出现＞12 小时，则切除受累肌肉的机会则已失去。筋膜切

开将导致筋膜室内组织广泛清创，使广泛的无活性组织暴露于医源性致病微生物。晚期筋膜切开术有较高的毒血症引起的发病率和致死率。非手术治疗包括治疗肌肉坏死产物及肾衰竭危险。临时透析或截肢是可能的治疗方法。

部位

骨筋膜室综合征可以发生在所有闭合的筋膜室内。所有的肌肉组织都有一个外在的包膜，但一些筋膜组织更加紧致，也就更容易发生骨筋膜室综合征。手足的骨筋膜室综合征的治疗方式将在相关章节讨论。

经典的部位是前臂屈肌侧筋膜室。在下肢，胫骨前和后方深筋膜室较为常见。然而，骨筋膜室综合征可发生于下肢的五个筋膜室中（包括独立的胫骨后筋膜室）。

12.3
多发伤患者的骨科手术入路

Andrew C. Gray

（徐小东 译　徐海林　张殿英 审校）

要点

- 大的创伤可以导致系统性应激反应，与最初创伤的严重程度（第一次打击）以及随后的手术治疗（第二次打击）相关
- 主要的生理过程有缺氧、低血容量、代谢性酸中毒、脂肪栓塞综合征、创伤后凝血和炎症的协同效应以及对这些过程的处理措施等，这些决定预后
- 长骨骨折属于大创伤，对其固定的时机和方法尚有争议。目前有两种不同观点：①伤后立即行髓内钉内固定治疗；②伤后先进行外固定治疗，待患者情况好转后再行髓内钉固定治疗
- 目前一致同意的观点是：骨折后骨骼的固定刻不容缓，与长骨骨折固定的方式相比，最初损伤的程度与预后及随后系统性并发症的发生的关系更密切
- 对创伤患者应该进行筛查，以确认有严重系统性疾病而危险的患者，如呼吸功能不全患者。特殊的危险因素包括：高的创伤严重程度评分；股骨骨折；钝性腹部和胸部伤联合肢体骨折；外伤前一般生理状态差，术前存在未纠正的代谢性酸中毒等
- 血清中炎性细胞因子白介素 -6 的浓度可以较为准确地量化最初的受伤程度及机体对手术的反应程度
- 多发伤患者的有效治疗方法包括一系列手段和有效的专家联合会诊治疗。由此可确定患者的适当的治疗层级并实行有效的外科干预措施

引言

创伤是年轻人发病和死亡的主要原因。对严重外伤患者的治疗已取得的重大进展包括：受伤到治疗之间的时间减少、外伤一线抢救人员的系统性技术培训、有多专业充足支持的外伤急诊中心的建立。同时配合早期复苏预案和急救干预，都有助于提高患者伤后的存活率。

骨科创伤会引起一系列机体应激反应，这些与最初外伤的程度有关。对最初损伤及随后的外科干预的应激反应程度决定了临床预后。"二次打击"这个术语在损伤过程中已被应用：一个已有损伤以及生理上易感的患者，因为对损伤的外科干预，会受到进一步的损伤。因此，对一个严重创伤患者的初始治疗必须在限定的生理忍耐能力和最佳固定手术方法之间进行平衡。

病理生理机制（框 12.3.1）

在处理多发伤患者时，应该考虑一些生理状况。缺氧、低血容量、电解质平衡失调、肺栓塞及系统性栓塞、凝血障碍以及炎性反应，都在伤后最初的数小时到数天内出现。这些状况可以互相重叠，有的可以出现协同作用，间接导致终末器官缺氧和继发组织损伤。病理生理机制也受原发创伤影响（例如，胸部钝

框 12.3.1　病理生理机制
◆ 有氧代谢受损
◆ 标志物 IL-6
◆ 酸中毒表明复苏不充分
◆ 脂肪栓塞导致骨折病情复杂化
◆ 栓塞可能抑制肺功能
◆ 促炎因子能预示预后

性创伤），后者可使患者更易受最初的骨折治疗的影响。患者对外伤的个体性反应变化较大，急性呼吸功能障碍和重要器官的功能失调是最严重的并发症。

低血容量

骨盆骨折的血流动力学状况不稳定，骨折的稳定性治疗是首先考虑的措施。独立的成人股骨干骨折可以导致 300~1 300 ml 的失血，与术前出血状况直接相关的输血率高达 40%。失血和输血在多发性肢体远端骨折患者中较为常见，呼吸系统疾病的发生率常常增高。

低血容量的直接影响是导致终末器官组织灌注及氧供减少，这将导致有氧代谢的破坏及继发的组织损害。间接影响包括激活血小板和产生高凝状态。在急性呼吸窘迫、多器官功能衰竭和死亡病例中，出现的低血容量状态可导致炎性细胞因子在伤后最初阶段上调。细胞因子是急性期蛋白质，出现在纤维蛋白原表达和补体级联反应中。白介素 -6（IL-6）是一种巨细胞和 T 淋巴细胞分泌的主要的促炎因子。它有一个相对长的半衰期，高峰浓度出现在伤后 4~6 小时，并能持续数天。这一因子与伤后死亡率相关，其浓度水平对预测预后可能具有潜在作用。另外，过多的促炎因子产生能够刺激肌肉细胞死亡，对低血容量休克后组织损伤起重要作用。

代谢性酸中毒和碱缺失

纠正低容量性休克在任何创伤复苏过程中都是最重要的。然而，心率和血压的标准值并不能准确反映组织和终末器官灌注状况。"氧债"与"不能解释的低灌注"已经经常用于描述血流动力学稳定的患者，这些患者在创伤后往往出现乳酸水平升高和组织缺氧。这一类患者复苏不完全，已经出现未纠正的代谢性酸中毒。对于早期（<24 小时）进行固定伴高乳酸水平（>2.5 mmol/L）而未在术前纠正的股骨干骨折患者，术后并发症的发生率增高了 2 倍。并发症涉及多系统，包括呼吸系统疾病（急性呼吸窘迫综合征，ARDS）及感染率增加。多器官功能衰竭和呼吸系统并发症的高发生率与严重创伤后患者持续（>24 小时）未纠正的代谢性酸中毒密切相关。这些患者更容易遭受急诊手术之后的二次打击的影响。手术之前必须进行充分的血流动力学及酸碱平衡紊乱纠正，以改善严重创伤的预后及死亡率。

肺栓塞和全身性脂肪栓塞

脂肪栓塞是指脂肪滴出现在循环系统中，伴有或不伴有临床后遗症。大多数长骨骨折患者都可以出现轻度的、无临床症状的、短暂的低氧血症，可通过血氧饱和度监测测得。低氧血症的严重程度与肺部脂肪栓塞的负荷相关，高能量损伤及多发长骨骨折患者的低氧血症更严重；低氧血症也可以在肢体骨折手术及其他临床操作之后发生。

脂肪栓塞的临床症状可以通过机械效应进行解释。髓腔内压力增高后，脂肪滴可通过循环系统进入静脉系统，然后通过静脉系统进入右心及肺循环系统，在后者可以阻塞小动脉及毛细血管等。全身性的脂肪栓塞可通过肺循环内动静脉分流而发生。另外，脂肪滴可通过房间隔的卵圆孔绕过肺循环而直接进入左心房。

创伤后，脂肪栓塞也可以产生生物化学效应。脂肪酶激活及儿茶酚胺产物可以刺激无害的脂肪滴转换为毒性的游离脂肪酸，后者对终末器官的内皮细胞有损害作用。这些毒性产物对于激活凝血和炎性系统有重要作用（系统性炎性反应综合征，SIRS），形成了患者创伤后全身性应激反应的一部分。

外科手术扩髓过程中会导致髓内压力升高及脂肪栓子形成。因此，目前器械设计及外科处理技术上都着重于减少脂肪栓子的形成。在长骨干髓内钉治疗过程中，应用非扩髓髓内钉、扩髓器灌洗系统以及髓腔排气等，都是可以减少肺栓塞及系统性脂肪栓塞的可行方法。

脂肪和骨栓子可以通过卵圆窝直接进入体循环；在肺循环中，也可以通过动静脉分流出现反常栓塞。经颅多普勒超声检查发现，分流通道的大小与检查的颅脑循环中栓塞物质的体积有关。胸部损伤通常容易出现此种现象，由胸部损伤引起的肺循环模式改变可以增加肺血分流的程度。

凝血

创伤及随后的外科治疗可以激活肺循环及体循环中的血栓形成及纤维蛋白溶解路径。在单独通过髓内钉进行固定的股骨骨折的围术期，发现凝血酶原片段 1 和 2 及纤维蛋白原降解产物明显增多。

这种凝血过程的激活和失控与急性肺部创伤和其

他大创伤的系统性并发症相关。因此，创伤后，栓塞和凝血反应相互协同，影响肺部功能。更严重的临床反应可以产生类似弥散性血管内凝血的临床反应。局限的肺部弥散性血管内凝血因微栓子产物的作用而对急性肺部损伤产生影响。

炎性反应

在创伤后的数分钟内，直接的组织损伤和淤血改变会产生炎症反应。后者涉及单核细胞和粒细胞的激活，产生炎性激活或抑制因子。全身炎症反应综合征（SIRS）这个术语已广泛用于描述对外伤的广泛炎症反应。这些最初的促炎因子主要由巨细胞产生，主要起到清除损伤组织及启动修复过程的作用。这些初始的应激反应相对短暂，单核细胞很快失活，对新的刺激不能再发生反应。结果介质直接激活代偿性抗炎症反应（CARS），与创伤后免疫抑制直接相关。

这种失衡可以导致严重创伤后一段时间的免疫缺陷。更明显的免疫抑制会随着出血及组织损伤的增多而出现。免疫失衡的临床结果是：休克恶化，液体向终末组织间隙渗出增加，凝血激活，以及易于感染。这些状况在创伤后数天内非常明显，与许多手术操作的时机选择相关，因为这些操作会带来更多的组织损伤。

随着研究的不断深入，严重创伤患者的预后可以通过炎性因子激活或抑制产物进行预测。在有多发创伤的患者，IL-6 水平升高，而在髓内钉治疗股骨骨折后，IL-6 会进一步升高。

促炎细胞因子的过度释放，在急性呼吸窘迫综合征等创伤并发症的发病机制起中心作用。研究发现，在创伤严重程度评分高的患者的支气管肺泡灌洗液中，促炎性因子 IL-1B 和 IL-8 的水平明显增高；然而，它们在体循环（血清）中的浓度没有提高。

在早期呼吸窘迫患者的肺泡腔内可见中性粒细胞及促炎症因子聚集。肺泡腔似乎变成了严重的局部炎症区域。促炎性细胞因子所起的作用是趋化剂的作用，可促进中性粒细胞由血浆向组织间隙转移。这在一项前瞻性临床研究中已被证明，从健康志愿者和严重骨骼肌肉组织创伤患者的周围血液中已分离并检测出中性粒细胞。IL-8 作为化学趋向剂，被证明可以促进中性粒细胞穿过多孔培养基向损伤组织迁移。这种伴随 IL-8 水平升高的中性粒细胞迁移增加与肺部及其他终末器官炎性反应的发生有关。

多发伤患者的术中计划和策略（框 12.3.2）

总体思路

多发伤患者的治疗需要一个团队。在急诊处理的最初阶段，在进行高级创伤生命支持（ATLS）后，应由事故与急诊专家主导，协同其他专家进行及时处理。骨科医师团队的任务是首先评估所有肌肉骨骼系统损伤是否需要急诊处理。血流动力学不稳定的骨盆骨折是一个典型的需要紧急处理的例子。开放骨折需要进行清创包扎、给予抗生素预防感染和破伤风预防措施等处理。明显的骨科畸形，例如，踝关节脱位或长骨骨折，需要复位并给予临时夹板固定。

在这一阶段进行仔细的二次检查可发现最初急诊处理评估没发现的骨科损伤。X 线平片有助于评估这些部位损伤情况，但应及时进行以免延迟治疗。在这个阶段，应把各种损伤罗列出来，并与相关科室专家进行有效的沟通，明确各种损伤的缓急层次。应该首先处理危及生命或影响肢体存活的损伤。

确认可能阻碍手术治疗计划的问题非常重要。如果需要，在早期就应明确最适于患者持续治疗的科室，并应有重症监护专家参与，同时需要明确手术室能否及时接收患者并详细了解手术人员的骨科创伤治疗经验等。就手术设备的类型及适用性进行有效沟通，能节省时间进行充分的术前准备。另外，需详细告知手术人员手术操作次序及是否联合处理其他损伤。可透射线的手术台能同时用于长骨骨折和骨盆骨折固定时的透视。对于多发骨折来说，长骨骨折的髓内固定不使用牵引，可能还可以节省手术时间，但需要经验丰富和好的手术助理。

患者手术过程中的病理生理状况需要在麻醉师的帮助下密切监测。中心静脉和动脉置入监测装置并使

框 12.3.2　患者术中计划

- ◆ 与创伤专家团队制订 ATLS 方案
- ◆ 最好准备可透射线手术台
- ◆ 使操作最优化，例如，骨盆骨折固定
- ◆ 开放损伤的彻底清创和固定
- ◆ 最好立即 / 早期复苏

用 Swan-Ganz 导管进行侵入性监测是必需的。这些监测措施可以通过测量与动脉低氧血症相匹配的肺动脉压，提供患者血流动力学和代谢状态的真实信息。最紧急的外科手术，如不稳定骨盆骨折的外固定架治疗或开放骨折的充分清创，都应该立即进行。四肢损伤在治疗过程中通常需要悬挂以保证无菌状态。术前数分钟的病情讨论、制订手术方案能减少手术时间。在人员充足的情况下，对侧上下肢损伤可同时由另一个手术团队进行处理，并进行骨折固定。对于浮膝患者，可以通过同一个小手术切口，分别向胫骨顺行和股骨逆行置入髓内钉进行固定治疗。骨、关节及软组织损伤可能随着时间延长也应该优先处理。肩关节和踝关节脱位在急诊室就能很好地处理；然而，对于股骨头骨折、髋关节脱位、股骨颈骨折移位或距骨骨折来说，延迟治疗会影响预后。

开放性骨折

开放骨折的 Gustilo-Anderson 分型是最常用的，它能有效描述软组织损伤、骨膜剥离、血管损伤程度。评估受损组织的血供和灌注情况及成形手术等专业干预应在早期进行。对伤口的再次暴露或探查应是最低限度的，因为会增加感染风险。常规预防应用抗生素3天，能减少感染的风险。抗生素的类型应根据伤口污染的程度进行调整。对于污染严重的伤口，头孢类药物联合氨基糖苷类和青霉素（覆盖梭菌类细菌）最为常用。对于 Gustilo-Anderson 3 型开放骨折，应用双联抗生素治疗是更有效的治疗方法。

只有去除所有的坏死组织和污染组织，软组织清创才是彻底有效的。分期切除术在每次手术中仅切除明显坏死的组织。受累组织的及时和广泛切除能降低随后骨折固定及重建手术的感染风险。

术者应一次切开皮肤、皮下脂肪、筋膜及肌肉，形成一个暴露充分的切口，去除污染的或与软组织分离的骨折块。是否进行伤口灌洗，目前尚有争议。脉冲灌洗不能作为软组织清创不充分的代偿措施，并有可能掩饰组织外观而导致继发组织损伤。应用生理盐水或林格液低压冲洗应在彻底清创后进行。

最初的软组织及骨片切除不能因担心随后组织缺损而打折扣，同时伤口不能在有张力的情况下关闭。最初清创后就应对骨折进行固定。如果初次软组织清创不彻底，那么二次清创应在 48 小时之内进行。在对软组织重建早期进行成形手术非常重要。

有多种重建方式可选择：从原位闭合伤口或简单皮肤切开缝合到带蒂或游离皮瓣移植。即时的手术治疗既能减少并发症发生率又能加快患者康复。肢体损伤后延迟重建（>72 小时）会增加皮瓣移植失败的发生率，延迟骨折愈合，延长住院时间，以及增加后续手术次数。

骨盆损伤

严重创伤后应首先处理血流动力学不稳定的骨盆骨折。受伤机制和事故的细节对判断损伤的类型往往会起指导作用。例如，小汽车翻车事故一般会引起侧方挤压型骨盆骨折；高处坠落伤最可能产生垂直剪切型骨盆骨折；大腿的性暴力外展及半骨盆外旋（通常发生于摩托车车祸中）可以产生前后挤压型损伤。体格检查包括：首先是骨盆轻触诊，以评估骨盆稳定性；其次是仔细的二次检查，以排除伴发损伤是否有特殊的脊柱或下肢损伤。15% 的骨盆骨折患者合并尿道损伤。最初的放射学检查应包括骨盆前后 X 线位片以评估骨盆损伤类型。通过骨折类型可以预测损伤的类型。前后挤压型可能出现骨盆大出血和空腔脏器损伤。侧方挤压型合并头部及胸部损伤的发生率高。垂直剪切型通常损伤骶神经丛，出现神经系统并发症的可能性大。对血流动力学稳定的患者可以行 CT 扫描，以评估其他情况，如骨盆后环的稳定性和骨盆的血流情况。最初的高级创伤生命支持包括评估患者的反应情况以及临时静脉补液复苏等。需要明确是否存在胸腔、腹腔、腹膜后腔出血或下肢损伤。骨盆容积增大伴低血容量症是在急诊室使用骨盆束缚带的适应证。由于闭合的腹壁会产生填塞效应，在开腹手术前应先行骨盆外固定。对于开放性骨盆骨折患者，应评估其是否合并直肠损伤及因此发生的创口粪便污染。骨盆骨折固定能有效缓解开放伤口的出血情况。伤口处理是第二步治疗，在彻底清创的同时行结肠造瘘术。

如果骨盆骨折固定后仍有血流动力学不稳定的情况，应考虑骨盆血管造影伴栓塞或骨盆填塞。对于最佳的治疗方案尚有争议。延迟栓塞（损伤后>3 小时）会增加死亡率。对于液体复苏及骨折固定没有效果的患者，进行动脉栓塞的指征包括：CT 显示明显出血，腹膜后血肿增大。骨盆填塞适用于有大出血并对液体复苏没有反应的患者，是创伤控制的一种手术治疗策略。

明确的骨盆固定包括前耻骨联合分离>2 cm 的前联合钉板固定。后环垂直不稳定需要闭合复位和经皮螺钉固定或切开复位板钉固定。

上肢骨折

一旦危及生命的损伤稳定后，年龄、优势手、职业、合并疾病（例如，糖尿病）、药物使用史等都是重要的应该获取的信息。受伤的时间可协助估测缺血持续时间和组织的活性，损伤的机制和自然进程可预测软组织损伤和污染的程度。在麻醉下评估循环系统状况，在急诊室就应评估上肢的感觉和运动功能。如在评估之前使患者处于麻醉状态，可以快速及平稳地收集重要的信息，而不引起患者的紧张和不适。应行 X 线平片检查，并进行其他辅助检查，如多普勒超声检查和骨筋膜室压力测定。术前计划应包括估计可能的手术时间，从而确定麻醉类型（局部或全身麻醉）及是否需要止血带等。

严重骨创伤后，在软组织清创及骨折复位之前，应该首先完成肢体血管重建。血管手术的早期干预目标在于重建动脉和静脉血运。考虑的要点有：

◆ 使用自体隐静脉移植
◆ 组织长期缺血及代谢毒性产物聚集后重建静脉血管供应，存在一系列风险
◆ 使用临时性动静脉分流快速重建动脉血流并减少组织缺血时间

重建选择包括：一期关闭伤口（立即或延迟）；皮瓣移植；包括局部皮瓣、区域皮瓣、带蒂皮瓣以及游离皮瓣等。在功能重建不可能成功的情况下，可以考虑截肢术。截肢的决定虽然是主观的，但也不能由个人单独决定，应该经过外科团队专业评估后作出决定。肢体损伤严重程度评分（MESS）等评分系统较少应用于上肢。

上肢外伤后早期骨折固定有利于早期康复、护理及减少患者不适等。多发伤后开放复位及使用动力加压钉板和螺钉行长骨骨干内固定是标准治疗方案。上肢的长骨骨折外固定及髓内钉固定的成功率低于下肢骨折的，因为存在更高的医源性和软组织并发症发生率。对软组织开放性碾挫伤来说，感染率和不愈合率升高，但不能因此而不进行骨折固定。大部分患者的开放性前臂骨折可获得良好的预后，其感染率及不愈合率在可接受范围内（＜15%）。对于广泛的骨与软组织缺失，骨缩短术是获得稳定重建的一个很好方法，上肢对这种手术的耐受性强。肩、肘、腕等关节内骨折需要解剖复位固定治疗。具体的治疗方式有：夹板固定；切开复位内固定；关节成形术及关节固定术。

肌腱和神经损伤最好早期重建。损伤的位置（屈指肌腱 2 区）、周围软组织的损伤程度、患者的一般状况等都影响结果。如果肌腱缺失，可以进行一期的肌腱解剖修复，同侧掌长肌腱或趾长伸肌腱是最常使用的肌腱供体。虽然早期重建能够改善治疗结果，但肌腱转位通常在患者病情稳定、准确判断功能缺失情况后进行。成功恢复的关键在于使用动态夹板固定，同时充分保护修复的肌腱。即使在清洁及血运丰富的情况下，神经重建效果也通常不佳。神经应该在无张力的情况下进行缝合，如果因为软组织损伤不能实现，通常需要神经移植或无血管的游离神经移植（如腓肠神经）。

下肢损伤

对患者的最初评估应该包括：年龄、伤前功能水平、损伤机制、受伤时间及血流动力学状况。头部、胸部、腹部、骨盆等相关损伤也要进行评估，同时需要评估周围神经功能和下肢的血运状况，特殊损害可能会影响神经血管功能。例如，髋关节脱位影响坐骨神经功能；胫骨平台骨折时腘血管和腓总神经损伤的发生率高。对于严重下肢创伤患者应该评估足底感觉和足背动脉搏动情况（如果需要，进行 B 超检查），因为这些都能影响预后。对于开放伤口，要仔细评估软组织缺失和污染情况，用无菌敷料包扎，并预防性应用抗生素和破伤风抗毒素或免疫球蛋白。对于明显的下肢畸形，应该在足够的影像学资料获取之前在麻醉下予以纠正，可用夹板或石膏固定，以减轻患者不适感觉。

对于保肢还是截肢，目前尚有争议。肢体损伤严重程度评分（MESS）可以用来评估截肢的必要性。评估参数包括：患者年龄、血流动力学状况、软组织缺血时间、软组织损伤及污染程度等。这样的评分系统决不能完全替代可靠的临床评估、经验性治疗及专家团队。

下肢损伤的主要治疗原则是：长骨骨折需要充分复位并固定；关节面解剖复位固定；维持有活力的软组织面等。对于多发伤中的闭合和开放股骨及胫骨骨干骨折，使用扩髓髓内钉治疗是治疗标准，外固定的主要治疗指征有：严重的软组织损伤；患者一般生理状况差；骨骼发育不成熟；髓腔狭窄等。对于所有其他类型的开放骨折，优先使用髓内钉治疗。非扩髓髓内钉理论上能减少

骨折部位脂肪滴释放引起的肺栓塞。然而，扩髓引起的骨膜血供异常及自发骨移植是开放及闭合骨折非扩髓髓内钉固定患者骨折不愈合和移植失败发生率高的原因。

使用可透射线手术床能缩短多发伤患者的手术时间，可使对多发伤的评估变得更方便。优先使用顺行髓内钉，逆行髓内钉治疗股骨骨折的主要指征有：肥胖、股骨远端骨折、同侧股骨胫骨骨折（浮膝）、同侧股骨颈及股骨干骨折、妊娠等。

Pilon 骨折及胫骨平台骨折往往伴有关节损伤及相关的软组织水肿，可先行跨关节外固定架固定治疗。这样可以稳定外伤、维持肢体长度并有利于软组织恢复，同时，韧带的轴向牵拉作用能促进关节面复位。如果患者软组织状况及生理状况允许，可以通过微创方法行内固定治疗。然而，初步外固定及稳定治疗 1~2 周行二次手术治疗是一个减少感染和并发症风险的很好的选择。对于髋部关节内骨折错位、髋关节脱位及髋臼骨折这一类在闭合关节腔内有游离骨折块的下肢近端损伤来说，需要紧急手术治疗，以减少骨坏死和关节面损伤的发生率。

创伤手术后发生全身并发症的危险因素（框 12.3.3）

直接肺部损伤一般由误吸、肺炎、肺挫伤及吸入毒性物质引起。间接的终末器官损伤通常是败血症、多次输血、液体负荷过重、弥散性血管内凝血引起的结果。严重的胸部创伤与骨科创伤直接相关，对于此类创伤，对能降低继发性肺损伤的理想长骨骨折固定方法仍存在争议。创伤严重程度评分（ISS）越高，发生创伤后全身并发症的可能性越大，这在对 1 278 例患者的回顾性研究中得到了证实。已明确一些指标存在相关性：创伤严重程度评分（ISS）、创伤后全身炎症反应（SIRS）、急性呼吸窘迫及多器官功能障碍的发生率等。

对外伤患者进行筛查以确认有发生呼吸功能不全

及脂肪栓塞风险的患者，是早期诊断及治疗的关键，在长骨骨折患者中，30 岁以下男性如果早期出现明显的低氧血症，则发生呼吸功能不全可能性增大。对于脂肪栓塞来说，年龄可能是出现症状的关键因素。一项对 274 例单独股骨干骨折患者进行的研究中发现，脂肪栓塞综合征的发生率为 4%，其中没有患者的年龄 >35 岁。在伤后 10 小时以内行髓内钉固定可以减少脂肪栓塞综合征的发生。所有发生脂肪栓塞综合征的 11 例患者其年龄都 <35 岁，而且都是在受伤 10 小时后才接受股骨骨折固定治疗。老年患者创伤后更容易出现全身并发症，65 岁以上的患者创伤严重程度评分（ISS）的致死分数降低（50%）。卧床时间延长及活动减少与该年龄段患者发病率及病死率较高有关。

成人呼吸功能不全的预测指标有年轻、创伤严重程度评分（ISS）高、股骨干骨折、腹部和肢体远端联合损伤以及一般生理状况差等。

损伤控制骨科与多发伤早期全面处理

背景

周围肢体远端损伤合并长骨干骺端骨折是非致死性损伤住院治疗的主要原因。这些损伤的最初治疗措施通常被延迟，以使患者处于"最佳"状况。即时的外科治疗被认为会引起进一步的软组织损伤及出血，而影响预后。然而，早期骨折固定可以减少并发症的发生率和改善预后。长骨骨折早期髓内钉固定可以减少严重创伤患者的死亡率、呼吸系统并发症发生率以及死亡率和住院时间。

推荐对长骨骨折进行早期固定，以减少患者呼吸系统及全身并发症的发生率。术语"早期全面治疗"被用于描述长骨骨折的早期（<24 小时）的扩髓髓内钉固定治疗，被认为是治疗的最佳方式和对严重创伤患者的优先手术。

然而，可能与严重损伤后扩髓髓内钉技术相关的继发性呼吸系统及全身栓塞引起了大家的关注。对不是特别严重的长骨骨折患者早期行髓内钉固定可出现更少的呼吸系统并发症。然而，对创伤严重程度评分（ISS）>18 的患者并没有发现有任何优势。

Hanover 专家组对长骨骨折早期行扩髓髓内钉治疗患者的研究表明，对创伤严重程度评分（ISS）高的患者行早期扩髓髓内钉治疗，发生性呼吸窘迫综合征和多发性器官功能衰竭的发生率增高。

框 12.3.3　危险因素
◆ 高创伤严重程度评分（ISS）
◆ 过高或过低灌注
◆ 长骨 / 男性 / <30 岁 / 低氧血症
◆ 老年

传统手术方式可以缩短手术时间及减少软组织损伤，在严重损伤患者中应用可以降低手术引起的"二次打击"。"损伤控制"这一术语已被用于描述这一类手术方式。可以从"损伤控制"中获益的患者包括：尽管经过复苏，仍存在严重贯通伤、钝性伤伴持续低体温、凝血障碍及酸中毒的患者。在这类患者中，发生代谢障碍而无法完成固定手术的可能性较大。广义的"损伤控制原则"包括：通过有限的措施控制出血及危及生命的损伤；在重症监护中对患者进行生理检测；患者一般状况改善后，立即行有效手术治疗。

损伤控制手术的范围已经有所扩大，目前包括骨盆和周围肢体损伤患者。这些治疗措施包括对股骨骨折行临时外固定，以减少对生理状况差的患者的二次打击。一旦患者一般状况改善，改用髓内钉治疗。

外固定治疗更多用于骨盆骨折，以减少骨盆体积和骨折出血。然而，最初的外固定治疗是长骨骨折患者的可行治疗方法。在严重创伤患者中，外固定可以提供适当的临时固定，并且手术时间短，出血量少，还可降低肺栓塞风险。平均 5 天后可以进行髓内钉治疗，但对于创伤严重程度评分（ISS）平均为 29 的患者要区别对待。这些患者通常存在头部、胸部及腹部联合损伤，若初次手术感染率低（1.7%），可在术后 7 天行髓内钉治疗。

这种手术策略的支持者认为，伤后患者最初的创伤程度及随后的生理状况不能改变。结果只能通过减少手术的二次打击来改善。"早期全面处理"的支持者则认为，最初受伤程度是随后全身并发症发生的关键影响因素，对严重损伤患者来说，骨折的固定并不重要。

已经达成共识的治疗原则有：
- 最初的骨折固定不得延迟
- 与肢体远端骨折固定的方法及时机相比，最初的创伤程度与随后的全身并发症更加直接相关

"损伤控制"在骨科的实际应用（框 12.3.4）

对于哪类患者适于进行"损伤控制骨科治疗"，并没有一个广泛接受的定论，但对于多发伤伴明显的胸部创伤或创伤严重程度评分（ISS）在 30 以上的患者，应该考虑使用。对于其他患者，可以按长骨骨折的标准治疗方法进行治疗。充分的血流动力学复苏和代谢平衡恢复必须在术前优先进行。未纠正的代谢性酸中毒是多发患者在骨折内固定手术后出现肺部和

框 12.3.4　并发症的预防

- 紧急长骨骨折固定
- 可能最初行进行外固定是最好治疗方法
- 骨盆外固定架治疗
- 损伤控制
- 肺部保护策略

全身并发症的关键影响因素。Hanover 团队的研究表明，损伤控制骨科治疗的临床适应证包括：创伤严重程度评分（ISS）>20 伴发胸部联合伤；多发伤伴腹部或骨盆损伤和休克（收缩压<90 mmHg）；创伤严重程度评分（ISS）>40，不伴有胸部损伤；X 线提示双侧肺挫伤；平均肺动脉压>24 mmHg；髓内钉治疗后肺动脉压增加 6 mmHg。

Hanover 团队也提出了与严重损伤预后不良相关的临床参数，包括：复苏不够，凝血障碍，低体温，过多输血（>25 单位），多发长骨骨折，手术时间长（>6 小时），代谢性酸中毒（pH<7.24），过重的炎性反应（IL-6>800 pg/ml）。

损伤控制技术已经延伸到对患者进行早期的复苏。过度的输液治疗存在加重肺间质水肿的潜在风险。因此，延迟的液体疗法可以构成了损伤控制的部分治疗方法以避免此并发症。中心静脉压、动脉压、肺动脉压等侵入性监测能够更准确地评估低氧血症和真实的血流动力学状况。外科治疗和其他预防干预措施的效果可以通过监测血中的氧气、二氧化碳、乳酸水平等进行评估。

多发损伤患者的通气治疗也已发生改变。传统的治疗目标为：使氧气输送最大化并获得正常的血气监测结果。这通常包含对患者进行高潮气量和加压通气治疗。这些都可能引起二次肺部损伤，并使创伤患者更易于发生急性呼吸窘迫综合征。在严重创伤患者中，肺部保护措施目前往往包含较低程度的过度通气干预。目标是促进肺部恢复及阻止肺泡损害。低潮气量配合有限通气压力装置和非毒性氧气浓度吸入可以达到充足的动脉血气浓度。

关于骨科损伤控制，其范围可以延伸到股骨骨折固定等有争议的治疗领域。骨盆环损伤其出血难以控制，这种情况适用损伤控制骨科原则。血管造影及动脉栓塞目前尚有争议。有研究显示，进行损伤控制的时机与死亡率相关。为了避免延迟，一些创伤中心认

为，在血流动力学不稳定时应先行骨盆填塞后再行微创骨盆固定（骨盆支架或外固定架）治疗。这样任何血流动力学、代谢及凝血的问题都可以在重症监护室进行集中处理，这样一旦患者一般状况好转，即可行有效的骨盆二次手术。

对于多发伤合并头部损伤患者，髓内钉治疗骨折还存在有待明确的问题。早期骨折稳定能减轻疼痛，使软组织损伤及脂肪栓塞最小化，这应该成为有头部损伤患者充分复苏后的首要治疗方法。如果需要，可行颅内压监测等有创操作，这样有助于改善神经方面的治疗效果。最好的治疗结果是：维持颅脑灌注压＞70 mmHg，颅内压＜20 mmHg。

拓展阅读

Blow, O., Magliore, L., Claridge, J.A., Butler, K., and Young, J.S. (1999). The golden hour and the silver day: detection and correction of occult hypoperfusion within 24 hours improves outcome from major trauma. *Journal of Trauma*, **47**(5), 964–9.

Burgess, A.R., Eastridge, B.J., Young, J.W., *et al.* (1990). Pelvic ring disruptions: effective classification system and treatment protocols. *Journal of Trauma*, **30**(7), 848–56.

Fabian, T.C., Hoots, A.V., Stanford, D.S., Patterson, C.R., and Mangiante, E.C. (1990). Fat embolism syndrome: prospective evaluation in 92 fracture patients. *Critical Care Medicine*, **18**(1), 42–6.

Giannoudis, P.V. (2003). Current concepts of the inflammatory response after major trauma: an update. *Injury*, **34**(6), 397–404.

Gustilo, R.B. and Anderson, J.T. (1976). Prevention of infection in the treatment of one thousand and twenty-five open fractures of long bones: retrospective and prospective analyses. *Journal of Bone and Joint Surgery*, **58A**, 453–8.

Pape, H.C., Hildebrand, F., Pertschy, S., *et al.* (2002). Changes in the management of femoral shaft fractures in polytrauma patients: from early total care to damage control orthopedic surgery. *Journal of Trauma*, **53**(3), 452–61.

Schwab, C.W. (2004). Introduction: damage control at the start of 21st century. *Injury*, **35**(7), 639–41.

12.4
合并头、胸和腹部损伤的骨折患者的治疗

K. Boffard

（徐小东 译 徐海林 张殿英 审校）

要点

◆ 创伤骨科包含大多数多发伤患者
◆ 确诊相关的非骨科损伤并给予合适的治疗是很有必要的

　　理解外科学最大的困难是我们不能好好关注外科患者。不接近患者并细心关注患者病情的外科医师是不合格的，外科实践或专业训练是不完善的。

Donald Trunkey，大不列颠和
爱尔兰外科医师学会成员，1988

头部创伤

颅脑外损伤
头皮损伤

　　头皮撕裂伤可以伴发明显出血。必要时可先压迫止血，然后再深部缝合；清创及修复可推迟进行。在美容缝合之前要止血。帽状腱膜下出血导致的血肿可以很大，并且败血症的风险很大，所以血肿要彻底清理。头皮感染可以通过静脉引起颅内感染。

颅骨损伤

　　颅骨骨折根据覆盖颅骨的皮肤的完整性进行描述。骨折可以通过伤口进行手术探查确认或进行影像学资料确认。颅骨骨折可以分为：
◆ 外部（头盖骨）
◆ 简单型
◆ 复合型
◆ 基底部骨折——往往伴有一些临床症状：

- 耳或鼻脑脊液漏
- 眶周瘀斑（浣熊眼）
- 耳后瘀斑（Battle 征）
- 外耳道出血应优先考虑基底部骨折，直到 CT 扫描证明其是由其他原因引起的

凹陷性颅骨骨折

　　所有的凹陷性骨折（图 12.4.1）当其深度超过邻近骨板的厚度时，都应予以手术抬高治疗，以减轻其对大脑皮质的压迫。然而，在没有其下局部损伤情况下，并不是所有患者都需要手术治疗。

颅内损伤
大脑损伤

　　严重的大脑损伤几乎占创伤死亡患者的一半，是创伤患者致残的主要原因。任何其他治疗（包括骨科或脊柱固定）都不应对大脑造成额外损伤或引起进一步的损伤。对任何严重创伤患者都应该考虑是否存在颈椎损伤。

　　CT 扫描（图 12.4.2）能够减少死亡率，因为诊断并去除颅内血肿的时机对于预后具有决定性的作用。然而，大多数有大脑损伤的患者并没有得到适当的神经外科干预。

　　大脑损伤分为以下几类：

原发性脑损伤

　　受损伤时即发生，是不可逆的损伤，如脑撕裂、脑挫伤以及由剪切力导致的白质轴突损伤。只有35%的脑损伤死亡患者死于原发性脑损伤。

　　原发性脑损伤包括：

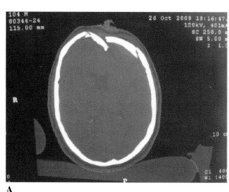

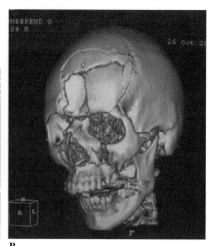

图 12.4.1　A）颅骨凹陷性骨折的 CT 扫描；
B）同一患者的三维重建——45°视角

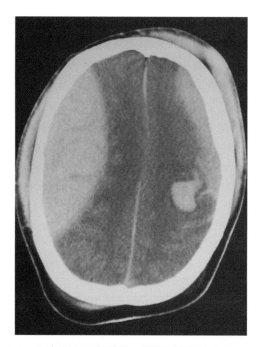

图 12.4.2　CT 扫描显示硬膜外、硬膜下及颅内出血

◆ 局部损伤，由直接冲击头部的打击造成，包括脑挫裂伤，颅内出血导致的颅内血肿（包括硬膜外、蛛网膜下、硬膜下或颅脑间室）

◆ 弥漫性颅脑损伤，会引起轴突的广泛损害。轴突的远端发生退变；能引起远期的不良预后

继发性脑损伤

　　为受伤一段时间之后出现的脑损伤，有的可以预防，在很大程度上是可逆的，是导致 65% 的颅脑损伤患者死亡的原因。这些损伤主要由低血容量和低体温引起的低氧血症和低灌注。充分理解这些非常重要，

脑损伤患者的治疗应该强调早期气道控制、足够的通气和氧气治疗、纠正低血容量和低体温。不再支持使用过度通气治疗。目前不一定需要手术治疗，但必须对患者进行重症监护。

治疗措施

抗生素

　　推荐使用广谱抗生素治疗军人或平民的穿透性颅脑损伤，包括由体育或娱乐损伤引起的。一般来说，推荐使用头孢菌素或阿莫西林 / 克拉维酸。

　　颅脑基底骨折不推荐行破伤风预防治疗。

抗惊厥药物

　　在创伤后早期出现惊厥发作可以导致代谢需求增加、颅内压升高和过多神经递质释放，并引起二次颅脑损伤。

　　对于颅脑损伤后出现惊厥的患者，应该应用抗惊厥药，而且通常要使用 6 个月到 1 年。

　　目前有证据表明，预防性应用抗惊厥药可以预防早期惊厥的发生，但尚没有证据表明预防性应用抗惊厥药可以预防后期惊厥的发生或对患者死亡及神经残疾起作用。

钻孔治疗

　　闭合性颅脑损伤及持续增大的硬膜外或硬膜下血肿需要紧急颅脑钻孔减压并控制出血。

　　在偏远地区，由于神经外科医师缺乏，可能需要非神经外科医师（通常是骨科医师）进行干预，以免发生进行性神经损伤及死亡。在美国偏远的郊区医院，

在指征明确的情况下，由外科医师行急诊颅脑钻孔术已经取得了良好的治疗效果。

颅面损伤

引言

面部和颈部损伤是最难处理的损伤。

立即治疗

应坚守 ABC 优先原则：声带以上的上呼吸道阻塞引起的呼吸道窘迫通常以吸气性喘鸣为特征。

◆ 在气道控制过程中，需维持颈椎固定。通常＞10%的明显的面部钝性损伤患者伴有颈椎损伤。对伴有麻木的面部钝性损伤的患者应进行颈椎固定。在神经完好的颈面部穿透性损伤中，不稳定颈椎损伤比较少见

◆ 气道部分或全部阻塞的原因有：
- 外伤引起的出血或水肿
- 下颌骨骨折导致舌部阻塞气道
- 骨折游离上颌骨阻塞气道
- 牙齿移位脱落形成异物阻塞
- 外源性压迫（强吸引，止血钳钳夹）
- 真正堵塞气道的危险因素是血肿。早期插管是治疗的关键。环甲膜切开术或紧急气管切开术很有必要

◆ 面部损伤通常伴有明显的出血。对于面部出血，轻度出血应进行压迫止血，而严重的明显出血要使用血管结扎的方法。向血管内插入膨胀球囊并撑开能够迅速止血。应该在仔细探查出血血管的情况下，在直视下结扎血管，避免盲目钳夹出血区域组织，因为这样可能伤及面神经和腮腺导管等重要组织。口腔内出血必须及时控制，以确保患者气道安全。不要在患者清醒未插管的情况下填塞口咽部，因为这样容易堵塞气道。首先应该确保气管内插管安全

◆ 评估其他损伤（骨折、撕裂伤、食管损伤、眼睛损伤等）

◆ 穿透性损伤可能不符合经典的 Le Fort 分型模式，但可能会引起软组织的严重损伤（舌基底部及软腭）

评估

初步稳定后，轻柔地从伤口中清理血块和异物，以评估损伤的深度和范围。检查骨性眼眶、上颌骨、额头、下颌骨，并进行全面的口腔内黏膜表面检查，以确认是否存在撕裂、瘀斑、活动性部位下沉和预示骨折的牙齿咬合不正。

颅神经检查包括视力、听力、面部感觉、面部肌肉运动、舌运动、眼外肌运动以及排除眼球活动障碍。

三维 CT 扫描重建（图 12.4.1B）及冠状面检查（图 12.4.3）可以明确评估损伤。

鼻骨骨折

鼻骨骨折是最常见的骨折。临床诊断依靠外观和鼻骨的移动性。鼻出血必须及时控制，可通过直接压迫、鼻前区纱布填塞或尿管球囊等方法进行。

骨折 7 天以内，治疗主要是闭合复位骨折及鼻中隔到解剖位置。在鼻腔内置入撑开器，撑起凹陷的骨折端，同时术者用其拇指在患者鼻外把其骨折复位。鼻部用胶带或夹板固定以维持复位。

下颌骨骨折

下颌骨是一个环状结构，并且 50% 的病例（类似骨盆）可以发生一处以上的骨折。最常见的下颌骨骨折是在下关节突区域。

患者表现为下颌活动受限或咬合不齐。确诊依赖于 CT 扫描及冠状面重建。牙齿全景图是最好的 X 线平片。下颌骨前后位检查的可靠性次之，尚能令人满意（虽然髁下骨折很难看见）。

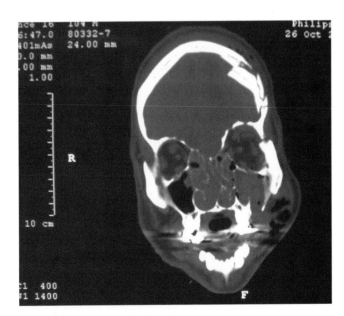

图 12.4.3　冠状面 CT 扫描重建

治疗取决于骨折的部位和严重程度以及牙齿现况。去掉严重松动或骨折髓腔暴露的牙齿。如果牙齿在骨折线上，但如果是稳定的，同时也不妨碍咬合，也应该保留。

应用钢丝（24 或 25 号）在骨折两端捆扎至少两颗牙齿，可以实现下颌骨骨折的即时固定并可改善咬合状况。存在咬合不齐的更严重骨折需要固定上颌骨及下颌骨 6 周左右。

主要的面中部骨折

这些多发骨折可能由于损伤气道、出血或脊髓损伤而危及生命。出血通常来源于鼻出血、口腔出血或两者联合出血。有时可能是灾难性的。通常联合应用纱布填塞和直接压迫止血的方法进行止血。如果出血仍然不能控制，就应在镇静情况下行气管插管和填塞止血来挽救生命。

骨折往往是高能量损伤，常常包含中枢神经系统、颈椎、视觉系统损伤。

面部骨折的 Le Fort 分型

面部骨折一般采用 Le Fort 分型（图 12.4.4 和表 12.4.1），尽管不少见，但往往是联合损伤。诊断主要依靠 CT 扫描，联合冠状位重建，当然临床查体对于诊断也是很有意义的。在固定头颅的情况下轻轻触诊硬腭和面中部可以明确损伤情况。

用一只手的拇指和示指固定鼻梁，另一手的拇指放在小窝上，示指放在上颚，前后方向轻轻移动上颚。

贯通伤可能不符合 Le Fort 分型模式，但可能存在明显的软组织损伤（舌及软腭的底部）。系统性地触诊及视诊检查时发现捻发音、触痛、内外瘀斑和结膜下出血都表明可能发生了骨折。

面部骨折的治疗

骨折修复的目的在于通过使用钢丝（较低级，但

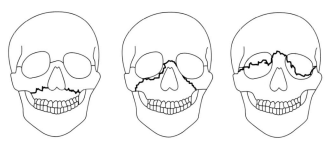

图 12.4.4　Le Fort 骨折的示意图

表 12.4.1　　面部骨折的解剖和临床表现

骨折	解剖学表现	临床表现
I	骨折使整个牙槽突从上颌骨分离	触诊上颌骨可使上唇移动
II	从眼眶开始的中面部分离，包括鼻骨（骨折块呈三角形）	触诊上颌骨可使上唇及鼻部移动
III	面部从颅骨开始分离（颅面部脱位）	触诊上颌骨可使整个面部移动

技术上易行）或钉板及螺钉将骨折复位并固定在解剖位置上。除了严重影响正常牙齿咬合和阻塞或影响呼吸道的骨折（如下颌骨骨折）外，面部骨折的修复时间可延迟到伤后 2 周。

伤口应该用生理盐水轻柔擦洗清洁；在伤口关闭之前应耐心地清除所有异物。对失去血运的伤口边缘应进行最低限度的清创。面部撕裂伤最迟应在 24 小时内关闭。

如果患者的下巴是用钢丝捆扎在一起的，患者应随身携带钢丝剪。

胸廓损伤

引言

严重损伤患者中,50% 死于脑损伤,25% 死于胸外伤,在剩下的 25% 中（包括脑损伤），胸廓损伤是首要死亡原因。胸壁及胸部内脏的损伤可以直接损伤氧气输送机制。由此导致的低氧血症和低血容量可能对脑损伤患者造成二次损伤或直接引起脑水肿。另一方面,休克和(或)脑损伤可以通过干扰正常的通气模式或引起气道保护性反射或吸气的损害，二次加重胸廓损伤或低氧血症。

大量的胸廓创伤相关的死亡发生在受伤当时，例如，钝性伤导致的主动脉创伤性破裂或贯通伤引起的主要血管破裂。在到达医院的胸廓创伤幸存者中，相当一部分也由于评估失误或治疗延误而死亡。这些患者往往早期死于休克或晚期死于急性呼吸窘迫综合征及败血症。

大多数危及生命的胸廓损伤患者在明确诊断后都可以进行迅速而简单的处理，可置入针头或引流管进行减压。只有大约 25% 的患者需要外科干预。

急诊室行开胸术有特定的指征，通常用来控制穿

表 12.4.2　危及生命的胸廓创伤

立即危及生命的损伤	潜在危及生命的损伤
气道堵塞——气管损伤	简单气胸
张力性气胸	简单血胸
开放性气胸	肺部挫伤
连枷胸 / 肺挫伤	气管支气管树损伤
大量血胸	钝性心脏损伤
心脏压塞	创伤性主动脉破裂
大血管损伤	创伤性膈疝
气体栓塞	食管破裂

透伤后迅猛的大出血。

胸廓损伤的范畴

胸廓损伤可以分为两类（表 12.4.2）：

- 立即危及生命
- 潜在危及生命

穿透纵隔的贯通伤应该引起特殊关注。这类外伤通常损伤大量纵隔内结构，在评估病情和治疗过程中更为复杂。

患者表现为两种大体生理状况：

- 血流动力学稳定
- 血流动力学不稳定

在躯干上部贯通伤伴血流动力学不稳定的患者中，出血进入胸腔时，在初期评估和复苏时应该尽快做胸腔穿刺、胸管置入引流治疗。对于处于濒死状态的胸部创伤患者或怀疑有纵隔贯通伤患者，应该放置双侧胸腔引流管。插入胸腔管时不需要 X 线，但 X 线检查可以确定胸腔管是否在合适的位置。

对于血流动力学稳定的患者和有胸部钝性伤的患者，X 线是最简单的检查方法，可以判断气胸或血胸，也可以排除肺挫伤。在这些患者中，在放置胸腔管之前应行 X 线检查，以明确气体进入减少是否是由原发肺部疾病引起的，这对于胸部钝性伤至肺挫伤或膈肌破裂导致肠管或胃进入胸腔的患者来说，尤为重要。

诊断

根据患者病情的稳定性，通过临床查体、X 线胸片、CT 扫描及 MRI 扫描联合检查，可以确定胸廓损伤的诊断。

临床体格检查

胸部临床检查可以提供大量的有用信息。检查气管位置，胸部检查应包括疼痛、叩诊浊音及呼吸音变化，心脏也应该同时检查。在早期行胸部检查很有必要，应该用轴向翻身技术以保护脊柱。脊柱触痛可能表明脊柱损伤。在贯通伤中，应该额外检查背部伤口。

胸部 X 线检查

行仰卧位胸部 X 线检查，能够提供有价值的临床信息。应该关注 X 线检查的 ABCDE：

- 气道（airway，A）——包括气道偏移等
- 呼吸（breathing，B）——肺野，挫伤表现
- 循环（circulation，C）——纵隔和心脏，尤其是纵隔增宽表现
- 膈（diaphragm，D）——放置鼻胃管有助于判断食管、胃及左侧膈肌的位置
- 周围（environment，E）——肋骨骨折，相关的肩胛骨骨折等

胸部 CT 扫描

胸部 CT 扫描通常被认为是影像学诊断的金标准。扫描应该应用造影剂进行，需要时行血管造影检查。CT 可以很好地显示胸壁、肺、纵隔、大血管及骨性结构。

不能对血流动力学不稳定的患者行 CT 扫描。

对危及生命的创伤的紧急处理

张力性气胸

张力性气胸是由于活瓣作用导致胸膜腔压力增加的一种胸膜腔积气。它可以导致伤肺塌陷、正常肺组织压缩、回心静脉血流减少，导致危及生命的心脏呼吸系统功能障碍。

病情急骤，患者往往出现呼吸困难、发绀、呼吸急促、颈静脉怒张等症状。临床症状与心脏压塞类似。气管向对侧偏移，在胸骨上切迹处可以触及。呼吸音减弱或消失，在患侧可触及增强的语音共振。因为没有时间做 X 线检查（图 12.4.5），诊断主要依赖临床诊断。

治疗主要是紧急减压释放压力，可以在锁骨中线第 2 肋间隙插入针头，然后在腋前线或腋中线第 5 肋间置入胸管。

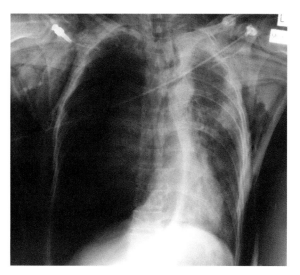

图 12.4.5　胸部 X 线检查显示未治疗的张力性气胸

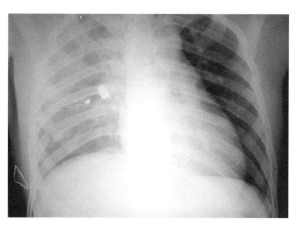

图 12.4.6　胸部 X 线检查显示大量血胸

开放性气胸

城市中开放性气胸或明显胸壁损伤的发生率很低，占所有严重胸部创伤的比例不到 1%。真正的开放性气胸多见于近距离枪伤或严重的工业创伤。在这类患者多可见胸部较大伤口伴泡沫样出血。可以听到气体进出伤口的呼吸音。患者感觉气短，并可能因损伤内脏而出现休克。最初最好的治疗方式是：使用单向瓣膜装置封堵伤口，使气体只出不进。瓣膜是由干净的敷料如塑料薄膜或铝箔等做成，封住三边，只留一边出气用。如果肺部有联合损伤，一旦胸部伤口被封堵住，就要立即行胸腔置管引流术，以免开放性气胸转变为张力性气胸。大多数外伤需要正式的胸廓切开术治疗。

连枷胸

如三根或三根以上的相邻的前方或侧方肋骨发生一处或多处骨折，可以引起胸壁呈连枷状，吸气时胸壁内陷（反常呼吸）。对于连枷胸来说，有双重原因危及生命，一个源于潜在的肺部挫伤，一个源于减少的潮气量（吸气时，胸壁内陷比肺扩张幅度大），最终可导致呼吸功能衰竭。

诊断基于临床查体和 X 线检查。早期的 X 线检查可能显示肺挫伤。最初的血气分析可能是正常的，而呼吸衰竭的最初表现往往为 PCO_2 减低（由于过度通气），紧接着是 PO_2/FiO_2 比例下降。

一般来说，连枷胸的主要治疗方式是用湿化氧气进行适当的通气、缓解疼痛（使呼吸平稳舒适），必要时可行夹板内固定、人工通气（内通气固定）。这些方法毫无疑问适用于大多数病例，但切开复位和内固定治疗肋骨骨折也越来越受推崇。在无对照试验中，这样治疗好处很多，能够减少住院时间并改善预后。

大量血胸

大量血胸可以危及生命。大约 75% 的患者合并肝门部、大血管或心脏损伤，在受伤后短时间内死亡，主要由于大血管损伤。在大约 15% 的患者，出血来源于深部肺组织挫裂伤。在钝性损伤并发肋骨骨折的患者，出血最可能来源于肋间动脉或乳内动脉。一些患者还可能出现肺门或心肌损伤。

大量血胸的诊断主要依赖于休克的出现、通气功能障碍、叩诊浊音或纵隔移位等。胸部 X 线检查（图 12.4.6）能显示血液丢失程度。立即行胸廓切开术可缓解通气障碍。如果可能，可以行自体输血。注意钳夹引流管不能阻止出血。大量血胸的治疗主要是阻止出血，并保留血容量。所有同样类型的患者需要紧急行开术治疗。

血胸或大量血胸的并发症一般都与内脏损伤有关。偶尔胸腔内持续未排出的血液可能会引起胸腔积脓。

大血管损伤

贯通伤引起的大血管损伤的报道较少，主要是由于入院前生存率太低所致。能安全到达急诊室的患者其伤口一般都已自行闭合。诊断主要依赖于增强 CT 检查或血管造影术。损伤可以通过血管内放置支架或开放性手术进行治疗。

穿透性心脏损伤和心脏压塞

在城区创伤中心，心脏损伤最常见于穿贯通后，大约占胸廓创伤的 5%。心脏损伤的诊断往往比较明显，患者出现出血和心脏压塞的症状。因贯通伤而出现心脏压塞的患者一般都会有近端伤口，出现心脏输出量减少，中心静脉压增高，血压降低，心音降低，脉压差减小，偶尔出现反常脉搏。

每一位有潜在心脏损伤的稳定患者和每一位有心前区穿贯通的患者都需要强制留观。诊断主要依赖于超声检查，每一位心脏区域有贯通伤的患者都应进行超声心动图检查。

心包穿刺术是临时性治疗方法。然而，其技术上可靠性差，可能加重损伤，并且对诊断真正的心脏压塞不利。对于心脏损伤患者，行开胸术最理想的地方是在手术室内，但当患者处于濒危状态时，在急诊室内行开胸术往往可以挽救患者生命。大多数伤口可以通过简单缝合关闭或用 3-0 或 4-0 线水平褥式缝合。情况危急时，皮肤缝合器是个很好的顺应方法。也可以置入球囊导管，在撑起球囊的同时轻轻牵拉导管关闭伤口，直到治疗性手术开始。

气体栓塞

创伤后气体栓塞并不常见，在所有胸廓创伤中的发生率为 4%，大多数继发于贯通伤。这些患者往往出现局部或侧面神经症状或突然的心血管功能障碍。任何胸廓创伤不伴有头部创伤的患者如出现局部或侧方神经症状，都应该考虑气体栓塞的可能性。

气体栓塞的治疗是：立即行胸廓切开术探查，其存活率很低。

对潜在危及生命的创伤的处理

肋骨骨折

第一肋到第三肋，三根或三根以上肋骨骨折的死亡率＞10%，其原因是引起这种创伤的高能量以及合并的其他损伤。因此，排除是否并存其他损伤非常重要。

◆ 血气胸
◆ 第 1~3 肋：主动脉、锁骨下动脉、气管或主要支气管
◆ 第 4~8 肋：肺挫伤、心脏挫伤或破裂
◆ 第 9~12 肋：膈肌破裂，脾、肝或肾

诊断主要依赖于临床诊断。胸部前后压缩可以引起胸痛。

肋骨骨折和肋骨软骨交界处骨折在 X 线胸片中可能不显示。

治疗主要是维持适当呼吸的对症性治疗：

◆ 通过联合应用麻醉药和非甾体类抗炎药物镇痛，例如，布洛芬，每次 600 mg，每日 3 次，口服；静脉点滴吗啡治疗（静脉点滴吗啡不会引起呼吸系统衰竭）
◆ 肋间神经阻滞
◆ 硬膜外麻醉
◆ 胸膜间镇痛，对于胸痛非常有效，即 0.5% 丁哌卡因 10 ml，以及 1% 利多卡因 10 ml，加入 30 ml 无菌注射用水中，通过胸膜腔导管注入胸膜腔，并钳夹引流管一段时间
◆ 夹板固定肋骨束缚胸部是禁忌的，以免引起肺不张

气胸

在肺部被骨折肋骨穿破或胸壁被穿透的地方，空气自由出入胸膜腔。

很多患者没有临床症状，而有些表现为呼吸困难，胸腔叩诊音呈过清音。诊断主要依靠胸部 X 线片，尽管部分病灶较小的只能在 CT 扫描中发现。

严重的气胸通常伴有血胸，需要行胸腔引流。对于小的稳定性气胸（X 线表现为肺缘塌陷＜2 cm，血气分析正常，没有呼吸困难），氧疗即可，不需要进行胸腔引流。这一方法不适用于计划行全身麻醉或辅助通气或通过飞机转院的患者，因为存在发生张力性气胸的风险。在这些病例中，需要行胸腔引流。将尺寸足够（36FG）的引流管在腋前线第 4 或 5 肋间插入胸腔。胸管置入后即时行胸部物理治疗非常重要。单次剂量的抗生素预防感染治疗已经足够。

血胸

血胸定义为胸腔中出现游离血液，通常是没有临床症状的（与气胸类似）。血胸最主要的诊断依赖于立位胸部 X 线检查。如果在立位 X 线胸片肋膈角处见到半月形气液面，提示至少存在 250 ml 血液，应该像处理气胸一样从肋间隙插入引流管进行引流。

肺挫伤

肺挫伤表现为肺的挫伤，通常见于直接的胸外伤。在钝性创伤中，吸气减少最常见的原因是肺挫伤，并往往伴发多发肋骨骨折。病理生理机制是通气 - 换气

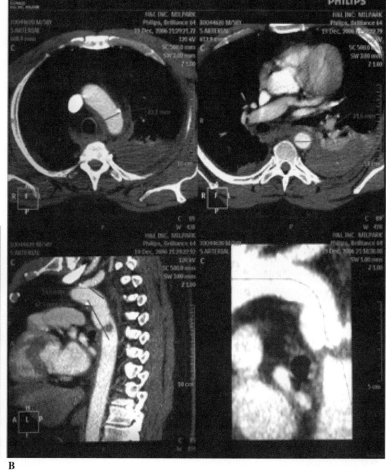

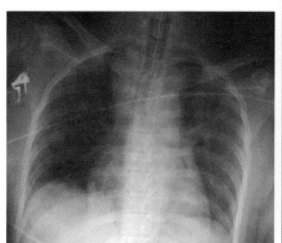

图 12.4.7　A）胸部 X 线片显示纵隔增宽以及其他主动脉破裂的征象。B）CT 扫描显示创伤性主动脉夹层

功能障碍和分流。肺挫伤的治疗往往是对症性的，患者需要辅助通气和心血管功能支持。

气管支气管损伤

　　气管支气管树贯通伤并不常见，占所有胸廓创伤的比例不到 2%。气管支气管树破裂可以出现咯血、气道阻塞、皮下气肿、张力性气胸，并且在胸管置入后出现明显持续漏气。诊断依赖于支气管镜检查。大多数损伤在支气管隆突 2 cm 以内。最初的治疗措施是行胸腔闭式引流以治疗气胸。大多数远端损伤能够自发闭合，但其他伤口需要外科关闭或放置支架治疗。

钝性心脏损伤

　　钝性心脏损伤（以前称之为心肌挫伤）是由心前区直接钝性暴力所致。其往往被过度诊断。大多数表现为存在可疑的损伤机制以及心律失常。诊断依赖于

心电图和专门的经食管超声检查。心肌酶检查作用不大，当然也不是这些损伤的常规检查。

胸主动脉破裂

　　主动脉破裂往往与加速／减速损伤有关，多见于交通事故或高处坠。80% 的患者当场死于血液破入胸膜腔。其余 20% 的患者的破裂由外膜包裹，通常向胸膜渗漏。胸主动脉损伤经常合并骨科损伤。

　　诊断最初源于高度怀疑，确诊包括：
◆ 胸部 X 线片（图 12.4.7A），表现为以下几点或全部：
　•上纵隔增宽（＞7 cm）
　•主动脉弓闭塞或轮廓消失
　•气管偏移
　•左主支气管下降
　•鼻胃管向右偏移
　•左侧血胸或左侧胸膜顶呈帽状

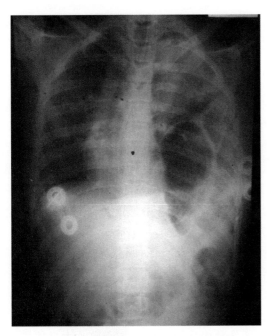

图 12.4.8 胸部 X 线片显示膈肌破裂和胃（有鼻胃管）进入胸腔

- 第 1 肋和第 2 肋骨折，仰卧位 X 线片显示纵隔增宽。一旦排除椎体骨折后，行立位 X 线片确定纵隔膜增宽的程度。但这对排除主动脉破裂并不具有完全敏感性和特异性
- 增强 CT 扫描，尤其是增强螺旋 CT 扫描（图 12.4.7B），这是诊断的金标准，能够明确纵隔增宽的原因，包括由于胸椎损伤引起的椎体前血肿
- 经食管超声检查是病情平稳情况下使用的有效的、创伤性小的诊断工具，可用来排除相关心肌钝性损伤
- 主动脉血管造影检查是适用于病情稳定患者的有创检查，但检查过程中还可行治疗性支架植入治疗

  使用 β-受体阻滞剂将血压（80~90 mmHg）和心率维持在尽可能低的水平，以免损伤由包含性破裂转变为开放性（致死性）破裂。除非出现活动性胸腔内出血，不要进行胸腔引流。

膈肌损伤

膈肌损伤占躯干中部贯通伤的比例约为 6%。在正常呼气时膈肌通常升至第 5 肋间隙。任何累及第 5 肋间隙以下的胸壁损伤都有穿透膈肌损伤腹部的风险，因此必须排除腹部内创伤。

在钝性创伤中，尤其是骨盆损伤，与膈肌损伤关系很大（特别是左侧损伤）。患者应在胸部 X 线检查之前放置鼻胃管（图 12.4.8），这样胸部可见胃影即可诊断。

胸部 X 线片（病情稳定患者最好取站立位）可能对诊断有帮助，增强 CT 扫描也能起到辅助作用。腹腔镜作用优于胸腔镜，因为它在诊断腹内损伤的同时能评估膈肌是否存在破口。

最好对所有的膈肌损伤都进行修补，即使是对不是很重的小的贯通伤。

这些损伤如不修复，以后会出现临床症状，如出现肠管、胃或结肠嵌顿疝，继而出现绞窄性梗阻而危及生命。

食管损伤

食管损伤的发生率很低。偶尔，患者在晚期出现后纵隔炎的症状。胸段食管损伤表现为疼痛、发热、纵隔气肿，行胸腔引流后仍出现持续性气胸，吞咽造影剂显示其向胸膜渗出等。颈段食管损伤更为常见，通常在探查颈部 I 区和 II 区损伤时发现。一般来说，颈部贯通伤，尤其是手术不熟练时，可深及颈阔肌，但概率很小。

诊断联合增强 CT 扫描和食管造影检查等。一旦发现，应该立即行闭合手术并行引流术。

食管损伤的并发症包括伤口感染、纵隔炎、脓胸等，如果诊断过晚，可导致死亡。

急诊室开胸术

急诊反应时间加快，院前急救改进，已使医院心胸创伤患者增多（以往在到达医院之前就已经死亡），患者到达医院时一般处于濒危状态。抢救这些患者往往需要通过开胸术直接控制出血。然而，开胸手术一般是在钝性伤及贯通伤后无法判断适应证及死亡可能性非常大的患者进行的。由于急诊室开胸术手术花费高和传染性疾病传染风险升高，必须在急诊室开胸术及继续无效的保守治疗之间作出正确选择。

开胸术可以分为：

- 复苏性开胸术，用来紧急开胸止血。可以在急诊室或手术室进行
- 计划性开胸术，用于相对稳定患者的损伤修复

  在手术室外的任何地点进行的开胸术的死亡率都很高，尤其是在由非外科医师实施的情况下。

目标

急诊室开胸术的首要目标：

◆ 解除心脏压塞
◆ 控制胸腔内出血
◆ 控制气体栓塞或支气管胸膜瘘
◆ 进行开放性心脏按压
◆ 临时性阻断降主动脉，以使血液流向供应人体上部组织器官，并限制膈肌下出血

手术适应证和禁忌证

很多病例能从急诊室开胸术中受益。手术适应证包括：

◆ 贯通伤患者存在孤立性胸腔内损伤，尤其是心脏贯通伤（抢救创伤后心脏骤停）
◆ 由于创伤后心脏压塞、其他栓塞或胸腔内出血，出现严重低血压（＜60 mmHg）
◆ 在膈肌下贯通伤患者中，计划行主动脉钳夹，保证大脑血供，一直到局部出血控制完成

急诊室开胸术的禁忌证有：

◆ 钝性创伤患者
◆ 在没有气管内插管下 5 分钟或有气管插管下 10 分钟以上的情况下，心肺功能已经复苏

结果

急诊室开胸术的结果取决于受伤机制和部位以及是否有生命体征。急诊室开胸术能使 50% 左右的孤立性心脏贯通伤、有生命体征的患者获益；而在无生命体征的患者中获益者只有 2%。在非穿透心脏外伤患者中，出现关键生命征时受益者为 25%；出现生命征者受益者为 8%，没有任何生命征者受益者为 3%。

不管临床情况是否允许，对于钝性创伤，仅有 0.1% 的患者能够通过急诊室开胸术来挽救生命。

何时停止急诊室开胸术？

急诊室开胸术是一个团队手术。它不应该不适当地延迟，而应该有一个特定的停止点。如果患者的损伤得到修复，并且患者对此有反应，那么患者就应被移入手术室进行进一步治疗。

停止急诊室开胸术的指征：

◆ 出现不能修补的心脏损伤
◆ 确定患者出现了严重的头部外伤
◆ 已确定为无脉性电活动
◆ 20 分钟后收缩压仍然＜70 mmHg
◆ 出现心搏骤停

腹腔损伤

引言

腹部创伤延误诊断和治疗是创伤后可预防性死亡发生的最主要原因之一，死亡通常是因为有未发现的大出血。大约 20% 的腹部创伤患者需要手术治疗。在英国、西欧、澳大利亚，郊外创伤主要是钝性创伤；而在美国、非洲南部、南美，其主要是军人或平民发生的是贯通伤。腹部钝性伤和贯通伤在评估、检查及治疗方面差别很大。

钝性腹内伤通常有三种发生机制：

1）器官向脊柱、骨盆或腹壁挤压所致
2）减速伤
3）肠腔内压力突然增加以及肠管破裂

贯通伤是由尖锐物体穿刺所致（力量传递有限），造成锐器穿过路线周围损伤。子弹或导弹伤的能量高，能量可转导到弹道周围软组织，伴有导弹的直接破坏，空腔脏器内的气体爆炸，弹道以外组织的退变及细胞死亡。

区分对腹部损伤行外科复苏和根治性治疗两种方式的不同非常重要。外科复苏包括"损伤控制"技术，只进行对拯救生命必需的手术，例如，止血和预防进一步的污染及物理损伤。它是复苏的一部分，在患者状况稳定后，晚期还要行根治性手术治疗（见表 12.3）。

复苏

腹部损伤患者的复苏应该按照高级创伤生命支持的内容进行。注意采取适当的复苏措施，如止痛，足够的镇痛（静滴）不但不会掩盖症状，反而更容易评估腹部病情，体征更清晰，患者更配合。

钝性损伤后诊断很困难，了解损伤机制很重要。肩部吊带固定可能损伤肝、十二指肠或胰腺，肋骨骨折可能直接损伤肝或脾。腰带可能引起脊柱损伤以及肠管及肠系膜的剪切伤，尤其是在髂峰上不正确放置时。骨盆骨折是高能量损伤，需要明确是否有实心脏器或膈肌损伤。

出血最初对腹膜没有刺激性，因此很难发现腹腔内出血及评估出血量。

肠鸣音在腹部创伤后可持续数小时或在轻微创伤后消失。因此这一体征不可靠。

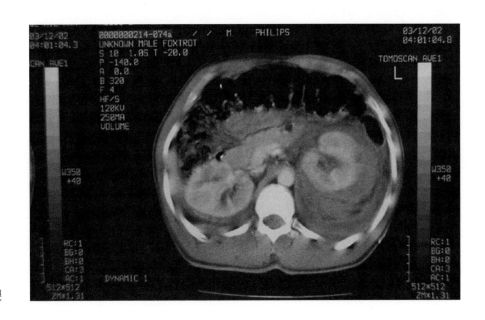

图 12.4.9 腹部 CT 扫描显示左肾破裂

对腹部的评估和检查建立在以下三个方面：

1）患者腹部正常

2）病情模棱两可，需要进一步检查

3）患者存在明显的腹部创伤

实际上，对所有的腹部贯通伤都应进行迅速的探查，尤其是在出现低血压的情况下。

诊断

诊断依赖损伤机制。

◆ 体格检查

◆ 诊断性腹腔灌洗

◆ 超声（腹部创伤的超声重点评估，focused abdominal sonography for trauma, FAST）

◆ CT 扫描

◆ 诊断性腹腔镜检查

血流动力学正常的患者

对这种患者有足够的时间进行完整的评估检查，以决定是否需要手术治疗。

血流动力学稳定的患者

血流动力学稳定的患者其血流动力学稳定但不正常，需要检查评估？

◆ 患者是否存在腹腔出血？

◆ 出血是否已经停止？

需要进行一系列检查以评估这些患者。FAST 对于发现腹腔游离出血有意义，虽然这取决于检查者。

增强 CT 扫描也是一种很好的选择（图 12.4.9）。

血流动力学不稳定的患者

应努力确定哪里出血，例如，是盆腔、腹腔还是胸部。在这类患者中，诊断性检查的必需性下降，因为不能转送一个不稳定的患者去做 CT 扫描，即使它很可靠。FAST 最有帮助，但取决于检查者的主观意见——如果检查者缺乏处理外伤患者的经验该如何呢？腹腔灌洗，尽管很少应用于大多数欧洲国家，目前仍然是最常用、最敏感、最便宜、最可靠的检查方式，具有可重复性，是评估腹腔出血的最好检查之一。

治疗

治疗腹部损伤需要连同骨科创伤治疗一起作为整体进行，先处理危及生命的损伤，然后联合手术和非手术手段进行综合治疗。

腹膜后腔

腹膜后腔损伤诊断困难，死亡率高。对血管损伤大出血需要快速且有效的评估方式，腹膜后巨大血肿经常会掩盖损伤的位置及范围，增强 CT 扫描是个很好的检查方法。

在怀疑腹部大血管损伤及肾、输尿管、肾血管、胰腺、十二指肠和结肠等损伤时，应进行腹膜后探查。由于腹膜内和腹膜后结构同时受损伤的概率很高，往往会使用经腹膜入路进入腹膜后。决定是否探查腹膜后血肿应取决于损伤位置及其机制、血肿是否出现波动或突然增大。

总结

处理多发躯干软组织损伤和骨科创伤有很大的挑战性。成功的关键在于：

◆ 明确为何种损伤
◆ 主要危及生命的损伤是哪种
◆ 按优先顺序处理

拓展阅读

Evidence based practice management guidelines on the management of trauma, can be found at the Eastern Association for the Surgery of Trauma web site: http://www.east.org/tpg.asp

Hirshberg, A. and Mattox, K.L. (2004). *Top Knife: the Art and Craft of Trauma Surgery*. Shropshire: TFM Publishing Ltd.

12.5

大 量 输 血

K. Boffard

（徐小东 译　徐海林　张殿英 审校）

要点

◆ 早在 20 世纪 90 年代早期，贫血治疗就已有本质改变

◆ 尽管大量输血可能是必需的，但创伤科医师还是应该调整策略，首先在 ICU 进行严重出血的控制，避免出现低体温、酸中毒，优化血流动力学方面的治疗，对严重损伤患者合理使用输血支持治疗。其结果是在这些患者中，预后有很大提高

◆ 创伤早期干预很重要，理解早期创伤中大量输血的病理生理机制和真正的指征能够挽救很多生命

定义

大量输血是指 24 小时内输血量达到 10 个或以上单位的红细胞或 3 小时内输血量超过人体血容量的 50%。合理的大量输血流程如框 12.5.1 所示。

严重创伤和出血的凝血障碍

大量出血和液体复苏的灾难性并发症是出血倾向。自相矛盾的是，尽管由于休克或组织损伤，在毛细血管层面上出现凝血加速，但循环中血液却处于低凝状态。创伤导致凝血障碍是血管出血制止后由于黏膜损伤、浆膜表面以及外伤和血管通路组织渗出的一中非外科出血综合征。它通常发生在凝血蛋白和血小板浓度过低的情况下，但也可能发生在存在正常凝血因子的情况下。当创伤性凝血障碍变得明显时，凝血因子及血小板的消耗性降低已经非

常严重（框 12.5.2）。甚至没有考虑向组织间隙渗出及凝血因子在外伤部位凝集等隐形丢失。

在大量出血及输血的最初阶段，最重要的目标是将促凝及抗凝因子维持在一个合理的浓度。促凝因子及血小板有助于减少外科出血，阻止凝血障碍性出血。抗凝因子阻止凝血蔓延及引起组织损伤。在大量输血时，最主要的是维持灌注和氧运输。早期补充血浆及血小板能加重外伤的凝血障碍。库存血缺乏凝血因子 V 及 VIII 和血小板，但富含纤维蛋白分解产物及血管活性物质。及时应用新鲜冰冻血浆和血小板能够减小大量输血后的凝血障碍。

禁止对活动性出血患者使用淀粉类物质，因为所有的淀粉类物质都可能耗尽血管性血友病因子 / VIII 因子复合体，使患者的凝血障碍更加严重，原因是凝血因子耗尽和稀释性凝血功能障碍。

与大量输血密切相关的潜在并发症是酸中毒、低体温和低钙血症。低体温（<32℃）导致血小板隔离及抑制组织中血小板因子释放，后者在内源性凝血途径中起重要作用。另外，低体温还与创伤后患者预后较差相关。因为暴露在现场或急诊室以及因为周围环境温度及使用大量保存在常温下的液体复苏等，患者的核心体温会出现隐匿性下降。

使用碳酸氢盐治疗系统性酸中毒目前尚有争议。中度酸中毒（pH<7.2）损伤凝血机制、心肌收缩功能及有氧代谢等。创伤患者的酸中毒主要是由于继发于组织缺氧和低体温的乳酸产物增多引起，通常在补液及循环稳定后可得到纠正。应用碳酸氢钠可引起氧合血红蛋白分离曲线左移，减少组织得氧，还可能使二氧化碳产生增多而加重细胞内酸中毒。另一方面，在持续酸中毒情况下肾上腺素受体敏感性

框 12.5.1　大量输血指南

定义

　　24 小时内输血量达到人体血容量或 3 小时内输血量超过人体血容量的 50%。

激活

　　向患者输入 2 单位压缩红细胞后,由血库自动激活用血方案,并且在 24 小时内,可以提出用额外的 4 个或更多单位的血的要求。

血涂片

◆ 交叉配血试验:
  • 只要有可用的去白细胞血,都应该优先使用
  • 如果可能,交叉配血
  • 如果不能进行交叉配血,用 O 型血
◆ 需要的血液标本:
  • 进行全血计数,包括血小板
  • 凝血时间(PT);激活部分凝血酶原时间(PTT);凝血酶原时间;国际标准化率(INR);纤维蛋白原;D- 二聚体
◆ 每 6 单位压缩红细胞重复一次

避免低温

◆ 使用血液保温器
◆ 使用保温仪器保证患者体温
◆ 保持环境温暖。

血和血制品

◆ 血库可以使用以下产品(作为 2 个或 6 单位大量输出血包的一部分。建议使用多个单位的输出血包,因为如果"冷链"完整,其可以退回):
  • 2 单位或 6 单位新鲜压缩红细胞
  • 2 单位或 6 单位新鲜冰冻血浆
  • 2 单位或 6 单位血小板
  或
◆ 对于每 6 单位血应用:
  • 1 单位血小板

使用情况

◆ 不建议使用微颗粒过滤器
◆ 一旦大量输血,应该保证使用比例为 1∶1∶1,(红细胞∶新鲜冰冻血浆∶血小板)或 6∶6∶1。输入 6 单位红细胞后,如果继续出血,需要输血:
  • 如果 PT 或 APTT>1.5 倍正常中值,可继续输入 4 单位新鲜冰冻血浆
  • 如果纤维蛋白原<1 g/L,输入 10 单位冷沉淀物
  • 只有当上述额外用量已应用时,输入 10 ml 10% 的 $CaCl_2$
  • 如果患者血小板计数<75 000/mm³,输入至少 1 单位血小板
◆ 尽可能将所有没有用的血液返回血库

输血停止点

◆ 所有外科出血都已控制
◆ 不再需要红细胞
◆ 体温<35℃
◆ pH>7.3

下降。因此,应该限制对持续休克患者应用碳酸氢盐。

　　低钙血症是由于枸橼酸盐偶联钙离子引起的,发生在输血>100 ml/min(相当于每 5 分钟就输入 1 单位红细胞)的情况下。在凝血障碍出现之前,血浆中游离钙离子的降低会使心肌功能受抑制。

　　心电图提示 QT 间期延长,或有些罕见病例大量输血后无明显原因出现低血压,应该应用葡萄糖酸钙或氯化钙治疗。

框 12.5.2　严重凝血功能障碍状态的预测因子

◆ 快速输入大量血液
◆ 持续的细胞休克：
  • 氧耗指数＜110 ml/(min · m²)
  • 乳酸浓度＞5 mmol/L
◆ 加重的代谢性酸中毒：
  • pH＜7.2
  • 碱剩余＞14 mmol/L
  • 乳酸浓度＞5 mmol/L
◆ 顽固性中心体温低（＜34℃）

新鲜冰冻血浆

大多数创伤患者在丢失大量血液时需要输注新鲜冰冻血浆（FFP）。这与大多数规范推荐的方法不一致，因为这些规范一般是基于环境更可控的条件，且 FFP 的用量是基于计算机模拟的能预防血浆过度稀释抑制止血的 FFP 用量。多数患者每输入 1 单位红细胞，需要输入 1 单位新鲜冰冻血浆。1 单位新鲜冰冻血浆包含大量枸橼酸盐抗凝剂、0.5 g 纤维蛋白原、正常水平的促凝和抗凝因子等。含溶剂的新鲜干血浆（生物血浆）携带的有效因子量比正常减少 20%。

冷沉淀物

冷沉淀物包含纤维蛋白原、血管性血友病因子 / Ⅷ因子复合体和纤维蛋白原稳定因子 / ⅩⅢ因子复合体。并不是所有的创伤患者都需要冷沉淀物。每单位新鲜冰冻血浆（250 ml）包含 0.5 g 纤维蛋白原。每单位冷沉淀物（10 ml）含 0.25 g 纤维蛋白原。因此，在大多数患者中，新鲜冰冻血浆可以提供所需要的因子。

血小板

血小板计数的下降晚于凝血因子的丢失。不幸的是，由于剩余血小板的功能，血小板的减少并没有异常表现，所以血小板计数并不简单。33℃以上的低体温对血小板凝集的影响超过对酶的影响。33℃以下的低体温将影响所有的凝血因子。一些证据表明，每输入 1 单位红细胞，再输入 0.8 单位血小板可能会带来更多的好处。

重组因子Ⅶ

对激活的重组因子Ⅷ的使用逐渐增多。但目前尚不能用于创伤患者。

拓展阅读

British Committee for Standards in Haematology, Blood Transfusion Task Force (2004). Guidelines for the use of fresh frozen plasma, cryoprecipitate, and cryosupernatant. *British Journal of Haematology*, **126**, 11–12.

Collins, J.A. (1974). Problems associated with the massive transfusion of stored blood. *Surgery*, **75**, 274–79.

Erber, W.N. (2002). Massive transfusion in the elective surgical setting. *Transfusion and Apheresis Science*, **27**, 83–92.

Hirshberg, A., Dugas, M., Banez, E.L., Scott, B.G., Wall, M.R. Jr, and Mattox, K.L. (2003). Minimising dilutional coagulopathy in exsanguinating haemorrhage: A computer simulation. *Journal of Trauma*, **54**, 454–63.

Holcomb, J.B. and Hess, J.R. (eds) (2006). Early massive trauma transfusion: State of the art. *Journal of Trauma*, **60**(6), S1–S96.

Miller, R.D., Robbins, T.O., Tong, M.J., and Barton, S.L. (1971). Coagulation defects associated with massive blood transfusions. *Annals of Surgery*, **174**, 794–801.

Philips, T.F., Soulier, G., and Wilson, R.F. (1987). Outcome of massive transfusion exceeding two blood volumes in trauma and emergency surgery. *Journal of Trauma*, **27**, 903–10.

Stulz, P.M., Scheidegger, D., Drop, L.J., Lowenstein, E., and Laver, M.B. (1979). Ventricular pump performance during hypocalcemia: clinical and experimental studies. *Journal of Thoracic and Cardiovascular Surgery*, **78**, 185–94.

12.6
爆炸伤和弹道伤

J. Clasper

（金开基 译　徐海林　张殿英 审校）

要点

- 不同于一般平民创伤，多数弹道伤为贯通伤
- 尽管致伤武器经常更新换代，其治疗原则并均未改变，均通过止血来降低死亡率，并通过去除坏死组织和异物预防感染
- 伤势严重程度与致伤物传导至周围组织的能量以及损伤的特定结构相关
- 在有大量伤员的情况下可能需要急诊伤情分诊

引言

野战外科的原则是控制出血和预防感染，这不是最近才发展出来的，事实上早在瑟尔苏斯（Celsus）罗马帝国时期就有案可查。

但直到中古时代随着火药的引进，战争武器出现了重大改进后，外伤的范围才出现了不同的改变。

传统武器可分为两类：

- 轻武器：包括手枪、步枪以及机关枪等，可激发子弹击入机体致伤
- 炸药：包括炮弹、炸弹、手榴弹等，除了弹片可致伤外，爆炸冲击组织也可致伤

投射物

在多数战争中，大多数穿透性损伤是由弹片所致，而非子弹伤。在第一次海湾战争期间，在一所英国军队医院中，90% 的贯通伤为弹片致伤。弹片可为炮弹或手榴弹的一部分，也可来自爆炸物周围的钉子或滚

珠轴承之类的物体。另外，在爆炸物周围的任何物体，由于来自爆炸物的冲击其加速"炸开"也可导致弹片伤。因此，把子弹伤及弹片伤一同归于投射物致伤范畴内。

投射物可通过直接和间接机制导致组织损伤。对于来自手枪一类的低能量损伤，组织损伤一般仅限于伤口通道周围，损伤机制一般为切割或冲击伤。只有当重要结构被直接损伤时才会导致重大损伤。

但如果损伤来自子弹一类的高能量投射物，如能量被弥散到周围组织从而产生伤口通道周围的间接损伤，则使弹道没有通过重要结构，也有可能导致损伤。这多来自于高能量伤口，尤其是高速步枪子弹，这种子弹能形成气穴现象，即投射物通过后形成暂时性空腔。

气穴现象

当投射物穿过组织时，能量可传导至与其有接触的任何组织，由此导致组织加速离投射物而去，并且在投射物穿过组织后由于惯性组织继续移位，导致暂时性空腔形成。在组织受到挤压和剪切应力损伤的同时，腔内负压（与大气压相比）可吸引异物至伤口内从而导致污染进一步加重。

间接损伤是导致高速子弹伤患者死亡率增加的因素之一。据 Vietnam 报道，子弹伤仅占贯通伤患者的 30%，却占据了致死原因的 45%。据估计，目前在军事冲突中，子弹意外袭击的死亡率达到 1/3，与之相比炮弹弹片伤的死亡率为 1/7，而手榴弹弹片伤的死亡率仅为 1/20。

需要说明的是，特定的组织损伤决定预后，而非能量的传递。如低能量的心脏或脑损伤比肢体的高能量损伤更加致命。

有许多因素影响投射物到组织的能量传递（图

投射物速度

投射物的动能可用下列公式来计算：

$$E = mv^2/2$$

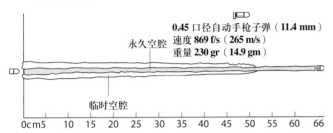

图 12.6.1 该图显示了组织替代凝胶中低速投射物的弹道（0.45 口径手枪子弹）。注意直径较小的永久通道、暂时性空腔以及直向前方的子弹（Reproduced from Bowen and Bellamy (1988).）

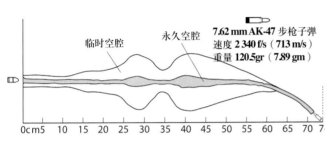

图 12.6.2 该图显示了组织替代凝胶中高速投射物的弹道（7.62 mm AK-47 步枪子弹）。与手枪子弹相比，高速和震荡产生了更大的暂时性和永久性空腔，但子弹在穿透25 cm之前并无明显的震荡。考虑到人体肢体甚至躯干的平均厚度，子弹在释放出其大部分能量前已穿出了目标（Reproduced from Bowen and Bellamy (1988).）

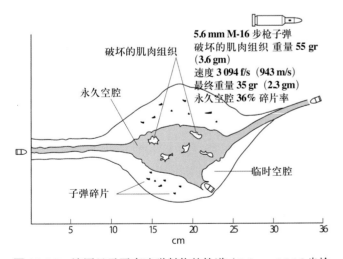

图 12.6.3 该图显示了高速弹射物的轨道（5.6 mm M-16 步枪子弹）。由于 M-16 子弹的不稳定性及相应的更大的震荡率，导致大的暂时性和永久性空腔形成更早（10~25 cm 处）。另外，M-16 子弹更易于形成碎片，更促进了动能的释放以及组织破坏（Reproduced from Bowen and Bellamy (1988).）

框 12.6.1
需要治疗的是伤口而不是武器

速度变化可对有效动能产生显著影响，有效动能越大，组织损伤越严重，这多见于高速飞弹伤患者。但并不是说高速子弹一定会导致严重损伤，因为子弹可能在穿过组织时不传递过多能量。这种情况多见于组织阻力弱而伤口通道短者，子弹速度变化不大，因而几乎没有能量传递。

因此，简单将伤口分为高速伤或低速伤是不全面的。

另外，不仅在低速投射物直接损伤重要脏器时可产生严重损伤，投射物重量较大，如近距离手枪伤，也可导致严重的组织损伤。

因此，是传递到组织的能量决定了机械损伤的程度，这也是评估物理性伤害最适当的指标。

投射物形状

投射物射入组织时的面积越小，所受到的阻力越小，能量传递就越少。所以在相同的有效能量下，钢珠一类的球形物体产生的能量传递比扁平不规则的弹片要少。

对于子弹而言，组织阻力的大小与子弹的方向有关。如果子弹长轴与行进方向相同，所传递的能量则要比震荡或翻滚以及射入时面积较大的子弹要小。子弹在组织中是天然不稳定的，并且组织阻力可足够导致子弹翻滚。这将导致更大的能量传递至组织中，并产生更大的组织损伤。这也是为何伤口入口一般较小，甚至可能比子弹直径还小，而伤口出口常变得很大，甚至伴有皮肤撕裂并呈现锯齿状或星形外观。

此外，投射物的变形或解体也可导致更大的能量传递，并且伤口范围也更加广泛，这是一些散弹头、空心弹头或达姆弹头等被故意设计成留有容易爆开的缺口的主要原因，从而达到造成更多严重杀伤效果的目的。这种改造已被海牙宣言（1899 年）所禁止。但即使是标准子弹，依然可能产生碎片，尤其是当其击打骨骼时，可伴有更严重的损伤（图 12.6.4）。

组织的阻力

能量传递的同时也受伤口通道周围的组织影响，并与组织阻力有关。肌肉组织较肺组织密度更高，所以当投射物穿过肌肉时能量传递也更多。如骨骼一类更加坚硬的组织可抵抗形变，有更强大的阻力，导致能量传递更多。

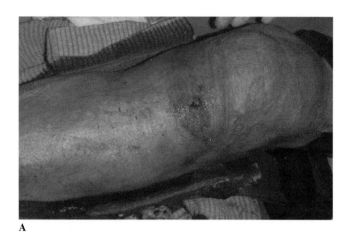

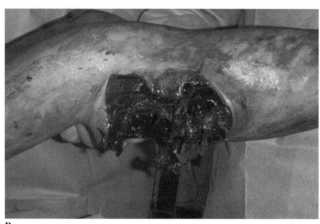

图 12.6.4 肢体受到高速子弹损伤时伤口入口较小（A），由于与胫骨近端接触，引起大量的能量传递，导致子弹裂成碎片，导致伤口出口更大（B）（Image courtesy of the Royal Centre for Defence Medicine.）

框 12.6.2　影响投射物致伤类型的因素

◆ 气穴效应
◆ 投射物速度
◆ 投射物形状
◆ 组织的阻力

　　尽管空腔的大小也是影响损伤程度的决定因素之一，但其并不是最重要的；还是受伤组织的部位决定了最终的预后。肌肉组织有一定的弹性，可承受暂时性空腔引起的膨胀，尽管组织可能出现挫伤，但仍有可能恢复（图 12.6.5）。弹性较差的组织，尤其是纤维囊所包绕的结构（如肝），无法承受膨胀而可能出现严重破坏。脑部也对膨胀非常敏感，挤压和剪切带来的严重损伤往往很难恢复。这是多数高能量传递伤幸存者伤口多位于四肢，且合并广泛软组织损伤、多段骨折及伤口高度污染的原因之一。

　　在这个层面（框 12.6.2）有许多重要因素要考虑，但不论是高能量还是低能量传递伤口，要意识到，这仅仅是两种极端情况，两者之间的界限并不明显。所以基于将伤口分为两种类型，并以此为基础决定治疗方案显然是错误的。暂时性空腔并非一个"全或无"的现象，同时空腔的大小除了与能量传递有关，也受涉及的组织影响。另外，尽管高能量伤口出口常较大且不规则，但并不总是如此，也有可能存在入口和出

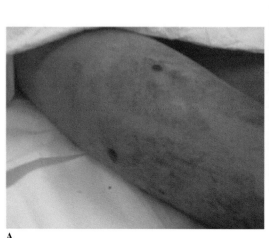

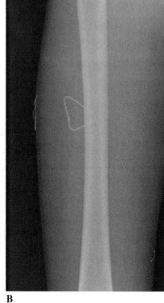

图 12.6.5 大腿的高速子弹伤口入口和出口均较小（A），短切线子弹通道导致能量传递较少（B），仅需行伤口小清创处理（Image courtesy of the Royal Centre for Defence Medicine.）

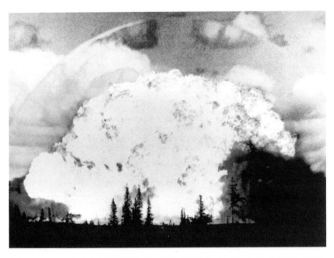

图 12.6.6 这幅大规模爆炸现场的图片显示了产生爆炸伤的几个因素。离爆炸中心最远的一条细线是由于爆炸面的空气挤压周围空气产生的折射现象。此外，还可见碎片加速向周围飞开（尤其在地面），火球大小也很可观（Reproduced from from Zajtchuk et al. (1990).）

口均比较小的情况。

爆炸性弹药

　　除了弹片致伤外，爆炸性弹药也可通过冲击波和其他机制致伤（图 12.6.6）。冲击伤可分为以下几种：

- 首次冲击伤：包括由于超压冲击波导致的肺冲击伤
- 再次冲击伤：包括弹片引起的贯通伤
- 第三次冲击伤：爆炸波引起钝性损伤
- 第四次冲击伤：烧伤、废气、建筑物倒塌、精神损伤、慢性病加重等

　　尽管存在不同的损伤机制，多数爆炸伤幸存者为弹片贯通伤。在爆炸物附近，无论是冲击波还是爆炸气浪均可造成致命损伤，这个距离取决于爆炸的能量。但随着与爆炸点距离增加，致伤效应迅速降低，所以只存在一个很小的区域——伤员能在爆炸中存活下来，但要承受爆炸冲击波或气浪带来的严重损伤。

　　之前的研究已经证实，90% 的死亡发生于入院前或入院后短时间内，大部分幸存者的伤势并不严重，创伤严重程度评分相对较低（ISS 评分＜16，平均评分为 8）。经过初期复苏后发生的死亡 50% 是由严重颅脑损伤导致的，并且这种损伤无法修复，ISS 多＞16。另外，如果伤员距爆炸点距离近，则烧伤也可能非常严重，但这类伤员多由于其他严重损伤导致死亡。幸存者中由于爆炸导致的烧伤多较表浅且仅限于体表暴

露区。但如果炸弹专门设计为燃烧装置或由于继发火灾的影响，烧伤可能成为显著的难题。

　　应考虑到另外两种特殊损伤机制：用于阿富汗和伊拉克战争中的反步兵地雷和智能爆炸装置。

地雷伤

　　地雷一般是起恐吓作用或进行地面防御作用的武器而起非杀伤作用的武器。因此其对于行创伤性截肢患者的心理影响被认为比死亡更严重。对于生还者，外伤性截肢带来的心理创伤比死亡要大。国际红十字会的一项包含 757 例反步兵地雷受害者的回归性分析已经证实，存在三种损伤形式。第一种发生于踩在地雷上时，包括下肢创伤性截肢及生殖器损伤一类的严重创伤非常常见。第二种，爆炸装置在受害者旁边引爆，可能是由于地雷被别人引爆或在地面有引爆地雷的拉线，伤员不慎碰触拉线引爆地雷，可出现下肢损伤，但多较第一类为轻，相对于第一类损伤，需要截肢者较少，而更常是出现于头部、胸部及腹部的损伤。第三种，出现于伤员处理地雷时引爆，常出现严重的面部和上肢损伤。

　　除此以外，其他特殊装置还能引起其他形式的损伤，M-16 系列反步兵地雷被设计成可向空中推进 1 m 并在触发 3 秒后引爆，这种装置功能正常时可造成多数伤者死亡，严重的下肢损伤以及上肢的创伤性截肢也很常见。

地雷伤预后

　　一项住院患者的回顾性研究报告，反步兵地雷伤后死亡率较低，为 0%~0.8%。如果把入院前死亡包括在内，死亡率则为 1.7%。

　　尽管总体死亡率较低，但 1 型地雷伤患者的死亡率还是相当高的。如前所述，报道的病例中接近 90% 的患者将出现严重的下肢损伤，包括创伤性截肢。在一项研究中，患者最终均需行外科截肢手术。另外，大多数患者合并其他肢体损伤，13% 的患者合并生殖器官损伤。但多数合并的对侧肢体损伤是可挽救的。

　　对于 2 型损伤，只有 5% 的患者需要行截肢。而 3 型损伤患者中 80% 需要行创伤性上肢截肢，对于无法挽救的创伤，许多幸存者最终需要行外科截肢手术。

　　反坦克地雷的爆炸范围更广，威力更大，能造成大量伤亡及各种不同的损伤类型，其治疗结果也因爆炸装置及相关车辆的不同而差异极大。在剧烈的反坦

克地雷爆炸中，由于严重的躯干及头面部损伤可造成约 44% 的死亡率。许多患者当场死亡，即使给予高级生命救治措施也无法救活。而如幸存者可到达医院，则死亡率相对较低。如果发现过晚，只有少数四肢损伤的患者能够活着到达医院，从而使住院患者死亡率看起来明显降低。

简易爆炸装置

美国国防部将此类装置定义为通过简易方式放置或组装的爆炸装置，常混合着毁坏性、致命性、毒性、烟火或燃烧物，用于达到破坏、损毁外貌、扰乱或烦扰的目的。在伊拉克战争中，它们是导致联军死亡的首要原因，在 2003—2008 年间导致 1 690 人意外死亡。

在伊拉克，这种简易爆炸装置通常被伪装后埋于道路下方或放置于路边，当目标车辆靠近时引爆。其损伤能力与应用爆炸式投射物（the explosive formed projectile，EFP）相关。它们呈圆柱形，以常见的金属管铸成，前端以凹面金属盘状衬垫封闭成聚能装置。爆炸物装载于金属衬垫后方并充满金属管。当爆炸物引爆时，圆锥状金属板（或镜片）变形为符合空气动力学特征的高速（>1 500 m/s）穿透性飞弹。EFP 可以高速打击目标，传递剧烈的机械能量，这种能量只有之前描述的大型枪才有。一般情况下，EFP 可穿透厚度与其弹头直径相同的装甲。

在 EFP 飞行轨道上的人员将遭受灾难性伤亡，在其飞行轨道附近的人员受伤程度则相对较轻。此外，受伤类型主要继发于与击中的大型金属 EFP 或其较大碎片相关的爆炸伤。

战争创伤治疗的基本原则

黄金时间

多数关于平民创伤的治疗计划都是基于死亡的三峰分布概念而制订的，尤其是在黄金时间（伤后 2 小时内），此时可通过医疗介入挽救多数伤员的生命。

目前已有很好的证据证明战争创伤没有同等二峰创伤，冲突中多数死亡无法避免。

一份有关 1982 年黎巴嫩战争的伤亡报告记载，死亡总数的 94% 发生于伤后 1 小时之内，还有 2% 发生于接下来的 3 小时中，剩余的 4% 在之后的 75 天之内，这是在初期治疗和疏散良好的情况下。在这份报告中，中重度或重度损伤的受害人 80% 在 30 分钟内得到救治，而 95% 在 1 小时内得到救治。

一份来自伊拉克的报告显示，在低强度冲突期间，77% 的死亡发生于 30 分钟之内，多数为头部和躯干损伤，还有 6% 的死亡发生于接下来的 30 分钟内，11% 发生在 1~3 小时内，1 天后为 2%。

这些数据提示，在最终死于战争创伤的患者中，生存率呈快速指数级下降，而非平民创伤中常见的峰值分布。所以，改善战争创伤中的生存率意味着要在伤害发生后尽快赶到伤员身旁。

但即使快速转运至医疗队，大多数重伤员仍难以存活。一项对 1982 年黎巴嫩难民营遭袭结果的回顾显示，在 160 名死者中，即使转运及时，84 名在到达时既已死亡，还有 35 名在到达医院数分钟内、采取有效治疗措施前死亡。在 76 名活着到达医疗队的伤员中，尽管立刻进行手术，34 名伤员死于多发创伤和无法控制的大出血，另外还有 20 名死于中枢神经系统或高位脊髓损伤。所以至少 86% 的伤员没有存活。

这也和英国和美国军队的情况相似。1984 年美国越战伤员报告显示，"战争创伤"为"全或无"的性质，要么致命要么可存活，后者多为小伤口，从战场上撤下的伤员中 80%~90% 基本无死亡可能，不管治疗环境有多恶劣。

伤员分类

伤员分类（Triage）一词，衍生于法语"Trier"，意为筛选或分类。是一个评估治疗优先性的过程，多用于资源有限无法同时处理所有伤员的情况。

确认"最需要"治疗的患者并优先给予治疗可降低总体死亡率和致残率。在有大量伤员的情况下，这意味着大多数重病患者的治疗需要推迟，以使最严重伤员能得到有效的治疗。

伤员分类是一个军事改革，现在已广泛应用到民用情况下，如较大事故或灾难情况下的医疗救治。尽管不同系统中其叫法不同，基本原则是一致的。

优先 1 级

伤员有危及生命的外伤（如致命性大出血、气道阻塞或张力性气胸），治疗不能延迟。

优先 2 级

伤员由于严重的外伤必须在 2 小时内得到救治。

大多数这类伤员为大量（但非致命性）出血或腹腔内容物外露。

优先 3 级

伤员外伤情况可在得到治疗前安全等待 4~6 小时，包括骨折和开放性伤口，同时没有明显的大出血或缺血情况。

优先 4 级

此级别通常用于伤员流量大的时候，此时现有资源不足以满足所有需求。此级别通常为伤员伤情特别严重，生存无望的患者，如开放脑外伤、格拉斯哥昏迷评分 3 分者。此时再动用资源救治这类患者将导致其他伤员有延误治疗的风险。

战争伤口的处理

爆炸伤患者的初步治疗应与和平时期的治疗一致，以挽救生命为主。维持气道开放，保证足够的通气量和循环容量。除非有开放伤口并有致命性大出血，否则应到二期手术时处理。

手术治疗

局部手术的目的是降低感染风险，这是爆炸伤后致残的最重要的因素之一。对所有的战争枪弹伤口都必须仔细探查以降低感染率，尽管民用创伤中心已报告可对枪弹伤口成功施行非手术治疗，但这些是低能量伤口且多可迅速转运至医院，且没有之前讨论的相关因素。

当存在小的弹片伤口时，尤其是多发伤时，不是所有的伤口都要清创。如果伤口较小，并且没有骨折或关节贯通的表现，如伤口较表浅且为低能量损伤，在常规监测的前提下，可行保守治疗。

手术技术

清创的原则包括去除所有异物和失活组织。这一操作必须系统且彻底，手术不彻底后果可能较不手术后果更糟糕。

清创始于皮肤，通常情况下需要延长皮肤切口，尤其是套状撕脱伤，需要更广泛的皮肤清创。尽管可能的情况下皮肤切口越小越好，但伤口应延长到可直视其所有内容物的大小。对于高能量伤口来讲，可能需要对伤口进行相当大的延长。此操作应沿肢体长轴进行，而在关节的屈曲面则应行斜行切口。

皮下脂肪应予切除，但不应过度切除而产生更广泛的脱套区域。

应沿伤口全长切开深筋膜及其延伸部分。在大多数高能量伤口，需沿筋膜室的深筋膜全长行完全的筋膜切开术。

肌肉组织必须得到彻底的清创，并且可能需要切除大量的坏死肌肉组织。清创目标是去除所有没有活性的组织，并保留那些看起来红色、健康且有收缩力的肌肉，但不必整块切除伤口窦道。判断肌肉有无活性可观察有无出血、收缩性、颜色和张力（4 C 征），但经验是最好的判断方法（框 12.6.3）。进行肌肉清创时可出现伤口内大量出血，手术医师及麻醉师应做好准备。

神经和主要血管以及与肌肉连续性好的肌腱组织应予保留。但肌腱常常呈干枯状态且之后可能需行手术切除。分离的神经末端可以用不可吸收单股缝线标记，但应避免缝线对神经的进一步损伤。

在进行骨折的清创时常遇到困难，尤其是在小骨折块的处理方面。没有任何软组织附着的骨折块是无血供的，应予以去除。但一般骨折块常有骨膜及其他软组织附着，这种情况下对骨折块的活性很难作出判断。在判断骨折块或肌肉的活性时经验可能是最重要的方式。实验研究已证实，污染很难超过骨折断端部位，因此，对于完整的骨骼，进一步显露是无必要的。但骨折部位本身应清晰显露并予以冲洗。

对所有的伤口都应用大量液体进行冲洗，已有学者建议，对于开放骨折，应用 9 L 水进行冲洗。在战争环境下，由于可能无法获得这么多的无菌液体，可以先用饮用水进行冲洗，最后用 1 L 无菌盐水冲洗。对于高能量传递损伤，污染可能会沿着组织平面进一步扩散，此时需要更彻底的冲洗。

抗生素

抗生素是开放骨折治疗中必需的一部分，但其不

框 12.6.3　评估肌肉活性指南

- ◆ 毛细血管出血状况
- ◆ 收缩性
- ◆ 颜色
- ◆ 张力
- ◆ 经验

能作为手术的替代。尤其在战争创伤中，伤口多被高度污染，并且常在长时间延误后才得到治疗。在有关美国入侵巴拿马的一份报告中，在巴拿马进行手术的伤口污染率为22%，而相比之下延迟清创直到伤员转运回美国才进行清创的伤口感染率为66%。如此高的感染率还是在早期应用广谱抗生素并延迟进行一期伤口闭合的情况下发生的。

截肢

一期截肢可能是初步清创的一部分。对于已经几乎离断且明显无活性的肢体，决定截肢并不困难，但对有些不是那么严重的情况做出是否截肢的决定还是很难的。

尽管已经推出了关于民用肢体损伤的评分系统，到目前为止仍然没有是否需要截肢的可靠预测指标。即使在战争环境下，在可能的情况多数都不愿截肢。如果无法立即判断肢体的活性，可在48小时后再次进行评估。但军队伤员由于可能会被疏散或存在大量伤员而无法保证能再次回到手术室。进行双侧或上肢损伤截肢的决定可能会被推迟，但应注意，感染可能会威胁到伤员的生命。

即使在现代医疗进步的情况下，在军事环境中截肢仍会经常施行，在近期的冲突中，美国军人的截肢率为19%，在巴尔干战争中为22.5%。

在军事环境中，初次截肢时截肢平面应尽可能低，以便之后在伤口闭合时翻修为更确定性的平面。如在初次手术时即在确定的平面截肢，接下来的感染（相比之下风险更高）可能需要进一步短缩肢体并损害最终的治疗效果。

即使认为可行，也不应试图在初次手术时即关闭截肢伤口，因为这样可能导致局部水肿、缺血及感染，而这些都可能需要进一步的清创处理。

伤口闭合

爆炸伤伤口多采取延迟一期闭合，过早闭合伤口可导致感染率升高。保持伤口开放是考虑到会有一定的肿胀，并可预防组织内压升高进而损害局部微循环而导致组织坏死和感染。一些面部和生殖器损伤则属于例外，需尽早一期闭合。对伴有粉碎性骨折的高能量传递伤口应严格避免一期闭合，并且在初次清创数天后可能需要借助整形外科技术来实现伤口闭合。伤口延迟一期闭合可在初次手术后2~14天内进行，取决于伤口的性质、伤员疏散情况、可用资源以及伤员的数量。肢体严重污染并可能需要截肢者可在48小时后再次评估，但对于多数伤口而言，4~5天是最适合的伤口闭合时间。

低能量损伤者一般伤口较小，仅需要进行小规模清创即可。一般可留待二期处理，尽量不要一期闭合。

外露的骨或肌腱一般不需在初次清创手术时即完成覆盖，但应尽早完成以避免局部干燥。尽管在初次清创时活性良好，长时间外露的骨或肌腱应再次清创。

可以用薄纱布覆盖伤口，但应避免填塞。伤口覆盖的目的是可以吸收渗出液，而不是保持伤口开放。伤口填塞会增加伤口内压并导致进一步的组织坏死。绷带和胶布用于保证覆盖不脱落，应避免环绕并压迫肢体。

伤口延迟闭合的概念来源于军事行动中伤员撤离过程中避免发生伤口并发症的相关风险。伤口首先应在前线外科中心进行清创，然后在有条件的基地医院进行伤口的延迟闭合。在第一次世界大战期间，枪伤一般建议延迟2~4天进行缝合。延迟一期闭合的概念于1918年确立，为在肉芽肿形成之前闭合伤口，而在肉芽组织形成之后再闭合伤口被定义为二期闭合。延迟一期闭合技术的优点之一在于：可在伤口缝合前确认伤口内是否存有微生物。如果伤口被溶血性链球菌污染后仍缝合，将带来更高的并发症发生率，而其他微生物的存在则被认为无碍。在第一次世界大战末期这项技术似乎被忽视了。

在第二次世界大战中，这种处理弹射物损伤的延迟一期闭合技术被再次提出。这种伤口多合并长骨、颅骨和骨盆的骨折，其治疗包括仔细的伤口清创、用凡士林纱布轻柔地包扎伤口，然后用石膏固定肢体。然后在伤后14天通过直接缝合或植皮进行延迟一期闭合伤口。在一项包含2 393例患者的报告中，66.5%的患者可达到完全成功，部分失败者，如有小窦道、缝线处脓肿或植皮部分丢失等，占26.8%。总体上，93.3%的伤口在患者出院时可达到愈合。伤口或发生骨髓炎一类完全失败者仅占到6.7%。但特定骨折的愈合率却未见报道。14天的间隔不是计划中的，而是疏散到基地医院的时间间隔。

弹片残留

许多枪弹伤口存在一个入口和一个出口，所以也不存在弹片残留的问题。大多数的残留弹片需在初次清创时即予以取出，但有些可能会被遗留，并在之后

框 12.6.4
一期闭合将导致感染率升高

的放射学检查中才发现。

残留的弹片一般可不予处理，只有非常小的发生感染可能性。如果伤口确定发生感染，则需进行再次手术，可在此时取出弹片，但在取出弹片时应予以特别的注意。

平民数据显示，关节内和脏器内弹片应予以取出，以避免出现关节炎或系统性中毒反应。但这可待将患者转运到基地医院后再进行，并可运用关节镜技术帮助寻找。残留于软组织内如肌肉内的弹片可继续观察，现代证据显示，残留于骨骼内的弹片也可保守治疗。

拓展阅读

Cleveland, M. and Grove, J.A. (1945). Delayed primary closure of wounds with compound fractures. *Journal of Bone and Joint Surgery,* **27**, 452–6.

Coupland, R.M. and Korver, A. (1991). Injuries from antipersonnel mines: the experience of the International Committee of the Red Cross. *British Medical Journal,* **303**, 1509–12.

Fraser, F. (1918). Primary and delayed primary suture of gunshot wounds. *British Journal of Surgery,* **6**, 92–121.

Helling T.S. and McNabney W.K. (2000). The role of amputation in the management of battlefield casualties: A history of two millennia. *Journal of Trauma,* **49**, 930–9.

Knapp, T.P., Patzakis, M.J., Lee, J., Seipel, P.R., Andollah, K. and Reisch, R.B. (1996). Comparison of intravenous and oral antibiotic therapy in the treatment of fractures caused by low-velocity gunshots. *Journal of Bone and Joint Surgery,* **78A**, 1167–71.

12.7
开放性骨折的治疗

John McMaster

（金开基 译　徐海林　张殿英 审校）

要点

◆ 恢复软组织覆盖
◆ 预防感染
◆ 达到愈合
◆ 恢复功能

引言

当骨折断端通过伤口与外界污染环境直接相通时即属于开放骨折。

开放骨折多见于高能量多发伤患者，其救治首先应关注于可能导致死亡和截肢危险的损伤。开放骨折常较复杂且多合并软组织及神经血管损伤。

开放骨折的有效救治需要多学科联合的早期救治和长期随访，其治疗方法一直在改进和发展中，由英国骨科学会（BOA）和英国整形、重建和美容外科医师学会（BAPRAS）联合推出的"下肢开放骨折的治疗标准"是非常重要的共识文件，可确保基于现代文献和专家意见的临床实践不断进步。

病因学和流行病学

软组织损伤的严重程度与传导至肢体的能量成正比，可由能量公式 $E=mv^2/2$ 表达。传递的能量与质量 m 和速度 v 的平方成正比。由于速度的对数性影响，包含于高速飞弹伤（900 m/s）中的能量很大。然而，在行人道路交通伤中，由于质量更大（1 500 kg 轿车对 3.6 g、5.56 mm 口径子弹），尽管速度相对较低，

也必须予以相当的重视。与 10 mph 行驶汽车保险杠相撞传递的能量相当于高速子弹的 10 倍。

直接撞击和骨折断端刺入均可造成软组织直接损伤，并可导致相当数量的软组织失活。由于动脉损伤、毛细血管床压力增高或静脉回流受阻等血管损伤，软组织损伤可进一步加重。

在英国，开放骨折的发生率约为每年 23/10 000 患者，多见于缺乏软组织覆盖的骨骼，开放指骨骨折和开放胫骨骨折占其中的大部分（接近 54%）。

开放骨折的分型

1976 年，Gustilo 和 Anderson 回顾了 1 025 例长骨开放骨折病例并提出了其初步分型。他们基于能量传递的大小和软组织损伤的程度提出了一个预后分型系统。最初的分型对于严重创伤的下肢描述不够完整，1984 年，Gustilo 及其同事基于污染程度、骨膜剥离范围以及是否需行血管修复等修改了对Ⅲ型损伤的描述，形成了我们现在广泛接受并应用的分型系统（表 12.7.1）。

这套分型系统已用于证明软组织损伤严重程度和感染之间的关系：Ⅰ型，0%~2%；Ⅱ型，2%~5%，Ⅲa 型，5%~10%，Ⅲb 型 10%~50%，Ⅲc 型 25%~50%。

这个分型系统也存在一定的局限性。

该分型常被出版文献错误引用，并且其字句相对微小的改变就能产生明显的影响。

目前广泛接受在初次清创后对伤口进行分类，这样评估结果更加精确，但并不是标准的做法。

总体上讲，Gustilo 分型的观察者间一致性为中或弱，单个病例的一致性在 42%~94%。主要的矛盾是Ⅱ型和Ⅲa 型的鉴别；另外一个有争议的是Ⅲb 型与

应用皮瓣之间的关系。分型不应以需接受的治疗为基础，并不是所有的Ⅲb型损伤均需皮瓣才能达到软组织覆盖的目的。

表 12.7.1 开放骨折最初分型(1976 年)和修订的Ⅲ型(1984 年)

类型	定义
Ⅰ	伤口清洁，长度<1 cm
Ⅱ	伤口>1 cm，无严重软组织损伤、皮肤剥脱或撕裂伤
Ⅲ	开放多段骨折或开放骨折伴严重软组织损伤或创伤性截肢 [a]
Ⅲa	骨折部位软组织覆盖足够，即使软组织挫伤或有皮肤剥脱或高能量损伤，无论伤口大小
Ⅲb	伴骨膜剥脱的严重软组织覆盖缺失及骨外露，通常伴有大面积污染 [b]
Ⅲc	开放骨折伴有需要修复的动脉损伤

[a] Gustilo, R.B. and Anderson, J.T. (1976). Prevention of infection in the treatment of one thousand and twenty-five open fractures of long bones. *Journal of Bone and Joint Surgery*, 58A , 453–8.
[b] Gustilo, R.B., Mendoza, R.M., and Williams, D.N. (1984). Problems in the management of type III (severe) open fractures: a new classification of type III open fractures. *Journal of Trauma*, 24, 742–6.

目前还有其他一些分型系统，以描述开放骨折（如AO分型、Ganga医院评分）和帮助肢体损伤的治疗决策（MESS，LSI，PSI，NISSSA，HFS-97）。AO分型和Ganga医院评分均提到：在开放骨折中，各组成部分（骨骼、肌腱复合体、皮肤、神经及血管）都会受到不同程度的损伤。表12.7.2中GHS还试图将年龄、合并症和多发创伤之类的因素加入到分组考虑因素中去。

开放骨折的治疗基本原则

早期治疗的目的是限制原发损伤的范围。这需要通过治疗伴随损伤、防止损伤区域进一步扩大、尽可能保留肢体的血液供应并使细菌载荷最小化而实现。

抗生素

抗生素应尽早应用，已证实其可降低感染风险达59%。青霉素的选择应根据开放伤口的可能感染病原体及一些特殊的需要治疗的病原体。需注意，伤口内细菌

表 12.7.2 Ganga 医院开放损伤严重程度评分（GHS）。预测保肢的评分和 Gustilo ⅢA 和ⅢB 型开放胫骨预后

	评分
软组织覆盖：皮肤、筋膜	
伤口无皮肤缺损	
不在骨折处	1
在骨折处	2
伤口有皮肤缺损	
不在骨折处	3
在骨折处	4
环形伤口伴有皮肤缺损	5
骨骼结构：骨与关节	
横向 / 斜行骨折 / 蝶形骨块<50% 周径	1
大的蝶形骨块>50% 周径	2
粉碎性 / 多段骨折而无骨缺损	3
骨缺损<4 cm	4
骨缺损>4 cm	5
功能相关组织：肌腱（MT）和神经单位	
肌腱部分损伤	1
肌腱完全损伤但尚可修复	2
肌腱损伤不可修复 / 间室部分缺失 / 胫后神经的完全损伤	3
一个间室的肌腱缺损	4
两个或以上间室的肌腱缺损 / 次全截肢	5
合并症：每符合一项增加 2 分	
损伤至清创间隔>12 小时	2
污水 / 有机物污染 / 农场致伤	2
年龄>65 岁	2
药物依赖性糖尿病 / 心肺疾病导致麻醉风险增加	2
包括胸部或腹部的多发创伤，严重创伤评分>25 分 / 脂肪栓塞	2
低血压，收缩压<90 mmHg	2
同侧肢体并存另外一处较大损伤 / 骨筋膜室综合征	2
总分	

Rajasekaran, S., Naresh Babu, J., Dheenadayalan, J., et al. (2006). A score for predicting salvage and outcome in Gustilo type IIIA and type IIIB open tibial fractures. *Journal of Bone and Joint Surgery*, 88B, 1351–60.

谱可发生变化，其可能受抗生素应用、外科清创及医院获得性细菌感染影响，这将关系到抗生素的选择及应用时间。各个医院的抗生素处方也应注意到：在不同的时

间和地理位置，抗生素的需求也会发生改变。

初次手术治疗

普遍认为影响损伤预后的最大因素是初次清创的质量，因此，初次清创应由有经验的外科医师进行。需要反复清创的伤口常常伴有感染率增加。

初次手术介入的目的是通过去除失活组织，恢复组织灌注及为骨骼的稳定性创造一个相对清洁的伤口。

去除失活组织和异物

健康软组织可与相当数量的细菌共生而不出现明确的感染。一般伤口在闭合时如细菌数少于 10^5，一般也会正常愈合，而无活性组织（失活组织或异物）的存在可将发生感染所需的细菌数降低至 1 000 个。机体处理失活污染组织的最终能力与局部环境及全身条件有关，同时能接受的阈值有高低之分。应注意到，

外科器械（假体或缝线）也应被视为异物，可成为细菌温床并增加感染风险。

几项研究探讨了 I 级、II 级和低能量枪弹伤是否可不行手术清创处理，并且报告了在儿童和成人患者中的可行性。

通过外科探查深入评估伤口优于局限于表面的观察。非手术方法治疗开放骨折伤口需要富有经验的外科评估，并且应该扩大手术探查和清创的指征。

污染严重、伴有需要修复的动脉损伤或挤压伤的伤口通常难以判断清创是否充分，这类伤口应在 48 小时后再次观察，然后才能计划最终治疗方案（图 12.7.1）。

恢复组织灌注

软组织为了清除伤口内残留的细菌，必须有良好的血供从而能够提供足够的氧合。软组织内压力增加会降低灌注并增加感染风险。伤口清创"debridement"

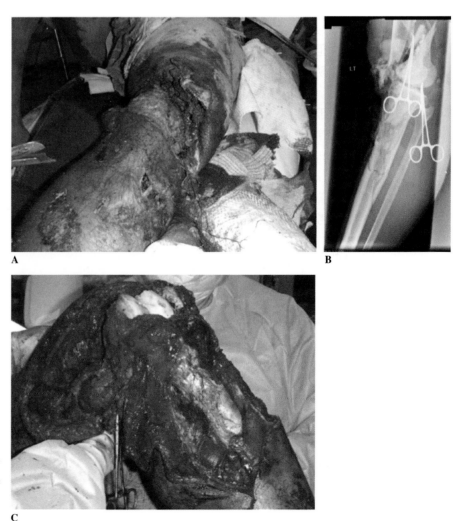

图 12.7.1　对严重污染的开放骨折需行广泛的软组织清创（Images courtesy of the Royal Centre for Defence Medicine.）

一词来自法语，原意为放纵或释放，现代用语中我们将之用于描述去除失活组织，但忘记了减压伤口从而恢复组织灌注的重要性。保持伤口开放不但可防止闭合后软组织压力过大，也可增加引流，进一步降低伤口内压（框 12.7.1）。

清创时机

基于有限的证据，目前已广泛接受在开放骨折后 6 小时给予手术清创，但最近的研究却未能证实早期清创能带来益处，而且未能证实延迟清创至 48 小时会增加深部感染的可能性。基于现代证据，BOA/BAPRAS 胫骨骨折指南已建议：在 24 小时内由高年资骨科医师和整形外科医师在半选择性的基础上进行清创，但对于存在严重污染伤口（有机材料、污水或海水）、骨筋膜室综合征、多发创伤和失血夜供应的肢体，仍需进行早期急诊清创。

骨折固定

骨折固定已被证实有利于降低开放骨折感染率，但其机制尚未明确。但目前已广泛接受骨折固定可稳定损伤软组织，从而防止创伤、水肿进一步加重、损伤部位组织灌注降低。骨折固定对于全身条件及局部损伤具有益处，有助于早期活动、护理和伤口处理。

初次骨折固定措施可为暂时性也可为最终固定，选择应用内固定还是外固定取决于骨折类型、软组织覆盖情况以及局部和全身条件。无失活组织和异物的开放骨折比内植物外露的伤口能耐受更多的污染而不发生感染，同时必须考虑到恢复软组织覆盖的时机。

软组织覆盖的时机

在对开放骨折伤口进行有效的清创之后，由于伤口仍然开放，仍然存在感染的风险。有证据显示，导致开放骨折的大部分感染的病原体都未能在伤口中发现。早期完成软组织覆盖可降低医院获得性微生物感染的风险，因此完成软组织覆盖的时间应尽可能早。覆盖方式的选择取决于软组织条件，如污染轻微且软组织足以覆盖假体，可行一期缝合、延迟缝合和游离植皮。由高年资外科医师完成一期缝合已被证明是相当安全的，将在下文讨论。

在软组织覆盖不够的开放骨折，如能在 72 小时内完成清创、固定和皮瓣覆盖，则可达到最好的效果（感染率、皮瓣失败、愈合时间及功能）。现代治疗指南推荐将清创、固定和皮瓣覆盖作为一体化术式。此技术显示在需要皮瓣覆盖的胫骨骨折中有约 3% 的深部感染率。

多学科团队参与

任何处理开放骨折的医院必须有所有相关专家。早期处理需要骨科和整形外科医师的参与。对于 Ⅲ c 度损伤则需要血管外科医师的介入。如出现相关并发症，则需要有对骨与关节感染精通的微生物学家以及关节重建医师的帮助。

确认宿主因素

对于此类损伤的处理应考虑到宿主方面的因素，一些因素对治疗可能是有利的，另外一些则可能导致风险增高并需要相应的处理。

儿童开放骨折无论是在上肢还是在下肢其感染率均非常低。随着年龄增长，并发症发生率明显增高。

下肢损伤时中性粒细胞向伤口趋向运动较上肢损伤时有所延迟，这可部分解释下肢感染发生率较上肢更高。

开放长骨骨干骨折感染率增高既有全身因素也有局部不利因素。如果没有局部不利因素，报道的总体感染率为 4%。而如果危险因素超过三项（或中性粒细胞计数少于 1 000；CD4 计数少于 100；静脉药物滥用；其他部位慢性活动性感染或免疫系统功能不全或肿瘤），其感染发生率可达到 30%。如有这些高危险因素，进行内固定需进行更慎重的考虑。

在开放胫骨骨折中，吸烟已被证明可导致感染风险（比值比 2.2）、骨髓炎（比值比 3.7）及不愈合率（2年愈合率减少 37%）增高。戒烟可改善预后但不能达到不吸烟者的水平。

开放骨折的初步处理（框 12.7.2）

开放骨折多为高能量损伤，并多为多发创伤的一部分，应根据 ATLS^R 原则进行初步评估和处理。理想情况下，应同时优先处理重要损伤而不是分先后顺序。但初次评估时大多还是将注意力放到开放伤口上，以确定是否有活动性出血并通过加压包扎加以控制，偶尔也用到止血带。

伤口评估

在骨折发生时可出现明显的变形，因此开放伤口的位置可能距骨折处较远。应对骨折附近的出血保持警惕，除非能证明不是，否则应将其认定为开放骨折。伤口血液引流中出现脂肪粒应作为具有诊断意义的体征。对于骨盆骨折患者，直接观察是否为开放骨折可能并不容易，因为损伤可能通过直肠或阴道与外界相通。为避免遗漏开放骨折，在纱布覆盖和石膏制动前应检查整个肢体，评估者有责任详细记录伤口是否开放。如确认为开放骨折，应同时详细记录伤口特征（大小、位置及污染程度）和周围软组织情况（是否存在剥脱、挫伤和烧伤）。

伤口处的微生物拭子检查意义不大。在感染病例中，仅有 8%~18% 的伤口拭子检查能发现病原体。

血管状况评估

苍白、皮温降低、毛细血管回流差及无脉提示存在血管损伤的可能。为完善术前准备，应详细记录患肢各脉搏是否存在。如无法触及脉搏，不应把其归因于低血压，应行超声多普勒检查以确认脉搏是否存在，并且如果可行，检测远端脉压。肢体严重变形者应复位至解剖对线，复位前后都应行血管状况检查。体位性缺血可通过复位后快速充血获得纠正。重建循环失败需请血管外科医师会诊并进一步评估血管损伤情况。需行血管造影术，但多数情况下血管部位及手术重建区域都是可以明显辨认的。对于钝性损伤，考虑血管内膜撕裂、多级损伤或上肢损伤，即使在动脉损伤由于侧支循环仍有脉搏的患者，应扩大血管造影术的指征（见 12.9 章）。

神经功能评估

在严重开放骨折的患者，由于剧烈疼痛及肌肉功能丧失，可能很难评估运动功能。下肢检查轻触觉即已足够。上肢损伤患者则应进一步检查两点位置觉，以明确精细感觉损伤情况。

骨筋膜室综合征评估

即使存在严重的软组织破坏，开放骨折患者依然可能发生骨筋膜室综合征。多数患者可通过疼痛和被动牵拉时肌肉缺血获得诊断，而出现神经和血管症状则为晚期表现。对于症状不典型的患者，筋膜室测压可能会有帮助。

伤口覆盖

在早期阶段，我们的目标是尽早完成伤口覆盖，避免进一步显露。覆盖的敷料应该是无菌及闭合的，同时应用生理盐水浸润，不推荐使用杀菌剂。伤口情况应拍照并详细记录，为下一阶段的治疗提供足够的信息，并避免重复暴露伤口。这些简单的方法可使感染率从 19% 显著降低至 4%。应清除伤口的严重污染物，但应避免在急诊室内行探查、清创以及冲洗。

静脉应用抗生素

抗生素应用应尽可能早，现代 BOA/BAPRAS 下肢开放骨折指南建议应用克拉维酸（成人 1.2 g/8 h）或头孢呋辛（成人 1.5 g/8 h）。

如既往存在青霉素过敏史可应用克林霉素 600 mg、每 6 小时 1 次替代 3 小时内应用克拉维酸/头孢菌素，并每 8 小时给药 1 次。

在首次清创前应持续应用上述抗生素。

破伤风预防

必须同时进行破伤风预防，应基于患者伤口情况和免疫史等来选择具体预防措施。

石膏固定

应纠正严重错位并行石膏固定，患肢应抬高以利于回流。石膏有多种作用：

◆ 稳定血块和减少容量以减少出血
◆ 缓解疼痛
◆ 减少移位对皮肤、神经及血管的影响
◆ 软组织瓣临时固定从而降低局部水肿
◆ 降低脂肪栓塞等相关并发症

石膏固定后应再次检查远端神经血管情况并行 X 线检查确定复位是否满意。

放射学评估

在行 X 线检查前应首先对受伤肢体进行评估，完成伤口覆盖并行石膏固定。至少应行包括骨折部位上下关节的高质量前后位和侧位 X 线片检查。明显的骨折错位、骨丢失及骨折碎块均提示为高能量损伤，软组织中出现气体能明确损伤为开放性，同时能提示损伤区域，并能发现不透射线的异物。如果可能，关节周围骨折在首次手术介入前应行 CT 检查，有助于指

框 12.7.1　清创

- 皮肤切口足够：
  - 避免影响下次手术
  - 通过筋膜切开术避免进一步损伤局部血供
- 筋膜松解足够
- 切除所有污染和失活的组织（关节骨除外）：
  - "手术刀是最好的抗生素"
- 冲洗
- 固定骨折和软组织封套。

导手术医师以微创技术复位关节面。

与其他外科团队的沟通

　　理想情况下伤口评估应由所有参与最终治疗决策的外科团队来进行，但不幸的是这并不总能实现。早期沟通有助于促进制订治疗计划并避免手术延迟，同一团队的反复评估有助于观察伤口的变化情况（如血管损伤和骨筋膜室综合征等）。

初次手术介入

术前准备

　　手术应计划周全，对于可能存在软组织覆盖问题的患者，应由骨科和整形外科医师共同进行手术。

策略

- 伤口区域应使用温肥皂水温和刷洗
- 在诱导前应给予抗生素，BOA/BAPRAS 指南建议应用克拉维酸（成人 1.2 g）和庆大霉素（7 mg/kg，如存在肾损伤则减量）
- 在去除石膏及敷料后，进一步评估患肢情况
- 分为一步或二步应用含酒精的氯己定溶液进行术区准备，注意避免溶液直接接触开放伤口
- 顺次进行手术，如筋膜切开术、血管重建术、骨折固定术
- 皮肤切口长度应足以显露。如果可能，应行筋膜切开术以避开穿孔血管。外科医师应考虑在上述手术失败时，能行哪些二次手术补救
- 应注意到，损伤的部位可影响到切口的延伸长度和局部皮瓣的获取以及固定物的位置
- 清创必须有效且彻底，应避免在伤口内随意清创，

而应以一定的顺序进行（由浅入深、由后到前，逐层进行）。在患肢的对侧应有另外一名外科医师，在每个层面进行交替操作
- 标准化流程会有帮助（尤其是当午夜时间缺少专业医师时）

设备

- 确保治疗室内有所有必要的设备且工作人员了解你的治疗计划，可提前准备一定量的冲洗液体，并放在保温箱内升温
- 如果可能，止血带应选择合适尺寸，并应间断使用，从而减少出血并使神经血管的安全显露
- 在影像学监测下进行骨折复位最可靠，花费一段短时间应用外固定架来恢复力线，有助于下一阶段的微创固定治疗。

潜在问题

　　通过仔细的术前计划考虑到可能存在的问题，可降低并发症发生的风险。这会影响到治疗策略的选择和需要用到的相关设备。

- 患者的生理条件——多发创伤患者可能处于生理失代偿状态并需要手术介入去除病因，以便进入 ICU 进行进一步的处理
- 高能量损伤患者通常局部解剖破坏严重。需要医师熟悉局部解剖，如有必要，可能应延长切口以辨认正常部位的神经和血管，特别是当肢体只有单个血管提供灌注时
- 不同固定方式相关的问题
- 常见术后并发症，如骨筋膜室综合征、感染及深静脉血栓形成

手术中策略
血管损伤

　　血管损伤将影响肢体的活性，因此需要优先处理，肢体血供只有在 4 小时内得到恢复才能避免发生不可逆的肌肉缺血损伤。如缺血时间>4~6 小时，应慎重考虑肢体是否有活性。

　　早期再灌注分为临时性和永久性（见 12.9 章），应快速行足够的显露和清创措施，以施行最终修复或临时腔内分流，应与血管外科医师共同制订手术计划。如需行筋膜切开术，则应在行血管修复前进行，以促进静脉回流及侧支循环的建立。

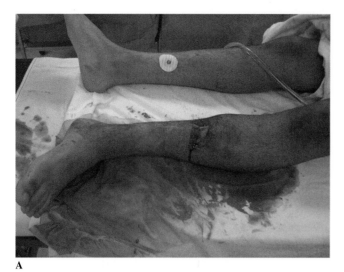

A

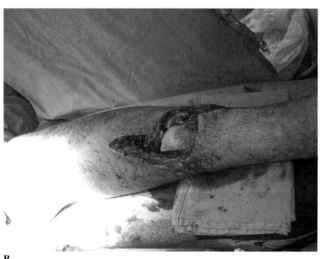

B

图 12.7.2 延长伤口可提供足够的视野并避免不必要的进一步损伤局部血供

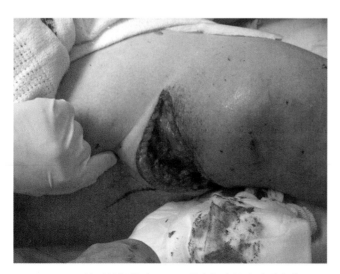

图 12.7.3 股骨干骨折伴膝上至股骨大粗隆的皮肤脱套伤

皮肤

创口的大小并不总能反映软组织损伤的程度，必须延长伤口才能进一步明确软组织损伤的范围（图 12.7.2）。延长伤口必须同时考虑到行局部筋膜切开术的切口，在胫骨这样可保护皮下筋膜的血供。同时也需考虑行内固定的入路，在可能的情况应避免横向切口。皮肤对创伤耐受力很强，因此并不需常规切除，只需切除失活的及伤口边缘的污染区域即可，通常情况下只需切除伤口边缘几毫米的部分。

脱套伤（图 12.7.3）发生于剪切应力，后者可导致深筋膜和皮下脂肪发生分离、穿支血管损伤并出现大面积皮肤失去血管供应。

皮下脂肪

皮下脂肪通常血供较差，并且比皮肤对创伤的耐受力更差。如果存在污染或不能明确是否存活，可将此层自由切除。

筋膜

任何失活及污染的筋膜都应去除，应切开筋膜以降低其深部的肌肉组织的压力并改善组织灌注。外科医师应放宽行所有间室的筋膜完全切开术的指征，因为即使当时不发生骨筋膜室综合征，其后也有可能出现并进一步发展。

肌肉和肌腱组织

确认并详细记录肌肉和肌腱损伤的部位有助于后期皮肤覆盖前的重建，同时也有助于明确术前功能障碍是由机械因素还是由神经方面因素所致。

坏死肌肉是导致细菌繁殖的主要培养基，因此如有严重损伤、缺血及无活力的肌肉组织，都应去除。有时很难评估肌肉活力，尤其是当血容量不足、呼吸功能不全或一过性缺血时（血管损伤或应用止血带）。一般来说，可通过 4C 原则评估肌肉活力：

◆ 连续性（Consistency）
◆ 伸缩性（Contractility），即当夹紧止血钳时，有活力的肌肉组织可发生收缩
◆ 颜色（Colour），即由于肌膜下积血，有时很难评估
◆ 血容量（Capacity of Blood），即在行肌肉清创时导致出血，大多数情况下可应用止血带减少失血

框 12.7.2　　开放骨折术前准备

- ◆ 评估患肢情况（如果可能，由手术团队进行）：
  - 伤口
  - 周围软组织
  - 周围神经
  - 脉搏（± 多普勒检查）
  - 骨筋膜室综合征
- ◆ 为伤口拍照记录
- ◆ 尽快无菌敷料覆盖
- ◆ 夹板固定
- ◆ 尽快应用静脉抗生素
- ◆ 破伤风预防注射
- ◆ 诊断性放射学检查：
  - X 线
  - 考虑是否行血管造影
- ◆ 如果有指征，请其他专家会诊（如整形外科医师）
- ◆ 考虑转院

神经

连续性好的神经需要保留及清洁。神经横断损伤可通过单根丝线行神经外膜缝合治疗，但需注意避免神经的进一步损伤。另外，需辨认和详细记录损伤发生的位置。

骨

细菌可在死骨或缺血的骨面上繁殖并形成一层生物膜，导致根除非常困难。应放松止血带，评估骨断端出血情况。缺乏软组织附着的骨块应去除，在去除前可借助这些骨折块评估骨折复位情况。但关节内大块骨折块则不能去除，应仔细清理并绝对固定以促进愈合及血供重建。在缺乏术中评估工具的情况下，是否保留局部有软组织附着的骨折块仍需外科判断。如果组织不足以抵抗轻微拉力下骨折块脱离，则应将其去除（"拖拽试验"）。软组织血供情况可通过细针穿刺是否出血进行评估。

所有骨折面都应直接显露并联合应用咬骨钳、刮勺和硬毛刷等进行清洁操作。

冲洗

冲洗的主要目的是冲掉损伤和清创时产生的微粒。但单独冲洗无法有效去除沾染在组织上的异物和细菌。这会影响到冲洗液的量。并没有证明需多少冲洗液进行冲洗的证据，但目前临床上普遍接受大量冲洗液的应用

（3~12 L）。肥皂水、抗菌液及抗生素制剂已证实并不增加额外的收益，而且在一些环境中还具有伤害性。

不能使用脉冲式冲洗，因为可导致污染物进一步进入组织间隙并导致细菌种植。另外，它还会进一步导致软组织损伤。尽管刚开始时它能有效降低细菌数量，但接下来却会导致后者明显反弹。

一期骨折固定

到这个阶段，伤口应已被彻底清洁，所有坏死组织和异物应已被清除。如情况允许，应考虑行内固定。在考虑固定方式时，需将伤口分类并思考如何实现软组织覆盖。如残留的软组织不足以实现软组织覆盖，则需请整形外科医师介入，这一步在首次清创时即应进行，以得到最佳的骨折固定和软组织覆盖方式。

骨折固定可为临时性或最终固定。如果清创和软组织覆盖条件足够，可考虑行最终固定治疗。即使软组织覆盖条件良好，但如对于清创是否足够有疑问，则适于行临时固定并在 48 小时后再行最终固定。如存在软组织缺损，可能导致内植物外露，可应用外固定器进行临时固定，目的是在能够完成软组织覆盖时改为最终固定。延迟覆盖暴露的金属可导致感染率升高（框 12.7.3）。

放置外固定架时应避免将针道置于损伤部位或可能放置内固定物的部位。尽管有报道认为外固定后即使 10~14 天时仍可成功改为内固定，但细菌可沿针道进入髓腔内并迅速繁殖。总体上，由外固定更改为内固定越早越好。

伤口闭合

有充分的证据表明，开放骨折伤口可一期闭合，并且伤口闭合越早感染率越低。此原则与开放骨折和暴露的软组织干燥而导致的医院获得性微生物高感染率有关。需确定无效腔和引流通道，因为随着炎症反应的进展，可产生大量渗出液。如果引流不佳导致液体积聚，将进一步加重软组织张力并导致脓液积聚。

框 12.7.3　　临时性骨折固定

- ◆ 固定针应避开损伤区域
- ◆ 固定针应避开未来切口位置
- ◆ 不应加重软组织损伤
- ◆ 应能维持肢体长度和骨折对线
- ◆ 石膏固定很少适用于长骨骨折

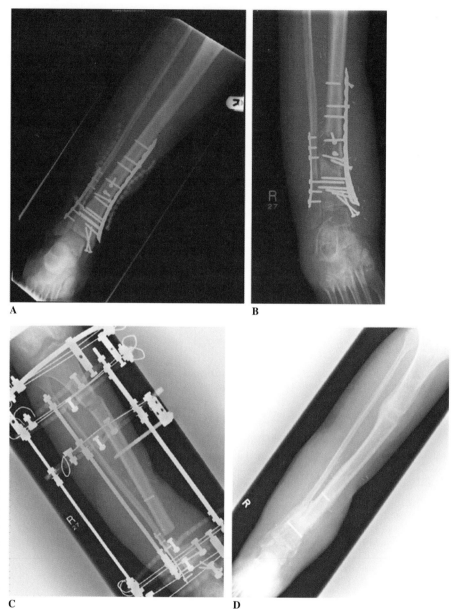

图 12.7.4 A）对胫骨远端Ⅲb型开放骨折行一期切开复位内固定，伤口内放置庆大霉素链珠，第7天时行延迟性软组织覆盖手术。B）并发复杂深部感染时需行清创，导致明显骨缺损。C）通过环形外固定架固定并行骨搬运填充骨缺损，并发软组织问题及再骨折。D）伤后2年骨折愈合并解决感染问题

皮肤缺损、伤口严重污染、动脉损伤、多发创伤及体弱患者应作为一期伤口闭合的禁忌证。

一期闭合伤口需要丰富的经验，如果存有疑虑，应保持清创后的伤口及延长切口开放。

敷料覆盖

初次清创后进行敷料覆盖的目的是防止外部污染并允许伤口引流。最简易的敷料包括生理盐水浸湿纱布。不要使用抗菌液。几项大的研究证实，通过伤口内放置抗生素链珠并以非黏附半透膜覆盖可减少感染性并发症的发生，并且在提高局部抗生素浓度的同时，机体吸收率较低。在一项同时全身应用抗生治疗的Ⅲ型胫骨开放骨折的研究中，加用抗生素链珠可降低感染（39%~7.3%）和骨髓炎（26%~6.3%）的发生率。

与常规引流相比，伤口负压引流技术（NPWT）可降低感染率1.9倍。这些敷料可减少水肿程度、增加局部血流量、促进肉芽组织增生并减小伤口大小。敷料可放置48小时，在这段时间内由于伤口处于封闭状态且持续引流，可避免常见的敷料渗透及污染问题，尽管NPWT敷料可用来关闭开放伤口并降低行皮瓣移植的可能，对开放骨折患者并不推荐。

现代证据已证实，通过伤口负压引流技术和抗生素链珠植入手术等并不延长伤口闭合的"机会窗"，仍需早期完成软组织覆盖来达到最好的效果（图12.7.4）。

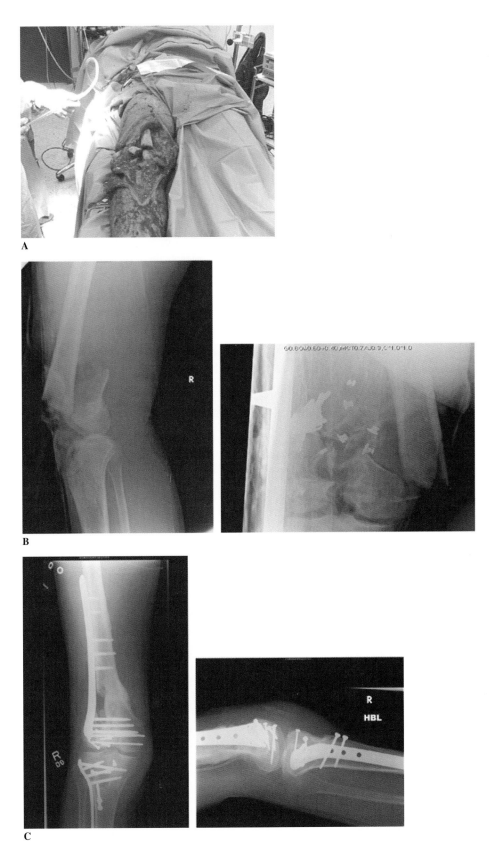

图 12.7.5 A）一位 21 岁摩托车手经急诊手术清创并行外固定架临时固定。B）伤后 48 小时更改为内固定并重建伸膝装置（腘肌腱），用腓肠肌瓣和游离植皮完成软组织覆盖。C）股骨远端和胫骨多段骨折

术后抗生素应用

术后应继续应用抗生素，但并没有好的证据指导临床医师抗生素应用的持续时间。

下肢开放骨折治疗的现代指南建议继续应用克拉维酸 1.2 g/8 h：

◆ Gustilo Ⅰ型开放骨折给药时间不超过术后 24 小时，当然更不超过 48 小时
◆ Gustilo Ⅱ型和Ⅲ型开放骨折应持续预防性应用，直到完成伤口软组织覆盖或至多 72 小时，并根据完成清创的时间做相应的调整

二期手术介入

如果对首次清创范围是否足够存在疑问，应在 24~48 小时内再次进行清创。然而，应该尽量在第一次清创就获得清洁伤口。

需警惕在二次手术时伤口已被医院获得性微生物侵入并繁殖。放置内植物部位及其软组织覆盖区域的抗生素抗菌谱应达到适当覆盖。

现代下肢开放骨折 BOA/BAPRAS 指南建议：当进行骨折固定和最终软组织重建时，应用庆大霉素（7 mg/kg，老年患者及肾功能损伤的患者进行相应调整）和万古霉素（1g）或替考拉宁（800 mg）两者任意一种。万古霉素必须至少在手术开始前 90 分钟内输入。

骨折固定

骨折最终固定的方式取决于骨折类型，应既有利于骨折愈合又避免进一步软组织损伤。完成内植物的早期覆盖较内植物本身更加重要。开放骨折的不愈合率通常更高并可能需早期行二次手术以促进愈合（11~58% 的Ⅲ型胫骨骨折患者）。

对于严重污染伤口，应考虑将外固定作为最终固定。如果存在骨缺损、骨折类型复杂或软组织损伤较重，环形外固定架可提供额外的受益。

髓内钉已被证实适用于污染轻微的开放胫骨和股骨骨折，其对于对位不良、后续手术、功能康复及患者满意度均有益。扩髓与否并未证明有效果差异。如果考虑从外固定架更改为髓内钉最终固定，建议在去除外固定架 7~14 天后进行，以降低感染风险。

石膏固定一般不适于作为成人下肢长骨开放骨折的临时或最终固定措施。而儿童前臂Ⅰ型和Ⅱ型开放骨折，可清创后应用石膏固定。

软组织覆盖

在 72 小时内完成骨折的最终固定和软组织覆盖为最好的结果（图 12.7.5）。

对于保持伤口开放以再次探查的患者，应在 48 小时内完成再次探查，并且在这个阶段，应通过直接缝合、游离植皮或转皮瓣等方式完成软组织覆盖。对于小块的局部皮肤缺损，在不暴露内植物的情况下，可待自然愈合。1 cm² 的缺损大约需要 1 个月的时间完全愈合。

最终软组织覆盖在 12.8 章中详细讨论。

拓展阅读

British Orthopaedic Association and British Association of Plastic, Reconstructive and Aesthetic Surgeons (2009). *The Management of Open Fractures of the Lower Limb*. http://www.boa.ac.uk

Gopal, S., Majumder, S., Batchelor, A., Knight, S., Boer, P.D., and Smith, R. (2000). Fix and flap: the radical orthopaedic and plastic treatment of severe open fractures of the tibia. *Journal of Bone and Joint Surgery*, **82B**, 959–66.

Naique, S.B., Pearse, M., and Nanchahal, J. (2006). Management of severe open tibial fractures: the need for combined orthopaedic and plastic surgical treatment in specialist centres. *Journal of Bone and Joint Surgery*, **88B**, 351–7.

Rajasekaran, S., Naresh Babu, J., Dheenadayalan, J., *et al.* (2006). A score for predicting salvage and outcome in Gustilo type IIIA and type IIIB open tibial fractures. *Journal of Bone and Joint Surgery*, **88B**, 1351–60.

Rajasekaran, S., Dheenadhayalan, J., Babu, J.N., Sundararajan, S.R. Venkatramani, H., and Sabapathy, S.R. (2009). Immediate primary skin closure in type-III A and B open fractures: results after a minimum of five years. *Journal of Bone and Joint Surgery*, **91B**, 217–24.

12.8
软组织覆盖

Christopher M. Caddy • Andrew N. Morritt

（金开基 译　徐海林　张殿英 审校）

要点

- 软组织覆盖是一个复杂的过程
- 软组织覆盖需要专业技术
- 理想情况下软组织覆盖应与整形重建外科医师共同合作完成

引言

创伤后实现肢体的软组织覆盖，可促进伤口的早期愈合并提供重要组织结构的持久覆盖。软组织缺损的闭合一般通过最简单的合适技术完成，根据程度不同分为直接闭合、游离植皮和转移皮瓣。对于重建外科医师来说，先进的医疗设备已允许其从简单闭合伤口转为重视达到更好的功能和外观结果。

软组织覆盖的效果一般根据外观及功能恢复程度及重建皮瓣供体处的受损情况来评定。软组织的缺损应该利用相似组织替代，同时覆盖应在供体部位最小损伤的前提下，为下方结构提供持续的保护。在可能的部位，应该尽可能地恢复感觉功能，从而加强功能的恢复。本节将讨论上下肢损伤的软组织覆盖选择。手部及腕部的软组织覆盖将在不同章节中讨论。

基本原则（框 12.8.1）

临床评估（框 12.8.2）

对于四肢来说，软组织缺损的评估和重建方式大致相似。采集病史包括：损伤暴力机制，是否并存周围血管疾病、糖尿病或重度吸烟史，这都将影响到重建方式的选择，同时还要考虑年龄、性别、职业及受

伤前的活动状态。

肢体评估从一般创伤评估开始，在手术室进行初次清创时应再次评估。高速伤、严重挤压伤或脱套伤损伤范围更加广泛，在首次观察时可能无法察觉，但应在明确损伤机制后应迅速考虑到。查体时应特别注意血供情况、骨骼连续性及是否存在神经损伤。检查伤口确定软组织缺损的范围，其他结构是否存在缺损，以及脆弱组织（骨骼、肌腱、神经、软骨和血管）暴露的程度。同时需评估邻近组织的质量及可用性，以备可能需行局部皮瓣转移时使用。撕脱伤或脱套伤的损伤机制可导致影响区域更加广泛。在首次清创时可能无法确定边缘组织的活力并可能需多次清创直到伤口稳定。

如有指征，需行包括血管造影术在内的进一步检查，尤其是当预期行游离组织转移时。术前血管造影术的指征包括：患者怀疑存在血管损伤并需行急诊血管修复（如 Gustilo 3C 型胫骨骨折），以及患者既往有局部外科手术史并可能导致局部血管解剖改变。

对此类患者通常需多学科共同处理，尤其是对下

肢损伤，通常复杂骨折固定优先行软组织覆盖，并且应鼓励所有可能需介入的科室早期参加救治。

早期治疗（框 12.8.3）

对于任何开放创伤，最重要的治疗原则都是早期彻底清创并行伤口冲洗。对于复杂损伤，尤其是有重度污染时，可能需在 48~72 小时后反复行多次清创以准确判断组织破坏的范围。对于有大面积软组织缺损的伤口，行一期探查性清创可保留一些可能存活的组织。而在再次清创时任何局部失活组织都需切除。此时伤口应能完成软组织覆盖，而如果计划同时行游离组织移植，则应在完成软组织覆盖前切除所有失活组织。

手术之前伤口中细菌的数量随长时间会逐步增加，因此入院即应静脉应用抗生素治疗直至完成软组织覆盖。术中应取伤口细菌拭子培养，并根据药敏结果调整抗生素类型。

软组织覆盖的指征（框 12.8.4）

如果皮肤缺损较小，则伤口可在清创冲洗后，在有效抗生素覆盖主要细菌谱下直接缝合。在缝合伤口时，伤口边缘稀疏对合即可，避免张力过大使皮缘苍白、重合，导致术后肿胀，出现皮缘缺血性坏死（即避免包扎过紧）。如果伤口存在张力，则不应一期闭合。如果存有疑问，则应去除伤口缝线并寻找其他处理方式。临床实践中多数伤口可通过直接缝合或游离植皮的方式关闭。

无法一期闭合的伤口一般可通过游离植皮或转移皮瓣完成闭合。游离植皮还适用于可通过植皮促进愈合的伤口而不需再行第二次手术以及不能应用转移皮瓣的伤口。伤口基底血供良好，并没有感染，即意味着伤口基底是由健康的肌肉、筋膜或肉芽组织组成。如存在 B 型溶血性链球菌（Lancefield A 组）感染，则属于植皮的绝对禁忌证。在裸露的骨、软骨或肌腱上无法进行植皮，除非骨膜、软骨膜、肌腱膜完整。

框 12.8.3　早期治疗

- 仔细清创
- 复杂损伤需行多次清创
- 即刻静脉应用抗生素并持续至伤口关闭
- 伤口内细菌拭子培养

框 12.8.4　软组织覆盖

- 伤口边缘不留张力
- 游离植皮需要基底血供良好
- B 型溶血性链球菌感染禁忌行植皮
- 低能量损伤者可行局部皮瓣

如果没有这些血供良好的结构或存在神经或血管的外露，则不能行植皮，而只能行转移皮瓣覆盖。

皮瓣可通过局部或其他区域获取，也可通过游离组织移植获得。根据不同需要，皮瓣可为筋膜瓣、皮筋膜瓣、肌瓣或复合瓣。局部随意皮瓣可转位、前进或旋转以覆盖基底不适合行游离植皮的小缺损及皮瓣移植有利于伤口外观的情况。

完成软组织覆盖的时机和方法选择取决于患者的全身状况，包括合并损伤及其部位、大小及缺损深度，损伤区域的范围（肉眼范围和显微范围），需重建组织的厚度，供区来源，以及是否需行二次重建手术。总体来说，不适合直接缝合和游离植皮的低能量损伤可通过局部皮筋膜瓣完成闭合，而高能量损伤导致的广泛缺损则常需行游离组织移植。只有在可同时行足够的软组织覆盖的情况下才能行损伤肌腱和神经的一期重建。对不适合行一期修复的神经和肌腱应在清创和骨折固定后予以标记，以方便二期重建时进行辨认。

游离植皮技术

皮肤移植通常取自未受伤的大腿或臀部，在全身或局部麻醉下以电动或气动取皮刀或手术刀手动切取。首先应对供皮区进行准备，盖上无菌布帘。在术前可应用混合肾上腺素的局部麻醉药物进行皮下浸润，或在取皮瓣后可外敷，以减少出血的同时缓解术后疼痛。取皮刀厚度应适当，供区以石蜡油润滑，取片时在皮肤上平坦放置取皮刀，轻向下加压并将取刀刀向前推移以切取皮肤。切割下来的皮肤可通过特殊装置或直接用手术刀做成网状，以方便引流液流出，避免其堆积于皮下导致植皮与基底分离。然后用无菌敷料覆盖供区，有许多类型的供区敷料，包括藻酸钙敷料（Kaltostat）或 Lyofoam 敷料相似的半闭塞式敷料。将待移植皮在薄纱布或石蜡纱布上展平，切割面朝上。然后将其放置于伤口上并以缝线或组织胶（Histacryl）固定，以做好的敷料覆盖。术后5天常规检查植皮情况，术后 10~14 天检查供区情况。

皮瓣移植的原则

对于成功的皮瓣移植，最重要的是仔细的术前计划及执行。皮瓣设计始于将缺损区域投影（通过模板等方式）至适合的供区。皮瓣应具有已知的血管供应，并且面积要比原缺损区域大，以便安全进行单次无张力移植。供区产生的继发性皮缺损可通过直接闭合或游离植皮或局部转移皮瓣等方式间接闭合。以下几条原则有助于改善重建质量，消除无效腔，无创化组织处理，彻底止血，以及使用合适的缝合材料。

骨折固定方式和软组织覆盖

对于骨折合并不同程度软组织缺损的复杂损伤，在软组织覆盖前需要首先行骨折固定。骨折固定方法取决于骨折的部位和类型、伤口大小和特征以及某种程度上手术医师的个人倾向。外固定架在固定的同时可方便检查伤口，能快速应用并能降低骨折块及邻近组织进一步失血供的风险。如能同时完成软组织覆盖，则可应用钉板系统和髓内钉进行内固定。如果行骨折外固定的手术医师与行软组织覆盖的医师不同，则应在术前共同讨论固定针的放置位置，以免影响潜在的供区组织。

重建时机

重建时机的选择取决于损伤机制、伤口情况、患者一般状况及相应的技术可行性。与延迟闭合伤口相比，在彻底清创后使用血供良好的肌肉组织对复杂下肢缺损进行早期伤口闭合（Byrd 等将其定义为损伤后 6 天内，Godina 将其定义为伤后 72 小时）可降低伤口感染率和骨髓炎、骨折不愈合的发生率，同时也能降低血管吻合口血栓的发生率。但在临床实践中，多数情况下是由骨科医师完成损伤的初步评估、清创和骨折固定的，在几天后再由整形 / 重建外科医师完成接下来的软组织覆盖，因此丧失了完成重建的最佳"机会窗"。

理想情况下，所有严重创伤都应由负责清创固定的骨科医师和对创伤有兴趣的整形 / 微创外科医师共同处理。如果当地不具有相应的专科条件，则骨科医师应与当地的整形外科中心联系或与经过训练的有经验的骨科同事合作进行第一次手术治疗。如果伤口关闭需要延迟进行，则应避免两次手术间伤口处于干燥状态。

用负压辅助装置进行伤口闭合

伤口局部负压（TNP）治疗在过去的十年间得到了越来越普遍的应用，其在肢体创伤治疗中的应用范围还在不断扩展。当用于合适的伤口时，其可减少水肿并促进肉芽组织增生，从而允许伤口以游离植皮方式闭合而不需应用皮瓣。但如果应用不当，其可延迟彻底清创的进行而影响到早期感染假体和内植物的保留。在军队和急性创伤环境下，其还可允许伤口清创和伤口无菌闭合，从而可以将患者转运至专科治疗中心。应定期检查其使用情况并限定只有经过训练的医师使用或与整形外科医师紧密配合应用，并且其不能取代充分的外科清创。

可用的皮瓣（框 12.8.5）

尽管已经出现了各种各样不同的皮瓣，足够覆盖较大缺损的也只有几个"主要"皮瓣。

框 12.8.5 皮瓣
◆ 多学科综合小组至关重要
◆ 仔细的计划
◆ 首先行骨折固定
◆ 早期闭合感染率更低

背阔肌（图 12.8.1）

背阔肌游离皮瓣是下肢创伤重建中的主要皮瓣，而带血管蒂背阔肌瓣或肌皮瓣也可用于肩关节和上肢重建。此肌肉容易分离，并有长血管蒂，方便在损伤区域外进行微血管吻合，还能折叠以消除无效腔。在成人，平均 25 cm×40 cm 大小的皮瓣可提供从胫骨近端至踝关节的覆盖。切割肌肉的数量可根据缺损区域神经分布及残留肌肉的功能决定。此肌肉移植的缺点在于可导致上肢推力的减弱，这种力量在一些运动员中很重要。

前锯肌

前锯肌可单独作为游离皮瓣移植或与背阔肌皮瓣联合移植以覆盖小腿远端 1/3 到足的中到大的缺损。在切取皮瓣时应注意保留肌肉的上支，以避免全切除时发生翼状肩胛的可能性。尽管供区可直接闭合，但

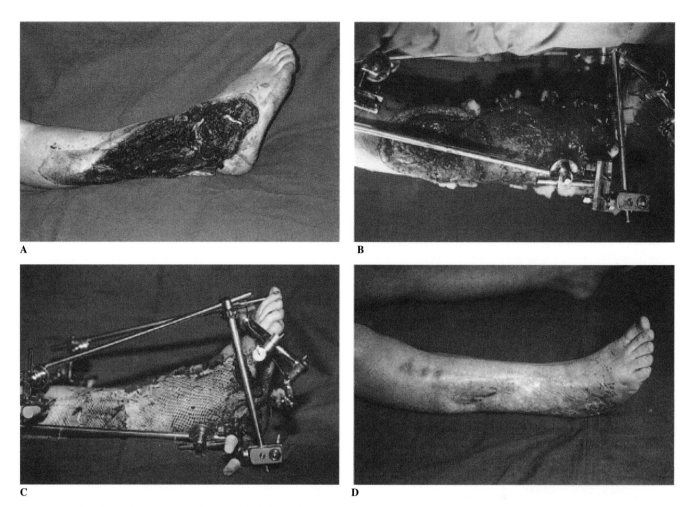

图 12.8.1 在一位 12 岁男性患者,背阔肌皮瓣覆盖的复杂下肢损伤:A)最初表现;B)清创,外固定,背阔肌游离皮瓣覆盖;C)应用网孔状皮肤移植;D)稳定软组织覆盖后的晚期表现

相关皮瓣的缺损必须用植皮来恢复。

腹直肌

腹直肌可用作带血管蒂肌瓣或肌皮瓣,用于双侧腹股沟区覆盖,或游离皮瓣用于下肢缺损的覆盖。其血供丰富,肌肉量多且皮岛可以从肌肉获取。如果皮岛从乳房下褶部位开始取,则带蒂肌皮瓣可提供对腹股沟、股骨大转子、大腿前侧直至膝关节区域的覆盖。此皮瓣的缺点是可导致下腹部弓形线以下部分腹肌力量减弱,由于有剩余的腹直肌代偿,一般不会出现疝气及功能障碍。

股薄肌

股薄肌带蒂皮瓣弧形旋转可提供对同侧腹股沟区和大腿前后侧缺损的覆盖,也可作为游离肌瓣或肌皮瓣移植用于上肢缺损的覆盖,而神经肌肉皮瓣则可在肌肉缺损时提供运动功能,如前臂屈曲等。肌肉切取导致的功能丧失很小,供区皮肤可直接关闭。但较长的皮岛远端可靠性较差,并且在肥胖患者皮瓣可能较难提取。

肩胛瓣

肩胛瓣可作为带血管蒂瓣用于提供对上臂和腋窝皮肤缺损的覆盖,也可以游离皮瓣的形式提供对前臂的覆盖。其包括肩胛部皮肤、背阔肌和(或)前据肌的复合皮瓣可提供对较大复杂缺损的覆盖。供区常一期闭合,但肩胛部皮肤瘢痕常发生挛缩导致外观不佳。

腹股沟区皮瓣

腹股沟区皮瓣多用于前臂和手部缺损的覆盖。对于绝大多数上肢缺损来说,其足够大,并且可通过后期处理进一步延展。供区通常可一期闭合并留下一条"比基尼线"瘢痕。其远端部分可以相当薄并完美塑形以适应手部缺损，但在一些肥胖患者可能依然较厚。同所有分期移植相同，皮瓣移植的延迟可能会导致上肢挛缩僵硬，使手臂被迫处于固定的体位。早期侵入性手部理疗或作为游离组织瓣移植可减少这种并发症的发生率。不论何种方法，腹股沟区皮瓣都需要尽可能薄以适应手部轮廓。

前臂桡侧皮瓣

前臂有大量区域的皮肤可作为轴向带蒂皮瓣或桡动脉上的游离皮瓣，并且如果需要，可分别带掌长肌或桡骨移植用于伸腕功能或掌骨重建。骨与皮肤复合体还可用于拇指功能重建。带血管蒂前臂桡侧皮瓣还可作为逆向远端基底皮筋膜瓣，用于手背远端缺损或手指脱套伤的覆盖。其血管解剖恒定且神经支配良好，可作为神经血管瓣。这个皮瓣的主要缺点在于：供区畸形且要损失桡动脉。供区可能需要游离植皮覆盖而导致外观不佳，故多不用于女性患者。供区如果较小

但仍不适于直接缝合，可考虑行局部转移皮瓣关闭。在取此皮瓣前应首先行 Allen 试验，检查侧支循环情况以确认尺动脉能否提供全手的血供。

上臂外侧皮瓣

上臂外侧带蒂皮瓣可用于覆盖前臂近端缺损或以游离皮瓣形式用于下肢和前臂远端小至中度缺损的覆盖。曾有人取得过 15 cm × 14 cm 大小的皮瓣，但如果想把供区一期闭合，其宽度最好不要超过 6~8 cm。与前臂桡侧皮瓣相比，上臂外侧皮瓣的优点在于：滋养动脉对于上肢远端来说不是必需的。

脂肪筋膜瓣

对于大腿中远端小到中等程度的皮肤缺损，已有翻转脂肪和筋膜作为游离植皮的基底床（图 12.8.2）。可将其设计为通过在缺损邻近区域穿孔以实现覆盖，并保

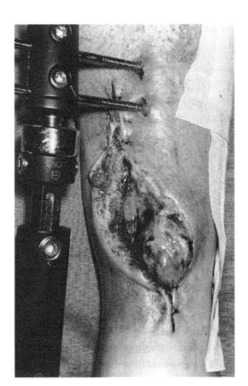

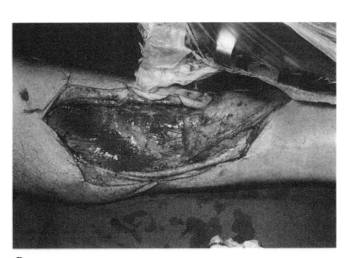

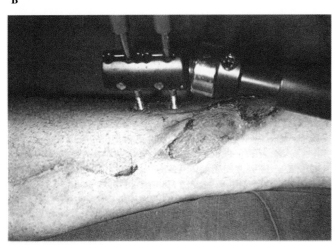

图 12.8.2 筋膜旋转皮瓣的临床实例。A 外伤后胫骨暴露患者；B 筋膜皮瓣旋转后置入缺损处；C 愈合的伤口及供皮处

持相对稳定的血供。而之前已损伤或脱套的供区由于已穿孔且血供受损而不适于再度使用。此类筋膜瓣的成功应用需要一定的专业技巧，并且不适用于感染性伤口的覆盖。相对皮筋膜瓣来说，肌瓣对于细菌污染的抵抗力相对较强，而脂肪筋膜瓣尚未显示出有这方面的能力。尽管供区并发症很小，脂肪筋膜瓣的最大缺点是：需要移植覆盖于筋膜表面的皮肤大小无法预测。

特定解剖区域的覆盖

上肢（框12.8.6）

如果神经、血管、肌腱及骨组织未受损或外露，如深部挫伤或皮肤撕裂伤，则厚片游离植皮即可提供良好的软组织覆盖。如植皮区域跨越肘关节，由于皮肤挛缩可导致肘关节活动度受限，可通过石膏制动并行物理治疗预防。通过仔细的外科处理，游离植皮可在1周内完整愈合从而允许患肢活动。可穿加压袖套6~18个月以促进移植皮肤成熟并改善最终外观。

在一些撕裂或脱套伤患者，皮瓣可在脱脂后以厚植皮的形式应用，从而保证皮瓣的表面完整性。其优点是：可保持皮肤良好的外观和质地而不损害供区。对于不适合行植皮的缺损，则需要行局部或区域皮瓣或游离组织移植实现覆盖。

上肢较大创伤通常都伴有胸部损伤，因此，最终软组织覆盖常需延迟到患者一般情况稳定后才能进行。清创的同时包扎或厚片植皮自体移植，可用于形成暂时的生物包扎。肩部或上肢缺损可能需要用带蒂背阔肌皮瓣来完成覆盖，前臂大面积缺损也可用皮筋膜瓣如肩胛瓣或腹股沟瓣来完成覆盖，而对于小的缺损，上臂外侧皮瓣可实现肘关节附近的缺损覆盖。

对于复杂软组织缺损，则可能需行游离组织移植以实现软组织覆盖。上肢软组织损伤行游离组织移植的指征包括：

◆ 无法应用简单技术，如局部供区损伤或之前邻近组织利用失败

◆ 通过一期手术可实现早期活动和功能恢复者

◆ 功能重建需要行复合组织移植者

◆ 由于受区基底床血供不明确导致分期带血管蒂移植效果不明确者

下肢（框12.8.7和图12.8.3）

下肢较大创伤常合并其他损伤，应优先处理危及生命的创伤，因此，可能需要相应延迟肢体创伤的处理。完成重建的前提是血管未闭和胫神经的完整。

腹股沟和大腿

应用厚片植皮关闭覆盖伤口多用于大腿近端1/3围绕股骨周围的肌肉损伤。如果在创伤后血管重建后存在血管和神经外露或偶尔的骨科内植物外露，可用局部带血管蒂皮瓣覆盖，包括腹直肌、阔筋膜张肌、股薄肌、缝匠肌、股内侧肌和股外侧肌。如果没有合适的局部组织或需行复合组织转移，则需考虑行游离组织移植。

框12.8.7　下肢

◆ 需要未受损的血供及胫神经的完整
◆ 腹股沟/股骨上段拆分植皮或局部皮瓣
◆ 膝关节和小腿上段——腓肠肌局部皮瓣
◆ 小腿中远1/3——比目鱼肌皮瓣
◆ 小腿远端和踝关节——皮筋膜瓣或游离组织移植

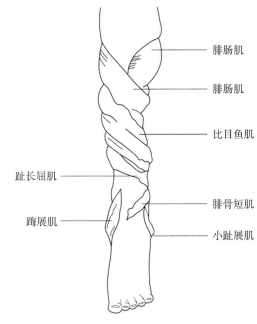

图12.8.3　下肢软组织缺损覆盖的选择

框12.8.6　上肢

◆ 早期活动以避免挛缩畸形
◆ 应用加压袖套
◆ 可使用局部皮瓣
◆ 可能需行背阔肌瓣或肌皮瓣转移

膝关节和小腿近端 1/3

对创伤性缺损或伤口裂开后骨科内植物的外露均需行皮瓣覆盖。完成覆盖的方式包括小腿近端基底皮筋膜瓣、局部肌瓣和游离组织移植。腓肠肌是最常用到的覆盖来源，基于近端血管蒂，此肌肉的内侧或外侧头均可用于自近端髌骨至小腿中远端 1/3 区域中等大小缺损的软组织覆盖。很少出现功能不全，游离植皮可显现良好的表面塑形。

小腿中远 1/3

小腿中远端 1/3 的缺损可用比目鱼肌皮瓣实现覆盖。该肌肉自其肌腱结合部近端 5 cm 以上血供稳定。尚无移植后功能缺损的记录，也无其对静脉泵功能的长期影响的报道。高能量损伤致胫骨粉碎性骨折可导致比目鱼肌挫裂伤而限制其应用范围。这种情况是在损伤区域外行游离组织移植的指征。对于小型缺损，可将胫前肌纵行游离并翻转 180° 覆盖于胫骨上。此技术可保留肌肉的神经支配，不会出现功能不全。

小腿远端 1/3 和踝关节

小腿远端 1/3 肌肉覆盖较少，因而不易单独行植皮完成覆盖。覆盖方式选择包括皮筋膜瓣或游离皮瓣。远端基底皮筋膜瓣的旋转轴线设计基于位于内踝上方 6~12 cm 的 1~2 支血管穿支，并可在术前通过手持多普勒超声探测仪明确位置。这种皮筋膜瓣不能用于广泛脱套伤，因为穿支血管也已撕脱。在这种情况下，感染伤口或有节段缺失时，行游离肌肉移植并行游离植皮覆盖更合适。

足（框 12.8.8）

对于重建外科医师来说，足部软组织覆盖难度较大，跖侧和背侧对于覆盖的要求也不一样。背侧皮肤较薄且柔软，为皮下肌腱活动提供光滑的底面；而跖侧负重区皮肤光滑无毛，软组织紧密贴附于骨上，能够抵抗行走时的剪切应力。重建目标包括感觉、骨覆盖及肌腱的重建，以使体积最小并可抵抗切线位上的剪切运动。深感觉感触能力对于负重、行走和长期覆盖能力来说是基本要求。

足背植皮易受到鞋类的摩擦损伤，应保护直至完全愈合。不适合行植皮的小缺损可选择局部皮筋膜瓣或肌瓣覆盖（足背、跟骨外侧、趾短伸肌、踇展肌或小趾展肌）。对于广泛缺损，可用游离植皮加游离筋膜移植（上臂外侧、前臂桡侧或颞肌）。游离筋膜瓣体积小，可提供足背良好的塑形，并允许肌腱良好的滑动。对于污染伤口或深部缺损，则需应用游离皮筋膜瓣或肌瓣。

框 12.8.8　足
◆ 感觉重要
◆ 背侧——局部或游离筋膜皮瓣
◆ 跖侧——局部转移皮瓣或简单皮瓣移植
◆ 严重跖侧损伤可能需要游离皮瓣移植

高度分化的跖侧皮肤最好由类似组织替代。具有良好的皮下组织垫的前足或后足缺损可通过游离或全厚植皮来完成覆盖。延迟植皮可降低跖侧皮肤和植皮区域间的角化程度。对于皮下组织垫已丢失的伤口，可将邻近内侧非负重区域的皮肤转位至负重区域，如足底外侧和脚跟，实现软组织覆盖。轴向皮瓣，如足底内侧动脉皮瓣，可用于足跟缺损的覆盖，其包含皮神经，因此具有感觉功能。脚趾圆角皮瓣可为前足缺损提供良好的覆盖，并且其皮肤有感觉神经支配，供区损伤也少。如果足底内外侧神经均完整，可保护游离皮瓣免于放置压迫性坏死。肌瓣如背阔肌瓣可垫放于骨性突出表面，多数患者可通过适当的康复锻炼恢复行走功能。此类患者的康复治疗中定制鞋和足部护理指导非常重要。

慢性骨髓炎（框 12.8.9）

慢性骨髓炎定义为骨组织中一点或多点出现脓液积聚、感染性肉芽组织、死骨、引流窦道和抵抗性蜂窝织炎。其治疗包括彻底清创、去除所有失去血供的骨块以及血供低下的软组织和感染性肉芽组织。伤口保持开放留待再次清创、植皮或皮瓣覆盖。如存在部分骨缺损，则需延迟行骨性重建，伤口闭合应通过游离或带血管蒂肌瓣完成。重建方式选择方面能否一期愈合取决于缺损的大小并包括：松质骨移植、髂骨或腓骨取骨植骨及骨搬运技术的应用。

框 12.8.9　骨髓炎

- 彻底清创
- 通过再次探查 /SSG/ 游离皮瓣等获得愈合

截肢的指征

截肢决定的作出需要具体问题具体分析，需要考虑到受伤的肢体、患者年龄、合并伤及社会经济因素等。由于下肢复杂损伤重建术后痊愈和康复是一个漫长的过程，而截肢可加速痊愈并帮助快速回到工作岗位，并且借助合适的假肢可获得良好的肢体功能。由于足底感觉功能的重要性，胫神经的毁损伤常是截肢的一个指征。另外，对于足部巨大脱套伤患者来说，也应考虑截肢的可能性，因为即使重建，通常也无法获得一个具有正常功能的足。

结果和并发症

不同软组织覆盖方式间的效果很难比较，原因有以下几点：

- 关于软组织损伤的表述缺乏一致性
- 未特别说明合并骨折的情况
- 伤口闭合的标准也未获得一致意见
- 不同的文献关于伤口闭合的时机也存在争议

皮筋膜瓣可为肢体提供可靠的软组织覆盖，报道的伤口愈合和保肢成功率达 97%。游离组织移植用于 Gustilo Ⅲ 型开放损伤保肢成功率＞90%。在所有病例中，患者在急性期获得治疗的成功率最高且并发症最少。对于获得更好的功能预后而言，一个较重要的因素是外科医师的个人学习曲线，随着其经验增长，效果越来越好。

游离组织移植治疗 Gustilo Ⅲ B 型开放骨折的长期随访显示，保肢成功率达 93%，并有 96% 的患者满意度。但这些患者中只有 28% 在 2 年内返回长期工作中，比较而言，68% 行截肢治疗的患者在相同的时间内返回工作岗位。因此，尽管随着技术的日益进步，更多的严重创伤患者可获得保留肢体的可能性，但外科医师本身应牢记患者康复的长期目标并慎重选择患者的治疗方式。

拓展阅读

Francel, T.J., Vander Kolk, C.A., Hoopes, J.E., Manson, P.N., and Yaremchuk, M.D. (1992). Microvascular soft tissue transplantation for reconstruction of acute open tibial fractures: timing of coverage and long- term functional results. *Plastic and Reconstructive Surgery*, **89**, 478–87.

Fix, R.J. and Vasconez, L.O. (1991). Fasciocutaneous flaps in the reconstruction of the lower extremity. *Clinics in Plastic Surgery*, **18**, 571–82.

Godina, M. (1986). Early microsurgical reconstruction of complex trauma of the extremities. *Clinics in Plastic Surgery*, **13**, 619–20.

Hallock, G.G. (1991). Complications of 100 consecutive local fasciocutaneous flaps. *Plastic and Reconstructive Surgery*, **88**, 264–8.

Moore, J.R. and Weiland, A.J. (1986). Vascularized tissue transfer in the treatment of osteomyelitis. *Clinics in Plastic Surgery*, **13**, 657–62.

Nanchahal, J., Nayagam, D., Khan, U., *et al.* (2009). Standards for the Management of Open Fractures of the Lower Limb. Royal Society of Medicine Press, London. http://www.bapras.org.uk/guide. asp?id=355#guide_278

12.9
合并血管损伤的骨科创伤

E. Chaloner

（金开基 译　徐海林　张殿英 审校）

要点

- 动脉损伤的早期诊断对于降低截肢风险非常重要
- 不要假定触不到脉搏是因为动脉"痉挛"
- 不要认为肢体远端脉搏存在就能排除近端血管损伤——动脉内膜损伤可在初次伤害数小时才出现血管闭塞
- 即使动脉修复已完成，由于再灌注损伤的影响，依然有发生骨筋膜室综合征的风险
- 在行最终动脉修复或旁路手术前实施动脉分流术可为骨折固定争取一些时间

引言

严重骨折或脱位常常可导致邻近区域的血管损伤。某些特殊类型的部位，由于血管与骨关节解剖位置紧邻，骨折脱位时可导致血管损伤，如股骨干骨折可损伤股浅动脉，膝关节脱位可损伤腘动脉，肱骨髁上骨折可损伤肱动脉。

影响动脉损伤预后的主要决定因素在于：早期识别血管损伤的可能性并进一步检查。这在一些动脉损伤中可能较难，因为部分动脉损伤只发生在内膜处，而不引起明显的外出血及血肿形成。初期肢体的血供灌注并无异常（甚至脉搏都存在），而在受伤几小时后才出现动脉血栓形成。骨折或脱位患者可能出现血管损伤，有必要经常检查肢体远端的血管情况，以避免诊断过晚和截肢和功能丧失风险。

大的静脉损伤也可在动脉损伤后序贯发生或单独存在。静脉损伤多不需要手术干预，但其可增加晚期深静脉血栓形成（DVT）的风险并导致后来的血栓后综合征发病率增高。

血管损伤机制（框 12.9.1）

贯通伤

导致骨折伴血管损伤的贯通伤通常为枪弹伤。低能量传导的弹射物通常只能导致弹道部位的血管损伤，骨性损伤一般不超过其"钻口"区域（图 12.9.1）。而在高能量传递伤口，高速子弹撞击骨骼时可将其击碎成数块并产生二次弹射，导致进一步损伤（图 12.9.2）。散弹枪近距离射击可产生集中式"播散"伤并导致软组织大面积缺损和骨折严重粉碎，同时还伴有来自填塞物和衣物的污染，这类损伤的严重程度常常在表面观察时被低估。在炸弹爆炸中，由弹片和二次弹射导致的血管和骨性损伤可能更加复杂，因为可能同时存在石块掉落等引起的砸压伤。

钝性伤

钝性伤导致血管损伤的严重程度，如机动车突然减速、坠落及火车或飞机速度突然改变，往往较贯通伤更严重。由暴力成角骨折导致的剪切应力可能会使尖锐的骨折断端挫伤或切断邻近血管（图 12.9.3），或

> **框 12.9.1　血管损伤机制**
>
> - 贯通伤：
>   - 低速 —— 弹道位置上的血管
>   - 高速 —— 可因骨折碎块二次弹射或气穴现象致伤
> - 钝性伤 —— 剪切暴力：
>   - 脱位
>   - 骨折

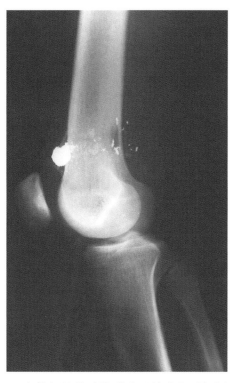

图 12.9.1　子弹在股骨下段形成"钻孔",导致股骨前方皮质骨折,而整体上仍完整,并导致腘动脉及静脉横断伤(Reproduced from Barros D'Sa (1992).)

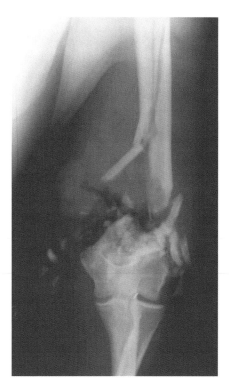

图 12.9.2　高速弹射损伤:肱骨严重粉碎,肱动脉和尺神经横断伤(Reproduced from Barros D'Sa (1992).)

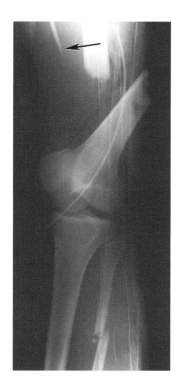

图 12.9.3　交通事故导致下肢多发骨折患者的血管造影:提示股腘动脉段损伤

牵拉部位相对固定的血管病导致血栓形成。在膝关节后脱位患者,其撕脱暴力可导致组织撕裂,并导致腘动脉自内膜开始的渐进性损伤。膝关节脱位有自动复位的趋向,由此可导致在查体时忽视血管损伤相关的体征。因此,膝关节侧副韧带系统的损伤反而能够使腘动脉损伤引起的缺血更容易被发现。在胫骨骨折合并膝关节脱位的患者,血管损伤的发生率接近40%,如果发现不及时,截肢风险相当高。

在严重Ⅲc型胫骨开放骨折患者,一系列因素影响到治疗的成功并可导致相当高的截肢率。这些因素既包括骨折粉碎程度及骨缺损和骨膜剥脱,也包括严重的肌肉以及皮肤缺损、神经损伤、污染、腘动脉和小腿血管长段损伤以及侧副韧带系统损伤。

在上肢动脉钝性损伤中也可见到上述相关现象。腋动脉牵拉损伤时臂丛神经也经常被累及。

血管损伤形态学（框 12.9.2）

骨折脱位可并发多种类型的血管损伤,如连续性中断、部分撕裂或完全撕裂。真性创伤性痉挛非常罕见,不应推断其存在可能性,多数"痉挛"病例被证实至少存在血管内膜损伤,在一些病例中,在血栓性闭塞前,

- 部分撕裂伤更常导致出血
- 完全断裂会使断端回缩和血栓形成
- 钝性静脉损伤很难修复
- 老年动脉病变者更容易出现并发症

血管短时间可以血液流通（图 12.9.4）。内膜破裂可发展为内膜掀开，并逐渐进展为剥脱和血管壁内出血。在内膜撕裂呈全周性的患者，血栓形成比较常见。对于骨科医师来说，最关键的地方在于：不要把严重骨折远端的脉搏消失认为是由于"动脉痉挛"造成的，也不要误以为在初次检查时可触及脉搏就能排除血管损伤。

撕裂的动脉通常无法收缩，在开放损伤患者可导致快速的失血。如果其被封盖，则可形成假性动脉瘤并有发生迟发破裂的可能（图 12.9.5 和 12.9.6）。邻近动静脉同时损伤可产生动静脉瘘（图 12.9.7），可伴有或不伴有邻近动脉的假性动脉瘤。偶尔，动静脉瘘可影响到肢体远端的血供。肢体近端长期动静脉瘘可促使心脏高输出量状态出现。

当血管被弹射物或金属碎片横断损伤时，其末端有回缩并形成血栓而封闭的趋向。此过程也可见于血管牵拉伤患者，如膝关节后脱位时，撕脱力量可牵拉内膜直

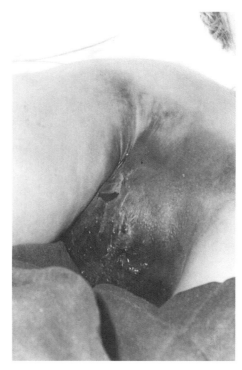

图 12.9.5 右肩关节脱位：腋动脉撕裂导致假性动脉瘤形成，破裂后形成腋部巨大血肿（Reproduced from Barros D'Sa (1992).）

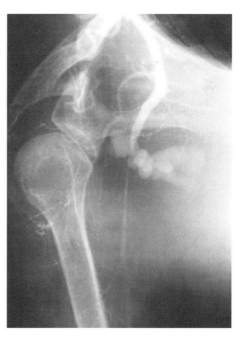

图 12.9.6 图 12.8.5 患者的血管造影显示围绕在血栓附近的多间隔的假性动脉瘤。由于血流变少及周围血肿压迫导致远端血管变细（Reproduced from Barros D'Sa (1992).）

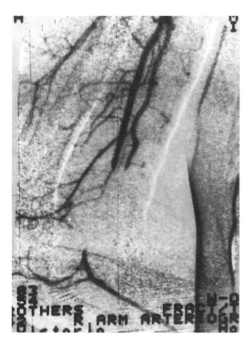

图 12.9.4 左肘关节脱位，肱二头肌及肱肌断裂，肱动脉被牵拉，血栓形成，导致肢体远端严重缺血，通过切除并行静脉移植置换治疗（Reproduced from Barros D'Sa (1992).）

至其发生破裂并自动回卷，然后动脉中层和外膜发生断裂，断端回缩，继而血栓形成。而在部分撕裂伤的患者，并不出现此过程，而完全断裂会出现更大量的出血。

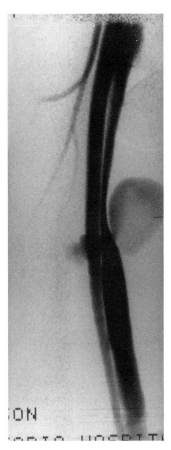

图 12.9.7　数字血管造影显示股骨上段动静脉瘘并伴有假性动脉瘤形成（Reproduced from Barros D'Sa (1997).）

静脉损伤很难发现，多在手术显露动脉损伤时发现。由于钝性伤导致的静脉损伤不易修复。

血管损伤的病理生理机制

缺血

动脉血流骤停导致组织低灌注和缺氧，在一些病例还合并低血容量性休克和血管收缩。横纹肌对于持续热缺血的耐受很差，根据受伤程度和侧支循环建立情况，一般 6~8 小时后发生肌肉坏死。

缺血-再灌注

血供在缺血一段时间后恢复可产生复杂的生物化学反应，导致细胞发生缺血-再灌注损伤改变。钳夹或结扎邻近主干静脉可加速这个过程，伴随的骨与软组织损伤也可导致症状加重（图 12.9.8）。缺血-再灌注损伤的范围与横纹肌缺血的严重程度和持续时间直接相关。大面积骨骼肌的缺血-再灌注损伤可引起多

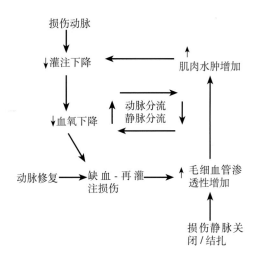

图 12.9.8　图示动脉损伤及修复后的病理生理学转归以及结扎伴随损伤静脉的影响。说明了早期进行辅助性动静脉分流的有益作用

器官功能衰竭等全身并发症。不断升高的压力可导致骨筋膜室综合征和神经缺血性损伤发生。需要再次强调的是，对于临床医师来讲，不应认为只要完成血管重建就万无一失，仍然存在发生并发症的风险，尤其是骨筋膜室综合征和深静脉血栓形成（DVT）。

治疗

早期处理

对于多发创伤患者，复苏治疗包括维持气道通畅、足够的通气量及纠正低血容量性休克。在许多情况下是由骨科医师进行复苏相关的治疗的，因此他们还需处理急性动静脉损伤直至血管外科医师接手。在初诊时，许多这种复杂肢体损伤可能会由于夹板绷带覆盖而被忽视。外出血应通过手指按压控制并随后以敷料和绷带加压包扎。如果血管钳和动脉夹应用不当，可能会损伤血管及邻近神经。止血带应用越来越少，常常导致出血率增加，并且如果长时间不放松的话，可能导致组织学上的神经不可逆损伤。旁观者可提供关于受伤机制、失血量及受伤时间等相关信息，这有助于制订进一步的治疗方案。需常规给予破伤风类毒素注射、预防性应用抗生素以及适当的镇痛处理。

诊断和评估（框 12.9.3）
临床表现

在评估合并骨折创伤的血管损伤部位、程度及范围时，需要首先回答一系列问题：

◆ 如果出血呈持续性，是否明确是动脉损伤还是静脉损伤？还是两者都有？

◆ 如果存在血肿，是膨胀性的还是搏动性的？

◆ 是否有动脉受压或动静脉瘘的证据，如震颤、可闻及杂音？

◆ 是否存在缺血的"硬"体征，如远端脉搏缺失、瘀斑、苍白、皮温降低及感觉麻木？

◆ 如果无上述体征，是否可探及"软"体征，即一过性缺血、轻度神经损伤或小的非膨胀性血肿？如同时伴随神经损伤，则无法明确评估是否存在深部缺血

◆ 多发创伤休克患者其动脉损伤体征常被掩盖，在复苏后其骨折侧肢体循环恢复是否晚于对侧？

◆ 骨折或脱位的复位能否恢复远端血运？

◆ 对于膝关节脱位来说，即使不存在膝关节周围软组织内出血的体征，是否有膝关节脱位自动复位的证据？如果有，是否有动脉损伤的直接证据？

　　如果这些问题的答案不清晰或无法回答，则需行进一步的检查。

超声检查

　　超声多普勒脉搏波形、分段测压及踝肱压力指数可用于早期评估血管损伤，尤其是在钝性创伤患者，但此检查结果不应作为排除血管损伤的依据。而在开放创伤患者，超声检查一般不能实行。

血管造影检查

　　血管造影检查既能证实也能排除血管损伤的存在（图 12.9.9 和 12.9.10）。在后一种情况，其可使外科医师有信心不进行进一步的介入，避免了不必要的手术探查。

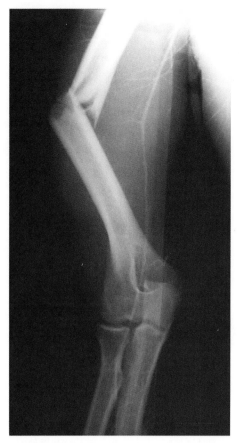

图 12.9.9　血管造影检查显示与肱骨中段骨折相关的肱动脉痉挛，但尚完整

但临床症状可疑时，适宜行血管造影检查。从法医学的角度讲，遗漏动脉损伤从而导致截肢是很明显的因果顺序。对于导致膝关节不稳定或脱位的钝性创伤患者，行血管造影检查尤其重要，有时对于一些邻近膝关节的移位骨折也需行血管造影检查。有时即使肢体远端脉搏可触及，也应注意血管损伤闭塞从而导致截肢可能的发生。由于这种情况的存在也使常规血管造影成为必要。

　　如果临床上高度怀疑动脉损伤而又不能立刻行血管造影检查，最好将患者送进手术室进行单次单背板的台上血管造影检查，这样随后也可继续进行损伤动脉的修复。及时的血管造影检查也可防止骨折复位后持续缺血造成的灾难后果，尤其是在老年动脉硬化患者。许多医院现在已经配置了 CT 或 MRI 血管成像设备，这些新设备尤其是 CT 血管造影的优势在于：可快速获取信息，同时可显示骨骼肌周围软组织的情况。如果血管造影显示无动脉损伤而临床上仍高度怀疑时，则应再次进行更加细致和重复的体格检查，在必要情况下可进行外科手术探查以明确是否存在动脉损伤。

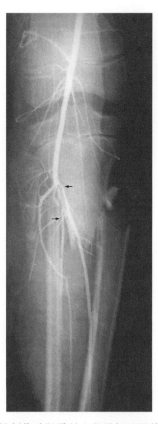

图 12.9.10 钝性创伤致胫腓骨上段骨折及胫前动脉扭曲痉挛，胫腓骨干分支高度狭窄（上方箭头），腓动脉起点处假性闭塞（下方箭头），胫后动脉无明显异常（Reproduced from Barros D'Sa (1992).）

时间至关重要

在骨折合并血管损伤的治疗中，减少缺血时间并降低血管修复后的缺血-再灌注损伤非常重要。控制出血、复苏以及外科处理应同时进行，不应将其分裂开来。对头部、胸腹部等危及生命的创伤应优先进行救治，但肢体血管损伤救治延迟可能影响到治疗效果。即使复杂血管损伤局限于单个肢体，手术介入依然需要足够的时间进行显露、伤口处理、骨折固定以及动静脉修复。

尽管存在时间压力，但外科操作不应因此过于匆忙。应恰当地进行彻底的伤口处理和清洁及骨折和血管损伤的各种修复。应在修复血管损伤之前首先进行骨折固定，这样除了可部分缓解疼痛外，还能避免松动的骨折块进一步损伤血管及周围软组织，恢复骨干的理想长度有利于血管的修复，并且可避免动静脉修复后再次损伤。但这种外科处理顺序可能导致血供恢复延迟，而使缺血-再灌注损伤程度加重。

这种时间压力可通过在伤口探查时建立暂时性动静脉分流来解决。动脉分流可恢复组织灌注，降低缺血-再灌注损伤程度，同时降低骨筋膜室内压力。静脉分流可恢复引流并进一步防止筋膜室内压力的增高。

初步手术步骤

应用标准纵行手术切口显露上肢或下肢血管，在一些腘动脉贯通伤患者，可能行后正中 S 形切口入路更合适。对于膝关节不稳定合并钝性创伤患者，对膝关节完整性进行些许破坏而行内侧入路似乎更可行。首先用手指按压受伤血管止血，然后用血管钳分别在损伤动静脉的两端钳夹。受伤的血管必须切除以在新鲜的断端行缝合。松解动脉近端并冲洗掉血栓块，但在动脉远端则应用球囊导管取出血块，同时向上挤压患肢可能会有所帮助，尤其是在无法立即实施手术者，然后向患肢远端注入肝素盐水（20 IU/ml）抗凝。

以分流术为中心的手术原则

动静脉分流

在股动脉或腘动脉横断伤中进行内在分流可立即重建血供（图 12.9.11），从而为精确的手术修复赢得宝贵时间。如伤口范围较大且有长段血管破坏，则需考虑行外分流术（图 12.9.12）。离断邻近静脉并进行内分流，可恢复静脉引流并防止血栓形成；如果仅简单钳夹，则可能造成骨筋膜室内压力急性升高，而必须行筋膜切开术治疗。在多发创伤患者救治时，血管外科医师常需与其他进行头部及躯干外伤救命手术的外科专科医师协同工作，在这种情况下，其可在下肢

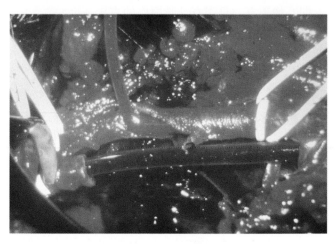

图 12.9.11 血管内分流：在挫伤的腘动脉内应用 Brener 分流管（上方），在横断的腘静脉内应用 Javid 分流管（下方），准备为每段血管行静脉移植术（Reproduced from Barros D'sa (1988).）

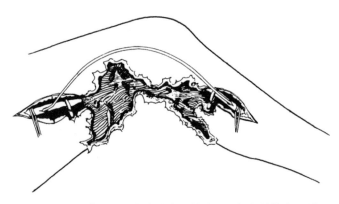

图 12.9.12　在伤口范围较大者应用外分流以架起并恢复近端至远端损伤节段的血供（Reproduced from Barros D'Sa, A.A.B. and Moorehead, R.J. (1989). The rationale for arterial and venous shunting in the management of limb vascular injuries. European Journal of Vascular Surgery, 3, 577–81. ）

伤口血管中间放置分流管，从而可在稍后的后期手术前确保远端肢体的存活。有许多类型的分流管可应用，外科医师应选择自己熟悉的类型应用。

伤口护理

　　放置分流管后可有足够的时间去检查伤口，辨明是否存在神经损伤，去除异物及灌洗。动静脉血流的恢复可使坏死和可存活组织之间的界限更加清晰和可靠。在高能量损伤患者，彻底地去除失活组织和清创尤其重要，需去除游离骨块和异物，然后进行大量冲洗，这在开放污染伤口尤其重要，对于降低伤口细菌繁殖非常重要。

　　在严重损伤但神经完整的患者（图 12.9.13A），通过分流管恢复血流可帮助外科医师决定行一期截肢

图 12.9.13　A）X 线片显示股骨中段水平的假性分割，箭头间存在软组织间隙。B）Javid 分流管桥接起股动脉长间隙并恢复远端肢体灌注；另一个分流管桥接起邻近的股静脉并恢复血液回流，股骨骨折断端在控制后予以固定（(A) and (B) Reproduced from Barros D'Sa, A.A.B. and Moorehead, R.J. (1989). The rationale for arterial and venous shunting in the management of limb vascular injuries. *European Journal of Vascular Surgery*, 3, 577–81. ）。C）许多年后行血管造影检查显示骨折愈合、髓内钉固定及永久性血管支架

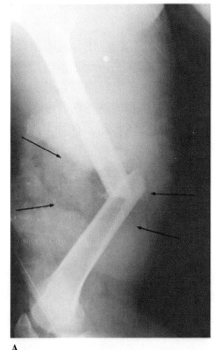

A

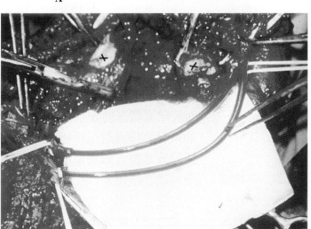

B

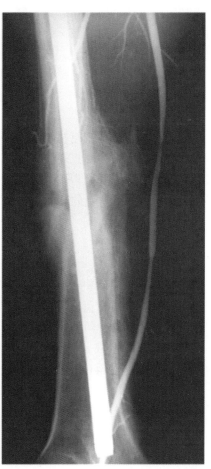

C

是否比行大规模的重建手术更加合适。

骨折固定

应用动静脉血管内长分流管（图 12.9.13B）可为骨折块固定争取必要的时间，在这一阶段由骨科医师恢复骨骼的连续性。这样骨科医师没有时间压力，可通过适当技术来取得最好的治疗效果。

动脉修复

术前发现的动脉微小损伤如能通过血管腔内修复，则可允许骨科医师在血管损伤治疗后再进行骨折固定。但在创伤环境下，大多数血管损伤不适于行血管腔内修复，这时则行开放手术治疗。在同时重建动静脉完整性的治疗原则下，有多种技术可供血管外科医师应用。在下肢损伤患者，修复时需从对侧肢体取材静脉，尤其是在下肢深静脉系统损伤者。如果损伤动静脉都没有建立分流，应首先修复动脉。如果两者都已建立分流，则修复顺序不再重要。

静脉修复

应时刻牢记，修复损伤的静脉不但能恢复静脉回流，同时也能增强邻近动脉修复时的通畅。另外，也能降低血栓、水肿及慢性静脉功能不全的发生率。在少数患者中，可避免危及生命的静脉坏疽的发生。

伤口关闭

血管覆盖

血管修复的成功还有赖于通过邻近的软组织和肌肉完成满意的血管覆盖并消除无效腔。由于早期血管分流可为伤口处理争取足够的时间，可在充分的血管修复后在其周围放置足够的高质量和可靠的软组织。如果无法保留足够的软组织完成对修复血管的覆盖，可游离浅层肌肉组织，如股薄肌和缝匠肌等，保留其血供完整并放在血管上方。如果这样也无法实现，则需整形外科医师行游离带血管蒂的肌皮瓣手术完成对修复的动静脉和外露骨的覆盖。在一些患者中可通过解剖外静脉旁路移植术避免这些问题的产生。

筋膜切开术

在动静脉损伤中，分流术的应用降低了缺血 - 再灌注损伤的程度及其后果，并减少了筋膜切开术的必要性。

有些骨筋膜室比较脆弱，无法经受哪怕短时间的

> **框 12.9.4　治疗顺序**
>
> ◆ 控制出血
> ◆ 切除损伤的血管
> ◆ 去除血块
> ◆ 肝素盐水灌注
> ◆ 分流
> ◆ 清创和冲洗伤口
> ◆ 固定骨折
> ◆ 修复动脉
> ◆ 修复静脉
> ◆ 软组织覆盖
> ◆ 如有必要，尽早行筋膜切开术

室内压力升高，包括上肢中前臂和手骨筋膜室及小腿前侧骨筋膜室等，它们均被坚固的骨性和筋膜结构所包绕。

当应用分流术治疗复杂血管损伤后，就很少需要行筋膜切开了，当然也有少部分患者即使行分流术后也需再行筋膜切开处理。如果血供恢复延迟或认为有必要行筋膜切开术，则需尽早进行，因这对局部侧支循环有利。有时在最终的血管修复前即应行筋膜切开术。如果筋膜切开延迟，导致组织活性较差（缺血或创伤所致），则导致感染的可能性显著增高。

临床医师应在血管修复前后及术中反复评估筋膜切开术的必要性。评估应基于临床所见，如果有必要，进行筋膜室内测压。

术后护理

术后早期出血通常来自清创后的组织或血管修复时的间隙。血栓形成和再次出血是血管修复术最常见的两大并发症（框 12.9.5）。后者常是血管覆盖不够和组织清创不完全导致感染的结果。这种情况需考虑行解剖外静脉旁路移植术。

密切监测脉搏，超声多普勒脉搏波形图及压力测定可警示血供恶化的出现。需警惕血管修复后完全性血栓闭塞情况的发生，如果怀疑血供受损或移植失败，必须行急诊血管造影检查并再次行血管修复手术。可能导致移植失败的原因包括：侧方缝合过紧，直接吻合时缝合线压缩，受损血管切除不够，移植静脉过短导致吻合口张力大或过长而导致血管扭曲。如在骨折固定之前行血管修复，后两种情况最多见。

框 12.9.5 　术后问题
◆ 早期出血
◆ 二次出血
◆ 血栓栓塞：
• 损伤血管未充分清创
• 狭窄
• 缝线：
－ 移植的静脉干过短
－ 移植静脉干过长

在单个肢体损伤，小剂量肝素对于保持移植静脉通畅和防止 DVT 发生有所帮助，但对于多发伤患者则可能是禁忌。

总结

在骨折合并血管损伤的治疗中，必须了解可能发生许多并发症，包括截肢，但通过迅速有效的处理可降低其发生率。多种因素可能影响到治疗效果，如动脉损伤的早期发现，如有必要行血管造影，以动静脉内分流技术为核心的手术治疗是合理有效的，包括以下系统方法：伤口的仔细处理，在血管修复前先行骨折固定，必要时应用包括合适口径的复合静脉移植等相关技术，及时和有效的筋膜切开，以及如首次治疗失败准备好再次手术修复。

拓展阅读

Ashwood, N. and Chaloner, E.J. (2003). Managing vascular impairment following orthopaedic injury. *Hospital Doctor*, **64**, 530–4.

Barros D'Sa, A.A.B. and Moorehead, R.J. (1989). The rationale for arterial and venous shunting in the management of limb vascular injuries. *European Journal of Vascular Surgery*, **3**, 577–81.

Huynh, T.T., Pham, M., Griffin, L.W., *et al.* (2006). Management of distal femoral and popliteal arterial injuries: an update. *American Journal of Surgery*, **192**(6), 773–8.

Korompilias, A.V., Beris, A.E., Lykissas, M.G., Vekris, M.D., Kontogeorgakos, V.A., and Soucacos, P.N. (2009). The mangled extremity and attempt for limb salvage. *Journal of Orthopedic Surgery and Research*, **4**, 4.

Fowler, J., Macintyre, N., Rehman, S., Gaughan, J.P., and Leslie, S. (2009). The importance of surgical sequence in the treatment of lower extremity injuries with concomitant vascular injury: A meta-analysis. *Injury*, **40**(1), 72–6.

Patterson, B.M., Agel, J., Swiontkowski, M.F., Mackenzie, E.J., Bosse, M.J.; LEAP Study Group. (2007). Knee dislocations with vascular injury: outcomes in the Lower Extremity Assessment Project (LEAP) Study. *Journal of Trauma*, **63**(4), 855–8.

12.10
保肢与截肢

Gregory M. Georgiadis

（金开基 译　徐海林　张殿英 审校）

要点

◆ 决定保肢还是截肢有时很困难，取决于很多因素
◆ 评分系统只是提供了指导方针，并不是绝对的治疗指征
◆ 严重的肢体创伤即使经过治疗仍有很大可能导致残疾
◆ 严重创伤的肢体治疗需要多学科通力合作

引言

在当今时代，四肢严重创伤的发生率越来越高，经常伴有开放骨折和（或）血管损伤，已成为年轻人住院治疗的首要原因。大部分外伤是由摩托车车祸、工业意外事故或高空坠落造成的。战争导致的创伤也在不断增加，如最近发生在伊拉克、阿富汗和其他地区的冲突。由于外科手术原则和技术的进步，很多严重损伤的肢体能得到及时有效的治疗而得以保留，而在以前只能选择截肢。然而，这些得以保留的肢体绝大多数不能恢复正常，几乎所有患者都存在长期疼痛。有些患者存在肢体畸形、慢性感染、肢体完全功能丧失，一些患者甚至需要后期截肢。长期过度的治疗还会导致经济、医疗、社会和精神问题。因此，对保肢治疗的适应证目前尚有很大争议。

最近，下肢评估课题（the Lower Extremity Assessment Project，LEAP）完成了一项多中心前瞻性研究，研究对象是美国普通人群中的 601 例高能量下肢创伤（框 12.10.1）患者，随访时间为 7 年。

严重毁损肢体：损伤的定义

严重损伤的初步评估以开放伤的类型及分级为基

框 12.10.1　四肢评估课题

◆ 下肢评估课题是一项针对高能量下肢创伤患者的研究
◆ 所有患者随访均达 7 年
◆ 发表了很多研究结果

础，并没有一个严格的定义。开放伤的临床描述并不都是准确的，也可能不能重复。Gustilo 分级系统是北美使用最广泛的开放骨折分级系统。然而，研究显示这一分级系统仅有中度的可重复性，单独应用该分级系统决定治疗或对比治疗效果并不可靠。

软组织损伤是所有高能量四肢骨折的关键部分（框 12.10.2）。但高能量损伤的软组织在最初并不容易从表面上判断其损伤的本质和程度，其真实的损伤情况通常是在 2~3 天的分阶段清创之后才能揭示（图 12.10.1）。尽管软组织损伤程度的判断是决定肢体保留或截肢的最关键因素，但这一因素仍然是最难评估的部分之一。

外科医师偶尔会碰到四肢骨骼和软组织严重损伤的患者，这些损伤过于严重，以至于保留肢体的预后存在不确定性，"肢体毁损伤"这一术语即被用来描述这一类型损伤（图 12.10.2）。

肢体毁损伤的定义是：骨与软组织系统（皮肤、骨骼、血管、肌肉）中的三种受到严重损伤的四肢损伤。这一定义的扩展见表 12.10.1。

下肢毁损伤的代表性损伤类型是 Gustilo Ⅲ 型开放性胫骨骨折。这一类型骨折的治疗过程中存在很多并发症和问题。据报道，Gustilo Ⅲ B 型开放性胫骨骨折的二期截肢率、深部感染率和骨折不愈合率分别为 17%、29% 和 43%，而 Gustilo Ⅲ C 型损伤的上述并发症发生率分别高达 78%、57% 和 100%。

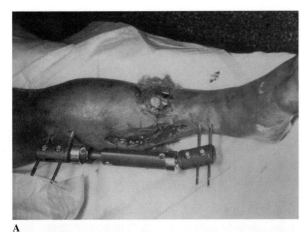

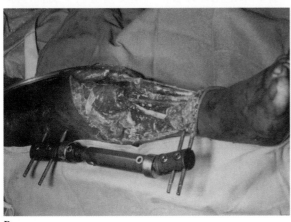

图 12.10.1 A）开放伤一期清创和外固定架固定术后的外观。伤肢被两辆汽车的保险杠挤压，软组织损伤的程度未能如实表现。B）分阶段清创去除所有坏死组织后的外观。该患者存在严重的软组织及骨缺损。虽然患者足部因血供正常和足底感觉存在可以保留，但患者还是选择了膝下截肢而非保留肢体

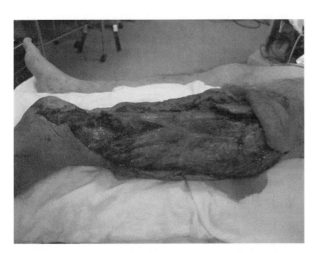

图 12.10.2 毁损伤的临床表现。严重的胫腓骨开放性粉碎骨折累及皮肤、骨骼、血管和肌肉系统

表 12.10.1 下肢毁损伤的定义

1	同一肢体四种组织（皮肤、骨骼、神经、血管）中的三种或四种出现严重损伤
或	
2	同一肢体四种组织中的两种出现严重受损，并且损伤区域的皮肤、肌肉缺损范围超过肢体周长，需要游离皮瓣转移
或	
3	同一肢体存在两种组织严重受损，另外两种轻度受损，但需要手术干预
或	
4	同一肢体四种组织中的两种存在严重受损，同时合并骨缺损和骨膜剥离＞5 cm 的损伤

Reproduced from Bonanni et al. (1993). Journal of Trauma, 34, 99–104.

框 12.10.2 软组织损伤

- 严重肢体损伤中的软组织损伤仍然是最难评估的因素之一
- Gustilo 分级系统并不可靠
- 初始外观不能真实反映软组织损伤程度

需要血管重建的严重胫骨开放性骨折可能是早期截肢的指征。然而，现代手术技术可以让许多严重损伤的肢体得以保留。例如，在一项研究中，Gustilo ⅢC 型骨折保留肢体率达 93%。

四肢骨折的截肢指征

对于存在严重四肢创伤的患者，医师应尽力取得的临床治疗结果如下：

- 无痛
- 骨性愈合
- 无感染
- 肢体等长
- 保留感觉

然而，多数情况下，毁损肢体的恢复不能达到这些目标。长时间的热缺血、不可修复的神经损伤导致肢体感觉丧失，广泛的挤压伤、压迫伤、肢体不全离断或完全离断伤和同时合并其他危及生命的多发损

伤，均为急诊截肢指征（框 12.10.3）。

长节段粉碎骨折和骨缺损＞6~8 cm，特别是同时合并软组织缺失，也应视为截肢指征。虽然要经过困难和长期的过程，应用分散的组织作为局部骨移植的材料正在越来越多地应用于保肢治疗。这一技术不仅可以重建骨缺损，也能帮助治疗骨折不愈合，纠正肢体的不等长，矫正成角畸形，并增加血液供应帮助控制骨髓炎。有临床研究报道，在平均骨缺损 12.5 cm 的 12 名患者中，因为骨转运术的成功应用，11 名患者保肢成功。

截肢或尝试保肢的精确指征很难定义，开放胫骨骨折合并血管损伤的早期截肢指征如下：

- 绝对指征：包括胫后神经横断伤和长时间的热缺血（＞6 小时）
- 相对指征：包括严重的多发伤、严重的同侧肢体足部损伤，或可预知的需要长时间的软组织及骨重建

尽管这些推荐被普遍接受，但仍没有随访研究予以有效证实。足部无感觉以前被认为是决定保肢或截肢的一个主要因素，但 LEAP 研究显示，初始的足底感觉并不能反映远期预后结果。对保肢患者 2 年的随访发现，大多数初始足部感觉丧失的患者恢复了感觉（框 12.10.4）。因此，受伤时的胫神经损伤症状并不能完全反映其损伤程度。神经探查术未被广泛应用，因为其能造成进一步的软组织损伤。

几种临床评分方法因此产生（框 12.10.5）。目的是为严重四肢损伤早期决定保肢或截肢治疗提供帮助。

临床评分系统

一些不同的评分系统已经建立（框 12.10.5）。首先一个是四肢毁损伤指数（MESI）。所有这类评分系统都是基于对小样本的患者的回顾性分析建立的。其他系统包括预计保肢指数、毁损严重程度评分（MESS）、保肢指数（LSI）和毁损严重程度评分（MESS）

框 12.10.4 足部感觉丧失

- 初始检查足部感觉消失不是截肢指征
- 很多足底感觉消失的患者恢复了足底感觉并得到了满意的保肢治疗效果

的修正评分——NISSSA（包括神经损伤、缺血、软组织损伤、骨骼损伤、休克和患者年龄因素）。最近，Ganza 医院评分（GHS）在印度建立。

每一种评估体系都试图通过对外伤的严重程度进行计分，来量化各种肢体严重受损组织（皮肤，骨骼，神经，血管）的损伤程度。一些评分体系还包括了如年龄、休克、伴随疾病等其他因素。

四肢毁损伤指数（MESI）评分体系是基于对 5 名上肢、12 名下肢损伤患者的回顾性研究建立的。该评分体系建议＜20 分应该试行保肢。MESI 评分体系要求对患者的外伤史有全面的了解。

保肢指数（LSI）评分体系是基于对 67 名患者的回顾性研究建立的。其中 51 名成功保肢的患者 LSI 评分为≤ 6 分。

PSI 和 MESS 评分体系比 MESI 或 LSI 要容易理解。它们是基于对 23 名骨盆和下肢外伤患者的回顾性分析建立的，PSI 评估体系在 8 分以下有较高的保肢率。

MESS 评分体系或许是最多被引用的评分体系之一。其通过对 26 名患者的回顾性研究得出：MESS 评分＜7 分有很高的保肢成功率。

Mess 评分曾被回顾性地用来评估 152 例患者的 164 处严重下肢损伤。所有 MESS 评分≥7 分的病例均需要截肢，MESS 评分＜7 分行保肢治疗。然而，许多评分在 7 分以下的病例也需要截肢。Robertson 认为，MESS 评分体系对创伤后下肢截肢的预测具有特异性，但缺乏敏感性。

在对 43 例上肢损伤病例进行的回顾性研究中，MESS 具有 100% 的特异性、敏感性、阳性和阴性预测值。这一评分体系被认为是对上肢创伤后截肢的早期精确评估体系。MESS 最近已在一所战地医院应用并被认为是有用的。

MESS 评分体系经过修正后，建立了 NISSSA 评分体系。在一项对 24 名患者进行的回顾性分析中发现其在评估截肢病例时比 MESS 更为敏感和特异。

一家研究机构通过使用 MESI、MESS、PSI 和 LSI 不同评估体系，对 58 例尝试保肢患者的 10 年随

框 12.10.3 截肢指征

- 较长的热缺血时间
- 不可修复的神经损伤
- 广泛的挤压伤
- 肢体不全离断或完全离断伤
- 多发伤
- 严重的同一肢体创伤

框 12.10.5　临床评分系统
◆ 回顾性和前瞻性研究表明，任何一种评分体系都不是判断截肢或保肢的绝对指征
◆ 评分系统最好被用作有用的指导方针，而非绝对指征

框 12.10.6　肢体重建策略
◆ 即刻内固定或外固定及早期软组织覆盖
◆ 除了应用游离皮瓣外，还要增加局部皮瓣及负压治疗的应用
◆ 分阶段完成骨折愈合的治疗

访进行回顾性分析后指出，四种评估体系对评估保肢都没有敏感性和特异性。它们利用保肢指标进行评估的精确时间并不清楚，急诊科的初始评估可能不同于手术室的评估。一些信息可能只有术后才能获得（患者年龄、合并症、受伤的精确时间、神经血管损伤的真实情况和许多其他相关因素）。除此之外，受到挤压伤的肢体初步评估并不能明确损伤程度，只有在损伤数日后才能明确。有人指出，保肢评估体系在术后早期治疗方案的决定中更有意义。

LEAP 研究团队进行了前瞻性研究，以评估临床评分系统帮助评估保肢或截肢治疗的价值。他们使用 MESS、LSI、PSI、NISSSA 和 HFS97（Hannover Fracture 97）评分体系对 556 例下肢骨折进行了分析。他们的研究并未证实任何一种下肢损伤评分系统具有绝对的预测评估截肢的通用性。

总之，尽管有持续的关注，评分系统只是提供了有帮助的指导方针，而不是绝对的指征。保肢或截肢的最终决定仍取决于外科医师的临床经验。

创伤肢体的截肢时机

行截肢或保肢的初始决定是基于手术医师的经验和治疗条件。患者通常不能做出适合于病情的决定，而且损伤的严重程度可能也未能充分表现。

保留一个坏死的或坏疽的肢体可能会导致更高的致残率和死亡率。一项研究对 43 例Ⅲ型开放胫骨骨折行截肢术的患者进行了回顾性分析，认为延迟截肢增加了败血症发生率、死亡率、致残率、手术次数和治疗费用。

更早地行截肢手术及安装适合的假肢能减少住院时间，减少手术次数，降低感染率，降低医疗费用。与延迟截肢的患者相比，在损伤后 1 个月内行截肢手术的患者能获得更好的康复并早期回归工作。

与推迟截肢相比，早期截肢残留肢体有更高的出现问题发生率（37% 对 57%），而且尝试保肢后的二期截肢并不能改善最终结果。

如果初始做了进行保肢的决定，但肢体的活力仍不确定，此时保肢评分体系会给一些医师提供帮助。有报道称，177 例行保肢治疗、游离皮瓣转移术后，只有 4% 的患肢行二期截肢。另有研究报道，二次截肢率为 9%~40%。

保肢重建的手术时机

初始的清创术后即开始重建。精确时间和重建手术类即可能多样。总的来说，早期软组织覆盖能降低感染率，随后通过分期手术实现骨愈合非常必要（框 12.10.6）。

游离皮瓣转移显微手术大大提高了开放伤的软组织覆盖率，应用游离皮瓣修复最严重外伤的伤口，可能会比应用旋转皮瓣有更少并发症。不过，手术过程相当耗费体力，并需要显微外科医师的密切协作。

目前局部筋膜皮瓣修复下肢创伤再次引起关注。此外，负压治疗（真空压力辅助闭合伤口）已经应用于高能量软组织损伤。这些技术的发展，降低了大面积创伤缺损患者对显微外科游离组织皮瓣转移的需求。

对于多发伤患者，临时外固定（损伤控制）可能是最合适的方法。分阶段的肢体重建治疗因此可以在患者病情稳定的情况下开展。不过，延长外固定的使用时间可能使并发症的发生增加。

"固定和皮瓣"概念已经成为严重开放胫骨骨折的治疗方法，包括早期清创、即刻内固定和软组织覆盖。在一些研究报道中，保肢成功率可达 95%。

结果评估

过去，结果的评估经常以特定的医师定义的参数为依据：骨性愈合，无感染，保留肢体。如今，患者的感知结果参数同等重要，这使人们对健康状况和生活质量的关注增加。

特定的评估量表能同时作为特定疾病和全身健康状况的评估标准。"SF-36 健康状况概况"能在 10 分钟内完成，是广泛应用的健康状况问卷。"肌肉与骨骼功能评估"（MFA）是专门为肌肉骨骼疾病的患者建立的评估标准。"疾病影响概况"（SIP）包括针对12种功能状况的136个说明。SPI已经广泛应用于下肢骨折结果研究，包括LEAP计划的所有研究。

目前的挑战包括：选择及评估结果测量的可靠程度，以便调查和临床研究能充分对照。目前仍没有一个统一的最好的结果评估方法供我们使用；目前有超过200种整形外科肌肉与骨骼结果评估标准在应用。

截肢与保肢的结果对比（框12.10.7）

年轻人在创伤截肢后安装合适的义肢常能获得好的功能，几项研究报道有＞50%的患者能够返回工作岗位。

这些截肢患者与严重肢体损伤后长期保肢的患者相比如何呢？一些小规模的回顾性研究结果提示，两者没有显著差异，但事实上截肢的患者更胜一筹。另一些研究报道的结果相反。同时合并足部和踝关节损伤的患者保肢结果可能更差。

我们对保肢或截肢结果的理解的主要进展来自于LEAP的研究。这是一项针对美国569名患者的大范围、多中心的前瞻性研究。在开始的2年内，截肢组与保肢组并没有显著差异。这一结果持续到第7年。在这项研究中，SIP被用作主要结果评估标准。治疗结果并没有随着时间的增加而改善。实际上，患者的身体和精神状况变得越来越差。值得注意的是，较差的结果更多出现在年老者、女性、非白种人、吸烟者、低效率的人、出身贫穷者、低教育水平者或卷入诉讼纠纷者。因为主要并发症再次住院、足部截肢和严重软组织创伤也是预后差的因素。

用不同的结果评估标准评估生活质量，在一组针对来自荷兰的患者的研究中得出了相同的结果。在这一组研究对象中，成功保肢的患者有更多的并发症，并要求更多的手术干预。大多数并发症是与骨折愈合问题相关的。

LEAP研究还提供了踝关节上不同水平的下肢截肢的结果信息。正如预期，膝关节下截肢比膝关节上截肢有更好的同步行走速度。然而，SIP对上述两组病例的评分并没有显著差异。经膝关节截肢患者的SIP评分则更低。

在对近期文献进行的分析中，保肢和截肢患者的

框12.10.7 结果对比

- 与同年龄段的人群相比，截肢和保肢的患者均有更高的自述的残疾发生率
- 两组患者的疼痛率、就业率和许多结果评估都相同

初始住院时间大致相同。然而，保肢的康复时间更长，早期治疗费用更高。保肢有更高的再入院率、更复杂的手术治疗过程和更高的并发症发生率。

重建一个肢体的患者比截肢的患者一生的花费可能更少。在瑞士健康保健体系中，如果把抚恤金和假肢的经济因素也纳入考虑之中，则截肢患者的长期花费将是肢体重建患者的近2倍。应用Ilizarov技术保肢的花费与截肢的花费相当。一生中假肢的预期花费超过了Ilizarov重建的预算成本。截肢和肢体重建的2年期花费基本相当，但截肢后患者一生的花费预计是保肢的3倍之多。

保肢或截肢后报道的疼痛很难明确解释，一些研究表明两者间没有显著差异，另外一些研究则指出保肢患者疼痛率更高，同时还有一些则支持截肢患者的疼痛率更高。所以，尽管许多截肢患者有长期的幻肢痛和残肢痛，肢体重建患者也会出现严重的长期疼痛症状。

两组患者重返工作岗位的概率相差无几，不管选择哪种治疗方法，大约50%的受伤患者能重返工作岗位。在LEAP研究中，53%的截肢患者和49%的肢体重建患者在2年内重返工作岗位。

创伤性上肢截肢和肢体再植

患者对一侧上肢的截肢反应可能有很大差异，可能取决于社会影响。然而，人们普遍认为，丧失上肢的大部分比失去一侧完整下肢的残疾率更高。保留一个有感觉的上肢比一个假肢有更好的功能。因此，对一个损伤上肢行血管重建或肢体再植是非常值得的。

肢体重建的最好指征包括上臂、前臂或手的锐器伤或切割伤。据报道，具有这些指征的肢体重建率＞80%。毁损肢体的成功保肢率大大下降。单指再植仍有争议，但拇指、多指或断掌是肢体再植的指征。

第一批成功再植手指、手和上肢的报道是在20世纪60年代。从那时起，越来越多的医师认识到，一条存活的但无功能的肢体可能会让许多患者不满意。然而，时至今日仍然没有一个结果评估的标准方法。

功能恢复被分为四组中的一组，包括有关工作能力、活动范围、感觉恢复和肌力的标准。69% 的病例能达到好至极好的恢复结果。

一个非常详细的 100 分评分系统已经建立，包括活动范围、日常生活能力、感觉康复、主观症状、美容、主观满意度和就业率。研究结果显示，72% 的患者达到了优良率。Ipsen 和其他研究人员曾用一个改良的 Tamai 评级系统对上肢血管重建和肢体再植的患者进行了长期随访，得出 47% 优良率的结果。

总结

不能期待严重损伤的肢体能恢复到正常功能，现代技术如血管修复、局部组织瓣转移、负压治疗和游离组织瓣转移在很多情况下能提供可靠的软组织覆盖。通常需要分阶段的治疗来恢复骨的连续性。许多严重损伤的肢体如今能得以保留。决定哪种损伤肢体应该施行保肢仍然相当困难。预测评分系统能提供有效帮助，但不代表绝对指征，也不能替代外科手术医师的临床判断。

这些损伤最好由一个治疗团队来治疗。对整个治疗过程密切监督，包括手术和随后的康复练习，可能改善最终的结果。成功保留一个肢体并不一定产生成功的结果，现在更多强调的是最终的长期功能，患者的满意度和生活质量，以及重返工作岗位。

总之，下肢损伤患者具有较高的自述残疾发生率，而不论他们接受了何种治疗方法。下肢保肢和截肢的患者之间随访 7 年功能结果没有明显差异。有关疼痛率和就业率的报道是一样的。一些临床（因并发症再住院，伴有足部和踝关节损伤，严重的软组织损伤）和社会心理因素（低文化程度、贫穷、年老者、女性、无保险、吸烟、诉讼、低效率）对结果能产生消极影响。

因此，尽管现代重建技术进展很快，截肢仍是一些毁损肢体的最好治疗方法。不应将其视为一个失败，而是另一种治疗方法。

拓展阅读

Bosse, M.J., MacKenzie, E.J., Kellam, J.F., *et al.* (2002). An analysis of outcomes of reconstruction or amputation of leg-threatening injuries. *New England Journal of Medicine*, **12**, 1924–31.

Gustilo, R.B. and Anderson, J.T. (1976). Prevention of infection in the treatment of one thousand and twenty-five open fractures of long bones. Retrospective and prospective analyses. *Journal of Bone and Joint Surgery, American Volume*, **58A**, 453–8.

McNamara, M.G., Heckman, J.D., and Corley, F.G. (1994). Severe open fractures of the lower extremity: a retrospective evaluation of the mangled extremity severity score (MESS). *Journal of Orthopaedic Trauma*, **8**, 81–7.

Melissinos, E.G., and Parks, D.H. (1989). Post-trauma reconstruction with free tissue transfer-analysis of 442 consecutive cases. *Journal of Trauma*, **29**, 1095–103.

Suedkamp, N.P., Barbey, N., Veuskens, A., *et al.* (1993). The incidence of osteitis in open fractures: an analysis of 948 open fractures (a review of the Hannover experience). *Journal of Orthopaedic Trauma*, **5**, 473–82.

Tamai, S. (1982). Twenty years' experience of limb replantation-review of 293 upper extremity replants. *Journal of Hand Surgery*, **7A**, 549–56.

12.11
功 能 支 具

Augusto Sarmiento • Loren L. Latta

（黄　伟 译　王天兵　张殿英 审校）

要点

◆ 价格便宜
◆ 避免内固定可能产生的并发症
◆ 允许关节活动
◆ 疼痛缓解之后进行负重运动

引言

在过去的 50 年中，骨折的外科治疗取得了可观的进步，以至于许多非手术治疗方式已经过时，被更有效的手术治疗方式取代。最明显的例子是髋关节、股骨干骨折，这些骨折很少行非手术治疗。

尽管手术治疗取得了很大进步，但也有其局限性，良好的解剖复位并不意味着良好的临床效果。在一些情况下，感染等并发症很难克服。钢板和外固定，严格限制了骨折块间的运动，会导致骨折延迟愈合，这是因为骨折块之间的成骨刺激消失了。而且，与保守治疗相比，在许多情况下手术治疗的费用高很多。

可以得出这样的结论：必须在这两种治疗方式之间找到合适的平衡点，从而选择最佳的治疗方案。

对某些长骨干骨折采取功能位石膏或支具固定是近期的关注点之一。它是建立在这样的前提下：长骨骨折及邻近关节的固定是非生理性的，并对骨折愈合会产生不利影响，而且骨折部位的生理性运动会促进骨折愈合。这个前提并不否认骨折经常需要制动，在很多病例中，在追求完美外观及肢体功能的同时行骨折制动是促进愈合的最佳方法。

这些年，最初的功能支撑和支具固定骨折的技术发生了很大变化，已经证实，在许多骨折类型中功能支撑和支具固定并不合适，如股骨干骺端和股骨干骨折，对这类骨折内固定更合适。已经停止使用支具固定前臂双骨折，因为使用这种技术难度太大，而骨折的复位难以实现。但是，在这个过程中也获得了一些有益的经验，对于闭合性斜行或粉碎性前臂双骨折，如果骨折块之间对线良好，就能保持最初的、可以接受的缩短，同时在骨性愈合之前就允许肘部及腕部活动。此外，对于存在不同成角畸形的患者，它提供了最终活动范围受限程度的信息。

在大多数情况下，支具固定胫骨干、肱骨干、单纯的尺骨骨折成功率高。

胫骨骨干骨折（框 12.11.1）

在绝大部分闭合性非稳定性胫骨干骨折中，功能位石膏和支具固定可以取得良好的效果，也适用于受伤时存在可以接受的短缩畸形及容易纠正的成角畸形的病例。如果通过手法复位可以获得稳定的复位，功能位石膏和支具固定也能用于胫骨干横向骨折。在绝大部分闭合性骨折病例中，最初的缩短畸形＜0.5 cm，根据这一发现建立了上述标准。从生理、功能以及美观的角度分析，这种程度的短缩畸形是无关紧要的。我们通过临床和实验室研究发现，最初的缩短并不会随着逐渐负重运动而增加。除了这些标准，最初存在内翻成角的胫骨骨折（腓骨完整）不宜采用石膏和支具固定，因为可能加重成角畸形。

准备采用非手术治疗的胫骨干骨折，最初最好采用塑型良好的跨膝关节石膏固定，从腹股沟下方至脚趾远端。膝关节屈曲为 7°～10°。没有必要使膝关节屈曲更大的角度来避免负重，因为在闭合性胫骨骨折中，缩短畸形并不会进一步增加。如果在初次评估患者时存在明显肿胀，或根据损伤的严重程度推测肿胀会进一步加重，则不推荐采用管型石膏。可以采用膝上型后路夹板或双瓣壳铸造的后路石膏。踝关节最好用跨膝关节石膏固定。为预防骨折部位后凸畸形，应避免强力背伸足部。应在松弛情况下进行肢体评估，评估是否存在骨筋膜室综合征。急性症状消失之后，就应采用功能位石膏，大部分病例在损伤后2周内。在肢体仍旧疼痛时采用功能位石膏是不合理的，也是没必要的。另一方面，在X线片上看到"早期钙化"后才使用功能位石膏也是一种误导和错误做法。当在胫骨上看到钙化时，腓骨已经愈合得比较坚固，这就形成了一种类似于急性胫骨骨折伴完整腓骨的情况，此时再应用功能性石膏会导致成角内翻畸形的发生。

如果在使用支具之前使用管型石膏，最好推迟石膏的使用时间，直到肿胀明显消失，因为石膏不能调节、适应肿胀的消失以及肢体萎缩，但支具具有这种功能。

膝下功能型石膏的应用

分三步使用功能型石膏，功能型石膏被误称为髌腱轴（patellar tendon bearing，PTB）型石膏，因为它类似于截肢者术后穿的PTB假体。

1）第一步：取掉膝上型石膏之后，患者必须坐在高的桌子上，使髋关节、膝关节、踝关节处于90°。暴露双腿，以便恢复力线。应用弹性织物和一层薄薄的药棉保护下肢，石膏可以在没有衬垫的情况下使用，但在去除石膏时需要加强防护。熟石膏及人造材料都可使用。在踝关节周围行石膏铸型，使踝关节背伸90°。过度背伸会导致骨折部位内翻畸形（图12.11.1A）。在这个时期，没必要关注骨折块之间的对线和旋转问题

2）第二步：石膏变硬之后，它坚固地包绕在小腿周围，从踝关节上方至胫骨结节下方。在这个阶段，

必须暴露健侧下肢，以便于外科医师根据健侧下肢对骨折下肢的石膏铸型进行修正。外科医师在膝上型石膏阶段纠正所有成角及旋转畸形。肢体的软组织被严密的包围起来，需注意腘窝下及胫骨内侧髁软组织的受压（图12.11.1B）

3）第三步：将足跟放在外科医师的腿上，使膝关节屈曲45°，将石膏延伸到股骨髁上。这样可以使股四头肌松弛，当石膏材料变硬时可以挤压髌腱。如果希望软组织结构成为负重区，就不要挤压髌腱。只在需要平衡腘下压力时才行髌腱挤压（图12.11.1C）。剪掉石膏的近端，使膝关节可以自由活动（图12.11.1D）。前方，正好在髌骨近极的上方；侧方，尽量朝后而不影响腘绳肌腱；后方，在胫骨结节的后方。需要剪除足够量的石膏，使膝关节可以完全伸直或屈曲（图12.11.1E和F）

当石膏材料干燥之后，在助行器或拐杖帮助下可以下地活动。根据症状决定负重的程度，并逐渐增加负重量。

膝下功能型支具的应用

外科医师可能不喜欢使用功能型石膏，而直接使用功能型支具。功能型支具的使用时机与功能型石膏相同，即在急性疼痛和明显肿胀消失之后。如果在急性疼痛和明显肿胀消失之前使用功能型支具，会引起不适和肢体远端肿胀。

支具可以是定制的或提前制作好的，从髌骨上级近端至踝关节正上方。必须使用扣带，使支具与软组织之间贴附紧密（图12.11.3A和B）。

佩戴支具时，患者坐在高的桌子上，髋关节和膝关节屈曲90°。功能型支具内部有一层弹性织物。支具佩戴完成之后，不能影响膝关节、踝关节的伸屈活动。如果由于支具太长而影响膝关节、踝关节的伸屈活动，可以使用剪刀剪除支具的近端或远端（图12.11.3C）。

需要告知患者，在最初的几天避免在膝关节屈曲位久坐。评估活动下肢及经常主动伸屈踝关节可促进肿胀消退和运动功能恢复的效果。一开始可以在拐杖帮助下下地活动。根据患者的主观不适程度决定负重的程度。如果活动会产生疼痛，则对患者是不宜的。在最初的几天需要经常调整扣带，使肢体肿胀消退后支具与肢体仍旧贴附紧密。只有贴附紧密才能控制成角畸形。

在1周之内患者不能自行去除支具，1周后外科医师可以取掉支具观察肢体情况。这时需要再次拍摄X线片。如果临床和放射学均显示骨折位置没问题，可以教患者自行使用和去除支具（图12.11.4）。

框 12.11.1　功能性石膏/支具固定胫骨干骨折

◆ 适用于横向骨折
◆ 适用于轴向稳定型骨折
◆ 如在最初的X线片上缩短程度可以接受，也适用
◆ 不适用于腓骨完整但存在内翻成角的胫骨干骨折
◆ 肿胀以及急性症状消失后更换为功能型石膏/支具（通常在受伤后2周内）
◆ 胫骨骨折部位的微动是有益的

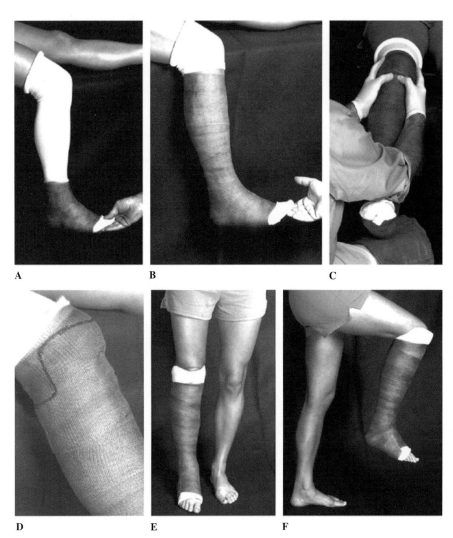

图 12.11.1 A）踝关节被小心地固定在背伸 90°。从脚趾至踝关节上方 2 英尺（约 61 cm）包裹石膏材料。按照足弓进行坚固的铸型。B）足部以及踝关节的石膏材料干燥之后，可以开始固定小腿部。C）延长石膏至股骨髁上。D）剪除部分石膏，使膝关节活动自如。E）和 F）根据患者的情况进行活动

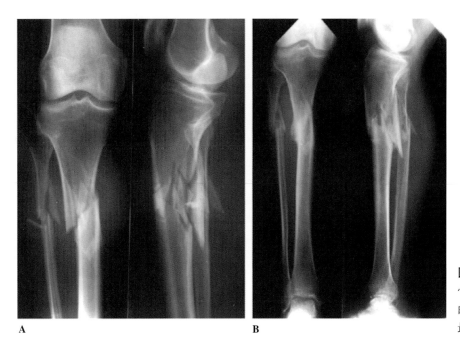

图 12.11.2 A）胫腓骨近端的闭合粉碎性骨折的 X 线片，在初步观察时可见可接受的短缩畸形。B）骨折愈合后的 X 线片，最初的短缩仍保持不变

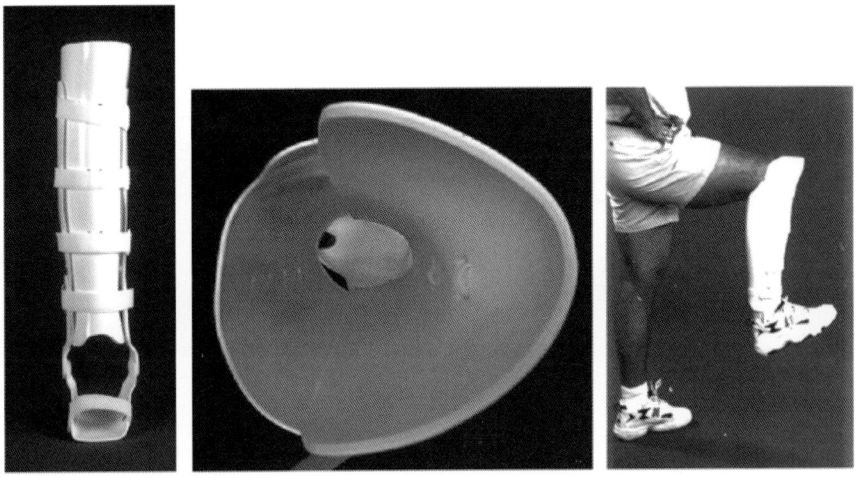

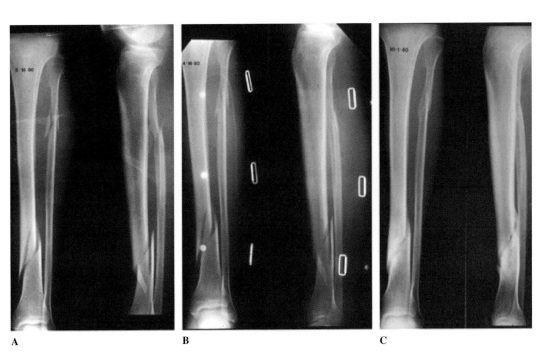

图 12.11.3 A）提前制作好的支具附有可移除的踝关节带。B）支具有两层，彼此分开，使支具可以在踝关节上方滑动而不产生疼痛。C）支具佩戴完成之后，不能影响膝关节、踝关节的伸屈活动

A　　　　　　　B　　　　　　　C

图 12.11.4 A）X 线片显示胫骨远端 1/3 及腓骨近端的斜行骨折，注意存在可接受的短缩畸形。B）使用支具之后拍摄的 X 线片。C）骨折愈合之后拍摄的 X 线片，显示维持了原始的缩短以及对线

肱骨干骨折（框 12.11.2）

非手术治疗肱骨干骨折，骨折愈合成功率高，不愈合率低；功能良好，外观满意。

初步治疗

进行非手术治疗的肱骨干骨折患者常常是闭合性骨折，软组织损伤程度轻，骨折块主要在轴向上分离。为了使患者在急性期早期感到舒适，多采用肘上型石膏或缝接夹板（图 12.11.5）。肘关节应在屈曲 90°下

框 12.11.2　功能性支具固定肱骨干骨折

- 适用于闭合性骨折且没有严重软组织损伤（骨折段间间隙）的证据
- 最初使用石膏或缝接夹板
- 疼痛以及肿胀消失后第 2 天开始使用支具
- 避免使用夹板时肩关节高耸

固定。应用时需要吊带，同时在应用时应保持肩关节处于松弛状态，否则高耸的肩部放松时可能出现成角畸形（图 12.11.6）。

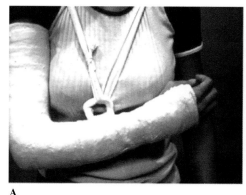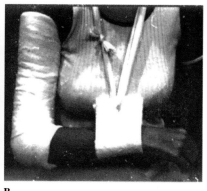

图 12.11.5　A）显示肘上型石膏，将肘关节固定在屈曲 90°。B）显示缝接夹板

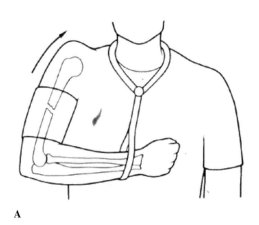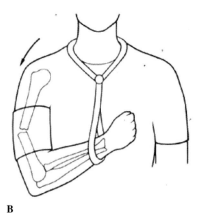

图 12.11.6　A）使用吊带时，肩关节高耸是常见的问题。B）肩关节松弛后，出现了内翻畸形。因此，在使用吊带时保持肩关节松弛非常重要

　　鼓励患者在受伤后 2 天内，在吊带内进行钟摆样运动。在任何情况下，都不要鼓励患者主动外展和抬高肩部。这些主动运动会导致成角畸形和不愈合。

功能型支具的应用

　　大部分的肱骨干骨折是由低能量损伤引起的，受伤后 1 周内可以使用功能型支具。但是，如果这个时期肢体疼痛明显或肿胀明显，需要推迟使用支具的时间。

　　使用支具时，患者坐在高的椅子上，手臂放松。由于之前肘关节制动，患者的手臂可能被固定在屈曲位，此时需要使用正常上肢托住患肢（图 12.11.7）。在上肢周围包裹一层弹性材料，从肩锁关节至肘关节以下。

　　支具由两部分组成，可以沿臂部滑动，直至其上缘达到腋窝。支具位置合适之后，系紧扣带。

　　支具超过肩峰弊大于利。据称，设计这种支具是为了预防远端滑动，虽然在一些病例中起到了上述效果，但没有必需的软组织挤压作用，随后会出现疼痛或不适。

　　使用支具之后，需要重新开始吊带内的钟摆样运动。几天之后，根据患者的症状，开始进行肘关节被动伸屈活动。随后，在进行上述运动时，进行肘关节伸肌、屈肌的主动收缩。这些运动可能纠正受伤时引起的旋转畸形。当肘关节可以完全伸直或急性症状完全消失时，可以开始肘关节伸直位的钟摆样运动。这些练习必须小心翼翼地进行，不产生疼痛。歇息时，最好使用吊带吊起上臂，直至 X 线片显示骨折早期愈合（图 12.11.8）。为了防止成角畸形，在早期骨痂形成之后才可进行肘关节的主动伸屈活动。

单纯性尺骨骨折（框 12.11.3）

　　钢板内固定是治疗单纯性尺骨骨折的常用手段。术后感染、骨折不愈合、内固定失败发生率低。但是，内固定取出时出现再次骨折并不少见，而且钢板内固定费用高。

　　钢板内固定如此流行的原因是：从掌骨头至肘关节以上使用石膏固定，术后骨折不愈合率较高。采用这种石膏的原因是：邻近骨折的关节被认为需要制动。目前，已经证实严格制动是过时的，有证据支持邻近关节自由活动、骨折部位微动有助于骨干骨折的

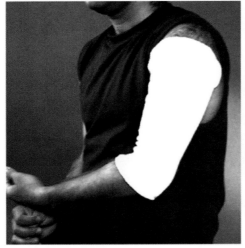
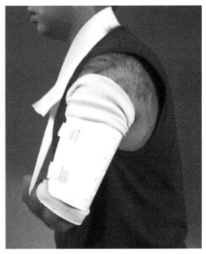

图 12.11.7 A）显示功能型支具的使用步骤，注意支具由两部分组成，肘关节不需要完全伸直就可以使用该支具

A   **B**

框 12.11.3 尺骨干功能型支具
◆ 常由直接暴力引起
◆ 骨折轴向稳定，可依靠前臂尺桡骨间联系互相支撑
◆ 容易纠正的轻度成角畸形
◆ 将前臂固定在旋后位时，成角畸形往往得到改善
◆ 不适于孟氏骨折

愈合。由于功能型支具治疗单纯性尺骨干骨折成功率高，所以难以确定骨折的钢板内固定是正确合理的。但是，也有一些病例适合钢板内固定，例如，开放性骨折合并严重软组织损伤或骨折块移位明显。

因为单纯性尺骨骨折常由前臂的直接暴力引起，

因此最常见的移位是桡侧移位。因为直接暴力对骨间膜的损伤较小，因此前臂的稳定结构并没有受到破坏。因为桡骨结构完整，所以不会出现尺骨缩短。当将前臂固定在旋后位时，成角畸形往往得到改善。剩下的成角畸形，不会产生明显的旋前、旋后功能障碍。我们认为，切开内固定时产生的损伤会导致更大程度的活动受限。在使用功能型支具的过程中，我们并没有观察到尺桡骨间骨化。

最初的掌侧成角畸形往往比较轻微，其对治疗的临床影响不大。这种成角畸形比较容易纠正：轻柔挤压骨折端数分钟即可。在严重的开放性骨折合并明显软组织损伤的病例，可以见到明显的成角畸形。这些骨折需要内固定或外固定。对轻度的开放性骨折，可

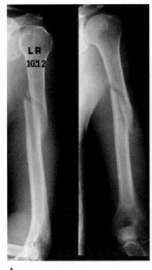
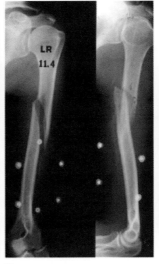
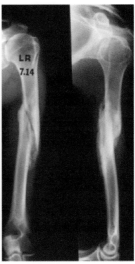

图 12.11.8 A）X 线片显示肱骨近端闭合性斜行骨折。B）使用功能型支具 2 周后的肱骨 X 线片。C）骨折愈合之后的 X 线片

A   **B**   **C**

以在彻底清创之后使用功能型支具固定。

观察发现，绝大部分单纯性尺骨骨折可以使用功能型支具固定，这样肢体可以早期活动，没必要完全限制前臂的旋前、旋后运动以及腕、肘的屈伸活动。

功能型石膏并不会限制骨折块之间的活动，但这是有好处的，因为制动会延迟骨折愈合。对其他骨折也有相同的效果，如胫骨和肱骨。尺骨骨折时，支具可使前臂舒适，使前臂处于放松的旋后位，这样尺骨会尽量远离桡骨。

使用弹力绷带治疗单纯性尺骨骨折也取得了成功，但弹力绷带没有支具舒适。

指导

如果疼痛不明显，鼓励患者最大限度地使用上肢。在大部分病例中，使用支具时疼痛只是中等程度的。我们认为，早期功能锻炼可以促进急性症状消失及骨折愈合。无论骨折的部位如何，支具必须足够短，这样才能充分活动腕关节、肘关节（图12.11.9）。

肘关节的屈伸功能能很快恢复。旋前、旋后功能需要更长时间才能恢复，因为旋前、旋后时疼痛明显。在少数情况下，我们使用功能型支具治疗双侧单纯性尺骨骨折，患者恢复快且并发症少。

在最初几天，经常需要调整支具，这样才能使支具和软组织之间贴合紧密，避免支具向手掌滑动。根据需要，可以取掉支具，清洗前臂。

很明显，不需要严格限制骨折块之间的运动。所有支具的作用无非是使前臂舒适、防止前臂与硬物接触（图12.11.10）。

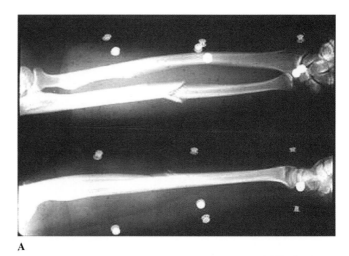

A

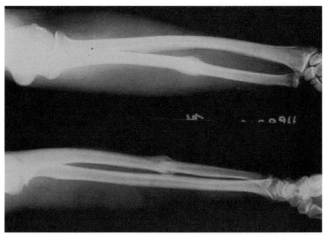

B

图12.11.10　A）采用功能型支具后X线片显示闭合性非移位性尺骨干骨折。B）骨折完全愈合之后的X线片

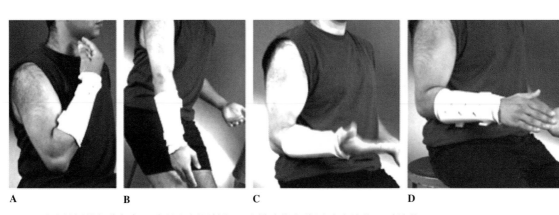

A　　　　　　　　B　　　　　　　　C　　　　　　　　D

图12.11.9　无论骨折的部位如何，支具必须足够短，这样才能充分活动腕关节、肘关节

拓展阅读

Martinez, A., Latta, L.L., and Sarmiento, A. (2003). Functional bracing of fractures of the proximal tibia. *Clinical Orthopaedics and Related Research*, **417**, 293–302.

Sarmiento, A. (2007). The functional bracing of fractures. *Journal of Bone and Joint Surgery*, **89A**, 157–69.

Sarmiento, A. and Latta, L.L. (2004). 450 closed fractures of the distal third of the tibia treated with a functional brace. *Clinical Orthopedics*, **428**, 261–71.

Sarmiento, A. and Latta, L.L (2006). On the evolution of fracture bracing. *Journal of Bone and Joint Surgery*, **88B**, 141–8.

Sarmiento, A., Latta, L.L. Zych, G., McKeever, P., and Zagorski, J. (1998). Functional bracing of ulnar fractures. *Journal of Orthopaedic Trauma*, **12**, 420–4.

Sarmiento, A., Latta, L.L., Zagorski, J., Capps, C., and Zych, G. (2000). Functional Bracing of Humeral Shaft Fractures. *Journal of Bone and Joint Surgery*, **82A**, 478–86.

12.12
骨折板钉应用原则

Glenn Clewer • John McMaster

（ 黄　伟 译　王天兵　张殿英 审校 ）

要点

- 采用钢板、螺钉固定骨折需要理解其基本原则而不是简单的模式
- 虽然钢板、螺钉只是简单的器械，但正确使用它们需要良好的技术

螺钉——基本概念（框 12.12.1）

螺钉固定的基本原则

螺钉有几个组成部分：

- 螺钉帽
- 螺钉杆：由带螺纹的部分组成，部分螺纹螺钉同时含有非螺纹部分。杆的直径用于描述非螺纹部分的直径。含螺纹部分包括芯直径和螺纹直径
- 螺距：用于描述螺钉旋转和轴向移动的关系（图 12.12.1）。螺距与螺纹的倾斜度相关，它决定了螺钉旋转时螺钉轴向移动的距离
- 螺钉尖

当拧紧普通螺钉时，在螺钉帽的底部与螺纹的上表面之间会产生一个负荷。当轴向负荷增加时，螺钉和骨之间的把持力逐渐增加。把持力可以防止螺钉拔出，而把持力是由螺距决定的。螺距越大，把持力越小，反之亦然。进一步拧紧产生的负荷有可能超过骨的强度，如果超过骨的强度，螺钉和骨的接触面就会出现

框 12.12.1
螺钉是一种器械，可将螺钉的旋转运动转化为线性运动

损坏。使用更大螺纹的螺钉或垫圈可以降低螺钉和骨接触面的强度，均可降低骨的压力。

用于预钻孔的钻头与螺钉的芯直径匹配。在皮质骨中建议进行攻丝来为螺钉螺纹建立通道。除此之外，攻丝有凹槽，可以清楚地切割骨质。传统的螺钉螺纹并不能"切割"出通道，因此有可能出现螺钉拧入困难、断钉或出现滑钉。

螺钉头

螺钉头下表面

螺钉头需要与骨和钢板接触。理想的情况是，接触面积大、允许螺钉成角拧入。为了满足这些要求，将螺钉的下表面设计成半球形（图 12.12.1）。在皮质骨中，成角拧入螺钉时需要做埋头处理，这样可以增加皮质的接触面积，降低压力，降低随后皮质下骨的失败率。

螺钉凹槽

螺钉凹槽与螺丝刀匹配。临床上存在不同的设计，目的是提供有效的结合，这样使用方便，拧入或取出螺钉时不易损坏。骨折固定中，六角形和星形凹槽是最常用的（图 12.12.2）。

螺纹螺钉头

目前，许多创伤植入物的制造商使用了螺纹头螺钉，这样可使螺钉头和钢板锁定（图 12.12.3）。钢板螺钉结构具有成角稳定性，将在本章下文讨论。

螺纹

对称性螺纹

对称性螺纹是指螺纹的边缘对称。对称性螺纹的

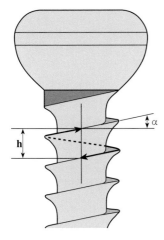

图 12.12.1 螺距 h：螺钉旋转 360°，螺钉轴向移动的距离；α：倾斜度，螺钉头下方的球形部分增加了与钢板或骨的接触面积

上缘和下缘是相同的。这种设计的螺钉容易生产，主要用于松质骨（图 12.12.4A）。

非对称性螺纹

非对称性螺纹主要用于皮质骨螺钉（图 12.12.4B）。螺纹的上表面较螺纹的下表面平整。螺纹的上表面与螺钉的轴线的夹角更大或更小，这样可以增加摩擦阻力。螺纹圆形的底面可以降低拧入螺钉时的阻力。

螺钉尖

传统的皮质骨螺钉尖是钝的,需要预钻孔和攻丝。自攻型螺钉尖有凹槽,能够在预钻孔中自行切割出螺

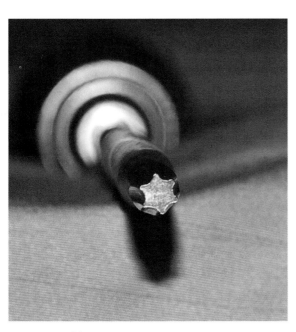

图 12.12.2 星形螺丝刀

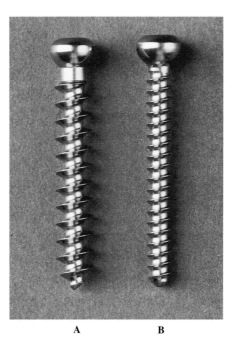

A **B**

图 12.12.4 A）对称性螺纹。在松质骨中，这是最常见的螺纹设计模式。与皮质骨螺钉相比,松质骨螺钉的螺纹更深,螺距、外直径更大。B）非对称性螺钉。这种螺钉主要用于皮质骨。

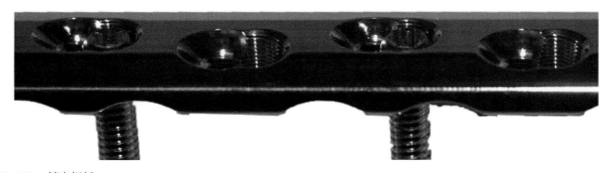

图 12.12.3 锁定钢板

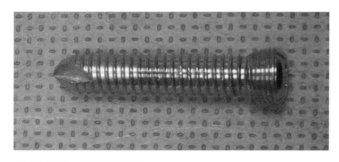

图 12.12.5　自攻型螺钉尖

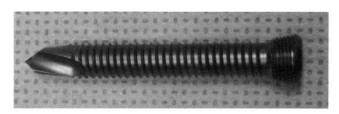

图 12.12.6　自钻 / 自攻型锁定钉

纹（图 12.12.5）。自钻 / 自攻型螺钉有钻头样螺钉尖，能自行切割出孔和螺纹（图 12.12.6）。自钻型螺钉只能用于单皮质固定。如果用于双皮质固定，在近侧皮质有可能出现螺纹剥离。在坚硬的皮质骨中，当螺纹进入皮质骨之后，自钻型螺钉头有可能不再前进。如果需要双皮质固定，建议进行预钻孔，而不建议使用自钻型螺钉。

螺钉固定方法

拉力螺钉（框 12.12.2）

　　拉力螺钉可使一个骨折块相对于另一个骨折块发生位移，从而在骨折部位产生加压。骨折块之间加压可使骨折稳定，有助于骨折一期愈合。拉力螺钉应与骨折线成 90°角，从而使拉力最大，并避免移位风险。

　　半螺纹螺钉和全螺纹螺钉均可用作拉力螺钉。为了在骨折部位产生加压，螺纹只能进入远端骨折块。如果使用全螺纹螺钉，必须在近端骨折块进行预钻孔，且孔径必须大于螺纹直径。在远端骨折块钻螺纹孔。

位置螺钉（框 12.12.3）

　　在骨缺损或骨间联合韧带损伤时，可以使用位置

框 12.12.2
拉力螺钉技术用于骨折端加压

框 12.12.3
位置螺钉可维持骨折块间正确的解剖力线，而没有加压作用

螺钉（图 12.12.7）。这时进行骨折块加压是不明智的，因为有可能产生对位、对线不佳。当螺钉拧紧时，螺纹必须进入双侧骨折块，这样就没有相对移位。

　　使用复位钳或加压装置对骨折块加压，可以使用穿过骨折线的位置螺钉维持这种压力。

钢板螺钉

钢板固定螺钉

　　传统钢板螺钉的稳定性来自骨与钢板之间的摩擦力。骨与钢板接触，骨与钢板界面加压，才能产生摩擦力。

钢板拉力螺钉

　　钢板拉力螺钉的使用方法与拉力螺钉单独使用的方法相似。钢板拉力螺钉既可以在骨钢板界面产生压力，也可以在骨折块之间产生压力（图 12.12.8）。

钢板锁定螺钉

　　最常见的方法是带螺纹螺钉头和带螺纹的钢板孔锁定（见图 12.12.3）。螺钉的方向是固定的。万向锁定钢板允许螺钉和钢板成不同角度锁定。

钢板固定——基本概念（框 12.12.4）

　　钢板由钢板条设计而成，中间有圆形的螺钉孔，但可以作为临时的内固定支撑物。钢板的机械特性会影响骨折部位的机械特性，这是由钢板的长短和外形

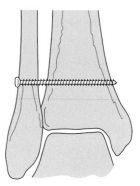

图 12.12.7　踝关节联合韧带损伤后，使用位置螺钉维持踝关节的位置

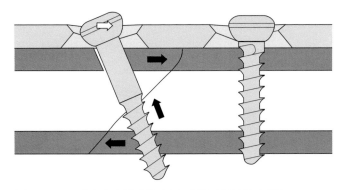

图 12.12.8　在钢板固定螺钉置入后放置钢板拉力螺钉

框 12.12.4

钢板是一种可以暂时取代所固定骨块的机械功能的机械装置

决定的。绝大部分的骨科植入物由不锈钢或钛合金制成。钛合金的硬度大约为不锈钢的 50%，但是，维度对钢板的机械特性影响最大，而不是弹性模量。钢板的厚度加倍，可以使钢板硬度增加 16%。

骨折固定结构的力量取决于各组成部件之间的机械连接。钢板螺钉装置的强度由骨 - 螺钉界面决定，这在上文已经讨论。锁定钢板的发展改善了钢板螺钉、骨 - 钢板界面的生物力学及机械特性。

非锁定钢板 - 螺钉固定

传统的非锁定钢板其固定的强度由钢板螺钉、钢板 - 骨界面的摩擦力决定。当拧紧螺钉时，钢板向骨靠近，会增加钢板螺钉、钢板 - 骨界面的摩擦力。钢板 - 骨界面的摩擦力降低会导致内置物松动。可以推测，松动逐渐加重会导致内固定失败。如果拧入螺钉的技术正确，螺钉松动需要数月时间，这样有足够的骨折愈合时间。螺钉拧入过紧会导致螺钉头下表面和钢板孔之间高压，引起钢板螺钉不匹配，因为钢板会发生弹性变形。钢板与骨界面的微动会导致磨损，降低它们之间的摩擦力，任何的松动都会导致微活动、骨吸收及进一步的松动。

使用高拉力及高摩擦力的另一个限制是会对钢板下骨的血供造成不利影响。这会导致骨坏死及骨愈合减慢、再次骨折伴钢板移动及感染。低接触钢板已经被应用，在不降低摩擦力的前提下，减小骨坏死的表面面积。这类钢板允许软组织长入，同时可避免造成大面积的无效腔。

锁定钢板 - 螺钉固定

螺钉头和钢板锁定可形成一个轴向及成角均良好的稳定性结构。不需要钢板和骨面紧密地贴合，因为稳定性的维持是靠钢板 - 螺钉界面的摩擦力而不是靠钢板 - 骨面的摩擦力。因此，锁定钢板 - 螺钉功能类似于内固定架。这有助于钢板 - 骨表面的血液循环。钢板 - 锁定螺钉界面发生松动的可能性小，因为锁定钉承受折弯力，而不是非锁定钉承受的张力。存在骨质缺损时，锁定钢板 - 螺钉能够产生更坚强的骨折固定。只有一侧钢板的所有螺钉都失败时，钢板 - 骨表面才会出现失败。

钢板的应用方法

骨折之后，骨折部位失去了内部稳定性，钢板被认为可承受全部的物理负荷。如果骨折部位仍然存在部分稳定性，钢板被认为可承担部分负荷。根据钢板需要承担的负荷选择不同类型的钢板，这与解剖位置、钢板的应用方法相关。

根据骨折的类型、软组织条件、可采用的复位技术选择钢板的应用方法。钢板的应用方法选择与锁定或非锁定钢板无关（框 12.12.5）。

平衡作用

简单骨折易于解剖复位，使用拉力螺钉进行骨折块之间的加压。对这类骨折不能仅使用拉力螺钉固定，因为在扭转力和折弯力作用下，很容易出现内固定失败。还需要使用保护钢板来平衡扭转力、折弯力。

加压作用

采用以下方法，钢板可以起到加压作用：

◆ 动力加压孔
◆ 可拆除加压装置
◆ 预弯

框 12.12.5　钢板的应用方法

◆ 平衡受力
◆ 加压
◆ 支撑
◆ 抗滑
◆ 张力带
◆ 桥接

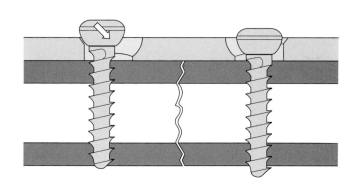

图 12.12.9 动力加压孔用于骨折块之间加压

◆ 钢板拉力螺钉

动力加压钢板

如图 12.12.9，从纵向横截面看，动力加压钢板的钢板孔呈椭圆形，钢板孔的一端为斜面。当从钢板孔的一端拧入螺钉时，钉帽沿斜面滑动，导致钢板轴向移动、骨折部位加压。要达到上述效果，钢板的一端必须坚固地固定在另一个骨折块上。轴向移动的范围有限，在使用加压螺钉之前，骨折需要解剖复位。可以将加压孔和锁定孔设计在同一块钢板上（图 12.12.10）。

可拆除加压装置

只要钢板牢固地固定在骨折的一端，这些装置就能产生加压作用（图 12.12.11）。这项技术需要一个更

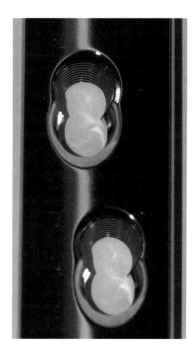

图 12.12.10 多功能钢板孔，可供锁定、非锁定及加压选择

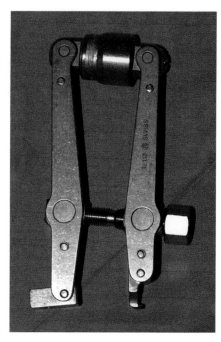

图 12.12.11 加压装置

大的显露，但产生的轴向移动距离较动力加压孔大。间接复位时，可以利用这些装置进行反向牵开。

预弯

使用钢板对简单骨折进行加压时，在钢板的对侧有可能产生间隙。把钢板预先弯成一定曲度，使其顶端与骨折处处于同一水平，这样拧入螺钉时，在钢板的对侧骨折处会产生加压作用。

支撑和防滑

钢板可以抵抗导致骨折畸形的力量。干骺端骨折具有特定的骨折模式，按照支撑或防滑模式使用钢板可以预防骨折移位。拉力螺钉不能提供足够的稳定性，不能进行早期活动。与在建筑中应用支撑钢板能防止墙壁倾歪坍塌的原理一样，支撑钢板可以防止骨折块沿肢体的纵轴移位。防滑作用是指钢板预防骨折块沿肢体纵轴移位。防滑钢板可以作为一种微创技术，复位和固定骨折块（图 12.12.12）。

张力带

钢板可以起到张力带作用，类似于克氏针张力带，将骨折部位的张力转换为骨折块之间的压力。为了达到上述效果，要求骨折部位骨块连续且两侧负荷不均。最好的例子是股骨，外侧皮质为张力，内侧皮质受压。

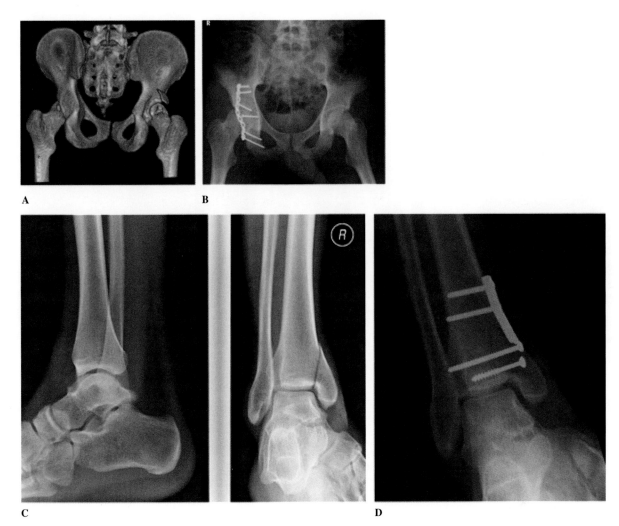

图 12.12.12 A）髋臼后壁骨折。B）使用拉力螺钉和支撑钢板固定。C）内踝骨折。D）使用经皮防滑钢板和拉力螺钉复位和固定内踝骨折

在股骨的外侧使用钢板，可以抵抗张力并将张力转换为内侧骨皮质的压力。

桥接

对复杂的粉碎性骨折进行解剖复位几乎不可能，而且是不明智的。直接复位、解剖固定、绝对稳定会导致进一步的软组织剥离，降低骨折块的血运，增加感染风险。另外一种治疗方法是：采用间接复位技术，在不进行解剖复位的前提下，在骨折部位恢复骨的长度、轴线及旋转功能。在足够的骨痂形成之前，应用钢板可起到承受应力的作用。

钢板和螺钉固定的原理

使用钢板时，需要考虑骨折部位的受力环境。骨折愈合是一个复杂的过程，包括多种生物和机械因素。炎症期之后，在骨折部位形成肉芽组织，然后逐渐分化为成软骨细胞和成骨细胞，分别产生透明软骨和编织骨。最终，通过骨内成骨，板层骨替代透明软骨，骨组织替代编织骨。

骨折部位组织的形成受力学环境的影响，特别是应变。应变是变形的度量：应变＝变化的长度／原始长度（应变＝$\Delta L/L$）。虽然应变的定义并不明确，但 Perren 的骨折应变理论有助于解释骨折愈合的机制和钢板固定与应变的关系。骨折块之间的应变受到动态性骨折移位和骨折间隙的影响。应变理论认为，骨折部位的应变决定骨折间隙组织的形成。这是由骨折间隙内组织的诱导和耐受决定的。最佳的应变范围是：可以诱导组织形成，但不导致组织破坏。延长应变在 2% 以下，板层骨可以耐受；延长应变在 10% 以下，

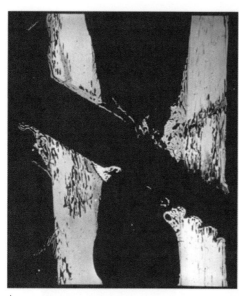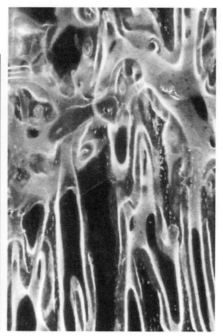

A

B

图 12.12.13 A）显微 X 线片显示的采用拉力螺钉和保护钢板固定斜行骨折。B）放大的骨折部位组织学切片显示哈弗骨单位重建

软骨和编织骨可以耐受。肉芽组织的耐受性更好，可以耐受延长应变至 100%。当应变＞100% 时，不能形成骨组织，以骨吸收为主。

在生理负荷作用下，完整的骨应变非常小（＜1%），这是形成板层骨的最佳力学环境。在骨质更新的过程中也存在应变。哈弗斯骨单位沿着骨的轴线移动，破骨细胞吸收旧骨，成骨细胞形成新骨。使用钢板进行骨折块之间加压而获得的骨折稳定性，在骨折部位形成了一种应变环境，这种应变环境有助于骨的形成。没有发生骨质吸收，在骨折部位观察到"切割锥"通过骨折线（图 12.12.13）。骨折部位存在小的缺损，但邻近的可接触的骨组织起到支撑作用，这样并不会降低骨折的稳定性，因为这是低应变环境，骨折可以一期愈合。骨折一期愈合，不会产生骨痂，但更准确的描述是通过骨重建而达到骨折愈合。

与骨折不稳定相关的骨块之间存在间隙，骨折块之间是高应变环境。这种应变受很多因素影响：生理负荷、内置物的力学属性、骨折间隙、内置物与骨折线的位置关系等。

即使发生小的位移，小的骨折间隙也会形成高应变环境，会抑制骨和软骨的形成，最终导致骨吸收。这是松动内置物周围骨质吸收的原因。骨和螺钉接触紧密，微动会在其接触面产生高的应变环境，导致骨质吸收和进一步松动。对于非锁定装置，近侧皮质更

重要，因为垂直于螺钉轴的运动会导致螺钉沿着远侧皮质的支点左右摆动。进行钻孔时，应避免骨质热坏死，因为后者会降低螺钉 - 骨之间的把持力，同时增加感染的风险。使用锋利、干净的钻头，以合适的速度和压力钻孔，是可以避免热坏死的。在进行钻孔之前，需要清洗钻头。

发生相同的位移时，大的骨折间隙产生相对小的应变，这样有可能促进透明软骨和编织骨的形成。非常小的应变不会诱导骨痂形成。发生变形的范围越大，周围组织承受的应变就越小。非坚固固定的骨折首先在骨折周围形成骨痂，如果应变环境佳，会在骨折部位形成梭形骨痂。在桥接钢板，这种现象很常见（图 12.12.14）。

随着新生组织的硬度发生变化，骨折部位的应变环境也发生改变。肉芽组织硬度小，对稳定性的作用小，对周围组织的应变环境影响小。相反，软骨和骨硬度大，它们形成后，会降低周围组织的应变。应变降低有可能在轴向产生更多的软骨和编织骨。当成熟的骨痂稳定骨折部位后，这些骨痂会被重建的板层骨所替代。

使用钢板治疗骨折时，骨科医师必须利用这些原理。固定骨折时，既要考虑骨折的生物学特性，又要考虑应力环境，这样在骨折愈合之前才能维持骨折部位力学的稳定性。如果没有合适的应变，钢板内固定将会失败，会出现血运不佳或内固定提前断裂。

内固定的强度，是外科医师可以直接控制的因素

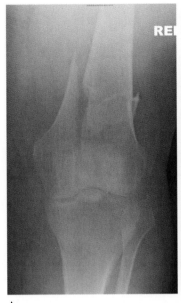
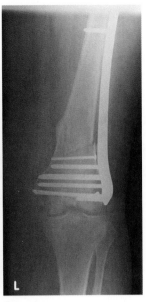

图 12.12.14 A）股骨远端关节内骨折，重建干骺端的骨块及桥接固定髁上骨折。随着钢板的位置以及骨折间隙的大小发生改变，应力环境发生改变。B）内侧骨折通过骨痂桥接，靠近钢板侧骨折并无明显愈合

之一。为了获得更坚固的固定，可以利用骨折复位，使用更大的内植物，更短的工作长度。根据术后的康复计划，可以将生理负荷控制在限定的范围内。

骨折内固定后可获得相对稳定，骨折会二期愈合。对于复杂的骨干骨折，损伤以及切开复位内固定均会对软组织造成破坏。间接复位，恢复骨折的力线，采用相对稳定的技术进行固定更具吸引力。这样骨折之间的应变小，因为应力移位被多个骨折块分散。一种并不少见的情况是：复杂的骨折块之间相互愈合，形成简单骨折不愈合模式。相对简单的解决方案是：更换内固定，在没有愈合的部位建立绝对稳定。

骨折块之间加压，骨折解剖复位、固定，坚固的内部结构类似于完整的正常骨，称为绝对稳定。对于关节内骨折和简单的骨干骨折（A 型），最佳的治疗方案是绝对稳定。对于关节内骨折和简单的骨干骨折，恢复力线，获得光滑的关节面或对线良好的肢体，除非获得绝对稳定，不然可能形成小的骨折间隙而在骨折部位形成高的应变。最好通过骨折块之间加压获得绝对稳定。对于简单的骨干骨折，只有骨折间隙足够、采用弹性固定技术时，才能利用相对稳定技术。

早期的接骨技术强调：切开解剖复位、直接复位和绝对稳定。这样做破坏了骨折块的血运，有可能影响骨折愈合。微创接骨技术（Minimally invasive plate osteosynthesis，MIPO）可以降低软组织和骨折部位的损伤。这些技术使用影像增强，采用能够恢复骨折力线、相对稳定骨折的内植物，通过骨痂形成而达到骨折愈合。这些内植物具有弹性固定的效果，可以进行桥接固定，能够诱导骨痂的形成。需要注意的是，在骨折线两端的螺钉之间预留足够长的距离，以免钢板断裂。

非常重要的是，虽然 MIPO 技术更具挑战性，但 MIPO 技术同样可以获得解剖复位、绝对稳定。在这种情况下，钢板可以联合其多种其他固定方式（保护、加压、支撑、抗滑）加以应用或分别应用。骨折的情况和软组织条件而不是内置物决定钢板固定的技术。

钢板 - 螺钉固定相关的并发症

◆ 感染：
  • 热坏死
  • 钢板下坏死
  • 软组织剥离
◆ 螺钉失效：
  • 螺纹滑丝——技术错误
  • 热坏死
◆ 钢板断裂：
  • 应力集中（如短的工作长度）
  • 技术选择错误
  • 植入物的大小不适当
  • 骨折不愈合
◆ 不愈合：
  • 机械性——技术选择错误
  • 生物性——血运不佳

拓展阅读

Perren, S. (1979). Physical and biological aspects of fracture healing with special reference to internal fixation. *Clinical Orthopaedics and Related Research*, **138**, 175–96.

Perren, S. (2002). Evolution of the internal fixation of long bone fractures: The scientific basis of biological internal fixation. *Journal of Bone and Joint Surgery*, **84B**, 1093–110.

Rüedi, T.P., Buckley, R.E., and Moran, C.G. (eds) (2007). *AO Principles of Fracture Management*, Volumes 1 and 2. New York: Thieme.

12.13
髓内钉应用原则

David Noyes • John McMaster

（黄　伟 译　王天兵　张殿英 审校）

要点

◆ 外科医师可通过使用髓内钉使简单及复杂的长骨骨折达到生理性固定
◆ 需要了解髓内钉的生物力学和技术难点

引言

髓内钉这一术语用于描述一组置于长骨骨髓腔的内植物。髓内钉和骨形成的结构可以预防畸形。髓内钉可用于预防骨折、治疗骨折或创伤后重建。髓内钉是许多骨干骨折的治疗选择之一，随着髓内钉设计技术的发展，它的使用范围逐渐增大，包括部分干骺端骨折。

100多年前就有髓内钉的描述。德国医师Kuntscher重新定义了髓内钉并使这项技术得到了广泛使用。1939年，Kuntscher首次使用了股骨髓内钉，同时他还描述了扩髓。在他去世前不久他又设计了一种新的内置物，即交锁髓内钉的前身。1950年，Herzog首次介绍了胫骨髓内钉。20世纪70年代和80年代间，髓内钉的使用得到了进一步的发展。目前，髓内钉已经成为一种不可或缺的治疗手段。

当今，有大量的弹性髓内钉系统，具有广泛的使用范围，特别是在未成熟的骨骼。

定义

髓内钉既可以是空心的也可以是实心的。空心髓内钉在导丝引导下置入，传统的空心髓内钉是开槽的，但目前主要是非开槽的。空心、实心髓内钉在近端和远端都有孔，可以置入锁钉。锁钉可以对抗旋转和轴向力量，从而大大提高骨折的稳定性。在股骨近端，可以将锁钉斜行插入股骨头，而达到锁定效果。这些"头状髓内钉"可用于粗隆下骨折及同侧的股骨颈和股骨干骨折。

可以是静力锁定也可以是动力锁定。静力锁定时，髓内钉与骨的近端和远端的位置关系是固定的。动力锁定时，锁定孔较长，髓内钉在轴向可以移动，但具有旋转稳定性。

基本原理

生物力学

髓内钉和骨可形成一种复合结构，共同承担负荷。这种复合结构的机械特性由髓内钉的特性以及骨的质量和完整性决定。内植物位于骨干的中央，贴近骨干的轴线，可以最佳地抵抗弯力。

髓内钉不能、也不可以完全禁止骨折端的相互活动。骨折部位的运动可促进骨痂的形成。骨痂桥接骨折线，逐渐吸收负荷，从而降低髓内钉承担的负荷。髓内钉和锁钉必须能够耐受这种负荷，直至骨折愈合。但是，它们不能过于坚硬，否则会减少骨折愈合所需的刺激。

髓内钉的强度是由髓内钉的横截面形状和髓内钉的材质决定的。圆筒状髓内钉的弯曲和扭转强度与髓内钉半径的4次方成正比。因此，对于特定数量的材料，设计的半径越大，其对抗弯曲及旋转的强度越大。

在空心髓内钉上制作凹槽后，其对抗旋转力的硬度降低了2/3，但对弯曲力基本不变。凹槽赋予了髓内钉环向的柔韧性，降低了髓内钉插入时的环向压力，增加了骨和髓内钉的接触。

髓内钉通常是由不锈钢或钛合金制成。钛合金的弹性模量更低，理论上有利于降低骨的应力遮挡，但研究发现，骨折愈合率和并发症率并无差别。髓内钉的形状，特别是直径和厚度，对骨折愈合的影响更大。

髓内钉的工作长度是髓内钉近端、远端与骨紧密固定点之间的距离。小直径的髓内钉与骨干之间不会紧密贴合，其工作长度是锁钉之间的距离（图 12.13.1）。髓内钉的扭转强度与工作长度成反比，弯曲强度与工作长度的平方成反比。

髓内钉固定失败最常见的原因是疲劳断裂。固定失败常常与延迟愈合、不愈合相关，特别是骨折不稳定，此时骨分担的力量小。髓内钉的设计是影响其断裂的重要因素。制造缺陷也与髓内钉断裂相关。小直径的髓内钉、锁钉容易出现疲劳断裂。研究显示，采用锁定髓内钉治疗胫骨骨折，小直径的髓内钉不扩髓直接插入，发生锁钉断裂的风险更高。这个问题归因于锁定钉的尺寸过小，这不单单发生在非扩髓胫骨髓内钉上。与用于股

骨髓内钉和更大直径胫骨髓内钉（≥10 mm）的锁钉相比，用于 8 mm 或 9 mm 胫骨髓内钉的锁钉更容易出现断裂。实验室数据显示，5 mm 锁钉出现疲劳断裂需要的旋转圈数是 4 mm 锁钉的 20 倍。

扩髓

髓腔扩髓首先是由 Kuntscher 提出的，目的是使髓内钉与骨的接触面积增大，提高其稳定性。目前，锁钉和小直径的髓内钉也可提供大部分的稳定性，但是，扩髓有其他几个好处。扩髓之后，可置入更大直径的髓内钉，而髓内钉钳闭、骨折扩大和植入物置入失败的概率不会增高；扩髓出现的碎骨片可以刺激骨折愈合。

扩髓引起的全身以及局部反应使部分人建议，使用非扩髓髓内钉。扩髓时形成的高压和磨损破坏骨髓腔结构，使骨髓腔内的物质扩散到局部以及全身。因此，扩髓被认为会导致脂肪栓塞、呼吸窘迫综合征、多器官功能衰竭。近期研究已经证明了上述说法是错误的。在局部，扩髓会导致骨内膜血运破坏，但与非扩髓髓内钉比较，并没有产生不良后果。

长干骨的动脉血供主要来自滋养血管、干骺端和骨膜动脉。静脉回流主要依靠走行于骨髓腔中央的薄壁血管。骨干部骨皮质的内侧 2/3 的血供主要来自高压的骨内膜血管，而骨皮质的外侧 1/3 的血供主要来自低压的骨外膜血管。因此，骨皮质的血运是分离的。骨折对内侧、外侧骨皮质的血供影响是相反的，骨折之后，骨髓腔的血流减少，但骨外膜的血流增加。

扩髓破坏骨的滋养血管，但对临床的影响并不确定。骨外膜的血液循环只能营养骨皮质的外 1/3。在动物实验中，扩髓之后观察到了骨皮质内侧 2/3 坏死。如果髓内钉和骨内表面贴合不紧，营养血管系统可以迅速再生。但是，髓内钉与骨内表面紧密贴合时，破骨细胞必须先吸收坏死骨，形成血管通道。12 周时，骨内膜的血液循环完全恢复。再血管化的程度不一，

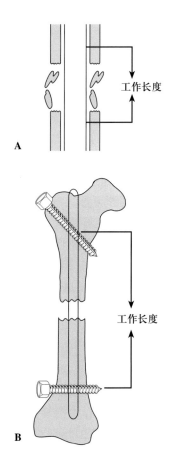

图 12.13.1 A）紧密贴合的髓内钉的工作长度是远端及近端与骨皮质紧密固定点之间的距离（B）小直径的髓内钉与骨干之间不会紧密贴合，其工作长度是锁钉之间的距离。髓内钉的扭转强度、弯曲强度均与工作长度呈负相关

框 12.13.2　扩髓的利与弊

◆ 扩髓的好处：
  - 增加髓内钉和骨的接触面积：
    - 工作长度短
    - 接触紧密
  - 可以使用更大直径的髓内钉
  - 碎骨片用于自体骨植骨
◆ 扩髓的弊端：
  - 破坏骨内膜血供
  - 播散的骨髓引起全身反应

主要与扩髓时的破坏相关。来源于周围软组织的血管能促进再血管化，这些血管穿过外骨痂到达坏死的皮质骨。扩髓之后，早期会出现骨外膜血管增生和充血，这与骨外膜新骨形成相关。

为了降低扩髓时产生的不良反应，新一代的扩髓器已经设计出来了。RIA（Reamer Irrigator Aspirator, Synthes）在扩髓时可以进行冲洗，同时可以吸出液体和扩髓时产生的组织。RIA 是一种单独使用的装置，具有锋利的切割角，可扩髓至需要的直径，并降低手术时间；明显降低扩髓时髓腔的压力，使髓腔大部分时间处于负压状态。同时 RIA 可以降低髓腔的温度。总的来说，RIA 可降低扩髓对全身以及局部的影响。感染性髓内钉取出后清理骨髓腔和收集骨髓腔骨质时也可以使用 RIA。

适应证

髓内钉是治疗骨干骨折的理想内植物，特别是对股骨和胫骨。通过微创技术，髓内钉就能提供良好的稳定性，同时降低骨折区域的软组织损伤。避免骨折区域周围软组织的进一步损伤可以促进再血管化，帮助桥接骨痂的形成。骨 - 髓内钉复合体允许早期负重，促进康复。

股骨干骨折可以选择静力锁定扩髓髓内钉。对于移位的胫骨干骨折，可以选择扩髓髓内钉，但严重的开放性骨折不能使用。对于病理性肱骨骨折，可以使用锁定髓内钉，但对于非病理性肱骨骨折，切开复位钢板固定是更佳的选择。

髓内钉使用的其他适应证包括：股骨转子下骨折、股骨转子周围骨折或股骨髁上骨折、关节融合术的稳定及骨移植的引导。同时，转移性骨肿瘤以及肿瘤样病变，如骨纤维形成不良，可以使用髓内钉预防骨折。

弹性髓内钉

小直径的髓内钉，例如，Ender 钉，以往主要用于髓腔填塞或预弯之后用于三点固定。这些内植物在成人长骨中并不能提供足够的稳定性，特别是在股骨和胫骨中。

弹性髓内钉系统主要用于儿童长骨骨折，在插入髓内钉之前需要预弯。如果髓内钉位置佳，髓内钉的弹性尾端可以提供合适的力量，从而促进骨折愈合。

在儿童创伤篇将会进一步讲述弹性固定技术（见 14 篇）。

手术技术

患者体位

为了成功置入髓内钉，患者的体位至关重要。必须留出进钉点和锁定点；可以在透视装置下观察骨折的每一部分。

进钉点是髓内钉首先进入骨的位置，摆体位时必须考虑到进钉点。进钉点可以位于轴线上，如许多顺行股骨髓内钉从梨状窝进钉。有时需要非轴线进钉点，如胫骨髓内钉或非轴线进钉点更好时，如股骨转子进钉点。在非轴线进钉点插入髓内钉时需要更大 的力量，如果骨折线靠近进钉点，有可能导致骨折移位，畸形加重。

可以将肢体置于牵引床上，也可以自由放置，这两种方法各有优缺点。在肥胖患者，髓内钉置入困难，特别是顺行股骨髓内钉。详细的术前计划、合适的内植物、注意上述提到的要点有助于手术的顺利进行。

骨折复位技术

在影像学引导下将导丝或实心髓内钉穿过骨折线前，最好通过闭合方式进行骨折复位。有时，通过闭合方式并不能达到骨折复位，这时可以考虑切开复位。下面主要讲述几种有助于闭合复位的技术。

胫骨骨折通常可以通过闭合人工牵引进行复位，如果需要，可以使用经皮复位钳。使用牵引床常常可以复位股骨骨折，特别是对新鲜骨折。还可以使用股

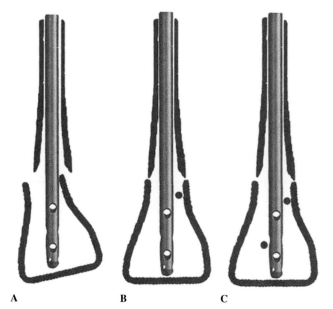

图 12.13.2　在干骺端骨块的凹侧放置单个阻挡螺钉，从而使髓内钉复位骨折（B）。如果髓内钉头并不稳定，可以在上述阻挡钉的对侧置入另外一枚阻挡钉，与骨干接触点形成三点固定（C）

骨牵开器进行复位并维持复位。很少应用的 F- 工具可在畸形平面上通过间接两点的压力协助复位。可以临时性拧入 Shanz 螺钉帮助复位。Shanz 螺钉应该靠近骨折部位，在髓内钉植入端。单皮质拧入 Shanz 螺钉并将 "T" 形手柄连接到 Shanz 螺钉上。

成角控制

　　髓内钉仅适于骨干骨折复位，对于骨干 - 干骺端连接部位的骨折，使用髓内钉可能会形成成角畸形。斜行骨折有移位的倾向，表现为髓内钉从近端骨折块中脱出，最后进入远端骨折块。为了成功固定这类骨折，必须采用正确的进针点，保证钉尖位置合适，从而使髓内钉位于较短骨块的中央。可以联合使用髓内钉和阻挡螺钉（Poller 钉）来控制这种成角畸形。这些阻挡螺钉可以增加骨干和髓内钉的贴合度，从而控制髓内钉与骨之间的位置关系。在干骺端骨块的凹侧放置单个螺钉，可使髓内钉复位骨折（图 12.13.2）。螺钉、髓内钉尖或进针点和骨干接触点构成了三点固定。如果髓内钉尖没有合适的支撑点，可以在上述阻挡钉的对侧置入另外一枚阻挡钉。

<table>
<tr><td>框 12.13.3　髓内钉骨折复位辅助技术</td></tr>
<tr><td>

◆ 牵引：
  ● 整个肢体——牵引床或手工牵引
  ● 部分肢体，例如，股骨牵开器
◆ 外部辅助加压：
  ● F- 工具
◆ 间接有创装置，如 Shanz 螺钉
◆ 切开复位
◆ 影像透视，避免旋转复位不良

</td></tr>
</table>

复位不良

　　旋转性复位不良是手术室中最被低估的问题。在一项研究中，所有进行股骨髓内钉治疗的患者在进行 CT 检查时，28% 的患者旋转畸形＞15°。这些患者出现功能障碍的可能性更大。

　　临床评估或肉眼观察复位不良敏感性较差，需要采用其他技术。准确评估旋转复位情况需要与对侧正常肢体进行比较。当没有牵引床时，最好同时消毒对侧正常肢体并暴露它，这样可以对双侧肢体进行比较。对股骨骨折，可以通过放射性标志观察是否存在旋转不良。在锁定之前，可以比较股骨小转子和髌骨正前方的力线。旋转不良的另外一个并不敏感的透视标志是：骨干的直径突然变化或皮质厚度改变。但是，这种改变是轻微的，特别是骨干的横截面呈圆形时。

拓展阅读

Jaarsma, R.L., Pakvis, D.F., Verdonschot, N., Biert, J., and van Kampen, A. (2004). Rotational malalignment after intramedullary nailing of femoral fractures. *Journal of Orthopaedic Trauma*, **18**(7), 403–9.

Rüedi, T.P., Buckley, R.E., and Moran, C.G. (eds) (2007). *AO Principles of Fracture Management*, Volumes 1 and 2. New York: Thieme.

Stedtfeld, H.W., Mittmeier, T., Landgraf, P., and Ewert, A. (2004). The logic and clinical applications of blocking screws. *Journal of Bone and Joint Surgery*, **86A**(Suppl 2), 17–25.

The Study to Prospectively Evaluate Reamed Intramedullary Nails in Patients with Tibial Fractures (SPRINT) Investigators (2008). Randomized trial of reamed and unreamed intramedullary nailing of tibial shaft fractures. *Journal of Bone and Joint Surgery*, **90A**, 2567–78.

Wolinsky, P., Tejwani, N., Richmond, J.H., Koval, K.J., Egol, K., Stephen, D.J. (2001). Controversies in intramedullary nailing of femoral shaft fractures. *Journal of Bone and Joint Surgery*, **83A**, 1404–15.

12.14
单边外固定架应用原则

F. Lavini • C. Dall'Oca • L. Renzi Brivio

（黄　伟译　王天兵　张殿英审校）

描述

单边外固定架是将骨折块上的针固定在外架上进行骨折复位和固定的系统。单边外固定架形式各异，但具有相似的优点，即可使用半-针（双皮质针，不穿过对侧软组织），从而可以避免损伤进针点对侧的神经、血管。单边外固定架结构简单，容易掌握且术前准备简单，在处理创伤时具有优势。

根据外架的种类或针对的适应证不同，单边外固定架分成不同的种类（框 12.14.1）。

我们主要将单边外固定架分成两类：一是单边单平面外固定架（图 12.14.1），夹钳放置在同一平面；二是单边双平面外固定架（图 12.14.2），夹钳放置在不同平面，通过连接杆将这两个平面连接在一起。

根据针和外架的连接方式，也可以将单边外固定架分成两类：一是简单外架（图 12.14.3），通过自由活动的关节把固定针及刚性的纵向杆连接起来；二是夹钳外架（图 12.14.4），固定针呈簇状与夹钳连接，这样可以调节夹钳与外架主体之间的关系。

除此以外，根据外固定架的内在活动能力，分为静态固定器及动态固定器两个亚型。这种特性在骨愈合的生物学上必须考虑在内。

简单外架具有独特的优点：可以以不同的角度放置固定针；根据软组织病变情况及需要的生物力学，

框 12.14.1　单边外固定架的分类
◆ 单平面和双平面
◆ 简单和复合
◆ 静态和动态

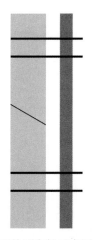

图 12.14.1　单边单平面外固定架示意图

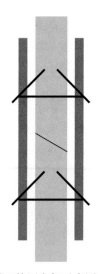

图 12.14.2　单边双平面外固定架示意图

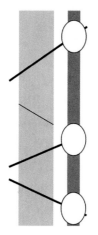

图 12.14.3　简单外架示意图

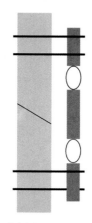

图 12.14.4　夹钳外架示意图

框 12.14.2　单边外固定架的力学机制
◆ 螺钉：
• 大直径的螺钉较强，但破坏骨块
• 锥形螺钉逐渐增加预负荷
• 螺钉数目越多，稳定性越强
• 预钻孔可以降低热坏死
• 羟磷灰石可能促进骨生长
◆ 骨 - 外连接杆的距离：距离越大，稳定性越差
◆ 骨 - 固定器件的稳定性：螺钉与骨结合处是薄弱点
◆ 外固定架形状：外固定架稳定可以促进骨折愈合，但太紧会抑制骨折愈合

自由选择骨折块上固定针之间的距离。其缺点是：在固定骨折块之前需要先进行复位；外固定架进行活动时，特别是旋转时，只能依靠更换一枚或多枚固定针来实现。

　　夹钳外架的优点是：外架放置之后还可以进行骨折复位；调节夹钳和外架之间的松紧、角度就能对骨折块进行调整。其缺点是：逐渐调整外架的位置时，需要其他的辅助外固定系统；固定针的放置是由夹钳的结构决定的。

力学（框 12.14.2）

　　外固定架的力学与下述几个基本因素相关：
◆ 固定针
◆ 连接杆
◆ 骨 - 外架的距离

◆ 骨 - 外架系统的稳定性
◆ 外架的构造。目前，由于部分固定环（Hybird 外固定架）的使用，单边外固定架与环形外固定架之间的界线并不明确。Hybird 外固定架利用单边框架和环形框架连接固定针与环形连接杆。Hybird 外固定架尤其适用于关节周围骨折，可以充分利用干骺端弧形连接杆及骨干处螺钉的优势
◆ 框架材质。可透视材料提高了骨折复位和愈合的可视性。生物力学和临床试验显示，可透视材料的生物力学特性与目前使用的材料相似

　　在整个外固定架系统中，固定针对其稳定性起最重要的作用。可以从以下几个方面考虑，选择合适的固定针：
◆ 固定针的直径
◆ 固定针的数目
◆ 螺纹类型
◆ 固定针拧入技术
◆ 固定针材料
◆ 固定针涂层

　　选择合适直径的固定钉，可降低固定针进针点处骨折破裂的风险。同时，固定针必须有足够的硬度，才能获得内置物的稳定性。固定针孔大于骨直径的 30% 会导致骨抗扭强度下降 45%。固定针的抗弯刚度与其半径的四次方成正比。如果我们知道骨的直径，骨皮质厚度，骨的弹性模量，需要使用的固定针数量，固定针材料的弹性模量，需要的负荷，我们就可以计算不同骨 - 外架距离下获得稳定性所需的固定针的最小直径。

　　在成人中，如果骨 - 固定架之间的距离达到 6 cm，直径为 6 mm 的固定针就可以达到稳定。其在固定针入皮质处所造成的压力低于骨组织抗张强度的 1/3。

在单边外固定架上负荷的分布是不对称的,在进针侧皮质的分布大于出针侧皮质。由于这个原因,可以使用锥形固定针,实践证明,锥形固定针是有用的,如果固定针的前端呈锥形,随长直径增加,其预负荷逐渐增加。锥形固定针使固定针-骨界面得到优化,避免了直的圆形固定针插入预钻孔后产生的微动。

增加固定针的数目可以增加外固定架的稳定性,固定针在骨块上分散置入也可以增强其稳定性。在一个置入2根固定针的骨块上,其中一根固定针靠近骨折部位,另一根尽可能远离骨折部位,可以获得最大程度的稳定性。对于足够坚硬的外架,每块骨块上两根固定针,最多三根固定针就可以获得足够的稳定性,而与固定针的分布无关。

固定针螺纹的类型是由外形、螺距、螺纹高度决定的。有多种类型的固定针可以使用。设计固定针时必须考虑骨质情况,对皮质骨和松质骨分别设计出不同类型的固定钉。固定针底部的间距顶角和曲率半径会影响其插入时所需的扭转力以及插入时产生的热量。

固定针的置入技术影响骨-固定针界面,从而影响整个系统的稳定性。使用自钻型固定钉有可能导致微骨折(特别是皮质骨)以及骨坏死,因为其温度可以达到50℃。使用锋利的钻头进行预钻孔可以降低热坏死以及骨破坏。采用自攻型螺钉,螺纹前进时会切割出相应的螺纹;这种螺钉的优点是容易取出,在门诊手术室即可取出;其缺点是在不完全破坏骨把持力的前提下,入钉发生错误时不能退钉,即使只是部分退钉。

这些螺钉必须由生物相容性材料制成并有很大的刚度,因此优选不锈钢。钛合金制成的螺钉弹性更大,可降低螺钉松动的风险。

羟磷灰石涂层螺钉可提供更好的骨-螺钉界面,具有更好的把持力,从而降低螺钉松动及钉道感染风险。对于螺钉长期留置体内及骨质疏松患者,建议使用羟磷灰石涂层螺钉。

随着骨-外架距离增加,骨折固定的稳定性降低。在决定使用螺钉的数目、最初的负重负荷时,必须牢记这一点。特别是在股骨骨折,需要增加每个骨折块的螺钉,同时在最初的2~4周只能部分负重。

外固定架与抓钳的连接点或外固定架与固定针的连接点是最薄弱的部位,可以通过生产商提供的信息充分了解这些部件的生物力学特性。为了避免二次骨折移位,根据骨-外架距离、承受的负荷、骨折情况,建立相应的软化点。

增加固定针或连接杆的数目可以增加简单或夹钳外架的稳定性的稳定性,例如,采用 δ 形或三角形的外固定架。在实际操作中,增加组件直径较增加组件的数目更有效。组件直径增加1倍,其折弯力增加4倍,旋转抵抗力增加3倍。固定针直径更大时,特别是在入针侧皮质时,可以增加单侧外固定架的稳定性。由于这些原因,目前采用的单边外固定架与以前相比,固定针的直径更大、采用圆锥形螺钉、连接杆直径更大。

但是,稳定性并不等同于刚性,过度坚固会导致延迟愈合、假关节、螺钉松动、钉道感染。因此,应该避免过于坚固的外固定架,最新一代的外固定架包括骨折愈合刺激系统,例如,动力化。

生物学(框 12.14.3)

骨折愈合的自然过程包括:炎症期、骨痂期和重塑期。骨折愈合受很多因素影响,如软组织损伤程度、复位情况、骨折类型、外固定架的稳定性。使用外固定架时,骨折愈合的类型由外固定架的力学特征和内置物的稳定性决定。

在横向骨折,解剖复位后用坚固的外固定装置固定,骨折部位的负荷可完全由固定系统吸收,骨折是一期愈合,无骨痂形成,愈合的过程类似于加压钢板固定骨折的愈合过程。直接愈合或接触愈合则需要较长时间才能获得骨折端的稳定性。

使用外固定架时,需要考虑骨-螺钉界面的变化,随着时间推移,会出现骨-螺钉界面松动,这与骨折愈合相关。由外固定架固定而获得的骨折愈合必须是间接愈合,因为这种愈合需要的时间短而坚强。只有这样才能在相对短的时间内稳定,降低外固定架的并发症发生率,例如,螺钉松动、钉道感染,这些并发症会导致骨折部位不稳定,甚至假关节。

使用外固定架要获得骨痂愈合,需要满足以下条件:

◆ 保留骨折部位的软组织

框 12.14.3　骨折愈合的机制

以下因素促进骨折愈合:

◆ 保留骨折部位的软组织
◆ 复位满意
◆ 保持骨折部位的微动

◆ 复位满意
◆ 保持骨折部位的微动

在距骨折线合适的距离处放置螺钉（至少 1.5 cm），以及尽量闭合复位后再通过外固定架固定骨折处，可以保护骨折部位的软组织。已经证明，在骨干处联合使用外固定架、内固定装置、拉力螺钉进行骨折复位会增加假关节形成风险。这是由于不同固定方式带来的骨折愈合的模式不一样：骨块间加压——直接愈合；外固定架——骨痂愈合。

必须复位满意，以免骨块之间存在大的间隙。如果骨折块之间间隙较大，可能意味着骨块之间软组织嵌顿，同时骨的轴向力线必须准确对齐。但是，并不要求解剖复位，因为后者抑制骨块之间的微动。

微动对骨痂愈合非常重要，需要区分微动的性质、程度和时间。在这方面我们能够区分动力和静力外固定架。

最后，从生物力学方面讲，使用外固定架时，从截骨处或骨折部位开始形成新骨。根据牵引时骨折部位的反应情况决定牵引的力量。当外固定架稳定时，牵引会诱导膜内成骨；新骨逐渐成熟并最终钙化。牵引时骨折部位发生的这些变化可以用于纠正肢体缩短、骨质缺失以及纠正成角畸形。

动力化（框 12.14.4）

动力化是指将静力化固定转换成另外一种固定，通过可控的微动，使其能承受一定压力和（或）对骨折端产生一定刺激。单边外固定架动力化有三种形式：
◆ 被动
◆ 主动
◆ 诱导

被动的动力化可在固定器置入静态装置及患者肢体承受一定的力量（通常＞200 N）时实现。在这种情况下，微动是环形的，通过固定针折弯而在骨折部位形成的压力是非对称的。目前使用的单边外固定架其固定针是最具弹性的部位。从长远看，被动动力化会引起非

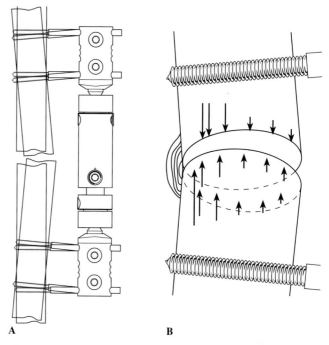

图 12.14.5 被动力化引起非对称性骨痂形成，因此容易形成假关节

对称性骨痂形成，因此容易形成假关节（图 12.14.5）。

可以拧松外固定架上的伸缩滑动装置而获得主动动力化，因此这种外固定架又可称为动力外固定架（图 12.14.6）。负重时，骨折间隙缩小，骨折刺激是中心型的，而且刺激沿着外固定的长轴传导。这种动力化既可以是自由的又可以是可控的。在下面的例子中，肢体受力时，伸缩装置具有弹性回缩力，但其分离程度是受限制的。

已经证明，在动力化的过程中，如果外固定架的连接部位都可以调整，那么在复杂骨折部位可以获得轴向运动或均匀加压。这项研究显示，在动力化过程中可能发生明显的非轴向运动，在调整滑动装置的同时调整外固定架的其他连接部位，可以避免这一缺点。这种模式可以用于骨延长，确保在骨延长过程中保持合适的力线。这些评估结果有助于评估外固定架的效果；有利于合理使用这些装置进行主动或可控的轴向运动。

可以通过人工或机械获得诱导动力化，根据已知的数量和频率施行诱导动力化。Kenw-right 及其同事利用诱导动力化治疗胫骨骨折，使用外固定架 1 周后开始利用诱导动力化，最初每天在 30 分钟内移动 1 mm，最后行走时负重达到 200 N。与静力外固定架相比，诱导动力化组的骨折愈合时间短。

框 12.14.4　外固定架动力化
◆ 被动——螺钉预弯而产生非对称性刺激
◆ 主动——伸缩滑动
◆ 诱导——人为或机械性

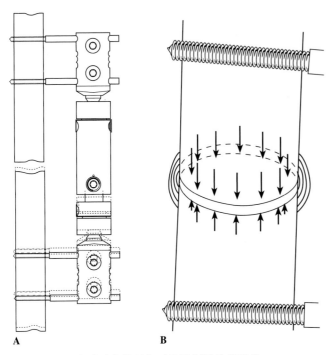

图 12.14.6　主动动力化引起对称性刺激骨痂形成

也可以通过人工获得诱导动力化。为了刺激骨痂形成，即使是在卧床的患者或不能负重的患者，术后1周即可以诱导骨折端微动。

许多研究已经证实动力化的生物学效应。

适应证和结果

从解剖方面看，单边外固定架并无禁忌证。由于其通用性和简单性，单边外固定架可以用于大部分创伤或骨折患者。

但是，在实际情况中有必要从以下方面考虑其局限性：力学方面，例如，外固定架的稳定性，螺钉-骨界面的耐受性，外固定架的并发症；生物学和临床方面，例如，患者耐受性，骨质或周围软组织状态，门诊患者的依从性。

因此，定义外固定架的相对禁忌证是非常有用的（图 12.14.5）：

◆ 肥胖
◆ 明显的骨质疏松
◆ 精神或情绪不稳定
◆ 依从性差，特别是不重视负重原则、固定针护理、不能定期复查

从骨折块方面讲，也有许多相对禁忌证。外固定

框 12.14.5　单边外固定架的禁忌证（相对）

◆ 肥胖
◆ 骨质疏松
◆ 精神或情绪不稳定
◆ 依从性差

架治疗股骨干骨折，固定针穿过的软组织厚，骨-外架距离远，导致外固定架的稳定性较在其他部位差。

在创伤中，外固定架的适应证如下：

◆ 开放骨折
◆ 复杂的闭合骨折
◆ 多发创伤患者的骨折
◆ 骨盆骨折
◆ 复杂的关节内骨折

在骨外科中，单边外固定架用于：

◆ 肢体延长
◆ 假关节
◆ 纠正截骨术
◆ 骨质缺失后的重建手术

开放性骨折（框 12.14.6）

单边外固定架用于开放骨折的最终治疗。目前，这种系统可以获得最佳稳定性，可以根据生物学要求调节外固定架的硬度。

开放骨折的预后与软组织损伤程度、骨折粉碎情况、细菌污染程度相关。及时固定骨折、使用合适的广谱抗生素（清创时必须留取标本进行培养，根据培养的结果指导下一步治疗）、反复清创清除坏死组织、尽快利用软组织覆盖骨折部位可以改善骨折的预后。使用外固定架会使上述方式变得容易。对于不干扰骨折部位而获得骨折稳定，最重要的是骨折复位满意。当患者一般情况恢复或软组织条件稳定时，允许部分负重。动力化可以形成更多骨痂。要视稳定型单边外固定架为最终治疗，而不是暂时性治疗。

框 12.14.6　开放性骨折

◆ 单边外固定架允许固定、反复清创、软组织覆盖
◆ 愈合率>90%
◆ 骨连接不正率<5%
◆ 5% 假关节

报道显示，采用外固定架时骨折愈合率 >95%，骨连接不正 <5%。一项研究显示，采用动力化外固定架治疗 101 例开放性胫骨骨干骨折患者，其中，63 例为Ⅲ型骨折，5 例出现假关节，6 例出现感染。

近期，对于存在软组织严重损伤的患者，倾向于使用外固定架进行暂时固定。局部情况好转之后，在局部破坏进行彻底护理后，当出现外层愈合表现及无感染时，可以将外固定架更换为内固定，作为最终治疗。这符合"局部损伤骨科"的原则，可以降低骨髓炎和感染性骨折不愈合的风险。由于这个原因，需要在适当的时候更换固定装置，除非外固定架作为最终治疗。

复杂的闭合骨折

对于下肢骨干的开放性骨折，除了外固定架，另外一种可以选择的治疗方式是髓内钉。使用髓内钉发生成角畸形的风险更低。当污染严重或软组织损伤严重时，最好选择外固定架（图 12.14.7）。

使用单边外固定架能够快速闭合复位，可以缩短手术时间、减少出血，对多发创伤或具有麻醉风险的患者有益。因此，对于这类患者，即使可以采用其他治疗方式，也最好使用外固定架。

当生长期的患者发生股骨骨折时，特别是多发伤，最好使用外固定架。其他适应证包括不稳定骨折，例如，近端 1/3 骨折和复杂干骺端骨折，特别是合并严重软组织损伤时。

多发创伤患者的骨折（框 12.14.7）

多发伤患者，特别是合并胸部、头部外伤的患者，需要早期稳定骨折，从而降低急性呼吸窘迫综合征（ARDS）的发生风险，缩短重症监护时间、呼吸支持时间。

如果在 24 小时内固定骨折，ARDS 发生率为 7%，如果 >24 小时，ARDS 发生率为 39%。但是，一些合并损伤会延迟内固定施行的时间。

单边外固定架可以在早期进行闭合复位固定，失血少，手术时间短，适用于存在严重并发症时。

如果在急性期选择外固定架治疗长骨骨折，需要决定外固定是作为最终治疗直至骨折愈合，还是作为临时固定，将来更换为髓内钉，以减少钉道问题、增加固定的稳定性、提供更佳的活动范围。需要根据患者的一般情况和骨折的类型（关节周围的骨折难以用髓内钉治疗）决定。需要在 2 周内将外固定更换为内

框 12.14.7　多发伤患者使用外固定架
◆ 出血少，手术时间短
◆ 在 2 周之内更换为内固定
◆ 早期微动很重要

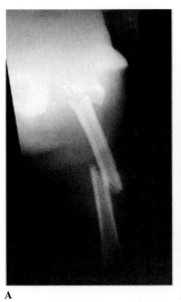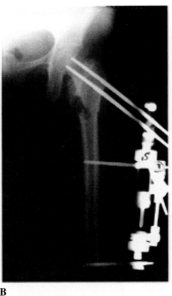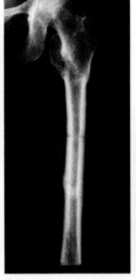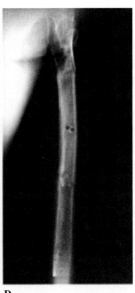

A　　　　　　　B　　　　　　　C　　　　　　　D

图 12.14.7　多发创伤患者，股骨粗隆干骺端双骨折，急诊行外固定架固定。X 线片显示骨折愈合良好，术后 18 个月取出外固定架

固定，从而降低骨髓炎的风险。

稳定的单边外固定系统包含动力化装置，动力化可以取代内固定。对于不能行走的患者，微动是必需的，这样可以保证骨折愈合速度。

骨盆骨折（框 12.14.8）

使用外固定架固定水平及垂直平面不稳定性骨盆骨折是外科医师的复苏手段之一。早期使用外固定架固定骨盆可以减少出血并减少其后困难的血流动力学代偿（图 12.14.8）。

腹膜后间隙可以在短时间内储存 900～1 000 ml 血液。外固定架可以降低骨盆容量，控制骨盆活动，最终降低死亡率。

可以在髂嵴水平或髂前下棘水平以下置入固定针。可以经皮从髂嵴水平置入固定针，由于存在股外侧皮神经，进针点在髂前下棘时，需要开放置入固定钉。从生物力学的角度讲，建议选择髂嵴处为进针点，因为这样骨 - 固定针之间的把持力更大。如果存在后方不稳定，待患者情况好转之后需要行内固定。

复杂的关节内骨折（框 12.14.9）

关节骨折需要解剖复位关节面，充分固定干骺端，这样才能进行早期的康复训练。对于复杂的关节内骨折，使用外固定架可以达到上述目的。这类骨折存在两个主要问题，关节面不平整和干骺端粉碎。可以用外固定治疗干骺端骨折，以获得合适的力线和稳定性。跨关节的牵引外架可使关节面不平整的治疗变得相对容易。通过经皮辅助技术（闭合复位外固定）或微创切开内固定（有限切开外固定）。采用外固定技术，切开复位关节面、骨膜剥离、金属内置物的使用均可减少，因此可减少切开复位存在的一些并发症，如假关节和感染。

用于治疗关节内骨折的单边外固定架大部分都是跨关节的，即外固定架跨过受损的关节。外固定架起到牵引作用，利用关节周围的韧带进行复位。然后采用有限切开内固定方法固定关节面。如果关节面复位满意，

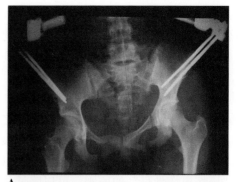

A

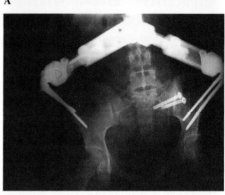

B

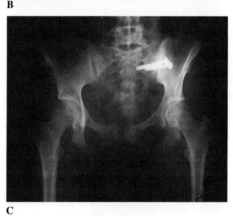

C

图 12.14.8 水平及垂直平面的不稳定性骨盆骨折。首先采用前方外固定架固定骨盆。但外固定架并不能稳定左侧骶髂关节。当患者一般状况好转之后，采用螺钉固定骶髂关节。术后 3 个月 X 线片显示骨盆稳定

框 12.14.8　骨盆骨折和外固定架
◆ 如果出血严重，可以降低死亡率
◆ 绝大部分 B 型骨折可以单独使用外固定架
◆ C 型骨折不宜单独使用

框 12.14.9　单边外固定架和复杂的关节内骨折
◆ 单边外固定架可以作为临时的固定物
◆ 可以经皮或小切口切开重建关节
◆ 关节内固定可用于肘关节及膝关节（具有争议性）

可以将外固定作为最终治疗，而不采用内固定。少见的是，将单边外固定架放在关节的一侧治疗干骺端骨折。这项技术在不是十分粉碎的病例中比较有用，已经用于桡骨远端和胫骨近端骨折的治疗（图 12.14.9）。

这些原则可以用于各部位的骨折，例如，肘关节、腕关节、膝关节或踝关节。跨关节外架治疗肘关节骨折、固定肱骨和尺骨，临床效果令人鼓舞。铰链式外固定架允许早期活动，可降低肘关节僵硬的风险，肘关节僵硬常见且严重影响临床疗效。外固定架特别适用于开放性或严重粉碎性骨折。已经证明，对于骨折脱位患者，采用内固定材料固定骨折，修复关节韧带之后利用外固定架维持关节的稳定性，可使关节早期活动。外架最好保持 6 周。

特定的关节骨折

在创伤中，单边外固定架的最大适应证是桡骨远端骨折，可采用跨关节的外固定架，同时采用或不采用有限内固定。偶尔，单边外固定架也适用于关节外桡骨远端骨折。

使用外固定架固定腕部骨折时应遵守以下原则：
- 固定第二掌骨只用半针
- 固定桡骨时，避免损伤桡神经浅支（避免经皮置入）
- 复位时，避免过度牵引和过度尺偏（最好是中立位）
- 术中与正常肢体比较，确定长短
- 如果存在粉碎或缩短，进行自体骨或异体骨移植
- 关节内台阶需要复位固定
- 如果不稳定，需要辅助固定或重建下尺桡关节
- 早期活动手指有助于康复

关节活动与跨关节外架治疗腕部骨折的疗效存在争议。前瞻性研究显示，使用动力性和静力性 Pennig 外固定架其疗效无明显差异。

相同的原则也适用于膝关节内骨折。复杂骨折合并干骺端粉碎或严重软组织损伤，采用外固定架受益最大。使用外固定架 40～50 天可以避免膝关节僵硬（图 12.14.10）。

21 例胫骨平台复杂骨折，采用闭合复位、单边外固定架固定。其中 19 例患者活动范围达到 115°，作者认为取得了满意的疗效。在这项研究中，大部分病例采用胫骨侧外架，并不跨膝关节。

高能量性胫骨平台骨折是使用跨关节外固定架的适应证。采用一个沿胫距关节旋转的铰接式夹使针穿过踝关节，术后 3～4 周取出该固定针，这样有助于关节

功能恢复。与切开复位钢板螺钉内固定相比，这项技术安全而有效，可明显降低治疗相关的并发症。

最近的研究显示，与钢板内固定相比，采用环形外固定架治疗高能量双髁胫骨平台骨折优势明显，可明显降低感染率。

骨延长术（框 12.14.10）

外固定架不仅可以获得骨折稳定，促进骨折愈合，而且可以通过逐渐牵引截骨部位而达到骨延长。

要想成功获得骨延长，需要满足以下先决条件：延长装置稳定，满足新骨形成的生物学条件，如骨膜掀起、在牵引之前等待足够时间、与个人成骨能力相适应的牵引速度。

同样重要的是，术前对患者进行全面评估，降低或预防可能的并发症。

邻近需要延长骨块的关节必须稳定且功能正常。需要评估肌肉萎缩情况，避免在骨延长过程中肌肉萎缩进一步加重。根据需要，首次手术时可行肌肉切断或术中切断没有弹性的挛缩结构。必须评估延长的潜力，以决定一次或两次完成延长。特别是，遗传性疾病患者容易出现并发症，常需要多期才能完成骨延长。

同样重要的是评估成角畸形，这样可以设计方案，在延长的过程中纠正成角畸形。

最后，进行骨延长之前，需要仔细考虑骨质、存在内分泌疾病、神经血管功能等。

骨延长术不仅包含手术过程，还包含医师团队、其他辅助人员的密切监测、随访，直到拆除外固定架。

截骨术

由于力线或旋转畸形而行截骨术术后有多种固定方式。常选择内固定，因为其稳定性好，可以进行早期康复训练。为了获得良好的疗效，手术必须很精确，但是，有时术中想获得良好的效果并不容易。这时，使用外固定架，特别是可以调整的外固定架，可以获得良好的效果，而且手术创伤小。

在骨关节炎性膝内翻，要想取得良好的临床效果，恢复轴向的力线非常重要（图 12.14.11）。

骨缺损的外科重建（框 12.14.11）

可以利用骨延长的原则治疗骨缺损。在骨缺损区的近端或远侧截骨之后采用骨传导，新生骨可以跨越缺损区（图 12.14.12）。另外，可以采用加压-牵引技术，

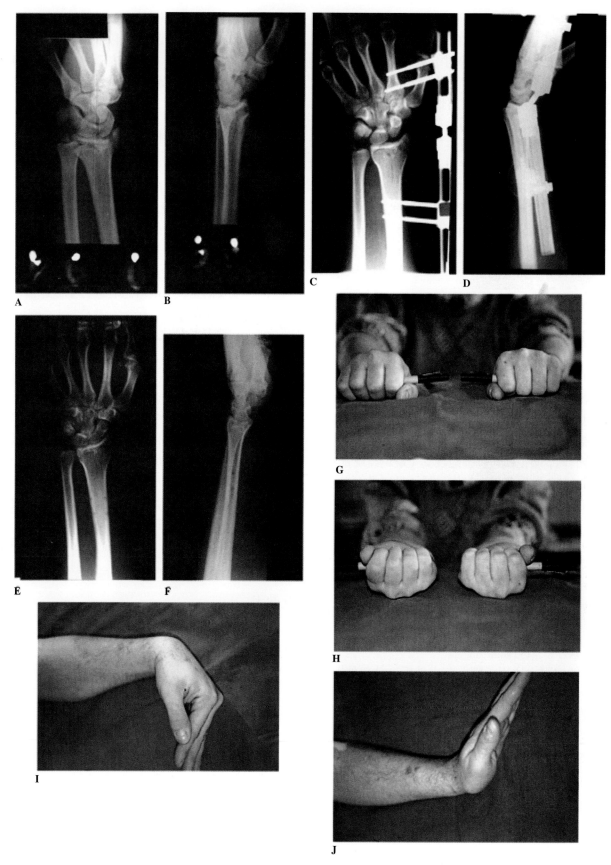

图 12.14.9 一位 37 岁患者发生的腕部骨折，利用韧带技术采用外固定架治疗。长期临床随访显示，效果满意

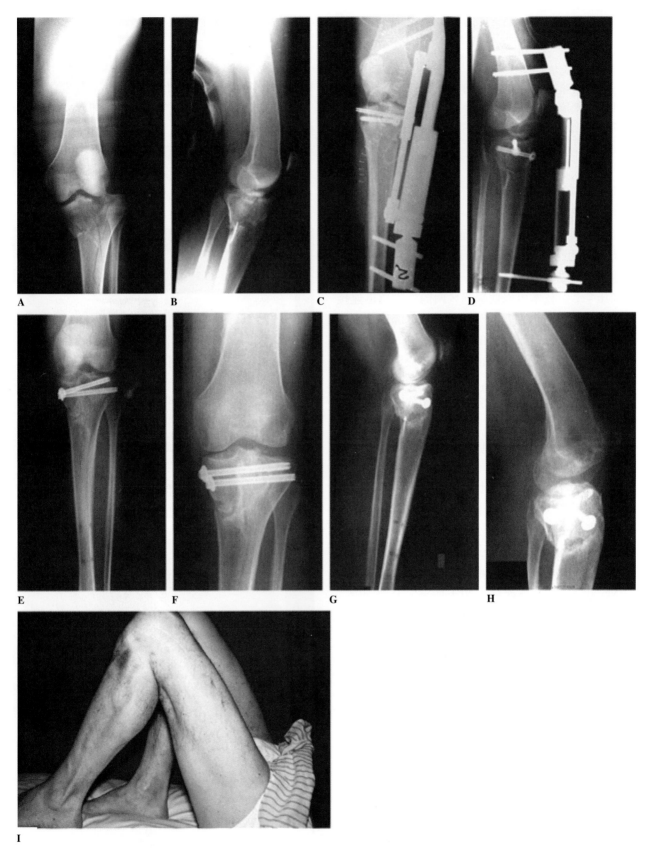

图12.14.10　高能量性胫骨近端粉碎性骨折。由于骨骺端粉碎,采用跨关节性外固定架。同时采用螺钉固定关节面骨折块。40天之后,干骺端骨折愈合,可以拆除桥接外固定架而仅固定胫骨端,以使膝关节活动。拆除外固定架6个月之后的放射学和临床表现

框 12.14.10 采用单边外固定架进行骨延长

◆ 邻近关节必须是稳定的
◆ 术前评估肌肉挛缩
◆ 先天性骨短缩更可能存在肌肉和肌腱问题
◆ 评估成角畸形并纠正成角畸形
◆ 评估神经血管功能

首先通过加压使骨缺损区消失，然后再截骨行骨延长术恢复肢体长度（图 12.14.13）。

胫骨缺损＞4 cm，股骨缺损＞6 cm，可以采用骨传导技术。延迟愈合和不愈合很常见，因此，需要采取其他治疗促进骨折愈合。

加压-牵引技术可以使缺损区两侧的骨质迅速接触。如果骨折部位清洁，同时该骨的其他部位没有感染风险，可以同时在缺损区的近端或远端一期行延长性截骨。虽然骨缺损的长度由创伤本身决定，但采用该技术时，缺损不能＞5 cm，因为这样才能避免血管和软组织问题。如果腓骨是完整的，切除腓骨的长度需要比缺损区长 2 cm。

骨传导治疗阶段缺损的优点是，不需要其他的治疗就可以达到骨折愈合。

采用外科手段进行骨延长时，医师必须注意患者的年龄，软组织条件，神经血管功能，患者依从性。治疗周期长（骨生长 1 cm 平均需要 40 天）且并发症常见。由于这个原因，选择合适的患者非常重要，应详细告知患者手术风险和益处。

Verona 骨科中心进行了相关研究。38 例患者，15 例行骨传导，23 例行加压-牵引，骨折缺损范围是 3～11 cm。所有骨折均愈合。出现了以下并发症，11 例（75%）在骨缺损区出现了假关节，2 例出现了轴向偏倚 5°～10°（加压-牵引），8（18.4%）例出现固定针脱出。

框 12.14.11 使用单边外固定架重建骨缺损

对节段性骨缺损（＞4～6 cm）：
◆ 骨传导
◆ 加压分离
◆ 治疗过程漫长
◆ 并发症常见

并发症（框 12.14.12）

遵从外科技术，对患者进行密切随访，了解骨折的生物力学可以减少外固定架的困难与并发症。

困难是指阻碍临床疗效的实现，但并不影响最终的效果。

并发症是指阻碍临床疗效的实现并损害最终效果。

按照这个标准，我们将较小的钉道问题定义为困

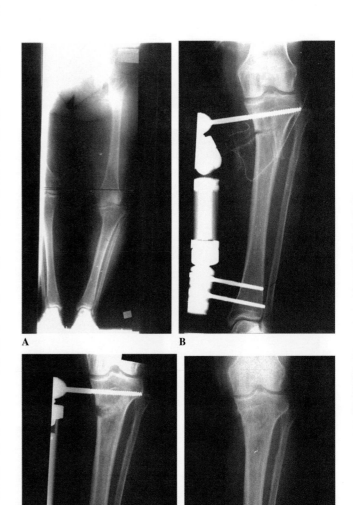

A　　　　　　　　B

C　　　　　　　　D

图 12.14.11　一位 58 岁膝内翻患者，使用外固定架逐渐纠正畸形，获得了良好的股骨-胫骨力线，同时形成的新骨可以维持这种力线。拆除外固定架之后，随访 3 年显示临床效果良好

难（Checketts 分型的 1 和 2 级），后者需要进一步护理，以及外科医师与患者紧密合作。

可以按照以下情况对并发症进行分类：

◆ 与单边外固定架相关的并发症
◆ 与创伤本身相关的并发症

后面这一类与创伤类型或骨折分类相关，将会在其他章节讲到。

与单边外固定架相关的并发症可以进一步分为以下几类：

◆ 由骨 - 夹钳原件引起的并发症
◆ 由外架引起的并发症
◆ 适应证选择错误引起的并发症

骨 - 夹钳原件引起的并发症

骨 - 夹钳原件引起的并发症如下：

◆ 钉道感染
◆ 固定杆松动
◆ 溶骨
◆ 死骨
◆ 肌肉僵硬
◆ 固定针折弯
◆ 固定针断裂

选择合适的进针点可以避免血管和神经损伤。单边外固定架固定针的入针点容易控制，固定针刚好穿过对侧皮质。

钉道感染、溶骨、死骨是主要的钉道并发症，主要由以下原因引起：

◆ 固定针选择错误
◆ 置入技术缺陷
◆ 违反负重和动力化适应证

框 12.14.12　外固定的并发症

◆ 螺钉：
  ● 感染
  ● 神经血管损伤
  ● 溶骨
  ● 螺钉折弯或断裂
  ● 关节僵硬
◆ 外固定架：
  ● 可调部件卡压
  ● 不愈合
  ● 畸形愈合

◆ 金属过敏
◆ 固定钉护理不合适

固定针的选择

根据皮质骨、松质骨选择不同类型的固定针。因此，根据不同解剖部位选择合适的固定针。根据软组织的厚度以及外架的尺寸选择合适长度的固定针，这样固定针 - 外架接触合适。骨干的直径决定螺纹的长度，螺纹必须接触双侧骨面。固定针的直径不能超过骨直径的 1/3，这样可以避免二次骨折；固定针的直径也不能太小，需要避免其折弯和断裂的风险。推荐选择羟磷灰石涂层的固定针，这样可以降低固定针松动、钉道感染风险。

固定针置入技术

需要在进针点周围充分游离软组织。选择不同的皮质骨、松质骨固定针时，应该保证钻孔的直径与固定针直径相匹配。钻头必须锋利，这样可以降低损害以及骨热坏死。需要钻透双侧皮质。可以使用导向器保证固定针之间相互平行，这样能够降低骨 - 固定针表面的预弯力。为了降低骨 - 固定针界面热坏死，建议使用锋利的钻头以 800 rpm/min 的速度进行预钻孔。

负重和动力化

根据骨折类型、治疗情况、外固定架类型、外固定架的机械特性、患者体重指导负重。对于动力化外架，在合适的时间进行动力化，可以降低固定针的压力、促进骨折愈合而缩短外固定时间，但同时也会增加固定针松动的风险。

金属过敏

提前进行试验，确认患者是否对某种不锈钢成分过敏。如果存在过敏，就使用钛合金或羟磷灰石涂层的钢钉。

固定钉护理不合适

告知患者正确的钉道护理方式，在出院之前，必须监督患者，保证其掌握正确的钉道护理方法。

肌肉僵硬

肌肉僵硬与骨折情况、治疗方式密切相关。胫骨和肱骨损伤患者基本不存在肌肉僵硬，但在股骨损伤

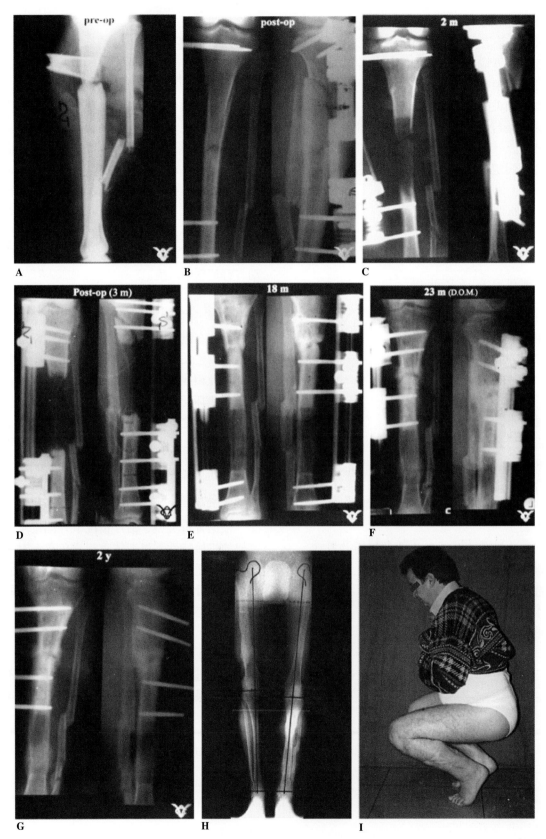

图 12.14.12 一位 36 岁患者，ⅢB 型开放性骨折。急诊固定，8 周后出现骨折块坏死。由于这个原因，清除了坏死的骨段，出现了 11 cm 骨缺损区，采用骨传导技术进行治疗。18 个月时骨传导完成。23 个月时骨传导区出现骨化，但出现了假关节，需要清除部分硬化的骨质。术后 2 年骨折愈合。随访 3 年显示，下肢力线良好，功能满意

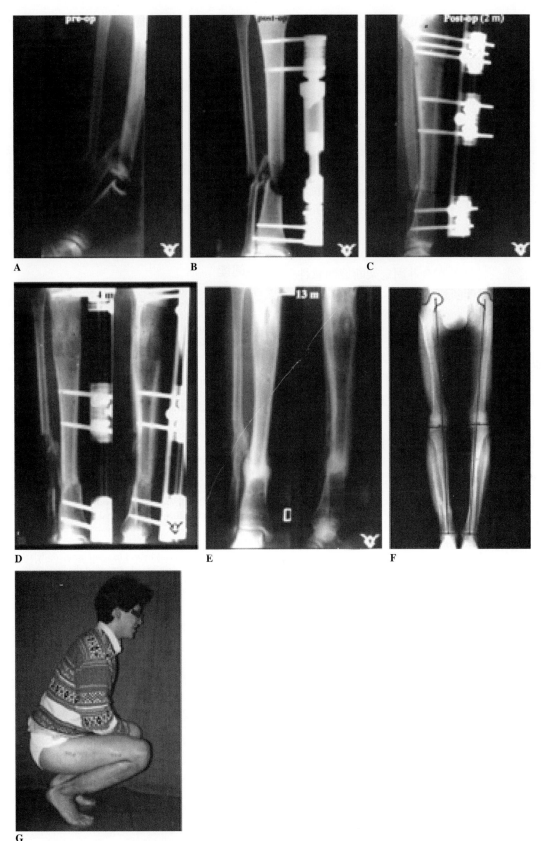

图 12.14.13 一位 18 岁患者，右侧胫骨ⅢA 型开放性骨折，存在 3.5 cm 骨缺损区。急诊手术后 2 个月时，采用加压 - 牵引技术进行重建。胫骨缩短 6 cm，在缺损区的近端进行延长。4 个月时停止延长。术后 13 个月骨折愈合。随访 2 年，临床效果满意

患者，肌肉僵硬很明显，因为固定针穿过阔筋膜和股四头肌。

术中进行软组织松解，观察患者伸屈活动时软组织是否存在张力。只有在术后松解存在张力的组织，才能保持术后合适的运动范围。

固定针折弯

采用球形固定器时不太可能出现固定针折弯。但是，固定针直径小或在骨痂骨化的早期容易出现固定针折弯。

固定针断裂

固定针直径小，特别是在合并固定架断裂的急性损伤病例，固定针有可能断裂。

外固定架的并发症

一般来讲，并发症与外架的结构及其承受的负荷相关。因此，我们应该明确外架的力学特性并将其与周围的使用环境联系起来，这样才能避免外架断裂。外架断裂常与力线不佳相关。

铝阳极氧化膜涂层的固定支架，对一些消毒剂会出现张力-腐蚀现象，因此容易断裂。应该禁止使用这种外固定架。

动力化外架的一个并发症是由于外架承受过度的扭转压力而出现动力化系统卡死。因此，目前正在生产可以自由调节的动力化外架。

外固定系统会引起畸形愈合。许多外架使用之前需要复位。但是，对于最新生产的单边外固定架，在外固定架置入之后还能进行复位调整。需要注意，单边外固定架进行旋转调整时，有可能导致骨折在另一个平面移位，因此在置入固定针之前需要调整肢体旋转。我们应该避免将固定针置于不同平面，因为这会导致骨折畸形愈合。如果固定针被置于不同平面，唯一的解决方法是重置固定针。

固定架或固定针二次松动也会导致畸形愈合。因此，需要进行定期复查，指导患者进行负重并嘱咐患者按照医嘱进行锻炼。如果出现复位丢失，必须使用外固定架进行再次复位，根据患者的配合程度以及调整的范围，可以在麻醉下进行，也可以在非麻醉下进行。

拓展阅读

Checketts, R.G., Moran, C.G., and Jennings, A.G. (1995). 134 tibial shaft fractures managed with the Dynamic Axial Fixator. *Acta Orthopaedica Scandinavica*, **66**, 271–4.

De Bastiani, G., Graham Apley, A., and Goldberg, A. (eds) (2001). *Orthofix External Fixation in Trauma and Orthopaedics*. London: Springer.

Gruen, G.S., Leit, M.E., Gruer, R.J., and Petitzman, A.M. (1994). The acute management of hemodinamically unstable multiple trauma patients with pelvic ring fractures. *Journal of Trauma*, **36**, 711–13.

Kenwright, J., Richardson, J.B., Cunningham, J.L., *et al*. (1991). Axial movement and tibial fractures. A controlled randomized trial of treatment. *Journal of Bone and Joint Surgery, British Volume*, **73B**, 654–9.

Mohr, V.D., Eickhoff, U., Haake, R., and Klammer, H.L. (1995). External fixation of open femoral fractures. *Journal of Trauma*, **38**, 648–52.

Schandelmaier, P., Krettek, C., Rudolf, J., and Tscherne, H. (1995). Outcome of tibial shaft fractures with severe soft tissue injury treated by unreamed nailing versus external fixation. *Journal of Trauma*, **39**, 707–11.

Mahadeva, D., Costa, M.L., and Gaffey, A. (2008). Open reduction and internal fixation versus hybrid fixation for bicondylar/severe tibial plateau fractures: a systematic review of the literature. *Archives of Orthopaedic and Trauma Surgery*, **128**, 1169–75.

12.15
创伤中环形外固定架应用原则

Martin A. McNally • Maurizio A. Catagni

（黄 伟 译 王天兵 张殿英 审校）

引言

具有张力钢丝的环形外固定架在俄罗斯库尔干的创伤和重建外科中心得到了广泛发展，并在世界范围内广泛使用。

环形外固定架并不是新的。1932 年，Dickson 和 Diveley 首先描述了这种由张力克氏针固定及两根螺纹连接杆连接的外架。在 20 世纪 50 年代，Florensky、Rodin 和 Gudushauri 设计了多种张力钢丝。Ilizarov 描述了这种外架的生物力学和生物学特征，并设计了一种环形外架，可以进行多平面的动力化与稳定。可以改变和控制外架的力学特性，这是环形外架的有别于其他骨固定装置的特征。

理想的外架系统应该包含以下特征（框 12.15.1）：
◆ 通过简单的组件能够组装出各种不同的外架
◆ 稳定固定骨折块，保留邻近关节的活动性
◆ 完全负重时，仍然可以维持骨折的稳定性
◆ 在不同方向，在治疗的不同时间段调整运动，促进骨折愈合，纠正对线不良，维持肢体长度
◆ 软组织和骨组织损伤小，不需要切开复位

框 12.15.1 理想的外固定架

环形外架可以调整外架的力学特性，理想的外架包含以下特征：
◆ 具有多种样式
◆ 负重时稳定
◆ 允许关节活动
◆ 可以纠正畸形
◆ 可以闭合使用

单边外固定架很难达到上述要求，但即使设计最简单的环形固定架也能达到上述要求。外固定架放置合适，可以在完全负重情况下进行关节的康复训练以及调整骨折块，可以在肢体骨折块稳定的情况下恢复骨缺损，减少对肢体功能的影响。

环形外固定架在骨折急性期的使用指征（框 12.15.2）

Ilizarov 法是在治疗不愈合、肢体畸形及肢体延长的过程中逐渐建立起来的。最初，在骨折急性期使用外固定架具有争议。与其他治疗方式相比，Ilizarov 法的治疗效果获得了肯定。

将使用指征划分为相对适应和绝对适应是有用的，以区分哪些情况下使用环形外固定架具有显著的好处，哪些情况下使用环形外固定架可以提供额外的好处。下文是我们两个机构在骨折治疗过程中总结经验得出的适应证。

绝对适应证

◆ 骨折合并骨缺损；骨移植和双重加压牵拉
◆ 感染性骨折（见 100 章）

框 12.15.2 适应证

◆ 关节面骨折常需要切开复位内固定
◆ 外固定架最好用于非关节面骨折
◆ 联合切口降低骨折周围的软组织损伤
◆ 逐渐复位
◆ 利用 Ilizarov 技术，而不仅仅是外架

- 非关节面的干骺端骨干连接处骨折
- 高度粉碎性骨干骨折
- Schatzker Ⅴ型胫骨双髁骨折
- 骨折前存在骨畸形或肢体长度缺陷
- 难以恢复骨折处力线

需要注意，关节内骨折需要解剖复位和坚固固定，以促进骨愈合、早期活动及功能锻炼。早期负重很少是治疗的先决条件。外固定不需要切开复位，可以获得良好的力线，可以早期负重。由于这些原因，对于关节内骨折，建议使用内固定，而 Ilizarov 法用于非关节内骨折。但是，可以同时使用这两种技术，特别是对胫骨近端开放性骨折，使用内固定钢板固定关节面，同时在骨干上使用环形外固定架维持已经重建的关节面骨折的稳定性。联合采用这两项技术可以减少骨折周围的软组织剥离，固定之后还可以调整肢体的力线。

对骨折之前存在肢体畸形（特别是缩短畸形）者，可以在治疗骨折的同时纠正肢体的畸形。Ilizarov 外架可以在稳定骨折的同时在成角的旋转中心（centre of rotation of angulation，CORA）处放置铰链。如果骨折远离 CORA，可以行皮质截骨。

对于陈旧性骨折，紧急将骨折复位至可接受位置比较困难。环形外固定架可以在数天内进行逐渐复位。同样，对于存在短缩或成角畸形的开放损伤，可以一期闭合伤口。伤口愈合之后，使用环形外固定架可以纠正长度和力线。

Taylor 空间外架（Taylor Spatial Frame，TSF）是 Ilizarov 外架的进一步发展。Taylor 空间外架是计算机辅助设计的，可以进行多平面调整，但使用时必须遵循 Ilizarov 外架的使用原则。计算机辅助并不能弥补术前计划不足、适应证选择错误和技术错误。

相对适应证

- Schatzker Ⅵ型胫骨近端关节面骨折
- Pilon 骨折
- 骨折合并严重的关节毁损（允许一期关节融合）
- 节段性骨折
- 关节内骨折合并邻近关节不稳定
- 足弓和跟骨损伤
- 儿童开放性骨折

环形外固定架有许多其他的相对适应证。下面的章节会讨论环形外固定架在特定部位的使用。

上肢骨折

少数急性上肢损伤需要环形外固定架。在肱骨，严重的骨缺损、感染性骨折、严重的粉碎性骨折、远端骨折合并肘关节不稳定是相对适应证。

半圆形的铰链式外架能够保护重建的肘关节韧带和复杂的骨折，同时有大的活动范围。但是，需要注意的是，在肱骨上使用环形外架难度大，因为需要有充足的断面解剖学知识。

根据我们的经验，锁骨、桡骨、尺骨的新鲜骨折没有使用环形外固定架的适应证。这些骨折需要进行坚固内固定并进行早期的关节功能锻炼。

股骨骨折（框 12.15.3）

大部分股骨干骨折可以使用髓内钉固定。对于合并严重的胸部损伤、污染的开放性骨折或远端节段的多段性骨折，推荐使用外固定架。固定架的混合应用可在未使用经骨钢丝的前提下的近端股骨骨折的稳定固定。

当股骨上端骨折、骨折缺损＞2 cm 时，使用环形外固定架是有益的。我们将环形外架用于上述骨折合并广泛的软组织损伤，允许稳定的骨折固定和早期负重锻炼。加压-牵引作用和骨传导与肢体康复同时进行。

如果从技术上不能使用髓内钉时，可以使用环形外固定架，如骨折部位在骨干畸形区下方或假体周围骨折。

股骨远端的完全关节内骨折，坚固固定关节面骨折块可以恢复平整的关节面。对于老年患者，骨质疏松性骨块和软组织缺损时，感染风险以及内固定失败率高，限制了切开复位内固定（open reduction and internal fixation，ORIF）。微创固定股骨髁上骨折联合环形外固定架固定复杂的干骺端骨折，有助于在股骨远端周围的软组织造成最小伤害的前提下，恢复关节面的完整性。

框 12.15.3　股骨骨折

- 适应证：
  - 骨缺损＞2 cm
  - 骨折不能使用髓内钉
  - 骨折合并畸形（例如，陈旧性骨折）
  - 骨质疏松性关节内骨折
  - 骨折后一期行关节融合
- 与单边外固定架相比，采用环形外固定架时骨折不愈合、畸形愈合的发生率低少数情况下，关节面的破坏过于严重，以至于不可能再重建出有功能的关节。可以选择环形外固定进行膝关节一期原位融合术（图 12.15.1）。如果需要，可以行近端皮质截骨牵引，恢复肢体的长度。

胫骨骨折（框 12.15.4）

胫骨比较特殊，因为胫骨容易触及且周围软组织覆盖少。开放手术可能引起深部感染、伤口裂开和骨折不愈合。对于大部分闭合性骨折以及许多开放性胫骨干骨折，最好采用髓内钉治疗，但是，有一部分患者和骨折类型不适合髓内钉。

环形外固定架最好用于非关节面的胫骨上端或下

> **框 12.15.4　胫骨骨折使用外固定架的适应证**
>
> ◆ 明显的骨缺损
> ◆ 非关节面的干骺端骨折
> ◆ 严重的粉碎性骨折
> ◆ 合并软组织缺损
> ◆ 复查关节内骨折联合微创的 ORIF
> ◆ Pilon 骨折——在最初的几周，外架穿过踝关节

端干骺端连接处骨折。通过环形固定架，这些骨折可以在闭合情况下进行复位。环形外固定架可使对线良好，允许早期负重，早期骨折愈合。这类骨折常常离髓内钉太近或太远，即使采用微创技术，切开复位内固定也有出现软组织并发症的风险。

对于多段的胫骨干骨折，环形外固定架可以获得良好的稳定性而不造成胫骨周围软组织的进一步损伤（图 12.15.2）。开放骨折合并软组织缺损以及高能量骨折可以使用环形外固定架，先行肢体缩短以达到软组织覆盖的目的，伤口愈合之后再逐渐牵引延长以恢复肢体的长度。

固定儿童胫骨多段性以及复杂的开放性骨折具有挑战性。髓内装置由于具有活跃的物理特性而被禁止使用。环形外固定架适用于这些病例（图 12.15.3）。儿童骨折愈合时间短，在少数几周内就可以取出外架。

已经达成共识，对于关节内骨折但骨折块并不从胫骨干移位（Schatzker Ⅰ～Ⅳ）、相似的踝关节骨折（AO Muller Type B），需要切开复位内固定。对于少数不移位的关节内骨折，采用环形外固定可以获益，特别是软组织条件差时。

对于双髁骨折但无关节面损伤（Schatzker Ⅴ），采用环形外固定架治疗可以获得良好的治疗效果。需要在冠状面和矢状面进行仔细复位。Schatzker Ⅵ型损伤需要对关节面进行切开复位内固定。环形外架可以对骨干骨折提供良好的控制。

Pilon 骨折以关节面粉碎为特征，包含关节的冠状分裂（图 12.15.4A 和 B）。这需要对关节面进行切开复位。环形外架联合微创内固定可以提供促进骨愈合的足够的稳定性（图 12.15.4C）。在许多病例，使用外架桥接踝关节，牵引关节，保护关节软骨，预防马蹄足挛缩。一旦关节的骨折块愈合，就可以移除足部牵引，开始踝关节运动（图 12.15.4D）。

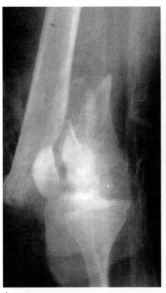
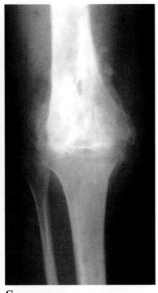
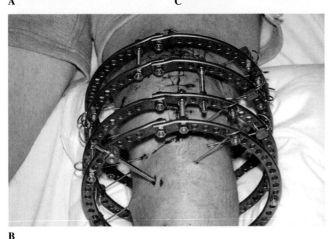

图 12.15.1　A）股骨远端严重的开放新骨折合并关节面丧失和关节不稳定。B）采用 4 圈外架进行一期融合。C）外架取出后，关节完全融合

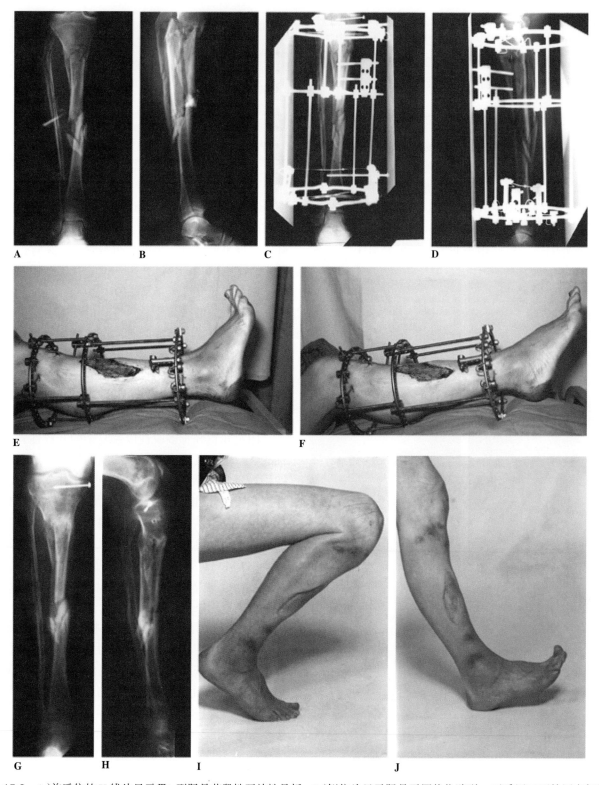

图 12.15.2　A）前后位的 X 线片显示Ⅲb 型胫骨节段性开放性骨折。B）侧位片显示胫骨干冠状位劈裂。C）采用三环外固定架固定，同时使用固定针固定骨折块。D）劈裂的股骨干采用两枚推力针固定，同时在近端和远端骨折块之间进行加压。E）和 F）踝（和膝）的运动在伤后 7 天恢复。G）和 H）前后位以及侧位的 X 线片显示骨折愈合，骨折对线佳，肢体长度得到纠正，近端的螺钉和橄榄钢丝一同使用，保证了胫骨内踝范围内的骨折不会移位。I）和 J）外架去除 7 周后的功能情况

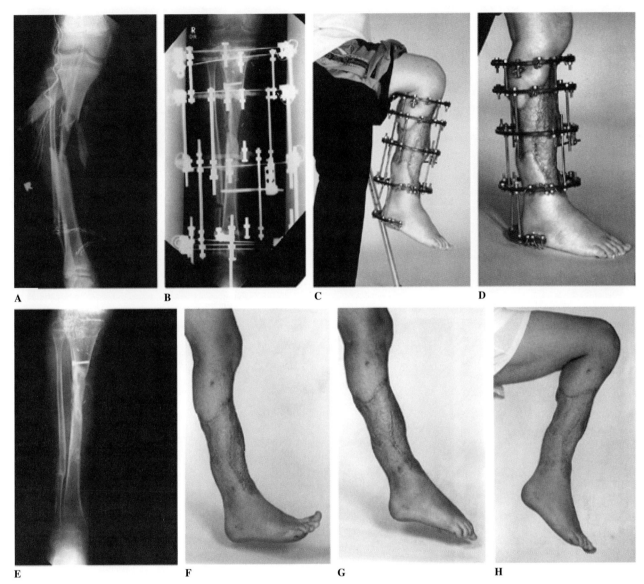

图 12.15.3　A）一位 14 岁男孩，Ⅲb 型胫腓骨开放性骨折，合并软组织套脱和骨缺损。B）存在 5 cm 缩短畸形，进行了皮瓣移植，采用 4 环外固定架固定。然后逐渐牵引骨折恢复肢体的长度。C）和 D）胫骨的牵引时间＞2 个月。在牵引的过程中采用了后足架，以免牵引时出现马蹄足畸形。显示前方肌肉和软组织缺损。E）去除外架后的前后位 X 线片显示骨折愈合，对线良好，肢体长度得到纠正。F）、G）和 H）受伤 3 个月后的功能表现。由于肌力不足，仍然存在背伸受限

环形外固定架的组成（框 12.15.5）

环形外固定架看起来很复杂，但其实它们是由简单的组件构成的，分成四组：

◆ 固定环可以是部分的（1/2 或 5/8）或完全的。碳纤维环质轻且可透 X 线，可以观察骨折愈合和骨痂情况

◆ 连接杆常带有螺纹，在环之间可以逐渐加压或分离，但也可以使用伸缩杆。在两个环之间常常需要 4 个

连接杆。TSF 采用 6 个斜行的可伸型连接杆连接各个平面的关节

◆ 固定针：可弯曲的 1.5 mm 或 1.8 mm 固定针。从环穿过骨骼提供固定。它们都经过标准的张力装置赋予了一定的抗张力

　● 钢制的或钛合金的螺纹半钉可以与钢丝一同使用，特别在肱骨及近端股骨

◆ 特殊部件包括钢板、铰链、支持物、凹槽连接杆、弓、钉钳、万能关节及转化 - 旋转连接。它们可在骨生

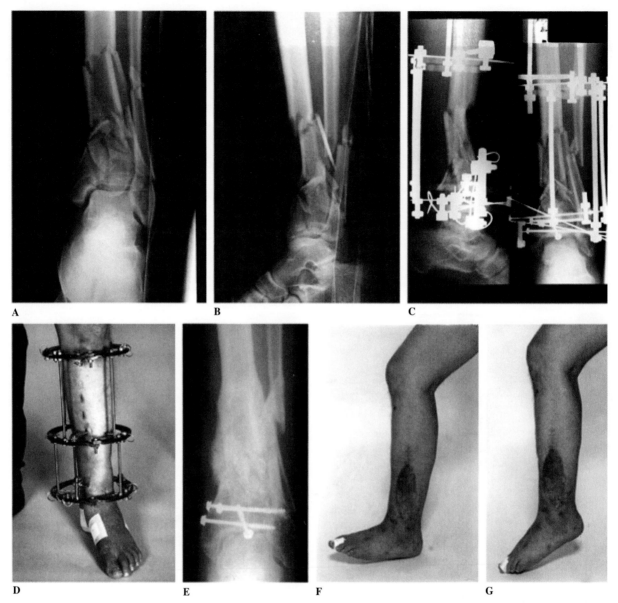

图 12.15.4 A）前后位 X 线片显示开放性 C3 型 pilon 骨折。B）侧位片显示骨干破坏，关节面冠状劈裂。C）采用 3 环外固定架固定联合微创内固定固定关节面。D）6 周时取出足部的固定架，开始踝关节的轻微活动，10 周时可以完全负重。E）19 周时骨折愈合，去除外架；踝穴已恢复、对线良好。F）和 G）28 周时的功能状况。患者慢跑时造成了足趾的轻微损伤

　　长的过程中移动骨折块

环形外固定架应用的一般原则（框 12.15.6）

　　细致的术前计划和患者的 X 线片是必不可少的。患者可能会使用外架许多个月，因此，必须充分理解获得良好预后的义务。如果可能，患者应在手术前看到一个典型的外固定架，了解接受治疗过程中可能会出现的问题，以便当发生问题时，可以获得相关信息及帮助。

　　多发下肢骨折或开放骨折初次手术时，在进行最初的开放性骨折和挽救生命的手术时，通常不建议使用环形外固定架。如果适合使用环形架，肢体可先通过桥接单侧固定装置暂时固定，然后再更换。

　　肢体横截面解剖知识对于钢丝的安全放置是必需的。必须寻找骨折造成的神经血管解剖变异和结构移位，以免损伤神经或血管。

　　使用外架首先是置入相关的钢丝，通常在影像学监控下放置在长骨端。对四肢轴向解剖和生物力学的理解可使外架放置在正常的方向上，并防止继发性畸形发生。在可能的情况下，经骨的钢丝应远离关节，以免形成关节内通道，减少化脓性关节炎的可能性。

框 12.15.5 组件

◆ 环
◆ 棒
◆ 钢丝 / 半钉
◆ "特殊部分"

框 12.15.6 一般原则

◆ 术前计划是必需的
◆ 考虑在多发创伤患者延迟外架应用
◆ 横断解剖知识是必需的
◆ 环与皮肤之间至少 2 cm 距离
◆ 避免软组织牵拉，保护关节活动
◆ 骨折部位上下方通常各两个环

环的选择应该至少距离肢体周围 2 cm。避免选择非常大的环，因为它们会降低外架的稳定性，不方便。

环形架周围所有的钢丝保持张力很重要。一般建议 100 ~ 130 kg 的张力，以提供足够的稳定性和轴向负荷。

特殊环形外固定架的应用

这些装置是基于意大利 Lecco 常用的混合先进系统设计（HA 系统）的。它在传统的 Ilizarov（全钢丝）设计上有所变化，使固定更容易和患者的耐受性更好。

肱骨骨折

在实践中，不同的外架结构可用在肱骨的上、中、下段。为中 1/3 损伤设计的四环外架，可以被修改用于整个骨的特殊类型骨折。

预组装的外架由远端 5/8 环、两个中间环和近侧弓组成（图 12.15.5）。一个针插入远端，一个半钉插入近端使架与肱骨对齐。固定应用外架并增加 1/3 针以免暴露神经血管结构，如图所示。放置其他远端针和半钉。此外架经修改可以用于治疗肱骨骨缺失的骨段转运。

一些骨折类型或在肥胖患者，此系统的变化可使用近端两个弓、一个中间环和远端 5/8 的环（图 12.15.6）。这种外架虽然角运动不太稳定，但患者的耐受性更好。

股骨骨折

标准组件包括远端一个全环、近端转子下水平一

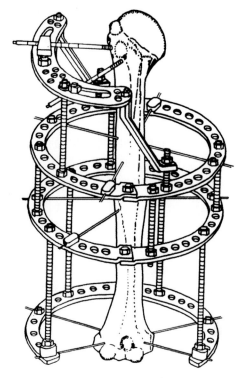

图 12.15.5 四环外架治疗骨干中部骨折

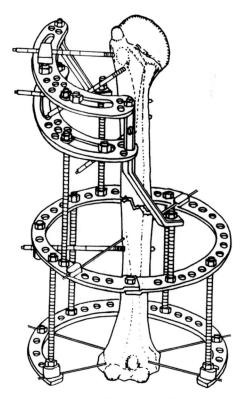

图 12.15.6 改进外架治疗肥胖患者骨干损伤

个弓和根据骨折的类型和水平的一个或两个中间环。一个横向针和两个半钉用于固定远端。近端固定是通

过将两个半钉固定到弓上实现。在中间一个环或更多环、olive针传统上被用于复位并保持骨折断端对齐。在治疗期间患者对大腿中部的经骨针易耐受不良。经大腿后侧进入髂胫带，可以替代半钉。

近端片段

近端部分由一个90°和一个120°的弓组成。通过连接器斜行固定到远端的环上。近端弓应该在大转子上，远端弓应距骨折近端至少2.5 cm。远端环放置在股骨髁上，近端环距骨折远端2.5 cm（图12.15.7）。

第一个针经髁从外侧向内侧置入髁的基底部，垂直于股骨的解剖轴线。置入这枚针后，必须检查旋转。在大转子水平上，从后外侧置入近端半钉。在半钉连接弓的过程中，该架必须保持以大腿为中心。使用针和（或）olive针复位骨折。使用C型臂拍照，在两个平面上确认复位。复位后，置入剩余的半钉和针，如图所示（图12.15.7）。针用于复位，这种位置可能会引起刺激或疼痛感，现在应该移除。

骨干片段

这种环包括四个层次的结构，允许上、下部分之间有5~6 cm的距离，不影响骨折拍片（图12.15.8）。

外架对齐，所述如前。近端弓和远端环固定如前所述。两个中心的环通过外侧半钉固定，保持张力的针从后外侧向前内侧通过，前方避开股动脉。

远端片段

一个相似的外架可以用于远端片段，骨折周围集中了三个环（图12.15.9）。远端的两个环通过2、3或4 cm六角凹槽相连，取决于远端碎片的长度。

当远端碎片很小时，可以调节是必需的，并且骨折下方的两个环没有足够的空间。在这种情况下，使用一个单一远端环，固定方式如前所述，但外架跨过膝关节，包括一个近端和远端的胫骨干骺端环。股骨

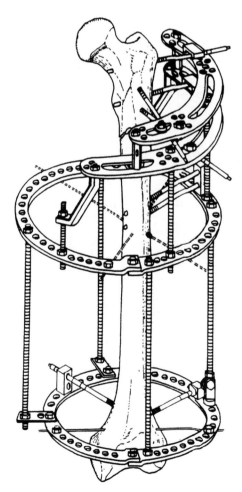

图12.15.7 治疗股骨近端骨折和不愈合的混合外架

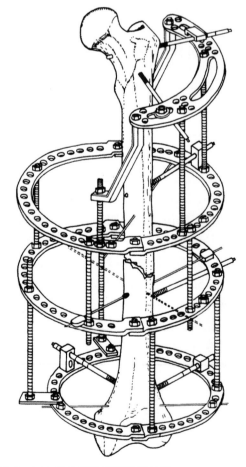

图12.15.8 四水平外架治疗股骨干骨折

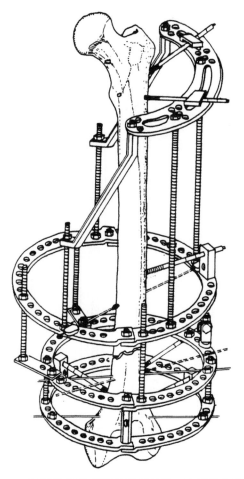

图 12.15.9 四环外架治疗股骨远端骨折。这种外架在添加不添加内固定或时可以用于治疗关节内骨折

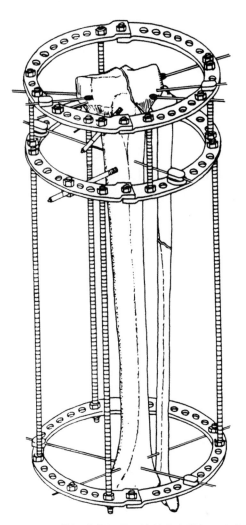

图 12.15.10 三环外架治疗胫骨近端关节内骨折。注意髁碎片使用 olive 针

和胫骨部分可以用铰链连接，允许一些膝关节运动。

胫骨骨折

对于复杂的胫骨骨折或关节内骨折，有很多种外架的设计，但下文将描述提供一个基本系统最常见的适应证。

近端关节内复杂骨折合并胫骨干脱位（Schatzker V 和 Ⅵ型）

预装外架由一个上方环和一个骨折下方干骺端环以及胫骨远端一个独立环组成（图 12.15.10）。损伤的关节内部分必须解剖复位。当没有移位时，可以不切开复位应用外架。关节周围碎片可以使用螺钉或 olive 针固定。

关节复位后，两个参考针垂直于骨解剖轴横向通过胫骨近端和远端。对齐外架，并使用第二个远端针进一步固定，针通过腓骨和胫骨。中心环使用单钉从前外侧向后内侧固定，以免损伤大量的肌肉，半针垂直于胫骨表面皮下。近侧环的固定需要在参考针任一侧使用两个 olive 针。这些针的位置根据骨折情况可以是多种多样的。一种相似的外架可以用于无关节受累的干骺端骨折，尤其是骨质疏松的情况。

胫骨干复杂骨折

依据骨折片段会使用四个或五个环外架（图 12.15.11）。

两个参考针如前所述置入，检查外架是否对齐。轻柔复位，恢复胫骨长度。可以置入 olive 针复位中央的片段。完全复位后，通过使用前内侧半钉改善稳定性，如果可能，使用垂直针和腓骨远端针。

累及踝关节的胫骨远端骨折

环形外固定架在关节切开复位后提供了干骺端部分的稳定性。预装外架包括胫骨的两个环，这两个环通过螺纹杆连接到足部外架，在胫腓联合水平有中间环（图 12.15.12）。

近端部分如前所述被固定到胫骨上。足部外架在足跟使用两个 olive 针并在前足使用两个针来固定。胫骨部分和足外架之间分离（图 12.15.13）。骨折切开复位，完美恢复关节解剖位置。骨折断端通过骨移植、olive 针或螺钉达到进一步稳定。伤口缝合后，中间环和针在骨折水平面上使用以达到进一步稳定（见图 12.15.12）。足部和胫骨分离，使关节软骨无负荷。分离 1 个月后除去连杆，使用铰链取而代之，这样可以允许踝关节运动。6 周时，移除足部外架，

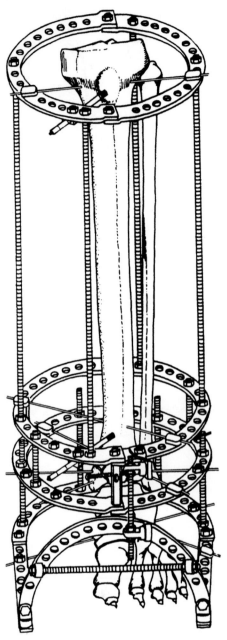

图 12.15.12　胫骨远端骨折（pilon）外固定架。外架延展到足部，胫骨近端稳定性改善

并开始逐渐负重，直至骨折愈合。

环形外固定架的术后护理（框 12.15.7）

肢体功能恢复是骨折护理的首要目标。患者必须充分参与康复过程，对患者应给予教育和鼓励。术后第二天即开始关节的被动和主动活动。需要有适当的镇痛和物理治疗师予以监督。静止夹板固定用于邻近关节（尤其是踝关节）可预防挛缩。

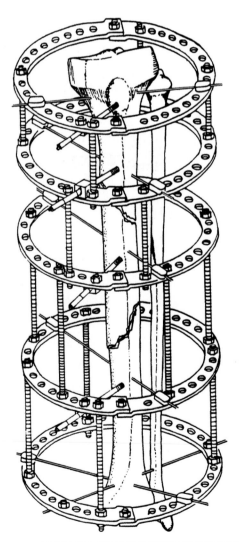

图 12.15.11　五环外架用于维持胫骨骨折片段的稳定性

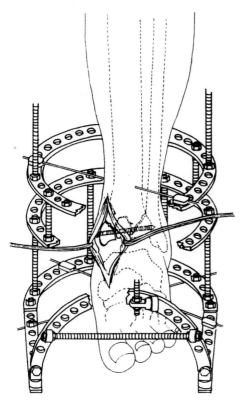

图 12.15.13　关节脱位的外架应用可以协助关节面复位。对于这些骨折，建议增加内固定，尤其是对冠状位骨折

框 12.15.7　术后护理

◆ 在护理的所有方面均鼓励患者
◆ 在理疗师的指导下鼓励早期活动
◆ 非关节内骨折鼓励早期负重
◆ 定期检查针张力 / 骨折畸形
◆ 针道护理是必需的

对于关节内骨折，负重可能会被推迟几个星期，但是，早期负重可以促进骨折愈合，并减少花费在固定架上的时间。

必须定期检查（最初每周）固定架，以检测针的张力或棒的变形。针松动或折断会使患者很痛苦，易患针道感染。如果需要调整使其压缩、延长或修正角度，应鼓励患者自己做出调整。这样会促进患者接受外架，并融入到日常生活的正常活动中。

针道护理是强制性的。针和半钉的小问题很常见，但良好的护理可避免严重的针道败血症。牛津治疗方案可参考：http://www.noc.nhs.uk/limbreconstruction/information/pin-site-care.aspx。

骨折愈合后可以移除外架。在儿童应该在简单的全身麻醉下进行，但在成人给予镇静和镇痛就足够了。不建议使用石膏替换环形外架来缩短外架使用时间，因为这会使早期关节康复的好处消失。去除外架后必须对病变部位进行 X 线片检查，因为晚期畸形或再骨折可能会发生在过早拆除外架的情况下。

拓展阅读

Catagni, M.A., Malzev, V., and Kirienko, A. (1994). *Advances in Ilizarov Apparatus Assembly*. Milan: Medicalplastic.

Hall, J.A., Beuerlein, M.J., and McKee, M.D. (2009). Open reduction and internal fixation compared with circular fixator application for bicondylar tibial plateau fractures. *Journal of Bone and Joint Surgery*, **91A**(Suppl 2), 74–88.

Hutson, J.J. (2008). Tibial pilon fractures. In: Rozbruch, S.R. and Ilizarov, S. (eds) *Limb Lengthening and Reconstructive Surgery*, pp. 109–21. New York: Informa Healthcare.

Ilizarov, G.A. (1992). *Transosseous Osteosynthesis*. Berlin: Springer-Verlag.

Inan, M., Halici, M., Ayan, I., Tuncel, M., and Karaoglu, S. (2007). Treatment of type IIIA open fractures of tibial shaft with Ilizarov external fixator versus undreamed tibial nailing. *Archives of Orthopaedic and Trauma Surgery*, **127**(8), 617–23.

12.16
骨折固定中可吸收植入物的应用

O.M. Böstman

（冷昆鹏 译　王天兵　张殿英 审校）

要点

◆ 可吸收骨折固定物的使用不需要植入物的取出步骤
◆ 在适用于该种植入物工业制造的高分子生物降解化合物中，聚乳酸应用最广泛
◆ 骨折块小的关节内骨折，特别是在肘关节及踝关节，是最有价值的临床适应证
◆ 可吸收植入物可通过关节面植入，而在儿童，也可以通过骨骺植入
◆ 内植物机械性失效和骨折的再脱位很罕见，但局部短暂的异物炎症反应会发生
◆ 将可吸收植入物固定在特定关节内骨折的应用，优于金属固定物

引言

当内固定用于治疗骨折时，一旦骨折片段间有了稳定安全的结合，内植物就变为无用的材料，甚至可能是有害的材料。与金属装置对比，可吸收植入物在组织中不留下任何硬质部件。可吸收植入物是射线可透的，不干扰磁共振成像（MRI）。金属装置有时需要取出。此外，金属装置有一些共知的小缺点，如过度刚性和耐腐蚀性。因此，在过去三十年已作出很多努力来发展可吸收植入物。在本章中，可吸收、再吸收和可生物降解的概念是可以互换使用的。其中一节介绍了磷酸钙作为骨填充物的应用。

尽管可降解内固定材料有明显的潜在优势，但这样的植入物直到 20 世纪 80 年代中期才在临床实践中出现，首先是在颌面外科中使用，然后用于骨科骨折

的手术治疗。一旦物理化学和生产、制造相关的技术问题得到解决，其发展是迅速的。

植入物的描述

化学组成

许多有机高分子化合物在生物组织是可降解和再吸收的，但很少具有骨折内固定所必需的化学和物理特性（框 12.16.1）。自从首先被应用在临床实践中以来，对这些由聚乙醇酸（polyglycolic acid，PGA）、聚乳酸（polylactic acid，PLA）和聚对二氧环己酮制造的植入物进行了很多临床经验。最近，其他化合物，如三亚甲基乙交酯 - 碳酸酯共聚物，已被使用。

高分子量的 PGA 和 PLA 是由相应的环状二酯、乙交酯或丙交酯的开环聚合来制造的。因此，这些聚合产物通常被分别称为聚乙交酯和聚丙交酯。这些均聚物，以及各种比例的聚乙交酯和聚丙交酯共聚物，已被用于制造内固定装置。由于乳酸分子的不对称性，其存在两个同分异构形式。因此，聚乳酸可以以同

框 12.16.1　适合于内固定装置的可吸收有机高分子材料

◆ 聚乙醇酸交酯
◆ 各种同体异构形式的聚乳酸
◆ 乙交酯 - 丙交酯共聚物
◆ 聚对二氧环己酮
◆ 三亚甲基乙交酯 - 碳酸酯共聚物
◆ 聚羟基丁酸酯 / 戊酸酯
◆ 聚己酸内酯
◆ 聚原酸酯
◆ 假聚氨基酸

分异构形式被修饰到聚左旋乳酸（polyevolactic acid, PLLA）和聚右旋 - 聚左旋乳酸的同体共聚物中。PGA 和 PLA 是 α - 羟基聚酯，但 PGA 是亲水性的，而 PLA 因为其甲基组分，是疏水性的。这种差异影响这些聚合物的降解率。

物理性质和几何形状

由于其热学特性，一些合成的可生物降解的聚合物难以塑造成复杂的设计，如螺钉和板。例如，PLLA 在室温下是相对脆性和刚性的。此外，由于临床应用限制了植入物的几何形状，对材料在初始机械强度上有着严格的要求。

目前市场应用的这些整形外科内固定植入物包括圆柱销、连杆、螺钉、插头、U 形钉、锚、平头钉、箭头和绳。螺钉最适合用于固定松质骨碎片。U 形钉、锚、钉子和绳的主要目的是固定或重建韧带和关节囊。小 PLLA 板的临床应用主要在颌面外科，但它们也适用于一些小片段的四肢骨折。已制造出可降解的 cages 用于脊柱外科手术。

生物学和力学

降解

可吸收聚合物降解的主要途径是通过一个简单的水解反应产生，并在较小程度上，通过非特异性酶的作用（图 12.16.1）最终消除。尽管有这些相似的代谢，不同聚合物的降解率相差很大。利用光学显微镜的实验研究显示，PGA 在组织中完全消失需 36 周，而 PLLA 4.5 年后仍然存在。此外，在临床使用中已发现，踝部 4 年后、颌面部 5 年后，PLLA 装置有宏观残存。

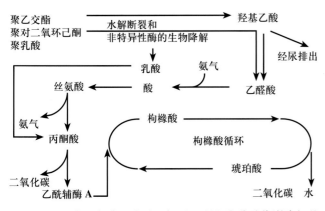

图 12.16.1 聚乙交酯、聚对二氧环己酮和聚乳酸代谢降解的简单示意图

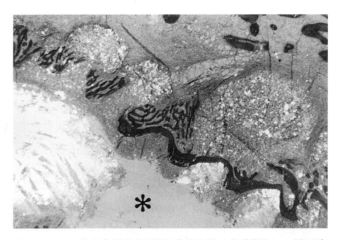

图 12.16.2 植入兔股骨远端松质骨的聚乙交酯螺钉 12 周后降解程度的偏振光低倍显微照片。紧密沿着组织植入表面的新骨形成显示了原来螺钉的外形。聚合物的遗迹也迁移到植入腔外，腔内填满了崩解的聚合物（星号）

共聚物的降解率依赖于构成聚合物的比率。

在动物实验中，聚合物在降解过程中逐渐被结缔组织侵入（图 12.16.2）。植入通道最终恢复到原来组织的程度差别很大，其原因尚未完全明了。

组织反应

像任何其他的医疗植入物一样，可吸收骨折固定植入物必须是无感染性、无毒、无免疫反应、无致畸及无致癌的。动物实验中生物相容性研究的结果不能直接外推到人类。迄今在临床使用上的不良反应的唯一记录是一个局部的异物炎症反应。这样的反应已发生在 2%～25% 的患者身上，这取决于使用的植入物类型和骨折的部位。在本章后面将详细讨论这些反应。

机械强度

可吸收植入物的机械性能，如初始强度、降解过程中强度保留率和弹性，是必须讨论的。植入物的制造技术对初始强度的影响比其使用更多。与应用一定的特殊制造技术相比，简单的熔融成型或挤出成型会得到较脆弱的植入物。使用高压和高温的加强技术，会得到强度更高的复合植入物——嵌入了相同的可生物降解聚合物基质纤维。使用纤维加强技术制造出的直径 4.5 mm 的 PLLA 针的初始弯曲强度是 245 MPa。就整体而言，可吸收材料的机械性能与不锈钢有很大的不同。事实上，一个直接的比较似乎意义不大，因为可吸收植入物没有发展到可模仿金属植入物的程度。

几种类型的可吸收植入物的固定性能已经在模拟

人类骨折的条件下进行了测试。一项桡骨远端的研究报道了直径 2.7 mm 的杆的安全固定性能。在牛实验模型条件下，对于髌腱移植固定前交叉韧带，一个直径 6.3 mm 的 PLLA 螺钉与金属螺钉同样好。

可吸收植入物的强度保持率取决于其降解率。如前所述，降解率受植入物的微观和宏观结构属性的影响，同样也受环境因素的影响。一个粗略的估计是，由 PLLA 制造的植入物在 12 周内丧失一半的初始弯曲和剪切强度。

一些可生物降解植入物的机械性能可由杨氏弹性模量来表示。可吸收聚合物的弹性模量与不锈钢相比少得多，而与皮质骨相近，仅略高于松质骨。植入物失效的最终原因可能是由于韧性或脆性。

临床应用

上肢

在上肢，可吸收植入物已被用在从锁骨外侧到指骨小片段骨折的内固定。其他的应用已报道（框 12.16.2）。肩关节周围韧带重建手术中已使用了可吸收的平头钉、

框 12.16.2 上肢可吸收植入物的临床应用

◆ 移位骨折：
- 锁骨外侧
- 肩峰
- 关节盂缘
- 肱骨大结节
- 肱骨干骺端近端（儿童）
- 肱骨髁上（儿童）
- 肱骨外上髁（儿童）
- 肱骨内上髁（儿童）
- 肱骨小头
- 桡骨头或颈（也是儿童）
- 鹰嘴
- 桡骨远端部分（也是儿童）
- 舟状骨
- 掌骨
- 指骨
◆ 脱位和韧带损伤：
- 肩锁关节
- 盂肱关节
- 第一掌指关节
◆ 腕和手关节融合术的固定

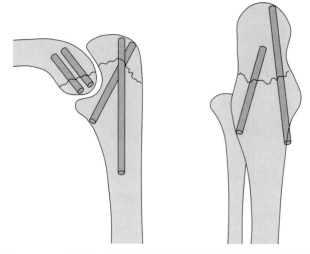

图 12.16.3 肱骨小头骨折和尺骨鹰嘴骨折采用可吸收针固定的示意图。可以使用直径为 2.0 mm 或 3.2 mm 的针

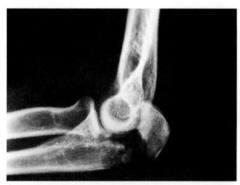

A

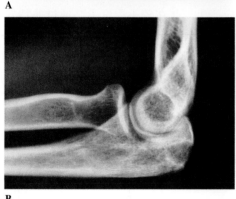

B

图 12.16.4 鹰嘴移位骨折（A），骨折切开复位内固定术后 1 年（B），使用了两个直径 3.2 mm 的聚乙醇酸交酯针

钩钉和锚钉。

在上肢移位骨折中，可吸收内固定物的最常见的临床应用是在肱骨小头、尺骨鹰嘴、桡骨头和掌骨。使用针固定时，精确复位对于稳定固定是必需的（图 12.16.3 和 12.16.4）。通过肱骨小头关节面（图 12.16.3）和桡骨

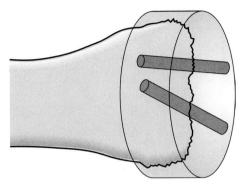

图 12.16.5　使用可吸收直径 2.0 mm 的针固定桡骨头移位骨折的示意图

头（图 12.16.5 并 12.16.6）插入针。在鹰嘴骨折中也可以使用螺钉。可吸收针用于桡骨远端移位骨折，在很多国家，这种骨折经皮钉固定是一种流行的固定方法。不同于克氏针，可吸收针不能直接通过骨碎片，首先必须钻出适当直径的孔。作为一个准则，术后应用管型石膏固定。在掌骨骨折，可以使用小板。

下肢

　　可吸收植入物在下肢的临床应用范围和在上肢一样广泛（框 12.16.3）。除了股骨和胫骨骨干骨折，可吸收植入物已被用于几乎所有类型的下肢骨折的内固定。

　　最常见的应用可生物降解植入物的骨折类型是在移位的踝关节骨折（图 12.16.7）。踝关节骨折包括韧带联合的中断，其手术方法同使用金属螺钉的方法相似。

框 12.16.3　下肢可吸收植入物的临床应用
◆ 移位骨折： 　● 髋臼缘 　● 股骨头和颈 　● 股骨髁上（儿童） 　● 股骨髁 　● 髌骨 　● 胫骨髁（儿童） 　● 远端胫骨（也是儿童） 　● 踝（也是儿童） 　● 距骨头或颈（儿童） 　● 跟骨 　● 跖骨（也是儿童） ◆ 剥脱性骨软骨炎的再固定： 　● 膝和踝关节 ◆ 截骨术的固定： 　● 髋臼 　● 胫骨结节 　● 第一跖骨踇外翻 ◆ 全髋关节置换术中髋臼假体的固定 ◆ 骨 - 髌韧带 - 骨移植的固定和半月板撕裂 ◆ 关节融合术的固定 ◆ 踝关节： 　● 距下关节 　● 第一跖趾关节

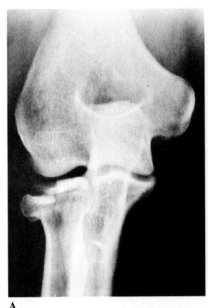
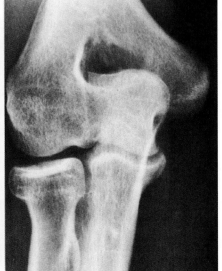

图 12.16.6　入院时桡骨头移位骨折（A），骨折切开复位内固定术后 1 年（B），使用了两个直径 2.0 mm 的聚乙醇酸交酯针

A　　　　　　　　　　　　　B

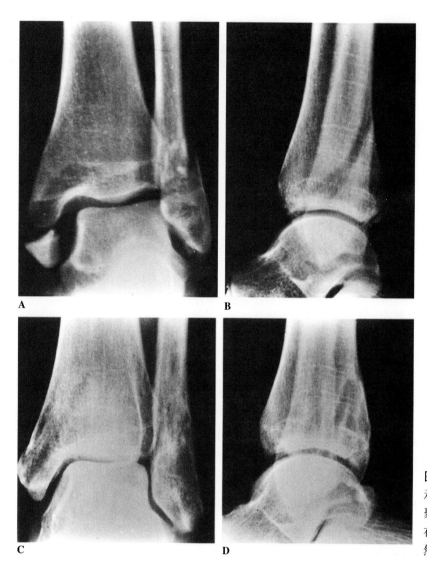

图 12.16.7　入院时前后移位的（A）和侧位显示移位的（B）双踝骨折，使用了三个 3.2 mm 的聚乳酸螺钉进行切开复位内固定术后 2 年，一个在内侧，两个在外侧（C 和 D）。植入物孔道依然可见

然而，需要使用扭矩限制的螺丝刀来减少拧入期间螺钉断裂的风险。固定后，突出的螺钉头可以很容易地用摆锯切断。大多数临床研究均使用了术后管型石膏固定。

可吸收植入物已用于下肢的许多非创伤性骨科疾病（见框 12.16.1）。两种最常见的应用是使用可生物降解的干扰螺丝，用于确保肌腱移植的前十字韧带重建手术，并使用一个小的吸收钉来固定半月板撕裂。踇外翻（图 12.16.8）第一跖骨截骨术的固定一直是可吸收植入物比较流行的应用。

儿童骨折

在儿童中，无去除植入物的过程其心理优势似乎具有特殊价值。事实上，在儿童中，可吸收针已被用于多种移位小片段骨折的固定（见框 12.16.2 和12.16.3）。实验研究表明，只要可吸收植入物刺穿的生长板占横截面的比例为 3% 或更少，就不会发生生长干扰。如果这个数据是准确的，通过生长板的吸收针经骨骺插入应该是安全的。需要内固定的儿童，在所有类型骨折中经骨骺固定并不是必需的，因为许多可以在生长板的近侧或远侧固定。插入直径 1.1 ~ 2.0 mm 的小聚合物钉的最简便方法是：首先用一个或两个克氏针临时固定，然后用可吸收针一个接一个地替换克氏针（图 12.16.9）。当然，应该避免多个有张力的克氏针通过骺板。经骨骺固定最好用降解时间比 PLLA 更短的植入物。PGA 或聚对二氧环己酮针更合适。直径必须由片段大小和生长板估计面积决定。

未来应用

可生物降解植入物的未来应用将会受到装置发展、

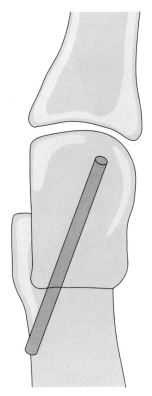

图 12.16.8　蹈外翻第一跖骨远端截骨术的人字形固定的示意图。使用了一个 2.0 mm 的聚乳酸针

骨科医师的创造性及植入物优缺点的经验积累影响。可吸收植入物在多种肩、膝关节镜手术中的应用在不断地扩大。用于脊柱融合术的可降解 cages 正在研发中。

优点和缺点（框 12.16.4 和 12.16.5）

可吸收植入物的最明显优势是在其骨折愈合、截骨术、关节融合术后没有取出的过程。

这些植入物是可透射线的且不干扰 MRI，在肩、膝关节手术中应用时有着特殊的价值。就手术技术而言，可吸收钉的优点是：它们可以通过关节软骨置入并保留，与使用金属装置相比，需要更少的关注。然而，由于 PLLA 植入物降解时间长，不应该在关节腔内残留突出部分。

可生物降解植入物的缺点是：机械强度会随时间而丧失，因此在许多类型的骨折术后，使用石膏托外固定是明智的，可以尽量减少再脱位的风险。目前品种有限和可吸收骨折固定装置的价格高这些缺点将会随着时间的推移而解决。在写这章的时候，可吸收螺钉的成本为金属螺钉的 5 ~ 8 倍。

结果

上肢

在盂肱关节的盂唇和关节囊的稳定性方面，使用可吸收钉的结果看起来很有应用前景。在上肢骨折中，成人肱骨髁上移位骨折是使用可吸收装置固定的明确禁忌证，因为这类骨折所要求的机械强度对于可吸收装置来说过高。

相反，肘关节的移位小片段骨折使用可吸收植入物似乎是一个很好的领域。在一项随机研究中，肱骨小头和桡骨远端骨折使用 PGA 棒固定的机械可靠性显示了良好的结果。掌骨移位骨折可以应用小 PLLA 板成功治疗。

下肢

因发育不良而行髋臼截骨术使用 PLA 螺钉固定，已经成功地在一组 28 例患者中应用。在膝关节剥脱性骨软骨炎中，骨软骨片骨折以及松动碎片应用可吸收植入物固定已经成为适应证，并得到了普遍接受。可吸收挤压螺钉也已广泛用于重建前交叉韧带移植中的固定。然而，滑膜组织存在着对可吸收聚合物发生无菌性炎症反应的风险。

有关踝关节移位骨折的文献包括了比其他应用更多的患者。骨折发生再移位，需要再手术的发生率约为 1%。两项随机研究的治疗结果显示，金属植入物与可吸收钉没有差异。

第一跖骨蹈外翻的截骨固定术以及第一跖趾关节类风湿关节炎的融合术应用可吸收材料，其结果令人满意。

儿童骨折（框 12.16.6）

在一项有 71 名儿童、平均年龄为 9.8 岁、使用 PGA 钉治疗各种移位骨折的研究中，3/14 的肱骨髁上骨折发生了机械性失效和严重的再移位。在另一项有 50 个不同骨折的研究中，观察到了 2 例桡骨小头溶骨性骨不愈合。在一项有 24 名儿童肘关节移位骨折的随机研究中，与克氏针相比，小直径 PGA 钉固定同样有效。这项研究并没有包括肱骨髁上骨折患者。生长干扰尚未见报道。

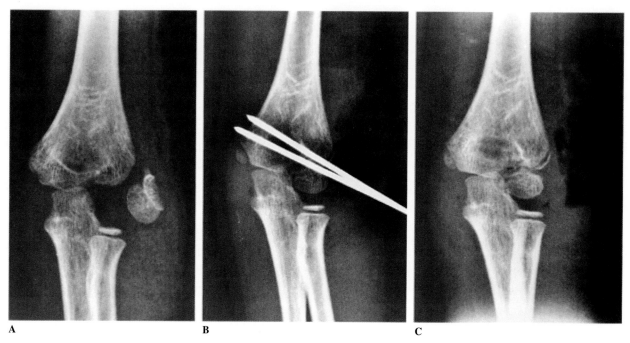

A **B** **C**

图 12.16.9 A）一名 6 岁儿童在入院时有肱骨外髁骨折移位。B）急诊手术时行骨折复位和两个克氏针临时固定。然后这两个克氏针被经骨骺 1.5 mm 的聚乙交酯针代替。C）骨折后 1 年平安无事

并发症

机械性失效

由于可吸收植入物的纤维增强作用，其韧性失效方式使得其抗剪切强度丧失比弯曲强度丧失更缓慢。因此，骨折断端之间的角度移位而不是横向移位，在

框 12.16.4 可吸收植入物的优点
◆ 无须取出
◆ 无硬件留置
◆ 非刚性
◆ 无腐蚀性
◆ 可通过关节软骨置入并保留
◆ 可透射线、不干扰 MRI

框 12.16.5 可吸收植入物的缺点
◆ 易碎的
◆ 局部异物反应
◆ 植入物强度随时间丧失
◆ 费用更昂贵

中度超载时有可能发生。

炎症反应（框 12.16.7）

可生物降解聚合物会发生一种无菌性炎症反应。此炎症反应的临床表现为直径约 0.5 cm 的局部疼痛、波动、红肿。除非迅速吸收或引流，否则会形成窦道。细菌培养为阴性，但可发生继发感染。这些炎症反应发生在病灶聚合物降解的最终液化阶段。因此，这些反应在 PGA 植入物术后平均 12 周可以观察到，但 PLLA 植入物需 2～5 年后。这些反应通常在 4 周内消退，但偶尔会表现为一个长期的过程。病变活检标本的病理组织学特征为非特异性异物反应。聚合物的碎片沉积在含有丰富吞噬小体的活跃巨噬细胞内。在普通的 X 线片上可以看到溶骨性改变。

PLA（＜2%）的发生率似乎＜PGA 的发生率，至少与螺钉和踝关节骨折有关。相反，使用 PLA 板固定下颌骨骨折已经导致了相当高的局部炎症反应率（高达 40%）。

磷酸钙作为骨填充物的使用

粉碎性松质骨骨折合并显著的干骺端缺损的稳定固定和维持往往难以实现。用磷酸钙合成的替代物可

能是有帮助的。由于这些材料是可吸收的，它们都包含在本章讨论中，尽管由磷酸钙制造的植入物实际上并不是骨折固定装置。磷酸钙的各种不同形式都是可利用的，包括陶瓷块、颗粒剂、粉剂和水泥。这样的装置可为成骨细胞宿主提供骨传导介质，但它们不是骨诱导介质，除非添加特定的骨诱导物质。磷酸钙填充物装置是相对较脆的，抗张力强度小。它们的同化率取决于它们的结晶大小和化学计量。

目前可用的可再吸收陶瓷之一是磷酸三钙。另一种磷酸钙的骨替代物，通过煅烧过程合成珊瑚状构造物或松质羟磷灰石，作为一种陶瓷。羟磷灰石通常不单独作为骨传导骨替代品使用，因为它吸收缓慢、脆性高。磷酸三钙更不易碎，并有更快的吸收速度。至今磷酸钙在人体的吸收率尚未准确测定。它们通过溶解和破骨细胞的活性进行重吸收。

钙磷酸盐可以通过在溶解钙中添加水溶液制造骨水泥。与块状或颗粒剂相比，骨水泥的一个优点是填充干骺端骨缺损的能力。但注射用骨水泥可以跨过缺损边界，从而有可能干扰，甚至破坏周围组织。如果磷酸钙迁移到一个关节，它不会溶解和再吸收。

磷酸钙骨替代材料在临床和实验中作为松质骨骨填充物的能力已经得到证实。

框 12.16.6　儿童可吸收植入物的应用

◆ 避免植入物取出过程具有特殊价值
◆ 如果植入物占据的生长板横截面的比例＜3％，其生长不被干扰
◆ 经骨骺植入物应具有短的降解时间

框 12.16.7　可吸收植入物的炎症反应

◆ 据报道发生于 2％ ～ 40％ 的病例
◆ 局部肿胀、波动、红肿
◆ 需要引流以免窦道形成
◆ 可能发生相关的溶骨反应
◆ 不干扰骨折愈合
◆ 感染率与金属固定装置相比无差异

结论

在目前内固定装置中，可吸收植入物的合理使用提供了一个有价值的扩展。在一些关节内骨折类型中，它们已经优于金属固定装置。无须取出内固定可以提供经济利益。到目前为止，可吸收植入物有条不紊的临床使用只有二十年的历史。虽然可吸收植入物绝不会成为普遍的骨折内固定装置，但毫无疑问，这些装置将应用在一些特定的临床应用中，因为与金属装置相比，它们具有明显的优势。

拓展阅读

Böstman, O.M. (1991). Current concepts review. Absorbable implants for fracture fixation. *Journal of Bone and Joint Surgery*, **73A**, 148–53.

Böstman, O.M. and Pihlajamäki, H.K. (2000). Adverse tissue reactions to bioabsorbable fixation devices. *Clinical Orthopaedics and Related Research*, **371**, 216–27.

De Long, W.G., Einhorn, T.A., Koval, K., *et al.* (2007). Bone grafts and bon graft substitutes in orthopaedic trauma surgery. A critical analysis. *Journal of Bone and Joint Surgery*, **89A**, 649–58.

Svensson, P.J., Janarv, P.M., and Hirsch, G. (1994). Internal fixation with biodegradable rods in pediatric fractures: one-year follow-up of fifty patients. *Journal of Pediatric Orthopedics*, **14**, 220–4.

12.17
应 力 骨 折

M. Henry

（冷昆鹏 译　王天兵　张殿英 审校）

要点

◆ 应力骨折是发生于反复、高负荷、无急性创伤情况下的骨折类型

◆ 这些骨折基于病因学可以分为两组。"疲劳骨折"源于正常骨骼上过度、反复（即不正常的）的负荷，而"不完全骨折"是在不正常的骨骼的正常应力下发生的骨折

◆ 早期诊断后给予早期的有效治疗可以防止长期疼痛和功能丧失，也可以避免进展到脱位或骨不愈合

◆ 治疗方案一般将关注放在减少活动、避免负重和固定保护上，骨折存在着进展到完全骨折、不愈合或延迟愈合的高风险。这些高风险的应力骨折包括张力侧股骨颈骨折和胫骨前皮质骨折，需要积极治疗来防止愈合不良的后遗症

引言（框 12.17.1）

应力骨折表现为骨骼的过度负荷导致的反复微创伤，超过了骨骼通过成骨细胞重塑形的自我修复能力。随着微创伤的持续，破骨细胞重吸收的速率超过了修复的过程，导致骨折。根据 Wolff 定律，这个过程开始于应力反应，进展到应力骨折。骨折大多在没有发

框 12.17.1　本质

◆ 疲劳骨折——过度使用

◆ 不完全骨折——不正常骨

◆ 高风险骨折需要积极治疗

生任何移位之前就已产生症状。高度怀疑、详问病史以及适当的影像学检查可以在进展到完全、移位骨折之前得到早期诊断。

应力骨折几乎在所有骨骼上都已被报道过。相对的发生率取决于受研究人口的年龄及其活跃程度。最常见的受影响的骨骼是跖骨、跗骨、胫骨、股骨、骨盆和椎骨。尽管过去非常强调健康个体如高水平竞技运动员或军队新兵的疲劳骨折，但现在不完全骨折正随着人口年龄的改变而变得更加重要。年轻竞技运动员受累的情况也正在增加，导致儿童及青春期人口过度应用损伤的发生率增加了。女性运动员显示了较男性运动员发生应力骨折的更高风险，这可能与雌激素水平变化和骨密度下降相关。

疲劳骨折

早期的文献将关注放在军队新兵的疲劳骨折上，但最近在所有年龄组和活动水平上，应力骨折的发生都增加了。很多报道显示，这些骨折与活动的持续时间、强度、频率的骤然增加相关。伴随反复负荷的微创伤，没有充足的休息，导致了破骨细胞活动增加，超过了骨骼内重塑形的适应力和能力。实验类研究也显示，正常骨骼在反复亚最大负荷下能发生应力骨折。

不完全骨折

在活跃的老龄人群中，应力骨折逐渐增加。但在许多病例中，病史中没有活动水平改变的描述，很多这类应力骨折患者被查出有骨密度下降。没有显著肌肉骨骼疾病的老年患者可因此而发生应力骨折。同样，有这类患者发生不完全骨折的报道，这些患者的骨密度降低是由于风湿性关节炎、红斑狼疮、骨关节炎、

框 12.17.2　流行病学

◆ 发生率：1%
◆ 女性更常见（雌激素）
◆ 一些跑步者的发生率：20%
◆ 在胫骨、跖骨、跗骨常见
◆ 在正常人群，6% 发生在椎弓峡部裂

慢性肾病、骨软骨病和骨质疏松症所致。不完全骨折也可以发生在邻近关节置换和关节固定的部位。

流行病学（框 12.17.2）

已经报道，在一般运动员人群，应力骨折的发生率<1%。但是，某些特定人群有着发生应力骨折的更高风险，如跑步运动员，发生率可高达 20%（表 12.17.1）。一篇包含 370 名运动员应力骨折的回顾文献显示，胫骨是最常见受影响的骨骼（骨折的 49.1%）。跗骨（25.3%）和跖骨（8.8%）的应力骨折也很常见。这些数据已得到后来的研究结果证实，但一项包含 914 名大学生运动员的前瞻性研究显示，在 2 年期间，超过 20% 的应力骨折涉及股骨干。在这项研究中，跗骨骨折在耐力跑步运动员中更常见，但胫骨应力骨折在急促减速的体育运动员中更常见，如网球和篮球。椎体滑脱是一种最常见于 L5 椎弓峡部的应力骨折，在一般人群中的发生率为 3%～6%，与举重和体操活动相关。

在应力骨折的发生中已证实有许多危险因素。在女

表 12.17.1　骨折的流行病学——部位和活动

骨折部位	相关活动
跖骨	足球、篮球、体操、军事训练
大脚趾籽骨	跑步、芭蕾舞、篮球、滑冰
舟状骨	篮球、足球、跑步
跟骨	军事演习、跑步、健美操
胫骨	跑步运动、芭蕾舞
髌骨	跑步、跨栏
股骨颈	长跑
耻骨支	军事演习、长跑
椎弓峡部	体操、芭蕾舞、举重、足球

性竞技领域中，月经紊乱、营养失衡和骨密度降低的病史已经被证实为危险因素。另外，解剖变异，如腿长差异、腿线和骨骼形状，也显示与应力骨折的发生相关。年长患者的不完全骨折与骨密度降低有明确的相关关系。

临床特征

疲劳和不完全骨折可以表现为良性和恶性骨骼紊乱的临床症状和体征。从数天到数周时间内通常可以出现隐匿性、进行性疼痛。疼痛活动后加重，休息后缓解，但一些患者可能出现持续性夜间痛。尽管应该仔细询问任何相关创伤或活动改变的病史，但没有这些也不能排除应力骨折。病史应该包括一般健康情况、饮食、职业、活动情况和女性月经史，也应该包括更多不良特征，如体重减轻或持续性症状。

在浅表区域触及骨骼柔软是最明显的查体发现，但一般活动范围时疼痛或骨压缩也是很有帮助的。应力骨折可能引起局部感染体征，如局部肿胀或表明皮肤发红。

鉴别诊断（框 12.17.3）

应力骨折的鉴别诊断有很多种，这在很大程度上取决于部位、体征和症状。骨重塑区域发生的应力反应，其骨骼变弱，无查体方面的异常。其他病理方面的鉴别诊断包括撕裂损伤、感染、肌肉拉伤、内侧胫

框 12.17.3　不完全骨折的鉴别诊断

◆ 创伤的（撕脱伤、肌肉拉伤）
◆ 血管的（骨筋膜间隔综合征）
◆ 神经的（神经卡压）
◆ 炎症（附着点炎，骨膜炎，肌腱炎）
◆ 感染（慢性或急性骨髓炎）
◆ 原发性良性肿瘤（骨样骨瘤，嗜酸性粒细胞肉芽肿）
◆ 原发性恶性肿瘤（骨肉瘤）
◆ 转移性肿瘤（乳腺癌，肾癌，前列腺癌）

框 12.17.4　辅助检查

◆ 疼痛是最常见的症状
◆ 在 2～3 周时 X 线不正常
◆ 诊断最敏感的检查是 MRI 扫描
◆ CT 对评估愈合过程很有用

骨应力综合征（胫骨夹板）、骨筋膜间隔综合征、神经卡压、骨膜炎和肿瘤。

临床辅助检查（框 12.17.4）

仔细询问病史和体格检查可能对应力骨折有提示作用；但影像学检查对于确定诊断是必需的。对于可疑应力骨折，X 线平片检查是首选。尽管伴随着进行性症状，X 线平片在最初 2 ~ 3 周内可能是正常的，外侧位片经常可以显示骨膜反应、皮质透亮或骨折线。

放射性核素影像学检查，使用 ^{99}Tc 双膦酸盐骨扫描，对于应力骨折有高敏感性；但并不是特异性的，因为任何导致成骨细胞活动增加的都会引起其吸收增加。急性应力骨折在骨扫描的所有三期都会显示吸收增加，该区域软组织损伤仅仅会在第 1 和 2 期吸收增加。

计算机断层扫描（CT）检查可以显示 X 线平片没有证实的骨折，可以用于评估和证实骨折愈合。但 CT 获得的轴向图像不能显示很多应力骨折，因为四肢骨骼的骨折通常是横向的。在证实应力骨折骨质改变方面，与磁共振影像检查（MRI）相比，CT 更好。

MRI 对于应力骨折的影像学和诊断是一种非常卓越的检查手段。MRI 对于检查发生应力反应和应力骨折区域的骨髓水肿非常敏感，在 X 线平片或 CT 显示改变以前证明骨折的存在方面有优势。但水肿是非特异性的，同样见于感染和肿瘤。应力骨折的典型表现是涉及皮质和骨髓腔的线性异常信号。分类系统是基于 MRI 或骨扫描建立的，基于骨折分级，从诊断到能够重返运动的表现显著不同（表 12.17.2）。

大多数的应力骨折是单发和水平的，尽管在相同方向可能存在多发骨折。在长骨上，应力骨折表现为纵向是不常见的，典型的是胫骨远端的前方皮质。这些骨折在 MRI 上的表现令人迷惑，但在连续 CT 图像上有特征性的表现，表现为小皮质断裂、骨内膜和骨膜反应。

框 12.17.5 治疗
◆ 及时诊断很重要
◆ 对低风险骨折嘱休息和制动
◆ 对于治疗失败、不愈合、畸形愈合，采用手术治疗
◆ 对高风险骨折采用固定治疗

治疗（框 12.17.5）

应力骨折的治疗关键是及时的鉴别和诊断。任何内在（激素、营养等）或外在（训练方法、活动水平）因素必须进行评估和纠正。大多数骨折可以通过止痛、减少活动或偶尔使用支具或石膏来治愈。应力骨折可以广义地分为低风险或高风险损伤。低风险应力骨折通常基于病史、体格检查和 X 线平片来诊断，不需要进一步的影像学检查。一段时间的休息和限制活动通常就足够了，可能的补充治疗包括石膏管型来固定。这段相对不活动时期过后，配合低运动量的康复过程，如骑车或游泳，直到患者可以无不适地活动。然后运动员可以逐步过渡到高运动量的活动，增加强度，直到回到特定体育运动中。一般来说，手术治疗低风险骨折局限于非手术治疗失败、不愈合和畸形愈合的骨折。电磁治疗法尝试使用过，但一项最近的前瞻性研究没能显示对照组和治疗组之间在愈合时间上有差异。

高风险骨折包括有进展成移位的完全骨折可能的骨折及有延迟愈合或不愈合的既往病史。同样也要考虑到完全骨折的发病率。由于这个原因，股骨颈张力侧应力骨折和胫骨前方皮质骨折被考虑为高风险骨折。其他骨折偶尔也会被认为是高风险的，包括髌骨、内踝、距骨和第 5 跖骨的骨折。因为高并发症发生率，这些骨折应该被视为急性骨折来治疗。可疑高风险骨折的评估方法和治疗已经确定。

表 12.17.2 应力骨折的分级 *

级别	影像学结果	骨扫描结果	MRI 结果
1	正常	部位不明确	STIR 影像上信号增强
2	正常	更浓聚	STIR 和 T2 影像上定义不清
3	连续骨折线	非区域吸收强烈	T1 和 T2 像上无局部皮质断裂
4	骨折或骨膜反应	强烈的局部经皮质吸收	T1 和 T2 像上有骨折线

股骨颈应力骨折

尽管不常见，但如果患者没有得到及时治疗，股骨近端应力骨折的并发症发病率很高。骨质减少和髋关节变异可能使股骨颈易于骨折。这些骨折可能发生在任一张力侧，或更常见的是发生在股骨颈压力侧。股骨颈下方的压力侧骨折是稳定型损伤，因此非手术治疗是恰当的。相反，股骨颈上方的张力侧骨折有很高的使骨折跨过颈部的风险，可能进一步变成完全和移位骨折。延迟或不恰当治疗的并发症包括血管性坏死、不愈合和延迟愈合。由于这些结果显著的发病率，侵入性治疗包括手术干预是有指征的。一旦骨折变成移位的，尽管给予适当的手术干预，很多患者仍不能恢复损伤前的活动。经皮螺钉固定可以防止完全张力侧骨折，因此可以避免移位骨折这类显著的后遗症。由于应力骨折比急性创伤性损伤需要更长的时间愈合，有移位骨折的患者需要保持6周不负重，然后6周部分负重。

胫骨前方皮质骨折

运动员的应力骨折最常发生的部位是胫骨骨干。根据一组研究报道，其发病率为20%~75%。这些骨折最常发生在胫骨压力侧，后正中皮质。这些更常见于长跑运动员，通常单独依靠减少活动来治愈。少见一些的应力骨折发生在胫骨张力侧，中1/3皮质前方。这些骨折更常见于进行反复跳跃活动的运动员。发生在这个区域的应力骨折有进展到完全骨折的趋势。可以尝试早期休息和固定。对于胫骨前方皮质顽固应力骨折，最好的治疗方法是使用胫骨铰链式非锁定髓内钉。

其他高风险应力骨折

临床医师必须注意的其他骨折包括髌骨、内踝、距骨、舟骨、第5跖骨和踇趾籽骨的骨折。在这些部位的每一个骨折都有进展为延迟愈合或不愈合的趋势，必须给予恰当的治疗以使患者能够返回到体育运动中并避免长期疗效差。通常这些骨骼的高风险应力骨折需要侵入性治疗和外科干预。

腰椎应力骨折

椎弓峡部的骨折是最常见的。脊柱上的反复高强度压力对于特定运动员（芭蕾舞女、体操和足球前锋）来说易于发展成脊柱应力骨折，通常是在L5。椎体滑脱，一种峡部应力骨折，是机械失效的结果，在一般人群中发病率是4%~6%，但在之前提到的组中报道的发病率更高（11%）。尽管对于椎体滑脱来说，对于最好的治疗方案缺乏共识，最恰当的治疗方案首要是不再运动。对于促进骨盆周围的灵活性和增强脊椎前凸反向强度而言，可进行物理治疗。稳定的骑车和游泳应该是唯一被允许的活动。支撑可能用于减少椎体前凸。经过6周的治疗，如果运动员无症状，就可以开始返回相应运动的训练。如果还有症状，持续的物理治疗和支撑是需要的。对于非手术治疗失败的运动员，外科干预，如后外侧横向体融合，是其适应证。术后允许在运动前支撑保护数月。

拓展阅读

Beck, T.J., Ruff, C.B., and Shaffer, R.A. (2000). Stress fracture in military recruits: gender differences in muscle and bone susceptibility factors. *Bone*, **27**(3), 437–44.

Devas, M.B. (1965). Stress fractures of the femoral neck. *Journal of Bone and Joint Surgery*, **47B**, 728–38.

Giladi, M., Milgrom, C., and Simkin, A. (1991). Stress fractures. Identifiable risk factors. *American Journal of Sports Medicine*, **19**(6), 647–52.

Matheson, G.O., Clement, D.B., McKenzie, D.C., Taunton, J.E., Lloyd-Smith, D.R., and MacIntyre, J.G. (1987). Stress fractures in athletes: a study of 320 cases. *American Journal of Sports Medicine*, **15**, 46–58.

Nattiv, A., Puffer, J.C., Casper, J., *et al.* (2000). Stress fracture risk factors, incidence, and distribution: a 3-year prospective study in collegiate runners. *Medicine and Science in Sports and Exercise*, **32**(Suppl 5), S347.

Pepper, M., Akuthota, V., and McCarty, E.C. (2006). The pathophysiology of stress fractures. *Clinics in Sports Medicine*, **25**, 1–16.

12.18
病理性骨折

D.E. Porter

（冷昆鹏 译　王天兵　张殿英 审校）

要点

- 病理性骨折应该在治疗之前诊断出来，但经常不能
- 如果是单发和潜在恶性的病理性骨折，应该在治疗之前先行观察
- 不恰当的治疗可能会不利于预后
- 最大限度地使患者适于外科手术
- 术前评估寻找其他肿瘤，如胸、腹部 CT 扫描
- 如果可能，在确定诊断治疗之前进行组织活检
- 目的是缓解疼痛和恢复功能

引言

　　在描述环境对材料的力学效应时，因果关系与应力和拉力相关。当作用在骨骼上的外力大于其分散应力的能力时，就会发生骨折，分散应力是通过其弹性性能即拉力来实现的。

　　在所有年龄段，正常结构和生理状态下，只有当骨骼受到相当大的外力才会破坏。患者的临床病史中会有提示高能量和相邻骨影像学正常的表现。相反，病理过程可能会削弱骨骼的强度，从而导致微弱外力就可能导致骨折。因此，病理性骨折应定义为由微弱的外力导致，以及预先存在骨强度变弱的证据。重要的是要强调低能量骨折，因为骨碎片可能会掩盖其他局部骨质丢失的证据。因此，原发恶性骨肿瘤或富血供肾细胞转移癌会由于我们的疏漏而扩散，并可能会危及患者的生存。局部骨病的进一步证据是：有数天或数周骨折机械性疼痛的微妙病史。

分型

广泛的分型

　　骨骼可能会由于以下原因被削弱：

- 广泛的病理过程：
  - 老年性骨质疏松——最常见的
  - 成骨不全
  - 一过性幼年性骨质疏松
  - 一过性妊娠期骨质疏松
  - 废用性骨质疏松，如脑瘫
  - 长期使用类固醇、化疗和双膦酸盐
  - 骨硬化病
- 代谢性疾病（见 10.1 章）：
  - 骨软化症会在下肢长骨压力侧引起不完全应力骨折（Looser 线）
  - 10% 的佝偻病患儿因为相关的明确骨折被诊断
  - Paget 病导致完全骨折和股骨前外侧单皮质应力骨折。尽管很少使用双膦酸盐治疗，但需想到骨肉瘤引起的骨折

局部的分型
非肿瘤性

- 骨坏死可能会导致致密矿化，不会立即使骨削弱。微骨折和新月体塌陷可能会在血管再生阶段发生。一种特殊类型的骨坏死发生在放疗后。乳腺癌患者放疗时，在胸壁及肩部区域给予高剂量放疗后，受影响的骨在放疗后 30 年内都有可能发生骨折。在这种情况下，通过比较早期的 X 线片和磁共振成像，区分单纯放疗后骨坏死和辐射诱发的肉瘤很重要
- 骨感染很少引起骨折

◆ 神经纤维瘤病相关的假关节形成引起的先天性缺陷通过保守治疗无法痊愈。治疗可能需要积极的手术切除及重建，在顽固性不愈合病例中，可能有截肢的风险

肿瘤性

尽管疼痛常常促使患者寻求医疗服务，而这会使骨肿瘤病变得到诊断，但病理性骨折也许是首要表现，特别是良性病变。良性肿瘤性病变在儿童和年轻人是最常见的。然而，随着年龄的增长，骨转移疾病最终会变成局部病理性骨折最常见的原因。

良性

所有的儿童良性髓内肿瘤都可以伴有病理性骨折。孤立的（简单的）骨囊肿是最常见的，但也包括动脉瘤样骨囊肿、内生软骨瘤、纤维性异常增生、骨纤维异常增生和嗜酸性肉芽肿。

在年轻人中，单纯骨囊肿很容易治疗，骨巨细胞瘤可以发生的更早。皮质的病变，如纤维性皮质骨缺损，可能会导致单皮质应力骨折。甚至一个带蒂的骨软骨瘤也可经蒂断裂，这种情况下需要将其切除。

由于新骨痂在组织学上在骨样细胞基质中有活跃的成骨细胞，所以在送检时告知病理医师是很重要的，否则就会得到一个骨肉瘤的错假诊断。

恶性

原发恶性骨肿瘤在儿童时期很少表现为病理性骨折，虽然骨肉瘤的并发症在活检或在接受新辅助化疗和等待手术时可能发生。虽然单因素分析表明病理性骨折与较差生存率有关，但最近的多元研究指出，肿瘤的侵略性与较差生存率更相关。虽然在手或脚部的骨折往往代表一个良性的内生软骨瘤，但发生长骨近端骨折的软骨瘤可能暗示存在软骨肉瘤。

50 岁以上患者的病理性骨折通常是由于转移性疾病所致。通常可疑的原发肿瘤是众所周知的：乳腺癌、前列腺癌、肺癌、甲状腺癌和肾癌。此外，还有骨髓增生性疾病：骨髓瘤和淋巴瘤。除了晚期孤立肾细胞癌外，患者可能无法治愈。然而，准确的诊断将为肿瘤科医师提供有效的姑息性治疗的最佳机会。

辅助检查和诊断

明确骨折是否为病理性骨折至关重要。有些医师可能不会相信癌症好发于儿童；有些医师可能会认为，立即固定中老年人的股骨长骨骨折没有危害。

采集全面的病史和获得质量好的 X 线片是很重要的，可以确保最小的误诊。

人们认识到，适当的辅助检查可能需要数天时间。在这段时间，安抚患者、给予足够的镇痛药和骨折固定是很重要的。在此期间，完善各项治疗，使患者最大限度地适于手术——尤其是通过体液和双膦酸盐的补充来鉴别与纠正恶性高钙血症。肺野、腹部、前列腺和乳腺的临床检查可能是必需的。进一步的影像学检查可能包括局部磁共振成像、骨显像，以进一步评估骨骼病变，如胸、腹部和骨盆的 CT 扫描寻找原发腺癌部位。如病变是单发的，应进行活检以鉴别原发性恶性骨肿瘤和转移癌。这应与局部或区域骨肿瘤专科医师商讨，以确保活检方法不会影响可能的进一步治疗方案。

在儿童和年轻人中，单独依靠 X 线片可以进行诊断，例如，肱骨近端单纯骨囊肿和手指内生软骨瘤。年龄、部位及肿瘤基质可能对于鉴别骨纤维异常增殖症、骨巨细胞瘤和软骨母细胞瘤是有用的指标。

一旦确定了骨转移，发生骨折的风险就出现了。如果这种风险很高，可能就需要给予预防性固定。单皮质的 50% 破坏时，病理性骨折可能就是不可避免的。此外，小粗隆的撕脱可能表示存在髋部骨折。建议每个创伤中心应有一位知名的外科医师，负责联系其同事及其他专家，如肿瘤科医师协助早期评估和治疗这样的骨折。Mirels 已经建立了一个评分系统，以影像学和临床特征进行排名，如表 12.18.1 所示。

8 分或以上的分数表示即将发生骨折的可能性很高和建议放疗前进行预防性固定。

表 12.18.1　病理性骨折风险的 Mirels 评分系统

	1	2	3
部位	上肢	下肢	转子周围
疼痛	轻微	中等	严重
病变	结晶的（硬化的）	混合的	溶解的
大小*	<1/3	1/3～2/3	＞2/3

*X 线平片所见，以所有图像中破坏最严重为准

治疗

一般情况

在最普通的情况下，骨愈合与正常骨一样快或几乎一样快。治疗方法的选择取决于骨折类型、合并症、年龄和移动性。

局部情况

良性病变时，上肢病理性骨折可能比下肢更常见。然而下肢病理性骨折因其较高的畸形愈合更难治疗。因此，外科医师更有可能对即将发生的股骨骨折进行预防性治疗。在等待手术时建议患者使用拐杖，这是很重要的，或至少应向患者说明骨折的风险，以避免疏忽造成的指控。

在许多类型的良性骨病变中，骨折可刺激病变部位的成骨，使骨折愈合和病变闭塞一起发生。这些可见于动脉瘤样骨囊肿、内生软骨瘤、纤维皮质缺损和骨纤维异常增殖症。建议随访患者，直到病变闭塞。但在下肢的长骨中，内固定可能是必要的，以达到精确的解剖复位。当发生膝关节内骨折时，巨细胞瘤可能很难重建。如果有足够的内侧和外侧皮质骨固定，则刮除、移植和钢板内固定可能是适当的；否则可能需要加长的肿瘤假体。

英国骨科学协会曾表示：转移性疾病引起的病理性骨折其手术目的是缓解疼痛和恢复功能。最重要的原则是：立即提供术后稳定性，允许负重，如果可能，在受影响的骨骼中稳定所有的病变。

在长骨活检证实为单发转移瘤和没有活检的多发骨转移瘤中，其骨干或干骺端病理性骨折时，最可靠地治疗方法是使用可负重内植物，通常是髓内钉。这样做的原因是不能保证愈合，肿瘤会在一些局部再次生长。因此，手术的目的是在患者的生存期使骨稳定，在非乳腺癌患者中通常为1～2年，在乳腺癌患者中可能为2～5年。现代髓内固定2年内不会出现疲劳失效。如果预期寿命超过至少6周，稳定长骨骨折可能是值得的，虽然每一种情况下都需要患者及家属共同做决定。手术的风险太大时，应用一台便携式硬膜外导管可以让患者感觉舒适一些。肾细胞转移癌有严重的出血风险，因此，术前血管造影加栓塞是很重要的。对于肾切除术后很多年发生的单发肾细胞转移癌，将其原发性恶性骨肿瘤进行治疗，治愈的可能性很高。

关节旁骨折进行钢板内固定连同骨水泥重建是明智的。然而，是股骨或股骨近端骨折例外，如转子周围骨折，这种情况可能需要重建型髓内钉治疗。后者具有低故障率。有时候，肿瘤型人工髋关节假体可能是必需的，但不得不接受一些髋关节或肩关节外展功能的丢失。相邻髂骨或髋关节近端发生骨折后，需要行髋臼重建的髋关节置换术。Harrington已经根据骨盆病理性骨折的解剖部位描述了有用的手术治疗原则。在可灌水泥的聚乙烯杯的髋臼近端，骨水泥和金属钉会产生一种"钢筋混凝土"效果。

所有取下的组织都应进行组织病理学检查，以确认肿瘤的诊断。诊断将指导肿瘤术后治疗和肿瘤床的放射治疗。

有些癌症当给予适当的化疗、内分泌治疗或放射治疗时不会妨碍骨折愈合。这些包括淋巴瘤、多发性骨髓瘤以及甲状腺、乳腺和前列腺癌。现在，肾细胞转移瘤新癌基因抑制剂的使用似乎显现了一个令人满意的效果。

拓展阅读

British Orthopaedic Association (2001). *Metastatic Bone Disease: A Guide to Good Practice*. London: British Orthopaedic Association.

Harrington, K.D. (1995). Orthopaedic management of extremity and pelvic lesions. *Clinical Orthopaedics and Related Research*, **312**, 136–47.

Mirels, H. (1989). Metastatic disease in long bones. A proposed scoring system for diagnosing impending pathological fracture. *Clinical Orthopaedics and Related Research*, **249**, 256–64.

12.19
节段性骨缺损的治疗

Stuart J.E. Matthews

（冷昆鹏 译　王天兵　张殿英 审校）

要点

◆ 创伤外科学中，节段性缺损虽严重，但可治愈
◆ 单独、依序或同时应用各种解决方法才能达到最好的治疗结果
◆ 在开放性骨折的清创术中，骨缺损矫正的失败可能是灾难性的。熟练掌握治疗节段性骨缺损的技术是外科医师进行清创手术的保证

引言

节段性缺损有多重定义方式。最简单的定义是：任意节段的骨缺失，在骨科专用口语中通常指长骨骨干。例如，手术治疗软组织缺损或边侧缺损中对楔形挤压的清创。这种情况涉及 B 型、C 型的高能骨折，缺损可以是完全性的，也可以是不完全性的，因此在重新恢复骨长度时，可能是骨 - 骨连接或存在缝隙。

缺损也可依其大小定义（框 12.19.1）。因此可能涉及临界大小的或亚临界大小的缺损。临界大小的缺损的定义是：标准法自体松质骨移植无法治疗成功的缺损。通常认为 5 cm 及以上的节段性缺损是临界性的。

方法

虽然如今自体松质骨移植仍是桥接及治疗完

框 12.19.1　定义
◆ 亚临界
◆ 临界

性或不完全性骨缺损的黄金标准方法，但自体松质骨移植对缺损的大小是有限制的，也需考虑其他技术和方法：

◆ 骨移植：
  • 自体移植 [a]
  • 异体移植 [c]
◆ 脱钙骨基质 [c]
◆ 陶瓷：
  • 氢氧化钙 [c]
  • 磷酸钙 [c]
◆ 带血管的组织移植 [b]
◆ 组织学牵张 [a,b]
◆ 骨形态发生蛋白 [a,b]
◆ LIPUS（脉冲超声）[c]
◆ 组织工程 [b]

[a] 应用于亚临界缺损；[b] 应用于临界缺损；[c] 未确认其作用范围

亚临界大小的骨缺损

自体移植
自体移植的特性

自体移植可应用同一患者骨干骺端的松质骨或部分皮质，通常是应用松质骨的皮质，后者可为移植区域提供结构支承，常作为蒂或微血管组织移植植入，虽然肋骨在某些情况下作为无血管移植，如在脊椎骨。例如，蒂皮瓣包括旋前方肌移植至舟骨或 DCIA（旋髂深动脉）移植至股骨颈。最通用的游离皮瓣之一是游离腓骨微血管移植，它已被应用于胫骨、前臂骨及下颌骨节段性骨缺损的治疗中。由于重建手术的需要，外科医师已把游离腓骨扩大应用至其他部位。

> **框 12.19.2　自体松质骨移植**
>
> ◆ 骨传导、骨诱导和成骨
> ◆ 髂嵴和股骨中大量适用
> ◆ 相关供区并发症：
> - 出血
> - 感染
> - 神经损伤（股外侧皮神经）
> - 医源性骨折
> - 动脉损伤
> ◆ 预防败血症

自体移植的性质

松质骨移植物由大量内含活骨细胞的松质骨骨小梁组成。

自体移植的来源

最常见的自体移植来源是松质骨，而最常见的来源采集于两对髂嵴骨板之间，在髂前上棘或髂后上棘。方法有：环钻活检；像水手箱子盖一样掀起上层皮质，从外骨板剥掉皮质带；用圆凿舀出松质骨或在髋关节成形术器械的助力下应用髋臼（草莓）扩孔钻。

其他来源包括股骨髁或髋关节的大转子区。当腕关节及腕部手术需要少量松质骨时，桡骨远端是其备用来源。

松质骨自体移植的主要问题是：在高龄者手术可获取量大幅减少。从所有四个髂嵴采集可能获得足够量的松质骨，但即使在合格的年轻成年男性，从四个髂嵴也得不到 40～60 ml 以上，75 kg 男性平均容量是髂前上棘 17 g，髂后上棘 40 g。应用扩孔钻吸引冲洗器系统，通过股骨髓腔能获得更大容量（20～90 ml）的松质骨。有证据显示，冲洗液内也含有骨原性成分。

骨移植并发症的发病率

松质骨移植有多种并发症。不仅包括常识上供体区明显疼痛、可能影响行走，也包括此技术可能关系到出血、感染、神经损伤（最常见的为大腿外侧皮神经）及医源性骨折，甚至动脉损伤。

自体移植的适应证

自体移植是非严重性骨缺损的治疗选择，可促进延迟或不愈合的病例愈合。松质骨移植是无菌的、免疫相容的，没有储存问题。其获取量有限的，但扩孔钻吸引冲洗器（Reamer Irrigator Aspirator，RIA）系统可增加获取股骨松质骨的量。

力学环境

稳定性很关键（图 12.19.1）。过度的微位移可抑制移植物的新生血管形成。比较节段性（C 型）骨折缺损与应用相对稳定性是一种自然趋势，特别是当骨折固定术使用跨度板时。

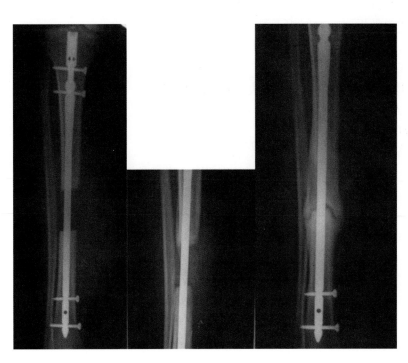

图 12.19.1　相对稳定性可能导致移植物不愈合

生物学环境

逻辑上，自体移植物既是骨传导性的又是骨诱导性的，为了新生血管形成成功，移植物最好用健康肌肉的良好血管床覆盖，这可能决定了手术入路的选择。在节段性骨缺损治疗需延迟、带血管软组织移植后软组织床成熟的病例中，插入一个间隔器有助于手术的进行。已塑形的含抗生素丙烯酸骨水泥是一个很有用的工具，当其移除后留下一个空腔，周围包裹的软组织不能长入并提供适当的机械力作为支撑，因此可以采用适量的移植物填充。

为了增强自体移植物的作用，特别是有亚临界大小的缺损时，人类重组骨形态发生蛋白（bone morphogenic protein，BMP）的自体移植混合物日益重要起来。它的重要性在临界大小的缺损方面还有待证实，虽然作者已应用此技术获得了坊间成功。

移植时机

基于所有骨折固定术是骨连接及负荷吸收和内植物失败之间比赛的假设，外科医师有及时对任何节段性缺损进行移植的压力，以预防灾难性的机械性失效。

开放性骨折时外科医师的选择包括一期闭合伤口或延迟性移植。大多数外科医师在开放性骨折的状况下会选择延迟性措施，因为害怕移植并发脓毒症，因为移植的骨块是潜在的医源性死骨。脓毒症也会导致移植物溶解。自体移植物同样也像金属植入物一样有

被侵袭的倾向，近年来倾向于先内固定开放性骨折，这样在闭合的同时移植不会显著增加植入物相关的脓毒症风险。因此，如果在闭合软组织的同时首次固定及处置皮瓣（图 12.19.2）或延迟游离皮瓣，若肉眼观察软组织床健康，那么移植合并脓毒症的可能与延迟性移植相当。只有在受伤部位外部曾经做过肉瘤切除术的情况下，此方法才合适。

多数情况下，当隐匿性脓毒症显现，软组织重建——即将恢复自身血供、水肿消退时，但在软组织形成瘢痕或变硬前，延迟移植可被认为是合适的。适合的时间在首次手术后 6 ~ 8 周，当血清标志物正常［红细胞沉降率（ESR）、血浆黏度（PV）水平及 C-反应蛋白（CRP）水平］且患者不再使用抗生素时。

当上述条件都满足时，未愈合的边缘小面积皮肤移植不应拖延手术。可作为切口的一部分对这类区域进行一期闭合。对于所有病例，外科医师都应送 5 份深部组织样本进行微生物学检查，1 份进行组织学检查（寻找真菌菌丝）。如果 5 份中有 3 份同种微生物呈阳性，则可视为有感染或隐匿性感染，需要在微生物学检查指导下进行 6 周的合理抗生素静脉注射疗程。定期测定 ESR、PV 和 CRP 水平指导临床控制脓毒症。

远期疗效

自体移植及重塑可同时进行，但是与原骨组织相比其力学强度总是会减弱，形态学上其可形成实性但不均质的组织。皮质及骨髓腔没有改变。

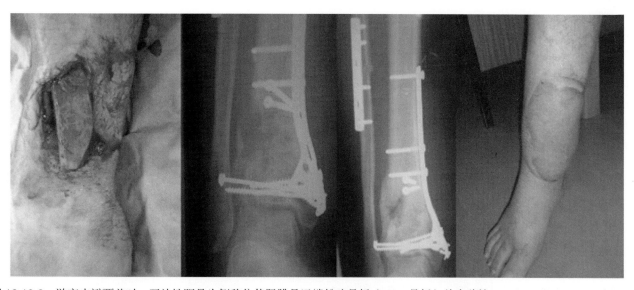

图 12.19.2　游离皮瓣覆盖时，开放性距骨头侧移位伴胫腓骨远端粉碎骨折（pilon 骨折）首次移植

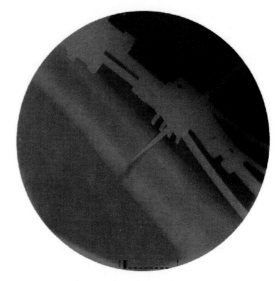

图 12.19.3　用骨凿进行骨皮质切除术

框 12.19.3　临界大小的骨缺损
◆ DH
◆ 急性短缩
◆ BMP
◆ 带血管的游离组织转移
◆ 组织工程

陶瓷制品和同种异体移植材料

陶瓷移植物如磷酸钙或羟磷灰石糊剂不用于治疗节段性缺损。它们被用作干骺端空隙填充剂，在此部位它们的作用与自体移植物相当，甚至更好。

同种异体移植实际上只有骨传导活性，几乎无骨诱导活性，不能促进快速愈合而赢得对抗骨接合术失败的竞赛。

脱钙骨基质（demineralized bone matrix，DBX）的明确作用有待建立，但它的价值与 BMP 的含量相关。BMP 的价值已良好地建立，但证据表明它们只有在超生理剂量应用时才有效，而 DBX 中的 BMP 含量未被证明有临床价值。

临界大小的骨缺损

在治疗临界大小的骨缺损中应用游离带血管的骨移植物如 DCMIA 和游离腓骨已成为主流技术。它们在治疗长骨骨干缺损中的角色已被牵拉性组织再生（distraction histiogenesis，DH）所取代，DH 口语中称作 Ilizarov 技术，应用环形外固定架及手拉钢筋。此技术是现今的主流技术，下文详述。

牵拉性组织再生（DH）

DH 彻底已改革了所有大小骨干节段性缺损的治疗，可提供力学稳定性，具有调整新骨的能力，并可纠正畸形，与此同时一旦重建完成，可创造出与原骨形态特征、力学性能相似的新骨骼。这项技术很强大，有时甚至惊人，但同时也有自身的问题。

技术背后的原理

"无损伤"截骨术需要掀起所选切除部位周围的骨膜来完成。需要用外固定架牵拉骨，用 2.5-mm 钻头像"贴邮票"一样处理骨皮质。骨皮质的处理与截骨术有关（图 12.19.3），是沿皮质轴向下滑（不穿刺骨髓腔）。应特别注意后方皮质，它可能因外固定架松动并围绕骨长轴旋转骨端而破损。要选择旋转的方向，以便主要神经松弛。要拴紧外固定架以压缩截骨术，即通过皮质切除术。目的是保证骨膜及骨内血供完整。话虽如此，使用线锯行截骨术似乎更有效。

骨痂的形成需要一定周期，之后用外固定架牵拉骨痂，后者正以类似于膜内骨化的方式成骨。牵张速率达每天 1 mm，通常每天以 1/4 mm 的量增加。为了使 DH 成功，"再生"骨需要力学稳定性以避免剪切力或旋转。轴向压力有利于骨再生，而圆形外固定架负荷生物力学的横杆有助于此，外固定架被设计得足够强壮，可以承重。应用 X 线平片监测进展，再生骨的区域至少应与 X 线平片中透明的纤维区带同等量。

超声检查（图 12.19.4）对于在再生骨中寻找囊肿

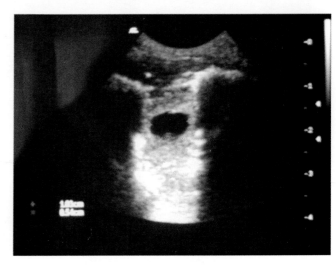

图 12.19.4　超声显示的再生骨中的囊肿

很有用，如表明牵张速度比新生血管形成更快，则牵张速度应该减慢。因此，显而易见，外固定架不仅应固定于骨的每一端，也应固定于被转移部分。分离一段骨并将其嵌入缺损骨缺口部分的技术称作骨转移，因为其着重于牵张及另一端的压缩，其也被称作双焦骨转移。着重于压缩是指对接点。当对接完成后，压缩对接点直到持续的压缩张力使其连接，通常为每周1天或每2周1天。选择对接点自体移植并非罕见。

对接点

一旦对接完成，需要持续使用外固定架直到再生骨的强度足够高。通常每转移1 cm骨需要应用外固定架一个月。外固定架移除时间为所有皮质X线片中皮质骨均良好时，此时患者可完全承重，无疼痛。外固定架在之后几周内可逐步放松，直到完全松开。此时可拆除外固定架，将肢体置于负重位维持6周，早期进行X线检查，以确保再生骨无严重断裂。如果有严重断裂，需重装外固定架。这是一种必须避免的灾难性并发症。作者宁可晚拆除外固定架一个月，也不愿早拆一天。再生骨断裂的修复可能非常困难。

外固定架的使用时间可通过应用单轨技术缩短（图12.19.5），完全可以在应用髓内钉的前提下行骨节段转移。早期对移植相关的脓毒症的忧虑未被证明是主要问题。其优势在于移植非常精确，外固定架使用时间大幅减少，而且避免了再生骨的断裂。骨再生的质量并未受影响。

骨再生失败可能与许多方面有关。患者可能逆向发展一段时间之后再更缓慢地正向发展；也可能单纯

停留一段时间后再正向发展。只要X线检查支持矿化作用或自体移植，更有趣的是，作者已使用BMP7并获得了好的结果。

圆形外固定架的两大主要问题是：针/钉道脓毒症和安装外固定架时间。其他问题有：生成新骨技术失败、神经血管损伤以及关节挛缩和半脱位。在完成治疗过程中，可能也需要应用自体骨移植。

针道脓毒症

俄罗斯库尔干的Ilizarov小组发现，针道脓毒症（wire site sepsis，WSS）并不是主要问题。他们认为，针道护理的前景乐观，针道作为手术伤口可进行酒精消毒，护理人员操作应刷手、穿隔离衣、戴口罩和手套并使用无菌敷料。敷料直到下次预约检查时才能移动，除非有其他问题。在英国，已形成了对针道不使用敷料的放任态度，允许患者洗澡，如常进行日常活动。这导致其WSS发生率高于60%。在俄罗斯，通过采取近似的更实用方法，WSS的发生率低于20%。WSS发生的重要因素是针的置入技术。

牛津针道方案

手术中每根针都配有一个劈开的酒精棉球，用钳子使其上下滑过并作为敷料压住皮肤。这样形成了一个无菌密封的环境，并可预防血肿的形成和皮肤边缘的摩擦，皮肤边缘的摩擦会破坏与皮肤共生的线。无菌环境下48小时后置换棉球，压住钉周围的皮肤，"去结痂"并用酒精清洁，在无菌环境下再覆上无菌敷料，

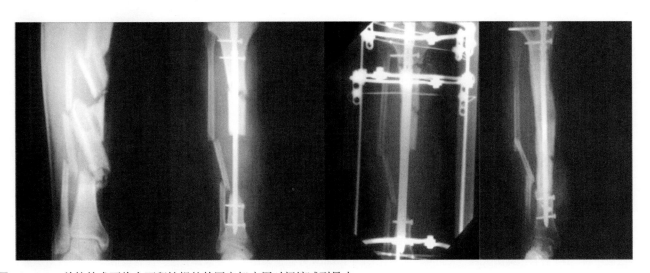

图12.19.5 单轨技术可将大面积缺损的外固定架应用时间缩减到最小

框 12.19.4　牵拉性组织再生

◆ 1 mm/d（4×¼ mm 增量）
◆ 巩固期（1 mon/cm）
◆ 可与髓内钉联合应用
◆ 并发症：
　• 感染
　• 神经损伤
　• 血管损伤
　• 关节挛缩
　• 对接处不愈合
　• 再生失败
　• 骨折

用专用夹压住敷料以防止针与皮肤接触面的移动。不要移动敷料，两周换一次敷料，除非发生其他问题。

外科技术

必须应用尖锐的针。如果针插入过程中失败，则必须废弃并启用新针。在压力下插入针。一旦选定针道，要再次用酒精消毒。将针推进皮肤，并由助手牵拉要穿过的肌肉间隙直到针接触到骨。术者用优势手握住钻，用非优势手通过酒精棉握住针。为了减少热损伤坏死和形成环状死骨片的可能，钻孔时间要短暂。一旦针进入肌肉层，助手也要被动牵拉它直到另一端的皮肤被刺破。穿过肌肉层后才能用力，在此过程中可用小锤轻敲针以降低损伤血管神经束的风险。

急性缩短

在入选病例的新鲜损伤中，这个步骤是一种有用的辅助（图 12.19.6）。它只有在软组织包膜柔软的急性病例中才有效。一旦发生水肿就很难实现。可使用骨锯切断骨折端直到接触到健康骨，同时进行骨折固定，如果需要，甚至可以在软组织覆盖的同时通过钢板及加压固定骨折。这样延期 DH 手术可使肢体恢复原有长度，在 DH 导致的肢体充血帮助下，对接点已经准确对位并开始愈合。

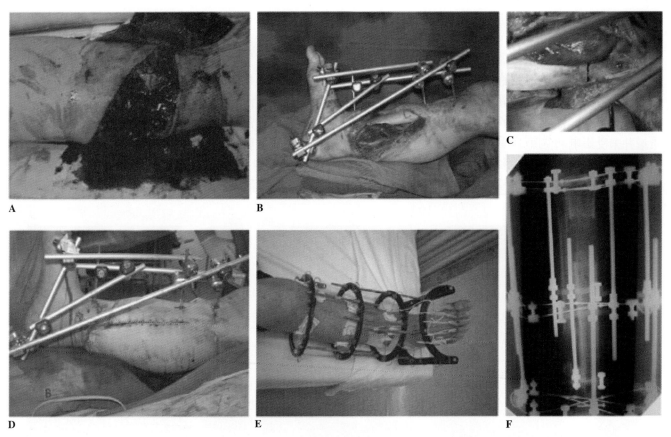

图 12.19.6 A）应用急性短缩治疗开放骨折的横向伤口。B）用外固定器固定急性缩短的肢体。注意向背侧屈曲的脚踝。C）骨断端已被切断。D）骨科医师团队第一天完成一期缝合。E）Ilizarov 外固定架用于恢复肢体长度。注意包括脚。F）软组织愈合后进行骨折的二期延长和压缩

在横向开放性伤中，短缩治疗可能允许一期缝合并避免游离组织移植的需要，但有可能造成纵向伤口的开裂。治疗时应该放松止血带，因为血管虚空时动脉扭曲可导致脚部缺血。如果没有充气的止血带，骨端可轻轻放置并评估脚的血管分布。

多学科团队

任何人都不应该在没有足够经验和配套设施支持的情况下开展 Ilizarov 手术。外科医师要求的比工业制造者更多（虽有产品介绍），应该进行专门培训并在指导和监督下应用。除非他们有进行过类似培训的同事或团队里有高年资同事，否则不应该对患者进行 Ilizarov 手术。手术的最终成功取决于适当的康复——并发症发生率低。外科医师必须组建一个包括接受过 Ilizarov 培训的护士、物理治疗师和临床心理医师的团队。若有腿部挛缩且伴发脓毒血症，即使 X 线显示很好，也是失败的。

最后，患者相关的因素在这种技术成功与否上起重要作用。患者需要充分认知这种技术的原则并能够遵循复杂的指令，了解现实的目标以及是如何实现的。

骨形态发生蛋白（BMP）

BMP 是一种多功能细胞因子，属于转化生长因子β（TGF-β）超家族的成员。BMP2 和 BMP7 可以商业应用。它们通过诱导趋化和有丝分裂起作用，可导致细胞分化，并可调节血管生成和钙化。在骨骼中，它们协调间充质干细胞分化成成骨细胞和骨细胞的途径。它们在超生理剂量时起效，治疗效果与自体骨移植类似，因此在自体缺损较大时是有效的，并且两者经常结合使用。外科医师很难操控它们，因为它们的颗粒像沙子一样，操控性不佳，因此使用引流是禁忌的。据说一小瓶 BMP 的含量相当于 10 000 个人骨骼里的 BMP 总含量。因此费用昂贵是其不能常规使用的障碍。已有文献证明，在伤口闭合 / 覆盖时应用能提高开放骨折的愈合率。笔者采用 BMP7 结合自体移植填充临界大小的骨缺损获得了成功（图 12.19.7）。BMP 应用后的反应一直是不可预知的，但它们在治疗临界和亚临界节段性缺损的作用是公认的，随着使用率增加，使用成本将有希望降低。

游离组织移植

这些技术需要一个经验丰富的整形外科团队参与。它们具有一定的优势，对于大量缺损是一个很好的"一站式"治疗。长期结果已经证明是很不错的，但这些技术也有自己的问题。

这些技术在纠正和维持骨的机械轴方面是有问题的。一侧或其他游离腓骨不愈合并不少见。移植物需要很长的时间（最多 4 年）来生长，而且可能永远不能完成。成功病例的质量和强度不如 DH 的成功病例。供皮区的发病率可能会很显著。整形外科和骨科患者的目标并不总是完全一样。

组织工程学

为患者提供量身定制的植入物，从患者身上采集间充质干细胞并使其在培养皿中生长成适合的、解剖塑形的植入物，这是令人振奋的未来。一项有关合适

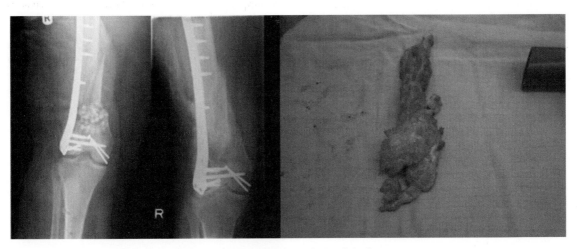

图 12.19.7 BMP7 结合自体移植治疗大型缺损，产生了大型骨角，需要二次切除

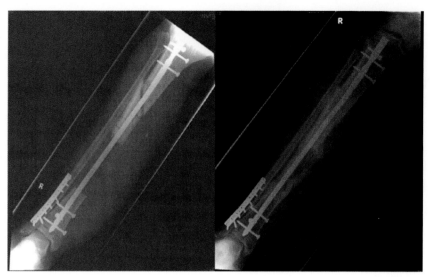

图 12.19.8　固定并用游离皮瓣覆盖后自然填充的 10 cm 缺损

的陶瓷培养基、淀粉材料和纳米材料方面的研究正在进行中。其目的是为病变部位提供正常活组织，但随着组织的发展，稳定是一个问题。目前这些只在实验或专业研究单位使用。

无法预测的未来

人类基因组计划给我们带来了巨大希望，但现实和希望之间尚有差距。不仅如此，有些人对损伤有特异性反应，如图 12.19.8 所示。这名患者创伤后有持续的节段性缺损，因其骨很稳定，软组织缺损通过游离肌皮瓣得到了很好的处理。患者在等待软组织成熟，以进行单轨双焦点骨传输，但迅速开始了无疼痛负重。

总结

自体移植是临界节段性骨缺损治疗的金标准。其体积是有限的，但可以通过使用扩孔吸收灌溉系统从股骨髓腔获取组织来增强。

自体骨移植联合骨形态发生蛋白在治疗临界大小的节段性缺损上作用很大，但现在 DH 和 Ilizarov 技术对治疗这类缺损、形成接近正常骨的形态是金标准。

未来希望在应用信号分子相关的组织工程学和应用植入物定制的遗传学操作。

拓展阅读

Carrington, N.C., Smith, R.M., Knight, S.L., and Matthews, S.J.E. (2000). Ilizarov bone transport over A primary tibial nail and free flap: a new technique for treating Gustilo grade 3b fractures with large segmental defects. *Injury*, **31**(2), 112–15.

DeCoster, T.A., Gehlert, R.J., Mikola, E.A., Pirela-Cruz, M.A. (2004). Management of posttraumatic segmental bone defects. *Journal of the American Academy of Orthopaedic Surgeons*, **12**(1), 28–38.

Ilizarov, G.A. (1992). *Transosseous Osteosynthesis: Theoretical and Clinical Aspects of the Regeneration and Growth of Tissue*. Berlin: Springer Verlag.

Kadiyala, S., Jaiswal, N., and Bruder, S.P. (1997). Culture-expanded, bone marrow-derived mesenchymal stem cells can regenerate a critical-sized segmental bone defect. *Tissue Engineering*, **3**(2), 173–85.

12.20
肌肉-肌腱单位损伤

S.D. Deo

（王志永 译　薛　峰　张殿英 审校）

要点

◆ 大多数为肌肉和肌腱交界处损伤
◆ 早期的轻柔动作最有利于恢复
◆ 肌腱愈合速度比肌肉要慢得多
◆ 手术过程包括直接修复或更复杂的修复过程，例如，肌腱延长/移植
◆ 微创手术往往是最好的，例如，跟腱损伤

引言

骨骼肌是人体中重量最大的组织，占总体重的40%~45%。肌肉的主要功能是产生力量和维持姿势。肌肉的其他功能包括储存能量、调节血容量、维持体温等。肌肉的每一端都有嵌入骨或筋膜的肌腱。

肌肉、肌肉-肌腱接头、肌腱和骨性附着点共同形成了一个肌肉-肌腱单位。

肌肉-肌腱单位的急性损伤比较常见，可因损伤部位及患者年龄造成较大伤害。有时可危及生命或对肢体造成影响。有关肌肉-肌腱单位急性损伤的许多临床和研究经验都是通过运动医学医师的临床工作取得的。肌肉-肌腱单位的慢性损伤在4.6章和8.9章讨论。

对这些损伤的病史、分类和治疗存在着争议和不足，特别是在比较骨和关节面损伤的文献中。对损伤的结构、病理及愈合的了解有助于增进对外科手术及治疗的理解。

流行病学（框 12.20.1）

肌肉-肌腱单位损伤在普通人群中的发病率和患病率的流行病学数据很不全面。有人估计，工业化国家的肌肉损伤的时点患病率为1%~2%。

肌肉-肌腱单位损伤在儿童比较少见，其发病率在11~20岁达到高峰，在21~40岁处于高平台期，40岁以后急性损伤发病率下降，而慢性损伤或慢性病急性损伤的情况增加。男性多发。

最常见的类型是间接的微小或局部肌肉断裂，最常见于运动损伤，但也经常发生于工作场所，因此经济上也有显著影响。据统计，英国每年在急性非关节性软组织损伤方面的经济损失超过10亿英镑。

随着对治疗的认识和需求的不断增加，以及成人参加运动锻炼人数的增多，肌肉-肌腱单位损伤的发病率在不断增高。

当前的分类主要根据损伤的部位、原因和严重程度。不幸的是，有关损伤的命名和术语一直比较混乱，治疗的适应证和最佳模式也存在争议。

解剖学

骨骼肌由含有肌原纤维的多核肌细胞或纤维组成，肌原纤维具有收缩功能。成组的肌纤维形成纤维束。成组的纤维束构成整块肌肉。在肌肉中还存在着其他细胞，如星状细胞，后者在愈合和再生方面具有重要功能。包绕肌纤维的层状结缔组织称为肌内膜，能够

框 12.20.1　流行病学

◆ 21~40 岁患者最多见
◆ 男性患者多见
◆ 发病率不断增加
◆ 英国每年的花费约为 10 亿英镑

提供细胞外间隙；包绕纤维束的是肌束膜；包绕整块肌肉的是肌外膜（图 12.20.1A）。在这些膜的间隙中存在着丰富的神经和血液供应。肌肉内的血液循环分为营养性和非营养性血液循环，后者为阻抗通道或储存通道。上述提到的结缔组织鞘在肌肉和肌腱的结合处通过肌腱结缔组织而融合。

肌腱主要由 I 型胶原纤维组成（占干重的 70%），

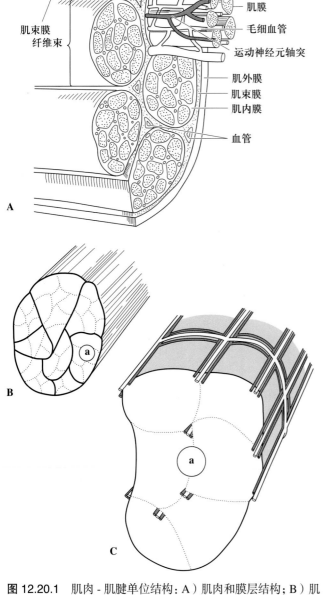

A

B

C

图 12.20.1 肌肉 - 肌腱单位结构：A）肌肉和膜层结构；B）肌腱和膜层结构；C）肌肉 - 肌腱交界处的超微结构（放大）

（图中标注）肌纤维　肌膜　毛细血管　运动神经元轴突　肌外膜　肌束膜　肌内膜　血管　肌束膜　纤维束

是相对无细胞的。成组的胶原纤维形成纤维束，成组的纤维束形成纤维带。纤维束外面包绕腱内膜，腱内膜内遍布神经和小血管。外层结缔组织是腱外膜，它位于松散的蜂窝组织（腱旁组织）内或腱鞘内（图 12.20.1B）。在可移动的结构紧密对合的部位有腱鞘和滑囊，此处的神经主要为传出神经，血供较差，神经和血管走行于纤维束之间的神经血管丛里。肌腱血供最差的区域已确定并与肌腱的病变和断裂相关。

肌肉 - 肌腱交界处是位于肌肉和肌腱之间的连接区域。在此处，肌纤维和胶原纤维之间有着密切的关系，但没有直接的连续性（图 12.20.1C）。肌纤维膜有许多手指状内陷，称为终端镶嵌连接，此结构为胶原纤维的黏附提供了大的接触面积。黏附要靠糖蛋白和 III 型胶原纤维来实现。肌肉 - 肌腱交界处密布肌质细胞器、线粒体和卫星细胞等，这表明其具有潜在的生长、修复和再生能力。该处有丰富的输入血管和传出神经。

骨骼肌 - 肌腱结合处也被认为是附着点。肌腱在骨膜和皮质骨处附着于骨，在该处肌腱和穿孔纤维混合，牢牢地锚定在骨上。如果骨的附着处是光滑的，则意味着该处存在着具有锚固功能的纤维软骨板。

生物力学（框 12.20.2）

肌肉收缩受自主意识或神经反射活动控制，产生的力量依赖于可用的肌纤维的数目、肌肉顺应性、肌纤维类型、肌肉长度、缩短的速度、活动状态以及温度。

肌腱的性能取决于功能的需求，根据弹性来平衡拉伸强度。与骨类似，肌腱具有高的拉伸强度，$1 \mathrm{~cm}^2$ 承受 600 ~ 1 000 kg 的强度。肌腱具有应力松弛、滞后和爬行的弹性特征。过载会造成永久的延长损伤——塑性变形。当所有纤维都不能再拉伸时，就达到了极限拉伸强度，此时会造成完全破裂。

肌肉 - 肌腱交界处在力的传递中发生的离心肌肉收缩时，尤其是在延长肌肉过程中，非常重要，例如，跳跃着地时发生的股四头肌离心收缩，对肌肉 - 肌腱交界处具有严格的要求。

框 12.20.2　肌腱的生物力学
◆ 高拉伸强度
◆ 过载产生塑性变形，然后破裂
◆ 肌肉 - 肌腱交界处是最常见的损伤部位

体外研究显示，在肌肉 - 肌腱交界处的交界膜的肌肉侧，对无法再延伸的肌肉的测试也显示了这样的特征。损伤之前的肌肉疲劳、肌肉状态不佳以及失神经支配均易导致破裂。在人类的下肢，近端断裂发生在下肢近端，远端断裂发生在下肢远端。在生命的前 20 年，肌腱在骨骼上的附着点是肌肉 - 肌腱单位最薄弱的地方，更容易损伤。

病理学和愈合（框 12.20.3）

一般原则

损伤的病理学和治疗是紧密相连的。损伤可导致滞后期的急性炎症，后者依据细胞损伤和死亡程度持续 2 ~ 10 天。炎症通常会消退，同时细胞增殖期会开始。如果没有组织破坏，炎症渗出会很快消退并恢复正常，即 I 级肌肉损伤。在肌腱血供相对不足时，此阶段会延长。败血症或持续伤害会导致持续的炎症。在损伤后 3 ~ 4 周，细胞再生阶段会转为重塑阶段，此阶段

框 12.20.3　愈合

◆ 肌肉：
  ● 总有一些瘢痕形成
  ● 运动可促进愈合
◆ 肌肉 - 肌腱交界处愈合较慢
◆ 肌腱：
  ● 第 4 周时，已恢复 40% 的强度
  ● 循环载荷可促进愈合
◆ 骨 - 腱愈合的速度快

框 12.20.4　并发症

◆ 早期：
  ● 粉碎
  ● 筋膜室综合征
  ● 血肿
◆ 中期：
  ● 肌肉疼痛和痉挛
  ● 败血症
◆ 晚期：
  ● 瘢痕形成
  ● 消瘦
  ● 僵硬
  ● 骨化性肌炎

会持续几个月。

影响愈合的因素

影响肌肉 - 肌腱单位损伤后愈合的局部和全身因素见框 12.20.5。

损伤后的病理表现和肌肉愈合

传统上认为，肌肉主要是瘢痕愈合。但是，肌肉的代偿能力以及通过再生恢复全部功能的能力已经被证实。肌纤维损伤后不久，虽然已经有纤维坏死，但损伤区域两端的肌纤维断裂成短柱状，缩回到下一个完整的 Z 盘并与之紧密接触，以此来限制进一步损伤。表面血管破裂可引起肌肉间血肿，伴有广泛的瘀斑和轻度疼痛。肌肉中央破裂可引起肌肉间血肿，并伴有局部肿胀、剧烈疼痛、肌肉抑制和僵硬。

损伤后除了坏死和出血，还有急性炎性反应，伴有水肿和细胞浸润，浸润的细胞包括出现于第 1 ~ 2 天、吞噬有碎片并保留基底膜的巨噬细胞。两端的肌纤维从肌纤维膜处产生肌管，肌纤维沿着这些肌管再生。卫星细胞在第 3 天附着于肌管并帮助再生。此时成纤维细胞被激活。在清洁的肌肉伤口，再生发生得最迅速和彻底，但此现象在所有的肌肉损伤中都会出现。肌纤维丧失后，总是有成比例的瘢痕组织形成，因此，愈合的肌肉不能恢复到正常的超微结构。紧接着发生肌肉的重塑过程。有充分的证据证明，活动可以减少瘢痕组织的形成。

肌肉 - 肌腱交界处的愈合

肌肉 - 肌腱交界处的愈合与肌肉损伤的愈合相似，但慢于后者，因为肌肉 - 肌腱交界处损伤具有坏死的中央区和紧密接触的纤维区域。肌管形成发生在 7 ~ 14 天，新肌浆成分出现在 21 ~ 28 天，细胞增殖阶段在伤后持续 5 ~ 7 周。

框 12.20.5　影响肌肉 - 肌腱损伤类型的因素

◆ 损伤机制（如挤压、切割等）
◆ 严重程度（施加的力等）
◆ 涉及的肌肉组织
◆ 损伤的肌肉 - 肌腱单位位置
◆ 预先存在的病理性因素（如激素治疗、组织变性）
◆ 其他损伤（如血管、神经）
◆ 急性 / 慢性损伤急性发作 / 慢性

肌腱的愈合

肌腱的炎症反应要过 14 天以上才能消退。肌腱两端充满了纤维蛋白凝块和肉芽组织。

修复是通过成纤维细胞及来自肌腱或周围结缔组织层的肌腱细胞增殖发生的，从伤后第 7 天胶原蛋白开始合成到数周。成纤维细胞的数量和代谢在第 14 天达到峰值，然后缓慢下降。当胶原纤维形成和重新定位后，肌腱的强度增加。到第 4 周肌腱可恢复到破裂前韧度的 70%，强度的 40%。

重塑从第 4 周开始。伤后 8 周，腱鞘周围的粘连解除且肌腱强度继续增加。伤后 9 个月，胶原纤维充分重排，重塑持续一年时间。缝合的肌腱在伤后 7 天抗断强度最低，伤后 2~3 周增加一倍，4~12 周翻番。

实验表明，循环载荷和早期活动可以促进胶原纤维的重新排列、毛细血管长入以及达到正常强度的速度和黏弹性，并且可以降低僵硬度。肌肉 - 肌腱单位的固定化可降低肌肉 - 肌腱交界处的拉伸强度，增加拉力伤害的风险，3 周的固定化可导致血管密度降低 30%。

骨 - 腱交界处的愈合

与其他损伤不同，固定化是骨 - 腱愈合的前提条件。鉴于骨 - 腱损伤的患者年龄，其愈合是快速的，而且是通过骨撕脱伤愈合类型进行的。

筋膜室综合征和挤压综合征

在这两种综合征中，肌肉损伤可造成危及肢体或生命的问题。

骨筋膜室综合征是由骨筋膜室肿胀引起的，可造成正常毛细血管和小动脉的血液循环中断，导致细胞死亡和进一步肿胀的恶性循环，最终导致筋膜室内的肌肉、神经及其他结构的梗死。筋膜室综合征的处理在 12.2 章中讨论。

钝挫伤后可出现挤压综合征，典型的是卡压性或缺血性血运重建损伤，在这种情况下可有横纹肌溶解，引起肌肉蛋白质类和代谢废物的释放。这会导致血管内激活、循环衰竭和急性肾衰竭。后者也可由游离的肌代谢产物导致的肾损伤引起，且常常会因为复苏不足而加剧。

肌肉 - 肌腱损伤的并发症

肌肉 - 肌腱损伤的并发症可根据损伤的发病时间或损伤原因来分类——自身损伤或医源性损伤（框 12.20.4）。

分类

肌肉 - 肌腱单位损伤的类型和严重程度取决于多种因素（框 12.20.5），目前还没有类似于骨折的综合分类系统。

就力的传递所造成的损伤来说，肌肉损伤大致可分为直接损伤和间接损伤。

间接肌肉损伤

间接肌肉损伤是最常见的，也被称为肌肉拉伤、内在肌肉损伤、肌肉扭伤或肌肉撕裂。这种损伤经常是由于在肌肉激活及收缩过程中有异常的力作用于肌肉而产生的，而且经常是偏心性的力产生的。间接损伤的其他相关因素是肌肉状态、疲劳、热身或肌肉牵拉、肌肉的温度、类固醇的使用以及以前的损伤。

间接肌肉损伤最常发生在成人的肌肉 - 肌腱交界处，老年人的肌腱处，以及年轻成人的肌腱附着点。老年患者在肌腱内往往有潜在的变性。

容易产生间接损伤的肌肉是跨越两个关节、偏心性收缩以及含有高比例的 II 型快缩纤维的肌肉。间接损伤的常见部位是腓肠肌的内侧头（网球腿）、小腿三头肌、股直肌、内收长肌、半膜肌、肱三头肌和胸大肌。

从轻微扭伤到完全肌肉断裂，间接损伤形成了一个谱系，其分级如下所述。

- ◆ 第一度损伤（1 级）：有拉伤，但没有明显的肌肉组织破坏，仅有一些结缔组织层的中断，炎症最轻微，肌肉强度和运动功能没有损失
- ◆ 第二度损伤（2 级）：有肌纤维和影响肌肉功能的结缔组织损伤，如部分断裂。部分断裂会发生肌束膜内血管断裂出血，根据损伤的位置可引起中央血肿
- ◆ 第三度损伤（3 级）：肌肉 - 肌腱单位的一部分完全中断，损伤区域伴有功能丧失和明显出血

直接肌肉损伤

直接肌肉损伤可分为开放性损伤和闭合性损伤。

闭合性损伤源于直接打击或挤压运动伤（也称为外源性损伤）、钝器殴打、工业事故或道路交通碰撞。开放性损伤源于撕裂伤或组织丢失，如由玻璃割伤、开放性骨折、火器伤或燃烧造成的损伤。直接损伤也可以从最轻微的损伤到严重的损伤，应用 O'Donoghue 分级方法进行分级。

肌细胞损伤的其他创伤性原因

肌细胞损伤的其他原因是结构损伤，如能导致肌纤维死亡和功能障碍的大血管和神经的损伤。筋膜室综合征也可引起肌纤维死亡。

处理

原则

对肌肉 - 肌腱单位损伤患者的处理包括诊断、治疗和康复（在框 12.20.9 有总结）。急诊治疗、初始治疗和确定性治疗相互之间并不冲突，间接肌肉损伤的初始治疗往往是确定性治疗。

首要目标是确保患者不会有危及生命或肢体的情况，如果有生命危险，应进行复苏和合适的治疗。

临床评估

临床评估包括询问病史和查体，这对于诊断大部

框 12.20.6　鉴别诊断
◆ 外源性：
• 应力性骨折
• 韧带 / 关节囊损伤
• 滑囊炎
• 牵涉痛
• 神经根性疼痛
• 周围神经疼痛
• 骨骼感染
• 骨肿瘤
◆ 内源性：
• 肌腱炎
• 肌炎
• 感染
• 肌肉疝
• 肌肉肿瘤

框 12.20.7　病史采集
◆ 对损伤的评估：
• 损伤情况
• 时间
• 继续活动的能力
◆ 对患者的评估：
• 年龄
• 职业
• 症状部位
• 发病症状
• 迄今为止的治疗
• 既往治疗
• 社会史
• 活动的水平

框 12.20.8　体格检查
◆ 视诊
◆ 触诊
◆ 动作范围
◆ 神经血管
◆ 特殊测试

框 12.20.9　辅助检查
◆ 磁共振成像
◆ 超声
◆ 计算机断层扫描
◆ X 线检查
◆ 关节造影
◆ 骨扫描
◆ 血液检查
◆ 尿液检查
◆ 筋膜室压力测量
◆ 肌电图

分单独的肌肉 - 肌腱单位损伤非常有效。应该确定是否合并筋膜室综合征和挤压综合征、其他损伤等合并症，这有助于进一步的探查和治疗。初步临床评估还是监测病情进展的基线。建议进行详细的病程记录，特别是当治疗持续时间较长或牵涉到多学科治疗时。

鉴别诊断

许多情况可被误诊为急性肌肉 - 肌腱单位损伤；

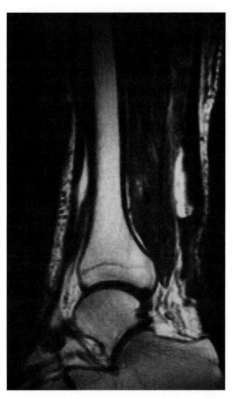

图 12.20.2 肌肉 - 肌腱交界处损伤的影像学：MRI 扫描显示跟腱断裂

有些情况从内部影响肌肉 - 肌腱单位，有些情况从外部影响肌肉 - 肌腱单位（框 12.20.6 有总结）。

病史

病史应该提供有关患者和损伤的相关信息，以帮助诊断和制订查体和辅助检查计划。肌肉 - 肌腱单位损伤的主要症状是局部疼痛、肿胀和功能丧失。病史的关键信息见框 12.20.7。

体格检查

应该进行详细的临床查体，以明确或指向一个诊断，同时排除其他诊断。体格检查的基本原则是视诊、触诊，并使受伤的肢体主动和被动活动。神经和血运状况也要检查。如果情况允许，检查特定肌肉和肌腱的完整性（框 12.20.8）。

在鉴别关节内和关节外损伤中，检查关节运动是很重要的；例如，在对肩部的测试性外旋中出现的疼痛和肌力降低意味着小圆肌或肩袖的冈下肌部分的损伤。

对跟腱破裂的 Thompson 小腿挤压试验就是一个例子，它是确定肌肉 - 肌腱完整性的特殊检查。

辅助检查

框 12.20.9 中的辅助检查并不是对所有肌肉 - 肌腱单位损伤都是必不可少的。必须有明确的适应证，需要在进行确定性治疗之前明确诊断，以便确定最佳的治疗方案并制订手术计划，诊断或排除其他病情，以及提供预后信息。

肌肉 - 肌腱单位损伤的首选的检查是磁共振成像（MRI），它对正常的和病理状态的肌肉骨骼和神经血管结构都具有极好的分辨率（图 12.20.2）。超声及计算机断层扫描（CT）也非常有用，尤其是前者。X 线平片有一定作用，尤其是在骨 - 腱交界处损伤以及 MRI 检查疑似骨折的病例。

治疗

治疗原则

大多数肌肉 - 肌腱单位损伤可保守治疗。治疗的目的是尽快恢复肌肉 - 肌腱单位的正常功能和预防并发症（框 12.20.4）。可以通过及时的治疗和康复恢复正常功能。小部分患者需要特殊的非手术或外科手术治疗，对于后者来说，延迟的手术或不手术将会导致明显的慢性病。

非手术治疗

急诊

损伤肢体的制动，如果需要，可应用夹板，以止痛并避免进一步损伤。液体复苏利尿剂、多巴胺和透析可用于挤压综合征。诊断、监测和治疗详见 12.10 章。

初步治疗

止痛药、休息、冰敷、压迫、抬高（painkillers, rest, ice, compression, and elevation, PRICE）方案形成的初步治疗在肌肉 - 肌腱单位损伤患者中占很大比例。PRICE 也常作为术后的治疗方案，可减轻炎症的症状，从而减少纤维性粘连。初步治疗对于大部分 1 级和 2 级急性肌肉 - 肌腱单位损伤患者是足够的。这类治疗通常在伤后第 3～7 天使用。

确定性治疗（框 12.20.10）

PRICE 方案频繁使用的确定性治疗。少数患者，

框 12.20.10 治疗

- 药物治疗:
  - 非甾体类抗炎药
  - 镇痛药
  - 镇静 / 肌肉松弛剂
  - 局部麻醉药
- 物理治疗:
  - 最初的 "PRICE" 治疗方案
  - 夹板固定
  - 运动 / 锻炼
  - 超声治疗
  - 短波电疗
  - 抽吸血肿

尤其是在医院或诊所的患者，可能需要额外的非手术治疗。

药物治疗

非甾体类抗炎药已经广泛应用于肌肉骨骼损伤，可抑制花生四烯酸代谢，减轻炎症反应和血小板活化。它们也有辅助镇痛作用，此类药物的确切的作用方式是不清楚的，疗效的定性研究很少。抑制细胞增殖阶段在理论上具有抑制损伤愈合的风险。

简单的止痛药，如对乙酰氨基酚和阿片类药物的衍生物，对损伤没有直接的作用，但有利于症状的控制。它们可以一起使用或作为非甾体类抗炎药的替代

框 12.20.11 影响治疗的因素

- 损伤因素:
  - 骨筋膜室综合征
  - 骨折
  - 完全性撕裂
  - 断裂处回缩
  - 开放性伤口
  - 伤口感染
- 患者因素:
  - 年龄
  - 对手术的耐受性
  - 合并症
  - 损伤前的功能水平
  - 对恢复的期望
- 医疗机构因素:例如，人力、专家等

药物使用。

镇静药或肌肉松弛剂可用于对付严重的痛苦的肌肉痉挛，尤其是对紧张或激动的患者更适用。对于颅脑损伤的患者，如果有特定禁忌证、药物过敏或药物依赖性或在缺乏监测的情况下，要避免使用。

局部麻醉剂可以用于损伤的近端进行区域阻滞，或用于硬膜外麻醉来处理下肢损伤，目的是控制疼痛或术前麻醉。急性情况下应用理论上有风险，如掩盖了筋膜室综合征，因为阻滞后会引起感觉和运动障碍。高压氧疗被用于少数肌肉 - 肌腱单位损伤患者。

在肌肉 - 肌腱单位损伤的急性期，不需要使用糖皮质激素。

物理治疗

在伤后第一个 72 小时内，休息、冰敷、压迫和抬高患肢是最重要的。

在损伤早期的处理中，夹板、石膏或其他形式的固定也很重要，可以帮助减少疼痛和肌肉痉挛。这些方法还适用于非手术治疗的跟腱断裂患者，以及手术修复后的处理。多种材料是可以用的，包括玻璃纤维和热塑性塑料的石膏粉。夹板可以拆卸，方便对伤口

框 12.20.12 手术原则

- 无菌
- 如果有植入物，用抗生素
- 止血带是安全且需要的
- 充分暴露伤口
- 切除坏死的组织
- 无张力对合

框 12.20.13 手术处理类型

- 闭合性损伤:
  - 直接缝合
  - V-Y 延长
  - 重新植入骨和固定
  - 修复，如使用肌腱、缝线、移植
  - 筋膜切开术
  - 血肿清除术
- 开放性损伤:
  - 伤口切开
  - 延迟修复
  - 软组织覆盖操作

和皮肤进行护理，而有铰链的夹板则允许关节活动。

运动和锻炼：需要了解的是，正常的愈合过程需要既防止再损伤及促进快速恢复血供，又达到很好的结构重塑，所以运动和锻炼需要在这两者之间达到平衡。理想的情况是，在物理治疗师的指导下进行运动。

在早期炎症期过后，按摩和对抗性刺激具有镇痛和潜在的益处，类似于其他物理治疗方式（见下文）。

超声波、短波透热疗法在治疗肌肉损伤中是最常用的电疗方式。其他方法包括电刺激和冷冻治疗。治疗性超声可产生局部热效应和非热效应，可通过增强巨噬细胞和成纤维细胞的活性缩短炎症反应持续时间，加速水肿和血肿吸收，改善瘢痕组织的强度。

对导致疼痛及肌肉抑制的持续性或恶化性血肿进行的针吸治疗可在治疗室或影像室进行，如果要在诊所或放射科进行，则必须将受伤区域在无菌条件下进行坚固的加压包扎以预防复发。

手术治疗

基本原理和时机

决定手术治疗需要考虑多种因素（框 12.20.11）。手术的潜在好处要大于风险。手术的目的要关乎总体治疗。

虽然患者因素如一流的运动员损伤是很重要的，但手术时机在很大程度上依赖于病理学。对急性筋膜室综合征应该尽快解除压迫，因为从热缺血到不可逆的肌肉损伤的时间约为 6 小时。这段时间之后，尤其是 10 天后，会有明显的粘连形成和纤维化出现，如果到那时再进行清扫术和手术则产生的创伤会更广泛，会增加并发症及延迟愈合的风险。

手术原则和技巧

软组织的手术原则在框 12.20.12 中有总结。

手术处理的类型

手术处理的主要类型在框 12.20.13 中有总结。如果需要，几种处理方式可以结合采用。

筋膜室减压

筋膜室综合征的诊断和手术技巧在其他部分有讨论（12.2 章）。

血肿清除

只有当大量的肌间血肿不能够吸收、体积扩大，

导致早期皮肤和皮下组织坏死，抑制肌肉活动或导致痉挛，或可能演变为巨大血肿（通常在大腿肌肉群）时，血肿清除术才能作为单独的处理方法。这些类型的血肿多见于出血体质患者，要优先迅速纠正凝血异常。在超声引导下穿刺是最好的。对顶级运动员进行早期血肿清除会起到很好的作用。

直接缝合

在肌肉 - 肌腱单位损伤中，对于肌腱中部损伤、肌肉 - 肌腱交界处损伤和肌腹损伤的处理，直接缝合和对位缝合是最常使用的方法。可以使用常规开放切口缝合，或使用微创缝合，或经皮缝合。鉴于肌肉纤维和肌腱纤维的纵行排列特征，简单的缝合技术是不适用的，而比较复杂的缝合技术如褥式缝合、Kessler 缝合或 Strickland 缝合比较适用。

延长修复

有时为了达到破裂的两端无张力对合，需要进行延长修复。由于创伤、肌腱两端的磨损造成的组织缺失，破裂的肌肉回缩或缩短，潜在的肌肉病变，所有这些因素均可使损伤两端分离。对这种损伤类型进行修复的一个例子是 V-Y 肌肉延长术，例如，应用于股四头肌和跟腱修复（图 12.20.3B）。另一种方法是将受损的肌腱的皮瓣翻转，如肩袖和跟腱的修复（图 12.20.3C）。

骨的固定

附着点的撕脱骨或骨附近的肌腱撕裂需要直接固定到骨上。前者可以使用小板或齿形垫圈（图 12.20.3G），后者可以通过钻孔后使用特殊设计的锚定缝线进行缝合（图 12.20.3F 和 H）。

加强修复

肌肉 - 肌腱单位修复可以通过使用邻近的肌肉 - 肌腱单位作为直接支持或置入同部位作为一个皮瓣进行加强，或置入游离筋膜带，或在周围植入诸如涤纶或聚丙烯类物质缠绕，或使用钢丝加固修复（图 12.20.3D 和 E）。

洗涤和清创

面对一个开放性污染伤口，最主要的是：在修复肌肉 - 肌腱单位和软组织覆盖之前，先进行洗涤和清

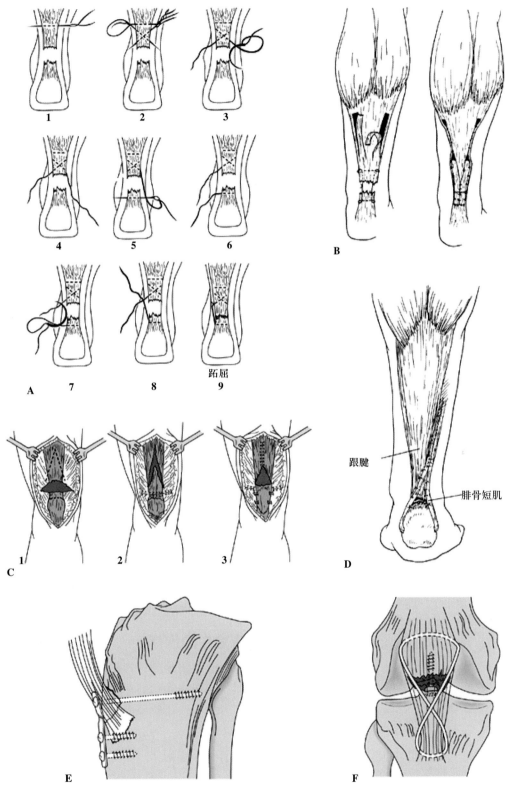

跟腱

腓骨短肌

图 12.20.3 肌肉 - 肌腱单位损伤修复操作技术：A）直接缝合；B）V-Y 肌肉延长术；C）局部皮瓣翻转术；D）相邻肌腱的加强修复；E）张力带钢丝加强修复；F）通过钻孔将肌腱固定到骨

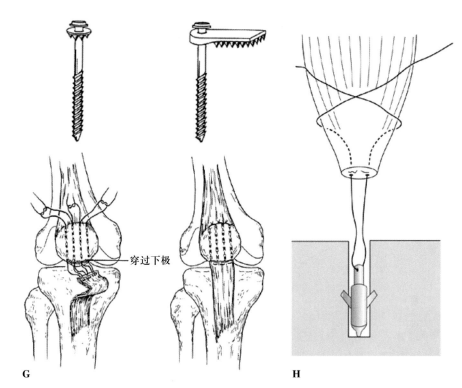

图 12.20.3（续）　G）用钉状垫圈或软组织板，通过螺钉和钢板将肌腱固定到骨；H）用骨锚缝合将肌腱固定到骨

创，使伤口整齐。

术后处理

首先要保证伤口在无感染的情况下早期愈合。术后初期阶段，早期的固定可促进伤口愈合，固定的时限取决于修复的强度、血液供应、肌肉 - 肌腱单位和皮肤的术前状况以及主治医师的喜好。

对于下肢，一致的意见是固定 6 周，然后给予 6 ~ 12 周的有保护和指导的活动。根据损伤情况、修复强度和伤前功能状况，一般在 6 ~ 12 周可恢复正常活动。

康复

原则

康复是对肌肉 - 肌腱单位损伤患者进行处理的第三步也是最后一步，是诊断和治疗后的一个延续，而这个步骤经常被医师忽略。

康复的目标是使损伤的肌肉 - 肌腱单位、邻近关节、相应的肢体以及整个患者恢复到正常，或尽可能接近正常。康复的其他目标是减少重塑阶段和长期恢复过程中的并发症和防止进一步损伤。

康复阶段应考虑到诊断、治疗、伤前活动水平和恢复的预期情况。康复应考虑到身体的、社会的、人体功效学的以及心理学的因素。大多数患者是在物理治疗师指导下进行自我康复。医师通常只开处方而不进行指导监督。诊所、心理医师和精神科医师偶尔也会参与康复治疗。

康复中的治疗

康复治疗的选择尽管重点不同，但在早期基本相似。夹板制动后的活动和锻炼是康复的基石。其他治疗方法包括辅导和药物。

常见的需要修复的肌肉肌腱损伤

最常见的需要修复的闭合性肌肉 - 肌腱单位损伤（不包括开放性直接损伤）如框 12.20.14 所示。它们一般是由于间接创伤而完全破裂。几乎所有肌肉 - 肌腱单位断裂和随后的修复已进行了描述。详细内容见本节和相关章节。

跟腱和远端肌肉 - 肌腱损伤

在需要手术治疗的肌腱断裂中，跟腱完全断裂是最常见的。跟腱断裂最常发生于 31 ~ 50 岁，男性为女性的两倍。这是运动中最常发生的肌腱断裂。

断裂的位置（距离跟骨附着点 2 ~ 4 cm）是血运不佳的区域（容易形成微创伤和退行性变），与肌腱断裂强相关。

跟腱断裂的常见原因是跖屈的足部突然背伸，其他原因是锐器和钝器伤引起。典型的症状是感觉脚后跟上方被人踢到。主动跖屈消失，当挤压小腿时足的被动活动消失。

部分断裂的确会发生，但应根据超声或 MRI 扫描确认，此种情况下，跖屈仍可完成。比目鱼肌或腓肠肌肌肉 - 肌腱交界处损伤很常见，但很少需要手术，除非是高级运动员。

大多数学者认为，如果断裂超过一个星期或为二次断裂，需要手术治疗。最近，对于马蹄足患者，如果超声发现两断端的间隙＜6 mm，建议保守治疗。

外科技术的发展包括经皮修复（见图 12.20.3A），旁正中切口的应用不断增加降低了伤口的并发症。现在，手术和非手术治疗的固定时间均为 6 ~ 8 周。

对于有急性临床表现的患者，修复方式的选择主要取决于以下几点：如果进行非手术治疗则有再破裂的高风险（8% ~ 20%）；如果进行手术治疗则有感染、失败及再次断裂的风险（5% ~ 8%）。

因此，对于急性损伤的运动员，最佳治疗是早期修复，可行微创手术，术后用石膏固定或用铰链式支具微固定 4 周，紧接着用踝关节被动活动矫形器 2 ~ 4 周，然后持续进行 3 个月的提跟活动但避免跑步运动，

框 12.20.14 需要修复的损伤
◆ 跟腱
◆ 肩袖
◆ 腹股沟拉伤
◆ 股四头肌
◆ 髌腱
◆ 腘腱
◆ 二头肌肌腱
◆ 胫骨后肌
◆ 胸大肌

最后逐渐过渡到全面活动。早期通过矫形器负重未发现有不利之处。保守治疗的固定过程相同，但有更高的再断裂风险，但保守治疗也是一种治疗选择。

肩袖损伤

肩袖损伤包括从轻微拉伤到完全广泛的损伤，这与老年人受伤前肩袖的退行性变强相关。中年人群的慢性病变基础上的急性损伤占肩袖损伤的绝大多数。年轻人肩袖损伤常发生于手臂外展位时跌落、冈上肌受损后。肩袖全层撕脱伤在小于 40 岁的年轻人中发生较少，但大多数是急性损伤，可伴有骨折或脱臼。明确诊断可能很困难，但可以通过关节造影、超声或 MRI 来诊断。肩袖损伤的更年轻的患者组成了一个与手术治疗患者不成比例的群体。肩袖损伤的流行病学和具体处理方法在其他地方有讨论（第 4.3 章）。

对于绝大多数有全层撕裂伤的患者，治疗是将肌腱固定在骨上，也可进行肌腱间缝合、肩胛下肌腱移位或 V-Y 型修复。其他修复方式有聚乙烯替代物、自体筋膜移植或肌腱皮瓣移植（行或不行肩峰成形术）。据报道，70% ~ 90% 的接受手术的患者愈合良好或完美。患者伤后 3 周内行手术治疗及没有影像学上慢性病变表现的患者在术后恢复最好。

在长期随访病例研究中，年轻女性的长期疗效比年轻男性的略差，但术后 4 年有 94% 的满意率。在过去的十年中，对于较小的撕裂伤倾向于使用关节镜修复。

外科肩袖修复后的后期护理遵循从被动活动到主动抵抗活动的原则，时间为 12 周以上。

腹股沟拉伤

腹股沟拉伤包括腹股沟和前臀区周围的肌肉 - 肌腱单位损伤。最常见的损伤部位是内收肌起点近端（附着点或肌腱），髂腰肌的远端附着点，股直肌进入髂前上棘的近端，以及进入或邻近腹股沟韧带的肌肉断裂。最后一种损伤，如果没有疝形成，有时被称为"腹股沟中断综合征"或"运动员疝"。

这些损伤通常急性发生于疾跑中的运动员，并经常在体育文献中报道。MRI 扫描、超声及疝造影术在诊断和指导治疗中有重要价值。

对腹股沟损伤的治疗大多是非手术治疗。较大的坐骨或髂前上棘撕脱伤可以使用螺丝或小板和螺钉固定。腹股沟中断综合征（"Gimore"腹股沟）可以通

过直接修复或对损伤部位的加强修复来进行治疗，据报道有 90% 的成功率（恢复运动功能）。

股四头肌肌腱和肌肉

急性间接损伤通常发生在股直肌。股四头肌损伤通常也由直接运动损伤引起，有发生疼痛性肌肉内血肿的风险，经常伴发股骨骨折。间接损伤的最常见原因是跌倒或对抗阻力而绊倒而造成偏心收缩。

患者的平均年龄大约为 45 岁，较常见于男性。在 40 岁以上的患者，破裂的部位是在肌腱中部偏远侧，而在 40 岁以下的患者，损伤主要发生在远端附着点。中老年患者的损伤与慢性全身性疾病如痛风、糖尿病、肾衰竭或长期类固醇治疗强相关。

病例报告表明，在接受早期修复治疗、随后进行 6 周的固定和 3 个月的康复治疗的患者中，90% 以上恢复很好或很完美。

肌腹的损伤很难手术修复，大多是非手术修复，夹板固定 6 周，然后进行康复治疗。肌腹损伤的延迟表现类似于软组织肿瘤，需要通过检查进一步排除。

髌腱断裂

髌腱断裂在青少年发生于髌腱远端，在 20 岁以上的运动员发生于髌腱近端。可能有髌腱受伤史或慢性疼痛史（跳跃膝）。与其他肌肉 - 肌腱单位损伤相比，特别是与股四头肌损伤相比，髌腱损伤与老年人的慢性疾病或肌腱病变关系不大。

修复往往包括肌腱钻孔并多重缝线固定于骨，或张力带钢丝环绕髌腱固定，或两者同时使用。骨性撕脱可以用螺丝固定。

腘腱断裂

腘腱部分断裂很常见，特别是在疾跑活动中的损伤。完全破裂罕见，大多数发生于疾跑活动中的运动员。最常见的损伤部位是近端附着点，破裂通常是撕裂伤，在 X 线片检查中常可发现。另一个常见部位是远端的肌肉 - 肌腱交界处。

随着超声和 MRI 检查的增多，独立的腘腱破裂不断被诊断出来。

在一项小型病例研究中，骨性撕脱伤和肌肉 - 肌腱交界处损伤的手术修复收到了良好效果。

肱二头肌

大多数肱二头肌破裂是对手臂对抗阻力而突然被迫屈曲造成的。肱二头肌破裂最常见的部位是肱二头肌近端的长头腱，其次是近端肌肉 - 肌腱交界处、端头肌腱、肌腹，最少见的是远端附着点。此类破裂在功能和美观方面一般耐受性良好。

在运动员和重体力劳动者，如果肱二头肌损伤的症状持续存在或形象受到影响，可以采取手术治疗。应用锚定缝合、钻孔固定及缝合进行重新固定已有描述，可恢复 80% 的功能。

胫后肌断裂

这种情况很少急性发生，在中老年患者，通常是在慢性损伤基础上发生的急性损伤，这些患者会注意到内踝后方疼痛，随后出现急性可纠正性扁平足。在年轻患者，胫后肌断裂经常出现急性锐器裂伤后，最常见的锐器是玻璃。

外科处理包括内踝近侧的探查。通常无法直接修复。将一个肌腱固定到趾长伸肌，随后将趾长伸肌的远端转移到舟骨。踇长屈肌的使用是一个比较复杂的过程。

胸肌断裂

胸肌断裂很少发生于提重物的年轻人。这种损伤会有相当大的疼痛、青紫、失血。扫描检查可以鉴别部分破裂和完全破裂。据报道，直接修复可达到良好或完全的功能恢复。

拓展阅读

Cetti, R., Christensen, S.E., Ejsted, R., Jensen, N.M., and Jorgensen, U. (1993). Operative versus non-operative treatment of Achilles tendon rupture: a prospective randomized study and review of the literature. *American Journal of Sports Medicine*, **21**, 791–9.

Ciullo J.V. and Zarins, B. (1983). Biomechanics of the musculotendinous unit: relation to athletic performance and injury. *Clinics in Sports Medicine*, **2**, 71–86.

Gigante, A., Moschini, A., Verdenelli, A., Del Torto, M., Ulisse, S., and de Palma, L. (2008). Open versus percutaneous repair in the treatment of acute Achilles tendon rupture: a randomized prospective study. *Knee Surgery, Sports Traumatology, Arthroscopy*, **16**(2), 204–9.

Rees, J.D., Wilson, A.M., and Wolman, R.L. (2006). Current concepts in the management of tendon disorders. *Rheumatology (Oxford)*, **45**(5), 508–21.

Sharma, P. and Maffulli, N. (2005). Tendon injury and tendinopathy: healing and repair. *Journal of Bone and Joint Surgery*, **87A**, 187–202.

12.21
手部的关节脱位和损伤

Peter Burge

（王志永 译 薛 峰 张殿英 审校）

要点

- 关节脱移位——尽可能首先用 X 线检查，确诊后早期复位
- 许多损伤可用小夹板固定治疗
- 许多不稳定的损伤可以经皮钢丝内固定治疗
- 慢性关节不稳定最常影响拇指的功能
- 对于腕掌关节损伤，如果不稳定，常需钢丝固定

关节功能

关节有两个功能：运动和传输负荷。这些功能丧失后会分别导致僵硬和不稳定，会严重降低手的功能。运动和稳定的相对重要性在不同的关节是不同的；掌指（MCP）关节对稳定的需要比对运动的需要更大。而在近端，指间（PIP）关节和腕掌关节的运动是握持的关键。

僵硬的情况取决于僵硬关节和指尖之间的距离。掌指关节和近端指间关节构成了手指运动弓的主要部分，远大于远端指间关节的作用。如果其他关节灵活，远端指间关节损伤耐受性较好。因此，针对远端指间关节的任何治疗都不能有使其他关节僵硬的风险。示指执行大部分功能的时候都处于半伸位，此时可以对捏其拇指，因此示指对僵硬的耐受性大于无名指和小指——它们在握掌时必须完全屈曲于手掌。

在工作中、在家里和在运动时，暴露的手关节有可能会遭受巨大力量，而导致其关节囊和韧带损伤。这些损伤是很常见的，并有可能导致长期残疾，尤其是指间关节。

临床评估

损伤后青紫和肿胀的关节可能存在骨折或韧带损伤，这需要进行临床和放射学检查。在脑海中想象一下手的内在解剖，触诊受伤的关节。然后通过一个精细的钝器（如钢笔顶部）将触痛定位于骨、韧带附件和肌腱止点。受损关节 X 线检查应包括正位片和侧位片，如果需要补充，再加上斜位。如果侧位有遮挡，那么计算机断层扫描（CT）是很好的选择。

脱位应及时复位（框 12.21.1），以恢复血液循环并减少其对皮肤的压力。但在进行任何操作或局麻之前，必须明确和记录血管和神经的状况。如果 X 线设备是现成的，应在复位之前拍摄 X 线片。X 线片可以提供有关关节面、韧带附件和肌腱止点损伤的有价值的资料。移位的方向往往影响后续的处理，但如果不借助 X 线的帮助，就不能够判断是否已经复位。开放脱位应该在创面清创后在手术室迅速复位，否则复位时关节可能会被污染。

通过应力检查和应力 X 线片可展示和记录关节松弛度。由于松弛度可被因疼痛而出现的肌肉痉挛所掩盖，可在局麻后再行松弛度检查。

框 12.21.1 关节脱位
- 及时复位
- 复位之前先行 X 线检查
- 开放性脱位应该在手术室内清创后再行复位

远端指间关节

解剖学

　　远端指间关节是铰链关节。中间指骨凸状结构构成了远端指骨的基础，中间指骨正好和两端的双凹的表面匹配。中间指骨的头部附着于远端指骨的基底部，靠的是粗壮的侧副韧带和掌板抗过伸的纤维软骨。指背腱膜的末端肌腱连接于末端指骨骨骺，而深肌腱插入干骺端。与近端之间关节相比，远端之间关节脱位较少，可能是因为有远端指骨的短杠杆臂和韧带的力量支持。

背侧脱位

　　背侧脱位是由于过伸的力量使得掌板破裂导致的。因为掌板或屈肌腱的插入，复位偶尔会遇阻；在这种情况下，需要通过背外侧入路行切开复位。横向稳定性很少被危及。修复后主动屈曲功能会立即开始恢复，后期的不稳定比较少见。

背侧骨折 - 脱位

　　背侧脱位可能伴有远端指骨掌侧唇缘的骨折；复位后的稳定性取决于骨的大小，而关节可能需要钉扎在复位的部位。如果插入的深肌腱是分离的，应该通过掌侧入路将其重新连接起来。

手掌骨折 - 脱位

　　伸肌腱附着点的撕脱性骨折（"锤状指"）涉及40% 以上的关节面，可能与远端指间关节的掌侧半脱位或脱位有关。损伤通常是打击的结果，这种打击会使屈曲和轴向压缩力传导到手指末端。半脱位是被深肌腱的作用所维持。

　　半脱位手术矫正的适应证是有争议的。手术固定是困难的，除非是单一的大块骨折。手术并发症是常见的，非手术治疗的结果总体上是好的。对复位的关节行跨关节捆扎是最安全的手术方法。

近端指间关节

解剖学

　　近端指间关节是一个铰链关节，且在各个角度的屈曲对侧向应力都是稳定的。近节指骨头有两个凸起的髁突来衔接中间指骨的表面。

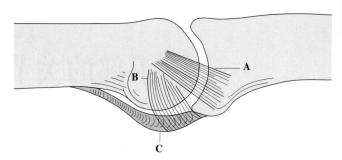

图 12.21.1　近端指间关节的解剖。副韧带（A）、侧副韧带（B）和掌板（C）形成三面盒包绕近端指骨头

　　副韧带及侧副韧带和掌板一起形成了一个三面盒，包围近节指骨头部（图 12.21.1）。近端指间关节不会移位，除非盒状韧带在至少两个面上破裂。副韧带从近节指骨头的中轴线的背侧凹陷处发出，并插入到中间指骨基底部的外侧结节。侧副韧带从近节指骨的头部斜向走行至掌板。掌板能静态抑制过伸作用。掌板是一种具有韧性的纤维软骨结构，并紧紧地附着于中间指骨掌外侧角。掌板的中央部比较疏松地附着于中节指骨基底的骨膜上。在近侧，掌板在 A2 滑车的前缘以长纤维状附着于近端指骨的每侧。

近端指间关节损伤

　　近端指间关节损伤涉及的韧带可能有背侧、外侧、掌侧或几项合并。受伤的严重程度各不相同，从简单的近端指间关节扭伤（运动员常见）到骨折 - 脱位。局部有压痛表明有结构损伤。应该评估伸肌结构的完整性以及副韧带和掌板，主动运动过程中应观察关节是否有不稳定或偏差，如果需要，应在数字化神经阻滞下进行。

近端指间关节背侧脱位（框 12.21.2）

机制

　　过度拉伸的力可撕裂掌板的远端附着处，或从它在中节指骨的基底附着处撕脱一小骨块。撕裂沿侧副韧带纵向延伸，或在副韧带和侧副韧带之间，使中节指骨基底向背侧脱位（图 12.21.2）。背侧侧副韧带的组成部分可仍然完好无损，而且复位后的关节对侧向应力是稳定的。

治疗

　　背侧脱位在复位后一般是稳定的，很少需要治疗。治疗的目的是早期恢复运动。但在 10°屈曲位用小夹板固定 5~7 天有助于缓解疼痛。肿胀、不适和僵硬

框 12.21.2　背侧近端指间关节脱位
◆ 一般在复位后是稳定的 ◆ 能耐受早期活动 ◆ 注意开放性脱位

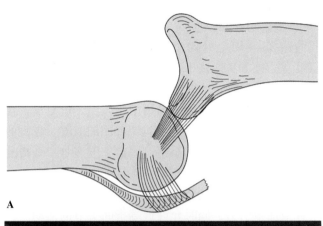

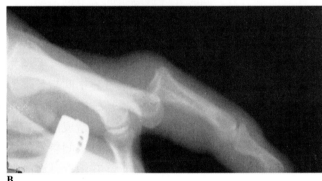

图 12.21.2　近端指间关节背侧脱位。损伤线穿过掌板的远端附着处，沿着侧副韧带的纤维向近端走行。侧副韧带的背侧部分保持完整（A 和 B）

可能会持续数月。中节指骨基底掌唇处的小的撕脱性骨折不会危及稳定性，不会影响对该损伤的处理效果。

开放性背侧脱位

　　近端指间关节的开放性脱位通常与指间关节水平的横向掌侧伤口相关。当关节过度拉伸时皮肤会裂开。如果认识不到伤口连通着关节和屈肌腱鞘，则感染和僵硬的严重风险可能会被低估。在急诊室进行闭合复位及缝合的患者面临着灾难性的关节和腱鞘感染的风险。应在手术室进行伤口清创并把关节冲洗干净。

并发症

　　屈曲挛缩是不可预测的，但却是指间关节扭伤或

框 12.21.3　背侧指间关节骨折 - 脱位
◆ 需要真正的侧位 X 线片，以评估关节复位 ◆ 治疗方案： 　• 延长的小夹板固定 　• 跨关节导针固定 　• 切开复位内固定 　• 外固定牵引系统 　• 掌板置换术 　• 半钩状骨关节置换术

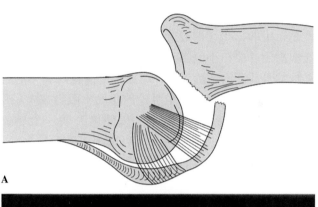

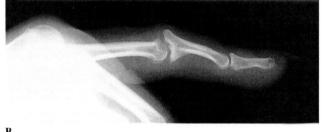

图 12.21.3　A）近端指间关节的远端骨折 - 脱位。当骨折片占中节指骨基底部的 40% 或更多时，它就包含了侧副韧带附着处骨块的大部分或全部。B）未经处理的背侧骨折 - 脱位的后期结果

脱位的常见并发症。成功处理的关键是：早期诊断和给予静态或动态夹板治疗。

背侧指间关节骨折 – 脱位（框 12.21.3）
机制

　　过伸和轴向载荷的组合可产生中节指骨基底部掌侧缘的骨折和背侧脱位（图 12.21.3）。不稳定性与骨折片段的大小有直接关系。由于副韧带插入到中节指骨基底部的掌侧面，40% 以上的关节面受累，将韧带从中间指骨有效地分离，稳定性丧失。关节面间匹配性的丧失也会破坏稳定性，特别是在中节指骨的掌侧唇。

评估

如果不拍摄真正的侧位片，由于肿胀掩盖了畸形，骨折脱位可能会被忽视。关节面的协调一致是治疗的目的。近端指骨和中节指骨的关系比掌侧碎片的位置更重要。然而，背侧骨折脱位是一种严重损伤，可能会长期损害近端指间关节功能。骨折块的大小和数量决定了处理方式。然而，对严重损伤的治疗仍存在争议。

延长的小夹板固定

累及 10%～30% 的关节表面的骨折在关节屈曲方面是稳定的，在这种情况下，关节可通过阻止后伸的夹板固定并可在小范围内移动。可将一个背侧软垫铝夹板纳入前臂固定装置中，弯曲夹板使其处于一个屈曲的角度，刚好维持完全复位的角度一般为 50°（图 12.21.4A）。鼓励主动屈曲。如果侧位 X 线片上显示对位良好，伸展的阻止每周可以减小 10°～15°。夹板可以带 4～6 周。需要静态或动态地延伸夹板以克服残留的屈曲挛缩。

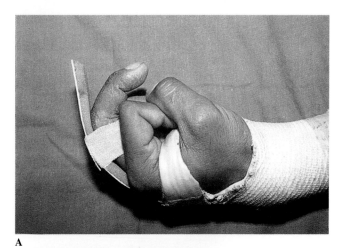

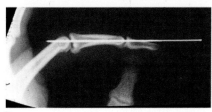

图 12.21.4 近端指间关节背侧骨折 - 脱位的治疗。A）延长的小夹板固定。B）经皮穿针内固定；请注意，斜针固定不能穿过远端指间关节

手术治疗

当完全复位不能维持在屈曲位时，需要手术治疗，这通常是因为骨折涉及的关节面＞30% 或治疗已经延迟。关于最佳的手术稳定方法，目前尚未达成共识。

经皮穿针内固定术。用钢针通过中节指骨的裸区（中央腱束附着处的远端）将复位的关节固定于 25°的屈曲位 3～4 周（图 12.21.4B）。这种方法的简易性值得赞赏，该方法专注于恢复近端指骨和中节指骨的关系，而不是骨折块的精确对位。

切开复位内固定术。通过掌侧入路开放复位，在 A2 和 A4 滑车之间打开屈肌腱鞘并回缩肌腱。较大的单一骨块可以复位并用小螺钉固定，但多骨片骨折的处理是有挑战性的，可能需要笼板和植骨来维持。

外固定。目前已经设计出一些巧妙的技术对中节指骨施加牵引力，同时允许近端指间关节的活动。其原则是完善的，但技术方面要求较高。该装置的运动轴线必须与关节的轴线一致，该装置应允许关节运动，而骨中的钢针不能旋转。

掌板关节置换术。掌板被用来重建中间指骨掌侧面的关节面。骨碎片切除后，掌板被推进到一个横向槽里，该槽是由中间指骨基底部的缺陷造成的。掌板被缝线固定于适当的位置，该缝线穿过中间指骨的钻孔，绑在手指的背部或缝合在锚上。在治疗延误的病例，为了关节复位，有必要摘除侧副韧带。关节用克氏针固定 2 周，然后用伸展阻止性夹板进行锻炼 2 周。5 个星期后，需要动态夹板来纠正屈曲挛缩。

半钩状骨关节置换术。损坏的中间指骨掌侧唇缘用尺寸相符的部分钩骨替代，钩骨从无名指和小指掌指关节之间的远端背侧关节面获得，以恢复关节的稳定性并允许早期运动（图 12.21.5）。此方法是严重损伤和治疗延误的最佳重建方式。

掌侧近端指间关节脱位（框 12.21.4）

掌侧指间关节脱位比背侧指间关节脱位更严重但较后者更少见。旋转力会撕裂韧带、掌板和背腱膜。

框 12.21.4 掌侧近端指间关节脱位
◆ 偶尔需要切开复位
◆ 夹板固定于伸展位
◆ 可能需要跨关节钢丝

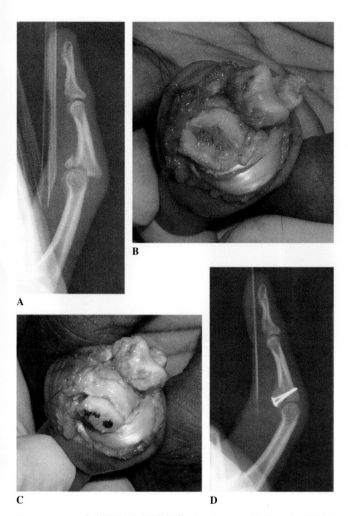

图 12.21.5 中节指骨掌侧缘损伤（A 和 B）。从钩骨表面远端取出尺寸匹配的移植物替代损伤的边缘（C 和 D）

此关节是不稳定的，容易发生掌侧关节半脱位、旋转和纽扣状畸形。如果中央解剖唇缘不变，如果中央腱束完好无损，中央腱束和外侧束之间的近端指骨头部可能发生卡压并限制复位。与仅需最小限度的治疗就能恢复良好的背侧脱位相比，对严重掌侧脱位损伤的早期诊断和治疗在维持手指功能方面是至关重要的。

近节指骨头的卡压可以通过掌指关节的屈曲、松弛背侧腱膜来进行复位。如果中央腱束是完整的，可以将关节固定在伸展位 2 周，然后主动屈曲活动，实施动态和（或）静态小夹板固定以防止屈曲挛缩的发展。损伤的结构治愈后，关节应复位并保持在完全伸直位；这可以通过跨关节固定针最简单而可靠地实现。移位的关节内骨折、不可复位性脱位或固定挛缩需要开放复位和修复。

近端指间关节侧方移位

横向的力可能会破坏韧带和同侧一半的掌板，这样就会打乱盒状韧带的排列并引起横向移位。如果关节面在复位后 X 线片中显示连续性良好，并且关节在屈伸方面稳定，那么早期的保护性活动是允许的。活动期间可以通过把患指和副韧带受伤侧的手指捆在一起来起支撑作用。后期不稳定性罕见。

近端指间关节拉伤

近端指间关节的侧向和过伸拉伤可频繁见于运动员。近端指间关节侧向角度应力的主要约束结构是侧副韧带。在负载的情况下，韧带近端破坏，并且裂伤在副韧带和侧副韧带之间延伸，越过掌板。大多数情况下通过健指捆绑进行 2~3 周受保护的主动活动是足够的。外侧副韧带拉伤后，疼痛、肿胀和僵硬往往持续数月。后期不稳定性是罕见的，但有些关节会产生麻烦的屈曲挛缩，需要静态和（或）动态夹板固定。

过伸型拉伤可伴有掌板远端附着处小片状的撕脱骨块。屈曲挛缩是过伸性损伤中常见的但又不可预测的后果，这需要强力的夹板固定和锻炼。

过伸性松弛是罕见的，但可能会被已存在的韧带松弛或以前的受伤所加剧。由于近端指间关节过伸而远端指间关节屈曲，手指会呈现"天鹅颈"姿势，但近端指间关节屈曲困难是常见的症状。当手指弯曲时，近端指间关节仍然是过伸状态；当自主用力时，会由于弹响而转到屈曲状态。有必要进行衰弱掌板的修复，如果可能，建立一个克制过伸的静态约束。用浅表肌腱的一束进行肌腱固定是一个简单可靠的技术。

手指的掌指关节

解剖学

强大的侧副韧带和掌板保护掌指关节，不会脱位。掌板结实地附着于近节指骨，但它的近端附着处较细且与相似的近端之间关节相比，缺乏"保护带"。掌指关节类似于近端指间关节，也有由副韧带和侧副韧带组成的盒子状排列，插入到掌板的边缘。掌指关节被连接到相邻的由深横掌骨韧带组成的放射状结构上，此结构延续到掌板外侧边缘。主要的稳定结构是副韧带，掌板有抗过伸功能，仅仅在伸展时有助于侧向稳定性。

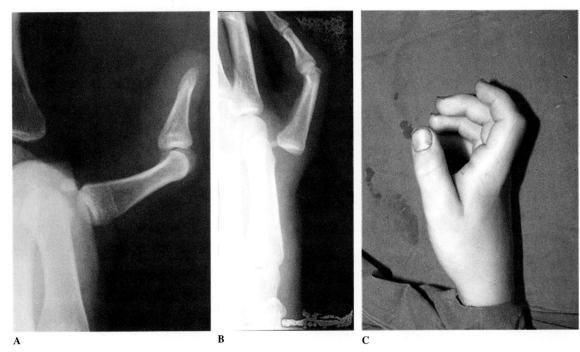

图 12.21.6 掌指关节背侧脱位。A）简单脱位伴明显过伸。B）和 C）示指掌指关节的复杂脱位，表现为中度的过伸以及靠近掌骨头的手掌皮肤变白

背侧脱位（框 12.21.5）

手指的掌指关节背侧脱位是不常见的（尽管它在儿童中最常见），它可能会影响到示指和小指。中指和无名指由相邻手指保护，故很少脱位（除非边缘的手指也受到了损伤）。薄的掌板近端附着点可被过伸的力量撕裂，但副韧带保持不变。

掌指关节背侧脱位可能简单也可能复杂。简单脱位的特征是明显的过伸（60°~80°）。掌板近端破裂，但仍与近节指骨连接；它悬垂于掌骨头上，但不会阻碍复位（图 12.21.6A）。近端指骨基底部的关节面位于掌骨头的背部。通过牵引可能会将脱位转化为复杂的类型，可能会将掌板翻转到掌骨头的背部。向远端和手掌方向直接下压近端指骨基底背部可以实现复位，将其推过掌骨头。后期不稳定不会发生，且不需要夹板固定。

复杂的背侧脱位

病理学

当掌板介于近端指骨基底和掌骨头之间时，便发生了复杂的掌指关节脱位。关节处于轻度的过伸位（20°~40°）（图 12.21.6B）。掌骨头前移可使掌心出现一个凸起，同时手掌皮肤发白（图 12.21.6C），在近端指骨基底近端背侧出现了一个中空的空间。可

框 12.21.5　掌指关节脱位
◆ 简单型： 　• 60°~80°过伸 　• 闭合复位 ◆ 复杂型： 　• 20°~30°过伸 　• 掌板卡压 　• 需要切开复位 　• 背侧入路

框 12.21.6　掌指关节锁定
◆ 通常发生于老年患者 ◆ 掌板卡压发生于掌骨头掌面或背面的骨赘 ◆ 可能需要斜位 X 线片或 CT ◆ 封闭式和开放式复位技术

能会存在掌骨的骨软骨骨折。

对复杂型脱位的复位的主要障碍是掌板，掌板仍然附着于近端指骨基底部的远端，位于掌骨头的背侧面。虽然闭合复位有时可以成功，但通常需要切开复位。

手术治疗

通过背侧入路对复杂型掌指关节脱位进行处理可避免掌侧入路时指神经损伤的风险，同时可探查到骨软骨骨折，并比掌侧入路简单快捷。在中线分开伸指肌腱，暴露近端指骨的基底和掌板，因为它位于掌骨头。掌板纵行切开方便其越过掌骨头滑回原处。复位后的掌指关节是稳定的。不需要固定，因为固定可以导致僵硬。尽管拇掌关节损伤可能会导致过度伸展松弛，复发性脱位和晚期的不稳定性似乎不会出现在手指上。

复杂型掌指关节掌侧脱位很少见，但可能需要将被卡压的掌板或背囊切开复位。

锁定的掌指关节（框 12.21.6）

锁定关节的特征是：突然发作的屈曲畸形，不能被动地予以纠正。锁定可能是急性、慢性或间歇性的。掌板卡压到掌骨头的掌侧或侧面的骨赘是老年患者关节锁定的常见原因。可能需要拍斜位 X 线片或 CT 来明确存在骨赘；切除骨赘就可以矫正畸形。关节膨隆在使用局麻药后有可能使掌板从骨赘上解开，但锁定可能会再发生。锁定的其他原因包括游离体、愈合不良的关节骨折以及骨间韧带的卡压或掌骨头骨性突起上的副韧带。

拇指掌指关节

解剖学

副韧带和掌板是拇指掌指关节的稳定结构，但更多的动态稳定性是由拇内收肌在近节指骨基底的附着产生的。内收肌腱膜位于尺侧副韧带上方，内收肌腱膜是由纤维（从内收肌越过背侧腱膜的尺侧）形成。稳定性是拇指掌指关节的重要特征；因基底关节具有移动性，拇指掌指关节的运动是不太重要的。事实上，正常人都很少有拇指掌指关节的屈曲，其屈曲平均范围是 75°，伸展范围是 20°，外展 / 内收的范围是 10°。

背侧脱位

拇指掌指关节的脱位与示指和小指掌指关节脱位在很多方面是相似的。它是由于暴力性过伸导致的，可以是简单型也可以是复杂型，后者是由于掌板插入所导致。处理方法与示指掌指关节相同，复位后可以检查副韧带的稳定性和任何不稳定性，如下文所述。

拇指掌指关节的过伸性损伤可以拉伤或撕裂掌板；与对侧拇指的背伸范围相比可以明确这些损伤，需要时可应用局部麻醉药物阻滞神经。拉伤仅需要对症治疗。完全撕裂需要将掌指关节屈曲 10°~20°加以固定 3~4 周，以促进掌板的愈合并恢复至正常长度。过伸损伤有时会导致拇指骨骼的松弛和动态塌陷，出现掌指关节过伸以便指间关节和腕掌关节屈曲。塌陷畸形可以矫正，如果关节面正常，可以通过掌指关节关节囊固定术或肌腱固定术来矫正；如果关节面有退行性变，可以通过关节融合术来矫正。

尺侧副韧带损伤

机制

尺侧副韧带断裂是由外展应力引起的，可伴有或不伴有过伸。损伤的程度各不相同，从稳定的韧带拉伤到侧副韧带、掌板和背侧关节囊的断裂。摩托车意外事故、拇指伸展位跌伤以及滑雪杖损伤是掌指关节韧带裂伤中常见的原因。捏示指时尺侧副韧带会抵抗侧向应力；韧带的松弛与微弱疼痛的捏压有关，并容易诱发掌指关节退行性关节炎。

病理学

尺侧副韧带损伤通常发生于其在近节指骨的附着处，在该处它容易撕裂骨块，但中间破裂很少见。由于掌指关节尺侧的解剖特征，完全侧副韧带断裂的非手术治疗效果很差。损伤（Stener 病变）的当时腱膜滑向远端，韧带绕着内收肌腱膜近端游离缘滑过。腱膜随后将韧带撕裂端和其在近节指骨附着处进行分离（图 12.21.7A）。Stener 病变出现于大多数的完全尺侧副韧带断裂患者。尺侧副韧带可能会在其插入处撕裂一个小的骨块，可以通过 X 线片上骨块的位置推断 Stener 病变的存在。

评估

X 线检查应在负荷检查之前进行，以免无移位的骨折出现移位。如果没有骨折，韧带的完整性可以通过桡偏应力和与对侧拇指比较外展范围来评估（图 12.21.7B 和 C）。如果要进行充分的检查，那么之前有必要使用浸润麻醉减轻疼痛和肌肉痉挛。检查应在 15°屈曲位进行，这样能充分放松掌板，但在检查过程中不足以使近端掌骨发生旋转。松弛度和终端感觉

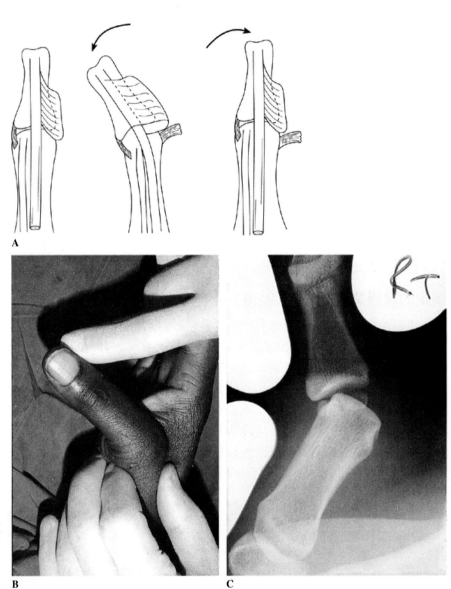

图 12.21.7 拇指掌指关节尺侧副韧带破裂。A）破裂的韧带围绕内收肌腱膜的近边翻转。B）和 C）松弛度的一般检查和 X 线检查

的检查需要与健侧比较。与健侧相比，松弛度＞30°意味着尺侧副韧带破裂，需要手术治疗。

治疗（框 12.21.7）

与过度松弛不相关的韧带损伤和没有移位撕脱骨折的韧带损伤可以用绑扎法治疗，但用人字石膏固定 3～4 周，往往感觉更舒服。伴有韧带过度松弛的损伤需要通过手背尺侧切口进行探查和修复，这种切口可保护桡神经在该处的浅支。移位＞2 mm 的撕脱骨折块根据骨折的大小，需要进行手术复位及用克氏针、骨间钢丝或小螺钉固定。如果存在 Stener 病变，侧副韧带的远端通常会向近端自行转向内收肌腱膜的边缘。韧带通常在其位于近端指骨基底部掌侧和尺侧的附着

处撕裂，可以用缝线或锚钉使其重新附着于局部组织。可使用跨关节钢针修复。4 周后运动关节，但仍需保护避免负荷直到 8 周。掌指关节屈曲受限的情况是常见的，但对于更注重稳定性而不是运动性的关节，关节屈曲受限并不致残。

框 12.21.7 拇指掌指关节尺侧副韧带损伤
◆ 测试稳定性前行 X 线片检查
◆ 测试稳定前缓解疼痛
◆ 在 15°屈曲位进行测试
◆ 夹板稳定性损伤
◆ 手术可修复几乎完全破裂的损伤

慢性掌指关节不稳定

伤后 2 周, 破裂的韧带缩短, 并且很难达到完全修复。韧带可以用掌长肌腱进行重建, 呈 8 字形垂直穿过位于关节两侧的骨上的钻孔。对于退化性关节炎, 关节融合术是一个很好的方法, 既稳定又无痛。如果基底关节运动良好, 由掌指关节运动的丢失导致的残疾是很小的。

桡侧副韧带损伤

桡侧副韧带的撕裂约占掌指关节侧副韧带损伤的 1/4, 韧带可能在任何一端撕裂, 在关节桡侧没有 Stener 病变的对应结构。当压力施加于拇指桡侧时, 特别是推压手表面时, 会感到疼痛。过度尺偏出现内收应力, 不稳定的桡侧副韧带损伤应予以及时修复。

手指的腕掌关节

解剖学

示指和中指的腕掌关节之间有环环相扣的关节面和强壮的韧带, 故只能进行较小的运动。第四掌骨基底部和钩骨的径向面相铰接, 并有 10°~ 15° 的屈伸范围。第五腕掌关节有 15°~ 20° 的屈曲范围以及一定的旋转范围, 协助从拇指到小指和手掌的对立。尺神经深支走行于第四和第五腕掌关节的掌面, 在该处易受到损伤或手术损伤。

损伤机制

腕掌关节的脱位可能涉及一个或多个关节, 可伴有或不伴有关节面骨折, 可能会伴有相邻掌骨骨折。通常向背侧移位, 第五掌骨最常受伤, 虽然目前已经报道了几种类型的多重脱位 (框 12.21.8)。

评估

伤后的立即检查经常检查患者可能已经注意到的背侧移位情况, 但是, 很容易忽视腕掌关节的脱位, 原因是可有由肿胀引起的畸形的掩盖、X 线检查不足或不正确的主诉, 或存在多发伤。移位的掌骨骨折合并邻近的腕掌关节脱位是一个陷阱, 注意力容易被集中在骨折上而忽视掌腕关节的移位。

腕部暴力伤后的严重肿胀经常掩盖严重的腕掌损伤或腕部损伤。最低要求的放射学检查包括后前位、

框 12.21.8　手指的腕掌关节脱位
◆ 容易漏诊
◆ 伴多发伤和严重肿胀
◆ 用 X 线斜位片 /CT 扫描进行评估
◆ 可能需要切开复位

30° 旋前和旋后的侧位和斜位成像。CT 检查在鉴定损伤, 尤其是确定是否有粉碎骨折而排除关节面的手术重建方面, 是最有帮助的。

腕掌关节背侧脱位

单一的腕掌关节脱位可因对手部的打击而引起, 或因跌倒造成手掌屈曲和轴向负重而引起。第五掌骨最易受损。若干个关节的破坏, 尤其是第二和第三腕掌关节的破坏, 只有高能量的创伤才能引起, 这些患者通常有多处损伤。脱位的复位通常并不难, 复位时可以评估稳定性, 如果必要, 要用克氏针。

腕掌关节背侧骨折 - 脱位

移位的腕掌关节骨折可以用腕部外夹板和保护手指运动的外夹板进行满意的治疗。第五腕掌关节的骨折 - 半脱位有时被称为 "相反的 Bennett 骨折", 因为它类似于第一腕掌关节的骨折 - 半脱位, 骨折线斜跨掌骨基底部, 由于掌骨间韧带的作用, 留下了附着于第四掌骨和钩骨基底部的桡侧碎片, 并导致了掌骨轴向尺侧及背侧方向移位。倾斜的钩骨表面、骨折线的倾角和尺侧腕伸肌肌腱的牵拉均能引起复位后的再移位。闭合复位使用牵引和直接压力通常很容易进行, 且能够达到治疗效果。但损伤是不稳定的, 需要经皮穿针固定。其目的是恢复掌骨轴和钩骨之间的关系。关节内骨折的轻微移位可以接受。闭合复位失败、软组织嵌入或临床症状出现很晚以及有开放性损伤时, 可行切开复位。

多重腕掌关节骨折 - 脱位伴有严重肿胀, 不能使用外部夹板固定。可以使用经皮穿刺针固定。但当存在肿胀时, 或复位被嵌入的软组织 (桡侧腕短伸肌) 阻碍时, 此法是难以实现的。需要多个固定针, 但如果它们的末端过长, 会干扰肌腱的运动。在这些严重损伤中, 手指僵硬的可能性是存在的, 这就要求尽早地活动锻炼。用克氏针进行切开复位内固定, 同时对相关掌骨骨折和大的关节内碎片进行螺钉固定, 可以早期运动并确保精确的复位。

大多角骨掌骨关节

解剖学

拇指的基底关节呈鞍形。其主要的稳定性韧带是前面的手背桡侧韧带，但第一掌骨间韧带、尺侧韧带和后斜韧带可作为辅助稳定结构。

拇指腕掌关节脱位（框 12.21.9）

无骨折的拇指基底关节脱位是罕见的，此脱位是由纵向力导致的，后者是沿着掌骨干到弯曲的基底关节的（图 12.21.8）。手背桡侧韧带撕裂，前内侧韧带从

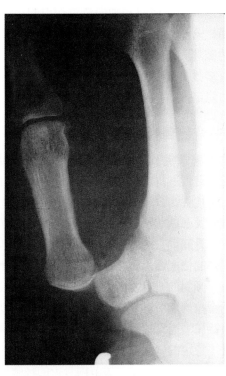

图 12.21.8　拇指基底关节脱位

掌骨近端骨膜下剥离。立即进行闭合复位并通过石膏保持稳定复位决定着良好的长期恢复。但许多关节是不稳定的，需要经皮穿针固定。在就诊较晚的患者中常见疼痛性不稳，这在初次克氏针固定后也可能出现。

基底关节后期不稳定容易诱发早期退行性关节炎。被压迫的拇指的前后应力 X 线片可显示出不稳定性。对令人痛苦的不稳定或半脱位的治疗是由关节面的状态决定的。如果关节面健全，使用远端的桡侧腕屈肌腱重建是恰当的。腱束通过掌骨基底部的钻孔以便替代前斜韧带的功能。如果存在令人痛苦的不稳定性伴退行性改变，那么进行大多角骨切除关节成形术，方法是韧带重建术和关节融合术。方法的选择受到年龄、其他拇指关节的状况和患者的要求影响。

拓展阅读

Freiberg, A., Pollard, B.A., Macdonald, M.R., and Duncan, M.J. (2006). Management of proximal interphalangeal joint injuries. *Hand Clinics*, **22**, 235–42.

Glickel, S.Z., Barron, O.A., and Catalano, L. (2005). Dislocations and ligament injuries in the digits. In: Green, D.P., Hotchkiss, R.N., Pederson, W.C., and Wolfe, S.W. (eds) *Operative Hand Surgery*, pp. 772–808. New York: Churchill Livingstone.

Kiefhaber, T.R. and Stern, P.J. (1998). Fracture dislocations of the proximal interphalangeal joint. *Journal of Bone and Joint Surgery*, **23A**, 368–80.

Leibovic, S.J. and Bowers, W.H. (1994). Anatomy of the proximal interphalangeal joint. *Hand Clinics*, **10**, 169–78.

Waters, P.M. (2008). Surgical treatment of carpal and hand injuries in children. *Instructional Course Lectures*, **57**, 515–24.

12.22
屈肌腱损伤

Robert Savage

（王志永 译　薛　峰　张殿英 审校）

要点

◆ 柔顺但高度抗拉伸的屈肌腱系统的连续性恢复是手术治疗面对的一个独特的挑战。虽然许多技术细节仍然存在争议，但屈肌腱手术的中心宗旨是在伤后数天内修复并移动屈肌腱

◆ 对患者的护理是从对患者作业准确而及时的诊断开始的，以临床知识和经验为基础。应该安排急诊服务，以便迅速转送至专业医师，具备专业手术技能的医师团队是当今治疗中很重要的一方面

◆ 屈肌腱手术比较复杂，但对于新损伤的和无瘢痕的手指来说相对简单，术后通过正确的康复功能锻炼可以达到最佳的修复结果

◆ 然而，有时需要二次手术治疗，这就需要学习更多的临床技能

病史

在 20 世纪初，有几篇关于屈肌腱修复的报道，当时屈肌肌腱修复的原则与如今类似。然而，Sterling Bunnell 提出了手指一期修复"无人区" 2 区的概念，因为此部位存在手指肌腱僵硬或修复失败的可能。他主张延迟肌腱移植，有效地从屈肌腱鞘的最大附着处去除了修复这个步骤，并在手指和手掌端执行了两项移植修复。在英国，Guy Pulvertaft 在 20 世纪 50 年代和 60 年代因这项技术而闻名。主要的缝合材料是丝绸和金属丝。

20 世纪 60 年代，Kleinert 和 Verdan 逆转了这个原则而提倡早期直接修复，并因术后康复技术而使这项技术进一步改进，其结果表明比肌腱移植后更好。

过去 30 年以来，当研究进入了肌腱愈合、肌腱缝合机制和术后保护性活动领域后，手术技术又有进一步提高；目前的趋势是伴随着手指的保护性主动活动的多重修复。我们又回到了完整的循环，但主要是有了令人满意的结果和充分的证据。

解剖学（图 12.22.1）

肌腱

四条指深屈肌腱（FDP）从前臂走行至远端指骨，提供有力的抓合。尺侧三根肌腱相对是连体的，所以如果其他两根肌腱不屈曲，那么任何单独一根是不能屈曲的。

指浅屈肌腱（FDS）进入中节指骨并各自独立活动，并且是单独走行的。它们也参与抓合动作，并同骨间肌一起参与灵巧动作，但对于整个手指的屈曲不是必需的。在手指中，在 A2 滑车下面（见下文）及在十字交叉处，在肌腱修复后存在着额外的肌腱粘连。

腱旁组织和连接物

肌腱被腱旁组织通过掌内薄的系膜、腕管和前臂远端支撑。在手指内，除了血流通过两个血管蒂（长的和短的联结物）进入肌腱背侧的区域外，没有系膜；由此产生供应肌腱的背侧肌腱动脉和静脉，并在肌腱内分支，逐渐变得稀薄，在掌侧和边缘已经消失。

纤维屈肌鞘——"滑车系统"

在手指内，腱旁组织由附着于指骨和掌板侧缘的纤维弓支持。

该环状滑车阻止屈肌腱的弓弦状态并促进屈曲时

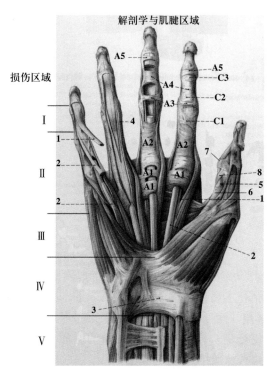

解剖学与肌腱区域

损伤区域

图 12.22.1 屈肌腱、纤维鞘滑轮和损伤区域分布（Reproduced with permission.）

1 指深屈肌腱
2 指浅屈肌腱
3 屈肌支持带
4 纤维屈肌鞘
　屈肌腱鞘的 A1-A5 环形部分
　屈肌腱鞘的 C1-C3 的交叉部分
5 跷长屈肌腱
6 拇指的 A1 滑车
7 拇指的 A2 滑车
8 拇指的斜肌滑车
Ⅰ-Ⅴ区的损伤（小指）

的机械性效率。最棘手的滑车是：

- A1 在掌指关节（MCP）掌板
- A2 在近节指骨
- A4 在中节指骨
　交叉纤维软鞘（C）允许手指弯曲：
- C1 和 C2 在近端指间（PIP）关节
- C3 在远端指间（DIP）关节
　对于不规则的肌腱修复或部分分割，A2 和 A4 滑车坚硬的边缘可能会阻止肌腱运动。

损伤区域

- 1 区在指浅屈肌腱附着处的远侧，在该处只有指深屈肌腱可以分离出
- 2 区在指浅屈肌腱和指深屈肌腱共存于纤维屈肌鞘内的地方，该区域具有最大的附着能力
- 3 区位于屈肌腱鞘近端的手掌内，腕管的远端。指浅屈肌腱在指深屈肌腱的浅面，创伤性分离可能不明显
- 4 区位于腕管内
- 5 区在腕管近端，从浅到深的结构是：掌长肌腱、正中神经、指浅屈肌腱、指深屈肌腱，腕屈肌位于两侧

愈合和修复的病理学

　过去认为，肌腱是没有活力的，没有愈合潜能，但兔屈肌腱模型的染色注射研究显示出其有血液供应（见腱旁组织和连接物章节）。

滑膜营养

　当肌腱片段被分离、血液供应阻断而回缩至纤维屈肌鞘内之后，肌腱通过滑液扩散可得到营养的事实（除了血流外）已证实。接下来的组织学研究又发现了肌腱断端的细胞增殖和未成熟的胶原纤维。

无手术修复的肌腱愈合

　在修复手术中，当在纤维鞘近端牵拉兔的屈肌腱、部分分离、然后允许其回缩至鞘内时：肌腱仍然是连续的，但有缺口的损伤还是能看到的。随后的组织学证实了肌腱缺口逐渐愈合和成熟，但没有发生与腱鞘的明显粘连。

屈肌腱修复手术后的粘连因素

　将兔的屈肌腱部分分离（早期），然后研究手术中发生的缝合、腱鞘损伤和固定三种因素（修复手术中出现的因子）影响。结果发现，每个单一因素均可造成轻度粘连，成对的因素可引起中度粘连，三个因素一起可引起致密的限定性的粘连。

肌腱和修复力学

肌腱强度

　实验室测试显示,在 1 200 牛顿（N）的力作用时，人的屈肌腱断裂；在 600 N 的力作用时，肌腱从骨上撕脱。伤后出现肌腱显著的削弱并持续约 3 周。

活动期间的力量

在局麻下行腕管手术的患者，主动轻微无抵抗活动手指和手腕可引起肌腱产生 35 N 的力量；指尖捏合会引起肌腱产生 120 N 的力量。

摩擦

肌腱修复聚束、肿胀、不规则和结节，以及组织粘连可导致在运动过程中摩擦增加。

修复强度

多线修复的优点已经明确。提高肌腱修复强度可通过：

◆ 成比例的缝合线股数。如结合简单的周围缝合，则预期的强度大约为：

   • 2 股修复，20 N
   • 4 股修复，40 N（双股 Pennington/Kessler 修复或改良的 4 股修复）
   • 6 股修复，60 N

   通过 2 股修复，同时使用非常有效的 Halsted 周围修复或 Silfverskiold 周围修复，也可以获得 60 N 的力

◆ 缝合口径——3/0 核心缝线强于一般的 4/0 缝线，但只有在修复完成后体积不大才能使用

◆ 缝合材料——编织型聚酯和"纤维钢丝"（Arthrex）更结实（用于核心缝合），强度大于聚丙烯（用于周围缝合）

◆ 有效的"锚点"，在该处缝线钩可抓住肌腱纤维

核心缝合在肌腱末端 1 cm 处进行，而周围缝合在肌腱末端 5 mm 处进行，两者一起可创建一个坚实的抗间隙结构。

概要图（图 12.22.2）显示，理论上，四股修复在轻微主动活动中具有安全缓冲空间。

临床表现

完全分离

发现以下三点可以明确诊断：

◆ 有锋利物的刺伤史，如玻璃或刀具，划过手指、手掌和手腕的掌侧

◆ 手指的休息姿势与邻近手指相比要相对后伸

◆ 手指不能弯曲

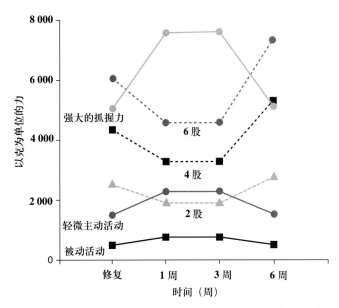

图 12.22.2 2 股、4 股和 6 股修复的强度分别促进被动活动、轻度主动活动和强力抓握活动的恢复。可根据摩擦、水肿和应力进行调整（Reproduced with permission.）

值得注意的是，对到达手指、拇指和腕部的所有屈肌腱进行仔细检查，以及对所有和损伤程度相关的神经血管结构进行检查非常重要。不需要特殊的影像学检查。

肌腱部分分离

这种损伤很容易被忽视，因为：

◆ 唯一的标志是皮肤裂伤

◆ 休息姿势无异常

◆ 也能够按要求弯曲

要高度怀疑部分损伤，尤其是当考虑到伴有手指握持动作的手掌裂伤，当有大量出血提示血管（神经）损伤，以及扳机指时，后者意味着肌腱卡到了腱鞘的边缘。

复杂型损伤

合并挤压伤、机械创伤、广泛的组织挫伤、神经损伤和（或）骨折，一般会导致瘢痕产生，预后很差。

闭合式破裂

在闭合式损伤中，指深屈肌腱附着处断裂常见于橄榄球运动员。临床症状有：

◆ 无皮肤裂伤

◆ 休息姿势丧失

◆ 主动运动的丧失

破裂的非创伤性原因包括类风湿肌腱疾病，或无特定原因。

鉴别诊断

在极少数情况下，骨间前神经麻痹可引起示指指深屈肌和拇长屈肌功能的丧失。肌腱阻塞可能是由于扳机指或无肌腱断裂的类风湿结节引起。

影像学

对于修复后再次断裂、延迟的部分肌腱分裂，磁共振成像（MRI）或超声检查可能是有帮助的。

处理（框 12.22.1）

肌腱部分分离

通过局部伤口探查明确诊断是必要的。充分探查伤口以明确腱鞘损伤，手来回移动以检查深部肌腱。在局麻下高效地做这些检查是不可能的，所以对于拿不准的可视化损伤和部分损伤，必须在区域阻滞或全麻下进行充分探查。

肌腱完全分离

完全损伤或尚未解决的可疑的部分损伤，须由知识充分和有实践经验的专业人员来治疗，如果当地无法提供所需的技术，需要转诊或转移到专业中心。

非手术治疗

有时，其他因素超过了肌腱损伤的重要性，如严重的全身健康不佳、年龄相关的衰弱，或由于精神状

```
框 12.22.1    屈肌腱的初步修复

◆ 最好伤后立即或 3 天内修复
◆ 由富有经验的外科医师和理疗师操作
◆ 止血带、区域麻醉或全身麻醉
◆ Z 形皮肤切口
◆ 在屈肌腱鞘柔软的部位开窗
◆ 除非必须，一般不要扰乱 A2 和 A4 的滑车装置
◆ 中心和外围多股修复
◆ 腱鞘置于肌腱外部，可不修复
```

况、工作或家庭承诺而不能进行术后康复锻炼。

手术时机

损伤几天内进行手术是理想的，但延迟到伤后 5 天是可以接受的，超过这个时限后肌腱粘连和肌肉显著收缩会降低精细初级修复的可能性。

知情同意书应包含有关达到满意结果的合理的治疗时机，结果还有赖于康复的影响因素：感染、粘连、修复破裂、和僵硬的风险。

手术

手臂止血带是必不可少的，可以获得血运少的区域，所以整个区域阻滞和全身麻醉是必需的。手术可能需要 1 小时或更长时间，尤其是在多重肌腱分裂，可能还需要微创神经修复。

根据肌腱损伤的位置，精心计划腱鞘柔软部分的开放"窗口"位置（有时可部分打开 A2 和 A4），然后打开皮肤切口，形成进行肌腱修复的入路。近端肌腱回缩是有可能的，除非用一个完整的纽带予以阻止。在此纽带处可通过加压软组织或屈曲手指关节将切口端推向远端。可能需要一个单独的近端开口（如手指损伤是在手掌开口）。

处理分割的肌腱时应减少进一步的表面和实质损伤。对于多股技术来说，这种损伤肯定是会增加的，这已引起了显著关注，但临床结果显示，强度增加的优点大于组织损伤的缺点。

修复技术

越来越多的证据表明，至少需要 4 股核心缝合来获得令人满意的结果，例如：
◆ 双 Pennington/Kessler：Adelaide（图 12.22.3A）：Strick-land 和（或）一个复杂的周围修复
◆ Silfverskiold（图 12.22.3C）：Halsted

6 股修复（Tang，Sandow，Savage）具有同样的效果或更有效。该技术可以在实验室里、在临床工作尝试之前学习到，旨在建立一个强有力的无间隙修复。

纤维屈肌鞘

环状滑车的硬边缘可能会造成难以完成修复和完全修复的障碍，滑车外侧的小部分松解是必不可少的，以便获得修复后的自由运动。对于完成肌腱修复而言，纤维鞘的修复很重要。

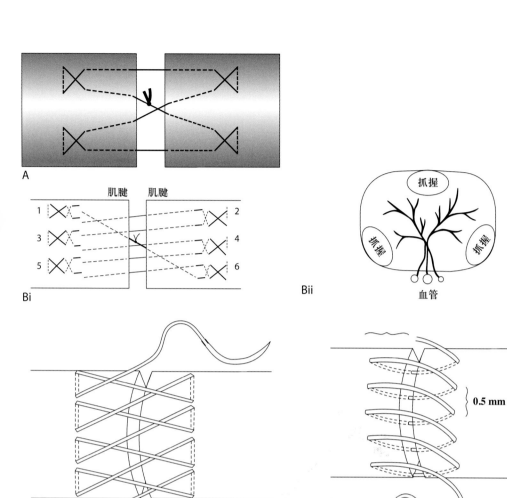

图 12.22.3 核心和周围缝合技术。A）Adelaide4股缝合；Bi）Savage6股缝合；Bii）锚点定位；C）Silfverskiold 交叉周边缝合；D）简单周围缝合（Reproduced with permission.）

康复

直到充分愈合以后，手指才能主动活动。在修复期间，最多6周，手指和手腕要使用背侧夹板来阻止手指完全后伸并进行有控制的康复运动计划。掌侧上所有抗伸展处理（如包扎）必须从第1天起将其放松并随后去除。

修复的肌腱必须在屈肌腱鞘内活动以防止一项粘连因素（Matthews 描述的）：固定。移动手指的力必须是最小的，不能超过修复强度。

应该由一个熟练的专业手部理疗师指导康复锻炼。

有控制的主动运动

目前命名为"有控制的主动运动疗法"（CAM）是在英国使用最广泛的康复计划，最适于合理强度的修复（框12.22.2）。该法起源于 Belfast，也被命名为"早期主动运动"，但这只是该法的一小部分治疗方法。

◆ 首先，手指被动活动，以减少关节和组织的僵硬
◆ 接着，手指以"松开和握拳"方式锻炼：被动运动到屈曲时，然后手指通过主动方式来保持屈曲，保证肌腱在腱鞘内活动
◆ 四根手指一起活动，注意指深屈肌腱是连体活动，而指浅屈肌腱是单独活动

框 12.22.2　CAM 方案
◆ 熟练的手部专业理疗师
◆ 早期活动，以防止粘连
◆ 背部阻止性夹板
◆ 被动地进行"松开和握拳"锻炼
◆ 进行6周的非主动性抓握练习
◆ 接下来的6周逐步增加活动
◆ 2周的非握持锻炼

◆ 活动锻炼每小时进行一次
◆ 早期很容易达到全范围的活动,但最好进行大约3/4范围的活动,因为最后1/4范围需要用全力。即使修复后不能完全坚持,当组织肿胀和粘连消退后全范围活动也可以恢复
◆ 6周后可以拆除夹板,可以进行轻微的主动活动,但随后的6周内瘢痕形成,不能进行握持、拉动易拉罐口和驾驶等活动
◆ 图示的运动表和指令表有助于制订严格的方案

夹板位置

在 CAM 方案中,夹板的位置应该是:

◆ 手腕 0°~30°伸展位
◆ 掌指关节弯曲 30°~70°
◆ 指间关节 0°

在手腕在伸展位进行轻柔的主动运动过程中,作用在屈肌腱上的力是最小的。掌指关节弯曲而指间关节伸展位是安全的休息位,可以防止关节挛缩。

在被动和弹力带方案(见下文)中,夹板的位置是:

◆ 腕关节屈曲 20°
◆ 掌指关节屈曲 20°
◆ 指间关节 0°

被动式方案

在休息位(如上所述)时,手指仅能通过治疗师或患者的另一个手进行被动活动。

Kleinert 弹力带牵引

在休息位时手指通过弹力带被动活动至屈曲位(附着在手指指甲上和前臂远端),可减小被修复的屈肌腱上的力。主动进行手指伸展。

并发症

肿胀和僵硬比较常见,容易导致粘连和功能下降。

感染

充分的初次治疗后,脓液形成、组织坏死是少见的,但可导致不可恢复的瘢痕和僵硬。很少见明显感染的蜂窝织炎,但轻度的炎症可能会促使一些组织的肿胀。

修复肌腱破裂

在对破裂进行局部修复后,会有瘢痕桥接肌腱间隙,它是黏附到周围组织,同时伴有运动和握力的丧失。

在对典型的肌腱裂伤进行完全修复过程中,患者会"感觉有东西走了",并有休息位的再次丧失以及主动运动体征缺失。

粘连

修复的肌腱部分或完全黏附到邻近的软组织、纤维鞘和骨上,会引起手指运动的丧失,可降低手的功能。

结果

可通过以下方法评估治疗结果:

◆ 主动运动范围
◆ 屈伸缺陷
◆ 握力
◆ 运动质量
◆ 破裂率

良好的和优异的结果

这意味着达到接近完全的活动及功能恢复。需要将技术因素加以组合以取得良好的结果:

◆ 高强度修复要在安全范围内,以保证运动时不会出现裂伤
◆ 充分的腱鞘松解可以阻止修复中的碰撞
◆ 高水平的康复技巧

结果不佳

由于不同程度的粘连和部分撕裂产生的僵硬,屈肌力量减弱,伴有或不伴有"四马二轮战车效应"(在"截肢"一章中解释),抓工具和握口袋屈典畸形,以及灵活性降低。

破裂

治疗方法的彻底失败其特征在于:出现不能弯曲至邻近手掌的"键盘手"。目前已经发布了 2 股核心缝合的破裂率(在英国不同的手外科中心应用同样的方法使用 5%~40% 的 CAM 方案),2 股修复不是对

所有患者都足够的。随后的研究强烈提示多股核心和周围缝合技术，改进的治疗技术可把修复后破裂的发生率降低到 5% 以下。

治疗并发症（框 12.22.3）

一般状况

对于一般的肿胀和僵硬，进行预防是最好的治疗，可通过确保手部仰角及活动实现。轻度的感染可通过抗生素控制，但严重的感染可能需要进行组织清创。

对修复后破裂的再次修复

在几天内进行诊断和再次修复会产生良好的结果，但手术比初次手术要复杂得多。腱鞘里面过多的瘢痕和肌腱 / 肌肉灵活性的丧失需要进行两阶段的肌腱移植或救助程序。

解除粘连的肌腱松解术

在没有原始肌腱的分离修复部位，粘连的肌腱应在 3 ~ 5 区从周围的腱旁组织小心切开，在 1 ~ 2 区从纤维鞘切开，从而保持基本的 A2 和 A4 滑车，在腕部水平充分浸润局麻神经经阻滞剂有助于确保术后几天全面的主动活动，继续进行理疗直到复发性的僵硬消失。

如果松解的肌腱较弱，且在瘢痕的初次修复后在肌腱断端间留有空隙，那么需要两阶段的肌腱移植或救助程序。

肌腱移植（框 12.22.4）

在一阶段的肌腱移植中，对于严重受损肌腱或腱段损失，在无瘢痕的腱鞘内使用掌长肌（或第四趾伸肌腱）供体。

两阶段肌腱移植

在第一阶段，切除受损的指浅屈肌腱和指深屈肌腱，如果需要，重建重要的 A2 和 A4 滑车。将一个灵活的硅（Hunter）棒（3 ~ 4 mm 直径）缝合到指深屈肌腱残端，并通过屈肌腱鞘到达 5 区，在此处它没有连接到肌腱。一个光滑的滑膜会衬绕着硅棒形成，移植的肌腱在 3 ~ 6 个月后会插入到滑膜衬里。第一阶段手术结束后可达到全面的被动活动。

在第二个阶段的肌腱移植术中，将掌长肌腱通过硅棒拉入新生的滑膜管，将移植的肌腱缝合到指深屈肌腱的远端以及 5 区内灵活的指浅屈肌腱和指深屈肌腱供体上。通过制动或有控制的主动运动进行术后康复治疗。

肌腱移植后的潜在并发症大于初次修复后，主要原因是有两次修复、移植的失败或僵硬以及两个阶段的 3 个月物理治疗；所以在选择耐受性较好的患者时需要非常谨慎。

补救手术

考虑到两阶段肌腱移植达到成功的难度，这些都是肌腱修复手术治疗失败后的常见的切实可行的方法。其原则在于注重整体手部功能，而不是争取单根手指的恢复。

◆ 置之不管：功能缺陷不足以进行治疗
◆ 肌腱固定：可将指深屈肌腱横跨远端指间关节行肌腱固定术，从而将指浅屈肌腱和内在动力传输到指尖
◆ 关节固定术：可以在任一指间关节进行，虽然通常不是在一个手指，也不是为了 MCP 关节——由于内在肌肉而弯曲
◆ 截肢术：由于指深屈肌和肌腱的连接体特性（四功能效应），一根手指的粘连和运动功能的降低会降

低邻近手指的力量。截去受影响的指头可以游离屈肌系统，恢复手的灵活性、力量和功能

展望

未来的发展可能源于简化的缝合技术、加强的修复力量和能够达成强力修复可靠性的小配件。生物学研究可能会发现促进愈合、降低粘连的方法，但目前还没有可供临床使用的方法。

结论

一个知识渊博、经验丰富的团队应把有关临床表现、修复和康复的重要方面的注意重点，放在屈肌腱切开分离术后的完全运动和功能的恢复上。这里有许多缺陷和陷阱，遇到粗心的医师和不配合的患者，结果不佳和并发症是很常见的。

拓展阅读

Elliot, D. (2002). Invited personal view. Primary flexor tendon repair – operative repair, pulley management and rehabilitation. *Journal of Hand Surgery*, **27B**, 507–13.

Matthew, J.P. (1989). Editorial. Early mobilisation after flexor tendon repair. *Journal of Hand Surgery*, **14B**, 363–7.

Strickland, J.W. (1989). Review Article. Flexor tendon surgery. Part 2: free tendon grafts and tenolysis. *Journal of Hand Surgery*, **14B**, 368–82.

Tang, J.B. (2007). Invited personal view. Indications, methods, postoperative motion and outcome evaluation of primary flexor tendon repairs in zone 2. *Journal of Hand Surgery*, **32E**, 118–29.

Viinikainen, A., Goransson, H., Huovinen, K., Kellomaki, M., and Rokkanen, P. (2004). A comparative analysis of the biomechanical behaviour of five flexor tendon core sutures. *Journal of Hand Surgery*, **29B**, 536–43.

12.23
手部和腕部的伸肌腱损伤

David M. Evans

（ 王志永 译　薛　峰　张殿英 审校 ）

要点

◆ 伸肌肌腱容易受伤，损伤也比较常见

◆ 5 个区的损伤详见描述

◆ 锤状指通常用夹板固定治疗，有些骨折可能需要内固定治疗

◆ 钮孔状畸形可以用 Capener 夹板治疗，但有时需要手术治疗

◆ 大多数开放性肌腱损伤需要直接手术修复治疗

◆ 康复治疗需要关注细节

引言

　　腕和手指的伸展功能对于手的功能来说是至关重要的。虽然屈肌腱功能良好，可以完成捏和握这两个动作，但只有伸肌的机制完善，这些功能才能成功完成。伸展可使手指的触觉表面展露出来，以接触物体；腕部的伸展可以使手指正确地抓握，并可以通过加强屈肌腱的张力来增强手指的屈肌腱固定效应。掌指关节的伸展仅有手指和拇指的长伸肌完成（外在系统），但指间关节的伸展有外在系统和内在系统保护，所以掌指关节近端的伸肌腱断裂不会完全终止指间肌腱伸展。

　　伸肌腱从位于前臂背侧的肌间隔的肌群将力量传输到腕部、掌指关节和指间关节，使其后的四个关节产生伸展，跨过五个骨段。手部的内在肌肉对这种功能起辅助作用，从掌腕关节进入这个系统。此肌腱网络有可能在任何一个位置发生损伤，这些损伤包括牵引力引起的闭合性损伤、开放性贯通伤、割裂伤或碾压伤。这些损伤的后果主要影响到关节（这些关节由损伤的特殊肌腱直接支配），但其他关节的症状也能出现，因为系统中的肌腱必须跨过连续的关节，而这些关节是不稳定的，没有平衡的控制；它们有复杂的联系，同侧的拮抗肌部分也参与其中。伸肌腱的解剖如图 12.23.1 所示。

　　由于伸肌结构的位置比较暴露，伸肌腱的损伤也比较常见，可发生于手部暴露的所有危险环境中，包括工作场所、家里（尤其是厨房）和运动过程中。

　　所有肌腱容易受到锐器伤，因年龄导致的肌腱薄弱（如锤状指）、创伤（如桡骨远端骨折后拇长伸肌裂伤）和疾病（如类风湿关节炎）更容易导致闭合性损伤。

　　图 12.23.1 显示了根据损伤类型和治疗差异进行的肌腱损伤区域划分。在这一章中，这些受损的区域将从最远端开始依次进行讨论。

伸肌结构的损伤

1 区和 T1 区
锤状指（框 12.23.1）

　　导致远端指间关节伸展力量丢失的损伤是最常见的闭合性损伤，但接近肌腱远端附着处的开放性裂伤也会出现同样结果。

闭合性锤状指

　　这种常见的损伤，通常发生在无明显危险的环境中，如当铺床时手指突然碰到硬物而被迫突然屈曲时。通常患者能够立刻意识到屈曲畸形，但会以为损伤微不足道而不会马上寻求治疗。损伤受到肌腱拉伸和软化的影响会导致肌腱延长或肌腱附着处骨折片段撕脱。其临床效应是相同的。有正常关节范围的患者简单表现为远端指间关节屈曲畸形，此畸形允许被动拉伸。如果近端指间关节允许自然的过伸，在几天之

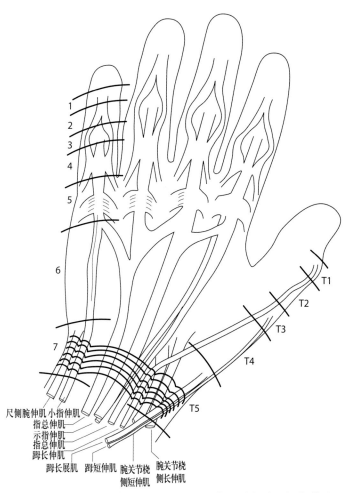

尺侧腕伸肌　小指伸肌
指总伸肌
示指伸肌
指总伸肌
拇长伸肌
拇长展肌　拇短伸肌　腕关节桡
　　　　　侧短伸肌　腕关节桡
　　　　　　　　　　侧长伸肌

图 12.23.1　伸肌腱及其互相联系，损伤区域划分。拇指带有前缀"T"，在图右侧标出，其余手指在图左侧标出

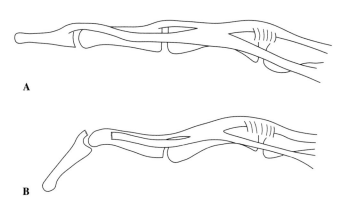

图 12.23.2　A）手指的伸肌结构。B）远端附着处的分裂或断裂导致的改变。如果掌板松弛度允许，近端指间关节将会伸展过度，引起"天鹅颈"畸形

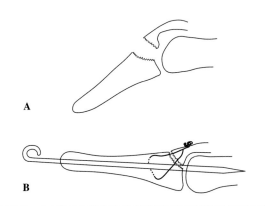

图 12.23.3　A）和 B）近端指骨基底部背唇撕脱骨折引起的"锤状指"，显示了重新附着的方法。在末节指骨钻孔将骨折块缝合至原位。用克氏针将远端指间关节固定保持在伸展位

框 12.23.1　锤状指
◆ 夹板固定治疗可成功治疗 80% 的患者
◆ 可能出现相关的骨折
◆ 固定大的骨碎片
◆ 可能导致天鹅颈畸形
◆ 夹板固定治疗 6 个月无效后，应进行肌腱松解治疗
◆ 如果其他所有治疗均无效，需要进行远端指间关节融合术

内可以观察到一个鹅颈式畸形，这是由于伸肌结构力量分布改变所致，因为在远端剥离后它试图牵引近端。近端的运动被近端指间关节的中央滑膜附着处所限制（图 12.23.2），增加的张力有可能会导致过伸或对不能过伸的完全屈曲的限制，对这种动态变化的理解是重要的。

检查包括 X 线片，侧位像可排除撕脱性骨折（图 12.23.3）。

无骨折的闭合性锤状指用小夹板固定治疗。肌腱修复的结果会很差，因为肌腱已经被拉伸和变性。各种夹板已经在本书描述过。最简单的是加垫可塑性金属夹板（放置于远端指间关节背侧），绑在手指的中段和远端来维持关节伸展。夹板不能因为想让关节过伸而向背侧弯曲，因为直接施加于关节背侧的压力会使皮肤损伤或缺失。夹板应该是连续的，如果患者要去除夹板以清洗手指，远端指间关节的背伸应该始终保持，因为任何程度的屈曲都会再次发生损伤。此夹板固定的形状应至少维持 6 周。在此期间，应该规律地随访患者并检查其手指背侧皮肤的压力状况。如果 6 周后有任何持久性畸形的倾向，应继续进行夹板固定，固定最多常常至 10 周或 12 周。

如果患者能够让手指近端指间关节处于屈曲位，是最有帮助的，因为这样能够降低远端肌腱破裂的张力。

夹板固定完成后，在中节指骨偶尔会出现红色、

略带水肿的表现。这通常不是感染，虽然抗生素治疗是明智的，但它似乎代表了受损肌腱的炎症或可能的缺血性变化。这会慢慢消散。

10°～20°的伸展位丢失可能不伴有功能障碍，正确地运用夹板固定治疗锤状指后，约80%的病例可以取得较好的效果。近端指间关节中央腱束的松解在延迟6个月后进行，可以矫正30°以上的畸形。这样调整远端指间关节和近端指间关节肌腱止点之间的不平衡，恢复远端的张力，破坏的肌腱在新长度完全愈合后才能进行矫正。在掌骨阻塞的情况下通过手指侧缘纵向切口行松解术。在外侧束的掌缘下面进行解剖，将伸肌结构原封不动地抬起，然后将中央腱束在其止点分离，这样不会造成侧面肌腱和中央肌腱的分离，否则外侧束的侧向移位会引起钮孔状畸形，这种并发症术后必须进行2～3周夹板固定以防止。远端指间关节的伸展通常在几天内即可恢复，偶尔也会由于远端伸肌腱的持续完全中断而失败。如果持续屈曲畸形严重，则需要进行远端指间关节融合术。

拇长伸肌损伤可导致掌指关节伸展功能的丧失，与之相比，一个类似的损伤可能会影响拇指，出现指间关节屈曲畸形。同锤状指一样，锤状拇可保守治疗。

撕脱骨折

非常小的碎片骨折可以用夹板固定，但大片状骨折涉及较大比例的关节面，应该予以恢复。应在末节指骨钻孔将骨折块缝合至原位（图12.23.3），用穿过关节的经皮克氏针将关节固定于伸展位并保持3～4周。去除克氏针后需要短期的背侧夹板固定。

2区、4区和T2区

罩在近端指骨和中节指骨上的伸肌宽阔又扁平，因其位置表浅，常被锐利物品撕裂。因为它是宽阔的，划伤是不完全的，所以在临床检查中不明显。被划开的肌腱可以通过间断缝合连上。不整齐的损伤可能涉及肌腱的损失，但通常可以恢复连续性，除非肌腱存在实质的丢失，后者则需要一个小的移植。皮肤覆盖必须是安全的。粘连容易形成，后期需要进行肌腱松解术。当肌腱损伤的区域伴有潜在的骨折时，特别有可能发生粘连。坚强的内固定允许早期活动，对粘连有帮助。从裸露骨上分离的肌腱需要尝试修复至骨膜上（框12.23.2）。

框12.23.2 通过指骨的伸肌腱修复
◆ 需要软组织覆盖
◆ 粘连需要肌腱松解术

3区

钮孔状畸形（框12.23.3）

钮孔状畸形是由近端指间关节处伸肌结构的中央腱束中断引起的。它可能是由于强迫屈曲所致的闭合性损伤，也可能是关节处或关节近端的开放性裂伤。在修复小裂伤时，错过开放性裂伤并不罕见，因为近端指间关节的伸展在最初可以通过外侧束进行。然而，撕裂在肌腱中央和外侧部分的延伸会使它们绕着关节迁移至掌心，这样它们就失去了伸展的力量而变为屈肌。这样当远端指间关节的拉力增强时就会造成过伸（图12.23.4）。此时功能障碍十分明显，患者就会寻求治疗，但功能不全出现后的延迟修复效果往往不尽如人意。

当初步确认开放性肌腱损伤时，应该使用不可吸收缝合线（约4/0）进行间断的直接缝合来修复，近端指间关节用经皮克氏针固定于伸展位约10天。在此期间，鼓励远端指间关节进行屈曲。此后，在理疗师的指导下进行近端指间关节的主动活动。部分患者难以恢复运动。

闭合性钮孔状畸形可以通过同样的机制隐匿性地发展，患者的这种状况经常出现于2～3周后。Smith和Ross（1994）描述了一项测试，以检测临床表现出现之前的中央束破裂。在受损手指的腕关节和掌指关节完全被动屈曲的情况下，未受损的中央腱束应能保持完全的近端指间关节的伸展。如果不是，说明中央腱束已经松弛，应该早期治疗。

在使用弹簧夹板使近端指间关节动态伸展的同时

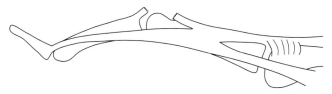

图12.23.4 此图显示了中央部分破裂或离断后，钮孔状畸形的发生机制

允许远端指间关节主动屈曲，并将背侧放置外侧束后伸近端指间关节的能力用于这种闭合性治疗方法中。这也又有助于维持外侧束的背中线（通过紧固它们）。重要的是，选择的夹板不能过紧，远侧部分要足够短以允许远端指间关节屈曲（图12.23.5）。夹板固定需要在治疗师的指导下维持几个星期。最初，关节在夹板内处于伸展位，如有必要，使用静态掌侧夹板直到肿胀消退，然后使用动态夹板，并鼓励患者在夹板内开始主动屈曲。

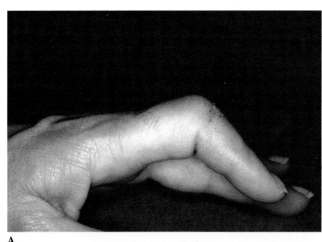

A

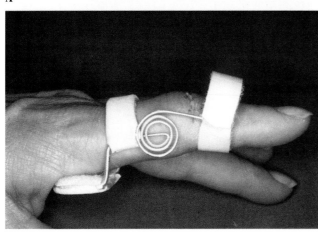

B

图 12.23.5　使用 Capener 夹板来纠正纽孔状畸形

框 12.23.3　纽孔畸形
◆ 早期修复最好
◆ 用夹板加强修复
◆ Smith 和 Ross 测试
◆ 几个星期的 Capener 夹板固定

开始主动屈曲。如果治疗开始的足够早，外侧束的迁移会被阻止，撕裂的肌腱可能愈合而没有明显延长。如果治疗开始较迟，有必要进行延迟重建。这是非常困难的，很少有令人完全满意的效果。

已经描述过多种方法，包括背侧修复和外侧束的靠近，肌腱移植，或从中央伸肌向近端回转修复以确保中节指骨基底部的重置。所有方法都应包括延伸远端指间关节的伸肌结构。需要用克氏针支持10天，患者常常经历僵硬和一定程度的复发畸形或两者都有。物理治疗及夹板固定需要持续一段时间。

皮肤缺损伴有伸肌肌腱分离提出了一个特殊问题，像肌腱修复一样，通常用局部皮瓣进行软组织修复。

5 区和 T3 区

越过掌指关节的损伤

闭合性损伤——弧矢带破裂

有关闭合性弧矢带破裂导致其伸肌腱掌指关节半脱位的情况已有零星报道。这种情况可以发生于任何年龄，但在年轻人需要更大的外力才会引起，如果肌腱比较弱，则很小的外力便可发生，例如，类风湿关节炎时。其发生的机制通常是，手握拳时手背（尤其是手指基底部）受到打击。弧矢带（通常在桡侧）破裂后，伸肌腱可向尺侧方向移动（图12.23.6）。开始，掌指关节的伸展功能完全丧失，当肌腱进一步跨越滑出时会更严重。这种情况有可能会达到一个平衡点，也有可能会进一步恶化，直到全部伸展功能丧失。

如果损伤能得到及时确认，对于无伸肌腱关节半脱位的损伤，用小夹板固定就足够了。转诊后往往需要行矢状带裂伤的直接修复。

覆盖掌指关节的伸肌腱断裂（框12.23.4）

这个水平的开放性撕裂伤的原因有锐器伤（如刀创）或打斗时被牙咬伤等。局限的锐器伤最初可能不会引起伸展功能的很大损失，因为两侧完整的矢状带能够将两断端固定在一起。但是，它们容易裂开，使肌腱末端从掌指关节后的伸肌分离出来。应该仔细探查此区域的裂伤以发现意料之外的肌腱损伤。可以用中心和边缘缝合来修复肌腱。

人咬伤

在打斗过程中，掌指关节（尤其是中指）外面伸展

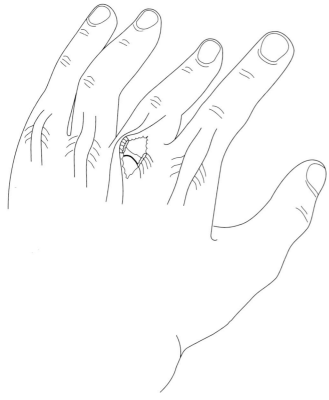

图 12.23.6　掌指关节水平的矢状带断裂，伸肌腱从掌骨头的突起处滑脱，削弱了其伸指的能力（主要是掌指关节伸指能力）。断裂通常发生在桡侧，肌腱可向尺侧方向滑脱，手指出现屈曲和尺偏，手指常会有轻度旋后

6 区、7 区、T4 区和 T5 区

手背和手腕背部的伸肌腱损伤（框 12.23.5）

此区域的肌腱易受到锐器伤，但在腕关节水平相对较少，在腕关节处伸肌腱的位置较深，被伸肌支持带覆盖，腕关节微伸位时，伸肌腱位于凹陷处。在腕关节，肌腱更紧密成束；因此，多根肌腱分离的可能性大于手背部（手背部肌腱呈发散状态）。

根据手指的暴露状态和裂伤的位置进行诊断通常很容易。探查通常需要延长原切口，如果伤口是斜行或横向的，那么 Z 字形切口是最好的，因为这样的切口考虑了受损肌腱两断端的位置。如果损伤位于伸肌支持带下方的区域中，则有必要切开伸肌支持带以暴露包含损伤肌腱的肌间隔（见图 12.23.1）。最好的做法是：在一侧或另一侧掀起一片，而不是纵行切开，这样做可以进行弓形缝合。在指深肌收缩期间，腕部的伸展是常见的姿势，所以需要滑车结构。

探查多根伸肌腱损伤时，重要的是要识别和正确匹配每根肌腱，因为损伤水平的轻微差异，可以造成张力的显著差异。可以通过将肌腱放在一起比较肌腱的长度、切割方向和断端形状对它们进行匹配，因为在鉴别方式上它们会有所不同。虽然会因为它们的位置变换而产生误诊，但可以根据它们在一定程度上并排的位置来判断。此损伤适合使用标准缝合技术，例如，进行 Kessler 中心缝合（4/0 的不可吸收的聚酯类缝线），以及进行 6/0 圆周缝合。一些伸肌腱太扁平，可以容纳像这样的三维缝线，简单的褥式缝合或连续缝合即足够，对周围的滑动构造层进行仔细闭合可能会取得更满意的偏移效果。治疗更复杂的损伤时，应把注意力放在肌腱的下表面和上表面。骨和固定材料必须与修复的肌腱分开，否则很容易导致紧密的粘连。

腕关节伸肌腱可能会在 7 区的深部割伤中被分离，

的皮肤很容易被牙齿咬破。因为牙齿进入关节处的所有组织处于绷紧状态，如果最初不采取适当的措施，很容易引起迟发性感染。如果伸肌腱在牙齿穿过的位置，也会被牙齿切割。鉴于受伤的环境，患者不会立即就医。如果他（她）去就医，医师会探查伤口，清洗关节，修复肌腱中心部分（如有裂伤），使用针对口腔菌群的广谱抗生素。如果治疗延迟且感染进一步发展，在关节冲洗之外应加做细菌培养；如果感染很严重，那么需要延迟肌腱修复，感染消除后再进行肌腱修复。

框 12.23.4　覆盖掌指关节的伸肌腱损伤
◆ 早期修复最好
◆ 探查开放性损伤
◆ 咬伤往往会延迟出现
◆ 如果有活动性感染，那么延迟修复

框 12.23.5　手和手腕的伸肌腱损伤
◆ 多发肌腱损伤比较常见
◆ 修复可能需要分离支持带
◆ 肌腱修复要牢固
◆ 修复时肌腱断端要对合准确

并总是伴随着浅表肌腱的分离。偶尔会出现闭合式裂伤。强力修复腕伸肌对于有效恢复握持能力是必不可少的。

术后康复（框12.23.6）

单根伸肌腱修复后，将手和手腕固定在伸展位。1周后去除小夹板，在指导下主动锻炼指间关节。然后更换小夹板，但夹板只能延伸到掌指关节远端2.5 cm处，这样能够进行指间关节的屈曲。用此夹板继续固定3周，肌腱应该能够愈合，然后由理疗师继续进行固定。

框 12.23.6　康复
◆ 初步固定于伸展位
◆ 早期固定要使用动态夹板
◆ 骨折固定必须单独进行以避免粘连

多重伸肌腱修复后，使用动态夹板进行早期锻炼可取得很好的效果（都是最好的），而使用静态夹板只能有40%达到最好，31%达到一般好。动态夹板固定可以在修复后几天内开始。

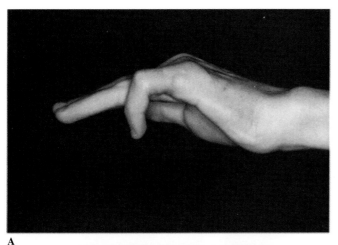

A

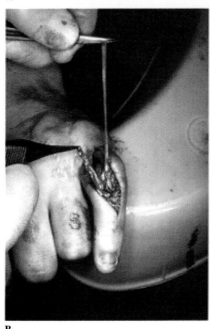

B

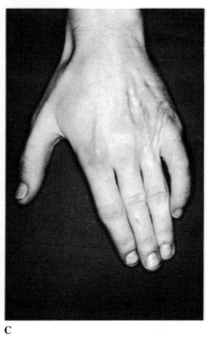

C

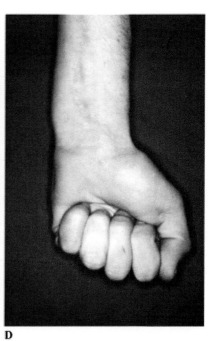

D

图 12.23.7 A）至 D）心肌血运重建术后感染导致的小指的全部伸肌功能丧失。通过将肌腱移植物附着于手指两侧的骨间腱，可以使近端指间关节的伸展功能恢复，移植物的中间部分穿过中节指骨基底部。对从远端附着处到近端指间关节近端的屈肌鞘进行肌腱固定术，可以产生远端指间关节的伸展，再造了 Landsmeer 斜肌支持带的功能

自发性破裂

Colles 骨折后拇长伸肌裂伤不常见，通常是微小位移。桡骨远端的拇长伸肌血供不佳，且容易受到血供的中断影响，可能还会受到通过血肿的滑液营养的干扰。通常需要行肌腱移位，会用到示指伸肌或拇展肌。

包含软组织缺损的损伤

包含软组织广泛损伤或缺损的手背损伤有更多问题。通常，皮肤缺损发生时，部分伸肌腱也会发生缺损，压榨伤可能伴有掌骨骨折或骨缺损。一次功能重建是永恒的目标，如果无法立即进行，应在 5 天内完成。重建是针对损伤的精确细节进行的。彻底清创后，可能要进行骨骼固定，肌腱修复或移植，以及用皮瓣进行皮肤置换。如果对组织损伤和活力丧失的程度有疑问，或患者不适合进行处理，那么 48 小时后将患者带到手术室进行再次探查和精确重建是合理的。但在大多数情况下，普遍认为一次重建是最好的。

肌腱移植在伸肌结构损伤中比在屈肌腱损伤中更少使用。单个伸肌腱的缺损通常能够有效治疗（将远侧残端缝合到邻近肌腱的侧面），因为单独的伸肌腱的功能是不太重要的。然而，多个肌腱缺损需要移植，可能需要多种肌腱移植材料。脚趾的长伸肌腱可以使用（有轻微的供体发病率），阔筋膜带也可以使用（无发病率）。可以在行皮肤置换手术的同时，穿过皮瓣的皮下脂肪取出供体。也可以使用包括肌腱和滑行结构的复合游离皮瓣，供区在足背。使用复合足背皮瓣可以得到一个很好的重建，但有些人认为，这种供区的发病率是不可接受的。如果使用全层皮肤进行精心铺设，供体发病率是最小的。

如果皮肤缺损合并肌腱缺损已使用游离皮瓣治愈，就有可能通过在移植区域下方或周围用硅棒创建隧道，并重新插入肌腱移植物。硅棒随后用肌腱移植物更换。

在某些情况下，单独游离植皮更换皮肤和伸肌腱缺损可以使手指伸展功能恢复。这可能是通过肌腱固定效果及无弹性瘢痕组织传导的力量实现的。此方法并不总是可以依赖的方法。如果此方法失败，就要使用更精细的重建手术。

伸肌腱的二次修复

伸肌腱修复后的粘连可以通过肌腱松解术有效地解决。在此之前，需要一定的时间使创伤后瘢痕组织充分消退，并进行理疗以达到最大的关节活动范围。还要求有良好的皮肤覆盖。伸肌腱的二次修复要求将肌腱从周围组织中小心剥离，如果可能，保留一部分伸肌支持带。早期保护性锻炼是必不可少的。

修复的伸肌腱的破裂不常见，应该根据重建材料应用肌腱转移术或移植术进行治疗。

拓展阅读

Abouna, J.M. and Brown, H. (1968). The treatment of mallet finger. *British Journal of Surgery*, **55**, 653–67.

Chow, J.A., Dovelle, S., Thomas, L.J., Ho, P.K., and Saldana, J. (1989). A comparison of results of extensor tendon repair followed by early controlled mobilization versus static immobilization. *Journal of Hand Surgery*, **14B**, 18–20.

Fritschi, E., Hamilton, J., and James, J.H. (1976). Repair of the dorsal apparatus of the finger. *Hand*, **8**, 22–31.

Matev, I. (1969). The boutonnière deformity. *Hand*, **1**, 90–5.

Souter, W.A. (1967). The boutonnière deformity. *Journal of Bone and Joint Surgery, British Volume*, **49B**, 710–21.

12.24
手的软组织损伤

Dominic Furniss • Anthony J. Heywood

（王振威 译 薛 峰 张殿英 审校）

要点

◆ 控制最初的软组织损伤
◆ 重建重要的软组织结构
◆ 功能康复

引言

正常的手部功能依赖于软组织和骨骼系统之间复杂的、微妙的相互作用。重要的软组织结构包括肌肉-肌腱单位、神经血管束和皮肤。当软组织因创伤、感染或烧伤而损伤时，其功能就会受到影响。因此，手部软组织损伤的手术和非手术治疗旨在控制最初软组织损伤、重建重要的软组织结构以及恢复患肢的功能。复杂的手部开放伤对于所有手外科医师仍是一个很大的挑战。

手部的间室和间隙

手部的解剖结构决定了手部创伤和烧伤后肿胀的区域、感染以及所注入药物的扩散范围、腔室内组织对间室内压升高的敏感性。筋膜和滑膜复杂的排列使手部形成了数个间室和间隙，这些间室壁可限制感染的扩散，并且快速注射药物时局部压力升高，因此这些结构同样可阻止药物向周围扩散而在局部发挥作用。如果没有这些结构，感染就会越过解剖分界线而扩散到邻近的组织。

间室是由解剖结构部分或完全包绕而形成的组织腔室。而间隙则位于解剖结构之间，通常容积较小，有些只包含一些疏松的结缔组织、组织液、少量的滑液或其他生理溶液。

间室

皮下间室

皮下间室内包含脂肪、数目不等的纤维组织、神经、血管和淋巴管。手掌和手指的背部皮肤松弛，损伤后会肿胀严重，并且感染可在皮下脂肪这个间室中迅速蔓延。在手指的两侧、指尖指髓间隙、屈曲皱褶和手掌，皮肤和骨骼通过隔膜、皮肤韧带和其他纤维组织结合在一起，可限制感染的扩散和肿胀的程度。

肌肉间室

手部有 10 个肌肉间室，容纳着手部的固有肌群（图 12.24.1）。这些固有肌包括大鱼际肌、小鱼际肌、拇收肌、4 个背侧的骨间肌以及 3 个掌侧的骨间肌。这些间室可扩张的程度都很小，因此在发生损伤和炎症时，间室内的压力会明显升高。

纤维隧道

手部主要的隧道有腕管和 Guyon 管。虽然这些隧道的近端和远端都没有闭合，但通过这些隧道的组织都不能纵向移位，所以当发生炎症和水肿时，其表现主要是压力升高。

手指上有屈肌腱鞘（见 12.22 章）。在腱鞘中，滑囊包绕着屈肌腱（间室内的微小间隙），间室压力升高会加重感染引起的破坏。

间隙

滑液间隙

◆ 关节：每个关节及其滑膜组织都有其间隙，可发生感染且局限于此
◆ 腱鞘：在手指和腕部，屈肌腱被滑膜鞘所包绕。拇

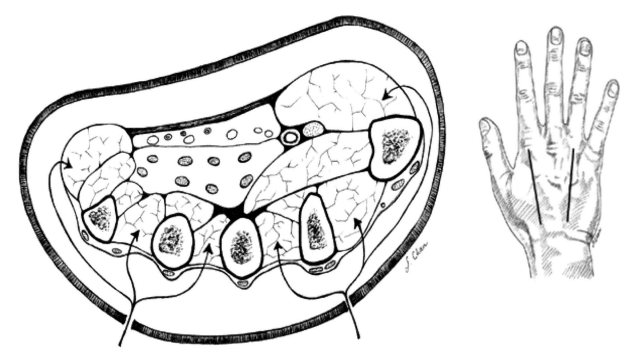

图 12.24.1 手部肌肉间室，在第二、第四掌骨上的两个手背侧纵切口作为手术入路（J Chan 2009）

指和小指的滑膜鞘延伸至掌部并分别融合形成桡侧滑膜囊和尺侧滑膜囊，但其他手指的滑膜鞘在掌部并没有融合

◆ 伸肌腱在腕部被滑膜鞘包绕，但此处很少发生感染

潜在间隙

指底间隙

在手掌远端有指底间隙，严格意义上讲是间室，内有脂肪、手指的神经血管束、蚓状肌和骨间肌肌腱。这些组织向近端进入掌筋膜和掌骨深横韧带之间的纤维隧道，此处为该间隙近端的界线。这些间隙被纤维屈肌腱和指底掌侧和背侧的皮肤、掌侧蹼间韧带分割为中间和两侧几个部分。

掌中间隙和鱼际间隙

由深至浅，纵切面上在掌腱膜和腕横韧带之间有一系列排列在每对屈肌腱两侧的垂直纤维隔膜，并附着在掌骨上。其中，由掌腱膜的桡侧和尺侧缘发出的分别至第三和第五掌骨的纤维隔膜最为发达，在其之间，屈肌长腱深面和骨间肌浅面就是我们熟知的掌间隙或掌中间隙（图 12.24.2）。在附着于第三掌骨的纤维隔膜外侧，拇长屈肌腱的深面和拇内收肌的浅面就

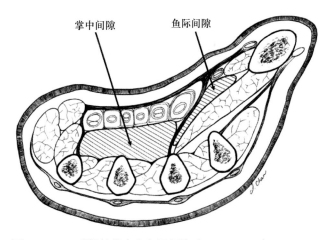

图 12.24.2 手部的掌中和鱼际间隙（J Chan 2009）

是鱼际间隙（图 12.24.2）。

高压注射伤

背景

高压注射伤（high pressure injection injury，HPII）是由于液体或气体注入和喷射，误入密闭的间隙所致。HPII 发生率比较低，容易被忽视，但即使给予最好的治疗，其短期和长期预后通常都较差。

发生率

上肢 HPII 的发生率并不清楚。在英国和中国，大的手外科治疗中心每年大概能够收治 2 名患者。

病因

大多数 HPII 发生在年轻男性体力劳动者，最常见的注射部位为示指、中指和非优势手的手掌。肇事设备常见的有注油枪、喷射枪、柴油喷油器和液压管路的破裂。常见的注入物有油脂、油漆、涂料溶剂、柴油、液压油；其他包括水、油、干洗溶剂和气体均有报道。一般发生在清洗或调试设备时，由于无意间击发或射枪发生故障导致高压误入手部。

病理生理学

液体物质在压力≥$7 \times 10^5 \, Nm^2$（100 PSI）时可以穿破皮肤而注入组织中，有时喷射点与皮肤并没有直接的接触。很多设备在工作时的压力比这还要高得多。

注射物在软组织间隙中的扩散范围取决于注入的位置、解剖屏障和注入物的量和压力。注入物沿射入方向穿透软组织，直到碰到像骨骼、肌腱和屈肌腱鞘等耐冲击的结构才改变方向。在手指上，如果注入发生在主要环形滑车上，则不会穿破鞘管，注入物会向近端及远端扩散，特别是沿着神经血管束扩散。腱鞘最薄弱处并没有太多的抵抗力，注入物很容易进入并在滑膜间隙中扩散。而关节囊通常并不容易被击穿。在手掌部，掌筋膜以及深部各层组织均可被击破，直至手背部，可造成注入物在各层组织中的蔓延。有时扩散的范围非常广泛，甚至从手指进入的注入物可以到达近端前臂。

早期的组织损伤是由于直接的物理和化学作用以及随后的组织缺氧引起的。注入的油漆可以在脂肪小叶中迅速溶解，引起组织坏死和严重的急性坏死性炎症反应。这会引起血管壁的纤维素样变性，进而形成血栓。油脂类注入物的即刻毒性并不严重，但它可带来慢性纤维化以及肉芽肿等其他问题。

高压注射伤发生后可出现局部和全身症状，已有报道，在注入油漆、溶剂和柴油后，可出现淋巴管和淋巴结炎、心动过速、低血压、发热、神志不清、白细胞增多、贫血、肾功能受损等。这些作用的具体的病理生理机制尚不清楚，但直接的毒性以及脂肪物质的栓塞作用难逃其责。

临床表现

病史

- ◆ 职业
- ◆ 优势手
- ◆ 损伤时间
- ◆ 损伤部位
- ◆ 注入物质
- ◆ 设备的压力

体格检查

- ◆ 伤口，通常轻微
- ◆ 循环
- ◆ 感觉

辅助检查

正侧位的 X 线平片有助于确定注入物扩散的范围，特别是当注入物为不透射线的物质时。但 X 线检查需要与临床体征结合起来。当出现全身症状时，需要关注血液学和生化学指标。

分级

根据文献回顾，作者提出了一种改进的 HPII 分级（表 12.24.1）。

治疗

非手术治疗

对于所有的损伤，均应给予镇痛。可静脉给予阿片类药物，但有可能镇痛效果不够充分，可能需要进行臂丛神经阻滞（不是阻滞手指神经）。如果出现全身症状，则应监测生命体征和尿量。预防性使用抗生素防止二次感染，甾体类和非甾体类抗炎药均应考虑使用，尽管并没有证据显示它们的作用。对轻度损伤可进行抬高患肢和观察治疗，然而外科探查的适应证应适度放宽，对患者进行术前准备。

手术治疗

对于中度和重度损伤以及疼痛进行性加重的轻度损伤患者，需要急诊手术探查，进行减压，并尽可能多地清除注入物。这些要在使用止血带的情况下进行，并且不要进行加压驱血。切口从在伤口处开始并向近端和

表 12.24.1 HPII 分级 [a]

严重程度	临床症状	治疗
轻度	注射物为空气或水油脂局限在指髓时 注射压力较低 治疗没有延迟 循环和感觉正常	抬高患肢 镇痛 观察 如果疼痛加重,准备手术治疗
中度	同轻度,但油脂范围超越指髓	外科清创减压 伤口旷置 48 小时后二次探查 延迟一期缝合
重度	注射物为油漆或溶剂 治疗延迟 >12 小时 注射压力较高 向近端肢体蔓延 感觉丧失 循环不好	外科清创减压 伤口旷置 重复清创 晚期重建 考虑早期截肢

[a] Modified from Wong et al. (2005)

远端延伸,直至扩散范围全部暴露出来,溶剂的气味通常是一个有用的标志。利用显微镜有助于注入物的彻底清除和保护重要的组织结构。皮肤应旷置,或大部分松散地缝合。部分注入物会不可避免的遗留在组织中,48 小时后需要重复清理。

术后护理

术后手部抬高并使用夹板妥善固定,早期进行积极的主动和被动功能锻炼。如果手指坏死区域变得清晰可见,应考虑行延迟一期截肢。后期的重建包括肌腱粘连松解、肌腱移植、神经松解、神经移植术、瘢痕挛缩松解以及皮肤修复。

预后

在 HPII 中,预测截肢的因素有两个:注入部位在手指而不在拇指和手掌;注入物是有机溶剂(油漆、油漆稀释剂或油)而不是其他物质。另外,如果注入物为有机溶剂,则延迟清创 >6 小时可显著增加截肢的可能性,这个结果并不适用于所有 HPII。注射压更高截肢率也会越高。出现感染及使用类固醇并不显著影响截肢率。所有出现灌注不良的手指随后均会被截肢。

框 12.24.1 导致手部筋膜室综合征的原因

- ◆ 敷料或石膏太紧
- ◆ 挤压伤——急性
- ◆ 挤压伤——压于手上
- ◆ 再灌注损伤——血管重建
- ◆ 烧伤
- ◆ 冻伤
- ◆ 蛇咬伤
- ◆ 动脉内注射

手功能的预后也比较差。一项平均为 8.5 年的随访研究显示,与健侧的掌指关节(MCP)、近端指间关节(PIP)、远侧指间关节(DIP)的活动度相比,相应关节的活动度都显著减小。此外,握力和捏力明显下降,两点辨别阈值增强。78% 的患者抱怨手部不耐寒,61% 的患者有过敏症,22% 的患者受伤手指有固定的疼痛点。重返工作岗位的平均时间为 7.5 个月,一半以上的患者更换了工作或伤后无业。

手部筋膜室综合征

背景

筋膜室综合征发生于一个密闭的解剖间室内压力升高达到一定水平,导致间室内的组织活性受到影响时。升高的间室压力导致组织缺血,特别是间室内的肌肉和神经,可能造成永久的功能丧失。手部的筋膜间室如图 12.24.1 所示。

发生率

手部筋膜室综合征的发生率因原发损伤的病因和严重程度而不同;以上肢的严重烧伤为例,其发生率高达 70%。

病因

最常见的病因是挤压伤和烧伤,也见于其他情况,有时会导致患者的意识丧失,因此没有显示典型的症状和体征(框 12.24.1)。医源性因素也是导致筋膜室综合征的一个重要原因,例如,石膏或敷料包扎太紧、静脉药物治疗和动脉导管使用不当。

临床表现

病史

◆ 可引起骨筋膜室综合征的损伤
◆ 高度怀疑(尤其是在昏迷患者或上肢无知觉的患者,例如,臂丛神经损伤)
◆ 与外伤状况不相符的疼痛
◆ 固定和镇痛无法控制的疼痛

体格检查

◆ 手内在肌阴性征:背伸掌指关节,屈曲近端指间关节
◆ 间室的肿胀和皮肤紧张度
◆ 被动牵拉时疼痛
  - 骨间肌:背伸掌指关节,屈曲近端指间关节,外展和内收手指
  - 拇内收肌:外展拇指
  - 鱼际肌群:使拇指桡侧外展、背伸
  - 小鱼际肌群:使小指背伸、内收
◆ 通过受损间室神经支配区域的感觉异常
◆ 通过受损间室神经支配区域的肌肉麻木
◆ 动脉搏动和灌注的改变:通常为较晚的体征,常常伴发肌肉坏死

辅助检查

　　筋膜室综合征的诊断是一个临床诊断,一旦确诊,应立即进行手术治疗。检测间室内压力的方法有很多,但都需要留置一个连接检查设备和间室的管路。正常的间室内压力为 0 ~ 8 mmHg,而正常的毛细血管灌注压为 20 ~ 25 mmHg。目前对间室内压力升至多少时需进行间室减压手术尚没有共识。的确,这个值受很多因素的影响,例如,患者的血压,它直接影响到毛细血管的灌注压。而且使用最高级的设备检测手部多个间室的压力是非常复杂的操作。因此,我们建议只有在诊断筋膜室综合征存在疑问且存在手术禁忌证时,才对其进行压力检测,这种情况非常罕见。

治疗

非手术治疗

　　即使是疑似筋膜室综合征,也应进行手术减压,以免耽误病情。同时,所有的外部压力均应去除,例如,石膏和绷带。手应与心脏同高以求最大的血液灌注,同时减轻肿胀,纠正低血容量。

手术治疗

　　切口的位置并不是特别的重要,在手背部做两个切口能够到达所有间室即可(见图12.24.1)。如果对邻近间室压力是否升高存疑,均应进一步做切口减压。一般情况下对腕管也要进行减压。对手指并不需要进行减压,除非手指本身有损伤,例如,最常见的就是烧伤(见下文)。伤口旷置并包扎。

　　长时间缺血后的血管重建或严重的挤压伤等出现筋膜室综合征的可能性比较大,这种情况下需要预防性地进行手内在肌筋膜切开术和腕管减压术。

术后护理

　　减压之后,需要把手抬高并且用夹板将其固定在合适的位置。皮肤张力不大的情况下,3 ~ 5 天后患者应回到手术室闭合伤口。如果闭合困难,那么随后进行薄厚皮片移植和手部皮肤的松解,以闭合手背部的切口,然后手部需短时间内活动。

预后

　　一项回顾性研究纳入了 19 例因间室压力升高而进行手部和(或)前臂筋膜切开术的患者,其中预后良好的有 13 例,预后较差的有 4 例。预后较差的 4 例患者均为从诊断到手术切开减压的时间>6 小时,并且所有这 4 名患者在筋膜室综合征发生时均反应迟钝或接受了全身麻醉。然而,有 3 名患者在诊断筋膜室综合征后 12 个小时才进行手术减压,同样取得了良好的预后,所以即使发生时间较长,也应进行筋膜切开减压术。

并发症

　　因间室的压力高而导致的内在肌挛缩,是筋膜室综合征未进行治疗或治疗不当的特征性并发症,是由于受累的蚓状肌和骨间肌发生纤维化导致的。与处于屈曲位相比,掌指关节处于伸直位、指间关节屈曲的阻力更大时,有利于我们对间室高压的临床诊断。在有轻度内在肌挛缩的患者,受伤数月之后常主诉指间关节在屈曲位僵化。一些严重的病例常常出现掌指关节的屈曲挛缩和指间关节的伸直挛缩。手部筋膜室综合征治疗不当的严重并发症包括手指坏死以及神经功能永久性丧失。

烧伤

背景

手部的烧伤需要专业评估和治疗。英国烧伤协会认为，对包括真皮或全层皮肤缺损的手部烧伤的治疗是一个复杂的临床过程，需要转诊至专门的烧伤科。而且，手部烧伤对皮肤移植的需求与烧伤幸存者的生活质量下降独立相关。

发生率

手部烧伤比较常见，它在所有烧伤中的比例与其所占体表面积面积的百分比不相符。很多轻微的损伤在门诊就处理了，所以整体的发生率并不清楚，但应该是比较高的。在不同的国家，如英国、美国、伊朗，每年有（2～3）人/10 000 人口因烧伤而住院治疗，在门诊治疗的人数是这个数字的 10 倍；有上肢和手受累的病例占所有烧伤病例的 45%。其发生率和致伤原因因年龄、地域和性别不同而不同。

原因和分类

烧伤可分为高温烫伤、化学烧伤和电烧伤。绝大多数烧伤是高热造成的，例如，热液体、火、接触高温的物体。化学烧伤和电灼伤有其自身的特征，在此不做进一步阐述。高热造成的烧伤的损害程度取决于它的温度和接触的时间。

临床上根据皮肤坏死的深度进行分类（表 12.24.2）。临床上通常分为四个等级：表皮层，真皮层的表面（SPT），真皮层的深层（DPT），以及皮肤全层（FT）（图 12.24.3）。全层烧伤还可能累及更深层的组织。

烧伤深度是治疗决策的基础，因为烧伤深度可以决定皮肤是否能够愈合以及形成瘢痕的情况。表皮层的烧伤，例如，太阳灼伤，2～3 天湿敷治疗便可以自愈，需要保持湿润及活动患肢。SPT 级烧伤，7～14 天可以愈合且没有瘢痕形成。DPT 级烧伤，愈合需要 14～21 天，甚至更久，通常产生增生性瘢痕，而且收缩影响功能。皮肤全层的烧伤，只有区域比较小时，才可以自行愈合。手部不同区域烧伤的治疗和预后也不相同，手掌部的皮肤比较厚，是特殊组织，因此即使是比较深的烧伤也可以愈合良好；而手背的皮肤比较薄，不是特殊组织，超过 SPT 级的烧伤很难愈合良好。

除了表皮层烧伤外，烧伤附近的组织均会发生水肿，且 24～36 小时达到最高峰。烧伤后手部肿胀，容易形成这样的姿势：腕部屈曲、掌指关节背伸、指间关节屈曲以及拇指内收，刚好与功能位相反。如果不予以纠正，就会形成继发性关节改变，关节僵化，并可能导致永久性关节挛缩。

皮肤全层烧伤时，变性蛋白质收缩以及真皮层内弹性蛋白毁损，可使皮肤失去之前的延展性。因此，手部或手指环形的皮肤全层烧伤会由于水肿造成间隙压力升高，可能会切断远端的循环，因此必要时需要

表 12.24.2　各类烧伤的临床表现

特征	深度			
	表皮	真皮层的表面（SPT）	真皮层的深层（DPT）	皮肤全层
颜色	粉红色或红色	粉红色	苍白（常有红点）	白色、黑色或棕色
质地	正常	正常	正常	如皮革
毛细血管灌注	活跃	存在	可能无	无
水疱	无	有，可能有破裂	通常无	无
分泌物	无	稠	稀	无
疼痛	疼痛	疼痛	轻度疼痛	无痛
感觉	存在	存在	可能缺失	无
针扎出血	存在（通常不查）	存在	存在	无

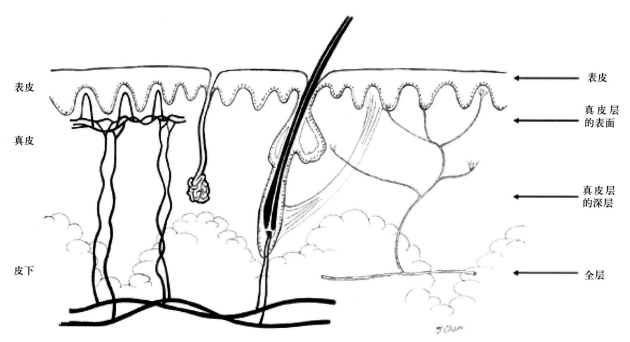

表皮

真皮

皮下

表皮

真皮层
的表面

真皮层
的深层

全层

图12.24.3   皮肤的解剖。此为反映烧伤深度的皮肤解剖示意图。表皮烧伤和 SPT 烧伤的疼痛比 DPT 的疼痛和全层烧伤的疼痛更明显，因为前者有更多的神经末梢。SPT 和真皮深层的烧伤并不需要手术治疗，因为毛囊和汗腺这些附属结构上仍有上皮细胞存在

紧急进行焦痂切除术。广泛的皮肤全层烧伤可能会引起筋膜室综合征，特别是推迟进行焦痂切除术时尤其需要警惕。

临床特征

病史

◆ 向患者、目击者或消防人员询问受伤情况

◆ 确定是否有呼吸道烧伤、吸入性损伤、一氧化碳中毒或氰化氢中度，密闭的空间中着火容易合并此类损伤

◆ 确定是否存在逃生过程中受伤

◆ 了解导致烧伤的温度和患者接触的时间，以判断烧伤的深度

体格检查

◆ 根据 ATLS® 的原则，对手部进行二次评估

◆ 确定烧伤的分布和烧伤的深度（见表12.24.2）

辅助检查

手部烧伤不需要进行特殊的辅助检查。已尝试用各种影像学技术判断烧伤的深度，但并没有在临床上广泛应用。

治疗

非手术治疗

手部烧伤常常合并其他部位的大面积烧伤，因此首先要顾及全身的状况，虽然手部也需要在一开始就进行系统的治疗。对大面积烧伤的初期管理应遵循 ATLS® 治疗原则。镇痛是非常重要的，手部热灼伤需要避免干燥和污染，聚乙烯膜可以临时用来覆盖。

一旦患者的病情平稳，就需要对如何保护伤口做出决定。对于手部，无论是敷料还是塑料袋，都可以作为临时措施使用。这个阶段不适于用像银磺胺嘧啶霜这样的乳膏剂、软膏剂和各种液体，否则烧伤科医师无法判断烧伤的深度。

手部的抬高对于减轻手部的肿胀非常重要，但如果计划进行焦痂切除术或筋膜切开术，则手应与心脏同高。如果使用塑料袋或手套联合休息位的夹板固定进行治疗，则需要进行积极的活动。如果用覆盖疗法治疗，则手部要固定在合适的功能位。

除了少数例外情况外，大多数化学烧伤均需立即用大量清水进行冲洗，在很多工厂都有紧急的洗浴间，同时应使用特定化学物质的对应解毒剂。

电烧伤可以引起心律失常和心肌损害，一旦发现

有发生此类情况的迹象，需要对患者进行至少 24 小时的观察。工业场所的高压电烧伤是非常严重的事件，常常需要紧急的复苏和外科探查、筋膜切开、清创和血管重建，对于不可修复的肢体损害，则进行截肢。

手术治疗

一旦有指征，即可进行焦痂切除术和筋膜切开术。对于手部烧伤，很难评估其远端末梢的血运情况。焦痂切除术的手术指征是：发生了皮肤全层或接近全层的烧伤，并且范围是四周环绕或接近环绕，可导致远端的缺血。焦痂切除术或筋膜切开术需要在全麻或区域麻醉下进行，如需要对多于一只手进行焦痂切除术，需要提前备血。

除了焦痂切除术和筋膜切开术之外，进行保守治疗或手术治疗以及手术治疗的时机的决定均应由专业的烧伤科医师进行作出。进行何种治疗取决于烧伤的深度和范围以及是否有其他的损伤。SPT 不需要手术治疗，但 48 小时后需要进行二次评估，以确定烧伤级别确实为 SPT 且没有变得更深。掌侧或背侧的 FT 烧伤需要切除并进行皮肤移植。对于大面积烧伤，手部皮肤移植的优先次序仅次于面部和颈部。

目前对 DPT 级烧伤的治疗还有争议。对于手背部 DPT 烧伤，早期削痂和皮肤移植治疗的效果非常好，以至于有人提议对除了确切的 SPT 级之外所有患者进行早期手术干预，当然对这个观点是有争议的。对于一些 2 ~ 3 周后仍然没有愈合的伤口进行皮肤移植仍可获得良好的效果。

对手背部皮肤进行移植时，要注意使腕部和手指关节处于完全的屈曲位，以使移植的面积最大，以预防随后的背部皮肤挛缩。手掌部皮肤烧伤深度的判断是比较困难的，因为手掌部皮肤较厚，一些最初被判断为比 SPT 更深的烧伤经常会很快愈合。如果在 2 ~ 3 周之内或更长的时间无须移植能够自行愈合，那么很可能会有很好的预后。

术后护理

皮肤移植后手部应该抬高和固定，直到移植物可以耐受活动，通常需要 4 ~ 7 天。手部的活动应在允许的范围内尽快开始。如果患者不能自己活动，就需要理疗师帮助进行被动的功能锻炼。

伤口愈合 2 周后，移植区的皮肤一旦愈合和稳定，应尽快带收缩手套，因为这会有助于减少瘢痕生成并促进瘢痕成熟。

预后

SPT 级烧伤的预后应该是完全恢复，如果没有进行功能锻炼和科学的固定，则可能出现关节僵硬。更深的烧伤的预后则要看损伤的严重程度、手术治疗的时机和方法、夹板固定、早期活动和后期的康复治疗。如果烧伤非常深，累及伸肌腱，则预后不好，将来会发生活动困难且很难满足日常生活需要。

并发症

手部烧伤的并发症往往是因为愈合延迟的结果，常常伴有随后不良瘢痕的生成和挛缩，或治疗和固定的不当而造成关节僵硬。但即使已进行了最好的治疗，也难以避免并发症的发生。经常出现下列情况：第一指底间隙内收挛缩、其他指底间隙挛缩、手背皮肤挛缩、小指外展畸形、掌指关节过伸、指间关节屈曲挛缩、伸肌腱粘连、纽孔状畸形、正中神经和尺神经压迫、肢体坏疽随后截肢。经常需要二次手术进行瘢痕切除和皮肤重建。手部是比较脆弱的，可能需要多种辅助治疗。

感染

背景

手部感染很常见，治疗延迟或不当的后果往往非常严重。感染可以是急性或慢性的，包括细菌、病毒、真菌或原虫感染。大部分是急性细菌感染。下文讨论的就是有关急性细菌感染，其中大部分感染的原因是因为创伤，包括动物和人的咬伤（通常为患者袭击他人的嘴部受伤），当然还有少量的血源性感染。

发病率

总的发病率并不清楚，因为很多轻微的感染是在基层医师或急诊科进行处理的。在发达国家，大的手外科中心每年收治 40 ~ 100 名严重感染的患者。全球范围内的准确数字不清楚。

病因和分类

手部感染培养检出的细菌种类繁多。最常见的病原体是来自于口腔或皮肤的菌群，特别是革兰阳性需氧链球菌和金黄色葡萄球菌。然而经常存在混合感染，特别是人咬伤和甲沟炎时，容易检出厌氧菌。人咬伤后啮蚀艾肯菌感染的发病率很高，狗和猫咬伤后常见多杀巴氏杆菌。大部分手部急性感染发生在免疫力正常的患者。然而，也有一些患者因某些疾病存在免疫力减弱的情况，例如，糖尿病、艾滋病或类固醇药物治疗。在发生感染之前可能并没有诊断免疫功能低下，这些患者常常感染一些少见的病原体，例如，革兰阴性菌、混合感染和分枝杆菌。临床医师也应警惕获得性耐甲氧西林金黄色葡萄球菌（MRSA）造成手部感染的可能性。与手部非 MRSA 感染相比，MRSA 感染经常得不到及时有效的抗生素治疗。

至少在最初阶段，大多数感染常常局限在某一特定的解剖部位，间隙或间室，由此对其进行了相应的分类。有关分类和需要手术治疗的感染发病率见表12.24.3。这些不同类别的手部感染的发病率肯定是存在偏差的，因为刚才已经提到了，很多感染在基层医疗机构和急诊室已经得到治疗。

临床特征
病史

大多数部分手部感染患者有手部外伤病史，可能是一个并没有引起重视的锐器伤，也可能是一个更为严重的损伤。外伤史可能有助于我们判断病原体，但很多时候并不可靠，例如，人咬伤之后。应完整采集病史，特别是诱发因素和破伤风免疫情况。症状和疼痛的严重程度，特别是影响睡眠的疼痛，可能有助于我们判断感染是处于早期还是可能已经化脓了。

表 12.24.3　手部感染：分类及相关的发病率 [a]

感染	发病率（%）
人咬伤	51.4
蜂窝织炎	17.2
化脓性关节炎	11.8
皮下脓肿	9.9
坏疽	2.7
屈肌腱鞘感染	2.5
骨髓炎	1.8
狗咬伤	1.4
指底间隙感染	0.9
甲沟炎	0.45
猫咬伤	0.23

[a] Data from Weinzweig and Gonzalez (2002)

体格检查
蜂窝织炎

蜂窝织炎最常发生于手指或手的背侧，之前常有小的皮肤破口，常由 β - 溶血性链球菌引起。红肿可能迅速蔓延，有时伴发淋巴管炎和全身系统性疾病，皮肤破坏的程度从水疱到坏死。坏死性筋膜炎并不常见，但可以影响手部级上肢的其他地方。

甲襞（甲沟炎 / 甲床化脓）

混合感染常见，尤其是病原菌金黄色葡萄球菌和厌氧菌。刚开始常有甲襞周围的肿胀、发红和压痛，通常在一侧（甲沟炎）或在甲床部（甲床化脓）。24 小时后，在甲襞或指甲下可有脓肿生成。后期整个甲襞包括两侧和基底处都被波及。

指髓间隙（化脓性指头炎）

化脓性指头炎多为指端异物刺伤后所致，特别是异物残留在皮肤内时。糖尿病患者可因监测血糖时扎伤手指而引起化脓性指头炎。金黄色葡萄球菌和厌氧菌是最常见的病原体。早期可能只是一个局限的蜂窝织炎或一个小的脓肿，但很快整个指髓间隙变得肿胀、发紧，压痛明显。

其他部位的皮下脓肿

局限的皮下感染可以发生在手部的任何部位。手掌部的感染可以通过一个狭小的间隙穿过掌筋膜形成筋膜脓肿，可连同皮下感染成为领扣状感染。

腱鞘感染（框 12.24.2）

感染性腱鞘炎影响的几乎完全是屈肌腱。大部分病例是由于穿透性损伤所致，但也有由血源性感染所致，淋球菌是一个机会致病菌。Kanavel 的四个基本体征为：手指轻度屈曲，整个手指呈梭行肿胀，屈肌腱鞘压痛，被动背伸剧烈疼痛。早期症状可能并不明

框 12.24.2　腱鞘感染的体征

◆ 手指微屈
◆ 整个手指梭形肿胀
◆ 腱鞘压痛
◆ 被动背伸疼痛剧烈

显。拇指和小指的腱鞘炎可以分别通过桡侧和尺侧滑囊蔓延至腕部和前臂远端。

深部间隙感染

手部的潜在间隙（图12.24.2）可因化脓而形成真正的间隙，常由锐器伤或腱鞘或毗邻间隙感染的扩散所致。

指底间隙感染

指底间隙掌侧和背侧肿胀疼痛，两侧的手指分开远离该间隙。

鱼际间隙感染

鱼际隆起、第一指底间隙（掌侧和背侧）以及第二掌骨处有肿胀和压痛，拇指也被殃及，拇指背伸时疼痛或强烈拒动。

掌中间隙感染

手掌部正常的凹陷消失，背部的肿胀可能比掌侧的肿胀更加明显，并且手指活动时疼痛，特别是中指和环指。

关节感染

化脓性关节炎可能是由贯通伤（可能同时引起腱鞘炎）、其他部位感染的扩散（腱鞘炎最常见）或其他部位感染的血源性扩散所致。对于病原体，在儿童患者应想到流感嗜血杆菌，在性生活活跃的成人要想到淋球菌。如果咬伤是因为打到他人嘴上造成的，如果有关节贯通伤，则可能会引起掌指关节的化脓性感染。外伤发生时关节常处于最大限度的屈曲位，如果在手术探查关节时处于伸直位，则不同解剖层次（皮肤、伸肌腱、关节囊）发生移位易使清创不彻底。

关节周围出现红肿，关节的位置通常使关节内容积达到最大（掌指关节处于背伸，指间关节微屈）。关节有压痛，并且任何活动都会引起疼痛。

骨感染

手部的骨髓炎并不常见，并且几乎都发生在长骨。经常继发于毗邻组织的感染或开放性骨折（例如，Seymour骨折）或别处感染的血源性扩散。金黄色葡萄球菌是最常见的病原体，流感嗜血杆菌多见于儿童。骨感染局部出现红肿、压痛。

辅助检查

急性感染是否进行手术治疗取决于临床症状。正侧位的X线平片可提示手部的异物，包括断裂的牙齿；但除了异物和软组织感染外，X线平片检查对急性手部感染并无意义。微生物学标本需要等到手术探查时获取，但对化脓性关节炎可进行穿刺抽液来确定诊断。对骨髓炎的微生物学检查最好行骨活检。发生全身性疾病时可进行血培养。

如果怀疑感染的潜在原因是糖尿病或免疫缺陷，那么需要进行相关的生化和血液检查。

鉴别诊断

很多其他疾病的临床表现与急性手部感染相似，需要进行鉴别诊断，例如，急性关节炎、急性痛风、疱疹性甲沟炎、筋膜室综合征、手部骨折和其他少见的手部原发肿瘤。

治疗

治疗原则与其他所有急性细菌性感染相同：感染部位的引流、抬高患肢、应用抗生素、夹板固定以及感染控制和消肿后的功能锻炼。

非手术治疗

蜂窝织炎和早期骨髓炎需要抬高患肢并使用静脉抗生素治疗。手部急性感染患者在等待手术治疗时需要抬高患肢和镇痛治疗。一般情况下要等拿到细菌培养结果后再进行抗生素治疗，但如果有强烈的使用指征，应立即使用，例如，感染扩散或全身性疾病。

手术治疗

手术治疗的决定取决于病史、体格检查和感染局部的情况。甲襞感染已经化脓并存在波动感以及皮下脓肿可能很容易诊断，但其他部位的影响睡眠的严重疼痛也提示需要进行引流。怀疑化脓性关节炎和腱鞘炎时同样需要进行急诊引流治疗。坏死性筋膜炎是一个危及生命的急症，需要立刻复苏和根治性切除。蜂窝织炎如果已形成脓肿或有皮肤坏死，需要手术切除。如果血源性骨髓炎在保守治疗24小时后没有好转，或骨髓炎继发于开放性骨折或毗邻软组织感染的扩散，需要相应的手术治疗。

外科引流术应在手术室完成，使用止血带但不要加压驱血。对局部感染进行手术治疗时，切口的选择应符合手部切口的一般原则。伤口保持旷置并引流，建议 48 小时内对伤口进行检查。如果感染情况比较严重，或最初的治疗后症状没有改善，应考虑进行更早的伤口检查和更进一步的探查。

术后护理

抗生素应予静脉注射，抗生素的选择取决于可能的病原体和对药物的敏感性，请微生物检验科医师会诊。在大多数情况下，抗生素的选择需要覆盖金黄色葡萄球菌、β-溶血性链球菌、厌氧菌。啮蚀艾肯菌和多杀巴氏杆菌通常对青霉素敏感。根据临床疗效和微生物学检查结果，再对抗生素进行调整。

应将患者手部固定在功能位，直到急性炎症消退。然后开始积极的功能锻炼，在锻炼间隔和晚上将手部固定在休息位。随着肿胀的消退，主动活动逐渐替代被动活动，并减少固定的时间。

预后

经过早期和合适的治疗，手部感染可完全恢复功能。僵硬是最常见的并发生（10%~30%），治疗不及时或不恰当会导致不可逆的组织损伤、感染扩散（包括全身症状和败血症）、转为同时有原发和继发病原体的慢性感染。

并发症

蜂窝织炎和指髓间隙感染可以引起皮肤和脂肪坏死，导致深部结构暴露，特别是伸肌腱，造成指端指骨的暴露和骨髓炎。甲沟炎会导致指甲畸形，有时也会转为慢性感染，继发真菌感染。腱鞘炎可在腱鞘和肌腱之间形成瘢痕和粘连而失去活动性，还可导致屈肌腱坏死，感染扩散至毗邻的骨骼和关节以及手掌和腕部更深的间隙。化脓性关节炎可引起继发性骨关节炎或融合。化脓性指间关节炎可由于背侧关节囊的破裂以及伸肌腱中央束滑动，造成钮孔状畸形。骨髓炎可导致骨缺损或骨骼的塌陷。

手部开放伤的治疗原则

背景

对于手外科医师来说，手部开放伤是最具挑战的难题之一。严重的软组织损伤可使深部骨折的处理变得更复杂，也可使预后变得更糟糕。手部开放伤的治疗原则见框 12.24.3，遵守这些有助于这些严重损伤长期的功能恢复。

用于恢复软组织覆盖的重建技术传统上被称为"重建阶梯"，每上一个阶梯代表一种更复杂的重建，外科医师通常选择最简单的重建方式。最近，"重建工具箱"这个概念已被更广泛接受，它不是最简单的，但它是解决一个特定的临床状况的最适合的选择。在处理严重的手部开放伤上，这个概念非常重要，因为血管化软组织覆盖对于早期运动和功能康复意义重大。

发生率

挪威的一项以人群为基础的研究显示，手、腕和前臂的总的开放伤发生率为每年 966/10 万人。男性的发生率是女性的两倍，在严重的损伤，这种差异更加明显。香港的一项十年期研究显示，手部的开放性骨折占手部骨折的 37.9%。

病因

外伤史可以评定软组织和骨骼损伤的种类和等级。损伤的机制随着地域、工作和社会因素的不同而不同。工伤通常是挤压伤和剪切伤，而发生在家中的损伤更多见的是锐器伤。

临床特征

病史

- 时间，地点，受伤机制
- 确定患者的功能需求和目标——年龄，优势手，职业，兴趣爱好
- 一般病史
- 吸烟和使用的药品

框 12.24.3 开放伤的治疗原则

- 处理危及生命的损伤时遵循 ATLS®
- 侵袭性早期治疗有利于功能锻炼
- 切除坏死组织
- 骨骼固定
- 早期软组织覆盖
- 可能无法实现全部重建
- 优先处理软组织

体格检查

◆ 遵循 ATLS® 原则，手部的评估是二次评估中的内容
◆ 血管
◆ 骨骼损伤
◆ 肌腱的完整性——可能会因发生骨折而影响检查
◆ 神经损伤——感觉神经、运动神经、自主神经

辅助检查

根据体格检查的结果来决定是否进行 X 线平片检查，后者通常用来评估骨损伤。必要时，在诊断特殊损伤时可能会用到特殊的拍摄角度。根据患者的临床状况来决定是否进行实验室检查。

分类

有很多相似的分级方法，我们更倾向于表 12.24.4 中的分级方法。

治疗

治疗策略

重建的最终目标因人而异，了解这些之后，确定重建的手术方案。对于一些患者来说，早期截肢可能是最好的重建方案，以便可以早期进行功能康复并尽早恢复工作。

非手术治疗

按照 ATLS® 原则进行快速的初步评估和复苏。及时冲洗伤口，并用油纱和盐水纱布覆盖以防伤口干燥。如果确定没有血管损伤或筋膜室综合征，应抬高患肢。像所有开放骨折一样，手部开放伤需要注射破伤风和给予抗生素治疗。

手术治疗

清创术

伤口清创应从皮肤表面开始，并逐步向深部进行。所有失活或严重污染的组织均应切除。供血不足的组织也应切除，特别是肌肉。但应小心处理手部的内在肌——其坏死和随后的纤维化可导致手部功能损害。重要的结构，如血管、神经和肌腱，应尽可能多地保留。与软组织相连的骨片均应保留，除非已经严重污染。手掌部的切口需要扩大至腕管，并进行腕管减压。这不仅可以防止发生急性腕管综合征，还能为确定手掌损伤层面提供参考。

首次清创需要在驱血并使用止血带之后在低倍数放大镜下进行。二次清创需要在止血带放气后进行，以便发现并切除剩余的失活组织。止血带放气之后要特别注意包被的软组织。所有清创时截除的肢体均应评估以便进行二次利用，例如，提供带血管蒂的软组织覆盖皮瓣，指骨用于骨移植。

清创后，用生理盐水彻底清洗伤口。如果软组织重建没有立即进行，或对一些组织的活性不确定时，需要在 24 ~ 48 小时内再次探查。在最终软组织覆盖时进行骨折的固定和软组织的重建。

骨骼固定

重建的最初步骤是骨折固定。手部骨骼重建最重要的考虑就是固定。如果骨折固定良好，则可进行早期的康复锻炼，固定不良则严重影响预后。骨骼长度的恢复对于手部功能的恢复非常重要。对不同的骨折类型应采用不同的固定方式。骨间隙应首选皮髓质骨移植。

软组织重建

接下来采用标准肌腱中央 - 表面缝合技术（见

表 12.24.4　手外伤分级 [a]

等级	临床特征	治疗
1	清洁伤口＜1 cm	清创缝合，直接骨骼固定
2	清洁伤口＞1 cm，无骨膜剥脱，软组织完整，低能量损伤	伤口清创，直接或延迟一期缝合，早期骨骼固定
3	伤口污染，粉碎性骨折，明显的骨膜剥脱，高能量枪伤，爆炸伤	伤口清创（如有必要，重复进行），骨骼固定，带血管蒂皮瓣覆盖（重建工具箱），早期功能锻炼

[a] From Gonzalez et al. (1999)

12.22 章和 12.23 章）对肌腱进行修复。A2 和 A4 滑车也同样要修复或重建。如果无法进行一期修复，可放置硅胶棒以便以后进行第二阶段的重建。下一步是血管重建，将在 12.27 章讨论。然后是神经修复。从正常神经纤维上切除压碎的神经束，然后在显微镜下用外膜缝合技术进行修复。如果有神经缺损，可用套管（反转的静脉、肌肉替代）或神经移植——常常来源于截除的肢体。

最终的软组织覆盖

最后是用带血管蒂的软组织覆盖。可选择的范围非常广（表 12.24.5），基本原则如下：

- 皮肤移植（全层或部分厚度）可放置在血管床上而不用带血管蒂，特别是在非关键的区域
- 裸露的肌腱、神经、骨骼、韧带或关节需要皮瓣覆盖
- 皮瓣可以是局部的也可以是远处的；可以是带血管蒂，也可以是游离的。可以用完全血管蒂，也可以是是穿孔滋养

术后护理

患肢抬高和功能位固定。为实现最好的功能康复，要精心制订治疗方案。使用定制的热塑性夹板有利于术后的伤口护理和治疗。皮肤移植需要制动 5 天，防止剪切力以便于再生。骨骼固定和软组织修复应足够稳定以能够耐受早期的主动活动。神经修复后早期就应开始脱敏治疗。

预后

开放性手外伤的最终治疗结果取决于受损程度、外科治疗和术后康复。术后康复包括心理的和社会的支持。拇指和手指的开放性骨折的预后明显要比闭合骨折差。有报道显示，46.6% 的手部开放性骨折和 80.7% 的闭合性骨折达到了良好或优秀的预后，拇指的相应数字分别为 78.8% 和 97.8%。

并发症

开放性手外伤的并发症取决于受损组织的情况。忽略了真正的损伤区域，没有及时有效地进行外科处理，可以导致感染、败血症甚至死亡。骨骼固定可能会导致骨不连、畸形愈合或骨髓炎。关节可发生挛缩和僵硬。肌腱修复可断裂，或与瘢痕组织粘连。血管修复可形成血栓。神经损伤除了常导致不完全的感觉和运动恢复之外，还可导致肢体畏寒、过敏和痛性神经瘤形成。瘢痕可能肥厚可能有软组织溃疡形成。要解决这些并发症需要二次手术，包括：截骨术、关节置换术、神经移植、感觉重建、肌腱转移、肌腱松解、关节松解、瘢痕挛缩松解。

总结

手部的软组织损伤的病因是各式各样的，其治疗的最终的目的只有一个，就是通过早期的诊断和及时有效的治疗最大限度地恢复患肢的功能。非手术治疗是一个非常关键的部分，特别是夹板固定治疗。但即使已进行了最佳治疗，一些损伤的长期预后仍不尽如人意，所以引导患者重返社会、工作和休闲非常重要。

表 12.24.5 复杂手外伤常用的软组织覆盖皮瓣

需要覆盖的区域	皮瓣的选择
手指	推进皮瓣、交指皮瓣、逆行指动脉桥式皮瓣、旗帜瓣、鱼际皮瓣、神经血管岛状皮瓣、腹股沟皮瓣
拇指	Moberg、交指皮瓣、Foucher、腹股沟皮瓣
手背	前臂桡动脉逆行岛状皮瓣、前臂尺侧皮瓣、Becker、骨间后动脉皮瓣、腹股沟皮瓣、侧腕皮瓣
手掌	前臂桡动脉逆行岛状皮瓣、前臂尺侧皮瓣、Becker、腹股沟皮瓣
前臂	腹股沟皮瓣、股薄肌皮瓣、背阔肌皮瓣、侧腕皮瓣、大腿前外侧皮瓣
肘部	侧腕皮瓣、肱桡肌皮瓣、背阔肌皮瓣、前臂桡侧皮瓣

拓展阅读

Gunther, S.F. and Gunther, S.B. (1998). Diabetic hand infections. *Hand Clinics*, **14**, 647–56.

Luce, E.A. (2000). The acute and subacute management of the burned hand. *Clinics in Plastic Surgery*, **27**, 49–63.

Ortiz, J.A., Jr. and Berger, R.A. (1998). Compartment syndrome of the hand and wrist. *Hand Clinics*, **14**, 405–18.

Neumeister, M.W. and Brown, R.E. (2003). Mutilating hand injuries: principles and management. *Hand Clinics*, **19**, 1–15.

Wong, T.C., Ip, F.K., and Wu, W.C. (2005). High-pressure injection injuries of the hand in a Chinese population. *Journal of Hand Surgery*, **30B**, 588–92.

12.25
神经损伤

Grey Giddins

（王振威 译 薛 峰 张殿英 审校）

要点

◆ 神经损伤很常见
◆ 病史通常明确，但查体体征较少
◆ 损伤 3 周后电生理检查是唯一有用的检查
◆ 影像学检查价值有限
◆ 去除病因并根据具体情况进行修复
◆ 恢复与否取决于诸多因素，特别是患者的年龄、损伤严重程度、近端损伤情况以及受损神经的种类
◆ 术后治疗非常关键
◆ 晚期重建主要是恢复运动功能

引言

神经损伤很常见。可能情况很简单，例如，只是手指的撕裂而离断了指神经，也可能是复杂损伤的一部分，例如，多发伤患者合并有臂丛神经损伤。损伤的后果是由神经所支配的功能区域和恢复情况决定的。

发生率

神经损伤的发生率通常未被记录。在某些情况下，例如，开放性损伤之后某一神经支配区域的功能有障碍，包括手术切口，应高度怀疑发生了神经损伤。某些骨科的损伤经常与神经损伤相关，特别是上肢的肩关节脱位、肱骨骨干骨折、肱骨髁上骨折和下肢的髋关节和膝关节脱位、腓骨头周围损伤。

分类（框 12.25.1）

目前主要应用的分类方法有 Seddon 分类法（1942）

和 Sunderland 分类法（1978）。

Seddon 分类法（1942）分为：神经震荡、轴索中断和神经断裂。

神经震荡是电刺激传导的暂时中断，神经本身并没有结构破坏。本质上是电生理上的中断而不是解剖上离断，并不发生神经变性（Waller 变性）。常常是由于神经受到一个打击所致，例如，骨折时骨碎片打击，或短暂的压迫，如止血带或石膏固定。如果病因解除，则预后良好。一般可以完全恢复，数日内开始恢复，通常 6 周内可完全恢复。

轴索中断是神经本身轴索中断，而不是周围的神经中断。通常是由于对神经纤维的一个相对更严重的打击所致，常见于闭合损伤。轴索断裂后远端的神经纤维全长发生 Waller 变性，近端的神经纤维也发生类似的变化但仅限于到最近的郎飞结处。大约 10 天后，近端的神经纤维开始向远端的髓鞘内生长，以每天 1 mm 的速度向前生长。同样，如果去除致伤原因，预后良好。但是，如果损伤部位发生纤维化，远端髓鞘发生纤维化收缩和（或）远端靶器官发生退变，那么不能完全恢复。损伤部位距离开始恢复部位越远，恢复的可靠性越差。

神经断裂是神经轴索和髓鞘均中断，多见于开放性损伤，也见于牵拉伤，常见于臂丛神经损伤。所有开放性损伤出现神经麻痹症状后均应考虑神经断裂，直

框 12.25.1 神经损伤

◆ 常见
◆ 三种类型：
  • 神经震荡（只是生理紊乱）
  • 轴索中断（轴索断裂）
  • 神经断裂

到除外该诊断为止。神经断裂会发生 Waller 变性。需要接受手术治疗，否则几乎没有任何恢复的希望。但即使是经验最丰富的外科医师，也难完全恢复其功能。

Sunderland 分类法（1978）以解剖学为基础将神经损伤分为五种情况。Ⅰ度等同于神经震荡，Ⅱ度等同于轴索中断，Ⅲ ～ Ⅴ度相当于神经不同程度的断裂。

每一种分类方法都有其优势和劣势。

相关病理学

神经损伤的病理情况常常因损伤的类型和位置不同而各具特征。例如，手指开放损伤伤及神经常常合并相邻的指动脉损伤。相邻的皮肤、软组织、血管、骨骼和脊髓等组织结构都可能会被伤及。

- 皮肤和软组织：伴软组织损伤的伤口污染可导致感染并给神经愈合带来困难
- 血管损伤：优先修复重要的血管
- 骨骼损伤：可并发从神经震荡到神经断裂各级神经损伤。骨折的石膏绷带固定、内固定或外固定可为神经恢复提供稳定的内环境
- 脊髓损伤：常常是由于牵拉伤所致，特别是臂丛神经和少见的骶丛神经损伤。神经根的撕脱导致不可修复的损伤，并且对脊髓也造成损伤，导致疼痛和肢体远端的功能障碍

临床评估（框 12.25.2）

下面对神经损伤临床评估的一般特征进行叙述，每种神经的不同特征将在随后的各论中讲述。

框 12.25.2　神经损伤的评估
◆ 病史： 　● 受伤机制 　● 受伤时间 ◆ 体格检查： 　● 运动功能 　● 感觉功能 　● 自主神经功能 ◆ 辅助检查： 　● 神经生理检查（3 周后） 　● MRI 扫描

病史

病史常常比较明确。需要明确一些细节，是开放伤还是闭合伤，神经损伤的位置，以及损伤的时间。开放伤合并的神经损伤应考虑神经断裂，直到排除该诊断，尤其是在术中得到排除。低能量闭合损伤常导致神经震荡，高能量闭合伤常导致轴索中断甚至神经断裂。损伤时间非常重要，能提示神经损伤的严重程度并指导合适的治疗。

体格检查

任何神经的损伤都应该检查运动功能、感觉功能以及自主神经功能。神经震荡的功能障碍可能是部分缺失，但轴索中断和神经断裂则是功能完全缺失。自主神经功能紊乱是早期出现的一个客观的体征。神经支配区域的无汗表示存在严重的功能障碍，常见于轴索中断和神经断裂。如果在初次检查中存在疑问，可在 48 小时内再次检查。所有这些是在患者没有其他严重损伤的基础上进行的。

这些检查需要详细记录。疼痛可能会干扰体格检查的结果。在理想情况下，肌肉功能的检查应对每组肌肉进行特异性的检查。如有疑问，感觉功能检查需要进行包括轻触觉、针刺和两点辨别能力的检查。

辅助检查

神经损伤的辅助检查

神经损伤的辅助检查主要为神经生理学检查和磁共振成像（MRI）扫描。

神经生理学检查依赖像 Waller 变性这样的神经继发性改变，特别是表现为纤颤电位的自发性肌肉电活动。这种情况出现在损伤 3 周以后。在此之前的神经电生理检查作用有限。神经生理学检查主要用于损伤后 6 ～ 8 周，用于评估神经最初的恢复是否如预期的那样好，也有恢复不理想的。举一个典型的例子，肱骨干骨折时伤及桡神经，导致桡神经震荡或轴索中断而功能丧失，预期会有一个好的功能恢复，但 6 周时，检查发现恢复并不理想。神经生理学检查对于评估急性损伤意义不大。

MRI 扫描

理论上，MRI 检查可以提供神经影像并描述损伤的等级，但到目前为止并没有实现这样的功能，相关

的研究仍在继续。

合并伤的影像学检查

骨骼

X 线平片检查对于诊断是否存在骨折通常是足够了。如果骨折非常严重，则提示是高能量损伤，常常伴发严重的神经损伤。

血管损伤

当对是否合并有血管损伤存在疑问时，可考虑进行血管造影术。但不能因此而耽误探查和修复重要的动脉损伤。

脊髓损伤

诊断脊髓损伤可行 MRI 检查，但在急性期并不容易诊断。

治疗（框 12.25.3）

治疗可分为初期处理、保守治疗、手术治疗和二期重建。

初期处理

对于闭合性损伤，为防止神经的进一步损伤，应使患肢制动。合并有骨折时应进行合适的固定。对于开放性损伤，应及时清创、包扎，并且最好不要太频繁复查以免增加污染的可能性。另一种处理方法是：在局麻下无张力缝合伤口，等待早期正规的手术清创

框 12.25.3　神经损伤的治疗
◆ 休息
◆ 6 小时内清创
◆ 物理治疗保持关节活动度
◆ 夹板固定（例如，桡神经麻痹）
◆ 手术：
• 10 天内进行修复手术
• 污染伤口二期修复
• 恢复神经的连续性
• 多处细小的缝线
• 修复伴行的主要动脉
• 神经缺损时进行神经移植
• 12 ~ 18 个月内进行二次手术

治疗。对于污染伤口，需要在 6 小时内进行清创，并使用适当的抗生素治疗，以降低感染的风险。

保守治疗

保守治疗是为了给神经恢复提供一个最佳的内环境，手术治疗后也同样需要，这是两种处理运动和感觉功能缺失的方式。

对于运动功能障碍，理疗和夹板固定是非常重要的治疗手段，可以确保肌肉 - 肌腱复合体有很好的被动活动，关节同样需要关节活动度内的被动活动。这样做能确保无论运动功能恢复到什么程度，都能更好地工作。用于桡神经麻痹的夹板固定同样应允许继续使用手臂。

对于感觉障碍，主要关注的是麻木区域、脱敏治疗以及神经功能恢复的再锻炼。指导患者保护麻木的区域，如果有损伤，建议包扎伤口，因为通常愈合缓慢。对患者进行脱敏治疗需在手部治疗师的指导下进行。

手术治疗

神经损伤的手术治疗应早期进行，最好在损伤后 10 天内进行。许多研究表明，延迟治疗会带来非常严重的后果。对于一些损伤，例如，臂丛神经损伤，一旦局部纤维化，会使手术变得非常困难。但并没有必要进行急诊手术修复，宁愿延迟几天由经验丰富的外科医师进行手术，也不愿由经验不足的医师进行急诊手术。在手术中应探查神经：如果神经完好无损，则只对伤口进行清创和缝合即可；如果神经断裂，但局部环境比较适合，例如，骨骼结构稳定，并且伤口清洁或是可清洁的，那么在放大镜下端端缝合神经；如果对伤口的清洁度有疑问，则根据 Rank-Wakefield 分级指导，延迟修复神经，直到可保证在无菌环境下进行手术。

在修复神经时，使神经准确对接非常重要，可以通过识别神经束或通过外膜的标示等进行辨别，例如，血管的走向。缝线的选择非常多，需要保证没有张力并防止神经断端折叠。一般情况下，修复坐骨神经需要使用 6.0 的单丝尼龙缝线，修复前臂的尺神经和正中神经需要使用 8.0 的缝线，修复指神经需要使用 10.0 的缝线。上肢近腕部的血管、下肢近踝部的动脉，无论大小均需要进行修复，即使肢体并不依赖它。研究显示，修复邻近的动脉有助于神经损伤的修复，可能是由于增加了局部的血液供应，但也有可能仅仅是因为局部的固定。

神经损伤广泛时，或为了实现无张力缝合，常常

需要神经移植。经常需要牺牲一些不重要的神经进行神经移植。例如，上臂的内侧皮神经、前壁的内侧皮神经或下肢的腓肠神经。将取下的神经切成合适的长度，用纤维蛋白胶黏合，然后端端缝合在修剪过的神经两断端之间，在这之前要确保断端的神经是健康的。这种移植物可为神经修复提供生长的管路。20 世纪 80 年代进行了大量的研究工作，冻融肌移植同样可以为短距离（不超过 5 cm）的神经缺失提供生长的管路。这可避免牺牲其他的周围神经。然而它们基本上已被放弃不用了。一期缝合可得到更好的结果，即使存在小间隙也比移植的结果好，至少是因为移植需要通过两个吻合口。另外，长段的移植物（5～10 cm）预后不好，特别是在血液供应不足时。

近期的实验室和临床研究均表明，使用硅胶管桥接神经间隙，保留 3～5 mm 的间隙，与一期缝合结果相近。

手术结束时需要进行小心的止血，以防止血肿形成。肢体需要固定 6 周，以避免神经被牵拉。而指神经损伤除外，早期运动预后反而更好。在此期间以及之后的恢复需要进行合适的保守治疗，以使远端靶器官得到更好的恢复。

二次手术

如果神经修复失败或部分功能丧失，需要进行适当的再次探查和神经移植。通常损伤后直到半年甚至一年时均有治疗价值，再久就很难再恢复了，可能是由于损伤位于神经干远端而出现收缩和纤维化，终末效应器（特别是运动终板）萎缩，伴有运动神经元死亡的中枢神经系统的不可逆改变，感觉神经元效应器改变，以及如果治疗不当，导致远端肢体的继发性僵硬。在这种情况下，应该考虑进行重建手术而不是神经修复。重建可以处理运动和感觉的功能。

神经感觉功能的改善非常困难，即使是一小片区域，例如，支配一个重要指神经的支配区（例如，支配拇指尺侧的神经）适配的皮肤用 Littler 移位或 Foucher 修复法转移至其他区域。这需要一些再锻炼，虽然功能并不能恢复正常，但会有所改善。这种治疗是比较少见的，对于更为近端的病变就更为罕见了。

运动功能的恢复是神经损伤后二次功能重建的主要目的。

疼痛

神经损伤所造成的疼痛治疗起来非常困难，特别

是近端受损伤及脊髓时，同臂丛神经损伤（见下文）一样。对于周围神经损伤，疼痛可发生于感觉神经的末端，例如，指神经和桡神经浅支。疼痛发生在神经支配的区域，表现为烧灼痛和感觉过敏。在神经的损伤部位常常有神经瘤形成，这种神经瘤对刺激非常敏感，治疗起来非常困难。

防治疼痛的最好办法就是避免神经受损。如果神经受损，首先要修复神经的功能，从而防止或减轻感觉过敏和疼痛。适当的术后镇痛和脱敏练习也是有效的。如果疼痛已经出现，那么首先尝试脱敏练习和简单的治疗，例如，皮神经点刺激。如果这些都不奏效，则尝试增加像阿米替林或加巴喷丁这些神经抑制药物的剂量。胍乙啶或类固醇和局部封闭治疗可缓解疼痛，但已越来越不常用。可考虑手术治疗，治疗的目的要么是将神经瘤埋在相对不敏感的部位，例如，肌肉或骨骼的深层，要么是恢复神经的连续性，后者的治疗效果更好。想要恢复神经的连续性，往往需要神经移植，但往往只是疼痛被另一个地方所替代。受损神经的冷冻治疗有助于缓解疼痛和感觉过敏，但通常感觉会进一步丧失。

结果

神经手术的效果差异较大，可用医学研究委员会（MRC）1954 年制定、1975 年修订的分级进行定级（表 12.25.1）。值得注意的是，虽然这个分级非常简单可行，但它包含的运动功能评估很少，只有对肌肉颤动的描

表 12.25.1　神经损伤手术治疗效果的 MRC 分级

	运动		感觉
M0	无活动	S0	无感觉
M1	仅有肌肉收缩	S1	深层痛觉
M2	肌肉收缩可活动，但不能对抗重力	S2	部分浅表疼痛和触觉
		S3	浅表疼痛和触觉，神经支配区域无感觉过敏
M3	肌肉收缩可活动，可对抗重力	S3+	同上，部分两点辨别力
M4	可对抗较弱的阻力	S4	完全正常
M5	完全正常		

述，有 50%～70% 的运动功能丢失是有很粗略的描述。需要在 M4 中加入更好描述运动功能改善的指标。

影响神经恢复的因素（框 12.25.4）

◆ 年龄：每增长 10 岁，神经修复的效果越差
◆ 损伤的性质：清洁的损伤神经恢复比较好，闭合牵拉伤或软组织缺损的损伤恢复效果较差。枪伤的恢复尤其差，只有约 40% 的患者能恢复部分功能
◆ 损伤的水平：越近端的损伤，恢复越差。这里涉及很多因素，包括随着时间的推移，远端神经修复质量的下降，特别是远端终末效应器的修复失败，因为神经恢复到达像手和足这样的效应器需要花费 2 年的时间。合并有远端损伤时更是罕有恢复，成年患者合并有指神经损伤时更是不可能恢复正常的感觉
◆ 神经的类型：支配粗大肌肉的运动神经不需要精准的神经支配，往往会有较好的预后，但支配手部小块肌肉的运动神经恢复较差。纯感觉神经损伤引起长期的慢性疼痛的风险很高
◆ 神经缺损的长度：如果神经损伤导致较长的神经缺损或延迟治疗导致神经萎缩，那么手术治疗的效果会不好，同样神经移植的预后也较差
◆ 合并损伤：合并骨折时需要稳妥的固定，如果有自行愈合的可能，则可不进行处理。重要的血管损伤也需要进行修复，尽管这条血管的缺失可能对肢体没有什么影响，但会影响到神经的恢复

框 12.25.4　神经损伤手术治疗的预后

◆ 预后良好：
  • 年轻患者
  • 清洁的伤口
  • 远端
  • 支配粗大肌肉
  • 无神经缺损
  • 早期修复
◆ 预后不佳：
  • 老年患者
  • 污染伤口
  • 近端
  • 支配细小肌肉
  • 大段神经缺损
  • 延迟修复

◆ 延迟：研究显示，及时的神经修复的预后要明显好于延迟治疗的患者。理想状态下，如果局部软组织条件允许，神经修复应该在损伤后几天内进行（不超过 10 天）
◆ 技术水平：虽然并没有数据表明经验丰富的外科医师会给神经损伤带来更好的预后，但普遍认为，经验丰富的神经外科医师进行显微镜手术的预后要明显优于值班医师进行的手术的预后。

并发症（框 12.25.5）

神经手术的主要并发症为：治疗失败、疼痛、僵硬和感觉错位。

治疗失败

如果出现了败血症，会严重影响神经的恢复。神经修复的局部出现缺血或低血供同样会增加修复失败的可能性，尤其是神经移植时。在进行初期修复或移植后很难决定何时进行复查。一般情况下，术后 3 个月损伤处远端会有神经恢复的迹象。可通过检查局部的运动和感觉功能来判断，尤其常用 Tinel 征。这些检查结果需要进行详细记录，这对于评估神经功能的恢复情况非常重要。如果远端的 Tinel 征改善非常明显，则预示神经恢复良好。如果损伤处 Tinel 征阳性，但远端阴性则提示预后不佳。神经生理学检查有助于判断神经生长是否通过损伤部位。修复失败的诊断是一个临床诊断。如果不确定，则考虑进行二次探查或进行神经移植。在大多数情况下，翻修手术需要进行神经移植。目前并不清楚治疗失败后可进行几次神经移植。但如果两次后仍无效，则再成功的可能性很小。同样，12 个月后成功进行神经移植的希望渺茫，除非手术的目的是治疗疼痛。

疼痛

疼痛是神经损伤和修复失败的一个重要并发症，前文已进行叙述。

框 12.25.5　神经损伤治疗的并发症

◆ 治疗失败
◆ 疼痛
◆ 僵硬
◆ 感觉错位

僵硬

从本质上讲，僵硬是损伤后期治疗失败的一种表现，虽然主要神经损伤后僵硬不可避免。僵硬会降低运动功能恢复的收益。

神经错接

来自远端神经断端的神经营养因素会诱导近端的感觉和运动神经纤维向远端相应的感觉和运动神经基底膜管生长。但常常会发生运动神经之间或感觉神经和运动神经之间错接的现象。这会降低神经恢复的效果，并可能带来重新适用的问题，特别是发生感觉神经错接时。这种状况可能可以通过后期的训练减轻，尤其是在年轻患者，其大脑功能区具有可塑性。

各论

上肢神经损伤

副神经（框 12.25.6）

在对颈后三角的包块进行活检时特别容易损伤副神经，会造成斜方肌运动功能缺失，而很少影响感觉功能。但会带来明显的疼痛。诊断并没有什么困难，可有神经功能障碍表现、开放性伤口，但可悲的是，由于忽视，常常造成治疗延迟，特别是医源性损伤。

副神经的修复常用到神经移植。3 个月内进行手术治疗，80% ~ 90% 的病例可得到较好的预后，伤后 1 年后修复基本无恢复。如果没有进行神经修复或治疗失败，会出现持续的疼痛，而且治疗非常困难。如果神经修复失败，进行肩胛骨悬吊或进行肩胛提肌和菱形肌转位可以改善功能，但不能治疗疼痛。

胸长神经（框 12.25.7）

胸长神经损伤常常合并臂丛神经损伤（见下文）。最常见于清扫腋窝时造成的医源性损伤。造成的运动功能障碍为前锯肌瘫痪，使肩胛骨失去控制，影响胸廓的活动。胸长神经损伤后并没有感觉的缺失，但损

框 12.25.6　副神经
◆ 颈后三角手术损伤
◆ 多数需要神经移植
◆ 手术修复成功率为 80% ~ 90%

框 12.25.7　胸长神经
◆ 医源性 / 臂丛神经损伤
◆ 神经修复或肌肉转位

伤会造成酸痛。目前尚无有关修复胸长神经的系列文献报道，只是有个案提示有效。如果不能直接修复，可以尝试进行局部神经转位。如果神经修复失败，可将胸大肌或胸小肌转位至肩胛骨下段，以改善肩胛骨的活动并减轻疼痛。

腋神经（框 12.25.8）

腋神经损伤同样也常合并臂丛神经损伤（见下文）、肩关节脱位、肩部骨折移位、开放伤和医源性损伤，造成三角肌麻痹。有三角肌麻痹的患者仍可完成肩关节的正常范围内的活动，这是因为肩袖起到了代偿作用。但外展的肌力降低了约 50%，屈伸运动肌力轻度减弱。感觉缺失的区域在上臂的外侧面，也就是"臂章"的位置，但这并不是很严重的问题，也很少带来疼痛。

开放伤需要进行手术探查。对肩关节脱位导致的腋神经损伤的治疗措施目前尚有争议。大多数外科医师会观察 6 周，期待只是神经震荡损伤和早期自行恢复。如果没有改善，就需要进行一次神经生理学评估在内系统检查，以除外存在或合并肩袖损伤，因为两者的症状相似。如果不能确定，那么需要进行腋神经探查，然后再进行神经移植修复受损的神经。这些需要在 3 个月内进行。早期手术 80% 的病例可恢复至 M4 级或更好。

桡神经（框 12.25.9）

桡神经麻痹是最常见的上肢急性神经麻痹。多数是由于肱骨干骨折损伤神经凹槽内的神经所致。大多数情况只是神经震荡损伤或轴索中断，预后较好。高能量损伤时，神经会遭受严重的牵拉，造成广泛的牵拉伤（见下文）甚至撕裂。

运动功能障碍主要为腕部和手部伸肌群的麻痹，

框 12.25.8　腋神经
◆ 医院性损伤 / 臂丛神经损伤 / 肩部损伤
◆ 探查 / 修复开放伤损伤
◆ 闭合伤通常 6 周内恢复

框 12.25.9　桡神经
◆ 常见
◆ 肱骨骨折（80% 的患者 6 周内恢复）
◆ 神经修复成功率为 80%
◆ 肌腱转位效果好

造成典型的垂腕畸形。感觉功能障碍主要为第一指间隙背侧的皮肤麻木，但并无大碍。与桡神经远端损伤相比，近端损伤造成的疼痛比较少见。

由肱骨骨折造成的桡神经损伤大多数可自行恢复。在 765 例肱骨骨折患者中有 57 例出现桡神经麻痹（发生率为 7.4%），这 57 例中有 47 例（82.5%）完全自行恢复。

对于低能量损伤，对患者的腕部和手部应予以夹板固定。如果 6 周后仍没有恢复迹象，则应进行神经生理学检查。如果仍不能确定，则进行手术探查。若为开放性骨折，则应探查桡神经；如有撕裂，则进行修复。对于所有高能量损伤病例，均应高度怀疑合并神经损伤，考虑进行早期探查。

有关桡神经损伤预后的文献较多，特别是军事损伤，其预后比日常损伤的要差。80% 的日常损伤可以达到 M4 级，远端损伤则更好。如果神经修复失败，通过肌腱转位仍可获得较好的预后。神经修复后通常需要至少 18 个月来观察是否有运动功能的恢复。但因屈伸肌转位也可以达到很好的效果，所以往往在此之前就进行了转位手术。

肌皮神经（框 12.25.10）

肌皮神经损伤最常作为臂丛神经损伤的结果发生（见下文），其次常见于包括医源性损伤在内的开放伤。运动功能障碍包括肱二头肌、肱肌和肱桡肌瘫痪。前臂近端侧面皮肤感觉障碍，但并无大碍。肌皮神经主要为运动纤维，如果 3 个月内得到及时的治疗，90% 的患者的屈肘功能可恢复至少至 M4 级。

如果最初的神经修复失败，则通过肋间神经转位（神经移植术）有时会得到良好的修复效果，可达到一

框 12.25.10　肌皮神经
◆ 臂丛神经损伤 / 医源性损伤
◆ 神经修复 / 移植效果通常良好

框 12.25.11　正中神经
◆ 自己造成切割伤 / 意外划伤
◆ 早期直接缝合 / 神经移植效果优于延迟修复
◆ 肌腱转位

定的屈肘效果，但通常情况下优先选择 Oberlin 转位。尺神经的运动纤维可行侧 - 端转位至肌皮神经。这样神经修复的距离会缩短，并使手术并发症降低到最低。如果没有进行神经移植或手术失败，则可进行肌腱转位术。这会带来一些微小的损伤，但在臂丛神经损伤（见下文）后更多见。

正中神经（框 12.25.11）

正中神经损伤多见于患者自己造成的腕部切割伤、意外损伤或前臂手术误伤。如果损伤处于前臂近端，那么正中神经支配的前臂屈肌也会处于麻痹状态，包括旋前圆肌、桡侧腕屈肌、所有手指浅屈肌以及中指和环指的指深屈肌。显然这会使手部出现明显的功能障碍，特别是桡侧。远端的损伤不包括长屈肌，但涉及手部正中神经支配的包括拇短展肌和拇对掌肌在内的鱼际肌群，但其中部分由尺神经支配。正中神经损伤对于手部感觉的影响更大，包括桡侧三个手指感觉丧失，其中包含最主要的拇指、示指和中指的掌侧部。远端的损伤常常只是神经的部分离断伤，这使感觉的缺失会有所减少，并且变异较大。

最好的治疗是一期手术缝合，虽然神经移植也会有很好的预后。腕部损伤常合并有屈肌腱的损伤，也应一并修复。如果正中神经损伤处距离腕管只有几厘米的距离，通常情况下应做腕管松解，避免局部筋膜室内压力增高。

反映正中神经手术修复效果的因素前文已讨论。一项关于正中神经初期治疗与延迟治疗的病例研究表明，初期手术修复的效果要优于后者（表 12.25.2）。

表 12.25.2　正中神经损伤修复的预后

分级	一期修复的预后	延迟一期修复的预后
好	19	5
一般	7	8
差	0	2

Data from Birch and Raji (1991).

表 12.25.3　正中神经移植修复的预后

运动	M5	M4	M3	<M2	总的效果
100 例	30	38	12	20	80% 好或一般
感觉	S4	S3+	S3	<S2	
104 例	13	31	37	23	78% 好或一般

Data from Frykman and Gramyk (1991)

表 12.25.5　尺神经移植修复的预后

运动	M5	M4	M3	<M2	总的效果
93 例	12	26	23	32	65% 好或一般
感觉	S4	S3+	S3	<S2	
98 例	13	20	43	22	78% 好或一般

Data from Frykman and Gramyk (1991)

框 12.25.12　尺神经

♦ 自己造成切割伤 / 意外划伤
♦ 早期直接缝合 / 神经移植效果优于延迟修复
♦ 肌腱转位有时有效

神经移植的预后较好；在接受正中神经修复的患者中，所有患者的感觉恢复达到好或一般，80% 的患者的运动恢复达到好或一般。影响神经移植的因素主要有：年龄、间隙长度、损伤的高度和治疗是否及时。间隙长度和治疗是否及时对感觉功能的影响要大于对运动功能的影响，然而损伤的位置对运动功能的影响要大于对感觉功能的影响。这同样适用于尺神经移植（表 12.25.3）。

在 10 岁以上的儿童或成人不能使正中神经功能完全恢复，但可以达到好的功能恢复。如果功能恢复情况在进行翻修手术后仍然不令人满意，那么通过复杂的神经皮肤转位也很难恢复其感觉功能，但可以尝试。二次重建手术主要的目的是肌腱转位。

尺神经（框 12.25.12）

与正中神经一样，尺神经损伤常见于腕部的开放

表 12.25.4　尺神经修复的预后

分级	一期修复的预后	延迟一期修复的预后
好	26	2
一般	2	5
差	0	5

Data from Birch and Raji (1991)

伤，多为自己造成的切割伤或玻璃划伤所致。运动功能障碍要比感觉障碍更加严重，主要表现为手部的细小肌肉的麻痹，特别是成年患者，这些肌肉麻痹最好的情况是部分恢复。

同样，如果可能，进行一期缝合并一并修复尺动脉。尺神经修复的预后与正中神经类似，见表 12.25.4。如果一期缝合失败，多数情况下有必要尝试进行神经移植，或许会让患者受益（表 12.25.5）。

临床表现

Duchenne 征为尺神经损伤后的爪形手。如果在掌指关节背侧施压以防止关节过伸，就可以将伸肌肌腱转位至中段和远端指骨，这称为 Bouvier 转位。相反，如试图通过屈腕来伸展手指，则会使伸肌腱的张力更大，导致掌指关节更加背伸，从而加重而不是减轻畸形，这称为 Andre-Thomas 征。因骨间肌麻痹而造成中指和环指不能够交叉称为 Pitres-Testut 征。小指不能向环指内收，所以小指一直处在外展的位置，这称为 Wartenberg 征。最著名的体征为 1915 年提出的 Froment 征：拇指尖和中指中间指骨对捏时，导致拇指指间关节的明显屈曲，这是由于拇内收肌无力和麻痹，而导致拇长屈肌介入以增加力量所致。对临床表现的描述基于尺神经的神经支配。但有很多解剖变异，尺神经和正中神经支配区域会有一些交叉。对常见的为 Martin-Gruber 交通支，约 17%（5%~34%），即前臂近端正中神经和尺神经的交通支。另外还有其他少见的交通支。

重建手术

如果手术修复失败，为恢复感觉和运动功能，可尝试物理治疗。不建议为改善手部尺神经支配区域的感觉功能而进行任何手术治疗。主要的治疗为肌腱转位。

框 12.25.13　指神经

- 划伤（家中和医源性）
- 一期修复，但不用修复伴行动脉
- 早期活动
- 常见感觉错位

框 12.25.15　坐骨神经

- 骨盆骨折 / 髋关节脱位 / 髋关节置换
- 儿童患者影响严重
- 早期复位固定骨折可改善预后
- 骨折 / 手术损伤需要早期探查并修复

指神经（框 12.25.13）

理论上，指神经的修复应该有非常良好的预后，因为其为纯感觉支且修复距离非常短。但不幸的是，这是个例外情况。

指神经损伤常为撕裂伤，多数发生在家中，但遗憾的是也见于医源性损伤。并行的指动脉常合并损伤，但通常并不需要修复。另外，指神经还常常合并有屈肌腱甚至骨骼的损伤，在一期修复时应一并处理。

指神经的修复需要在显微镜下用细小的缝线进行缝合，如用 10.0 的尼龙线。与其他部位的修复不同，早期运动会有更好的预后，因这样可减少手指发生僵硬的可能。儿童患者可达到功能的完全恢复。成人患者及时治疗可以恢复两点辨别力，但无法达到手指感觉的完全恢复。另外，即使对受损的神经不进行修复，通常也可部分恢复功能，因为两侧的指神经会有一些交通支，对侧的指神经会发生代偿。这并不意味着指神经损伤不需要修复，修复后会改善功能的恢复并减少损伤处出现痛性神经瘤的可能性。通常，损伤示指桡侧的指神经后会使中指的感觉变得更加敏感。

下肢神经损伤

下肢神经损伤没有上肢常见，因此缺乏广泛的报道。文献涉及较多的下肢神经损伤是坐骨神经和腓总神经损伤。很少见到单独的骶丛神经损伤，常合并有骨盆骨折。

骶丛神经损伤（框 12.25.14）

骶丛神经一般在骨盆骨折时损伤，一般伴有骶骨

框 12.25.14　骶丛神经

- 通常为骶骨骨折时牵拉所致
- 手术治疗罕见
- 预后通常较差

骨折。开放性伤口导致的损伤非常罕见。骨盆骨折常常合并其他危及生命的损伤，但应试图记录术前神经损伤的情况，因为围术期神经损伤的发生率也很高。这些复杂骨折也可能引起坐骨神经损伤，区分两者非常重要。骶丛神经损伤后感觉功能障碍覆盖近端很大的区域，运动功能障碍包含髋部屈肌、膝部伸肌并可能影响到括约肌的功能。像臂丛神经一样，骶丛神经损伤多数是由于牵拉所致，到目前为止，手术治疗并不理想，尽管有报道清创时对其进行了成功修复。长期来看，最好的结果是部分恢复，并常常伴发疼痛。

坐骨神经（框 12.25.15）

坐骨神经损伤多见于骨盆骨折以及髋部的骨折和脱位。遗憾的是，同样也可见于髋关节置换手术。多数为牵拉伤或离断伤，偶见于压迫。骨盆损伤和髋关节骨折脱位导致坐骨神经损伤的发生率为 8%～12%，涉及后柱损伤时损伤坐骨神经的风险更高。早期骨折的复位和固定有助于神经的恢复，40%～50% 的患者有较好的预后，但至少 1/3 的患者预后较差。

首次髋关节置换后坐骨神经损伤的发生率为 1%（0.6%～3.7%），二次翻修为 2%～3%，先天性髋臼发育不良进行手术时造成坐骨神经损伤的发生率为 6%。

对因骨折或髋关节置换造成的坐骨神经损伤应早期进行手术探查。神经离断、缝线压迫或骨水泥烧伤都是常见的致伤原因。对这些原因进行合适的处理会明显提高功能恢复良好的可能性。

儿童坐骨神经损伤的后果非常严重，涉及肢体的

框 12.25.16　腓总神经

- 常见于腓骨头：
  - 牵拉伤多见
  - 离断伤手术效果好
- 手术治疗成功率为 50%
- 肌腱转位效果好

表 12.25.6　胫神经和腓总神经损伤修复的效果

	病例数	手术修复	肌肉功能恢复	S2-S4
胫神经	229	45	79%（跖屈）	66%
腓总神经	345	72	35%（背屈）	

30%发生挛缩
14%发生营养不良性溃疡
50%发生明显的疼痛和过敏
Data from Seddon (1975)

框 12.25.17　医源性神经损伤

◆ 手术：早期探查
◆ 注射：早期减压
◆ 放射：预后较差
◆ 止血带：通常可自行恢复
◆ 压迫：
　• 通常可自行恢复
　• 不可逆性损伤占 25%
　• 考虑手术减压

发育问题以及感觉和运动功能异常，常常出现腿长不等。承重区域缺少感觉识别力，使皮肤破损的风险增加；肌肉缺乏均衡导致挛缩的风险增加。

胫神经和腓总神经损伤（框 12.25.16）

在一项有关坐骨神经损伤的大型病例研究中，坐骨神经被分为腓总神经和胫神经两个部分来描述，其中腓总神经损伤 345 例，胫神经损伤 229 例，145 例进行了神经修复治疗。72 例腓总神经损伤进行了修复手术，其中 1/3 恢复了踝关节的背屈功能。47 例胫神经损伤进行了修复手术，其中 80% 恢复了足的跖屈。2/3 的患者感觉功能恢复至 S2-S4。因神经损伤造成的常见畸形有马蹄足和爪行趾。14% 的患者出现营养性溃疡，50% 的患者出现疼痛和足部的感觉过敏。坐骨神经损伤时功能障碍的表现与神经形态学损伤不相符的程度要大于任何其他神经损伤（表 12.25.6）。

腓总神经单独损伤最常见于膝关节周围，因为它行走于腓骨头周围，位置浅表而活动度小。多见于膝部外伤、膝部手术、开放性损伤，多为神经断裂。导致小腿前侧和外侧的肌肉麻痹。与胫神经相比，腓总神经周围的结缔组织和自主神经纤维较少，因此，腓总神经的运动和感觉纤维耐受牵拉伤的能力更强些。开放伤需要进行一期修复，撕裂伤需要进行神经移植。手术的效果依赖于神经损伤的严重程度以及周围软组织的情况。一般情况下，清洁简单伤口的预后较好，但牵拉伤预后欠佳。牵拉伤后不能进行及时的治疗是个原因，治疗延迟 >6 个月预后较差。早期治疗可让 2/3 的患者获益。在所有腓总神经损伤的患者中有一半患者可恢复踝关节背屈功能，约一半多点的患者恢复保护性感觉。

如果损伤一年后仍得不到满意的预后，那么再进行神经修复手术也没有效果，除非对最初的手术产生怀疑。如果夹板固定没有奏效，可进行肌腱转位手术。最常用的为胫骨后肌转位至胫骨前肌，这个术式文献中有广泛的报道，对绝大多数病例的功能有较好的改善。

医源性神经损伤（框 12.25.17）

常见的医源性神经损伤有四种情况：手术时误伤、注射损伤、放射治疗损伤和压迫性神经病变。

常见的直接手术损伤为切割伤，偶见缝线误扎。如果术后出现功能障碍，特别是手术术野神经支配范围的完全功能障碍，则应进行紧急探查，除非术者确信手术从始至终保护了该神经。即使是不完全的功能障碍也应考虑进行早期探查，特别是有金属假体压迫的风险时更应积极进行手术探查。

幸运的是，注射造成的神经损伤比较少见。由局部注射造成的周围神经损伤多见于上肢，因为人们已经广泛地认识到臀部注射误伤坐骨神经的风险。所有注射到神经纤维的药物都可引起严重纤维化反应和局部的压迫。在注射时，通过询问患者注射部位附近神经的支配区域是否有麻木感和疼痛，可使误伤得到有效的避免。如果确定针头扎入神经，即刻拔出不会造成危害，但如果继续注射常常会造成永久性伤害。

放射治疗损伤有两个主要的风险，以严重纤维化反应为表现的放射性神经炎最常见，常出现在放射治疗后数年内。症状一般出现在治疗后 6～8 个月，起初为麻木不适，有时病情进展，产生顽固性疼痛。手术治疗效果不好，特别是在对乳腺癌进行放疗造成的臂丛神经损伤。如果是由缺血造成的损伤，可尝试进行血管移植以增加血供。

医源性压迫造成的神经损伤多由止血带或手术台压迫神经所致。止血带造成的神经损伤并不常见。估计发生率在 1/8 000～1/5 000。虽然神经生理学研究提示：使用止血带仅仅 20 分钟就可出现异常，但 2 小时是使用止血带的安全上限，无论是上肢还是下肢。虽然很多外科医师有在保证安全的情况下使用更长时间的经验，但应尽量避免，这不是常规操作。多数情况下造成的损伤只是预后良好的神经震荡或轴索中断，但也有永久性损伤的报道。

最常见的围术期损伤有：在截石位的腓总神经损伤，心脏手术造成的臂丛神经损伤，俯卧位造成的尺神经损伤等。以往认为这些损伤都只是轻微的损伤，一般预后良好，但也不总是如此，5% ~ 25% 的臂丛神经损伤、10% ~ 27% 的腓总神经损伤患者出现永久性损伤。一旦出现类似的损伤，需要早期进行神经生理学检查，如果损伤较为严重，考虑进行患处的减压，特别是对肘部的尺神经损伤。

拓展阅读

Birch, R.B. and Giddins, G.E.B. (1996). Peripheral nerve injuries. In: Foy, M.A. (ed) *Medicolegal Reporting in Orthopaedic Trauma*, second edition. Edinburgh: Churchill Livingstone.

Frykman, G.K. and Gramyk, K. (1991). Results of nerve surgery. In: Gelberman, R.H. (ed) *Operative Nerve Repair and Reconstruction*, pp. 553–67. J.B. Philadelphia, PA: Lippincott.

Rank, B.K., Wakefield, A.R., and Hueston, J.T. (1973). *Surgery of Repair as Applied to Hand Injuries*, fourth edition. Edinburgh: Churchill Livingstone.

Seddon, H.J. (1942). A classification of nerve injuries. *British Medical Journal*, **ii**, 237–9.

Seddon, H.J. (1975). *Surgical Disorders of the Peripheral Nerves*, second edition. Edinburgh: Churchill Livingstone.

Sunderland, S. (1978). *Nerves and Nerve Injuries*, second edition. Edinburgh: Churchill Livingstone.

Sunderland, S. (1991). Factors influencing the quality of the recovery after nerve repair. In: *Nerve Injuries and their Repair: A Critical Appraisal*, pp. 395–411. Edinburgh: Churchill Livingstone.

12.26
臂丛神经损伤

Grey Giddins

（王振威 译 薛 峰 张殿英 审校）

要点

- 严重的损伤，通常是闭合伤
- C5/C6 损伤最常见
- 近端损伤预后较好
- 早期治疗有助于恢复
- 尽可能直接修复
- 关节融合术或肌肉转位可能是有用的

引言

　　臂丛神经损伤很罕见，但却非常严重（框 12.26.1）。臂丛神经损伤可以是闭合性的，也可以是开放性的，也可出现在分娩发生产伤时。虽然治疗上有些进展，但由于神经再生的不可预知性，大多数患者长期残疾。二次重建仅可使部分患者获益。这些损伤通常发生于年轻男性，这对医学和社会都形成了巨大的挑战。

病因学

　　臂丛神经损伤通常是闭合性的，常由摩托车事故导致。表 12.26.1 显示了来自瑞士的一家三级转诊中心的一些经验。开放性损伤常见于诸如南非和美国部分地区的暴力社会。很大比例的臂丛神经损伤来源于

框 12.26.1　臂丛神经损伤

- 罕见
- 严重的影响
- 通常为闭合性损伤

表 12.26.1　臂丛神经损伤的病因

	百分比（%）
闭合性	
车祸	
摩托车或自行车	52
汽车	12~70
行人	6
工伤	7
跌落伤	10~24
运动伤	5
其他	2
开放性	
撕裂伤	1
枪伤	2~6
医源性损伤	3

Data from Narakas (1987)

医源性损伤，如颈后三角的肿块切除。

发生率

　　臂丛神经损伤的发生率并不明确。英国每年有 300~350 人因闭合性锁骨上臂丛神经损伤而产生严重和永久的损害。近期的发生率可能有所降低。很多轻微的臂丛神经损伤预后良好。患者常见于 25 岁以下缺乏经验的骑摩托车的年轻人。

解剖学

正常

臂丛由 C5 至 T1 的 5 对神经根组成，但存在巨大变异，可在此之上或之下，例如，来源于 C4 或 T2。典型的臂丛如图 12.26.1 所示。

病理（框 12.26.2）

臂丛结构损伤有四种类型：

◆ 神经震荡
◆ 破裂或断裂（神经断裂）
◆ 连续性损伤（轴索中断和神经断裂）
◆ 神经根撕脱

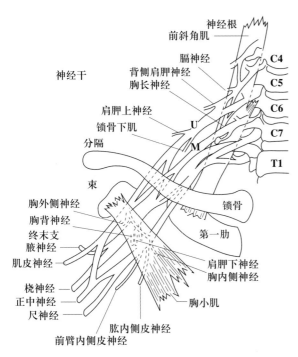

图 12.26.1 臂丛

框 12.26.2 损伤的四种类型

◆ 神经震荡——良好预后
◆ 神经破裂——神经节后损伤可恢复
◆ 连续性损伤——预后不良
◆ 撕脱：
 • 节前损伤
 • 有可能进行手术治疗

神经震荡

可完全恢复。

破裂或断裂

这是神经节后损伤，例如，背根神经节的远端。这也就意味着周围神经损伤，通过一些诸如外科手术等方法恢复连续性后，神经功能有可能恢复。

连续性损伤

这也是节后的损伤。这是大段神经的拉伸，并不存在破裂。理论上，这应该是一种预后较好的损伤，但严重的神经周围和神经内纤维化可导致较差的预后。

神经根撕脱

这是一种节前损伤，例如，中央病变常伴随直接的脊髓损伤。脊髓的背根和腹根通常同时撕脱，但也可以是单独一侧的撕脱。曾经认为这是不可修复的，但现在在外科干预下有了修复的可能性（见下文）。神经节前损伤常伴有严重的神经痛。

伴发伤

主要是对骨和血管的损伤。

骨损伤

可出现肱骨头或肱骨体的一处或多处骨折，肩胛骨、锁骨或肋骨骨折，或肩关节脱位。严重多发创伤常伴有四肢的损伤。

血管

大血管损伤，即锁骨下动脉破裂，常发生于约 10% 的锁骨上和 20% 以上的锁骨下臂丛神经损伤。在开放伤中，发生率会更高。

其他损伤

10% ~ 15% 的严重的臂丛神经损伤可出现头部、脊髓和胸部的损伤。

分类

臂丛神经损伤分类（表 12.26.2）的目的是为了

说明损伤的严重性。这里有两个问题：涉及哪些神经根？损伤是神经节前的还是神经节后的？这些主要是涉及闭合性损伤，如果是开放性损伤，例如，刀伤，通常是臂丛神经节后部分或完全断裂。

临床评估（框 12.26.3）

臂丛神经损伤的诊断通常是很明确的，常见于疼痛且感觉障碍的年轻车祸受害者。但在一些患者中诊断不明确，例如，对肩关节前脱位进行复位后肩关节不能外展时，可能是由于疼痛、肩袖损伤、腋神经或锁骨下神经丛损伤等原因造成的。

病史

在严重的臂丛神经损伤中，特别是同时伴有头部损伤时，病史通常是不完整的。常有高能量损伤病史。

体格检查

初步检查可显示完全的肢体不适及无知觉，但由于混杂了其他病理状态，往往不是特异性的。神经震荡后 7～10 天内会出现功能的快速恢复。但严重的损伤依然需要早期手术干预。特别是要在每一个感觉区域做感觉检查（图 12.26.2）。

理论上，上肢的每一块肌肉都需要做肌肉检查，但有固定检查模式（表 12.26.3）。

某些临床结果有特别重要的意义。

◆ 手部 Tinel 征阳性表明破裂，这在 24 小时内是有效的，特别是 C6 神经根
◆ 沿着手臂神经干的线性青紫意味着神经干破裂
◆ 颈后三角的严重肿胀和深部青紫意味着预后不良
◆ 斜方肌麻痹、锁骨上感觉障碍、同侧膈肌麻痹表明

表 12.26.3 肌肉功能和感觉缺失

神经根损伤	功能缺失	感觉缺失
C5/C6	肩部外旋、屈曲、外展，肘部屈曲，可能合并腕部背伸	拇指和示指
C5/C6/C7	肩部外旋、屈曲、外展，肘部屈曲，此外合并腕部、肘部、腕部、手指和拇指的背伸	拇指、示指和中指
C8/T1	手指和拇指的屈曲、正中和尺侧的手内在肌	环指和小指
C5/T1	上肢功能	上肢感觉

臂丛较高位的神经根撕脱。霍纳（Horner）综合征与臂丛的撕脱有关，特别是 C8 和 T1 神经根
◆ 手臂的放射痛与撕脱伤有关

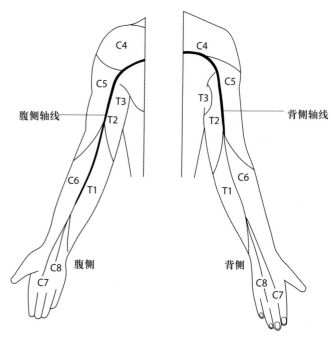

图 12.26.2 感觉区域

表 12.26.2 闭合性锁骨上臂丛损伤的主要形式

类型	损伤的形式	发生率（%）
1	C5 和 C6（C7）破裂或撕脱且（C7）、C8 和 T1 结构完整	35
2	C5 和 C6（C7）破裂和（C7）、C8 和 T1 撕脱	30
3	臂丛撕脱	20
4	其他——多种可能的损伤	15

框 12.26.3 临床体征

◆ 可能没有即刻的明显变化（例如，颅脑损伤）
◆ 评估运动和感觉功能
◆ Tinel 征（尤其是 C6 神经根）
◆ 沿神经干的挫伤
◆ 颈后三角的肿胀（预后不良）
◆ 上肢的严重疼痛（撕脱伤）

辅助检查（框 12.26.4）

神经损伤的检查可以根据相关的神经损伤及病理不同进行分类。对有严重多发创伤的患者需要进行相关的血液检查以及其他辅助检查。

神经检查

X 线平片

胸部和颈椎的 X 线片是最重要的。X 线胸片上同侧膈肌上抬提示膈神经损伤并有 C5、C6 神经根撕脱的可能性。第一肋骨的骨折、脱位或第七颈椎横突的骨折与 C8、T1 神经根撕脱有关。在颈椎正位 X 线胸片中，椎体的错位表明神经根撕脱。

颈椎的影像学检查

脊髓造影、增强 CT、磁共振成像（MRI）都是很重要的检查，但存在很高的假阳性和假阴性率，所以不作为常规检查。但 MRI 扫描可以同时检查脊髓和臂丛，很有意义的。

神经生理学检查

神经生理学检查在最初的 2~3 周是没有意义的，Waller 变性开始后才有意义。大多数严重的臂丛神经损伤需要手术治疗，并且手术多早于 2~3 周，因此神经生理学在急性期的意义有限。

可应用头皮和颈部电极在术中进行神经生理学判断神经损伤。但是，这不是完全可靠的。

伴发损伤的辅助检查

骨骼损伤的 X 线平片：这应是多发创伤的标准评估的一部分。

- ◆ 血管检查：在疑似锁骨下动脉或主动脉弓损伤时应做血管造影或血管数字减影
- ◆ 头部损伤时应做 CT 扫描：这在术前对于评估头部创伤的程度是必要的

治疗（框 12.26.5）

臂丛神经损伤的治疗可分为最初急救处理、非手术治疗以及一期手术和二次手术治疗。

初期急救处理

臂丛神经损伤的最初治疗应按照高级创伤生命支持指导进行。血管损伤是急症，需要准确的诊断和及时的手术治疗。手术方法取决于损伤的部位。血管损伤，特别是锁骨下动脉损伤、应进行静脉移植来修复。移植假体有较高的血栓发生率，会导致大范围的局部纤维化。骨骼损伤需尽早予以稳定，常使用坚固的内固定。肱骨体骨折应尽早使用肱骨钉，但有较高的不愈合率且阻碍对桡神经的检查，臂丛神经损伤中可能会伴有桡神经的破裂。

非手术治疗

神经震荡应保守治疗。准确全面地描述这些损伤是比较困难的，适应证包括涉及神经根较少的轻微病变。通常有感觉功能或运动功能的减退，在最初的 7~10 天可早期恢复。损伤后的头 4 周，使上肢内收至前胸，防止臂丛的进一步损害，同时进行物理治疗预防远端关节僵硬。

保守治疗时间不应过长，因为早期手术修复可取得更大的收益。因此，如果在 2~3 周内未取得预期的恢复，应做神经生理学检查和脊髓的影像学检查并根据这些结果和临床进展制订下一步治疗措施。

框 12.26.4　辅助检查

- ◆ X 线胸片——膈肌抬高，横突 / 肋骨骨折，颈部外展
- ◆ 神经生理学检查作用很小
- ◆ MRI 扫描有价值
- ◆ 评估：
  - 骨损伤时的 X 线片
  - 血管检查
  - 头部损伤时的 CT 扫描

框 12.26.5　治疗

- ◆ 血管损伤的治疗
- ◆ 骨损伤时予以稳定治疗
- ◆ 神经震荡的非手术治疗
- ◆ 手术治疗：
  - 清洁锐器伤的直接缝合
  - 传统的神经移植
  - 节前损伤中神经转位治疗运动功能或缓解疼痛

手术治疗

一期手术治疗的目标是恢复神经功能，二期手术治疗的目标是肌腱转位和骨骼的手术以克服某些问题。晚期的神经外科手术只有很有限的作用。

一期手术治疗

标准的手术入路是近端病变采用锁骨上横切口，锁骨下病变采用三角切口（框 12.26.6）

在锁骨上切口中，将皮瓣和背阔肌上移，沿着肌纤维分离肩胛锁骨肌，同时避免损伤颈丛、血管、膈神经，这时可观察到臂丛位于前斜角肌的后侧及外侧。

在锁骨下切口方法中，分离三角肌和胸大肌，然后将胸小肌从喙突分离和翻开，这时就可观察到臂丛包绕锁骨下动脉。

当臂丛显示清楚后，损伤就很明显了。但随着损伤后时间的延长，由于自身修复，损伤会不明显，也会更复杂了。进一步的诊断可以在术中通过放置在颈部和头部的电极对损伤进行顺行和逆行刺激。在神经瘤中，病变是连续的，当对病变的电刺激仅有部分反应时，很难决定是切除和移植还是不处理。

以下是常用的外科手术方法：

◆ 直接缝合
◆ 传统的神经移植
◆ 血管的神经移植
◆ 神经转位

直接缝合

直接缝合很少使用，仅适用于洁净锐器伤的早期治疗。即使在这种损伤中，移植仍是推荐的方法。在清洁损伤中直接缝合或使用小的移植物，都可达到很好的疗效。

传统的神经移植

该技术是标准的神经移植术（见上文）。移植的神经通常是前臂内侧皮神经、臂内侧皮神经、腓肠神经中的

框 12.26.6　一期手术的预后
◆ 近端损伤有较好的预后
◆ 延误治疗是致命的
◆ 神经移植 / 神经转位有60％的成功率

一个或多个。要进行无张力缝合。在修复中，使用纤维蛋白胶和缝线连接是安全的。术后，上肢应固定悬吊6周以保护修复的神经肌肉。之后应进行物理治疗。

血管神经移植

血管神经移植在 1976 年首次使用，可为神经再生提供良好的血运，以克服神经床缺血性瘢痕问题。但报道显示，血管移植术可能仅优于传统的移植术。该手术更加复杂，因此除了瘢痕部位很少使用。

神经转位

神经转位在 20 世纪 50 年代首次尝试，现在已较为常用。最常见的是副神经转位至肩胛上神经以及肋间神经转位至内侧肌皮神经或肌皮神经。其作用是双重的，其一是对远端神经提供运动刺激信号，以改善功能。将副神经转位至肩胛上神经很大程度上可改善肩部的功能，肋间神经转位至侧索可赋予肘部III 或IV级的弯曲功能。这需要一些再学习，但大多数患者可以掌握。其二是增加远端神经的感觉信号，特别是节前损伤中很明显的缓解疼痛的作用。

神经手术的效果

神经外科手术的结果是多样的，在外周神经修复中受多种因素的影响（见 12.25 章）。大体上，近端肌肉的恢复是最好的，因为神经到肌肉的距离最短，并且这些肌肉体积较大，神经支配不像手部的小肌肉群那样需要精细的支配。另外，在远端肌肉的修复中，在神经再生达到肌肉之前常有严重的终末器官萎缩。在良好的保护下，手部的感觉可恢复。

报道的结果大多数都是有关传统的神经移植和神经转位的结果。

神经移植

延迟治疗对臂丛神经损伤有较大的影响。延迟超过 3 个月对神经修复是非常不利的，超过 6 个月神经再生的可能性很小。在 60％的病例中，对 C5 和 C6进行传统的神经移植术后会有功能性肘部屈曲和对肩部的部分控制。

神经转位

在 3 个月内进行手术的患者中，有＞60％的人疼痛明显缓解，且肩部和肘部得到了功能改善。在 C5、

C6 和部分 C7 的节前损伤中，神经转位的效果非常好。对 C8 和 T1 的节前损伤采用神经转位的效果较差。

重建手术（框 12.26.7）

臂丛神经损伤的二期手术重建有多种方法。主要的技术有肌肉转位、关节融合术、截肢术和缓解疼痛的手术治疗。尽管良好的神经再生对功能的改善要明显好于肌肉转位，但在不能进行神经再生的情况下，肌肉转位也不失是个很好的选择。

◆ 肌肉转位：标准的方法详见 6.9 章。肌肉转位在重获肘部弯曲和腕、手指的背伸方面有很重要的作用

◆ 如果肩胛带功能良好，那么肩胛肌群可以支撑上肢的重量并提供一些运动功能，此时可对肩关节进行融合术。这样可减轻不稳定的肩关节对臂丛的牵拉而减轻疼痛。关节融合术很少用于上肢的其他关节

◆ 目前较少采用截肢术，除非是伴有广泛血管损伤的严重损伤。晚期截肢的适应证为连枷，无功能的上肢，引起肩部明显的疼痛，尤其对臂丛神经形成牵拉时。大多数在肱骨近端进行截肢，以保留肩部的外观

下面分别对肩部、肘部、前臂和手部四个部分的重建手术进行叙述。

肩部

肩部手术的复杂程度是由上肢剩余的功能水平决定的。因此当只有 C5 和 C6 损伤时，如果神经恢复差，为了使用手部和前臂的良好功能，改善肩部功能的所有努力都是值得的。肌肉转位，特别是背阔肌转位至外旋肌，对于恢复部分上肢的外旋功能是非常有用的。如果无法实施，那么进行肱骨外旋截骨术后可能可以更好地运用前臂和手部的功能。对于连枷或损伤非常严重的肩关节，最好的办法就是关节融合。利用内固定或外固定进行肩胛盂肱骨关节融合。偶尔对胸肩胛关节控制不良的患者可以行肩胛胸融合手术治疗。

框 12.26.7　重建手术
◆ 肌肉转位以获得： 　• 肘部屈曲 　• 腕部背伸 ◆ 肩关节融合： ◆ 截肢术——偶尔对血管损伤或疼痛性无功能下肢进行

肘部

对于手部功能正常的患者，肘关节屈曲功能是非常重要的。与肘关节的屈曲相比，背伸功能则可以通过重力作用进行弥补。当然肘部背伸功能缺失也会给患者带来一些困惑，例如，肩关节外展可达 90°的患者这时需要肘部背伸来对抗重力；或患者需要背伸力量来从椅子或轮椅上起来。

多数肘部手术的目的就是为了恢复肘部屈曲功能。常用的肌肉转位有三个：肱三头肌转位至肱二头肌，胸大肌转位至肱二头肌，将肱桡肌向近上移位的 Steindler 屈肌成形术。肱三头肌转位至肱二头肌恢复肘部屈曲的效果最好，但损伤了肘部的背伸功能。Steindler 屈肌成形术的效果最差，有损伤尺神经的风险且屈曲的力量较差。

最近有报道，利用对侧的背阔肌游离肌肉移植重建肘关节屈曲功能，特别是日本的外科医师利用股薄肌重建肘部、腕部和肘部的屈曲功能，使肘部屈曲功能达到 M4 或 M3 级。

前臂

主要的问题是前臂的旋转功能的缺失。虽然牵拉肱二头肌远头部分会产生一些旋后力量，但重建前臂的旋转功能依然是非常困难的，手术的主要目的是通过旋转截骨术改变前臂休息位的位置。

手部

手部的功能障碍主要是手指和腕关节的背伸功能。支配上肢的伸肌的神经比支配上肢屈肌的神经更靠近端，因此当近端臂丛神经损伤时，腕关节和手部通常保留部分屈曲功能，而丧失背伸功能。肌腱转位是在 Robert Jones 转位（见 6.9 章）的基础上进行，但通常是直接转位至功能良好的肌肉。因周围神经损伤导致同时存在部分屈肌功能障碍时，肌腱转位失败是比较常见的，而且锻炼也同样非常困难。

疼痛（框 12.26.8）

疼痛是臂丛神经损伤最严重的后果之一。节前损伤时疼痛是非常常见的症状，C8 和 T1 损伤时疼痛的发生率比 C5 和 C6 损伤时更高。疼痛可导致患者抑郁、麻醉药成瘾或自杀。疼痛性质常为绞痛、烧灼痛、钳夹样

框 12.26.8 疼痛治疗

◆ 镇痛药，特别是神经刺激抑制剂，例如，阿米替林
◆ 经皮的神经刺激（50% 成功率）
◆ 神经转位（成功率高达 80%）
◆ 脊髓手术
◆ 功能锻炼

疼痛、放射痛或电击痛。对此很难进行治疗，会给良好的功能锻炼、工作以及重返社会带来困难。特殊的治疗包括镇痛药、经皮电刺激神经疗法、神经转位和脊髓的治疗。

镇痛治疗从普通的口服镇痛药到阿片类药物。如果有可能，尽量避免使用阿片类药物，因为其效果欠佳并有成瘾性。神经痛可能对卡马西平、苯妥英钠或阿米替林有效。

对于一半的患者，经皮电刺激神经疗法可有效缓解疼痛。

神经转位，尤其是肋间神经转位，对减轻神经痛效果明显。之前认为该治疗只对早期手术的患者有效，但后来的研究发现其对晚期手术的 80% 的病例也是有效的。

有对脊髓的进行治疗尝试，例如，对网状脊髓束的干预、背根入口区的热凝治疗。令人惊奇的是，高达 2/3 的患者的症状得到明显缓解，但也带来高达 10% 的风险明显增加，可能会导致神经损伤，尤其会影响到下肢和性功能。因此不到万不得已时不要尝试进行骨髓治疗。

臂丛损伤后患者的康复治疗对于长期功能的恢复非常重要，有助于患者重返之前的生活状态。由外科医师或理疗师协调的综合康复治疗组起非常重要的作用。其他组员包括物理治疗师、职业理疗师、护士、再训练指导师。物理治疗师可帮助患者加强肌肉锻炼、活动关节、进行经皮电刺激神经治疗。职业理疗师制作合适的夹板并组织日常的训练。护士提供病房的持续支持和帮助。再训练指导师制订进一步重返社会的恢复计划。

展望

对臂丛神经损伤预后的判断是比较困难的。成人

臂丛神经损伤的发生率在降低，因为摩托车的使用减少了，尤其是在较差的天气。越来越多的证据表明，早期手术对于患者恢复神经功能是有效的。

瑞士最近的研究表明，植入脊髓的腹根是可以再生的。节前损伤的运动功能是可以部分再生的。这已在人体的初步研究得到了部分证实。

最近对神经生长因子进行了研究，发现只有臂丛神经瘤中有少量神经生长因子。未来，术中应用神经生长因子可能有利于神经的恢复。

游离肌肉转位在重建手术中的作用并没有被完全证实，但其适应证很可能扩大。

结论

臂丛神经损伤多发生于青壮年人且后果严重，会给患者和社会带来很大的负担。20 世纪 60 年代在巴黎召开的 SICOT 会议认为，手术治疗臂丛神经损伤是没有意义的，因此多年来对臂丛神经损伤患者的治疗有过度治疗之嫌。然而，毫无疑问的是，早期进行积极的手术治疗甚至晚期进行针对性治疗是非常有意义的。

拓展阅读

Birch, R.B. (1992). Advances in diagnosis and treatment in closed traction lesions with a brachial plexus. In: Catterall, A. (ed) *Recent Advances in Orthopaedics*, No. 6, pp. 65–76. Edinburgh: Churchill Livingstone.

Birch, R.B. and Giddins, G.E.B. (1996). Peripheral nerve injuries. In *Medico-legal Reporting in Orthopaedic Trauma*, second edition. Edinburgh: Churchill Livingstone.

Breidenbach, W.C. and Graham, B. (1991). Vascularised nerve grafts. In: Gelberman, R.H. (ed) *Operative nerve repair and reconstruction*, pp. 569–86. Philadelphia, PA: J.B. Lippincott.

Carlstedt, T.P., Grane, P., Hallin, R.G., and Noren, G. (1995). Return of function after spinal cord implantation of avulsed spinal nerve roots. *Lancet*, **346**, 1323–5.

Narakas, A.O. (1987). Traumatic brachial plexus injuries. In: Lamb, D.W. (ed) *The Paralysed Hand*, pp. 110–15. Edinburgh: Churchill Livingstone.

Sedel, L. (1987). The management of supraclavicular lesions: clinical examination and surgical procedures. In: Terzis, J.K. (ed) *Micro-reconstruction of Nerve Injuries*, pp. 385–92. Philadelphia, PA: W.B. Saunders.

Wynn Parry, C.B., Frampton, V., and Monteith, A. (1987). Rehabilitation of patients following traction lesions of the brachial plexus. In *Micro-reconstruction of nerve injuries* (ed. J.K. Terzis), pp. 483–95. Philadelphia, PA: W.B. Saunders.

12.27

再　植

D. Grinsell • D.R. Theile • W.A. Morrison

（王振威 译薛　峰　张殿英 审校）

要点

◆ 在选择合适的适应证情况下，手指再植术是最佳的功能重建方法
◆ 拇指离断、多指畸形和儿科再植是最佳适应证
◆ 良好的功能需要再植的手指长度合适、可活动、稳定以及感觉恢复
◆ 再植的成功与否以及功能恢复情况依赖于包括显微手术技术在内的多个因素
◆ 器官移植是恢复不可再植肢体功能的唯一机会

引言

重建的指导原则之一就是现代整形外科之父Harold Gillies 先生倡导的以类似物取代。从再植的字面意思来看，就是运用显微外科技术使断肢成功再生。从首例上臂再植到首例拇指再植，离断肢体的再植有着共同的特征，再植几乎包含所有肢体的末端。

不幸的是，再植成功并不意味着恢复了满意的功能，仅仅复原了患肢而无功能是没有意义的。在进行再植手术之前，需要对肢体的骨骼、肌腱、神经和关节活动度进行评估。

截肢的机制

肢体离断的机制很大程度上反映了肢体解剖结构损伤的程度，这与断肢存活和长期的功能恢复有密切关系。保守估计治疗的效果是明智的，因为即使是在理想状况下也不排除发生意外的情况，否则会让患者对治疗失望。

工业机械操作时造成的断肢的原因是多种多样

的，并且可因受害者的反射性收缩反应进一步加重损伤。对受伤机制的详细描述结合断肢检查和X线片可提供组织损伤程度的线索，但必须根据外科探查结果最终决定进行再植手术的可行性。

切割性离断

切割性离断对于再植是最有利的受伤机制，虽然最少见。不幸的是，这种损伤多数发生在肢体的最末端，这对再植技术有更高的要求。

压轧性离断

压轧范围局限

电锯或加压类型的机器对肢体造成的范围局限的损伤或轻度的挤压伤最为常见。组织损伤的范围较宽，并常为多处损伤。对损伤组织结构进行修剪后，损伤的类型可转变为锋利型，但其预后不如锋利型损伤好。在清理了撕脱的部分阻滞后，仍可实现较高的存活率。

压轧范围广泛

由钝器挤压或高速搅拌机造成的广泛挤压伤常常伴有大面积的皮肤、软组织、肌腱和神经末端的挫伤以及粉碎性骨折。这时缺乏可用的组织，尤其是骨骼和皮肤，常常需要局部、区域或游离皮瓣进行覆盖。

撕脱性离断

撕脱离断伤是由于纵向的撕脱暴力加上受害者本能的缩回反射造成的。一般情况下，撕脱的血管组织保留在近端断端处，而长肌腱和神经组织保留在远端断端处。手指动脉可能会有一个更为广泛的损伤，损伤常常可以波及近端下一个血管分支点甚至掌部的血管，并且在别处可能会有血栓生成。如果损伤机制有扭转的暴力，则尽管动脉肉眼看起来正常，但没有血流，这是由于内膜螺旋形旋转所致，解剖近端的血管，在显微镜下可清楚地看到。相反，静脉常常只是离断伤而不是撕脱伤，可在皮缘处修剪受损的静脉，之后进行一期吻合，而动脉几乎都需要静脉移植修复。

撕脱伤的特征就是广泛的皮肤脱套，皮肤遗留在远端撕脱的组织上，造成远端血运较差，往往需要皮瓣移植。皮肤的最终命运依赖于远端动脉切除的范围。远端被坏死皮肤包绕的手指在经过重建和修剪之后是有可能存活下来的。一般情况下，如果神经和肌腱受损，特别是肌腱在肌肉和肌腱结合处分离时，长期预后常常不佳。值得注意的是，经典的环形撕脱伤其近端的骨骼和屈肌腱完好无损，这时仅仅需行血管重建或软组织再植，因而允许早期的关节活动，并且会有更好的预后。

混合损伤

物理损伤可能会合并有热灼伤或化学烧伤，因断肢没有了血供，所以无法进行评估。不当的断肢保存会造成冻伤。有严重的污染时需要对包括骨骼在内的所有组织进行扩大清创，并对所有血管进行静脉移植。

再植的适应证（框 12.27.2）

再植没有绝对的适应证，作出是否进行再植的决定经常很困难，需要有再植手术和手外科丰富的经验，

框 12.27.2　再植的适应证
◆ 目标是恢复功能、生长和美观
◆ 在允许的缺血时间内
◆ 损伤平面越靠远端效果越好
◆ 拇指再植是上肢最强烈的适应证
◆ 多个断指也是再植的强烈适应证
◆ 年轻患者效果较好

以求达到最成功的功能恢复。再植的目的是恢复功能、生长和外观。僵硬、发凉和疼痛的手指可能要排除，否则会影响剩余未被损伤的正常手指的功能。但仍有一些患者出于宗教或文化的考虑坚持要求进行再植。同样，一些患者出于美观的需要，宁愿保留一个无功能的手指也不愿带麻烦的假肢。因此如果再植不成功，可在一年后进行截肢手术，当初再植的尝试总比直接进行截肢手术要好。

缺血时间、离断平面、损伤机制、断肢数量、伴发手部损伤情况以及年龄都是影响预后的潜在因素。

缺血时间

断肢中肌肉的数量直接关系到组织对缺血的耐受能力。附带肌肉较少的断肢的最大允许缺血时间为常温下 12～16 小时，低温下不超过 28 小时。离断平面较高的断肢，例如，前臂或下肢，附带有大量的肌肉，因此与手指相比其允许的热缺血时间较短（6～8 小时）。如果这些断肢的热缺血时间＞8 小时，不确定因素增加，会对生命带来潜在的威胁，因此最好不要尝试进行再植。

离断平面

关于离断平面的分类有很多种，但出于使用的考虑，分为以下五个类型：

1）0 类（远端）：远端指间关节（DIP）以远或拇指指间关节（IP）以远
2）1 类：指浅屈肌止点至远端指间关节（区域 1）
3）2 类：A1 滑车至指浅屈肌止点（区域 2）
4）3 类：腕部至 A1 滑车
5）4 类：腕部以上或下肢

肢体末梢再植虽然对技术要求较高，但它只要存活其功能也就恢复了，因此在所有再植中末梢再植的效果应该是最好的。

1 类断指离断伤中只有切割性离断可恢复功能，特别是多指离断和尺侧的断指。即使远端指间关节运动和感觉动能较差，完好的近端指间关节会代偿相当多的握掌功能，同时平衡外展的手部。2 类离断伤是单个断指中最不适合做再植的，因为其结构的复杂性。在实践中发现，1 类和 2 类非切割性离断损伤进行再植的效果并不理想，因此应把其归为禁忌证。

0～2 类断指再植有相对优势，因为不需要任何运动神经的再支配。2 类离断近端的离断伤是进行再植的最佳适应证。对腕部水平清洁切割性离断进行再植可获

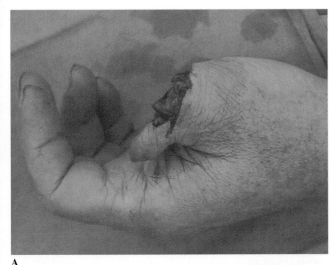

A

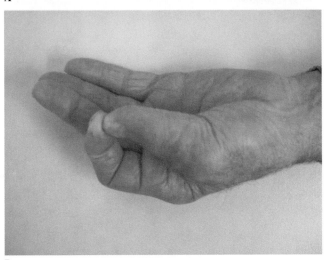

B

图 12.27.1　A）拇指完全离断——即使是 76 岁的患者也是再植的强烈适应证。B）获得了正常的感觉和良好的功能

得最大受益。前部中段及以上平面进行再植的效果欠佳。

对于在关节处离断的情况，省去了固定和骨折愈合的过程，因此允许更早期的活动。但活动的范围常常是令人失望的。对于只有唯一稳定结构的关节（通常为近端指间关节）的修复，不要祈求恢复至损伤前的状态和可动性。

断指的数量

拇指功能占手部功能的 40%，因此任何年龄任何平面的拇指离断都是再植的适应证（图 12.27.1）。指腕掌关节的三个关节面的活动度可以弥补再植后指间关节或掌指关节的僵硬，因此对功能的影响明显减小。对单个手指的离断只有在特殊情况下才考虑进行再植。如果单个手指离断伴有其他手指或手部其他位置

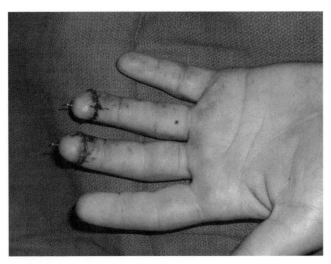

图 12.27.2　中指和环指末端再植的术后照片。所有的再植的肢体都有很好的功能和美观效果

的损伤，那么残疾的程度就会大大增加，因此是再植的强烈适应证（图 12.27.2）。

多个手指离断是再植的强烈适应证。对手部功能的最起码的要求是：一个稳定、可活动的拇指和一个用于对抗的手指。桡侧的三个手指需要指腹捏物，因此满意的感觉功能要比运动性能更加重要。然而，手部尺侧的用力紧握是其主要功能，需要手指的长度和活动性，对感觉的要求相对较低。再植后关节的活动度非常重要，尤其是近端指间关节。0 类和 1 类离断并不需要有精细的功能，只需要对手指的长度进行简单的复原，就可满足尺侧对抓握的要求。

多个手指离断时并不一定每个断指都适合再植，要牢记，需要从中挑选损伤最小的再植给最适合的残端。多数情况下会涉及拇指。

年龄

年轻患者的预后要优于年长者。儿童的大脑未发育成熟，因此重塑性很强，可使皮质重新定位，所以对于儿童，任何手指任何平面的断指都是再植的强烈适应证。年龄＞20 岁，神经再生不可预测性增大，除了末端断指外，所有的断指再植后运动和感觉功能均有明显受损。

临床评估（框 12.27.3）

病史

病史应包括对缺血时间的估算、损伤的性质和机

框 12.27.3 临床评估
◆ 病史 / 损伤机制 / 优势手
◆ 伴发损伤
◆ 避免无谓地打开近端的伤口
◆ 血色素和交叉配血
◆ 断肢两端的 X 线检查

框 12.27.4 治疗 1
◆ 固定和复苏
◆ 低温潮湿保存断肢
◆ 压迫止血
◆ 两组手术医师
◆ 首选全身麻醉

框 12.27.5 治疗 2
◆ 清创
◆ 标记重要结构
◆ 必要时缩短骨骼
◆ 修复伸肌腱
◆ 先吻合静脉
◆ 然后修复掌侧

制以及污染物。患者的年龄、职业、爱好、运动技能以及优势手都需要详细记录。确定患者注射破伤风疫苗的情况。存在任何危及生命的并发症时，考虑进行再植都是非常愚蠢的。

体格检查

急诊检查的目的是为了评估恢复循环的可行性以及功能恢复的可能性，以便于同患者进行术前谈话。断肢可以反映出损伤的类型和平面。从远端的形状可以推论出近端残端的情况，因此一般情况下，为了避免疼痛，尽量不去打开近端的伤口。如果是复杂的大型断肢以及多平面损伤，排除更近端的多平面损伤、广泛的组织缺失非常重要，尤其是是否合并臂丛神经损伤。即便在这种情况下，一些手术修复也是不可避免的，因此应避免麻醉前进行无谓的探查。

知情同意书

一些情况可能只有在手术时才能发现，因此术前谈话需要谈及所有的可能性，包括血管移植、皮肤移植、神经移植、骨移植以及就近游离皮瓣。

特殊的辅助检查

多数损伤都会有些出血，因此常规检查血色素、血型以及交叉配血。对残端和断端进行 X 线检查，要包含损伤处的近端关节。

治疗（框 12.27.4 和 12.27.5）

术前治疗原则

患者的管理

虽然多数的离断伤是单独损伤，但患者的急救治疗仍需按照创伤救治原则进行。因为没有再植的绝对适应证，要优先治疗任何危及生命的损伤。首先对患者进行复苏，使患者病情平稳。有多篇文献报道，断指再植是

在数小时甚至数天后待患者病情平稳后才进行。

断肢的处理

尽快将离断肢体保存在生理盐水浸湿的无菌纱布中并放在密封的塑料袋中，然后放在冰水混合物中。研究表明，没有一种灌注液对肢体产生细胞有确切的保护作用。

近端肢体残端

多数情况下加压包扎可有效止血，不到万不得已不要使用止血带。万一不完全性离断出现血供阻断，则应用夹板使断端固定在解剖位置，以求最大限度的保留血供。

手指再植

手术原则

理想情况下，再植手术需要尽快实施，两组外科医师一组修复断肢，另一组修复残端。修复的顺序见表 12.27.1，这样会节省大量的时间。

麻醉选择

全身麻醉是比较好的选择，但如果时间允许，可在术前进行腋窝阻滞并置管，这样既可以因阻滞交感神经使血管扩张又可治疗术后阵痛。但麻醉方面的文献最近报道，局部麻醉会造成一个交感化的手指或游离皮瓣出现窃血现象，因此会事与愿违。末端断肢再

表 12.27.1　断指再植的修复顺序

骨骼
骨膜（背侧）
伸肌腱，包括副韧带和固有韧带
静脉
背侧皮肤
骨膜（掌侧）
屈肌腱
动脉
神经
掌侧皮肤

植（0 类）可在局麻下进行。

麻醉对于手术成功与否非常重要，但不幸的是，再植手术常常发生在工作时间之外，此时经验丰富的麻醉医师可能已经下班。手术过程中需要保证手指的有效灌注。理想的麻醉包括：温和的诱导和拔管，将核心体温维持在 37℃，尿量 1 ml/(kg·h)，避免使用血管加压素和利尿剂，保持循环血量正常，将血色素维持在 10 g 左右。我们的经验是，输注压积红细胞后给予浓缩白蛋白是维持血容量的最好的胶体液。使用脑电波检测麻醉的深度，随着血压的改善减少使用吸入麻醉药的量。

评估和显露

清除异物，并对损坏的组织实施彻底的清创。仔细寻找需要修复的重要组织并分别予以标记。经常需要在近端扩大切口，以便修复损伤和回缩的指动脉和（或）神经。最好使用 Bruner 切口，以便皮瓣覆盖在吻合的微血管上，但切口本身可能因为肿胀而不能完全闭合。找到屈肌腱的两个断端，并分别预留缝线。

缩短固定骨折

骨骼适当缩短是非常有必要的，而且是再植的第一个步骤。切割性离断和末端再植时则可省略这个步骤。缩短骨折的主要目的是：皮肤、皮下组织、神经可在无张力缝合，肌腱可在适当张力下缝合。虽然骨骼缩短有助于血管两端的端端吻合，这也是进行此操作的一个原因，但这会诱导术者对受损血管进行不恰

当的切除。如果离断刚好发生在关节处，就无法缩短骨骼，此时需要进行必要的血管移植。

稳妥的固定可使患肢进行早期功能锻炼，因此是个非常关键的手术步骤，也是最难做到的。血管再生带来的获益经常会由于骨折畸形愈合或骨不连大大减少。钢板固定很坚固，但会造成广泛的骨膜剥离，侵袭性较小的钢钉固定对血运破坏较小但硬度不够。而适当地使用交叉克氏针有很多优点，可稳定固定但又不是坚硬的内固定，不过多破坏血运，容易拔出，因此是再植骨骼固定的重要方法（图 12.27.3）。

背侧修复

使用连续缝合技术对伸肌腱、侧副韧带、固有韧带进行修复。最好先吻合静脉后吻合动脉，以避免不必要的失血。对于末梢再植，如有严重的挤压伤且缺血时间过长，并且如果对是否可行血管重建产生怀疑，可先进行动脉吻合。通常很容易在皮下组织中通过小的血凝块找到手指背侧的静脉，而且远端断指静脉的位置也可反映出近端相应静脉的大致位置。偶尔在掌侧也可发现粗细相似的血管。一般不用过多切除，修剪后可直接吻合。不适当的骨骼缩短或皮肤脱套会导致皮肤闭合困难，而导致血管裸露、干燥、感染、继发出血以及 4 ~ 5 天后血栓形成。

掌侧修复

骨骼修复之后，利用之前预留的缝线修复屈肌腱，并将手指维持在自然的位置，以减少吻合神经血管时的张力。根据与神经恒定的解剖关系可确定指动脉。两侧的指动脉向远端的延伸，渐渐向中线集中并形成拱形，之后形成单一的动脉向深层延伸至指骨的表面。近端的动脉应予以切除，除非可触及良好搏动。如果血管痉挛，则应采取下面的措施使其恢复血流：牵拉血管至其生理长度，血管内注入肝素，使血管依附于组织，局部使用解痉药，以及温盐水冲洗。最好在显微镜下进行操作。静脉移植物应在前臂的屈肌面获取，吻合时应保持轻度的张力以避免过长迂曲。如果显露困难，可在进行骨骼固定前先将移植静脉与远端吻合。吻合血管的数量与断指存活的可能性直接相关。

如果局部没有可用于血管重建的动脉和（或）静脉，传入性动静脉吻合可提供有效的灌注，传出性动静脉吻合可提供回流。

利用神经外膜缝合技术修复两侧的指神经。如果

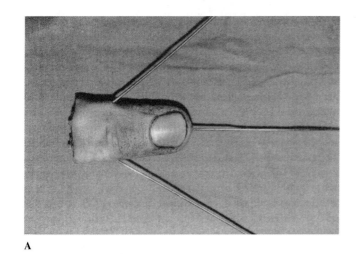

A

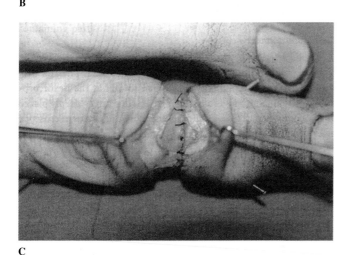

B

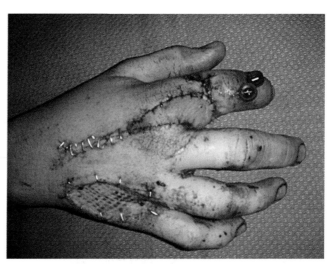

C

图 12.27.3　克氏针固定。A）在断指预留一根纵向的克氏针和两根交叉克氏针。B）纵向的克氏针向近端进针同时矫正对位，交叉克氏针向前进针同时矫正旋转畸形，避开指间关节。C）如果可能，尽量缝合骨膜

局部神经损伤不能用于修复，那么前臂的内侧皮神经、骨间后神经或静脉都是可用的移植物。皮肤需要无张

力闭合，以便于覆盖下面的血管。必要时可进行皮瓣转位修复次要的缺损（图 12.27.4）。掌侧使用石膏托时，应避免手指的环形包扎。

大型断肢的再植（框 12.27.6）

再植组织可恢复感觉功能是断肢再植比使用假体唯一有优势的方面。受损神经为混合神经，附带大量肌肉、局部组织的破坏，以及可能的撕裂伤，这些都决定了较大断肢的再植不会有很好的预后。较大的血管损伤让血管修复变得更加容易，但允许的缺血时间却大大减少。合并有臂丛或近端神经损伤时，即使有最理想的恢复环境，预后也是非常差的。一般来讲，肘部以上的断肢再植是禁忌的，但对小孩除外。双平面损伤，特别是伴有臂丛神经离断伤，也是再植的禁忌证。

足或小腿再植后感觉功能很可能不能恢复，这将给患者步行带来困难。患者对膝关节以下的假肢耐受良好，可以很快适应。因此，除了儿童，下肢的再植只适用于胫后神经没有离断的不完全再植。

手术原则

大型断肢的再植有几个重要原则，这些原则并不适用于手指再植。大型肢体的再植是一个真正的急诊手术。与早期的传统原则不同，所有大型断肢再植均需要在进行任何骨骼固定或软组织修复前进行血管修复。临时的分流可用于快速恢复动脉和静脉的连续性。通常先进行

图 12.27.4　示指再植和尺侧三个手指血管重建术后第 7 天。多个手指损伤时，皮瓣可提供简单但非常重要的软组织覆盖

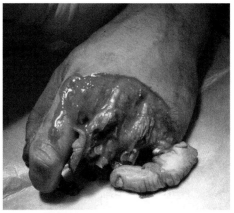

A

动脉吻合，等新鲜的动脉血冲出含有大量毒素的血后再修复静脉，恢复循环。在手术过程中，同样需要对附带较多肌肉的肢体进行降温处理。

肌肉和骨骼的修复

断肢再植缩短骨骼的目的与手指再植的不同，要优先满足神经的端端缝合和肌肉肌腱的修复，一般情况下需要缩短 10 cm 甚至很多。根据骨折的平面和类型选择合适的骨骼固定，应遵循 AO 指南。尽管缩短了患肢，但还是经常要用到游离皮瓣来覆盖伤口。

然后修复肌肉肌腱，可能会用到侧侧肌腱缝合术、二次肌腱转位甚至游离肌肉移植。

神经和血管的吻合

遵循修复微血管的原则非常重要。只有证实血管有流动性时才能进行吻合。动脉重建几乎都需要进行血管移植。由于长期的高流速和高压，静脉移植物的长期预后并不确切，因此应考虑进行动脉移植，胸背动脉和对侧的桡动脉都是合适的供体。

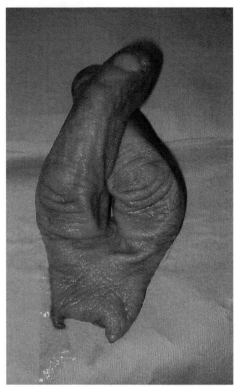

B

再灌注

如果对筋膜室内压有任何怀疑，都应预防性地进行筋膜切开术。在手部包括骨间肌和腕管减压。血管再通后，全身再灌注毒性反应和肌红蛋白尿症都是非常危险的，并且与缺血肢体的长度相关。

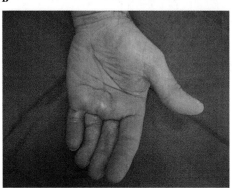

C

图 12.27.5 A）和 B）显示毁损严重的手部。恢复良好的功能需要过硬的外科技术和知识以及一点点的运气。C）3 个手指再植的结果——即使是一点点的功能对患者也是有益的

术后治疗原则（框 12.27.7）

术后给予患者保温、水化治疗并适当地抬高患肢。预防性使用广谱抗生素。绝对戒烟，因为抽烟可引起血管痉挛并增加血栓形成的风险。对患肢进行包扎要留出观察的视窗，这点非常重要，有利于及时观察患肢是否有局部坏死、感染或血管裸露的迹象。如果有肌肉坏死的迹象，24 ~ 48 小时后进行二次探查以确定肌肉的活性是非常明智的。

监测

术后 24 小时内每小时、其后每两小时观察一次肢体的毛细血管回流征、颜色和温度。良好灌注的组织毛细血管回流时间应为 2 秒。静脉回流障碍时，指腹变成暗紫色，毛细血管回流加快，用针刺破皮肤会留出暗紫色的血液。完全的动脉血供中断是非常容易判断的：手指苍白，皮温下降，毛细血管回流消失，指腹干瘪，针刺破皮肤后不出血。动脉供血不足比较难判断，容易被误认为是静脉问题。动脉供血不足时，指腹变紫、毛细血管回流变慢或消失、针扎后不出血或缓慢渗出暗紫色的缺氧血液。

抗凝

关于是否应进行抗凝治疗，人体研究和动物研究的结果并不一致，因此我们很难作出决定。各个治疗中心抗凝治疗各不相同，从完全不用到使用足量的抗凝剂。我们的经验是，多数手指再植后出现血管危象的病例在使用肝素后得到了有效的纠正。如果再灌注时间拖得比较长，则术中使用固定剂量的抗凝剂是非常有价值的。

功能锻炼

手指再植后，理论上应进行早期功能锻炼，但由于伸肌腱和屈肌腱都进行了修复，所以在实际实施中非常困难。对于大多数病例，完全固定 3 周时间是非常好的选择。

结果

手指再植
成人

根据 Meta 分析结果，大量文献报道的结果是相当一致的，列举如下：

再植的存活率

◆ 总体：85%
◆ 切割伤：90%
◆ 撕脱伤：65%

功能恢复

◆ 骨骼：骨不连少见
◆ 神经：
  • 两点辨别力为 2 mm 至 >20 mm
  • 平均 9 mm
  • 越远端的再植，两点辨别力越好
◆ 血管收缩：
  • 患肢发凉与天气状况有关
  • 与损伤有关，与再植无关
  • 多年后可部分改善
◆ 主观感觉：
  • 总体看来 80% 的患者感觉从中获益
  • 年龄越大满意率越低
◆ 康复：除末端再植外，返回工作至少需要 4 个月的恢复时间

儿童

手指再植的结果归纳如下。

再植存活率

◆ 总体 70%

功能恢复

◆ 神经：
  • 平均两点辨别力为 5 mm
  • 单根神经修复感觉正常
◆ 运动：
  • 25% 达到完全正常的活动
  • 其他大部分恢复有用的功能
◆ 生长：
  • 依赖于骨骺是否损伤
  • 基本上所有发育相当

大型断肢再植

大型断肢再植的文献报道称，再植的功能优于假体。

的处理、皮瓣覆盖非常有效。

晚期并发症
骨不连、畸形愈合、僵硬以及肌腱断裂

　　详细记录再植手术造成的神经血管解剖的所有变化是非常重要，这些记录可以最大限度地降低再次手术的风险。对再植手术进行翻修对于所有手外科医师是最大的技术挑战。关节松解术和肌腱松解术往往并不值得实施。因此在初次手术时进行最理想的修复是非常重要的。如果神经断端间有间隙，则应进行神经移植术。硅胶关节和肌腱常用于再植，并被认为可减低再次手术的可能，尽管可能会使感染的风险增加。

患肢发凉

　　肢体发凉的发生率在术后最初时是比较高的，但随着时间延长可有所改善。我们在实践中发现，只有很少一部分患者会因为忍受不了寒冷季节时患肢冰凉而进行截肢手术。肢体发凉很可能是由于损伤而不是由于再植手术。

机会

　　再植的机会只有一次，错过后再意识到再植的可行性是徒劳的，一些看起来不可再植的肢体，换一种思维可能会有奇特的重建方法。经久耐用的脚底皮肤可用于覆盖胫骨上端的结构（图 12.27.6），从而避免膝关节以上平面的截肢。

展望

　　再植的最终梦想是进行人体肢体的同种异体移植。外科医师的热情因最近发生的事情再次被点燃。虽然首次移植的尝试很快宣告失败，但最近法国的研究者们开始第二波在全球范围内进行手部移植的尝试。

　　目前已准确记录了至少25例移植的效果，大部分患者有因急性排斥期服用免疫抑制剂、糖尿病和股骨头缺血性坏死带来的并发症，但只有2例进行了截肢。鉴于已获得了惊人的功能恢复，再加上面部移植，早期措辞强烈的反对者们的意见变得温和了很多。达到淋巴细胞再生的嵌合是一个里程碑事件，将会使没有免疫移植风险的合成组织移植成为可能。

　　转自转基因猪的关节、肌肉、肌腱和神经的异种

框 12.27.8　并发症

- 动脉供血不足
- 静脉功能不全时可用水蛭法
- 感染少见
- 关节松解术肌腱松解术治疗僵硬
- 患肢冰凉

并发症（框 12.27.8）

动脉供血不足

　　术后出现动脉供血不足时，需要迅速返回手术室，如果原因是不当缩短了受损的血管，那么翻修手术常常需要进行血管移植。如果翻修效果不理想，全身肝素化、保温、手部低于心脏高度也许会让患者受益，但应保持警惕。晚期的血管闭塞比较少见，但可因内膜增生而出现在近端肢体。

静脉回流不畅

　　静脉功能不全可使患肢迅速失活，因此早期发现对于抢救性治疗非常关键。轻度的回流不畅可通过抬高患肢而得到解决，但如果不能缓解，则应进行探查和翻修。如果不能手术，则进行医用水蛭法或化学水蛭法治疗也可奏效。

医用水蛭法

　　水蛭吸血时可释放出水蛭素，后者是一种强效的抗凝剂，如果手指出现了紫色，则可使用水蛭素，同时使用四环素或头孢曲松预防嗜水气单胞菌感染，因为该菌可存于水蛭中。

化学水蛭法

　　该法需要在指腹处做切口，并在皮下组织中注射500 IU的肝素。每隔半小时进行局部按摩一次，以保证期持续的出血，每天需要重复注射多次肝素。

感染

　　尽管很多断肢发生时受到污染，但出乎意料的是，伤口或骨骼的感染少有发生。血肿和皮缘坏死是诱发感染的先兆，并威胁到血管的畅通。如术后4~5天出现血栓伴发感染，则几乎无药可救。重视术中皮肤

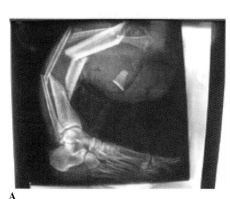
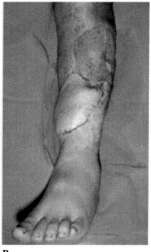
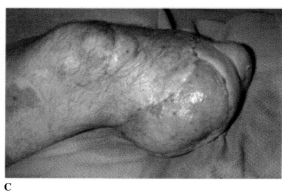

A   B   C

图 12.27.6 A）多平面损伤是再植的禁忌证，但断肢可提供有用的材料，可用作各种的游离皮瓣。B）足背动脉游离皮瓣可用于覆盖对侧的胫骨。C）游离鱼嘴形包含根骨的足底皮瓣用于膝关节处，避免了膝关节处的截肢

器官移植可在二次重建中发挥一定作用。

拓展阅读

Morrison, W.A., O'Brien, B., and MacLeod, A.M. (1977). Major limb replantation. *Orthopaedic Clinics of North America*, **8**, 343–8.

Morrison, W.A., O'Brien, B., and MacLeod, A.M. (1978). Digital replantation and revascularisation: a long term review of 100 cases.

Hand, **10**, 125–34.

Tamai, S. (1982). Twenty years' experience of limb replantation—review of 293 upper extremity replants. *Journal of Hand Surgery*, **7**, 549–56.

Waikukul, S., Sakkarnkosol, S., and Vanadurongwan, V. (2000). Results of 1018 digital replantations in 552 patients. *Injury*, **31**(1), 33–40.

Wojciech, D. (2006). A met-analysis of success rates for digit replantation. *Techniques in Hand and Upper Extremity Surgery*, **10**(3), 124–9.

12.28
掌骨和指骨骨折

T.R.C. Davis • J.A. Oni

（安　帅 译　陈建海　张殿英 审校）

要点

- 近端指骨单髁骨折和螺旋骨折多数是不稳定的
- 如果轴向稳定，可以考虑非手术治疗
- 克氏针可以在没有进行过多的软组织切除的情况下提供稳定固定
- 环指和小指掌侧屈曲畸形是可以接受的，但对于桡侧的掌骨来说，却是不能接受的
- 移位的近端和中部指骨骨折是僵硬的常见原因
- 移位的髁部骨折通常可以很好地复位和固定

发生率

掌骨和指骨骨折的发生率大约为每年 380 人 /10 万人，是 10 ~ 39 岁男性最常见的骨折类型。常见于运动伤或斗殴伤。小指掌骨骨折占所有掌骨和指骨骨折的 30%。

分类

有很多分类系统可用于描述骨折的部位和类型，各有利弊。无论使用何种分类系统，重要的是根据骨折的稳定性对骨折进行分类。

稳定骨折是指骨折对线尚可接受，并且如果手可以自由活动，不会移位变成不可接受的对线。因此，大多数无明显移位的骨折和大多数移位的小指掌骨颈骨折是稳定的。不稳定的骨折有两种亚型。第一种亚型骨折表现为对线可接受，但如果手活动，有变成不可接受性移位的可能。无移位的单髁和螺旋形指骨近端骨折就是这种类型的骨折。第二种亚型骨折包括所有表现为对线不能接受的移位骨折，需要进行复位及进一步的固定（夹板或内固定）以防止再移位。实际上所有移位需要复位的骨折都是不稳定的，并且考虑复位后的轴向稳定性都非常重要。

轴向稳定性即为骨折对抗手指屈伸肌腱使骨折缩短的张力的能力。横向骨折有较好的轴向稳定性，而长斜行骨折的轴向稳定性较差。一旦复位以后，骨折的轴向稳定性是决定是否采取保守治疗的重要因素。骨折的稳定性应被视为处于绝对稳定（无移位的横向第三掌骨骨折）和绝对不稳定（严重粉碎开放的指骨近端骨折伴骨缺损）之间。

临床评估

病史

对患者及其骨折情况必须进行评估。手的优势侧、使用和各种活动以及能否完成预期治疗都必须考虑在内。

通常需要确认损伤的发生机制和时间。扭伤可能引起骨折的旋转畸形，如果是由牙齿造成的手背侧损伤（一拳打在脸上），那么第 5 掌骨颈骨折相对更严重。对于开放性骨折来说，判断损伤发生的环境很重要（污染或清洁的环境）。

体格检查

必须对全手都进行肿胀和骨压痛检查，以避免漏诊多发伤（图 12.28.1）。另外，皮肤的感觉和骨折远端的血运情况也需要检查，特别是挤压伤时。还需要仔细检查骨折的对线情况，不过相当一部分桡 / 尺和背 / 掌成角都被软组织肿胀掩盖了。最重要的是检查旋转畸形，因为指骨对旋转畸形的容忍度很差，而在 X 线片上又很难识别出来。尽管最明显的方法是观察

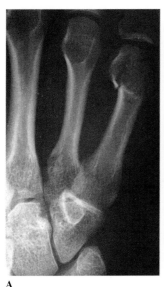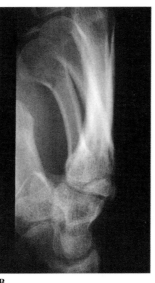

A　　　　　　　　　　B

图 12.28.1　患者，男性，一拳打在墙上，造成第 5 掌骨颈骨折。查体还发现小指腕掌关节的压痛。X 线正位片上没有明显的小指腕掌关节间隙，表明存在损伤，但这点容易被漏诊。进一步的斜位片显示嵌插骨折以及腕掌关节的半脱位

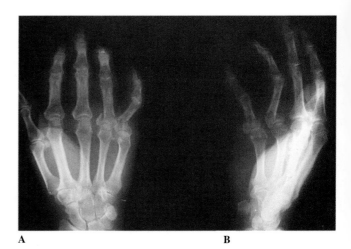

A　　　　　　　　　　　　　　B

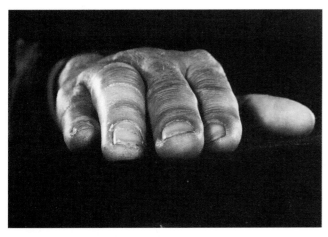

图 12.28.2　环指与其他手指位于不同的平面上，表明环指有旋转畸形

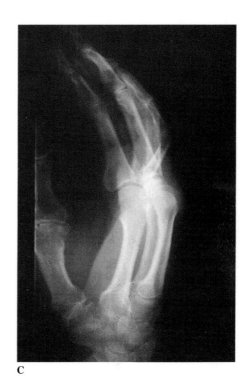

C

图 12.28.3　环指和小指近节指骨基底骨折：A）正位；B）斜位；C）侧位。侧位上很难判断骨折移位的程度。斜位片上可以避免指骨的重叠，进而显示环指骨折的背侧成角

患者能否握拳，但大多数有新鲜骨折的患者都很难完成这个动作。所以判断旋转畸形的最好的方法是在手指伸直状态下检查指甲的排列情况（图 12.28.2）。

辅助检查

放射学检查

放射学检查应该作为查体的延续。相比于单纯

检查损伤的手指（或是损伤侧的手），医师应该以查体中压痛位置为中心对可疑骨折的位置进行检查。单个指骨的标准放射学检查体位是正位和侧位。斜位应该用于观察掌骨和近节指骨的骨折，因为在侧位像中骨折的背侧成角易被邻近的指骨遮挡而造成漏诊（图 12.28.3）。

拇指的正位和侧位通常足以判断其骨折。CT 扫描和其他复杂的放射学方法很少用于该类骨折。

治疗

初步处理

如果闭合性骨折需要进行手术治疗或其他无法立即进行的处理，骨折应该给予临时夹板固定以缓解疼痛。对于开放性骨折患者，应该给予抗生素，如果需要，还应该给予破伤风预防应用。

所有手部骨折都应该由手外科医师进行筛查。这样可以减少不良预后出现，并避免对简单骨折的过度医疗，而过度医疗本身就可能引起关节僵硬，造成不良结果。

确定性处理

大多数骨折采用不同的治疗方法都能够获得满意的结果。保守治疗和手术治疗都既能达到令人吃惊的满意结果，也能造成让人丢脸的失败结果。尽管骨折本身的对线和稳定性对于治疗来说非常重要，还有一些其他地方值得大家注意：

1）患者对治疗的预期和动力：尽管一些患者无法耐受非常小的畸形，但还有很多患者在基本保留正常功能的情况下能够接受相应的愈合畸形，尤其是在相应的畸形愈合下患者能更早恢复工作时，他们接受畸形愈合的情况更加普遍

2）康复资源：比较激进的手术治疗应该在保证能够获得适当的康复治疗的情况下进行

3）技术难点：助手和学生应该看到治疗的重点，因为这些内容对于他们来说将来需要独立安全地完成

4）花费：与保守治疗相比，手术治疗的好处是否值得相应的花费？

关节外骨折（框 12.28.1）

治疗的目的是使骨折对线以恢复功能和获得患者满意的外观的结合。通常旋转畸形是无法接受的，特别是在掌骨和近节指骨，这也是明确的手术适应证。掌骨骨折可以容忍相应的移位和掌侧成角以及不影响功能的一定程度的桡/尺侧成角。近节指骨骨折最多只能容忍 10°的桡/尺侧成角以及 20°的背/掌侧成角。

无移位的和轻度移位的关节外骨折

大多数无移位的和轻度移位的骨折是稳定的，应该早期开始活动。对于指骨骨折来说，可以通过夹板

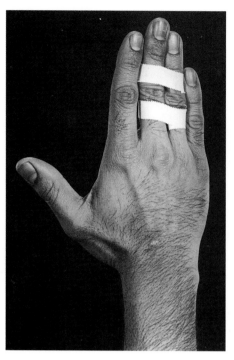

图 12.28.4　与相邻手指用胶带捆绑在一起

捆扎或与相邻的手指绑在一起来避免意外的碰撞（图12.28.4）。大多数骨折 3 周后能够获得足够的强度而去除约束。另外，如果骨折非常疼痛或手明显肿胀，稳定的骨折也可以选择一个舒适的位置将其安全地放在掌侧的石膏上固定 1～2 周，一旦疼痛和肿胀缓解，就可以去除固定开始活动了。稳定的骨折基本上都能够获得满意的预后。

但是，近节和中节的轻度移位的螺旋形和长斜行指骨骨折缺乏轴向稳定性，开始活动时有潜在的不稳定性，有可能出现移位（图 12.28.5）。对这类骨折应在采用掌侧石膏或手部铝制夹板固定在 Edinburgh 位 3 周。

移位的关节外骨折

医师应该评估骨折的类型（横向、斜行等），从而判断其闭合复位后的轴向稳定性。如果复位后的骨折缺乏轴向稳定性（螺旋形或斜行骨折），并且准确的骨折对线很重要，那么应该采取手术治疗。如果骨折复位后有较好的轴向稳定性（横向和短斜行骨折），那么可以采取非手术治疗。

保守治疗方法

对不稳定的掌骨骨折可以采用石膏固定（Colles 石膏，尺骨侧或管形石膏）来限制掌指关节和指间关节的

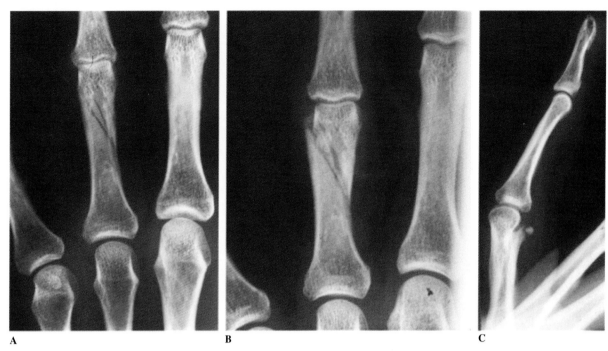

图 12.28.5　A）近节指骨的轻度移位的螺旋形骨折采用胶带捆绑的方法治疗。B）治疗过程中骨折移位，出现了明显的掌侧移位的骨刺。C）骨刺阻止了近节指间关节的屈曲，不得不给予切开治疗

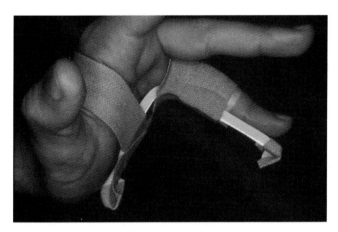

图 12.28.6　Edinburgh 位（内在固定）

框 12.28.1　非关节骨折——一般原则
◆ 小心旋转畸形
◆ 保守治疗后的畸形愈合通常比手术后的关节僵硬更容易治疗
◆ 掌骨掌侧成角；近节指骨背侧成角
◆ 掌骨比指骨更能耐受畸形
◆ 环指和小指的掌骨（第4、第5掌骨）比示指和中指掌骨（第2、第3掌骨）更能耐受畸形

活动。对不稳定的近节和中节指骨骨折需要固定患指，直到骨折开始形成骨痂（3周）。患侧手部固定的位置和固定的时间非常重要（图 12.28.6）。手指应该固定在 Edinburgh 位，掌指关节屈曲至少 60°，指间关节完全伸直。在这个位置，这些关节的侧副韧带能够保持紧张，而不会由于损伤后的炎症反应出现短缩。掌指关节伸直而指间关节屈曲的固定方式是引起指间关节屈曲畸形和掌指关节屈曲活动受限的潜在原因。同时，这个位置对于很多指骨骨折来说是不稳定的，可能会出现骨折移位的现象。

如采取保守治疗，应该保证每周进行 X 线片随访，以保证夹板固定没有滑脱，骨折没有移位。

尽管通过 X 线片上桥接的骨痂证明骨折愈合需要数周才能实现，但明确的临床愈合通常在 3 周后就可以观察到。因此，指骨骨折很少需要固定 4 周以上。

手术治疗
克氏针

克氏针广泛用于稳定骨折复位，能够在闭合（经皮插入）或开放复位时插入。通常都是两根克氏针同时使用。交叉的克氏针可以牵开骨折伴不愈合的风险增加（图 12.28.7）。

克氏针的优点是：能够在没有进一步手术显露的

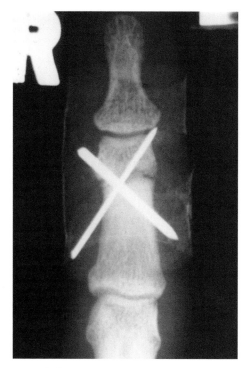

图 12.28.7 近节指骨干的开放性骨折。通过交叉克氏针固定，造成骨折端的分离和骨折不愈合。X 线片也显示了另外一根已经移除的克氏针针道：可能是引起了额外的热损伤而造成骨折不愈合

情况下保持骨折位置的稳定，尤其是在经皮插入的时候。但是，插入的过程可能比较困难，并且提供的是相对不稳定的固定。因此，如果需要进行进一步的手术显露并剥开骨膜来获得骨折的复位，那么进行坚固的内固定以便可以进行早期活动可能是更好的选择。克氏针的另外一个不足是其尖会不可避免地扎入软组织，可引起激惹和疼痛而影响术后的康复。而且，如果经皮插入的克氏针末端突出在皮肤之外，则可能出现比较麻烦的针道感染情况。尽管可以通过拔出克氏针解决这些问题，仍然偶尔出现严重的手指感染和骨髓炎。

坚固的内固定

这是一项要求较高的技术。螺旋形和长斜行骨折通常通过拉力螺钉固定，而横断和短斜行骨折需要钢板固定。进行坚固的内固定的目的是使不稳定的骨折能够足够稳定从而可以进行早期活动。尽管坚固的内固定的好处对于部分骨折来说非常明显，如近节指骨的单髁骨折，但对于另外一些骨折来说，内固定是否能够获得早期恢复功能或能否获得比微创治疗更好的预后并不确定。肌腱的粘连和关节挛缩肯定会不断发展，医师、治疗师和患者本人都必须确保手指能够在 1 周内主动活动，从而避免这些并发症。进行坚固的内固定之后出现的深部感染在手部相对少见。

外固定

外固定尽管是用于开放性骨折的很好的治疗方法，但并不广泛用于闭合性手部骨折（图 12.28.8）。外固定

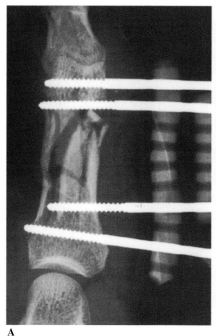
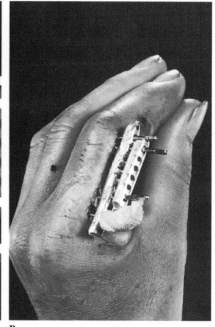

图 12.28.8 示指近节指骨的闭合粉碎骨折，采用一种便宜但有效的外固定架治疗　　　　A　　　　　　　　B

较少引起软组织损伤，通常能够提供足够的稳定性并保证早期进行功能训练。目前市场上有很多可用的手部外固定架，甚至可以用克氏针、注射器管和骨水泥制作一个外固定器。针道感染可引起比较麻烦的深部感染。外固定架通常在骨折开始愈合时、术后 3 或 4 周去除。

动态牵引

目前有很多动态牵引设备，其中一些预先制作好的相对昂贵，另外一些需要外科医师术中拿克氏针进行组装。所有这些设备的治疗原则都是对抗指伸肌和屈肌的张力，避免损伤后在缺乏轴向稳定性的情况下造成手指的短缩。这点是通过给予一定的牵引力实现的。动态牵引通常用于治疗复杂的中指基底的关节内骨折（图 12.28.9）。

关节外骨折

关节外掌骨骨折

第1掌骨基底骨折

第 1 掌骨基底的关节外骨折会引起屈曲移位。如果骨折面有充分接触，相应的畸形（最多任意角度

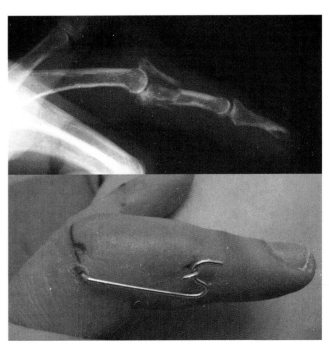

图 12.28.9　中节指骨基底的 pilon 骨折。采用由两根克氏针制作的动态牵引装置治疗。近端的针插入近节指骨的颈部，远端的针插入中节指骨干的远端。两根针之间保持一定的张力，这样该装置就能够牵开骨折和近端指间关节，从而使骨折在稍长的位置愈合。这并不能保持完美的关节面的平滑

30°畸形）不会导致拇指功能丧失，是能接受的。大多数该类骨折采用足够长度的舟骨位石膏固定 3 周。但是，如果存在明显的骨折移位、粉碎或短缩畸形，应该考虑闭合复位经皮克氏针固定或切开复位（钢板或克氏针）内固定术。

掌骨基底和掌骨干骨折

这些骨折和所有其他类型的掌骨骨折常向掌侧成角移位，多见于环指和小指。尽管旋转可能在所有骨折中出现，但掌骨间韧带通常可以防止旋转畸形。最常见的旋转移位是多出现在第 5 掌骨干的螺旋形骨折。

环指和小指的掌骨成角畸形愈合的耐受性较好，因为存在灵活的腕掌关节，握东西时出现的掌骨疼痛（与跖骨痛类似）并不常见。但是，示指和中指对应的掌骨骨折畸形愈合更容易出现疼痛，因为缺少腕掌关节活动度。因此，环指和小指能接受掌侧 30° 成角而不用担心有明显的功能障碍，示指和中指的掌骨干骨折成角＞30°就需要进行复位。尽管环指或小指的掌骨掌侧 30°成角畸形愈合并不会引起功能障碍，但这会不可避免地导致外形异常，这种畸形比掌骨颈的骨折畸形愈合更明显。基于这个原因，作者在处理≥30°的畸形时通常会给予复位和石膏固定。对于＜30°的掌侧成角不需要进行复位，应该进行保守治疗，可以早期开始活动，对于伴有疼痛的患者也可以采用掌侧夹板固定 3 周。

对于对线无法接受的骨折，治疗方法包括闭合复位石膏固定（图 12.28.10），或经皮克氏针外固定，以及切开复位，克氏针、螺钉、钢板内固定。尽管该类骨折可以轻松完成闭合复位，但用石膏固定难以达到维持骨折稳定的效果，在石膏固定过程中或 3、4 周去除石膏时可能出现再移位。基于这个原因，对于所有伴有旋转畸形的骨折以及有完全移位和短缩的骨折，均应考虑手术治疗。当外形的影响比较重要时，尽管也可能出现骨性包块和瘢痕引起的关节塌陷，也应该考虑手术。经皮克氏针可以进行如下操作：复位骨折，横向插入三根克氏针，骨折远端两根，近端一根，穿过掌骨骨折到相邻的掌骨。或这些骨折也可以采用 1~3 根髓内克氏针，从掌骨基底或掌骨颈的皮质骨窗插入进行固定。这个方法特别适用于小指掌骨骨折，但操作并不容易（12.28.11）。大多数患者能够很快获得手功能的恢复，而如果将克氏针埋入掌骨干，它们很少移位和需要移除。

拉力螺钉可用于固定螺旋形掌骨干骨折，如果采用切开复位内固定，通常需要钢板固定。如果采用钢

复位和石膏固定。该类骨折可以在掌侧成角的情况下愈合（最多 60°），尽管外形比较难看，但一般功能不错。

掌骨颈部骨折

小指掌骨颈骨折（第 5 掌骨颈骨折）通常是在打架时自己造成的，并向掌侧成角。尽管成角畸形可以进行复位，采用闭合方法维持复位的稳定很难。即便是最严重的移位骨折，也可以忽视骨折移位而进行早期活动，这样能在 3 周内获得很好的功能恢复。应该提醒患者的是，他将会残留骨性包块和关节凹陷，另外开始时会出现掌指关节甚至是近端指间关节伸直乏力。当骨折完全移位或患者无法接受骨折畸形时，可以考虑手术固定。掌指关节僵硬是手术内固定治疗的常见并发症，尤其是使用髁钢板固定时。

环指掌骨颈骨折（第 4 掌骨颈骨折）明显的掌侧成角也能接受。但是，示指和中指的掌骨颈骨折（第 2、第 3 掌骨颈骨折）必须在合适的对线上愈合，因为这些手指腕掌关节不能活动，无法背伸来避免掌骨头突向掌侧。幸运的是，这些掌骨颈骨折相对少见，通常也仅仅是轻微移位。因此，对多数手指的掌骨颈骨折采取保守治疗。

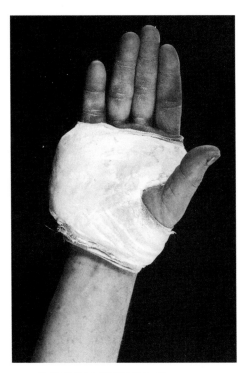

图 12.28.10 掌骨干骨折手部石膏包裹

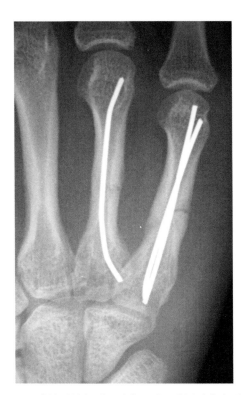

图 12.28.11 掌骨干骨折明显移位，可以采用髓内克氏针固定，从掌骨基底的骨窗插入，尾部埋入骨内

板，早期术后活动很重要，以避免形成粘连。

伴有小指掌骨干骨折的患者比较常见，需要进行

关节外指骨骨折
关节外的近节和中节指骨骨折

近节和中节指骨移位的骨折是手指僵硬的常见原因。这可能是由畸形愈合或骨折和屈伸肌腱间以及起始于背侧和外侧面近节指骨的伸肌腱鞘间形成粘连造成的。

近节指骨骨折移位向背侧成角，可以通过牵引和屈曲掌指关节轻松复位。中节指骨的远 1/3 骨折也是向背侧成角移位，而近 1/3 骨折则向掌侧成角。中节指骨骨折相对于近节指骨骨折来说更能够耐受成角和旋转的畸形愈合。

关节外的近节指骨基底骨折。这些向背侧成角移位的骨折在 X 线片上经常被忽视，因为在侧位片上骨折易被其他手指遮挡而模糊。背侧成角的畸形愈合破坏屈肌腱和伸肌装置的平衡，可导致 boutonnière 畸形（钮孔形畸形）。而且，可能出现掌指关节屈曲功能的明显丧失。这些骨折通常被看成是横向骨折，而经常存在的背侧粉碎被忽视，在老年患者中背侧粉碎更为常见。

这类骨折可以在掌指关节屈曲下轻松复位，然后通过贴敷良好的石膏或将患指固定在 Edinburgh 位的 Zimmer 夹板固定维持复位的稳定。3 周时检查石膏或

夹板，3 周内每周进行骨折的 X 线片检查很重要，因为石膏或夹板很容易向远端滑动，会出现掌指关节背伸，骨折再移位，近端指间关节屈曲（图 12.28.12）。这是手指僵硬和发展成为 boutonnière 畸形的潜在危险因素。因为存在这些问题，一些医师倾向于手术治疗，

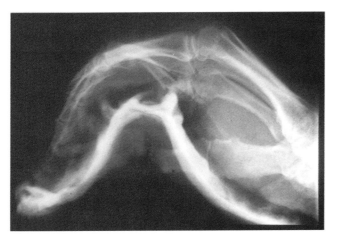

图 12.28.12 环指和小指近节指骨基底的骨折，采用闭合复位和掌侧支具固定。复位后的即刻 X 线片显示解剖复位，手指位于 Edinburgh 位。这张 X 线片是复位后 1 周拍摄的，显示固定的石膏向远端滑动，出现掌指关节背伸，近端指间关节屈曲，环指骨折再移位

使用经皮克氏针进行坚固的内固定或外固定。髁钢板可以提供很好稳定性，但在使用时可能因为伸指肌腱粘连而导致僵硬，尤其是患者不愿意术后活动手指时。任何形式的手术固定都不能保证获得比细致的非手术治疗更好的结果。

指骨干骨折。大多数移位的横向和短斜行指骨骨折能够采取闭合复位、Edinburgh 位固定 3 周治疗。螺旋形骨折复位后缺乏轴向稳定性，倾向于再移位，是造成旋转畸形愈合的常见原因。长斜行骨折可能造成骨刺生成，会阻碍近端指间关节屈曲（见图 12.28.7）。这些骨折可以采用闭合复位、克氏针固定的方式治疗（图 12.28.13），切开复位、拉力螺钉固定（图 12.28.14）也可以得到类似结果。X 线透视下进行经皮克氏针固定并不像看上去那么容易，因为指骨干骨皮质较厚。拉力螺钉固定可能变得复杂，通过近指间关节固定的屈曲畸形可能引起外观的畸形和丧失功能，但如果康复训练适当，不会产生严重并发症。

指骨颈部骨折。成人近节指骨颈骨折常见横向骨折，可以采取闭合复位和 Edinburgh 位固定的非手术治疗，可以稍微修改固定体位而适应近端指间关节轻度屈曲（图 12.28.15）。但这些损伤经常在小童中发生，

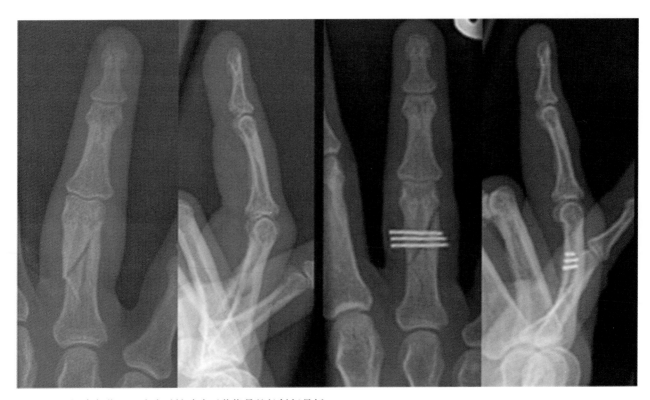

图 12.28.13 闭合复位，经皮克氏针治疗近节指骨的长斜行骨折

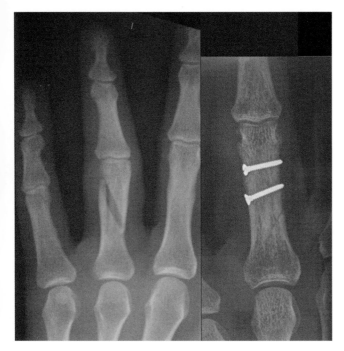

图 12.28.14 切开复位，拉力螺钉固定治疗近节指骨的螺旋形骨折

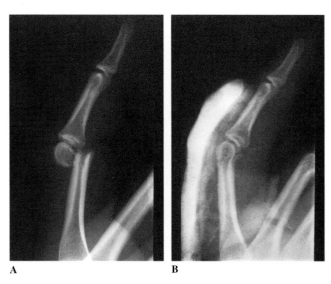

A **B**

图 12.28.15 近节指骨颈骨折。可以采用闭合复位，背侧夹板固定，保持掌指关节屈曲（60°），可以预防完全近端指间关节的伸直。指间关节在夹板内屈曲固定 3 周

通常是被门捻伤，不能采用保守治疗，因为儿童顺应性差，且他们的小指粗胖，离生长板较远，损伤后不会自行改造。在这种情况下，闭合复位和经皮克氏针横向固定近端指间关节是推荐的方法。如果儿童就诊较晚（＞1 周），那么骨折很难重新回到正常对线，但通常能通过插入一根皮下的针到骨折（从背侧插入），撬拨远端骨折块到合适的位置而避免切开复位，然后用克氏针固定（图 12.28.16）。

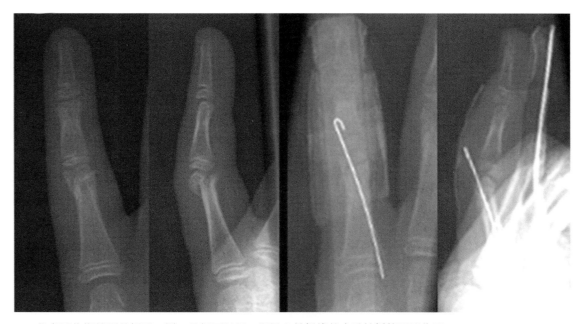

图 12.28.16 儿童近节指骨颈骨折后 1 周。骨折可以用一根插入骨折线的克氏针撬拨回原位置

远节指骨的关节外骨折

该类骨折可能涉及粗隆和干骺端。粗隆骨折通常是由碾压伤引起的，经常伴有痛性甲下血肿。对这些骨折应该采取保守治疗，尽管伴有软组织损伤（甲床和皮肤的撕裂伤）可能需要外科缝合，以及痛性的甲下血肿需要引流。最好早期开始活动，如果非常疼痛，可以采用夹板固定 1~2 周。

干骺端骨折也常常由碾压伤引起，涉及甲床的损伤很常见。如果无明显移位，应早期活动。如果有移位，应给予复位，避免出现外观畸形和指甲生长异常，减少不愈合的风险（图 12.28.17）。复位通常由背侧或掌侧的夹板维持，不过有些医师倾向采用经皮克氏针。

关节内骨折（框 12.28.2）

关节僵硬、关节不稳和术后创伤性关节炎是关节内骨折的并发症。在处理关节内骨折时，这些并发症和骨折的对线、稳定性都应该考虑。而且，对非手术治疗（早期活动或夹板固定）和手术固定的结果应该进行比较，并对骨折固定的可行性进行评估。

根据一般原则，拇指和腕掌、掌指、远端指间关节耐受关节的不一致性相对较好，很少出现麻烦的创伤后关节炎和关节僵硬。相反，近端指间关节关节内骨折常见是上述并发症。

拇指腕掌关节骨折

拇指掌骨的 Bennett 骨折是拇指腕掌关节的两部分的骨折移位，没有明显关节内粉碎（图 12.28.18）。掌侧掌骨骨折块仍然附着在强壮的拇指腕掌关节尺侧韧带上，因此，关节的稳定性在骨折解剖对位愈合后恢复。尽管 Bennett 骨折可以通过牵拉和外展拇指轻松复位，但复位是不稳定的，如果采用 Bennett 石膏固定保守治疗，经常发生再移位。这样的畸形愈合可能引起持续的僵硬、无力和疼痛，对该类骨折更倾向于闭合复位，经皮克氏针固定。克氏针固定可以通过拇指基底和示指或通过拇指腕掌关节进行。拇指应该用舟骨石膏固定 4~6 周，以使骨折愈合在良好的对线上。在采用这种方法治疗的拇指骨折病例中，80% 的病例在 6 年随访时是没有疼痛的，另外 20% 的病例有少数仍有明显

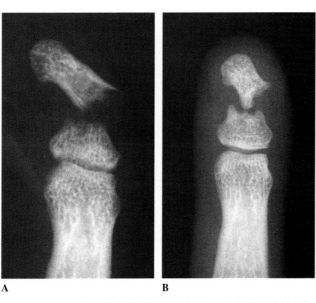

图 12.28.17　A）远节指骨骨折没有复位；B）发展为痛性骨折不愈合

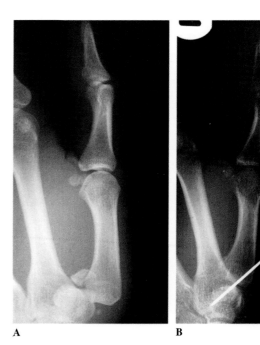

图 12.28.18　A）Bennett 骨折；B）采取闭合复位，经皮克氏针固定

的疼痛或功能障碍。但是，50% 的 X 线片检查显示有术后创伤性关节炎。

对于 Bennett 骨折伴有大的掌侧骨折块来说，切开复位、拉力螺钉固定是合适的，尽管必须小心，避免损伤桡神经感觉支或正中神经的掌侧皮支。

拇指掌骨（第 1 掌骨）基底的关节内骨折伴有关节内的粉碎骨折更难治疗。如果关节一致性和骨折的对线是可接受的，管型石膏固定 3 周可能是最好的选择。对于移位的骨折伴有两个主要的关节骨折块（Rolando 骨折），可以采用切开复位、克氏针或 T 型板内固定治疗。如果存在干骺端缺损，可引起松质骨压缩，需要进行植骨。这些骨折的手术固定并不简单，并且随着进一步的粉碎从技术上讲变得更复杂。对于严重的粉碎骨折，使用一个小的外固定架将骨折片固定在拇指和示指掌骨干是一个可靠的选择。

小指掌骨（第 5 掌骨）基底骨折伴有腕掌关节半脱位类似于 Bennett 骨折。小的桡侧骨折块附着在强壮的掌骨间韧带，小指掌骨（第 5 掌骨）基底向尺侧移位更常见的是向背侧移位。小指轴向牵引可以轻松复位，然后进行经皮克氏针固定，克氏针可以通过小指掌骨（第 5 掌骨）基底，可以进入钩状骨或环指掌骨（第 4 掌骨）基底。

掌指关节骨折
掌骨头骨折

这类骨折通常是由轴向暴力（用拳猛击）导致的，

最常见于示指。除非出现大的关节面的台阶（无间隙），这类骨折能进行早期主动活动，并能获得良好的结果。如果有明显的关节不平整和一块大的骨折块（通常是掌侧块），则是行切开复位、内固定的指征。然而，许多该类骨折是粉碎性的，且碎骨块薄且易碎而难以固定。对于这样的骨折，保守治疗和早期功能训练应更加谨慎。

近节指骨基底的骨折

近节指骨基底的外侧韧带撕脱骨折通常累及少于 1/3 的关节面。这样的骨折应该在胶带捆绑下活动，因为持续的症状不常见，所以没有继发关节不稳定的担心。对于移位的撕脱骨折伴有大的关节骨折块（超过关节面的 30%），应该采取切开复位内固定（掌侧入路）方法治疗，可以使用克氏针或拉力螺钉。

对于拇指尺侧副韧带的撕脱骨折伴有 <3 mm 的移位，可以采用舟骨石膏固定 3 周来治疗。对于撕脱骨折伴有大的移位或明显的旋转，应该采用切开复位，克氏针或单根拉力螺钉固定，后者用于骨折块足够大时（图 12.28.19）。对拇指桡侧副韧带的撕脱骨折多采用保守治疗，除非累及大的关节面。采取这种治疗方法的原因是：尺侧副韧带的稳定性对于对掌动作非常重要，而桡侧副韧带的稳定性对于拇指的功能并不重要。

近端指间关节
近节指骨髁骨折

对于移位的近节指骨的单髁骨折，几乎一致的意

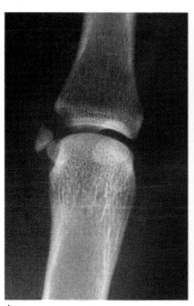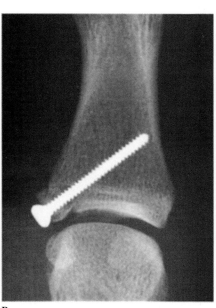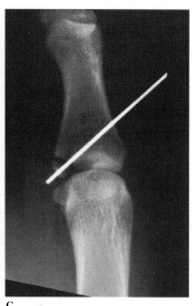

A　　　　　　　　**B**　　　　　　　　**C**

图 12.28.19　拇指掌指关节移位的尺侧副韧带撕脱骨折。可以采用切开复位，拉力螺钉或克氏针固定

见是最好采用切开复位内固定治疗。这类骨折通常缺乏轴向稳定性，如果保守治疗，大多数病例不可避免地会发生短缩愈合，伴有掌侧或背侧移位。这会引起手指伸直时桡侧或尺侧成角，屈曲时旋转畸形。单髁骨折块通常足够大，可以进行切开复位并用 1.5 mm或更小的拉力螺钉进行内固定（图 12.28.20），入钉点应该放在侧方韧带起始点的近端。另外，该类骨折也可以采用 1～2 根克氏针固定。在单髁骨折固定后，近端指间关节活动会轻度受限，10°的屈曲畸形和 80°的屈曲弧是典型表现。

对近节指骨单髁骨折需要进行细致的评估。如果近端指间关节基本对线一致，没有明显的成角或旋转畸形，骨折的位置是可以接受的。手指在 Edinburgh位固定 3 周。这种方法可以获得非常好的疗效，然而大多数医师现在倾向于行切开复位，使用多根克氏针、拉力螺钉或单髁的钢板进行内固定。根据骨折情况不同，治疗方法的选择也是不同的，其中一些可能会出现近端指间关节活动度丧失。

中节指骨基底的关节内骨折

这些骨折可以进行如下分类：
◆ 中央腱束的背侧撕脱骨折
◆ 中节指骨基底掌侧缘骨折，伴有或不伴有指间关节背侧半脱位

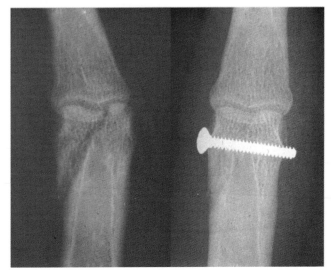

图 12.28.20 移位的近节指骨单髁骨折。如果该骨折不稳定，骨折块可能进一步向近端移位，因为骨折的外形缺乏轴向稳定性。如果在移位的情况下愈合，会导致成角畸形和近端指间关节僵硬。需要进行拉力螺钉固定，但可以早期开始活动

◆ 压缩骨折

背侧撕脱骨折

伸肌装置的中央腱束的撕脱骨折经常导致近端指间关节的掌侧脱位。如果骨折块足够大，可以采用切开复位内固定，尤其是如果近端指间关节脱位和复位不稳定时。可以用 1.5 mm 或更小的拉力螺钉或克氏针，然而必须小心，不要使骨折块分离，因为背侧皮质很薄，骨折块很小（图 12.28.21）。对于更小的骨折块，可以采用近端指间关节在伸直位夹板固定 3 周来治疗。骨折处理后都应进行 X 线片检查。检查时，手指固定在夹板内以保证骨折块位于合适的对线，如果之前脱位，固定后关节面要保持平整。

掌侧边缘骨折

小的掌侧撕脱骨折，不伴近端指间关节半脱位或脱位，多由过伸性损伤造成。可以早期活动，但患者应该明确，近端指间关节会持续水肿和疼痛数月。完全的手指屈曲仅在水肿消失后才会重新获得，近端指间关节可能持续固定在屈曲畸形的位置。

大的中节指骨基底的掌侧边缘骨折可引起近端指间关节向背侧半脱位，经常是伴有压缩的中央骨折块压缩的粉碎性骨折（图 12.28.22）。这些损伤是由轴向挤压力造成的，经常是玩板球或篮球时发生。预后依赖于患者的积极性、骨折粉碎的程度和关节面破坏的比例。在近端指间关节伸直限制的情况下，近端指间关节在牵引屈曲作用下可以轻松复位，损伤是稳定的。可以采用阻挡伸直的夹板固定，经皮克氏针，动态牵引或近端指间关节的外固定。一些医师倾向于切开复位、内固定治疗，尤其是对累及关节面＞50% 的骨折，但这是个复杂的手术，并不总是成功的。阻挡伸直的夹板固定 4～6 周，对累及关节面＜30% 的骨折疗效较好。对于积极的患者来说，这个方法效果良好，但需要细致的随访来确保近端指间关节没有再脱位。经皮克氏针固定，近端指间关节在足够屈曲的位置从以减少背侧半脱位的风险，对患者主动配合的要求相对较低。克氏针可以在术后 4 周拔除，然后开始主动活动，以获得满意的预后。少部分合并半脱位骨折的患者在克氏针外固定、夹板去除后发生再脱位。所有的治疗方法通常都能获得无痛的稳定的近端指间关节，能够屈曲 90°，近端存在 10°～30°屈曲畸形。非手术治疗的长期随访显示，结果没有预期的那么糟糕，相当

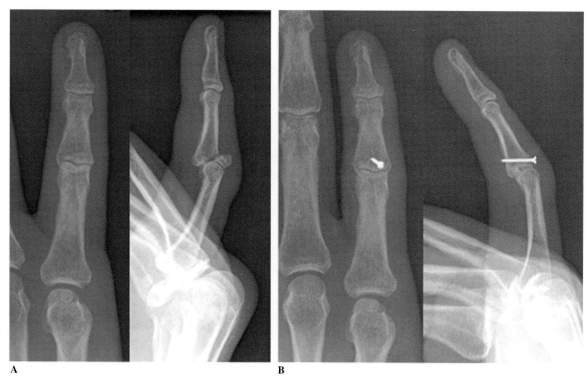

图 12.28.21 A）中节指骨基底骨折伴背侧边缘骨折块移位。B）采取内固定治疗，疗效良好

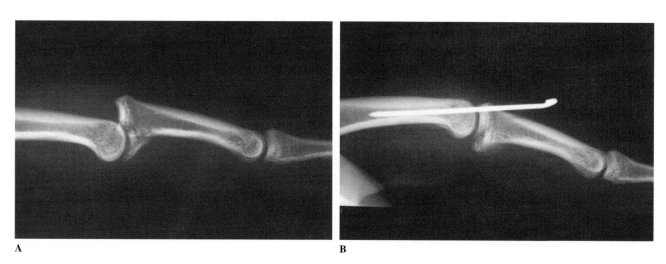

图 12.28.22 A）中节指骨基底骨折伴有近端指间关节的背侧半脱位 B）采用闭合复位，经皮克氏针内固定

一部分患者的关节会重新塑形。

远端指间关节骨折

中节指骨髁骨折

这类骨折的治疗与近节指骨骨折的治疗类似。

远节指骨基底的关节内骨折

这些骨折可以进行如下分类：

◆ 指深屈肌止点的撕脱骨折（见 12.22 章）
◆ 掌侧边缘骨折（掌侧板的撕脱骨折）
◆ 伸肌止点的撕脱骨折（mallet 骨折）
◆ 其他关节内骨折

掌侧边缘骨折

这类骨折可能引起远端指间关节的背侧半脱位。尽管大的单独的骨折块可能累及的关节面＞30%，可以考虑切开复位内固定，但大多数该类骨折的骨折块较小且伴发关节半脱位，可以通过复位后远端指间关节屈曲位石膏固定 4 周来治疗。

Mallet骨折

Mallet 骨折能够引起远端指间关节的掌侧半脱位（图 12.28.23）。治疗是有争议的，但如果骨折块累及的关节面<1/3，没有合并关节半脱位，是能够采用夹板固定远端指间关节 4～6 周的保守治疗方式的。可以用聚乙烯夹板或热塑料连续缠绕，很易实现。骨折位置酸痛可能持续数月，但通常是可以缓解的。对大的骨折块也可以采取保守治疗，一些医师认为这也是骨折合并远端指间关节半脱位的治疗方法。另外一些医师认为，出现关节半脱位需要手术复位，可以用拉力螺钉或克氏针固定（图 12.28.24）。尽管目前有采用拉力螺钉固定大的骨折块的趋势，但并没有证据证明能够取得比夹板更好的结果，且螺钉尾帽相对较大，可能引起覆盖钉帽的皮肤出现问题。这在 12.23 章也有讨论。

其他关节内骨折

其他远端指骨的关节内骨折大多是压缩骨折，有小的骨折块。对这些骨折应该采取保守治疗，早期活动，因为有症状的创伤后关节炎并不常见。

开放性骨折

对开放性掌骨和指骨骨折的治疗与对其他开放性

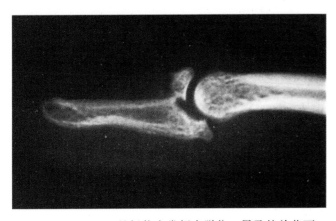

图 12.28.23 Mallet 骨折伴有掌侧半脱位，累及的关节面>50%，但采取保守治疗。该患者伴有持续的不适，不过在 2 年随访时，患者认为并没有严重到需要手术干预

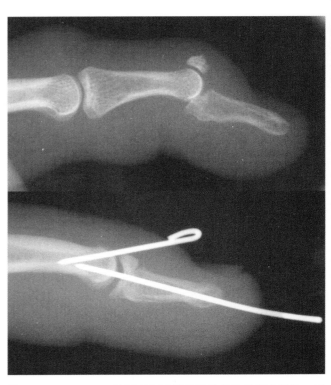

图 12.28.24 Mallet 骨折引起远端指间关节的掌侧半脱位。采用关节屈曲下的闭合复位，将克氏针插入中节指骨头进行固定，这样可以通过背侧到达撕脱的骨折块，以免在牵引下其移向背侧。然后将主要的骨折块复位到撕脱骨块上，远端指间关节用另一根克氏针横向固定

骨折的治疗类似：充分的软组织灌洗清创，固定骨折，从而使软组织可以得到检查，肢端能轻柔地活动。外固定对于这类骨折特别有用。

多发手部骨折

多发骨折且对线不满意时，通常最好采用手术治疗，特别是如果在一张 X 线片上有超过一处的骨折或在不同 X 线片上存在不同类型的骨折时。这是因为很难采用保守的方法对多发骨折进行复位和维持复位。

儿童掌骨和指骨骨折

儿童的这类骨折愈合明显比成人的相应骨折愈合速度快。尽管背侧 / 掌侧成角畸形可能通过成长过程中再塑形进行改善，但如果骨折在骨干部或在包含生长板的骨的末端，桡侧 / 尺侧和旋转畸形愈合并不会随着生长而改善。

总体来说，儿童手部骨折应该采取类似于成人骨折的治疗方法。但是，大多数需要手术治疗的关节外骨折可以采用克氏针固定，而钢板很少使用。

并发症

掌骨和指骨骨折的主要并发症包括：
◆ 畸形愈合（旋转或成角），引起手部功能丧失
◆ 手指僵硬
◆ 术后创伤性关节炎
◆ 不愈合

畸形愈合

如果损伤后 8 周内发现旋转畸形，通常可以将骨折打开，采用克氏针或钢板内固定的方法获得满意的对线对位。但是，这个手术有一定困难，应该告知患者出现骨折不愈合和手指僵硬的可能性。对于伤后 8 周以后发现的旋转畸形，更安全的方法是重新获得充分的手指活动，以使骨折愈合，然后做旋转截骨手术，或在骨折的基底或在掌骨的基底进行截骨。后者可以采用克氏针或小钢板进行固定，大多数情况下不会出现手指僵硬的并发症。

成角畸形影响手指功能时可以考虑采取在骨折部位截骨矫正的方法治疗。

手指僵硬

手指僵硬可能是由于关节挛缩或肌腱粘连造成的，保守治疗或手术治疗都可能造成这两种并发症。手指伸直功能的丧失，除非很严重，通常很少引起功能障碍。手指屈曲功能的丧失更可能出现严重的手指灵活性丧失和手部无力。

由关节挛缩造成的僵硬会导致主动和被动活动同等程度的丧失。而如果是由肌腱粘连造成的僵硬，被动活动的范围会超过主动活动的范围。

关节挛缩很难治疗，在开始治疗时给予理疗和夹板固定。如果这些方法失败了，可以考虑手术松解挛缩的关节囊和韧带，但这个手术的结果是无法预测的。在严重的病例中，最好的解决办法是进行截肢。

肌腱粘连最初的治疗也是积极进行理疗。如果患者坚持，一旦骨折完全愈合，也可以考虑行肌腱松解术治疗。术后，患者需要进行密集的理疗训练。

术后创伤性关节炎

这一情况的处理，如果有症状，与其他关节炎无明显区别。

骨折不愈合

在掌骨和指骨骨折中，骨折不愈合相对少见，尽管骨折愈合的影像学证据也需要花费数周才能获得。但是，骨折采用手术治疗并固定在牵引的位置上，可能会出现骨折不愈合。骨折不愈合，如果有症状，可以采用植骨内固定的方法治疗。

拓展阅读

Aladin, A. and Davis, T.R. (2005). Dorsal fracture-dislocation of the proximal interphalangeal joint: a comparative study of percutaneous Kirschner wire fixation versus open reduction and internal fixation. *Journal of Hand Surgery*, **30B**, 120–8.

Glickel, S.Z., Barron, O.A., and Catalano, III. L.W. (2005). Dislocations and ligament injuries in the digits: In: Green, D.P., Hotchkiss, R.N., Pederson, W.C., and Wolfe, S.C. (eds) *Green's Operative Hand Surgery*, fifth edition, pp. 342–88. Philadelphia, PA: Elsevier.

Hamer, D.W. and Quinton, D.N. (1992). Dorsal fracture subluxation of the proximal interphalangeal joints treated by extension block splintage. *Journal of Hand Surgery*, **17B**, 586–90.

Stern, P.J. (2005). Fractures of the metacarpals and phalanges. In: Green, D.P., Hotchkiss, R.N., Pederson, W.C., and Wolfe, S.C. (eds) *Green's Operative Hand Surgery*, fifth edition, pp. 277–341. Philadelphia, PA: Elsevier.

Weiss, A.P. and Hastings, H. (1993). Distal unicondylar fractures of the proximal phalanx. *Journal of Hand Surgery*, **18A**, 594–9.

12.29
舟 骨 骨 折

Simon Tan • Mike Craigen

（ 安 帅 译 陈建海 张殿英 审校 ）

要点

◆ 腕部最常见的骨折类型
◆ 制动和系列 X 线片已经不再是最佳的处理方法——使用磁共振扫描才是目前的选择
◆ 更加倾向于采用内固定，尤其是对近端移位的骨折
◆ 未治疗的骨折不愈合可能导致关节炎和疼痛
◆ 骨折不愈合的治疗需要进行植骨，加或不加内固定

概要

舟骨骨折是腕部骨折中最常见的骨折类型。典型的患者是年轻男性。舟骨的大部分构成关节面，其血运由纤细的血管供应至舟骨近极。舟骨的几何形状和所处的方向使其难以通过 X 线观察得很清楚，所以在 X 线平片上骨折多数较隐匿。采用局部固定和定期 X 线检查随访对于患者来说很不方便。磁共振扫描提供了一种相对昂贵但高效、能够早期诊断的方法。无移位的腕部骨折采用非手术治疗效果良好，但有趋势倾向于采用手术治疗进行骨折固定。移位的和近端的骨折是不稳定的，需要进行手术固定。

舟骨骨折在发生后 6 个月仍未愈合可诊断为不愈合。其临床表现相对迟发。近端骨折更容易出现不愈合的情况。未治疗的骨不愈合的最终结果是骨关节炎和疼痛，不过这些情况可能很长时间之后才会发生。手术治疗成功与否依赖于骨不愈合的位置，发生的年龄，以及近端血运变化情况。标准的治疗方法是进行植骨，加或不加内固定。带血管的骨移植的应用越来越广泛，特别是当骨移植失败后以及出现缺血性坏死时。

舟骨不愈合后腕关节退变的方式是可以预料的（舟骨不愈合进展性塌陷）。下面介绍了几种不同的补救退行性改变的手术方法。

引言

舟骨骨折好发于年轻和活动多的患者，此类患者为了胜任工作和参加运动多数对上肢功能有很高的要求。创伤专科医师在处理这些损伤时应熟练掌握其诊断、初步处理和中长期的并发症的处理。

发生率

不是每位舟骨骨折患者都会就诊，真实的发病率是不可能确定的。舟骨骨折的诊断通常是在患者外伤后有腕部疼痛时的推测，而真实的舟骨骨折患者数量可能少于预期。对于一个服务于 25 万人口的医院来说，舟骨骨折的发生率大约在每年 35 名或每周少于 1 名。

舟骨骨折迄今仍是最常见的腕骨骨折，占腕骨骨折的 60%（框 12.29.1）。在挪威的卑尔根市，每年的发生率为 4.3 人/10 万人；82% 的舟骨骨折发生于男性。平均发生年龄在 25 岁。20～30 岁的男性发生率最高，高于这个年龄段的发生率明显下降。>50 岁的男性舟骨骨折发生率明显高于同年龄组的女性。然而，>60 岁的男性发生率与女性类似。

在英国，大约 70% 的舟骨骨折发生在舟骨腰部，

> **框 12.29.1 舟骨骨折**
>
> ◆ 最常见的腕骨骨折
> ◆ 常见于男性（82%）
> ◆ 20～30 岁常见
> ◆ 70% 发生在舟骨腰部，20% 发生在舟骨远端，10% 发生在舟骨近端

20% 发生在舟骨远端，10% 发生在舟骨近端。儿童舟骨骨折相对少见，发生时多位于舟骨远端。

解剖学

舟骨一词来源于希腊单词 "skaphe"，是船的意思。这是唯一一块桥接腕部两横列的骨，能够在两列间产生链接（框 12.29.2）。按照惯例，舟骨可以分成三个基本区域，近端、腰部和远端。

舟骨的六个面中有三个是关节面。远端关节面相邻的是大多角骨和小多角骨，中间的关节面与头状骨和月骨相邻，而近端关节面突起与桡骨远端关节面的凹陷——舟骨小凹相对应。舟骨腰部是由一条非关节透明软骨覆盖的，肉眼看上去好像是赤裸的骨上面有

> **框 12.29.2　解剖学**
>
> - 舟骨表面大部分有关节软骨覆盖
> - 一条螺旋形的、无关节面的裸露骨嵴形成舟骨的腰部
> - 滋养血管沿着舟骨腰部靠近远端的位置进入骨组织
> - 舟骨近端血供来自骨间的返支血管
> - 舟骨桥接近排和远排腕骨
> - 舟骨的活动很复杂

一条粗糙的嵴。这个嵴从近端背侧面起呈螺旋形缠绕，围绕着外侧面，直至掌侧结节基底（图 12.29.1）。

血液供应

舟骨腰部通常有多个血管的滋养孔，是滋养血

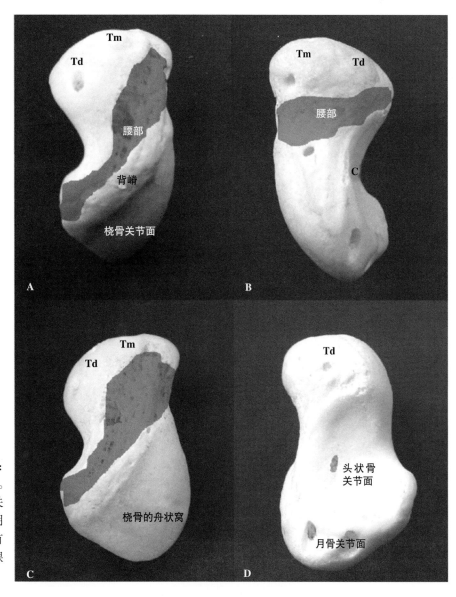

图 12.29.1　舟骨的解剖学。左侧舟骨：A）背侧；B）掌侧；C）外侧；D）内侧。Tm，小多角骨关节面；Td：大多角骨关节面；C：头状骨关节面。舟骨腰部（阴影区域）有一条非关节面的条带，是没有关节的透明软骨，肉眼看上去好像是赤裸的骨上面有一条粗糙的嵴

管进入的位置。Obletz 和 Halbstein（1938）研究的近
300 具尸体标本表明，最大的滋养孔位于舟骨的远端。
13% 的舟骨近端没有滋养孔，20% 的舟骨仅有 1 个滋
养孔位于腰部或偏近端（图 12.29.2）。

　　舟骨的大部分血供来自桡动脉及其掌浅支的分
支，也有报道还来自于骨间前动脉的吻合支。其主要

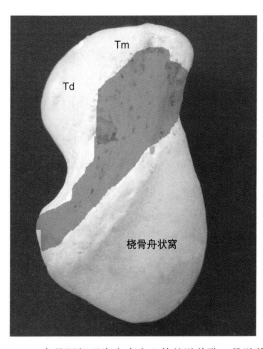

图 12.29.2　舟骨腰部通常有多个血管的滋养孔，是滋养血管
进入的位置。动脉滋养孔位于舟骨腰部或腰部远端

的滋养血管沿着腰部进入舟骨。舟骨远端有足够的动
脉流入，然而其近端仅由骨内的返支供应。舟骨腰部
骨折会破坏近端的血供。

韧带

　　舟骨跨过月骨和头状骨，桥接近排和远排腕骨。
其间有三条主要的韧带：舟月韧带、舟多角骨韧带和
舟头状韧带。其中，最重要的是舟月韧带，连接了舟
骨的近端和相邻的月骨。韧带可以防止舟骨过度屈曲
和旋前以及月骨过伸。

腕部的动力学

　　腕骨的近排（舟骨、月骨和三角骨）没有直接的肌
腱附着。其活动主要依靠关节面的形状和附着的韧带。
　　舟骨的活动比较复杂，因人而异。在正常腕部的屈
伸过程中，舟骨不仅屈曲和伸展，还有轴向的旋转。腕
关节桡偏和尺偏时，舟骨在冠状面和矢状面活动。桡偏
时，舟骨在冠状面旋转，这样其近端移向尺侧，在矢状
面屈曲。尺偏时，舟骨在冠状面旋转，近端移向桡侧，
在矢状面伸展。桡尺偏活动时，舟骨的上述活动的程度
因人而异，有的人舟骨的主要活动是屈曲伸展，而另一
些人则更主要的是冠状面的旋转（图 12.29.3）。

骨折

　　在不稳定的舟骨腰部骨折中，舟骨近端在其与邻近

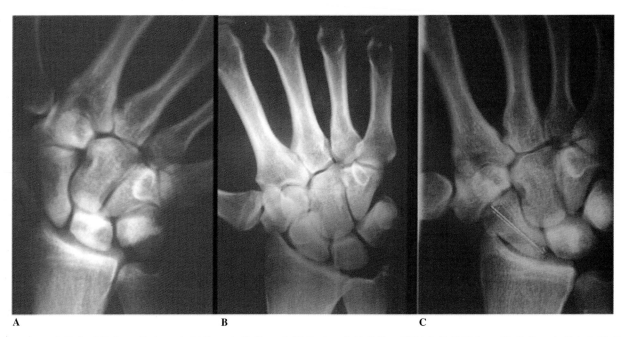

图 12.29.3　腕关节后前位 X 线片：A）尺偏；B）桡偏。在尺偏时，舟骨背伸，所以舟骨长轴与 X 线垂直，表现出舟骨变长。
C）不同患者的后前位桡偏时出现冠状面旋转

腕骨相连的韧带牵引下有伸展的倾向，其远端则倾向于屈曲。这种引起舟骨骨折畸形的力量作用在腰部，引起舟骨内的屈曲，称为驼峰畸形。由于近排和远排腕骨的连接丧失，可以看到腕中关节的典型塌陷（图12.29.4）。

在不稳定的舟骨骨折中，舟骨的远端与正常舟骨相比出现更大的活动，而舟骨的近端则由于韧带的约束相对固定，导致骨折端有显著的反常活动。这就解释了在一些骨折不愈合的病例中看到的假关节和空腔，也解释在不愈合中出现的继发关节炎最先发生在桡骨茎突和活动范围大的舟骨远骨折端之间。

骨折的机制

舟骨骨折的机制主要是腕部强力的过伸，通常是由摔倒时腕部伸展着地所致。直接暴力冲击所致的骨折相对少见。在尸体标本中，强力的背侧屈曲>90°会导致腕部损伤，如果再加上桡侧的偏移，舟骨骨折一定发生。从这个位置上，舟骨近端锁定在桡骨远端和头状骨之间，支撑近端舟骨的掌侧韧带变得紧张而更增加了舟骨近端的稳定性。在舟骨远端施加的应力使舟骨内产生弯曲应力，骨折即发生于受到保护最少的区域——舟骨腰部。

分类

通常骨折分型都是基于骨折线的走行。Herbert和Fischer分类包括骨折稳定性以及延迟愈合和不愈合。急性损伤分为稳定型和不稳定型，亚组的划分依据骨折的位置和月骨周围的损伤进行（图12.29.5）。

迄今为止还没有一个分型方法可以获得满意的一致性，也就是说，同一医师对同一病例在不同时间进行分型的结果常不一致，不同医师对同一病例的分型也常常不一致。目前也没有一个分型方法可以准确预测骨折的愈合。

CT和MRI可获得比X线片更加准确的骨折形态信息。在排除骨折移位方面，CT比X线平片更可靠，更具有再现性。已经发现，MRI片上的移位和骨折愈合之间有相关性，MRI的作用可能是预测舟骨骨折的愈合情况。但是，由于骨折不愈合的观察例数太少，这项研究的价值受到影响，需要进一步的完善研究。

临床特征

急性舟骨骨折的诊断是根据患者的年龄、损伤机

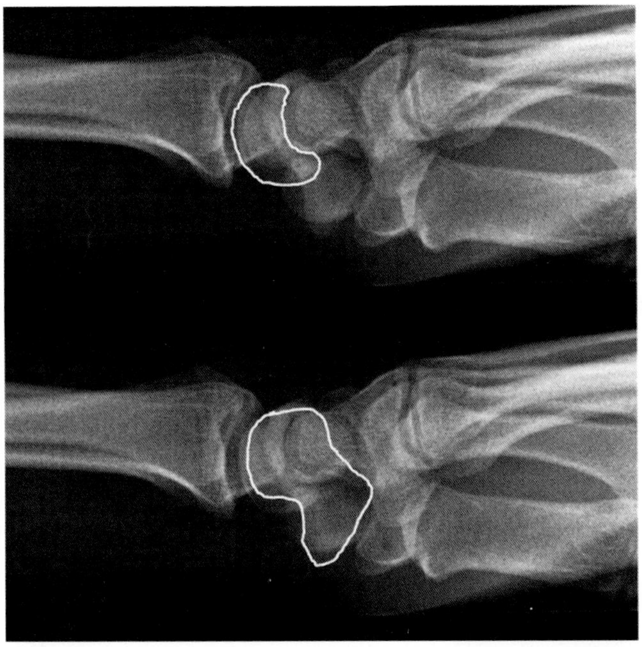

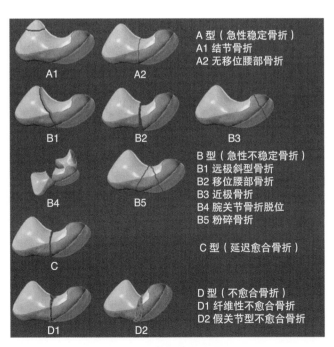

图 12.29.4　近排腕骨背伸不稳定畸形。月骨背伸畸形(上面)，舟骨屈曲畸形（下面）

图 12.29.5　Herbert 和 Fischer 描述的舟骨骨折分类（1984）

A 型（急性稳定骨折）
A1 结节骨折
A2 无移位腰部骨折

B 型（急性不稳定骨折）
B1 远极斜型骨折
B2 移位腰部骨折
B3 近极骨折
B4 腕关节骨折脱位
B5 粉碎骨折

C 型（延迟愈合骨折）

D 型（不愈合骨折）
D1 纤维性不愈合骨折
D2 假关节型不愈合骨折

制、初始体征和症状决定的。舟骨损伤的临床体征包括：解剖鼻烟窝的压痛，舟骨结节的压痛，拇指长轴的纵向叩击痛。所有上述三项体征对于舟骨骨折的敏感性是100%，但缺少特异性。这三项检查的联合使用可提高特异性，同时仍具有100%的敏感性。

临床辅助检查

由于舟骨的几何形状复杂，X线片很难看清楚（框12.29.3）。因此为其设计了多种不同的成像体位。Russe（1960）最初建议了四种成像体位[后前位（PA），侧位，两个旋前旋后15°~20°的斜位]。Ziter（1973）提出了

框 12.29.3　诊断
◆ 临床体征缺乏特异性
◆ 在最初的 X 线片上高达 16% 的骨折是隐匿的
◆ 2 周复查 X 线片是不可靠的
◆ 骨扫描的结果可能发生假阳性
◆ MRI 在骨折的诊断中是敏感的和特异的
◆ 腕部损伤后，MRI 在早期确定诊断中的花费是值得的

尺偏的体位成像——可以拉长舟骨成像，常作为舟骨的第五个检查体位。后前位和旋前的斜位是Russe体位中用于诊断舟骨骨折最常用的两种体位（图12.29.6）。

尽管大多数骨折通过最初的X线片就能获得确定的诊断，但也有16%的骨折在最初的X线片上比较细微，不容易判断，称为隐匿骨折。当临床发现与舟骨骨折一致但X线片检查正常时，经典的处理方法是固定腕关节，10天后复查X线片，甚至如果3周时仍有压痛时也要复查X线片。但是，这种方法并不能改善诊断的精确性，并且由于不必要的固定，重复的X线片检查以及工作时间等经济上的影响，也是低效的。

其他影像学技术也可用于隐匿骨折的鉴别。同位素扫描、CT和MRI都是有用的。

同位素骨扫描的敏感性也是100%，骨扫描阴性可以排除骨折。但是，骨扫描并不完全特异。假阳性率大概在25%。骨擦伤很可能也会出现阳性结果。如果完全基于骨扫描结果，可能出现一定比例的过度医疗。

CT对于骨折的诊断依赖于观察皮质和骨小梁在损伤部位的移位，当在CT上没有发现移位时，就不能鉴别骨扫描和MRI上见到的损伤。

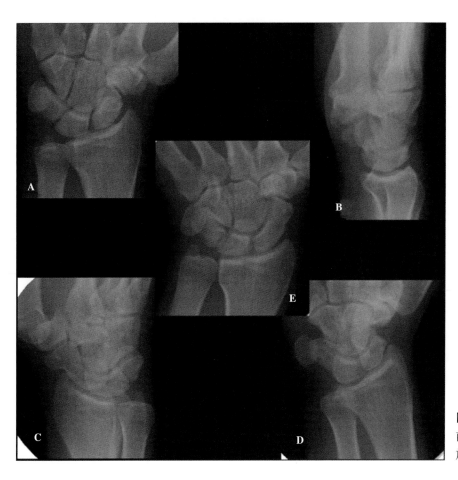

图 12.29.6　标准的舟骨 X 线片位：A）后前位（正位）；B）侧位；C）旋前斜位；D）旋后斜位；E）尺偏后前位

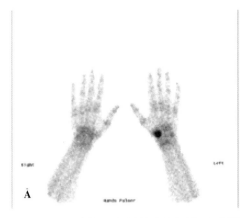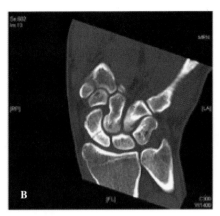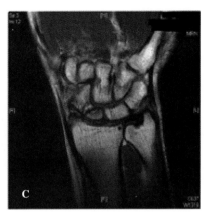

图 12.29.7　诊断：A）同位素骨扫描 B）冠状位 CT 扫描；C）T1 加权 MRI 扫描

当怀疑舟骨存在隐匿骨折时，MRI 扫描在检查方法的选择上获得了广泛的认可（图 12.29.7）。其报道的敏感性是 100%，特异性比骨扫描的要高，骨折病例的观察者间一致性也更高。MRI 有可能发现损伤所致腕关节疼痛的其他潜在的骨和软组织病变。Brydie 报道了一组样本量最大的、将 MRI 作为可疑舟骨骨折的常规检查方法的病例研究。该研究对 195 例舟骨 X 线片正常的病例进行了 MRI 检查，发现舟骨骨折占 19%，另外 19% 是桡骨远端或其他腕骨的骨折。作者估计由于 MRI 检查的进行，会有 92% 的患者的后续治疗发生改变。

从经济角度看，早期 MRI 检查和传统的 X 线重复拍片临床监测两种方式所需花费差不多。但是，从总体上来说，如果考虑到生产力和收入损伤，MRI 可能更节省花费。可疑舟骨骨折病例的早期确诊能防止不必要的石膏固定误工，因此可减少经济上的损失。

治疗

远极骨折（框 12.29.4）

舟骨远极血运良好，骨折愈合率较高。

远极骨折可以分为关节外骨折和关节内骨折。关节外远端横向骨折通常包含在其他腕部骨折内。关节内骨折根据 Prosser 及其同事的分类有两类主要的损伤类型：撕脱骨折和压缩骨折。

撕脱性损伤是最常见的损伤类型，是桡舟韧带舟骨结节掌侧缘附着点的撕脱损伤。治疗考虑夹板固定，大多数能够顺利愈合。

压缩骨折进一步根据是否累及远端关节面的桡侧、尺侧或双侧分为不同亚型。桡侧骨折最常见，愈合可靠，预后良好。推荐采用短的前臂管型石膏固定

框 12.29.4　舟骨远极骨折
◆ 撕脱骨折：
• 最常见
• 夹板固定可愈合
◆ 关节内骨折：
• 压缩骨折
• 石膏固定通常可愈合
• 尺侧骨折预后不良
• 关节外骨折（横向）：与腕关节骨折治疗类似

3 ~ 6 周。远端关节面骨折的长期预后需要观察。当出现明显关节内不一致时，切开复位和内固定对于防止退行性改变的作用尚不清楚。

舟骨腰部骨折（框 12.29.5）

稳定、无移位的骨折

愈合率>90%，管型石膏固定后的愈合率甚至达到 95%。目前，尚无可以预测骨折是否能够愈合的方法。尽管存在争议，对无移位骨折采用内固定治疗仍然得到广泛认可，将在"不确定或存在争议的地方"题目下进一步讨论。

不稳定骨折

骨折移位在任何方向上>1 mm 都考虑为不稳定骨折，需要进行与无移位骨折相比更积极的治疗。对于该类骨折，管型石膏并不是可靠的固定方法。当骨折移位>1 mm 时，单独采用管型石膏存在高达 55% 的不愈合率。

舟骨骨折可能是大的腕部损伤——称为经舟骨月骨周围脱位的一部分。这种损伤的病理机制为月骨周围的一系列损伤导致月骨周围不同程度的不稳定。当

框 12.29.5　舟骨腰部骨折

◆ 稳定、无移位：
  • 90% 石膏固定可愈合
  • 对内固定存在争议
  • 可行切开或经皮固定
◆ 不稳定骨折：
  • 移位 >1 mm
  • CT 扫描更有利于骨折移位的评估
  • 骨折不愈合常见
  • 治疗采取内固定

伴有月骨周围不稳定时，对舟骨骨折应采取内固定并作为恢复腕骨稳定性治疗的一部分。

近极骨折（框 12.29.6）

累及舟骨近极的骨折预后不良。由于其返支血管纤细脆弱，增加了出现缺血性骨坏死的风险。因此，常需要管型石膏制动长达 6 个月以获得延迟的骨性愈合。其不愈合的发生率明显高于其他部位。近极骨折不愈合的手术治疗的愈合率特别差，因此，使急性骨折获得骨性愈合的重要性就尤为重要。

上述因素说明：所有近极骨折都需要内固定治疗。Rettig 和 Raskin 对 17 例近极骨折病例采用背侧入路 Herbert 钉固定治疗取得了令人欣喜的结果：没有不愈合发生，平均愈合时间为 10 周，平均随访 37 个月无缺血性骨坏死发生。

管型石膏技术

对腕关节使用管型石膏固定于不同体位的理论优势常有人提及，但是，不同体位并不会明显影响愈合率。背伸位的石膏固定，与屈曲相反，在 6 个月随访时发现会减少对伸肌装置的限制。对拇指的固定很常见，可以增加患者的舒适度。但对拇指的固定对于 Colles 石膏固定的愈合率来说并没有额外的好处。在尸体标本中，前

框 12.29.6　舟骨近极骨折

◆ 预后不良
◆ 石膏固定治疗，30% 骨折不愈合
◆ 石膏固定治疗愈合时间延长
◆ 缺血性骨坏死常见
◆ 经背侧入路进行内固定治疗

臂旋转会引起舟骨骨折位置的活动，在短的前臂石膏固定下，进行前臂的旋转会出现平均最大为 2.1 mm 的移位。长臂石膏和短臂石膏之间临床愈合率没有明确的差异。

固定的时间和愈合的评估

以往认为舟骨骨折应该固定直至骨折愈合，即使延长固定的时间也是需要的。有病例报道，石膏固定最长达 60 周，直至骨折愈合。这种情况在目前的临床操作中是不可接受的，但如何明确诊断骨折愈合仍然是面临的挑战。

舟骨骨折愈合的传统的评估依赖于临床表现和一系列的 X 线平片检查。但是，舟骨的压痛可能消失的较早，甚至骨折块没有接触都可能消失。所谓的"临床愈合"在舟骨骨折的治疗中没有意义。

舟骨骨折大多是关节内的骨折，在骨折愈合过程中 X 线片上没有明显的外生骨痂形成。骨小梁穿过骨折线和骨折线的硬化预示着骨折愈合。但是，舟骨的外形、大小和方向使其很难采用这些指标，骨小梁穿过骨折线的外形可能是人为的伪影。伤后 12 周复查的 X 线片并不可靠，不能用来评估舟骨骨折的愈合情况。X 线片仅仅能够确定骨折不愈合，坚持进行最少 6 个月的综合评估很重要，至少能够确定有无骨折不愈合。

考虑到临床体征和 X 线片对于骨折愈合的提示作用在 12 周或 12 周以前是不可靠的，舟骨骨折的最佳固定时间还没有定论。通常，按照经验来说，腕部骨折的石膏固定应该使用 8 周。如果 8 周时对骨折是否愈合仍存疑虑，可以延长固定到 12 周。但 12 周之后应该考虑去除石膏。

CT 扫描已越来越多地运用在对 X 线片上愈合存疑的病例中。骨小梁连续通过骨折线，证实其愈合。一项研究描述了在 12～18 周 CT 扫描观察到的骨折部分愈合现象：桥接的骨小梁通过骨折的部分区域，但在冠状面 CT 扫描上可以看到骨折端其他部位还存在间隙。最终所有的 22 例部分愈合的病例在没有进行延长石膏固定的情况下达到了完全愈合（框 12.29.7 和图 12.29.8）。

手术技术
固定方法

克氏针是一种简单的固定方式，但相对于螺钉固定来说稳定性差，而且突出的针尖可能会损伤关节面。应用钢板螺钉之前也有所报道，但考虑到舟骨骨折多

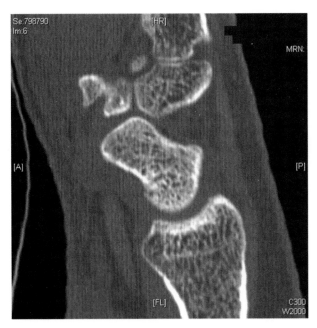

图 12.29.8 损伤后 8 周，CT 矢状面扫描显示舟骨腰部骨折部分愈合。可以看到桥接的骨小梁通过骨折的背侧一半部分

框 12.29.7 舟骨骨折愈合的评估
◆ 愈合通常需要 8～12 周
◆ 临床评估不可靠
◆ X 线片不总是可靠的
◆ CT 扫描对于可疑病例非常有用

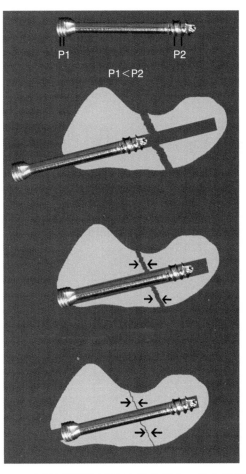

图 12.29.9 舟骨压缩螺钉有两个螺纹部分，每个都有不同的螺距。引导螺纹（P2）和尾部螺纹（P1）的螺距不同，控制骨折块牵引到一起的速率，从而起到加压作用

为关节内骨折，这类固定的应用受到限制。标准的螺钉通常钉帽较大，无法完全埋入。而标准的半螺纹平头螺钉的比例可能也不是很合适进行骨折加压。

目前市场上有几种不同的可用的内植物，都是针对舟骨骨折内固定特别设计的。最早的是 Herbert 钉（1984），其创新之处是去掉正常的螺帽，代之以第二个螺纹。这种设计可以达到对近端和远端都能坚固固定的目的，而且螺钉能够完全埋入关节面以下。双螺纹部位按照舟骨的比例设计，并通过使螺纹尖部的螺纹大于代替钉帽的螺纹保证在螺钉拧入过程中逐渐加压（图 12.29.9）。

空心钉在使用时需要导针，不需要广泛的显露，打入也很方便。Herbert-Whipple 螺钉（Zimmer，Warsaw，IN）是具有不同螺纹的钛钉。这种空心螺钉无螺纹部分的直径大于最初的 Herbert 钉，使其具有更强的对抗弯曲应力的能力。

预后（框 12.29.8）

通过 12 周及之前的 X 线片来判断骨折愈合率是不可靠的。研究表明，骨折后 6 个月或 1 年时评估愈合率更可靠。对于舟骨腰部骨折，近 90% 可以通过石膏制动获得治愈。对于近极骨折，采用保守治疗有高

框 12.29.8 舟骨骨折的结果
◆ 骨折愈合 2.5 年后，20% 的患者仍有一定程度的疼痛
◆ 畸形愈合：
• 可能引起疼痛
• 驼峰样畸形可能限制腕关节背伸
• 可导致骨关节炎
◆ 骨折愈合 7 年后，5% 的患者可见继发骨关节炎

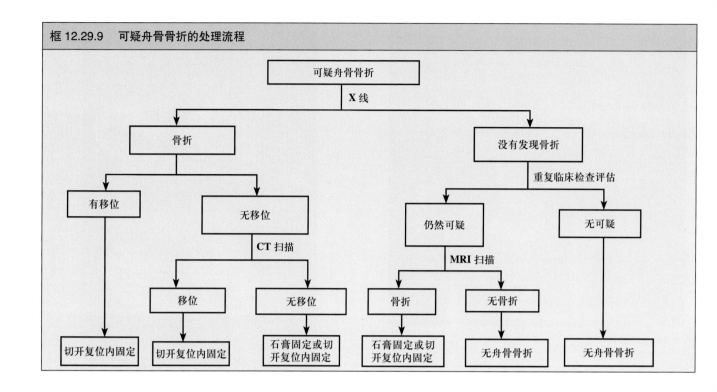

框 12.29.9 可疑舟骨骨折的处理流程

达 1/3 出现不愈合，但远极骨折不愈合罕见。

尽管骨折愈合通常被认为会有良好的预后，但骨折所致关节软骨损伤和畸形愈合导致的腕部动力学改变，可能引起骨折愈合后的持续疼痛和继发的骨关节炎。有报道，直至骨折愈合后 2.5 年时，20% 的病例仍存在持续性疼痛。在骨折愈合后最短 7 年随访的腕部 X 线片中看到，5% 的病例出现继发的骨关节炎。继发的退行性改变的发生率 X 线片检查可能低估，CT 检查可能更加常见（框 12.29.9）

不确定或存在争议的地方

随着微创固定方法的发展和新的固定装置的产生，急性、无移位的舟骨骨折越来越倾向于手术治疗。采用内固定技术的支持者认为，内固定可以获得更加可靠的愈合率，更加快速的愈合，快速的康复治疗，早期功能恢复，这些优点明显优于石膏固定。五项随机对照试验比较了内固定和石膏固定治疗无移位舟骨骨折的疗效，其中三项采用经皮螺钉拧入，另外两项采用切开复位。在最大的那项试验中，采用 16 周复查 CT 扫描判断愈合情况，在 44 例非手术治疗的病例中有 10 例出现不愈合，并进而采取了手术治疗。手术治疗的病例没有出现不愈合。另外四项试验没有证明两组的愈合率有明显差异。两项试验报道，手术治疗的病例影像学愈合评估明

显快于非手术治疗，一项试验报道两者没有差异，另外两项试验没有提及愈合时间的问题。没有研究表明伤后 1 年在活动度和握拳力量上有明显差异，但三项试验表明，在手术治疗的病例，这些参数恢复得更早。另外，其中三项试验表明，手术治疗后恢复工作的时间明显早于石膏固定，但一项试验表明两者没有明显差异。

术后常见的并发症大部分与伤口有关，包括瘢痕增生和敏感，伤口感染，皮神经感觉迟钝。经皮固定治疗后患者的这些并发症的发生率相对较少。区域疼痛综合征发生较少，在非手术治疗的患者也可能出现。尽管术后并发症通常并不严重，细致的手术技巧仍然是非常重要的。手术操作的失败会导致钢丝、器械或螺钉断裂，内植物突出到相邻关节，损伤神经或肌腱甚至出现灾难性的后果。

对无移位骨折采用内固定治疗仍然存在争议。考虑到大多数这样的病例采用石膏固定可以愈合，采用内固定治疗可能冒着过度医疗的风险，同时也使患者暴露在可避免的手术并发症之下。内固定的潜在好处是：可靠的愈合和早期功能恢复。在中长期的随访中，早期功能恢复的好处是临时的，手术治疗和非手术治疗之间功能恢复是相同的。但对于易发生舟骨骨折的年轻和活跃的患者来说，这些优势似乎比较吸引人，但在提供正式的选择时，需要与增加的风险进行权衡。

作者对无移位腕部骨折治疗的选择

对于经最初的质量良好的 X 线片检查后可疑舟骨骨折但没有确诊的病例，1~2 周后需要进行进一步的临床评估，这个时候大多数小的损伤已经缓解了。在此期间，腕部不需要固定，只需要告知患者舟骨可疑骨折并解释下一步的诊疗安排。要求患者避免不当的腕部使用。如果接下来的临床检查显示仍存在可疑骨折，那么应该进行 MRI 检查进一步明确诊断。

当质量良好的影像学检查（理想的舟骨系列片包括后前位、旋前、旋后斜位、侧位和尺偏位）显示没有移位，那么骨折可以按照无移位进行治疗。当存在疑虑时，可以进行 CT 扫描。

在不伴有移位的舟骨腰部骨折的活跃患者，我们在向患者介绍手术和非手术治疗的相关情况之后，可以考虑采取手术治疗。如果患者选择手术治疗，那么我们会选择经皮固定，拧入一枚空心加压螺钉。我们通常采用掌侧入路从远端向近端拧入螺钉治疗舟骨腰部骨折；采用背侧入路从近端向远端拧入螺钉更适用于骨折线更靠近近端的腰部骨折。

对于伴有无移位的舟骨腰部骨折，选择非手术治疗时，Dias 建议采取比较积极的保守方法。给予患者一个前臂石膏将其腕部固定在功能性伸直位，让其拇指保持自由活动。6~8 周后去除石膏，复查舟骨系列片，与最初的检查进行比较。如果 X 线片上骨折线在当初诊断骨折的同样位置上消失，而且所有位置上的舟骨形态都是满意的，考虑骨折愈合，不再进行固定，但需要提醒患者仍存在不愈合的可能性。3 个月和 6 个月时进行 X 线片随访，以确保骨折愈合。

如果对愈合存在疑虑，可以进行 CT 检查。在 CT 检查证实已经愈合或部分愈合的病例中，不再进行石膏固定。X 线片随访应该持续至少半年。

如果 CT 检查证实没有愈合，应该考虑手术治疗。在没有塌陷或囊性改变的病例中，术中没有发现存在骨折部位的活动，不需要进行植骨，可以经皮操作。相反，如果出现塌陷或囊腔，应该进行植骨。

骨折不愈合

骨折不愈合是指在给予充分时间的情况下，骨折端没有连接，愈合活动中止，在没有进一步干预的情况下骨折端不会再自行连接。对于舟骨来说，若损伤后 1 年骨折端存在持续的明显的缝隙，可以诊断骨折不愈合，保守治疗骨折不愈合的发生率是 12.3%（框 12.29.10）。

临床表现

典型的患者是 20 多岁的男性。临床表现主要包括以下四个方面：

1）患者治疗及随访足够时间，发生骨折不愈合
2）患者治疗但随访时间不足。医师主观认为骨折已经愈合，患者不需要再随访，但出现了不愈合
3）患者损伤后没有明确诊断，也没有进行治疗。之后常在另一个损伤后，出现有症状的不愈合
4）患者在进行其他原因的检查时，偶然发现舟骨骨折不愈合

临床特征

不是所有的不愈合从一开始就都有症状。诊断时大约 30% 的病例是没有症状的。如果不治疗，最后几乎所有患者都会出现症状，不过这个过程可能发生在损伤后的几十年时间内。

临床检查通常能够发现舟骨的压痛，不过这并不是不愈合的特异性体征。根据 Watson 描述的方法，向舟骨加压使其在腕关节桡偏时无法屈曲，有可能会诱发出疼痛，但这也不是舟骨不愈合的特异性表现。舟骨骨折不愈合通常会出现腕部活动受限，活动受限达到或 >25% 常预示不愈合。

辅助检查

通常根据影像学检查进行诊断。6 个月时骨折部位仍有明显的间隙表明骨折不愈合。通常，6 个月时骨折线仍然是可见的，不过部分已经硬化。这样的骨折可以定义为有可能愈合，应该进行 CT 检查来确认骨折愈合（图 12.29.10）。

框 12.29.10　骨折不愈合

◆ 骨折间隙持续 6 个月
◆ 20 多岁男性患者
◆ 诊断时 30% 无症状
◆ 最终会出现症状，不过这可能在几十年后发生
◆ 4 年内继发骨关节炎少见
◆ 所有患者不可避免会出现骨关节炎

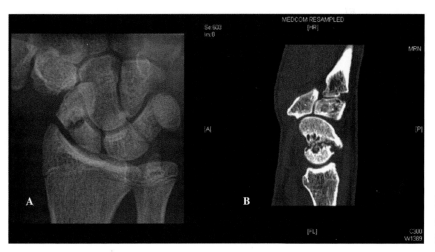

图 12.29.10 舟骨骨折不愈合：A）正位片显示骨折缝隙清晰伴有空腔；B）CT 矢状位扫描显示有塌陷和囊泡形成

自然病程

骨关节炎是骨折不愈合不可避免的结局。尽管在损伤后 4 年内影像学的关节炎很少，但根据平均伤后 8 年的随访，所有有症状的骨折不愈合患者都存在关节炎。即使是在没有症状的骨折不愈合患者，自然病程是相同的，无论患者是否有症状，都会出现骨关节炎。

治疗

舟骨骨折不愈合好发于年轻的活跃患者。如果未治疗，那么疼痛和骨关节炎是可能的结果。因此，无论有无症状，不愈合都有手术指征。对骨关节炎改变应该进行细致的评估，特别是当症状延迟出现时。当出现明显的关节炎时，仅仅处理不愈合并不合适，补救措施应该根据症状程度考虑。

骨折不愈合手术的目的是：

◆ 达到骨折愈合
◆ 降低骨关节炎的发病率
◆ 消除症状
◆ 改善功能

骨折不愈合的手术治疗（框 12.29.11）

舟骨骨折不愈合采用植骨加或不加内固定进行治疗。标准方式为掌侧入路的舟骨远端 2/3 的暴露。而背侧入路适用于显露舟骨近极和进行带血管蒂骨移植时。

骨折不愈合的评估可以通过直视观察以及术中 X 线片的帮助进行。下列各点应该注意：

◆ 不愈合的位置和方向
◆ 出现的畸形。舟骨可能出现不同角度的屈曲畸形以

框 12.29.11 骨折不愈合的手术治疗
◆ 通常采用掌侧入路
◆ 清除死骨
◆ 缺损部位植骨
◆ 采用空心加压装置固定
◆ 术后 6 ~ 8 周石膏固定

及高度的丢失
◆ 关节面的情况
◆ 舟月韧带复合体的完整性。尽管直接的不稳定很少见，但可能出现并存的舟月关节松弛
◆ 舟骨近端的血运

对骨折不愈合进行细致的观察是为了进行理想的植骨做准备。骨折部位边缘使用骨刀进行修剪，直至健康的骨组织。插入克氏针作为操纵杆，板状撑开器在牵开骨折时很有用，可以恢复舟骨的尺寸，从而可以测量缺损，并确定植骨的形态和大小。

植骨的类型（框 12.29.12）
插入移植

松质骨或带皮质的松质骨可以从桡骨远端或髂嵴采集。可以通过延长的掌侧入路从桡骨远端的掌侧面收集，或从单独的背侧显露 Lister 结节。将植骨块修整成楔形，将植骨块较宽的一侧放在舟骨掌侧，从而纠正屈曲畸形。楔形植骨块容易脱出，需要进行一些内固定。

嵌入移植

这个技术包括在不愈合的部位挖个空腔，从近端

框 12.29.12　植骨

- 非血管化:
  - 桡骨远端或髂嵴
  - 插入或嵌入植骨
- 血管化，带蒂:
  - 桡骨掌侧（掌侧腕动脉或旋前方肌）
  - 桡骨背侧（1、2 伸肌支持带上动脉）
  - 示指掌骨（第 2 掌骨）
  - 尺骨远端
- 血管化，游离：股骨内上髁

到远端，将皮髓质植骨的骨条紧紧嵌入到不愈合的部位进行固定。Matti 在 1937 年最早提出从背侧入路植骨，Russe（1960）修改了 Matti 的手术方式，采用掌侧入路（他认为这样能够减少对舟骨血运的损伤）。植骨可以从髂嵴或桡骨远端采集，对植骨的固定可以对内固定起到加固的作用。

纵轴钉

　　植骨可以做成桩子的形状，放在与螺钉同轴的位置。

带血管的骨移植（图12.29.11）

　　带血管的植骨可以是带蒂的，是基于局部动脉分支供应的，或是自由转位的。植骨可以从下列部位采集：

- 桡骨掌侧面。血管蒂可以基于掌侧腕动脉或旋前方肌远端边缘的骨条。可以延长标准舟骨掌侧切口进行植骨取骨，继发于掌侧骨丢失的屈曲畸形可以被纠正
- 桡骨背侧面。桡骨背侧的血供来自伸肌支持带间隙，血管位于间隙内或间隙间。1、2 伸肌支持带上动脉血管供应桡骨远端桡背侧面的血供，植骨可以基于这个血管蒂
- 示指的掌骨
- 尺骨远端基于尺动脉
- 游离血管的植骨可以从股骨内上髁采集，来自膝动脉的分支供应该区域的血供。在桡动脉及其静脉进行血管吻合术

预后（框 12.29.13）

　　骨折不愈合手术后影响骨折愈合预后的重要因素包括：

不愈合的部位

　　通常将舟骨分为近端、腰部和远端是武断的，容易出现观察者本人或观察者间的误差。更加精确的方法是计算不愈合处与骨折块碎片的比例。采用非带血管的植骨并采用内固定手术治疗后骨折愈合率按上诉计算方法在 27% ~ 100% 之间（图 12.29.12）。

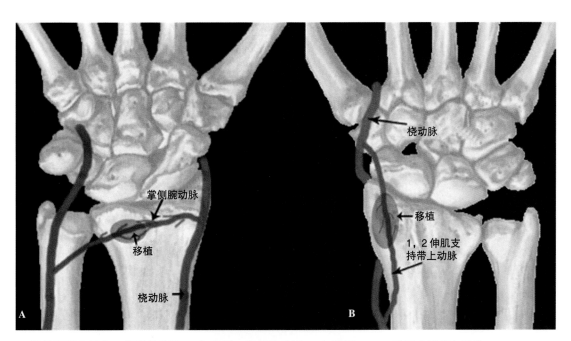

图 12.29.11　桡骨远端血管化，带蒂骨移植：A）掌侧，掌侧腕动脉；B）背侧，1、2 伸肌支持带上动脉

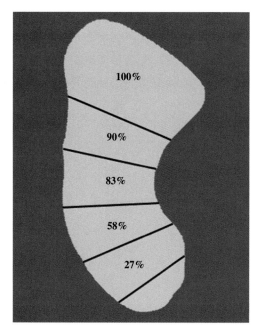

图12.29.12　舟骨骨折不愈合非血管化骨移植和内固定治疗后的愈合率。越靠近近端，愈合率越低

框12.29.13　骨折不愈合的手术结果

◆ 采用非血管化骨移植和内固定治疗后，71%的骨折愈合
◆ 近端骨折预后不良
◆ 不愈合时间较长预后不良
◆ 伴有近端缺血性骨坏死预后不良

损伤和手术间的时间

如果手术和损伤间的时间＞5年，加或不加内固定的非带血管的植骨治疗后平均愈合率下降到60%左右。手术距离骨折发生的时间对其愈合的作用随着骨折部位而变化，越远端的骨折作用越弱。

近端的缺血性骨坏死（框12.29.14）

传统上认为X线片上舟骨近端密度的增高是缺血的表现。但是，明显的影像学上密度增高并不是缺血，这个方法并不可靠。MRI和增强MRI检查可以提供更准确的血运评估。术中评估仍然是最可靠的方法，手术中骨块没有点状出血是预后不良的表现。

尽管缺血并不能完全阻止愈合，但这是造成不愈合的重要因素。当舟骨近端骨折块完全缺血时，就会丧失其内源性修复能力，必须依赖远端骨折的修复。

框12.29.14　缺血性骨坏死

◆ X线片上密度增高不是缺血性骨坏死的可靠指征
◆ MRI评估
◆ 术中评估更可靠
◆ 考虑血管化骨移植

吸烟

吸烟对骨愈合具有不良影响，但是，对于舟骨不愈合的预后是否有作用存在争议。在采用非血管化植骨与螺钉内固定治疗骨折不愈合时，吸烟者手术失败的风险是非吸烟者的3倍。然而，也有人证明吸烟对术后的愈合率没有影响。

血管化与非血管化骨移植

在加或不加内固定的情况下，据可靠的报道，非血管化骨移植的愈合率是70%～80%。Russe和之后的Green认为，对在舟骨近端出现的完全缺血性骨坏死采用嵌入植骨治疗很可能失败。插入植骨治疗出现缺血性骨坏死的病例的成功率在53%。

通过直接植入血管蒂来改善舟骨近端的血运并不成功，植入的血管内血栓以及骨块再血管化所需时间被认为是主要原因。血管化骨移植被用来克服这些问题。

目前尚没有随机病例研究比较血管化和非血管化骨移植治疗缺血性骨坏死的差异。发表的关于桡骨远端血管化骨移植的研究报道愈合率在80%～100%，但队列出现缺血性骨坏死的情况是不均一的。一项近期的Meta分析表明，非血管化插入植骨治疗缺血性骨坏死的愈合率仅仅为47%，而血管化骨移植的愈合率为88%。最近发表的采用游离的股骨内侧骨移植治疗舟骨骨折不愈合以及近端缺血的报道的成功率较为理想。

采用血管化骨移植治疗仍然是非决定性的方法。对于大多数腕部骨折不愈合没有其他不良并发症（缺血性骨坏死，前一次手术失败，不愈合的时间较长，舟骨近端不愈合）病例，非血管化骨移植治疗应该是足够的。

继发性关节炎

与骨折不愈合相关的关节炎其发展方式是进行性的，结果是可预测的（图12.29.13）。舟骨骨折不愈合进展性塌陷（SNAC）这个名词常用来描述继发性关节炎的发展过程，这与慢性舟月韧带失效（舟月进行性塌陷，SLAC）的过程相似。

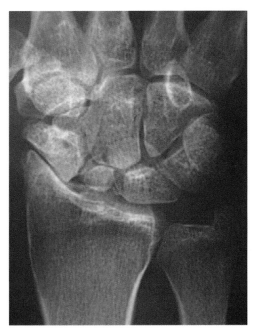

图 12.29.13 舟骨骨折不愈合进行性塌陷。退变在桡骨茎突和舟骨远端骨折块之间开始。桡骨和月骨之间的关节很少累及

骨折不愈合通常导致舟骨形态改变，舟骨屈曲加短缩导致关节面不匹配。由于骨折端的异常活动和腕关节运动改变，关节面要承受过多的和不正常的应力，这就是关节退变的原因。最早发生退变的位置是在桡骨和反常活动的舟骨远端骨折块之间，在骨折不愈合的部位处退变停止。茎突尖部形成骨赘，接下来关节间隙丢失。桡骨和近端骨折块间关节面保存较好，因为两者都是椭圆形的，各个位置都能够保持协调。舟骨远端骨折块的旋转以及桡骨远端部分关节间隙的丢失可使头状骨发生移位。接着头月关节出现头状骨离开月骨的桡侧面以及头状骨近端部分关节的破坏。桡骨和月骨之间的关节很少受影响（图 12.29.13）。

治疗（框 12.29.15）

桡骨茎突切除术

在最初阶段，退变局限于桡骨茎突和舟骨远端之间的关节面，可以简单切除桡骨茎突。从退变的茎突向上切除，直到正常关节软骨的结合处。应该小心保留外面重要的掌侧韧带（桡舟头和桡月韧带），因为去除这些韧带会导致不稳定。

尽管单独切除茎突手术有一些成功的报道，但是否能够缓解疼痛是不可预测的，因为很难判断疼痛是来自桡舟关节炎还是来自骨折不愈合。对骨折不愈合

框 12.29.15　继发性关节炎的手术治疗
◆ 桡骨茎突切除术
◆ 近排腕骨切除术：
● 需要头状骨近端良好
● 正常屈伸活动的 60%
◆ 切除和四角融合术：
● 如果累及腕中关节，可以行该手术
● 正常屈伸活动的 53%
● 握拳力量的 80%
◆ 去神经支配术
◆ 全腕关节融合术

联合进行植骨和茎突切除术是一个合理的方案。

舟骨的切除

一个小的近端骨折块可以进行切除，但对于近端或远端较大的骨折块或整个舟骨来说，如果切除会导致腕骨塌陷，形成近排腕骨背伸不稳定畸形。切除部分或全部舟骨后，稳定腕骨的方法包括各种关节固定术或一些假体置换术。

有限腕关节融合术

Watson 推崇切除舟骨并固定月骨、头状骨、钩骨和三角骨（四角融合），形成腕-桡-月进行性塌陷关节的重建。这个方法已经成功用于不愈合进行性塌陷的治疗。当退变扩展到腕中关节时，可以采用这个方法。在关节炎的进程中桡月关节通常直到晚期才受影响，所以剩余的部分可以用桡月关节连接起来。Kirk Watson 完成了 100 例手术，屈伸和尺、桡偏平均活动范围分别是正常关节的 53% 和 59%（图 12.29.14）。

部分或全部舟骨置换术

硅胶假体自发明以来曾广泛应用于舟骨近极和全舟骨置换。由于硅胶所致滑膜炎会引起腕骨囊性变和整个腕骨的进展性破坏，目前硅胶假体置换术已经被淘汰了。其他材料，包括丙烯酸脂类、合金和尸体骨，都没有获得广泛应用。最近发展的热解碳假体又引起了人们的兴趣。

近排腕骨切除术

目前对桡舟关节关节炎的腕-桡-月进行性塌陷（SLAC）和不愈合进行性塌陷（SNAC）进行近排腕

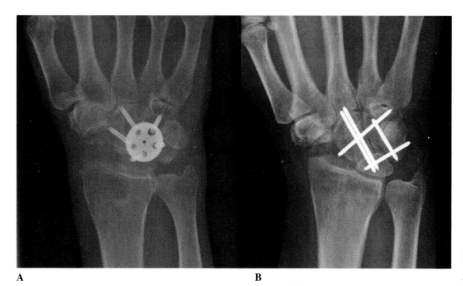

图 12.29.14　舟骨切除术和四角融合术：A）融合板；B）克氏针

骨切除术是确定有效的治疗方法。采用近排腕骨切除术之后，头状骨的头部与桡骨的月骨小窝形成关节，这就要求头状骨关节面和月骨窝关节面要完好。月骨-头状骨关节退变的证据应该在术前影像学检查中进行寻找，但关节面是否保留只有在术中才能判断。如果关节面存在破坏，那么倾向于采取关节融合术，术前与患者就手术方案的选择进行深入交流十分必要。

近排腕骨切除术相对于有限融合术更简单，并发症发生率也更低。这个手术缓解疼痛的作用良好，同时能够改善握拳的力量。屈伸活动度能够恢复正常的 60%～70%。采用该术式已经观察到存在桡骨-头状骨关节炎的进展，尤其是在年轻的患者，这是个应该考虑的问题，但关节炎进展的持续期在 10 年左右。

腕部的去神经化

失支配切断了从病理性腕关节传入的感觉通路，相对于其他挽救方法来说，这个方法更保守，潜在的并发症也更少，能够保存腕关节的活动度。但是，腕部不同组织的神经支配非常复杂，疼痛的准确来源很难完全确定。完全去神经化的目的是切断所有供应腕关节的感觉纤维，这很困难，因为感觉传入纤维数量很多，变化较大，需要从五个独立的切口分离十束神经分支。部分去神经化可切断最可能引起疼痛的区域神经支配。骨间前神经和骨间后神经可以从同一个背侧切口切断，使用这个方法可以获得患者高水平的满意度。另外一些临床报道显示了疼痛缓解的不一致，并且仅仅是临时的。

腕关节完全关节融合术

在严重的关节炎引起明显疼痛的病例，关节融合术是可靠的和可预知的方法。当关节炎比较严重时，患者腕关节活动量通常明显受限。在这样的病例，由于能够缓解疼痛，活动进一步受限也是有价值的。

结论

舟骨骨折倾向于发生在年轻的活跃的男性患者。大多数骨折经过合适的治疗可以愈合，但少部分可能出现骨折不愈合。如果没有治疗骨折不愈合，即使开始时没有症状，最终也会出现关节炎和疼痛。不过这个过程可能经过几十年。外科医师的作用是作出早期诊断，并给予有效的治疗。应该避免不必要的长时间固定，早期内固定被证明可能在将来是更安全的策略。尽管新发展的用于治疗骨折不愈合的技术和内植物不断产生，并且对涉及骨折不愈合因素的认识不断深入，但最佳治疗方法却没有确定。

拓展阅读

Barton, N.J. (1992). Twenty questions about scaphoid fractures. *Journal of Hand Surgery*, **17B**, 289–310.

Dias, J.J. (2001). Definition of union after acute fracture and Surgery for fracture non-union of the scaphoid. *Journal of Hand Surgery*, **26B**, 321–5.

Dias, J.J., Wildin, C.J., Bhowal, B., and Thompson, J.R. (2005). Should acute scaphoid fractures be fixed? *Journal of Bone and Joint Surgery*, **87A**, 2160–8.

Herbert. T.J. and Fisher, W.E. (1984). Management of the fractured scaphoid using a new bone screw. *Journal of Bone and Joint Surgery*, **66B**, 114–23.

Ramamurthy, C., Cutler, L., Nuttall, D., Simison, A.J., Trail, I.A., and Stanley, J.K. (2007). The factors affecting outcome after non-vascular bone grafting and internal fixation for non-union of the scaphoid. *Journal of Bone and Joint Surgery*, **89B**, 627–32.

12.30
腕关节不稳

David Lawrie • Chris Little • Ian McNab

（安　帅　译　陈建海　张殿英　审校）

要点

- 大多数损伤在过伸时发生
- 暴力的方向和大小决定损伤情况
- 病史和 X 线仍然是诊断的主要依据
- 分型可以帮助选择合适的治疗方案
- 关节不稳经常与骨折愈合不良相关

引言

腕关节不稳看似非常复杂和难以理解。如能对其解剖和周围韧带支持有进一步的理解，腕关节不稳就会变得更有逻辑性，我们对它的临床评估也会变得更合理。随着我们对腕关节的复杂的关节运动学和动力学的不断认识，我们对急性和已形成的腕关节不稳的治疗方式也变得更加清晰。

腕关节解剖学（图 12.30.1）

腕关节是前臂骨、腕骨（腕骨排列成两排）和掌骨基底之间的复杂的多关节连接。腕骨分为近排和远排。这使尺桡骨和近排腕骨间形成一个匹配的关节，称为桡腕关节（RCJ），另外一个匹配的关节介于近排和远排腕骨之间，称为腕中关节（MCJ）。远排腕骨和掌骨形成关节连接。

各个腕骨之间有内在韧带连接，也有外在韧带连接。外在韧带是指在关节囊内通过前臂骨到达腕骨的韧带。

远排腕骨被其间的韧带紧紧相连，所以可以被视为一个整体。近排腕骨间的内在韧带允许更大范围的腕骨间活动。舟骨-月骨韧带和月骨-三角骨韧带在近端是较弱的膜性部分（可以通过关节镜从桡腕关节进行观察），而远端是较强的掌侧和背侧部分。舟骨-月骨韧带背侧更强，月骨-三角骨韧带掌侧更强。这些韧带背侧和掌侧的纤维相连，形成在腕中关节的舟三角韧带。只要韧带的膜性部分是完整的，在桡腕关节和腕中关节之间就没有交通。创伤或退变穿孔后，通过这个部分的韧带可以形成交通，但没有临床意义。腕中关节在背侧由内在韧带连接,背侧的腕间韧带（DIC）从三角骨到舟骨、大多角骨、小多角骨，与背侧舟三角韧带混合；在掌侧面，由尺骨侧的三角头状韧带复合体、桡侧的舟骨头状骨韧带及舟三角韧带支持。舟三角韧带通过腕中关节的桡背侧面。这些韧带在撕脱骨折时会出现问题。

外在韧带从桡骨的掌侧和背侧面发出，在掌侧面，韧带广泛地形成两个从近端到远端的反向的 V 字形。一个 V 字形的顶点在月骨（长短桡骨-月骨韧带和尺骨-月骨韧带），另一个 V 字形的顶点在头状骨（桡骨-舟骨-头状骨韧带复合体，尺骨-头状骨韧带）。在两个 V 字形之间的桡侧有一条沟，与 Poirier 间隙连接。

掌侧的腕尺韧带及掌侧和背侧的桡尺韧带，同它们之间的三角形纤维软骨共同形成三角形纤维软骨复合体（在 6.4 章有进一步描述）。在背侧，桡腕韧带形成桡侧 V 字形的近端分支（远端分支是背侧腕间韧带的内在韧带），横向通过三角骨上的顶点。外在韧带在实质性破坏时会出现问题。

腕骨也由其他腕关节囊外的韧带连接，特别是腕横韧带（TCL），从钩骨和豌豆骨的钩部到舟骨和大多角骨的远端，形成腕管的顶部，以及豌豆骨-钩骨韧带（构成 Guyon 管的底层）。腕横韧带帮助维持横截面上

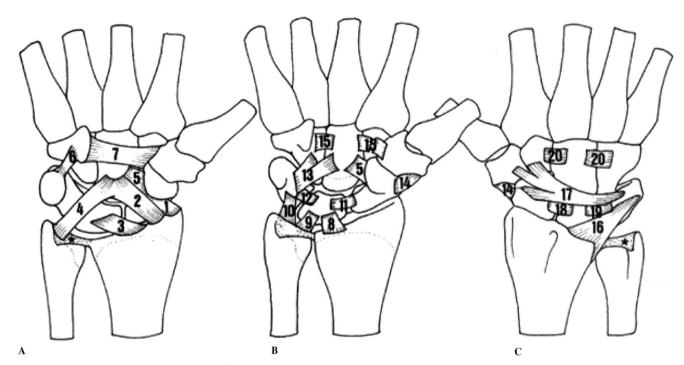

图 12.30.1　腕关节韧带系统的示意图。做这些手绘图并不是为了复制真实韧带的准确外形和大小，也不是为了展现它们的常见解剖变异。A）掌侧表浅韧带:（1）桡舟韧带，（2）桡舟头韧带，（3）桡月长韧带，（4）尺骨 - 头状骨韧带，（5）舟骨头状骨韧带，（6）豆钩韧带，（7）屈肌支持带或腕横韧带。B）掌侧深层韧带:（8）桡月短韧带，（9）尺月韧带，（10）尺三角韧带，（11）掌侧舟月韧带，（12）掌侧月三角韧带，（13）三角 - 钩 - 头状韧带，也称为弓形韧带的尺侧支，（14）背外侧舟三角韧带，（15）远排腕骨的掌侧骨间横向韧带。C）背侧韧带:（16）桡三角韧带，（17）三角 - 舟 - 大多角 - 小多角韧带，也称为背侧掌间韧带，（18）侧舟月韧带，（19）背侧月三角韧带，（20）远排腕骨的背侧骨间横向韧带

背侧凸起向腕部的弓形，增加了腕管的宽度和容量。

腕骨的运动学和稳定性（框 12.30.1）

　　因为没有肌腱止于近排腕骨（除了豌豆骨），近排腕骨的位置是由关节面的形状、连接骨组织的韧带的完整性以及通过韧带从前臂到达手部和远排腕骨通过腕骨的应力决定的，是腕关节的中间块。对于腕关节如何运动的认识在不断发生变化，从"横排的理论"（近排和远排腕骨作为功能单元）到"柱理论"（两排中相关联的骨组成承担应力传导和位置变化的功能单元），再到"椭圆环理论"（远排腕骨、舟骨、月骨和三角骨形成环的连接，任何一个因素的失效或连接韧带的断裂都会改变腕关节的活动和应力传导机制）。

　　总之，目前认为，三角骨钩骨关节的螺旋形特征以及三角骨舟骨韧带和对线会引起各自倾向于伸展或屈曲。当舟月韧带和月三角韧带是完整时，月骨仍在近排腕骨处于动态平衡中；如果近排腕骨的连接失效，月骨稳定性丧失，会旋转到背侧或掌侧屈曲的位置。

　　腕关节活动开始于腕中关节远排腕骨的运动，掌侧屈曲伴随着一定程度的尺骨偏移，背侧屈曲伴随着桡侧偏移。近排腕骨在掌侧或背侧屈曲的方向产生相同方向的活动，但舟骨表现出比其他近排腕骨更大的活动度，作为三柱联动机制中的近排腕骨和远排腕骨摇把。当考虑到桡骨和尺骨偏移时，腕关节位于横排（桡骨偏移时，近排腕骨滑向尺侧，在冠状面发生旋转）和柱（在桡骨偏移过程中，当通过舟骨的屈曲，近排腕骨发生偏移。而尺骨偏移时，三角骨伸展，在矢状面发生旋转）之间的范围。

　　腕关节活动的正常范围是：掌屈背伸 70°，桡偏 20°，尺偏 40°，以及轻微的腕间旋转（多数发生在尺桡关节）；5° 的掌屈角和 30° 的背伸角，以及 10° 桡偏，15° 尺偏，可以认为是功能性的基本要求。

腕骨的动力学

　　腕部的受力分布主要由手和腕的姿势决定，大部分力量在腕中关节通过头状 - 舟 - 月关节转移。大约

框 12.30.1　腕关节动力学和稳定性
◆ 没有肌腱插入近排腕骨——中间部分 ◆ 近排腕骨的位置依赖于完整的内在韧带 ◆ 舟月韧带背侧部分更强 ◆ 月三角韧带掌侧部分更强 ◆ 腕关节活动开始于腕中关节

框 12.30.2　腕关节不稳的分类
◆ 舟月和月三角韧带损伤导致腕关节分离性不稳（CID） ◆ 月骨周围损伤的 Mayfield 分类 ◆ 近排和远排之间的韧带损伤可能引起无分离的腕骨不稳（CIND） ◆ 远端腕关节畸形愈合后可以见到腕关节畸形对线，会引起自适型腕关节不稳（CIA）

一半的负重通过桡舟关节转移，大约 1/3 通过桡月关节，其余通过尺腕关节。不过，桡腕关节负重的转移受到尺骨变异（尺骨的相对长度增加，通过尺腕关节转移的力量增加）和桡尺偏移（尺骨偏移增加，转移通过月骨的力量增加）的影响。

腕骨不稳定的分类（框 12.30.2）

腕骨不稳定（CI）的 Mayo 分类为：分离型不稳定（CID）、非分离型不稳定（CIND）和联合 / 复杂型不稳定（CIC）或自适型不稳定（前臂病理改变，CIA）；在表 12.30.1 中列出。

大多数分离型腕关节不稳定反映近排腕骨内在韧带的损伤，可能会进展到月骨周围分离以及其他结构的分离。当发生这些情况时，不稳定变为联合 / 复杂型不稳定。

Mayfield 进行了月骨周围损伤的病理解剖研究，描述了月骨周围一系列结构的失效可能会引起腕关节不稳和月骨周围脱位。在软组织损伤的常见模式（所谓的次要弧损伤），远排腕骨受极度背伸和间接应力引起的腕骨旋后可能是经舟 - 头状韧带和舟 - 三角韧带、舟骨和舟月韧带转移到月骨；外在韧带带动月骨运动，引起舟月韧带的撕裂（1 期）。如果应力继续作用，远排腕骨向背侧脱位，撕裂掌侧外在韧带间的关节囊（2 期）。当头状骨向背侧转，三角头状韧带的张力使三角骨向背侧伸展，月三角韧带撕裂（3 期）。这个时候，月骨通过长短桡月韧带和背侧关节囊仍然附着在桡骨上面，当移位的头状骨使月骨移向掌侧时很易使背侧关节囊破裂，形成掌侧移位的月骨（4 期）。

这个正常的 Mayfield 发展顺序可能与桡骨和腕骨的骨折相关，特别是舟骨和三角骨。这些损伤称为大弧区损伤，冠名时加前缀 "trans-（骨折骨的名称）"，月骨周围损伤。如果作用于腕关节的尺骨侧，称为反Mayfield 顺序，这种结构的损伤并不常见。

穿过腕中关节的韧带损伤能够引起非分离型不稳定。这在本身松弛的个体中非常常见，一个小的损伤可能引起由腕部不稳定导致的持续症状。常出现尺侧腕背疼痛和腕关节错动的感觉。发生这种情况是因为松弛导致在腕关节从桡侧偏移转位尺侧偏移时近排腕骨仍然屈曲成大弧，然后屈曲的近排腕骨突然变为伸展位。这是腕中部轴线变化试验的原理。

无分离型不稳定也可以在桡腕关节看到，或由于急性创伤（伴有外在韧带的撕裂）或由于类风湿关节炎引起（伴有腕骨的尺侧移位）。

自适型不稳定常反映桡骨远端畸形愈合后腕关节的畸形对线。在这种情况下，桡骨远端关节面的异常倾斜会导致近排腕骨去适应一个不正常的位置（例如，Colles 骨折背侧倾斜畸形愈合后的背屈位置），腕中部出现代偿性不稳定（在给出的例子中出现掌屈）。

临床评估

急性腕关节损伤后，应高度怀疑潜在腕骨骨折、韧带损伤和脱位。对这些损伤应进行积极的检查和排除。

损伤的机制决定作用于腕部的暴力程度，对可能的损伤类型必须进行排查。

这些损伤可能从高能量的交通事故撞击伤（特别是涉及摩托车）到其他高速度的损伤都有，如高处坠落伤或运动中受伤，可能引起月骨周围脱位和骨折脱位。腕 / 手过度伸展的低速坠落可能引起过伸和更多相关的腕部骨折和韧带损伤。患者经常低估损伤的严重程度，认为是简单的腕部扭伤。其他一些轻微或微不足道的但能给腕部传递明显屈、伸、旋转力的损伤也应引起怀疑，例如，电钻堵塞。

伴有月骨周围脱位损伤的患者常表现腕关节畸形，活动受限，疼痛和肿胀。单独的腕骨脱位可能引起皮下突起或脱位骨部位的空虚。更小的腕关节不稳可能主诉有疼痛、肿胀和可能的腕关节的弹响。

表 12.30.1 腕关节不稳定的分类

CID（DISI 或 VISI）	
1	舟月分离（早期）
2	月三角分离（早期）
3	腕骨轴向分离（如果没有累及远端腕掌关节或近排腕骨近端关节）
3A	轴向桡侧
	小多角骨周围，大多角骨周围，经大多角骨
3B	轴向尺侧
	经钩骨 / 豆骨周围，钩骨周围 / 豆骨周围，钩骨周围 / 经三角骨
CIND（DISI 或 VISI 或转位模式）	
1	桡腕
	背侧或掌侧 Barton 骨折 / 脱位
	远端桡骨骨折不愈合（如果出现或发展成为外在韧带损伤）
	桡腕外在韧带的断裂（所有的破裂等同于桡腕关节分离；完全或部分破裂可以引起 VISI、DISI、UT、DT 或 VT）
	桡舟头
	桡月短
	桡月长
	尺三角
	Madelung 畸形（可能在严重的尺侧畸形时发生）
	腕骨的尺侧移位
	桡腕脱位
	CLIP（如果出现近端不稳定；CLIP 的大部分不稳定是腕中水平的不稳定）因为桡腕水平的损伤，而出现近排腕骨的不稳定
2	腕中
	由于腕中水平的损伤引起的近排腕骨不稳定（文献中的腕中不稳定）——VISI 畸形
	CLIP：由于远排腕骨水平的损伤造成其典型背侧半脱位——DISI 畸形
CIC	
1	任何月骨周围到月骨脱位的情况
	背侧或掌侧月骨周围到月骨的脱位（韧带性质的）
	经骨的月骨周围变异
	经舟骨的背侧月骨周围和其他损伤
2	任何合并两种或两种以上 CID 或 CIND 不稳定
3	由于外在韧带或额外的内在韧带不足进展而成的 CID，例如，3 期的舟月分离伴 DISI
4	由内在韧带或额外的外在韧带不足进展而成的 CIND，例如，近排腕骨不稳（或 DISI，VISI）伴有桡腕和腕中水平的外在韧带损伤
CIA	
1	任何自适的或明显自适姿态的腕骨不稳，其机制并非腕关节损伤，但表现出前臂或手部支持结构的改变
	明显 CIND-DISI 伴有桡骨远端骨折的背屈畸形（Colles 型）
	明显 CIND-VISI 伴有桡骨远端骨折的掌屈畸形（Smith 型）
	Madelung 畸形伴有桡骨尺侧发育不全和远端尺骨的移位

CIA：自适型腕关节不稳；CIC：联合型腕关节不稳；CID：分离型腕关节不稳；CIND：无分离型腕关节不稳；CLIP：头状月骨不稳模式；DISI：近排腕骨背伸不稳；DT：背侧移位；MCI：腕中不稳；SLD：舟月分离；UT：尺侧移位；VISI：近排腕骨的掌屈不稳；VT：掌侧移位

严重的疼痛和肿胀可能会使早期进行细致完整的腕关节检查变得困难。但是，应该观察腕关节是否有血肿、肿胀和变形。小的改变最好通过与对侧腕关节进行比较来观察。

腕关节的触诊根据骨性解剖进行，腕部远端的腕横纹处于腕骨近端。可能出现全腕的压痛，但压痛最显著的区域及其下的结构应该首先进行检查和鉴别。

检查主动和被动活动度，任何清脆的或钝的响声都表明可能出现了异常动力学改变。应进行细致的神经血管系统查体。

完善标准的后前位（正位）和侧位 X 线片检查，如果怀疑腕关节不稳，还要进行腕关节活动的系列 X 片检查。

急性舟月分离根据临床症状进行可疑诊断，但确定诊断需要进行影像学检查。但是，大多数患者表现为慢性舟月分离（损伤后 6 个月以上）。损伤机制仍不确定，主要表现为慢性背侧或全腕的疼痛，提重物或握拳时肿胀加重，可能还伴有腕关节的弹响。

查体可能显现：舟月骨间的背侧压痛、近端舟骨触痛和骨擦感、尺向桡偏时偶尔的弹响（机制为舟骨半脱位或舟骨旋出舟骨凹，当尺偏时又重新复位）。

Watson 舟骨移位试验（框 12.30.3）的做法是：检查者抓住患者的手，用大拇指压住患者的舟骨远端，并触摸其背侧舟骨近端，让患者的肘部搭在检查桌上。开始时，患者的手处于尺偏的位置，腕关节被动变为桡偏。在患者的腕关节背侧直接加压，检查者通过将自己的大拇指作用在患者的舟骨茎突上，会引起患者不稳定的舟骨退出或从桡骨小窝里背侧半脱位。重要的是比较压痛、疼痛、活动度、骨擦感和相对于对侧的弹响。当试验证明两侧存在客观差异或当舟骨近端脱出或回到舟骨凹时触到震动，则可诊断舟月不稳定。

月三角骨不稳是一个亚临床诊断。对于急性损伤，有摔倒时手尺侧着地的病史，尺侧腕关节疼痛伴肿胀。月三角不稳经常表现为尺侧腕关节痛和肿胀的慢性问题，用力握拳时加重，桡骨或尺骨偏移时，出现碰击声或错动感。可以在月三角骨之间直接触到压痛，进行月三角波动试验时，出现疼痛、骨擦感和比健侧更多的活动。在进行这个试验时，检查者用示指和拇指分别从掌侧和背侧固定患者的三角骨。检查者另一只手用类似的方法固定患者的月骨。检查者尝试在固定的月骨上来回拨动三角骨。

非分离型不稳定大约 50% 出现在先天韧带松弛患

框 12.30.3 辅助检查

- Watson 舟骨移位试验可以证明舟月分离
- 正位和侧位 X 线片不能证明急性韧带损伤
- 握拳位有辅助作用
- Gilula 线在评估腕关节分离时有用
- 正常舟月角在 30°～60°之间

者反复应力或创伤之后，表现为很难定位的慢性腕关节疼痛和压痛（活动后加重）。近排腕骨存在可感觉的错动感（患者或检查者从桡偏向尺偏移动腕关节，反之亦然；或通过在轴向挤压下做环形的弧）。

正常情况下，在三角骨和钩骨间螺旋形关节面引起三角骨向背屈的倾向（舟骨屈曲时平衡后整个近排腕骨的倾向性）。在创伤后或先天韧带松弛的腕关节，腕骨的松弛允许近排腕关节在桡骨偏移时获得更大或更久的屈曲。在向尺骨偏移时，在近排腕骨回到原来位置，恢复关节协调性之前有所延迟。

月骨周围脱位经常发生在高能暴力伤和多发伤情况下，能够引起典型的腕关节畸形。当腕骨向背侧脱位，桡骨在腕管突出，在腕掌侧面像是只发生月骨脱位而突出的月骨。然而高达 25% 的这类损伤很晚才诊断。

在背侧月骨周围脱位中，对掌侧皮肤和正中神经需要进行细致检查。正中神经的损伤是最常见的合并伤，掌侧皮肤的撕裂伤表明损伤是一个开放的脱位或骨折脱位。掌侧皮肤缺血可能由桡骨的压力引起。动脉和筋膜室的问题都可能发生，必须进行排除。骨和骨折块可能明显移位，甚至挤出。

辅助检查

影像学检查

腕关节疼痛的影像学评估应该包括标准的后前位（正位）和侧位。后前位片的中心在桡腕关节，可以准确地评估舟月关节间隙、舟骨的位置、月三角骨关节、尺骨茎突、桡骨远端关节面和下尺桡关节。

后前位片在肩关节外展 90°，肘关节屈曲 90°，前臂中立位，X 线从上向下投照，腕关节平放在 X 线片上，X 线与桡骨有 10°成角，可以加强舟月间隙的成像效果。如果在这个姿势下正位片拍摄不当，旋前可使桡骨相对缩短而变得清晰。

在握拳的后前位片上，腕关节的轴向负荷将加强舟月分离。

腕关节侧位片必须在前臂旋转的中立位拍摄，患者紧邻 X 线片拍摄的桌子，肩关节外展，大拇指指向天花板，腕关节放在 X 线片上。一张好的腕关节侧位片应该显示：完整的月骨，舟骨近端与三角骨重叠，舟骨结节与豌豆骨重叠，桡骨茎突在桡骨的中心，掌骨干相互重叠。如果侧位片在尺偏是不恰当的拍摄，那么近排腕骨背屈会产生明显的近排腕管背伸不稳定的表现。

如果在鼻烟窝位置存在压痛或正侧位片显示存在舟骨病变，那么需要拍摄舟骨片。舟骨片需要腕部在最大尺骨偏移、X 线与远端有 10° 成角的情况下拍摄。这个会产生延长的、扩大的精细舟骨像，强化了骨小梁的模式。

腕关节运动系列片包括双腕的屈曲侧位片、伸直侧位片、桡偏正位片和尺偏正位片。在尺骨偏移时舟骨背伸，变长，同时桡骨偏移时舟骨屈曲而显得更短。舟月分离通常在尺骨偏移时变大，在桡骨偏移时变小。

所谓的六张腕关节系列片包括：后前位，桡骨偏移后前位，尺骨偏移后前位，紧握拳后前位，侧位，紧握拳侧位。

在正位上，正常的舟月间隙大约为 3 mm 或更小。分离超过这个值表明可能有舟月分离。在舟月分离时，舟骨的典型表现是旋出桡骨小窝，进一步屈曲。在正位片上，舟骨旋转性半脱位产生有重叠皮质边缘的两端相对的舟骨影像，称为舟骨的皮质环征。

Gilula 描述在正位片上有三个平滑的弧：分别可以沿着舟骨、月骨和三角骨的近端桡腕关节面；这些骨远端的腕中关节面；头状骨和钩骨的近端腕中关节面。Gilula 线的评估可以用于快速筛查骨折、脱位和腕骨不稳。

正位牵引像（20～25 kg 手指牵引）可以帮助在复杂的急性损伤时确认腕骨骨折和脱位，如月骨周围脱位。可以提醒医师存在其他损伤，如掌侧三角骨的撕脱骨折预示着明显的尺侧韧带的损伤。

正常的侧位舟月角（由月骨和舟骨长轴轴线的夹角形成）一般在 30°～60°。>70° 角可诊断为背伸不稳，<30° 代表掌屈不稳定。复查这个诊断可以采取测量头状 - 月角的方法（月骨和头状骨纵轴轴线夹角的一半，通常为 0°），测量结果 >15° 代表近排腕骨背伸不稳，<0° 代表掌屈不稳定。移位的舟骨骨折和移位的或畸形愈合的 Colles 桡骨远端骨折会出现舟月角明显增大。

关节造影术

传统上常用标准的关节成像帮助诊断腕关节韧带损伤。但如在 12.31 章提到的，可能出现假阳性情况，例如，如果在功能正常的舟月韧带出现小的穿孔，仍然会使造影剂穿过桡腕关节进入腕中关节。关节镜检查仍然是诊断骨间韧带撕裂的金标准。尸体标本研究表明，没有症状的关节相通发生率较高。双侧腕关节造影证实评估伴有腕关节疼痛的患者时，对侧没有症状的腕关节也存在类似的关节相通的情况。

MRI 或 CT 扫描现在常用作 X 线平片的补充，可进一步提高诊断的准确性，在进行有创操作前可给患者和医师提供对决策非常有帮助的诊断信息。

CT 扫描

CT 扫描可应用的范围很广泛，非常实用，特别是在急性损伤情况下，对于鉴别 X 线平片上隐匿的可疑腕骨骨折很有用。另外，还可用于评估术前复杂的腕关节损伤的真实现状和完整情况。除非合并关节造影检查，CT 不能很好地显示腕关节韧带的情况。

MRI 检查

随着高强度的磁场和精密的腕关节线圈的应用，高分辨率的 MRI 扫描能够增加腕关节韧带损伤诊断的准确性，特别是在联合使用磁共振关节成像时（MRA）。

MRI 能够显示骨水肿，损伤和循环情况，以及骨间韧带损伤，增加外在或关节囊韧带损伤的证据。钆增强 MRI 扫描可以提供血管和腕骨功能的额外信息，特别是在延迟愈合或骨折不愈合时，可帮助了解舟骨或月骨骨折的情况。

关节镜检查（框 12.30.4）

关节镜检查仍然是诊断关节内腕关节紊乱和韧带损伤的金标准。

如果无创检查不能确定引起患者腕关节疼痛的原因，而这种疼痛是继发于特定的明显的外伤之后，那么应考虑行麻醉下诊断性腕关节镜检查。

尽管需要行腕关节牵引而有一些限制，但腕关节镜检查可以提供关节情况的动态评估，包括关节软骨面；滑膜；韧带的大部分区域（内在和外在）；腕骨间的相对稳定 / 活动；一些异常的结构，夹杂的组织，

- 关节镜检查是评估内在韧带损伤最敏感的方法
- 舟月韧带损伤的关节镜检查发现可采用 Geissler 分类

表 12.30.2 舟月韧带撕裂的 Geissler 分类

分级	描述
I	在桡腕空隙关节镜检查可见骨间韧带变薄或出血。在腕中关节关节镜检查可见腕骨间协调性正常
II	在桡腕空隙关节镜检查可见骨间韧带变薄或出血。在腕中关节关节镜检查可见腕骨间缺乏协调性
III	在桡腕和腕中间隙关节镜检查可见腕骨间存在分离。腕骨间的空隙可以通过小的关节探针
IV	腕骨间的空隙更大，2.7 mm 的关节镜可以通过这个间隙

软骨或骨游离体，以及相关瘢痕组织。

关节镜检查结果分类已经用于进行更加准确的描述病情和对其临床意义进行分级，并作为进行治疗决策过程的一部分。例如，Geissler 提出关节镜下舟月不稳的分类（表 12.30.2）。

治疗

腕关节不稳分离

腕关节不稳分离的产生机制是：同一排腕骨的两骨间损伤引起不稳。大多数发生在舟骨和月骨之间或月骨和三角骨之间。

舟月分离

急性舟月分离（框 12.30.5）

韧带损伤后，正常应力作用在腕骨可以导致进行性近排腕骨背伸不稳定，腕骨对线畸形。如果一个急性损伤之后行解剖复位并维持足够长时间可以让软组织恢复正常，那么这是可以预防的。

对没有腕骨畸形对线的急性舟月损伤可以采用透视下经皮克氏针固定。将临时的克氏针从背侧插入，用于控制舟骨和月骨的方向，保证解剖复位。理想状况下，采用两枚克氏针（从力学性能上优于一枚克氏针），经过舟骨插入月骨用来维持位置的稳定，以便于

舟月韧带的愈合。克氏针需要维持 8~10 周，所以必须埋入皮下，以减少感染的风险。另外，为了减少克氏针断裂的风险，对腕关节采取肘下的石膏固定，直到克氏针拔出为止。之后，建议采取强化的物理治疗。

一些作者报道，采用关节镜辅助克氏针固定取得了良好结果，可以改善克氏针的位置和复位的准确性。应用关节镜还有利于清理一些主要韧带残留的碎屑。

舟月韧带完全断裂可能导致动态舟月分离，仅当应力作用在腕关节时就会出现近排腕骨背伸不稳定及对线畸形。对于这种程度的急性损伤，有必要恢复腕骨解剖位置，并正规地修复韧带损伤。舟月韧带可从韧带内部断裂或从骨处撕脱损伤。

尽管对掌侧和背侧入路都进行了描述，但研究表明，背侧修复可能足够了。腕关节入路位于第3、第4背侧筋膜室之间。腕骨对线解剖复位，采用埋入的克氏针维持位置（如前所述）。韧带体部撕裂有可能进行直接缝合修复，但也经常需要附加锚钉加强。小的撕脱骨折采用锚钉重新复位修复。这种修复也可能进一步扩大为 Blatt 背侧关节囊固定术，紧缩桡骨和舟骨远端的关节囊，防止舟骨过度屈曲。术后患者治疗如前所述。

静态可复性舟月分离

如果患者没有及时就诊，舟月分离也没有在急性期获得治疗，那么舟月韧带残留部分可能缩回，就不太可能原位修复。如果外在韧带逐渐失效，可能发展为持续的腕骨背伸不稳。对于有症状的患者，如果腕骨半脱位仍然是可以复位的，而且没有出现退行性改变，软组织重建手术是可行的。

采用肌腱移植，有几种韧带重建的方法，可以维持正常腕关节对线。可能目前最流行的肌腱重建方法是由 Brunelli 提出的方法，采用桡侧腕屈肌远端部分，

- 在急性舟月损伤复位时，可以采用克氏针固定±舟月韧带修复
- 在延迟修复而没有出现关节炎的病例，可以行软组织重建（例如，改良的 Brunelli 手术）
- 在长期损伤伴有继发骨关节病变的病例，应该考虑行补救措施（例如，近排腕骨切除术或舟骨切除术+四角融合术）

在舟骨远端钻孔后穿过固定。然后将残留的桡侧腕屈肌肌腱通过舟月间隙缝合到舟月韧带残余部分上面，并固定在桡骨远端。这个方法之后进行了改良，以避免通过桡腕关节，采用桡侧腕屈肌肌腱代替（采用锚固定到月骨背侧），从背侧的桡三角韧带通过，然后缝合回其自身。这个手术的长期疗效尚未可知。

舟月进展性塌陷的腕关节

长期持续的舟月分离最终会导致典型的进行性的继发退行性改变，成为舟月进展性塌陷腕关节。对于许多到达这个阶段的患者，非手术方法治疗还有效。如果非手术方法无法控制症状，那么可以采取下面其中一种补救的手术治疗。

早期的舟月进展性塌陷腕关节包括疼痛性桡舟退变，可以采用桡骨茎突切除术成功治疗。这种缓解疼痛的方法并没有纠正潜在的病理过程，退变可能继续在腕中关节发展。

舟骨、月骨和三角骨等近排腕骨切除，形成一个由头状骨的头部、桡骨的月骨窝组成的新的关节。这种手术并不依赖于关节融合部位的成功骨愈合，因此可以早期活动。但是，该手术需要健康的头状骨头部及桡骨的月骨窝的关节软骨，因此，退行性改变已经通过腕中关节是该手术的禁忌证。患者表示疼痛缓解良好，有功能的活动度及握拳力量良好。如果有症状的退行性改变继续在头状骨头部和桡骨发展，那么可以采取腕关节融合术治疗。

舟骨切除和四角关节融合术（头状骨、月骨、三角骨和钩骨）是一种治疗中期舟月进展性塌陷腕关节的成功手术方法。各种固定技术都可用来固定关节融合的部位，包括克氏针、固定钉、螺钉和最新的低切迹圆形钢板。在四块骨连接的部位可以进行补充的环形植骨。健康的桡月关节软骨是这个手术的先决条件，但这个手术在头状骨头和月骨之间的腕中关节出现退变时，也可以成功缓解疼痛。

在所有的慢性腕关节不稳合并退行性改变时，盘状腕关节融合术可作为解救治疗的选择。为了获得良好的治疗效果，桡舟关节、桡月关节、舟月关节、头状月骨关节、舟头状关节和头状骨-第3掌骨关节都需要坚固的融合。可以采用各种固定技术，包括克氏针、骨间钉、动态加压钢板。专用的 AO 腕关节固定钢板有利于固定在腕关节背伸位，2.7 mm 螺钉用于掌骨干，3.5 mm 螺钉用于桡骨，获得的成功融合比例较高。

月骨三角骨分离

急性月-三角分离

对这些损伤的治疗之前多采用石膏固定的非手术治疗方式。但是，这种方式并不能预防接下来的慢性近排腕骨掌屈不稳定畸形的发展。腕关节镜的发展使早期诊断和治疗月骨三角骨分离成为可能。最好是进行复位，并采用开放或关节镜辅助的方法用经皮克氏针对这些急性损伤进行固定，其处理类似于治疗急性舟月分离的方法。

慢性动力性月骨三角骨分离

与延迟的舟月分离的处理方法一样，月骨三角骨韧带的残端可以通过关节镜进行清理。如果畸形可复位，根据 Shin 和 Bishop 描述的方法，可以尝试采用月骨和三角骨之间的尺侧腕伸肌部分进行肌腱重建。月骨三角骨关节融合可以进行尝试，但有相当高的比例无法达到骨性愈合。

慢性静态分离

晚期的韧带重建不可能，如果月骨三角骨关节融合并没有纠正畸形，那么应该考虑腕中或全腕关节融合。

非分离型腕关节不稳定

非分离型腕关节不稳定（CIND）是在由于近排和远排腕骨功能障碍导致的不稳定。但是，同一排不同骨之间的关系仍然是不受影响的。

桡腕分离

单纯的桡腕关节分离很少见。更常见的是合并有桡骨茎突的撕脱骨折，需要进行紧急复位。神经血管损伤常常伴发。复位后，桡腕关节常不稳定，可能需要切开韧带重新固定。任何与桡骨茎突相关的骨折都需要复位和固定，以恢复关节的协调性和韧带的稳定性。

腕中关节不稳定

急性腕中骨折脱位很少见，应该采取类似于急性月骨周围脱位的方法治疗。慢性腕中不稳定和畸形对线包括一系列复杂的情况。当表现为动态问题时，在韧带松弛不断加重的情况下，最初的治疗应该采取夹板固定的非手术治疗，以及调节活动和物理治疗。儿种软组织重建方法和融合方法都可用来治疗伴有持续症状的患者，但有关这些方法的研究规模都较小。

复杂腕关节不稳定

复杂腕关节不稳定（CIC）包括一组损伤，涉及同一排和不同排骨的连接受到破坏。

月骨周围脱位

腕关节月骨周围脱位最初可以采用闭合的方法治疗。如果存在正中神经受压的症状，那么需要进行急性腕管减压手术。

极度不稳定经常是由高能量损伤造成的，需要采用内固定的方法来治疗，仅靠闭合操作就能获得真正的解剖复位者不太常见。因此，应该考虑早期进行经皮克氏针固定。月骨和舟骨的复位可以采用克氏针作为控制杆进行。植入将被埋入皮下的克氏针，采用之前描述的与治疗舟月和月三角分离类似的方法进行操作，维持腕骨的对线。

严重的伴有明显不稳或采用经皮方法不能完全复位的损伤，需要进行切开复位，可以采用背侧入路，这样可以保证更加准确的腕骨解剖对线。复位通过克氏针恢复和维持。背侧入路有利于背侧内在和外在韧带的修复。另外掌侧入路、经腕管综合征减压的延长切口可以方便复位（特别是掌侧脱位），修复掌侧腕关节囊。

经舟骨月骨周围脱位

经舟骨月骨周围脱位的治疗原则与月骨周围脱位的治疗原则类似。紧急复位和可能的腕管减压是需要的。对于舟骨骨折来说，获得解剖复位和稳定的固定很重要。

切开复位和舟骨骨折的加压螺钉内固定以及背侧韧带的修复，最好采用背侧入路。关节镜辅助经皮舟骨内固定可以考虑。月骨周围脱位损伤的组成部分可以经皮通过克氏针进行固定，步骤类似于前面介绍的方法。

腕关节最初固定8周，直到拔出固定月三角关节和腕中关节的克氏针。如果舟骨骨折出现延迟愈合，需要进一步的固定。最终，如果舟骨骨折不愈合，可能需要骨移植进行重建和再次固定。

应该一直建议患者避免吸烟，以保证维持最好的骨折愈合的环境。

大弧区损伤

月骨周围脱位的变化涉及邻近月骨的腕骨骨折，与小弧区损伤不同，后者是单纯的月骨和相邻腕骨的韧带断裂。经典的损伤包括舟骨、头状骨、钩骨和三角骨的骨折，但可以出现其他骨折类型或合并其他骨折韧带损伤。这些严重的损伤通常需要经背侧入路切开复位，骨折解剖复位，加压螺钉内固定。术后的治疗与小弧区月骨周围脱位类似。

舟骨头状骨综合征

这种损伤少见，包括舟骨腰部骨折和头状骨近端横向骨折，然后再旋转180°。这种损伤表现为不完全的大弧区损伤，从腕骨的桡侧开始出现。治疗可以采用切开复位内固定，疗效良好。

治疗结果

相对于延迟治疗，早期舟月分离的重建表明具有更好的疗效。在有21位患者的研究中直接进行了舟月韧带加或不加关节融合术，其中19位患者在疼痛和握拳力量上有改善。另外，舟月角在3年随访时仍维持正常。

很少有关于晚期肌腱重建长期随访的研究报道。在进行Brunelli重建的患者中，79%获得了满意的结果。这些结果是可喜的，但长期的结果尚不可知。

桡腕关节融合术常避免进行，因为存在潜在的活动受限的可能。但桡月关节融合在治疗腕关节不稳时是成功的。缓解疼痛作用良好，术前的活动度也可以维持。桡腕关节融合仍然可以保留腕中关节的活动，特别是投掷标枪的动作和功能（桡侧背伸向尺侧屈曲运动）。

对严重的退行性改变（舟月进展性塌陷腕关节）最好采用舟骨切除术和四角融合术治疗或近排腕骨切除术治疗。一项回顾性研究比较了这两种方法在30例患者中的疗效，发现对于缓解疼痛或改善功能两者没有差异。但是，四角融合组存在更多的并发症。

近排腕骨切除术能够获得较高的患者满意度、腕关节功能活动范围和良好的疼痛缓解，但需要头状骨头部和月骨小窝具有健康的关节软骨。

如果退行性舟月进展性塌陷腕关节改变已经累及头状骨头部，那么切除舟骨和四角融合可以获得最好的结果。但是，随着腕中关节融合，会导致大约50%的屈伸活动和腕关节部分桡侧偏移的丢失。

对舟骨进展性塌陷退行性改变病例需要进行全腕关节融合术治疗。AO的腕关节融合钢板证明是一种可靠的内植物和治疗方法。

腕关节的月骨周围脱位是一种毁灭的损伤，如果不进行治疗，预后较差。但即使治疗，50%以上的患者会出现进展性退行性改变，但随着切开复位和舟月修复的应用，腕关节不稳的发生率有所下降。如果这些损伤能够及时获得适当的治疗，可以取得合理的结果。在一项有14例经舟骨的月骨周围骨折脱位患者的研究中，进行了切开复位和内固定治疗，所有舟骨骨折都得到了愈合，2/3的患者获得了良好的功能恢复（框12.30.6）。

对桡腕脱位报道的最好结果是：采用经皮克氏针治疗，同时进行或不进行切开的韧带修复。

舟骨之外的腕骨骨折

评估和治疗

月骨

急性月骨骨折相对较少。通常发生在跌倒时腕关节过伸的情况下。患者的主诉是疼痛和腕背侧的压痛。应该进行标准的后前位和侧位X线片检查。如果这些检查正常，但仍怀疑骨折，应该进行CT检查。对大多数小的或无移位的骨折可以采取前臂石膏固定的非手术治疗。移位的骨折需要进行切开复位和内固定治疗，内固定可以采用空心钉或克氏针。腕关节镜可以用于帮助骨折复位。

也许月骨骨折最常见的原因是继发于Kienbock病骨坏死的骨折块。Kienbock病的诊断通常是基于X线平片的改变。在疾病早期阶段，当X线片正常时，MRI可以帮助诊断。在6.3章中进行了Kienbock病的

框12.30.6 月骨周围脱位的治疗
◆ 月骨周围脱位需要紧急复位和固定
◆ 常需要紧急腕管减压
◆ 如果伴有舟骨骨折（经舟骨的月骨周围脱位），那么需要进行舟骨的固定
◆ 应该小心排除可能伴发的头状骨骨折

介绍和讨论。

所有腕骨发生骨折时都可能出现骨折部位的血供紧张，力学环境混乱。应该注意生物和力学因素，建议患者避免吸烟，以保证维持良好的骨折愈合环境。

三角骨

三角骨骨折是第二常见的腕骨骨折。腕关节尺侧的压痛可能是由于三角骨骨折造成的。三角骨骨折可能同其他腕骨骨折或月骨周围脱位一起出现。

小的三角骨背侧皮质骨折很常见，可能是由作用于尺骨茎突的应力或撕脱骨折造成的。这些骨折通常都采取石膏或夹板等非手术方式治疗。如果这些骨折没有愈合并出现症状，那么可以切除骨折块。三角骨体部的骨折通常在腕关节正位片上进行鉴别，而背侧的骨折在侧位片上鉴别。

三角骨体部的骨折在月骨周围损伤时发生，所以对患者应该细致检查是否存在腕关节不稳。对于移位的体部骨折，应该考虑切开复位和内固定术治疗。

掌侧韧带撕脱骨折在X线平片上经常难以发现，但在CT扫描上可以鉴别出来。这些骨折可能暗示韧带损伤和骨不稳定。这些损伤的处理与月三角骨不稳的处理类似。

大多角骨

对直接冲击伤后大拇指根部疼痛的患者应该考虑大多角骨骨折的可能。骨折可以在X线平片或矢状位CT重建中见到。

大多角骨嵴部骨折可能可在腕管相中发现。通常表现为屈肌支持带的撕裂伤。对这类损伤和无移位的大多角骨体部骨折可以采用大拇指人字形石膏固定4周，如果骨折愈合良好，可以开始活动。如移位的大多角骨体部骨折伴有关节内背伸则需要进行切开复位，保持关节面的平滑。可以采用克氏针或螺钉进行固定。对随后的有症状的退变可能需要进行关节融合或切除性关节成形术治疗。

小多角骨

小多角骨骨折非常少见，大多数在正位和侧位片上可以看到，但CT扫描诊断更加准确。对无移位骨折或小的骨折块可以采取短臂石膏固定4周后活动的方法保守治疗。移位的骨折可能需要切开复位，克氏针或螺钉固定。

头状骨

头状骨骨折可以单独出现或伴有其他腕骨骨折，也可以在腕关节韧带损伤的情况下发生。单独的无移位的头状骨骨折可以采用石膏固定 6 周，骨折临床愈合后开始活动。单独的移位的头状骨骨折需要切开复位（或关节镜辅助），内固定治疗。头状骨骨折容易出现不愈合和继发创伤后关节炎。头状骨骨折不愈合应该采取切开复位和植骨内固定治疗，可能包括部分关节融合。

钩骨

钩骨骨折或是体部骨折或是更常见的钩部骨折。因为钩骨体部骨折通常由高强度压力损伤造成，需进行细致的神经系统检查。尽管 CT 扫描可能用于决定骨折的方向，开始应该进行标准的正位、侧位和斜位 X 线片检查。无移位的单独的体部骨折通常采用石膏固定的保守治疗。如果骨折是移位的，并且累及腕掌关节或存在腕掌关节的不稳定，那么切开复位和内固定是有必要的。

钩骨钩部骨折的典型表现是小鱼际疼痛和压痛。诊断常常较困难。腕管位 X 线片对于诊断有所帮助，同时，CT 检查多用于确定诊断。患者主诉小鱼际区的疼痛，握拳时加重。如果早期诊断，钩骨钩部骨折可以采用短臂石膏固定 4 周。但是，痛性钩骨钩部不愈合比较常见，可以引起继发屈肌腱磨损断裂。通过腕管入路切除钩骨钩部骨折不愈合，可以获得不错的结果。

豌豆骨

豌豆骨骨折不常见，难以通过 X 线片诊断，常漏诊。因为豌豆骨位于 Guyon 管旁，需要细致检查尺神经。豌豆骨骨折可以采用短臂石膏固定 4 周。如果骨折是粉碎的，出现骨折不愈合，以及术后豆 - 三角关节的创伤性骨关节炎，可以经小鱼际基底短的纵向切口切除豌豆骨（就位于远端腕横纹稍远的位置）。切除豌豆骨后，握拳的力量没有明显的丢失。

总结

腕骨不稳定表现为一系列的损伤，包括半脱位，脱位，不稳定骨折，骨折脱位——当有应力作用在腕部时（通常是过伸，偶尔是过屈），从腕关节桡侧或尺侧开始扩展。应力的作用、作用的部位、力量的方向和腕关节的位置都决定了损伤的类型。

详细的病史和高质量影像学资料的临床检查，如果需要，再加上活动位的影像学系列片，仍然是主要的初步检查手段。额外的影像学资料，包括标准的关节造影、CT 平扫、MRI 扫描或 CT、MRI 的关节成像，现在都已越来越多地用于提供更多准确的诊断信息，可帮助患者和医师作出正确的治疗决策。尽管是有创的，关节镜检查仍然是诊断腕关节韧带损伤的金标准。

"中间部分"的概念有助于把结构和功能与相关的损伤联系在一起，从而对损伤进行分类并作出合理的诊断和治疗。腕关节不稳分为分离型不稳定、非分离型不稳定和复杂型不稳定，以及类似的自适型不稳定。这些损伤进一步被描述为近排腕骨的背伸不稳定和掌屈不稳定。随着对复杂的腕关节解剖和动力学认识的不断深入和完善，可以进一步开展合理的手术治疗，更早的或更符合解剖结构的修复 / 重建，以及康复训练。

腕骨及其相关的韧带形成了一个解剖的复合体，其功能是使受力贯穿整个腕骨。所以，单独的腕骨骨折少见，但确实存在。因为单独的骨折较少见，所以常被忽视，或因为不重要而被轻视。

在舟骨近端的骨折、月骨骨折和头状骨骨折，骨间的血供不可靠，有较高出现骨坏死的风险。对有症状的钩骨钩部骨折不愈合或豌豆骨骨折，可以采取切除的方式治疗。不稳定是腕部损伤的常见组成部分，提高对不稳定的认识和处理仍然是腕关节损伤治疗的核心。

拓展阅读

Cooney W.P., Linscheid, R.L., and Dobyn, J.H. (eds) (1998). *The Wrist: Diagnosis and Operative Treatment*. St Louis, MO: Mosby/Mayo Foundation.

Garcia-Elias, M. (2008). The non-dissociative clunking wrist: a personal view. *Journal of Hand Surgery*, **33E**(6), 698–711.

Green, D.P., Hotchkiss, R.N., and Pederson, W.C. (eds) (2005). *Green's Operative Hand Surgery*, (Part III Wrist), fifth edition. Philadelphia, PA: Elsevier, Churchill Livingstone.

Lichtman, D.M. and Alexander, A.H. (1997). *The Wrist and Its Disorders*, second revised edition. Philadelphia, PA: W.B. Saunders.

Shin, A.Y, Battaglia, M.J. and Bishop, A.T. (2000). Lunotriquetral instability: diagnosis and treatment. *Journal of the American Academy of Orthopaedic Surgeons*, **8**(3), 170–9.

Stanley, J. (1995). *Safar Wrist Arthroscopy*. Philadelphia, PA: W.B. Saunders.

Walsh, J.J., Berger, R.A. and Cooney, W.P. (2002). Current status of scapholunate interosseous ligament injuries. *Journal of the American Academy of Orthopaedic Surgeons*, **10**(1), 32–42.

12.31
下尺桡关节损伤

David Lawrie • Chris Little • Ian McNab

（王 刚 译 陈建海 张殿英 审校）

要点

◆ 容易漏诊的损伤
◆ 对于下尺桡关节稳定，三角纤维软骨复合体至关重要
◆ 关节镜检查有利于评估关节不稳及损伤
◆ MRI 利于明确诊断
◆ 尺骨短缩对冲击的缓解非常有利

引言

急性创伤患者的病情稳定后，要警惕潜在的手及腕关节损伤，其大概占到钝性创伤后漏诊骨折的17.6%。在急性期未予诊治的下尺桡关节损伤患者之后可能会出现尺侧腕关节疼痛或不稳定的症状。

相关外科解剖学和生物力学（框 12.31.1）

下尺桡关节包括：尺骨头与桡骨远端切迹组成的关节，以及尺骨头与尺侧近排腕骨组成的关节（两者由三角纤维软骨分隔）。下尺桡关节损伤可以影响到这两个关节。桡骨切迹的曲度比尺骨头大，这就降低了骨骼的稳定性，造成了下尺桡关节滑动移位的可能。尺骨头周围的软组织对于维持下尺桡关节和近排腕骨的稳定性至关重要。

正常情况下，手部的负荷主要传导至桡腕部（81.4%），但这个比例取决于尺骨和桡骨的相对长度（称为尺骨变异）。当尺骨长度增加 2.5 mm（阳性尺骨变异）时，经尺腕关节和三角纤维软骨的传导力就相应增至41.9%；而当尺骨长度减少 2.5 mm 时，传导的负荷就降至4.3%（图 12.31.1）。三角纤维软骨的厚度因尺骨

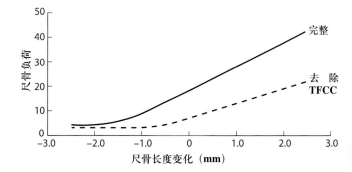

图 12.31.1 尺骨长度减少 2.5 mm 导致尺骨负荷降至 4.3%。尺骨长度增加 2.5 mm 导致尺骨负荷增至 41.9%

的变异而有个体差异。当评估创伤后尺侧腕部疼痛的变异时，同健侧对比很有意义。同时三角纤维软骨的中间较薄，其穿孔的概率随着年龄增长而增长。

大多数人的前臂大约可旋后 90°，旋前 80°。前臂正常的旋转功能对于日常活动很重要。日常生活活动需要前臂有 100° 的旋转弧度。旋后功能对于日常生活尤为重要，而旋前功能则对于诸如应用键盘和鼠标等活动有意义。肩关节外展时可以弥补旋前的角度缺陷，但长时间的外展容易出现三角肌疲劳。而前臂旋后的角度缺陷则不能轻易改变。前臂旋转时，尺骨基本保持稳定，桡骨围绕尺骨头进行旋转。因尺骨和桡骨在近端和远端都有关节连接，它们之间的相对长度（即尺骨变异）取决于前臂旋转位置；旋前时桡骨长度相对较短，这就解释了为什么尺腕关节损伤时伴随前臂旋转会出现尺侧症状（见下文）。

三角纤维软骨是复杂的软组织结构的一部分，其完整对于下尺桡关节的稳定性至关重要。软组织可以被认为是复合体，其组成和功能因人而异。三角纤维软骨在掌侧及背侧的边缘形成掌侧及背侧的桡尺韧带。三角纤

维软骨和深层韧带止于尺骨茎突基底部的茎突前隐窝，此处为前臂旋转轴。浅层桡尺韧带嵌入尺骨茎突基底部。尺骨茎突基底部撕脱损伤时可能影响到韧带止点，这就是茎突基底部骨折比茎突尖端骨折更易出现创伤后下尺桡关节不稳定的原因。

三角纤维软骨的血供经过背侧周围及掌侧边缘，这些部位血供丰富，利于愈合。相对而言，无血管的中心更难以愈合。三角纤维软骨穿孔分为急性和慢性病变，在6.4章已有描述。

前臂旋转时，旋后时桡骨向背侧滑动（尺骨头转向掌侧），旋前时桡骨向掌侧滑动（尺骨头转向背侧）。桡尺韧带张力随前臂旋转而变化，虽然有一些关于旋前旋后运动时韧带张力变化的研究，但结论却大不相同。解剖学研究发现，旋后时深层背侧韧带和浅层掌侧韧带张力升高（旋前时正好相反），这就解释了这一明显矛盾结果的原因。

下尺桡关节关节囊附着于桡尺韧带的近侧边缘，尺腕韧带（至三角骨和月骨）起于桡尺韧带的远端。在背侧下关节囊增厚形成第5和第6背侧间室的底层，因而尺侧腕伸肌及其鞘管下组织对于尺骨头稳定性至关重要。

临床评估：急性损伤（框12.31.2）

对急性腕关节损伤进行临床检查首先要检查前臂及肘关节有无尺桡骨骨折、肘关节脱位、桡骨头骨折及近端桡尺关节脱位。在治疗前臂及肘部损伤的同时，应考虑到并发的下尺桡及骨间膜损伤的可能。这就是Essex-Lopresti损伤（见12.33章）。

进行下尺桡关节检查首先检查尺骨头位置。向背侧突出提示下尺桡关节背侧半脱位或脱位，但肿胀有时会掩盖这一特征。临床上掌侧半脱位或脱位就没有这么明显了。必须对比检查健侧远端尺骨的位置、稳定性和活动性。

按照惯例，下尺桡关节不稳定导致的尺骨头背侧突出称为"背侧半脱位/脱位"（通常旋前时加重）。尺骨头掌侧突出按照惯例称为"掌侧半脱位/脱位"（通常旋后时加重）。但是，如前所述，事实上尺骨相对稳定，桡骨围绕其进行旋转。因此，尺骨头背侧突出事实上代表桡骨远端掌侧半脱位，反之亦然。

必须对腕骨、尺骨茎突、三角纤维软骨复合体和下尺桡关节进行系统的触诊，明确有无畸形及压痛。紧急情况下，可能不允许检查腕关节的所有活动度，但在怀疑下尺桡关节损伤时检查前臂的旋转功能很重要。

下尺桡关节的稳定性可通过"琴键"试验进行评估。将患者的肘关节屈曲固定于检查椅的扶手，尝试在旋前、旋后及中立位将其尺骨远端与桡骨向掌侧及背侧分离。健侧作为对照。

必须对手的神经血管状况进行评估，尤其是下尺桡关节掌侧脱位时尺神经和尺动脉可能受损。

临床评估：亚急性或慢性损伤

在亚急性损伤情况下，仔细询问病史及体格检查对于鉴别尺侧腕部疼痛是否由下尺桡关节、尺侧腕骨或其他结构病变引起具有重要意义。前臂旋转受限时，必须要明确其病因是下尺桡关节不协调、近端桡尺关节病变还是前臂骨折畸形愈合。

询问患者具体受伤机制、引起症状的特定动作，如果可能，最好明确指出疼痛的解剖部位。伴有急性损伤时，系统性直接触诊可以明确出现损伤的尺侧具体结构。

对比健侧评估前臂旋转功能，尤其是背侧半脱位/脱位时旋后功能不全和掌侧半脱位/脱位时旋前功能不全很重要，有利于决定采取最佳的治疗方式。

尺骨头、三角关节盘、三角骨或月骨之间接触力量的增加也会导致尺侧腕部疼痛。这种尺腕撞击在尺骨变异的病例中更常见，可以通过进行下述检查策略进行临床诊断。腕关节被动尺偏，如果对腕关节长轴施压，其将会旋前或旋后。如果患者的疼痛再次出现，

框 12.31.1　解剖学和生物力学

- 尺骨头与桡骨远端切迹组成关节
- 浅切迹导致骨骼稳定性低
- 软组织对于稳定性至关重要：
  - 三角纤维软骨复合体
  - 尺腕韧带
  - 尺侧腕伸肌及其鞘管下组织
- 三角纤维软骨中心容易穿孔（Palmer 分类）

框 12.31.2　急性损伤

- 评估损伤时考虑 Essex-Lopresti 损伤
- 评估神经血管状况（尤其是尺神经和尺动脉）
- 尺骨位置固定，桡骨围绕尺骨旋转
- 行"琴键"试验，评估下尺桡关节稳定性
- 旋前旋后评估稳定性

试验为阳性。理论上讲，旋前位桡骨相对短缩时疼痛应该加重。但旋后时也可能激惹疼痛。

腕关节尺偏和桡偏时，"琴键"试验可以进一步改良。如果桡偏充分增加了尺腕韧带的张力，以此减少桡骨头的掌背侧的移位，就说明接下来行尺骨截骨术可以对下尺桡关节稳定性有潜在的提升。

尺侧腕屈肌和尺侧腕伸肌肌腱炎可以根据腱鞘压痛或肿胀、抵抗尺偏屈曲（尺侧腕屈肌）或尺偏伸展（尺侧腕伸肌）出现疼痛的程度以及被动牵拉这些肌腱（对尺侧腕屈肌进行伸展和桡偏，对尺侧腕伸肌进行屈曲桡偏）出现疼痛的程度进行诊断。

辅助检查（框12.31.3）

X线平片

前臂中立位腕关节后前位X线平片和腕骨、桡骨远端侧位的X线平片对于评估下尺桡关节协调性和复位至关重要。

拍摄后前位X线平片时肩关节外展90°，肘关节屈曲90°，X线在头上拍摄。手和腕平放在X线板上以达到前臂中立位。这一视角可以对尺骨变异进行准确评估。在这个角度，尺骨茎突与尺骨皮质在同一条直线上。如果在旋后或旋前位进行拍摄就会人为造成明显的桡骨增长或短缩。

为了判断腕关节侧位片是否拍摄正确，评估腕骨序列以确保舟骨结节覆盖于豌豆骨之上。只有这样，尺骨头与桡骨头正确的相对位置才能呈现。

CT扫描和双斜位X线检查对于评估具有桡骨远端、尺骨和下尺桡关节的关节内骨折有所帮助。

X线透视检查

下尺桡关节透视检查有利于在术中评估关节稳定性，以及因前臂不能放在正确的位置，X线平片未发现的可疑关节半脱位和脱位。现场成像可以完美显示桡骨远端侧位并评估尺骨头位置。动力应力透视和握拳位透视可以评估下尺桡关节和腕部的动态不稳定性。也可以直接评估下尺桡关节获得复位和维持复位的能力。

计算机断层扫描

怀疑下尺桡关节半脱位或脱位、合并下尺桡关节内伸展的桡骨远端骨折或下尺桡关节炎（图12.31.2）时，可以选择应用CT扫描。

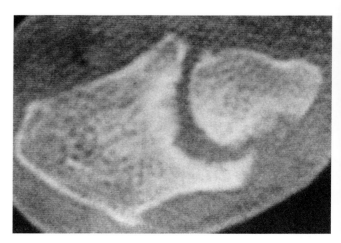

图 12.31.2 通过CT可以粗略地观察到桡骨远端切迹的关节炎病变

尺骨头在桡骨远端切迹的稳定性可以通过下尺桡关节在旋前和旋后位的CT扫描进行评估，同时前臂处于同一位置检查对侧的下尺桡关节。

关节造影术

怀疑三角纤维软骨复合体损伤时，可行关节造影术或动态关节造影术检查。可以使用一次或三次注射技术。在获得关节造影的X线平片后，可以应用MRI或CT进行辅助关节成像。

造影剂注射至下尺桡关节后流到桡腕关节，或注射到桡腕关节的造影剂流到下尺桡关节可以诊断三角纤维软骨复合体缺损（图12.31.3）。三角关节盘中心全层撕脱是更为常见的损伤，且随着年龄增长发生概率更高。三角关节盘周围撕脱可能是由创伤造成的。

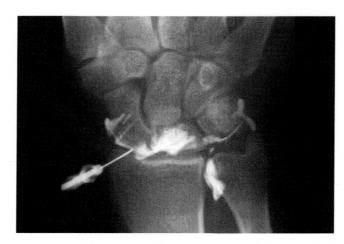

图 12.31.3 关节造影片，其中造影剂注入桡腕关节。三角纤维软骨复合体在桡骨远端切迹起点的全层撕裂，使造影剂可以流入下尺桡关节

框 12.31.3 辅助检查

- X 线平片包括旋转中立位的前后位和侧位片
- 在正确的侧位片舟骨结节应在豌豆骨之上
- 考虑使用 CT 明确脱位或半脱位
- 关节造影时造影剂流入下尺桡关节提示三角纤维软骨穿孔
- 关节镜是评估三角纤维软骨复合体的金标准

框 12.31.4 治疗

- 急性下尺桡关节不稳可能需要或不需要克氏针来修复三角纤维软骨复合体
- 三角纤维软骨复合体损伤伴有尺骨茎突基底部骨折时可以应用张力带进行修复
- 下尺桡关节脱位伴有前臂骨折时，骨折解剖复位通常可以复位
- 慢性下尺桡关节不稳定可能需要修复三角纤维软骨复合体或行软组织重建

一些研究将关节造影术的结果与被称为金标准的关节镜检查结果进行了对比。三角纤维软骨复合体病变假阳性率很低，而假阴性的比例相对较高。在一项研究中，对 32 例患者进行了动态关节造影术，未发现有三角纤维软骨复合体损伤，继而进行了腕关节镜检查，发现其中 12 例有三角关节盘全层病变。影像学检查应与临床发现结合起来。

磁共振成像

高强度磁场和腕部专用线圈可以保证高分辨率 MRI 扫描，可以提高对腕骨和三角纤维软骨复合体急性韧带损伤诊断的正确率，尤其是结合传统磁共振成像和关节造影磁共振成像时。这些检查的应用已越来越多，以获得更多信息以明确诊断，对患者及医师有很大的指导意义，可以避免采取诸如腕关节镜检查、三角纤维软骨清创或修补术、桡尺韧带修补或重建术等有创检查。

关节镜检查

腕关节镜检查仍然是评估三角纤维软骨复合体的金标准。可以帮助诊断穿孔（中心、外周、部分或全层）和桡骨远端、尺骨头或近侧列腕骨的软骨损伤。表面之下的部分病变只有通过下尺桡关节磁共振或关节镜检查才能发现。

对于桡骨远端骨折的急性治疗，腕关节镜具有诊断和辅助治疗的意义。在桡远端骨折中，66% 合并有三角纤维软骨复合体损伤。

治疗（框 12.31.4）

下尺桡关节损伤治疗取决于损伤时间、损伤类型和并发的损伤。

急性下尺桡关节不稳

不伴有骨折的急性单纯脱位很少见。按照惯例，脱位方向由尺骨头相对于桡骨的移位方向定义。背侧移位较掌侧移位更为常见。急性损伤时复位通常很容易。复位后要评估下尺桡关节稳定性。背侧脱位旋后更稳定，而掌侧脱位旋前更稳定。

中度下尺桡关节不稳定可以用石膏固定 3~4 周，然后应用前臂石膏或夹板。下尺桡关节极度不稳定或需极度旋前旋后以维持稳定性，应额外使用经皮克氏针固定桡骨远端和尺骨。在这些情况下三角纤维软骨复合体已断裂，手术修复三角纤维软骨复合体也可以重建关节稳定性。

61% 的桡骨远端骨折伴有尺骨茎突骨折。但是，少数情况下可能导致下尺桡关节不稳定。茎突尖部骨折很少引起不稳定。骨折累及尺骨茎突基底部（即三角纤维软骨复合体附着处）时临床上出现下尺桡关节不稳定，通过空心钉、2 根克氏针和 8 字张力带缝合对尺骨茎突进行内固定可以恢复三角纤维软骨复合体连续性和关节稳定性（图 12.31.4）。

桡骨远端关节内骨折经常影响到桡骨切迹进而影响到下尺桡关节。治疗目的是恢复桡腕关节和下尺桡关节解剖复位，进行稳定固定进而允许关节早期活动。

下尺桡关节半脱位或脱位伴有前臂关节内骨折（盖氏损伤和其他）或肘关节损伤时，通过复位和稳定前臂损伤恢复下尺桡关节稳定性，尤其是桡骨远端 1/3 骨折时。完成近端损伤治疗后进行下尺桡关节复位和稳定性临床和影像学评估并据此进行治疗。

有软组织嵌入或骨性碎片时可能影响复位，进而无法实现下尺桡关节闭合复位。经背侧入路进行探查，通过第 5 背侧间隔底层，提起关节囊皮瓣，通过经骨缝合

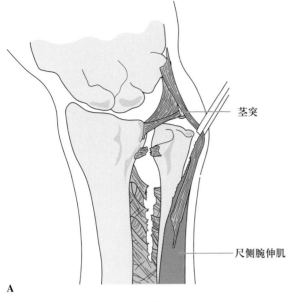

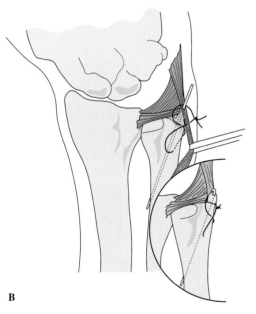

图 12.31.4 尺骨茎突骨折病理学和外科缝合技术

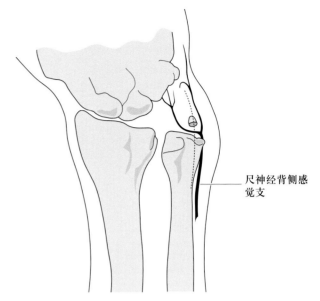

图 12.31.5 尺神经背侧感觉支走行及其与尺骨茎突骨折之间的关系

应用尺侧腕屈肌（FCU）肌腱重建掌侧尺腕韧带或掌侧及背侧尺腕韧带。

下尺桡关节关节病

　　关节内畸形愈合与慢性关节不稳定会引起下尺桡关节退行性变。关节内注射类固醇对于控制症状可能有效。如果注射难以达到缓解症状的效果，有数种补救措施可以使用，但在伴有下尺桡关节不稳定的情况下，必须结合应用适当的软组织重建过程：

◆ Bowers 半切关节成形术切除尺骨头关节面，但保留三角纤维软骨复合体在尺骨的附着处。单纯应用此技术会加重关节不稳定性

◆ Sauvé-Kapandji 术式通过制造下尺桡融合和更近端假关节允许前臂旋转。这一术式可能可以缓解关节炎疼痛；但存在不愈合、切除部分再生影响旋转功能、近端尺骨残留不稳定（这一情况很难处理）等风险

◆ Darrach 术式在尺骨颈水平切除远端尺骨，最适于对功能要求不高的患者

◆ 可以行下尺桡关节关节成形术，但需恢复稳定性。可以部分或完全替换尺骨头，但长期效果目前还不得而知。目前正在试验替换下尺桡关节部位的新型内置物

尺腕撞击征（框 12.31.5）

　　如果桡骨远端短缩愈合，但桡骨远端关节面对线

或缝合锚修复三角纤维软骨复合体。避免损伤尺神经感觉支（图 12.31.5）。

慢性下尺桡关节不稳定

　　有症状的下尺桡关节不稳定通常伴有桡骨远端骨折畸形愈合。非手术治疗最初采用夹板固定和物理治疗。如果症状未见缓解且存在畸形愈合，矫正手术可以恢复稳定性。在没有骨性畸形或继发退行性病变的情况下，可尝试进行软组织重建。尝试修复三角纤维软骨复合体。三角纤维软骨复合体无法修复时，可以

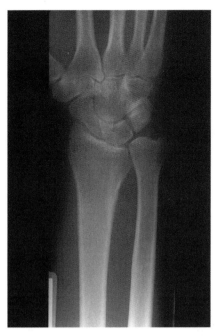

框 12.31.5　尺腕撞击

◆ 尺腕撞击多数发生在阳性尺骨变异的情况下
◆ 月骨尺侧角可见囊性变
◆ 尺骨短缩 2.5 mm 可能会导致尺骨负荷降至 4.3%
◆ 应用动力加压钢板实现尺骨短缩

满意，那么桡骨远端关节面切迹相对于尺骨头关节面更靠近近端，可能会引起下尺桡关节退行性病变。三角纤维软骨复合体在尺骨头之上帐篷样跨越月骨近端尺侧和尺骨头，增加腕关节尺腕侧负荷传导和尺骨头、三角纤维软骨复合体和尺腕骨之间进行性退行性病变。患者出现尺侧腕部疼痛，尤其是轴向负荷和腕部尺偏和前臂旋转时（图 12.31.6）。

　　这些明显不同的情况需要不同的处置方法：

◆ 偶尔有远端切迹关节面不协调而下尺桡关节关节面完好的情况，可行桡骨远端矫正截骨术
◆ 如果下尺桡关节关节面排列和保存完好，尺腕撞击是主要问题，则需行尺骨短缩术。尺骨头远端关节面关节内切除可达到微小短缩（1～2 mm）——"wafer"术式（可行开放或关节镜手术）
◆ 当需要行更大范围的尺骨短缩时，就是行尺骨短缩截骨术的适应证。可行斜行截骨并使用加压钢板固定。尺骨短缩的目的是制造尺骨中立位或轻度的尺骨变异以及更为协调的下尺桡关节

图 12.31.6　桡骨头切除后出现的尺骨远端过长导致尺腕撞击的症状

◆ 出现尺腕撞击和下尺桡关节关节病时，在能保证尺骨适当短缩的情况下，应该施行上述一种治疗方案

治疗结果

　　下尺桡关节脱位早期复位会取得理想的效果。在

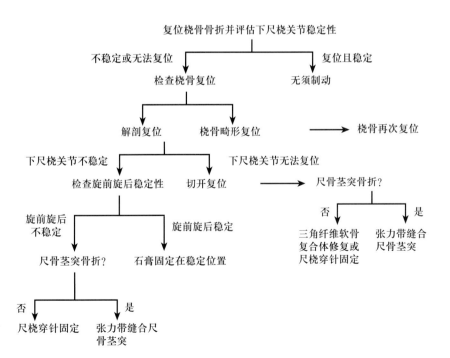

图 12.31.7　下尺桡关节和三角纤维软骨复合体损伤治疗流程（courtesy of Dr S. Cheng.）

一项研究中，在下尺桡关节脱位伴桡骨干骨折（盖氏骨折）的患者中，25% 的患者前臂出现＞25°的旋转功能丧失。另外一项对盖氏骨折后下尺桡关节脱位的 19 位患者的研究表明，下尺桡关节复位的患者功能丧失最小。

对慢性不稳定的患者行软组织重建治疗的效果各不相同。但在一项对 14 例软组织重建患者的研究中，其中 12 例完全恢复。

一项对桡骨远端骨折畸形愈合后应用 Bowers 术式治疗的效果进行的研究报道，所有患者的症状均有改善。

对使用 Sauvé-Kapandji 技术治疗创伤后不稳定进行的研究表明，17 例中 11 例术后疼痛消失，且另有 5 例疼痛轻微。另有 2 例残留尺骨不稳定。

Darrach 术式的主要问题是远端尺骨残留不稳定。一些研究显示其对于功能要求较高的患者效果更差。

一些研究表明，应用尺骨短缩术治疗尺腕撞击效果很好。

一项对 13 例尺骨头置换进行的研究表明，最初（平均 2 年）疼痛评分降低 50%。在另一项研究中，对 31 例进行了全下尺桡关节关节置换术，疼痛得到极大缓解。在平均 5.9 年的随访期中握力增加，旋前旋后功能得到改善。

结论

正确治疗下尺桡关节的关键在于对损伤的早期认识。通过病史、临床检查以及适当的影像学检查，可以对急性损伤有一个初步的了解，其治疗可遵行一个具体流程（图 12.31.7），从而实现在最短的时间内使患肢功能彻底康复。

拓展阅读

Büchler, U. (ed) (1996). *Wrist Instability*. New York: Informa Healthcare.

Cooney W.P., Linscheid, R.L., and Dobyn, J.H. (eds) (1998). *The Wrist: Diagnosis and Operative Treatment*. St Louis, MO: Mosby/Mayo Foundation.

Green, D.P., Hotchkiss, R.N., and Pederson, W.C. (eds) (2005). *Green's Operative Hand Surgery*, (Part III Wrist), fifth edition. Philadelphia, PA: Elsevier, Churchill Livingstone.

Lichtman, D.M. and Alexander, A.H. (1997). *The Wrist and Its Disorders*, second revised edition. Philadelphia, PA: W.B. Saunders.

Stanley, J. (1995). *Safar Wrist Arthroscopy*. Philadelphia, PA: W.B. Saunders.

Szabo, R.M. (2006). Distal radioulnar joint instability. *Journal of Bone and Joint Surgery*, **88A**, 884–94.

12.32
桡骨远端骨折

Alastair Graham

（王　刚　译　陈建海　张殿英　审校）

要点

- 越来越多地选择积极治疗
- 识别 B 型骨折很重要
- 应用 CT 检查能有效明确复杂骨折
- 克氏针固定简单快速，但复杂骨折常需钢板固定
- 掌侧锁定钢板对复杂骨折很有效
- 因为担心出现并发症，所以很少应用背侧钢板

引言

桡骨远端骨折最先由 Pouteau 在 1783 年发现，在 1814 年经 Colles 的描述而为人所知。Abraham Colles 有一段非常著名的描述："值得欣慰的是，患肢在远期仍然可以自由进行各种活动且避免了疼痛，但畸形却将终身存在"。

桡骨远端骨折是西方社会最常见的骨折之一。伴随寿命延长及中老年人群活动增加，之前奉行的"善意的忽略"的策略将难以接受。患者对手的力量和活动有很高要求。我们应帮助患者尽快恢复功能，同时避免患者遭受其他额外的风险。

桡骨远端骨折治疗发展很快。出版的文献落后临床 1~2 年，教科书落后时间更长。

外科医师因学术研究、临床经验、技术及花费等因素的影响采取或传统或当代或创新的理念，故而对桡骨远端骨折的处理多种多样。

分型

当一个大负荷作用在近排腕骨（尤其是舟骨和月骨）和桡骨干时，就会引起桡骨远端骨折。产生负荷作用时，腕部成角、暴力的作用方向和大小、负荷速率、骨质情况等多种因素都会影响骨折类型。

以人名命名的分型依然广为应用，但因其无法指导治疗和愈合，也许应该弃用。目前已提出了许多其他分型系统。分型系统应该使用简单，对治疗方案有指导意义，对预后能够进行准确的预测，并且能够应用于针对患者的临床研究。事实上这些想法还未实现。

稳定性对于治疗决策有非常重要的意义。单纯石膏固定治疗不稳定骨折会出现畸形愈合。对此一定要进行鉴别治疗，以避免长期畸形。可根据复位前 X 线片判断骨折稳定性（框 12.32.1）。

准确评估不稳定仍然很困难。但是，如果达到了其中任何一种标准，非手术治疗后都有可能出现畸形愈合。许多文章都已描述这些因素与最终放射学结果相关。但是，这些文章的作者并没有对长期临床效果进行评估。一个关键的未解决的问题就是：畸形愈合与长期功能到底是有何联系。

AO/OTA 分型系统在现有文献中广为应用（图 12.32.1）。此分型系统分为 3 型主要骨折和 27 亚型骨折。

框 12.32.1　不稳定相关因素

- 年龄 >65 岁
- 骨质疏松
- 桡骨短缩 >5 mm
- 背侧成角 >10°
- 干骺端破碎
- 桡骨尺倾角 >15°
- 尺骨颈骨折

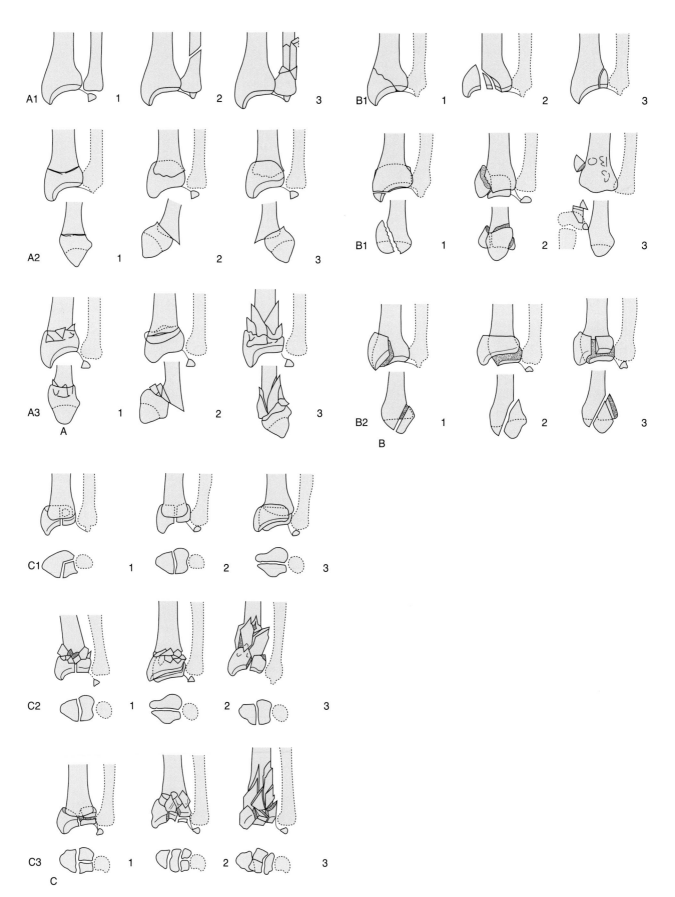

图12.32.1 A）AO/OTA 分型中 A 型或关节外桡骨远端骨折占到桡骨远端骨折的 50%。B）AO/OTA 分型中 B 型或部分累及关节面的桡骨远端骨折占到桡骨远端骨折的 10%。C）AO/OTA 分型中 C 型或关节完全受累的桡骨远端骨折占到桡骨远端骨折的 40%

因为桡腕关节可能出现半脱位，所以识别 B 型骨折很重要。这是腕关节的骨折伴脱位，只有在关节复位情况下才可能恢复关节功能。

结果评估

当解释大量的种类繁多的有关桡骨远端骨折的文献时，我们必须了解其结果的准确性，这一点十分重要。

通常根据影像学分型系统将患者进行分类；但很不幸，到目前为止还没有一个准确的分型方法。

目前没有报告并发症的标准方法。如果存在一种能对其严重度描述的分型将很有帮助。对于合并有诸如屈肌肌腱迟发断裂等并发症的患者，长期随访很重要。

根据影像学、伤残、残疾和障碍对结果进行估量。有些研究将放射学结果与功能联系在一起。

可使用诸如活动度、握力等物理参数评估伤残。也可使用患者相关参数，如疼痛指数、功能丧失（能否进行指定动作，如拧钥匙）或残疾（生活中实现特定目标的能力，诸如继续工作）等。将这些与检查结果结合可以建立一个混合的评测方法。混合测量包括 Green-O'Brien 评分和 Gartland-Werley 评分。对用此类标准的出版物应谨慎看待。目前多数研究应用患者相关结果量表（PROM）。应用于桡骨远端骨折的验证评分系统包括手臂肩手伤残（DASH）评分，Michigan 手功能问卷和患者相关腕关节评估（PRWE）评分。诸如 SF-36 等功能健康问卷也可以使用。

流行病学

桡骨远端骨折是骨科医师最常见的骨折之一，占到所有骨折的 15%~20%。通过对挪威、瑞典、苏格兰和美国不同人群的调查发现，其年龄发病率是一致的。女性发病率比男性高 4 倍。老年患者骨密度低、易摔倒、视力差、活动增加是骨折的主要病因。

临床评估

之前有骨折或畸形愈合会影响对 X 线片的理解。评估一般状况和活动水平很重要，因为这些将影响治疗方案的选择。

其临床表现为桡骨远端有压痛，通常伴有一定程度的肿胀。骨折背侧移位可能会出现典型的"餐叉样"畸形，由背侧移位的腕骨形成。手掌出现桡偏很常见。评估手掌和手指的感觉和运动功能，以除外急性腕管综合征或前臂急性骨筋膜室综合征，尽管后者较少见。视诊皮肤，以除外开放骨折。复合损伤一般是背侧和尺侧损伤。

辅助检查

主要根据正位和侧位 X 线片进行分析和诊断。正侧位 X 线用于诊断和骨折分型。畸形通过 E 侧位片进行评估，分别是背侧成角、桡骨尺倾角、桡侧移动和桡骨短缩程度。

桡骨长轴和关节面在侧位 X 线片上的夹角定义为背侧角（图 12.32.2A）。在正位片上，桡骨远端关节面与桡骨长轴之间的夹角是桡骨掌倾角（图 12.32.2B）。尺骨移位是测量桡骨短缩的最常用方法。它是桡骨尺骨角和尺骨头远端之间的垂直距离（图 12.32.2C）。桡骨短缩要重视，因其对尺侧腕关节活动和症状有影响。干骺端粉碎性骨折用 X 线平片进行评估，多为背侧移位（图 12.32.2D），对骨折稳定性有重要影响。

CT 扫描对严重的关节内骨折或部分关节内骨折有更好的视野。掌握关节内骨折分型的概念后，外科医师会发现扫描很有帮助。表面重建可以对骨折形态产生一个准确的描述。CT 扫描对于测量关节内骨折台阶及间隙作用突出，同时也可以发现隐匿的掌骨骨折（图 12.32.3）。同时 CT 对于畸形愈合矫正术的术前规划也很有意义。

处理的基本原则

许多因素影响桡骨远端骨折治疗方案的选择，包括放射学特征、患者因素，尤其是年龄、活动水平和功能需要。身体一般状况很重要，但有伴随疾病并不影响对手功能的需求。

初步治疗

初步治疗取决于移位程度。骨折移位很少时，应用腕关节中立位或轻度屈曲位的前臂石膏固定即已足够。

对需要复位的移位骨折必须进行评估。骨折不稳定时，简单复位和固定并不能预防畸形愈合，尤其是在骨质疏松患者。但是，>65 岁更能接受畸形愈合的证据可以削弱这一点的影响。大量证据表明，手法复

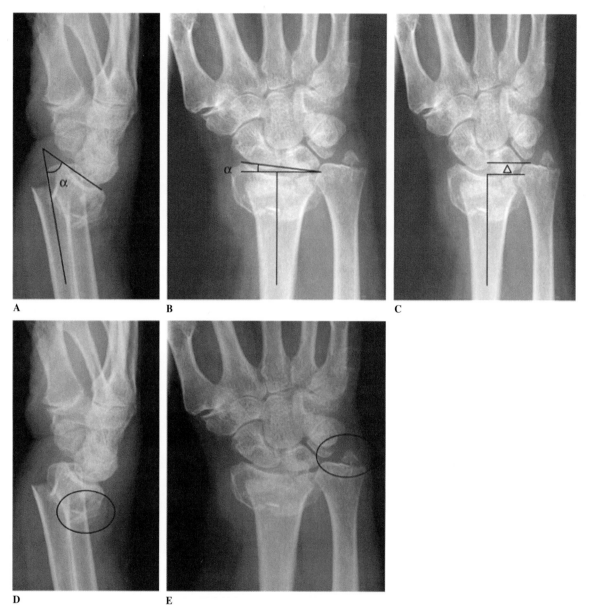

图 12.32.2 A）背侧成角，正常情况是掌侧倾斜 11°。B）桡骨尺偏角，正常情况下是 22°。C）桡骨长度，正常情况下比尺骨长 0~2 mm。D）干骺端骨性碎片。E）伴有尺骨茎突骨折

位和前臂固定对于老年患者的不稳定骨折毫无意义。但是，畸形愈合对这些患者并没有太多的问题。

通常在区域麻醉或局麻的条件下行骨折复位。区域麻醉可以更好地缓解疼痛，改善复位，但实施过程复杂。

稳定骨折

稳定骨折被定义为固定后位置保持良好、无须外科干预即可避免畸形愈合的骨折。虽然石膏制动可以避免腕关节进一步损伤，但简单夹板治疗未移位骨折就已足够。

移位骨折复位后制动 3~4 周。根据骨折移位方向决定制动在掌屈位或背屈位，这可能导致最终结果有微小的不同。

不稳定骨折

如何处理桡骨远端不稳定骨折存在争议。现已提出了许多种治疗方案，但还没有一种方案有明显的优势。具体治疗方案应该因人及骨折类型不同而异。在处理这样的损伤时，外科医师应有一整套的治疗技术。

一些看似适用于手法复位治疗的骨折同样满足不稳定骨折的标准，尤其是在骨质疏松的情况下。很难准确判断出骨折不稳定情况。影像学定义的不稳定事实

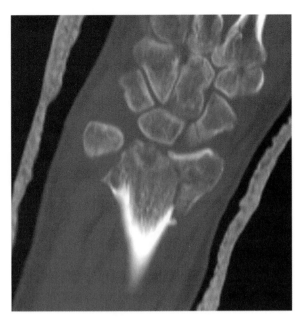

图 12.32.3 术前 CT 扫描发现的舟骨近极骨折

上很少有证据支持畸形愈合会影响功能。来自伦敦和安大略的研究证实，在较年轻的患者（＜65 岁）中每 3 例中有 1 例结果不满意，而在年纪较大患者（＞65 岁）中每 8 例中只有 1 例效果很差。这项长期回顾性研究证实，大部分畸形愈合的患者其功能仍然很好。早期解剖复位和稳定固定可能恢复较快，但目前还未得到证实。

移位关节内骨折

桡骨远端关节内骨折很常见。明显的干骺端骨折线移位也很常见。但桡骨远端关节面却通常保存完好，关节内碎片离散明显较少。关节面准确对线会降低创伤后关节炎的风险。在一篇广为流传的文章中，Knirk 和 Jupiter 发现，在关节面错位＞2 mm 或更多的患者中，影像学上骨关节炎发病率为 100%，其中 66% 出现症状。但是，此研究病例数较少，对干骺端畸形愈合没有进行单独分析，而且分型和结果测量标准也未经验证。

可以采用克氏针、外固定架、掌侧锁定钢板和背侧锁定钢板使畸形愈合风险降至最低。目前大家最感兴趣的是：对比闭合复位克氏针和切开复位掌侧锁定钢板治疗的效果，但目前证据很少。

克氏针的优点是：快速，手术小，花费低且长期效果满意。缺点是：针道感染，皮神经损伤，长时间制动，固定晚期松动和肌腱刺激。

钢板固定优点是：具有更可靠的解剖复位，可以早期活动，疼痛症状减轻且恢复更快。缺点是：花费

高，对手术技术要求更高，有深层感染风险，晚期屈肌或伸肌肌腱断裂且出现症状后需要去除钢板。

对于非骨质疏松移位且干骺端轻度粉碎性骨折，克氏针固定导致的畸形愈合通常是可以接受的。

对于粉碎性移位骨折，许多外科医师倾向于掌侧锁定钢板治疗。一些中心有应用背侧钢板或联合使用掌侧和背侧钢板治疗的病例。但是，对伸肌肌腱刺激和高比例患者需取出钢板使背侧钢板的应用比较有限。

一些外科医师描述，在关节镜辅助下，关节面可以完美复位，但只有少量的证据可以证实效果能得到改善。

桡腕关节面无法重建时，可以考虑立即行桡骨舟骨月骨融合术。但是，如果关节面可以大致恢复正常，使用钢板或桥接固定维持，一些患者取得了令人惊叹的好结果，虽然伴有较为严重的腕关节僵硬。

伴发损伤

桡骨远端骨折后患者尺侧腕关节经常会出现问题。尺骨茎突撕脱骨折提示可能出现了三角纤维软骨复合体的断裂，但下尺桡关节的稳定性更取决于其他因素。桡骨解剖复位后远端尺桡关节通常是稳定的。对伴有尺骨茎突骨折的患者一定要谨慎治疗。如果桡骨需要手术固定，术中可以评估下尺桡关节的稳定性。当桡骨复位后尺骨茎突出现明显的不稳定时，可以通过包括张力带缝合等一系列技术处理（图 12.32.4）。基底部骨折尤其与远端尺桡关节不稳定相关。

在桡骨固定的同时，对不稳定的尺骨头和尺骨颈骨折也要进行固定。这样的损伤很少有病例报道。锁定或接骨板固定（图 12.32.5）比经皮克氏针固定更可靠。

年轻患者桡骨远端高能量损伤易伴发近侧列腕骨损伤。舟骨骨折相对少见；当桡骨远端需要切开固定时，应同时使用加压螺钉固定舟骨骨折。关节镜检查发现腕关节内韧带损伤非常常见。虽然理论上对非桡骨骨折单纯韧带损伤应进行积极修复，但目前没有证据支持。韧带修复通常需要保护性制动一段时间，可能影响桡腕关节活动，但目前还没有对此进行研究。与此相反，腕关节内韧带损伤在传统骨折制动时即可自动痊愈，而桡骨固定后早期活动后仍然不稳定。

治疗选择

再次手法复位和石膏制动

桡骨远端骨折再次手法复位及石膏固定是治疗桡

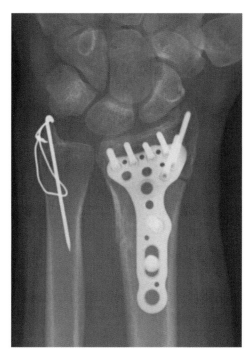

图12.32.4　桡骨远端骨折锁定钢板固定后使用张力带修复尺骨茎突基底部骨折治疗下尺桡关节不稳定

骨远端不稳定骨折的传统方法。此种方法很难有持久的改善，尤其是在老年人。如果需要维持解剖复位，最好采用其他治疗方案。

经皮穿针固定

　　经皮固定桡骨远端骨折通常应用克氏针。闭合使用克氏针有很多种方法。Kapandji法是撬拨应用克氏针治疗骨折以达到固定和复位的目的（图12.32.6）。应用石膏固定直至骨折愈合。

　　虽然此技术通常只用于年轻患者，但使用这些技术的效果很好。对骨质疏松和严重性粉碎性骨折患者使用此法很难维持复位：桡骨短缩和背侧移位畸形愈合很常见。特殊风险包括：针道感染、桡骨成角矫枉过正、伸肌肌腱损伤及皮神经分支损伤。

支撑钢板固定

　　支撑钢板固定通常应用于掌侧移位的桡骨远端骨折。常用入路是经桡侧腕屈肌腱鞘。可以应用锁定钢板以降低因过度矫正所引起的背侧移位畸形愈合。很少有关于掌侧支撑钢板固定效果的报道。一般报道的效果良好。

　　在掌侧部分关节面内骨折（前缘剪切骨折）中，无须对远端碎片使用螺钉钢板支撑就已经足够，但再

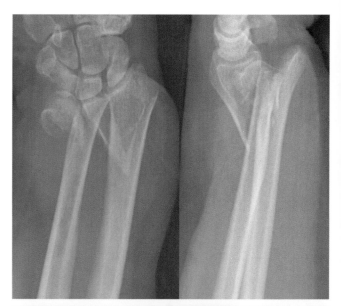

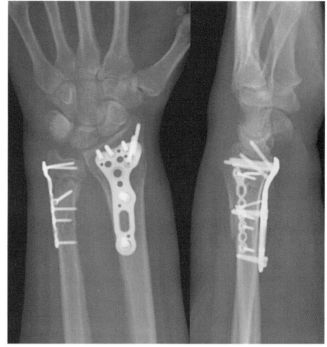

图12.32.5　对移位明显的骨折使用锁定钢板固定桡骨，用2mm髁接骨板固定尺骨

次移位很常见。需要用钢板给予很好的支撑远端（图12.32.7）。

　　背侧部分关节内骨折有很多种治疗方案，其中一种是使用背侧支撑钢板（图12.32.8）。另一种是经皮复位骨折，继而使用掌侧锁定钢板维持复位（图12.32.9）。

掌侧锁定钢板

　　锁定钢板的理论已经得到确认。对于极端不稳

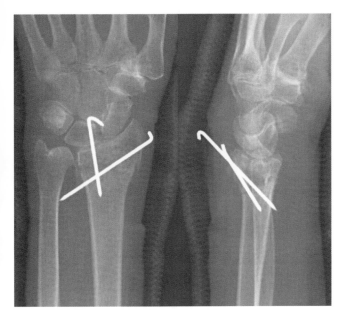

图 12.32.6 月骨面掌侧移位的部分关节内骨折，使用支撑钢板治疗，并用锁定螺钉治疗不稳定

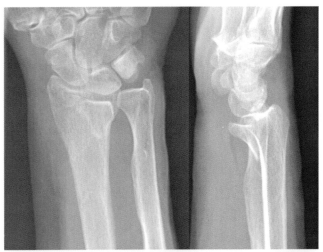

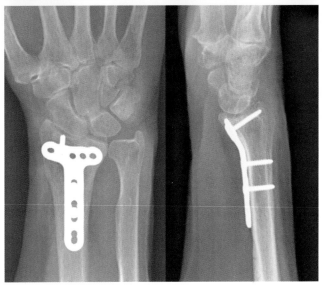

图 12.32.7 月骨面掌侧移位的部分关节内骨折，使用支撑钢板治疗，并用锁定螺钉治疗不稳定

定和多骨块骨折，锁定钢板可以实现可靠固定（图12.32.10）。

有很多技术可实现复位和维持解剖复位。为了实现复位可以更改手术入路。可以使用肉眼、透视或关节镜确认骨折复位。一些外科医师喜欢在桡骨干使用解剖钢板以恢复解剖排列，也有医师喜欢在远端碎片（骨折块移位得到复位后）使用解剖钢板以将碎片复位至桡骨干。第三种方法是用针临时复位固定碎块，然后使用钢板，这样可以对残存的移位进行微调。根据使用的钢板种类及骨折特征，可以使用不同的方法进行复位。

有很多形状和材料的锁定钢板。通常使用较大拉力螺钉固定桡骨骨干，而较小锁定螺钉或光滑锁钉用于远端固定。可以平行或分散固定进入软骨下骨。许多钢板可以固定月骨窝和桡骨茎突。一些钢板的固定方向是锁定的，而有一些允许进行多向锁定。大部分钢板是根据桡骨远端平均参数进行设计的，但不同尺码的钢板和试模很有用处。最后，钢板有许多瞄准锁定的装置。

对这样的骨折进行切开复位固定很困难。由没有经验的手术医师进行手术后效果明显差于传统治疗方法。无论使用哪种钢板，很重要的一点是：近端和背侧对于任何骨折类型和术后活动都要有良好的固定。手术最后步骤中很重要的一点是保证金属制品不触碰覆于其上的屈肌肌腱，屈肌肌腱断裂是比桡骨畸形愈合更严重的并发症。螺钉和螺栓不要穿透伸肌筋膜（避免伸肌肌腱断裂）。从这角度看，螺栓比自攻螺钉更安全。最基本的是不要将金属制品疏忽地置于桡腕关节或下尺桡关节内。

背侧锁定钢板

掌侧锁定钢板可以固定合并背侧骨缺损的背侧不稳定骨折。进而很少应用背侧固定。背侧固定可能引起伸肌肌腱刺激甚至出现伸肌肌腱断裂。对于特定复杂骨折，可以联合使用掌侧和背侧钢板。对于伴有背侧移位的部分关节内骨折和关节内骨块压缩骨折，可以使用背侧钢板（图 12.32.11）。

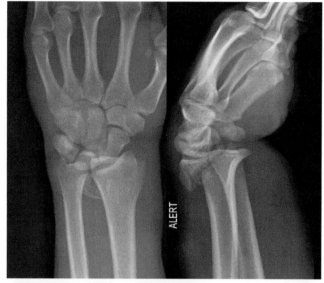

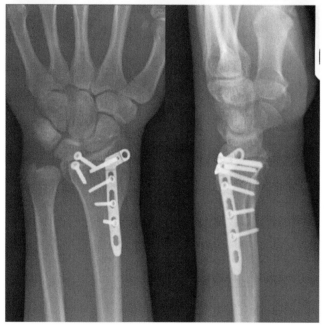

图 12.32.8 应用背侧支撑钢板和拉力螺钉治疗背侧移位的部分关节内骨折

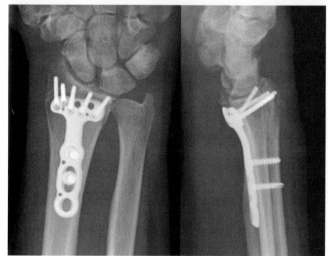

图 12.32.9 关节镜引导下闭合复位，掌侧锁定钢板，掌侧桡腕韧带修复治疗背侧移位的部分关节内骨折。需要使用远端成角的锁定螺栓，以避免背侧关节骨块和相关腕骨再次移位

外固定

传统外固定方式为：通过将两枚螺纹钉放在第 2 掌骨和两枚螺纹钉放在靠近骨折部位骨干来桥接腕关节。复位能否成功取决于韧带整复术。

锁定钢板出现之前，对于复杂和不稳定桡骨远端骨折，主要应用桥接固定。干骺端骨折治疗时可以采用桡骨干和关节碎片之间的非桥接固定。但是，随着可以获得相同稳定固定且可以切开解剖复位的锁定钢板的应用，外固定架使用减少了。

外固定架仍然适用于开放骨折及桡骨远端骨块难以创建关节面且难以接受其他方案（如桡腕关节融合）的患者（图 12.32.12）。

植骨

植骨传统上用于不稳定骨折增强固定。对干骺端粉碎性骨折植骨可以保证整体骨块序列完整。植骨还可以预防压缩关节骨块抬高后关节塌陷（图 12.32.11）。随着很少需要填充加强的掌侧锁定钢板的应用，植骨应用减少了。

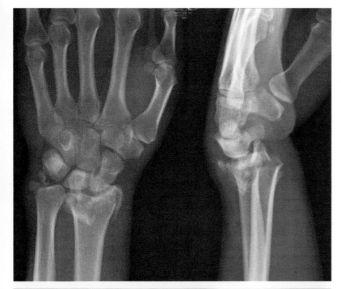

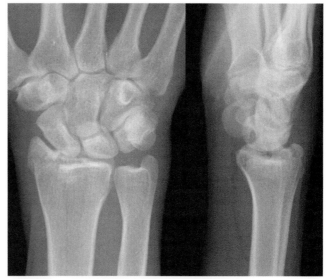

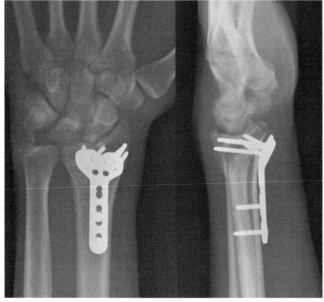

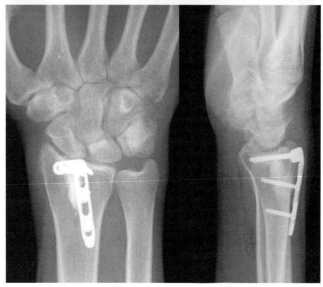

图 12.32.10　掌侧锁定钢板治疗关节内多骨块的复杂骨折。复位并不完美，但对于如此严重的损伤已经可以接受。这样的病例中锁定钢板固定是非常稳定的

图 12.32.11　一个关节中心压缩骨块抬高，应用骨替代物和背侧锁定钢板稳定

并发症

畸形愈合

　　畸形愈合可能是桡骨远端骨折最常见的并发症。无论是关节内还是关节外的畸形愈合，都与功能不良相关。关节内畸形愈合在影像学上与桡腕关节炎相关，尽管二次桡腕关节修复手术（诸如有限关节融合术）并不常见。

　　关节外畸形愈合很常见，包含桡骨高度缺失、桡骨掌倾角和背侧成角减少。在短期内它与尺侧腕关节疼痛

和旋转功能（尤其是旋后功能）受限相关。许多患者的疼痛可逐渐缓解。长期问题主要包括尺腕接界综合征（因为桡骨短缩）和下尺桡关节不稳定（由于伴发尺骨稳定下降及桡骨短缩导致的软组织张力下降）。

　　如果桡骨只是单纯短缩而对线完好，尺骨短缩截骨术是简单的治疗方法。如果有明显平移或成角导致的畸形，首先应行桡骨矫正截骨术。对背侧行＜30°截骨术时，可以通过掌侧入路应用掌侧锁定钢板进行固定。有许多种与之相关的植骨方法，其中包括自体植骨、骨替代物和根本不植骨。当矫正＞40°甚至更大时，尤其是骨质疏松时，背侧入路行自体骨植骨并使用钢板或克氏针固定效果更好，且可以矫正更复杂

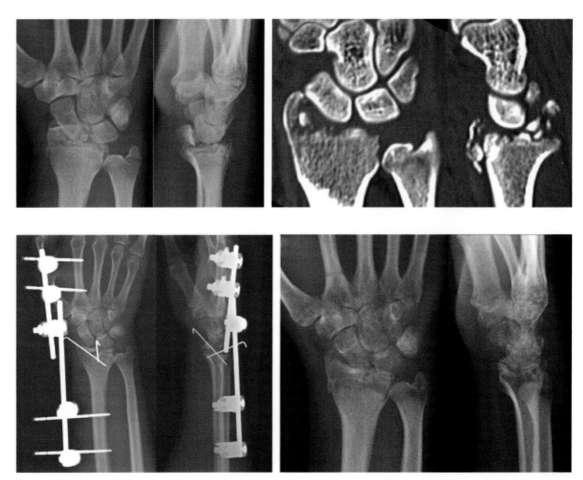

图 12.32.12 一个高能量关节损伤，切开复位克氏针固定最大骨块，使用外固定架维持整体排列。严重的腕关节僵硬难以避免，但该患者几乎没有长期疼痛

的畸形愈合（图 12.32.13）。

不建议切除尺骨头（Darrach 术式），因为可能会出现难以预测的后果。同样，Sauvé-Kapandji 术式的满意率难以预测，且很难补救（在尺骨头和桡骨与桡骨远端之间行关节融合术，在关节融合处近端人工制造嵌入软组织的假关节以维持前臂旋转功能）。尺骨头置换术可应用于创伤后下尺桡关节撞击的治疗或补救之前不成功的手术。但是，对积极活动的患者的内置物长期有效性还没有相应的统计结果。偶尔，关节排列正常仍然发展为下尺桡关节不稳定。此时需要修复三角纤维软骨复合体或行韧带重建。

对关节内损伤引起的部分关节半脱位的低估，有时会导致患者出现腕关节严重活动受限。近侧列腕骨因此无法沿正常轴运动，妨碍桡腕和腕骨间活动。对这样的病例需要行关节内截骨术恢复正常力学结构。

石膏制动并发症

石膏固定过紧会引起手和手指肿胀，如未迅速纠正，可能会引起内在挛缩和手术僵硬。腕关节过度屈曲影响手指功能，可能引起腕管综合征。一个常见的错误是：石膏制动超过掌指关节，也可能引起僵硬。患者腕部骨折治愈后因石膏固定问题而出现的医源性手指僵硬其实是可以避免的恶性后果。

复杂性局部疼痛综合征

复杂性局部疼痛综合征的病理生理学机制目前仍不清楚。问题可能出在皮质信号处理过程而非外周信号处理过程。石膏固定治疗桡骨远端骨折中多达 25% 的病例会出现此种并发症。

复杂性局部疼痛综合征的特征包括：延展超过损伤区域的无法解释的弥漫性疼痛，皮肤颜色和温度改变，弥漫性水肿，僵硬。偶尔疼痛伴有张力障碍的固定姿势。后期皮肤出现萎缩，其下的骨组织出现骨量减少。

多数病例通过活动、物理治疗和脱敏会有所改善。要仔细治疗，避免出现恶化。避免使用保护性夹板。

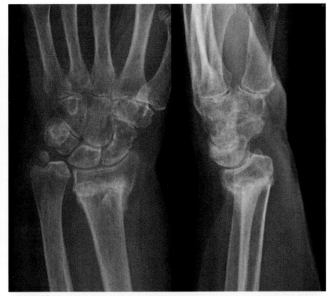

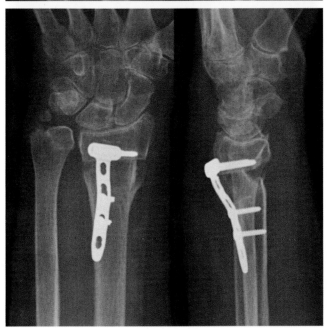

图 12.32.13　骨折后 18 个月伴有难治性尺侧腕关节疼痛的骨质疏松患者。应用背侧钢板切开固定髂骨嵴骨块

在更严重的病例，可以使用低剂量的阿米替林或加巴喷丁进行神经调节。对有交感兴奋症状（显著颜色改变和过多出汗）的患者可以使用胍乙啶拮抗。这些患者感觉皮质信息处理过程有异常：可以使用诸如镜箱之类的设备继续感觉刺激和训练。

感染

任何骨折切开固定后都可能出现感染。克氏针和外固定架针孔位置感染很常见。很容易诊断，通常给予针孔位置护理、口服抗生素就可处理。桡骨远端内固定后深层感染很少见。总体上，治疗是使用抗生素抑制感染直到骨折愈合取出金属内置物。早期取出内置物可能导致骨折感染未愈合，这种情况极难处理。

神经压迫

桡骨远端骨折后因骨折或治疗原因可能出现神经损伤。急性腕管综合征受伤后数小时内可以缓解，尤其是骨折及时复位时。患者持续出现症状时应立刻进行腕管松解。骨折不稳定时应同时稳定骨折。有证据表明，伴有急性腕管综合征的患者更可能发展为复杂性局部疼痛综合征。

桡骨远端骨折后尺神经功能障碍很少见。多数病例与移位的尺骨颈骨折相关，多可自动缓解。沿腕关节绕背侧经皮固定或切开手术可能损伤桡神经终末支。

肌腱断裂

拇长伸肌肌腱断裂是闭合损伤后最常出现的肌腱问题。其可能与轻微移位或无移位骨折有关，可能因创伤和血供不足联合作用而引起。克氏针可能损伤伸肌肌腱，外科医师将针穿过第 3 和第 3 伸肌间隔时要尤其小心，有损伤拇长伸肌肌腱和指总伸肌肌腱的风险。

应用钢板固定导致的医源性肌腱断裂越来越常见（图 12.32.14）。肌腱刺激和肌腱断裂风险在使用背侧钢板时尤其高。但是，也有很多报道证实，掌侧锁定钢板与屈肌肌腱和伸肌肌腱断裂都有关联。大多数断裂与手术技术有关。

通常应用示指固有伸肌转移治疗拇长伸肌肌腱断裂，既简单又可靠。立即取出金属制品并进行侧向转移治疗指总伸肌肌腱刺激和断裂。屈肌肌腱（通常是

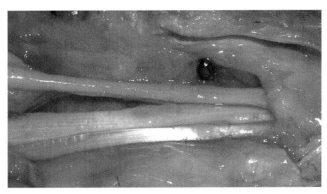

图 12.32.14　掌侧锁定钢板的一枚螺钉穿过背侧第四伸肌间隔引起示指固有伸肌和支配示指和中指的指伸肌肌腱断裂

反拇指屈肌或深指屈肌肌腱）更难治疗。立即预防性取出金属制品并对任何肌腱缺损进行移植桥接是明智的选择。

拓展阅读

Chen, N.C. and Jupiter, J.B. (2007). Management of distal radial fractures. *Journal of Bone and Joint Surgery*, **89A**, 2051–62.

Downing, N.D. and Karantana, A. (2008). A revolution in the management of fractures of the distal radius? *Journal of Bone and Joint Surgery*, **90B**, 1271–5.

Fernandes, D.F. and Jupiter, J.B. (2002). *Fractures of the Distal Radius. A Practical Approach to Management*, second edition. New York: Springer-Verlag.

Grewal, R. and MacDermid, J.C. (2007). The risk of adverse outcomes in extra-articular distal radius fractures is increased with malalignment in patients of all ages but mitigated in older patients. *Journal of Hand Surgery*, **32A**, 962–70.

Jupiter, J.B. and Fernandez, D.L. (2001). Complications following distal radius fractures. *Journal of Bone and Joint Surgery*, **83A**, 1244–65.

12.33
前 臂 骨 折

Ben Ollivere • Matthew Porteous

（王　刚 译　陈建海　张殿英 审校）

要点

◆ 无法解剖复位桡骨和尺骨将导致严重的功能受限
◆ 板钉技术应被视为成人前臂移位骨折治疗的金标准

发病率、患病率和发病机制

前臂的功能是对手的位置进行调节。前臂骨折术后功能恢复包括前臂旋转、腕肘关节功能和手的握力。在正常情况下，包裹在前臂骨骼周围的肌肉控制手的位置，但在前臂骨折移位时产生复杂的导致畸形的力量。完全恢复取决于解剖复位桡骨和尺骨之间的排列及关系。尺桡骨之间关系及两端的关节使处理这些损伤具有相当的挑战性。

成人中前臂骨折与高能量损伤相关，这自然在男性中更为常见。除了胫骨以外，前臂的开放损伤比其他骨骼损伤更常见。由于成人前臂损伤多为高能量损伤，患者往往表现为多发伤和前臂粉碎性骨折。

年龄较大的患者很少出现前臂骨干骨折。手臂伸展位摔倒的老年人通常更常出现桡骨远端骨折或肱骨髁上骨折。

解剖学（框 12.33.1）

前臂由外侧较短的桡骨和内侧较长的尺骨组成（图 12.33.1）。两骨之间通过下尺桡关节、骨间膜和近端的桡骨头和环状韧带维持。骨间膜是最重要的组成部分，提供了 75% 的稳定性。

桡骨外侧弓使桡骨可以围绕直的尺骨中段进行完全旋前运动。

框 12.33.1　解剖学

◆ 完全功能恢复需要精确地进行解剖复位
◆ 骨间膜提供了 75% 的稳定性
◆ 弓形的桡骨围绕直的尺骨旋转
◆ 近端 1/3 骨折——近端旋后，远端旋前
◆ 中段 1/3 骨折——近端处于中立位，远端旋前
◆ 远端 1/3 骨折——远端背屈桡偏

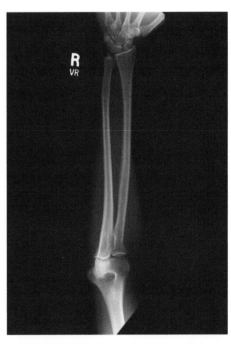

图 12.33.1　桡骨和尺骨旋后位的 X 线平片，显示正常桡骨弓和前臂在桡腕关节以及下尺桡关节、近端尺桡关节和肘关节

肱二头肌止于桡骨近端后内侧的桡骨粗隆，既可以屈肘，也可以使前臂旋后。肱桡肌止于桡骨茎突，是纯粹的前臂屈肌。桡骨远端内侧沟槽形成切迹与下尺桡关节相连。

尺骨近端鹰嘴与肱骨滑车沟组成关节。肱三头肌在后侧止于鹰嘴，肱肌止于前侧的冠状突。远端尺骨头与桡骨远端组成下尺桡关节，下尺桡关节是前臂旋转的支点。

在屈肌表面的三层肌肉组成前室间隔，与正中、桡和尺神经伴行。第一层（浅层）由肱桡肌、屈肌总腱（旋前圆肌、桡侧腕屈肌、掌长肌和尺侧腕屈肌组成）。指浅屈肌位于较深位置，组成第二层。最后一层桡侧由拇长屈肌组成，远端由旋前方肌组成，尺侧为指深屈肌。

屈肌总腱起点为肱骨内侧髁、近端桡骨和尺骨。桡侧腕屈肌和尺侧腕屈肌经过前臂，未附着于上述各骨。深部屈肌不同于表浅肌肉，全部起于前臂骨和骨间膜。深层屈肌的起点更靠近远端，指深屈肌起于尺骨近端2/3，拇长屈肌起于桡骨中间1/3。除旋前肌外，所有前臂屈肌全部止于手部骨。

前臂桡侧肌肉包括桡侧腕短伸肌、桡侧腕长伸肌和肱桡肌。它们全部起于桡骨外侧，只有肱桡肌在前臂止于桡骨茎突。伸肌总腱止于前臂外侧，是指伸肌、小指伸肌和尺侧腕伸肌的起点。深层伸肌全部起于前臂背侧面和骨间膜。由近及远分别是拇长展肌、拇短伸肌、拇长伸肌和示指伸肌。

桡神经在肱骨外上髁上方穿过后分为桡浅神经和骨间后神经两分支。浅支在旋后肌和旋前圆肌之上走行，向深处走行穿过肱桡肌，伴行桡动脉继续下行。正中神经通过旋前圆肌的两个头进入前臂，穿过尺动脉时分出骨间前神经（供应拇长屈肌、指深屈肌和旋前方肌）。正中神经在指浅屈肌和指深屈肌之间走行，继而穿过腕管内侧至桡侧腕屈肌。尺神经经肘管进入前臂。尺神经沿尺侧腕屈肌的两个头之间走行，与尺动脉伴行至前臂，经Guyon管进入手部。

运动解剖学

桡骨和尺骨近端在桡骨头、远端在下尺桡关节形成关节，骨间膜由桡骨斜向下至尺骨连接两骨。骨间膜的功能是经桡骨将腕部负荷传至尺骨。

旋前-旋后功能与一系列复杂运动有关。旋转轴是由桡骨头经尺骨远端至小指。旋前运动时，桡骨在下尺桡关节围绕尺骨旋转，同时尺骨外展（肘肌功能）。由于尺骨外展，腕关节旋转中心位置保持不变。相反在旋后时尺骨内收（旋后肌功能），同时桡骨沿轴旋转。弓形桡骨沿直的尺骨可以在每个方向上旋转85°。

由于两骨全长组成关节，故两骨骨干的任何骨折都应被视为关节内骨折，这一原则构成了处理这类损伤的理论基石。

病理解剖学

根据骨折的平面不同，前臂骨折致畸力有不同的影响。近端1/3骨折，近端部分受肱二头肌影响出现屈曲且旋后，而远端受旋前圆肌和旋前方肌影响出现旋前运动。中段1/3骨折，骨间膜使近端处于中立位，而远端出现旋前。远端1/3骨折，肱桡肌使骨折远端背屈桡偏（图12.33.2）。

间接损伤时成角方向取决于前臂旋转方向。前臂旋前受到屈曲损伤会出现背侧成角，而前臂旋后受到伸展损伤会出现掌侧成角。

伴发损伤

伴发损伤的发生率与原发创伤机制和严重程度成正比。前臂开放骨折与重度原发创伤相关，血管神经损伤风险必然很高。在前臂双骨开放骨折中，报道的神经损伤率为9%。仔细进行神经血管检查和记录检查结果比其他任何形式的干预都更重要，尤其是在高能量创伤的患者。伴有血管损伤时在采取干预措施之

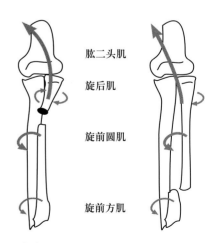

图12.33.2 前臂骨折的致畸力。骨块的移位取决于骨折位置（Adapted from Cruess RL (1973). The management of forearm injuries. *Orthop. Clin. North Am*., 4: pp. 969–982.）

肱二头肌

旋后肌

旋前圆肌

旋前方肌

前一定要咨询血管外科医师的意见，因为骨折复位虽然会恢复循环，但有伴发血管内膜撕裂的相当大的可能。即使伴有血管损伤，前臂和手的侧支循环仍然非常好，最终结果主要由伴发的肌肉骨骼或神经损伤决定。

骨筋膜室综合征在前臂的闭合和开放骨折中都可能出现，但通常都是由高能量创伤引起的。任何前臂损伤都可能导致筋膜室压力升高，尤其是出现挤压伤时。在仔细进行临床检查的同时，可以辅助监测筋膜室压力变化，但筋膜室压力并不是诊断或治疗的依据。当骨筋膜室综合征诊断无法除外时，应立即行完全前臂筋膜室切开术。

成人伴发的骨损伤包括舟骨损伤和漂浮肘。上肢进行完全检查并对邻近的上下关节进行 X 线检查可以帮助检出伴发的损伤。

分型

前臂骨折通常根据骨折位置（近端、中段和远端 1/3）和两头涉及的关节进行描述。骨折位置可以用于确定致畸力和最佳的手术入路。

由于桡骨和尺骨在近端和远端都组成关节，前臂一骨出现骨折移位时，肯定会有另一骨骨折移位或近端或下尺桡关节的脱位，这是诊断和治疗的基本原则。

创伤骨科协会（OTA）和 AO-ASIF 都有更加特异性的分型系统，两者已经结合，多数情况下应用于研究，但应用起来也很简单。分型是根据解剖位置（桡骨、尺骨或双骨）和骨折的复杂性（图 12.33.3）。

Bado 分型是基于桡骨头脱位的类型对孟氏骨折 - 脱位进行分类的分型方法，见图 12.33.4。

体格检查

如果骨折包括完全皮质断裂和骨膜破裂，各种移位方式，包括平移、短缩、成角，则旋转不良均不少见。前臂双骨骨折体征包括明显的畸形、肢体反常运动、明显肿胀和重度疼痛。

触诊肘部和腕部查看有无压痛，视诊皮肤除外开放伤，评估前臂骨筋膜室。评估尺动脉和桡动脉。全面检查评估桡神经、尺神经和正中神经。将所有相关结果记录在病历中。

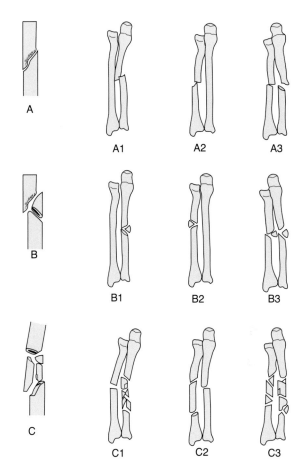

图 12.33.3 OTA/AO 前臂骨折分型是根据骨折类型以及复杂度分型（A 型、B 型和 C 型骨折）。根据单纯尺骨骨折、单纯桡骨骨折、双骨骨折又分为 1、2 和 3 亚型

辅助检查（图 12.33.5）

需要拍摄前臂的正侧位 X 线平片来明确诊断。有时由于肢体错位，无法拍摄纯粹的正位和侧位片，这时拍摄两张垂直的 X 线片就已足够。X 线平片必须包括肘部和腕部，存在可疑的肘部或腕部脱位或骨性损伤时，要对两个关节进行单独拍片，因为 X 射线束有分散。仔细评估肘关节以除外桡骨头脱位，可能需要三个视角的 X 线检查。

治疗

进行夹板和臂夹板等外固定可以保护患肢，避免进一步的软组织损伤。存在开放骨折时，清洗伤口，进行 X 线检查，无菌敷料包扎直至患者手术。多种损伤机制都可以造成前臂骨折。对于不同人群和损伤类

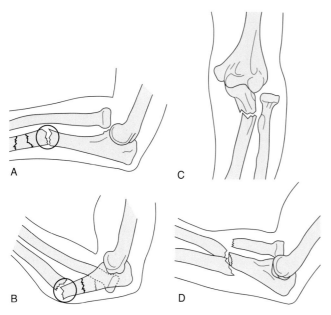

图 12.33.4 孟氏骨折的 Bado 分型是根据桡骨头脱位方向进行分型。Ⅰ型骨折是尺骨近端和中段 1/3 交界处骨折向前成角，桡骨头向前脱位。Ⅱ型骨折是尺骨近端骨折向后成角，桡骨头向后脱位。Ⅲ型骨折是尺骨近端骨折，桡骨头向外侧脱位。Ⅳ型骨折是双骨近端骨折，桡骨头向前脱位（Bado JL (1967) The monteggia lesion. *Clin. Orthop. Relat. Res*., 50: pp. 71–86.）

型，治疗方式各不相同。

成人骨骼无重塑能力，且其前臂功能上更像是一个关节，所以治疗的目的是达到解剖复位和固定，使残留畸形和功能受损最小化。切开复位内固定术适用

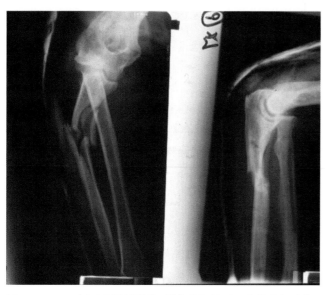

图 12.33.5 1 例孟氏骨折脱位。沿桡骨长轴画一直线进行诊断。该线应在每个角度平分桡骨头和肱骨小头

于除前臂单骨完全无移位骨折以外的所有骨折。应用拉力螺钉和中和钢板或加压钢板获得绝对稳定可以实现直接骨愈合。软组织情况和骨折类型无法实现绝对稳定时，可以考虑应用桥接钢板。临时外架固定常会导致功能不良，可以作为二线治疗方式。

治疗方式（框 12.33.2）

手法复位和石膏制动

手法复位和石膏制动不能用于治疗成人前臂损伤。成年人骨膜较薄，骨折手法复位后难以保持前臂双骨折的位置。石膏制动只能用于无移位和轻微肿胀的患者。对这类患者需要经常随访，他们可能会有轻度功能不良，有位置丢失或不愈合手术干预的风险。

钢板

钢板是固定的一种类型，而不是固定的模式或愈合的类型。在前臂骨折中，钢板有很多种使用方式，在治疗前明确钢板使用的目的非常重要。

对成人移位骨折的常规处理是进行绝对稳定固定。对斜行骨折可以使用拉力螺钉和中和钢板获得绝对稳定固定。横向骨折时需要使用加压钢板。术前计划很重要，外科医师在手术前应决定钢板的类型和使用方法。在正常前臂骨折中，传统螺钉足以胜任。应该使用标准的加压钢板。比之轻 1/3 的管型钢板不能用于成人前臂骨干骨折，可以用于小儿骨折。以上述方式使用加压钢板可以取得良好的骨折愈合率，在成人和儿童中并发症的风险很低（图 12.33.6）。

对前臂广泛粉碎性骨折和（或）软组织损伤可以应用桥接钢板。这种情况下试图取得绝对稳定会破坏骨块血运，引起骨折不愈合。虽然无法实行解剖复位，但对桡骨和尺骨整体的解剖排列很有必要，可以避免旋前旋后功能不良。应用桥接钢板时，手术医师在试

> **框 12.33.2　前臂双骨骨折的处理**
>
> ◆ 很少采取非手术治疗
> ◆ 分别做切口显露桡尺骨骨折，使用 3.5 mm 钢板固定是标准治疗
> ◆ 评估近端尺桡关节和下尺桡关节稳定性。注意孟氏骨折和盖氏骨折
> ◆ 骨折绝对稳定固定后鼓励患者进行早期主动活动

图维持骨块血运、促进骨折愈合时要接受一定程度上的功能不良。

当骨质较差或钢板用于桥接时，最理想是应用锁定钢板。锁定螺钉和钢板无须准确贴附骨面的优势证明它们物有所值。

髓内钉

弹性髓内钉因无法提供稳定的解剖复位固定并不适用于成人。波形交锁髓内钉系统现在可以使用。一些小型研究报道的早期临床效果很好。

外固定

对伴有严重软组织损伤的开放骨折可以考虑使用外固定进行临时固定。在这种损伤中并不常应用外固定。但是，当有广泛软组织创伤和骨质丢失时，在等待进行最终内固定时临时外固定可以提供稳定性。

桡骨手术入路

Henry 入路

桡骨远端前入路为 Henry 所描述（Henry 1927），

可以暴露桡骨远端 2/3，必要时可以向近端延长。这一入路利用肱桡肌和桡侧腕屈肌之间的平面。患者取仰卧位，患肢掌心向上置于桌上。沿桡侧腕屈肌边缘做一弧形切口，近端延至距肘部 5 cm 之内。理想状况下，切口位于桡侧腕屈肌和肱桡肌之间的间隙。桡动脉和桡神经上皮支位于此间隙内，一定要识别后再继续下一步手术。钝性分离此间隙——手指最安全——分开肌肉。前臂旋前暴露桡骨，骨膜下剥离掀起拇长屈肌和旋前方肌，当然，有时骨折已经导致上述肌肉从骨面剥离（图 12.33.7）。

桡骨近端外侧入路（Boyd）

Boyd 描述了一种利用指深屈肌和尺侧腕伸肌之间间隙的桡骨入路。这是作者治疗孟氏骨折和桡骨头骨折喜欢采用的入路，因为可以在需要时向近端延长至肱骨远端和肘关节变成 Kocher 入路。

患者取仰卧位，前臂旋前置于桌上。在肱三头肌止点 2 cm 处外侧做一皮肤切口，跨过桡骨头，沿尺骨皮下边缘向远端切 6 cm。确认肱三头肌肌腱桡侧边缘和远端尺侧腕伸肌和指深屈肌之间间隙。将尺骨上

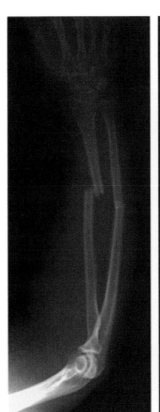
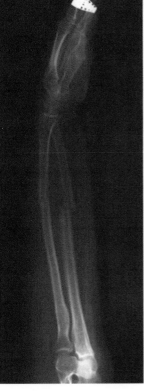
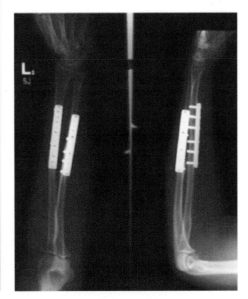

图 12.33.6 切开解剖复位应用两块 3.5 mm 动力加压钢板治疗前臂双骨骨折。患者获得了绝对稳定和 I 期骨愈合，最终骨折正常愈合

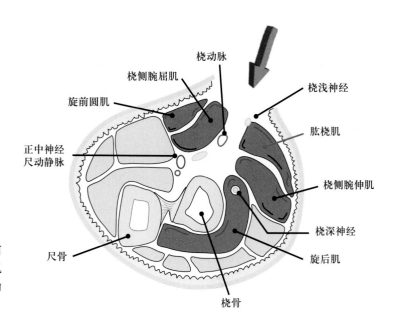

图 12.33.7 掌侧入路（Henry 1927）延展成为前臂手术入路。这一入路利用桡侧腕屈肌和肱桡肌之间的平面。注意将桡神经浅支拉向桡侧，桡动脉拉向尺侧

肘肌止点分离，将剩余止点和指深屈肌翻向屈肌筋膜室成为骨膜下皮瓣（图 12.33.8）。提起肘肌暴露旋后肌的尺骨起点。在尺骨起点仔细剥离旋后肌，将其翻向桡侧保护骨间后神经。这样会暴露桡骨头和桡骨近端骨干。

不要将切开远端延长超过桡骨近端 1/4，因为可能会损伤到骨间背侧动脉和桡神经。但却可以向近端延长成为 Kocher 肘关节外侧入路。

后外侧入路（Thompson）

这一入路利用桡侧腕短伸肌和指总伸肌之间间隙，可以暴露桡骨干近端 2/3。患者取仰卧位，手臂外展置于桌上，前臂旋前。从肱骨外上髁前方 1.5 cm 处做一切口，跨过近端 2/3 直至腕关节背侧。

确定并分离桡侧腕短伸肌和指总伸肌之间间隙（图 12.33.9）。可以暴露下方的旋后肌。骨膜下分离旋后肌，向内侧牵拉，使其剥离桡骨干。必须从远端开始进行，在近端进行时主要保护肌腹内的骨间后神经。前臂旋前利于操作。桡神经经旋后肌下方走行或通过小的肌肉缝隙穿过肌腹，必要时进行标示。

尺骨入路

尺骨皮下入路是只常用于尺骨干的手术入路。尺骨入路是到皮下边缘的掌侧切口。将切口切至深筋膜。进入尺侧腕屈肌和尺侧腕伸肌之间间隙，进行钝性分

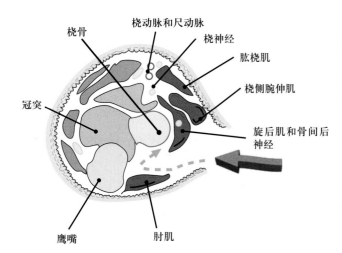

图 12.33.8 近端外侧入路（Boyd）是用于前臂近端的有效入路。这一入路利用指深屈肌和尺侧腕伸肌之间间隙。注意提起旋后肌保护骨间后神经。此入路可以向近端延长，但不能向远端延长

离。尺神经位于尺侧腕屈肌下方，钝性分离时注意进行保护。

术后康复

术后康复因骨折类型和手术医师不同而不同。手术固定后早期主动活动以避免僵硬已越来越常被采纳，这也是作者的经验。绝对稳定固定的骨折患者术后应该更积极地进行活动，但在骨折愈合前一些危险或高强度的活动仍然要禁止。

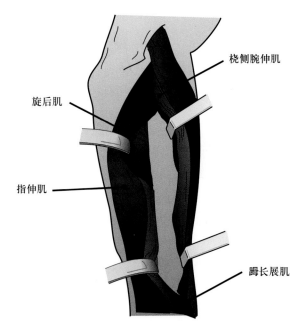

桡侧腕伸肌

旋后肌

指伸肌

踇长展肌

图 12.33.9 后外侧入路（Thompson 入路）是暴露前臂桡骨全部后方的有效入路。这一入路利用桡侧腕短伸肌和指总伸肌之间间隙。注意提起旋后肌保护骨间后神经。此入路可以向远端延长，但不能向近端延长

并发症

在前臂骨折手术过程中，神经血管损伤的风险很大，占到手术并发症的大多数。解剖稳定复位允许患者进行早期康复训练，可以使术后功能不良最小化。其他手术并发症包括尺桡骨交叉愈合、再次骨折、感染和复位不良。

尺桡骨交叉愈合是前臂双骨骨折的一个公认的并发症。它的出现与高能量损伤、复位不良、手术时间延误、双骨骨折单切口固定、双骨同一水平面骨折、桡骨头切除相关。骨化成熟后（通常 1～2 年）可以切除骨桥，进行尺桡骨间隔术。

过去，前臂骨折钢板通常都是要取出的，现在在儿童中依然如此。但是，文献证实，再次骨折的风险高达 11%，且伤口并发症和神经损伤的风险很高，尤其是取出桡骨钢板时。除非是钢板跨过生长面或是引起症状，否则我们不建议常规取出钢板。1 年之内不要取出钢板，一些学者认为因为再次骨折的风险高，

可以推迟到术后 2 年取出钢板。

特殊病例

孟氏骨折

对任何看似单纯的尺骨骨折都要进行肘关节的正位和侧位 X 线检查。治疗是基于尺骨骨折特性，而非桡骨头脱位类型。同样的原则也适用于其他前臂骨折。大约有 10% 的病例因软组织嵌塞而无法闭合复位桡骨头，对此可以进行切开复位。对环状韧带重建存在争议。对于 Bado Ⅳ 型损伤伴发桡骨头骨折脱位，需要进行切开复位内固定桡骨头较大骨块。无法保证肱桡关节稳定性时最好切除桡骨头小骨折碎片。伴有桡骨头严重粉碎性骨折和韧带断裂时需进行桡骨头置换术以维持关节稳定。

盖氏骨折

盖氏骨折是合并下尺桡关节脱位的桡骨远端 1/3 骨折。盖式骨折经常漏诊，诊断依靠标准的侧位 X 线检查。如果骨折没有获得解剖复位和固定，术后结果基本都很差。因此，作者建议行切开复位内固定桡骨。这样下尺桡关节通常都会复位，在进行旋前旋后运动关节依然稳定时可以考虑早期进行功能康复训练。如下尺桡关节依然不稳，需要采取其他治疗方案（见12.31 章）（图 12.33.10）。

Essex-Lopresti 骨折

Essex-Lopresti 损伤是桡骨头骨折合并骨间膜断裂和下尺桡关节损伤。因为骨间膜稳定功能丧失，这是一种不稳定损伤。治疗包括重建或置换桡骨头以恢复桡骨长度和稳定性。

警棍骨折（单骨骨折）

典型的警棍骨折是尺骨远端横向骨折。最代表性的损伤原因是成人将手举过头顶来抵挡外力打击，击打在前臂尺骨造成。偶尔也可能是由非暴力原因引起的，表现为脆性骨折。保守治疗桡骨骨折和尺骨移位骨折不愈合风险很高。因此钢板固定是适宜的治疗。

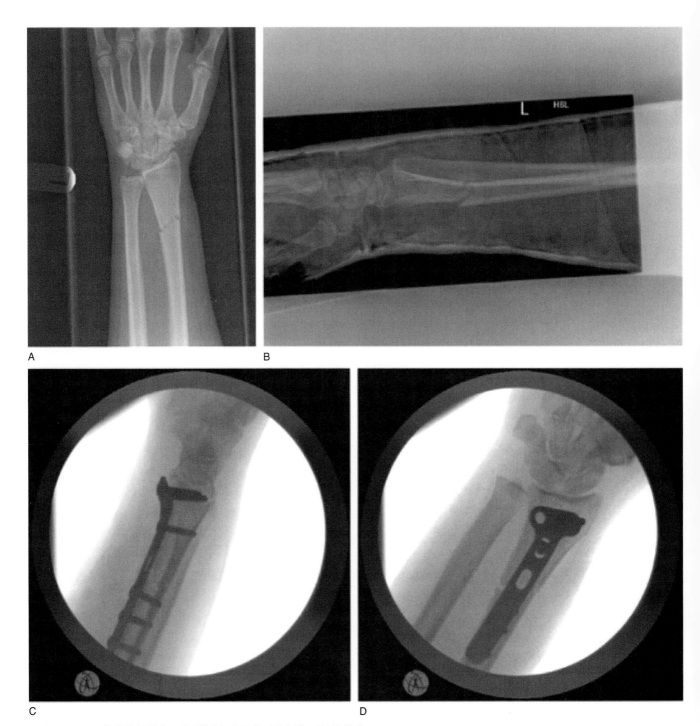

A

B

C

D

图 12.33.10 盖式骨折脱位。桡骨固定后通常可以复位下尺桡关节

拓展阅读

Bado, J.L. (1967). The monteggia lesion. *Clinical Orthopaedics and Related Research*, **50**, 71–86.

Charnley, J. (1950). *The Closed Treatment of Common Fractures* (fourth edition 2003). Cambridge: Cambridge University Press.

Rüedi, T.P., Buckley, R.E., and Moran, C.G. (eds) (2007). *AO Principles of Fracture Management*, pp. 627–79. New York: Thieme.

Hoppenfeld, S. and deBoer, P. (2003). *Surgical Exposures in Orthopaedics: The Anatomic Approach*. New York: Lippincott Williams & Wilkins.

Surgical technique and literature reviews: http://www.aofoundation.org/wps/portal/HomeFig. 12.33.6 Effective immobilization in plaster relies on use if the periosteal hinge to act as a third point for three-point fixation.

12.34
肘关节骨折和脱位

John R. Williams • Brian J. Holdsworth

(徐 雷 译 党 育 张殿英 审校)

要点

- 这些都是很难治疗的复杂骨折，在成人，肘关节对制动的耐受性较差
- 复杂骨折最好采用后入路
- AO 分型广泛应用
- 大多数关节内骨折最好采用内固定
- 大多数肱骨远端骨折需要使用两块接骨板修复

引言（框 12.34.1）

肘部区域的骨折属于最难治疗的骨折，它们多见于三类患者：儿童、年轻人（通常为高爆力损伤）以及老年人（即使是低能量创伤也可能造成严重粉碎性骨折）。本章只涉及成人骨折，尤其是流行的骨质疏松性肘部骨折极富挑战性。

成人肘关节无法耐受任何制动。因此，手术治疗肘关节骨折近年呈增长趋势。

肱骨远端

解剖学

滑车和肱骨小头组成的肱骨远端关节部分借内侧和外侧髁上嵴与肱骨干相连。

框 12.34.1 原则
◆ 肘关节骨折保守制动治疗不满意
◆ 骨质疏松性骨折治疗难度大
◆ 需要同时进行物理康复治疗

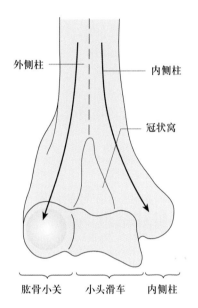

外侧柱　内侧柱　冠状窝　肱骨小关　小头滑车　内侧柱

图 12.34.1 滑车、肱骨小头、肱骨远端柱的示意图（注意滑车位于两柱之间，而肱骨小头是外侧柱的一部分）

在内侧，滑车像棉花卷轴一样坐在两个髁上柱之间（图 12.34.1）。滑车位于肱骨干前方并相对内旋和外翻，从而形成上臂的"提携角"以及屈伸活动中可察觉的内侧摆动。滑车包含 270°圆弧的关节软骨，由坚强的肱骨髁上柱支持，提供了可供内固定使用的合适区域。近端内侧柱，完全由皮质骨组成，并提供了伸肌总腱起点的附着点，而在末端部分有一个小松质骨区，是真正的肱骨内上髁。这里是内侧副韧带——肘关节重要稳定结构的起点。由于内侧柱前面没有关节面，所以螺钉可以完全穿透。肱骨上髁的下方螺钉也可以经过近端插入。对肱骨内上髁内侧及后方的内侧副韧带和尺神经必须给予小心保护。锁定板的使用

允许接骨板不与骨面加压接触可保护血供，但必须小心，以确保软组织能够耐受金属的突起部分。

整个外侧柱的远端部分都适合进行螺钉固定，因为肱骨小头关节面仅存在于前方和远端部分。在外侧柱，其近端部分相对平坦并由皮质骨构成，适合钢板的放置。在与后方鹰嘴窝中点水平大致相当的一点，外侧柱在此卷向前方。肘肌起源于这一区域，在其前表面存在为桡骨头提供极度屈曲的桡骨窝。在这一区域进行螺钉放置一定要格外小心，否则会穿透桡骨窝或肱骨小头的关节面，导致桡骨小头损伤。

外科入路（框 12.34.2）

作者推荐肘关节后侧入路，特别是在复杂骨折，可提供对肱骨远端的最充分显露，但需要进行鹰嘴截骨。

更加局限的内侧或外侧入路较少应用，只针对非粉碎的单髁骨折。

前方的 Henry 切口仅局限应用于前方血管神经结构的探查。

后侧入路

◆ 俯卧位，上臂置于平台，前臂悬垂
◆ 经鹰嘴内侧神经表面的可延伸切口（尽量减少神经表面的皮瓣覆盖）
◆ 鹰嘴截骨最好采用 Chevron 法（图 12.34.2），是使用电锯的完全性截骨，以张力带修复
◆ 可考虑尺神经移位

分型

有多种分型系统被建议用于肱骨远端骨折，这些分型与从非手术治疗到手术治疗的变化相平行。

AO 小组曾以一组字母数字分类系统来定义肱骨远端骨折的分型（图 12.34.3）。Jupiter 等曾尝试改进AO 分型以同时反映骨折复杂性以及重建的方法（图12.34.4）。骨折被分为三个主要的分组。
◆ I. 关节内
　　A. 单柱

框 12.34.2　肱骨远端——手术入路

◆ 后侧尺骨鹰嘴截骨入路最为常用
◆ 外侧入路用于孤立非粉碎的外侧髁骨折
◆ Henry 切口只用于显露血管结构

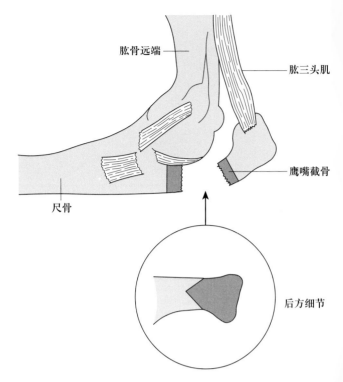

图 12.34.2　图示尺骨鹰嘴截骨的显露技术。V 型截骨的远端面对大乙状窝的中间部分

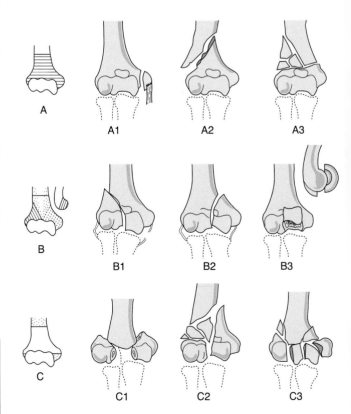

图 12.34.3　肱骨远端骨折的 AO 分型

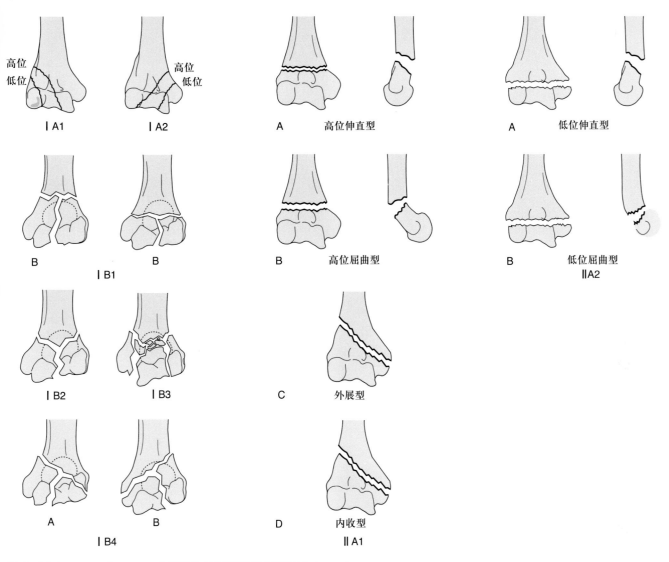

图 12.34.4 Jupiter 和 Mehne 应用的肱骨远端骨折分型系统（1992）

B. 双柱

C. 肱骨小头

D. 滑车

◆ Ⅱ.关节外

◆ Ⅲ.关节囊外

关节外骨折或为高位骨折或为低位骨折。关节囊外骨折均为髁上骨折，不使用术语"髁"是因为其对这一区域的描述没有帮助。该系统只分为 19 类，与完整的 AO 系统的 61 类相比，从实用的角度出发，作者建议使用 AO 系统的"类型"分类（13A 至 C）或 Jupiter 分型系统。

损伤机制和临床表现

肱骨远端骨折通常由肘部的直接暴力所致，或由于伸肘位摔倒手部着地导致。单柱骨折可能是外展或内收应力的结果，尽管尚未被证明。

合并肱骨远端骨折的肘关节通常有肿胀并有明显的疼痛；在多发伤患者，这可能被忽视。一定注意不要遗漏肘后的伤口。闭合性的肘后皮肤脱套损伤可能需要延迟外科手术。皮肤情况必须进行仔细评估，但总体来说，越快进行手术，会获得越好的愈合。肢体远端的神经血管情况需要进行仔细的检查。

辅助检查（框 12.34.3）

借助肱骨远端的标准正侧位 X 线片可以充分了解损伤的模式（图 12.34.5A 和 B）。手术开始时在麻醉下获得的牵引位 X 线片通常可以更全面地了解骨折的模式，帮助制订手术计划（图 12.34.5C 和 D）。

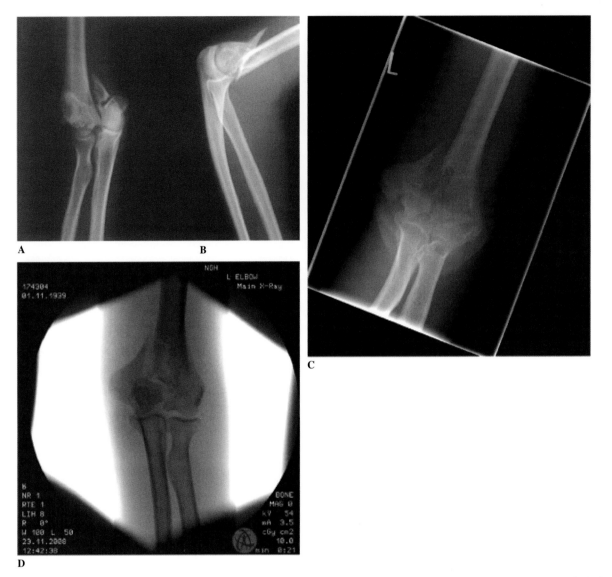

图 12.34.5 A）和 B）AO 分型的 13C 型肱骨远端髁间骨折的 X 线片。C）和 D）治疗过程中的 AO 分型的 13C 型骨折的牵引位数字 X 线检查

计算机断层扫描（CT）和三维重建越来越有帮助，尤其是在可能进行肘关节置换术的老年患者。

仔细的术前规划对于植入物定位和充分复位是必不可少的。

治疗（框 12.34.4）

关节内骨折

如无绝对禁忌证，作者建议应对大多数关节内肘关节骨折行手术内固定治疗。保守治疗通常需要长期

框 12.34.3　肱骨远端——辅助检查

◆ 正侧位 X 线片

◆ 牵引位 X 线检查可能会有用

◆ 考虑进行全肘关节置换（TER）时应行 CT 扫描

框 12.34.4　肱骨远端——治疗

◆ 绝大多数关节内骨折需要内固定治疗

◆ 肱骨小头骨折必须内固定

◆ 关节外的囊内骨折可采取夹板、肘关节置换、修复等固定方式

◆ 关节外骨折通常需要内固定治疗

固定，因而会引起成人肘关节的永久性强直。作者对于所谓的"皮包骨"治疗没有太多经验，即使是对非常瘦弱的年老的患者。

治疗的目标必须是解剖学上正确的、合适的且关节活动轴与骨干良好对线的复位。固定必须足够强大以抵抗关节早期活动产生的应力，尤其是屈肘时前臂肌肉的张力肌肉的张力。这种情况使肱骨远端克氏针只有临时固定的作用，还要避免 1/3 管状接骨板经常发生的断裂。

真正的单柱骨折非常少见，但可能可以通过使用沿滑车宽度的横向螺钉和支撑接骨板固定来维持强度和肱骨远端的对线。绝大多数肱骨远端骨折应该采用安全的双接骨板固定。

单独的螺钉内固定已被证明不足以抵抗早期活动产生的应力，可导致疼痛和不愈合。支撑接骨板已被证明更为安全。

任何形式的双柱骨折（T、Y、H 或 Λ）都难以固定。

改进的技术意味着很多这类骨折使用经典的 AO 接骨板技术（图 12.34.6A）可通过获得稳定的固定。能固定角度的锁定接骨板在长期的研究中被证明具有明显的优势。这些接骨板的旋转定位困难，必须避免锁定螺钉从关节内穿出。

如果有肿胀和闭合性脱套，这种损伤应在 24～36 小时内进行手术。对所有开放性损伤都必须紧急处理。在特殊情况下，临时外固定架会有一定的作用。

由上髁嵴和滑车形成的三角形结构，在逐步组装复位的过程中必须做细微的最终调整，因为肱骨远端是一个复杂的三维立体结构，3.5 mm 的 AO 重建接骨板（Synthes）可以在三维空间进行预弯，以适应和承担肱骨远端特别是内侧的结构形态。

后外侧接骨板可以在肱骨后外侧向下延伸，直到肱骨远端内外侧区域的关节软骨边缘。

在内侧，接骨板通常很难预弯成合适的角度以包裹内上髁而允许螺钉沿髁向上打入。但它可以避免内

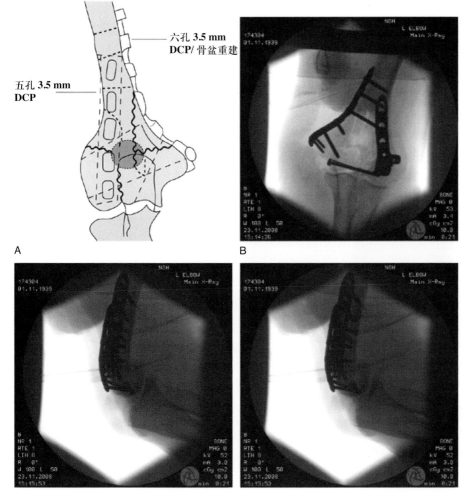

图 12.34.6　A）显示肱骨远端骨折内固定的示意图，图 12.34.5A 和 B X 线片所示骨折，使用传统接骨板。B）至 D）X 线表现肱骨远端骨折内固定。DCP，动力性加压接骨折板

侧韧带损伤的风险，也可以避免使用经接骨板的长横向螺钉造成的髁部金属物突起所引起的不适。

螺钉不一定要穿越前侧冠状结构或后鹰嘴突窝（图 12.34.6B 和 C）。

很少需要从髂嵴取骨移植来恢复骨折结构的完整性。愈合情况与内固定是否足够稳定相关。

孤立的肱骨小头骨折是罕见的。通常是肱骨小头冠状剪切力造成的从肱骨远端外侧柱的侧前方分离。最近的研究已重新定义了肱骨远端冠状面骨折的分型：

1）1 型（最常见的变化）：肱骨小头剪切骨折累及或未累及滑车嵴部外侧

2）2 型：肱骨小头和滑车作为一个整体骨折成碎片

3）3 型：肱骨小头及滑车骨折块分离；这些模式可能伴有或不伴有后柱的粉碎

这些骨折必须采取手术治疗。只要有足够松质骨附着在这些小的骨折块上，就可以从后方行螺丝固定。埋头螺钉，如赫伯特（Herbert）螺钉或辛迪斯（Synthes）的无头加压螺钉（HCS），可以从正面进行固定。如果关节软骨损坏严重或骨折粉碎，单独的肱骨小头切除可能是更好的选择，但应谨防无意中因去除很大一部分的滑车而影响肘关节的稳定性。为实现切开复位和内固定，采用外侧、后外侧或完全后方（尺骨鹰嘴截骨）入路，取决于需要处理骨折的平面。应注意初始 X 线片上各个移位骨折块的双侧轮廓线，因为这是复位骨折的线索，包括滑车的很大一部分（图 12.34.7）。切除这些大的骨折块会导致不稳定和继发的关节炎。

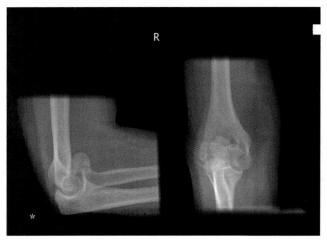

图 12.34.7 肱骨小头和滑车的冠状面骨折 X 线片，显示侧位观的双边影

关节外囊内骨折

这些骨折都是经柱骨折的不同类型，无论是高位易固定的或是低位难固定的。低位的经柱损伤常发生于在老年女性骨质疏松患者。高位伸直型骨折可能在一些患者发生，如在儿童，可以行闭合复位夹板固定，但代价为功能恢复常常较差。然而，对于低位骨折，为避免骨折不愈合带来的痛苦，常需要手术。

在一些老年患者，低位经柱骨折磨损了极薄的骨皮质壳，对此作者建议行全肘关节置换，类似于移位的关节囊内股骨颈骨折或肱骨解剖颈骨折（图 12.34.8）。据报道，无论是作为初次或二期治疗方法，Coonrad-Morrey 人工肘关节对于老年骨折的治疗均有良好的中期结果。大多数需要二期手术的患者的首次治疗只是单纯的制动或常常只是用克氏针进行了不充分的固定。

关节外囊外骨折

关节外囊外骨折包括肱骨内或外上髁骨折。在成年人比在儿童更为常见，通常需要螺丝钉固定而不是克氏针固定。因为骨折块通常很小，直径 3.5 mm 的皮质骨拉力螺钉应固定在对侧皮层。特别重要的是保留内上髁碎片，其上附着有全部或大部分重要的内侧副韧带前束。它们也可以携带相邻的尺神经，有时嵌顿入肘关节。

术后处理（框 12.34.5）

术后固定肱骨远端骨折之后，早期运动是至关重要的。一个成功的预后需要无痛肘关节运动和骨折的愈合。离开手术室时使用吊带可以缓解疼痛。石膏夹板固定会带来缺血性挛缩的风险，最好避免；术后肿胀总是难免的。然而，手臂吊带应在 24 小时内去除以开始主动运动。功能锻炼包括主动的或轻柔的主动协助锻炼。对于疼痛控制困难的患者，留置导管是有用的。

并发症及其处理（框 12.34.6）

感染

对于开放性骨折或采用切开方法治疗的骨折，感染是永远存在的风险。报道的肱骨远端骨折的感染率为 1%~6%。

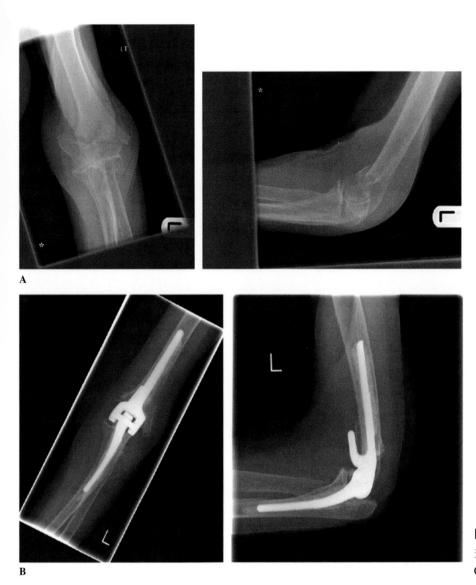

图 12.34.8　X 线 片: A）一 个 低 位
关节外经柱骨折治疗使用（B）一个
Coonrad-Morrey 松散铰链全肘关节置换

血管并发症

血管并发症很少与成人肱骨远端骨折相关，临床医师应警惕前方神经血管损伤的可能性，并可能需要根据情况调整手术入路。

神经系统并发症

虽然前方的正中神经可能会受到影响，但经过前方的显露是非常少见的，因此，肱骨远端骨折最常见的神经系统并发症主要累及尺神经，其发生率约为

框 12.34.5　肱骨远端——术后处理

◆ 活动是首要的
◆ 理疗很重要
◆ 气压泵有帮助
◆ 石膏夹板最好避免

框 12.34.6　肱骨远端——并发症

◆ 感染率为 1%～6%
◆ 血管并发症不常见但必须警惕
◆ 尺神经压迫可在损伤时或之后出现（迟发）
◆ 不愈合 / 畸形愈合最常见于高速损伤
◆ 异位骨化常见于延迟固定或制动
◆ 关节炎可能继发于关节内骨折

5%～7%。它可以发生在术前、术后的围术期或是迟发的。在高能量损伤病例，神经可能被骨折块撕裂，但更多的是在手术过程中被损坏，它可能暴露于过度牵引或被骨折块卡压。由于解剖结构被破坏，神经可能发生明显的移位。早期于骨折近端识别并在整个手术过程中保护尺神经是必需的。迟发的尺神经麻痹有时与内固定物在肱骨内上髁后方肘管的撞击有关。

畸形愈合和不愈合

畸形的原因要么发生初次尝试手术治疗失败，要么是内固定失效导致在复位不良的位置愈合。

不愈合可能是在高速度损伤之后，如果使用了不稳定的内固定技术，不愈合是可以预测的。低位经柱骨折更倾向于不愈合，也许是因为该部位的血运不稳定。骨折不愈合的患者通常主诉疼痛、肘关节不稳定和肢体肌力弱。应用两块呈直角的接骨板稳定加压固定，或同时进行骨移植，通常是这些问题的有效治疗方法。O'Driscoll 已成功使用平行的内侧和外侧解剖接骨板进行治疗。在某些情况下，特别是在老年人的低位骨折不愈合，补救性的全肘关节置换术是正确的选择。由于侧副韧带结构已经消失，半限制型铰链关节置换术是必要的。

内植物失效和骨折不愈合也会发生在鹰嘴截骨部位，发病率为 0%～10%，并非临床的常见问题，有时张力带和钢丝需要因舒适的原因去除。当症状性鹰嘴骨折不愈合发生时，加压接骨板内固定和少量的植骨是推荐的治疗方法。

强直和异位骨化

肘关节活动度的丢失在肱骨远端骨折后非常常见。伸直受限更为常见，其与屈曲障碍相比需要更长的时间来解决。旋前和旋后活动很少受限，强直最常见的原因是前方关节囊的挛缩。

如果强直导致活动度低于正常功能（屈肘 30°～120°），持续 6 个月以上，就可以进行干预。在最严重的需要二期处理的强直病例，可能是在手术后即刻开始了数天或数周的不适当的制动。早期主动运动是最好的预防。

肘关节周围的异位骨化通常与肘关节脱位、烧伤或合并颅脑损伤有关。大量的新骨形成，也称为骨化性肌炎，只有约 4% 的发病率。在内固定延迟 7 天以上置入的病例中，其发病率要高得多。骨化切除和松解的疗效较明显。

骨关节炎

有几篇论文探讨了肱骨远端骨折后行或未行内固定治疗骨关节炎的发病率。复位不良或关节面对线不良的病例在 10 年内有发生骨关节炎的倾向。Jupiter 的病例研究平均随访了 5.8 年，显示 68% 的病例出现了关节间隙变窄，在 20% 以上的病例可见更广泛的放射学骨关节炎表现。影像学上的变化与骨折的严重程度相关，却与功能结果不相关。

根据笔者的经验，即使对于严重粉碎性关节内骨折，精确解剖复位的患者甚至在 18 年后也仅有很少或没有功能上的主诉，也没有影像学上的关节退化表现。如果治疗后存在不稳定，关节退变将迅速恶化，伴有严重疼痛的骨关节炎发生在短短的几年内。

治疗结果

在所有年龄组，肱骨远端骨折治疗结果的改善已被证实与稳定的解剖内固定相关。在严重粉碎性骨折患者，若伴有严重软组织损伤，无论开放性或闭合性的，如高速交通伤碰撞、高处坠落、枪伤等，都倾向于出现最坏的结果。

尽管有明显的随访丢失，但良好的长期结果据报道与肱骨远端骨折接骨板的稳定应用相关，可多种方法实现此治疗。

尺骨鹰嘴和冠状突骨折

引言

鹰嘴是尺骨近端的关节部分，位于冠状突的近端但不包括冠状突本身。由于尺骨鹰嘴位于皮下，它容易受伤并出现各种不同的骨折模式，治疗方案取决于骨折类型。除了那些极接近尖部的骨折，大多数尺骨鹰嘴骨折是关节内骨折，虽然在滑车切迹中心的骨折可以不累及关节软骨。

肘关节脱位后复位不稳会伴有冠状突骨折。

病因学

尺骨鹰嘴骨折是持续的皮下尺骨近端直接损伤的结果，无论是摔倒的低速损伤，还是高能量事故导致的更复杂损伤。

尺骨鹰嘴骨折的分型

Colton 分型是一个简单的分型系统，根据骨折解剖学和损伤机制分型（图 12.34.9）如下：

◆ 1 型：鹰嘴尖端的撕脱骨折
◆ 2 型：斜行骨折
◆ 3 型：骨折 - 脱位（Monteggia 骨折）
◆ 4 型：未分型骨折

AO 分型尝试将尺桡骨近端的所有骨折在同一个标题下进行分类，即 21 段。因为前臂骨折的分型系统不同于其他骨折的分型系统，这使其很难遵循，同时临床应用意义较小。

冠状突骨折的分型

冠状突骨折的分型如下：

◆ Ⅰ 型，尺骨冠状突尖端的撕脱骨折
◆ Ⅱ 型，累及冠状突＜50% 的骨折，无论单一或多个骨折块
◆ Ⅲ 型，累及冠状突＞50% 的骨折。这些类型又被进一步分为 A 型（无肘关节脱位）和 B 型（合并肘关节脱位），即便是短暂的脱位，也可能会使分型非常困难

尺骨冠状突前内部分的分离骨折合并外侧副韧带复合体撕脱，最近已确认为一种肘关节内翻的损伤，

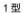

1 型

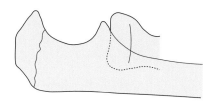

3 型

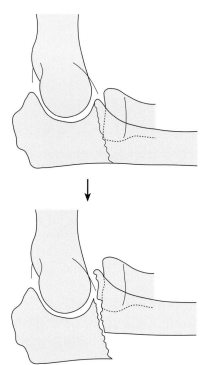

2 型

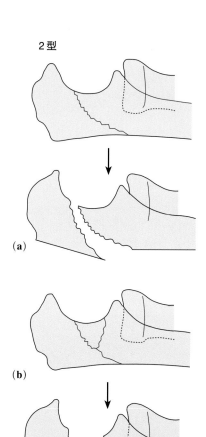

(a)

(b)

(c)

(d)

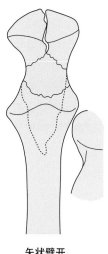

矢状劈开

图 12.34.9 尺骨鹰嘴骨折的 Colton 分型

经常需要手术修复来恢复肘关节稳定和防止关节炎的迅速发生。

症状和体征

尺骨近端骨折疼痛定位于肘关节的后方和内侧部分。由于尺骨近端的位置位于皮下，容易发现局部的肿胀、破裂和出血，骨折线往往触诊可及。关节积血可以通过肘关节的内侧沟的充盈情况来观察。开放性骨折通常位于皮下伤口的边缘。孤立的冠状突骨折难以评估，因为它深藏于肘前。

辅助检查

肘关节的 X 线平片仍是最主要的放射学检查，标准正、侧位片之外还可以增加桡骨头、肱骨小头位以帮助观察冠状突。在肘部不能放置在伸直位时，可以在局部麻醉下或牵引位摄片观察，有助于手术前的评估。CT 扫描能对手术的规划和策略提供帮助，尤其是三维重建图像。

治疗方案选择

尺骨近端骨折的治疗目标是：恢复肱三头肌伸肘功能，重建关节面的解剖和对线以恢复关节稳定性。

在无移位的骨折（图 12.34.10），肱三头肌伸肘机制是完整的，在最短的时间里肘关节给予制动治疗，吊带悬吊 1 周后随访，进行临床和影像学评估，在理疗师监督下进行轻柔的主动控制运动。患者很少发生后期的移位，长期固定应当避免。

关节外骨折

尺骨鹰嘴尖是关节外骨折的一部分，是肱三头肌的撕脱伤，在老年人最常见表现为伸肘功能丧失。如果发现一个可见的骨折间隙（15 mm 或更多），应行超声检查以了解伸肘装置的状态。对于这些损伤，应用坚固的非可吸收缝线缝合来处理肱三头肌肌腱附着点，是否切除撕脱的骨折块取决于它的大小。如果漏诊，后期的问题是复杂的，可能需要采用 V-Y 腱成形术进行困难的修复。

关节内横向骨折

这是最常见的尺骨近端骨折，通常累及大乙状切迹中部。根据切迹内关节面受影响程度，横向裂缝影响不同量的关节软骨。简单的、两部分骨折最适于采

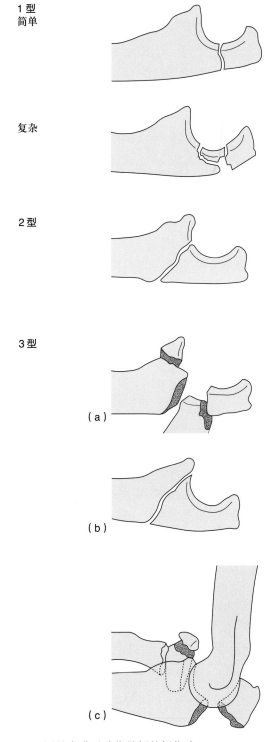

图 12.34.10　尺骨鹰嘴无移位骨折的侧位片

用张力带原理进行内固定治疗（图 12.34.11）。

必须将克氏针弯成一个短回形针形状，然后打入，垂直切入肱三头肌肌腱并深埋于鹰嘴，以避免肱三头肌恢复后内固定的快速松动。

对于一些对治疗效果要求低和不适宜手术治疗的

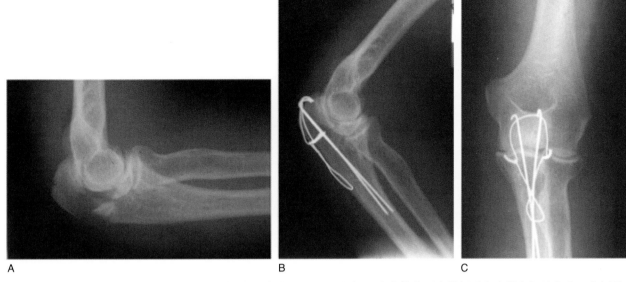

A   B   C

图 12.34.11 A）移位的横向尺骨鹰嘴骨折的侧位 X 线片。B）和 C）钢丝张力带内固定骨折（注意纵向钢丝在这一病例并未经过尺骨前方皮层）

老年患者，当骨折存在一定程度的移位但肱三头肌机制完整时，非手术治疗也可以获得较好的结果，只要求早期简单运动，避免手臂负重几周。

关节内斜行骨折

移位的斜行骨折不适于单独采用张力带捆绑治疗，因为此技术需要沿尺骨的轴向压缩，会使斜行骨折发生移位。对骨折线应采用拉力螺钉加压，再用置于背侧的接骨板进行"对抗"固定（图 12.34.12）。

关节内粉碎性骨折

这类尺骨近端骨折是治疗上的巨大挑战，尤其是当合并桡骨小头和（或）尺骨远端的骨折时。经常有多个平面的骨折块同时存在。重建也应力求达到前面所描述的目的。这些恐怖的伤害有造成前臂完全性强直的风险。重建工作可能需要综合技术来完成，包括"桥接"接骨板技术，"微创"内固定技术，以及使用关节外固定器，尽管昂贵的解剖锁定接骨板（图 12.34.13）也可以用于非常复杂的尺骨近端骨折。

在有由于脆弱的骨固定或伴随的软组织损伤引起的稳定性有限的病例，对骨骼的固定推荐使用钢丝或半针（图 12.34.14）。

对于鹰嘴孤立骨折，内固定治疗替代方式是：切除鹰嘴的碎骨折片并将肱三头肌肌腱重建于残留的尺骨远端，但现在已很少使用。

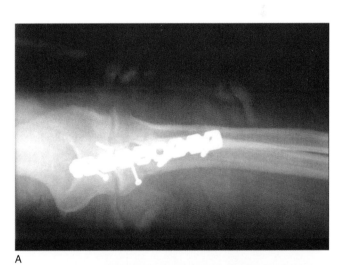

A

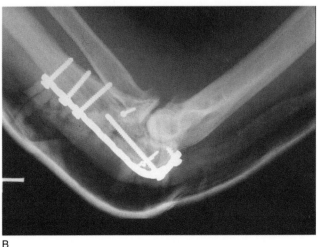

B

图 12.34.12 鹰嘴骨折应用拉力螺钉及 3.5 mm AO 重建接骨板进行内固定（前后位和侧位 X 线片）

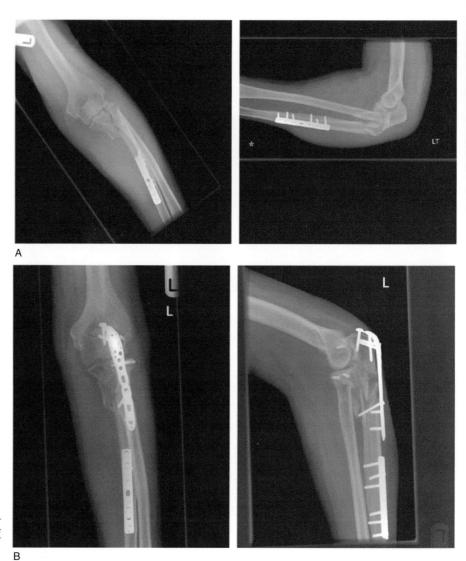

图 12.34.13　A）非常严重的粉碎性尺骨鹰嘴骨折；B）锁定接骨板系统稳定内固定治疗（正位和侧位片）

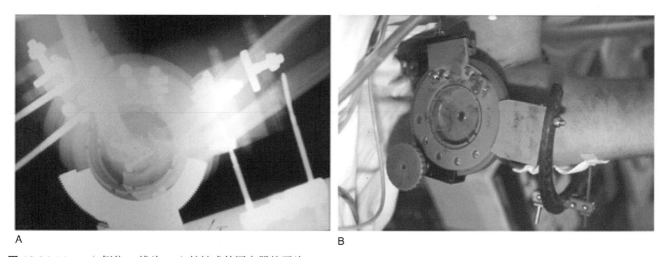

图 12.34.14　A）侧位 X 线片；B）铰链式外固定器的照片

冠状突骨折（框 12.34.7）

冠状突骨折可合并发生于粉碎性尺骨近端骨折或作为肘关节脱位复杂损伤的一部分（15% 的肘关节脱位）。如果是 3 型损伤（累及全冠状突），则需要内固定，否则会导致肘关节不稳定的结果。其他冠状突骨折，如果是孤立损伤，可以制动 3 周并开始早期功能练习。

术后处理

实际上康复对肱骨远端骨折是至关重要的。避免制动，特别是在非常严重的伴有相关的脱位和桡骨小头骨折——所谓的"高孟氏"损伤中。

结果

一项有 52 例患者的研究结果表明，应用钢丝张力带治疗此类骨折，在强度、活动范围和功能方面获得了 85% 的优良结果。在本研究中，克氏针从背后进入软组织的并发症发病率为 25%，这一问题当钢丝从尺骨前方皮质穿过时是减少的。

对粉碎性尺骨近端骨折和两部分斜行骨折应用接骨板稳定固定的治疗结果良好，仅有极小的功能丧失，功能测定结果良好。

无论用什么方法，由于鹰嘴就位于皮下，往往二期会拆除内固定。

并发症及其处理

尺骨鹰嘴骨折的并发症主要是：不能恢复损伤前的运动范围，特别是伸肘。极小的运动范围在复杂多骨折块骨折后更为多见。专业控制下的早期活动有助于预防运动范围的丢失。

畸形愈合、不愈合和关节炎是所有关节骨折的并发症，肘关节也不例外。手术操作时应防止尺神经损伤，这不常是骨折本身的并发症。异位骨化是值得关注的严重肘关节损伤后并发症，特别是在合并烧伤或头外伤的情况下。急性期轻柔的肘关节被动活动不会

导致异位骨化，但主要还是从术后第一天开始主动活动。

总结

无移位骨折可采取非手术治疗。关节外肱三头肌撕脱伤最好的治疗是肱三头肌的再附着和保护性运动。关节内移位骨折需要内固定和早期活动。对极少的非可重建性骨折可以切除骨折块和重建肱三头肌附着点。

桡骨小头和桡骨颈骨折

引言

桡骨小头骨折是常见的，约占所有骨折的 1.7%～5.4%，它们占所有肘外伤的 20%。15%～20% 的桡骨近端骨折为桡骨颈骨折，但这些主要见于儿童。对于简单的桡骨小头骨折的治疗是没有争议的、成功的；争议见于更严重的损伤模式。大多数损伤为单纯性损伤；但必须小心识别少数属于复杂损伤的患者；尤其是当纵向的损伤模式造成下尺桡关节（DRUJ）损伤——Essex-Lopresti 损伤时。

病因学

桡骨头骨折通常由摔倒时手部支撑造成。桡骨头被视为限制肘关节外翻不稳定的第二决定因素。伴有移位的骨折碎片通常表示有非常重要的内侧副韧带前束的损伤，有持续外翻不稳定的风险。尺桡骨骨间膜的撕裂可延伸至腕关节（下尺桡关节），是一个重要但少见的桡骨小头骨折相关损伤。

分型

这些骨折可分为三种类型：

- 1 型（62%）劈裂或边缘部分骨折无移位
- 2 型（20%）边缘部分骨折有移位
- 3 型（18%）粉碎性骨折累及整个桡骨小头。"边缘骨折"应累及关节软骨的比例没有相关参考
- 4 型合并肘关节脱位（图 12.34.15），此型后来被添加到基本分型

症状和体征

桡骨头骨折，无论伴有或不伴有内侧副韧带前束损伤，均表现为肘关节外侧的疼痛、肿胀及屈伸和前臂

框 12.34.7　　冠状突骨折——治疗
◆ 无移位骨折采用制动治疗
◆ 关节外骨折需要修复
◆ 内固定。

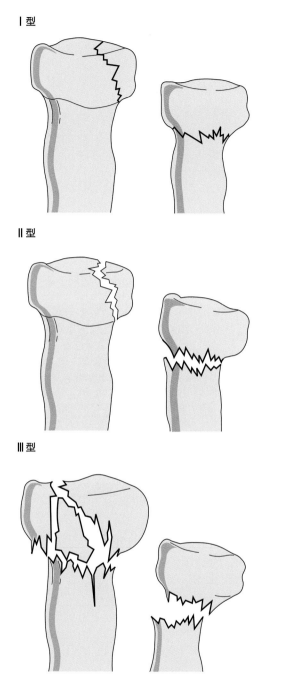

Ⅰ型

Ⅱ型

Ⅲ型

图 12.34.15　改良的桡骨头骨折 Mason 分型（After McKee and Jupiter (2003).）

旋转活动受限。体格检查会发现桡骨头的压痛和偶尔可及的骨擦音。检查应该包括肘关节内侧的瘀伤和提示内侧副韧带损伤的压痛，以及提示下尺桡关节损伤的腕关节压痛。关节积血将导致正常的内侧和外侧肘关节沟消失。

辅助检查

桡骨头的放射学检查应包括关节前后位和侧位 X

线片。侧位 X 线片可以显示前部的抬高以及由于关节积血造成的后部颊脂垫征象。斜位的"桡骨头，肱骨小头"像有助于进一步观察。CT 扫描只在复杂骨折需要进行重建时才有帮助并予以参考。肘关节穿刺术既是诊断也是治疗，直接的外侧入口用于穿刺和局部麻醉，可抽出累积的关节积血达 7～10 ml。

治疗方案选择（框 12.34.8）

Mason 1 型骨折：无移位或有微小移位

压缩但无成角的桡骨颈骨折包括在这一类型中。虽然以前关注的问题是：这些骨折可能存在移位，但现在的普遍共识是：在关节穿刺术后应该鼓励患者早期活动。这有助于促进早期的治疗结果，特别是缓解疼痛，但对长期的运动范围的恢复没有显著优势。如同所有的肘关节损伤，相比制动，早运动可获得更好的长期运动范围恢复。肘关节前方的冰敷治疗可以帮助活动并尽早获得完全的伸肘。

Mason 2 型骨折：移位的部分关节骨折

如果肱桡关节稳定且无运动障碍（如局部麻醉关节内注射后的评估），这些骨折可以通过早期夹板固定和随后的运动进行治疗。非手术治疗也可应用于头 / 颈成角 <25°的桡骨颈骨折。然而一些残留 2～3 mm 台阶的患者会有长期的旋转弹响的主诉。

如果有运动障碍或关节不稳定，就应采取切开复位和内固定治疗，因为桡骨头切除可能导致握力下降和一些桡骨的近侧移位（1 例 Essex-Lopresti 损伤的漏诊使其仍有争议）。

手术治疗通常采用一个标准的外侧切口，无论是利用标准的凸头螺钉还是利用埋头螺钉，切开复位内固定可以获得成功，其中包括传统的和空心的Herbert（图 12.34.16）螺钉。

如果有明显的软组织干扰，无论是在肘关节还是在骨间膜，切开复位和内固定就成为 Mason 2 型骨折

框 12.34.8　桡骨头骨折——治疗方案

◆ 1 型：无移位骨折应用关节穿刺和制动治疗
◆ 2 型：有时可采取非手术疗法治疗
◆ 3 型：对于具有手术指征的骨折，恢复关节运动及稳定性
◆ 4 型：桡骨头切除 ± 重建

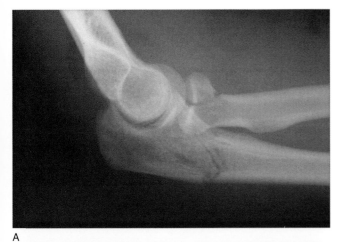

A

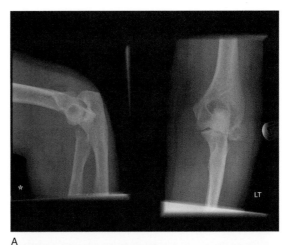

A

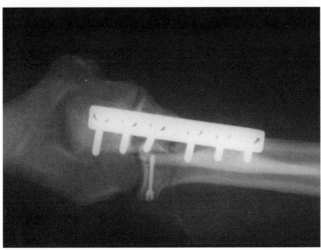

B

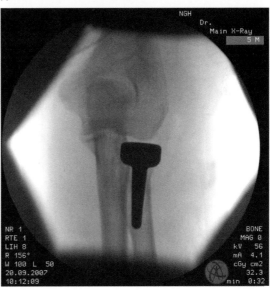

B

图 12.34.16　Herbert 螺钉用于桡骨头骨折（注意接骨板用于鹰嘴斜行骨折）

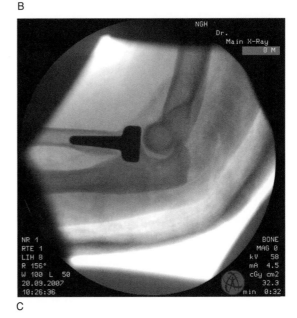

C

图 12.34.17　X 线侧位片显示金属桡骨小头置换治疗桡骨头粉碎性骨折

的治疗选择。如果切开复位内固定无法成功修复骨折，就应进行桡骨头切除。如果骨折块很小（＜1/3 桡骨头），部分切除术是一种选择。如果骨折块很大，大部分切除术不及桡骨头全切除令人满意。由于桡骨头切除术后存在关节不稳定，应采用金属假体的桡骨头置换术治疗（图 12.34.17）。

Mason 3 型骨折：粉碎性骨折

对这些骨折通过切开复位内固定不一定能获得成功，如果有肘关节外翻不稳或纵向前臂不稳定，应考虑桡骨头置换。在某些情况下，肘关节可以用一个铰链外固定器支持，下尺桡关节也可以用克氏针进行暂时的固定。

Mason 4 型骨折：并发肘关节脱位

对这些桡骨头骨折的治疗类似于其无脱位的骨折模式，应注意到韧带损伤的高发生率，会导致原发性外翻稳定丧失。修复或置换桡骨头后仍有可能存在肘关节外翻不稳定，应进行随访。应考虑直接修复内侧韧带的前束，在此阶段并不是太难实现。

结果

对 1 型和 2 型骨折采取非手术治疗结果良好，但非手术治疗并不适用于所有的 3 型骨折。一份回顾文献分析了 29 例 Mason 2 型骨折病例，显示切开复位内固定治疗的结果显著优于非手术治疗。4 型骨折的整体治疗结果较差。一项针对瑞典人口的研究表明，对 Mason 2 型和 3 型骨折，行非手术治疗后出现症状再行延迟切除治疗取得了良好结果。

在过去的十年，在为数不多的一些患者使用金属假体置换最初的结果令人鼓舞。但在无论是双极还是单极假体的桡骨头置换中都存在松动问题，因此建议谨慎使用。

并发症及其处理

骨折不愈合、畸形愈合在非手术治疗的桡骨头骨折比较常见。肘关节和下尺桡关节不稳定是公认的并发症。肘关节异位骨化可以发生在 Mason 4 型桡骨头骨折以及合并烧伤或头部外伤的患者。神经损伤不常见，但显露桡骨头颈时有造成骨间后神经损伤的风险。运动范围和握力下降很常见，特别是在更严重的骨折。

总结

桡骨小头骨折是常见的肘关节损伤，常出现关节积血，应该进行关节穿刺。无移位骨折治疗后应早期活动，移位骨折应尽可能行内固定治疗。桡骨头切除术是在不可能实现重建时再考虑。当存在明显的外翻或任何纵向不稳定时，应进行桡骨头置换。金属假体桡骨头置换有助于治疗复杂骨折，以恢复桡骨近端的长度来稳定尺骨。发现 Essex-Lopresti 损伤是非常重要的。桡骨头骨折合并冠状突骨折和侧副韧带损伤（脱位）被称为"恐怖三联征"损伤，需要采取积极的外科手术方式以全面恢复肘关节的稳定性。此种损伤可以造成非常糟糕的预后。

肘关节脱位和不稳定

引言

急性肘关节脱位的发生率为每年 6 人 /10 万人口。发生率最高人群为 5 ~ 25 岁人群；男性和女性人群均易发生在十八九岁。

病因学

肘关节脱位最常见的原因是摔倒时伸手支撑。在这一体位鹰嘴尖撞击近侧边缘和尺骨鹰嘴窝后方，进一步过伸撬出关节。

Mayo Clinic 的一些工作人员还研究了其他一些肘关节脱位的机制。他们认为，旋转应力下轻度肘屈加轴向应力是最初外侧副韧带和关节囊破裂的原因。

分型

肘关节脱位分为简单型（仅有韧带损伤）和复杂型（合并显著相关骨折）。肘关节脱位可以简单地根据脱位方向进行分型（图 12.34.18）。所有肘关节脱位均有外侧和内侧副韧带撕裂，但并不总是导致外侧不稳定。后脱位最为常见（>80%）。其他四种可能性为前方、内侧、外侧和分离移位，都是罕见的，尤其是最后一个。

症状和体征

患者出现肘关节疼痛和运动丧失，在脱位后即刻可见异常的解剖表现，鹰嘴尖相对肱骨髁位置明显异常。随后，由于肿胀增加，这种表现可能变得不太明显。复位前对远端神经或血管功能情况的记录是非常重要的。

辅助检查

在许多患者，即使没有 X 线片，诊断也是显而易见的，在无影像学检查的情况下也可以进行复位治疗。诊断不明确时，标准的正侧位 X 线片可以提供帮助。这些影像学检查应在复位后再次进行，如果需要了解相关的骨折可能，需要进一步增加"桡骨头及肱骨小头位"的 X 线检查。

治疗方案选择

复位通常可以在镇痛镇静下在现场或急诊室进行（图 12.34.19）。然而在某些情况下，或如果诊断延误，

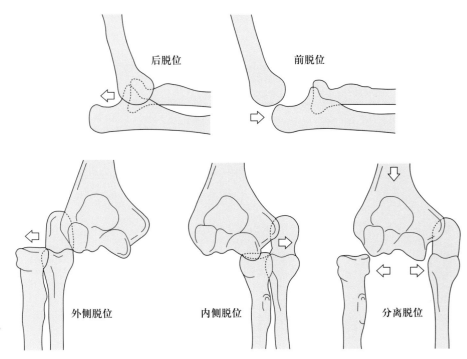

图 12.34.18 肘关节脱位的分型系统
（After McKee and Jupiter (2003).）

后脱位　　前脱位

外侧脱位　　内侧脱位　　分离脱位

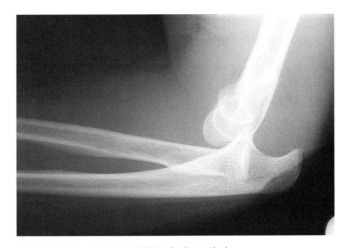

图 12.34.19 肘关节后脱位的侧位 X 线片

活动是允许的（除非肘关节非常不稳定），但目标应该是在复位时评估的关节稳定运动范围内进行早期活动。

结果

简单脱位治疗结果良好。合并骨折的脱位结果较差。

并发症及其处理

肘关节脱位的并发症包括：神经和血管损伤、慢性不稳定、强直、异位骨化和骨化性肌炎。对伴有血管并发症患者需要进行早期的血管探查和筋膜切开术治疗。对神经损伤通常可以保守治疗，除非手术已在神经干附近进行。其他并发症的治疗在其他章节讨论。

总结

肘关节脱位是青少年和年轻人的常见损伤。大多数为后脱位，并可能合并冠状突或桡骨头骨折。脱位合并骨折的患者的预后较差，可能需要手术。治疗通常是闭合复位、早期活动，以防止慢性的关节强直和慢性不稳定。习惯性脱位很少发生在成人，即便出现，也应该建议患者当肘关节疼痛可以忍受时轻柔地进行主动活动。

全身麻醉是必需的。复位应在轻柔地牵引前臂的同时对抗牵引上臂进行，内侧或外侧位移校正同时屈肘来实现复位。回位发生时可以触及并听到明显的弹响，同时患者的症状缓解。复位后，对稳定的运动范围的评估和复位后的 X 线检查一样必不可少。必须确保精确的同心圆复位。在非常情况下，特别是在诊断延误错过复位时机时，切开复位肘关节脱位是必需的。

复位后应进行短时间（最多 5 天）的制动，屈肘

拓展阅读

Jupiter, J.B. and Morrey, B.F. (2000). Fractures of the distal humerus in adults. In: Morrey, B.F. (ed) *The Elbow and its Disorders,* third edition, pp. 293–330. Philadelphia, PA: W.B. Saunders.

Linscheid, R.L. and O'Driscoll, S.W. (1993). Elbow dislocations. In: Morrey, B.F. (ed) *The Elbow and its Disorders,* third edition, pp. 441–52. Philadelphia, PA: W.B. Saunders.

McKee, M.D. and Jupiter, J.B. (2009). Trauma to the adult elbow and fractures of the distal humerus. Part 1 Trauma to the adult elbow. In: Browner, B.D., Jupiter, J.B., Levine, A.M., Trafton, P.G., and Krettek, C. (eds) *Skeletal Trauma: Basic Science, Management and Reconstruction,* fourth edition, Vol. 2, pp. 1503–41. Philadelphia, PA: Saunders-Elsevier.

McKee, M. and Jupiter, J.B. (2009). Trauma to the adult elbow and fractures of the distal humerus. Part II: Fractures of the distal humerus. In: Browner, B.D., Jupiter, J.B., Levine, A.M., Trafton, P.G., and Krettek, C. (eds) *Skeletal Trauma: Basic Science, Management and Reconstruction,* fourth edition, Vol. 2, pp. 1542–92. Philadelphia, PA: Saunders-Elsevier.

Morrey, B.F. (1995). Current concepts in the treatment of fractures of the radial head, the olecranon and the coronoid. *Instructional Course Lectures,* **44**, 175–85.

12.35
肱骨干骨折

Chris Little

（徐　雷 译　党　育　张殿英 审校）

要点

- 畸形可以较好地耐受
- 近端骨干骨折采取前入路手术，术中避免损伤腋神经
- 如果 3 周内神经损伤没有恢复，需行神经传导功能检查以明确
- 绝大部分单纯骨折可以保守治疗
- 漂浮肘、多发伤、开放骨折或病理性骨折需行内固定治疗
- 手术板钉治疗肱骨干骨折效果良好

引言

肱骨干骨折通常是闭合性损伤，基本保守治疗即能获得良好的治疗效果。部分肱骨干骨折可能损伤桡神经，但一般神经连续性是好的，所以闭合骨折出现神经症状后早期行切开探查仍备受争议。不同的治疗方案及机制仍在争论中。

发生率和病因学

瑞士的一项研究表明，每 10 万人中有 14.5 人会发生肱骨干骨折，随着年龄的增长，发生率也会增高。绝大部分非病理性骨折的原因包括简单摔伤、高能量创伤、贯通伤、因投掷或扭伤所导致的间接损伤。病理性骨折通常会累及肱骨近端，但肿瘤性骨折的骨折线会穿过肿瘤细胞分布的区域（尤其是在多发性骨髓瘤的病例中），而骨质疏松患者的骨折则发生在骨干。

相关局部和手术解剖学

肱骨干将肩关节与肘关节相连，其作用像是一个铰链。肩关节在各个平面的大范围活动度保证了肱骨干骨折即使出现畸形愈合也可以耐受。此外，肱骨干表面附着有许多肌肉，也可以从美观角度减轻轻度畸形愈合带来的影响。

肩关节外侧是由腋神经支配的三角肌构成，腋神经由臂丛后束发出，穿过四边孔后同旋肱动脉一起沿肱骨外科颈绕行。

上臂前方间室（或屈肌间室）由喙肱肌、肱肌及肱二头肌组成。这些肌肉都由肌皮神经支配，其走行于肱肌及肱二头肌之间的间隙内，终支为前臂外侧皮神经。肱肌同时也会受一部分桡神经支配，桡神经主要支配后方间室（伸肌间室）肌群及肱三头肌。桡神经由臂丛后束发出，走行于肱三头肌内侧头和外侧头之间以及肱骨后方的桡神经沟内，随后穿出外侧肌间隔转至肘关节前方，支配桡侧腕伸肌（桡侧腕短伸肌由桡神经的骨间后分支支配）及肱桡肌。

正中神经（图 12.35.1）（由臂丛内侧束发出）和尺神经（由内侧束发出）走行于上臂时通常不支配任何结构，正中神经从外侧绕至肱动脉前方，下到肘窝内侧，而尺神经则由前方间室穿过内侧肌间隔至后方间室，在肱骨内上髁后方的尺神经管内通过肘关节。

手术入路

不同间室的神经支配不同及神经血管束的位置不同，决定了肱骨手术的入路选择。近端骨干通常可以选择前外侧入路进入，其近端可延伸至肩关节胸大肌 -

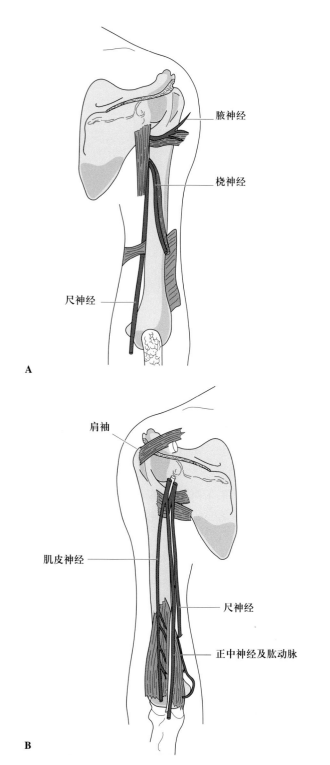

图 12.35.1 肱骨干后方（A）及前方（B）示意图，可以看到重要的神经血管束的毗邻关系

三角肌入路，远端可延伸至肘 - 前臂前入路（Henry入路）。该入路经腋神经和后方桡神经及前方肌皮神经之间的间隙，劈开肱肌后暴露出肱骨前方。考虑其

双重神经支配，需暴露出肱骨全长。患者应置于仰卧位，患侧手臂置于可形成像检查的手术桌上。这种切口术后伤口瘢痕明显。

远端肱骨干骨折，特别是累及干骺端的骨折，通常采用经肱三头肌切开或反折入路暴露，同时此种入路可以在出现桡神经麻痹时暴露螺旋沟中的桡神经。不论选择哪种入路，之后是将三头肌插入重建尺骨鹰嘴止点以恢复尺骨的连续性，还是行尺骨鹰嘴截骨将伸肌装置完全反折上去，必须尽早作出决定。大部分需要作出这类决定的情况是出现了复杂关节内损伤，需要直视肱骨远端关节面（行尺骨鹰嘴截骨）。采用后入路的患者体位摆放要困难些，可以采用俯卧位或侧卧位，同时将患臂置于固定槽里。此时术中成像也变得困难了。

肱骨髓腔起自肱骨头，直至远端鹰嘴窝稍上方。髓内固定可经肱骨头顺行插入髓内钉实现（经三角肌切开入路，需避开肩袖的冈上肌部分）。如果三角肌切开超出肩峰下 4 cm，操作应避免损伤腋神经。经鹰嘴窝顶逆行插入髓内钉（经后方三头肌劈开入路）是另一种治疗方法，但有可能导致髁上骨折，并且近端锁定比较困难。

病史和临床评估（图 12.35.2）

明确损伤暴力大小是十分重要的，可以借此预估合并损伤及病理性骨折的可能性，这都会影响治疗方案的选择。同时评估患者对康复治疗的依从参与度也同样重要。

检查需明确排除并发的损伤，临床优先治疗方案及患者对麻醉的耐受性。局部查体则应关注软组织覆盖的完整性，明确远端神经血管束的功能，特别是桡神经功能［检查掌指关节处伸指功能，拇指后伸（拇长伸肌功能）和腕背伸］。

辅助检查（图 12.35.3）

绝大部分病例只需固定上臂拍摄标准正侧位 X 线片就已经足够了。病理性骨折通常发生于已知有肿瘤转移的患者身上。但如果原发肿瘤尚未明确，有关肿瘤分期的检查还是必要的（见 12.18 章）。对于肱骨干骨折累及关节面的病例，如果 X 线平片不能准确显示出关节的骨折块，可能需要横断面的成像。

如果伤后 3～6 周神经损伤没有临床恢复的证据，

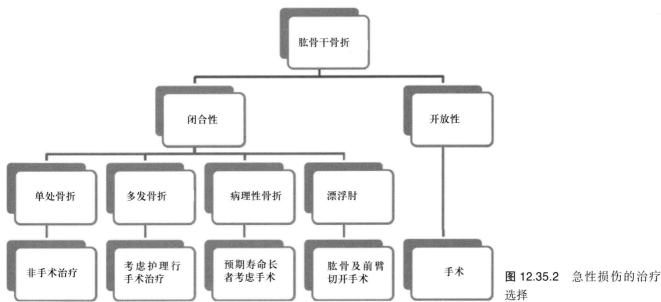

图 12.35.2　急性损伤的治疗选择

可以行神经电生理检查明确病情。持续行电生理检查几周，可能可以观察到肌肉的去神经支配现象。

治疗方案

非手术治疗（框 12.35.1）

鉴于轻度畸形不影响功能，而且通常非手术治疗骨折即可愈合，绝大部分肱骨干骨折可以保守治疗。保守治疗的过程应积极活动，注意使用的支具类型（图12.35.4），以减小相邻肘关节及肩关节僵硬的风险。最初的治疗包括 Bohler 板样石膏夹板（罩住肩部，夹住肱骨全长）以减轻疼痛，这时颈部及腕部需要支持及保护，同时保持肘关节活动的独立性，这样自身重力可以起到辅助复位的作用。如果骨折需要缓慢对线复位，加

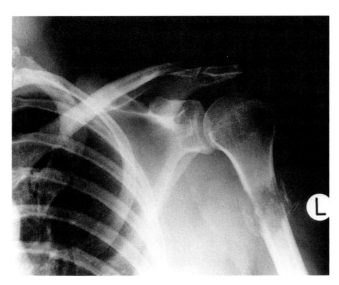

图 12.35.3　骨折线穿过肱骨近端病变。注意骨折部位的骨质异常及骨痂反应。需拍肱骨全长 X 线片以排除多发伤可能，如果还未发现原发肿瘤来源，还需继续拍片或增加其他检查

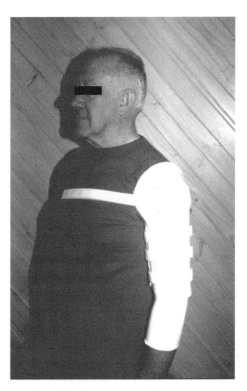

图 12.35.4　含捆绑带的 Sarmiento 支具

框 12.35.1 非手术治疗

- ◆ 轻度畸形从功能上和外观上都可以接受
- ◆ 重力牵引复位，重排骨折块序列
- ◆ 最开始用板罩固定以保持舒适
- ◆ 早期功能位石膏绷带保持关节活动度
- ◆ 8 周后预计 90% 以上患者骨折愈合

框 12.35.3 手术治疗

- ◆ 钢板内固定：
  - • 最常用的治疗方法
  - • 前外侧入路，远端骨折采用后入路
  - • 微创手术能提高骨折愈合率（但增加神经损伤的风险）
- ◆ 髓内钉：
  - • 肩袖功能障碍常见
  - • 适于病理性骨折治疗
- ◆ 外固定：
  - • 用于漂浮肘或复杂的开放性骨折的治疗

强治疗措施，保持肘关节独立性，使用前臂石膏增加重力牵引的力度，这些措施都是可行的（12.11 章也讨论了非手术治疗）。

一旦骨折部位肿胀及不适有所减轻，就可以换下保护性夹板，换成上臂支具。支具必须贴紧上臂，这样肌肉间室的静态压足够维持骨折块的位置，允许微动促进愈合，但也不要因为移位过大而影响愈合。应鼓励患者进行肘关节活动。

愈合至少需要 8 周，90% 以上的患者能够获得愈合。治疗期间使用功能性支具，相较于 U 形夹板，能获得更好的肘关节功能，但可能导致肩关节功能不良。

手术治疗

手术治疗适应证（框 12.35.2）

对开放性骨折应进行清创及固定；除了极为严重的软组织损伤或需行血管修复的病例，内固定是治疗绝大部分骨折的首选方案。如果患者同时有肱骨干骨折及同侧的前臂骨折，需要同时行骨折固定治疗。对病理性骨折通常采取手术治疗，早期减轻疼痛，恢复运动功能。

其他急性期内固定的手术指征都是相对的，包括多发伤（易于护理），康复训练依从性可能较低，合并桡神经麻痹且治疗期间病情进展（见下文），以及特定的骨折类型（相对横向骨折，特别是近端 1/3，以及特定的远端骨干骨折，内翻畸形耐受不良）。

框 12.35.2 手术适应证

- ◆ 开放性骨折
- ◆ 同侧前臂及上臂骨折
- ◆ 病理性骨折
- ◆ 多发伤
- ◆ 桡神经麻痹
- ◆ 特殊骨折

钢板内固定

如果认为手术治疗是必需的，骨折切开内固定是最常见的治疗方法。通常采用前外侧入路，如果骨折位于远端 1/3、桡神经受损或骨折延伸至肘关节，则采用后方入路更好。由于在骨折愈合及康复期间，作用于内植物上的作用力较大，通常采用大块钢板（4.5 mm），并且在远近端骨折片至少打入 4 颗螺钉。一些学者推荐早期内固定时增加预防性使用骨移植物，以提高骨折愈合率和可能。

目前报道的使用锁定钢板系统的微创钢板技术有很高的愈合率。由于操作中不暴露神经血管束，行这种内固定操作必须小心谨慎。

髓内钉内固定

早期对髓内钉的热衷已因为诸多问题而受挫，包括顺行髓内钉技术导致的肩袖功能不良，逆行髓内钉技术导致的肱骨髁上骨折，进钉时骨折进一步粉碎，骨折不愈合（可能因为骨折旋转控制不良），以及器械自身问题。通过改进内固定物设计、入钉技术及器械系统，现在这些问题都已得到了很好的解决，目前有文献报道，在开放和闭合骨折病例中，骨折愈合率接近 100%。而比较钢板和髓内钉，其骨折愈合率与功能没有差异，但使用髓内钉病例肩关节痛较多。

除了最远端骨折部分需固定的病例，髓内钉在治疗病理性骨折（或部分骨折）上几乎都具有优势，包括对开放手术比较困难的肥胖患者

外固定

外固定在开放性骨折中用以桥接"漂浮肘"（将

框 12.35.4　合并症——桡神经麻痹
◆ 伤后急性出现见于 12% 的病例 ◆ 观望治疗 71% 可自行恢复 ◆ 神经功能恢复时被动活动肘、腕及手指 ◆ 腕背伸夹板比含手指悬吊套的夹板更安全 ◆ 神经电生理检查提示的神经损伤在伤后 6~8 周可以切开探查 ◆ 肌腱转位效果比晚期神经修复效果要好 ◆ 在治疗过程中出现的一些神经损伤表现，观望治疗是合理的

框 12.35.5　合并症——不愈合
◆ 近端骨折更多见 ◆ 横向或短斜行骨折不愈合风险高 ◆ 使用非甾体类抗炎药可能会加剧这种风险 ◆ 使用贴附钢板 / 骨移植 / 扩髓髓内钉治疗

同侧的肱骨干和前臂骨折相连）及在多发性损伤的患者中控制进一步的手术损伤，而在其他部位的骨折应用较少。

并发症

桡神经麻痹（框 12.35.4）

许多研究表明，当肱骨干骨折伤及神经血管束时，桡神经麻痹的发生率为 11.8%。其在横向或螺旋形骨折中更为常见。这些患者中 71% 能自行恢复，总体 88% 能够康复；只要经过对症处理，该病影响很小。

在期待疗法的治疗及康复过程中，应避免腕关节及手指挛缩导致患者最终功能不良。提供腕背伸夹板保持腕关节在功能位，指导患者被动活动腕关节及手指关节，这些都是十分重要的。在康复期间，如果允许关节屈曲，腕背伸夹板可以给掌指关节提供一个被动的伸直力，但如果不能达到完全屈曲（主动或被动），这种夹板将会导致掌指关节的屈曲范围减小。一旦神经电生理检查认定神经已经被切断，则必须立即行切开探查和神经移植，以增加获得最佳预后的可能。而如果经过很长一段时间神经功能仍没有恢复的迹象，尽管腕关节及手指关节的完全被动活动很必要，但行肌腱转位往往治疗效果更好（见 12.25 章）。

目前绝大多数专家都认为，肱骨干骨折伤后即刻出现桡神经症状时可先予以观望，但对治疗期间出现的神经麻痹的最佳治疗方案仍存在争议。较为统一的是，由于行髓内钉手术或微创钢板内固定手术术中可能会切断神经，术后一旦出现神经麻痹症状，即应行切开探查桡神经。如果采用后入路行钢板内固定术，一定要注意神经损伤情况；但如果

行前外侧入路，则应立即行切开术探查。对非手术治疗过程中出现的桡神经麻痹的治疗仍是争议的焦点，因为在绝大部分行切开术的病例中，桡神经探查结果表明它们都是连续性完好的损伤（伤后即出现桡神经麻痹）。因此，对于伤后出现的桡神经麻痹，尽管早期探查是可行的，但更合理的方法是优先期待疗法和神经电生理动态检查 4~6 周。

不愈合（框 12.35.5）

非手术治疗骨折不愈合的发生率为 2%~39%。导致非手术治疗骨折不愈合的因素包括：骨折部位，近端 1/3 骨折，这些都可能不易愈合；此外，特殊骨折类型，如横向及短斜行骨折，愈合可能性相对较小。

据研究，使用非甾体类抗炎药也与肱骨干骨折不愈合相关，相对风险为 3.7（95% 置信区间 2.4~5.6）。可是，在这项回归性研究中，非甾体类抗炎药的使用仅与伤后 61~90 天骨折不愈合明显相关（在相同时间窗内使用阿片类药物同样提示其与不愈合明显相关），这表明非甾体类抗炎药的使用是因为骨折不愈合所导致的疼痛，而不会成为骨折不愈合的原因。

骨折不愈合治疗可以选择切开钢板内固定和移植骨贴附或扩髓髓内钉。

总结和结论

尽管肱骨干骨折可能发生在任何年龄，但其发生率还是随着年龄的增长而增高。绝大部分患者能够且应该接受非手术治疗，这是因为非手术治疗的结果一般良好，而且发生的畸形愈合通常都是功能良好，可以耐受的。不适于非手术治疗的指征包括：开放性骨折、病理性骨折及多发伤患者肱骨干骨折。

非手术治疗的患者发生骨折不愈合的发生率 <10%，通常可以采用固定加骨移植治疗。尽管 >10% 的肱骨干骨折合并桡神经损伤，但绝大部分损伤的桡

神经连续性好,可以采取非手术治疗,夹板固定,保持腕关节及手指活动性以维持其功能,临床及电生理监测神经功能早期恢复的迹象。如果考虑有桡神经断裂,应立即行手术治疗。

当骨折提示应手术治疗固定时,切开钢板内固定及髓内钉微创治疗在愈合率及功能上都可获得良好效果,但顺行插入髓内钉有可能导致肩关节疼痛及功能障碍。目前有微创钢板内固定技术的报道,但理论上存在医源性神经损伤的可能,临床上应该注意。外固定在急性期治疗中的作用有限。

拓展阅读

Ekholm, R., Tidermark, J., Törnkvist, H., *et al.* (2006). Outcome after closed functional treatment of humeral shaft fractures. *Journal of Orthopaedic Trauma*, **20**, 591–6.

Hierholzer, C., Sama, D., and Toro, J.B. (2006). Plate fixation of ununited humeral shaft fractures: effect of type of bone graft on healing. *Journal of Bone and Joint Surgery*, **88A**, 1442–7.

Sarmiento, A., Zagorski, J.B., Zych, G.A., *et al.* (2000). *Journal of Bone and Joint Surgery*, **82A**, 478–86. Functional bracing for the treatment of fractures of the humeral diaphysis.

Sarmiento, A., Waddell, J.P., and Latta, L.L. (2001). Diaphyseal humeral fractures: treatment options. *Journal of Bone and Joint Surgery*, **83A**, 1566–79.

Shao, Y.C., Harwood, P., Grotz, M.R., *et al.* (2005). Radial nerve palsy associated with fractures of the shaft of the humerus: a systematic review. *Journal of Bone and Joint Surgery*, **87B**, 1647–52.

12.36
肩胛带骨折和脱位

Gregoris Kambouroglou

（徐　雷译　党　育　张殿英审校）

要点

- 肩胛带的功能是使手保持在相应的位置
- 损伤的程度差异很大，由普通到危及生命不等
- 功能康复情况取决于个体需求、损伤严重程度及并发症情况

引言

　　肩胛带是由三块骨及五个关节组成的复合结构，其作用在于维持手在各方向的位置和功能。为了维持终末肢体的有效功能，肩胛带的所有关节需要一定的关节活动度、稳定性及力量。复杂的肢体活动由五个关节共同作用完成，使肩关节活动具有一定的节律性。理论上，任何影响完成肩胛带功能的病变都会导致功能受限；但由于患者的功能要求不同，以及部分功能受限可以由邻近关节的活动代偿，明显的结构缺损并不一定会导致相应的功能受限。平均下来，个体肩胛带活动丧失 20% 并不会导致功能障碍。

急性盂肱关节脱位

解剖学要点

　　盂肱关节是万向关节，为保证这种关节活动，肩关节的稳定性维持很少依靠骨性结构接触，而主要依靠关节内和关节周围的软组织。维持盂肱关节稳定性的结构及功能因素目前已经广泛研究和探讨。与关节稳定性相关的结构如表 12.36.1 所示。

　　关节盂上唇可以增加 50% 的盂肱关节接触面积，而盂肱中韧带及下韧带则是维持关节稳定的主要韧带。

表 12.36.1　肩关节稳定器

骨性结构	静态稳定	动态稳定
关节盂	关节囊	肩袖
肱骨头	关节盂上唇	二头肌肌腱
肩峰	盂肱韧带	
	喙肩韧带	

病理解剖学

　　已经证实，不同的肩关节创伤会导致相应方向的脱位。导致肩关节前脱位的经典 Bankart 损伤表现为：关节盂唇复合体从关节盂前下方撕脱。而 Hill Sachs 损伤则是肱骨头后方的压缩骨折。最常见的导致肩关节前脱位的骨折是关节盂压缩骨折，第二常见的是大结节骨折。关节缘的剪切骨折在肩胛骨骨折处讨论。

　　后方脱位时，出现肱骨头前方压缩骨折（反 Hill Sachs 损伤），这可能与小结节撕脱或肩胛下肌肌腱撕脱有关。

　　随着年龄增长，肌肉骨头系统的弹性逐渐丧失。年轻患者较常见原因是骨折，而 40 岁以上患者 85% 以上是肩袖损伤。巨大肩袖损伤会影响肩关节脱位的预后。

流行病学

　　肩关节前脱位是最常见的关节脱位，其发生率为 1.7%。在年轻患者通常与运动相关，在老年女性则常由摔伤所致。后脱位在肩关节脱位中占 2%。如摩托车事故导致的高能量损伤，后脱位的发生率较高，并合并肱骨近端骨折。由于骨折明确和难以获得满意的 X 线片，关节脱位可能会漏诊。

临床评估、治疗原则和预后（框 12.36.1）

病史及临床表现有助于诊断盂肱关节前脱位。如果患者病史不详或存在其他病理状态，如癫痫发作，则应当注意。相较于年轻患者，老年患者外伤病史可能不够清楚，主诉不清，临床表现不明显。很有可能因此延误诊断或漏诊。

在任何复位操作前，最为重要的临床检查是评估上臂的神经状况。肩关节前脱位时，腋神经最常受损，最近的研究采用肌电图（EMG）作为诊断工具，显示神经受损的发生率可达 48%。多处神经结构都可能受到损伤；但伤后 12～45 周这些损伤都逐渐恢复，预后较好。

伤后 X 线片最少应包括正侧位 X 线平片。低质量的 X 线片可能会导致诊断和治疗上的失误。必须在盂肱关节平面行前后位 X 线片检查。因为疼痛，一般很难拍摄到满意的腋位片。但只要有合适的镇痛及熟练的操作，几乎都可以获得满意的 X 线片。必须注意脱位的方向及相应的骨性结构损伤。从长远来看，准确记录关节脱位情况是十分重要的，有助于鉴别患者是创伤后单方向脱位还是多方向不稳定。

目前有很多种复位技术可用于盂肱关节前脱位的复位，希波克拉底复位法是历史最久远的一种。不管怎样，复位的总原则都是相同的：选择合适的镇痛并在监测下镇静，解除嵌插，控制下牵引，最后复位关节。优先考虑的方法是复位过程中无须医师持续操作的复位方法，如俯卧位或靠在椅背上重力牵引。急诊肩关节脱位复位的禁忌证是合并无移位的肱骨颈骨折。这种合并肱骨颈骨折的脱位急诊一般很难复位，最好避免因尝试复位导致的反复创伤，否则可引起各种并发症并影响预后。

对于复位后的处理目前存在争议。许多研究表明，复位后用吊带或威尔伯绷带固定或不固定，其复发性

不稳定的发生率并没有显著差异。另一项设计精密的研究表明，关节囊韧带撕裂（Bankart 损伤）后最好在上臂外旋后将撕裂部分贴附于盂颈。但这项研究的结果目前还有待临床检验。尽管有一段时间早期手术干预一直不被接受，但最近爱丁堡的一篇结构严谨的研究表明，对年轻患者（15～27 岁）早期关节镜修复 Bankart 损伤，能够明显降低伤后 2 年内关节再脱位的风险。

不奇怪的是，关节再脱位更有可能发生在"积极运动"的人群中。首先，这种损伤明显与运动相关，而且这部分人群也不愿意去改变自己的运动习惯。许多研究证实了这种情况并提示，15～27 岁年龄组的患者伤后 2 年的复发率为 55%，而 5 年复发率高达 66.8%。

年轻患者再脱位是其最常见的伤后并发症，而老年患者出现肩袖损伤和（或）关节盂缘骨折则提示伤后 6 周内会出现再脱位。判断复位后盂肱关节有无不匹配的方法是看有无旋转痛，在几乎所有非骨折脱位，肱骨中立位旋转都是可以耐受的。一旦发生不匹配，旋转盂肱关节会出现活动受限、疼痛，偶尔有骨擦音。

骨折脱位处理起来可能比较困难，需要手术治疗。对年轻患者倾向于切开复位内固定，而对老年、低活动要求、骨量差的患者，半肩关节置换可能是更好的选择。大结节骨折通常在肩关节复位后自动复位。但如果出现移位的结节骨块，提示可能有肩袖撕裂。早期发现这些损伤有助于结构重建及恢复更好的关节活动度。

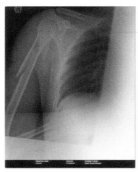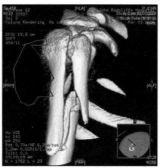

图 12.36.1　肱骨近端骨折合并肱骨头后脱位

肱骨近端骨折

解剖学要点

在肱骨近端，解剖颈使骨干与肱骨头成 45 °倾角，并维持肱骨头平均 20 °的后倾角。肩袖在大结节的附着点平均要比关节边缘低 8 mm。二头肌沟内容纳着肱二头肌长头腱，使其可平滑连续滑动。二头肌沟内侧是肩胛下肌于小结节的止点。研究表明，肱骨头的血运共有四个来源（图 12.36.2 和框 12.36.2）。肱骨解剖颈骨折后有发生头缺血性坏死的很高风险，因为经过解剖颈的骨折线会破坏肱骨头的血供。

流行病学、损伤机制和分型

肱骨近端骨折是常见骨折，占所有骨折的 5%。这种损伤既有未成年人的预后很好的 Salter-Harris Ⅱ型骨折，也包括年轻人因交通事故出现的高能量骨折。但绝大部分肱骨近端骨折发生在 61 ~ 70 岁的患者，相关的文献报道，该年龄段患者肱骨近端骨折发生率为 63/10 万人口，平均年龄为 64.8 岁。故目前将肱骨近端骨折视为“脆性骨折”。

骨折损伤机制包括摔伤导致的间接暴力和肩关节直接打击。上臂的位置，能量传递产生的冲击力以及

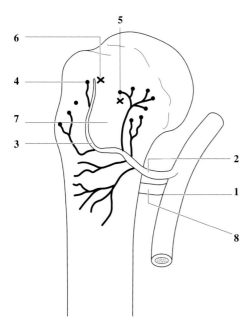

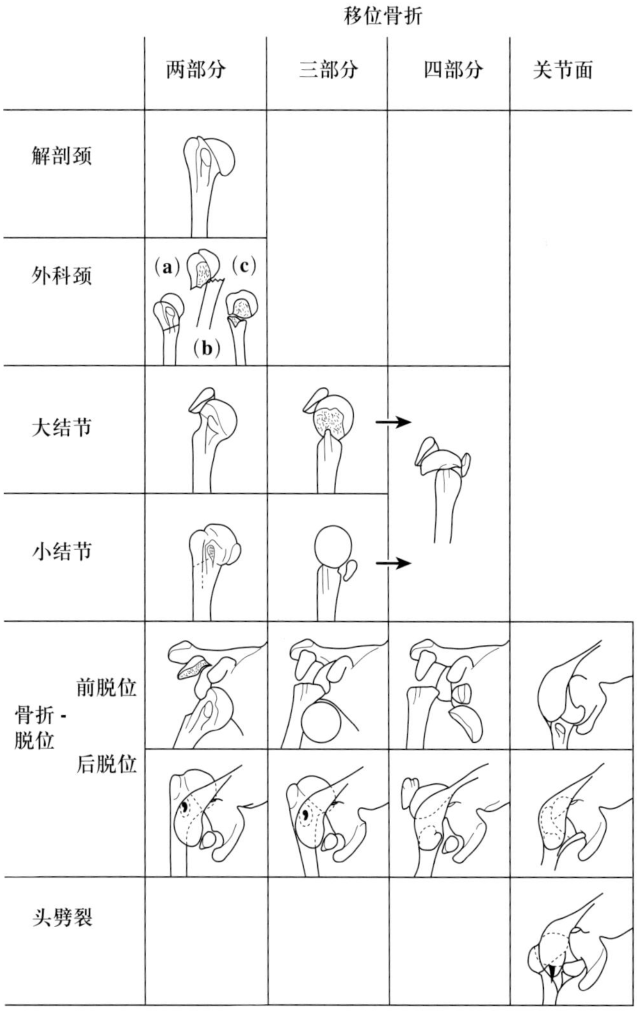

图 12.36.2 （1）腋动脉。（2）旋肱前动脉。（3）旋前肱动脉升支。（4）弓形动脉。（5）小结节。（6）大结节。（7）结节间沟。（8）旋肱后动脉

框 12.36.2 肱骨头血供

- 旋肱后动脉内侧支——后内侧关节囊
- 旋肱前动脉升支——二头肌沟
- 胸肩峰支——肩袖止点
- 骨内干骺端动脉

骨量多少，共同影响骨折的类型，如内收还是外展，有无盂肱关节脱位等。

Codman 早在 1934 年就描述了肱骨近端骨折模式，这种区别明显的骨折模式至今仍有其意义：肱骨近端骨折因受力方向及肌肉肌腱附着的情况不同，以一种不可预测的模式发生。这种骨折模式可预测出的结果包括大、小结节骨折和肱骨外科颈骨折。Neer 分型（图 12.36.3）是在 Codman 分型的基础上发展而来的，尽管存在争议和个体差异，目前仍然广泛应用，并被作

图 12.36.3 Neer 分型系统

为制订治疗计划的模板。Neer 是根据骨折移位骨块的数目进行分型的。Neer 分型系统将移位>1 cm 或成角>45°定义为移位。这种定义在骨折累及大结节时存在很大争议。目前普遍认为，当大结节骨折>5 mm 时，就应认为是移位。随着研究的深入，知识增长，目前已认识到，外翻的四部分骨折由于肱骨头血运保存的情况不同存在不同的预后。根据 Neer 分型，80% 的肱骨近端骨折是非移位骨折，需对症治疗，并予以加强的结构化的康复训练计划。

AO/OTA 综合分型同样有用，它将骨折分为关节外骨折、部分囊内骨折和完全囊内骨折。

评估和治疗原则

临床评估必须详细记录神经血管状况和软组织状况。

适当的 X 线片对于明确骨折程度和骨折类型、了解盂肱关节和相邻关节的状况十分必要。尽管高质量的 X 线平片即能获得绝大部分所需的信息，但对于适合进行干预的患者，肱骨近端计算机断层扫描（CT）与重建逐渐成为检查治疗的金标准。

在制订任何骨折治疗计划之前，必须完善患者个体因素的评估（框 12.36.3）。

肱骨近端骨折最常见的并发症是关节僵硬。因为盂肱关节的功能很大程度依赖于周围软组织，所以早期关节活动比之后的任何治疗措施都要重要。

当大结节骨折移位>5 mm 时，就可能出现肩袖撕裂，此时骨折可能不稳定。如骨块进一步移位，则会导致畸形愈合以致撞击。但绝大部分情况下，大结节骨折向后上方移位，形成同巨大肩袖撕裂相似的低效滑轮结构。因此，如果大结节骨折移位>10 mm，建议行复位内固定治疗。而如果大结节骨折移位达到 5 mm，则应

检查有无肩袖撕裂。如果确诊有，则建议手术修复。

关节内骨折块（图 12.36.4）移位会引起盂肱关节旋转中心偏移，从而影响整个杠杆系统。通过纠正盂头关系，可以恢复正常的旋转中心，并减少滑轮系统失效的风险。

对于年轻患者的高能量骨折，不论是否移位，最好行肱骨近端重建及大小结节固定。目前认为，对骨折脱位直接行关节置换有可能导致肩袖功能不良和严重的关节僵硬，而在大小结节愈合后再行肱骨头置换其治疗预后更好。

肱骨外科颈或干骺端的骨折一般无移位，对这种骨折允许早期活动。严重移位的骨折往往不稳定；远端骨块戳穿肌肉后有可能导致骨折不愈合（图 12.36.5）。肱骨近端骨折需要手法复位，往往内在都不稳定。

肱骨近端 1/3 移位骨折累及干骺端，往往都不稳定，提示很大可能的延迟愈合或不愈合。这在某些患者在骨折部位过度敲击时尤为突出。低能量损伤与大块软组织嵌入相关，而高能量损伤往往先产生内外侧骨块，然后由于肌肉产生变形力、上臂自身重力以及躯体状态的影响产生明显移位（图 12.36.6）。

随着知识的增长，当考虑具体骨折治疗时，临床决策的制定变得越来越灵活。许多损伤都可以通过保守治疗获得满意的结果。而非常严重的损伤不管采取何种干预，预后都很差。骨科医师的职责即在于确认选择对预后最佳的方式。表 12.36.2 可能可以作为临床治疗决策制定的指南。

框 12.36.3 影响肱骨近端骨折治疗决策的患者因素

◆ 损伤相关的并发症：
- 关节僵硬
- 畸形
- 不愈合
- 缺血性坏死
◆ 治疗相关的并发症：
- 关节僵硬
- 感染
- 重建后稳定性
- 缺血性坏死

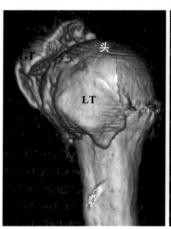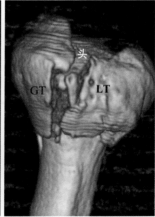

图 12.36.4 经典四部分外翻嵌插骨折。GT 大结节；LT：小结节

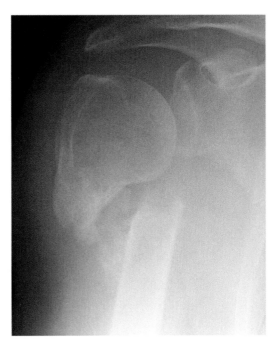

图 12.36.5 移位肱骨近端骨折不愈合导致功能障碍

手术治疗

历史上，对肱骨近端骨折行切开手术有无数困难：复杂骨折，影像学图片质量差，对治疗目标理解差，骨量差，解剖边界不清楚，缺乏经验，以及内植物不合适。这些因素共同导致了肱骨近端骨折的手术治疗效果不好。好消息是这种状况正在改善：尽管这种损伤的治疗仍存在挑战，但上面提到的一些因素目前已经得到了很好的认识与处理。由于手术案例较少，患者和损伤的特征各异，文献研究的结果很难对临床骨科医师制订治疗方案有所指导和帮助。

随着医学影像学技术的改进和对危重患者进行多学科治疗理念的形成，患者的手术治疗有了更多选择。此外，肱骨近端骨折治疗过程中常遇见骨质疏松及骨块粉碎，新型钢板系统应用在这方面具有优势。但这种新型技术并不是万能的，也并不足以改变手术治疗的适应证。在这种情况下，患者选择不佳将会导致大量手术并发症发生。

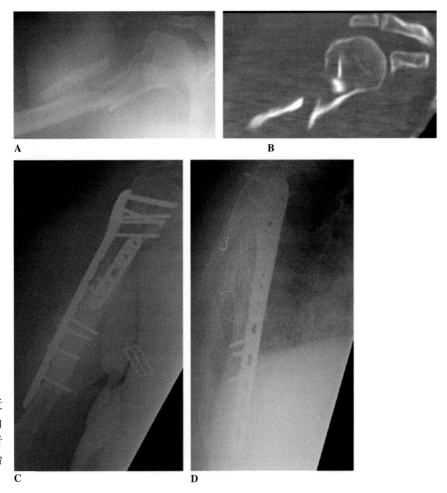

A **B**

C **D**

图 12.36.6 A）和 B）高度不稳定肱骨近端骨折，近端累及大结节，远端延伸至三角肌粗隆。这种高度不稳定损伤的特征及患者因素共同决定了骨折最初复位及固定的治疗决策。C）和 D）术后 X 线片

表 12.36.2 肱骨近端骨折治疗矩阵

患者因素	损伤因素		
	简单骨折： 无移位，稳定	严重骨折：有移位 #不稳定	灾难性#： 骨块移位，脱位
年轻 / 功能重建	预后好 对症治疗，康复	可进行功能重建 功能恢复好	手术可获益 功能恢复结果易变
中年人 A 型或 B 型骨折 骨量好 高活动要求	预后好 对症治疗 加强康复	手术可获益 功能恢复好	手术可获益 功能恢复结果易变
老年脆性# B 型或 C 型骨折 骨量差 低活动要求	预后取决于并发症情况	预后难测 手术干预可能增加并发症风险	预后极差 不论如何治疗，功能康复不确定

手术治疗方案包括复位内固定和关节成形术。切开复位内固定的目的在于保留骨折部位血运、达到能够提供早期关节活动的稳定重建的基础之上，恢复正常解剖。患者术后只有进行结构化的康复锻炼，才能促进骨折愈合。对于骨块粉碎和骨量相关问题，有特殊的技巧处理。患者治疗结果取决于术者的经验以及患者的选择。

由于四部分肱骨近段骨折的治疗效果差，Neer 推荐采取半关节置换治疗这种骨折。Stableforth 证实，使用这种手术技术是可行的，能使术后肩关节活动无痛。尽管对手术技术的理解在不断深化，但仍存在假体长度问题，有约 50% 的假体过长或过短，导致盂肱关节旋转中心偏离。更重要的是，现在人们普遍接受的观点是，肱骨近端骨折置换治疗的功能效果差，与移位、畸形愈合和（或）结节的吸收直接相关。即使肩关节假体的设计和结节修复的技术都已有所改进，但这个并发症仍然在发生，假体寿命目前看并不存在问题，术后 10 年仍有 94% 有效。

并发症

肱骨近端骨折术后并发症与受伤情况及治疗密切相关。除了骨折相关的急性并发症，如累及神经血管及软组织，常见并发症如框 12.36.4 所示。

周围软组织对于保证肩关节的有效的大范围活动，保证肩胛带功能，作用十分重要，而肱骨近端骨折术后创伤性僵硬是最为常见的并发症。损伤严重程度及在内旋位的固定时间延长均可导致顽固性关节僵

框 12.36.4 肱骨近端骨折并发症

◆ 损伤：
  • 关节僵硬
  • 畸形愈合
  • 不愈合
  • 缺血性坏死
  • 骨关节炎
◆ 治疗：
  • 关节僵硬
  • 感染
  • 神经血管损伤
  • 内植物断裂
  • 缺血性坏死 / 骨关节炎

硬和功能预后不良。内旋位固定或外旋受限可能最影响功能的畸形。不论骨折类型或手术干预后最终骨性结构如何，必须保证早期活动及盂肱关节的外旋，但也不可过分强调。

绝大部分肱骨近端骨折会存在一定程度的畸形愈合。对于骨骼尚未成熟的病例，成角达 45°也能重塑成功。但有症状的畸形愈合的真正发生率目前还没有具体数据，主要是因为肱骨近端骨折畸形愈合的定义尚不明确。一项回顾性研究，提出了三种术后畸形愈合的类型（表 12.36.3）。这项研究报道，69% 的患者术后重建成功，31% 的患者出现术后并发症且预后不良。79% 的患者有软组织异常，其中 80% 是关节囊

表 12.36.3　肱骨近端骨折畸形愈合 Beredjiklian 分型（1998）

肱骨近端骨折畸形愈合	
1 型	结节畸形愈合＞10 mm
2 型	盂肱关节不匹配
3 型	关节面不重合＞45°

挛缩。

　　导致关节功能障碍的最常见原因是多向僵硬，其次是骨性结构原因。不论截骨术还是肩峰成形术，大小结节愈合畸形都是术后最为常见的并发症，但与急性骨折行初次半关节置换相比，结节愈合畸形可能会导致假体置换失败以及更多的技术问题。

　　肱骨近端骨折不愈合的发生率被低估了。这可能与患者人群特征和短期随访没有行影像学检查有关。此外，临床实际情况和影像学并不符合的情形并不是没有可能。Neer 曾描述过肱骨外科颈骨折经常出现骨折不愈合与假关节形成。据报道，肱骨近端两部分骨折移位明显者有 4.7% 发生不愈合。活动的骨折不愈合通常都是有临床症状的，患者主诉敲击痛和上臂无力：他们不能从椅子上把自己撑起来或无法使用手杖（图 12.36.7）。骨量差是切开复位内固定治疗上的巨大挑战。骨折不愈合采用半关节置换治疗其技术要求较高，且经常会导致关节僵硬的连枷臂。

　　缺血性坏死通常与之前经过复位和内固定治疗、累及解剖颈的四部分骨折相关。最早认为，所有四部分骨折都有很高的缺血性坏死的风险；但随着发现外翻型四部分骨折的肱骨头血供保留较好，预后佳，这种认识才有所改变。随着对肱骨头血供的理解及手术技术的改进，术后出现缺血性坏死的发生率大大下降。最近有文献报道，高能量骨折术后出现缺血性坏死的发生率为 35%，其中 14.7 为完全坏死，20.6% 为部分坏死（图 12.6.8）。正如所料，出现缺血性坏死的患者治疗结果评分较低。

肱骨近端骨折术后康复（框 12.36.5）

　　尽管很多情况下关节僵硬是不可避免的，但在骨折或重建允许的前提下尽早开始康复锻炼是十分重要的。康复锻炼开始的时间，早期与晚期相比，术后 1 年功能差异明显。目前普遍认为，Neer 康复训练法应根据患者特征进行个体调整，行 4 个周期的 3 周被动抗阻力训练。一般伤后 6 个月才会出现明显的功能改

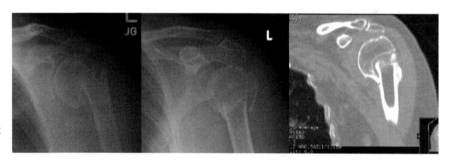

图 12.36.7　肱骨近端骨折术后随访，假关节形成的典型表现

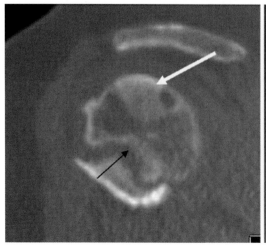
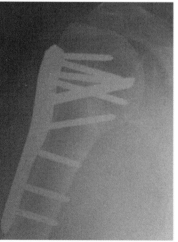

图 12.36.8　肱骨近端骨折部分缺血性坏死（白箭头）合并不愈合（黑箭头）；解决办法：复位，植骨，内固定

框 12.36.5　肱骨近端骨折预后的影响因素

◆ 损伤类型：
  • 移位，粉碎及稳定性
  • 解剖颈骨折或头劈裂
  • 合并脱位
◆ 患者因素：
  • 年龄和骨量
  • 既往疾病
  • 功能要求
  • 康复依从性及积极性
◆ 手术治疗：
  • 减少破坏血供
  • 稳定重建
  • 早期活动

框 12.36.6　锁骨骨折
◆ 89% 的锁骨骨折可以自行愈合 ◆ 移位或粉碎的锁骨中段 1/3 骨折，更有可能发生延迟愈合或不愈合，伤后立即行复位内固定能够获益 ◆ 对锁骨中段 1/3 骨折采取手术治疗，能够更快愈合，但也有更高的并发症风险 ◆ 畸形愈合的进一步治疗需要明确临床出现症状的原因 ◆ 锁骨远端不稳定 / 移位骨折有更高的不愈合率（30%） ◆ 锁骨远端骨折不愈合往往没有症状，也不影响功能

善，而之后进一步的功能改善则主要是由于机体代偿机制和活动习惯调整。

锁骨骨折（框 12.36.6）

引言

在所有骨折中，锁骨骨折是绝大部分都能自行简单愈合并能恢复到伤前活动状态的骨折。

功能解剖学、流行病学和分型

锁骨呈"S"形，没有髓腔。其于妊娠第 5 周开始骨化，直至 25 岁内侧骨骺骨化完成。锁骨通过胸锁关节、肩锁关节、喙锁韧带及多个肌肉附着，起上臂与躯干的连接作用。斜方肌、胸锁乳突肌及锁骨下肌共同作用使锁骨吊起，处于悬浮状态，保证其冠状面 30°、矢状面 35°及 50°的旋转，在盂肱关节活动时辅助调整肩胛盂和躯干。

锁骨骨折占所有骨折的 10%～12%。成年人的发生率为每年（30～64）/10 万。各年龄段人群均有可能发生锁骨骨折，但最常见于因运动受伤的年轻男性，其次是汽车事故，其高龄男性与女性的发生率相当。直接撞击是最常见的受伤机制。在美国，在 I 级创伤中心收治的锁骨骨折中，开放性骨折占 1.4%，可能合并头外伤或躯干外伤。

Altman 在 1967 年将锁骨骨折分为内侧 1/3、中部 1/3 及外侧 1/3。Robinson 在收集大量资料后对 Altman 分型进行了亚型分组（表 12.36.4）。

评估和治疗原则

绝大部分骨折临床诊断明确。标准 X 线片包括一张前后位片及一张 20°的斜位片，这是因为移位情况无法通过单张 X 线片评估。高能量损伤病例可能合并肩胛带损伤或胸廓损伤，出现这些情形时需予以紧急处理。出现锁骨开放性骨折时尤其需要注意。如果出现锁骨骨折分离过大，特别是如果累及神经血管，则应特别怀疑肩胛胸分离。如果肩上方悬吊复合体破坏合并肩胛骨骨折，将会出现极大的骨折移位。

对 89% 的锁骨骨折单纯对症治疗即可自行愈合。同骨科创伤总治疗原则，开放伤与累及血管是骨折手术治疗的绝对适应证。

锁骨中段移位骨折的复位目前推荐"8"字绷带。但研究表明，使用"8"字绷带和单纯吊带其治疗结

表 12.36.4　锁骨骨折的流行病学及分型

1 型：内侧 1/5	2 型：中部 3/5	3 型：外侧 1/5
A1：无移位 关节外 1.7%	A1：无移位 5.4%	A1：无移位 关节外 16.2%
A2：无移位 关节内 0.6%	A2：成角 有接触 13.5%	A2：无移位 关节内 1.9%
B1：有移位 关节外 0.2%	B1：简单楔形 37.5%	B1：有移位 关节外 8.5%
B2：有移位 关节内 0.3%	B2：节段 / 粉碎楔形 12.8%	B2：有移位 关节内 1.4%
2.8%	69.2%	28%

果并无差异。鉴于"8"字绷带使用有并发症可能，且并不能影响骨折愈合结果，目前英联邦国家已经禁止使用"8"字绷带。

过去一些年由于有零散的一些有关锁骨骨折不愈合的报道，所有锁骨骨折都能自行愈合的理论遭到挑战。越来越多的研究表明，某些亚型的骨折，如有严重短缩或粉碎，可能会不愈合或延迟愈合。另外一些研究发现，锁骨畸形愈合可能会引起高压现象及功能不良。最近的一些随机试验则提示，对某些特定类型的锁骨骨折进行早期干预有利于缩短骨折愈合时间。可是，手术本身并不是没有并发症，据报道并发症发生率约为37%。

锁骨远端1/3骨折作为骨折分型的一个亚型，备受关注；其不愈合率接近30%，尤其是移位的Neer Ⅱ型/Robinson 3B型骨折：这些骨折不愈合往往没有症状。一项15年随访研究表明，95%的骨折不愈合患者没有临床症状。而一项单独的研究则报道，仅有14%的不愈合需要进一步手术（图12.36.9）。

锁骨远端骨折的治疗并不是没有难度，由于骨折不稳定，骨块把持差，肩关节周围需要跨活动区固定，这些均可能导致并发症的发生。其所采用的纷繁复杂的固定技术也暗示了治疗这种疾病的困难（图12.36.10）。

框12.36.7列出了目前公认的锁骨骨折手术治疗的适应证。

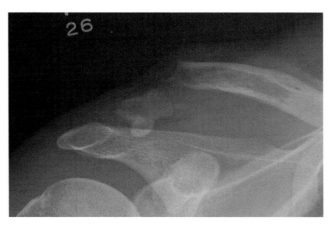

图12.36.9　一名25岁爱好运动的男性患者，其锁骨骨折后3年骨折不愈合，临床没有症状

框12.36.7　锁骨骨折的手术治疗
◆ 绝对适应证：
• 神经血管受损（图12.36.11）
• 开放骨折
◆ 相对适应证：
• 中段1/3粉碎
• 短缩＞2 cm
• 激惹软组织皮肤
• 合并肩胛带损伤或多发伤

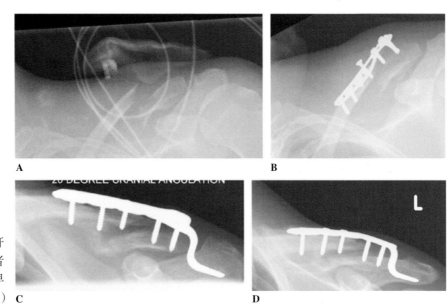

图12.36.10　合并头外伤的锁骨远端开放性骨折：原始X线片（A）及由于患者自身情况及远端螺钉把持不好导致的早期内固定失败（B）。钩钢板翻修（C和D）

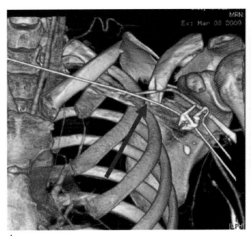
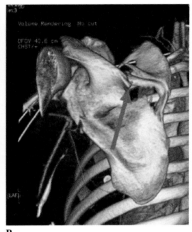

图 12.36.11　A）肩胛带骨折，包括肩胛骨骨折、锁骨骨折，累及神经、血管；锁骨远端骨折端钩住了臂丛神经（箭头处）；B）箭头所指为肩胛骨骨折导致的肩胛上神经损伤

肩锁关节损伤

解剖学要点

　　肩锁关节是含半月板和一个强韧关节囊的微动关节，其与喙肩韧带相连，使肩胛骨悬吊于锁骨下。研究肩锁关节的力学特征发现，其具有 20°的倾斜、旋转及延伸的范围。

流行病学、损伤机制和分型

　　肩锁关节损伤常见于男性运动中直接暴力作用于肩部所致。这些运动伤中 12% 为肩伤，其中绝大部分为简单扭伤。

　　Rockwood 在 Tossy 的 1963 年分型基础上提出了如框 12.36.8 所示的分型，目前已经被广泛应用。

　　损伤机制及相应的临床症状对诊断损伤类型均有帮助。X 线片可以排除锁骨远端骨折。负重对比试验有助于鉴别 Ⅱ 型和 Ⅲ 型损伤。

治疗原则、结果和并发症

　　对于 Ⅰ 型及 Ⅱ 型损伤，目前普遍认为对症治疗即

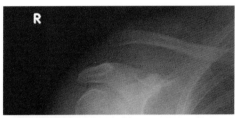
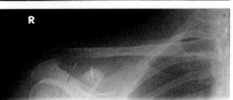

图 12.36.12　肩锁关节脱位 Ⅲ 型的早期手术治疗，注意锁骨下方的钙化

可（框 12.36.9）。3 周内疼痛通常逐渐减轻，经过简单理疗和康复，肩关节功能也能得到康复。

　　对于 3 型损伤的治疗，虽然存在争议，但目前证据支持保守治疗。让患者相信症状很快能够得到缓解，肩关节即使存在畸形，也不影响功能恢复，这些并不是件容易的事。伤后 2~3 周随访病情，有助于对损伤造成的结果有更好的了解。

框 12.36.8　肩锁关节损伤的 Rockwood 分型
◆ Ⅰ型：简单关节扭伤，无关节囊 / 韧带损伤
◆ Ⅱ型：肩锁关节破坏 / 部分关节不匹配
◆ Ⅲ型：肩锁关节脱位合并喙锁韧带断裂
◆ Ⅳ型：锁骨后方移位穿入斜方肌
◆ Ⅴ型：三角肌撕脱，锁骨明显移位
◆ Ⅵ型：锁骨下移至喙突下间隙

框 12.36.9　肩锁关节损伤的治疗
◆ Ⅰ型＋Ⅱ型：保守治疗
◆ Ⅳ型、Ⅴ型和Ⅵ型：手术治疗
◆ Ⅲ型：目前研究支持保守治疗
◆ 临床有症状的患者能从锁骨远端切除、韧带重建及加强固定中获益

由于喙锁韧带伤后瘢痕形成，会导致肌腱转位或重建失败，急性损伤病例中改进的微创技术的使用，增加了医师对早期干预的兴趣（图 12.36.12）。

对临床有症状患者进行锁骨远端切除、韧带重建或加强固定等手术，有较好疗效。Weaver-Dunn 术式及其众多改良术式目前仍是固定锁骨远端的经典技术。依照发生率排序，相关并发症包括美观问题、力量缺乏和痛性弹响。

早期手术治疗适用于十分少见但严重的损伤，肩关节活动受限，如骨折局部绞锁或明显移位（Rockwood Ⅳ 型和 Ⅴ 型损伤）以及喙突下的损伤（Rockwood Ⅵ 型）。

众多文献研究探讨了初治手术治疗和初治保守后期重建手术结果之间的差异。由于术者经验不同，相关文献阐述的结果不同，目前临床实践也不尽相同。但肯定的是，绝大多数患者不论是否行手术治疗，效果都好。但如果排除考虑作为手术适应证的美观问题，不论什么亚型的患者，能够从早期手术干预中获益都不明显。

胸锁关节损伤

解剖学、流行病学和诊断

胸锁关节是连接锁骨与中轴骨的鞍状关节。其冠状面有 35°的活动度，矢状面有 70°的活动度。实际上，胸锁关节功能上更近似球窝关节。其稳定性部分依赖于骨性结构，更多依赖强健而复杂的韧带结构（肋锁韧带、锁骨间韧带、前上方及后方关节囊韧带）及锁骨下肌。锁骨内侧骨骺骨化 25 岁结束，所以年轻人此区域的损伤表现为骨骺骨折。

胸锁关节损伤可能由直接暴力或间接暴力导致。其可能由多种损伤导致，如运动伤或机动车事故。发生运动伤时，后方脱位可能合并气道损伤而导致运动伤本身被忽略。

胸锁关节损伤占所有关节脱位的 1%，在上肢脱位中占 3%。框 12.36.10 列出了所有胸锁关节损伤类型。

虽然外伤史和临床症状都很明确，但往往畸形很轻微（特别是后方损伤），X 线平片也很难判断。可行特殊体位 X 线片和检查来明确，CT 也是一种选择（图 12.36.13）。

治疗、结果和并发症

锁骨内侧后方脱位导致气管受压，锁骨紧急复位是 ATLS 急救规范中一项重要内容。在此急性损伤的病例中，治疗的选择会因为损伤类型、个体差异及诊断的时机而不同（表 12.36.5）。

有少数报道手术治疗结果的小样本文献。目前尚无有关治疗方法选择的结论性证据，但切开复位待肌腱自行愈合、不行缝扎固定似乎治疗效果最好（图 12.36.14），而内侧锁骨切除、关节缝扎则治疗效果最差，对应的并发症最多。

胸锁关节损伤相关的并发症见框 12.36.11。

表 12.36.5　胸锁关节治疗矩阵

损伤	诊断	
	早期	晚期
扭伤 / 半脱位	对症治疗	
前脱位	保守治疗	期待疗法
后脱位	麻醉下闭合复位和评估	切开复位及韧带重建
慢性不稳定	对症治疗	内侧切除 ± 稳定

框 12.36.10　胸锁关节损伤分类

- ◆ 扭伤
- ◆ 半脱位
- ◆ 脱位：
  - • 前脱位
  - • 后脱位
- ◆ 骨折脱位

框 12.36.11　胸锁关节损伤并发症

- ◆ 损伤并发症：
  - • 纵隔损伤（25%）
  - • 压力现象
  - • 慢性不稳
- ◆ 治疗并发症：
  - • 感染
  - • 纵隔损伤
- ◆ 复位丢失，修复失败、内固定失败及移位

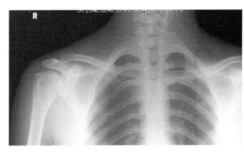
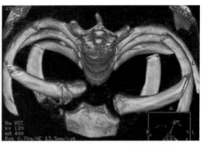

图 12.36.13 打橄榄球时受伤，漏诊的胸锁关节后方骨折脱位

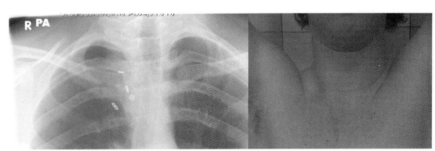

图 12.36.14 术后片及重建术后临床随访结果

肩胛骨骨折（框 12.36.12）

流行病学和形态学分类

肩胛骨就如同一个活动的平台，依靠锁骨韧带、肩锁关节囊及一群肌肉组织悬吊于中轴骨。它为上臂活动提供了支点（肩胛盂），通过旋转（占肩胛胸关节）也能帮助肩关节的万向活动，同时它也是 17 块肌肉的起点所在。肩胛骨骨折占所有骨折的 1%，占肩胛带骨折的 3%~5%，3% 的多发伤患者会出现肩胛骨骨折。

框 12.36.12 肩胛骨骨折
◆ 多发伤患者多见，经常漏诊
◆ 5%~12% 的患者有神经、血管受累
◆ 极少手术治疗
◆ 预后主要取决于损伤严重程度及合并症情况

表 12.36.6 肩胛骨骨折

骨折分型	发生率	可能并发症
肩胛窝	10%	关节不稳定
肩胛颈	27%	漂浮肩/移位
肩胛体	35%	严重胸外伤（50%）
肩峰和脊柱	23%	纤维粘连
喙突骨折	5%	少见/诊断争议

肩胛骨骨折的分类依据其解剖学特征。由于只有受到相当大的外力才会发生肩胛骨骨折，所以特定骨折类型会合并其他损伤（表 12.36.6）。

评估和治疗原则

尽管有严重外伤史，但仍有 43% 的肩胛骨骨折被漏诊。这可能是由于合并同侧的肩胛带损伤或胸廓损伤（85%~90%）导致 X 线平片效果不佳所致。随着放宽 CT 评估胸部损伤的限制，肩胛骨骨折的确诊率预计会有所提高。

目前报道的骨折合并神经、血管损伤的发生率为 5%~12%。

肩胛盂和肩胛颈骨折

肩胛盂骨折占所有肩胛骨骨折的 10%~15%。大约 10% 的肩胛盂骨折有明显移位，这使其在治疗上处于两难的境地。10 000 例移位肩胛盂骨折中仅 1 例会考虑手术干预。Ideberg 根据肱骨头作用于肩胛盂窝内的力的方向，对肩胛盂骨折进行了分类（表 12.36.7）。

考虑到关节稳定性及平整而制定的治疗原则是可行的；但目前尚未明确因关节内骨折畸形愈合导致的退行性病变的实际发生率。

当肩胛颈骨折合并锁骨骨折时，我们称其为"漂浮肩"。这种骨折极不稳定，之前认为其预后极差。但最近的研究对漂浮肩的不稳定的认识开始质疑，并且尝试明确手术干预的指征。目前主要研究的内容是

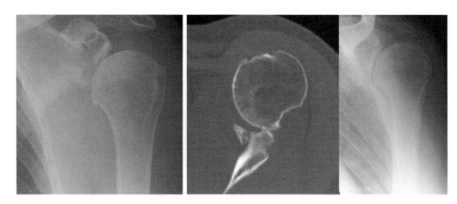

图 12.36.15 Ⅰa 型肩胛盂骨折保守治疗

表 12.36.7 肩胛盂骨折 Ideberg 分型

分型	描述
Ⅰ	骨折脱位
Ⅰa	前脱位（图 12.36.15）
Ⅰb	后脱位
Ⅱ	肱骨头下方移位
	盂肱关节解剖和匹配性提示手术
Ⅲ	肱骨头上方移位
	关节内台阶＞5 mm 或肩胛上方悬吊复合体损伤提示手术
	预后部分取决于合并的肩峰或肩锁关节损伤
Ⅳ	关节内台阶＞5 mm 提示手术，避免因此引起有症状的创伤性关节炎、骨折不愈合及盂肱关节不稳定
	预后取决于并发症的情况
Ⅴ	合并Ⅱ型、Ⅲ型和Ⅳ型骨折
	预后取决于关节面的平整及盂肱关节的稳定性

肩胛盂骨折块向内侧和尾侧移位的情况。结论是：骨块向尾侧倾斜＞40°或向内侧移位＞1 cm，就会影响盂肱关节运动，是手术治疗的指征。

肩胛体骨折

肩胛体骨折包括肩胛冈骨折，是最常见的肩胛骨骨折。如果不累及关节，肩胛体骨折一般仅需对症治疗，另外应注意对合并的胸部损伤的治疗。如果骨折累及锁骨上切迹，则可能导致肩胛上神经损伤，且由于疼痛所致的功能丧失，很难对其进行早期诊断。

肩峰骨折

肩峰骨折很少发生，一般情况下，外力直接作用更可能导致相邻解剖结构损伤，如主要是肩锁关节。骨折明显移位后出现畸形愈合或不愈合而有症状时，需要临床注意和抉择。此外肩峰小骨临床上可能会误诊。

喙突骨折

喙突骨折占所有肩胛骨骨折的 2% ~ 5%，可能与多种损伤机制相关。最常见的是基底骨折；尽管这种骨折很少见，但其仍可分为六型；如果肩锁关节损伤，则应手术治疗。

肩胛胸分离

肩胛胸分离是指上肢闭合性离断，伤及神经及血管，肩胛胸关节分离是一种可致命损伤。自 1984 年首次描述这种损伤后，其具体形式多变，损伤也被进一步分型（表 12.36.8）。尽管急诊处理主要是肢体血管重建，但长期预后目前看来还主要取决于臂丛神经损伤的表现及程度。

治疗原则（框 12.36.13）

首先应注意有无生命 / 肢体危险的情况。

肩胛骨骨折的特殊治疗主要依据小样本回顾性研究提供的结果和 Meta 分析得来的信息。绝大部分肩胛骨骨折对症治疗即可。根据目前的手术适应证推断，在一个骨科医师的职业生涯中预计仅会手术治疗 1.5 例肩胛骨骨折。

最近一篇分析了 17 篇文献的 Meta 分析讨论了 243 例肩胛骨骨折接受手术治疗的患者。48% 累及了肩胛盂，20% 累及了肩胛颈。使用不同评分系统进行

表 12.36.8　目前肩胛胸分离的 Zelle 分型

分型	临床表现
1	肌肉骨骼系统损伤
2A	合并血管损伤
2B	合并上肢神经损伤
3	肌肉骨骼系统合并血管神经损伤

框 12.36.13　肩胛骨骨折的手术指征

◆ 肩胛盂骨折，关节内台阶＞5 mm 导致关节不平整
◆ 肩胛盂窝骨折导致盂肱关节不稳（＞20% 关节面）
◆ 肩胛盂骨块尾侧成角＞40°
◆ 肩胛盂骨块内侧移位＞1 cm
◆ 移位的肩峰 / 喙突骨折
◆ 肩胛胸分离

评估，84% 结果好和极好，16% 结果一般或差。手术并发症：感染有 4.2%，神经损伤（肩胛上神经）有 2.4%。

拓展阅读

Hardegger, F.H., Simpson, L.A., and Weber, B.G. (1984). The operative treatment of scapular fractures. *Journal of Bone and Joint Surgery*, **66B**(5), 725–31.

Altamimi, S.A. and McKee, M.D. Canadian Orthopaedic Trauma Society (2008). Nonoperative treatment compared with plate fixation of displaced midshaft clavicular fractures. Surgical technique. *Journal of Bone and Joint Surgery*, **90A**(Suppl 2, Pt 1), 1–8.

Fraser-Moodie, J.A., Shortt, N.L., and Robinson, C.M. (2008). Injuries to the acromioclavicular joint. *Journal of Bone and Joint Surgery*, **90B**(6), 697–707.

Robinson, C.M., Jenkins, P.J., Markham, P.E., and Beggs, I. (2008). Disorders of the sternoclavicular joint. *Journal of Bone and Joint Surgery*, **90B**(6), 685–96.

Neer, C.S. 2nd. (1970). Displaced proximal humeral fractures. I. Classification and evaluation. *Journal of Bone and Joint Surgery*, **52A**(6), 1077–89.

Nho, S.J., Brophy, R.H., Barker, J.U., Cornell, C.N., and MacGillivray, J.D. (2007). Management of proximal humeral fractures based on current literature. *Journal of Bone and Joint Surgery*, **89A**(Suppl 3), 44–58.

12.37
脊柱外伤的影像学

P. McNee • S. Gaba • E. Mcnally

（徐　雷　译　党　育　张殿英　审校）

要点

◆ 临床标准和损伤特性共同决定是否需要行影像学检查

◆ 尽管 CT 能发现更多隐匿骨折，X 线平片仍是最常用的检查

◆ 依次评估骨骼对线、轮廓及软骨（椎间盘及关节突关节）、软组织情况

◆ 评估骨折方面，CT 要优于 MRI

◆ 评估韧带撕裂或椎间盘突出方面，MRI 优于 CT

◆ X 线平片对于慢性腰背痛及神经根病变的诊疗作用很小

◆ 由于 MRI 摄片范围有限，骶骨不全骨折因为偏远端而可能漏诊

引言

本章的主要目的是：

1）描述怎样明确有无脊柱损伤
2）描述脊柱损伤的常见模式及影像学表现

脊柱损伤的风险的概念十分重要，有助于制定合适的影像学检查策略。这一过程往往由于损伤病史及可能的损伤模式并不明确而变得十分困难。

NEXUS 回顾性研究使用以下标准评估可能存在的颈椎损伤：无中线压痛，无特殊神经功能缺陷，正常意识水平，无中毒依据，无牵拉伤依据。如果以上检查都是阴性结果，则影像学检查可能并不需要。该研究统计了 34 000 名患者的临床资料，818 名颈椎骨折患者中仅 8 名患者（1%）漏诊；其中 2 例受伤严重。这项研究的结论提示，如果所有以上临床标准均呈阴性，则没有再行任何影像学检查的必要。

加拿大颈椎原则（the Canadian Cervical spine Rules，CCR）通过其临床标准的应用，将相应患者分为三类：高风险需行影像学检查者，低风险可安全评估颈椎活动度者，以及在各个方向都可自如旋转头部 45° 无须行影像学检查者。

已有前瞻性研究评估 NEXUS 和 CCR，发现：CCR 在诊断临床重要价值的损伤的敏感性为 99.4%，而 NEXUS 为 90.7%。

2002 年英国创伤学会也制定了一系列脊柱损伤处理和评估指南，后者实际上是 NEXUS 和 CCR 的一个综合，它建议如果临床不能排除颈椎受伤可能，则应行影像学检查明确。

一旦决定行影像学检查，就应考虑具体行哪种检查。普通 X 线平片永远是有价值的。传统的三位片（前后位、侧位片及开口位）仍被一直应用。由于高达 20% 的颈椎损伤发生在颈胸联合部位，能够评估这一区域的侧位片显得十分必要。但如果牵拉上臂不能很好地压住肩部，则可能需要游泳者体位。如果临床还需要进一步明确，则可行计算机断层扫描（CT）。目前很少行五位片检查（三位片加双斜位），因为双斜位并不能提供有效的诊断信息。CT 目前已经能够代替其他 X 线技术。

X 线平片

X 线平片仍是评估脊柱损伤的最基本方法。绝大部分脊柱损伤可以通过前后位及侧位片立即诊断和分型。一些骨折可能十分微小，只能通过一系列 X 线平片检查及分析正常解剖关系的微小变化来明确。5% 的患者的颈椎创伤平片读片不准确，导致了致死性

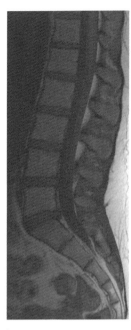
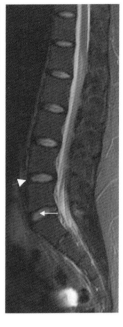

图 12.37.1 正常腰椎 T1W（A）和 T2W（B）矢状位像。小箭头为纤维环，大箭头为髓核

诊断的延误或在漏诊的损伤中导致神经功能恶化达30%。这些患者中有一半并没有完整的创伤三位片。

对颈椎三位片的分析顺序为：侧位片要在前后位及开口片之前。

依次评估对线、骨性轮廓、软骨及软组织间隙。

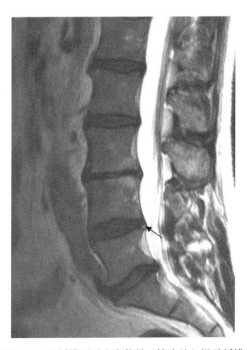

图 12.37.2 L4/L5 纤维环后方高信号（箭头处）提示纤维环撕裂

侧位片上评估对线情况通过检查三条线的完整性：椎体前线、椎体后线及棘突椎板线（图 12.37.1）。儿童生理情况下常见明显的 C2 和 C3 的半脱位。这种情况可能持续到十几岁。棘突椎板线最重要的部分位于C1 和 C3 之间。直线连接 C1 与 C3 的棘突应经过 C2棘突，范围不大于 2 mm。但如果患者存在移位的 C2骨折，这种解剖关系就会丧失（图 12.37.2）。

"软骨"部分的评估包括椎间盘间隙和椎关节突关节。尽管椎间隙高度丢失的最常见原因是椎间盘退行性病变，但它有时也是经椎间盘骨折的 X 线平片检查的唯一线索。相邻椎体边缘长出牵拉状骨刺则是退行性病变的相关表现。如果行侧位 X 线片检查，后方的两侧关节突关节应该完全重合。失去这种重合性则表明单关节突关节脱位，应对此进行进一步检查。即使椎体对线良好，也应当仔细评估骨性轮廓是否正常。

软组织水肿提示可能存在潜在损伤，但这既不敏感，也不特异。明显的软组织影增厚要在伤后 6 小时才出现。在开口位平面，成年人正常椎前间隙达 5 mm，而儿童达 7 mm（图 12.37.1）。在 C2 和 C4 水平，正常椎前间隙的值由年龄及体重共同决定，其可由公式计算得出：

$$3.7 \text{ mm} - 0.02 \times \text{年龄（岁）} + 0.01 \times \text{体重（磅）}$$

＜5 mm 是很有价值的标准。成年人 C4 水平以下，前后径 22 mm 或相近的椎体前后径都是正常的。成年人寰枢椎间隙正常＜3 mm，儿童＜5 mm。在某些患者的 X 线片内，椎前脂肪带在椎前软组织内呈一条黑线。如果这条线出现前方错位，则提示可能存在椎前出血或水肿。后方棘突间隙分布应当是均匀的。棘突分离常在屈曲时加大，提示棘间韧带损伤，可行磁共振成像（MRI）检查以明确。棘间间隙增宽往往是关节突关节半脱位或处于高位的表现。

上颈椎

由于上颈椎的特殊解剖结构，其同下颈椎的损伤模式大不相同。相比而言，上段颈椎损伤更常见于儿童。有多种测量手段评估枕骨与寰椎的正常解剖关系。但目前绝大部分已由矢状位 CT 重建取代。

寰枢椎的位置关系可由寰椎棘突椎板线的高度与寰枢椎棘突间距的比率来评估。这个比率正常值为 2。

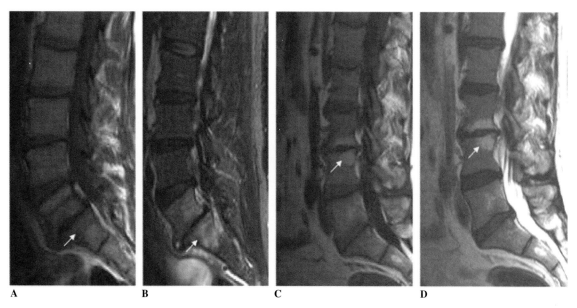

图 12.37.3 A）和 B）1 型形态学改变。由骨髓水肿导致的 T1W 相终板低信号改变，以及对应的 T2W 相（箭头处）高信号。C）和 D）2 型形态学改变。由骨髓脂肪浸润导致的 T1W 和 T2W 相均呈高信号

棘突椎板线与关节突线的距离也可以用来评估一侧关节脱位。这个距离如果发生明显变化，则提示脊椎存在旋转，高度屈曲损伤后存在单侧关节脱位。另一 C1-C2 的常见损伤是旋转半脱位，将在本章下文讨论开口位时提到。

C1 的后弓存在于枕骨及 C2 棘突之间。在正常人也经常见到椎体前弓与齿状突之间成角。C1 的后弓经常没有完全骨化或缺如，读片时应避免将其误认为骨折。C1 和 C2 棘突间距异常增宽（＞10 mm）可能见于其他 X 线平片未见异常但脊柱严重外伤的患者。

C2 椎体骨折的类型有很多种，必须仔细检查以去发现这些损伤。C2 椎体前下方的微小撕裂可能是骨折的唯一证据。仔细评估齿突环 C2 椎体上的投影（图 12.37.3）是十分有益的，如果投影不规则，则提示潜在骨折，尽管在许多病例中这种变化在没有外伤时也会出现。在一项有 165 例外伤病例的回顾分析中，41% 为齿状突骨折，38% 为创伤性颈椎前移（Hangman 骨折），13% 为伸展泪滴样骨折，6% 为过伸位脱位，剩余的是椎板或棘突骨折。同其他研究一样，其中无一例 1 型齿状突骨折，提示即使存在 1 型骨折，也是非常少见的。

齿状突骨折（图 12.37.4）

齿状突骨折分为三型：

◆ Ⅰ型：齿状突尖端骨折
◆ Ⅱ型：骨折线经过齿状突基底

◆ Ⅲ型：骨折线经齿状突体部（最常见，69%）

Hangman 骨折

创伤性椎体前移（Hangman 骨折）分为三型：

◆ Ⅰ型为无移位骨折
◆ Ⅱ型为移位骨折
◆ Ⅲ型为合并双侧关节突关节半脱位

下颈椎

下颈椎的损伤模式与上方两个水平不同。在诊断损伤之前，要先认识一些变异。如果没有病理性改变，通常 C4 和 C5 椎体要比相邻的 C3 和 C6 椎体稍小。这在儿童尤为明显，这可能是因为骨化过程中过度活动所致。通常情况下，椎体前后缘高度差异不应＞3 mm。如果超出这个范围，则提示前方楔形骨折。

Clay Shoveller 骨折累及 C6 或 C7 棘突（图 12.37.5）。在高度屈曲扭伤中，这种损伤的稳定性是好的。X 线平片通常无异常，可能能见到增宽的棘突间隙。也可能能见到屈曲型泪滴骨折的前下方小骨块，提示损伤不稳定，有可能合并神经功能异常，较特别的是前脊髓症候群。过伸型泪滴骨折骨块更小，更常见于上颈椎。移位不常见，神经系统异常也更少见。过伸扭伤患者的 X 线平片除非在伸直位拍摄，否则通常无明显异常。

侧位片观察小关节脱位的最明显表现是椎体半脱位。单侧损伤和双侧损伤各占一半。在双侧小关

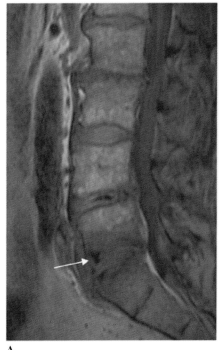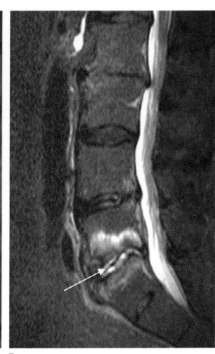

图 12.37.4 A）T1W 矢状位可见 L5/S1 椎间盘（箭头处）及终板异常低信号。B）T2W 可见对应的局部椎间盘、终板骨髓水肿，有轻微的椎前蜂窝织炎

节脱位的病例中，椎体半脱位的程度可达到 50%（图 12.37.6）。而单侧小关节脱位，移位程度通常＜25%，通常也不易被发现，特别是如果 X 线平片有旋转时就更不易诊断。一旦怀疑有小关节脱位，仔细检查能够发现其异常的具体情况。如果不怀疑有脱位存在，在纯侧位片上，右侧小关节应能够重叠左侧小关节。但如果考虑有单侧小关节脱位，一侧小关节则较另一侧前移。从斜方看，这些侧方结构看上去像一个领结。这些损伤往往与小关节骨折有关，在 CT 上能够更好地观察。这时在损伤节段，下方椎体的上关节突与上方椎体的下关节突不能很好地形成关节，这被称为小关节暴露征。斜位片可见悬浮的小关节失去正常的"瓦片房顶"结构。小关节骨折脱位大概占颈椎骨折的 7%。其中神经系统障碍发生率极高，在一些研究中甚至高达 90%，这在双侧损伤中较为常见。小关节复位后必须行 MRI 检查以排除椎间盘脱出导致的神经功能受损。

诊断颈椎损伤主要依靠检验椎体的序列性。伤后即刻，肌肉挛缩能使椎体保持正常解剖关系，掩盖损

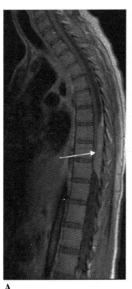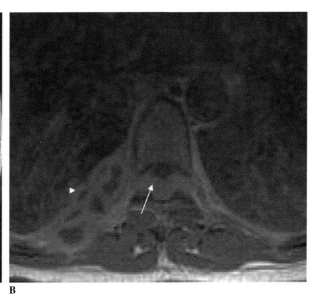

图 12.37.5 硬膜外及椎旁结核脓肿。A）矢状位 T1W 强化可见胸椎中段增强的硬膜外脓肿（箭头）。B）经下段胸椎轴位 T1W 强化，可见椎体右侧（箭标）及硬膜外脓肿（箭头）及边缘强化

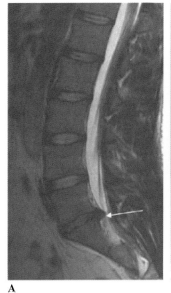
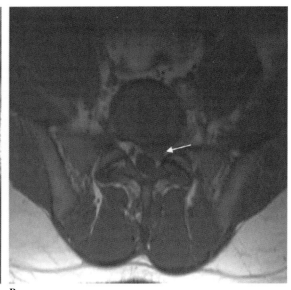

图 12.37.6　L5/S1 椎间盘突出。A）T2W 矢状位。B）T1W 轴位。左侧中央旁间盘突出（箭头处）。左侧 S1 神经根在侧隐窝内已消失。右侧 S1 神经根则可清楚辨别

伤的存在。伤后持续性疼痛表明有损伤漏诊，一些医院行过伸过屈位检查以排除异常节段活动。如果屈曲角度合适，下颌骨水平可以与水平线至少呈 66°角。此外，X 线平片还应检查椎体后缘成角和棘突张开角度的情况。后者则会在某一节段棘突间隙大于上方或下方 2 mm 时出现。椎体间成角＞3°则视为异常。如果这个角度达到 11°，则被认为失稳。

前后位

对标准颈椎前后位片应当沿着椎体侧边缘与棘突详细检查其对线情况。单侧小关节脱位时，棘突失去正常序列，这也可能是这类损伤的最明显表现。

侧柱的微小骨折可能仅能在前后位片上观察到。而在近 1/3 的骨折中，矢状位方向的骨折在侧位片上无异常表现，而绝大部分这种骨折是不稳定的。上部肋骨骨折一般由高速损伤引起的，这时可能发生低位颈椎骨折和大血管损伤。

应用前后位片观察椎弓根的情况也是最好的。颈椎一侧椎弓根缺如，可能是因为肿瘤破坏所致或先天的，尽管这种情况在胸椎或腰椎更常见。行前后位检查时将尾端屈曲有利于观察后弓，将头端屈曲则能更好地显露椎体的轮廓。一旦需要更好的成像，则 CT 能获得更好

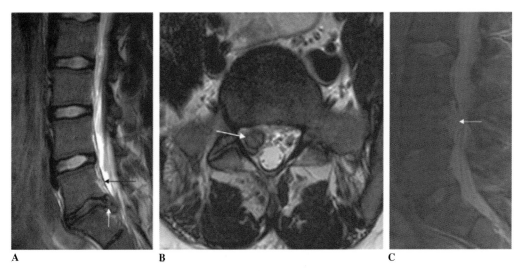

图 12.37.7　椎间盘脱出。A）T2W 矢状位。B）T2W 轴位像显示 L5/S1 椎间盘脱出（白箭头），将后纵韧带抬起（黑箭头）。S1 肢体轴位像上，椎间盘似乎分成两部分。C）分离的椎间盘。L4 椎体后方的椎间盘碎片（箭头处），其与母椎间盘缺乏连续性

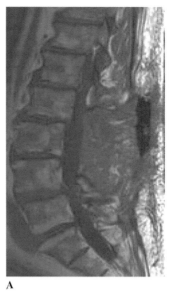
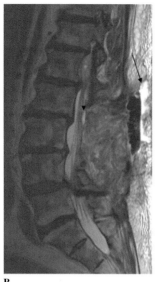

图 12.37.8 术后并发症。A）和 B）T1W 与 T2W 矢状位图像。一名患者行减压手术后出现皮下脓肿（箭头处），表现为气液信号。另外有少量硬膜外积液（箭标处）

的效果。

开口位

齿突的前后位片可以表示其与 C1、C2 侧块的关系。齿状突与侧块的距离不应＞7 mm（图 12.37.7）。C1 移位椎弓骨折（Jefferson 骨折）时该距离即会增加，此时 C1 侧块相对于 C2 朝侧方移位（图 12.37.8）。

典型的 Jefferson 骨折应在 C1 椎弓上有四处骨折，两个在前，两个在后，但往往看到的都没有四

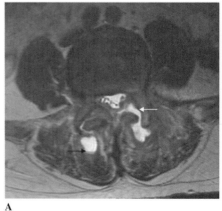
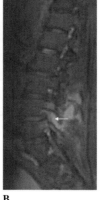

图 12.37.9 术后并发症。A）和 B）T2W 轴位及矢状位图像。一名患者行脊柱后路手术后，出现双侧关节突关节（白箭头）化脓性关节炎，表现为液体及碎屑信号（黑箭头）

个（图 12.37.9）。

如果后纵韧带撕裂，即使骨折不足四处，也是不稳定的。许多这种损伤在最初的 X 线片上并没有明显的移位。

如果在测量中发现左右两侧间隙不对称，但也没有明显增加，则表明 C1 在 C2 上有旋转。异常的旋转常由创伤、病毒感染或斜颈引起，特别是在小孩。双侧不对称在正常人正确体位时摄片时也可能出现。如果不能将这种旋转纠正到 15° 以内，只要有阳性体征就可称为固定的寰枢椎旋转半脱位，就应仔细鉴别是创伤性旋转还是由其他原因所致。旋转也会导致一侧侧块大小变大（片子上最远的），对侧侧块减小。而如果是真正的寰枢椎旋转半脱位，CT 检查可能发现小关节的骨折。但如果没有骨折，出血、关节内滑液充盈也可能导致旋转。CT 也能根据齿状突与椎体前弓的距离确诊固定的寰枢椎旋转半脱位。如果这个距离＞5 mm，则提示不稳定，需行手术治疗。

早期 X 线平片很难诊断无移位齿状突骨折。骨折往往发生在轴位上，因此，标准的轴位 CT 横截面图像很可能不能发现。冠状位 CT 重建则能显示骨折线；但截面必须足够薄以提供足够准确的信息和解决方案，避免人工格式转换时遗漏骨折。这些问题目前通过多层面CT 及正交体素获得等手段已经可以解决（图 12.37.4）。

X 线平片对 CT

X 线平片作为获得脊柱影像的主要手段已经有数十年，但毫无疑问的是，再好的拍摄技术，再准确的读片，还是会有大量损伤不能发现。损伤漏诊与患者年龄相关，可能达到 10%～20%。由于漏诊率这么高，出现了有关 X 线平片的争议，除了低风险损伤人群，对于所有患者是否都应跳过 X 线平片，直接行螺旋 CT 检查，尤其是对于多发伤患者，需行脑部、胸部及腹部 CT 或有其他损伤的情况。反对使用 CT 筛查的主要观点：是放射量过大，特别是对放射线敏感的甲状腺。

单层面 CT 首次出现时，是为了解决 X 线平片无法观察头颈或颈胸结合处的问题。随后随着螺旋层面 CT 及多层面 CT 的出现、1 mm 薄层扫描及各向同性体素保证了多平面图像的转换，可以更清楚地表现从枕骨大孔到 T4 之间的椎体。这些技术的应用使难以发现的细微骨折和脱位，特别是骨折累及椎弓根、后柱及后弓，都能够被发现，其敏感性达到 95%，特异性达到 93%。

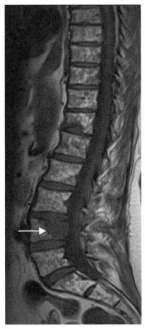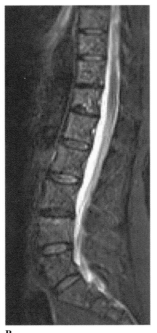

图 12.37.10 A）和 B）由于骨髓瘤侵犯，T1W 和 T2W 相骨髓均呈现杂色。L4 椎体大骨髓瘤（箭头处）

CT 技术及计算机处理能力的提高使多层面 CT 的各向同性体素成像变得简单。这意味着：现在扫描的层面已经薄到可以在原始体素数据基础性多层面格式转换（图 12.37.10）。不单单是矢状位或冠状位重建，现在斜位或三维重建也已成为可能。而三个主要平面，轴位、冠状位、矢状位则可完整获得，并为不同骨折的诊断和分析提供依据（图 12.37.11）。CT 区别于普通 X 线平片的最大优点在于其可在轴位上获得信息，这使 X 线平片完全不能与之相比，轴位像可以清楚地

显示骨性管道及骨折与管道的关系（图 12.37.12）。

磁共振成像对计算机断层扫描

MRI 主要用于评估脊髓情况、神经功能受损患者的椎间盘突出情况及韧带结构的情况。

怀疑脊髓损伤、韧带损伤或神经根病变、渐进性神经功能障碍，是行 MRI 检查的四个主要指征，其中，渐进性神经功能受损是行急诊 MRI 的适应证。选择最优化的检查序列对于最大化检查收益十分重要。但颈椎 MRI 检查的最基本序列应包括 T1 加权矢状位相、T2 或更好的压脂矢状位相、T1 或 T2 的轴位或 T2 的梯度回波序列相（GRE-T2），抑或是以上所有。进一步的检查序列则需要视临床情况决定，如果确实需要，则可安排特定的检查。例如，如果怀疑神经根撕脱伤，则应对神经根行特定的斜位 T2 或 T2 加权序列检查。

T1 相在表现解剖结构上具有优势，例如，矢状位 T1 相能完美描绘出前纵韧带的结构。而短反转恢复序列或 T2 抑脂相对于诊断骨髓水肿及微骨折十分重要。在对照患者中，CT 和 X 线平片对重大损伤有 0.5% 的漏诊。

其他应行 MRI 检查的指征包括：

◆ 弥漫性特发性骨质增生症和强直性脊柱炎
◆ 脊髓损伤但无神经放射症状
◆ 椎动脉损伤，创伤性脊膜膨出，神经根撕脱伤后脑脊液漏，创伤后瘘管形成，脊髓空洞积水症，脊髓软化

后方棘间韧带位于棘突和椎板之间，在矢状位上它没有前纵韧带或后纵韧带明显，但如果有其他损伤，

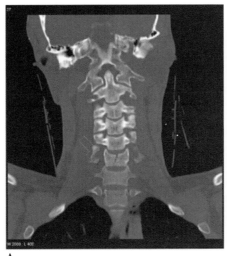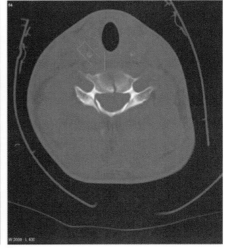

图 12.37.11

A   B

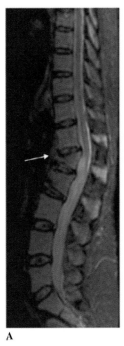
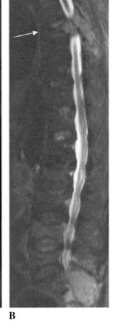
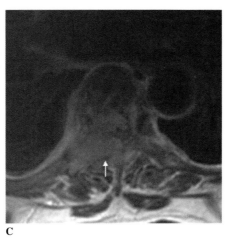

图12.37.12 A）创伤患者 L1 椎体良性压缩（箭头处）。B）和 C）肾癌脊柱转移患者 T8 椎体恶性压缩，合并脊髓受压。肿瘤侵犯到右侧椎弓根及横突，局部软组织肿物压迫硬膜囊及脊髓（箭头处）

该位置的异常信号或血肿则提示断裂和潜在不稳定。除了评估纵行韧带及棘间韧带，还应检查椎旁软组织和脊髓（图 12.37.13），椎体骨折很可能合并椎旁血肿。血液的 MRI 信号特征多变，与时间也相关，这是因为红细胞释放出氧化血红蛋白，通过降解，逐渐变为脱氧血红蛋白，高铁血红蛋白，直至最终的血铁黄素，以上各种成分在 MRI 上的信号都各不相同，各有特征。

胸腰椎

胸腰段脊椎损伤约占所有脊柱损伤的 60%。在成年人中，90% 的损伤发生在 T11 到 L4，其中绝大部分在 T12 和 L2。而在儿童中，在 L4 和 L5 较多。标准的诊断方法包括前后位及侧位片，此外可补充锥体侧位。

MRI 上，轴位相可以最好地展示椎旁、椎管区域及脊髓。血肿在椎管内还是很常见的，特别是在硬膜外。硬膜外血肿可能对脊髓有压迫，导致脊髓反应性水肿，在 MRI 对液体敏感的序列上表现为脊髓内高信号。鉴别其与脊髓出血主要通过辨别水肿和出血的不同信号特征。最后，评估骨性结构，正如之前提到的，MRI 在诊断骨折上相对不敏感，即使是短反转恢复序列。典型的骨折信号特征为 T1W 相上低信号线（图 12.37.14），而在 T2 相及其他液

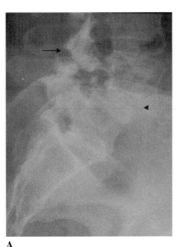
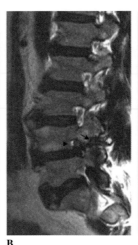
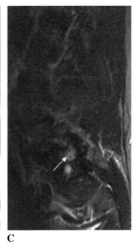

图12.37.13 峡部裂。A）在下腰椎侧位 X 线片上可见 L4/L5 处峡部裂（箭头处），合并 I 度椎体前移（箭标处）。B）T2W 矢状位相见 L4/L5 阶段慢性峡部裂，椎间孔偏斜（箭标处）。C）短反转恢复矢状位可见因应力改变所致的峡部高信号

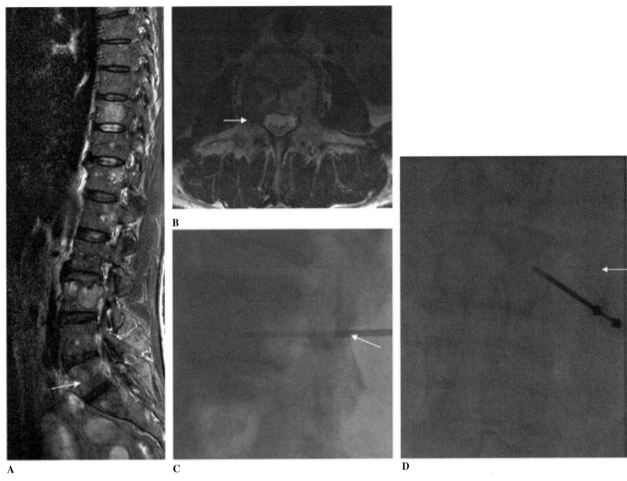

图 12.37.14　A）和 B）短反转恢复矢状位和 T2 轴位相可见脊柱转移性病变（箭头处）。C）和 D）为经椎弓根 X 线透视引导的检查入路。一名咽癌患者用骨活检系统行 L3 椎体活检的正侧位片

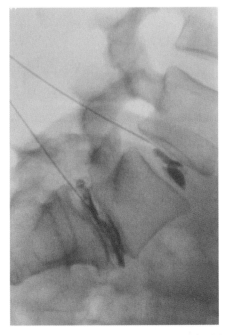

图 12.37.15　侧位腰椎间盘造影，可见 L4/L5 水平为正常造影剂填充，L5/S1 为纤维环撕裂的突出椎间盘退行性填充

体敏感的序列则呈高信号（图 12.37.15）。如果使用抑脂序列，则脂肪信号会被抑制，骨折和微骨折产生的液体信号则被加强，能有效提高诊断效率。

前后位片

在前后位投射时，椎体的边界由于后方结构的重叠很难辨别清楚。仔细辨别椎体上缘与下缘有助于发现楔形骨折；但从侧位片上，这更容易发现。胸椎上部很难从侧位观察；因此，这个部分在前后位上必须仔细检查。前后位上椎体损伤的表现包括椎旁血肿、顶端覆盖及纵隔增宽。这些都是血管损伤的表现。主动脉破裂会在 X 线平片上出现很多表现，但最有诊断价值的是食管或气管偏向右侧、顶端被覆盖及左主支气管受压；右侧椎旁线在其全程都紧紧贴在脊柱边上，而左侧椎旁线则稍偏外，由于主动脉的原因，这种移位最多可达 1 cm。这个距离局部增大可由椎旁积血或积脓造成。由主动脉膨大或出现大骨赘造成移位

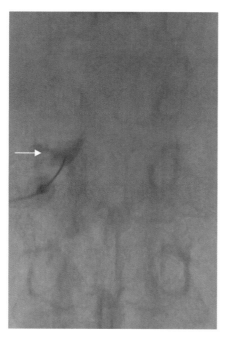

图 12.37.16 小关节造影。左侧 L2/L3 关节突关节被造影剂充盈。针尖位于关节下方隐窝内,造影剂将关节外貌准确显现(箭头处)

通常更常见,并且常倾向于弥散而不是局限。在膈肌下方,腰大肌阴影也有助于诊断椎旁肿物或血肿。在 70% 的病例可以辨别左侧腰大肌影,而右侧腰大肌影则变异很多,有 60% 的正常人见不到。腰大肌影增大或模糊提示腹膜后出血可能。

分析前后位片时,也应评估肋椎关节、椎弓根、横突及棘突。通常椎弓根呈椭圆形,而棘突呈泪滴状。对这些结构的边缘都应仔细观察以排除骨折。从 T1 到 L5,椎弓根距离逐渐增宽。伤后椎弓根距离增宽,

如果比相邻阶段宽 4 mm 以上,则提示爆裂骨折累及后柱。而横突骨折则应对可能并发的肾损伤进行检查。

侧位片

椎体前后边缘应在侧位片上进行比较。轻度的前方楔形是可以接受的,但前后缘高度差应<3 mm(图 12.37.16)。如果发生更加严重的楔形骨折,其椎体后缘会被回拉进椎管。而最常见的回拉的部位是椎体的后上缘。而骨块被回拉的表现包括椎体后缘后凸畸形,这可能与前方失去正常皮质和椎体后缘成角相关,后者可能>100°。其次常见的是椎体上方和下方边缘来源的骨块。CT 能够准确评估移位骨块的情况及椎管受压的情况,但后者与神经功能受损的程度并不完全平行。椎缘骨可能被认为是压缩骨折。但它有更圆的外观,而皮质骨折块往往被突出的髓核隔离开来(图 12.37.17)。

一旦力的支点前移至椎体前方,就发生"安全带"骨折或 Chance 骨折(图 12.37.18)。分离暴力将撕裂棘间韧带,导致小关节半脱位或椎体的水平骨折,累及椎弓根和椎板。而椎体的高度有可能特征性地增高。

胸椎病理性骨折的最常见病因为骨质疏松。其中最常见的为绝经后骨质疏松,但必须仔细检查和排除骨髓瘤引起的骨质疏松。多发骨质疏松骨折通常是连续的。如果在 X 线平片上观察到骨折累及椎弓根(多发性骨髓瘤多见)、皮质破坏及软组织肿物,则应考虑恶性可能。MRI 可以作为鉴别良恶性病因的手段,并且它也能鉴别骨质疏松骨折是新鲜的还是陈旧的。

椎弓峡部移位骨折在 X 线平片上也能观察到。而无移位骨折在侧位片或 45°斜位上可能更容易观察

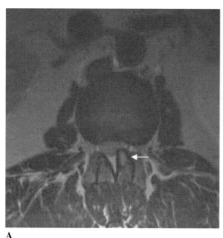

A

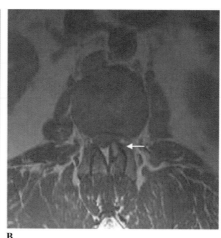

B

图 12.37.17 L3/L4 左侧棘突间小关节囊肿(箭头处)。T2W(A)和 T1W(B)轴位 MRI 可见小关节囊肿高信号,提示存在内出血

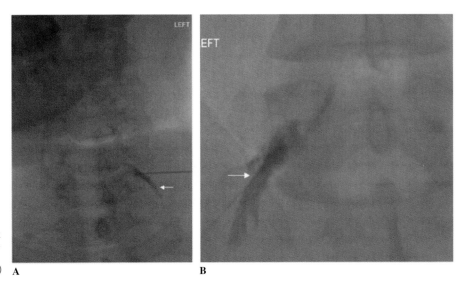

图 12.37.18　神经根阻滞。A）颈神经根阻滞。B）腰神经根阻滞。增强后可见神经根管。神经为充盈缺损（箭头处）

A　　　　　　　　　　B

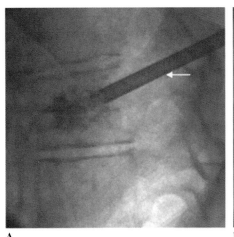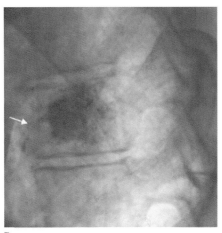

图 12.37.19　A）外侧椎间盘造影可见 11G 椎体成形管（箭头处）在 D12 椎体注入骨水泥。B）可见椎体内骨水泥填充好，轻微溢至椎旁静脉

A　　　　　　　　　　B

到。这种技术目前已经被 CT（图 12.37.19）和 MRI 所替代。考虑到 MRI 的高敏感性和无放射，笔者认为，MRI 是最有诊断价值的影像技术。由于这类患者往往较为年轻，如果怀疑峡部骨折，无明显异常的 X 线平片对于进一步鉴别诊断的价值不大。矢状位 T1 加权相可显示峡部的中等信号的病变，是最方便评估峡部的影像学手段。在绝大部分情况下，峡部明亮的骨髓信号中断都能在矢状位 T1 加权相中看到。MRI 的益处还在于其能够显示邻近椎间孔及因脊柱前移导致的神经根受压（图 12.37.20）。峡部裂节段退行性椎间盘病变也能被诊断。创伤性椎体前移和退行性病变的区别在于其椎管的前后径相对是增加的。矢状位短反射恢复相或抑脂相可见损伤修复过程中邻近节段骨髓水肿，但这并不常见。在某

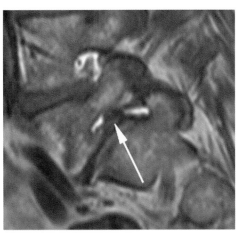

图 12.37.20　移位的峡部裂合并神经根受压。箭头处为扭曲的椎间孔出口处扭曲肿胀的神经根

些情况下，在没有明确骨折的前提下，椎弓峡部仍可见高信号，被称为应力反应。对于受训的运动员，仔细鉴别这种损伤非常重要，因为调整训练项目能够预防明显的骨折的发生。而对于峡部骨折明显的患者，CT在治疗效果的观察上是优于MRI的。骨扫描，特别是与单光子发射CT（SPECT）合用，在损伤修复区摄取明显增加，这些技术对骨折前期也非常敏感。

骶骨、骶髂关节和尾骨

X线平片上观察骶骨是十分困难的，因为骶骨的解剖结构被前方的软组织遮挡了。观察时应特别注意骶骨的外侧缘及弓状线的完整性（图12.37.21）。这两条线中任一条模糊或中断，则需行CT的横断层面成像或MRI（图12.37.22）。

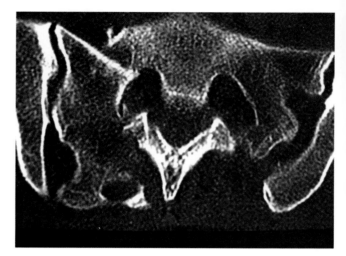

图12.37.22　轴位CT显示骶骨骨折后弓状线断裂

骶骨骨折多发生于骨质疏松者。单翼或双翼均可骨折，读片时经S2水平的横断骨折可见经典的"H"或Honda征。这些骨折在MRI上观察更加容易。这些患者也容易发生耻骨支骨折。

尾骨痛在人群中是很常见的，特别是在摔伤后或分娩后。这些情况下影像学结果帮助不大。如果病史及直肠指诊怀疑恶性，则应行CT或MRI检查。

拓展阅读

Bohrer, S.P., Chen, Y.M., and Sayers, D.G. (1990). Cervical spine flexion patterns. *Skeletal Radiology*, **19**, 521–5.

De Smet, A.A., Robinson, R.G., Johnson, B.E., and Lukert, B.P. (1988). Spinal compression fractures in osteoporotic women: patterns and relationship to hyperkyphosis. *Radiology*, **166**, 497–500.

Gisbert, V., Hollerman, J., Ney, A. (1989). Incidence and diagnosis of C7-T1 fractures and subluxations in multiple trauma patients: evaluation of the Advanced Trauma Life Support guidelines. *Surgery*, **106**, 702–9.

Griffen, M.M., Frykberg, E.R., Kerwin, et al. (2003). Radiographic clearance of blunt cervical spine injury: plain radiograph or computed tomography scan? *Journal of Trauma-Injury Infection and Critical care*, **55**(2), 222–7.

Sliker, C.W., Mirvis, S.E., Shanamuganathan, K. (2005). Assessing cervical spine stability in obtunded blunt trauma patients: review of the medical literature. *Radiology*, **234**(3), 733–9.

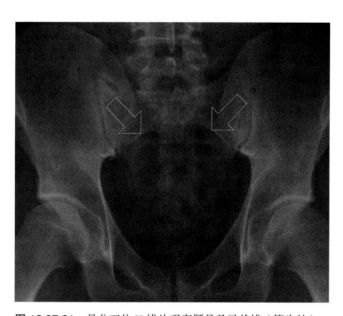

图12.37.21　骨盆正位X线片观察骶骨及弓状线（箭头处）

12.38
创伤性颈椎损伤的急救治疗

Jen R. Chapman • Richard J. Bransford

（徐春归 译 党 育 张殿英 审校）

要点

- 对意识不清的患者应行颈部 CT 扫描
- 对脊髓损伤的患者，如果条件允许，应行急诊 MRI
- 尽量避免颈部屈伸位影像
- 对脊髓休克的患者应避免过度输血，但可以考虑给予肾上腺素；一般不给予大剂量的类固醇类药物
- 对颈椎脱位应尽快复位，对神经功能正常的患者，如果可能，复位前应行 MRI 检查
- 牵引时不要造成分离损伤
- 创伤性椎间盘突出、硬膜外血肿扩散、椎板凹陷骨折或复杂的关节突骨折脱位，需要紧急手术治疗

院前救护（框 12.38.1）

对于脊髓损伤和颈部畸形的患者，转运前给予常规对合及保护性固定是有益的。

对于儿童，将其安放在传统的背板上会导致脊柱后凸，因为儿童的头颅占身体的比例相对于成人要大很多。使用不衬垫头部的特殊背板或在患儿躯干下垫

框 12.38.1　院前救护

- 现场处理：
  - 高度小心可能存在的颈椎损伤
  - 按照 ATLS 指南解救患者
- 患者转运到硬板上
  - 儿童使用不衬垫头部的硬板，避免颈椎过度屈曲
- 转运患者时使用硬颈托及绷带，沙袋可用可不用
- 转运前检查记录肢体的基本神经功能状况

一块折叠的毯子，可以避免此种情况的发生。

原则上对创伤患者出于复位的考虑，应使其仰卧位躺在硬板上，除此之外的体位比较少见。对于神经功能完好的患者，如果他们的生命体征平稳，出现了明显的颈部畸形及疼痛，如强直性脊柱炎患者，现场最好将其于半坐位使用沙袋和折叠的毛巾固定，以适应他们的脊柱的畸形。询问患者受伤前的姿势、颈部的对线对位及舒适的体位，可以帮助固定患者，因为对于已有颈部畸形的患者，操作不当会使脊髓进一步损伤，使神经系统功能恶化。

急诊诊断方法（框 12.38.2）

临床评估

对于意识不清的患者，应尽快拍摄急诊头颅 CT，以排除颅内损伤，并向尾端延伸，观察颈髓有无损伤。这样可以观察整个颈髓以及颈胸结合区。

多人合作按顺序检查患者体征，注意保护脊髓。在触诊颈部时，应松开颈托。在所有创伤患者，检查时必须严格保护脊髓，直到影像学和临床上排除了脊髓损伤。然而，患者平躺在硬板上>4 小时会增加骶部或枕部发生褥疮的风险。

神经功能检查首先是精神状态及颅神经功能的检查，然后根据美国脊柱损伤协会（the American Spinal Injury Association，ASIA）1992 年建立的原则进行脊髓功能的全面检查（图 12.38.1）。检查中需考虑镇静剂、肌松剂及肢体损伤对于运动力量定级的影响。创伤患者正规神经功能评估通常应包括肛门括约肌区感觉、肛门括约肌自主收缩、随意收缩以及球海绵体肌反射检查。对于神经功能受损的患者，需要确定感觉和运动损伤水

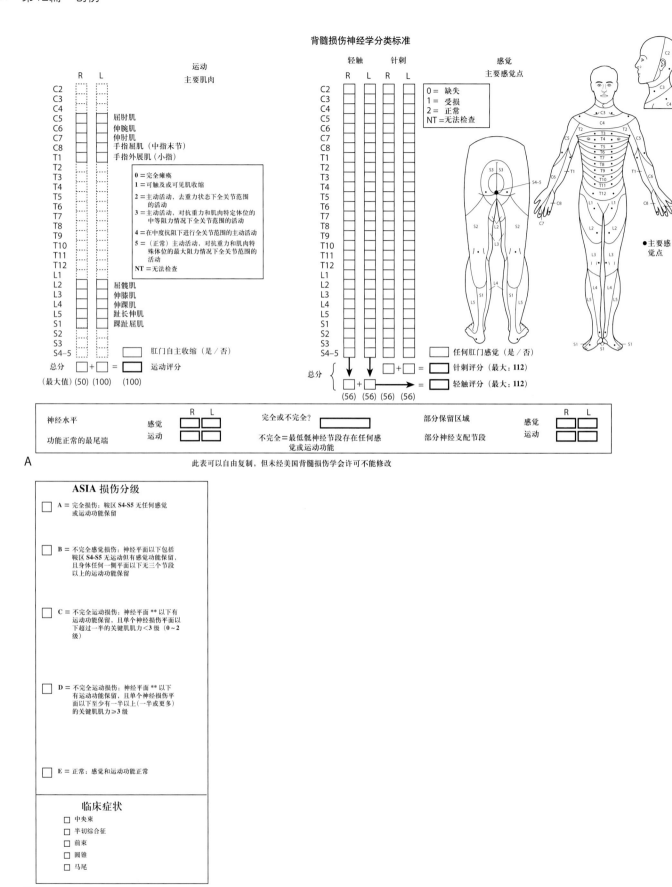

图 12.38.1 A）创伤后运动和感觉神经检查清单。B）神经损伤测量表

平。进一步区分完全或不完全神经损伤，对于确定治疗时机和患者的预后十分重要。重复神经功能检查及记录对于排除可能发生的神经功能恶化是必要的，例如，硬膜外血肿扩展或脊椎复位不良。球海绵体肌反射存在提示脊髓休克不存在或得到缓解。如同脊髓休克后的神经功能受损，不完全脊髓损伤后也可能恢复部分神经功能。马鞍回避表现为肛门括约肌自主收缩功能、肛门周围感觉和踇趾随意屈曲功能的保留。

影像学检查

数十年来，高级创伤生命支持技术的 ABC 原则对创伤患者推荐拍摄三种基本影像，包括胸正位片、骨盆正位片和颈椎侧位片。快速影像获取 CT 扫描技术的成熟如螺旋 CT，可以提供头部、颈椎以及包括骨盆的躯干影像，在急诊科室已基本取代了传统的影像。尽管有这些先进的技术，颈椎侧位片始终是很多创伤中心最常用的检查手段（图 12.38.2）。

颈椎移行处的明显损伤（枕颈移行处和颈胸移行处颈椎）是颈椎损伤中最常被忽视的，因为传统影像不能反映这些部位。相对于传统影像，螺旋 CT 更加精细且节省时间，对于患者来说是最经济的；唯一的弊端是患者接受射线比较多。医师需要知道，某些颈椎损伤不一定能在轴向 CT 片上反映出来，例如，Ⅱ 型齿状突骨折和分离损伤。连同矢状面和冠状面的重建影像，可以建立创伤患者的三维 CT 影像。特定部位的精细 CT 扫描可以帮助诊断特殊部位的损伤，如颅颈脱位。

急诊 MRI 扫描用于检查：有颈髓损伤，未明原因的神经功能损伤，体征与神经损伤层面不一致，以及神经功能恶化（图 12.38.3）。除 MRI 禁忌证如体内存在刺激器、起搏器、磁性夹子等异物之外，在脊髓有非骨性侵犯的患者，应立即行 MRI 扫描。在 MRI 禁忌的患者或没有 MRI 设备时，可以考虑行急诊 CT 脊髓造影。尽管矢状面 MRI 扫描如 T2 加权像能反映间盘 - 韧带损伤，但这种影像通常不在急诊获得。

活动位放射影像，如颈椎侧位屈伸影像，对于评估稳定性比较有效。然而，为了获取这种影像，患者必须意识正常，并且已在正规 X 线平片的基础上做过全面的神经系统检查。最近研究发现，在钝物伤患者，如果 CT 没有发现神经功能异常，随后的屈伸活动位影像也不能发现异常。而最近的另一个证据也表明，在钝物伤患者，初始采用 CT 扫描就能发现所有颈椎不稳损伤。随后直立位的影像不能发现其他损伤，却明显延迟了脊椎异常的排除。

在急诊科室，为了避免检查过程中不能满足前面提到的所有指标而引起神经功能的恶化，我们建议不做常规的急诊屈伸影像。而且，在急性颈部扭伤患者，损伤后其颈部不能正常活动，所以检查没有意义。我们建议给予患者颈托固定，在伤后 1 ~ 2 周再行屈伸影像检查。

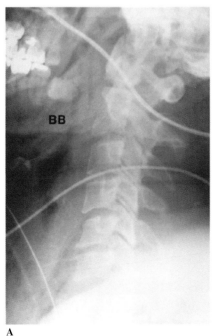
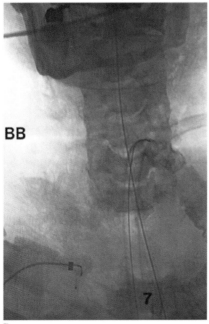

图 12.38.2　A）这是一名 38 岁男性患者的颈椎侧位片。该患者是在自卸车装载货物事故中受伤的。这张片子上不能看到 C7 节段。根据这张片子就排除脊髓损伤是错误的。B）同一名患者颈胸关节的正位片，显示 C6-C7 节段的分离移位损伤

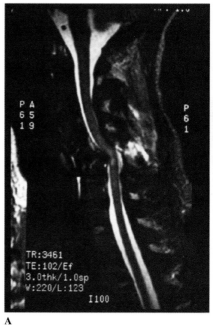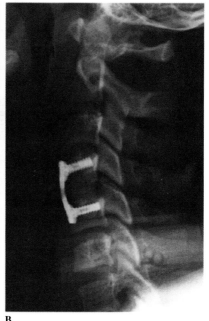

A   **B**

图 12.38.3 A）这是一名 42 岁女性患者，在发生车祸伤后，其颈部疼痛反射增强，但没有肢体运动或感觉功能障碍。在尝试双侧关节突关节闭合复位之前，进行了急诊 MRI 扫描，以排除创伤性颈椎间盘突出。这个矢状位 MRI 显示 C4-C5 脱位，脊髓受脊柱移位及 C4-C5 椎间盘压迫。在有颈椎脱位分离而没有明显神经损伤的患者，急诊神经影像如 MRI 能够帮助做下一步处理。对这名患者如果行闭合复位，可能导致 C4-C5 椎间盘向后脱入椎管，造成脊髓损伤。B）治疗包括急诊前方 C4-C5 椎间盘切除，椎间融合，钢板固定。患者术后仍有脊髓病表现，但肢体感觉和运动功能正常

对于颈椎创伤后有精神状态异常的患者，应该考虑有无椎动脉损伤。对于有明显颈椎脱位和横突骨折脱位的患者，医师应评估患者有无椎动脉损伤。任何进入横突孔的骨折或表现为骨皮质跳跃的有明显移位的骨折，都可能存在明显的或隐匿的椎动脉损伤。血管造影是诊断椎动脉损伤的金标准，然而，新的 16 排 CT 血管造影的敏感性和特异性也很好，而且可以在主动脉造影的同时进行脊椎血管造影（图 12.38.4）。在颅内血流异常尚无明显表现的患者，MRI 血管造影以及多普勒超声检查是评估病情的无创检查方法。对于有明确椎动脉损伤的患者，3 天以上的经颅多普勒超声检查可以用来监测和评估栓子情况。治疗选择包括观察、抗血小板药物、抗凝药物以及血管内治疗。对于大部分无症状的椎动脉损伤患者，尽管有些学者支持抗血栓治疗，但还缺乏指导治疗的临床 I 级证据。

急诊治疗措施

复苏

在经历短暂的高血压后，脊髓休克导致迟缓性麻痹、全身血管阻力下降和低血压。在 T6 水平以上的胸髓损伤患者，其心脏失去交感神经支配，导致心动过缓及低血压。神经源性休克可以掩饰其他由于创伤导致的低血压。有神经源性休克的患者对于持续静脉输液通常没有反应。为了复苏患者而过量输液会导致肺水肿及充血性心力衰竭。静脉一次性大剂量给予肾上腺素或连同多巴胺一同静脉滴注可以改变神经源性休克引起的不良的血流动力学效应。

急诊药物治疗

一些急救中心给予脊髓损伤患者糖皮质激素治疗。其依据是：动物实验发现，糖皮质激素可以稳定神经细胞膜，阻止不可控制的细胞钙内流，降低溶酶体的酶活性，并减少水肿和炎性反应，从而减少脊髓的二次损伤。

两项多中心研究结果表明，给予起始剂量 30 mg/kg 的高剂量的甲泼尼龙 1 小时，然后给予 5.4 mg/(kg·h) 的剂量 23 小时，对于 8 小时内脊髓损伤的成年患者是有用的。然而，这些研究的数据分析

框 12.38.2 急诊室治疗原则

- 颈椎损伤早期诊断和治疗
- 一系列的神经功能检查和记录
- 影像学评估：
  - 首先是侧位 X 线片（可选择）
  - 头部和颈椎螺旋 CT 扫描，直到 T1/T2 椎间盘（最好）
  - 注意非连续性损伤（40%）
- 避免进一步损伤：
  - 使用颈托、沙袋制动或牵引，将患者移动离开背板

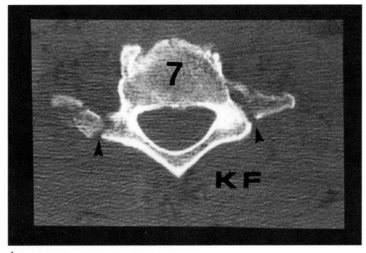

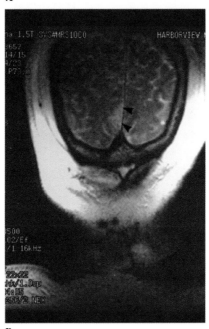
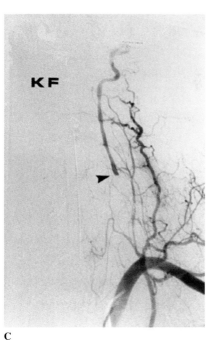

图 12.38.4 A）这名 52 岁的男性患者从高处跌下 24 小时后有颈部疼痛和意识错乱。CT 扫描发现了一个小的 C6-C7 骨折脱位移位。轴向片显示双侧 C7 横突骨折。B）头颅 MRI 扫描显示单侧小脑信号改变（箭头所示），与卒中表现一致。C）脊椎动脉造影证明双侧椎动脉损伤，血流完全受阻（箭头所示）。对该患者行紧急手术固定颈椎骨折后给予抗凝药物治疗

方法以及出现的不良反应（如胃出血和感染）引起了越来越多的关注。由此导致了静脉内类固醇治疗脊髓损伤只作为一种治疗选择。然而，对于脊髓神经根损伤或弹道伤患者，几乎所有学者都认为，甲泼尼龙对神经功能缺损的恢复没有作用。

新的有前景的基于药物的治疗方法包括：抑制髓磷脂介导的神经再生的治疗策略，减少凋亡启动的神经保护策略，针对阳离子 / 谷氨酸毒性的靶向策略，抗炎症反应策略，以及稳定受损细胞膜的策略。所有这些方法都在实验阶段，临床应用尚有待时日。

在其他方法中，低温治疗引起了很多人的关注，因为据说其在一些高位损伤患者比较有效，但之前的研究并没有证明。一些较大的脊柱学会通过正规重复的回顾性研究，对急性脊髓损伤患者采用低温治疗的优点给予了否定。尽管我们在治疗急性脊髓损伤的认识上有发展的余地，但目前的治疗结果不是很明朗。因而目前治疗的药理评估集中在血压的正常化、纠正贫血和缺氧上，以提高脊髓的血流灌注。

初步处理（框 12.38.3）

应当避免过伸成人颈椎，因为这样会增加椎管狭窄的风险。成人黄韧带内折会使椎管狭窄的风险增加 19%。

在脊髓损伤患者，及时去除持续压迫脊髓的物质对于神经功能的恢复是有意义的。动物实验表明，

在损伤后 6~8 小时的短暂时间窗内去除脊髓压迫，可以逆转脊髓损伤。在临床实践中，很难在这么短的时间内采取治疗措施，与其他挽救患者生命的复苏措施也有冲突。然而，在有颈髓损伤的患者，颈椎牵引可以间接有效地减小受损脊髓的压力。

颈椎移位复位后牵引，通过减少椎管内骨性突入以及展平内折的黄韧带，可减少对脊髓的压迫。在完整尸体上采用头颅牵引减少压迫导致的颈椎管生理性狭窄，椎管狭窄可以减小 12%。类似地，韧带切开可以减少由于颈椎爆裂骨折和关节突关节脱位导致的椎管受压。

颈椎牵引不适用于分离损伤或强直性脊柱炎骨折患者。其相对禁忌证有：颅骨骨折、颈髓分离损伤，如在枕颈分离和不能药物镇静的激动的患者。在没有意识或已经麻醉了的颈椎脱位患者，如果没有脊髓损伤，对其进行复位可能会损伤脊髓，应该在脊髓监测下或在已行神经影像学检查排除椎间盘突出后进行。

颅骨牵引应使用合适的器械，如 Gardner-Wells 钳或晕轮式矫形器（图 12.38.5）。这些器械须与 MRI 相容，这样才不会对脊髓损伤的患者的神经影像检查造成干扰。对创伤患者不建议使用头颅悬带，如缚头带，因为可能会造成气道挤压、呼吸困难，而且它们有安全使用的体重限制（框 12.38.4）。

传统的 Gardner-Wells 钳不适用于儿童患者，但晕轮式矫形器可以使用。闭合复位成功与损伤后时间、监测下的肌肉松弛和止痛有关，并通过肩部下拉和透视提供对照。手法复位通常比较困难。建议重复检查神经功能，以减小容易遗漏的二次牵拉导致神经功能恶化的风险。

晕轮式矫形器的放置比 Gardner-Wells 钳的放置要复杂，需要至少一名助手或专用的矫形器固定板（ACE-Fisher）。背部开口的圆环由于使用更加方便且患者舒适度提高而受到越来越多的欢迎。对颈椎脱位进行闭合复位时，使患者仰卧在担架的硬垫上，双上肢通过肩部缠绕绳子或外科绷带向尾端牵拉。对于敏感的患者，我们建议静脉给予止痛药和肌松剂，并通过鼻腔吸氧。生命体征的监测如自动测量血压、脉搏及氧饱和度对于镇静剂的剂量调整是有帮助的。患者保持清醒状态很重要，这样可以在闭合复位的过程中提供神经功能反馈。

在颈椎牵引过程中应避免过度牵引。我们建议牵引重量从 2~5 kg（5~10 磅）开始，测量侧位片椎体间的距离，直到增宽 >1.5 mm。特别要注意的是枕颈关节的评估，以防枕颈关节脱位漏诊。如果没有过度牵引，牵引重量以 2~5 kg 递增，同时监测评估临床

框 12.38.3　颈椎脱位的处理

◆ 急性闭合复位：
  ● 适应证：
    － 关节突半脱位/脱位
    － 爆裂性骨折突入椎管造成压迫
  ● 禁忌证：
    － 颅骨骨折或分离性创伤
    － 强直性脊柱炎（相对的）
◆ 时机：
  ● 初始复苏完成以后
  ● 在清醒可以配合的患者，在 MRI 扫描前复位
◆ 注意事项：
  ● 急诊室透视下紧急复位是安全有效的
  ● 在有颈椎脊髓损伤患者优先的治疗方法
  ● 这类损伤常常伴有颈椎椎间盘损伤（22%~50%）

框 12.38.4　颅骨牵引闭合复位技术

◆ 由有经验的医师操作
◆ 透视设备
◆ 止痛/镇静/脉搏血氧监测
◆ Garner-Wells 钳：
  ● 碘伏冲洗
  ● 1% 利多卡因
  ● 外耳道后 1 cm
  ● 耳朵以上一指宽
  ● 如果估计重量较重，使用新的不锈钢钳子
◆ 轴线牵引从 5 kg 重开始：
  ● 头部在牵引轨道上处于屈曲位，每 5~10 分钟增加 5 kg 重量
  ● 每一步都评估神经功能和影像学变化
  ● 可能需要 65 kg 的牵引重量
◆ 在以下情况下停止牵引：
  ● 神经功能受损——转移到 MRI 室或手术间
  ● 机械故障
  ● 损伤节段椎体分离 >1 cm
◆ 颈椎得到复位后：
  ● 减小骨骼牵引的重量到 10 kg 以下
  ● 降低牵引轨道到水平角度
  ● 在肩胛间区下面衬垫以保持颈部伸展
  ● 将患者安放在 Rotorest 型床上（最好）

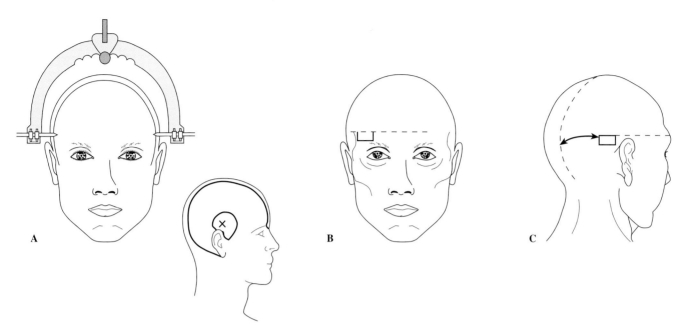

图 12.38.5 A）这张图描绘了头颅骨牵引器械如 Gardner-Wells 钳的理想放置位置。理想情况下，钢针进颅点在外耳道上方 1 cm 处，但在颅骨赤道线以下，这样可以保证钢针在颅骨的外面板层。B）和 C）晕轮式矫形器的钢针的进颅点，最好在此图的方框内。前方钢针应避免眶上神经和内侧的额窦及外侧的颞窝。后方钢针放置在乳突上后方。晕轮式矫形器应低于头颅的赤道线，以减少钢针脱出

表现和影像学变化（图 12.38.6）。在老年患者和高位颈椎损伤患者，通常只需要较小的重量就可以达到理想的复位。颅骨牵引的重量通常不应超过身体重量的一半到 2/3，大约在 45 kg。牵引角度的改变使颈部更加屈曲能够帮助解除关节突绞索。屈曲型损伤复位通常需要颈部屈曲来解除关节突绞索，从而恢复到正常的位置，颈部直线牵拉不能做到这些。闭合复位失败的可能原因有：肌肉没有完全松弛、侧块粉碎性骨折脱位或是颈胸关节的脱位。

对颈椎脱位复位的时机和技术问题一直存在争议。复位的一个推测的风险就是：椎间盘脱入椎管内有可能造成神经的二次损伤。神经影像，特别是 MRI 扫描，可以在复位之前排除潜在的脊髓压迫（见图 12.38.3）。然而，拍摄神经影像会推迟颈椎的对合并因此间接延迟脊髓减压的时间。而且，将颈椎脱位不稳的患者从担架上抬到摄影台上存在一定的风险。

关于时间冲突的问题，很多研究认为，立即闭合复位对于 80% 以上的患者都是安全有效的治疗措施，患者可能很少会经历二次神经损伤。10%～25% 的患者复位后拍摄 MRI 发现有颈椎间盘突出，但这些损伤大都不会压迫脊髓。不难理解，颈椎椎间盘突出在单侧关节突脱位患者中的发生率高于在双侧关节突脱

位。基于这些临床经验，人们广泛接受以下操作规程：对神经损伤患者在 MRI 扫描之前可以使用正规骨骼牵引程序对脱位行紧急复位。而在神经功能正常的患者，如果条件允许，可以考虑在复位之前行 MRI 检查。在有意识障碍的患者，当怀疑同时存在脊髓损伤时，呼唤患者以了解患者的判断力，再决定是否行急诊牵引复位。一般来说，对有颈椎脱位的患者不予复位其风险要超过进行适当闭合复位的风险。如果神经影像已经确认有创伤性颈椎间盘突出压迫脊髓，建议进行前方手术减压融合，而不要进行闭合复位。类似地，对闭合复位失败的患者应该考虑急诊手术复位固定。

对于颈椎损伤不稳不宜早期外科稳定牵引的患者，可以考虑姑息的替代方法。在脊髓损伤不宜早期手术的患者，为了减少长期卧床引起血栓、褥疮以及肺功能衰竭的风险，应尽量安置在特殊的病床上，如可旋转创伤床（ROTOREST），使其保持脊椎对位，同时允许水平移动。

颅骨牵引的禁忌证中，需要注意有颈椎分离损伤的患者，因为可能会发生进一步移位及神经功能恶化（见图 12.38.1）。可以尝试使用晕轮式矫形器和 Halo-vest 支架，或在患者头部周围放置沙袋，并在患者头部缠绕绷带保护的情况下，进行轻柔加压临时复

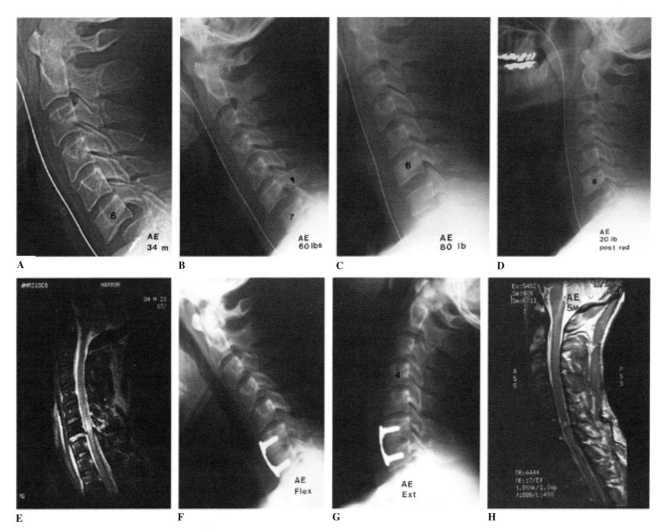

图 12.38.6 这位 34 岁的男性患者 4 小时前赤脚滑水橇时发生了事故，造成 C6 完全性四肢瘫痪。没有马鞍回避存在；患者也没有球海绵体肌反射。颈椎侧位片显示双侧 C6-C7 关节突脱位。给予患者甲泼尼龙静脉输注，同时立即使用颅骨钳牵引闭合复位，没有等待做 MRI。B）随着颅骨牵引的重量不断增加，当达到 60 磅（1 磅≈0.45 kg）重量时，侧位片上显示关节突复位。患者感到躯干和腿部感觉恢复。C）关节突脱位在 80 磅力量牵引下复位。复位中没有使用手法复位。注意 C6-7 椎间隙过度牵引。D）复位以后，牵引重量降到 20 磅，以避免持续过度牵引潜在的损伤。从开始发病到完全复位持续了 45 分钟。患者被安置在旋转床上。E）复位后 MRI 扫描排除了持续压迫脊髓的占位性病变。T2 加权 MRI 显示 C6-C7 节段前后间盘韧带组织损伤，并证实无残留脊髓压迫物。脊髓内增加的信号反映了脊髓出血。F）和 G）患者受伤后 48 小时进行了 C6-C7 前路颈椎椎间盘切除及椎体融合。除了 C7 节段单侧神经根疼痛外，患者损伤后 5 天神经功能全部恢复。颈椎侧位屈伸片显示出解剖学复位和坚强融合。H）患者受伤后 5 个月行 MRI 扫描，评估 C7 单侧神经根病，结果发现，C6-7 间隙可能存在神经胶质增生。没有脊髓压迫或神经根受损的证据

位。对于有头颈分离损伤或类似的高位颈椎分离损伤的患者，Trendelenburg 位可能会造成进一步的分离。Trendelenburg 位姿势复位可以通过头部周围使用沙袋来保护，但这种体位不能长期维持，因为会造成颅内压增高以及心肺功能损害。

急诊外科治疗（框 12.38.5）

目前认为，颈椎创伤患者早期外科治疗是安全有效的。长期结果显示，此类患者呼吸困难减少，重症监护时间缩短，住院天数也下降。

颈椎损伤患者外科治疗的目的是：脊髓减压，减少受伤节段的进一步损伤，复位并固定脊柱，让患者适当活动以加快脊髓功能的恢复。与胸髓损伤不同，颈髓损伤恢复希望更大一些，因为近端脊髓损伤功能更容易恢复。动物实验以及临床数据结果支持对闭合方法不能复位的颈椎损伤患者行早期外科减压和使用

现有器械技术进行脊柱固定。最近一项正在进行的多中心研究也支持早期外科干预的患者比延迟干预的患者恢复更好的假设。也有新的证据表明，24小时内手术可以缩短重症监护的时间，减少损伤后内科并发症的出现。

对脊髓损伤患者常规急诊外科治疗是否有用存在争议。幸运的是，大部分颈椎损伤脱位可以按照前面介绍的方法进行闭合复位。外科治疗在间接脊髓减压失败时是有用的。对脊椎不稳且神经功能恶化的患者也可以考虑进行外科减压和固定。对不适合闭合复位脊髓减压的患者，如创伤性颈椎间盘突出、硬膜外血肿增大、椎板凹陷骨折或复杂的关节

突骨折脱位，外科减压固定也是有用的（图12.38.7和12.38.8）。有特殊分离损伤的患者，如枕颈脱位，或有急性损伤且损伤前已经存在脊柱畸形的患者，如强直性脊柱炎或弥漫性特发骨肥厚，也是适合早期外科固定的人选，因为对这些患者无法进行闭合复位。

从麻醉的角度来说，无创插管并维持血压正常是手术所期望的。在急诊外科手术中，应在术前计划时考虑到初始复苏后可能出现的低血压对神经细胞的"二次打击"。脊柱内固定的使用旨在患者的早期活动及减少支具的使用。考虑前面提到的诸多因素，相较于后路，对于大多数脊髓损伤，国际上倾向通过前路手术进行牢固固定或行前后路联合手术。例外的情况是强直性脊柱炎或椎板凹陷骨折患者。

在有椎动脉损伤的患者，由于持续出血或内膜损伤导致血栓，在治疗时有很多问题。介入性血管造影可以在损伤部位发现栓子或放置支架。通常有椎动脉内膜损伤发生血栓的患者，如果排除了脊髓损伤或脊柱不稳，建议行一段时间的抗凝治疗（见图12.38.4）。如果颈椎损伤需要手术治疗，最好尽快手术，这样对并发椎动脉损伤的患者可以尽快行抗凝治疗。对已经行抗凝治疗的

框12.38.5　紧急手术的指征
◆ 神经功能受损加重
◆ 强直性脊柱炎骨折移位
◆ 闭合复位失败
◆ 意识不清不能配合
◆ 神经功能受损MRI上发现脊髓压迫

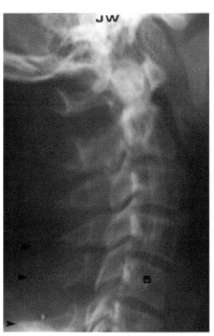
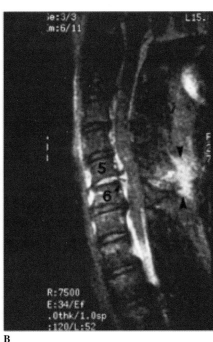
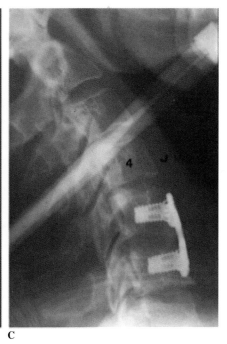

图12.38.7　A）这位36岁的男性患者在高速路车祸后表现为C5椎体完全性四肢瘫痪以及三个肢体的高度的开放性骨折。颈椎创伤侧位片上显示C5-C6椎间增宽，关节突平行消失。给予患者静脉输注甲泼尼龙并复苏。B）急诊MRI扫描证实了C5-C6椎间的一个大的创伤性间盘突出以及同一水平的后侧韧带结构的损伤。C）伴随开放性肢体骨折的外科治疗，急诊行C5-C6前路椎间盘切除、植骨及内固定。从损伤到外科减压的时间是6小时。患者5个月后功能恢复到ASIAD级水平，目前使用家庭助步器独自生活

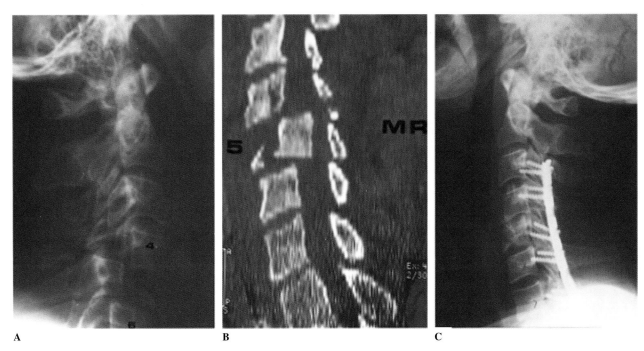

图 12.38.8 A）颈椎侧位片显示这位 38 岁男性患者头朝下跌落后出现 C5 爆裂骨折。患者表现为 C4 水平的四肢瘫痪。B）60 磅（1磅≈0.45 kg）重量牵引闭合复位没有成功。CT 证实椎体和多节段椎板骨折后移导致椎管严重受压。C）由于颅骨牵引未能使椎管复位，行早期手术减压及椎体融合。鉴于颈椎多个节段后侧损伤，压迫 C5 水平脊髓，所以采用后路手术，行两个节段的椎板切除，C3-C7 后侧钢板固定。术后颈椎侧位片证明受损颈椎节段对位愈合满意。患者神经功能改善，达到 C6 ASIA A 级水平

患者延迟脊椎手术常使情况变得更加复杂。

结论

脊髓病理生理学的前瞻性研究发现，大部分主要细胞损伤都发生在创伤后 6～8 小时以内，24 小时后出现脊髓坏死。目前的治疗目标是：通过减少脊髓水肿和提高脊髓血流灌注，降低脊髓损伤区域的二次损伤。到目前为止，脊髓损伤患者最有用的急救处理包括：通过可控的骨骼牵引进行颈椎脱位或爆裂骨折的早期闭合复位。如果急诊手术减压融合的指征较少时，目前的文献报道支持对已经复苏的患者进行早期手术干预。

目前的文献已重新定义了大剂量甲泼尼龙在脊髓损伤治疗上的作用。新的神经保护治疗方法包括 rho 因子拮抗剂、米诺环素、钠/谷氨酸阻滞剂等，都是正在研究中。

对脊髓损伤患者的治疗都倾向于早期送往特定的治疗中心进行规范的治疗，以增加我们对于标准的治疗方法的进一步认识。

拓展阅读

Blackmore, C.C. (2003). Evidence-based imaging evaluation of the cervical spine in trauma. *Neuroimaging Clinics of North America*, **13**(2), 283–91

Brodke, W.P., Chapman, J.R., Andersen, P.A., *et al.* (1997). Anterior posterior stabilization of cervical spine fractures in spinal cord injury. *Orthopaedic Transactions*, **21**, 260.

Fassett, D.R., Dailey, A.T., and Vaccaro, A.R. (2008). Vertebral artery injuries associated with cervical spine injuries: a review of the literature. *Journal of Spinal Disorders and Techniques*, **21**(4), 252–8.

Fehlings, M.G. and Baptiste, D.C. (2005). Current status of clinical trials for acute spinal cord injury. *Injury*, **36**(suppl 2), B113–22.

Fehlings, M.G. and Perrin, R.G. (2006). The timing of surgical intervention in the treatment of spinal cord injury: a systematic review of recent clinical evidence. *Spine*, **31**(11 Suppl), S28–35.

12.39
上颈椎损伤

Paul A. Anderson

（徐春归 译 党 育 张殿英 审校）

要点

◆ 对所有钝物创伤患者都应该考虑是否存在上颈椎损伤
◆ 如果存在韧带损伤，必须仔细观察 X 线平片或 CT，了解枕 -C1 和 C1-2 关节是否对位
◆ 对上颈椎损伤不稳开始固定时应避免使用 halo-vest 支架牵引
◆ 确定性固定方式取决于骨折的类型以及枕颈韧带的损伤情况

引言

上颈椎是颅骨和活动性颈椎之间的移行部分。它保护延髓、颈髓以及椎动脉。尽管它的功能很重要，但它的活动范围也很大，占整个颈椎活动度的比例可超过 50%，占前屈后伸及侧屈的 20%。上颈椎的解剖比较复杂，其异常与很多疾病过程及手术步骤有关。

本章将讨论枕髁、寰枕关节、寰椎、寰枢关节以及枢椎的损伤。由于以上五个损伤部位在解剖和运动上的相关性，临床上多部位损伤比较常见。

枕髁骨折

CT 正越来越多地被用来评估钝物伤患者枕髁骨折。枕髁骨折常常是由于颅骨创伤（颅底压迫颈髓）或头部运动急剧减速造成的。对于所有高能量的闭合性脑损伤、意识变幻、低位颅神经麻痹、上颈椎按压疼痛、咽后血肿或肿胀以及寰枢椎不稳患者，都应考虑是否有枕髁骨折。

枕髁就是寰椎侧块凹陷部对应的枕骨下端的凹面，由此形成了一个浅的关节窝。正常情况下，枕髁与寰椎侧块之间的间距 <2 mm。成对的翼状韧带连接齿状突和枕髁内侧面结节，是稳定寰枕关节的主要结构。其他重要的稳定结构还有连接齿状突后面与枕骨大孔前缘的后纵韧带延续的覆膜。

临床表现

枕髁骨折患者占创伤性脑损伤患者 1%~4%，其中 65% 的患者并发意识丧失。清醒的患者表现为疼痛和触痛，但并不总是可以引出。枕髁活动范围减小，但在没有确定颈椎是否稳定之前，不建议做此检查。可能出现各种神经症状，包括从枕骨前侧面出颅的第 XII 对颅神经（舌下神经）。

尽管枕髁骨折患者常常有咽后肿胀，但在 X 线平片上很难发现枕髁骨折。枕髁骨折经常通过 CT 来诊断。这些骨折的稳定程度与翼状韧带有关，因而对有枕髁与寰椎侧块分离的患者须仔细分析重建 CT 的矢状面和冠状面图像（框 12.39.1）。冠状面 MRI 抑脂相在某些情况下可以评估这些结构。

分类（图 12.39.1）

枕髁骨折分为三种骨折类型：

1. I 型骨折是枕髁与寰椎侧块挤压后的粉碎性骨折，是一种稳定性骨折
2. II 型骨折是颅底骨折，骨折线延伸到大部分枕髁
3. III 型骨折是翼状韧带牵拉导致的创伤性撕脱性骨折，是一种不稳定性骨折

表 12.39.1　枕髁骨折

骨折类型	描述	可能机制	稳定性	寰枕关节移位	寰枢关节移位	翼状韧带	治疗建议
Ⅰ	粉碎性	C1 挤压	稳定	无	无	不全（暂时）	**颈托**
Ⅱ	颅底骨折	C1 挤压	稳定	无	无	完整	**颈托**
	分离	C1 挤压	不稳定	是	无	不全	**Halo-vest 支架** **枕 -C2 融合**
Ⅲ	撕脱骨折，无移位	翼状韧带撕脱	稳定	否	无	不全（暂时）	**颈托**
	撕脱骨折，移位很小	翼状韧带撕脱	不稳定	是	–	不全（暂时）	**Halo-vest 支架**
	撕脱骨折 寰枕椎脱位	翼状韧带撕脱	不稳定	是	+/–	不全	**枕 -C2 融合**

黑色字体为作者建议

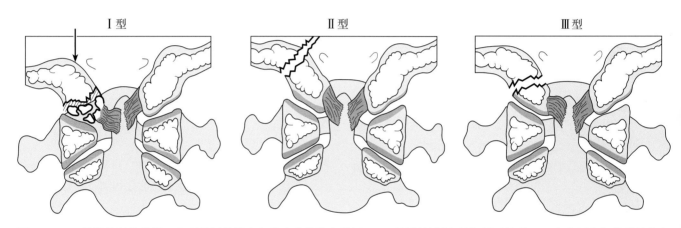

图 12.39.1　枕髁骨折的分类。Ⅰ型骨折是轴向负荷造成的稳定骨折。Ⅱ型骨折是颅底骨折累及枕髁，可造成颅底与枕髁的完全分离。Ⅲ型骨折是翼状韧带的撕脱骨折，可造成枕颈不稳

治疗

见表 12.39.1。

颅颈不稳

颅颈不稳是由寰枕关节脱位或潜在脱位或稳定这些关节的韧带损伤导致的。颅颈不稳威胁到生命，目前仅有少部分脱位患者幸存。大部分这类损伤都是高度不稳的。使用现代影像技术包括 CT 和某些情况下使用 MRI 排除脊髓损伤，使医师对这类损伤的认识有了进一步的认识。神经功能损伤占所有病例的 40%。其他相关的损伤也很常见。

颅颈不稳的分类（图 12.39.2）

1）Ⅰ级损伤：CT 影像正常，MRI 显示颅颈韧带组织或寰枕关节高信号

2）Ⅱ级损伤：寰枕关节移位，MRI 结果异常，表明损伤累及寰齿关节、翼状韧带或后纵韧带覆膜

图 12.39.2 是基于移位方向的一种简单的分类系统。其他系统考虑到损伤程度，描述如下：

诊断

尽管影像技术比较先进，颅颈损伤仍常被忽略，40% 以上的患者都被延迟诊断。神经功能恶化也与诊断延迟有密切关系。关节不对称、关节间隙＞2 mm 提示颅颈韧带断裂。另外一个基于两张 X 线平片的敏感诊断手段是 Harris 12 准则。首先，枕齿间隙＜12 mm；其次，从枕骨大孔前缘中点到脊柱棘突边缘的距离＜12 mm。两者只要有一个距离＞12 mm，都被认为存在寰枕损伤（图 12.39.3 和 12.39.4）。

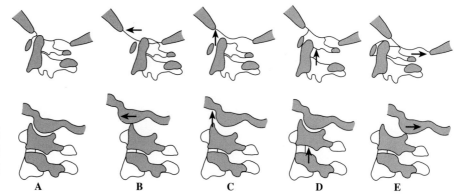

图 12.39.2 枕颈不稳的分类。A）正常情况。B）寰枕关节前脱位。C）寰枕关节垂直脱位。D）寰枕关节垂直脱位伴 C1-2 分离。E）寰枕关节后脱位

治疗

初步处理

见表 12.39.2。一旦认定存在颅颈损伤，头颈固定是必要的。头高位可以减少分离应力，然而，头颅牵引是禁忌证。建议使用 halo-vest 支架做临时固定。

如果必要，患者在使用 halo-vest 支架固定后，可以在透视下行手法复位。使用 Halo-vest 支架不能被看作完全固定，使用时也可能会发生移位，尤其是颅颈关节可能分离。复位后应重复验证有无脱位，直到进行确定性治疗，特别是在垂直固定时。

确定性治疗

见表 12.39.2。

治疗结果

大部分患者都会行椎体融合，除非脊髓完全损伤，脊髓功能会逐步改善。很多患者死于其他相关的损伤。

寰椎骨折

寰椎骨折是相对比较常见的颈椎损伤，占颈椎损伤的 8% 左右。寰椎骨折通常伴有其他损伤，特别是枢椎损伤，30%～75% 寰椎骨折患者伴有枢椎损伤。这些伴发损伤使寰椎骨折的治疗更加复杂，甚至要优先考虑。此处神经损伤比较少见，因为此处椎管较大，而且骨折块易于向四周分离移位更增加了椎管的大小。

寰椎的解剖特征决定了其独特的骨折类型（表 12.39.3）。寰椎环形结构移位可造成至少两块骨折块，尤其是当椎体环压力不正常时轴向上的负荷造成的损伤。唯一连接寰椎的重要肌肉韧带组织是横韧带和颈长肌，它们的存在使撕脱伤较少发生。大且厚的侧块损伤常常累及小的椎弓。从前面看，侧块是楔形的，因而轴向压力会向侧方转移，使侧块分离移位。首先会受到来自前后弓的对抗，然后是横韧带，最后是翼状韧带。

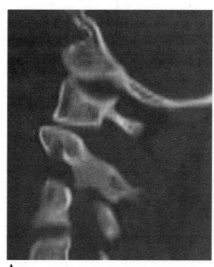
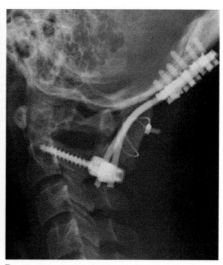

图 12.39.3 一位 39 岁女性车祸伤患者，同时有腹部损伤及开放性尺骨骨折。入院后剖腹探查及前臂骨折清创。A）矢状面 CT 显示右侧寰枕关节半脱位。双侧都存在。B）通过 halo-vest 支架复位并行后路枕颈融合

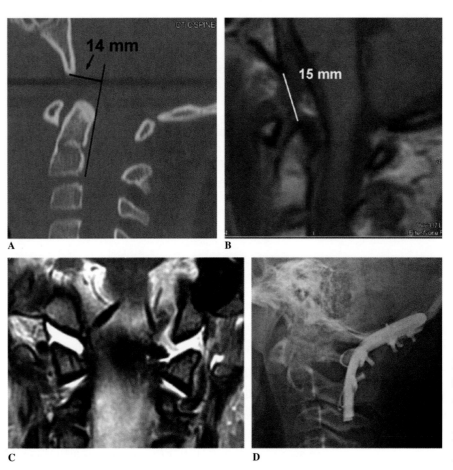

图 12.39.4　10 岁男孩，面部损伤，第XII
对颅神经麻痹。A）CT 显示齿状突后侧
线与枕骨大孔前缘中点之间的间隙增大，
提示枕颈不稳。B）2 天后 MRI 显示此间
隙＞Harris 12 准则的 12 mm。C）冠状面
MRI 显示寰枕和寰枢关节面分离。D）使
用线 - 棒及肋骨移植，术后枕颈融合

表 12.39.2　颅颈不稳的类型

骨折类型	描述	稳定性	寰枕移位	寰枢移位	翼状韧带	治疗建议
I	CT 对位对线正常 MRI 有阳性发现	稳定	无	无	完整	**颈托**
II	对位对线正常 牵拉试验阳性	不稳	+/-	+/-	撕裂	Halo-vest 支架 **枕 -C2 融合**
III	分离＞2 mm	不稳	有	+/-	撕裂	Halo-vest 支架 **枕 -C2 融合**

黑色字体为作者建议

寰椎损伤常常是由头颅受到击打后过伸的轴向压
力造成的。X 线平片上，C1 侧块相对于 C2 侧块侧方
移位＞6.9 mm 可以判断横韧带完全断裂。当侧块移位
后，颅骨会向颈椎下沉，同时可能伴有齿突旋转移位
和脑干受压（图 12.39.5）。

分类

见图 12.39.6。

稳定骨折

I 型椎弓骨折分离是稳定的，很多横韧带完整
的 II 型和 III 型骨折也是稳定的。这其中包括骨折块
移位＜6.9 mm 的粉碎性骨折和没有明显侧方移位的
侧块骨折。

不稳定骨折

移位＞6.9 mm 的 II 型粉碎性骨折也是不稳定的，

表 12.39.3　寰椎骨折的分类和治疗

	骨折类型	可能机制	外力	稳定性	枕-C1 移位	C1-2 移位	横韧带	治疗建议
前弓	横向撕裂	颈长肌撕脱	拉伸	稳定	无	无	完整	颈托
	椎弓分离	与齿状突分离	拉伸	稳定	无	无	完整	颈托
	犁形骨折	与齿状突分离	拉伸	不稳	无	向后	完整	颈托
侧块	椎管外	枕髁压迫	侧方压力	稳定或不稳	向尾端	向尾端	完整	颈托 Halo-Vest 支架
	分离	枕髁压迫	侧方压力	稳定或不稳	向尾端	向尾端	撕裂	Halo-Vest 支架
	与寰枕椎脱位后侧同一冠状面	枕髁压迫	侧方压力及拉伸	不稳	向后	无	完整	复位及枕-C2 融合
后弓	椎弓分离	枕部压迫和C2椎弓/棘突	拉伸	稳定	无	无	完整	颈托
粉碎性骨折	粉碎性无横韧带损伤	枕髁压迫	轴向负荷	稳定	无	无	完整	颈托 Halo-vest 支架
	粉碎性有横韧带损伤	枕髁压迫	轴向负荷	不稳	向尾端	侧方或向尾端	撕裂	颈托 Halo-vest 支架 后路 C1-2 融合 后路固定 前路固定

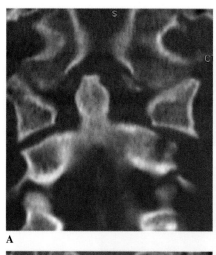

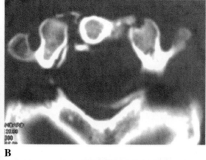

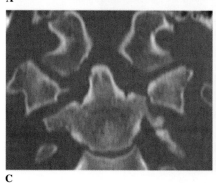

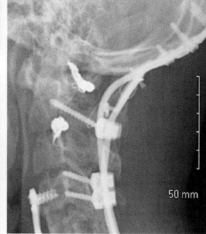

图 12.39.5　32 岁机动车司机，C5、C6 爆裂骨折，完全性四肢瘫痪。粉碎性寰椎骨折通过颈托治疗。2 个月后由于颅脑沉降及齿状突压迫脊髓导致脑干受压。牵引帮助复位，行后路枕颈融合，但创伤性假性动脉瘤导致椎动脉损伤，使得手术变得复杂。A）冠状位 CT 显示枢椎左侧侧块骨折，以及寰枢椎间 5 mm 的分离移位。B）双侧前弓骨折及寰椎右侧侧块后方骨折。这使得两侧侧块可能分离。C）寰椎侧块与枢椎之间的明显分离移位，提示横韧带撕裂。D）寰椎椎板切除及寰枕融合术后的颈椎侧位片

而且治疗以后可能还会有进一步的移位。横韧带损伤可能是撕脱性的或部分撕裂；撕脱性横韧带损伤的预后更好一些。伴有C1-2后脱位的犁形骨折和伴有枕颈脱位的侧块骨折都是高度不稳的。

孤立寰椎骨折的治疗

稳定骨折

稳定骨折的患者可以采用颈托固定6～12周。对稳定的爆裂骨折的治疗存在争议，一些学者建议使用halo-vest支架。在固定过程中，应该仔细分析直立位的影像，包括开口位X线片。

不稳定骨折

对不稳定的爆裂骨折的最佳治疗没有达成一致认识。由于复位理论上可以获得，骨折骨接合术很有吸引力，且不行融合。枕颈融合适用于骨折移位、骨折过度粉碎、枕颈关节半脱位或存在脑干受压等情况。在这些情况下，需同时行C1椎板切除手术（见图12.39.5）。

具体情况详见表12.39.3。

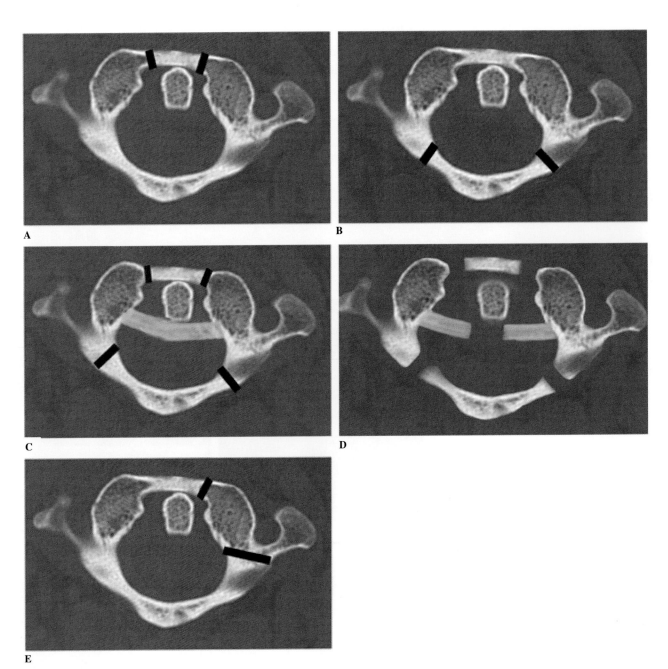

图12.39.6 寰椎骨折分类。A）Ⅰ型：稳定的前弓。B）Ⅰ型：稳定的后弓。C）Ⅱ型：爆裂骨折，无横韧带断裂。D）Ⅱ型：爆裂骨折，横韧带断裂。E）Ⅲ型：侧块骨折

寰枢椎不稳

寰枢椎不稳很少作为单独诊断接收入院，常常是其他更严重损伤的一部分（表 12.39.4）。寰枢关节缺乏固有的骨性稳定性，只在向后平移时有对抗作用。韧带的稳定性是由横韧带和翼状韧带提供的。C1-C2 关节突关节是凹陷的，有很大的活动度，在做影像学检查时头部旋转很小的角度都可显示半脱位。关节囊松弛允许关节活动，因而只有很小的限制强度。翼状韧带及横韧带损伤或与骨头连接部位的损伤都可以导致关节前后、侧方或轴向（旋转）的移位。

病因学

寰枢椎不稳的最常见原因是齿状突移位和寰椎骨折。C1-C2 关节突半脱位一般不是不稳的主要原因，但可能是愈合之后活动范围受限的原因。更多的特殊损伤也被认为是寰枢椎不稳的有横韧带撕裂和旋转半脱位。横韧带撕裂是由韧带牵拉损伤或是由韧带寰椎结合处前方剪切导致的，由此导致了寰枢椎半脱位。

分类

影像学上由横韧带撕裂导致的寰枢椎不稳在成人会出现寰齿前间距（atlantodens interval，ADI）>3 mm，在儿童>5 mm。当 ADI>7 ~ 8 mm 时，会导致次要限制结构翼状韧带的损伤。翼状韧带的损伤，可能会导致寰枕关节不稳。偶尔，关节面之间距离>2 mm 时出现垂直方向的寰枢关节不稳。韧带损伤可能是半撕裂或从寰椎上的骨性撕脱，后者预后更好一点。

旋转半脱位几乎都发生在儿童受到低能量创伤或感染之后（Grisel 综合征），表现为斜颈畸形：头向一侧扭转并向对侧倾斜。由于头的扭转，影像学上很难评估。CT 三维重建是评估的最好方法。寰枢椎不稳分为四种类型：

1）I 型是齿状突旋转半脱位，但横韧带完好。I 型与正常生理动作很难区分
2）II 型与横韧带损伤有关，且 ADI 在 3 ~ 5 mm
3）III 型与 II 型类似，但 ADI>5 mm
4）IV 型是比较少见的后脱位，寰椎弓位于齿状突后方（图 12.39.7）

表 12.39.4　寰枢椎不稳的类型

方向	损伤类型		横韧带	翼状韧带	治疗
前方	齿状突骨折，无横韧带撕裂		完整	除 1 型完整	见表 13.39.5
	齿状突骨折，有横韧带撕裂		撕裂	除 1 型完整	后方 C1-2 融合
	横韧带损伤				
		不全	撕裂	+/-	Halo-vest 支架
		撕脱	撕裂	+/-	Halo-vest 支架或后方 C1-2 融合
侧方	寰椎骨折（Jefferson 骨折及侧块骨折）		撕裂	完整	Halo-vest 支架或后方 C1-2 融合
	齿状突骨折		完整	完整	齿状突螺钉固定或后方 C1-2 融合
	枢椎侧块骨折		完整	完整	Halo-vest 支架或颈胸支具
后方	寰椎骨折（犁形骨折）		完整	完整	后方 C1-2 融合
	齿状突骨折		+/-	完整	见表 12.39.5
	脱位（产生 IV 型）		撕脱	撕脱	后方 C1-2 融合或枕颈融合
垂直	翼状韧带（寰枕不稳）				后方枕颈融合
轴向旋转	I 型（无横韧带损伤）		完整	完整	系带牵引及颈托
	II 型		+/-	+/-	Halo-vest 支架或后方 C1-2 融合
	III 型		撕裂	+/-	后方 C1-2 融合

黑色字体为作者建议

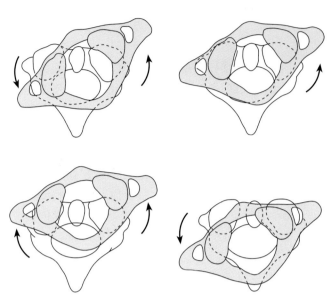

图 12.39.7 寰椎旋转半脱位的 Fielding 分类（After Wilson and McWhorter.）

治疗

对于伴有其他相关损伤如寰椎和齿状突骨折的患者，其治疗在本章其他处说明。单独寰枢椎不稳的治疗讨论如下。

横韧带撕裂

单独横韧带损伤的修复与撕裂的类型（部分撕裂或骨性撕脱）、半脱位的程度以及患者的年龄有关。对于半脱位较少的儿童患者，可以保持复位位置的患者，或骨性撕脱的患者，可以采用 halo-vest 支架固定12 周。治疗结束后复查颈椎屈伸位片评估寰枢关节的稳定性。对成人以及没有骨性撕脱的患者使用后侧 C1-C2 融合加螺钉内固定治疗最为可靠。

旋转半脱位（图12.39.8）

创伤性 I 型旋转半脱位没有明显的韧带损伤，通过复位和制动就可治疗。复位通常在使用肌松剂或系带牵引的辅助下进行。对仍有抵抗的患者可能需要使用钳夹牵引。复位后使用颈托短期制动需谨慎进行。如果发生重复脱位，应该考虑横韧带损伤。

II 型和III 型半脱位怀疑与横韧带损伤有关。初步治疗是通过系带牵引、钳夹牵引或 halo-vest 支架进行复位。在急性损伤没有这些设施的条件下，最好的治疗方式尚未明确。治疗选择包括 halo-vest 支架制动或后路 C1-C2 融合。对儿童患者可以尝试使用 halo-vest 支架。根据笔者的经验，再发畸形比较常见（见图 12.39.10）。后路 C1-C2 融合坚固固定对成人患者或 halo-vest 支架治疗失败的患者都是比较适用的。IV 型损伤与翼状韧带损伤有关，因而治疗采用枕颈融合。

垂直分离损伤

寰枢关节间隙＞2 mm 提示有翼状韧带和覆膜损伤，可造成颅颈交界处不稳。对这些损伤需要通过后侧枕颈融合来治疗。

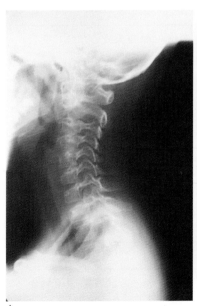
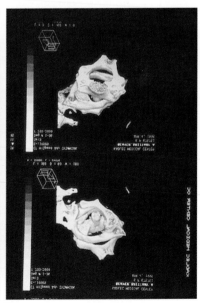

A B

图 12.39.8 6 岁女孩从树上跌下，肱骨骨折。3 天后斜颈。A）1 个月后侧位 X 线片显示寰椎可能存在旋转半脱位。B）三维 CT 重建证实 II 型旋转半脱位，寰椎 - 齿状突间隙增宽。首先复位并使用 halo-vest 支架固定，但 3 个月后再次发生半脱位。确定性治疗是后路 C1-2 融合

齿状突骨折

齿状突骨折是枢椎最常见的骨折，占颈椎损伤的 25% 以上。从生物力学上来说，齿状突是寰椎旋转的轴。C1 和 C2 关系的维持是通过齿状突、寰椎以及横韧带的相互作用。这些相关结构阻止前后位以及侧位的剪切损伤。齿状突骨折导致的不稳容易伤及脊髓，也是老年患者死亡的常见原因。

分类（图 12.39.9）

Ⅰ型骨折

Ⅰ型损伤是翼状韧带齿状突连接部位的撕脱性骨折。由于翼状韧带主要负责枕颈区的稳定，所以Ⅰ型骨折与寰枕关节不稳有关。检查主要是寰枕关节和寰枢关节的关节稳定性以及 Harris 12 法则。

Ⅱ型骨折

Ⅱ型骨折发生在齿状突的腰部，骨折线不通过 C1-C2 关节。Grauer 进一步把Ⅱ型骨折分类，以指导临床治疗。ⅡA 型没有脱位。ⅡB 型有横向脱位或是骨折线从前上到后下的斜行骨折。ⅡC 型是粉碎性骨折或是骨折线从后上到前下的斜行骨折。ⅡB 型损伤应在前方螺钉固定，ⅡC 型损伤由于骨折线与进钉方向平行，所以螺钉固定相对比较困难。

Ⅲ型骨折

Ⅲ型骨折是 C2 椎体齿状突基底部的骨折，累及寰枢关节。这类骨折累及松质骨，因此骨折愈合结果较好。

除了骨折的部位之外，还应考虑寰枢关节的状态。移位可以是单侧或双侧的，前方、侧方或后方。垂直分离比较少见。齿状突移位后伴随寰枢半脱位其结果可能是椎体不稳，预后较差。

治疗

治疗计划应考虑临床证据、患者因素和患者意向等多方面因素（表 12.39.5）。两项最近的系统性综述提出了基于数据的证据，虽然它们的分析质量不高，但可以供临床治疗参考。

Ⅰ型骨折

对没有影响寰枕稳定性的Ⅰ型损伤，可以通过简

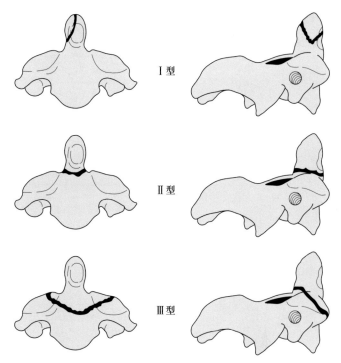

图 12.39.9 齿状突骨折的分类（After Rechtine and Landsman.）

单的制动或 halo-vest 支架治疗。尽管临床报道不多，但任何一项治疗的结果都令人满意。由于支具存在较小的风险，笔者建议使用非 halo-vest 支架治疗。对累及寰枕稳定性的Ⅰ型骨折通过后路寰枕融合来治疗。

Ⅱ型骨折

Ⅱ型骨折由于不稳以及骨折面累及皮质骨，其预后较差。50% 以上的患者发展为骨不连。其危险因素包括：

◆ 起始骨折移位成角
◆ 出院时骨折移位成角
◆ 出院时骨折间隙＞1 mm
◆ 患者年龄＞65 岁

已提出很多Ⅱ型骨折的治疗方法，但目前对保守或手术治疗以及最佳手术入路还没有达成一致。使用非硬质的支具、halo-vest 支架、齿状突螺钉以及后路融合手术的总体治愈率分别为 51.3%、68.4%、84% 以及 93.4%。基于这些从年轻患者得到的信息，最佳治疗方式取决于愈合的相对风险，应与患者共同商讨决定。

对于骨不连风险较小的患者，建议使用 halo-vest 支架制动 12 周。所有使用 halo-vest 支架的Ⅱ型骨折的患者其骨愈合率达到 68%，但在这个入选的群体愈合率可达 80%。有骨不连风险的年轻患者需要手术治疗。手术治疗的适应证包括：移位＞5 mm 或成角＞20°，以及使用 halo-vest 支架不能防止骨折移位或持

表 12.39.5　齿状突骨折

骨折类型	描述	亚型	稳定性	寰枢移位	横韧带	治疗建议
I	齿状突头部骨折	无移位（寰枕）	稳定	无	完整	**颈托**
		无移位（寰枕）	不稳	+/-	+/-	**枕 -C2 融合**
II	齿状突腰部骨折	低风险	不稳	<5 mm	完整	颈托 **Halo-vest 支架** 齿状突螺钉 后路 C1-2 融合
	齿状突腰部骨折	高风险	不稳	>5 mm	+/-	颈托 Halo-vest 支架 **齿状突螺钉** **后路 C1-2 融合**
	齿状突腰部骨折	老年人	不稳	头颅	完整	颈托 Halo-vest 支架 齿状突螺钉 **后路 C1-2 融合**
	横向骨折软骨结合	儿童	不稳	头颅	撕裂	**Halo-vest 支架** 石膏固定
III	体部骨折		不稳	+/-	完整	**颈托** Halo-vest 支架

黑色字体是作者治疗建议

续存在骨折间隙。

前路和后路手术都可以治疗 II 型齿状突骨折。后路 C1-C2 坚固固定骨折愈合率高，不良事件发生率低（图 12.39.10），缺点是寰枢椎旋转功能丧失。前方齿状突螺钉固定是可复位骨折（Grauer IIB 型骨折）的一种治疗方式（图 12.39.11）。在不进行椎体融合时，齿状突螺钉内固定可以保持寰枢椎的活动。齿状突螺钉内固定后寰枢椎活动范围为正常时的 50%。但螺钉内固定手术的并发症（如植入物失败、骨不连）的发生率比后路融合手术明显要高。

老年患者的 II 型骨折（图 12.39.10）

齿状突骨折发生率呈双峰分布，在 21 ~ 80 岁的人群中发生率较高，而第二个峰通常是由低能量创伤导致的，起始时可能只表现为轻度的移位。然而，同髋部骨折类似，这些骨折的死亡率很高。死亡的原因包括呼吸衰竭、心脏停搏以及血栓栓塞类疾病。其他并发症包括：呼吸功能减弱，吞咽困难，虽严格制动但还是发生的骨折移位，多种内科并发症，以及固定失效。很多并发症都与治疗有关。halo-vest 支架对于这个年龄段的患者来说比较难以耐受，并发症和死亡

的报道很多。在齿状突骨折的老年患者，手术治疗有风险，因为老年患者骨质较差，复位比较困难，固定失效发生率高，已有的骨骼变形使螺钉置入比较困难，另外还存在发生内科并发症的风险。前路或后路手术选择存在争议。相对于后路 C1-2 螺钉内固定椎体融合，齿状突螺钉内固定后螺钉从 C2 椎体断裂导致的内植物失效的高发生率以及高死亡率的报道要多。然而，手术死亡率相对于保守治疗来说要低一些（10%对 20%）。

笔者的建议是：对老年患者齿状突骨折的治疗类似于髋部骨折的治疗。对于精神正常的健康老年患者，建议早期手术治疗。对大部分这样的患者可通过后路 C1-2 椎体融合及内固定治疗。对于 C2 椎体骨质尚可且骨折类型适合的患者，也可以行齿状突螺钉固定。在有明显内科并发症的患者，如精神状态不好甚至痴呆患者，可以使用颈托等非手术治疗方式。目的是立即制动，避免并发症的发生。这类患者的骨折很难自行愈合，但很少有长期后遗症。

III 型骨折

III 型骨折很少需要手术治疗。手术指征包括非手

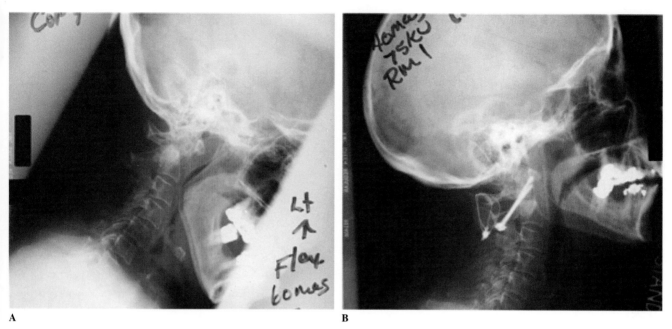

图 12.39.10　Ⅱ型齿状突骨折老年患者的后路融合。A）80 岁女性患者的侧位片显示Ⅱ型齿状突骨折移位。骨折移位后非手术治疗失败。后通过后路寰枢椎跨关节螺钉固定。B）术后侧位片

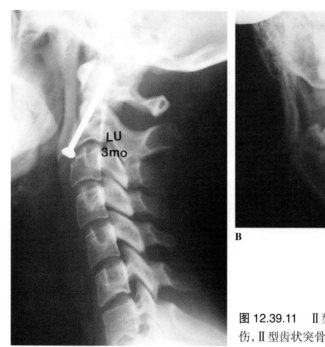

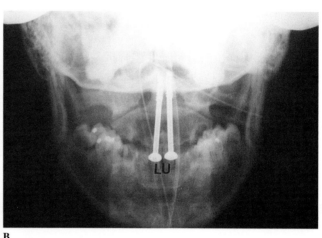

图 12.39.11　Ⅱ型齿状突骨折螺钉固定。A）32 岁患者头部撞伤，Ⅱ型齿状突骨折螺钉固定后侧位片。B）术后开口位片。注意，使用了两枚螺钉，但据报道使用单枚螺钉也可取得同样效果

术治疗后椎体不稳以及融合失效。非严格制动和使用 halo-vest 支架的愈合成功率分别是 92% 和 94%（见表 12.39.5）。因此，笔者建议对Ⅲ型骨折使用颈胸支具进行制动尝试。支具失败时，建议行后路融合手术。

创伤性枢椎前移

急性创伤性枢椎前移，又称为悬吊者骨折，是 C2 椎弓峡部的骨折，可造成 C2 椎体前后部的分离。移位增加了椎管的大小，所以不像其他严重的脊柱移

位，并发脊髓损伤很少。尽管这种损伤名字比较难听，但它的预后很好，仅有少部分患者需要外科手术治疗或出现长期残疾。

枢椎特殊的解剖结构使枢椎椎体容易出现这种损伤。枢椎的齿状突向颅脑延伸，并被寰椎包绕。枢椎椎体与侧块之间的连接部较宽。上关节突关节位于侧块颅骨面，并与寰椎相连。在所有其他椎体中，下关节突位于上关节突的下方；但枢椎的下关节突位于其后方，通过相对较小的峡部与椎体接触。枢椎峡部是一个短的管状结构，头侧端与C2神经根相邻，尾侧端与椎动脉相邻。过度屈曲或过伸时的力矩都集中在上下关节突之间的峡部，可导致拉伸骨折；而且拉力来自C2-3间盘区，常导致颈椎间盘损伤。

分类

很多分类系统的提出都是基于C2-3间盘和关节突的移位（图12.39.12）。在这类损伤的分类和处理上应该要考虑到这两个因素。

Effendi 分类

Ⅰ型骨折是峡部无移位的骨折。Ⅱ型骨折是峡部骨折，并有C2-3椎间盘移位或成角，不伴有关节突半脱位。其中提出了很多亚型：有些在脊柱前凸或后凸中只有C2-3椎间盘平移，有些有成角。Ⅲ型骨折是峡部骨折，伴有C2-3关节突关节的脱位，并且伴

有或不伴有C2椎体的半脱位。

治疗

对于创伤性枢椎前移，已经有很多治疗方法提出，包括颈托固定、halo-vest支架严格固定、C2-3前方钢板固定、峡部关节间螺钉修复以及后路C1-C2-C3融

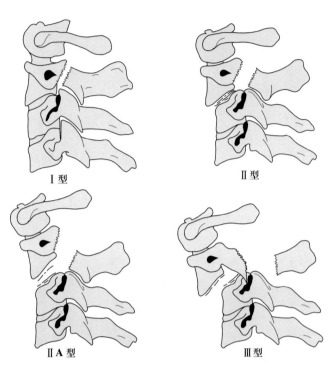

Ⅰ型　Ⅱ型

ⅡA型　Ⅲ型

图 12.39.12 创伤性枢椎前移的分类（After Rechtine and Landsman.）

表 12.39.6 创伤性枢椎移位的治疗

类型	描述	稳定性	C2-3 椎间盘移位	C2-3 关节突关节	治疗建议
Ⅰ	无移位	稳定	无	完整	**颈托** Halo-vest 支架
Ⅱ	移位	不稳	>3 mm	完整	**颈胸支具** Halo-vest 支架 内固定 前路 C2-3 融合
	成角	不稳	脊柱后凸成角	完整	**颈胸支具** Halo-vest 支架 内固定 前路 C2-3 融合
Ⅲ	合并 C2-3 关节突脱位	不稳	+/-	完整	开放复位及后路 C2-3 融合，并使用 Halo-vest 支架或颈托 **开放复位及后路 C2-3 融合，并使用 C2 螺钉固定**

黑色字体为笔者治疗选择

合或 C2-3 融合（表 12.39.6）。治疗方式的选择最好基于骨折稳定的程度。然而关于稳定的定义，至今仍未达成一致。所有Ⅰ型和大部分Ⅱ型骨折可以通过非手术方式治疗，尽管骨折愈合是在移位的情况下完成的，但没有后遗症。

Ⅰ型骨折

Ⅰ型骨折通过颈托制动就足够了。95% 以上的患者的骨折最后都愈合了。

Ⅱ型骨折

目前对Ⅱ型骨折的治疗没有一致看法。非严格和严格（halo-vest 支架）制动后骨折愈合成功都有报道。很多研究报道，95% 以上的采用 halo-vest 支架的患者最后取得了骨折愈合。前路 C2-3 椎体融合、钢板固定以及后路椎弓根螺钉固定或 C1-3、C2-3 融合都是很好的方法。笔者认为，Ⅱ型骨折预后较好，起始时使用颈胸支具固定是最好的。如果失败，可以使用 halo-vest 支架。外科手术指征包括：骨折难以复位或复位后难以保持、多发性损伤以及假关节。通过 C2 椎弓根螺钉直接连接骨折断端或前路 C2-3 椎体融合连同钢板螺钉固定都是可以的。

Ⅲ型骨折

Ⅲ型骨折不太可能通过牵引进行复位，因而建议开放复位及后路 C2-3 融合。峡部骨折可以通过跨关节 C1-2 螺钉或 C2 峡部螺钉固定。

C2 椎体骨折

C2 椎体骨折除Ⅲ型齿状突骨折外形式都不一样，但一般来说预后尚可。Fujimura 将这类骨折分为四类：C2 前下角撕脱骨折；低位横向骨折；粉碎性椎体骨折；以及延伸到侧块的矢状面骨折。

治疗

大部分这类骨折都是稳定的，因而通过保守治疗就可以了。非严格固定支具对于无移位的骨折足够了（图 12.39.13）。而对于移位的骨折，可以考虑 halo-vest 支架。对于保守治疗失败、明显错位以及脊髓损伤的患者，可以采用手术治疗。

结论

上颈椎的稳定性依赖于强大的韧带和独特的骨骼解剖学特性。CT 和 MRI 这类影像学技术的进步使我们对这类复杂骨折的早期诊断和病理生理有了更好的理解。枕颈或寰枢关节的移位提示有重要的稳定结构的损伤，常常需要手术治疗。最近的研究以及系统性回顾对治疗选择提供了更多的支持。

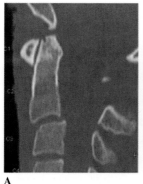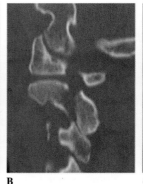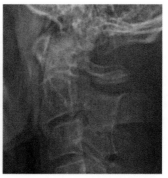

图 12.39.13　A）35 岁男性患者，中间矢状位 CT 片提示Ⅱ型悬吊者骨折，通过颈胸支具治疗。B）矢状位 CT 证实峡部骨折移位。C）术后 3 个月颈椎侧位片显示 C2-3 椎间盘前方融合

拓展阅读

Bellabarba, C., Mirza, S.K., West, G.A., et al. (2006). Diagnosis and treatment of craniocervical dislocation in a series of 17 consecutive survivors during an 8-year period. *Journal of Neurosurgery: Spine*, **4**, 429–40.

Bucholz, R.D. and Cheung, K.C. (1989). Halo vest versus spinal fusion for cervical injury: evidence from an outcome study. *Journal of Neurosurgery*, **70**, 884–92.

Dvorak, J., Schneider, E., Saldinger, P., et al. (1988). Biomechanics of the craniocervical region: the alar and transverse ligaments. *Journal of Orthopedic Research*, **6**, 452–61.

Hanson, J.A., Deliganis, A.V., Baxter, A.B., et al. (2002). Radiologic and clinical spectrum of occipital condyle fractures: retrospective review of 107 consecutive fractures in 95 patients. *American Journal of Roentgenology*, **178**, 1261–8.

Subach, B.R., McLaughlin, M.R., Albright, A.L., et al. (1998). Current management of pediatric atlantoaxial rotatory subluxation. *Spine*, **2**, 2174–9.

12.40
下颈椎损伤

Sergio Mendoza-Lattes • Charles R.Clark

（徐春归 译 党 育 张殿英 审校）

要点

- 脊椎研究组分类描述了三类骨折
- 对于无意识不清、疼痛以及神经功能损伤的患者，临床检查可以排除颈髓损伤
- 当怀疑有骨折时，可以选择 CT 扫描来检查
- 单纯的韧带损伤比较少见
- 治疗的顺序是首先制动、评估病情，然后对脱位给予复位，最后手术减压并固定

引言

美国每年大约有 15 万脊柱损伤的患者被送到急诊室。这些患者中有 7.5% 的患者有神经损伤。现场复苏以及急救护理转运技术的进步极大地改善了脊髓损伤患者的生存率。已提出了多种脊髓损伤分类系统，用于描述不同类型的损伤。由 Allen 和 Ferguson 提出的根据损伤机制进行分类的原则，被证明是有效的并被广泛接受。

根据临床表现及影像学检查来鉴别不同的损伤类型是成功治疗的第一步。损伤的类型反映了生物力学、创伤的方向和程度以及颈椎不稳的程度。脊柱创伤研究组所采纳的分类系统根据椎体间相互关系描述了三种类型的损伤：压缩、分离和移位/旋转。而且，神经损伤存在与否以及间盘韧带结构（椎间盘，前/后纵韧带，棘上/棘间韧带，关节突关节囊，黄韧带）的完整性是损伤严重程度的重要参考。

初始评估和处理（框 12.40.1）

在事故现场，按照美国外科医师协会制订的指导方案，在对患者进行起始复苏后，就应该对颈椎损伤进行评估和处理，包括在初次评估时对脊柱和脊髓的保护。从救出患者到现场处理，必须假设创伤患者有颈髓损伤，直到有证据否定为止。

对有精神状态改变或有分离损伤的患者需要特别小心。一些学者估计，3%~35% 的脊髓损伤是在救出、紧急复苏以及转运的过程中产生的。因此，在任何时候都需使用一个硬性的颈部矫正器以排除颈椎压迫，直到有足够的证据证明患者的颈椎是稳定的且没有明显的损伤。但另一方面，过度使用颈部矫正器也伴有其他问题，如呼吸性肺炎、下颌骨和枕骨溃疡、呼吸受限甚至颅内压增高。我们研究所排除颈椎损伤的指导原则见图 12.40.1，详述如下：

清醒的患者比起迟钝或无意识的患者能够更好地配合临床检查。其他损伤，例如，胸部或腹部创伤，或其他肌肉骨骼损伤，其症状与颈髓损伤的症状可以明显鉴别出来。

对于清醒且没有颈部疼痛或神经功能受损的患者，临床检查可以排除颈椎损伤。无颈椎损伤的患者颈椎向各个方向能旋转至少 45°，而且神经检查正常。该治疗原则被 I 类数据支持，而且已经被很多机构采用。

2%~6% 的有颈部疼痛或触痛的清醒患者存在需要特殊处理的明显颈椎损伤。在这种情况下，临床检查本身的阴性预测率为 96.7%，但敏感性仅为 66.7%。因此，影像学检查是必需的。类似地，对于有精神状态变化、神经功能损伤或其他分离损伤的患者，必须行影像学检查。

颈椎创伤的基本影像学检查包括颈椎前后位及侧位 X 线片以及齿状突开口位 X 线片。单纯颈椎 X 线片有 15%~17% 的假阴性。由于大部分误诊的颈椎损

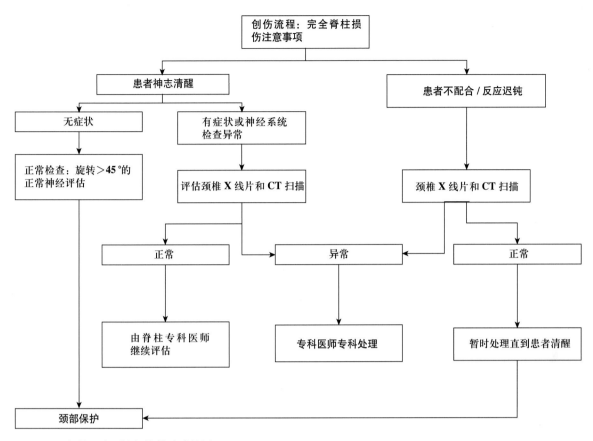

图 12.40.1　Iowa 大学医院颈椎损伤排除路线图

1. 清醒患者基于他们的症状体征来排除颈椎损伤
2. 患者有神经功能症状时，需要影像学确定
3. 患者迟钝不能配合检查时，通过检查颈椎创伤 X 线平片和 CT，来临时排除颈椎损伤
4. 在有高风险的患者（机动车事故中车速＞56 km/h，从 3 m 以上的高处跌落，闭合性脑损伤，颈椎神经功能受损，骨盆/肢体骨折），保护颈椎的措施有长期使用颈椎矫形器，直到患者清醒

伤位于枕颈或颈胸连接处，附加 CT 扫描可以通过改善这些部位的显像，使阴性诊断率提高到 99.7%。尽管没有骨性损伤，颈椎不稳也可能是颈椎韧带或其他运动相关的软组织损伤的结果。单纯的韧带损伤发生率仅有 0.1%～0.7%。颈椎损伤患者颈部屈伸位影像可以鉴别出颈椎基本影像不能反映的颈椎不稳。而透视和被动颈部屈伸位影像可能造成意识不清或不能配合检查患者的医源性颈髓损伤。动态透视仅能发现 0.56% 的 CT 扫描未能发现的外科相关的损伤。对于颈椎创伤患者，不建议 MRI 作为常规检查手段，但其在制订治疗计划时可以提供重要信息。最近的研究发现，在 21.1% 的 CT 扫描和神经功能检查正常的患者中，其 MRI 检查发现异常，而且需要进行治疗。

意识不清、不能配合检查的患者的影像学检查至少应包括应颈椎创伤系列 X 线片及 CT。如果患者受到的是高危创伤（机动车撞击时速＞56 km，从高度＞3 m 处跌落，闭合性脑损伤，颈椎神经功能损伤，以及骨盆/肢体骨折），颈椎保护措施须包括长期使用颈部支具，直到患者清醒可以配合检查，然后临床上排除颈髓损伤（图 12.40.1）。

诊断明确以后，对颈椎损伤患者治疗的顺序如下：

1）使用医疗器件对患者颈椎进行固定

2）脱位部位的复位

3）手术减压并固定脊柱

受伤后开放气道及液体复苏有利于脊髓血流灌注。骨骼牵引复位应尽早启动，如果不能复位或有其他压迫脊髓的因素存在，只要患者身体情况允许，建议尽早外科减压固定。手术的时机应考虑到损伤的特

框 12.40.1　诊断
◆ 确定损伤类型后正确治疗
◆ Allen 和 Ferguson 分类方法
◆ 开始时假设所有创伤患者都有颈髓损伤
◆ CT 扫描阴性诊断率 99.7%
◆ 需要其他方法来诊断软组织损伤

框 12.40.2　牵引
◆ 在清醒的患者是安全的
◆ 需要先拍摄颈椎影像片
◆ 可以增加重量
◆ 增加重量后应拍摄 X 线片

征,患者的一般状况,以及医院的条件和医师的因素。长期以来这是一个有争议的话题,也尚在研究中。动物实验模型支持尽快脊髓减压,而且越来越多的临床数据支持这种做法。然而,早期或紧急外科干预缺乏临床前瞻性试验的支持。对高剂量的类固醇类的使用也是有争议的,本章中不再讨论。

骨骼牵引和闭合复位

如果脊椎脱位或脊髓受到骨块压迫,急救时应尽早牵引复位(框 12.40.2)。这样对清醒可配合的患者是安全的。如果神经系统评估不可靠,如在意识不清不能配合的患者,建议在骨骼牵引之前先做 MRI。这样做的目的有两个:

1)确定是否有颈椎间盘或终板在复位的过程中向后脱出压迫脊髓

2)观察脊髓信号的变化,是否有挫伤或裂伤

通过颅骨钳或晕轮式矫形器直接轴向骨骼牵引可以复位。起始重量从 5~10 kg 开始,之后每次增加 5 kg,直到成功复位。患者须清醒镇静,以减少肌肉挛缩和促进复位。将患者头部置于特殊位置可以帮助复位,通常是患者使颈部屈曲。牵引 20~30 分钟后,监测患者的神经功能状况,并拍颈部侧位 X 线片。如果脊椎未复位,再增加重量并检查神经功能及拍颈部侧位 X 线片。我们的经验是:如果条件允许,增加重量到患者体重的 1/3 左右。牵引重量较大时,颅骨钳不如晕轮式矫形器效果好。晕轮式矫形器的另外一个优点是:相对于牵引轴它易于控制头颈。在有脊柱强硬的患者,如在强直性脊柱炎和弥漫性特发性骨肥厚患者,骨骼牵引是禁忌证。

非连续性颈椎损伤占颈椎损伤的 15%,对这部分患者在牵引前必须评估病情。复位过程中拍摄 X 线平片,应包括对损伤平面的过度牵引的评估。在复位过程中,如果出现神经功能症状改变,可以使用 MRI 来判断是否有颈椎间盘脱出占据椎管。

确定性治疗(框 12.40.3)

手术指征取决于脊柱的稳定性以及是否需要脊髓减压。理解稳定的定义和原则是治疗选择的基础。White 和 Panjabi 将脊柱稳定定义为:"脊柱承受生理压力而保持其形态,神经功能没有受损或没有继续受损,脊柱没有大的变形及疼痛"。在创伤患者,须鉴别这些性质是否改变。因此,他们提出了一个基于临床和影像学参数的指征,来指导临床医师确定脊柱的稳定性。然而,准确确定脊柱稳定性的方法是不存在的。颈椎损伤表现是连续性的,在一些病例中,在提示非必要的手术和避免灾难性的遗漏之间只差一点点。仔细研究这些指征可以帮助医师作出判断。根据这些准则,如果认为患者存在特殊损伤不稳,则手术可以恢复脊柱的稳定性。手术的目的是要改变破坏脊柱稳定性的应力。

影像学标准是基于静止的和屈伸位的 X 线平片制定的(图 12.40.2)。这些标准是根据脊椎运动的韧带组织的生物力学数据。这些生物力学实验结果表明:在生理负荷下切断所有后侧韧带和一条前侧韧带或切断所有前侧韧带和一条后侧韧带后,脊柱将会非常不稳。而且,运动结构完整时测量的数据表明:脊柱运动时最大大约有 2.7 mm 的移位(通过相邻椎体的后侧壁测量)和 10.7 mm 的成角(通过相邻椎体的下方终板测量)。生理负荷下脊柱出现明显不稳之前可以观察到脊柱移位和成角很小。笔者建议:为了允许 X 线平片和测量方法上的差异,正位 X 线片上相邻椎体移位>3.5 mm,或成角>11°,超过该节段以上或以下椎体成角角度,都提示临床上存在潜在的椎体不稳。

由于解救和固定技术、现场复苏以及创伤救治网络的改进,急诊收治的有颈椎损伤而没有神经功能受

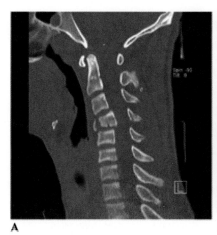 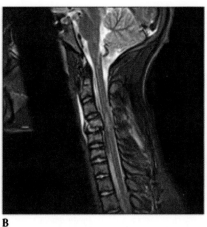 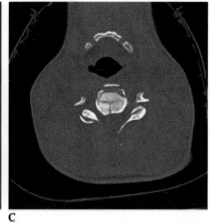

图 12.40.2 18 岁男性患者，跳水时进入浅水区，不完全脊髓损伤，C4 椎体泪滴状骨折。中间矢状位 CT 重建（A），中间矢状位 T2 加权 MRI（B）以及通过 C4 的轴向 CT 切面（C）。可以观察到脊髓延伸的信号变化（B），以及后方软组织损伤，提示损伤通过后方张力带。C4 椎体后壁相对于 C5 和 C7 椎体向后突出。轴向 CT 图像（C）上，冠状面和矢状面骨折线形成 T 形

框 12.40.3 确定性治疗
◆ 确定脊柱是否稳定

损或不完全脊髓损伤患者的数量越来越多。紧急手术的另一个常见原因是：不完全脊髓损伤的患者影像上出现了持续的脊髓压迫。

常见损伤类型（框 12.40.4）

基于损伤的主要机制，损伤类型可分为三类：压迫损伤，分离损伤，以及平移或旋转损伤。

压迫损伤

简单的压迫损伤是脊柱前柱（椎体前半部分）的损伤，椎体后侧皮质骨不受累。这类损伤通常与神经损伤无关，可以通过使用颈部支具 8～12 周来纠正。在治疗早期，如果患者相对比较舒适，应拍摄颈椎屈伸位 X 线片来评估颈椎不稳的类型。而且，建议连续多次拍摄 X 线片以监测脊柱不稳病情的发展（脊柱后凸）。

爆裂骨折是椎体在压缩负荷下变形，通过后侧皮质向外延伸的一类骨折。随着能量分散到椎体，骨折碎块向各个方向破裂，包括向后移位进入椎管，很多情况下压迫了脊髓。外科减压适用于脊髓压迫持续，通过椎板切除进行减压，并向椎体内植入支撑性的内植物以及前方锁定钢板固定来稳定颈椎。

分离损伤

分离损伤在颈椎屈曲或过伸时发生。过伸损伤易发生于脊柱僵硬的患者。能量通过前侧骨赘、椎体分散，进入后侧韧带和关节突关节。过伸损伤破坏了后侧张力带，包括棘上韧带和棘间韧带、黄韧带和关节突关节囊，导致关节突关节半脱位或绞索。后纵韧带以及后侧纤维环也经常发生不同程度的损伤。

理想情况下，对清醒的患者通过骨骼牵引就可以对单侧或双侧关节突关节绞索进行复位。如果不成功，应该考虑手术复位及固定。手术入路可以是前路或后路。我们建议术前拍摄 MRI。如果发现有颈椎间盘脱入下一个椎体的后方，建议行前路手术。这样可以对椎管进行前侧减压，复位脱位的关节突关节，通过内植物和前方锁定钢板进行固定。如果没有颈椎间盘脱出，建议行后路手术，这样比较方便对关节突关节进行复位。尽管侧方螺钉固定并进行后方椎体融合可以提供较好的生物力学特性，但可能引起进行性脊柱后凸，尤其是在已有椎间盘损伤的患者。

过伸损伤常发生于已有强直性脊柱炎且关节僵硬程度不同的患者（见图 12.40.2）。在老龄化社会，这种损伤比较常见。椎管狭窄（Torg 比率＜0.8）且颈椎过伸可导致上一个椎体后下方边缘与下一个椎板前上边缘之间的脊髓压迫，并可导致脊髓缺血，常表现为脊髓中心压迫综合征。如果脊柱过度僵硬，在骨折部位上方会形成一个明显的杠杆臂，可导致高度不稳的损伤类型。MRI T2 加权像上咽后出现增大的软组织影，颈椎间盘区增厚出现高信号密度影（变性的间盘区域

T2 加权像上出现低信号密度影），以及前方骨赘撕脱或前下方椎体撕脱时应注意这种高度不稳定的损伤。

这些患者通常有持续的脊髓压迫，伴有或不伴有椎骨或颈椎间盘韧带的损伤。如果颈椎稳定且神经功能稳定或改善，建议初始治疗时采用保守闭合治疗方法。如果症状改善停滞，后期手术减压是必要的。但有些学者支持早期外科减压治疗。

如果颈髓压迫需要手术减压，如果颈椎稳定，那么手术方式将由颈椎的对位情况以及受影响节段来决定。后路椎板成形术适用于脊柱前凸且有多个节段颈髓受压的患者。如果颈椎形态正常或稍后凸，并且如果前凸可在后伸位片上看到，同样采用后路手术，行椎板切除术，侧块螺钉固定椎体融合。相反，如果颈椎部分后凸，主要压迫因素是前方的颈椎间盘 - 骨赘复合体，那么建议行前路手术减压和椎体融合。

对已有关节强硬的颈椎骨折需要特别注意。这类骨折可能发生于强直性脊柱炎、弥漫性特发性骨肥厚或多节段颈椎关节强直患者。受伤节段广泛骨化，包括大部分脊柱韧带、关节突关节囊，甚至是颈椎间盘（强直性脊柱炎）。因此，强直节段的骨折将使所有的稳定结构受损，表现为明显的脊柱不稳，类似于长骨骨折时有长的杠杆臂压迫损伤部位和脊髓。

这些损伤常发生于老年骨质疏松患者在受到低能量创伤之后。这类损伤常常被遗漏，起始的诊断常基于临床上的高度怀疑。一旦确认，必须立即固定这类

损伤，并作为高度不稳来进行治疗。图 12.40.3A 中的患者在家跌倒后颈部疼痛，侧位片显示继弥漫性特发性骨肥厚后一条骨折线通过广泛强直的颈椎。对该患者立即使用颈部支具并拍摄 MRI 进一步评估病情（图 12.40.3B），了解损伤部位是否移位。该患者被送到急诊行手术固定。应避免对该患者进行骨骼牵引，因为这样只会增加骨折移位。可通过后路多节段固定的手术治疗，对长杠杆臂和脆弱的骨质提供稳定支持。术后固定是必需的，而且要保持至损伤及椎体融合完全愈合为止。

平移或旋转损伤

这类损伤存在一个椎体相对于相邻椎体的平移。平移可以在矢状面、冠状面、旋转面或上述所有各平面。在双侧关节突关节脱位中，脱位的机制是单纯的前方平移；而在单侧面关节脱位中，脱位的机制是以正常侧关节突关节为支点的旋转平移。平移可以发生

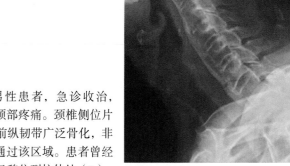
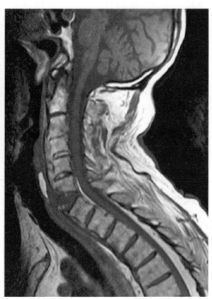

图 12.40.3　70 岁男性患者，急诊收治，诉在院子里摔倒后颈部疼痛。颈椎侧位片（A）上可以观察到前纵韧带广泛骨化，非移位骨折的骨折线通过该区域。患者曾经拍过 MRI 片，损伤已移位到拉伸处（B）

A　　　　　　　　　　　　　　B

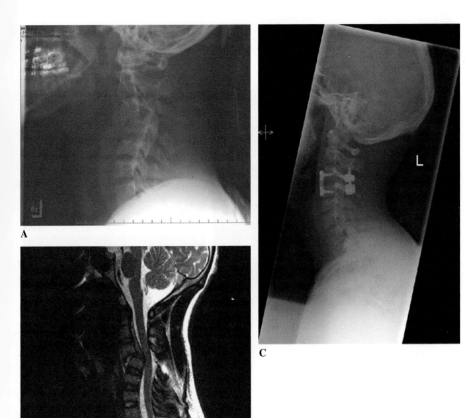

图 12.40.4 一名 16 岁男孩，在池塘跳水时发生事故，不完全脊髓损伤，颈椎侧位片（A）和矢状位 T2 加权 MRI（B）。注意双侧关节突脱位及后侧张力带损伤。闭合复位失败后，行前方椎间盘切除减压，然后复位，取自体髂骨椎间盘植骨，前后方钢板固定（C）

在颈椎间盘-韧带结构破坏或关节突骨折之后。损伤的类型很多，从单侧或双侧关节突关节脱位到关节突骨折分离，从椎体或椎板脱位的关节突影响了上节及下节椎体的关系（图 12.40.4）。一般来说，受损伤的运动结构越多，闭合复位相对容易。单侧关节突关节脱位是最难复位的损伤。

关节突骨折及脱位在 X 线平片上容易发现。单侧关节突移位时，正位片可以发现损伤节段的棘突出现跳跃；侧位片显示不同程度的椎体平移。如果正位片上移位仅占椎体直径的 25% 或更少，可以判断单侧关节突关节骨折或脱位（图 12.40.5）。如果移位＞50% 或更多，常为双侧脱位（见图 12.40.4）。单侧关节突骨折或脱位常表现为椎间孔狭窄导致的神经根病，而双侧关节突骨折或脱位常表现为脊髓损伤。

处理包括根据前面介绍的方法，急诊使用骨骼牵引复位。25%～50% 的患者闭合复位失败，需要在全麻下开放复位。复位后，外科固定是必需的，而且通过前路或后路进行椎体融合。开放复位之前，我们建议行 MRI 检查以确定下位椎体后侧是否有颈椎间盘脱出。在此类病例中，我们建议行前路手术。这样可以行前路椎管减压术，使移位的关节突关节复位，并通过椎间内植物和前方锁定钢板固定。如果没有颈椎间盘脱出，建议采用后路手术，这样可以使脱位的关节突关节更容易复位。后路手术和螺钉固定侧块相对于前路钢板固定及椎间内植物来说，提供了更好的生物力学特性。然而，在椎间盘受到破坏的患者，采用后路手术会使脊柱后凸不断增加。而且，后路融合手术患者需要采用俯卧体位，且需要切除椎板，这些在前路手术中都可以避免。前路固定可以直接减压，融合率与后路手术相近，可以保持脊柱的节段性前凸。如果出现椎体的移位变形连同上方终板的骨折，单纯前方固定是不够的，在 2/3 的病例中会出现早期的生物力学上的失败。这种情况类似于后方韧带复合体损伤，建议行前后路手术固定，如泪滴状骨折脱位。

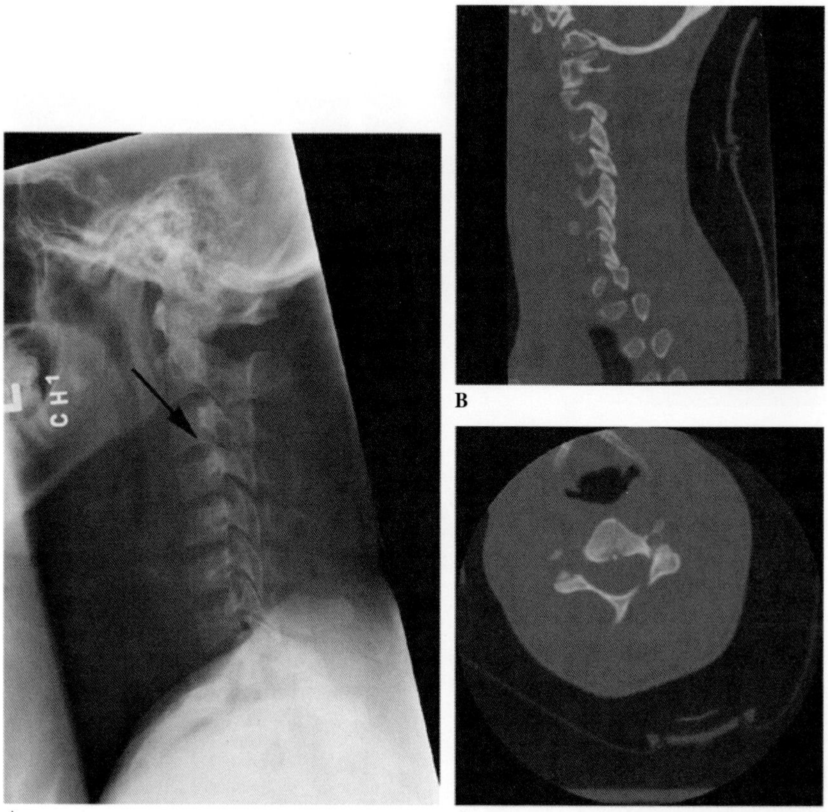

图 12.40.5　一名 24 岁女性，机动车碰撞后有左侧颈部及上臂疼痛。C4 关节突骨折分离。侧位片（A）、旁矢状位 CT 重建（B）及 C4 水平轴位 CT（C）。注意在（A）和（B）中，C4 关节突是水平的，与 C3 下方关节突和 C5 上方关节突分离。通过峡部和同侧椎板的骨折也可以看到（C）

泪滴状骨折是由轴向负荷和颈椎被动屈曲导致的一种损伤（见图 12.40.2）。这种损伤常发生在跳入浅水中时，也称为爆裂骨折脱位。其特征是通过椎体上方终板的 T 形骨折（见图 12.40.2A），并且有不同程度的关节突关节骨折，颈椎间盘 - 韧带损伤严重，影响关节突关节、颈椎间盘、前后纵韧带和黄韧带（见图 12.40.2B）。上节椎体不仅在轴向上压在下节椎体上，而且绕轴旋转，因而上节椎体的前下缘进入下节椎体上方的终板内。这样椎体后方骨折会进一步通过矢状位骨折线移位到椎管内。一个重要的特征是：后方椎体骨块移位进入椎管内，两者都与上节和下节椎体有关。这点需要充分认识，因为它反映了颈椎间盘 - 韧带复合体损伤的严重程度，可进一步导致持续脊髓压迫和严重椎体不稳。完全脊髓损伤也很常见，治疗包括通过椎体切除使椎管减压，以及前后路联合重建。

牵引复位很少使用，因为颈椎间盘 - 韧带复合体损伤的程度容易造成椎管和脊髓过度分离。

拓展阅读

Allen, B.L. Jr, Ferguson, R.L., Lehmann, T.R., and O'Brien, R.P. (1982). A mechanistic classification of closed, indirect fractures and dislocations of the lower cervical spine. *Spine*, **7**, 1–27.

Anderson, P.A., Moore, T., Davis, K.W., *et al.* (2007). Cervical Spine Injury Severity Score – assessment of reliability. *Journal of Bone and Joint Surgery*, **89A**, 1057–65.

Bracken, M.B. (2001). Methylprednisolone and acute spinal cord injury: an update of the randomized evidence. *Spine*, **26**(24S), S47–S54.

Dvorak, M.F., Fisher, C.G., Fehlings, M.G., *et al.* (2007). The surgical approach to subaxial cervical spine injuries: An evidence-based algorithm based on the SLIC classification system. *Spine*, **32**(23), 2620–9.

Hadley, M.N., Walters, B.C., Grabb, P.A., *et al.* (2002). Guidelines for the management of acute cervical spine and spinal cord injuries. *Clinical Neurosurgery*, **49**, 407–98.

McKinley W., Meade M.A., Kirshblum S. (2004). Outcomes of early surgical management versus late or no surgical intervention after acute spinal cord injury. *Archives of Physical Medicine and Rehabilitation*, **85**, 1818–25.

12.41

挥 鞭 伤

Rouin Amirfeyz • Simon Kelley • Martin Gargan • Gordon Bannister

（陈 博译 杨 明 张殿英审校）

要点

◆ 挥鞭伤在英国每年造成约 36.4 亿英镑
◆ 大多数病例源于车辆追尾
◆ 患者表现为：颈部疼痛、僵硬，枕部头痛，胸腰段背痛，以及上肢痛、麻木
◆ 66% 以上的患者可完全康复，但仍有 2% 的患者会终身残疾
◆ 3 个月后可对 70% 的患者结局进行预测

定义

"挥鞭伤"是对颈部、脊柱和邻近结构间接损伤后的症状作出的整体性诊断。这一术语源自于一种损伤机制。魁北克工作组（the Quebec Task Force，QTF）将挥鞭伤（WAD）定义为：能量在加速 - 减速机制下向颈部转移。撞击会导致骨或软组织损伤（挥鞭伤），进而出现各种挥鞭伤临床症状。

发生率（框 12.41.1）

自从规定车辆驾乘人员必须佩戴安全带以来，挥鞭伤的发生率由 7.7% 提高到 55%。已有 5% 的英国人经受过车辆追尾事故。据估计，英国每年约有 30 万例挥鞭伤，耽误工时 1.1 亿天，给英国造成了 30 亿英镑的经济损失，这其中包括医疗保险费、社会保险费、财产损失及生产力损失。现在在所有损伤中，挥鞭伤约占 90%，造成的损失约占 70%。

急性挥鞭伤在许多其他国家的发生率尚不清楚，但来自挪威的一个神经科专家小组报道，在立陶宛此

框 12.41.1 发生率

◆ 5% 的人口经历过挥鞭伤
◆ 每年损失 30 亿英镑
◆ 占所有个人伤害的 90%

病的发生率要比英国或美国低得多，并将原因解释为文化差异导致。他们发现，在颈痛方面，车辆碰撞事故中的驾乘人员与同年龄、同性别的对照组相比没有任何差异。以家庭成员作参照，观察到相似的结果。这些研究的难点在于：虽然他们记录下了车辆追尾事故，但由于只有 15% 的患者会出现颈痛，所以从统计学上来说结果仍是不充分的。在立陶宛，体质性颈痛高发又使情况更加复杂了。在立陶宛，此病的发病率为 20%，而在 Bristol 为 5%，在 Belfast 为 7%。

生物力学

最常见的挥鞭伤机制为：静止车辆车尾部遭受撞击后，通常很少或不会造成车辆损坏。撞击速度十分重要。车速在 8 ~ 10 km/h（5 ~ 7 mph）以下时，不大可能造成挥鞭伤。撞击方向也很重要。相同重量的车辆，与车尾部撞击相比，前面或侧面撞击需要更高的车速才能造成组织损伤。

从时间上来说，力的传递过程分为五个阶段：
◆ 斜行：撞击后 T1 椎体瞬间移向前上方，产生一个伸直力矩
◆ S- 期：伸直力矩导致下颈椎过伸，同时上颈椎代偿性屈曲

- 过渡：上颈椎开始伸展
- 过伸：整个颈椎开始过伸
- 屈曲：头部向前加速带动颈椎屈曲

在慢加速阶段，与上颈椎相比，下颈椎过伸超出了其生理限值。颈椎屈曲峰值并未超过其生理限值，意味着在追尾(可能是在 S- 期)时，下颈椎和上颈椎(程度更轻些)有可能受到伸直损伤，而单纯性屈曲不大可能是损伤机制。

病理学（框 12.41.2）

可能受损的解剖结构有：椎间盘、椎旁肌、韧带和关节突关节。

椎间盘： 由于椎间盘病变在无症状人群中较为常见，磁共振成像（MRI）扫描仍难以确定挥鞭伤患者新鲜椎间盘损伤的发生率。尸体研究表明，3.5 g 的微小剪切力就会导致纤维环（尤其是在 C5/6 水平）中的纤维张力过大。与对照组人群相比，挥鞭伤患者的症状性颈椎退行性椎间盘疾病更为常见，且发病年龄更小。

椎旁肌： 在 MRI 扫描上，与对照组健康人群相比，挥鞭伤患者的颈伸肌中的脂肪浸润均明显增多，尤其是在 C3 水平的头小直肌、头大直肌和多裂肌中。这些研究结果不受年龄、薪酬、体重指数和症状持续时间的影响。然而，目前还不清楚脂肪浸润是不是因局部结构破坏、神经损伤或长期废用所致。

韧带和膜： 尸体研究结果不能真正地适用于伴有隐匿性韧带损伤的挥鞭伤患者，因后者的损伤机制不同，其涉及的能量转移更小。在有挥鞭伤慢性症状患者中发现，其翼状韧带、横韧带和寰枕后膜信号强度较高。

关节突关节： 如果挥鞭伤机制足够严重以至于造成关节囊损伤，那么关节囊过伸可能会造成持续性颈痛。这些论点可以通过关节内区域性神经阻滞和射频神经切断术治疗下关节突关节的反应加以佐证。

框 12.41.2　病理学
◆ 撞击速度很重要
◆ 力在传递过程中的五个阶段
◆ 椎间盘、肌肉、韧带和关节突关节可能损伤

分类

有很多发表的挥鞭伤评分系统。目前较为常用的分类为 Gargan 和 Bannister 症状严重程度分级（表 12.41.1）和也包括体征在内的 QTF 分类（表 12.41.2）。

很明显，Gargan 和 Bannister 分级与物理和心理测量结果相关，并且由于不需要体格检查，可以作为一种自填式问卷。它可用于评估患者并对预后提供精确的分类，而且有很好的观察者内信度（Cohen 的 κ 系数＝ 0.82）和观察者间信度（组内相关系数 ＝ 0.79）。

QTF 分类作者承认，此分类方法仍需进一步完善，而且其既没有经过验证，也没有发现特别有用。

临床评估

病史

大多数患者会在伤后 2 天内出现症状，但也可能再往后延迟 12 小时。高达 35% 的患者的症状出现明显延迟。挥鞭伤症状分布和发生率各不相同（表 12.41.3）。在一项针对英格兰西南部地区 504 名遭受车辆追尾事故的患者进行的前瞻性研究中，78% 的患者颈痛持续时间＞1 周;52% 的患者 1 年时仍然感到颈痛。

表 12.41.1　Gargon 和 Bannister 分级（1990）

A 级	无症状
B 级	轻微症状但不影响工作或娱乐
C 级	侵犯症状，需要间断性止痛、矫形或物理治疗
D 级	致残症状，需要休假、常规性止痛、矫形和重复就医

表 12.41.2　Quebec 分类（1995）

0 级	无症状或体征
Ⅰ 级	颈痛或僵硬症状但无体征
Ⅱ 级	颈部症状、客观僵硬并有点压痛
Ⅲ 级	颈部症状和神经功能障碍
Ⅳ 级	颈部症状和骨折 / 脱位

表 12.41.3 挥鞭伤相关症状

症状	发生率
颈痛	88% ~ 100%
头痛	54% ~ 66%
颈部僵硬	69%
抑郁症状	43%
肩痛	40%
下腰痛	35%
肩胛间痛	20%
头晕	17% ~ 25%
吞咽困难	16%
颞下颌关节痛	15%
上肢和手痛	14%
听觉障碍	4% ~ 18%
视觉障碍	1%

表 12.41.4 挥鞭伤相关体征

体征	发生率
颈部活动范围减少	87%
颈部压痛	64%
感觉异常	13% ~ 62%
脱色	18%
多汗	39%
肌力减弱	12% ~ 18%
发冷	10%
姿势异常	12%
Tinel 征	20% ~ 42%

框 12.41.3 辅助检查

影像学和神经系统检查很少有用

挥鞭伤后抑郁症很常见。在 Saskatchewan，在伤前心理健康、伤后不断索赔或接受医疗的挥鞭伤患者中，42% 的人事故后 6 周内出现了抑郁症状。抑郁症在该病中早期出现，提示抑郁是挥鞭伤的重要组成部分。

尽管头痛是挥鞭伤患者的常见症状，但对其病因仍不清楚。挥鞭伤后头痛的最强征象就是伤前存在的头痛。车辆追尾后出现的急性头痛可能是与应激相关的。挥鞭伤后，枕部头痛和颈痛、斜方肌疼痛有很强的关联性，其症状的持续时间可达 15 年。

体格检查

挥鞭伤的症状通常与体征不匹配。最常见的体征是颈部压痛伴有活动范围减小。最常见的神经功能障碍是感觉减退。臂丛神经明显易激惹，可表现为上肢感觉异常、发冷、脱色以及多汗。斜角肌、锁骨上窝、肘管或腕管 Tinel 征阳性可能会被发现。Squires 等（1996）认为，这些征象及症状分布均与不良预后相关。

40% 的臂丛神经激惹患者其远端的周围神经 Tinel 征为阳性，这意味着近端拉伸会使远端神经更易受到继发性卡压。Alpar 等报道，行腕管松解术能减轻这些患者整个上肢的疼痛，并降低 P 物质的水平，这增进了对挥鞭伤后双重碾压的理解。13% ~ 62% 的患者会出现感觉异常，18% 的患者会出现肌力减弱（表 12.41.4）。

辅助检查（框 12.41.3）

没有任何针对挥鞭伤的客观诊断性试验。椎体骨折非常罕见。因此，如果没有遭受高能量撞击，那么做放射学检查是有问题的；然而，数十年前，人们就发现：挥鞭伤后出现的严重症状与颈部影像学改变之间具有相关性。

肌电图（EMG）与患者的症状、计算机断层（CT）和 MRI 表现没有任何相关性。

MRI 适用于上肢出现症状和体征的患者。即使在年轻患者中，因很多异常表现与症状无关，依靠 MRI 作出诊断有些困难。有些临床医师使用 MRI 扫描和临床征象来指引手术。挥鞭伤患者颈伸肌脂肪浸润的出现及位置是特异性的，并且与年龄、赔偿状况、体重指数和症状持续时间无关。

善活动范围或减轻疼痛

框 12.41.4　治疗
◆ 配戴颈围缺乏证据
◆ 宣传教育
◆ 锻炼对治疗有用
◆ 物理疗法有效
◆ 早期给予类固醇药物减轻症状
◆ 使用肉毒菌毒素缺乏证据
◆ 射频神经切断术可能有用

　　随着我们对挥鞭伤的组织病理了解得越来越多，影像学研究也会变得越来越有用。

治疗（框 12.41.4）

　　许多方法被用于挥鞭伤治疗，尽管其中许多仍存有争议或没有被文献证实。下文总结了可行的 I 类证据。

- 颈围制动：软颈围被广泛用于急性期，但这种做法缺乏足够的证据支持。事实上，不应当鼓励使用这种方法，因为这会减慢恢复速度。物理疗法和活动可能是最佳方法。物理疗法和活动与软颈围制动相比，在治疗 4 周和 8 周后，能减轻疼痛，增加活动范围
- 教育：短期（2 周）或长期（3 个月）使用宣传册均不能帮助患者。然而，1、3 和 6 个月后随访发现，采用影像的形式进行宣传教育，患者的疼痛症状明显减轻，颈部活动范围明显增加
- 自行活动训练：依据疼痛限定的范围进行颈部主动活动训练，伤后 6 周挥鞭伤症状即可减轻，1 年后颈部活动范围明显改善。最好于伤后 4 天内即开始活动训练
- 物理疗法：通过冰敷、主动活动、被动活动、强化活动及等长活动，伤后 6 周和 3 个月时疼痛症状减轻。如果伤后 4 天内即施行 Maitland 操作并遵守 McKenzie 原理，会有助于患者康复。每日 2 次磁疗，持续 2 周，同时给予非甾体类抗炎药（NSAID），要比单纯用药更有效
- 自主活动训练与物理疗法相比：哪个最好还存在争议
- 脊椎按摩疗法：急性期操作（结合高速低幅推力、肌肉能量和软组织技术）与单纯肌内给予 30 mg 剂量的酮咯酸（NSAID）相比，其立即（1 小时）止痛效果更好。脊椎按摩疗法结合阶段性训练，能促进后者治疗慢性挥鞭伤的效果
- 激光针灸疗法：急性期使用激光针灸疗法并不能改善活动范围或减轻疼痛
- 非甾体类抗炎药：伤后 72 小时即开始给予替诺昔康（长效非甾体类抗炎药）20 mg/d，持续给药 2 周，伤后 15 天可以有效地减轻疼痛，并增加颈部活动范围。颈部活动范围的明显改善，有助于提示临床治疗阶段
- 褪黑激素：慢性期口服褪黑激素 5 mg/d 不能减轻疼痛、改善睡眠状态或生活质量（基于 SF-36）。
- 类固醇类：伤后 8 小时内即开始静脉给予甲泼尼龙（第一个小时 30 mg/kg，以后 5.4 mg/(kg·h)，持续给药 23 小时），短期来看可以减轻疼痛、长期来看可以减少病假天数
  - 关节突关节内注射 1 ml（5.7 mg）倍他米松不比注射 0.5% 的丁哌卡因 1 ml（局麻）更为有效。通过两次注射局麻药止痛，确定关节疼痛的解剖部位。应当注意的是，一半以上的患者一周后疼痛复发
- 肉毒菌毒素 A：在慢性挥鞭伤患者中已试验过两种剂量的肉毒菌毒素 A：100 单位。注射部位为头夹肌、头直肌、头半棘肌和斜方肌中压痛最明显的 4~5 个点。三组随机对照试验均发现，干预组和对照组症状均有改善。所有研究均发现，试验结束时（4~24 周时）两组之间没有显著性差异。这可能是由于每组患者数量较少所致
- 经皮射频神经切断术：中期来看，C3/4~C6/7 关节突关节囊经皮射频神经切断术可以减轻疼痛。最常涉及的关节通常是 C5/6 关节突关节。50% 的患者疼痛复发的中位时间大约为 9 个月
- 颈椎融合：对于可疑颈上韧带损伤的挥鞭伤患者，没有证据支持手术治疗轴性颈部疼痛。对于神经根病变患者而言，其与椎关节强直和神经根病变的证据并没有不同

　　以下为无效的治疗方法：

- 系带牵引
- 运动觉和协调性
- 认知行为疗法
- 脉冲式电磁理疗和经皮神经电刺激
- 高频电流

预防

　　减轻挥鞭伤的生物力学原理如下：

- 使驾乘人员的加速过程放缓
- 使脊柱的相对运动达到最小化
- 使向前的反弹达到最小化

20 世纪 70 年代，萨布公司紧随着沃尔沃公司引入了固定式头盔。然而，大多数头盔是可调的，并且 93% 的头盔位置不合适。

自 20 世纪 70 年代以来，立法就要求必须要戴头盔，但头盔只有放置在驾乘人员头后部或接近头部才有效。最主要的问题就是可调式头盔不如固定式头盔有效，因为前者经常戴的位置偏低，因此对许多人来说戴着并不合适。

头盔能有效减少挥鞭伤的发生率（尤其是在女性）。

结局（框 12.41.5）

由于许多文献针对的患者群体不同，这使得挥鞭伤损伤的结局颇令人费解。在田纳西州，只有 54% 的神经外科患者获得了康复，而与之相对的是，1980 年英国急症室患者为 73%，加拿大魁北克保险理赔患者为 88%。

采用 Gargan 和 Bannister 分类对英国和瑞典急症室患者进行分析后发现，55% 获得了完全康复，22% 有轻微的不适症状，16% 有侵入性症状，7% 留下残疾。

康复率

最全面的队列研究是由英国交通研究实验室所做的为期 4 年的前瞻性回顾分析，研究发现，伤后 2 ~ 3 年症状即达到了平台期。然而，大多数患者 3 个月后症状即不再改变。

与结局有关的因素

本文使用单一变量分析将较差的结局与事故前变量（女性、年龄增大、患有颈椎病、挥鞭伤史、预先存在的颈痛、预先存在的背痛、初级保健机构

框 12.41.5 康复
- 50% ~ 75% 的患者能够康复
- 康复多在 3 个月内
- 许多因素会影响结局，如颈椎病
- 心理因素也很重要

的过多应用及焦虑 / 抑郁史）鉴别开。与较差结局有关的事故变量包括：尾部受到撞击、没有意识到即将撞击、受伤时处在车头。与结局较差有关的反应变量包括：伤后不到 12 小时即开始出现症状、自颈部向其他部位的放射性疼痛及异常的神经系统症状。

对挥鞭伤的行为反应

自 20 世纪中叶开始，精神神经反应在挥鞭伤患者（52% ~ 85%）中被观察到。挥鞭伤行为反应通常与持续的创伤和表现的体征不匹配。由于挥鞭伤在法医学而非临床中更常见，这就难免使人怀疑患者是否在夸大症状以获得赔偿。

有关挥鞭伤的心理反应有两种彼此矛盾的理论。

身心反应

认知障碍已在挥鞭伤患者中被发现，且不能由他们在事故前的心理学史加以解释。患者在伤后一周时均有相似程度的情绪低落，但对于后来发展为慢性症状的患者来说，这种反应在伤后 2 年时更为剧烈。挥鞭伤导致的这种疼痛可能引出了随后的症状。

生物心理社会模式

文化影响

一名澳大利亚医师回顾性分析了其职业生涯中诊治过的"晚期挥鞭伤"症状患者。他将 300 名澳大利亚南部患者和 20 名新加坡患者做了比较。澳大利亚人致残程度较高，唯一有主诉的新加坡人是澳大利亚移民。这一结果令人感到惊讶，但后来却得到了来自新西兰方面的证实。1986 年，另一项研究将维多利亚、澳大利亚和新西兰的挥鞭伤发生率做了比较。人群规模和车辆数量三组均差不多，但维多利亚车辆追尾数是其他组的 3.5 倍，索赔数是其他组的 10 倍，休假时间（长达 2 个月）是其他组的 5 倍。1987 年，立法要求所有挥鞭伤都应向警方报案，并且受害者要先支付 317 澳元的医疗费。尽管 1987 年的这一立法被社会广泛采纳，但之后仍有 10% 的澳大利亚人患有持续性症状。

先前心理问题的影响

基于症状的预期、扩布、原因及先前对预期症状的了解，现在已经提出了一种生物社会模型。不良社

会环境以及脆弱的人格是较差心理结局（而不是躯体结局）的危险因素。伤前频繁就医的患者的结局更差。

挥鞭伤对患者心理状态的影响

初始反应可能表现为愤怒、情感受挫和受到惊吓。这些表现通常是暂时的，而且会随着时间消退。然而，事故后一年时如果采用心理健康诊断标准 [例如，《心理疾病诊断学和统计学手册》第4版（DSM- Ⅳ）] 仔细检查，则将近1/3的患者仍旧表现出心理障碍。

最常见的心理障碍如下：

◆ 旅游恐惧症：与轻微头部损伤患者相比，挥鞭伤患者（6% 的患者）运动恐惧症或旅游活动恐惧症更为常见。这种恐惧与颈部症状持续时间较长有关

◆ 创伤后应激障碍：包括回避、再体验和过度警觉反应。Buitenhuis 等认为，事故后3周出现的过度警觉反应与6个月和12个月时更为严重的挥鞭伤症状相关。因此，在初次评估时，这一点可以作为评估结局的有效方法

◆ 广泛性焦虑：在慢性疼痛和焦虑之间有很强的相关性。尽管针对男女性患者所使用的减痛治疗完全相同，但一般性焦虑在挥鞭伤男性患者中更为严重些

◆ 抑郁：在先前没有精神疾病的患者中，40% 以上的患者会在伤后6周出现抑郁，另外有18% 的患者在事故后6周至1年期间会出现抑郁。在这些患者中，60% 通常会痊愈，但仍有40% 抑郁复发或持续。早期抑郁症也是疼痛播散及焦虑的危险因素

在挥鞭伤，身、心反应是无法分开的。它们相互影响，因此有时难以判断相对轻微伤患者的伤残情况

到底如何。"伤残不匹配"定义为夸大病情且恢复异常缓慢的患者。这是一个潜意识的心理过程。这一概念结合伤后身、心及社会方面的不同因素一起考虑，会十分有用。

心理结局较差的危险因素可以分为五个不同的组：
1）事故前特征，如不良社会环境、先前有心理问题
2）事故创伤造成不匹配的抑郁症和恐惧症
3）患者对问题的长期性和严重性存在认识误区
4）事故后的危险因素，如再次遭遇事故、丧失亲友、诉讼受挫
5）医疗质量。前后矛盾和模棱两可的医疗建议

在此基础上，合适的医疗关怀除了要治疗慢性疼痛以外，还要关注精神疾病。教育患者也很重要。伤后即给患者播放预先录制好的视听资料，1、3和6个月后能够减轻患者的疼痛及焦虑程度。

拓展阅读

Carragee, E.J. Hurwitz, E.L. Cheng, I., *et al.* (2008). Treatment of neck pain: injections and surgical interventions: results of the Bone and Joint Decade 2000–2010 Task Force on Neck Pain and Its Associated Disorders. *Spine*, **33**, S153–69.

McClune, T. Burton, A.K. and Waddell, G. (2002). Whiplash associated disorder. A review of the literature to guide patient information and advice. *Emergency Medicine Journal*, **19**, 499–506.

Spitzer, W.O. Skovron, M.L. Salmi, L.R., *et al.* (1995). Scientific monograph of the Quebec task force on whiplash-associated disorders. Redefining whiplash and its management. *Spine*, **20**, 1–73s.

Squires, B. Gargan, M.F. and Bannister, G.C. (1996). Soft-tissue injuries of the cervical spine. 15-year follow-up. *Journal of Bone and Joint Surgery*, **78**B, 955–7.

Teasell, R.W. and Shapiro, A.P. (1998). Whiplash injuries: An update. *Pain Research & Management*, **3**, 81–90.

Watkinson, A. Gargan, M.F., and Bannister, G.C. (1991). Prognostic factors in soft tissue injuries of the cervical spine. *Injury*, **22**, 307–9.

12.42
胸 椎 骨 折

Christopher J. Dare • Evan M. Davies

（陈 博 译 杨 明 张殿英 审校）

要点

◆ 胸椎骨折与年轻患者遭受严重创伤有关
◆ 多发伤很常见
◆ 对于不稳定骨折，建议早期固定以防止神经功能恶化
◆ 绝大多数手术最好经后路进行
◆ 可以使用长节段内植物
◆ 如果前柱受损，可能会采用前路重建

发生率（框 12.42.1）

胸椎骨折（T1-T10）与胸腰段骨折和腰椎骨折相比要相对少见得多，并且其发生率方面的报道很少见诸报端。

其发生率有两个高峰。第一个为高能量伤的年轻男性，第二个为低能量脆性骨折的老年女性。

每年胸椎骨折的发生率约为 21/10 万。约有 40% 的患者会伴有其他损伤，总死亡率约为 4%。伴有其他损伤的患者所占比例较高是因为胸椎有肋骨连接固定，因此需要更多的力量才能使年轻人组发生骨折。约 16% 的患者会出现脊髓损伤。

损伤机制

胸椎骨折多为单纯性楔形骨折。它们尤其在老年

女性中较为常见，与骨质疏松有关。这些骨折通常由低能量或轻微创伤导致，且多为稳定性骨折。

其他骨折类型通常由高速或高能量损伤导致，在年轻男性中更为常见。然而，如果预先存在病变，如强直性脊柱炎，即使没有遭受严重创伤，也可能会导致其他类型的骨折。

轴向压缩是最常见的损伤机制。发生在胸椎中段的小关节脱位较为罕见。这可能是由于小关节的方向及胸椎与胸腰段相比相对更为僵硬导致的。许多这类骨折是安全带损伤导致的。胸椎损伤通常伴有下颈椎骨折。下颈椎损伤常被漏诊，对此需要高度警惕。

骨折病因学（框 12.42.2）

机动车事故是导致骨折的最常见原因，通过直接损伤，例如，从车辆中弹出或通过间接损伤，如车辆减速所致。在美国，枪击伤是胸椎骨折和脊髓损伤的常见原因，但在欧洲此种损伤则少见得多（表 12.42.1）。

脊髓损伤

相对来说，胸椎脊髓更易损伤的原因很多：

框 12.42.1 发生率
◆ 不如其他脊椎骨折常见
◆ 40% 伴有其他损伤
◆ 死亡率为 4%

表 12.42.1 美国胸椎骨折的病因

机动车事故	33%
枪击	28%
坠落	24%
其他创伤	9%
医源性	6%

1）胸椎脊髓的血供相对较少

2）胸椎椎管较脊髓来说相对狭小——这在胸椎中段最明显

3）胸椎骨折常由暴力所致。移位或扭伤较为常见，并且这些损伤常合并脊髓损伤。胸椎骨折后胸廓损伤也很常见，其发生率约为 24%。胸廓损伤并非总在伤后立即出现，某些情况下，在做诊断时仍需保持高度警惕

约有 13% 的脊髓损伤患者不会发生骨折。这些骨折可能是因牵拉脊髓所致或脊髓血管损伤所致，这种损伤称为 SCIWORA，即没有任何影像学异常表现的脊髓损伤（spinal cord injury without radiological abnormality）。

毫不奇怪的是，骨折类型越严重，越有可能伴随神经功能损伤。在前柱和后柱损伤患者中，有 3/4 的人会伴有神经功能损伤，并且神经功能损伤患者均伴有硬脊膜撕裂。硬脑膜撕裂可能会导致神经卡压在骨折部位，因而在行内固定术时减压可获益。

手术固定可能会减少完全脊髓损伤患者的住院天数，尽管内固定患者出现并发症的概率可能会加倍。

胸椎骨折后（特别是脊柱不稳时），神经可能会受到损伤。住院期间脊髓缺乏保护越久，神经越容易受到损伤。

因此，对于不稳定胸椎骨折和神经功能损伤患者，最佳的治疗方法就是复苏时注意保护脊柱，然后尽早施行骨折内固定，以防止神经功能损伤。就这个方面来说，胸椎骨折可能与腰椎骨折不同，后者如果没有神经功能损伤，施行不稳定骨折急诊减压和内固定也无益处。

诊断

诊断胸椎骨折并非易事。大多数患者会有明确的病史，且压痛部位会有骨折影像学表现。然而，在某些情况下，牵张损伤使得诊断不易进行：

◆ 近端骨折（T5 以上）

◆ 骨折合并头外伤

◆ 骨折合并中毒或用药

◆ 多发伤

◆ 合并病理表现（如强直性脊柱炎）

◆ 老年痴呆

高能量胸椎骨折的危险因素包括：背痛、3 m（10 尺）或更高处坠落、时速 80 km/h（50 英里 / 时）车祸伤、Glasgow 昏迷量表评分＜8 分、神经功能损伤。所有患者均应做 X 线检查。

对于低能量坠落伤或无任何明显诱因而突然感到背痛的老年患者，也应高度怀疑。楔形压缩骨折常见于骨质疏松的老年患者。以往认为，一旦证实骨折，绝大多数患者经治疗后能够获得完全康复。然而，对于仍有症状的患者来说，现在又有了一些别的治疗手段。

对所有可疑高能量胸椎损伤患者均应当做不稳定损伤处理，直到这种顾虑被消除，并且应通过滚木手法及脊柱制动来保护患者的脊髓。

不稳定骨折常合并以下情况：

◆ 高速损伤

◆ 胸廓损伤

◆ 多发伤

◆ 头外伤

◆ 其他病理表现（如强直性脊柱炎）

影像学检查（框 12.42.3）

对大多数患者而言，通过前后位和侧位 X 线片可以显示骨折，但仍需要做进一步的薄层计算机断层（CT）扫描以证实骨折是否稳定。

CT 扫描被广泛用于评估骨折稳定性。CT 对骨性结构显示极佳，而且方便评估前侧和后侧结构。CT 也能显示骨折移位或骨性碎片侵犯椎管后造成的椎管占位情况。如果使用精细断层 CT 扫描重建，会十分

框 12.42.2　骨折病因

◆ 过屈是最常见的损伤机制

◆ 老年女性（骨质疏松）最多见

◆ 强直性脊柱炎易导致损伤

◆ 脊髓损伤常见

◆ 胸廓损伤常见

◆ 尽量早期固定不稳定骨折

框 12.42.3　影像学检查

◆ X 线片可显示大部分骨折

◆ 薄层 CT 有助于指导治疗

◆ MRI 可用于评估脊髓损伤

有助于评估损伤、移位程度及椎管占位情况。

磁共振成像（MRI）在诊断高能量胸椎骨折方面十分有限。MRI 可能有助于证实后侧软组织损伤是否伴有前侧损伤或证实下肢瘫或截瘫患者脊髓损伤类型。对晚期损伤患者可以通过 MRI 检查脊髓并确定是否有瘘管形成，借以评估神经功能受损情况。

90% 的此类骨折是稳定的。

MRI 对于评估骨折特别是脆性骨折尤为有用，后者往往伴有持续性疼痛，然而这种疼痛可以治愈或至少在症状上显著好转（约 6 周时）。

持续性疼痛及短时反转恢复序列 MRI 上出现高信号提示骨折不愈合，这类骨折需要通过手术治疗。

合并伤

胸椎骨折尤其是移位骨折后合并其他损伤较为常见。这是因为这些损伤常由高速或暴力所致（表12.42.2）。

相对于脊柱其他部位的骨折来说，胸椎骨折合并头外伤更为常见。这可能是由于暴力致多发伤，也可能是因为许多颈椎损伤患者在转运至医院前已经死亡。据报道，高达 40% 的患者脊椎骨折部位没有压痛，其中一个危险因素就是头外伤。最好先假定合并有明显头外伤的患者为不稳定胸椎骨折，直至 X 线检查消除这个顾虑。

胸椎骨折与胸腰段和颈椎骨折相比合并其他损伤更为常见。

胸椎骨折的典型合并伤为胸骨骨折、胸椎骨折和主动脉弓破裂（框 12.42.4）。胸骨骨折通常很明显，但另外两种损伤很容易漏诊，因为这些都能引起剧烈背痛。这种损伤常见于在高速碰撞交通事故中系着安全带的患者。约 40% 的胸椎骨折合并胸廓损伤，通常表现为肋骨骨折。血气胸很常见，通常需要胸腔引流。

这些患者需要拍 X 线胸片及胸椎 X 线片，如果怀疑主动脉损伤，需要行主动脉弓造影。

其他胸椎骨折合并的损伤包括：肩胛骨骨折（2%）、锁骨骨折（5%）、支气管破裂、锁骨下损伤、臂丛损伤、心脏压塞、膈肌破裂及腹腔脏器损伤。

10%～15% 的脊柱骨折患者会出现多平面损伤，常见于高处坠落及遭受暴力损伤的患者。

非手术治疗（框 12.42.5 和 12.42.6）

事实上，所有的稳定胸椎骨折都可以通过非手术治疗。明显的后期畸形十分少见，并且通过先缓解疼痛和卧床休息，然后运动和物理疗法，多数此类骨折都可获得治愈。如果症状并不严重，许多患者甚至不需要卧床休息。对于单纯楔形骨折所致的后凸畸形，没有证据表明戴支具能够控制或减少后凸，但患者在安装三点支具直到疼痛完全缓解期间会感觉更舒适。老年患者不能很好地耐受支具，但支具能有效地预防骨折所致后凸的进展。标准矫形器在 T6 以上胸椎骨折中很少使用，在这些患者中可能会将胸腰段脊柱矫形器与颈围结合起来使用。T6 以下可以使用标准的胸腰段脊柱矫形器。

有些不稳定骨折可以通过非手术治疗。例如，完全脊髓损伤且无骨折明显移位的患者可以通过先卧床休息，然后矫形 3 个月加以治疗。治疗方法取决于施

表 12.42.2　合并伤发生率

部位	发生率
头部	26%
胸廓	24%
长骨	23%

框 12.42.4　警惕

- ◆ 头外伤
- ◆ 胸骨骨折、胸椎骨折和主动脉损伤

框 12.42.5　治疗

- ◆ 戴支具证据很少
- ◆ 高速骨折戴支具无效
- ◆ 有些不稳定骨折最好通过非手术治疗

框 12.42.6　不全骨折

- ◆ 先缓解疼痛和（或）戴支具治疗
- ◆ 必须排除潜在病变，如恶病质
- ◆ 症状 >6 周时应考虑椎体成形术 / 后凸成形术

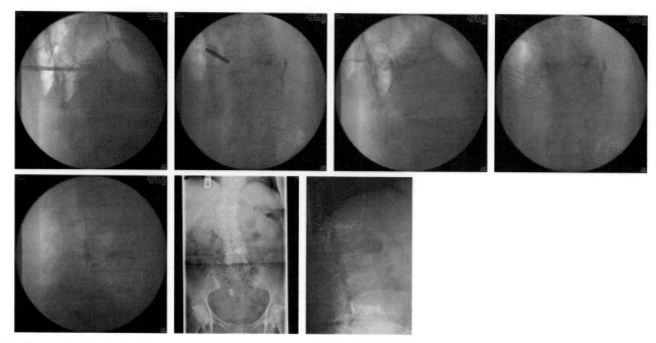

图 12.42.1　椎体成形术并发症，骨水泥溢出到静脉系统，个别情况下可能会导致骨水泥栓塞

治医师的个人偏好。

多平面的轴向负荷或伸直损伤最好通过非手术治疗。最好先卧床休息，然后采用支具制动6周。然而，如果出现神经功能损伤，脊柱可能是不稳的，这时往往需要通过手术治疗。

手术治疗

低能量骨折

现在，有很多治疗方法可用于治疗症状持续的胸椎脆性骨折。这组患者需做全脊柱 MRI 以排除骨折或疼痛是因恶病质所致。如果仍然存有顾虑，应当接着做椎体活检。在同一椎体平面，疼痛、X 线平片改变、短时反转恢复序列 MRI 上出现高信号应当相互佐证。

在这组患者，X 线平片中常会发现多平面椎体压缩骨折，但并非所有患者均有症状，因此需要做 MRI 检查（图 12.42.1）。大部分此类骨折愈合后不会留下后遗症。然而，对于症状持续时间＞6周的骨折，可以通过椎体成形术治疗。各种产品均可使用，例如，通过传递系统使用气囊或金属支架撑高终板，然后将骨水泥注入残余空腔（后凸成形术）。如果恢复椎体高度不可行，则可单独将骨水泥填满椎体（椎体成形术）。常用的骨水泥包括 PMMA、磷酸钙或两者的混合物。这些产品要么通过固定骨折发挥作用，要么通过骨水泥放热反应减轻伤害性刺激。

高能量骨折（框 12.42.7）

自 Harrington 器械出现以来，脊柱器械的种类变得越来越多，也越来越复杂，现代脊柱外科医师的外科经验也有了很大进步。现在，手术器械和手术方法能够做到前路、后路或前后联合入路骨折固定，在某些情况下，还可以通过经皮或通过微创的方法进行骨折固定。

胸椎骨折固定术的入路取决于一系列因素：

- 骨折类型
- 有无神经功能损伤
- 合并其他损伤

胸椎后路手术最常使用。这是脊柱手术的传统入路，大多数医师也觉得很顺手。大部分情况下，在胸椎骨折固定术中采用后路，其利大于弊：

- 通过后路进行长节段固定更容易些
- 后路不会损害肺功能，尽管创伤后肺功能可能已经受损
- 大部分胸椎骨折固定器械都是为后路设计的
- 如果需要骨折复位，操作相对更容易些

在腰椎，需要使用短节段固定和融合术以维持腰

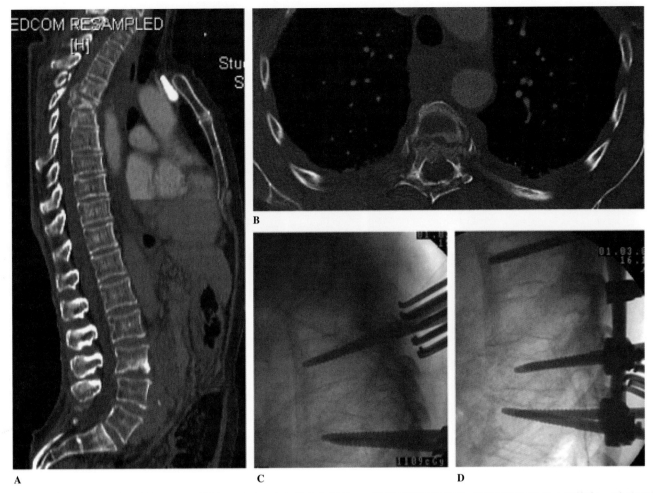

A   C   D

图 12.42.2 T5 胸椎骨折,合并 C6、C7 骨折。A）和 B）矢状位和轴位 CT 示骨折面急性后凸,椎体后壁向后凸入椎管中。C）和 D）分别为韧带整复前、后放置椎弓根螺钉复位骨折后的术中透视成像

椎活动度。同样,在胸椎,使用长节段固定或融合术不会损害脊柱（图 12.42.2）。胸椎相对固定,而腰椎旋转度最大。胸椎僵硬患者与腰椎僵硬患者相比耐受性更好。在选择固定所需的构造类型时,需要仔细考虑生物力学。对于哪种固定术最好,目前还没有一致观点。固定节段有长的也有短的,固定方法有螺钉、钩、钢丝,尽管现在逐渐倾向于使用经椎弓根螺钉系统。大部分短节段融合器械需要靠经椎弓根置入螺钉才能固定。有了这类构造,活动节段才可以保留(图 12.42.3)。如果受损椎体足够完整,可以放置螺钉,最好超过损伤单个活动节段（超短节段固定）;也可以超过两个活动节段并将其与受损节段相融合,这也使非损伤节段活动度重建过程中移除金属制品成为可能。

非椎弓根螺钉构造需要长节段固定（通常为骨折上下各两个节段）,以便获得充分的稳定性。

前柱生物力学支撑完全丢失的骨折类型可能会从此种支撑物重建中获益。通过后路联合经关节突入路进行重建,可牺牲或不牺牲胸神经根。然后,放置重建钛笼以替换骨折椎体。这种方法与后柱重建相结合,可以获得坚强的生物力学构造,同时降低后期脊柱后凸畸形或内植物失败的风险。这种构造的一个最新进展就是球囊椎体后凸成形术,即经开放性椎弓根入路,使用液压膨胀球囊复位骨折块并留下空腔,然后将骨水泥注入空腔中,通过骨水泥支撑前柱,并将手术侵

框 12.42.7 高能量骨折

◆ 后路手术最常见
◆ 需要使用长段构造
◆ 可以从后面重建前侧
◆ 神经功能损伤是急诊减压 / 固定术的绝对适应证

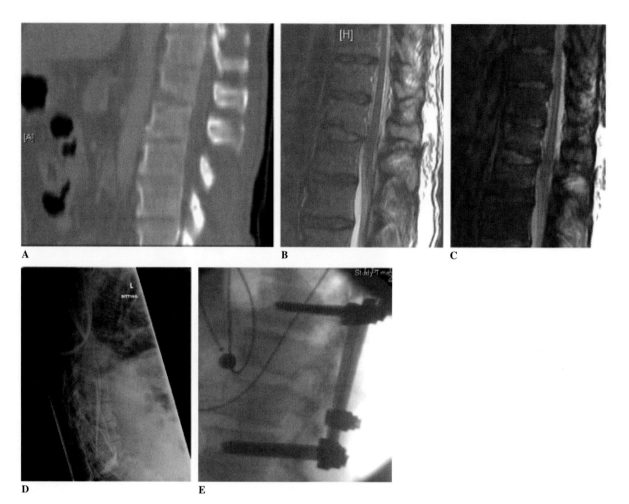

图 12.42.3　患者为行走时遭遇车祸，确断为头外伤、软组织损伤及胸椎 Chance 骨折。A）矢状位 CT 示邻近椎体终板有小的骨折块。B）矢状位 T2 加权 MRI 示骨折，椎间盘及后侧结构信号增高。C）短时反转恢复序列示椎体水肿。D）动力位 X 线平片（侧坐位）示韧带整体不稳。E）使用经椎弓根固定系统重建后侧张力带

犯缩小到最低限度。

对于神经功能损伤患者，可能需要行神经减压术。尽管通过现代后路固定和韧带整复术可以实现部分减压，但通过前路手术减压更彻底。减压后，通过前路固定以重建、稳定前柱。如果伴有后侧韧带撕裂，也可以再行后路固定加以强化。

手术的绝对适应证是不稳定胸椎骨折合并神经功能损伤。早期固定失败有可能导致神经功能损伤加重，甚至可能导致瘫痪。正如前文所说的，神经功能损伤在不稳定胸椎骨折患者中发生率较高，应行早期固定以防止神经功能损伤。这取决于患者当前的神经功能是正常的还是已有部分神经功能损伤。对于完全、不可逆性脊柱损伤患者来说，急诊治疗方法不一样。然而，对于多发伤患者而言，固定整体不稳定骨折会有助于患者的治疗；例如，术后患者可以坐正和移动而无任何危险。

拓展阅读

Hu, R., Mustard, C.A., and Burns, C. (1996). Epidemiology of incident spine fracture in a complete population. *Spine*, **21**, 492–9.

Keerlan, J.J., Diekerhoff, C.H., Buskens, E., *et al.* (2004). Surgical treatment of traumatic fractures of the thoracic and lumbar spine. A systematic review of the literature on techniques, complications and outcome. *Spine*, **29**(7), 803–14.

McLain, R.F. (2006). The Biomechanics of long versus short fixation for thoracolumbar spine fractures. *Spine*, **31**(11) Suppl, S70–S79.

Sesani, M. and Ozer, A.F. (2008). Single stage corpectomy and expandable cage placement for treatment of thoracic or lumbar burst fractures. *Spine*, **34**(1), 33–40.

Wardlaw, D., Cummings, SR., Meirhaeghe, J.V., *et al.* (2009). Efficacy and safety of balloon kyphoplasty compared with non-surgical care for vertebral compression fracture (FREE): a randomised controlled trial. *Lancet*, **373**(9668), 1016–24.

12.43
胸腰段、腰椎和骶骨骨折

Philip Sell

（陈　博译　杨　明　张殿英　审校）

要点

◆ 高能量创伤通常导致严重的脊柱骨折。胸椎相对僵硬，而腰椎活动度较大，两者之间的连接部位对损伤尤为易感

◆ Ⅲ、Ⅳ级证据未能确定减压术在脊髓损伤中的作用

◆ 通过现代骨折固定技术将不稳定骨折固定后，多发伤的护理也变得更容易些，与非手术治疗相比，患者能够更早地进行活动

◆ Ⅱ级证据表明，稳定的胸腰段骨折手术治疗的结局与非手术治疗的结局相似

◆ 许多骨折分类系统未经验证，或观察者间及观察者内误差较大。最近提出的现代分类系统经过了验证，可能有助于为脊髓损伤患者制订比较合理的治疗计划

引言

脊髓损伤程度不一，可能很微小，也可能很严重。与坚固固定的腰骶段相比，相对活动的颈胸段和胸腰段对损伤更敏感。相对僵硬的胸椎由胸廓、肋骨和胸骨构成。

胸腰段骨折指T11、T12、L1椎体单发或多发骨折。

胸腰段脊髓支配下肢、肠道和膀胱括约肌。这一节段神经功能损伤可能会对患者结局产生严重影响。

腰椎骨折指L2、L3、L4和L5椎体骨折。

骶骨骨折指S1上终板、骶尾骨连接部及外侧骶髂关节构成区域内的骨折。

历史回顾

对脊髓损伤患者的治疗的进展源于世界大战这场灾难。当时许多伤残士兵死于并发症处理不当及未得到良好护理，迫于政治上的压力，这些问题开始受到重视，并使脊髓损伤患者的患病率和死亡率下降。对脊髓损伤病区的特别关注使这些患者的治疗大幅改善。当时有很多杰出人物，例如，英国Stoke Mandeville的Guttmann医师，影响了脊柱康复治疗达数十年。

早期采矿业中由于隧道坍塌常会导致脊柱损伤。最初的Holdsworth分类法就是针对Nottingham煤矿中受伤的工人制定的，它将脊柱稳定性分为前侧复合体和后侧复合体。

早期的手术固定器械诸如Harrington棒，在现代骨折治疗中已不再使用了，仅仅具有历史价值。

病因学和流行病学

不管在哪，汽车、摩托车等机动车辆都是导致胸腰段损伤最多的肇事者。运动伤，如骑马、骑山地自行车、爬山和某些极限运动，也会导致胸腰段损伤。

地震，尤其是在夜间发生的，是自然灾害中最主要的病因，几分钟内就会使数千人身体瘫痪。地震颤动使人们从睡梦中醒来，他们坐在床上，被掉落的天花板砸中，身体过度屈曲导致脊柱损伤。2005年10月在巴基斯坦北部发生的地震中，总共抽取了600名患者，其中194名是截瘫患者；62%为腰椎损伤，25%为胸椎损伤，9%为胸腰段损伤，4%为颈椎或骶骨损伤。

"跳跃者"患者组也会发生胸腰段损伤。按照精神病学，他们又可分为两种：冲动性跳跃或幻听性跳跃。他们再次患病的比例很高；抑郁患者或情景性危机患者复发较为罕见。下肢损伤严重会使治疗变得复杂。

老龄化除导致骨质疏松外，也使脆性骨折患者人数增加。椎体骨质疏松性骨折发生率普遍较高。在美国，据估计每年约有 700 000 例骨质疏松性椎体压缩骨折。其中一项主诉是疼痛。现代治疗方法旨在评估骨密度，然后通过治疗预防可能的骨折。椎体成形术和后凸成形术需要向椎体中注入骨水泥。这是治疗疼痛的有效方法。目前还没有手术组与旷置组之间的随机对照研究。Ⅱ、Ⅲ、Ⅳ级证据认为这种治疗有效。

稳定性（框 12.43.1 和 12.43.2）

这一概念常被使用，但定义并不明确。

脊柱损伤必须先假定"不稳定"，除非体格检查和影像学检查证实骨折稳定。

就瞬时稳定性和长期稳定性而言，存在着两个主要问题。评估时需要考虑神经功能、力学或结构特征：

◆ 问题 1：如果脊柱不稳定，会不会对神经结构立即造成损伤？
◆ 问题 2：如果脊柱不稳定，那么过了预期骨折愈合时间以后，脊柱会不会畸形或移位到有可能损伤脊柱功能或结构的程度？

简单来说，不管多么微小的神经损伤，都是由于骨折块明显移位侵犯造成的。骨折块移位很可能对瞬时稳定性造成损害，并很可能形成长期的移位。

如果没有神经系统症状或体征，短期来看，必须以移位损伤神经的可能性来评估瞬时稳定性；长期来看，必须以导致疼痛、畸形或神经功能障碍的移位程度来评估瞬时稳定性。

很明显，单纯性横突骨折是稳定骨折。伴有胸腰段旋转和部分神经功能损伤的爆裂骨折是不稳定的。

骨折分类系统有助于评估稳定性。

对于儿童骨折分类系统，目前还没有有效的验证方法。

临床特征

作为高级创伤生命支持（ATLS）规程的一部分，

应对脊柱损伤情况进行评估：初次评估和二次评估。现代成像方法结合临床技术能够在早期准确地评估稳定性。

同样，需要对头外伤患者的神经功能进行反复评估，对脊柱损伤患者也是如此。对迟钝或意识受损患者必须先假定为其不稳定脊柱损伤，直到证据有效地排除了这种顾虑。

评估时应特别留意是多发伤还是单发伤。

视诊和触诊

患者仰卧位时不适合做脊柱检查。在确定"稳定性骨折"之前，只能使用"滚动法"或抬脊柱法来移动患者。驼背是指在骨折部位的后凸畸形。只有在滚动患者时才能看到驼背。在"观察、体会、移动"时，能够发现是否有棘突间压痛点及血肿。

神经功能检查

ASIA（美国脊柱损伤协会）图表（图 12.43.1）可用于减少观察者误差，并使记录感觉障碍和运动障碍更容易些。这个图表本身借鉴了医学研究理事会（the Medical Reserch Council，MRC）肌力评级表。该图表能够以图解的形式记录下神经皮节和肌节的受损情况。

鉴别诊断

通过影像学检查来证实脊柱骨折的诊断。在加速或减速过程中，能量转移会造成脊柱结构损伤。能量越大，损伤越严重。只要有组织破坏或损伤不匹配，就应当怀疑存在继发性病变。继发于转移瘤或原发瘤的病理性骨折遭受低能量创伤也会发生。

骨质疏松和骨软化病的病因很多。对于老年患者来说，自发性脊柱疼痛可能是脆性骨折导致的。

骨质疏松使骨小梁变薄、强度减弱。老年患者的脊柱后侧结构常有骨关节炎、骨质硬化和骨密度异常

框 12.43.1　评估和记录要点
◆ 瞬时力学稳定性
◆ 长期稳定性
◆ 神经功能稳定性

框 12.43.2　稳定性
◆ 压缩骨折和稳定的爆裂骨折采取非手术治疗
◆ 不稳定损伤采取手术治疗：屈曲牵张型骨折、骨折脱位和不稳定的爆裂骨折
◆ 如何区分稳定的爆裂骨折和不稳定的爆裂骨折仍然是个问题

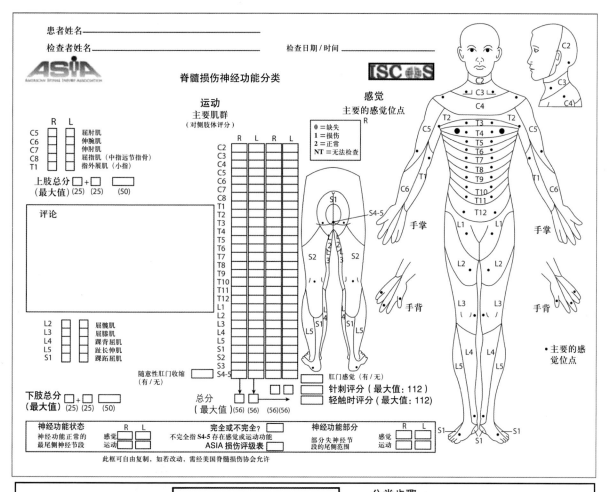

肌力分级

0 完全瘫痪

1 触诊或视诊时，有肌肉收缩

2 可主动活动、活动范围正常，不能对抗重力

3 能对抗重力，可主动活动、活动范围正常

4 能对抗重力和轻度阻力，可主动活动、活动范围正常

5 能对抗重力和正常阻力，可主动活动、活动范围正常

5※ 如果没有其他障碍性因素，肌肉能够充分对抗阻力，那么检查者就应视其为肌力正常

NT 表示无法检查。即由于制动、疼痛或痉挛等因素，患者无法施力或肌力无法测得

ASIA 损伤分级

☐ A =完全：骶骨节段 S4-S5 无运动或感觉功能

☐ B =不完全：包括骶骨节段 S4-S5 在内的神经功能平面以下有感觉但无运动功能

☐ C =不完全：神经功能平面以下有部分运动功能，神经功能平面以下至少半数肌群肌力<3级

☐ D =不完全：神经功能平面以下有部分运动功能，神经功能平面以下至少半数肌群肌力≥3级

☐ E =正常：运动和感觉功能正常

临床症状（选填）

☐ 脊髓中央综合征
☐ 脊髓半切综合征
☐ 前索损伤综合征
☐ 脊髓圆锥损伤
☐ 马尾神经损伤

分类步骤

SCI 损伤分类推荐采用如下顺序：

1. 确定右侧和左侧的感觉平面
2. 确定右侧和左侧的运动平面
注：对于无肌节可测的区域，先假定运动平面与感觉平面相同
3. 确定单个神经功能平面
单个神经功能平面指双侧运动和感觉功能正常的最低节段，位于步骤1和2所确定的感觉和运动平面的最头侧
4. 确定损伤是完全的还是不完全的（骶段不需确定）
如果随意性肛门收缩=无，并且S4-5感觉总分=0，并且肛门感觉=无，那就认为损伤是完全的。否则损伤就是不完全的
5. 确定 ASIA 损伤评级表（AIS）分级：
损伤是完全的吗？如果是，AIS = A 记录 ZPP 值［双侧神经功能部分正常（非 O 分）的最尾侧皮节或肌节的 ZPP 值］
否↓
运动功能损伤是不完全的吗？如果不是，AIS = B（是=随意性肛门收缩或测试侧运动平面以下的运动功能超过3级）
是↓

神经功能平面（单个）以下是否有半数主要肌群达到3级或3级以上？
否↓   是↓
AIS = C   AIS = D

如果所有节段的感觉和运动功能均正常，AIS = E
注：AIS E 用于当 SCI 患者功能恢复正常以后的随访测试。如果初次检查时未发现神经功能障碍，那么可以认为个体的神经功能是完整的；这时就不需要再用 ASIA 损伤评分

图 12.43.1 ASIA 图表

增高。骨质疏松性椎体承受负荷后会导致椎体前上部骨折，后者是骨质丢失最严重的部位。

病理性脊柱骨折多为转移瘤所致。对于伤前有突发性背痛病史的患者来说，应进行包括等离子体电泳在内的代谢性骨病筛查。

临床影像学

考虑：

◆ X线，包括：
  - 前后位和侧位X线平片
  - 虽然有时显示细节很清楚，可以进一步行CT扫描
◆ 站立位负重X线：如果损伤不是很严重，有助于确定损伤的稳定性
◆ 屈伸位（动力位）X线：可用于发现异常的脊柱活动
◆ CT扫描：5 mm或薄层（2~3 mm）CT能够清晰地显示骨性结构，对于创伤患者来说，应做腹部扫描以确定是否存在脊柱骨折
◆ 磁共振成像（MRI）扫描：用于评估后侧韧带和椎间盘。预测作用尚不清楚，且有很高的假阳性率
◆ 骨密度扫描：用于评估骨质疏松性骨折，对于嗜酒或其他高危人群来说，在行骨折内固定前要特别检查

分类系统

目前还没有理想的胸腰段骨折分类系统。理想的分类系统应将损伤划分为若干类型，并给出每种类型的判断标准。这种分类在用于比较、分型和治疗指导时更方便些。

理想的分类系统必须有以下几个功能：

◆ 交流语言
◆ 指导治疗
◆ 评估预后
◆ 比较效果

理想的分类系统必须是可靠的、可重复的、全面

的、互斥的、合理的且方便临床使用的。

随着影像学技术的发展，常用的分类系统也变得更加复杂。

早期的"双复合体"概念已经被三柱概念所取代。这些概念是基于X线平片和后来的CT扫描提出来的。

基于负荷分载这一概念建立了一种分类系统，这种分类系统能够描述前侧脊柱结构完整性的丢失情况，并且在特定情况下，可用于指导脊柱前侧复合体的重建。这种分类系统的可信度很好，但能不能预测内固定失败有待验证。这一概念是在对患者的影像学和结局进行回顾性评估后提出的。

Denis 三柱概念（图 12.43.2 和框 12.43.3）

三柱概念常用且具有实用价值。这一概念是对412例X线平片、53例CT扫描和120例病例资料进行回顾性分析之后形成的。

胸腰段骨折分为四种主要类型，其观察者间信度为中等值：κ = 0.606：

◆ 爆裂骨折
◆ 安全带型骨折
◆ 压缩骨折
◆ 骨折脱位

16个亚型的观察者间误差较大，κ值为0.173。

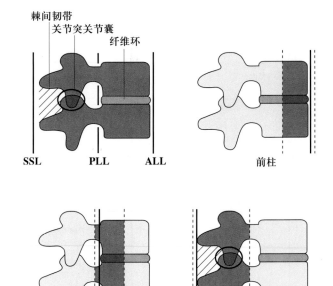

图 12.43.2 三柱解剖结构：SLL，棘上韧带；PLL，后纵韧带；ALL，前纵韧带

框 12.43.3　三柱解剖

◆ SLL，棘上韧带
◆ PLL，后纵韧带
◆ ALL，前纵韧带

AO 系统分类较为全面。A 型、B 型和 C 型又各自分为三个亚组，每个亚组又细分为三个小亚组，总共分了 27 种类型。A 型、B 型和 C 型三个大组之间的 κ 值为 0.475，意味着重复性相对较好。

曾经有项专门研究对最常用的这两个分类系统的重复性进行了评估，总共使用了 33 种成像方法和 19 名观察者。Denis 和 AO 脊柱骨折分类系统的信度和重复性仅为中等值。即使是经验丰富的脊柱外科医师，依据同样的检查结果，可能也会将同一骨折划分为不同类型。

骨折类型往往是脊柱损伤分类的主要或唯一依据。

胸腰段损伤分类和严重性评分

胸腰段损伤分类和严重性评分（TLICS）是由美国脊柱创伤研究小组建立、验证和推动的系统。在骨折治疗决策过程中非常重要的三个组成部分也包含在内，即：

◆ 通过影像学表现确定骨折形态
◆ 后侧韧带复合体的完整性
◆ 患者的神经功能状况

其三个大组的划分类似于 AO 系统，即 A 型压缩或爆裂，B 型移位或旋转，C 型牵张（图 12.43.3）。要对后侧韧带复合体的完整性进行评分，由于韧带可能是完整的、可疑损伤的或已经损伤的，应允许医学上的这种不确定性。应检查神经功能状况并对其进行分级。该小组所做的这项研究有临床使用价值。

治疗（框 12.43.4 和 12.43.5）

治疗分为院前、院内和康复。院内治疗必须考虑静脉血栓形成的风险。早期活动能够改善预后。治疗目的为实现康复和避免长期残疾。

比较简单的方法，如早期分级医疗，可使许多患者

框 12.43.4　治疗方法

◆ Jewitt 支具：三点式固定以减少屈曲
◆ 胸腰段矫形器：更强的结构支撑
◆ 稳定的腰椎骨折：非手术治疗
◆ 椎体成形术和后凸成形术：需要将骨水泥注入椎体中
◆ 骶骨或骨盆后环骨折：移位＞1 cm 即视为不稳定
◆ 稳定骨折可选择非手术或手术治疗

框 12.43.5　骨折固定原理

◆ 短节段固定可以保留活动段
◆ 如果前柱结构丢失，可行前路重建和后路固定
◆ 如果前路重建有问题，可在骨折上、下位各两个椎体平面行后路固定

重返工作，同时极大地降低了长期功能损害的社交不健全。在这个过程中，医师的鼓励是很重要的因素。来自医疗专业人士的"模糊信息"和负面信息会使患者困惑，可能不利于康复。大部分骨折预后较好，脊柱骨折也不例外。许多脊柱疾病的结局会受正面信息影响。

非手术治疗可能需要更多的评估。如果骨折被视为稳定的，应当在疼痛允许范围内进行早期活动。对于稳定损伤来说，早期采取渐进性疼痛控制、使用合适支撑物及嘱咐患者早期出院是最常见的治疗方法。

"主干"稳定即患者不需要支撑物即可自行坐下。部分患者需要戴支具以减轻疼痛。Jewitt 支具小而轻，它通过三点式固定来减少屈曲。采用可定做的胸腰段矫形器能够提供更强的结构支撑。

早期手术与延迟手术相比，更有优势，且发病率降低。

稳定骨折可选择非手术或手术治疗。稳定骨折固

图 12.43.3　A）压缩或爆裂。B）移位或旋转。C）牵张。要对后侧韧带复合体的完整性进行评分，由于韧带可能是完整的、可疑损伤的或不能确定是否损伤或已经损伤的，应允许医学上的这种不确定性。应检查神经功能状况并对其进行分级。该小组所做的这项研究有临床使用价值

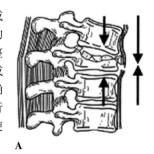 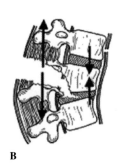 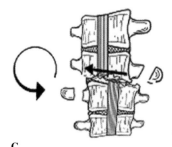

A　　　　　　　B　　　　　　　C

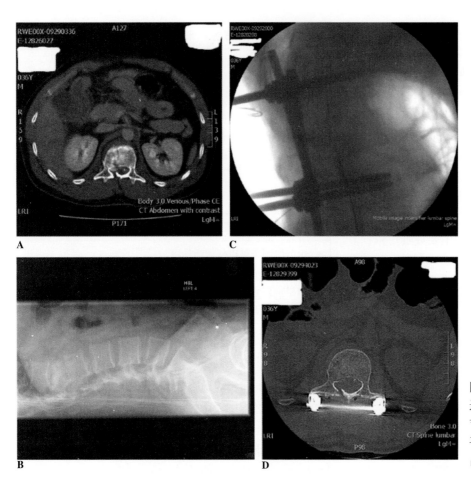

图 12.43.4　孤立性 L1 骨折伴有完全运动和感觉功能障碍，行闭合复位、短节段固定。A）术前 CT。B）侧位 X 线平片。C）术中椎弓根透视证实原椎管占位处闭合复位。D）术后 CT 扫描

定原理如下：

◆ 短节段固定可以保留活动段（图 12.43.4）

◆ 如果前柱结构丢失，可行前路重建和后路固定

◆ 如果前路重建有问题，可在骨折上、下各两个椎体平面行后路固定

　　一项随机对照试验（2 级＜80% FU）比较了手术和非手术治疗不伴有神经功能损伤的稳定的胸腰段爆裂骨折。结果无差异。手术组平均 Oswestry 失能指数为 20 分，非手术组只有 10 分，这意味着非手术治疗组结局更好些。

医学不确定性

　　对于伴有稳定的神经功能障碍的脊柱骨折来说，早期减压的效果尚不确定。

　　在"脊髓休克"处理完之前，任何神经功能状况的评估都不是绝对的。

　　在治疗不稳定损伤和神经功能障碍方面，前路减压固定的临床效果与后路减压固定相比虽然证据并不充分，但前路减压固定对脊髓或神经根减压的临床效果似乎越来越好。

未来 5～10 年可能的发展

　　现阶段的研究主要是在分类系统的基础上为制订治疗方案提供指导。通过干细胞或嗅神经胶质细胞改善神经功能障碍的生物学方法正在研究中。

骶骨骨折

　　骶骨骨折通常发现较晚。可能会有局部骨擦音、畸形或骶骨脱套。需要做直肠检查和肛门括约肌评估。评估时要注意以下五项：

1）是否有活动性出血

2）是否为开放性骨折

3）神经功能损伤情况

4）骨折类型和稳定性

5）损伤后脊柱的荷载情况

使用 X 线平片显示骶骨骨折会很困难。CT 扫描可作为成像方法。如果影像学显示 L5 横突骨折，则提示骶骨也有可能存在骨折。

现在有很多骶骨骨折分类系统，但使用最多的为 Denis 分类系统。这一系统将骨折位置划分为三个区域，使用起来十分方便。

- 区域 1：完全位于神经孔的外侧
- 区域 2：累及神经孔，但并不累及椎管
- 区域 3：延伸至椎管，可能有相关的骨折线

任何移位＞1 cm 的骶骨或骨盆后环骨折均应视为不稳定骨折。如果骨折形态和患者健康允许，可以考虑行骨折内固定。对于代谢性骨病患者来说，不充分骨折未必需要行内固定。

拓展阅读

Bracken, M.B., Shepherd, M.J., Collins, W.F., *et al.* (1990). A randomised controlled trial of methoprednisolone in the treatment of acute spinal cord injuries. *New England Journal of Medicine*, **322**, 1406–11.

Denis, F. (1983). The three column spine and its significance in the classification of acute thoracolumbar injuries. *Spine*, **8**, 817–31.

Holdsworth, F.W. (1963). Fractures, dislocations and fracture dislocations of the spine. *Journal of Bone and Joint Surgery*, **45B**, 6–20.

Vaccaro, A R., Lehman, R.A., Hurlbert, R.J., *et al.* (2005). A new classification of thoracolumbar injuries: the importance of injury morphology, the integrity of the posterior ligamentous complex, and neurologic status. *Spine*, **30**, 2325–33.

Wood, K., Butterman, G., Mehbod, A., Garvey, T., Jhanjee, R., and Sechriest, V. (2003). Operative compared with non operative treatment of a thoracolumbar burst fracture without a neurological deficit: A prospective randomized study. *Journal of Bone and Joint Surgery*, **85A**, 773–81.

12.44
创伤后脊柱重建

Brian J.C. Freeman

（陈 博 译 杨 明 张殿英 审校）

要点

- 创伤后脊柱后凸（PTK）最常见的部位是胸腰段
- PTK 的症状可能包括：疼痛、渐进性畸形、神经功能损伤以及不美观
- 局部脊柱后凸畸形＞30°会增加慢性疼痛的风险
- PTK 矫形术取决于畸形严重程度、位置以及畸形是固定的还是活动的

发生率

在美国每年大约有 50 000 例脊柱骨折。其中 7 000～10 000 例伴有神经功能损伤。胸腰段(T10-L2) 是此类损伤最常见的部位。这种现象可能是由于上方的胸椎和下方的腰椎分别构成僵硬的杠杆臂而它们的连接部位缺乏保护所致。

创伤后脊柱后凸（post-traumatic kyphosis，PTK）是这一区域骨折的常见结局，尤其是在屈曲 - 压缩骨折、屈曲 - 牵张骨折和爆裂骨折漏诊以后。后期畸形可能会导致疼痛、神经功能损伤或不美观，而需要进行复杂的脊柱重建术。

解剖学

脊柱在冠状面和矢状面上的对线很有特征。在冠状面上脊柱呈一条直线。在矢状面上，脊柱在颈段和腰段向前凸，在胸段向后凸。正常颈椎前凸 30°～50°，主要在 C1-C2 水平。正常胸椎后凸 10°～40°。正常腰椎前凸 40°～60°，75% 在 L4 至 S1 水平。在胸腰段中，T10 上终板与 L2 下终板之间的夹角为 0°。

站立时，C7 铅垂线应位于 S1 后上角几个毫米以内。脊柱通过前凸和后凸使枕部在骶盆轴上保持平衡，以便维持良好姿势。

分类

PTK 可能发生在颈椎、胸椎或腰椎。后路脊柱减压术后，颈椎前凸和腰椎前凸可能会丢失。然而，PTK 的最常见部位是胸腰段。胸腰段是相对固定的胸椎与高度灵活的腰椎之间的生物力学过渡区，相对来说缺乏保护。

已有若干分类系统用于描述胸腰段损伤。然而，这些分类常常缺乏正确性和可重复性，只能用来描述损伤，未必能用来预测结局。胸腰段损伤分类严重程度评分（TLICS）通过评估骨折形态、后侧韧带复合体的完整性及患者的神经功能状况，试图解决这个问题。仔细地使用这一分类方法，可能会改善此类损伤诊断的准确性，进而可以更早地采取治疗措施，并将 PTK 风险降至最低。

评估

病史（框 12.44.1）

应查明疼痛出现的部位和严重程度。疼痛有可能局限于最初发生骨折的部位。疼痛可能源于假关节或骨折不愈合，或可能继发于邻近平面椎间盘退变或关节突关节退变。疼痛也可能距骨折部位很远。Malcolm 等指出，由于脊柱后方肌肉不断试图纠正 PTK 后的矢状位失衡，可导致肌肉疲劳，进而产生下

<table>
<tr><td>

框 12.44.1　PTK 症状表现

- 疼痛
- 渐进性后凸
- 不稳
- 神经功能损伤加重
- 无法接受的外观

</td></tr>
</table>

腰部疼痛。

　　患者主诉可能会说：身高变矮或渐进性畸形。也有患者主诉会说：坐硬背板椅时由于驼背顶着椅背而颇感不适。也有患者主诉外观无法接受。神经功能损伤可能表现为神经根型症状，提示个体神经根受损，或更严重时可能会有脊髓损伤，出现下肢肌力减弱、大小便或性功能障碍。

体格检查

　　患者站立时，检查其脊柱在前面和侧面的对线情况。后面观和侧面观时，使用铅垂线对脊柱的平衡情况进行严谨评估。应注意脊柱后凸的位置和程度。如果嘱咐患者向前弯腰，这一点会更明显。应评估脊柱的活动范围。应努力查明这种畸形是固定的还是可屈曲活动的。例如，可以嘱咐患者躺在平坦的沙发上，查看这种畸形是否能够自行纠正，进而判断畸形类型。应进行包括异常反射和直肠检查在内的完整神经功能检查。

辅助检查（框 12.44.2）

X 线平片

　　拍取站立时全脊柱的前后位片和侧位片，通过测量 Cobb 角对局部后凸进行评估。沿损伤平面上位椎体的上终板和下位椎体的下终板分别画线，所构成的夹角就是 Cobb 角。站立位 X 线平片也可用于评估脊柱在矢状面上的整体平衡情况。在矢状位上，C7 铅垂线应位于 S1 终板后上缘的前侧，平均 40 mm 左右。在畸形尖部放置长枕，然后拍取过伸位 X 线平片，可以准确评估畸形的活动程度（在设计手术方案时很重要）。定期拍取站立时的侧位片可用于评估畸形的进展情况。

计算机断层成像

　　精细 CT（1 ~ 3 mm）可用于详细评估骨性结构和骨折形状。矢状位和冠状位重建可用于证实在最初

<table>
<tr><td>

框 12.44.2　辅助检查

- X 线平片：
  - 站立侧位片
  - 屈曲 / 伸直位片
- 计算机断层成像：矢状位 / 冠状位重建
- MRI 评估：
  - 后侧韧带复合体
  - 邻近椎间盘
  - 神经损伤程度
- 诱发性椎间盘造影：评估疼痛来源
- 基线躯体感觉诱发电位：监测脊髓

</td></tr>
</table>

的骨折位置是否有假关节形成，也可用于详细制订包括脊椎切除术在内的手术方案。

磁共振成像

　　磁共振成像在评估后侧韧带复合体、周围椎间盘、轻微神经卡压、脊髓病变（如脊髓软化或出现创伤后瘘管）方面十分灵敏。

诱发性椎间盘造影

　　这种检查有助于证实疼痛来源。嘱患者保持清醒、镇静，使用双针技术向受损椎体的邻近椎间盘内插入套管，然后注入造影剂。如果注射造影剂时能够引出同样的痛感，那么在融合术中使用这一平面就存在争议。

躯体感觉诱发电位

　　术前有必要评估基线躯体感觉诱发电位。如果重复性好，躯体感觉诱发电位可用于术中持续性脊髓监测，以便提前发现术中脊髓功能损伤。

治疗（框 12.44.3 和 12.44.4）

　　PTK 治疗主要取决于畸形的部位和程度、过伸 X 线平片上畸形的僵硬程度及疼痛的解剖来源。外科手术前应先尝试保守治疗，包括非甾体类抗炎药物治疗和物理疗法（旨在改善脊柱伸肌的活动度及对姿势的再协调能力）。

　　手术适应证包括：疼痛、渐进性神经功能损伤、渐进性脊柱畸形及无法接受的外观。现已注意到，局部后凸畸形≥30°的患者其后凸部位慢性疼痛的风险增加。

框 12.44.3 PTK 矫形术需要考虑

- 针对的后凸多是固定的
- 多节段损伤较为常见
- 骨性畸形和软组织回缩会导致矫形困难
- 神经功能损伤的风险较大

框 12.44.4 PTK 手术方法

- 单行后路固定 ±Chevron 截骨术
- 单行前路固定 ± 减压术
- 单行经椎弓根截骨术
- 前后路联合手术适用于完全活动的 PTK
- 三步法手术（后 - 前 - 后）适用于僵硬的 PTK

手术目的包括：矫正畸形、重建矢状位平衡、提供瞬时稳定性、改善神经功能及减轻疼痛。与此同时，重建负荷分载和张力带系统并仅融合受损节段也很重要。

骨折治疗的基本原则仍然适用，然而，使用的手术技术却不相同。这是由于后凸通常是固定的，且由于骨性畸形、软组织回缩和伸长，矫正这种畸形要比处理急性骨折更难。而且，由于硬脑膜发生粘连，神经功能受损的风险更高。单个节段受损很罕见，大多数情况下往往会有两个节段受损。

不管使用何种手术矫形方法，术中使用脊髓监测都是很重要的。将躯体感觉诱发电位和经皮质核磁刺激运动激发电位结合起来使用，对于提前发现脊髓病变极为有用。如果脊髓监测丢失，快速地重新进行监测，仍能预防神经功能永久性损伤。

已有很多外科手术方法，采用各种方法取决于畸形的严重程度和位置以及畸形是僵直的还是活动的。

后路融合

这种方法尤其适用于无局部成角后凸的多节段活动性畸形。多向（Chevron）截骨加节段性固定术可以恢复正常的矢状位曲线。在这种手术中，广泛性切除关节突关节或需要融合的侧块的重要性不能被过多地强调。

前路融合 ± 减压

这种手术需要依据 PTK 受累节段行开胸手术或做胸腹联合切口。对于固定的后凸畸形，单行前路手术矫形效果不可靠，有时可能矫形不完全。

Benli 等（2007）使用前路椎体切除、减压和前路肋骨或髂嵴植骨融合术治疗了 40 例 PTK 患者，患者平均年龄为 44.7 岁（范围为 18～65 岁）。术前后凸角度为 51.4°±13.8°，术后后凸角度为 7°±7.6°。随访至少 5 年，矫形平均丢失 1.4°±1.8°。据作者报道，36 例患者的疼痛完全缓解，其余患者的疼痛部分缓解。术前伴有神经功能损伤的患者（24 名）术后症状均有改善。疼痛及功能评分均有改善，SRS-22 总分及各项评分（疼痛、功能、精神状态、自我印象及满意度）也有改善。

Gertzbein（1992）通过对 1 019 例急性脊柱骨折病例进行研究发现，前路手术与后路手术相比不会对膀胱造成完全损伤，只会造成部分损伤。对于不完全神经功能损伤的患者，有作者报道，即便手术推迟至伤后 2 年，施行前路减压术后神经功能仍有明显恢复。

经椎弓根截骨术

这是一种非常棒的后入路手术，非常适合需要大幅矫形的局部后凸。一般认为，在脊髓圆锥（大约在 L1 位置）以下施行手术要比在圆锥以上施行手术更安全些。

这种手术涉及移除棘突、椎弓根、椎体的楔形截骨，然后再行节段性固定术（图 12.44.1）。这是一种闭合性楔形截骨，术后会缩短神经轴。正因如此，可以说闭合性楔形截骨要比开放性楔形截骨更安全，后者现在已经很少使用了。

Wu（1996）采用经椎弓根椎体截骨术治疗了 13 例僵硬 PTK 患者。所有患者均为男性，年龄在 20～45 岁。最初的骨折部位均在 T12 至 L4 之间。矫形前平均后凸角度为 40°（范围为 30°～60°），矫形后平均后凸为 1.5°（范围为 -5°～+5°）。据作者报道，没有一例发生神经功能损伤、内植物失败、感染，并且 13 例患者截骨部位均实现骨性联合。

三步法手术（后 - 前 - 后）

Harms 介绍了一种三步法手术。第一步，通过横向截骨从后侧进行松解，包括切断黄韧带、切除上神经弓（为了避免复位时和复位后后方压迫脊髓）、切断小关节突关节。个别情况下，需要施行全椎板切除术。在这一步中，拧入节段性椎弓根固定螺钉。第二步，行前侧松解，包括切除前纵韧带和椎间盘，如果需要，行椎体切除术。前侧松解后，紧接着复位畸形、放入内植物、前路固定。第三步，需要再回到后侧切口完

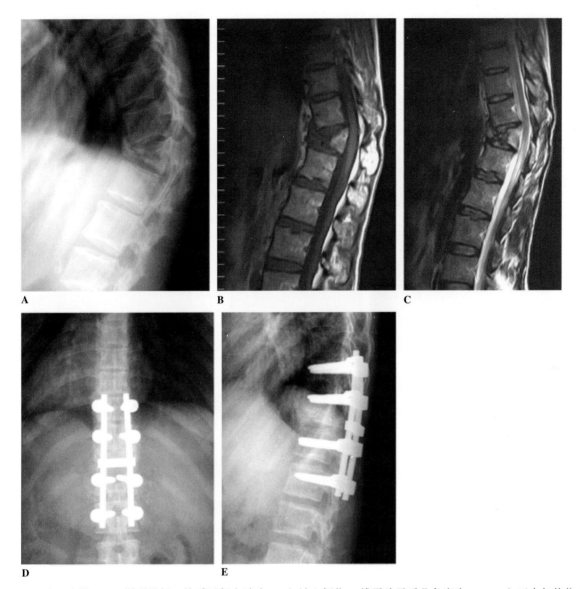

图 12.44.1 39 岁，女性，T12 爆裂骨折。接受过保守治疗。A）站立侧位 X 线平片示后凸角度为 50°。B）正中矢状位 T1 加权 MRI 扫描。C）正中矢状位 T2 加权 MRI 扫描。D）T12 至 L2 经椎弓根椎体截骨术后站立前后位 X 线平片。E）术后侧位片。后凸矫形至 10°

成后路固定。对结构加压以重建张力带（图 12.44.2）。只有当屈曲位片证实完全复位且没有神经损伤时，才能施行两种入路（前路和后路）。

这种手术通过节段性、渐进性地松解 / 切除，能够额外矫正矢状面畸形。手术开始时做后路切口，可以行关节突切除 ± 截骨术，然后再行前路减压 / 松解术，从而最大限度地纠正后凸畸形。最后通过后路关节融合术重建后方张力带。这种手术的缺点是：麻醉时间长，出血量大，医师可能会感到疲劳。

Been 等（2004）对单行前路手术（10 名患者）治疗单纯性 A 型骨折致创伤后胸腰椎后凸与前后路联合手术（13 名患者）做了比较。这种手术的主要适应证就是疼痛。两种手术的临床或影像结局并无明显差异。作者得出结论说，单行前路单节段矫形术要比更复杂的联合入路手术更好一些。

并发症（框 12.44.5）

创伤后脊柱重建术的并发症包括：入路相关并发症（如气胸、膈疝、麻痹性肠梗阻、乳糜胸、逆向射

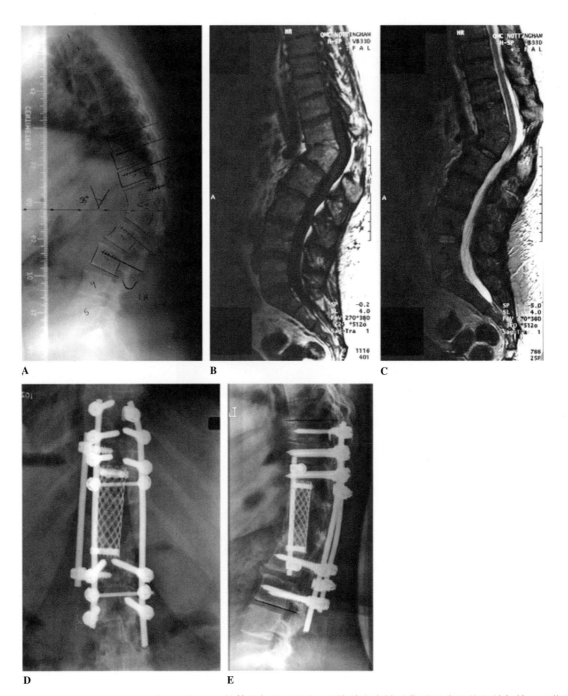

图12.44.2 46岁，女性，车祸致多发伤（包括T12椎体骨折）。因呼吸系统并发症被迫住进重症监护室并保持坐立位姿势。创伤脊柱后凸并伴有疼痛及渐进性畸形。A）全脊柱站立侧位片。后凸角度为56°。B）正中矢状位T1加权MRI扫描。C）正中矢状位T2加权MRI扫描。T12椎体残片与T11和L1发生自发性融合。未见明显的神经损伤征象。D）三步法矫形术后。后路椎弓根固定联合前柱重建。术后站立前后位片。E）术后站立侧位片。后凸矫形至15°

精、硬脑膜撕裂）、神经功能损伤（脊髓、马尾神经、神经根）、出血、感染、假关节、内植物失败。

有研究报道，PTK术后并发症的总发病率为48%。术后神经功能损伤的发生率为8.3%，假关节炎为12.5%。42%矫形丢失＞10°，2%会出现内植物并发症。

在PTK中，脊髓通常向脊椎前柱偏移。预先存在的脊髓损伤、神经瘢痕和脊髓拴系都会潜在地增加神经功能损伤的风险。术中由于牵拉、矫形、机械损

框 12.44.5　手术并发症
◆ 入路相关并发症
◆ 神经功能损伤
◆ 失血
◆ 感染
◆ 假关节
◆ 内植物失败

伤或血管损伤，可能造成脊髓损伤。由于椎弓根螺钉放置不当或复位前减压不充分，也可能造成神经根或马尾神经损伤。硬脑膜撕裂报道较多，可能与之前的瘢痕有关。暴力牵拉可能会造成包括主动脉和下腔静脉在内的大血管损伤。后路螺钉过长可能会穿透前侧皮质并造成血管损伤。

结论

　　PTK 在胸腰段和腰椎骨折后很常见，其通常提示最初保守治疗失败。骨折后会导致疼痛、渐进性畸形、渐进性神经功能损伤或无法接受的外观，进而提示必须采取手术治疗。仔细设计手术方案、术中严格操作，这些症状仍有治愈的可能，这也证实了复杂的开刀手术有其必要性。

拓展阅读

Harms, J. (1999). Post-traumatic kyphoses. In J. Harms and G. Tabasso (ed). *Instrumented spinal surgery. Principles and technique.* pp 72–94. Stuttgart, Germany: Georg Thieme Verlag.

Vaccaro, A.R., Lehman, R.A., Hurlbert, J., Anderson, P.A., Harris, M., Hedlund, R., *et al.* (2005). A new classification of thoraco-lumbar injuries: The importance of injury morphology, the integrity of the posterior ligamentous complex and neurologic status. *Spine*, **30**, 2325–33.

Wu, S.S., Hwa, S.Y., Lin, L.C., Pai, W.M., Chen, P.Q., and Au, M.K, (1996). Management of rigid post-traumatic kyphosis. *Spine*, **21**,2260–66.

12.45
脊髓损伤的康复

B. Gardner

（邓玖旭 译 杨 明 张殿英 审校）

要点

- 治疗脊髓损伤患者的最大威胁是护理不规范
- 根据受伤的程度评估残疾级别
- 早期护理对预防晚期并发症很重要
- 可能发生三期脊髓损伤（如脊髓空洞）
- 并发症几乎会对全身系统产生直接或间接的影响

引言

在第二次世界大战之前，大多数的脊髓损伤患者在受伤之后就很快死亡。斯托克·曼德维尔(Stoke Mandeville)医院国家脊柱损伤中心率先建立的综合护理系统改变了这种情况。

脊髓损伤能影响全身所有系统。成功的康复取决于各个环节的有效护理。任何部分的护理失败都会导致不必要的发病率和死亡率。如果要达到最佳的康复效果，多学科合作的方法是很重要的。

患者成功康复的最大威胁是护理不系统不规范。为避免这种情况，系统护理最初在英国建立起来，随后在澳大利亚、新西兰、美国和加拿大建立起来，即通过所需的训练处理各方面的护理。这些系统包括了意外伤害后的各方面的医疗救治，事故和急诊阶段处理都在一个诊治中心处理的并发症少于急性治疗阶段在一个医院而亚急性和慢性阶段在其他医院。

定义

如果损伤平面以下躯体感觉和运动功能完全丧失，则为完全损伤。如果双臂不受累，则是截瘫患者。如果双手受累，则为四肢瘫。受伤的平面位于最低的脊髓完整段。如果其下面的一些片段还有残留功能，那么是不完全损伤，患者是下肢轻瘫或四肢轻瘫。

流行病学（框 12.45.1）

创伤性脊髓损伤的发生率为每年（10~50）/百万人口。英国的发病率低于这个范围。

预防（框 12.45.2）

康复相关的两个部分是预防损伤和避免护理较差导致的二次伤害。

脊髓损伤主要是由机动车事故造成的。安全带、前后及侧方防碰撞系统以及安全气囊都能减少损伤的发生率和严重程度。

运动损伤较少见。在英国，按照发生率高低来排

框 12.45.1 脊髓损伤

- 每年（0~50）/百万
- 交通事故为常见的病因
- 体育运动中常见的是跳水、打橄榄球和骑马

框 12.45.2 预防

- 汽车的设计和道路安全措施
- 体育运动
- 急性损伤的稳定性

最常见的依次是跳水、打橄榄球和骑马。

跳水相关的损伤可以部分通过以下措施预防，良好的教育，合理的游泳池设计，充分的泳池边缘标志，监管的服务人员经过安全方法救治培训。

遵守游戏规则，避免运动员出现在错误的位置以及运动员适当配合可以减少橄榄球运动的损伤。全瘫是由颈椎脱位造成的，损伤后 4 小时内复位能使 2/3 的患者完全康复。

避免因处理不当造成的二次伤害取决于：首先认识到有可能存在脊髓损伤，其次是有脊髓损伤相关的知识以及正确处理的专业技能。在英国，有 10% 的不稳定脊髓损伤被忽略。其中，约 50% 的神经功能恶化患者是由于在受伤地点的不恰当搬运造成的，与此相比，恰当处理的患者仅有少于 5% 出现神经功能恶化。常见的容易忽略的骨折部位是颈背部交界处，以及主要骨折部位以下的脊柱骨折。如果有合理的理由认为存在不稳定的脊髓损伤，那么在确诊或排除之前，都应当采用合适的方法来固定脊柱。脊髓损伤越严重，就越难痊愈，康复的效果就越差。

临床处理

最佳的康复效果取决于影响脊髓损伤患者的各方面的良好管理。

处理合并损伤（框 12.45.3）

为确定有最佳的康复效果，合并伤必须给予良好的治疗。以下内容是其中最重要的。

脑

脊髓损伤后的成功康复取决于患者的完全参与。良好的康复方案能够使脊髓损伤患者过上相对安全、有质量的生活。相对较小的人格、记忆、注意力和智力损害与脊髓损伤的其他问题相互作用时，会使患者在安全的独立生活及成功就业方面更困难。

四肢关节和骨骼

脊髓受损的患者较受伤前更依赖他们的双手。关节损伤以及较小程度的长骨骨折都能严重影响移动和轮椅技能。挛缩更能导致残疾。

脊髓损伤后手臂关节的问题会较早出现，因为患者处于轮椅生活的压力下。受伤时损伤持续时间会加快这些问题的出现。

周围神经损伤，特别是臂丛损伤

周围神经和臂丛神经损伤偶尔也与脊髓损伤并发。截瘫患者的大多数活动都要依靠双手。受影响的手臂无法很好地控制轮椅。

胸腹损伤

胸腹损伤尽管在受伤时有生命威胁，但很少影响到康复。

神经系统

损伤的平面、完整程度以及脊髓损伤的类型对康复的结果和愈后都很重要。有任何程度的神经功能障碍，包括依赖呼吸机，都不适合在社区的生活。

甲泼尼松在英国很少使用，因为高剂量的类固醇的有害作用超过了相对较小的康复作用。

保留损伤平面以下的感觉功能使瘫痪患者能感觉到压疮、骨折和腹腔内并发症，因此能通过早期诊断这些疾病而延长患者的预期寿命。

神经损伤平面（框 12.45.4）

损伤的神经平面是决定康复效果的最重要因素。颈部的每一个节段都是特别重要的。

框 12.45.4　神经损伤平面
◆ C3 及以上节段：患者呼吸机依赖
◆ C4 节段：患者能自主呼吸但其他方面完全依赖
◆ C5 节段：患者功能受限，每个运动都需要协助
◆ C6 节段：患者有时能运动
◆ C7/8 节段：患者能运动，有一些独立活动
◆ T2-6 节段：患者躯体控制较差，运动困难
◆ L1 损伤患者：有时有十分有限的步行能力
◆ 中段腰椎损伤的年轻患者：能够步行

框 12.45.3　相关损伤
◆ 治疗脑损伤
◆ 避免痉挛，尤其是上肢的痉挛

有完全的 C3 及以上损伤的患者常常需要更大程度或更小程度的呼吸支持。

C4 水平损伤的患者能自主呼吸，但其他方面却几乎完全要依赖外界。患者能通过保留的头部和颈部运动，来控制电动轮椅和高科技的环境来达到生活。

C5 水平的患者能良好地控制肩部及肘的屈曲。通过帮助，如进食肩带，可获得有限的功能。患者的每个活动都需要协助。

C6 水平的患者有良好的腕部背屈功能。肘关节的伸展能够通过其他方式的活动实现。通过固定肘关节，有时能够移动。腕关节背伸与手指和大拇指的被动肌腱固定相关。这种水平面损伤的患者的上肢重建术会有较好的效果。通过 Moberg 后三角肌到肱三头肌的转位术能够实现肘关节的主动伸展。有力的手和抓握可以通过环绕腕部的肌腱转位实现，例如，将桡侧伸腕长肌插入指深屈肌或将肱桡肌插入拇长屈肌。这些手术通常不能增加移动的能力，但它们可提高上肢的控制能力，从而提高生活质量。

C7 和 C8 水平损伤的患者缺乏良好的手内在肌的控制，但有足够的上肢功能来完成部分独立的移动和日常生活活动。

上胸段（T2-T6）水平损伤的患者缺乏腹部和下椎旁肌对躯体的良好控制。最后会影响到轮椅的控制和移动。移动会受到肌肉自发挛缩的影响。下床步行较困难，并需要长腿的矫步器和躯干背带。

下胸段损伤患者有更良好的腹部和椎旁肌的控制，因此能更好地维持躯体平衡。由于能更好地控制轮椅，可以尝试更高级的矫形器。

L1 水平损伤的患者常能通过使用长腿的矫形器来行走，尽管几乎没有功能上的获益。

中腰段水平损伤的患者股四头肌的控制较好。年轻患者常可以通过使用膝关节以下的矫形器实现功能性的步行。

长期的神经系统影响（框 12.45.5 和 12.45.6）

三期脊髓改变的发生率较以前认识的更普遍。这些变化会在脊髓损伤患者一生中持续发展。最重要的是脊髓空洞。以前引用的空洞形成的发生率为 2%～4%，很大程度上是基于临床诊断。现在清楚的是，空洞的发生率远比此高，因为它们大多数没有临床症状。5 年后空洞的发生率为 9%。而伤后 20 年以上的发生率为 20%。

空洞的存在会严重影响康复的效果。应改变生活方式来避免突然的压力、过度劳累及其他导致脊髓恶化的事件。例如，转运不当从轮椅上摔下来会与手功能丧失有关。对空洞的病因和护理还存在争议。通常不需要手术。有必要继续复查。

在脊髓损伤患者治疗的多学科团队中，神经外科医师是重要的成员。

脊柱

急性损伤以后，脊柱本身的疾病通常不是一个问题。退变会在受损部位的上、下运动节段更早发生。这会增加脊椎疼痛、僵硬和神经功能的改变。随着年龄老化，这会增加依赖性。畸形如驼背，很少在功能上有重大影响。

长段脊柱固定可能会导致残疾。在一名年轻的截瘫患者，长段脊柱固定后患者通常在年轻时能生活独立，但随着年龄增长，他们失去的躯干活动性并不能很好地通过增加髋关节活动来代偿。因此，提出了随着时间依赖性增加的问题。颈部的长段固定会导致四肢瘫痪患者不能转向四周观看，因此驾驶汽车会更困难。

10% 的脊柱损伤患者其骨折是多节段的。主要损伤平面以下的损伤如果导致神经功能受损或畸形，则很重要。例如，完全颈髓损伤伴 L1 骨折的患者如果要保留膀胱反射、胃肠功能和性功能，那么必须对下位节段进行仔细的治疗。

对于儿童来说，进行性的骨骼畸形是特别重要的问题。直到他们骨骼发育成熟前，应当常规仔细复查他们的脊柱位置。由于驼背不会明显增加残疾，因此脊柱侧弯是更重要的问题。脊柱侧弯会影响他们的坐姿、坐骨区的受压模式以及心肺功能。

在脊髓损伤患者治疗的多学科团队中，脊柱矫形外科医师是重要的成员。

疼痛

骨骼肌肉和神经性疼痛在脊髓损伤后很常见。它们会导致难以治疗的残疾，治疗会很困难。

有时候由于疼痛，患者必须从一个体位转变为另一个体位或间断躺下。患者会因疼痛而较难就业，同时也由于患者会将注意力关注在疼痛本身上面以及与疼痛相关的药物方面。

很少需要神经外科的干预。行为学方法常常能帮助患者学会如何应对疼痛。在脊髓损伤患者治疗的多

框 12.45.5　后果 1

- 高达 20% 瘘管
- 长段融合常导致残疾
- 儿童畸形的发展常见
- 疼痛较普遍
- 膀胱和肠道功能很少正常

学科团队中,麻醉医师是重要的成员。

膀胱

下尿路

脊髓损伤会损害膀胱的感觉和控制功能。膀胱护理的方法都是痛苦的和不方便的。间歇性的自主导尿会出现尿失禁。常常难以使用厕所。自动排尿尿道鞘的断裂会导致尿液浸泡。阴茎的问题可能会妨碍使用导道鞘并使患者被迫卧床或留置导尿管。排尿压力增高会损伤肾功能。

当膀胱有部分控制功能时,常常会有尿频和尿急,这会严重影响生活质量。患者的旅行取决于能否方便地上厕所。抗胆碱能药物或膀胱内的 A 型肉毒毒素可能会有帮助。

女性的膀胱管理特别困难。她们没有满意的外部收集器。尿失禁的风险和尿液的味道会影响患者的自信和女性特质。

各种泌尿科学方法能对一些患者有效。比较常用的方法有:膀胱增大成形术,手术或肉毒杆菌毒素远侧尿道括约肌切开术,人工尿道括约肌,骶神经根刺激。许多患者选择留置耻骨弓上导尿管,因为他们对生活质量的提高大于感染、膀胱结石、尿道分泌物、导管堵塞和自主神经异常反射风险。

上尿路

瘫痪患者一生中都应当持续警惕上尿路的问题。他们可能会发生上尿路无症状的结石和扩张。每年的复查已经足够早期诊断和治疗。泌尿科学技术的发展,如碎石,减少了上尿路结石的患病率。

有经验的护士能提供很好的建议并能为尿失禁患者提供帮助。

在脊髓损伤患者治疗的多学科团队中,泌尿外科医师是重要的成员。

排便

上消化道的问题并不明显。

粪便的排泄是主要问题。大多数患者需要栓剂或用手指刺激。有些患者需要轻泻剂。规律有控制排便是必要的。

失禁的发生会令人沮丧。通过训练和避免刺激因素可以减少失禁。

大多数截瘫患者能在使用栓剂或手指刺激后独立排便。在排便后需要检查直肠以确定没有粪便残留。

大多数四肢瘫痪患者需要帮助。排便时坐在淋浴椅上,随后淋浴常常是很有效的。

慢性脊髓损伤患者的排便问题也很常见。排便可能需要较长的时间。轻泻剂的效果不明显。排便会明显影响瘫痪患者的生活。有时候需要做结肠灌洗或结肠造瘘。

脊髓损伤后护士是护理团队中对患者给予排便指导的关键成员。

关节

上肢关节的磨损和撕裂增加。随长截瘫患者的年龄增长,上肢关节疼痛和僵硬的发生率越来越高,特别是在肩胛带。

损伤后的早期阶段就能发生异位骨化。髋关节的活动会严重受损,日常活动会更困难。骨化过程最终会静止。很少需要外科治疗,仅仅当明确没有残留的异位活动后才做手术。有一个小区域适合在切除病变组织后立即行放疗。

挛缩会影响患者的独立生活、活动等。它们会增加疼痛,导致残疾。在四肢瘫痪的患者,肩部、肘部和腕部的挛缩更会造成影响。截瘫患者的下肢挛缩会影响其步行和移动。

神经损伤以后的所有时期对关节的治疗都是必要

框 12.45.6　后果 2

- 老年患者上肢关节炎问题
- 异位骨化
- 可能发生挛缩
- 肌痉挛比较常见
- 肺通气问题是最危险的因素
- 自主神经反射异常事件可能会非常麻烦

的，尤其是在急性期。手部应用夹板及纠正肩肘的位置能预防不必要的上肢关节患病。治疗师应建立由患者、护理者和家庭共同帮助完成的治疗方案。

慢性脊髓损伤患者在一些小的创伤后会发生长骨骨折。骨质疏松、感染及压疮会使内固定失败。石膏制动以后需仔细护理以防止压疮出现。

肌肉痉挛

脊髓损伤常常会发生肌肉痉挛和痉挛状态。它们有时候是有益的，但更多的时候会伤害患者。它们会导致患者尴尬，影响运动和驾驶，影响瘫痪患者和护理人员的睡眠，使患者的腿和躯干处于异常位置。

肌肉痉挛的治疗包括消除任何导致肌肉痉挛的诱因，尤其是膀胱内和肠道相关的病理状态。良好的物理治疗包括站立、系统的用药，如巴氯芬、替扎尼定和丹曲林。

全身痉挛药物有不良影响。巴氯芬会引起嗜睡和干扰注意力，并会影响生活质量和就业。鞘内注射药物输送系统可能有管脱出和扭结等并发症。

肌肉痉挛的有效治疗需要脊髓损伤中心的相关理疗师、药物和外科医师等专家参与。插入鞘内注射泵应仅由有经验的专家来做。

呼吸系统

永久性依赖呼吸机的患者只要有足够的护理，能够在社区安全地生活。受过训练的护理人员必须始终关注使用呼吸机的患者。护理人员必须能进行气管吸痰、气管切开置换、呼吸机重新连接以及装袋操作。当有需要时，立即发出警报。便携式和其他合适的设备能使患者有较好的移动性，包括乘飞机。高度依赖呼吸机的四肢瘫痪患者仍重视他们的生活，即使他们生理方面不佳。

中段和低段颈椎损伤患者能较好地控制膈膜，但不能控制肋间肌和腹部肌肉。他们咳嗽较弱。

呼吸损伤是四肢瘫痪患者生命中风险增加的最重要的因素。护理者需要仔细指导缓解窒息，帮助咳嗽，胸部体位引流，操作辅助咳嗽的机器以及清除分泌物。

由于不能控制腹部肌肉，中胸段截瘫患者不能较好地咳嗽。在老年阶段，他们需要帮助以防止肺部感染。

为了有效地处理呼吸问题，需要有一个精通脊髓损伤的胸科医师。需要麻醉医师来确保家庭呼吸机的使用尽可能安全。

心血管系统

体位性低血压是脊髓损伤早期阶段常见的问题。其后它很少致残。它可以引起颈部肌肉和肩胛带肌肉的缺血性疼痛，被误认为是脊柱疾病。

在T6及以上脊柱损伤患者中，自主神经功能紊乱是一个严重的潜在问题。受到损伤平面以下的任何刺激都会加速其发生。最常见的是来自膀胱和肠道的刺激。一些事件，如直肠电刺激取精液及振动器诱导射精，是特别强的刺激。

自主神经反射异常发作时动脉血压会上升到危险的高水平。可能发生心律失常。患者会描述头部爆炸性疼痛。出汗会增加，换衣服和床单是必要。

四肢瘫痪患者无法处理加速自主神经反射异常的因素，因此，应当确保当出现这些问题时，他们能得到及时有效的救治。让患者、家属和护理人员完全熟悉这种不愉快的和危险的并发症的诊断和治疗是很有必要的。

尽管不能移动，除了在损伤早期，深静脉血栓和肺栓塞并不常见。急性期后很少需要抗凝治疗。相反，常见的是心脏和动脉问题。通过功能性电刺激、骑自行车或划船、治疗血脂紊乱症、戒烟及达到一个理想的体重是有必要的。

常见外周性水肿和皮肤浅表血管变化。必须仔细注意脚，以避免蜂窝织炎等其他并发症。治疗脚病是很有帮助的。需要常规检查心血管危险因素。

皮肤（框 12.45.7）

不能移动和感觉缺失导致了压疮的风险。细心的训练和良好的护理较大程度上能防止压疮发展。对没有感觉的皮肤早晚应当进行检查。对移动时发生的小的红斑和皮肤擦伤应在床上仔细护理直到皮肤恢复正常。

随着年龄增长，皮肤及皮下组织弹性变差，压疮的风险增加。许多以前很多年没有压疮的患者现在会

框 12.45.7　后果 3

- 应当每 2 小时翻身来预防压疮
- 需要专业的减压装置
- 严重影响男性性功能
- 影响男性生殖功能
- 造成家庭生活的压力

发生严重的压疮。

在损伤后的急性期内，每 2 小时应在床上翻身一次。在随后的阶段不需要如此频繁的翻身。俯卧位能很好地维持髋关节，减少痉挛，防止压疮。

截瘫患者年轻的时候通常能独立地在床上翻身。他们年龄增大以后则需要帮助翻身。各种器械协助翻身是很有用的。四肢瘫痪患者常需要帮助翻身。夜间所需要翻身的时间间隔取决于个体需求。风险评估可指出是否需要一到两个人来帮助翻身。

可应用各种高度的床以使转运更容易。能从床上抬起头有助于独立。很少使用旋转床。大多数患者喜欢双人床，这样他们能与他们的伴侣睡在一起。与看起来像医院的床相比，患者更喜欢外表普通的床。

应用专业的床垫可增加翻身间隔时间并可减少护理人员的负担。但它们可能使翻身更困难。

可以用不同类型的垫子。应当挑选适合个体的垫子。须准备一个空余的垫子，以便使用的垫子损坏以后能够使用。对预防压疮来说，良好的姿势与使用防褥疮垫一样重要。Jay Back 能够纠正姿态。Jay 保护器可增加患者上升和下降的能力，并且在支持臀部的其他工具不能使用时能在交通工具中安全旅行。

护士必须熟悉教育患者、家属和护理人员抬升和转向的技术。姿势和坐姿门诊对确保患者有最佳的坐具是很有必要的。

性功能

脊髓损伤后性功能会严重受损。男性有时会感到不完整，因为不仅正常的性交是不可能的，同时他们觉得他们也不能充分作为丈夫、父亲、养家者或参与"男性化"活动。

女性患者会失去她们的自信。穿着裙子等漂亮衣服会受到腿袋和轮椅的限制。尿失禁会影响自信并会产生尿骚味。

虽然通过很多方法可以实现勃起，包括口服药物、植入物、海绵体内注射和外部辅助，但性唤起、感觉和正常性交高潮会丧失。口服磷酸二酯酶抑制剂，如使用西地那非，能使 70% 的性无能男性勃起。

脊髓损伤男性的生育能力通常受到严重损害。第一个问题是获取精液。实现这一目标的方法包括：阴茎的振动，直肠电刺激精液排放，微附睾精子抽吸术。第二个更重要的问题是弱精症。

想要小孩的患者需要得到生殖中心的帮助来完成。生殖中心能帮助患者准备精液和治疗他们的女性伴侣，增加受孕概率。在目前的技术中，卵细胞胞质内单精子显微注射的成功率最高。没有任何活精子的男性，例如，青春期前受伤的，现在也可以成为父亲。

女性性交是有可能，但是被动的。除了低节段损伤的女性外，很难有性高潮。生育力常常不受影响。

男性和女性脊髓损伤患者都会面临父母角色的限制。脊髓损伤后恋爱和婚姻会承受更大的压力。维持和发展长久的恋爱关系的前景会不好，尤其是年轻女性。

脊髓损伤的服务人员必须包括掌握脊髓损伤后性功能问题知识的医师、护士和治疗师。性和生育门诊很重要。对脊髓瘫痪女性具有专业知识的妇科医师是必不可少的。

交通（框 12.45.8）

轮椅的选择需要专业的治疗师进行评估。根据使用目的的不同，可以选择不同用途的轮椅。同一个人由于使用目的的不同，可选择运动轮椅、轻量级轮椅和户外的电动轮椅。

轮椅需求的类型随个体而变化，同时也随着年龄而变化。年轻的截瘫患者可以用轻量级的手动轮椅在水平面上和浅的斜坡上运动。随着年龄增长，他们会需要更换成电动轮椅。

可选轮椅种类非常多，并且一直在变化。选择适合个人的轮椅之前，必须在实际环境中进行评估。最先进的轮椅在不同的环境中可以通过内置系统控制轮椅。这些轮椅也可以携带便携式呼吸机，也可以提供站立和斜倚设备。

轮椅必须配合适当的汽车才能在户外进行满意的移动。应当在专业中心经过仔细评估后选择合适的车。在选择时还要考虑患者的个性。高位四肢瘫痪患者在汽车内受到限制，他们能使用和坐在他们的轮椅里。旋转座位能帮助他们移动。

一般情况下，C5 及以下节段的四肢瘫痪患者能够驾驶。C5 节段损伤的患者常常需要操纵杆来控制。

框 12.45.8　交通
◆ 乘坐公共交通工具较困难
◆ 可以进行航空旅行
◆ 许多人可以驾驶汽车

一些 C6 和大多数 C7 及以下节段损伤的患者能用手操作自动变速、辅助刹车和助力转向的车辆。

截瘫或四肢瘫痪患者下床活动很少是有功能的移动，但可以作为一种锻炼形式。对躯体平衡较差的患者，如低位四肢瘫痪的患者或高胸段截瘫患者，矫形器可为躯体提供必要的支持。在下胸段和上段腰椎损伤的患者，膝 - 踝 - 足矫形器通常就足够了。能良好控制股四头肌的患者通常在踝 - 足矫形器的单独帮助下能够行走。大多数学习行走的脊髓损伤患者会很快停止这样做。很少人会后悔掌握这种方法。

乘坐公共交通会很困难，如公共汽车和火车。航空旅行通常是可行的。

娱乐移动装备，如能在崎岖路面行驶的四轮摩托车，可能会有帮助。

当去一个没有倾斜坡道的地方时，便携式斜坡会很有帮助。

移动

这是指瘫痪患者从一个地方移动到另一个地方。

几乎所有的截瘫患者都能够独立地进行水平移动。大多数都能做更复杂的多层次移动，例如，从简单的椅子移动到轮椅和出洗手间。最困难的移动，如从地板上到轮椅上，仅有很少一部分人能做到。

截瘫患者之间的移动能力存在很大的个体差异。降低能力的因素包括：年龄的增加、躯体平衡性差、痉挛状态、肌痉挛、肥胖、关节挛缩和上肢的疾病，如肌肉劳损和神经损伤。手臂与躯干长度之比低的患者，例如，软骨发育不全，很难实现独立移动。

一些低节段四肢瘫痪患者在滑动板的帮助下通常能完全独立移动。其他大多数需要帮助。

每个个体所需的最小帮助最好是在脊髓损伤专科进行一个疗程的康复后做一个风险评估来得出。升降器对移动很有帮助。便携式升降器很有用，但在天花板上安装一个会更节约空间。

日常活动（框 12.45.9）

这是指正常人的正常日常活动。专业的治疗单位在这方面很重要。

截瘫患者生活常常是独立的。四肢瘫痪患者生活是部分依赖的，尤其是下半身的活动，如洗漱、穿衣以及个人卫生。肥胖、躯体平衡性差、老龄、上肢肌肉关节疾病、肌痉挛、痉挛状态以及上肢较短都会降

框 12.45.9   日常活动
◆ 截瘫患者常常能独立活动
◆ 四肢截瘫患者的日常活动常常有部分依赖性
◆ 家庭中的活动常常需要调整
◆ 娱乐活动受到限制

低日常活动的能力。

环境控制系统能使高位截瘫患者大大受益。只要单一肌肉能够精确地自主运动，就能使用控制环境系统，如关窗帘和使用电话。需要专家来建议哪个系统适合个体需求。

多数截瘫和四肢瘫痪患者可受益于遥控开门装置。截瘫患者通常能够使用安装在墙上的淋浴座位。淋浴座椅系统对高位截瘫患者和低节段四肢瘫痪患者更有用。

大多数截瘫患者在年轻时能够正常沐浴，随着年龄增长会变得困难。洗澡板会有帮助，但最后会需要特殊的洗澡方法。

心理状态

突然的瘫痪，潜在的双重性尿失禁，阳痿，不孕不育，个人社会关系的丧失，以及脊髓损伤的其他所有表现，会影响生活的各个方面。有些影响是灾难性的。尽管如此，抑郁症却不是脊髓损伤的重要后果。大多数截瘫和四肢瘫痪患者参加脊髓损伤患者小组后会学会将残疾的影响降到最低。他们很少会去关注他们不能做什么。儿童会更好地适应。尽管会受到抵触，心理辅导在疾病的各个阶段或许有益。

多学科团队中的心理医师不仅在诊断和治疗上有重要作用，同时能帮助家庭成员和护理人员处理与脊髓损伤相关的情绪和心理问题。精神科医师很重要，因为首先患者自杀的风险会增加，其次脊髓损伤会导致抑郁症和精神分裂症等精神疾病。

家庭

应当考虑到瘫痪对父母、兄弟姐妹、配偶和孩子的巨大影响。家庭关系可能会被破坏。年老的父母会被他们瘫痪的子女所拖累。脊髓损伤患者作为父亲、母亲、丈夫或妻子的角色会受到严重的影响。对家庭造成的负面影响反过来会使患者有负罪感。

相对的，家庭成员应当照顾脊髓损伤患者的观点已不被广泛接受了。这能更好地保持家庭关系。妻子应该维持妻子、母亲和爱人的角色，而不是成为护士和护理人员。

家庭教育日是必需的。慢性脊髓损伤患者及其家庭成员能通过他们经历的事为刚刚受伤的家庭提供宝贵的见解。

住房

大多数脊髓损伤患者在脊髓损伤之前居住的住处很少适合他们坐轮椅的生活需要。需要尽早对住所进行评估。

不完全截瘫患者的下床活动和上下楼梯等运动会随着他们年龄的增长感到越来越难。许多人最后会需要使用轮椅。拐杖和助行车比正常的活动占用更多的空间。考虑到这一点，门栏和走廊应当加宽。

截瘫患者和完全四肢瘫痪患者在一楼用轮椅生活会更安全。这在英国很难实现，因为英国的房子大多是两层，多数的脊髓损伤患者更喜欢待在他们熟悉的生活区里。因此需要安装电梯或升降机。

脊髓损伤后房子的精确需求取决于个体的需求和残疾的类型。在英国，法定管理机构是不可能满足所有需求的，因此应当适当折中。

应当有一个带顶棚的通道以及足够的空间让患者从车里通过轮椅到达住房。应当有合适的进入住房的通道，例如，斜坡。门口和走廊应该有足够的宽度来适应轮椅的基座和转圈的需求。要有足够的储物空间以避免过多的物品阻塞走廊和生活空间。主卧室要有足够的空间来移动轮椅，并有足够的储存空间来存放导尿管、尿鞘和其他个人物品。应该有一个连接主卧室的卫生间和浴室。对于四肢瘫痪和截瘫患者，在之后的几年里，他们的护理人员的住宿也是必须考虑的。

四肢瘫痪患者和截瘫患者不能维持他们的体温，需要进行足够的加热。四肢瘫痪患者体温控制受到他们交感神经系统改变的影响，因此，需要用空调来帮助控制体温。

娱乐

受伤之前的娱乐活动在受伤之后很少能实现。家庭计算机系统常常有所帮助。翻页器能帮助高位四肢瘫痪患者。虽然一些截瘫患者和四肢瘫痪患者喜欢坐轮椅活动，但其余大多数患者不再参与任何形式的体育活动。

进入公共娱乐场所常常很困难，如剧院和影院。

定期的休假有利于维持精神状态和家庭关系，但花费比较大，需要额外的帮助。

职业治疗师、专业的俱乐部和社团能够提供相关信息。许多休闲活动是可能的，如滑雪、潜水、驾驶飞机、帆船、沿绳下降以及不同的运动。

就业

这个重要的康复目标往往无法实现。脊髓损伤后的就业机会大大减少。

许多大学有脊髓损伤患者可以学习的设备。大多数患者能获得学位。但是，获得资格和成功应聘之间是有很大距离的。一般地说，在竞争职位时，依赖轮椅生活的人是有劣势的。

在受伤之前在户外从事体力劳动的患者，尤其是学历较低的，通常不能成功再就业。

许多有学历的患者和经过训练的患者仍然会面对许多问题。早上，他们会花更长的时间起床和出发。在工作地点，必须要有车辆经过家里到工作地点。在工作地点必须可使用轮椅。从一个楼层到另一个楼层或从一栋建筑到另一栋建筑常会比较困难，有时候是不可能的。工作场所必须有尿失禁时能够使用的设施。雇主必须接受如红斑和尿路感染等并发症会导致脱离工作，如巴氯芬等药物会干扰注意力和思维敏捷性。

尽管许多截瘫患者和一些四肢瘫痪患者会以某种形式实现就业，但这更可能是兼职而不是全职的，是间断的不是连续的，并会提前退休。

后续医疗护理

在脊髓损伤的慢性阶段，压疮和尿路感染等并发症会增加。有些可以在家里成功处理。当需要医院处理时，应当到脊髓损伤中心就诊。同时需要每年在脊髓损伤专科做综合复查。

衰老

当制订脊髓损伤患者的服务计划时，考虑年龄老化的影响是很重要的。对老龄化是没有一成不变的模式的。有些人本身就比其他人能力强。其他人会有老龄所导致的如挛缩等问题。

社区保健

当年轻患者离家活动时，低位截瘫患者通常能够独立完成购物、通过某些户外障碍物、做园艺和房屋维修等工作。

中节段截瘫患者需要站立架，浴缸和车的接送等帮助，他们帮助也需要抬高轮椅进出汽车。痉挛状态、痉挛、内在能力、肥胖、躯体平衡和年龄是很重要的。

大多数低节段四肢瘫痪患者都需要帮助。例如，他们能自己进食，但不能切肉。他们可以驾驶但却不能移动到车里或离开轮椅。一些人应当有人陪护以应对自主神经反射异常或进食时窒息。

然而，一般不鼓励家庭成员参与护理，但他们常常这样做并能给予相当好的护理。

一般情况下，护理人员可以进行简单的理疗，他们最初由专业物理治疗师进行培训并在理疗师监督下完成。

结论

脊髓损伤患者的成功康复取决于对特定患者个体情况的了解，包括既往的情况、现在的状况以及对未来的期望。应当在能处理所有急性、亚急性和慢性脊髓损伤的专科治疗。

一个现代英国脊髓中心已经奠定了临床治疗规范。它们包括有效救治的协作和急性期在脊髓损伤专科治疗中心的早期处理，提供急性期、亚急性期和慢性期所需要的所有治疗措施，终身监测，当需要时再次住院，将护理扩展到所有时期。

拓展阅读

Bedbrook, G. (ed) (1981). *The Care and Management of Spinal Cord Injuries*. New York: Springer-Verlag.

Bromley, I. (1991). *Tetraplegia and Paraplegia: A Guide for Physiotherapists*, fourth edition. Edinburgh: Churchill Livingstone.

Grundy, D. and Swain, A. (eds) (1993). *ABC of Spinal Cord Injury*. London: BMJ Publishing.

Parsons, K.F. and Fitzpatrick, J.M. (eds) (1991). *Practical Urology in Spinal Cord Injury*. Berlin: Springer-Verlag.

12.46
骨盆环骨折的评估、相关损伤和应急管理

John McMaster

（邓玖旭 译 杨 明 张殿英 审校）

要点

- 应当理解每种骨折类型中软组织和骨的影响
- 许多的骨盆骨折会合并严重的损伤
- 血流动力学不稳定骨折的有效处理需要提前做好计划

引言

据报道，在发达国家，骨盆环骨折的发生率为每年 23 人 /10 万人口。每 23 名患者中就会有 3 人死于院前，10 人为高能量损伤，10 人为低能量损伤。本章只讨论高能量损伤。这些损伤存在潜在的生命危险，愈后取决于早期护理。

解剖学

骨盆环由两块髋骨和一块骶骨构成。髋骨由髂骨、坐骨和耻骨构成。出生时三骨间由软骨连接为髋臼，在 16 岁左右形成骨性连接。

轴向载荷通过骶髂关节传至髋骨和骶骨。骶髂关节有一个不规则的表面和相对较小的滑膜腔。行走时它们有较小的旋转运动。关节的后部跨过骨间和后方的骶髂韧带，骶髂韧带起源于髂嵴后方并插入整个骶骨。骶骨通过强有力的后方韧带复合体悬挂在髂骨之间，这就像一个吊桥（图 12.46.1B）。骶髂关节的方向对维持机械稳定作用很小。后方的骶髂韧带对稳定性起最主要的作用。前方的骶髂关节韧带的作用相对而言则较小。

骨盆的前方由耻骨支以及由透明纤维软骨和韧带形成的耻骨联合构成。

骶结节和骶棘韧带横跨骨盆底（图 12.46.1A），它们共同抵抗外旋和剪切力。骶结节韧带也能抵抗屈曲作用（矢状面上）（图 12.46.1C）。了解骨盆在解剖位置的方向对理解这些结构的作用很重要。盆底的肌肉对骨盆的稳定性作用不大。

单足站立时，骨盆环的前方成为抵抗压力的一个柱。双足站立时，骨盆环的前方和骨盆底部韧带都处于紧张状态。

L5/S1 椎间盘起到了骨盆环和腰椎之间的连接作用，并通过分别连接 L5 横突、髂嵴和骶骨翼的腰骶韧带增强。

当骨盆环被破坏时，腹壁能减少骨盆容量；当剖腹探查时则相反。

骨盆的稳定性

骨盆稳定性的定义是：骨盆环在生理作用力下不发生异常形变的能力。这是治疗骨盆损伤的重要概念。

当一个作用力施加到骨盆时，骨和韧带是以一个可以预见的顺序依次破坏。由于骨盆的力学功能是一个环，因此破坏其中一部分必定会破坏其他部分。然而，破坏不会总是完全的，力学连续性可以由韧带来维持。从稳定型到不稳定型的转换取决于构成骨盆环后部骨和韧带结构的完整性（框 12.46.1）。

当半骨盆不能抵抗任何平面的变形时，这个骨盆损伤就被描述为完全不稳定。这种情况的发生必须有前部和后部骨盆（骨、关节或韧带）的完整中断，导致下肢轴向骨骼的机械中断。

当后部复合体和盆底韧带不完全中断时，骨盆损

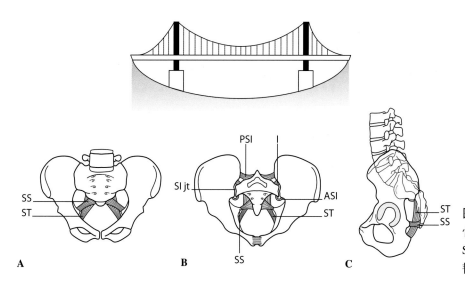

图 12.46.1　A）前后位骨盆；B）入口位骨盆；C）侧位骨盆。ST，骶结节韧带；SS，骶棘韧带；ASI，前骶髂韧带；I，骨间韧带；SI jt，骶髂关节；PSI，后骶髂韧带。

框 12.46.1　骨盆环损伤

◆ 稳定的
◆ 部分不稳定的或旋转不稳定的
◆ 完全不稳定的

伤也可以被认为是部分不稳定或旋转不稳定的。垂直稳定性可能维持，然而会有水平面不稳定的丧失，例如，外旋和内旋不稳定。

　　有一组稳定的骨盆环骨折类型，它们不影响骨盆环的机械完整性。这组骨折也包括撕脱伤（如股直肌导致的前下髂嵴撕脱伤）或直接撞击伤（如骶骨下的骶坐弓横断骨折和骶骨骨折）。这些类型损伤的处理将在下一章讨论（12.47 章）。

　　骨盆承重的失败取决于许多因素，例如，骨密度、载荷率、接触面等。然而，受力的方向是决定损伤类型的关键因素，并且有助于我们了解残余的稳定性。

分类（框 12.46.2）

　　已经出现了很多分类方案；然而，两个主要的概念是稳定性和暴力的方向。基于暴力方向的分类在 Young-Burgess 分类系统中达到了顶峰。残余稳定性的程度被用于综合的分类方法中。2007 年，AO 小组和创伤骨科协会（OTA）合作后制定了最新的分型版本。

　　此外，Denis 分类通常用于描述骶骨骨折部分。

Young-Burgess 骨盆环骨折分类

　　Young-Burgess 分类系统根据暴力的方向来分组：前后挤压（anteroposterior compression，APC），侧方挤压（lateral compression，LC），垂直剪切（vertical shear，VS），混合机制损伤（combined mechanism，CMI）。APC 和 LC 损伤又根据严重程度进一步分为亚型。这种分类系统将损伤类型与失血及合并损伤相关联。

前后挤压（图 12.46.2）

　　外力直接作用到骨盆，或在前后平面沿着股骨轴，

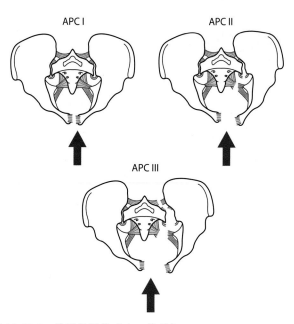

图 12.46.2　前后位损伤（入口位观）

框 12.46.2　分类

Young 和 Burgess 分类
- 前后挤压（APC）：
  - Ⅰ——稳定型
  - Ⅱ——旋转不稳定
  - Ⅲ——完全不稳定
- 侧方挤压（LC）：
  - Ⅰ——稳定型
  - Ⅱ——旋转不稳定
  - Ⅲ——LC 同侧和 APC 对侧 "翻转"
- VS：完全不稳定
- CM：联合机制

AO/OTA 分类
- A：稳定性
- B：旋转不稳定
- C：完全不稳定

Denis 分类
- Ⅰ区：靠近椎间孔
- Ⅱ区：包含椎间孔
- Ⅲ区：延伸到椎管

通过屈曲的髋部作用于骨盆。骨折最初发生在耻骨联合，或是垂直方向的耻骨支骨折。前后位的直接撞击可能会导致耻骨支全部四部分的骨折。这种可以见于 "马鞍形" 损伤，其骨盆环和骨盆底保持完整。更常见的是由于前后位的半骨盆承载外旋的力量导致的耻骨联合的脱离。

APC Ⅰ损伤发生在盆底韧带被拉伸时，但它们的机械完整性能保持。随着进一步的外旋，盆底韧带和骶髂关节开始拉伸并从前向后开始损伤。如果耻骨联合分离＞2.5 cm，则前侧骶髂关节和盆底韧带可能破裂，导致 APC Ⅱ型损伤。后方完整的骶髂韧带能防止垂直移位，因此能维持该平面的稳定。随着进一步的外旋，力学稳定性的最后一个结构——后方骨盆韧带复合体（后侧骶髂关节韧带，随后是骨间韧带）被破坏，导致 APC Ⅲ型损伤。虽然垂直移位在影像诊断上并不明显，但这种损伤在水平面和垂直面都不稳定。单纯的前后压缩损伤可能导致双侧外旋。

侧方挤压

侧方挤压是最常见的机制（高达 80%），被认为与侧方撞击和挤压有关。前环损伤往往发生于耻骨支横向骨折（同侧、对侧或双侧）（图 12.46.3）。横向压缩性骨折后方的损伤受骶骨粉碎影响最常见。由于撞击，完整的后方骨盆韧带复合体（即跨越骨折后方）和盆底韧带 LC Ⅰ损伤保持了垂直和水平稳定性。

在 LC Ⅱ损伤患者中，会有骨盆后部的完全断裂，要么通过骶髂关节，要么通过髂骨后部或两者都有。骶髂关节断裂见于骶骨前部作为旋转轴、侧方应力使后方韧带复合体完全断裂时。"新月状" 骨折指通过骶髂关节前部和髂骨后部的骨折/脱位。"新月状" 指髂后上棘与后方韧带复合体上部相连的部分。由于没有撞击，这类损伤是旋转不稳定的，但盆底韧带提供了垂直方向的 "相对" 稳定性。半骨盆明显内旋，也可能导致上旋和随后的腿长不符。

LC Ⅲ损伤与更严重的内旋和对侧半骨盆外旋相关，进而导致不稳定性增加。这种损伤常由旋转型机制造成，而不是常见于 LC Ⅰ和 LC Ⅱ型损伤的由机

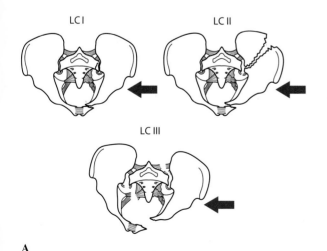

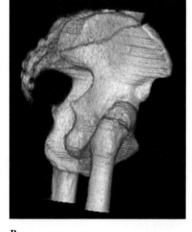

图 12.46.3　A）侧方压缩损伤（入口位观）。B）三维图像展示 "新月状骨折"

动车碰撞摔倒和侧方挤压。这种类型的损伤的合并伤不同的是头部、胸部和上腹部损伤少见。

侧方挤压也能造成独立的髂骨关节外骨折（Duverney骨折）。

垂直剪切

轴向荷载会直接导致或在伸长下肢时导致半骨盆上移，进而提示骨盆前环（耻骨联合或垂直方向的耻骨支骨折）及骨盆后环（骶骨、骶髂关节或髂骨）合并（盆底）骶棘韧带和骶结节韧带断裂（图12.46.4）。此种损伤的机制通常是高处坠落或机动车碰撞，会导致半骨盆完全不稳。垂直移位在X线片上通常很明显。

混合机制损伤

力的方向可能不很明显，在某些情况下是由于连续的力量（如机动车在停止时从车上摔出来）或是由于不同平面的合力造成。常见的模式包括横向压缩/垂直切变和前后/垂直切变。

骨盆环综合分类（OTA/AO）

此综合分类是用字母数字代码编码整个身体。与骨盆相关的分类是根据残余骨盆环的稳定性来分类的。骨盆环损伤代码为61，分为A、B、C三组。A组代表稳定的骨盆环损伤。B组代表部分不稳定的损伤。C组代表完全不稳定的损伤。损伤分类亚型进一步描述了骨盆环损伤。

该分类的具体内容可见：http://www.ota.org/compendium/compendium.html。

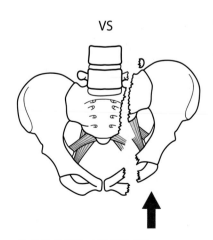

图12.46.4 垂直分离损伤（前后位观）

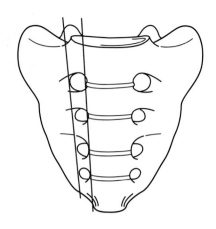

图12.46.5 Denis I、II和III区

Denis骨折分类

Denis分类描述的是骶骨骨折与骶骨孔之间的关系，并与神经损伤相关（图12.46.5）。I区损伤被定义为仅限于骶骨翼侧方到骶骨孔。II区损伤为骶孔损伤，但不延伸到骶管内侧。II区损伤也可能导致腰骶交界的不稳定。这取决于垂直骨折线与L5/S1关节面的关系。关节侧方骨折与不稳无关，但在小关节突关节内或内侧的骨折，由于小关节突关节失功能或与脊柱分离，可能会导致L5/S1不稳。

任何延伸到骶管的骨折都被认为是III区骨折。III区骨折同样包括纯粹的横向骨折和复杂的伴横向骨折成分的骨折（如"U""Y""H"和"Λ"形）（图12.46.6）。这些复杂骨折可导致脊柱和骨盆的完全分离。

合并伤

骨盆骨折是高能量损伤的标志，其合并伤非常常见。所有的这些合并伤对患病率和死亡率都会有明显影响。

血管损伤

除了骨折面的出血，明显的失血可能源自静脉和动脉血管损伤。

静脉出血比动脉出血更常见。在4%~15%的情况下，明显的动脉出血源是可确定的，它们更常见于严重的骨盆损伤。

最常见的不稳定的后环损伤是臀上肌损伤，前环损伤最易发生的血管损伤是阴部血管和闭孔血管损伤。

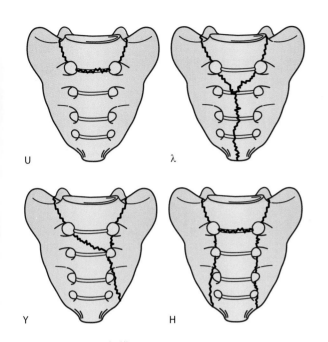

图 12.46.6 骶骨骨折模型

泌尿生殖系统损伤

膀胱和尿道合并损伤的发生率据报道为 7%～25%。尿道损伤常为多病灶的，在前后挤压损伤和侧方挤压损伤中，尿道损伤的总发生率和解剖分布是相似的。虽然骨折类型不能预测尿道损伤，但损伤的类型与骨盆骨折的类型是相关的。

膀胱损伤的发生率据报道为 9%～16%，其中 60% 为腹膜外型，30% 为腹膜内型，其余为混合型。腹膜外型损伤由剪切力造成，通常损伤前外侧和底部的膀胱。腹膜内破裂往往发生在顶部，是充盈膀胱遭受钝挫伤的结果。由于涉及高能量损伤，骨盆骨折合并膀胱破裂死亡率增加。膀胱穿孔也可直接发生在骨折的断端。

部分和完整的尿道损伤（图 12.46.7）在男性中的发生率接近 10%～22%，通常涉及尿道括约肌以下的尿道后部。女性尿道损伤较罕见，常继发于骨折断端的挫裂伤。膀胱括约肌的损伤可能会导致尿失禁。

胸腹损伤

骨盆骨折合并腹部损伤的发生率为 15%～26%，不稳定骨盆骨折合并腹部损伤的发生率高达 55%。腹部损伤的发生率虽然高，但只有一部分需要行开腹探查，这会给诊断、优化治疗和处理持续失血造成困难。骨盆骨折伴肝损伤需要填塞时，其死亡率达 60%。

直肠由盆底的肌肉支持着，当盆底撕裂时，存在直肠损伤的风险。

骨盆和腹部损伤的患者应当考虑腹腔间隔室综合征，这可能继发于内脏水肿或持续的出血。

大约 20% 的骨盆骨折其胸部损伤的 AIS（简略损伤量表，Abbreviated Injury Scale）＞2。

神经损伤

骨盆骨折常合并中枢神经和周围神经损伤。在英国，17% 的病例有 AIS＞2 的头部损伤。头部损伤尤其常见于侧部压缩损伤。这经常与机动车侧方碰撞有关。头部损伤对死亡率和预后有重要的影响。

高达 25% 的高能量骨折会合并脊髓损伤。

周围神经损伤也容易发生。前腰椎、骶骨和尾骨支神经穿过骨盆并负责骨盆的内脏、会阴以及下肢的运动和感觉功能。神经缺损不易察觉，但据报道其发生率高达 21%。在骨盆后环损伤中，无论是因为骶骨压碎还是由于骨盆环或骶骨移位导致的牵伸，都存在骶神经根和腰骶干损伤的风险。骶骨损伤的位置对神经缺损的风险有影响：Ⅰ区 5.9%，Ⅱ区 28%，Ⅲ区 57%（在这一组中，肠、膀胱和性功能障碍发生率为 76%）。在横向骶骨骨折中，膀胱功能障碍在 S1-3 骨折较 S4 及其下平面骨折发生率更高。

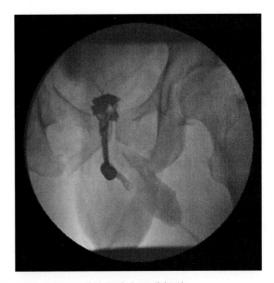

图 12.46.7 逆行尿道造影确定尿道断裂

初步评估

应当按 ATLS® 原则来评估骨盆损伤。适当培训相关人员以后，许多步骤可以同时进行，而不是依次进行。

下面的评估内容与骨盆创伤尤其相关：

- 血流动力学的评估和对复苏的反应
- 其他出血来源的证据
- 检测全血计数、凝血、酸碱、乳酸，进行交叉匹配
- 骨盆前后位 X 线平片是首选。耻骨联合分离＞2.5 cm 提示水平面不稳定，骶髂关节分离＞1 cm 提示后方完全不稳定。耻骨支骨折移位＞1.5 cm 提示闭孔膜和腹股沟韧带完全断裂。有时，院前使用骨盆束带后，不稳定骨盆骨折可能在前后位 X 线片上看起来相对正常。X 线检查发现，如后方骨折间隙（并非挤压）、L5 横突撕脱、骶骨侧缘（骶结节韧带）或坐骨棘（骶棘韧带）或骶髂关节在任何平面移位 5 mm，提示不稳定
- 体温
- 直肠检查，以确定直肠音异常或感觉异常；前列腺高骑或新鲜出血提示直肠撕裂伤。可在仰卧位行直肠检查
- 阴道检查以评估撕裂情况
- 泌尿生殖道出血的证据。尿道出血（对尿道损伤敏感性为 98%）的证据。如果为阳性结果，应当考虑行逆行尿路造影和膀胱造影（前尿路和后尿路的影像）
- 明显软组织损伤的证据：
  - 皮肤脱套伤（Morel-Lavallée 损伤）
  - 开放骨折
- 腿的异常体位和肢体长度差异的证据
- 压痛，可触及的间隙，前方和后方的捻发音。骶髂关节后方压痛提示后方韧带复合体的损伤
- 下肢神经功能的缺损。特别要注意腰骶神经丛的整个运动和感觉的分布，包括肛门直肠 / 膀胱和臀部肌肉的功能障碍
- 下肢脉搏
- 不应当对血流动力不稳定的患者行滚木试验和稳定性的体格检查。放射学检查结果通常是足够的，不应当损害到主要的凝血块

进一步评估和处理

进一步评估和处理的适当性和紧迫性取决于血流动力学的稳定性。

血流动力学不稳定的骨盆骨折

有关最适当的处理方式仍存在争议。然而，有证据和专家意见表明如果按照治疗指南来治疗，会有较好的预后。最佳的处理取决于医疗机构，最好考虑以下一系列步骤：

- 确定患者存在的风险（框 12.46.3）
- 复苏（框 12.46.4）
- 确定出血源（框 12.46.5）
- 止血（框 12.46.6 和 12.46.7）

迅速而微小的干预在早期可能是能挽救患者生命的，因为简单、有效的干预措施适于大部分骨盆骨折。用夹板和复苏不能停止的持续出血需要外科或血管造影来控制，但这需要时间来准备。

框 12.46.3　识别有风险的患者

- 对于血流动力学不稳定的可疑骨盆骨折患者，应当转运到合适的机构：
  - 这会增加 30% 的生存率
- 妊娠
- 老年人
- 收缩压＜90 mmHg
- 对复苏的反应：
  - 使用两个单位压缩红细胞以后血压＜90 mmHg（对动脉出血的阳性预测率为 73%）
  - 血流动力学不稳定的死亡率为 40%～60%
- 碱缺失：
  - ＞5 mmol/L 伴有明显的出血
  - 9 mmol/L ＝非存活组的平均水平
  - ＞12 mmol/L 伴有 50% 的死亡率
- 凝血异常
- 输血：
  - 12 小时内≥6 个单位输血，死亡率＞40%
- 修订的分流创伤评分（Triage Revised Trauma Score，T-RTS——基于 Glasgow 昏迷量表、收缩压以及呼吸频率）：
  - T-RTS≤8，死亡率为 65%

框 12.46.4　复苏

◆ 启动创伤小组（最好在患者到达之前）以及所有涉及的专科（血库、神经外科、泌尿科、产科等），这有利于制定策略和避免浪费时间

◆ ATLS® 处理相关的危及生命的损伤

◆ 骨盆束带 / 被单——减少骨盆容量并稳定血凝块

◆ 填塞开放骨盆损伤——帮助血凝块形成

◆ 避免干扰血凝块形成的不必要的活动

◆ "适当低血压" / "平衡"复苏，直到有止血的证据（处理头部或脊髓损伤）

◆ 积极纠正和预防凝血功能障碍

◆ 维持中心体温

◆ 在早期转运过程中确保复苏能够持续

框 12.46.5　确定出血源

◆ ATLS® 初测

◆ 可以考虑 FAST ＋ DPL（结果是否可信？）

◆ 你所在的机构中患者使用 CT 造影剂能否存活？

框 12.46.6　间接止血技术：决策

◆ 没有有用的临床对照试验研究

◆ 任何能马上应用的稳定器械都聊甚于无

◆ 所在医院施行栓塞术的便捷程度？

◆ 使用束带 / 被单固定骨折是否有效？外固定架能否在短期内改善复位和稳定？

应当尽快决定是否需要转运。这是一个有争议的问题，需要丰富的经验和常识判断力。已经证实，转运到合适的机构能提高 30% 的存活率。

识别有风险的患者

这应当在院前就开始，并影响选择合适的接收机构，以避免医疗的"减速带"。许多血流动力学受影响的患者如能在发现时即进行止血并得到有效的复苏。需要早期识别因持续的活动性出血而导致血流动力学不稳定的患者。他们表现为短暂的或对液体复苏无反应的状态，更需要早期干预。优先识别"有病的患者"，因为这涉及进一步积极处理的速度、方向和地点。60% 的骨盆骨折患者的死亡发生在院前。

据报道，在骨盆骨折死亡患者中，伤后的中位生

框 12.46.7　直接止血方法：决策

◆ 死亡与出血程度和止血速度相关

◆ 尽管采取了充分的复苏和间接止血方法，血流动力学是否仍然不稳定？如果不稳定，应采取直接止血方法 ASAP：

　● 初始复苏后，如果患者症状好转，患者是否能挺过血管造影栓塞术的建立、转移和施行的时间？

　● 如果经 2 L 晶体和 2 单位浓缩红细胞治疗后，患者症状仍没有好转，建议考虑施行腹膜外填塞治疗

　● 对于出血源较多的患者，最好在术间进行治疗和再次评估

　● 如果需要剖腹手术，施行外固定 ± 填塞术 ± 创伤最小的外固定术

　● 如果要施行腹膜外填塞，需提前通知介入放射科，以防腹膜外填塞术中操作失败

　● 即使进行了骨折固定、EPP 评估并采用血管造影栓塞术进行了治疗，是否有血流动力学持续不稳的证据？

　● 或许需要反复的血管造影栓塞术

存时间是 55 分钟（54%＜1 小时；11% 为 1～2 小时；16% 为 2～6 小时）。一般初步评估 [包括诊断性腹腔灌洗（diagnostic peritoneal larage，DPL）或创伤的超声重点评估（focused assessment with sonography for trauma，FAST）] 和骨盆的暂时固定应当在 15 分钟内完成，并在 20～30 分钟内做出止血的决定。

生理体征和容易获得的检查结果有助于及时制订正确的处理方案。脉搏、血压、呼吸频率可以用于估计失血。对体液复苏的反应也有助于确定复苏是否充分以及持续的失血量。

乳酸、pH 值和碱缺失是低血容量性休克的有用指标，同时也能监测对治疗的反应。回顾性临床研究确定了碱缺失是比 pH 值更好的预测指标，它是损伤严重程度、第一个 24 小时内输血需求、多器官衰竭（MOF）和死亡发生的敏感指标。患者的碱缺失＞5 mmol/L 时应当考虑存在明显出血。乳酸水平是骨盆创伤的发生率和死亡率的可靠指标。一项研究表明，存活患者的初始乳酸水平（4.2±1.8 mmol/L）明显低于早期几小时就死亡的患者（8.6±2.5 mmol/L）。

创伤患者早期出现凝血功能障碍是愈后较差的标志。凝血酶原时间（prothrombin time，PT）和部分凝血活酶时间（partial thromboplastin time，PTT）是死亡率的独立预测因子。早期异常的 PT 值增加了 35%

的校正死亡率，早期异常的 PTT 增加了 326%。

复苏

"允许性低血压"或"均衡的"复苏，维持收缩压 80~100 mmHg 和血红蛋白的 7~9 g/dL，在最初的处理中维持上述指标可以减少出血及再出血的风险。在出血源得到控制之前，这仅仅只能作为临时的措施。这对有头部损伤或脊髓损伤的患者不适合，并且应对老龄患者做好护理。在这种情况下，维持灌注压是很重要的。

为了控制出血，应当考虑使用骨盆束带/被单，对开放性骨盆损伤应当进行填塞。

复苏液的选择仍然是一个不断发展的领域；然而，有充分的证据表明，早期用血液制品复苏与愈后的改善有关。浓缩红细胞和新鲜冰冻血浆按 1∶1 的比例使用是许多创伤中心和军队喜欢的选择。

还必须考虑预防和纠正凝血功能障碍。应使用血小板以维持血小板计数＞100 000/μl。可以使用氨甲环酸和凝血因子Ⅶa 进一步促进凝血。在患者酸中毒之前使用凝血因子Ⅶa 会更有益。应使用冷凝蛋白使纤维蛋白原水平维持在＞1 g/L。

此外，处理低体温也是很重要的。核心体温降低每 1℃，凝血功能下降 10%。因此，所有的输入体内的液体必须加热。

确定出血源

多发伤时，虽已确定患者有风险，但可能不清楚骨盆骨折对血流动力学状态的影响。准确的评估是很重要的，因为这样能避免救治过程中浪费时间。通过临床检查和影像学检查，下肢骨折的明显出血很容易能确定；出血量也能得到估计。开放性损伤的失血不容易量化。大多数胸部出血能通过常规胸部 X 线排除。最大的困难在于：区别骨盆和腹部的进行性出血。DPL、FAST 和计算机断层扫描（CT）能帮助确定出血源，但它们都有局限性。

DPL、FAST 和 CT 检查腹内损伤的敏感性分别为 1.0、0.92 和 0.97。然而，正是由于缺乏特异性，导致了不必要的剖腹探查，据报道有 1/3 这样的病例。这可能会延误骨盆出血的治疗。

CT 的敏感性和特异性都很高，但需要将患者转运到 CT 室。急诊 CT 对高能量损伤的骨盆骨折非常有价值，因为它既能鉴定骨折的类型，又提供是否有内脏和脊髓损伤的信息。此外，CT 还可以确定骨盆血肿和造影剂的外溢。骨盆血肿量＞500 ml，则骨盆动脉活动性出血的概率为 45%。血管造影时，造影剂外溢提示有活动性动脉出血（阳性预测值为 45%~80%，阴性预测值为 85%~99.6%）。虽然阴性预测值相当高，但其中也有少数需要进行栓塞的患者，因此，应当监测患者的临床状况。

CT 有助于康复和检查，但可能会耽误止血的时间，必须根据患者的一般状态来权衡。如果患者的血流动力学需要早期干预且不允许做 CT，那么 DPL 和 FAST 可以用来帮助作出治疗选择和治疗决定。但它们在特异性上局限性较大。

FAST 依赖于技术专家和设备，据报道其鉴定腹膜内液体的敏感性一般为 92%。但是，在患者因腹腔出血导致低血压的情况下，据报道其敏感性为 100%。在实际情况中，如果患者为低血压、继发性腹部出血以及 FAST 扫描阴性，则应当寻找腹部外的出血源。

如果 FAST 或 CT 都不能做，那么可以考虑 DPL，DPL 的敏感性为 1.0，而特异性较差（假阳性率高达 29%）。良好的技术和置于肚脐上方能够提高准确性。对于低血压患者，除非 DPL 确定了明确的出血，那么出血很可能来源于腹膜外。

止血

治疗应当促进和维持血凝形成。采用更快的凝血技术会更有效。除非凝血障碍得到积极干预，否则所有的控制出血的措施都会失败。

非直接干预

此外，通过骨盆复位来增加纠正凝血障碍的血块形成。骨盆复位可减少骨盆容量，增加稳定性，使血凝关节面对合。可以使用非侵入或侵入的外部加压装置实现。骨盆的稳定性已被证实能在临床上有效地减少死亡率和输血需要。一旦患者恢复稳定性，应当小心搬动，以避免破坏血凝块。

非侵入性外部骨盆加压。此种术式使用骨盆束带、豆袋坐垫及被单，借以施加非侵入性环状压力（图 12.46.8）。主要目的是减少骨折部位移位及血块破碎。在大腿及足踝部放置衬垫绑带，进一步固定下肢。这些物品需要正确使用（以大转子为中心），小心避免因复位过度造成的神经、血管、内脏和皮肤损伤。这些物品在院前或复苏情况下使用方便，且可以避免针

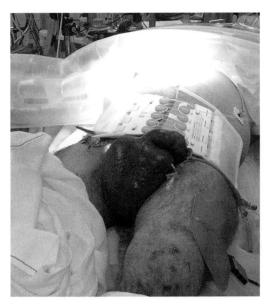

图 12.46.8 骨盆束带

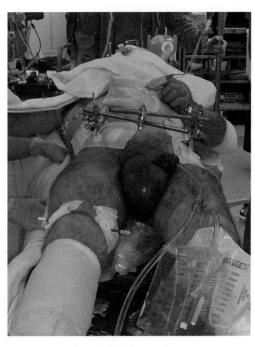

图 12.46.9 骨盆对合架取代前外固定架

道坏死。由于长期使用会引起皮肤破裂，故不建议长期使用。此种技术的优点不完全清楚，由于现阶段研究有限，尚没有充分的结论。

前路外固定。外固定针可经髂嵴入路（图 12.46.9）及髋臼上区入路钻入髂骨。后者有生物力学方面的优势，但在急救环境中仍存在技术上的困难。经髂嵴入路是一种常用的技术，能快速（在急诊室、手术间或造影室）且不需在影像学帮助下实施。前路外固定与后环复位和稳定不良有关。任何外固定都可能存在进针部位感染和坏死。理想情况下，进针点应避开脱套区域，如果可能，避开手术切口位置；然而，在急救情况下，这些考虑是次要的（讨论详见 12.47 章）。

后路外固定。骨盆 C 型钳可用于急救治疗骨盆后环中断。将克氏针沿髂骨后部外板钻入，穿过骶髂关节。克氏针进入点位于股骨纵轴线与髂前上棘垂线的交点处。与前路固定相比，后路外固定能更有效地复位和稳定后环。C 型钳必须仔细放置，注意不要将克氏针放置在坐骨切迹处，C 型钳在髂骨骨折治疗中是禁忌的。压力过大或针穿孔，会增加血管、内脏及神经损伤的风险。

内固定。对某些骨折类型和情况可能需要考虑早期行内固定。对行剖腹手术的开书样骨折应考虑连接耻骨联合。后路受损可以考虑经皮螺钉固定，然而，这对技术要求较高，如果会有不能接受的时间延迟，则不应当实施。在铺巾之前这些选择都应当考虑到。

直接干预

尽管进行复苏、纠正凝血功能障碍和骨盆稳定性，小部分骨盆骨折由于活动性动脉或静脉出血仍会有持续性的低血压。因此需要快速和直接的止血措施来防止死亡。在极端情况下，可以考虑夹闭主动脉或插入球囊导管来闭塞主动脉。由于腹膜后血肿和双侧动静脉间有许多的动静脉吻合，结扎髂内动脉效果有限。

腹膜外填塞（extraperitoneal packing，EPP）。这个过程涉及骶前和膀胱旁血管的填塞，将填塞物置入真骨盆的腹膜外空隙中。此方法取较低的正中切口。一旦显露出腹膜外间隙，对损伤和血肿几乎不需要进一步分离。将大棉签从后到前放置在骨盆脏器的两侧。为了最有效，建议 EPP 应当在 30 分钟内进行。在某些适合的骨折类型中，外固定可以与 EPP 一同使用。填塞物通常在 48 小时第二次探查术时移除。

行常规 EPP 后，动脉造影证实进行性动脉出血的发生率为 80%。然而，在其他研究中，当有临床指征时，只有 17% 的患者施行了血管造影术。

填塞被证实能明显影响血流动力学状态、减少填塞后输血，并提示能改善生存率。相同部位的其他出血源也能通过此干预止血。当准备做血管造影术时，EPP 可以很快地施行。

这项技术需要一个能立即使用的手术室和并会使处置感染和腹腔间隔室综合征的开放性手术成为必需的。其对大动脉出血的效果较差，在这种情况下，只能作为一个减少出血的暂时措施。填塞相关的死亡率为2%～29%。

血管造影栓塞术（angiographic embolization，AE）（图 12.46.10）。AE 控制骨盆动脉出血的成功率达 85%～100%。然而，AE 不能控制静脉出血。血管造影房应当配备设备和工作人员使必要的复苏能继续进行。在极端情况下，球囊导管可以反复插入来封闭主动脉。导管可以从腹股沟的股动脉穿入，当腹股沟不行时，可以从左侧腋动脉穿入。血管造影也可以用来寻找胸部和腹部的出血源。在需要栓塞骨盆动脉的患者中可以发现，6% 的患者有包括胸主动脉在内的大血管损伤。可以做选择性栓塞技术，然而，非选择性双侧栓塞包括栓塞髂内动脉，据报道效果较好。一些医院在手术室行血管造影术也是可行的。

文献综述提示，血管栓塞仅对 5% 的骨盆骨折可能有用。然而，也有亚组表明会导致动脉活动性出血率增加：CT 上大体积血肿及造影剂外溢；暂时的或对复苏无反应的低血压患者（＜90 mmHg）的发生率为 44%～76%；碱缺乏＞6 mmol/L（当作为诱因时，100% 的病例可见动脉出血）；年龄＞60 岁（这组超过 2/3 的患者表现为生命体征正常）。当确定有明显的静脉损伤后，如果行 AE 后没有改善，推荐行静脉造影。也适合考虑放置下腔静脉滤器（将在 12.47 章讨论）。

如果持续存在低血压或碱缺乏，则应当考虑重复血管栓塞。在报道的病例中，6%～7.5% 需要再栓塞。

这个技术会消耗大量的资源和时间，即使是由专家施行，也会消耗时间。AE 预计平均耗时 90 分钟，还不包括转移和准备时间；然而，这与各个医疗机构非常有关。有效的栓塞被认为能立即改善血流动力学状态和减少血制品需求。并非所有能鉴定的小血管出血（CT 和血管造影所见）都需要栓塞。这些因素还没有完全量化。与选择性造影术相比，动脉造影术更少产生缺血性并发症。然而，AE 的效果与损伤很难区分开。风险包括：

◆ 臀肌坏死（＜5 %）
◆ 皮肤坏死（可能有臀肌坏死的迹象）
◆ 内脏坏死
◆ 下肢轻瘫
◆ 泌尿生殖功能障碍（尚未清楚证实）
◆ 造影剂的肾毒性

报道的累积死亡率为 43%。

血流动力学稳定的骨盆骨折

血流动力学稳定的患者无论是否干预，在确定性处理之前需要进一步评估。需要进行进一步的影像学检查来确定损伤。许多机构的第一线检查仍然包括骨盆入口和出口的影像。在仰卧位获取骨盆入口的影像；用 40° 的颅倾斜光束使其垂直于骨盆边缘。然后，将光束旋转到朝向脚倾斜 45° 来拍摄出口影像（图 12.46.11）。在某些情况下，闭孔和髂斜位片能确定骨折的类型并能排除髋臼的损伤。CT（1～2 mm 层厚）对鉴定隐匿性损伤更敏感，随着技术的发展（如三维重建），入口和出口片的拍摄更依赖于术者的喜好。

在某些情况下，为了确定稳定性，可以在麻醉下

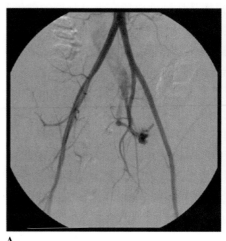
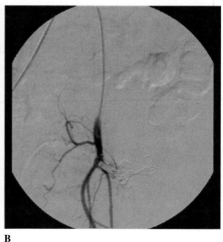

A   **B**

图 12.46.10   血管造影栓塞术。A）创伤性臀上血管动静脉瘘。B）线圈栓塞

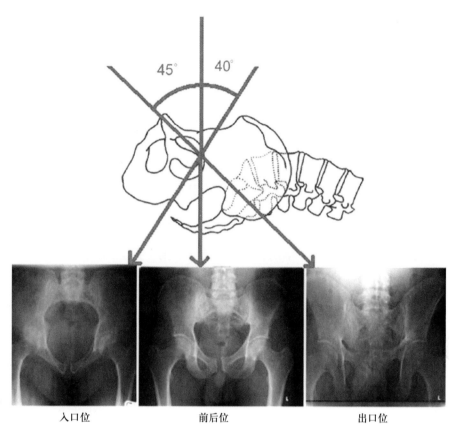

图 12.46.11　前后位、入口位和出口位观。轴向和三维骨盆观

| 入口位 | 前后位 | 出口位 |

行骨盆加压拍摄。血流动力学不稳定是动态评估的禁忌证（需等 3～5 天）；腰骶丛损伤、同侧血管损伤以及下肢骨折妨碍半骨盆的轴向载荷，也是动态评估的禁忌。

　　临时复位和稳定对止痛很重要并有助于确定手术，可以通过骨牵引（皮牵引不适合）来减少垂直移位来获得。如果考虑用外固定，应当与手术医师进行讨论。

处理合并损伤

泌尿生殖系统损伤

　　无法排尿、尿道口出血、血尿、前列腺高骑以及无法导尿的病史提示有泌尿生殖系统的合并损伤。在这些发现中，导尿术是禁忌的且需进行进一步检查。逆行尿道造影可以通过 Foley 导管并将球囊放置于尿道口来实现。存在尿道损伤时需要泌尿科医师会诊，可能需要行耻骨上插管。通过逆行造影可以诊断潜在的膀胱损伤。如果需要，排空膀胱并重复做 X 线检查。微小的腹膜外膀胱破损可以单独用耻骨上导尿管引流，以防止尿液的积累和败血症的风险。多数撕裂伤会在 10 天内痊愈，其余会在 4 周内痊愈。大面积撕裂伤和腹膜内撕裂伤需要外科修复。

　　男性尿道的撕裂可以早期用导尿管维持 4～6 周来处理，或用耻骨上导管尿道改道维持 3～6 个月后行尿道重建。尿道撕裂常常并发狭窄形成。对女性近端尿道撕裂建议早期行尿道重排术或尿道重建术。

　　由于功能恢复的延迟，手术纠正阳痿应当推迟 12～18 周。

　　骨盆骨折合并阴道撕裂应被认为是开放性骨折。所有阴道手术应当在全身麻醉下行探查和清创术。

腹部损伤

　　除了多发伤包含骨盆骨折且合并脏器损伤外，重要的是还要识别是否有与骨盆骨折并存的直肠损伤。由于粪便对骨折处的污染，这种骨折应当认为是开放性骨折。这种损伤存在的唯一证据可能是：在直肠指诊时发现新鲜的直肠出血。标准的检查（直肠、乙状结肠镜检查和造影研究）可能不会总能发现直肠撕裂。然而，忽略直肠损伤的后果是很严重的。因此，当有高度怀疑的指标时，普通外科医师应当行完整的预防性结肠造瘘术及远端冲洗。不建议行双管结肠造瘘术，因为它不能完全转流粪便。结肠造瘘口应放置在足够高的腹壁上，以避免干扰 / 污染以后的骨盆手术。这在以后可以逆转。

对有骨盆和腹部出血的血流动力学不稳定的患者，损伤控制原则适于最小手术干预，如腹部和骨盆填压以及外固定。对这些患者应监测腹腔间隔室综合征。此外，骨盆和腹腔内出血适于用 AE。

软组织损伤（图 12.46.12）

包括累及直肠和阴道的开放性骨折占骨盆骨折的 2%~4%。开放性骨盆骨折的死亡率＞50%。对开放性骨折填塞止血的可能性小，并且难以止血。此外，还有深度败血症的问题。早期研究（1992 年以前）报道的感染率将近 30%，最近的文献报道的感染率为 15%。尽管报道的感染发生率有所改善，但开放性骨折的致死率仍高达 67%。

这个问题应当根据开放性骨折的指南处理，清创术、固定以及早期软组织覆盖后使用抗生素、破伤风抗毒素和伤口敷料覆盖。在开放性损伤导致结肠损伤或明显会阴损伤的有肠内物污染风险的患者，需要行预防性结肠造瘘术。

闭合性脱套伤（Morel-Lavallée 损伤）与脂肪坏死、积液和细菌定植有关。这些损伤或累及手术区，须在固定之前予以治疗。开放性或经皮技术都已在同一手术中或单独情况下成功使用。

死亡率

骨盆骨折应当作为损伤严重程度的一个标志，如前文所述，骨盆骨折有明显的合并伤。许多合并伤是致命的。骨盆骨折单独导致死亡的发生率（基于验尸研究）是非常低的，为 3.7%，接近 50% 的骨盆骨折死亡是有其他导致出血的潜在因素。总体来说，骨盆骨折对早期和晚期死亡作用相当。

据现代大型研究报道，总体的住院死亡率为 3%~20%（累积的数据为 12.4%）。这些数据取决于队列，通常反映了医院的转诊模式，当比较这些数据时应当注意。血流动力学不稳定的骨折的死亡率更高，为 40%~60%。

在多发伤患者，正是多发伤所累积的生理负担导致了死亡。ISS 评分＞25 被认为是死亡率的独立决定因素。可以存活下来的生理负担水平取决于年龄，在＞40 岁的一组中患者，死亡率增加。65 岁以上患者的骨盆骨折是死亡率的一个独立决定因素。

妊娠期骨盆骨折较少见，但据报道，胎儿死亡率为 35%~80%，这些死亡很多发生在院前。

总结

理解骨盆骨折的病理解剖学有助于准确分型和合理治疗。由于渗出和并发损伤，许多骨盆骨折会有额外的发病和死亡风险。对这些患者的治疗是一个不断演进的过程。然而，治疗原则不会改变，并且总是要遵循指南来减少治疗延迟。当前和未来治疗方式的适应证和临界点需要进一步完善，这将基于可行的评估工具并能在急诊室以最小的延迟来进行。

拓展阅读

Suzuki, T., Smith, W.R., and Moore, E.E. (2009). Pelvic packing or angiography: competitive or complementary? *Injury*, **40**(4), 343–53.

Brasel, K.J., Pham, K., Yang, H., Christensen, R., and Weigelt, J.A. (2007). Significance of contrast extravasation in patients with pelvic fracture. *Journal of Trauma-Injury Infection & Critical Care*, **62**(5), 1149–52.

Dyer, G.S. and Vrahas, M.S. (2006). Review of the pathophysiology and acute management of haemorrhage in pelvic fracture. *Injury*, **37**(7), 602–13.

Miller, P.R., Moore, P.S., Mansell, E., Meredith, J.W., and Chang, M.C. (2003). External fixation or arteriogram in bleeding pelvic fracture: initial therapy guided by markers of arterial hemorrhage. *Journal of Trauma-Injury Infection & Critical Care*, **54**(3), 437-43.

Spahn, D.R., Cerny, V., Coats, T.J., *et al.* (2007). Management of bleeding following major trauma: a European guideline [erratum appears in *Critical Care*, 2007, **11**(2), 414]. *Critical Care*, **11**(1), R17.

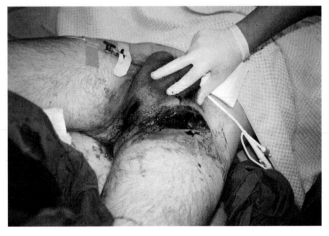

图 12.46.12　开放性骨盆骨折伴有左侧腹股沟区到破裂的耻骨联合之间的通道

12.47
骨盆骨折：确定性治疗

John McMaster

邓玖旭 译 杨 明 张殿英 审校

要点

◆ 应积极处理骨盆骨折以避免围术期并发症
◆ 理解稳定性是治疗骨盆骨折的关键。在愈合之前，固定是用来补偿稳定的
◆ 尽管采取了适宜的固定，但仍有可能发生长期的残疾

引言

确定性治疗的目的是用最少的功能限制和避免并发症来到达一个稳定的无痛的骨盆。

在急性阶段和最终阶段的最佳治疗是互补的，但也可能是冲突的。如果确定性治疗是在另一个治疗中心进行的，这可能是有问题的。尽管收治诊疗中心可能不参与确定性治疗，但其应该了解各种确定性治疗方式。

过渡期处理（框 12.47.1）

在早期治疗和确定性治疗之间的期间，对患者必须进行积极管理并采取措施来避免并发症。

明确固定的时机需要考虑早期手术和晚期手术的弊端。对生理状况不稳定的患者，确定性固定可能会导致更多的输血、器官衰竭、多器官衰竭和死亡。长时间的手术操作会有更多的生理影响，并且预后更差。因此，应适当推迟确定性手术，直到患者适合手术时。如果手术能推迟4天,那么"二次打击"的问题将会减小。骨折稳定性是开放性骨折最佳治疗效果的一部分，这将影响到固定的时机和方法。延期手术增加了制动的风险，也会增加到达解剖复位的难度，可导致愈合不佳。外固定可使骨盆维持复位状态和骨牵引，一定程度上可以减小垂直移位患者延迟手术的技术难度。

骨盆骨折患者的静脉血栓栓塞（venous thromboemblism，VTE）是一个重要的问题，现在已有许多明确的危险因素：

1）损伤严重度评分＞15分
2）年龄＞40岁
3）伴有下肢骨折
4）伴有严重的头部损伤
5）伴有椎体骨折
6）伴有脊髓损伤
7）延期手术

任何危险因素的存在都会导致骨盆骨折患者 VTE 的发生率明显增加。此外，由于血流动力学不稳定，这些患者都没有得到有效的预防血栓形成的治疗。据报道，没有接受过深静脉血栓形成（deep venous thrombosis，DVT）预防的骨盆骨折患者其 DVT 发生率高达61%。而接受过 DVT 预防的患者其发生率为2%～13%。报道的致命性肺栓子的发生率约为1%。6%

框 12.47.1 过渡期处理

◆ 主动的医疗管理
◆ 维持暂时的骨盆稳定性
◆ 预防血栓：
  ● 机械方法
  ● 化学方法
  ● 下腔静脉过滤器
◆ 避免脓毒血症发生
◆ 受力部位的护理
◆ 通便药物

的肺栓子发生在早期 24 小时内，因此，预防肺栓子很重要。

减少 VTE 发生率的方法有：早期活动、筛查、机械或化学预防措施、下腔静脉（inferior vena cava，IVC）过滤器。

虽然大多数的 DVT 起源于腿部，但接近一半骨盆骨折累及骨盆静脉。超声诊断和静脉造影对诊断 DVT 帮助不大，磁共振（MR）造影是诊断的金标准。在筛查方面目前还没有共识。

在可能的情况下，应当使用低分子量肝素进行药物血栓预防；然而，在这个患者组，由于急性出血和需要手术治疗这种方法会产生一定问题。对于禁忌使用药物血栓预防的患者，可以选择动脉加压装置。在存在下肢损伤的患者，这些方法使用的益处还没有完全得到证实。

IVC 过滤器可用于已明确 DVT 的高危患者，并可作为药物治疗之外的另一种选择（图 12.47.1）。一项综述研究报道，使用 IVC 过滤器的并发症的发生率为 13%。并发症包括错位、转移、插入部位血栓形成、难以移除装置以及血管阻塞。血管阻塞发生率为 15%，但可以通过使用抗凝剂降低到 8%。

必须保护好受压区域，尤其是对无意识的患者和进行牵引的患者。在确定性手术治疗之前，伤口护理会减少伤口和针眼处发生败血症的风险。应当避免便秘，大量粪便堆积会导致不舒适并会明显限制术中的增强影像。

治疗的基本原理（框 12.47.2）

治疗策略应当考虑骨盆的剩余稳定性、固定的强度、畸形、疼痛和神经功能缺损。

治疗骨盆骨折的关键是稳定性。稳定性评估可以通过临床评估、X 线和 CT 来进行（见 12.46 章）。如果水平面和垂直面的稳定性可以维持，且如果可以耐受，可以开始全重量负重的非手术治疗。

如果稳定性不足，在愈合充分之前可以采用固定作为补偿 [耻骨支 4~6 周，骶髂关节（SI）12 周]。因此，重要的是所用的固定方法能满足这个要求。骨的质量和软组织的条件对固定技术的选择有很重要的影响。

当移位的旋转不稳定骨折获得垂直稳定后，由于后方韧带复合体完整，单行前路固定就足够了。骨盆环后方完全不稳定通常需要后方固定。

畸形也影响治疗策略。在侧方压缩（LC）损伤患者中，半骨盆明显内旋与矢状面旋转、随后的腿长相对不符也有关（图 12.47.2）。腿长明显不符及内旋是手术治疗的适应证。移位是否可以接受取决于患者意愿，旋转>10°、腿长不符>0.5 cm 时推荐手术治疗。当旋转畸形足以防止外旋时，正常步态会受影响。骨盆骨性突起及不对称也会导致问题。骨折如果造成坐骨结节相对高度丢失，也会影响坐立时稳定性。

不论是从短期还是从长期来看，疼痛都是需要治疗的。骨折稳定后可以减轻疼痛，进而允许患者早期

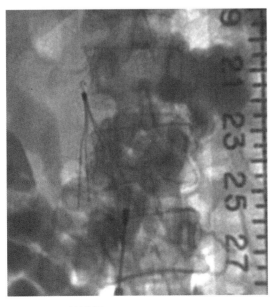

图 12.47.1 IVC 过滤器

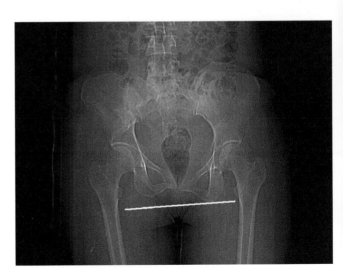

图 12.47.2 LC Ⅱ 骨折伴腿部 2 cm 长度差异

框 12.47.2 治疗的基本原则

◆ 早期活动
◆ 恢复稳定性
◆ 避免移位，如果发生以下情况应当考虑干预：
  ● 腿部长度差异>0.5 cm
  ● 髋关节旋转减少>10°
  ● 坐立时的稳定性
  ● 骨性突出
◆ 减少早期和晚期疼痛：
  ● >5 cm耻骨支移位导致女性性交疼痛
  ● 骶髂关节移位>5 mm，相关的疼痛加重
◆ 骶神经根减压术

活动。对于微小移位的稳定骨盆环损伤患者来说，如果施行前路外固定，可以获得短暂的稳定性，这有助于缓解疼痛。耻骨支骨折能够很快愈合，进而移除支具。

长期来看，疼痛会显著影响结局。耻骨支骨折会导致性交疼痛，移位>5 mm时，在女性患者中就会引起症状。对于累及骶髂关节的骨盆骨折来说，疼痛症状尤为明显。解剖复位后环（移位<5 mm），结局会更好些。然而，在累及骶髂关节的损伤中，这一点更明显。

治疗应避免会造成神经功能损伤和对神经结构有风险的技术。经皮骶髂关节螺钉固定时，需要丰富的经验及充分的术中影像学评估。骶骨骨折发生时或治疗时，由于压迫神经可能会导致神经损伤。

骶神经根减压的适应证和结局还未完全证实。对于伴有压迫症状的 Denis Ⅱ 和 Ⅲ 区骨折来说，切开复位和减压会获益；延迟2～3天手术可以接受。据报道，不管治疗与否，至少 30% 的患者的症状整体来说有所改善。据报道，减压后患者的康复率增高。

治疗方案选择

骨折的分型有助于建立骨盆环的残余稳定性。正是由于有这样的认识，才能做出正确的治疗决定。

稳定的骨盆环损伤

这种骨折并不影响骨盆环的稳定性，因此绝大多数可以选择非手术治疗。

撕脱骨折

髂前上棘和髂前下棘骨折分别是由缝匠肌、股直肌肌肉撕裂造成的。这种情况最常发生在青少年中。治疗是针对症状进行的。

骶骨横向骨折

坐骨扶壁水平以下的骶骨横向骨折常见于直接暴力。如果有明显的成角（尤其是伴有神经功能损伤），可考虑手术治疗，但这种情况非常罕见。

髂骨翼骨折

这类骨折也常见于直接暴力，可能与相应的软组织损伤有关。通常采取保守治疗。如果移位明显，导致外观难以接受或臀肌失功能，可以考虑手术治疗（图12.47.3）。这类损伤引起的疼痛可能是非常剧烈的。

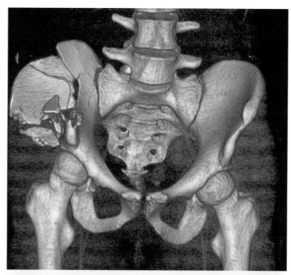
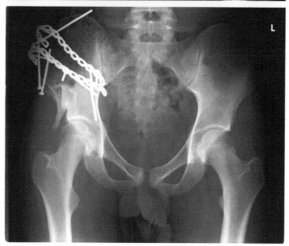

图 12.47.3 这种骨折采用切开复位内固定来治疗，以避免骨突出和臀肌功能障碍等问题。6 周后能实现最大范围的无疼痛活动和承重

前后压缩Ⅰ型

当耻骨联合移位<2.5 cm 时，盆底韧带和后环可能是完整的。可行非手术治疗，负重量根据患者承受力决定。

侧方压缩Ⅰ型

这类骨折与水平方向的耻骨支骨折和骶骨嵌入型骨折有关。盆底和后方韧带是完整的。这种骨折是稳定的，通常可以采取保守治疗。负重练习应视患者耐受程度进行。

前弓双焦骨折

这类骨折可以不伴有骨盆后环中断，与跨坐伤有关，如跨坐在摩托车的燃料箱上。由于没有影响骨盆环的稳定性，此种损伤可以采取保守治疗；然而，如果出现明显移位，应考虑手术固定。

旋转不稳、垂直稳定的骨盆环损伤

前后压缩Ⅱ型（图 12.47.4）

此种骨折类型见于伴有盆底韧带断裂及移位>2.5 cm 的 APC 损伤患者。半骨盆沿着铰链（完整的骶髂后韧带）外旋并维持垂直方向上的稳定性。耻骨联合钢板固定能够重塑骨盆环水平面的稳定性，有助于解剖复位下软组织的愈合。由钢板疲劳导致的晚期失败很常见，然而在此阶段，稳定性通常靠愈合的软组织维持。如果软组织条件不合适，可以考虑采用外固定架。前路固定在双腿站立时承受张力，单腿站立时承受压缩力。手术固定后 6~8 周不宜进行负重练习，尽管有些学者建议可视患者的耐受程度进行。

侧方压缩Ⅱ型

此类骨折见于伴有后环完全中断的侧方压缩。水平方向的耻骨支骨折多伴有髂骨后部的骨折线，通常会累及骶髂关节。在这两种情况下，只有盆底韧带是完整的，提供"相对的"垂直稳定性。伴有明显移位的髂骨骨折会导致腿长明显不符或内旋，应考虑手术治疗。骨折/半脱位累及骶髂关节时，被称为"新月状骨折"（图12.47.5）。这种骨折块指的是髂骨后部与后方骶髂韧带相连的部分。与伴有骶骨前部粉碎的侧方压缩相比，这类骨折更不稳定，通常采取手术治疗。

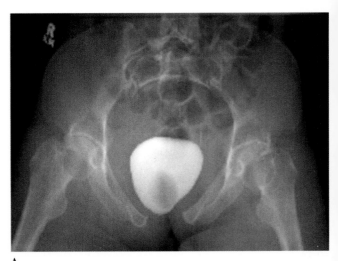

A

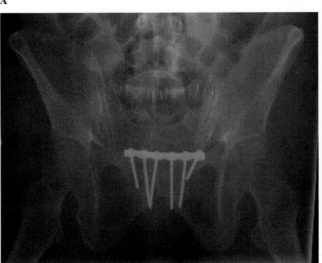

B

图 12.47.4　APC Ⅱ损伤，采用联合钢板治疗

前路固定通常通过钢板、外固定或经皮螺钉固定耻骨上支来实现。后路固定需要解剖复位骶髂关节，并通过闭合或切开技术来实现。

完全不稳定骨盆环损伤

由于骨盆环前部和后部完全中断，这类骨折在垂直方向上和旋转时均不稳定。后方中断位于髂骨、骶髂关节或骶骨。这类骨折需要前路和后路固定以重建稳定性。

采用切开复位治疗骶髂关节中断患者时，一些医师会常规行骶髂关节融合术。

双侧骨盆环损伤

正如前文所说，考虑和治疗应针对患者的个体情况。然而，不能依靠对侧来"锚定"，所以可能

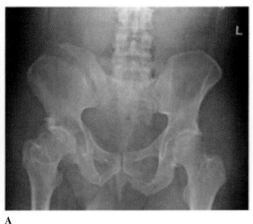
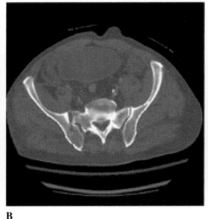
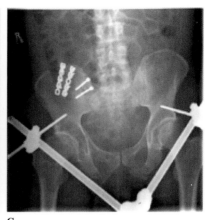

图 12.47.5　LC Ⅱ "新月状骨折"，采用后方切开复位内固定治疗以及前方超髋臼外固定

需要再施行后路固定，以重建稳定性，如 LC Ⅲ 或 CMI（图 12.47.6）。

腰骶部损伤

累及垂直和横向成分的骶骨复杂骨折或伴有创伤性脊柱前移（由 L5/S1 节段双侧骨折脱位引起）的骶骨复杂骨折，可能会导致腰椎和骨盆之间应力完全中断。这类损伤比较罕见，多见于高能量损伤，并且通常是致命的。更常见的是经过 L5/S1 小关节突关节或内侧的垂直骶骨骨折，可能会导致 L5 和 S1 之间不稳。单纯性骶骨固定可能不足以维持稳定性，应考虑下腰椎骨盆固定（图 12.47.7）。

非手术治疗

对于大多数骨盆骨折，最佳的治疗是非手术治疗。也有一小部分患者有手术治疗的指征，但由于其他情况而选择了非手术治疗。其目的是早期活动。主要的限制是：疼痛和缺乏足够的上身力量来承担部分负重。患者需要满意的镇痛，短期卧床休息后需要用助行器来进行渐进的运动。疼痛有助于提示愈合程度，可用于指导康复治疗进程（从卧床休息到可以耐受的负重活动）。

手术治疗（框 12.47.3）

外固定

前方外固定可以单独使用，也可以与后方内固定同时使用。前方的外固定不足以维持后方的复位。将

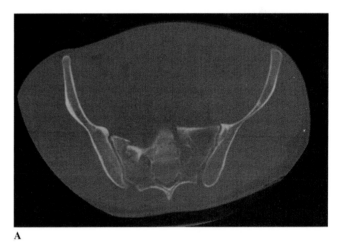

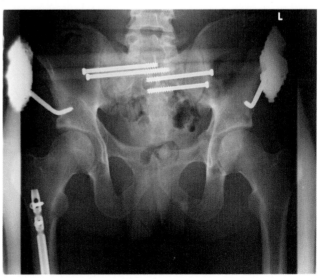

图 12.47.6　LC Ⅲ 骨折，采用双侧 SI 螺钉和前方超髋臼外固定来治疗

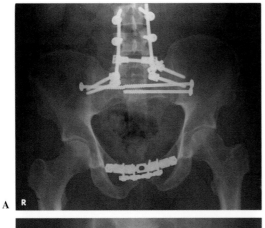

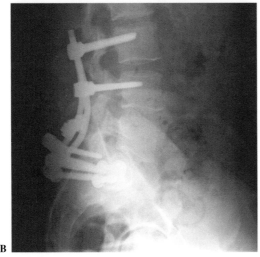

图 12.47.7　复杂的骶骨骨折采用腰椎骨盆固定治疗

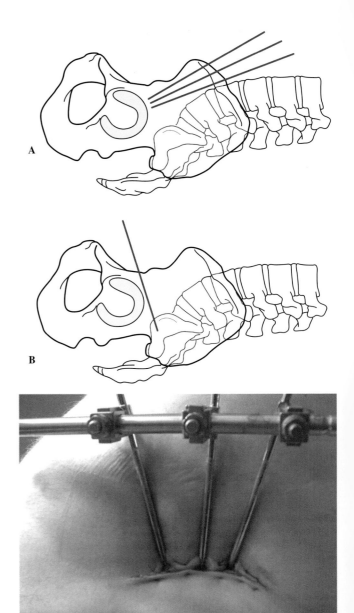

图 12.47.8　A）在髂嵴上，钢钉的最佳放置是利用从髂嵴延伸到髋关节的最厚的骨质。B）超髋关节钢钉的最佳放置位置与 LC II 时钢钉的放置位置相同。C）钢钉放置不佳和肥胖易致皮肤坏死和败血症

钢钉置入髂嵴（图 12.47.8A）或髋臼上方骨质（图 12.47.8B）。在外固定治疗期间，针眼感染是一个棘手的问题，两个进针点可以连续使用。

　　对于大部分骨科医师来说，使用内聚钢钉从髂骨前方进入髂骨直到髋臼进行外部固定相对熟悉且较快。三根钢钉是在髂嵴的内外骨面之间穿行。从外侧皮质上钻孔，使用 5 mm 钢针进行固定。自攻型钢钉会增加穿出内外骨面的风险。对髂嵴的解剖学知识对于准确置入钢钉很重要，钢钉在冠状面和矢状面的放置通常过于垂直。由于髂嵴从外侧骨面突出，进钉点可能会过于偏向一侧。靠近内侧骨面的克氏针可以提供向导。需要注意周围的软组织。当使用外固定架复位翻书样骨折时，最适皮肤切口的位置也会变化，通常选用垂直髂嵴并朝向肚脐的皮肤切口。骨盆骨折后腹部通常会膨起，需要估计到这种情况，否则皮肤坏死和感染的风险会大大增加（图 12.47.8C）。

　　骨盆分离时前方使用外固定架固定的主要目的是：维持骨盆旋转不稳时水平方向的稳定性。力学上从髂前下棘前下方附近髋臼以上置入钢针，从后方直入坐骨拱形切迹的坚硬骨质中，可以获得最佳的复位。使用并列导向器打入一到两根钢钉获得复位。由于需要在透视下打入钢钉，在对血流动力学不稳的急性处理中这种方法不太适合。

暂时或长期外固定都存在脓毒血症以及无菌性内固定松弛的可能性。

内固定

前方

耻骨支和耻骨联合的固定可以维持前方骨盆环的稳定性。并不是所有的耻骨支骨折都需要固定，移位不超过 1.5 cm 的耻骨骨折由于周围软组织有足够的稳定性，不需要固定。在垂直后方剪切损伤，前方固定存在失败的风险，钢板固定强度大于外固定架固定强度，后期移位较少。

选用什么方法固定取决于骨折的位置。耻骨联合的破坏及耻骨内侧骨折可以通过 Pfannensteil 方法固定。通过切开尾端腹直肌，可以到达耻骨联合的上方及腹膜外腔。腹直肌通常在损伤时已经撕裂。局部腹直肌切开可以增加手术暴露。通过复位钳进行复位。在旋转不稳损伤，一块 3.5 mm 的重建钢板在骨质良好的情况下通常足以固定（见图 12.47.4）。为避免耻骨上的应力不均衡（钉孔未用或钢板的薄弱部分），可以使用特殊钢板。在严重不稳的损伤，可以使用双块钢板，除了进行后方固定之外，可将另一块钢板置入前方。但一些医师认为，一块钢板已经足够。

除了使用钢板固定耻骨骨折外，也可以使用顺行或逆行经皮耻骨螺钉进行固定。进钉点和方向与前柱螺钉类似（见 12.49 章）。

后方

已提出很多方法及其联合使用。选用何种方法取决于骨折位置、结构以及移位情况。除此之外，医师还应该考虑到软组织、神经损伤、患者体位、手术器械及个人经验等。

开放或闭合复位技术已经描述过。开放复位技术的优点是直视下进行复位，但会增加开放入路的各种风险。后侧入路从中线位置或后侧脊柱侧方 2.5 cm 处做纵向切口。移开臀大肌及多裂肌。后侧开放入路存在伤口感染等并发症的高发生率（3% ~ 27%）。

固定方法的力学差异已经被证实。通常使用两点进行固定，且没有任何一种固定方法允许术后无限制的承重。两个骶髂关节螺钉或一个螺钉连同骶髂关节前方钢板固定最为牢固，最常使用。也可以考虑腰骶三角固定，但对于大多骨折存在过度治疗。

骶髂关节螺钉

骶髂关节（sacro-iliac，SI）螺钉通常通过髂骨后侧进入 S1 椎体。如果空间足够，可以在 S1 置入两根螺钉或将另外一根螺钉置入 S2 椎体（图 12.47.9）。取患者仰卧位或俯卧位打入螺钉。经皮置入技术依赖于术者的经验及好的透视设备。这种方法需要使用透视获取好的入口、出口及侧方影像。螺钉置入不准可能会损伤 L5 脊髓、骶神经根（在椎孔和椎管内）、髂血管、臀上神经及血管。当骶骨骨折不完全复位或存在髂骨先天畸形时，这种风险会大大增加。神经损伤的概率据报道 <1%，然而这种并发症的概率是不会减小的。

颈椎间孔垂直骶骨骨折应使用骶髂关节螺钉从后方进行固定，术后 3 周内需密切观察有无固定丢失，据报道其发生率为 13%。

骶髂关节钢板（图12.47.10）

前方骶髂关节钢板固定可以使用两块正交钢板通过髂腹股沟入路侧方置入，经过髂骨翼及后方骶骨的前侧（见 12.49 章）。优点是：患者仰卧位，切口并发症少。而且可以直视下复位，直接放入内固定物，以及清理骶髂关节以促进伤口愈合。然而，这种方法只能在单纯骶髂关节损伤而无髂骨翼损伤时使用。每块钢板只能使用一颗螺钉置入髂骨翼，因为螺钉与 L5 神经根很近，而后者在骶髂关节前方大约 1 cm 处跨过髂骨翼。

SI钢棒加张力带钢板（图12.47.11）

此类器械需做后路切口，后路切口存在伤口裂开的问题；然而，已有学者对微创技术进行了报道。金属突出物在体型偏瘦患者中可能会引起症状。对于骨折伴有压迫症状的患者，可以使用后路钢板联合神经减压术。

脊柱骨盆固定

脊柱骨盆固定能提供强的力学稳定性。椎弓根螺钉可置入 L4 和 L5 并连接螺钉置入髂骨前方（见图 12.47.7）。交叉连接形成了一个三角形结构。这可以用于 Denis Ⅱ 和 Ⅲ 型的腰骶损伤。

新月状骨折

后髂骨保持与后骶髂关节韧带复合体相连。将韧带解剖复位和固定在残余的髂骨上，重建后方稳定性。

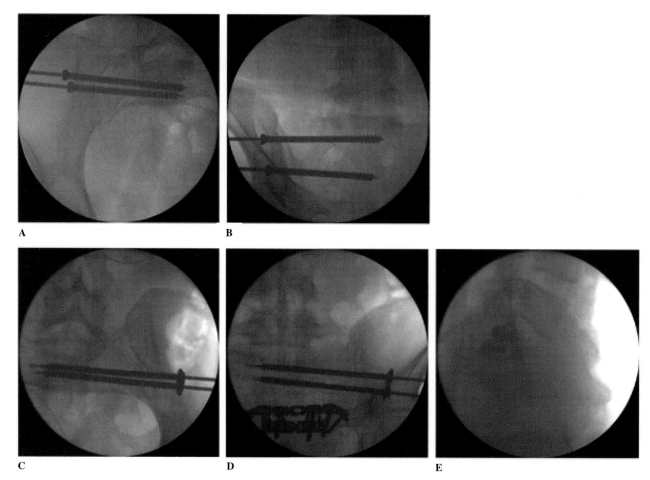

图 12.47.9　A）和 B）入口位和出口位的 S1 和 S2 螺钉。C）和 D）入口位和出口位的 S1 螺钉。E）侧位观的 S1 安全通道

固定技术的选择取决于新月状骨折碎片的大小。大的骨折碎片适于采用开放或经皮固定。从腹股沟的侧方入路切开复位（见 12.46 章），可以直视下观察骨折端和骶髂关节。可以在前方置入钢板。闭合技术已经描述了。闭合复位以后，一到两个部分螺纹的"LC Ⅱ"螺钉能穿过髋臼的上方（与髋臼上方外固定针相似）、跨过坐骨支进入新月状骨折端（图 12.47.12）。

小的骨折碎片需要直接用钢板或螺钉通过后方入路固定或闭合复位并用骶髂关节螺钉稳定骶髂关节（见图 12.47.5）。

术后管理

切开复位内固定术会带来疼痛，在术中和术后良好的硬膜外麻醉可以很好地处理疼痛。硬膜外导管通常 3 天以后去除，以便患者能开始活动。

当骨折保持水平和垂直稳定性时，可以考虑适

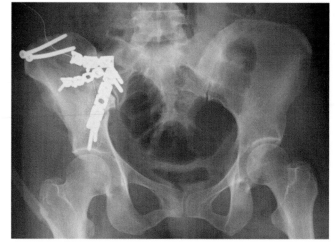

图 12.47.10　前方 SI 钢板（courtesy of R Keys.）

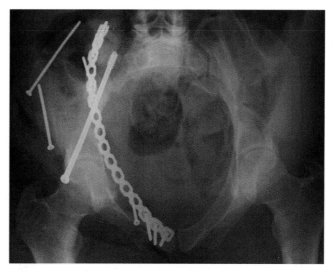

图 12.47.12 LC Ⅱ螺钉作为迟发新月状骨折固定的一部分

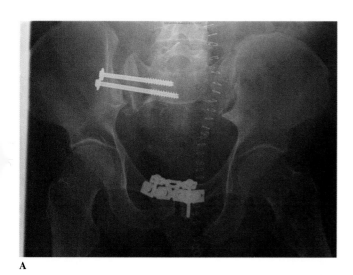

A

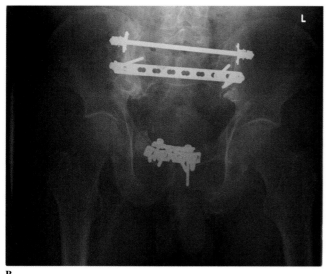

B

图 12.47.11　A）骶髂关节完全不稳定，用 SI 螺钉治疗导致退钉和早期治疗失败。B）通过后方入路及骶髂关节融合和 SI 钢棒及钢板来补救

当负重。对需要后路固定的骨折要求保护性负重直到愈合完成（8～12 周）。患者应由理疗师指导，只能进行接触性负重（与其腿部重量相当）。双侧受伤的患者在一侧肢体能够承受全部体重之前都需要借助轮椅来活动。

术后复查 X 线（前后位、骨盆入口位和骨盆出口位），如果担心硬件放置，则需行 CT 检查。如果有稳定性问题，应经常进行进一步的 X 线复查。此外，在骨折愈合之前每隔 6 周复查一次。

除了运动，理疗师还应帮助患者进行呼吸锻炼、髋关节活动范围锻炼以及一般性的调理。

结果

与特定问题相关和技术相关的并发症已经讨论过了。下面讨论一下一般性问题

感染

感染率取决于所用的技术。后路最容易出现问题（3%～27%）。经皮入路一般认为感染率较低；然而在某些研究中感染率可观，会造成软组织的二次损伤。

不愈合

这种并发症的总发生率并不清楚，但似乎很小。不愈合的风险随移位和不稳定而增加。

功能

没有对照试验来对非手术和手术治疗结果进行直接对比。大多数进步主要是基于历史研究的对比和专家意见。许多研究试图将骨盆骨折特征与预后联系起来。这些研究的结果并不理想。这主要是由于存在显著的混杂变量所致，特别是计量方式和合并伤。

一般接受的观点是：随着骨盆损伤严重程度的增加，结果会更糟糕。然而，严重的骨盆损伤很可能与严重的合并损伤以及神经缺损发生率增加相关。此外它还使复位更困难。单纯的骶髂关节损伤的后果比骨折和骨盆后环的脱位骨折的后果更糟，尤其是非解剖复位时。然而，任何骨盆环损伤类型的解剖复位并不能保证有良好的结果。与此相反，已证实一些不稳定的移位损伤却有相对良好的结果。在一些研究中，纠正腿部长度差异会有较好的评分结果。

这些研究对结果的测定方法各有差异，使用的方法会影响良好愈合组和不良愈合组的鉴定。健康调查问卷如 SF-36 和疾病影响问卷都是有用的检测方法，但都会受到损伤严重度累积的影响。一些作者采用了骨盆特异性评分系统，如爱荷华骨盆评分、Majeed 等。

许多研究不一致地用分类系统关联结果，基于稳定性将不同的骨与肌腱损伤合并起来。在这些组中已经清楚证明了：基于损伤类型的预后有明显的不同。尽管都被归类为旋转不稳定，APC 损伤的预后总体上来说比侧方挤压伤的预后更差。在一项大型研究中，对比旋转不稳定的功能预后，侧方挤压损伤类型（LC Ⅱ + Ⅲ）的良好率为 92%，而 APC 旋转不稳定（APC Ⅱ）的比例为 74%；尽管两者解剖复位的差异分别为 75% 对 94%。在同一项研究中，完全不稳定骨折类型的解剖复位率为 63%，满意的愈后比例为 71%。同样显而易见的是，在完全不稳定骨折组，愈后是不同的，取决于后方损伤的类型。

大部分骨盆骨折并不伴发多系统创伤，并且非手术治疗或小手术干预能较好地处理。因此，不需要转送到专门的治疗中心。由于这种损伤相对罕见，仅仅一些专科医院发表过这方面的文章，因此在研究的人群中会出现偏差。

一个经常使用的测量预后的重要指标是：能否恢复正常工作。虽然不是直接比较，但这个指标可以鉴别损伤对身体的影响。不是所有的患者都能回到原来的工作岗位，但在多数研究中大多数患者是能回到原来的工作岗位的。总共近 75% 的骨盆骨折患者能继续从事他们原来的工作。在关注旋转不稳定的研究中，有 85% 的患者能继续工作，与之相比，在完全不稳定损伤中，有 33% ~ 69% 的患者能继续工作。坐立困难在旋转不稳定和完全不稳定损伤中的发生率据报道高达 60%。

骨盆疼痛是骨盆骨折预后中的一个重要特征。下腰部疼痛常见于骶骨和骶髂关节损伤，其发生率为 17% ~ 90%。

旋转不稳定损伤的疼痛发生率据报道为 11% ~ 45%。在一篇综述研究中，患者如果用外固定复位，其功能正常，但如果复位未能保持，80% 的患者需要对其后臀部行麻醉镇痛。德国的一项多中心研究证实，在旋转不稳定的 APC 型损伤中，32% 的患者有持续性疼痛，与之相比，在由于侧方压力引起的旋转不稳定骨折类型中只有 18%。

垂直不稳定骨折类型的明显疼痛的发生率据报道为 30% ~ 90%，并与残余的移位有关。这些骨折的大多数患者的视觉模拟评分（visual analogue score，VAS）的平均值在休息时为 2.8，在运动时为 4.1。现已注意到，没有处理的腰骶部损伤和下肢损伤患者的 VAS 评分更高。

骨盆骨折的结果受严重的合并伤的影响很大。

相当比例的严重骨盆损伤患者合并有神经缺损。神经损伤的存在决定了预后不良。除了神经缺损，神经损伤被认为是导致疼痛的原因。研究报道，神经损伤在旋转不稳定（更常见于 APC 类型的损伤）的患者中占 5% ~ 17%，在完全不稳定骨折的患者中占 25% ~ 40%。现在已经发现，旋转不稳定骨折的神经损伤要比完全不稳定损伤合并的神经损伤更容易恢复，其比例分别为 70% 和 29%。如骶骨骨折移位 > 10 mm，87% 有感觉障碍，45% 有下肢的运动功能障碍，52% 有排尿功能障碍，36% 有肠功能障碍，39% 有性功能改变，65% 有步态损害。这组患者中仅有 33% 的患者能恢复正常工作。

完全不稳定的骨盆骨折，长期排尿功能障碍（尿频、尿失禁、尿潴留、尿道狭窄和排尿里急后重）的发生率为 37%。

在一次事故中遭受的严重创伤对心理的影响越来越被人们理解。孤立地治疗生理问题对优化患者的预后是不恰当的。

由于残留的疼痛，泌尿系统、神经系统、血管和心理损伤，性功能在骨盆骨折的预后中是一个重要方面。总共有近 75% 的骨盆骨折患者会有正常的性功能。在不稳定骨盆损伤类型患者中性功能障碍的发生率为 29%～40%。在骨盆骨折的一般人群中，男性性功能障碍报道的发生率为 30%。尽管导致性功能障碍的因素是多方面的，但报道的血管因素比神经因素要多。心理和性健康之间的重要关系已经得到确认。没有性功能障碍的患者，当他们回到工作岗位时其身心和情感状态接近正常，而不像有抑郁表现的性功能障碍患者。

总结

骨盆骨折以及相关的损伤是一系列结果多变的复杂问题。许多决定结果的因素在受伤前就可以预知了。

因此，重要的是优化这些适合治疗的因素。

拓展阅读

Krappinger, D., Larndorfer, R., Struve, P., Rosenberger, R., Arora, R., and Blauth, M. (2007). Minimally invasive transiliac plate osteosynthesis for type C injuries of the pelvic ring: a clinical and radiological follow-up. *Journal of Orthopaedic Trauma*, **21**(9), 595–602.

Smith, W.R., Ziran, B.H., and Morgan, S.J. (2007). *Fractures of the Pelvis and Acetabulum*. Boca Raton, FL: CRC Press.

Yinger, K., Scalise, J., Olson, S.A., Bay, B.K., and Finkemeier, C.G. (2003). Biomechanical comparison of posterior pelvic ring fixation. *Journal of Orthopaedic Trauma*, **17**(7), 481–7.

Yinger, K., Scalise, J., Olson, S.A., Bay, B.K., and Finkemeier, C.G. (2003). Staged reconstruction of pelvic ring disruption: differences in morbidity, mortality, radiological results, and functional outcomes between B1, B2/B3, and C-type lesions. *Journal of Orthopaedic Trauma*, **16**(2), 92–8.

Ziran, B.H., Wasan, A.D., Marks, D.M., Olson, S.A., and Chapman, M.W. (2007). Fluoroscopic imaging guides of the posterior pelvis pertaining to iliosacral screw placement. *Journal of Trauma*, **62**(2), 347–56; discussion 356.

12.48
髋臼骨折：影像学评估和分类

John A. Boudreau • Berton R. Moed

（杨　明　译　张殿英　审校）

要点

◆ 这类损伤相对少见，每年占所有患者的 3/10 万
◆ 关键是理解髋骨的复杂解剖特征
◆ 评估是基于对三张基本 X 线平片的解读，CT 可以作为补充
◆ 骨折可以分为五种基本类型和五种复合类型
◆ 对影像学表现的系统分析有助于诊断和治疗

发生率和损伤机制

髋臼骨折意味着一种严重损伤，即髋关节关节面的破坏。幸运的是，这类损伤比较少见，在英国，每年占所有患者的 3/10 万。1998 年，据报道美国有 12 000 例髋臼骨折；而同期有 323 000 例股骨颈骨折发生。大多数这类骨折患者是由于汽车或摩托车车祸撞击所致，尤其是作为行人被机动车撞伤或是从高处坠落。过去 10 多年来，英国所报道的每年发生率仍很稳定。然而，随着时间的推移，统计数据有些变化，由简单摔伤所致的髋臼骨折和女性髋臼骨折病例有所增加。

骨骼解剖学

对髋臼骨折的分类和治疗是以对髋骨解剖的全面理解为基础的。髋骨是由耻骨、坐骨和髂骨三块骨在发育成熟过程中由三角放射状软骨融合而成的。髋臼的关节面部分可以看作由一个倒 Y 形骨的两个支支撑着。Letournel 是第一个描述髋骨的外科解剖的医师，他把髋骨的这两支分成前柱或髂耻支和后柱或髂坐支（图

12.48.1）。前柱指的是髂骨翼的前半部分，向前延续为骨盆边缘，直至耻骨上支，包括髋臼关节面的前部。后柱开始于坐骨大切迹的上面，向下延续为坐骨大切迹和坐骨小切迹，包括坐骨结节。后柱也包括髋臼后侧的骨的皮质骨面及所谓"反髋臼面"。骨盆缘和坐骨大切迹的结合部被认为是髋骨的支撑部分，它把前柱和后柱（倒 Y 形骨）连接到中轴骨上（图 12.48.2）。

髋臼骨折的影像学

评估髋臼骨折用三张骨盆的 X 线片（图 12.48.3）：骨盆正位、闭孔斜位（或 45° 内旋位，Judet）和髂骨斜位（或 45° 外旋位，Judet）。X 线平片所说明的问题是基于对髋臼的正常影像学标志的理解，这些标志的破坏代表了所涉及的部分骨发生了骨

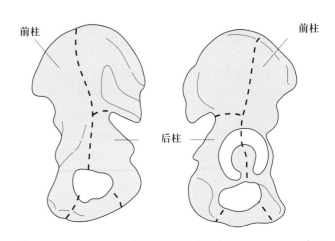

图 12.48.1 按照外科解剖将髋骨分为前柱和后柱的示意图。Letournel 描述的髋臼结构，包含在前柱和后柱形成的倒 Y 形的两个支中

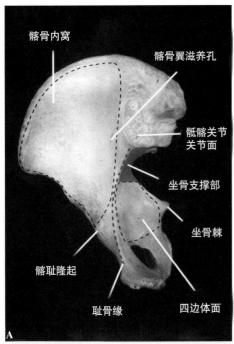

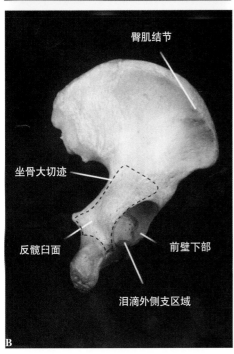

图 12.48.2 A）髋骨内表面的解剖结构如图所示。四边体由前面的真骨盆界限、后面的坐骨大小切迹、下方的闭孔和上方的坐骨支墩围绕构成。髂耻线直接经过髋臼的前壁。髂骨翼上的滋养孔是邻近骶髂关节的固定标志。B）髋骨的外表面，反髋臼面轮廓如图所示

折。CT 平扫和三维重建有助于判断骨折模式和评估伴发损伤（框 12.48.1），但它不能代替标准的 X 线平片检查。

骨盆正位

在骨盆正位上，有六个标志（图 12.48.3A 和框 12.48.2）。髂耻线是前柱的主要标志。这条线的下 3/4 代表了骨盆边缘，上 1/4 代表了四边体上部分和坐骨大切迹的切线位。髂坐线代表了四边体后面部分的切线位，被认为是后柱的主要标志。U 形线或泪滴由内外两支组成，是一个影像学表现，并不是一个真正的解剖结构。外侧支代表了髋臼杯窝的中 1/3，内侧支由闭膜管和四边体表面的前下部分构成。由于泪滴和髂耻线部分上都是由四边体某一部分的切线位投照所致，在正常髋臼的正位相上，它们总是重叠在一起。泪滴和髂耻线的分离意味着半骨盆的旋转或四边体的骨折。臼顶是由对髋臼上面的软骨下骨进行切线位投照而形成的一条窄线。臼顶线的断裂意味着髋臼骨折累及了髋臼上部。前缘线代表髋臼前壁的外缘，向下延续为耻骨上支的下缘。骨盆的正位 X 线片上，前缘通常位于后缘的内侧，特征是中 1/3 段呈波浪线。后缘代表髋臼后壁的外侧缘。向下方延续为髋臼后角增厚的凝结处。

闭孔斜位

闭孔斜位片（也叫内斜位片）是让患者旋转，以便患侧半骨盆朝 X 线束方向旋转 45º（图 12.48.3B 和框 12.48.3）。这张 X 线片可以显示闭孔的最大范围和前柱的轮廓。与在正位片上一样，髂耻线与骨盆缘有

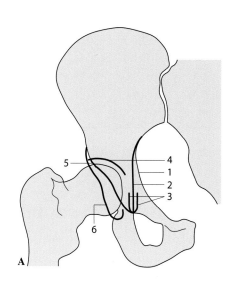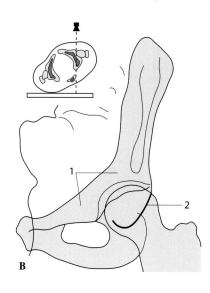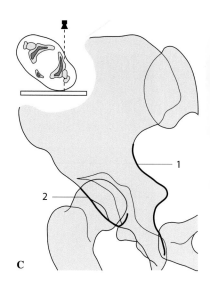

图 12.48.3 A）骨盆正位片上的髋臼放射学标志。1，髂耻线；2，髂坐线；3，泪滴；4，臼顶；5，髋臼前缘；6，髋臼后缘。髂耻线、髋臼前缘和泪滴是前柱的标志；髂坐线和后缘是后柱的标志。B）半骨盆的闭孔斜位，将患侧向 X 线束方向旋转 45° 获得。可以全面看见闭孔环，也可以看见髂耻线。1，前柱区域；2，髋臼后缘。后壁骨折最容易在这张片子上看见。C）髂骨斜位，将患侧向远离 X 线束方向旋转 45° 获得。可以全面看见髂骨翼，且延伸至髂骨翼的骨折线最容易在这张片子上看见。1，这张片子显示的坐骨大切迹，且代表了后柱。在此片上最容易看见髋臼前缘（Reproduced with permission from *Orthopaedic Knowledge Update 2.* Rosemont, IL, American Academy of Orthopaedic Surgeons, 1987.）

同样的关系。在闭孔斜位片上，髋臼后缘最容易看清。在这张片子上，将患侧髋关节和正常髋关节的股骨头和后壁的关系进行比较，可以让外科医师发现轻微的后向半脱位。

髂骨斜位

髂骨斜位（也叫外斜位片）是让患者旋转，以便患侧半骨盆向远离 X 线束方向旋转 45°（图 12.48.3C 和框 12.48.4）。这张 X 线片可以显示髂骨翼的最大范围和坐骨大小切迹的轮廓，以及髋臼的前缘。在这张 X 线平片上最容易发现累及后柱的骨折。经过髂骨翼的前柱骨折也可以看得见。

CT 扫描

二维和三维 CT 扫描被用作骨盆正位片和斜位片分析以外的辅助手段。研究完 X 线平片后，外科医师应用二维 CT 回答几个关于骨折仍不清楚的特殊问题（图 12.48.4 和框 12.48.5）。除此以外，与 X 线平片相比，

框 12.48.3 闭孔斜位——四个标志

- 闭孔
- 髋臼后缘
- 前柱

框 12.48.4 髂骨斜位——三个标志

- 髂骨翼（前柱骨折）
- 髋臼前缘
- 后柱

框 12.48.5 从轴向 CT 可以识别的伴发于髋臼骨折损伤的几个方面

- 额外的骨折线的判断和定位
- 骨盆后环的损伤
- 关节内的骨软骨碎块
- 股骨头骨折
- 关节面边缘嵌插
- 前壁和后壁骨折块的大小和位置
- 骨折块的旋转
- 在 X 线平片上看不到的四边体骨折
- 髋臼上方关节面累及

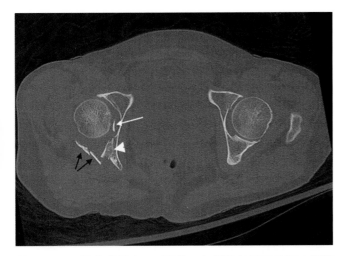

图 12.48.4　髋臼的轴向 CT 图像。右侧髋臼后壁骨折（黑箭头）。在股骨头和髋臼之间有一个关节内游离骨块（白箭头）。由于边缘嵌插，后柱的轮廓和对侧比较不对称（白箭头）。这经常见于关节面的骨折块和邻近于主骨折线的软骨下松质骨块被嵌插或压缩而失去了正常的关节轮廓（Copyright Dr. Berton R. Moed.）

二维 CT 在显示骨折的台阶和骨折间隙等畸形时也有优越性。为了获得可靠有用的信息，CT 扫描应包括层厚不超过 3 mm 的连续断层。尽管二维 CT 被建议作为判断髋关节稳定性的手段，但这被证明是不可靠的。另外，CT 分析可能高估骨折的粉碎程度。

三维 CT 扫描技术已经被证明有助于判断骨折类型，并因此有助于术前计划。然而，它不能提供二维 CT 可显示的诊断细节。

骨折分类

由 Judet 和 Letournel 制定的关于髋臼骨折的基本分类已经被整合到由骨科创伤协会（OTA）和 AO 制定的由文字和数字表示的综合的髋臼骨折分类系统中。但是，"Letournel" 髋臼骨折分类依然是国际上大多数外科医师处理这类复杂损伤时采用的分类。这一分类是以骨折模式的解剖为基础，分成十类，即五种基本类型和五种复合损伤类型（图 12.48.5 和框 12.48.6）。这十种类型以外的变异也并非少见，但即使有，也通常容易被归入这一分类系统。这一分类系统很重要，不仅判断骨折类型很可靠，也可以指导随后的手术治

框 12.48.6　髋臼骨折的分类

- 基本骨折类型：
  - 后壁
  - 后柱
  - 前壁
  - 前柱
  - 横向
- 复合骨折类型：
  - 后柱伴后壁
  - 横向伴后壁
  - T 形
  - 前柱（或壁）伴后半横向
  - 双柱

图 12.48.5　Letournel 髋臼骨折分类，以骨折类型的解剖描述为基础。有十种类型，被分成五种基本类型和五种复合类型。基本类型是：A，后壁；B，后柱；C，前壁；D，前柱；E，横向。复合类型是：F，后柱伴后壁；G，横向伴后壁；H，T 形；I，前柱（或壁）伴后半横向；J，双柱（Reproduced with permission from *Orthopaedic Knowledge Update 2*. Rosemont, IL, American Academy of Orthopaedic Surgeons, 1987.）

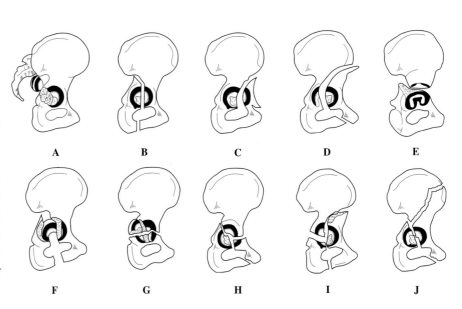

A　B　C　D　E

F　G　H　I　J

疗。据证实，应用这一分类系统可以获得较高比率的观察者之间和观察者内部的可信性。

基本骨折类型

后壁骨折

后壁骨折是髋臼骨折最常见的类型。后壁骨折是髋臼后缘断裂，同时累及部分髋臼关节面和反髋臼面。骨折范围的大小变化很大，从一个很小的关节面部分，到几乎累及整个后壁，骨折位置也不一样，可以是髋臼关节面的后下方，也可以是后上方。在骨盆正位和闭孔斜位 X 线片上，后壁骨折破坏了髋臼后缘线，但没累及其他影像学标志（图 12.48.6）。通常伴随发现关节面的嵌入（边缘嵌入）（见图 12.48.4）。典型的后壁骨折不累及坐骨大小切迹和四边体。广泛的后壁骨折表现为更严重的损伤，破坏了坐骨大切迹或小切迹，以及四边体的一部分。这类骨折不延伸至闭孔。

后柱骨折

后柱骨折（图 12.48.7）破坏了髋臼的后侧或坐骨部分，在髂骨斜位片上最容易看见。反髋臼面的大部分随着后柱移位。一个垂直或斜行的骨折线始于坐骨大切迹顶部，穿越髋臼窝，使前柱和后柱分离，并且

总是进入闭孔。通常伴有耻骨下支的骨折。股骨头通常跟随后柱向后和向内移位，典型情况下髂坐线相对于泪滴发生移位。但是，当四边体的大部分仍是完整的并同后柱在一起时，泪滴将随着髂坐线移位。

前壁骨折

前壁骨折破坏了前柱的中央部（图 12.48.5C），是罕见骨折（1% ~ 2%）。耻骨下支通常是完整的。在骨盆正位和闭孔斜位上，髂耻线总是在其中段发生移位。文献报道了一种前壁骨折的变异类型（图 12.48.8），它同样没有累及骨盆缘且形态上类似后壁骨折。

前柱骨折

前柱骨折发生的水平有很多变异。骨折的命名是基于骨折线向前所累及的骨的部位。高位前柱骨折向前穿出髂嵴，中段骨折穿出髂前上棘，低位骨折穿出位置位于髂前下棘以下，非常低位的骨折穿出在髂耻隆起处。在冠状面上，骨折通常破坏髋臼的上关节面，髂耻线和前缘通常是分离的。上关节面的移位通常在闭孔斜位片上最容易发现。向下方，骨折经过坐骨耻骨连接处，破坏了闭孔环。文献也报道了很多这种骨折的变异类型（图 12.48.9）。

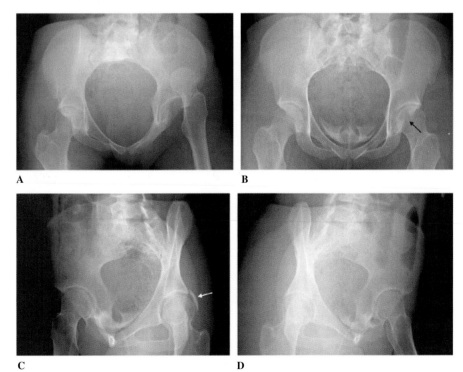

图 12.48.6 后壁骨折。A）最初的骨盆正位片仅显示左侧股骨头脱位，没有明显的骨性损伤。B）复位后重新拍摄的骨盆正位片显示，除了后缘线（箭头）外，所有的放射学标志都是完整的。C）闭孔斜位证实移位后壁骨折（箭头）。D）髂骨斜位证实后柱完整（Copyright Dr. Berton R. Moed.）

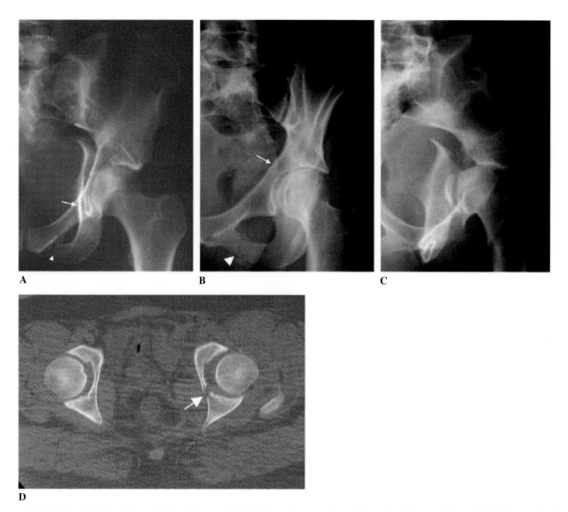

图 12.48.7 后柱骨折：A）骨盆正位；B）闭孔斜位；C）髂骨斜位；D）CT 扫描。骨盆正位片上显示髂坐线断裂并向泪滴内侧移位（箭头），且骨折经过耻骨下支（箭头）。闭孔斜位显示完整的髂耻线（箭头）且骨折经过耻骨下支（箭头）。髂骨斜位片上，骨折累及坐骨大切迹。CT 显示前后柱的分离（箭头）（Courtesy of Mr. Martin D. Bircher.）

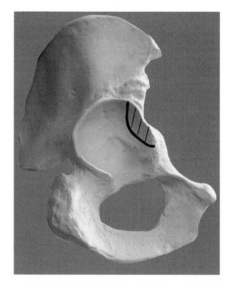

图 12.48.8 塑料骨模型显示髋骨外侧面。在髋骨外表面上划出前壁骨折的变异类型（Copyright Dr. Berton R. Moed.）

横向骨折

横向骨折是由一个水平移位的骨折线将髋骨分成两部分，包括一个完整的髋臼上方骨折块和一个下方的坐骨耻骨骨折块。骨折始于骨盆边缘上内侧，并斜行向外侧和远端。骨折线在不同水平穿过髋臼，可以分成三个亚组：经臼顶型骨折——骨折线经过髋臼上方关节面；顶窝型——骨折线经过髋臼上方关节面和臼窝上部交界处；臼顶下型——骨折线经过臼窝。在骨盆正位片上，垂直标志的破坏（如髂耻线、髂坐线、前缘线、后缘线）都很明显。在 CT 扫描的轴位断层上，骨折线沿前后方向走行（图 12.48.10D）。

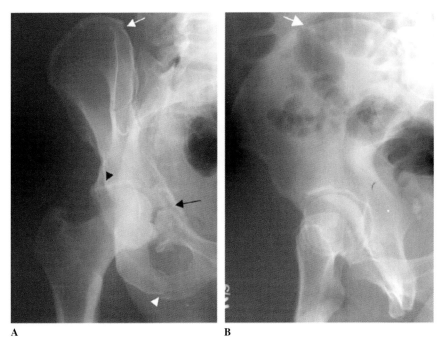

图 12.48.9 高位前柱骨折的变异：A）闭孔斜位显示典型的骨折线经过髂嵴（白箭头），上方关节面的移位（黑箭头），以及骨折分离了髂骨坐骨连接处（白箭头）。继发的骨折线延伸至前壁（黑箭头）。在髂骨斜位片上（B），后柱完整，再次显示骨折经过髂嵴（白箭头）（Copyright Dr. Berton R. Moed.）

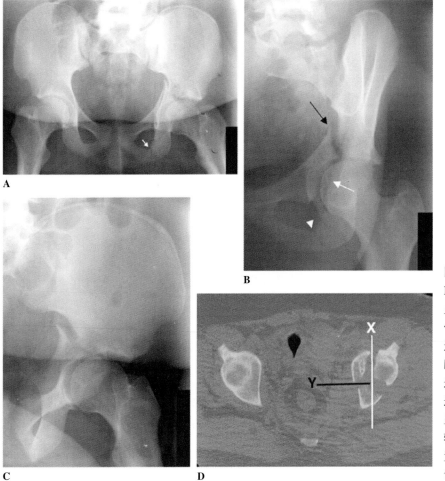

图 12.48.10 T 形骨折：A）骨盆正位；B）闭孔斜位；C）髂骨斜位；D）CT 扫描显示移位的顶窝型 T 形骨折。正位片显示骨折线经过髂耻线和髂坐线以及坐骨耻骨连接处（箭头），并有股骨头向内半脱位。闭孔斜位显示移位的前柱（黑箭头），经过髋臼窝的 T 形柄（白箭），以及骨折经过坐骨耻骨连接处（白箭头）。髂骨斜位显示后柱在坐骨大切迹处的断裂和移位。轴向 CT（D）显示横向骨折线在顶窝的位置（白色 X 线）和分离前后柱的 T 形柄（黑色 Y 线）（Copyright Dr. Berton R. Moed.）

复合类型

后柱加后壁骨折

后柱加后壁骨折的复合型即典型的后柱骨折，由于后壁骨折而更加复杂。股骨头经常随后壁的骨折块脱位。通常可以看到的后柱骨折的影像学特征是：髂坐线和泪滴的分离。后壁骨折很容易在闭孔斜位片上看到。

横向加后壁骨折

横向加后壁骨折的复合型是一种常见的髋臼骨折，约占所有髋臼骨折的20%。股骨头经常脱位。这种骨折合并了常规的横向骨折和后壁骨折。当后壁骨折移位很小时，在骨盆正位片上可能被忽略掉，但通常很容易在闭孔斜位片和CT上看见。

T形骨折

T形骨折类似于一个横向骨折加上额外的坐骨耻骨结合处的垂直骨折，垂直骨折线沿着四边体和髋臼窝走行，向下将前柱和后柱分离（图12.48.10）。向下的骨折线可视为T形的柄。T形柄通常延伸至闭孔，并从坐骨耻骨结合处穿出。但是，它也可能向后延伸（穿过坐骨）或向前延伸（穿过耻骨体）。股骨头的内

侧或后侧的半脱位可能发生。

前柱伴后半横向骨折

前柱伴后半横向骨折，即合并了一个前壁或前柱骨折和一个后方的横向骨折。这一骨折类型的后方部分与一个横向骨折的后半部分是完全相同的。前柱伴后半横向骨折与T形骨折的区别很小。这一骨折前方的损伤通常较后方半横向骨折块的位置更高，移位更明显。在前柱伴后半横向损伤中，可看到典型的股骨头向前半脱位。

双柱骨折

双柱骨折的定义是前柱和后柱相互分离，并且髋臼关节面的所有骨折块都与髂骨后方的完整部分分离（图12.48.11）。双柱骨折是唯一的一种意味着髋臼和中轴骨完全分离的类型。如果股骨头向中央移位，关节面骨折块可能围绕着股骨头旋转，因为盂唇通常是完整的。这被称为"继发性匹配"，这是双柱骨折独有的。双柱骨折常合并"马刺"征，这代表髂骨后方完整部分的骨折端边缘，在闭孔斜位片上可以明显看到。马刺征是双柱骨折的特征性表现（图12.48.11B）。外科医师应该认识到，尽管横向骨折、横向伴后壁骨

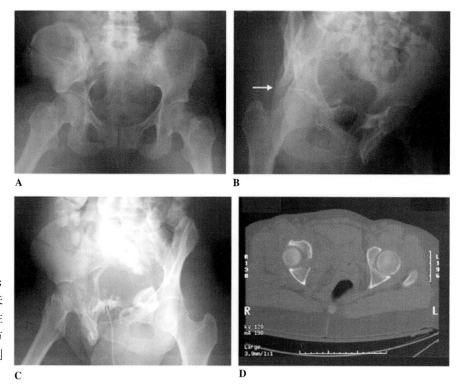

图12.48.11　双柱骨折：A）骨盆正位；B）闭孔斜位；C）髂骨斜位；D）经髋关节的CT扫描显示髋臼双柱骨折和继发性匹配。尽管关节内骨折块和整个髋关节向内移位，但保留了匹配的关系。马刺征在闭孔斜位片上很明显（B）

折、T 形骨折以及前柱伴后半横向骨折都累及了髋臼前柱和后柱，但都不是真正意义上的"双柱"骨折。在前述的这四种骨折类型中，髋臼关节面的一部分仍然是完整的，与髂骨和中轴骨联系在一起。

影像学表现的系统分析

髋臼是一个复杂的三维结构，因此要努力提高对其影像学表现进行解读的技巧。大多数髋臼骨折可以从高质量的 X 线平片上获得骨折分类信息。对于一位髋臼患者的三张 X 线平片检查（正位片和两张斜位片）和 CT 扫描的表现，必须进行系统的有条理的解读。下面介绍一种方法。

首先，对骨盆正位片（见图 12.48.3A）上的几条线依次进行认真分析。髂耻线断裂了吗？如果髂耻线断裂，骨折类型可能包括前壁骨折、前柱骨折、横向骨折和双柱骨折。如果髂坐线断裂，可能的骨折类型包括后柱骨折、横向骨折、T 形骨折、前柱伴后半横向骨折和双柱骨折。如果两条线都断裂，可能的骨折类型可能包括横向骨折、T 形骨折、前柱伴后半横向骨折和双柱骨折。后缘线是否断裂？如果断裂，将增加后壁骨折的可能。髂坐线和泪滴的正常关系是否移位？如果有，一般来讲，这提示双柱相互分离。

接下来是研究闭孔斜位片，在这张片子可以确认从骨盆正位片上得出的诊断。可疑的后壁骨折将变得更加明显，破坏了前壁和前柱的骨折也会更明显。闭孔环是否骨折？如果有，这再一次提示双柱相互分离。马刺征（见图 12.48.11B）的出现是双柱骨折的特征性表现。接下来是坐骨斜位片。可以进一步判断后柱的损伤，包括有无累及髂骨翼的骨折及其位置（例如，前柱骨折、前柱伴后半横向骨折和双柱骨折）。

最后，通过研究 CT 扫描发现本章前面所述的额外信息（见框 12.48.5）。分析完 CT 后，再回头阅读 X 线平片判断关于骨折亚型的诊断（例如，横向骨折的水平或 T 形骨折柄的走行方向）。如果诊断仍不清楚，三维 CT 扫描可提供帮助。然而，如前所述，三维 CT 扫描也有其局限性。

在某些临床情况下，高质量的 X 线平片，尤其是 Judet 斜位片，可能难以获得。研究者报道，通过三维 CT 塑模软件进行 CT 扫描数据的重建可以获得与斜位 X 线平片相同的优越性。但是，采用这种办法，全面增加三维 CT 在诊断中的作用，仍要进一步研究，包括该技术本身的改进。

总结

髋臼骨折的模式可能比较复杂，但可以通过适当的图像和系统研究进行分类。分类不仅对交流沟通很重要，对外科医师理解骨折模式和选择最适当的外科治疗策略也是必需的。

拓展阅读

Beaule, P.E., Dorey, F.J., and Matta, J.M. (2003). Letournel classification for acetabular fractures: Assessment of interobserver and intraobserver reliability. *Journal of Bone and Joint Surgery*, **85A**, 1704–9.

Judet, R., Judet, J., and Letournel, E. (1964). Fractures of the acetabulum. Classification and surgical approaches for open reduction. *Journal of Bone and Joint Surgery*, **46A**, 1615–38.

Lenarz, C.J. and Moed, B.R. (2007). Atypical anterior wall fracture of the acetabulum: case series of anterior acetabular rim fracture without involvement of the pelvic brim. *Journal of Orthopaedic Trauma*, **21**, 515–22.

Letournel, E. and Judet, R. (1993). *Fractures of the Acetabulum*, second edition. New York: Springer-Verlag.

Patel, V., Day, A., Dinah, F., Kelly, M., and Bircher, M. (2007). The value of specific radiological features in the classification of acetabular fractures. *Journal of Bone and Joint Surgery*, **89**, 72–6.

12.49
髋臼骨折的处理

Berton R. Moed

（杨　明　译　张殿英　审校）

要点

- 髋臼骨折患者常有伴发损伤
- 髋关节平整和稳定性的恢复是治疗目的
- 对稳定的同心圆已复位骨折可以考虑非手术治疗
- 对于髋关节不稳定或不平整的骨折，建议手术治疗
- 选择正确的手术入路是治疗的一个很重要方面
- 当需要手术时，有经验的外科医师能获得优良的结果

引言

髋关节的平整和稳定是髋臼骨折的治疗目标。要达到这些目的应当使疼痛降到最低，防止创伤后骨关节炎，并由此提高长期的功能效果。尽管有些骨折类型不需要手术也能获得满意的结果，但一般来讲，对有髋臼上方负重区移位骨折的患者应当采取切开复位和内固定手术治疗。然而，手术复杂且要求较高，即使再有经验的医师，也存在发生许多并发症的风险。因此，在作出确定性治疗决定之前，许多种因素，包括患者的年龄、一般情况和伴发的损伤，都应当考虑在内。

对有严重伴发损伤的患者应当先进行非手术治疗，直到一般情况改善。一般状况持续较差的患者，从损伤到能进行手术的时间较长（＞3周）的患者，可能意味着非手术治疗更合适。对高龄、极度虚弱的患者和之前有明显骨质疏松的患者需要特殊考虑，因为如果有较差的骨储备和广泛粉碎的骨折，要达到和维持解剖复位非常困难。除此以外，这些患者常常是遭受低能量损伤，所致骨折类型更适于非手术治疗。全髋关节置换术可能是一个合理的治疗选择，无论是对骨折急性期还是对延期重建。

初始处理（框12.49.1）

在大多数情况下，髋臼骨折患者遭受的是高能量创伤。因此，这些患者常有伴发损伤，必须在初始处理期就识别这些损伤。因此，在初期评估时，即使对有明显单一损伤的患者，也应当对其他部分进行系统的全面评估。伴发损伤可能危及生命或肢体。与不稳定的骨盆环相比，不同的是闭合的髋臼骨折，无论是单发还是伴发其他肢体骨折，都不应当被认作低血压休克的主因。然而，有广泛后柱移位的髋臼骨折可以刺破臀上动脉引起严重出血。必须警惕这种可能，可以通过栓塞血管进行处理。

必须进行详细的体格检查。应当仔细评估软组织情况，因为软组织损伤对接下来的外科手术有重要的意义。由于会增加感染的风险，不建议经过一个受损的软组织区域进行髋臼骨折的外科手术。对于位于粗隆区域、伴有皮下血肿形成和脂肪坏死的闭合性软组织脱套伤（Morel-Lavallé损伤）或开放伤，可能需要清创和随后的延迟闭合伤口。最近，文献报道了对一小部分患者采用经皮清创方法，即用一个塑料刷

框12.49.1　初始处理

- 按照ATLS®方案进行评估和处理
- 评估软组织，例如，Morel-Lavallé损伤
- 评估神经系统
- 复位髋关节加或不加稳定性动态评估
- 骨牵引
- 影像学诊断（见12.48章）
  - 骨盆前后位和斜位片
  - CT

子对受损的脂肪组织进行清创，并应用脉冲技术将其从伤口中冲洗出来。在损伤的中间部位放置闭合引流管，当24小时的引流液少于30 ml时拔除引流管。骨折固定应当延迟，最少到拔除引流管后24小时。创伤后坐骨神经损伤的发生率据流行病学研究报道高达29%。其他周围神经，如股神经和闭孔神经，也可能损伤。全面并清楚地记录神经系统检查结果对于患者的预后和法医鉴定都是极其重要的。

　　髋臼骨折的初始处理取决于骨折类型、移位程度和髋关节的相关稳定性和平整度。原始的骨盆正位片（通常是 ATLS® 初步评估的辅助手段）可提供丰富的诊断信息，并提示是否需要急诊治疗。为了全面判断损伤情况，必须通过进一步的影像学检查（斜位 X 线平片和 CT，见 12.48 章）对这张 X 线平片进行补充。

　　股骨头脱位，可以通过原始的骨盆正位片获得诊断，要求立即复位，因为如果没有在损伤 12 小时内进行复位，骨坏死的概率将显著增加。通常在急诊室进行复位操作。但是，必须进行充分的镇静和药物镇痛。如果接下来的闭合复位失败，或存在让患者保持清醒状态的禁忌证，或根据医师的偏好，也可以采用全麻下的闭合复位。一旦复位成功，应拍片确认。没有必要对一个明显不稳定的髋关节采用应力下拍片，再脱位是有损伤的。只有当骨折类型提示髋关节是稳定的或可能是稳定的（如一个小的后壁骨折）时候，才能进行髋关节全范围的活动，以评估后脱位的稳定性。作为一个诊断步骤，这种检查方法最好在透视下观察髋关节，同时患者应在全麻状态下。

　　髋臼骨折可能不需要骨牵引。但是，在一些特别情况下，骨牵引（宁可采用股骨远端牵引，而不是胫骨近端牵引，通过牵引针进行）是必需的或有价值的。不稳定的骨折 - 脱位要求在复位后采用骨牵引以防止复发脱位。当怀疑髋关节的稳定性时，采用牵引方法是稳健的办法，然后等待进一步的评估。手术前骨牵引对于预防股骨头关节面由于锯齿状髋臼关节面的摩擦伤所致的进一步损害也是重要的，有时也能改善骨折位置（图 12.49.1）。皮牵引无效，不应采用。禁忌采用粗隆针进行骨牵引，因为它会伴发较高的感染率，而且对于骨折复位无效。总之，移位很小的或没有移位的骨折，在髋关节仍然匹配并在可接受的位置上的双柱骨折（所谓继发性匹配），以及其他有移位但开始不够手术标准的骨折，仅需要卧床休息和对症治疗。然而，这些患者和其他骨折达到手术标准但不需要骨牵引处

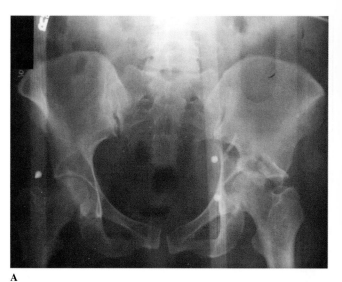

A

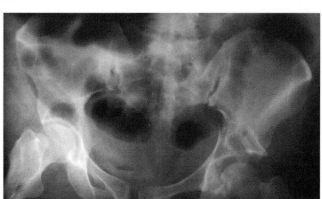

B

图 12.49.1　采用牵引之前（A）和之后（B）的骨盆前后位片。在这例移位经顶型骨折，没采用牵引时，股骨头向内侧半脱位，并紧紧顶住髋臼上方骨折断端的锐利边缘上（A）。通过牵引，髋关节大致复位，股骨头的关节软骨和髋臼骨折断面之间保留了安全距离（B）

理的骨折患者，采用骨牵引缓解疼痛也可能获益。

　　髋臼骨折的手术治疗并非急诊手术，一般要延迟 3～5 天以使患者的一般状况稳定，并制订术前计划。但是，手术时间对于影像学结果和临床结果是一个显著的预测因素。在一项研究中，对于基本骨折类型当手术在 15 天内进行时，对于复合骨折类型在 10 天内进行更可能取得优良结果。急诊骨折固定的适应证罕见（见下文）。

非手术治疗

适应证（框 12.49.2）

　　一般来讲，所有同心圆复位髋臼骨折若没有累及

臼顶上方负重区，可以考虑非手术治疗。这组骨折包括：无移位和轻微移位骨折；髋臼完整部分足够大；仍能维持稳定和关节平整的骨折；以及有继发性匹配的骨折（框 12.49.3）。对于有严重骨质疏松或有严重潜在医学问题以致不能行外科手术的患者，也可以选用非手术治疗。这组患者相对较少，主要是高龄患者。

髋臼上方臼顶的情况对于临床结果来说是一个显著的预后因素。髋臼上方臼顶被描述为髋臼负重区的上 1/3。顶弧角的测量可以用来判断髋臼骨折是否累及了臼顶负重区。该角度的测量被用来判断保留完整的髋臼部分是否与股骨头有稳定的匹配关系。通过这种方法，可以选择手术或非手术治疗。在无牵引状态下，测量三张 X 线平片上的顶弧角。中顶弧角在前后位片上测量，前顶弧角在闭孔斜位片上测量，而后顶弧角在髂骨斜位片上测量。为获得这一角度，第一条线是经过股骨头中心画一条垂线，第二条线是经过股骨头中心到关节面骨折部位的线（图 12.49.2）。顶弧角测量不适于双柱骨折或伴有后壁骨折的骨折。以前

的建议是，如顶弧角在前后位片上（内顶弧角）、髂骨斜位片上（后顶弧角）和闭孔斜位片上（前顶弧角）＞45°，提示负重臼顶得以保留，对这些患者应当考虑非手术治疗。然而，最近的生物力学分析产生了不同的标准。即对中顶弧角＞45°、前顶弧角＞25°和后顶弧角＞70°的患者考虑采取非手术治疗（图 12.49.3）。

髋臼关节面上方 10 mm，相当于臼顶负重区，该部位的 CT 扫描在判断髋臼骨折线是否累及这一区域也是有用的。尽管对于当髋臼上方臼顶受累时，多大的移位程度是可以接受的仍存在争议，但大多数作者建议：如果移位＞2 mm，应采取手术治疗。

对于移位的低位前柱骨折、低位横向骨折和低位 T 形骨折，只要骨折位置稳定且关节仍然匹配，采取非手术治疗也会取得满意结果。

当移位的髋臼双柱骨折表现为继发性匹配时，可以考虑非手术治疗（见 12.48 章，图 12.48.11），这种继发性匹配定义为：在没有应用骨牵引情况下，股骨头和移位的髋臼关节内骨折块之间是匹配的。在三张 X 线片上，股骨头和髋臼关节面都应维持对应关系，尤其是在年轻患者。另外，关节内骨折块的移位和髋关节向内的移位程度不应过分以至限制髋关节活动。但必须意识到，有继发性匹配的骨折并没有像解剖复位的骨折那样有那么好的预后。

只有当髋关节保持完全稳定时，累及髋臼壁的骨折才应当采取非手术治疗。复发的脱位和半脱位会带来灾难性后果。尽管髋关节不稳定更常见于后壁骨折，前壁骨折也有潜在的不稳定。后壁骨折的 CT 研究提示，累及部分＞40%～50% 通常是不稳定的，而骨折部分

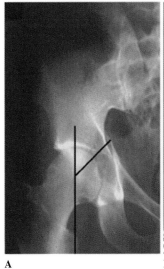
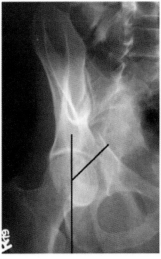
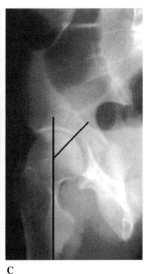

图 12.49.2　A）骨盆前后位；B）内斜位；C）外斜位。1992 年治疗的一例 35 岁横向髋臼骨折患者，通过测量显示其顶弧角都大约为 50°，按照初始处理建议，这是一个稳定的髋关节（Copyright Dr. Berton R. Moed.）

A　　　　　　　B　　　　　　　C

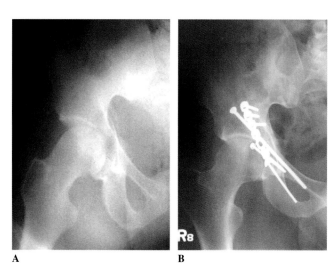

图 12.49.3 A）图 12.49.2 患者 3 周后的骨盆前后位片，显示明显的髋关节向内侧半脱位，按照 Vrahas 等的标准，这是可以预见的（1999）。随后这名患者接受了手术治疗，3 年后的 X 线平片显示了优良的临床结果（B）（Copyright Dr. Berton R. Moed.）

<20%～25% 通常是稳定的。但是，有证据表明，这些影像学测量并不可靠。当对稳定性有怀疑时，最安全的办法是先假设这些骨折是不稳定的，直到证实并非如此。因此，如果考虑非手术治疗，必须进行临床稳定性评估。如前所述，这种检查最好在患者全麻后、X 线透视下观测髋关节的情况。采用这种方法时，患者取仰卧位，髋关节置于中立位和充分伸直位。然后，逐渐屈曲髋关节 >90°，同时沿着股骨轴线用手在髋关节上施加纵向力量；同时拍摄髋关节的影像学图像，先拍摄骨盆前后位，接着是髂骨斜位。如果采用这种评估方法时髋关节表现稳定（仍然是匹配的），应另外在髋关节轻度内收位和内旋位（大约 20°）重复这一检查。不要求直接再脱位，其临床结果也不满意。因此，如在任何一张片子上证实有后方半脱位（表现为增宽的内侧间隙或关节的对应关系丢失），即提示动态髋关节不稳定。这一技术被证实可以预测长期稳定性和临床结果。无明显髋关节脱位的髋臼壁骨折并不能保证髋关节的稳定性（图 12.49.4）。

对看起来好像是无移位和轻微移位的髋臼骨折，应考虑非手术治疗。但是，也有建议对这组患者采用经皮骨折固定。争议集中在这些骨折的可疑的稳定性，有争议认为，一定比例的骨折将会有移位。因此，对于不能得益于进一步切开治疗的骨折，早期的经皮骨折固定可避免随后更广泛的切开手术，或可防止灾难性的早期创伤性关节炎（各种原因所致）。但是，仅

有一小部分无移位和轻度移位的骨折患者（<7%）有潜在不稳定并在无牵引时产生明显移位。为了这少数患者即对大组骨折患者采用不必要的开放手术以防止问题产生或强制所有患者延长牵引下的卧床时间的做法并不可取，尽量判断出哪些患者有移位风险更明智。如前所述，在患者全麻后进行动态应力下检查是判断这些骨折移位风险的方法之一。但是，除了后壁骨折，对其他骨折进行这种检查的确切技术仍不清楚。另一个方法是：对表现为非手术治疗即可的患者进行密切观察，每周进行 X 线平片随访。如果觉察到有不稳定或不匹配，立即转换成切开手术治疗。

技术

髋臼骨折的非手术治疗主要包括关节制动下的卧床休息和逐渐进展到完全负重活动。在骨折急性期，必需卧床休息以便缓解症状。一旦症状缓解，随后应

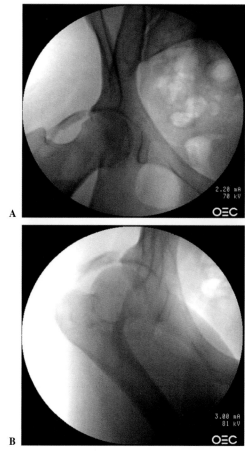

图 12.49.4 一位没有髋关节脱位病史、累及关节面 <20% 以及被认为是稳定的髋臼后壁骨折患者的内旋位透视片。A）髋关节中立位透视，关节是匹配的。B）屈髋 70° 时股骨头向后半脱位，提示隐匿不稳定

允许患者活动髋关节。患者应当从患肢脚占地的部分负重活动开始（＜10 kg）。随访应定期频繁地（第一个 4 周内每周拍一次）拍摄骨盆前后位和斜位片以确认骨折维持在满意的位置。当骨折愈合充分时，患者应逐渐过渡到完全负重。在整个康复期，应持续关节活动。应当根据个体化病情调整并应用正规的理疗和持续被动活动方式。

对于因为骨折移位而有手术适应证的患者，应当采用延长的牵引治疗，但也有相关的医疗禁忌。对于这些患者，应维持牵引直到骨折愈合充分，允许患者进行逐渐的负重离床活动，这一过程需要 4～12 周。

结果

无移位骨折和一些有移位但没有累及上方臼顶的骨折当能维持关节平整和稳定时，可获得优良的结果。移位的上方臼顶骨折和髋臼后方骨折一般伴有较差的临床结果。在髋臼骨折患者，延迟髋关节脱位、股骨头损伤和持续的不稳定都是导致不良结果的因素。

手术治疗

适应证（框 12.49.4）

无论何种类型，所有导致髋关节不稳定和（或）不匹配的髋臼骨折都是手术治疗的适应证。这一观点适于移位骨折和有隐匿的不稳定或不匹配表现的骨折。有髋关节不稳定的后壁和前壁骨折需要手术治疗。另外，骨折块或软组织嵌插在髋关节里可以导致髋关节不匹配，建议采用切开复位和去除游离体或嵌插组织以预防早期创伤性关节炎的发生。在这种情况下应根据髋关节不稳定的表现采用内固定治疗。

负重臼顶的移位骨折会导致关节不匹配，是切开复位内固定手术的主要适应证之一。如前所述，X 线平片和 CT 可以有效地用来确定髋臼骨折是否累及了负重臼顶。对于双柱骨折，如在三张 X 线平片中的任何一张出现股骨头和髋臼关节面之间的匹配丢失，则是手术治疗的一个适应证。

技术

髋臼骨折在解剖学和影像学上难以判断，外科手术治疗尤其有挑战性。但是，这些骨折应当按照标准的骨科治疗原则进行，目标是：关节稳定，解剖复位后固定骨折，并能使关节早期活动。

手术时机

一般来讲，髋臼骨折的手术治疗不是急诊手术。手术通常延迟 3～5 天以便评估任何潜在的医疗问题或伴发损伤，以及制订术前计划。在髋臼骨折，手术中复位的很多操作步骤属于间接复位，而不是直接显露或完全直视骨折块的操作。这些技术依赖于有能够相对移动的骨折块。损伤 10 天后，早期的骨折愈合开始启动，限制了这些骨折块的移动。损伤后 2 周，骨折愈合进展到骨折块不能移动的状态，对于一些骨折类型，例如，横向骨折、T 形骨折、前柱伴后半横向骨折和双柱骨折，需要采用更广泛的手术入路。3 周后，骨痂形成更广泛，此时骨折不再被认为是一个急性损伤，而被认为是陈旧损伤。已经证实，当手术在损伤 10～15 天内进行更能获得优良的临床结果。不好的临床结果与很多种因素有关，更广泛的外科显露有较高的伴发并发症发生率，例如，髋臼软骨损害和股骨头磨损。因此，如果可能，应当避免延迟很久的手术治疗。

急诊切开复位内固定的手术适应证罕见（框 12.49.5）。髋臼开放骨折的治疗应该遵循开放骨折手术的标准原则，包括急诊冲洗、清创和稳定骨折。稳定骨折的治疗选择包括：急诊切开复位内固定，或牵引然后延迟切开复位和内固定。当髋臼骨折是血管损伤的直接因素且骨折固定是血管修复的一个重要辅助方法（如前柱骨折的股动脉穿刺伤）时，有指征同时进行切开复位和内固定术。

计划和设备

X线平片和CT图像应能使外科医师对骨折进行分类并清楚地理解骨折的个性化特征。三维CT重建可能使一些骨折线模糊。然而，这种检查可能很有助于术者直视骨折的全面特征（图12.49.5）。在一张纸或一整个骨盆模型上划出骨折线也很有指导意义。采用这种方法，可以自信地制订恰当的手术入路、复位技术和内固定物轮廓的计划，能够轻松完成所需的解剖复位和牢固固定。

对于获得骨折复位，术中牵引很重要。因此，建议采用特殊设计的牵引床，如Judet骨折床或Jackson骨折床。手术床应该是可行X线透视的。可采用术中C-臂透视来评估骨折复位和内固定位置。因此，需要透视装备和训练有素的放射科人员。也需要多种类型的手术器械和内植物（图12.49.6）。软钻有助于在比较深的切口内放置螺钉。

复位技术和辅助设备

关节内骨折块的解剖复位是髋臼骨折手术的目的。纠正骨折移位很重要，没能适当纠正旋转畸形（这在许多骨折类型中是常见的）可能是骨折复位不良的最常见原因。对畸形的理解（根据术前的图像研究）是十分重要的。这有助于计划术中的复位操作方法。为髋臼骨折复位而特殊设计的各种工具和技术是必要的。长点状复位钳、球头复位棒和Farabeuf钳对获得满意复位很有帮助（图12.49.7）。术中牵引，可以对

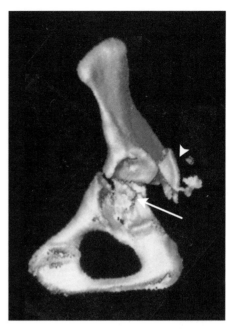

图12.49.5 三维CT扫描显示的主要横向骨折线，后壁骨折块（白箭头）和游离的关节内骨折块（白箭）都看得很清楚（Copyright Dr. Berton R. Moed.）

抗相当大的穿过髋关节引起畸形的暴力，从而在协助复位骨折块时起到作用。可以由助手用手牵引，也可以用手拉腿或在大粗隆或股骨远端置入牵引针进行牵引。但是，用这些方法通常难以有效维持牵引。如前所述，更可取的是采用能牵引的透视手术床。在牵引架上应用万能牵引器是一个可选择的方法。带T形柄的Schanz钉有助于牵引和直接进行骨折块的操作。

框12.49.5　髋臼骨折手术时机

◆ 急诊手术：
- 牵引后仍复发脱位
- 难复性髋关节脱位
- 闭合复位后坐骨神经症状进行性加重
- 伴发需要修复的血管损伤
- 开放性骨折
- 同侧股骨颈骨折

◆ 3~5天后制订计划是理想的

◆ 10天至2周以后结果恶化

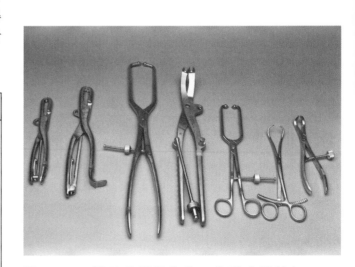

图12.49.6 用于骨折复位的一些手术器械（Synthes, Philadelphia, PA）

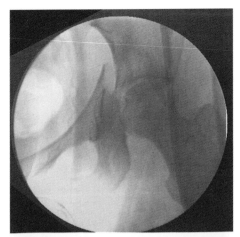

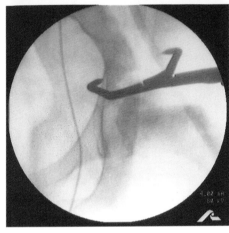

图 12.49.7　应用点状复位钳进行横向骨折复位的术中透视，复位前（上方）和复位后（下方）。复位钳经过坐骨大切迹放置，纠正了移位和旋转畸形（Reproduced from Moed, B.R. (2006). Acetabular fractures: the Kocher-Langenbeck approach. In *Master techniques in orthopaedic surgery: fractures* (ed. D.A. Wiss), pp. 685–709, Lippincott Williams & Wilkins, Philadelphia, PA.）

克氏针和环扎钢丝可用于牢固的临时固定，在放置永久的内固定物之前应进行透视或 X 线平片检查以仔细评估复位情况。在整个操作过程中应进行透视或术中 X 线平片检查以确认维持复位和正确放置了内固定物（图 12.49.8 和 12.49.9）。

内植物

获得解剖复位之后，最好应用骨折块间螺钉和能保证固定效果的钢板进行稳定的骨折固定。基于这一目的，3.5 mm 和 4.5 mm 皮质骨螺钉是理想的内固定物，并且长度应能达到 110 mm。也可能需要更长的或直径更小的螺钉（2.7 mm 或 2.0 mm），这取决于骨折的形状或粉碎程度（图 12.49.8）。标准的配套器械中并不一定

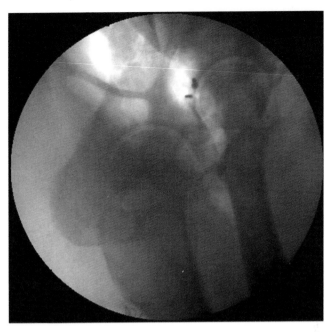

图 12.49.8　应用骨折块间拉力螺钉（2.7 mm 和 2.0 mm）固定一个小的后壁骨折块的术中透视图像，显示了螺钉放置于关节外的位置

配有这些尺寸的内植物。在这种情况下术前计划就很有价值。能按照骨盆和髋臼的弯曲且不规则的平面进行预弯的 3.5 mm 重建钢板（Synthes 或 Stryker）尤其适用于进行牢固的骨折固定（图 12.49.9）。应仔细选择放置内固定物的位置以获得满意的骨折固定，同时要避免神经血管损伤和内植物置入关节内。经验决定了要达到稳定骨折固定所需要的内固定物的数量。

手术入路（框 12.49.6）

选择合适的手术入路是髋臼骨折术前计划的最重要方面之一。作出这一决定的主要因素是：骨折类型，从损伤到手术干预已经过去的时间，以及骨折最大移位处发生的位置和程度。髋臼骨折的主要手术入路是：Kocher-Langenbeck 入路、髂腹股沟入路、髂股入路和扩大髂股入路。前三个入路仅直接显露髋臼的一个柱（Kocher-Langenbeck 入路显露后柱，髂腹股沟入路和髂股入路显露前柱），而对经过对侧另一柱的骨折线主要依靠间接操作进行复位。扩大的髂股入路有机会几乎完全直接显露髋臼的所有部分。

Kocher-Langenbeck 入路的变异包括：附加大粗隆截骨入路或将切口近端轻微前移的入路（改良的 Gibson 入路）。这些变异可以增加手术显露前面的范围（见下文）。改良的 Stoppa 入路是标准的 Pfannensteil 入

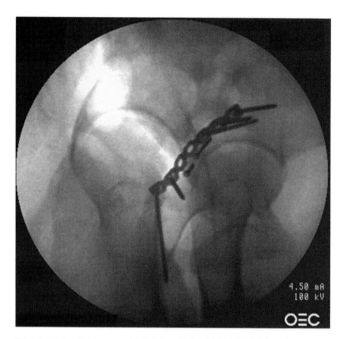

图 12.49.9 图 12.48.6 的骨折，术中透视显示应用一个 3.5 mm 预弯的重建板支撑螺钉固定

路的延伸，显露前方骨盆内的入路，可以看作髂腹股沟入路的一个变异。这一入路能提高四边体的显露范围，同时可避免分离股神经和血管；但是，常常会需要增加一个额外的后入路（Kocher-Langenbeck 入路）或一个平行于髂嵴的入路。另外，如果手术医师在行髂腹股沟入路显露时，从同侧转换至手术台的对侧进行显露，可能取得改良的 Stoppa 入路的所有潜在优势。

髂骨扩大入路的改良入路被发展为其他入路，Y 形入路和 T 形入路。这些扩大入路的每一个都有自己的特征。但是，它们都是围绕同一主题进行变异的。

框 12.49.6　手术入路

- 后侧——Kocher-Langenbeck 入路：
  - 改良的 Gibson 入路
  - Trigastric 转子截骨术
- 前侧——髂腹股沟入路：
  - 髂股
  - 改良的 Stoppa 入路
- 髂股扩大入路：
  - T 形改良
  - Y 形改良
- 前后联合入路

增加显露范围所付出的代价是手术并发症的风险增加。

常识提示，后方骨折采用后侧入路，前方骨折采用前侧入路。累及双柱的骨折在作出决定前要考虑更多因素。一般来讲，对于负重臼顶没有移位的新鲜骨折，可以通过单一手术入路复位有最大程度移位的髋臼柱，而经过对侧柱的骨折线只需要通过间接复位方法达到并进行操作。随着损伤时间延长，骨折块逐渐固定，复位困难。因此，对于延迟的骨折手术，可能需要扩大入路（同时伴发较高的并发症发生率），而这些骨折如在急性期处理是本可以通过更小范围的入路进行显露的。扩大入路的适应证还包括：移位经过髋臼负重区臼顶的横向和 T 形骨折（经臼顶型骨折），垂直骨折块有广泛移位的骨折，以及累及骶髂关节的双柱骨折或后柱的多阶段骨折。

只有当患者取仰卧位时才能获得前侧入路的全部显露范围。同样，只有患者取俯卧位时才能充分利用后方的 Kocher-Langenbeck 入路。患者取侧卧位时同时进行前方和后方手术入路，则会使每个入路的显露范围都受限。除了进行后壁骨折固定外，侧卧位手术产生了一个趋势，即应用扩大的手术入路进行手术（如将 Kocher-Langenbeck 入路扩大成 Y 形入路或同时进行前后入路）。当采用适当的体位和计划时，更小范围的手术入路就可以满足需要（图 12.49.10）。

Kocher-Langenbeck 入路

Kocher-Langenbeck 入路对于后壁骨折和伴发或未伴发后壁骨折的后柱骨折是理想入路。对于解剖顶没有移位的横向和 T 形骨折，在 15 天以内手术，也能通过这一入路获得满意结果。另外，对于 T 形骨折，最大的移位应该是在后方，而前方的骨盆缘仅有很小的移位。

患者可以取侧卧位或俯卧位。但如前所述，对于比较复杂的骨折类型，俯卧位首选。必须在整个手术过程中保持膝关节屈曲以减少坐骨神经损伤的风险。这一切口起于髂后上棘外侧大约 6 cm，向远端成弧形延伸至大粗隆，并沿着股骨近端外侧中线向远端延伸至大腿中点。锐性切开筋膜，并朝着髂后上棘的方向钝性分开臀大肌。臀大肌的神经支配来自于臀下神经，它在肌肉内从后向前走行。因此，当遇到第一个神经主干时，大约在大转子至髂后上棘的中点，应停止劈开肌肉。接下来，松解臀大肌在股骨的止点。这样可

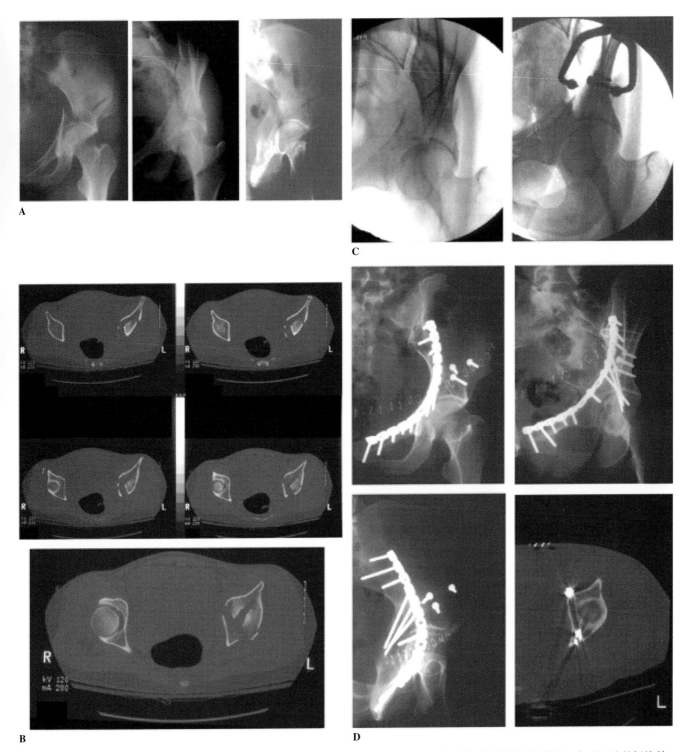

图 12.49.10 30 岁女性患者,滑雪时撞倒树上,双柱骨折。术前 X 线平片(A)和 CT(B)扫描评估提示,除了一个后上壁骨折块外,其他骨折均可很容易采用髂腹股沟入路处理。对此可能考虑需要附加一个后入路。但是,在这种情况下,后壁骨折块也可以从髂腹股沟入路进行固定(C),应用点状复位钳将其中一个齿在有限剥离髂嵴肌肉后放置于髂骨外侧面,即可进行复位。D)术后 X 线平片和 CT 证实了解剖复位

以向后方牵开肌肉而没有过度牵拉臀下神经。接下来,可发现坐骨神经位于股方肌的后面,并向近端追踪至梨状肌。显露短外旋肌和梨状肌肌腱并加以缝线标记以有助于缝合时找回。应当在它们离粗隆止点 1.5 cm

的地方切断这些肌腱以避免损伤股骨头的血供。轻柔地牵开短外旋肌以直视后柱和反髋臼面，但这对坐骨神经的保护作用有限。

　　Kocher-Langenbeck入路直接显露髋臼后柱的外侧面（图12.49.11）。通过切断臀中肌的一部分止点或行大粗隆截骨可以向前上扩大显露范围（图12.49.12）。可以通过用手指触摸或将特殊器械经坐骨大切迹置入间接到达四边体表面。后方的关节囊切开可有限接近关节面的后表面。在后壁骨折时这一显露范围是增加的。这一入路有相对较高的坐骨神经损伤风险和中等的异位骨化风险。

改良的Kocher-Langenbeck入路

　　改良的Gibson入路不同于Kocher-Langenbeck入路的地方是：近端的分离部位是臀大肌和阔筋膜张肌之间间隙，而不是纵劈臀大肌（图12.49.13）。这样，供应臀大肌前方部分的神经血管就没有损伤的风险。另外，扩大了对前上方的显露（图12.49.12）。由于是一个直切口，而不是成角的皮肤切口，改良的Gibson切口更美观，尤其是对于肥胖的女性患者更是如此。无论是Kocher-Langenbeck入路，还是改良的Gibson入路，都可以结合一个有三块肌肉附着的粗隆截骨术，后者保留臀中肌、股外侧肌和臀小肌的止点并将其附着在可移动的粗隆截骨块上。这样有助于术中脱位股骨头以检查关节内的情况。

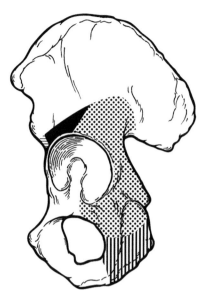

图12.49.12　扩大的Kocher-Langenbeck入路或改良的Gibson入路能显露的范围。点状区域是能直视的范围。水平线区域是能间接显露的范围，竖线区域是松解股方肌起点后能扩大的显露范围。黑色区域为扩大的直视和显露范围（Copyright Dr. Berton R. Moed.）

髂腹股沟入路

　　髂腹股沟入路适用于累及前壁和前柱的骨折。主要移位在前方而后方移位很小的横向和T形骨折，以及无粉碎后柱骨折块的双柱骨折也可以采用这一入路处理。另外，这些复杂骨折类型必须没有解剖顶的移位，而且必须在损伤15天内治疗。

　　患者取仰卧躺在手术床上。切口刚好始于臀中肌结节的后方，平行于髂嵴向前延伸至髂前上棘，然后向内侧中线方向走行，至位于耻骨联合上方两横指的地方。从髂窝内表面剥离髂肌。从髂前上棘至中线切开腹外斜肌腱膜，经过腹股沟管浅环上方至少1 cm之处。向远端翻开腱膜，在男性患者显露精索，在女性患者显露子宫圆韧带。将该结构和髂腹股沟神经一起钝性分离，并用橡皮环牵开。此时即显露了腹股沟韧带，沿其全程劈开，即显露了位于其外侧的肌腔隙（股外侧皮神经、髂腰肌和股神经）和位于内侧的血管腔隙，后者包括髂外血管和淋巴管。将这些间隙分开的髂耻筋膜也必须切开以显露四边体和真骨盆。用橡皮环将肌腔隙内容物和髂外血管各自分离开。这样，即可以显露内侧、中间和外侧三个"窗"。

　　髂窝内面、骶髂关节前面和前柱的外侧部分可通过向内侧牵开髂腰肌获得显露。四边体可以通过向外

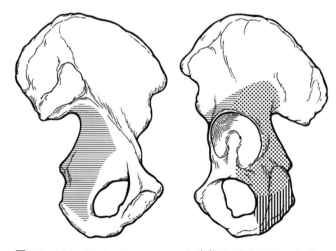

图12.49.11　Kocher-Langenbeck入路能显露的范围。点状区域是能直视的范围。水平线区域是能间接显露的范围，竖线区域是松解股方肌起点后能扩大的显露范围（Copyright Dr. Berton R. Moed.）

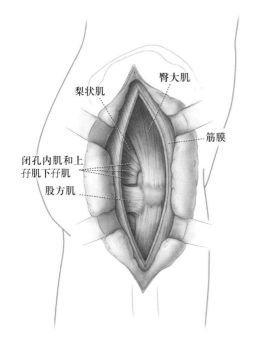

图 12.49.13 改良的 Gibson 入路（Reproduced from Moed, B.R. and McMichael, J.C. (2008). Outcomes of Posterior Wall Fractures of the Acetabulum: Surgical Technique. *Journal of Bone and Joint Surgery, American Volume*, 90A (supplement 2, part 1), 87–107.）

侧牵开髂腰肌并向内侧牵开髂外血管鞘获得显露。耻骨上支可以通过向旁侧牵开髂外血管鞘并向中间牵开精索获得显露。向旁侧牵开精索（松解腹直肌的止点有帮助）可以显露耻骨联合并达到耻骨后间隙。牵开血管之前，必须仔细寻找闭孔动脉的异常起点，即所谓的死亡冠或其他位于闭孔血管和髂外系统之间的交通支（图 12.49.14）。

髂腹股沟入路可以直接显露整个骨盆边缘和髂内

窝（图 12.49.15）。通过用手指触摸或应用特殊器械可以间接达到四边体表面。这一入路的异位骨化风险最低。股外侧皮神经、股神经、髂外血管和腹股沟管内容物都有损伤风险。

髂股入路

髂股入路应用局限。它是治疗前壁骨折变异类型的可选择入路（见 12.48 章和图 12.48.8）。尽管髂腹股沟入路通常是更好的选择，但髂股入路也可以用来治疗高位前柱骨折。

患者取仰卧位躺在手术台上。切口刚好始于臀中肌粗隆后方，平行于髂嵴走向髂前上棘，然后沿着缝匠肌的外侧向远端走约 15 cm。从髂嵴内面剥离髂腰肌。从髂前上棘松解缝匠肌的起点和腹股沟韧带。打开缝匠肌和阔筋膜张肌之间间隙以显露髋关节囊前方、髂前下棘和前柱向内更远至髂耻隆起。

这一入路相对简单，风险低，但可显露的前柱部分有限。在该入路中，通常可能损伤的有股外侧皮神经和其他一些该入路中的结构。

扩大的髂股入路

扩大的髂股入路适用于选择的复杂髋臼骨折类型和损伤后>2 周以上的延迟外科手术（见前面关于手术时机部分）。这包括累及臼顶的高位横向和 T 形骨折（如经臼顶型骨折），以及有粉碎后柱骨折块的双柱骨折，经过骶髂关节或在髋臼上缘前后柱广泛分离的移位骨折。

患者取侧卧位，保持膝关节屈曲以便放松坐骨神经。采用倒 J 形切口，始于髂后上棘，沿着髂嵴走行至

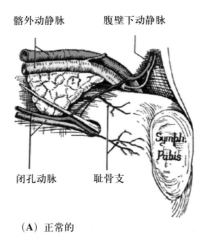

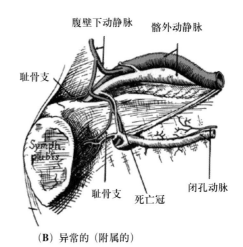

图 12.49.14 A）常见的闭孔血管和髂外血管之间的小的交通支。B）真正的"死亡冠"，起点为来自髂外系统的闭孔动脉（Reproduced from Grant, J.C.B. (1972). Grant's atlas of anatomy (6th edn). Williams & Wilkins, Baltimore, MD.）

（A）正常的　　　　　　　　　　　（B）异常的（附属的）

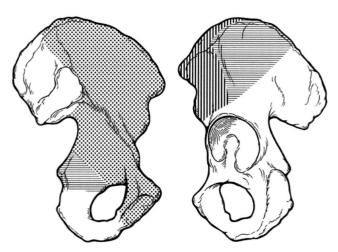
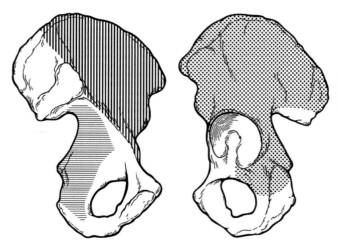

图 12.49.15 髂腹股沟入路能显露的范围。点状区域是能直视的范围。水平线区域是能间接达到的范围，竖线区域是松解阔筋膜张肌后能扩大的直视和达到的范围（Copyright Dr. Berton R. Moed.）

图 12.49.16 扩大的髂股入路能显露的范围。点状区域是能直视的范围。水平线区域是能间接达到的范围，竖线区域是从髂内窝剥离髂肌后扩大的直视和达到的范围（Copyright Dr. Berton R. Moed.）

髂前上棘，接着继续向远端走行至大腿的中点，其延长线约位于髌骨外缘外侧 2 cm 之处。从髂骨外表面剥离臀肌和阔筋膜张肌，仍与臀上血管神经束相连。从大粗隆松解髋关节外展肌和短外旋肌的止点，以便完成几乎整个髂骨的外侧面的显露。松解股直肌的返折头，同时沿着髋臼边缘行环形关节囊切开，直接显露髋关节。通过松解缝匠肌和股直肌起点并从髂内窝剥离髂肌，可以向内侧扩大显露。但是，这些附加的肌肉剥离会导致髂骨翼和臼顶骨折块缺血的风险和感染的风险增加。

扩大的髂股入路可显露髂骨的整个外侧面、后柱、后壁和前柱至髂耻隆起水平（图 12.49.16）。通过关节囊切开术可以显露关节面，并且如前所述，显露髂窝也是可能的。该入路有较高的异位骨化形成的概率。感染率很高，在一项病例研究中高达 8%。也有损伤坐骨神经和臀上血管神经束的风险。人们一度认定，损伤臀上动脉将导致严重的外展肌坏死。但是，广泛的临床经验和动物研究证实，这并不是一个严重的临床问题。

Y 形入路

Y 形入路的适应证与扩大的髂股入路的适应证类似。但是，其显露范围更有限，缺乏对髂嵴的完全显露。皮肤切口是 Y 形的，后侧两个分支几乎与 Kocher-Langenbeck 入路的切口几乎完全相同。切口的前侧分支从大粗隆延伸至髂前上棘。经过切口切开深层的筋膜。向后方，该入路与 Kocher-Langenbeck 入路相同。行粗隆截骨松解外展肌的止点，并从髂骨的外表

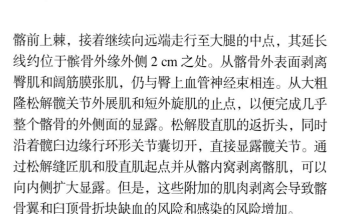

面剥离臀肌和阔筋膜张肌。当手术医师经过一个最初的 Kocher-Langenbeck 入路不能处理骨折时，也可以将转为 Y 形入路。

前后联合入路

前后联合入路最开始被应用的情况是：当计划采用一个入路但术中发现它不能完成骨折固定时，而依次再附加另一个入路。举一个这种情况的例子，当应用初始的髂腹股沟入路治疗双柱骨折而术中发现无法复位和固定后柱骨折时，只好再加用后方入路。目前建议：对复杂骨折类型同时采用前入路（髂股或髂腹股沟入路）和后入路（Kocher-Langenbeck 入路）。患者先取仰卧位，并向健侧倾斜 45°，固定在这一体位上。最初选用的切口用来显露有最大移位的柱。

术后治疗

患者应自术前开始至术后 24 小时内静脉应用抗生素预防感染。应常规从术前开始至术后 12 周内进行预防血栓形成（机械或化学的）治疗，直至患者能下床活动。所有从髂骨外面剥离肌肉的入路都有可能伴发异位骨化，扩大入路的风险尤其是高。因此，应当对这些患者进行预防异位骨化的治疗。

应当拍摄术后骨盆前后位和斜位片，并在术后早期常规每隔 4~6 周重复拍片，以评估和检查维持复位和骨折愈合情况。如果担心内植物置入关节内或有复位不全，应考虑术后 CT 检查。

术后在伴发损伤允许的情况下，患者应尽可能早地活动。术后第一天即可以坐起来，在术后接下来的几天内进行正式的理疗以增加肌肉力量，并进行主动的活动范围锻炼。不需要预防行全髋关节成形术，因为内固定已经使髋关节稳定。在术后 10～12 周需要开始扶着拐杖或助行器进行足趾踩地的 10～15 kg 的部分负重运动。但是，完全负重则需要根据患者能忍受的程度循序渐进地进行。理疗应一直持续到患者的肌肉力量和活动范围恢复了或达到了一个恢复平台期。

结果

临床结果和随后发生的创伤性骨关节炎与骨折复位是否充分强相关。早期研究认为，残余 2～3 mm 的移位可被认为是满意的，并且证实，在大约 3/4 的研究患者中获得了好、很好或优的结果。

一项更近的研究将 <2 mm 的残余移位作为解剖复位的标准，并在平均随访时间为 10.9 年的研究中证实有 81% 的好或优的临床结果，而对没有解剖复位的患者只有 64% 可获得好或优的结果。随着骨折复杂程度、患者年龄、延迟骨折固定手术时间的增加，解剖复位率被发现呈下降趋势。许多研究证实了延迟手术有不良结果。这影响了医师获得解剖复位的能力，从而影响了临床结果。已经证实，对于基本骨折类型来讲，如果手术能在 15 天内进行，对于复合骨折类型，如果手术能在 5 天内进行，更可能获得解剖复位。

手术治疗后一些特定骨折类型似乎比其他类型骨折有更好的治疗结果。双柱骨折是复杂损伤且技术要求高。但是，与其他很多骨折类型比较，双柱骨折一般有比较好的结果。一项研究发现，尽管只有 57% 的患者获得了解剖复位，但有 77% 的患者获得了好和优结果。后壁骨折则呈现出明确的治疗问题，尽管据报道其优良解剖复位率可高达 100%。但即使获得了解剖复位，据报道其临床失败率高达 32%。其他研究则报道了更好的结果，并且发现，这种不一致性在很大程度上是由于 X 线平片在评估术后后壁复位质量上不够充分所致。

并发症

常见的主要早期并发症包括：感染、医源性神经损伤、螺钉置入关节内和血栓形成。晚期并发症包括：异位骨化、创伤后关节炎和股骨头坏死。

感染

在大多数关于髋臼骨折手术治疗的病例研究报道中，感染率大约为 5%。在开放性骨折和有软组织损伤（如 Morel-Lavalle 损伤）的患者，感染风险增加。胃肠道和泌尿系统的损伤也与感染率增加有关。适当应用抗生素，较小范围的手术入路，以及对开放伤口进行彻底清创，有助于降低感染率。术后深层关节内伤口感染的危害不可能降低。可以预见，50% 的这类患者会出现完全的关节毁损伤。

医源性神经损伤

尽管在髋臼骨折手术中，臀上神经、闭孔神经或股神经可能损伤，但这些损伤的发生率较低。坐骨神经的医源性损伤是处理髋臼骨折碰到的主要并发症之一。这些损伤最常发生于涉及直接显露和牵引坐骨神经的后方入路或扩大入路手术。但通过前入路对后柱移位进行间接复位时也可能发生这一损伤。

医源性神经损伤发生率据报道为 2%～9%。有些作者提倡将术中坐骨神经检测作为一种降低坐骨神经损伤发生率的方法。然而，当医师临床经验增加时，神经损伤发生率好像减低。据报道，在大的医疗中心中，有经验的医师进行手术时，即使没有神经监测，损伤的发生率也只有 2%。目前，没有明确数据提示术中躯体感觉诱发电位确实降低了总体的医源性坐骨神经损伤发生率。自然运动电位监测是另一种可选择的方法，并且初步结果证实，这种方法可能更有效。目前，还没有什么方法可以代替医师对手术中的细节的注意、仔细摆放患者体位和好的手术技术。

内植物置入关节内

尽管没有明确的发生率，但将螺钉置入关节内的确经常出现，通常给髋臼骨折手术带来灾难性的并发症。术中透视是预防这种并发症和避免创伤后关节炎的最好办法。

血栓栓塞

对于髋臼骨折患者，创伤后和手术后血栓栓塞是一个重大问题。在 34% 的髋臼骨折患者中，通过磁共振静脉造影可发现近端深静脉的血栓栓塞。因此，建议采用一些形式的机械或化学预防方法来降低血栓栓塞并发症的风险。一项研究提示，通过应用足部静脉泵进行早期（刚住院时）机械性预防，另加定时应用（入院后5天内）依诺肝素，对于严重骨骼肌肉系统损伤后的深静脉血栓的预防是一个很成功的方法。对于需要进行手术治疗的患者，依诺肝素一直应用到术前前一天晚上，然后在手术后12小时内开始继续应用。即使进行预防性治疗，创伤后和手术后血栓栓塞的发生率约为11%，并且对多普勒超声和磁共振静脉造影图像的价值仍有争议。对预防性放置静脉滤器是有争议的，但在选择的某些高危患者可能是适应证。

目前就预防性治疗没有一致的意见。我们的方法包括：在患者入院时即开始应用双下肢的机械性梯度压力装置，并在患者血流动力学稳定情况下尽可能早地应用低分子量肝素进行化学预防，同时应用多普勒彩超进行监测。对于需要手术干预的患者，低分子量肝素应持续应用到术前前一天晚上，并在术后36小时内恢复应用。患者从医院出院后，继续保持应用化学药物预防直到他们恢复活动，通常是术后6~12周。对于有化学预防禁忌证的高危患者，应保留腔静脉滤器。

异位骨化

据报道，异位骨化可发生在髋臼骨折手术后高达90%的患者（18%~90%）。在一些患者组中，严重受累的高达50%。术语"严重异位骨化"通常用来描述影响功能所需要的异位骨化量。髋关节活动度丢失>20%被认为是严重异位骨化的最好临床定义。很多报道采用Brooker分类来确定异位骨化程度（表12.49.1），但该分类仅仅依靠骨盆前后位片上的表现。但是，X线平片上的表现并不总是与髋关节活动度符合，而且一般总是高估异位骨化的临床严重程度。与髋关节活动受限程度有关系的影像学精确分类在评估髋臼骨折术后患者异位骨化对功能造成的独立作用是有用的。除了骨盆前后位片，再加Judet斜位片（在患者术后评估时会常规拍摄此片），按照合乎逻辑的特定顺序阅读这些X线平片，似乎能对异位骨化所导致的活动受限给出一个更可靠的解释。应用这种改良的方法，通常用0、Ⅰ和Ⅱ级来表示未受损伤的活动范围。

异位骨化最特别的危险因素是从髂骨外表面剥离臀肌。在最近的一项病例研究中，明显的异位骨化形成被定义为：活动受限>20%，并且没有给予患者预防性治疗，报道的流行病学结果如下：Kocher-Langenbeck入路为8%；扩大髂股入路为20%；髂腹股沟入路为2%。

应用吲哚美辛和放疗好像可以明显降低异位骨化的发生率。近来的一项回顾性研究比较了吲哚美辛和放疗的作用，结果证实，它们都是安全和有效的预防措施。吲哚美辛的问题是：患者没有依从性；放疗则是费用惊人的昂贵。在一项研究中，联合应用放疗和吲哚美辛基本上排除了术后的异位骨化，同时即使在术后X线平片上看到了早期的移位骨化，也注意到这些异位骨化没有再进展。

异位骨化是髋臼骨折手术后一个显著的潜在术后并发症，要求采取预防性治疗。但是，在每一个特定的临床情况下，医师必须权衡预防性治疗的风险和潜在的治疗失败所致实际事件的风险。关于髋臼骨折患者的一项近期研究指出，应用吲哚美辛增加了长骨不愈合的风险。对于低剂量放疗，尽管对其可致后代遗传变异可能也有争议，但其诱发恶性肿瘤疾病的可能性仍是最令人担心的问题。但是，对于用于髋关节异位骨化形成的预防性治疗的剂量和方法来讲，诱发恶性肿瘤的可能性是很低的。基于对现有的文献上可获得的证据的回顾，已作出了对异位骨化应用预防性治疗的建议（框12.49.7）。吲哚美辛便宜、简单、安全且很可能有效。正如其他非甾体类抗炎药一样，可能发生胃和十二指肠黏膜损害。

框12.49.7　异位骨化预防治疗的建议
◆ 对采用髂腹股沟入路或类似入路固定的髋臼骨折不建议预防治疗
◆ 对采用髂股扩大入路或类似入路固定的髋臼骨折建议预防治疗
◆ 尽管证据矛盾，对采用Kocher-Langenbeck入路或类似入路固定的髋臼骨折建议采用吲哚美辛预防治疗
◆ 对采用Kocher-Langenbeck入路或类似入路固定的髋臼骨折不建议采用放疗预防治疗

表12.49.1　Brooker分类

0级	没有异位骨化
Ⅰ级	软组织内骨岛
Ⅱ级	骨盆或股骨近端骨刺，但距对侧骨面距离至少为1cm
Ⅲ级	骨盆或股骨近端骨刺，距对侧骨面距离<1cm
Ⅳ级	髋关节的明显的骨强直

另外，应当考虑胃肠道的预防性治疗（如米索前列醇）来减少这些药物诱发的损害发生。然而，还没有对接受吲哚美辛进行异位骨化预防性治疗的髋臼骨折患者应用这种药物或应用其他胃肠道黏膜保护剂的研究。对于高危患者（如颅脑损伤）和需要采用扩大入路的成年患者（女性患者超过育龄），应考虑放疗。

创伤后关节炎和股骨头坏死

创伤后关节炎是髋臼骨折患者的一个比较明确的并发症。骨折复位的质量好像是临床结果和晚期创伤性关节炎风险的主要决定因素。原发损伤时对股骨头的损害是另一个重要因素。已知的髋臼骨折伴发髋关节脱位导致的股骨头坏死也可能导致创伤后关节炎。但是，创伤后关节炎是由于骨折复位不良导致的股骨头磨损更常见，并且这通常被错误地归因于骨坏死。创伤后关节炎和有致残疼痛是全髋关节成形术和关节融合术的适应证。

特殊情况

高龄患者

高龄患者的移位髋臼骨折可以通过切开复位内固定进行有效治疗。一个最少随访 2 年的报道证实，接受手术治疗的 17 名患者中有 16 名（年龄＞60 岁）取得了优良结果。但是，高龄患者通常是低能量损伤的骨折类型（前柱或双柱），保守治疗有相对较好的预后。应根据骨折类型、患者的医疗状况和骨质疏松程度决定是否进行切开复位内固定手术。避免应用扩大的手术入路。根据患者的症状，当医师意识到保守治疗的预后较差时，可选择的方法是先进行非手术治疗，接着进行全髋关节成形术。不幸的是，研究证实，总体上，髋臼骨折后的全髋关节成形术的晚期效果要差于对退变性关节炎患者所行关节成形术的效果。因此，切开复位内固定联合初次全髋关节成形术，作为一个手术操作，仅建议应用于严格选择的特别严重的髋臼骨折患者，尤其是高龄患者。

合并股骨干骨折

同侧股骨干骨折常见，并且应当急诊固定。可以对股骨干和髋臼骨折都行急诊固定，但通常不要求这样做或逻辑上不可能。如果两个步骤分期处理，股骨髓内钉的顺行手术入路可能会累及随后的髋臼手术入路。因此，应当考虑采用逆行股骨髓内钉固定股骨干骨折。

髋臼骨折手术失败后的全髋关节成形术

如前所述，髋臼骨折手术失败后的全髋关节成形术的效果要差于对退变性髋关节疾病患者所行关节成形术的效果；与之前没有遭受髋臼骨折的患者相比，有较高的髋臼假体松动率（53%）和翻修率（14%）。造成这些较差结果的因素包括：患者年轻，患者主要是男性和存在残余骨缺失。手术本身技术要求也较高。因此，不能简单地将髋臼骨折手术的实施作为一个满意的进行最终的全髋关节置换手术之前的分期操作步骤。

总结

自从 20 世纪 60 年代 Judet 和 Letournel 的最初的著作问世以来，髋臼骨折的治疗已取得了大踏步的发展。毫无疑问，有经验的医师可获得优秀的结果，而且针对髋臼骨折治疗的教育活动的扩展使有经验的医师数量增加。但是，髋臼骨折固定术仍然是有较高潜在并发症发生率的大手术。不是所有患者都能获得优良结果，这主要与残余骨折移位、感染、神经损伤、血栓栓塞疾病和异位骨化有关。在手术技术的精炼和提高预防性治疗措施方面应继续努力。但是，Judet 和 Letournel 的结果（1993）仍然是"金标准"。术中进行透视基础上的三维图像导航系统和一些通过有限切口对骨折进行复位和固定而改善的器械，是否能使结果更好，仍有待确定。

拓展阅读

Brooker, A.F., Bowerman, J.W., Robinson, R.A., and Riley, L.H. Jr (1973). Ectopic ossification following total hip replacement: incidence and a method of classification. *Journal of Bone and Joint Surgery*, **55A**, 1629–32.

Judet, R., Judet, J., and Letournel, E. (1964). Fractures of the acetabulum: classification and surgical approaches for open reduction. *Journal of Bone and Joint Surgery*, **46A**, 1615–46.

Letournel, E. and Judet, R. (1993). *Fractures of the acetabulum* (2nd edn). New York: Springer-Verlag.

Matta, J.M. (1996). Fractures of the acetabulum: accuracy of reduction and clinical results in patients managed operatively within three weeks of injury. *Journal of Bone and Joint Surgery*, **78A**, 1632–45.

Moed, B.R., Carr, S.E.W., Gruson, K., Watson, J.T. and Craig, J.G. (2003). Computed tomography assessment of fractures of the posterior wall of the acetabulum after operative treatment. *Journal of Bone and Joint Surgery*, **85A**, 512–22.

Moed, B.R., Ajibade, D.A., and Israel, H. (2009). Computed tomography as a predictor of hip stability status in posterior wall fractures of the acetabulum. *Journal of Orthopedic Trauma*, **23**, 7–15.

12.50
髋关节脱位和股骨头骨折

A. Pohl

（马明太 译 熊 健 张殿英 审校）

要点

◆ 大多数为高暴力损伤，因此要注意合并损伤
◆ 通常最好在全麻下行早期闭合复位
◆ 在没有对影像学资料进行充分研究的情况下不建议行切开复位
◆ 手术入路取决于损伤类型
◆ 早期合理的治疗可以避免一些长期并发症发生或使其减小到最低程度（例如，缺血性坏死）

背景

髋关节脱位通常合并其他局部骨折和损伤，导致髋关节慢性不稳定和早期或加速的退变性髋关节疾病。

重要性

股骨头缺血性坏死是髋关节脱位常见的并发症，因此，了解股骨头的血供是必要的。

股骨头的承重部分的主要骨内血供来源于旋股内侧动脉（medial femoral circumflex artery，MFCA）的深支向上发出的数只终末支持带动脉。MCFA 的深支走行于腰大肌肌腱侧面及耻骨肌中间，在闭孔外肌下界的旁边，后面位于股方肌和下孖肌之间。它位于上孖肌、下孖肌和插入其中的闭孔内肌腱前方（即从后方入路可以看到这些组织结构），并在上孖肌下方和梨状肌肌腱的远端进入髋关节囊。终末支持带血管供应股骨头，贴附于股骨颈，被髋关节囊包绕。

臀下动脉沿梨状肌肌腱走行，常常与 MFCA 的一个分支吻合，但旋股外侧动脉对股骨头的血供作用不大。在年轻人中，一部分股骨头的血供由附着于股骨头凹的股骨头韧带中的髋臼支供应，髋臼支由闭孔动脉发出。

诱因

髋关节脱位及骨折 - 脱位的诱因是高能量损伤。受到外力后，来自股骨的力相对于骨盆的作用方向决定了是发生前脱位、后脱位还是发生或骨折合并脱位。

临床特征（框 12.50.1）

病史

大多数髋关节脱位或骨折合并脱位患者有受到高能量外力所致严重创伤的病史。例如，

◆ 工业事故
◆ 高处坠落伤
◆ 交通事故

由于是高能量损伤，发生车祸后受害者通常为多发损伤，而同车中的其他人也可能遭遇同样的命运。

向救护人员或送患者到医院的人询问准确的病史

框 12.50.1 髋关节脱位的一般特征

◆ 髋关节脱位通常合并局部或其他部位骨折
◆ 髋关节后脱位的患肢体位——屈曲、内收、内旋
◆ 髋关节前脱位的患肢体位——外旋、外展和患肢变长
◆ 坐骨神经损伤，尤其是腓总神经分支
◆ 旋股内侧动脉（MFCA）——供应股骨头的主要分支
◆ 有缺血性坏死的风险

至关重要:

- 头部受伤的患者可能没有能力提供一个可靠的病史
- 多发伤患者可能很难定位他们的疼痛部位,尤其是当使用麻醉性镇痛剂后
- 下肢、骨盆、腹部和脊柱等处的局部损伤可能掩盖了髋关节脱位的病情

体格检查

在高能量损伤所致的髋关节脱位中,医务人员应当遵循高级创伤生命支持(ATLS)方法推荐的原则,对这些伤员进行早期处理。应当对患者进行进一步的彻底检查以发现其他器官系统的损伤,在随后的几天应通过临床评估来排除漏诊。

髋关节脱位患者通常表现为:

- 疼痛
- 典型的畸形
- 髋关节活动受限和疼痛

髋关节后脱位畸形表现为患肢屈曲、内收和内旋。髋关节前脱位的典型表现为外旋、外展和患肢变长。然而,当合并同侧股骨干或股骨颈骨折时,可能出现下肢近端位置正常的假象,这可能导致髋关节脱位漏诊。

医务人员应当了解损伤的发生机制,通过认真的检查发现可能合并的损伤。膝部受到的冲击力作用在腿的一端,身体向前的冲力作用在另一端,这样可以导致两点间任何部位的损伤。通过观察皮肤擦伤和髌骨或胫骨近端前面的裂伤可以推测外力的作用点。膝关节的损伤包括:胫骨近端骨折、髌骨骨折、髌骨软骨和股骨远端关节面软骨损伤、股骨远端骨折。髌骨和膝部韧带损伤可导致膝关节不稳定,需要认真评估检查。对骨盆和脊柱一定要进行彻底的检查以排除骨盆骨折、骨盆环破裂和脊髓损伤。

对于是否有神经损伤,一定要进行详细的评估,如果存在神经损伤,一定要记录是在髋关节脱位复位前,还是在复位后出现。在髋关节脱位时,常常发生坐骨神经损伤,尤其是腓总神经成分。有腰骶干损伤的患者可能伴有骨盆环破裂,而脊神经根损伤可能存在于椎体骨折患者。

辅助检查

影像学检查
X线平片

对于所有遭遇严重创伤的患者,应当按照高级创

伤生命支持方法所推荐的,拍摄颈椎和胸部X线片以及骨盆前后位片。

通过对骨盆前后位X线片进行系统的详细检查,可以发现髋关节脱位迹象。需要核查:

- 股骨头尺寸的任何不同(在前脱位时,股骨头测量值较正常值大些,在后脱位时小些)
- 髋关节间隙的对称性(存在脱位/半脱位或当存在碎骨片以及软骨或软组织嵌顿时,出现关节间隙不对称)
- 沈通线(Shenton线)完整(在脱位或半脱位时沈通线不连续)
- 股骨干位置(内收、内旋和屈曲是后脱位,外展、外旋和患肢变长是前脱位)
- 注意:小转子位于股骨后外侧,通常它在影像学上表现很小,在股骨外旋时它变得很明显
- 合并髋臼骨折(髋臼骨折的存在、大小、位置决定髋关节脱位的分级和治疗)
- 合并股骨头骨折(大的嵌插骨折限制髋关节旋转的稳定范围并影响预后。对于无移位的骨折,一定要识别出来并尝试早期闭合复位。髋关节脱位合并股骨头骨折移位可能无法行闭合复位)

如Letournel和Judet所描述,当诊断髋关节脱位时应当拍摄一系列骨盆X线片,以提高合并骨折和髋关节内碎片嵌顿诊断的准确性。这些附加的X线片包括半骨盆前后位和两张45°斜位片(Judet位),都以股骨头为中心。通过一系列骨盆X线片可以对髋臼前、后壁和柱进行评估。这三张X线片可以提供一个包括髋关节前、中、后部分的轮廓,可用来评估股骨头和髋臼面的完整性。还可以通过观察它们的不对称表现诊断出髋关节内>2 mm的嵌顿碎片。往往由于疼痛的缘故,Judet位片忽略不拍。然而,适当的镇痛是不可缺少的,当镇痛不充分时,可以向麻醉师寻求帮助。尽管有这些办法,如果患者仍然不能摆出正确的体位拍摄Judet位片,那么应当在复位前于麻醉下拍摄Judet位片。

复位后要立即复查骨盆片来判断:

- 复位是否充分
- 关节间隙内是否有嵌顿的碎骨片以及软骨或软组织情况
- 股骨头或髋臼骨折的碎骨片数量、大小、位置及复位情况
- 是否出现了因复位导致的髋臼、股骨头、股骨颈骨折或复位前X线片没有发现的骨折

通过X线平片精确地诊断出所有合并的骨折以及

髋关节中嵌顿的任何碎片很有必要。X线平片提供的信息对于准确确定髋关节脱位类型是必不可少的，也由此决定了治疗方法甚至手术入路的选择。

计算机断层扫描

计算机断层扫描（CT）相对于X线平片的优势包括：

◆ 比X线平片有更高的分辨率
◆ 前后位结构关系可视化
◆ 通过多个轴向切面可以完整地看到股骨头和髋臼构成的关节面
◆ 提高评估的一致性
◆ 提高诊断股骨头或髋臼嵌插骨折的准确性（图12.50.1）

CT所提供的额外信息能提高对股骨头和髋臼壁骨折大小和移位以及髋关节稳定性的评估。髋关节后脱位时，轴向CT扫描测量剩余的后侧髋臼比例是评估髋关节稳定性的一个很有用的决定因素（图12.50.2）。当剩余的后侧关节面<34%时，不稳定的发生率很高。当剩余的后侧髋臼比例>55%时髋关节是稳定的。

在髋关节脱位闭合复位成功后或闭合复位失败后拟行切开复位前都推荐常规行CT扫描。不过，对于X线平片上评估的单纯髋关节后脱位（Ⅰ型）复位后并非一定要行CT扫描。然而，在髋关节脱位合并骨折或无法复位时，CT扫描的作用是无可争议的。

磁共振成像

磁共振成像（MRI）相对于CT扫描能提高软组

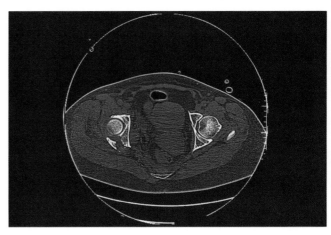

图12.50.2　髋关节后脱位复位后CT扫描显示后壁移位的骨折块（Levin Ⅵ型）。剩余的后侧髋臼比例>55%，髋关节是稳定的

织成像。MRI或许适用于以下情况：

◆ 探查髋关节脱位后是否有关节软骨碎片或关节盂唇是否嵌顿于关节间隙
◆ 评估关节面和关节盂唇的完整性
◆ 评估股骨头的血供

从实践角度来讲，MRI应用于多发损伤患者的早期评估有一定的局限性，因为检查过程会严重限制多发伤患者接受这样的检查。不过，当患者病情稳定后，MRI可能成为一个有用的选择。

与发病机制和治疗相关的分类

髋关节脱位根据股骨头的位置分为后脱位与前脱位。以前认为的"中央型"脱位已经被综合性髋臼骨折分类所取代（AO骨盆和髋臼骨折综合性分类）。这一部分脱位将在髋臼骨折部分进行讨论。

Thompson和Epstein将髋关节后脱位分为五个亚型。最经常用的是改良的髋关节后脱位分型，它结合了临床和影像学表现，因此可对治疗提供一个基本指导（表12.50.1）。

临床表现包括：

◆ 难复性脱位
◆ 复位后评估髋关节稳定性

影像学表现包括：

◆ 髋关节不完整性
◆ 关节间隙嵌顿骨及软骨碎片或软组织
◆ 依据CT、MRI和X线平片上的表现判断有无合并的股骨头和髋臼骨折

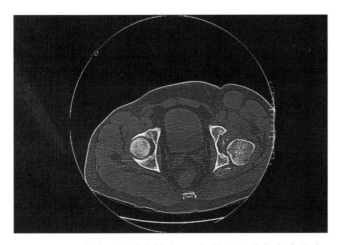

图12.50.1　髋关节后脱位轴向CT扫描显示关节内碎骨片，股骨头嵌插骨折以及左侧髋臼后壁骨折移位

表 12.50.1　髋关节前脱位和后脱位 Levin 分型

Ⅰ型	单纯的脱位或没有合并明显的骨折，复位后关节稳定
Ⅱ型	难复性脱位，甚至需要在全麻下复位，没有合并明显的骨折
Ⅲ型	复位后髋关节不稳定或嵌顿骨、软骨碎片或软组织
Ⅳ型	合并髋臼骨折，需要重建骨折恢复髋关节形态和稳定性
Ⅴ型	合并股骨头或股骨颈骨折（包括嵌插骨折）

Epstein 将髋关节前脱位分为五个亚型（图 12.50.3），但这个分型没有考虑到影像学表现，而且在确定治疗方案、结果或预后方面不能提供有利的帮助。因此，对于髋关节前脱位的分型参照后脱位的分型方法（见表 12.50.1）。

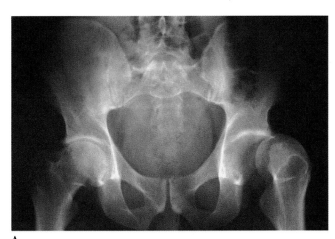

A

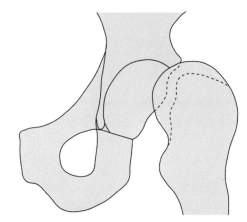

B

图 12.50.3　Ⅰ型前脱位，典型的患肢外展、外旋体位。在 X 线片上脱位的股骨头较正常大些

有关治疗方法的讨论

髋关节脱位患者的早期诊断和治疗是至关重要的。股骨头缺血性坏死与髋关节脱位没有及时复位有很大关系。因此，髋关节脱位后进行快速的复位是必需的。Epstein 报道，即刻的相对于闭合复位，切开复位的远期结果明显改善。然而，改善的结果可能是由于能在直视下从髋关节内清除游离体所致，因为在那个时候还不能通过影像学检查证实游离体的存在。CT 扫描的出现——可用于评估复位后的髋关节，使切开复位时直视下评估游离体的优势不再明显。现在大多数作者喜欢尝试即刻的闭合复位。

最理想的是，如果可能，在麻醉师对患者进行全身麻醉后行闭合复位。在设备良好的急诊室内，对患者进行静脉镇痛、镇静后复位，就如同在手术室内一样简单。对因颅脑闭合损伤已经行气管插管的患者可以即刻行髋关节脱位闭合复位。如果对患者已行全身麻醉治疗多发伤，应首先行闭合复位髋关节。

如果对患者无法即刻行全身麻醉，可以尝试在急诊室行闭合复位。只有在患者得到充分镇静的情况下，才能做一次闭合复位的尝试。在患者镇静不充分时，在尝试闭合复位过程中应避免用力过猛，以免导致患者关节软骨进一步损伤。如果闭合复位尝试失败，应让患者进入手术室并在全身麻醉、肌肉完全松弛状态下进行闭合复位。如果闭合复位仍然不能成功，一定要即刻行切开复位。

在行切开复位前，一定要拍摄完整的骨盆系列 X 线平片。髋关节脱位无法复位可能是由于合并以下问题：
◆ 髋臼或股骨头骨折
◆ 股骨头穿破关节囊形成"纽扣"
◆ 梨状肌移位穿过髋臼阻挡股骨头复位
◆ 关节内游离体

明确诊断合并损伤对于术前计划和手术入路至关重要，例如：
◆ 髋臼后壁骨折应当从后方显露髋关节
◆ 髋臼前壁骨折需要从前方显露
◆ 股骨头骨折最好选择髋关节脱位的手术入路
◆ 通过 X 线平片可能无法识别关节内游离体，应当通过 CT 扫描评估，但术者不要因为不能立即行 CT 扫描检查而拖延治疗

闭合复位方法

应当遵循髋关节脱位复位的规范原则:
- 顺畸形方向施加牵引力
- 然后在持续牵引的同时轻微地增加畸形
- 轻轻地旋转髋关节可能有助于复位
- 复位过程中避免用力过猛(这样可能会增加股骨头关节面损伤的风险,引起医源性股骨颈骨折或之前没有发现的骨折移位)

可听到或感觉到弹响表明复位成功,患者的患肢随之恢复正常体位,如果患者清醒,会立即感觉到疼痛缓解。

Stimson提出了一个重力复位法,患者俯卧于手术床上,患肢伸出床边悬空,患侧髋关节与膝关节屈曲90°。术者一手握住患肢踝部前方,另一只手握住小腿,这样术者可以很容易地控制患肢,然后施加使髋关节向前复位作用的力。在这个方法中,术者可以借助患肢自身的重力作用完成复位。

Allis提出了另一个可选择的复位方法。在这一复位方法中,患者取仰卧位,作者喜欢选择这一复位方法。术者位于患侧,提起患者患肢,顺畸形方向施加对抗重力的纵向牵引力。如果需要,助手可以固定骨盆对抗牵引。在体型较大的患者很费力时,助手在对抗牵引前可以先将毛巾包在患者皮肤上增加把持力。术者一手置于患者患肢小腿后方,另一手握住患肢踝部前方。通过这种方法可以很好地控制患肢,然后施加使髋关节向前复位作用的力。当术者不得不施加更大的力时,可以利用机械优势来应用一些技巧。术者腰部前屈,将一侧肘关节支在同侧膝部,前臂掌侧放在患者小腿后方。这样术者可以通过屈曲肘关节施加向前复位的力(图12.50.4)。如果需要更大的力量,术者可以双侧都使用这样的方法。将患者的踝部固定在术者的膝和前臂之间。患者的小腿由术者的双手支持。术者通过扣紧双手并屈曲肘部施加向前复位的力(图12.50.5)。这些技巧可使术者通过屈曲肘关节而不是伸展背部来完成牵引。

复位后治疗(框12.50.2)

通过影像学证实髋关节复位后,在持续的镇静和麻醉状态下,一定要在临床上对髋关节稳定性进行评估(框12.50.2)。当影像学表现为不稳定时,禁忌评

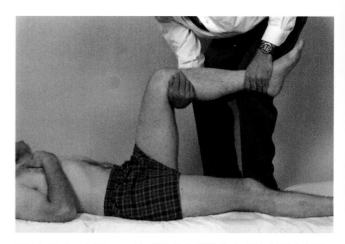

图12.50.4 应用Allis法对髋关节后脱位患者进行闭合复位。术者站在患者患侧提起患肢,腰部前屈,将一侧肘关节支在同侧膝部,前臂置于患肢小腿后方,另一手握住踝部。术者通过屈曲肘关节,施加使患者髋关节向前复位的力

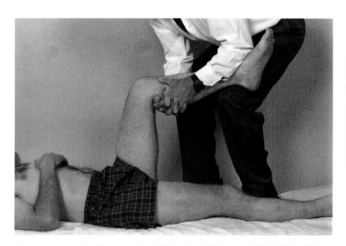

图12.50.5 应用Allis法对髋关节后脱位患者进行闭合复位。术者双侧肘部分别支撑于对应膝部,通过屈曲双侧肘关节而不是伸展背部来施加更大的力来复位,这样可以使髋关节复位

框12.50.2 辅助检查及处理方法
◆ 半骨盆前后位片及两张45°斜位片——Judet位片
◆ CT扫描
◆ 髋臼后侧剩余>55%时髋关节稳定
◆ 如果闭合复位失败,一定要行切开复位

估稳定性,包括髋臼后壁或后上壁大块骨折移位、髋臼柱骨折移位或存在股骨颈骨折。评估髋关节稳定性时,通过膝关节施加一个强的向后作用的力,使髋关节在旋转、外展中立位上由屈曲至90°。如果检测到

有半脱位表现，需行 CT 扫描。

　　髋关节脱位复位成功后和对脱位进行分级应当立即拍摄 X 线片来证实，包括髋关节前后位和侧位片以及骨盆前后位片。通过认真观察 X 线片来发现不对称或髋臼、股骨头、股骨颈骨折。如果发现了之前漏诊的髋臼骨折，应另外拍摄 Judet 位片。对所有合并骨折的髋关节脱位（Levin Ⅱ - Ⅴ型）或怀疑存在关节内游离体时都应行包含髋部的 CT 扫描。

　　闭合复位和评估髋关节稳定性后需要对患肢进行牵引。如果髋关节稳定，单纯皮牵引即可；如果髋关节不稳定，则需要行骨牵引；如果髋关节后侧不稳定，应使患肢处于外旋位；如果前侧不稳定，应使患肢处于内旋位（框 12.50.3）。髋关节的旋转可以通过将牵引带固定到牵引销一端施加牵引来实现。牵引销一定要正确地倾斜放置才能达到目的。

　　髋关节内 2 mm 的碎片在 X 线平片上不会导致明显的关节间隙增宽（框 12.50.4）。因此，通过 X 线平片观察到关节间隙增宽通常是一个不好的信号，它预示着受到创伤的髋关节内有小的游离体。此外，尽管当插入髋关节的碎片>4 mm 时关节间隙明显增宽，但关节间隙增宽的大小与碎片的大小不相符。如果患者关节间隙内有碎片而接受牵引治疗，那么患者发生创伤性关节炎的风险较高。因此，对髋关节内小的游离体一定不要漏诊。对整个髋臼行薄层 CT 扫描可以诊断出小的游离体。CT 扫描应处理成骨窗和软组织窗。当存在非骨性游离体时，行 MRI 检查是一个有用的选择。

　　影像学检查和对稳定性进行临床评估后，即可完成髋关节脱位的 Levine 分级。髋关节脱位的治疗主要取决于 Levine 分级。

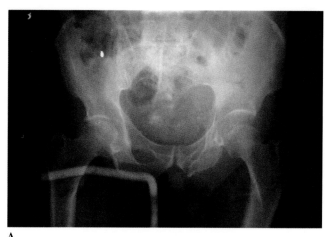

A

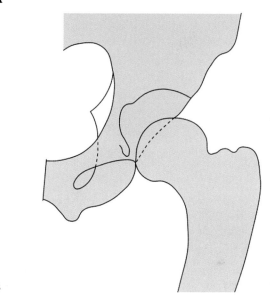

B

图 12.50.6　髋关节后脱位，典型的患肢处于内收、内旋和屈曲畸形（Levin Ⅰ 型）。在影像学上，脱位的股骨头较正常小些，而患肢屈曲使股骨干在影像学上较正常大些

Ⅰ 型脱位

　　Ⅰ 型脱位损伤是单纯脱位或合并不明显的骨折（图 12.50.6）。可获得良好复位且复位后稳定。不需要手术治疗。对患者只需进行轻微的皮牵引，如 Hamilton-Russell 牵引。可以主动或被动活动锻炼，但 6 周内避

免屈曲>90°，内旋>10°。一旦髋关节的易激惹性问题解决及重新获得对腿的控制后，即可鼓励患者在可耐受情况下负重。

Ⅱ 型脱位

　　Ⅱ 型脱位是难复性髋关节脱位（图 12.50.7）。不合并明显的骨折。髋关节脱位的难复性与关节内软组织插入有关，例如，大的关节软骨游离体、髋臼唇、肌腱或肌肉。在这种情况下需行切开复位，暴露脱位一侧的髋关节。如果髋关节在复位后仍然不稳定，需行进一步手术探查。如果存在大的关节囊或髋臼唇撕裂，一定要修复。在手术室在对手术切口缝合前一定

框 12.50.3　牵引适应证

- ◆ 如果髋关节稳定，单纯皮牵引即可
- ◆ 如果髋关节不稳定，需行骨牵引
- ◆ 如果髋关节后侧不稳定，应将患肢处于外旋位
- ◆ 如果髋关节前侧不稳定，应将患肢处于内旋位

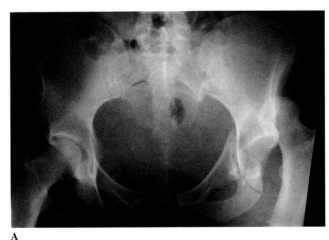

A

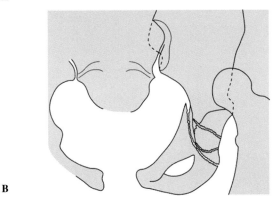

B

图 12.50.7　难复性髋关节脱位,由于腰大肌插入所致(Levin Ⅱ型)。这位患者还合并无移位的髋臼横向骨折、C 型骨盆环骨折以及同侧耻骨上下支骨折轻微移位

要在透视下确认髋关节同轴复位。

Ⅲ型脱位

　　在 Ⅱ 型脱位中,髋关节复位后在临床上不稳定,或影像学证实关节间隙增宽,或关节内嵌顿骨或关节软骨碎片（图 12.50.8）。髋关节不稳定可能是由于碎片嵌顿引起股骨头半脱位、广泛的髋臼唇分离或髋关节关节囊韧带附着处破坏引起的。X 线平片及 CT 扫描可证实骨性碎片嵌顿于关节间隙。关节软骨或软组织碎片在 MRI 下显示最清楚。

　　小的关节囊韧带破坏或髋臼唇分离可以通过非手术方式治疗,包括卧床休息或将髋关节固定于稳定范围内活动。广泛的髋臼唇撕裂可能需要行重建手术。

　　髋关节内嵌顿的碎片组织可能损伤股骨头和髋臼的关节软骨。这些碎片一定要通过外科手术方式从髋关节内清除。大的碎片可以通过手术去除。较小的碎片也一定要通过关节镜技术或切开方式取出。如果选择切开

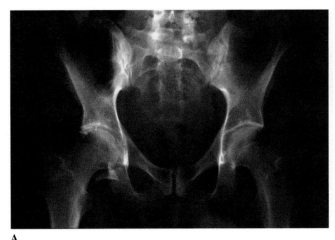

A

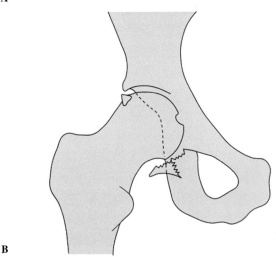

B

图 12.50.8　髋关节后脱位复位后 X 线平片显示骨性碎片嵌顿于关节后外侧,另一移位的碎片位于下方（Levin Ⅲ 型）

方式,术者应选用可以直接显露碎片的手术入路。在手术切口缝合前一定在透视下确认髋关节同轴复位。在患者离开手术室前,务必要进行稳定性检查以决定髋关节稳定的活动范围。患者手术后置于 Hamilton-Russell 牵引位。允许患者在髋关节稳定的活动范围内进行关节主动和被动活动锻炼。一旦患者髋关节的易激惹性问题解决并重获对腿的控制,就可以在能够耐受的情况下负重活动。当患者行走时,在髋关节稳定活动范围内患者可能会遭受再脱位,髋关节支具在这方面也许能起到作用。

Ⅳ型脱位

　　Ⅳ型脱位合并髋臼骨折,需行重建手术以恢复髋关节的完整性及稳定性（图 12.50.9）。只要可能,应避免延长髋关节脱位时间。作者最初对此型脱位患者行骨牵引,在插入牵引销的时候施行轻微的闭合复位。

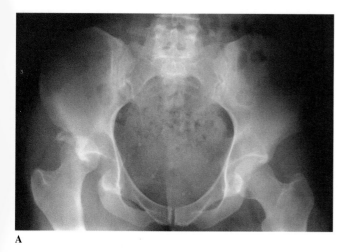

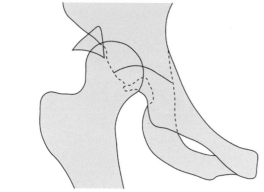

图 12.50.9 Ⅳ型脱位合并髋臼骨折

最终手术治疗是由髋臼骨折而不是由髋关节脱位决定。

Ⅴ型脱位

　　Ⅴ型脱位合并股骨颈骨折（图 12.50.10）或股骨头骨折（图 12.50.11）。股骨头骨折的损伤机制与髋关节脱位相同。通常情况下，与单纯的髋关节脱位相比，损伤的发生与股骨位于中立位外展及屈曲角度相对较少相关。

　　髋关节脱位大多数是后脱位。已报道的股骨头骨折合并髋关节脱位的发生率为 7% ~ 13%。在髋关节前脱位中，报道的股骨头骨折发生率高达 68%，但报道的病例数少。股骨头骨折可能是由于在髋关节脱位时髋臼唇引起了股骨头压缩（图 12.50.12）或劈裂（图 12.50.11 和 12.50.13）或小凹韧带撕裂引起的。

　　Pipkin 将股骨头劈裂骨折根据骨折位置和有无股骨颈或髋臼骨折分为四型（表 12.50.2）。在 Ⅰ 型损伤中，股骨头的骨折在小凹尾端（图 12.50.14 和 12.50.15A）。在 Ⅱ 型损伤中，股骨头的骨折在小凹头端（图 12.50.11 和 12.50.15B）。Ⅲ 型损伤是 Ⅰ 型或 Ⅱ

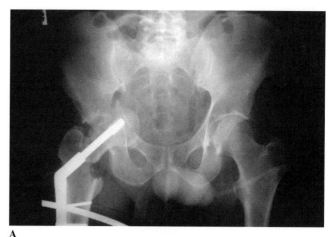

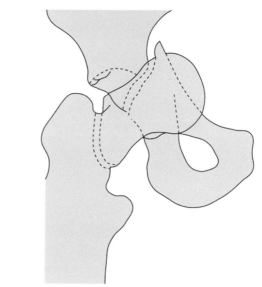

图 12.50.10 髋关节后脱位合并髋臼和股骨颈骨折（Levin Ⅴ型）。此型为最严重的损伤（股骨颈骨折）

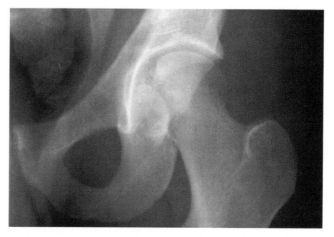

图 12.50.11 股骨头劈裂骨折在小凹头端（Pipkin Ⅱ型），髋关节后脱位复位后

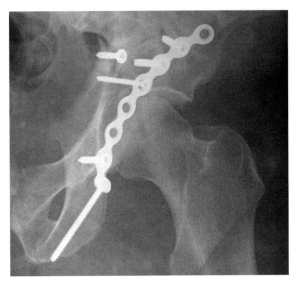

图 12.50.12 左侧髋关节骨折脱位,对髋关节脱位给予闭合复位治疗,对髋臼横向骨折给予切开复位内固定治疗。注意股骨头外侧部的压缩骨折

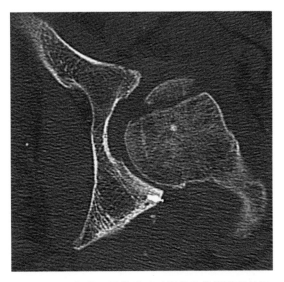

图 12.50.13 CT 扫描:轴位片显示股骨头前部劈裂骨折

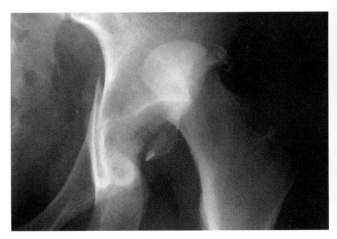

图 12.50.14 股骨头 I 型骨折,向小凹尾端,合并髋臼骨折(Pipkin IV 型骨折)

表 12.50.2 股骨头骨折 Pipkin 分型

I 型	髋关节脱位合并股骨头骨折在股骨头凹尾端(图 12.50.14A)
II 型	髋关节脱位合并股骨头骨折在股骨头凹头端(图 12.50.12 和 12.50.14B)
III 型	I 型或 II 型损伤合并股骨颈骨折(图 12.50.14C)
IV 型	I 型或 II 型损伤合并髋臼缘骨折(图 12.50.13 和 12.50.14D)

型骨折合并股骨颈骨折导致的股骨头部分骨折(图 12.50.15C)。IV 型损伤是 I 型或 II 型骨折合并髋臼缘骨折(图 12.50.13 和 12.50.15D)。

Pipkin I 型骨折的治疗方法是闭合复位和牵引。如果 X 线片显示髋关节不协调或存在关节内碎片,以前推荐手术切除。随着髋关节脱位手术治疗经验的增加,对于非粉碎性的、骨折块足够大能提供螺钉内固定的骨折,优先选择切开复位内固定。

Pipkin II 型骨折的治疗方法有:闭合复位后牵引、闭合复位和切除碎片和切开复位内固定。复位后患者给予牵引和早期关节活动功能锻炼。

Pipkin III 型骨折的治疗方法有:闭合复位后牵引、闭合复位和切除碎片、切开复位内固定以及一期关节成形术。任何闭合复位的尝试操作都要轻柔,避免股骨颈骨折移位或造成医源性骨折。如果闭合复位尝试失败,术者应选择切开复位而不是依靠过分强有力的闭合复位。

Pipkin IV 型骨折的治疗方法有:闭合复位后牵引,闭合复位和切除碎片,以及切开复位内固定。髋臼骨折决定治疗方案的选择。对无移位的髋臼骨折可行非手术治疗。当存在髋臼切开复位内固定的手术适应证时,应选择手术治疗骨折,可沿着 I 型或 II 型骨折线治疗。术后的处理取决于髋臼骨折。

髋关节后脱位可能会引起位于前面的股骨头的压缩骨折(图 12.50.12)或劈裂骨折(图 12.50.13 和 12.50.14)。手术使髋关节脱位适用于切开复位内

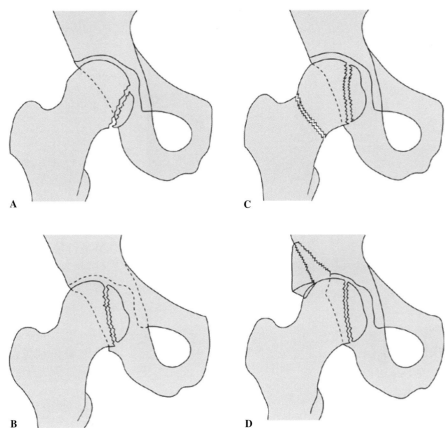

图 12.50.15 股骨头骨折的 Pipkin 分型。A）Pipkin Ⅰ型，股骨头骨折在股骨头凹尾端。B）Pipkin Ⅱ型，股骨头骨折在股骨头凹头端。C）Pipkin Ⅲ型，股骨颈骨折合并 Pipkin Ⅰ型或 Pipkin Ⅱ型股骨头骨折。D）Pipkin Ⅳ型，髋臼骨折合并 Pipkin Ⅰ型或 Pipkin Ⅱ型股骨头骨折

固定这些骨折，并且能很好地显露整个股骨头（图 12.50.16）。Ganz 和 Beck 用联合大粗隆截骨的方法改进了这项技术。远端的转子间截骨部分要比近段部分更深一些，这种两部分间插入的台阶将为截骨内固定后的粗隆的近端移位提供机械的阻挡。患者同侧膝关节屈曲，胫骨干作为截骨平面的参考。相反，

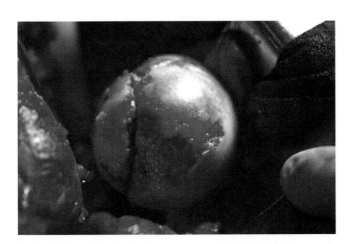

图 12.50.16 Ganz 手术使髋关节脱位显露整个股骨头。注意股骨头前面的劈裂骨折和上方的压缩骨折

髋关节前脱位是以股骨头后上方或侧方劈裂或压缩骨折为特征的。

预后和并发症（框 12.50.5）

解剖复位、重建髋关节的稳定性以及清除嵌插的碎骨片等治疗目标使股骨头骨折的预后得到改善。一般情况下，Pipkin Ⅰ型和Ⅱ型预后相似，好于 Pipkin Ⅲ型和Ⅳ型。

坐骨神经损伤

坐骨神经损伤在髋关节脱位中比较常见。腓总神经分支最容易受到损伤。在髋关节脱位患者中，报道的坐骨神经损伤发生率为 8%～19%。神经损伤可能继发于局部卡压缺血或直接被碎骨片撕裂或穿破所致。神经组织对缺血的耐受较差。因此，对髋关节后脱位伴有坐骨神经损伤症状者应急诊行复位治疗。如在移位的髋臼后壁骨折或横向骨折情况下逐渐出现坐骨神经功能异常，应急诊行切开复位内固定治疗。髋关节脱位复位后可能会出现不完全麻痹，可以行手术

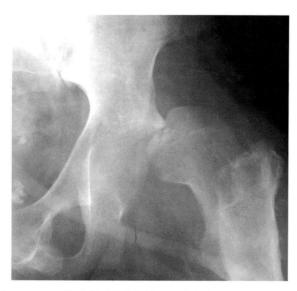

图 12.50.17　髋关节后脱位合并股骨头在髋臼后壁压缩骨折

探查。原因包括：

◆ 神经截留在关节内
◆ 不稳定的髋关节发生再脱位
◆ 合并骨折的髋关节脱位复位后发生再脱位
◆ 出血，特别是应用抗凝药物预防血栓栓塞性疾病时

漏诊的膝关节损伤

髋关节后脱位通常是由于膝关节前方受到强有力的撞击所致。因此，可能发生髌骨、股骨或胫骨髁或膝关节韧带的伴随损伤。后交叉韧带损伤和后外侧旋转不稳定是髋关节后脱位合并的最常见的韧带损伤。当暴力作用在胫骨而不是直接作用在膝部时，可能会合并附属膝关节韧带损伤。

股骨头缺血性坏死

股骨头缺血性坏死在髋关节后脱位中远比在前脱位中常见。报道的髋关节后脱位股骨头缺血性坏死的发生率为3%~50%。对于脱位的髋关节，股总和旋股血管的骨外血流发生改变。股骨内旋、髋关节后脱位

框 12.50.4　治疗原则

◆ 治疗目标：解剖复位，重建髋关节稳定性，清除所有嵌插的碎骨片
◆ 髋关节后脱位伴有神经损伤症状时应行急诊手术复位
◆ 可能伴有髌骨、股骨、胫骨髁或膝关节韧带的合并损伤

框 12.50.5　远期并发症

◆ 股骨头缺血性坏死，在髋关节后脱位中更常见
◆ 髋关节复位后再脱位
◆ 异位骨化形成
◆ 创伤性关节炎

和股骨侧方移位对旋股内侧动脉的深支产生牵拉，后者对股骨头承重部分提供主要的血液供应。拖延的复位，可能会由于延长的缺血以及股总和旋股血管的进行性损伤发生缺血性坏死。早期负重不会增加股骨头缺血性坏死的发生率，但会改变这种并发症的严重性。

复位后再脱位

髋关节再脱位可能由于缺少骨和关节囊韧带限制：髋关节或局部的肌肉强度发生改变所致。股骨头压缩骨折也可能导致髋关节再脱位，这与 Hill-Sachs 损伤所致的肱骨头脱位类似。

异位骨化形成

报道的髋关节脱位合并异位骨化形成的发生率是2%。髋关节脱位切开复位，合并骨折切开复位内固定，拖延的手术治疗，以及患者髋部损伤等，这些均可增加异位骨化形成的发生率。如果异位骨化形成影响功能，可以手术切除，但应当延迟到稳定时再施行手术。骨扫描在证实这方面可能有所帮助。

创伤性关节炎

报道的简单髋关节脱位创伤性关节炎发生率为11%~16%。当髋关节脱位合并髋臼骨折时，创伤性关节炎发生率显著增加，在严重的髋臼骨折中高达88%。对髋臼骨折行精确的切开复位内固定可使创伤性关节炎的发生率降至10%或更低，但随着年龄增长而增加。

结论

髋关节脱位治疗方式的适当选择需要：对损伤的发生机制有一个清晰的认识，早期发现全身性损伤，准确的诊断，髋关节脱位的分级，以及快速有效的处理。必须提前防止问题和并发症的发生，或当发生时必须采取早期和有效的治疗。髋关节脱位合并其他损伤的综合方法治疗对于良好的预后是必需的。

拓展阅读

Epstein, H.C. (1973). Traumatic dislocations of the hip. *Clinical Orthopaedics and Related Research*, **92**, 116–42.

Letournel, E. and Judet, R. (1992). Mechanics of acetabular fractures. In: Elson, R.A. (ed) *Fractures of the Acetabulum*, second edition, pp. 23–28. Berlin: Springer Verlag.

Letournel, E., and Judet, R. (1992). Radiology of the acetabulum. In: Elson, R.A. (ed) *Fractures of the Acetabulum*, second edition, pp. 29–43. Berlin: Springer Verlag.

Letournel, E. and Judet, R. (1993). Late complications of operative treatment within three weeks of injury: post-traumatic osteoarthritis. In: Elson, R.A. (ed) *Fractures of the Acetabulum*, second edition, pp. 551–8. Berlin: Springer Verlag.

Levin, P. (1992). Hip dislocations. In: Browner, B.D., Jupiter, J.B., Levine, A.M. and Trafton, P.G. (eds), *Skeletal Trauma*, pp. 1329–67. Philadelphia, PA: W.B. Saunders.

Matta, J. (1986). Planning definitive care: Indications for nonoperative and operative treatment of acetabular fractures. In: Mears D.C. and Rubash H.E. (eds) *Pelvic and Acetabular Fractures*, pp. 196–204. Thorofare, NJ: Slack.

12.51
股骨颈骨折

Martyn J. Parker

（马明太 译 熊 健 张殿英 审校）

要点

◆ 关节囊内骨折是按照把骨折划分为基本上没有移位和有移位进行分类的
◆ 无移位骨折的治疗一般采用复位和内固定
◆ 移位骨折的治疗也可采用复位和内固定，但这会导致骨折再移位、不愈合和缺血性坏死等潜在的并发症的发生
◆ 对老年患者的移位骨折一般采取关节置换治疗

流行病学（框 12.51.1）

老年患者骨折，特别是髋关节骨折，是当前骨科中一个主要的难题。老年人口预期增加的数量和年龄相关的髋关节骨折发生率的增加使这一重大问题变得更加重要。1990 年，全球各地估计有 130 万例髋关节骨折发生。到 2050 年，当有更多的人达到 80 岁时，全球髋关节骨折人数将增加到 700 万 ~ 2 100 万。大部分会发生在南美、印度和远东。预计欧洲和北美髋关节骨折人数也会增加，但没有这么大。

遭受一侧髋关节骨折会增加对侧髋关节相似类型骨折的风险。最可能的原因是：股骨颈长度存在差异，

框 12.51.1 股骨颈骨折的流行病学

◆ 平均年龄大约为 80 岁，75% 是女性
◆ 成为主要和正在增长的问题
◆ 随着年龄的增长风险增高
◆ 由于 80 岁以上老年人越来越多，发生率增加
◆ 年龄相关的发生率在增加，特别是在发展中国家。

长的股骨颈倾向于发生关节囊内骨折。其他原因包括股骨颈（皮质骨）和转子区域（松质骨）骨质疏松的程度不同或摔倒的发生机制。髋部关节炎减少囊内骨折的发生风险，但不能减少囊外骨折的发生风险。

病因学

三个基本因素构成老年患者髋关节骨折发生的原因。分别是年龄，摔倒保护机制的减少（例如，用手去缓冲摔倒的影响），以及随着年龄增长骨骼变得脆弱（图 12.51.1）。这些遭受髋关节骨折的患者与他们年龄相仿的同龄人相比往往合并更多的内科疾病而身体较弱。

分类

股骨近端骨折或髋关节骨折基本上可以分为两组。股骨近端的骨折与关节囊相连，这一类定义为囊内骨折（股骨颈）。发生在髋关节囊附着点到小粗隆远端 5 cm 以内的骨折，定义为囊外骨折（图 12.51.2）。因为骨折线可能横过这些解剖边界，这些基本分类可能引起混淆。在这种情况下，应通过观察骨折线累及股骨主要区域来确定分类。骨折线沿着转子间线在股骨颈根部，称为基底骨折。这些骨折通常称为转子间骨折（框 12.51.2）。

理想上，任何分型的关节囊内骨折都可以预测骨折治疗的并发症，即骨折不愈合和缺血性坏死。可惜没有一个影像学系统来评估确切的预测结果。此外，目前大多数分类都不能达到可接受的观察者间差异和观察者内差异。Garden 根据前后位 X 线片上分离的

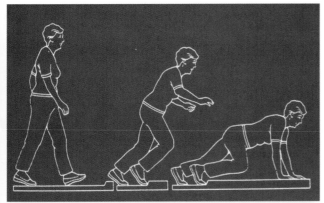

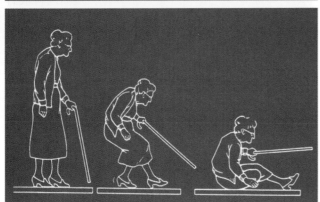

图 12.51.1 腕部和髋部骨折在摔倒时的特征不同。年纪较大的患者遭受髋部骨折时没有向前的动力，缺少上肢缓冲保护机制。他们通常是直接摔到髋部

框 12.51.2　不同类型骨折的大概发生率

◆ 关节囊内无移位骨折：14%
◆ 关节囊内移位骨折：42%
◆ 基底骨折：3%
◆ 转子处两部分骨折：12%
◆ 转子处多块骨折：25%
◆ 股骨粗隆下骨折：4%

程度将股骨颈骨折分为四个类型（图 12.51.3）。但即使这是最常用的分类，在临床上观察者间也没有很好的一致性。而且 2 型骨折很少见，很难与压缩的 1 型骨折区分。此外，3 型和 4 型移位骨折之间的区分也是有问题的。因此，这个分型的价值仅在于无移位骨折（Garden 1 和 2 型）和移位骨折（Garden 3 和 4 型）的区分。

　　股骨颈骨折 Pauwels 分型是基于骨折线水平成角确定的。生物力学研究表明，骨折伴有的垂直的角度越大（3 型），则有越大的剪切力通过骨折线。Garden 1 型压缩骨折在这个分类中是 1 型，然而有移位骨折是 2 型或 3 型。临床研究没有发现 2 型和 3 型骨折治疗并发症上的差异。本质上，此分型系统再一次将骨折划分为移位骨折和无移位骨折。

　　最近 AO 分型将此类骨折分为九种亚型。这些亚型没有表现出在预测骨折治疗并发症方面的价值，而且还表现出不能接受的观察者间差异和观察者内差异。总之，推荐将关节囊内骨折简单地分为本质上移位骨折和无移位骨折。

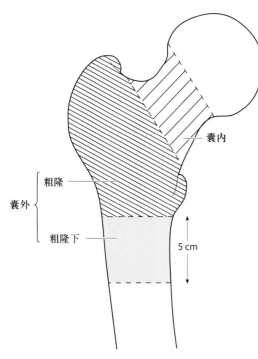

图 12.51.2 股骨近端骨折基本分类

囊内

粗隆

囊外

粗隆下

5 cm

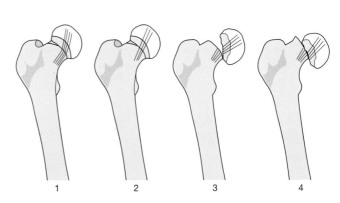

1　2　3　4

图 12.51.3 股骨颈骨折的 Garden 分类，Garden 1 和 2 是无移位骨折；Garden 3 和 4 是有移位骨折

诊断

患者摔倒之后，尤其是老年女性，倒在地板上自己不能起来。患肢通常短缩、外旋，活动可引发疼痛。髋部前后位和侧位 X 线片可诊断出骨折。有时，无移位骨折在 X 线片上不明显，当时没有作出诊断，一段时间后变成移位骨折。拍摄第三张 X 线片时使髋关节内旋 10°，这样以髋关节为中心对于作出诊断有所帮助（图 12.51.4）。

对于怀疑有髋关节骨折的患者，如果其 X 线平片上没有明显的异常，应行进一步检查。髋关节磁共振成像（MRI）扫描是可选择的检查（图 12.51.5）。除了显示髋关节骨折外，髋关节 MRI 还可以提示骨血肿、耻骨支骨折或软组织损伤。

还可以选择同位素骨显像或髋关节计算机断层扫描（CT）（框 12.51.3）。如果使用骨闪烁测量法，理论上在损伤后 2 天进行检查可以减少假阴性结果。

治疗（框 12.51.4）

髋关节骨折患者血栓栓塞的预防仍然是一个有争议的话题。随着髋关节骨折治疗的逐渐改进，对越来越多的患者给予早期手术和活动，从而使血栓栓塞的发生率明显下降。此外，对虚弱的髋关节骨折老年患者给予药物预防的不良出血并发症（肠道、脑部和伤口）的风险有所增加。这意味着在预防用药的利弊间应取得一个好的平衡。肝素的循证医学随机试验回顾表明，肝素可减少血栓栓塞并发症，但接受预防治疗患者有死亡率增高的趋势。临床指南推荐阿司匹林作为一种替代肝素治疗的选择。有关这个问题的一项最大的临床研究表明，预防用药可以降低血栓栓塞并发症发生率（2.5%～1.5%），但增加了伤口血肿的风险（2.4%～3.0%），并且阿司匹林有降低死亡率的趋势。机械性预防似乎是有效的，但昂贵和费时。抗血栓袜在髋部骨折患者中没有被证明是有效的。

传统上，对骨折患者的肢体进行牵引的目的是减少等待手术期间的痛苦，使骨折复位，从而改善股骨头的血液循环。随机试验已经表明，牵引对于缓解骨折患者的疼痛没有作用。还没有临床研究评估牵引对股骨头血供的影响。

如果骨折需要手术处理，如果可能，应该在受伤后 48 小时内进行。延期手术将进一步增加卧床相关并发症（褥疮，血栓栓塞并发症、肺炎），延长疼痛时间，增加住院时间。有一小部分患者（5%～10%）需要延迟以改善他们的一般情况以适应手术（框 12.51.5）。髋关节骨折麻醉选用全身麻醉或脊髓麻醉的区域阻滞。脊髓麻醉边际效益胜于全身麻醉，但证据是有限的。

病理生理学

股骨颈骨折的治疗依靠稳定的骨折位置和良好的血运。股骨头血供主要来自三处：

◆ 骨髓血管。这在所有的骨折中都被破坏
◆ 圆韧带动脉。提供小凹韧带插入处周围一片骨区域的血液供应

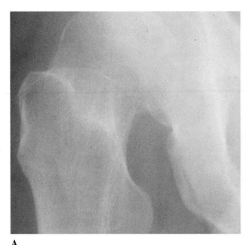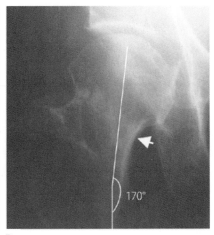

图 12.51.4 在最初的 X 线片上不明显的无移位关节囊内骨折处于稳定的位置（外旋位）（A），内旋位时会发现无移位嵌插的关节囊内骨折。侧位片提示骨皮质连续性中断，可见嵌入的骨折部位（箭头所示），如图（B）股骨头的骨小梁角度是 170°（正常是 160°），提示股骨头发生了倾斜

A

B

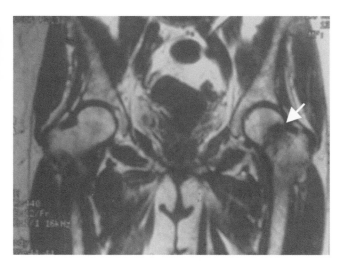

图 12.51.5　髋部囊内骨折 MRI 扫描

- 沿着股骨颈走行的支持带血管。这是主要供应，是由后内侧和后外侧的旋股动脉血管发出向上的分支完成的（图 12.51.6）

内固定后主要的并发症是骨折不愈合，1/3 的患者会发生。早期的再移位骨折通常包括在骨不愈合中。缺血性坏死或后期股骨头部分塌陷是由股骨头血供破坏引起的，通常在受伤后 1~2 年表现出来。骨不愈合是老年患者很常见的并发症，而缺血性坏死在年轻患者中更常见。

手术治疗与保守治疗

对无移位的（包括嵌插的 Garden I 型骨折）囊内髋部骨折可行保守治疗。患者必须短期制动卧床休息。保守治疗骨折发生移位的风险较内固定后显著增高（20%~50% 对 5%~10%）。在老年和虚弱的患者中增高更明显。因此，仅仅在患者受到创伤几周后或偶尔在个别年轻患者中才推荐对无移位的骨折采取非手术治疗。

对有移位的囊内骨折选择保守治疗，骨折不愈合是不可避免的。这将导致髋关节疼痛并伴有功能受限。保守治疗适用于预期寿命有限的患者，但即使是对活动受限的患者，手术也是有用的，因为可以缓解疼痛，并且

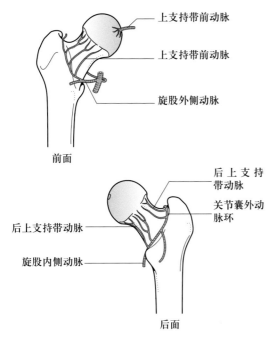

图 12.51.6　股骨头的血供

能提供一个可以用来行走和转移的肢体。对于不能行动的患者，建议通过去除股骨头行切除关节成形术缓解疼痛，但已发表的支持这种治疗方法的证据有限。

骨折固定术

髋部囊内骨折的手术治疗包括保留股骨头的内固定术和关节置换术。对于此类患者，哪些需要行囊内骨折内固定术或关节置换术仍然存在争议。这类骨折的难题在于：骨折很难达到安全稳定的固定，并且股骨头血供不佳。这会导致一个高的骨折愈合并发症发生率，因此许多外科医师喜欢选择关节置换术。在临床实践中，有很多特定情况适合选择内固定治疗，一些适合选择关节置换术，还有一些患者通过两种治疗方法可能都能得到好的结果。

内固定适应证

股骨颈骨折适合选择内固定治疗的情况有：

无移位的囊内骨折

无移位骨折是指在正侧位 X 线片上没有移位的骨折，而且还包括嵌插骨折（见图 12.51.4）。这些骨折在手术时不需要做任何复位。骨折不愈合是这一过程中最常见的并发症，预期的发生率为 6%，尽管这可能受到患者年龄和性别的影响（图 12.51.7）。对于无移

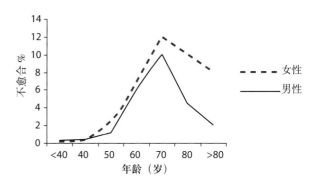

图 12.51.7　男性和女性无移位关节囊内骨折后不愈合发生率与年龄的关系

位的囊内骨折，选择关节置换术也是不适宜的，因为它操作相对复杂，发生并发症的风险相对较高。

轻微移位的囊内骨折

有时临床医师在观察囊内骨折 X 线片时，其中一张 X 线片是基本无移位的，但另一张 X 线片上出现移位。这是正常的，在侧位片上，骨折处于"张开"状态。这样的骨折可以通过内固定进行简单的治疗，骨折愈合并发症的发生率比无移位骨折稍高一点。

年轻患者的囊内移位骨折

两个因素支持年轻患者行内固定手术。首先，年轻患者骨折不愈合发生率低（图 12.51.8）。其次，年轻患者预期寿命的增加意味着：如果行关节置换术，那么将来行关节翻修术的可能性很大。这两个因素意味着：复位和内固定是适合于年轻患者的治疗方法。年轻患者的年龄界限是有争议的问题，一些人认为在 60 岁和 70 岁之间，另一些人给出的界限是高达 75 岁。对患者生理上的评估而非年龄上的评估可能更合理些。骨折不愈合及缺血性坏死并发症都是男性较女

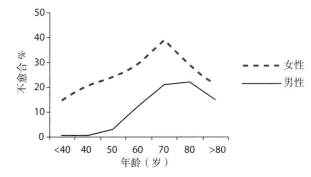

图 12.51.8　男性和女性移位关节囊内骨折后不愈合的发生率与年龄的关系

性少见。

高龄患者的囊内移位骨折

对于预期寿命有限的高龄虚弱患者，与关节成形术相比，相对创伤较小的复位和内固定外科操作可能会给患者带来更大的生存概率。此外，图 12.51.7 和 12.51.8 表明，随着年龄增长，骨折不愈合的发生率下降，这是由于在不愈合发生之前患者已经死亡。

特殊情况下的囊内移位骨折

对有些不寻常的疑难情况行复位内固定可能要优于行关节成形术。例如，可能发生败血症的患者。内固定可使患者发生败血症的风险降低。对出血风险高和伤口血肿的患者也最好选用内固定治疗。

内植物的选择

1931 年，Smith-Petersen 描述了用结实的三刃钉行切开复位内固定技术。Johansson 后来改进了这个方法，即采用一个带有中央通道的钉子，可以将一个导丝放置在通道内。从此，有 100 多种各式钉子曾被使用。大多数内置物或是平行钉或是螺钉，插入需要 X 线透视引导。

因为患者选择和手术步骤不同，不同内置物的有效对比只能通过随机对照试验来进行。循证医学评估系统已总结了迄今为止这个主题的所有研究数据，发现，多个平行螺钉和滑动髋螺钉是内固定研究最多的方法。与多个平行螺钉技术相比，滑动髋螺钉骨折治疗的并发症发生的风险略微降低（28% 对 33%），但插入螺钉需要略大的手术暴露。

手术时机

对移位的股骨颈骨折应当什么时候进行手术的争论一直存在。早期手术可能可以修复由于血管被拉伸而阻碍股骨头的血流。一个医疗中心的报道主张伤后 6 小时内手术。然而，其他患者例数多的报道建议延迟到伤后 7 天，这样对骨折愈合并发症的发生率影响最小。推迟延迟超过一周，骨折闭合复位变得困难，往往需要切开复位。

骨折愈合并发症的预测

已尝试用各种不同的辅助检查来预测骨折治疗并发症的发生。到目前为止，还没有一个表现足够可靠

可用于常规临床使用。已经报道术前和术后 2~4 周使用 99Tc 闪烁检测法。如果骨折端内的摄取和正常端的摄取相同，在 >90% 情况下骨折愈合没有问题。而且最近已经应用 MRI，其敏感性达 81%。其他辅助检查方法包括骨内血管造影、骨内压力测量、动脉造影、股骨头内注射染料等方法也试用过。

手术技术

外科医师应该指导患者到骨折治疗台上的转运，防止骨折部位的不当和过度活动。沿着股骨颈关节囊内供应股骨头血液循环的血管很脆弱，在复位过程中，对患者髋关节的突然强有力的移动或过度牵引所致骨折分离可能使其受到损伤。复位通常是在两个阶段完成。首先，将患者放置于骨折治疗台上，轻柔地牵引患者的伸展的下肢。同时在 X 线透视下确保患肢恢复长度。持续牵引直到股骨颈中间部分（股骨距）接近（图 12.51.9）。避免过分复位。随后通过内旋使骨折在轴位上复位（图 12.51.10）。复位这部分可以看作类似于关闭一本书。可能需要完全内旋完成这个操作。

目标是股骨颈的解剖复位或轻微的外翻位置。理想的 Garden 对齐角应该是 160°~170°（图 12.51.9）。在侧位上，一个直线将股骨头、转子区域和骨干二等分（图 12.51.10）。复位后，减轻牵引，使骨折端嵌插，能减少手术过程中股骨头部的转动。如未达到一个可接受的闭合复位，则可行切开复位。可以通过一个小的前方入路达到髋关节，在直视下复位骨折。

在年轻的股骨颈骨折移位患者，很少有晚期发现（伤后 >1 周），如果有，应该考虑行切开复位并将血管蒂移植到骨折端。其目标不仅仅是骨折复位，还要恢复股骨头血供。许多不同的移植物可以使用。报道的最常见的方法是通过一个后侧入路插入股方肌取材的移植物。

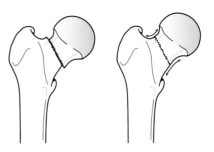

图 12.51.9　复位后前后位观。轻柔地牵引以恢复股骨长度。理想的复位小梁角度是 160°~170°

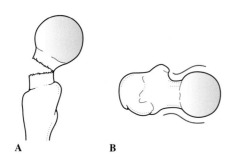

图 12.51.10 复位侧位观。肢体内旋"合上书"复位。理想的复位角度是 180°

内置物放置的位置比科学更教条。如果使用多个钉或螺钉的方法，一般的建议是：下面的螺钉或销应该紧压着股骨距。在股骨外侧，插入点不应该低于小转子的边界，以降低引起股骨转子下骨折的风险。在轴位上，再次推荐下面骨距支持，螺钉应该深入股骨头各个部分。螺钉或钉的尖端距股骨头软骨下骨应该是 3 ~ 5 mm，这样可以使股骨头达到最好的把持力（图12.51.11 和框 12.51.6）。不推荐使用锤子插入内置物或使骨折部位嵌入。

关节囊血肿出血能增加压力，导致这些沿股骨颈走行的血管闭塞，阻碍股骨头血液循环。主张采用大孔针血肿吸取术或关节囊有限切开术。临床研究表明，这样可以减少关节囊压力并改善股骨头血液循环，但尚未被证实这样可以降低骨折愈合并发症的发生率。

术后护理

在内固定术之后没有必要限制髋关节活动。有限的研究表明，限制负重有作用，没有研究证实不负重或部分负重能减少骨折愈合并发症的发生。因此，内固定后应允许负重。但对于关节囊内移位骨折的年轻人，推荐部分负重。

内固定的并发症

如果骨折早期发生再移位和不愈合，可以再次行内固定手术或关节置换术。再次内固定手术多用于年轻患者，他们有保存股骨头的需求。例如，Pauwels 描述的截骨术可用于增加骨折愈合的概率。可选择带蒂骨移植。对于老年患者，通常推荐选择关节置换术。

框 12.51.6　股骨颈骨折：内固定

◆ 最佳的复位角度：前后位片上 160° ~ 170°，侧位片上 180°
◆ 只有在骨折不能闭合复位时才行切开复位
◆ 在前后位片上较低的钉要紧压着在股骨距
◆ 内植物尖端一定要在软骨下骨以内
◆ 复位和内植物的位置影响预后
◆ 预计无移位骨折的不愈合率为 6%，移位骨折的不愈合率为 33%

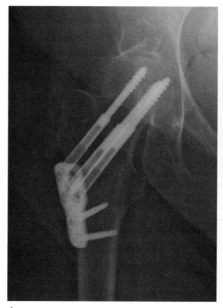
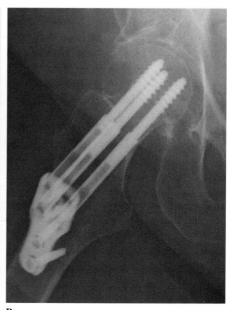

图 12.51.11 股骨颈骨折应用螺钉 - 板系统固定的前后位和侧位 X 线片

A　　　　　　　　　　　B

股骨头缺血性坏死发生率，在无移位骨折患者中约为 10%，在移位骨折患者中为 12%~16%（图 12.51.12）。然而，只有当它引起充分的症状时在大约 1/3 的病例中才需要外科干预。治疗方法通常选用关节成形术，尽管在年轻的患者中可考虑行截骨术或血管重建术。内固定术的其他并发症有内置物下方股骨再骨折，其发生率大约为 1%。

关节成形术

适应证（框 12.51.7）

在特定情况下，关节成形术是唯一适用于股骨颈移位骨折的治疗方法。这包括年纪较大的患者（年龄＞65~75 岁）。对于这些患者，关节成形术具有较低的二次手术率和更好的功能预后。伴有风湿性关节炎的患者骨折愈合的并发症风险增加，患有慢性肾衰竭、甲状旁腺功能亢进、代谢性骨疾病也是如此，从而使关节成形术成为更好的选择。病理性股骨颈骨折患者最好采取关节成形术治疗，这可能需要一个长柄内置物。

手术入路

已有许多不同的髋部手术入路描述。多数被划分为通过关节囊后方（后外侧的暴露）和通过关节囊前方（前外侧和前侧）。因为术后脱位风险较低（5% 对 2%），前外侧入路更受青睐。前外侧的方法有不足，要求更大的组织暴露，可能损伤外展肌，失血量较大，

框 12.51.7　关节成形术的适应证（仅适用于有移位的骨折）
◆ 老年患者（年龄＞65~75 岁） ◆ 病理性骨折 ◆ 骨折继发于 Paget 病 ◆ 代谢性骨病 ◆ 甲状旁腺功能亢进 ◆ 风湿性关节炎 ◆ 有症状的髋部骨关节炎 ◆ 延迟表现

进入股管有更多的限制。不管使用什么方法，应注意保护和修复髋关节囊，从而降低脱位的风险。

骨水泥

骨干中注入骨水泥可减少残留疼痛并改善活动。因此，一般来说，所有髋部骨折患者关节置换均应适当注入骨水泥。注入骨水泥额外增加了手术难度，也增加了手术过程中发生不良反应的风险。推荐使用现代的骨水泥技术，特别是使用水泥枪。对于非常虚弱的老年人，由于担心骨水泥的安全性，考虑使用非水泥型假体或进行复位内固定术。

单极、双极或全髋关节置换术

目前仍在使用的最常见半髋关节置换术假体类型是 1950 年引进的 Moore 和 Thompson 型。现在许多可用的其他假体柄类型包括许多以前用于全髋关节置换的假体柄。在使用骨水泥之前，早期的假体柄设计上通常带有项圈。这些旧的设计应该减少使用，应选用新的假体柄（图 12.51.13）。

最近又引进了双极半髋关节置换假体类型。它们有一个双咬合高密度聚乙烯关节内部金属头同髋臼的外层金属壳咬合。其目的是为了减少假体和髋臼的软骨之间的活动，从而减少髋臼磨损程度和这个部位可能引起的疼痛。目前临床研究未能证明双极关节的益处。与单极假体相比，双极假体有同样的脱位的风险，但如果双极假体脱位，往往需要行切开复位。双极假体比单极假体更昂贵。因此，使用双极假体不能证明是合理的。

最近一些病例研究报道了全髋关节置换术治疗髋部骨折。报道强调，这种方法治疗使脱位的风险大约增加了 10%。然而，最近的随机试验表明，全髋关

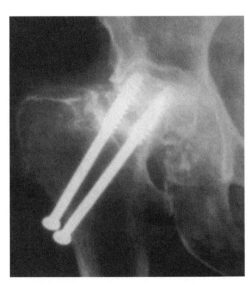

图 12.51.12　螺钉固定后的缺血性坏死。虽然骨折愈合，但有广泛的股骨头塌陷和关节损坏

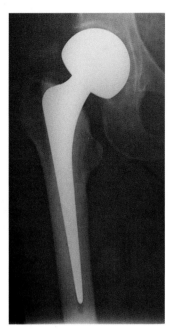

图 12.51.13 应用骨水泥型滑面锥形柄进行半髋关节成形术

置换术与半髋关节置换相比，有改善功能结果和减轻残余疼痛的优势。这些研究中的许多患者与髋关节骨折患者相比，更年轻且更健康，因此能更好地从更大的全髋关节置换术手术中恢复。这个治疗方法很可能在未来应用更广泛。

术后护理

现代外科技术应该允许早期活动与完全负重。修复关节囊结合前外侧入路可降低脱位的风险，因此限制髋关节活动和使用外展矫正鞋通常是没有必要的。

关节置换术的并发症

关节置换术后早期手术并发症有脱位（2%～5%）、血肿（2%～10%）和手术切口感染（1%～5%）。晚期并发症有髋臼磨损（5%～40%）、假体松动（2%～20%）和假体周围或假体下骨折（1%～5%）。非骨水泥型假体与骨水泥型假体相比，假体松动和假体周围骨折风险增加。髋臼的磨损和松动更常见于年轻的活动量大的患者。晚期并发症往往需要翻修行全髋关节置换术。

康复

康复目标是使患者恢复髋部骨折之前的功能水平。一个适当的手术是实现这个目标的先决条件。骨科医师主要任务是为患者做手术，使患者髋部在手术后当天能立即负重。不同的康复形式如框12.51.8所示。

哪一种护理模式能获得最好的预后没有得到验证。这在很大程度上取决于当地可采用的设施。将患者转移到另一个病房将不可避免地导致康复的延迟，增加住院时间，并导致护理的中断。因此，最优的康复方法是患者进入一个专业的老年骨科病房，既能够提供紧急护理和康复，又能够对这些患者跌倒和远期骨折进行评估和预防。髋部骨折专科病房应该有这样的病房并有附加的社区相关支持团队，以使患者可以早期出院。

预防继发骨折

一个对摔伤评估方法的完整的描述和减少二次骨折的发生超过了本书的范畴。评估的要点如框12.5.9所示。

对于骨质疏松，适当的治疗一直都是有争议的话题。目前，主流治疗是双膦酸盐药物。这些正在越来越多地用于60岁以上跌倒后和骨折的老年患者。预期的相对风险降低45%，绝对风险降低达6%。这些药物在年龄>80岁的老年患者中的作用没有得到很好的评估，它们的效果可能不太明显。对钙和（或）维生素D的有效性仍然有争议，有限的证据表明，这些药物的联合应用对住在护理机构的老人是有效的。由于佩戴髋关节保护装置有依从性的问题，它似乎没有有效地减少臀部骨折的发生率。

预后

不同研究之间报道的髋关节骨折的发生率和死亡率有很大的差异。这可能是由于患者的地域不同或是纳入标准的特征不同所致。关于死亡率，一般报道是：

框 12.51.8　不同形式的康复

- 收入急症骨科病房并从该病房转出
- 收入髋部骨折专科病房并从该病房转出
- 收入有老年医学支持的急症骨科病房并从该病房转出
- 收入急症骨科病房，后期转入康复病房
- 收入急症骨科病房，后期转入特护疗养院
- 早期出院，制订社区康复计划。

框 12.51.9　可用于降低远期再骨折的风险的因素
◆ 家庭危害评估
◆ 回顾在跌倒或骨质疏松中可能涉及的药物
◆ 回顾导致跌倒或骨质疏松的疾病问题
◆ 评估心血管疾病
◆ 评估步态和平衡性
◆ 测试视力，如果必要，进行矫正
◆ 提供合适的助行器
◆ 穿着舒适安全的鞋子
◆ 活动的最佳化
◆ 运动和力量练习
◆ 治疗骨质疏松
◆ 回顾吸烟史
◆ 回顾饮酒史

伤后 1 年在 20%～30% 之间。大多数死亡是由于年龄相关的其他原因所致，而不是由于髋部骨折本身所致。

对于生存的患者，大部分髋部遗留一定程度的不适，尽管在大多数患者这是很轻微的。高达 80% 的患者最终应该能够返回骨折之前住所，许多患者更加依赖助行器并需要更多的帮助；10%～25% 的患者需要到一个能提供更多支持的住处或护理机构。

拓展阅读

Garden, R.S. (1961). Low-angle fixation in fractures of the femoral neck. *Journal of Bone and Joint Surgery*, **43B**, 647–63.

Parker, M.J. and Gurusamy, K. (2003). Internal fixation versus arthroplasty for intracapsular proximal femoral fractures in adults. *Cochrane Database of Systematic Reviews*, **4**, CD001708. DOI: 10.1002/14651858. CD001708.pub2. (www.thecochranelibrary.com).

Parker, M.J. and Gurusamy, K. (2010). Arthroplasties (with and without bone cement) for proximal femoral fractures in adults. *Cochrane Database of Systematic Reviews*, **6**, CD001706 10.1002/14651858. CD001706.pub4. (www.thecochranelibrary.com).

Scottish Intercollegiate Guidelines Network (SIGN). (2009). Management of hip fracture in older people. Number 111. Edinburgh: SIGN (www.sign. ac.uk).

Wells, G.A. Cranney, A. Peterson, J., *et al.* (2008). Alendronate for the primary and secondary prevention of osteoporotic fractures in postmenopausal women. *Cochrane Database of Systematic Reviews*, **1**, CD004523.

12.52
股骨粗隆和粗隆下骨折

Martyn J. Parker

（马明太 译　熊　健　张殿英 审校）

要点

- 牵引不适用于粗隆骨折
- 除非患者身体状况可以好转，否则不宜延迟手术
- 最好选用动力性内植物（滑动髋螺钉最好）
- 应实现早期完全负重
- 大多数患者可在家疗养

流行病学

　　1824 年，Astley Cooper 先生阐述了粗隆骨折发生率很低，主要发生于 50 岁以下的成年人，而髋关节囊内骨折发生率相对更高。自此，粗隆骨折的发生率逐渐增加，特别是在 70 岁以上的老年人群。目前，大约一半的髋部骨折是髋关节囊外骨折，在一些国家发生率高达 50/10 万。

影像学（框 12.52.1）

　　关节囊外股骨骨折的诊断可通过髋部的 X 线影像学检查确诊。几乎全部关节囊外骨折 X 线影像学检查都可明显显示，但偶尔会因为以下原因之一而导致漏诊。
1）因为患者只感觉膝关节疼痛而没有做髋关节 X 线影像学检查，因为髋关节和膝关节感觉神经分布相通
2）没有做两个平面的 X 线影像学检查，髋部的前后位和侧位片都是必要的；
3）由于不正确的 X 线影像学检查，未能显现粗隆和粗隆下区域，有时使用不同的 X 线影像学检查重

> **框 12.52.1　影像学检查**
>
> - 骨折几乎总是可以在 X 线片中显示，除非：
>   - 未进行髋部 X 线影像学检查（仅膝关节疼痛）
>   - 未进行两个平面的 X 线影像学检查
>   - 不正确的 X 线影像学检查
> - 有时也可选用 MRI 和同位素扫描判断骨折

复拍片是必要的

　　关节囊外骨折的确诊很少需要额外的检查。磁共振成像（MRI）检查是可选择的，其他可选择的检查还有同位素骨扫描或计算机断层扫描（CT）。这些检查，特别是磁共振检查，也可以显示髋部疼痛的其他病因，如不完全粗隆骨折或其他邻近的闭合损伤。

分类（框 12.52.2）

　　关节囊外骨折可分为粗隆骨折和粗隆下骨折。"粗隆间骨折"的准确定义是：骨折横向位于大粗隆和小粗隆之间而未贯穿；而"粗隆周围骨折"是指骨折倾斜贯穿大粗隆和小粗隆。为避免混淆以上概念，粗隆骨折更容易使用。基底骨折（也称为 basicervical）是指两部分骨折，其骨折线与粗隆间骨折线位置相同。

> **框 12.52.2　骨折分类**
>
> - 粗隆骨折，分为两部分（稳定的）、粉碎性骨折（不稳定的）和反向的骨折线
> - 粗隆下骨折，小粗隆远端，但在其 5 cm 以内
> - 骨折类型决定治疗

一些人认为它们是关节囊内骨折，另一些人则认为它们是关节囊外骨折。由于基底骨折的治疗和预后与粗隆骨折相似，其均应归为关节囊外骨折。粗隆下骨折应该仅包括骨折线横穿股骨的骨折，主要在股骨距小粗隆远侧边缘 5 cm 长度以内的位置。

还有很多其他关于关节囊外骨折的分类方法。最常使用的是 Jensen-Michaelsen 修正的 Evans 粗隆骨折分类和 Seinsheimer 粗隆下骨折分类。近期最新推出的 AO 骨折分类可能会得到更频繁的使用，但到目前为止，几乎没有发表的证据表明其在决定治疗或预后方面的可靠性或有效性。

识别多种特殊的骨折类型对于骨科医师是非常重要的（图 12.52.1），这将决定内植物和手术方式的选择。有时骨折表现的特征远多于一种骨折类型或骨折的确切类型在最初的 X 线影像学检查中不明确，只有在手术过程中才能明确。骨折类型的确定是治疗的关键。

治疗

手术治疗与保守治疗

关节囊外骨折的治疗方法可以是保守治疗，也可以是手术治疗。关节囊外骨折的保守治疗可以选择以下两者之一。

"有技巧的忽略"

这种治疗方法仅适用于骨折前完全不能移动的患者。这种"治疗"包括使用适当的止痛药进行床边护理。通常几个月以后骨折会愈合，但肢体会有相当大的缩短和外旋畸形。护理这样的患者是困难的，需要持续使用止痛药。这些因素可能意味着：即使对于完全不能移动的患者，骨折的手术固定仍然是适合的。

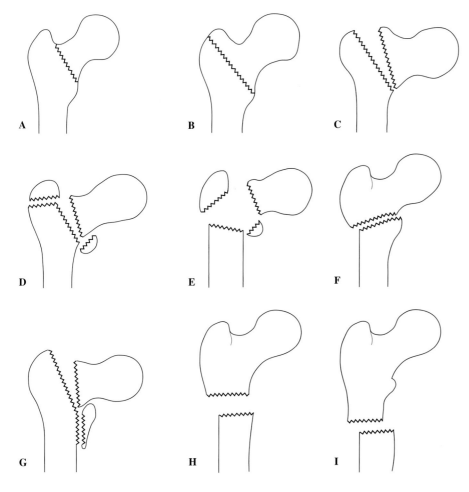

图12.52.1 骨折类型决定治疗方法：A）基底骨折；B）无移位的两部分粗隆骨折；C）移位的两部分粗隆骨折；D）移位的和粉碎性的粗隆骨折；E）缺乏侧方支撑的粉碎性骨折；F）反向骨折；G）粗隆下延长骨折；H）"高位"粗隆下骨折；I）"低位"粗隆下骨折

"主动的"保守治疗

这种方法包括通过对肢体的牵引来复位骨折。需要做定期的 X 线影像学检查复查骨折的复位情况，牵引仅可持续 2～4 个月的时间。唯一值得注意的一项随机研究比较了这种治疗方法与现代内固定方法之间的死亡率，两者之间无差异，但前者的住院时间较长（和可能无法回家）。基于这些证据开展的随后研究阐明了手术治疗的成本 / 效益优势。鉴于手术治疗的明确优势，保守治疗应该仅在有以下适应证时应用：

* 患者不能耐受任何形式的麻醉
* 患者不同意手术治疗
* 缺乏现代化手术设备
* 缺乏合适的手术内植物
* 手术经验不足

保守治疗技术需要使用胫骨针或皮肤胶带或绷带对大腿进行牵引。然后通过床尾滑轮或 Hamilton Russell 或 90°/90°牵引继续持续进行单纯牵引。或通过使用 Thomas 夹板进行平衡牵引。骨骼牵引的有效替代方法是 Perkins 牵引，该方法可以保留四头肌的力量。

手术治疗

术前准备（框 12.52.3）

髋部骨折主要发生于体弱多病的老年人，患者常合并多种其他老年病。因此对这些患者的医疗评估和治疗存在很多困难，而且这个问题经常被骨科医师忽视而将他们交由经验不足的年轻医师管理。对这些患者的最好的照顾是由专科医师本人管理。

术前评估必须包括相关身体状况和药物使用的评估。对于所有关节囊外骨折患者，使用静脉输液复苏是必要的。这些应在急诊室开始准备。骨折处失血可能＞1 升，对于有生理反应机制损坏而饮水量不足的老年患者，失血性休克是不可避免的。应使用晶体、胶体和血液替代品针对患者的身体状况进行体液纠正。持续的监测对于避免急性心力衰竭是必要的。

没有证据证实牵引对粗隆骨折有益。对预防血栓栓塞的方法选择是有争议的，现在还是研究的热点。最被推崇的药理学方法是使用低分子量肝素或低剂量阿司匹林。手术时机很重要。药物应在患者苏醒并形成良好的排尿后使用，但不应超过术后 48 小时。延期手术仅适用于身体状况可以进一步改善的患者（框 12.52.4）。因为延期手术患者会由于骨折部位继续失血而血红蛋白降低，可能需要术前输血。

内植物的选择（框 12.52.5）

可选择的内植物可以分为五类。

髓外固定

髓外固定是指在近端股骨上用一个带有拉力螺钉或针的侧板固定，这个侧板近端覆盖股骨颈上方骨折处。这样的内植物可以是"静力的"，也可以是"动力的"。静力的内植物不能滑动，不用考虑骨折部位骨塌陷的发生，如 Jewett、Thornton、Holt 和 McLaughlin 钉板。动力性内植物在金属螺旋接合处可以滑动，需考虑骨折部位的塌陷。动力性内植物有 Pugh 钉、Massie 钉和滑动髋螺钉（又称动力髋螺钉和 Ambi 髋螺钉）等。

静力性内植物已经被认为完全不及动力性内植物。植入静力性内植物的并发症主要是：骨折塌陷使

框 12.52.3　必不可少的术前准备

* 身体状况评估
* 麻醉评估
* 静脉内注射复苏
* 止痛
* 预防血栓栓塞
* 尽可能 48 小时内进行手术
* 围术期预防性使用抗生素
* 相关疾病的治疗

框 12.52.4　延期手术合理的理由

* 低血容量
* 急性脱水
* 血红蛋白＜90～100 g/L
* 严重的电解质紊乱
* 充血性心力衰竭
* 难治性高血压
* 可矫正的心律失常
* 急性胸部疾病
* 不稳定的糖尿病

框 12.52.5　内植物的选择
◆ 髓内内植物：动力性内植物优选（滑动髋螺钉）；最常选用的内植物
◆ 头 - 髁髓内钉：比滑动髋螺钉失败率高，但对于特定骨折类型更适用
◆ 外固定：在特定的病例中可能起作用
◆ 关节成形术：适用于翻修手术

内植物穿入髋关节，但也存在内植物破损和骨折固定位置丢失。因此不应再使用静力性内植物。许多研究表明，动力性内植物可以作为关节囊外股骨骨折的主要固定内植物，这些研究大部分为随机试验。

头-髁髓内钉

　　头 - 髁髓内钉是指一个从大粗隆内或附近的插入点插入股骨内到达股骨远端的髓内内植物。一个十字螺钉或叶片穿过进入股骨颈和股骨头内的钉或在其周围。这种钉子最早的实例是 Küntscher Y 钉和 Zickle 钉。近年来这些钉子有了相当大的发展，最近的设计包括 Gamma 钉、近端股骨钉和髓内髋螺钉。

　　一篇概括了所有比较髓内钉和滑动髋螺钉用于髋部粗隆骨折的随机试验结果综述发现，对于输血需要，手术时长，拉力螺钉开孔速率或死亡率，两者没有显著差异。然而，由于螺钉周围二次骨折的发生，髓内钉的固定失败率和二次手术率增加。随着内植物设计和手术技术的进步，髓内固定和髓外固定的争论可能会继续存在。直到这个问题解决了——即结论必须是：滑动髋螺钉并发症发生率低，因此是粗隆骨折的主要治疗方法。证据支持滑动髋螺钉适用于基底骨折和稳定的或不稳定的粗隆骨折。可是，有一些特殊的骨折类型选择髓内钉固定可能有优势，下文将会讨论。

外固定

　　近期有大量研究阐述了外固定的应用。必要时可在局麻下在股骨颈和股骨头的近端和远端各放两个针。持续固定 2 ~ 3 个月。这种方法的并发症是骨折处移位和针道感染。这种方法适用于体质非常虚弱和局部或全身麻醉风险很高的患者。

关节成形术

　　有少数研究报道，对粉碎性粗隆骨折可以选用长柄骨水泥型半髋关节置换术。结果似乎与内固定相当，但由于相关报道的数量有限，对关节囊外骨折应用关节成形术尚未有明确的结论。目前关节成形术对于内固定失败后的修正手术可能是最好的选择。

髁-头髓内钉

　　有两种类型的髁 - 头钉，分别是 Ender 钉和 Harris 钉。Ender 钉轻便灵活，是从股骨髁上的进入点穿到股骨近端。目的是将针尖从股骨头穿出，用 3 ~ 5 个针将股骨固定。Harris 钉是单一的大针。

　　许多病例研究和随机对照试验一致认为，这些内植物有导致固定失效、膝部股骨骨折、膝部残留痛及增高二次手术率等问题，鉴于其他内植物有明确的优势，应不再使用髁 - 头钉。

手术技术

　　由于该病在老年人中的发病率高，要求术后患者能立刻开始完全负重的下地活动，在治疗上有必要进行改进。最近的内植物装置和外科手术技术的发展使这在绝大多数患者中实现成为可能，无论骨折粉碎性程度或骨质疏松程度如何。因此，手术后立即无限制的功能锻炼是现代骨科治疗的目标。

　　治疗的方式主要取决于图 12.52.1 显示的骨折类型。

基底骨折

　　这些两部分骨折可以与两部分粗隆骨折治疗相同，利用滑动髋螺钉治疗。唯一的不同是，在手术过程中应避免转动股骨头。可在骨折处放置附加的导丝固定或在拉力螺钉上放置附加的螺钉。

无位移的两部分粗隆骨折

　　有大约 5% 的关节囊外骨折是这种类型的骨折。其骨折线不易显现并可能导致初诊时漏诊。这种骨折类型是稳定的，可以保守治疗或手术治疗。对于可以配合一定时间的保护性功能锻炼的身体状况好的患者，可以考虑保守治疗。需要进行认真的随访，如果骨折有移位，应进行内固定，否则持续的疼痛会限制功能锻炼。对于不能配合限制性功能锻炼的老年患者，应考虑内固定治疗。

　　建议应用四孔的滑动髋螺钉的手术治疗，简化的手术原则为：可以不进行骨折复位。

有位移的两部分粗隆骨折

大约 10% 的关节囊外骨折是这种类型的骨折。滑动髋螺钉依然是可选择的内植物。必须首先对骨折进行复位，使骨折处达到解剖复位且没有外翻。手术治疗中最常发生的错误是：未能完全纠正骨折部位的内翻畸形。评估复位效果的最好方式是测量骨小梁角度，固定后的骨小梁角度应在 160°～175° 之间（图 12.52.2）。

粉碎性粗隆骨折

粉碎性粗隆骨折是最常见的骨折类型，大约占所有关节囊外骨折的一半。这种类型的骨折可称为三部分骨折：有侧方支撑的缺失（大粗隆）、中央支撑力的缺失（小粗隆），也可称为四部分骨折（大粗隆和小粗隆成为分离的碎片）。

这类骨折依然可选择滑动髋螺钉作为内植物。最重要的手术原则是：确保骨折复位成功。前后位的骨小梁角度必须为 165°～170°（图 12.52.2）。建议骨折复位后有轻微的外翻，因为轻微的外翻有助于固定部位的稳定，并可减少固定失败的发生。在正常情况下，利用骨折治疗台对肢体进行纵向牵引很容易达到外翻固定。使用滑动髋螺钉时不需要用截骨术，也不需要骨折处压缩。

术中和术后即刻的 X 线片检查可看见内侧骨折边缘的间隙（图 12.52.3）。如果使用钉板系统固定，这会使熟知重建内侧骨支持概念的外科医师担心。当使用现代动力性内植物时，由于负重而发生的骨折处可控的塌陷会快速导致内侧骨连续恢复。另外，外翻复位会减少骨折塌陷后下肢缩短的发生。

从侧位 X 线片上看，骨折复位后使股骨头、股骨颈、粗隆区域、骨干在一条直线上是很有必要的（图 12.52.4）。所有的情况都需要纵向牵引，虽然偶尔骨折处有塌陷，需要行开放性手术时进行纠正。

拉力螺钉的位置对于减少内植物脱落的发生风险非常重要。所有相关的临床研究表明，在前后位的 X 线片上，螺钉应位于中央或下部，在侧位片上应位于中央部。始终避免螺钉位于上、前和后部是非常重要的。拉力螺钉的钉尖应距离髋关节 3～7 mm 远。距离关节这样近的距离可以确保在软骨下骨上获得最大的把持力。可以在

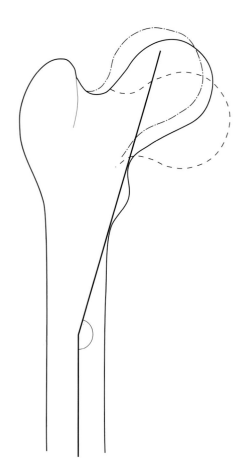

图 12.52.2 小梁角度的测量：-·-，外翻的位置（骨小梁角度 > 160°）；- - -，内翻的位置（骨小梁角度 < 160°）；—，正常的位置（骨小梁角度，160°）。骨折复位不可为内翻的位置。推荐粉碎性骨折的复位角度为 165°～170°

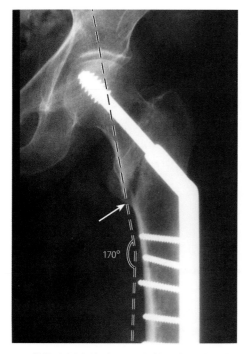

图 12.52.3 使骨小梁角度为 170° 的外翻复位在骨折（箭头所示）内侧形成一个间隙，但当骨折塌陷时，骨质快速修复

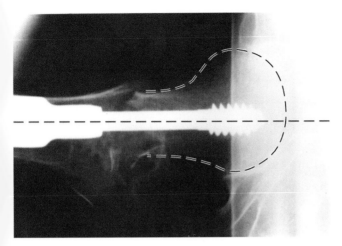

图 12.52.4 在 X 线侧位片上，一条直线平分股骨头、股骨颈、粗隆区域和股骨干，拉力螺钉放置在中心位置

前后位片和侧位片上测量拉力螺钉的钉尖到股骨头顶端的距离，来评估螺钉的位置是否合适。如果距离在放大纠正后<25 mm，则发生脱落的可能很小。对于这种类型的骨折的固定，用一个四孔板在骨折远侧 8 个骨皮质处打孔是很合适的。一个 135°角的钢板是最合适的，只是对于大角度钢板，拉力螺钉的错位和切出发生率较高。

如果能够做到如下正确的固定，则很少会发生骨折的再移位或内植物的切出：

- 骨折复位在前后位 X 线片中的骨小梁角度在 165°～170°之间
- 在侧位 X 线片中，股骨头、股骨颈和股骨干在一条直线上
- 在前后位 X 线片中拉力螺钉放置于中央或下部
- 在侧位 X 线平片中拉力螺钉位于中央
- 拉力螺钉的钉尖需距离关节面 3～8 mm
- 拉力螺钉的钉尖和顶端距离<20 mm
- 骨折远端最少固定 8 个皮质处

缺少侧方支持的粉碎性粗隆骨折（框12.52.6）

这种类型的骨折很少见，占关节囊外骨折的 5%～10%（图 12.52.5）。这种骨折形式只能在手术过程中识别，但这种类型的骨折有很多 X 线影像学的特征如框 12.52.6 所列，这些特征在术前就可明显地看出。这种骨折不同于粗隆骨折，粗隆骨折时大粗隆离断成骨折碎片（Jensen 3 型），而这种骨折时位于 135°拉力螺钉插入点的侧面骨皮质也有骨折。这种骨折类型之前称为内旋骨折类型或 Ⅱ 型粗隆骨折。这种骨折类

框 12.52.6　缺乏侧方支撑的粉碎性粗隆骨折的特征

- 前后位 X 线片上缩短的近端骨折碎片位于水平位
- 拉力螺钉入钉点处的侧方骨皮质广泛粉碎
- 如果使用滑动髋螺钉，特别容易发生股骨干的中央移位
- 侧位 X 线平片骨折处成角
- 骨质疏松加重
- 技术上很难使骨折得到最佳固定
- 固定失败的风险大大增加
- 粉碎性骨折缺乏侧方支撑

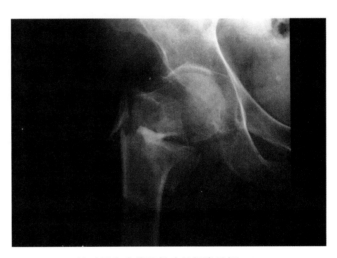

图 12.52.5 缺乏侧方支撑的粉碎性粗隆骨折

型目前仍是治疗的技术难点，若固定未得到很好的护理，则发生固定失败的风险很高。

如果使用滑动髋螺钉固定这种类型的骨折，手术中是直接将导丝和拉力螺钉插入邻近骨折部位（图 12.52.6）。在拉力螺钉插入前没有侧方股骨皮质可以钻孔。在应用钢板和解除牵引后，由于没有侧方的皮质支撑力来对抗，远端的骨折碎片总是会向中间移位，这会导致不良后果。首先，拉力螺钉会快速地从滑孔上脱落穿入关节。其次，远端骨折碎片向中间移位使碎片间的骨与骨接触区域减少，导致骨愈合延迟。以上两个因素会使固定失败的发生率增加。这种类型骨折应用的滑动髋螺钉的拉力螺钉的长度应始终为 80 mm 或稍短。如果应用一个长桶形板（38 mm），就只有 17 mm 可用的滑动距离。由于缺乏侧方的支持力，这种类型的骨折会很快使标准的滑动髋螺钉从滑孔上脱落。如果在骨折愈合之前一个滑动髋螺钉从滑孔上脱落，那么拉力螺钉不可避免地会脱落，或钢板与股骨

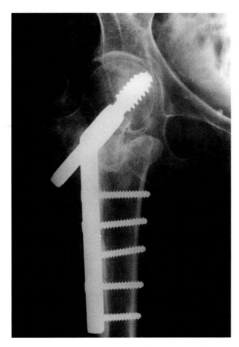

图 12.52.6 应用滑动髋螺钉固定粉碎性粗隆骨折

之间会形成间隙。推荐应用短桶形板（25 mm），因为其可将可滑动的距离增加到 30 mm（图 12.52.6）

　　除了应用短桶形板滑动髋螺钉之外，还要遵循之前列出的手术原则。由于缺乏软组织附着的近端骨折碎片可能会导致旋转，从而导致不愈合或缺血性坏死，因此要额外注意。为避免这种旋转，在手术的时候应在骨折处插入额外的导丝固定。

　　尽管使用这样的短桶形钢板，由于额外的医疗问题引起的股骨移位而导致固定失败的风险还是很大的。已经尝试应用多种新型的内植物来避免股骨移位的发生，但到目前为止，其有效性有待考证。粗隆稳定钢板对滑动髋螺钉钢板有扩展的特性。它可夹住滑动髋螺钉钢板来提供附加的侧方稳定性。另外，可以将一个附加的螺钉放置在拉力螺钉的近端来减少近端骨折碎片发生移位的风险。也可以选择经皮加压钢板（PCCP）在近端扩展侧板以避免股骨移位。双通路滑动钢板是另外可选择的内植物，理论上其优势在于可以纵向滑动。

　　另外，头 - 髁髓内针理论上也适用于这种类型的骨折，因为髓内针近端部分会阻止股骨过多地向中间移位。值得注意的是，假定髓内针远端不是静态的封锁模式，骨折的塌陷和压缩依然会在纵轴方向发生。由于这种特殊的骨折类型固定失败的风险越来越大，少数研究依然推荐使用早期的假体置换。通常可以选择长柄骨水泥型假体作为半髋关节置换术的内植物，用钢丝重建大粗隆。

反向粗隆骨折（框12.52.7）

　　反向粗隆骨折也是不常见的骨折类型，占关节囊外骨折的 5% 以下，但识别这种骨折类型对于选择正确的治疗方式是十分重要的。这种骨折在小转子水平或在远端由中央向侧方横穿股骨，与粗隆骨折的侧面到中央的方向不同。其骨折线可延伸到粗隆下区域。这种骨折的特征决定了其没有骨性支持力可以抵抗由于内收肌的拉力引起的股骨移位。因此，与粗隆骨折相同，这种类型的骨折的固定难点也在于侧方支撑的缺乏。治疗这种类型的骨折应用滑动髋螺钉做内固定可能依然会有好的结果，但由于骨折线过于处在股骨远端，关于使用髓内钉的争论越来越激烈。可是，目前没有充分的证据证明哪一种固定方法是最好的。与髓内钉相比，像动力加压钢板（DCP）或接骨板这样的静力固定内植物的使用发生固定失败的风险显著增加。

粗隆骨折粗隆下延伸

　　有 5%～10% 的粗隆骨折会发生从粗隆区域到粗隆下区域的骨折线的延长。在其他方面，这种类型的骨折可能与其他描述的骨折类型之一相似，治疗如前所述。唯一不同的是，如果应用滑动髋螺钉治疗，钢板的长度必须足够长，在骨折远端至少确保 8 个骨皮质（4 个螺钉）固定点。

"高位"粗隆下骨折

　　这种骨折类型占关节囊外骨折的 5% 左右。其与"低位"粗隆下骨折的区别的关键点如图 12.52.7 所示。如果使用滑动髋螺钉来固定高位粗隆下骨折，那么正常情况下可达到动力性固定，应按照上文列出的手术原则施行。钢板的长度是非常重要的，必须确保 4 个螺钉在骨折的远端。应避免使用像 95° AO 接骨板或动力性髁螺钉这样的静力性内植物，因为其与滑动髋螺钉相比可增加骨折固定失败的风险。

框 12.52.7　反向骨折

◆ 占关节囊外骨折的比例 <5%
◆ 远端骨折碎片向中央移位
◆ 固定失败的发生率增加

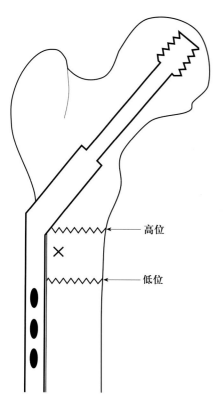

图 12.52.7　"高位"粗隆下骨折和"低位"粗隆下骨折的不同。对于低位骨折，在 X 区域的近端骨碎片妨碍滑动髋螺钉发挥动力型内植物的作用。应用滑动髋螺钉固定低位的骨折会导致静止的固定，相反，在高位骨折为动力型固定

最近粗隆下骨折的髓内固定受到关注，由于骨折变得越来越向远端，这种骨折固定方式越来越有说服力。

"低位"粗隆下骨折（框12.52.8）

这种骨折类型罕见，在关节囊外骨折中所占比例<5%。不论选择什么样的手术方式，并发症的发生是值得关注的，如畸形愈合、不愈合、内植物破裂等。这是由于这个骨折区域是高度机械应力集中的区域，内侧有压力，外侧有张力。

对这种骨折类型应用保守治疗已经描述。可是，正如之前已经讨论过的，保守治疗需要延长牵引的时间，这使治愈成功的预期减少。因此，保守治疗仅适用于之前列出适应证的患者。手术治疗可以是髓外或髓内固定。

应用滑动髋螺钉对这种类型的骨折进行髓外固定会导致一种"静态的"固定。因此，应用滑动髋螺钉固定这种类型的骨折的手术原则与之前列出的

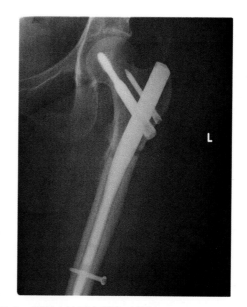

框 12.52.8　低位粗隆下骨折

◆　可能最好选用髓内针治疗
◆　正常情况下可以闭合复位和固定
◆　如果使用髓外内植物，则需要解剖复位

因素有相当大的不同。不推荐使用骨折的外翻复位，因为会导致骨折位点中间留有间隙，而这样的间隙会导致骨折处的萎缩而无法愈合，这样导致骨折不愈合的风险和固定失败的风险增加。因此，应达到骨折的解剖复位。必须确保滑动髋螺钉拉力螺钉准确地以 135°角插入（或使用的钢板的任何角度），否则使用的长的滑动髋螺钉钢板会导致骨折部位的移位。为了恢复中央骨支撑，对多余骨碎片的补充固定是不必要的，甚至会由于骨碎片缺乏血运而导致延迟愈合。

目前低位粗隆下的髓内固定已经有很好的描述。Zickel 髓内钉是最早设计的用于这类骨折的髓内钉，但现在其已被新型髓内钉所取代。实际上，任何类型的髓内钉都有适合的近端骨折类型，这些髓内钉带有穿过股骨颈的拉力螺钉或针，具有通过仪器协助骨折复位、髓内钉插入和固定远端的能力（图 12.52.8）。

如果小粗隆完整且在骨折的近端，那么近端股骨将变得屈曲、外旋。这就意味着在骨折手术台上进行

图 12.52.8　用髓内针固定粗隆下骨折

骨折复位是几乎不可能的，肢体可能需要置于轻微的外旋位，而不是像粗隆骨折那样置于中央位置。因此，髓内钉在大粗隆顶端的插入点需要据此调整。通常骨折可以通过复位器或髓内钉进行闭合复位。附加固定来协助骨折复位的作用有待证明。

康复训练（框 12.52.9）

正如之前谈及的，老年患者不能耐受卧床，也不能配合进行保护性负重练习。髋部骨折手术固定的目的不仅仅是将骨折固定，还要实现可以允许完全负重的足够坚固的骨折固定。这一定是手术开始时的目标，并且考虑到丰富的现代内植物及手术技术选择，上述目标应该在所有病例中实现。手术后没有允许立刻和无限制的活动的把握是治疗失败的象征。手术前和手术后都立即探讨康复训练和出院安排是重要的。许多髋部骨折的老年患者的结局是死亡或永久残疾。因此，应该让患者立即进行功能锻炼，并告知患者功能锻炼不会破坏固定的安全。应以使患者尽可能早地出院回家为目的来制订治疗目标和康复训练计划。对早期出院返回社区的患者随访显示预后良好。

并发症

关节囊外骨折后会发生很多骨折愈合相关的并发症：

◆ 肢体短缩
◆ 旋转畸形
◆ 骨折不愈合
◆ 缺血性坏死
◆ 内植物切出
◆ 二次骨折
◆ 内植物从股骨脱离
◆ 内植物破坏或解体
◆ 败血症

框 12.52.9　康复训练

◆ 固定后应允许完全负重
◆ 早期功能锻炼
◆ 入院时即制订出院计划

肢体短缩

保守治疗后由于骨折会在内翻位愈合，肢体缩短一定会发生。手术治疗后骨折处塌陷愈合后可导致肢体 1~2 cm 的短缩，如果施行外翻复位，则其发生会减少。如果手术治疗未能达到骨折的复位，将会导致内翻成角，这会导致更加明显的 >2 cm 的肢体短缩。

旋转畸形

保守治疗后旋转畸形经常发生。将患者正确地放置于骨折治疗台上并将髌骨水平放置可以预防手术并发症发生。

骨折不愈合

骨折不愈合的诊断只有当骨折后至少 6 个月在 X 线片看不到骨折愈合时才能作出。在此之前的骨折未愈合称为骨折延迟愈合。使骨折不愈合风险增加的因素是粗隆下骨折和使用钉板系统固定。用动力性内植物治疗粗隆骨折时很少发生骨折不愈合，仅有约 1% 的患者会发生。

骨折不愈合通常有症状，可以通过翻修内固定和骨折部位植骨进行治疗。

缺血性坏死

缺血性坏死是成年人粗隆骨折少见的并发症，其主要发生于使供应股骨头的血管损伤的基底骨折。导致缺血性坏死的可能的医源性原因是：在插入拉力螺钉时扭转了股骨头。总体上报道发生率为 0.5%，如果症状提示为此并发症，则应同关节囊内骨折一样选用关节成形术。

内植物的切出

该并发症对于髓内和髓外的内植物都是常见的问题，是指拉力螺钉从股骨头切出并穿入髋关节中。在手术方式正确和内植物使用无误的情况下，静力性内植物切出的发生率（10%~20%）高于动力性内植物切出的发生率，动力性内植物切出的发生率不会超过 3%~4%。

内植物切出的治疗根据患者的症状程度决定。如果患者可以继续运动，则保留内植物，如果有必要，可以在骨折愈合的时候取出。如果症状严重，可以重复内固定手术或使用关节成形术替换治疗。

二次骨折

二次骨折可以发生在内植物上、周围、下，也可以是与先前相同的骨折。拉力螺钉近端的骨折少见，在一些病例是由于未能将拉力螺钉的钉尖置于软骨下骨。髓外固定内植物下的骨折是罕见的。可是，短髓内钉的应用使内植物远端部位周围骨折的风险大约为2%。二次骨折可以通过牵引进行保守治疗，也可以再次行内固定手术。

内植物从股骨上脱离

作为髓内固定的并发症，其发生率为1%～3%。其发生与股骨和拉力螺钉滑孔的耗损、骨折不愈合或粗隆下骨折延长有关。

内植物的破损或解体

像 McLaughlin 和 Thornton 这样旧式的固定针板的破损发生率为5%～10%。新式内植物破损是很罕见的，其发生总是与骨折的延迟愈合相关。因此，治疗方法与骨折的不愈合相同。现代内植物的解体很少发生，如果发生，通常与不正确的手术操作有关。

败血症

保守治疗中败血症的发生罕见。内固定后，深部的败血症（内植物周围感染）的发生率大约为0.5%，表面败血症的发生率大约为4%。髓外固定和髓内固定发生败血症的风险没有差异。

表面败血症可以给予抗生素治疗，如果有清创指征。深部败血症是更具破坏性的并发症。然而，幸运的是，通常髋关节不受影响，可能保留完好。有时可能内植物保留完好且骨折愈合，但通常需要将内植物取出，骨折处用保守方法治疗。

预后（框 12.52.10）

关节囊外骨折较关节囊内骨折的预后差。因为关节囊外骨折的患者较关节囊内骨折的患者年龄更大、身体状况更差。总体上的报道髋部骨折后的患病率和死亡率有相当大的差异。骨折后1年内有30%患者死亡，但许多病例的死亡原因是其他年龄相关性疾病。真正由于髋部骨折而死亡的比率接近10%。

除了死亡患者，80%～90%的患者可以出院回到原来居住的地方，但通常都需要更多的社会支持和帮助。其余患者则需要到有可以照顾他们的人的地方疗养。与关节囊内骨折相比，关节囊外骨折后髋部的长期疼痛是很少发生的。

框 12.52.10　预后
◆ 术后1年生存率为70%
◆ 髋部骨折死亡率为10%
◆ 80%～90%的存活患者回到原来居住环境

拓展阅读

Chinoy, M.A., and Parker, M.J. (1999). Fixed nail plates versus sliding hip systems for the treatment of trochanteric femoral fractures: a meta-analysis of 14 comparative studies. *Injury*, **30**, 157–63.

Hornby, R., Grimley Evans, J. and Vardon, V. (1989). Operative or conservative treatment for trochanteric fractures of the femur: a randomised epidemiological trial in elderly patients. *Journal of Bone and Joint Surgery, British Volume*, **71B**, 619–23.

Keene, G.S., Parker, M.J and Pryor, G.A. (1993). Mortality and morbidity after hip fracture. *British Medical Journal*, **307**, 1248–50.

Parker, M.J., and Handoll, H.H.G. (2005). Gamma and other cephalocondylic intramedullary nails versus extramedullary implants for extracapsular hip fractures. *Cochrane Database of Systematic Reviews*, Issue 4. Chichester: Wiley.

Parker, M.J, and Handoll, H.H.G. (2006b). Replacement arthroplasty versus internal fixation for extracapsular hip fractures. *Cochrane Database of Systematic Reviews*, Issue 4. Chichester: Wiley

12.53
股骨干骨折

Thomas A. DeCoster • Zhiqing Xing

（马明太 译　熊　健　张殿英 审校）

要点

- 扩髓髓内钉可以提供很好的治疗结果
- 顺行和逆行髓内钉结果相似
- 合并损伤增加并发症的风险

发生率和患病率

在美国，股骨干骨折的发生率为每年 1/10 000。它主要由高能量损伤所致，经常出现合并损伤。经过恰当的治疗，大多数患者能够恢复到伤前的功能水平，长期严重的后遗症并不多见。

解剖学

股骨是人体中最大的骨。它的机械功能是传导负重，保持肢体长度，并有负重和行走的肌肉在其上附着。股骨干是指从小粗隆以远至股骨髁以近之间的区域。

股骨干包括髓腔最窄的峡部，股骨干有向前 10° 的弓形凸起。有许多途径达到近端髓腔。最直接的是通过大粗隆基底后内侧的小窝，也就是梨状肌肌腱的附着处。从接近大粗隆皮下尖部的地方建立进入髓腔的入口更容易，但会偏离髓腔。在远端，对刚性髓内钉可通过髁间窝前方的关节软骨获得直接进入髓腔的通道。

相关病理学（框 12.53.1）

股骨干骨折不仅破坏下肢骨的连续性和完整性，而且对一些主要的系统会造成影响，包括失血、骨髓栓塞和急性呼吸窘迫综合征（ARDS）。股骨干骨折通

> **框 12.53.1　相关病理学**
>
> - 多发创伤的常见组成部分
> - 失血
> - 急性呼吸窘迫综合征
> - 栓塞
> - 股骨颈骨折（10%）
> - 膝关节损伤（15%~50%）

常是多发创伤的一常见的组成部分，最好的治疗包括损伤控制原则的应用。

同侧肢体的合并损伤较为多见。大约 10% 的病例会有复杂的开放伤。合并的神经和股深、股浅动脉损伤较少见，在回顾性研究中都≤1%。同侧肢体合并骨折较常见，外科医师要特别小心，有大约 10% 的病例可能合并同侧肢体的股骨颈骨折。30% 的合并股骨颈骨折病例最初被漏诊。15%~50% 的股骨干骨折合并膝关节损伤。其他系统的损伤也很常见。前瞻性研究提示，股骨干骨折患者的平均损伤严重度评分为 20。

损伤机制

股骨干骨折是很严重的损伤。需要大的力量来破坏股骨干的厚的并被肌肉四面包绕覆盖的骨皮质。在欧洲和北美，机动车碰撞和其他高能量机制导致了大量的股骨干骨折。老年人的跌倒伤也会导致股骨干骨折。

分型

骨创伤协会（OTA）发布的综合分型是股骨干

折分型最为合理的系统。

临床评估

病史、体格检查和早期的治疗应该遵循 ATLS® 指南。股骨干骨折患者经历了高能量损伤，可能有多个系统累及。股骨干骨折的失血相当显著并有可能渗入大腿。大约 1/3 的单纯股骨干骨折患者需要输血。但是，把股骨干骨折时的低血压归结为失血是危险的也是不合适的，必须排除其他出血的原因。

对于股骨干骨折，时间、损伤机制、神经血管功能和皮肤条件都要评估和记录。对神经血管状态和皮肤完整性应进行评估和记录。与股骨干骨折伴随的大腿筋膜室综合征并不常见。在急性期对膝关节韧带损伤进行评估比较困难，但应该在稳定期再次评估。

辅助检查

应该拍包括髋关节和膝关节的股骨干全长 X 线平片。应检查有无髋关节脱位和股骨颈骨折。这些患者会频繁接受包括股骨颈 CT 扫描的检查。即便如此，一些股骨颈骨折也会被漏诊。拍摄对侧股骨干的 X 线片有助于确定在放置静态锁定髓内钉时骨折股骨干的合适复位长度，特别是对于多节段粉碎的骨折。更加复杂的影像学检查在常规处理股骨干骨折时并不必需。

治疗（框 12.53.2）

初始治疗

最好尽可能早地采用内固定或外固定稳定骨折。然而，早期股骨干骨折的急诊治疗应该包括夹板技术。当确定性治疗延迟时，骨折轻度分离的患者可以从平衡的悬架以及适当重量的胫骨牵引中受益。牵引可以

框 12.53.2　治疗
◆ ATLS®
◆ 夹板固定
◆ 推荐早期固定
◆ 钢板
◆ 外固定
◆ 髓内钉

提高患者的舒适感，使处理和治疗其他损伤的转运更为便利，牵引还能部分稳定骨折，在确定性治疗前保持股骨长度。有明确膝关节损伤证据时，应考虑股骨远端牵引。

确定性治疗

现在对于大多数股骨干骨折，髓内钉内固定是最好的治疗方式。但是，在一些特定情况下，牵引、钢板和外固定也要考虑。

牵引

当其他技术不能提供或不可能实施时，牵引治疗是合适的。大约 1/7 体重的骨牵引通过横穿近端胫骨干骺端的钢针实施。使用带有 Pearson 附件的 Thomas 夹板使膝、髋关节屈曲 45°，以获得下肢的平衡悬架。牵引需要每天进行调节和纠正。每星期检查复位情况。在患者能够耐受的范围内，要鼓励患者保持膝关节和髋关节的主动活动范围。在可能的情况下，通常应用夹板或带拐杖的石膏支具固定 4～6 周。

钢板

传统的股骨钢板固定不需要透视或不需要像采用髓内钉等特殊器械时需要那么多的透视。它是在常规的手术床上进行的不牵引平卧位操作。传统的钢板需要彻底的剥离，这会导致失血和软组织损伤。大多数情况下，钢板固定愈合率低，再骨折、感染和关节僵硬率较采用髓内钉高。直视下处理骨折由于增加了软组织的剥离，对骨痂的形成不利。但是，这会简化治疗，特别是在处理复杂损伤时很重要，如当多节段的股骨骨折或髓腔无法放入髓内钉时。对于特定的高风险患者，钢板固定可能会比髓内钉固定伴随更低的肺部并发症发生率。这些患者使用经皮肌肉下锁定钢板固定的新技术已证实可以使软组织剥离最小化。

外固定架

一些多发创伤患者在早期全面护理和推荐的骨科损伤控制治疗中似乎是被伤害而不是被帮助的。对于多发创伤患者，阶段性使用外固定架技术是骨科损伤控制的有效组成部分。对于严重损伤患者，外固定架固定是有效的早期治疗方法，因为它能快速应用并几乎适用于所有骨折类型而不需要特殊的装置。它有利于清创和进一步护理，它可以充分稳定肢体，允许患

者活动并抬起上身，从而获得更好的肺功能。一些天后，当患者的全身状况更加稳定时，可以把外固定器换为髓内钉。早期更换为髓内钉的感染率较低。

股骨干骨折长期使用外固定架可能成功，但经常伴有针道问题、延迟愈合、畸形愈合和膝关节僵硬。大腿有大量的肌肉软组织覆盖会导致针道问题。步行时通过股骨干的巨大力量很难由外固定架控制。器械组合的不稳定会导致延迟愈合和复位丢失。

髓内钉：技术（图 12.53.3）

制订术前计划包括内植物预期的尺寸和内固定的位置（髓内钉长度和宽度，锁定位置），并要确保备有所有需要的工具和内植物。

顺行仰卧位，梨状肌入点（图12.53.1）

手术可以在没有牵引的透视手术床或带有牵引的骨折手术台上进行。

如果使用牵引，患者需取仰卧位，双腿呈"剪刀"位或对侧下肢置于髋、膝关节屈曲及髋关节外展位（图12.53.2）。通过靴子或近端胫骨针对患肢进行牵引。会阴处阻挡可提供反牵引。通过 C 形臂透视机的旋转提供前后位及侧方透视。在股骨干沿线距粗隆尖大致 8 cm 处做切口。理想的骨入钉点是梨状窝，它位于关

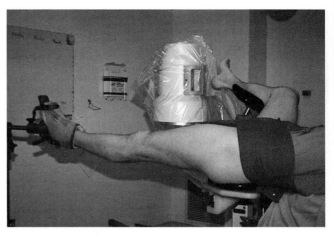

图 12.53.2 左侧顺行股骨髓内钉术中体位。身体向右侧弯曲，左上肢固定在胸前以避免阻碍手术器械

节囊外，大粗隆和股骨颈结合部，相对于粗隆尖的内后方。置入尖锥或导针，通过双平面透视确定位置。如果使用导针，用空心动力开孔钻或用尖锥沿股骨长轴打开入钉点 5 cm。空心进入套筒可以使接下来髓腔内器械的置入更容易，并有助于去除开髓钻及保护髋部的软组织。如果计划置入空心髓内钉或扩髓钻，那么导丝要通过髓腔到达骨折位置。透视控制下用牵引和手法复位，使导丝通过骨折到达髓腔的远端部分。

如果扩髓，最初要连续 1 mm 的递增，然后才 0.5 mm 的增加。第一个磨头磨到最窄处时要能较容易地通过。使用有很好的沟槽且尖锐的动力磨头可使髓腔内的压力最小化并降低髓腔内容物栓塞进入血管系统的可能性。多扩 1~1.5 mm 会使髓内钉的插入更容易。根据使用的髓内钉的类型，股骨近端入钉点处可能需要进一步扩髓。由于引入了交锁技术，大多数髓内钉的直径范围为 11~12 mm。并不需要常规使用很大的髓内钉以达到髓腔内的紧密贴合。要小心使髓内钉的前弓与股骨的生理前弓吻合，并在插入时保持髓内钉本身和骨折复位的旋转。

通过髓内钉的外导向器可在中冠状面上横向或斜行在大小粗隆间打入 1~2 枚双皮质螺钉。重建髓内钉允许近端锁钉打入股骨颈。透视下在冠状面通过髓内钉打入 1~2 枚双皮质远端锁钉。有许多技术可用来精确地打入远端锁钉。现在的髓内钉可提供动态和静态锁钉的选择。

顺行仰卧位，粗隆入点

由于定位梨状窝困难以及在使用梨状窝入点的顺

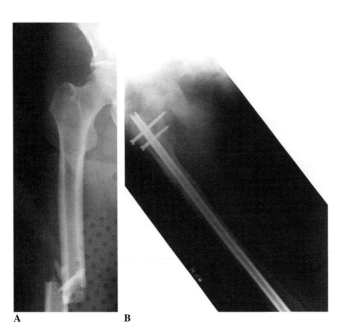

图 12.53.1 顺行股骨髓内钉：A）右股骨干骨折前后位 X 线片；B）前后位片提示，在行股骨干骨折近端交锁顺行髓内钉固定后骨折愈合

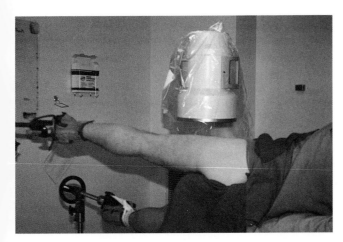

图 12.53.3 侧卧位顺行髓内钉的术中体位,显示患者在骨折手术台上,在患者两腿间有一格挡与患肢牵引相对抗。健侧肢体(下面)也予以支撑且髋关节屈曲以放置 C 形臂机

行髓内钉后出现慢性髋关节痛及外展无力,髓内钉系统发展了一种使用大粗隆的更外侧的进针点技术。这个入点不用穿透肌肉并在术中直接定位,而且更接近皮肤。粗隆入点在股骨髓腔的外侧,需要在制作髓内钉时在冠状面上有附加的弧度。研究显示,粗隆入点髓内钉失血量更少,手术时间更短,并且较少髋关节疼痛及外展无力。骨折本身的愈合率和功能恢复与梨状窝入点髓内钉相当。

入点的理想位置依靠近端髓内钉的冠状面弧度,而这将因设计和制作者的不同而异。不能精确地定位入钉点将导致内/外翻力线异常。大多数的粗隆入点髓内钉设计是从冠状面大粗隆尖插入。内翻力线异常将可避免,这在使用更外侧入点时才能看到。在矢状面上,入点应在股骨髓腔中心的延长线上。但是,当使用头状髓内钉装置时,一直推荐使用在大粗隆的前 1/3 和后 2/3 的结合部入点,以使内植物和股骨颈的序列更好。

顺行侧卧位(图12.53.3)

股骨髓内钉也可以在侧卧位用梨状窝入点置入,这样更加容易。这种体位不利于肥胖患者及近端骨折类型。这种方法开始摆放体位消耗的时间更多,且外旋畸形率增高。

逆行股骨髓内钉(图12.53.4)

做逆行髓内钉时需患者平卧于可透视的手术床上,下肢要消毒并包扎。通过髌骨肌腱或在其内侧获得膝关节入路。逆行髓内钉的入钉点在髁间切迹的顶点上,通过软骨但并不影响髌骨。逆行股骨髓内钉在股骨远端的入钉点,更加容易,因为股骨远端没有肌肉包绕。另外,由于不用骨折床,所以患者的体位更好放置。在很多情况下,逆行性髓内钉有明显的优势。

有不稳定骨盆环和脊柱骨折的患者不能耐受在骨折手术台上的体位。顺行髓内钉的近端切口可能会妨

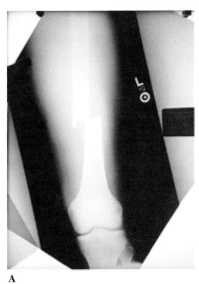 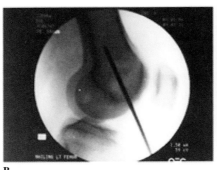 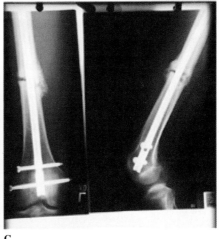

A   B   C

图 12.53.4 逆行股骨髓内钉。A)前后 X 线片显示左股骨干骨折。B)术中侧位透视显示导针置于逆行股骨髓内钉技术的开始位置。入钉点在前后位及侧位透视的股骨中间位置。C)前后位及侧位 X 线拍片显示,在逆行股骨髓内钉固定后 4 周,骨折部分愈合。髓内钉位置位于髓腔中心软骨下骨下 5 mm

---

框 12.53.3　股骨髓内钉的放置

◆ 仰卧位顺行梨状窝入点：
  ● 常见放置
  ● 肥胖患者难以接近梨状窝，优化患者体位
◆ 仰卧位顺行粗隆入点：
  ● 更容易接近入钉点
  ● 髋关节外展肌损伤小
  ● 小心避免外翻力线不良
◆ 侧位，顺行：
  ● 更容易达到粗隆和梨状窝入点
  ● 对肥胖和近端骨折患者有利
  ● 并发外旋力线不良
◆ 逆行：
  ● 不需牵引床
  ● 对多发创伤和肥胖患者有利
  ● 损伤膝关节

碍髋臼手术的切口。对于双下肢骨折需要快速固定的患者，可以尽量缩短准备时间。对于除股骨干骨折外的同侧下肢损伤（股骨远端、胫骨干或髌骨），也可以通过一个单独的膝关节切口处理。严重肥胖患者在骨折手术台上摆体位以及髋关节处相当厚的软组织是很大的问题。对于妊娠患者，理论上要降低胎儿射线暴露的时间。入钉点问题（顺行髋关节，逆行膝关节）是相似的。逆行髓内钉的早期结果提示不愈合率更高。但是，可能是由于最初使用直径小及非扩髓髓内钉所致，最近使用标准直径扩髓髓内钉显示，顺行及逆行髓内钉的愈合率相似。

　　这项技术对于膝关节的直接损伤有一些争议，包括关节残渣及在开放性骨折中的脓毒性关节炎。这些问题在临床研究中还不是十分显著。

非扩髓髓内钉

　　不扩髓用较小直径的髓内钉插入治疗股骨干骨折是可能的。这项技术的结果还不像扩髓标准髓内钉一样好。非扩髓髓内钉并发症发生率更高，包括畸形愈合和延迟愈合。这可能与相对于髓腔髓内钉的尺寸较小以及在骨折愈合前髓内钉过度活动或应力过大的趋势有关。但是，非扩髓髓内钉操作更快，而且可以避免扩髓时髓腔内较高的压力。一些人认为其在多发创伤患者的治疗中有较大优势。

常见技术问题

◆ 患者体位：可以预见与骨折类型相关的问题，体型，骨折手术床有助于保证合适的体位
◆ 入钉点：正确的入钉点是手术成功的关键。但做入钉点困难时，需要更长的切口暴露大粗隆尖。内侧大粗隆尖可能要被去除，以保证插入器械不发生滑移。近端股骨骨折入钉点靠前在插入髓内钉时会造成危险，靠后会造成神经损伤。要避免偏心扩髓，这通常会导致入钉点偏外而增加内翻畸形的风险
◆ 骨折加重：仔细操作有助于避免近端股骨骨折在入钉点附近加重，以及髓内钉使用外侧入钉点时粗隆下内侧皮质损伤。为避免后者的发生，推荐在髓内钉刚插入时旋转 90°，这样可以利用股骨髓内钉的前弓
◆ 骨折复位：当牵引和手法复位不能使骨折复位时，要采用其他技术。外复位钳、F 工具、叉头骨针或髓内复位器都可以使用。可以在骨折的近、远端使用螺纹针当做操作杆使骨折达到复位。切开复位可以作为最后的方法，但在大多数患者，股骨髓内钉可以闭合打入
◆ 扩髓钻不能进入：扩髓钻可能被卡住，因此当扩髓钻在骨内时不要停止转动，慢慢推进，扩髓时维持复位；用深槽的钻头，并在钻头紧贴骨之前清洗凹槽，保持钻头的锋利，每次更换直径只提高 0.5 mm，钻头应该不断移动以避免热坏死
◆ 不能插入髓内钉：可以采用将髓腔直径扩大 1~2 mm 的方法来避免，过程中要维持复位，并要保证正确的入钉点位置。髓内钉应该一下一下地打入。如果不能进入，强行进入将有髓内钉嵌顿和骨折粉碎的风险，对此推荐拔出髓内钉，进一步扩髓或用较小号的髓内钉
◆ 精确的髓内钉长度：放置完复位导丝后，要用另一根导丝平行放置并将其尖端放在大粗隆尖以获得精确的测量。推荐顺行髓内钉的远端尖端达髌骨上极，逆行髓内钉的近端尖端达小粗隆。推荐使用钉帽使髓内钉更容易取出，且在髓内钉太短时有一定的补偿能力
◆ 复位不良：要在放置髓内钉及锁钉前后评估股骨的长度和旋转。在股骨干近端和远端 1/5 的骨折，冠状面的力线不良常见，因为髓腔的骨内膜和髓内钉壁很少接触。重要的是，在短骨折时要保证导针居

中，而且在扩髓和髓内钉插入时要维持复位，从而避免偏心放置和冠状面复位不良。这在股骨中段骨折并不常见。在近端 1/5 的骨折，入钉点位置的错误也会导致插入髓内钉后骨折向前尖端成角。对于多段粉碎的骨折，无法直接复位，其长度和旋转很难判断。可以用对侧肢体帮助判断这些指标。小量的分离可以接受。如果早期意识到有明显的复位不良，通常采用取出远端锁钉、纠正畸形并打入新锁钉的方法纠正

◆ 远端锁定困难：远端锁钉通常用徒手操作技术并需要一个明显的学习曲线。要保证锁定孔在透视屏的中心是一个完美的圆形，从而使 C 臂机作为一个有价值的外参照。获得精确的放置时，钻头的轴心与 C 臂的轴心成一条直线，在开始钻之前，钻头应该是覆盖锁定孔圆中心的一个点

髓内钉手术后的护理

术后处理应该包括对长度和旋转纠正的评估。理想的评估应该在患者还在手术室并去除牵引后，并在患者术后活动时再次评估。旋转评估是依靠比较损伤与非损伤髋关节旋转的范围。股骨的 X 线片用来评估内植物和锁钉的位置，并作为基础用来与以后的 X 线片比较评估愈合情况。髓内钉是负重装置，通常对于早期部分负重是足够的。在术后护理过程中，要促进髋关节和膝关节的活动锻炼范围。

取出髓内钉

有证据显示，髓内钉保留在体内并不会导致一些预期的问题，在一些特特定的病例，是否全部选择性地取出值得商榷。在髓内钉突出造成类似粗隆滑囊炎症状的患者，在髓内钉取出后症状希望会得以改善。但术前症状通常不会完全消退。一些模糊的症状，如"不耐冷"或"大腿疼"，在取出髓内钉后经常会持续存在，这些可能与愈合的骨折有关，而不是与髓内钉的存在有关。关于感染和微动腐蚀的争论证明并不存在。已有大量的髓内钉取出并发症，包括由于取出时做比放入时要更大的切口而导致的美容问题，血肿，感染，股骨骨折，以及不能取出髓内钉。要避免最后的问题就要保证有正确的器械。手术后 2 年以上取出特别困难，因为已有骨长入。如果髓内钉取出困难，扩钻锁钉通道或不填充锁定孔并用导向针在髓内钉内通过，可能打断阻碍取出的骨桥。在股骨近端沿髓内钉近段 3 cm 周围，插入窄骨刀扩大入钉孔，对于取出"肩膀型"髓内钉特别重要。尽管理论上认为，钛钉由于骨长入更难抽出，但还没有证实它比不锈钢钉更难取出。

通过放置球头导向器出髓内钉远端，并通过在髓内钉内放置附加的导向器以获得压配总能取出断钉。近端髓腔过度扩髓是有帮助的。许多其他的钩子也证实可以取出断钉。当其他方法失败，可以在远端做切口，以从远端向近端抽出断钉。

重要的是，要在取出后拍摄 X 线片，以检查股骨骨折和确认内植物取出。

特殊情况

多发创伤

多发创伤患者长骨骨折的早期稳定证实可以提高患者的生存率并降低肺部并发症。可以使用标准技术。早期采用外固定架，然后尽早更换为髓内钉是严重多发创伤患者流行的骨科损伤的控制方法，已在外固定部分描述。对于髓内钉技术的其他修改包括：二期放置远端锁定螺钉以避免延长手术时间，不扩髓放置更小直径的髓内钉和应用逆行髓内钉。股骨干骨折经皮肌肉下钢板固定也作为一种避免髓内钉肺部并发症发生的固定方式。

对于严重损伤患者，为了使其体位摆放简单，大量的技术作为骨折床的替代已推荐使用。对多发创伤患者进行手法牵引已证实是有效的。作者强调，术前长度的精确评估具有重要性。但这项技术会伴随高的非解剖复位的发生率。可以不使用骨折床而用股骨牵引器产生牵引力改进复位。近端固定针通过大腿前侧打入小粗隆，要置于髓内钉可能存在的位置的内侧。远端固定针要置于股骨外侧髁的前方并在髓内钉远端。

复合伤（框 12.53.4）

股骨颈及股骨干联合骨折

大约有 10% 的股骨干骨折伴有同侧肢体的股骨颈骨折。许多这种病例在早期检查时没有被发现，称为漏诊的、隐匿的或医源性的。股骨颈骨折在髓内钉固定后会变得明显，它可能一开始就存在，也可能是作为髓内钉固定的后果而发生进一步移位或可能由于插入髓内钉而造成。

对这种联合损伤有许多推荐的治疗方式。要手术

框 12.53.4 两处损伤

◆ 多个内植物联合使用
◆ 股骨颈/干骨折——股骨颈骨折要优先使用理想的内固定治疗
◆ 股骨干骨折固定后在麻醉下检查膝关节韧带

固定两处骨折。股骨颈骨折伴随的并发症（缺血性坏死，不愈合，畸形愈合）总是更加严重，而且比股骨干骨折的并发症更难治疗，因此，治疗不应把股骨颈骨折放在不必要的危险中。多枚螺钉或动力髋螺钉和侧方钢板是治疗年轻股骨颈骨折患者的标准方法。这些技术会阻断近端髓腔而阻碍标准顺行髓内钉的置入。这时钢板和逆行髓内钉是可选择的治疗股骨干骨折的技术。结果报告是满意的。对于微小移位及在髓内钉置入后移位明显的股骨颈骨折，在顺行髓内钉周围打入螺钉穿过股骨颈可能是理想的选择。但这项技术常规应用时有 18% 的并发症发生率。使用近端锁定螺钉进入股骨头和股骨颈的髓内钉治疗股骨颈干骨折据报道可取得好的结果。使用这项技术时，重要的是，要获得股骨颈骨折的复位并在

操作过程中维持复位（用导针），并且螺钉在股骨头内的位置要好。当直视下不能确认时，要在透视下确认股骨颈骨折的解剖复位。要过度扩髓以保证髓内钉能够自由旋转以迎合股骨颈的前倾角。只有这样，近端锁钉才能获得股骨颈的中心位置。X 线拍片有可能部分被髓内钉遮挡，但中心位置的确认非常重要。

股骨干和股骨远端骨折

另一种双处股骨骨折是股骨干和股骨远端骨折。两处骨折都需要手术固定。根据骨折的不同类型，有许多不同的内固定技术。股骨干顺行髓内钉和股骨远端骨折外侧钢板是传统的治疗方法。钢板固定两处骨折也有报道，特别是使用一块较长的外侧锁定板。逆行髓内钉作为一项最近发展起来的治疗两处骨折的方法其结果良好且优于其他方法。由于这种联合损伤相对发生率较低，很难评定哪种方法是最理想的治疗方法。

同侧肢体胫骨和股骨骨折（图 12.53.5）

"漂浮膝"这个词被用来描述同侧的胫骨和股骨干骨折。膝关节僵硬以及一处或两处骨折的延迟愈合是非手术治疗的常见结果。对两处骨折手术固定可以

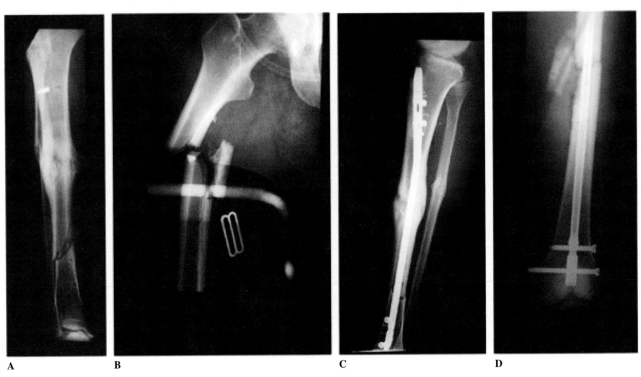

A   B   C   D

图 12.53.5 同侧股骨和胫骨干骨折。A）和 B）前后位 X 线片显示右侧同侧股骨干和胫骨干骨折。注意这位患者还有一处由于以前损伤造成并已经愈合的胫骨干骨折。C）和 D）X 线片显示通过膝关节一个单独切口置入的胫骨髓内钉和股骨逆行髓内钉后骨折复位好

取得好的结果。胫骨髓内钉和股骨逆行髓内钉治疗结果好。由于胫骨和股骨骨折存在许多不同的骨折类型，有许多治疗方法组合。但这些骨折是否存在关节内骨折以及软组织损伤情况对治疗结果的影响很大。

股骨干骨折合并膝关节韧带损伤

股骨干骨折固定后一定要检查同侧膝关节韧带。同侧膝关节韧带损伤经常出现，也经常被漏诊。股骨干骨折可能会把患者和医师的注意力从对膝关节韧带损伤中转移出来。骨折稳定后膝关节的体格检查才不困难而且可信。对合并膝关节损伤的早期发现和治疗会使治疗结果更好。

开放性股骨干骨折

即便皮肤完好，股骨干骨折也会有一定程度的软组织损伤，而开放性股骨干骨折有更高的并发症发生率，特别是感染和延迟愈合。软组织处理是获得好的治疗结果的关键，骨折固定的方式就显得不那么重要了。大多数开放性股骨干骨折的经典治疗方法是临时或最终的外固定架固定，这就保留了一个合理的选择，特别是对于合并严重开放伤口的股骨干骨折。如果可以避免感染，许多开放性股骨干骨折可以用髓内钉成功安全地固定，其结果将优于外固定架固定，它能获得更好的复位并能避免膝关节僵硬。

3C 级开放性股骨干骨折需要修复股动脉或腘动脉。虽然通常可以做血运重建，但这种严重损伤的功能结果往往不佳。

特殊患者

年轻患者

有报道在髓内钉治疗后的儿童和青少年发生股骨头缺血性坏死，这是一种可怕的并发症。在有开放骺板的患者，股骨头的血运极度依赖于在股骨颈后方与粗隆连接处走行的旋动脉。后者非常靠近股骨髓内钉的常规起点梨状窝。当在青少年股骨干骨折患者选择刚性髓内钉固定时，粗隆入点髓内钉往往由于避开了股骨头的血供血管而优于梨状窝入点髓内钉。粗隆尖可能会遭受早熟骨骺早闭，但这可能不会对 >10 岁的患者造成明显的问题。如果远端的骨骺板未闭，那么髓内钉要止于其近端。外固定架可能会有效但已经失宠了。非手术治疗，如牵引、夹板、石膏，除了在非

常年轻、骨折会在 1 或 2 个月内愈合的患者有效外，也已经失宠了。

老年患者

老年股骨干骨折患者最近在文献中受到了越来越多的关注。一位作者报道，相对于股骨近端骨折患者，股骨干骨折患者在伤后 60 天内的死亡率为 10%。只有 39% 的患者恢复到他们伤前的功能水平。新的损伤后医学问题常见，对结果会产生负面影响。除了手术稳定外，他们推荐密切观察和持续医疗评估。幸存患者的骨折愈合率是不错的。

非常肥胖的患者

对于非常肥胖的患者，在骨折手术台上摆体位非常困难，通过非常厚的软组织到达股骨近端会发生许多并发症，包括入钉点位置错误，畸形愈合，失血量增加，以及伤口愈合问题和感染。有报道用股骨牵引器代替骨折床，虽然髋部的切口问题依然存在。逆行髓内钉作为解决这些问题的有效方法也被推荐使用。

病理性骨折

股骨干的病理性骨折出现在异常骨的区域并经常有较高的不愈合率。通常推荐髓内钉手术内固定。同时使用锁定是足够的，不需要再使用甲基丙烯酸甲酯，因为其使用往往弊大于利。由于患者的需求有限，股骨缺损或骨折可以通过髓内固定充分达到稳定，即使骨折不能愈合。但如果病变进一步累及对股骨近端和远端，则髓内钉不能达到充分稳定，而需要使用假体置换。对于高危骨折（皮质累及超过 50%）损伤，预防性髓内钉固定更容易且比骨折发生后髓内钉固定的并发症更低。有关患者的生命预期和生存质量的考虑应同患者及家属讨论。在切口愈合后附加适用放化疗常常有帮助。

结果

髓内钉有助于保留股骨的形态和功能并能获得好的短期和长期结果且并发症较低。系统并发症和死亡率也较低。相对于间接复位夹板固定的骨折的缓慢自然愈合，闭合髓内钉固定骨痂坚硬。带锁髓内钉可精确地保留股骨长度和力线，对于下肢长期功能的恢复非常重要，工作丢失时间将显著下降，患者常能回到

许多紧张的活动中。但对结果的研究显示，对患者的健康和幸福认知还是有明显的残留影响。

并发症（框 12.53.5）

股骨干骨折的并发症包括不愈合、畸形愈合、感染、再骨折、伤口血肿、神经损伤、血管损伤、深静脉血栓（DVT）、筋膜室综合征、异位骨化、骨折粉碎、内植物断裂、内植物移位、出血、急性呼吸窘迫综合征、僵硬、无力、慢性疼痛、食欲障碍和死亡。幸运的是，这些并发症的发生率是非常低的。

深静脉血栓

股骨干骨折患者有发生深静脉血栓的风险。虽然没有肺栓塞，但据报道股骨干骨折患者的血栓发生率为40%。早期的髓内钉固定有助于降低股骨干骨折患者的血栓栓塞问题的发生率。

骨髓栓塞和急性呼吸窘迫综合征

股骨干骨折时髓腔内容物可以释放到血流内而造成肺部功能障碍和毛细血管通透性增加，从而产生各种不希望看到的全身结果。

股骨干骨折髓内钉固定对于肺功能有利有弊。稳定固定可以防止骨折处的移动和髓腔内容物持续进入血流。稳定也可以允许患者早期活动、抬起上身及降低骨折处活动时的疼痛，这些相比长期卧床可以明显提高肺功能。但是，每一次的髓腔操作也可能造成特殊物质进入血流而造成一些肺损伤的结果。虽然这个问题在介绍髓内钉的时候是非常可怕的，但髓内钉的好的结果现在看来远远超过了它的不利结果。对于肺

功能几乎正常的患者来说，扩髓对肺所造成的后果是完全能够耐受的。但是，对于有肺功能损伤的患者来说，它则会造成很大的问题。

异位骨化

髓内钉固定术后的异位骨化经常能看到，虽然它会在高达30%的患者身上发生，但它很少造成明显的临床症状。有三个明显的危险因素：男性患者，损伤和髓内钉固定间隔>2天，长时间插管>4天。预防异位骨化的最好方法是减少对臀肌的损伤，以及在插入髓内钉后彻底冲洗和清创扩髓的坏死物质。预防性辐射和吲哚美辛是不值得的。

神经损伤

对抗牵引柱和骨盆间的压力导致的阴部神经感觉异常达15%。希望可以自主恢复。建议使用厚的和大直径的牵引柱以避免这种损伤。坐骨神经的腓骨支也可能被损伤，胫神经和骨神经的损伤概率很低。

医源性骨折

股骨髓内钉固定时，可以看到股骨颈骨折和其他类型的医源性损伤。仔细操作和精确的入钉点定位对于预防医源性骨折很重要。髓内钉的设计也很重要，越弯曲的髓内钉会使入钉点更宽而偏离髓腔轴线。

延迟愈合和不愈合

延迟愈合定义为4个月时还没能达到临床和X线片上的愈合。报道的发生率为10%，虽然许多这样的患者在没有进一步治疗的情况下进一步发展为完全愈合。静态锁定髓内钉的常规动力化并不必需，但对于出现延迟愈合或明显骨折分离可能是有利的。取出静态锁钉操作简单，可作为延迟愈合的首选治疗。

不愈合定义为12个月时没有获得愈合。总的发生率报道为1%。对于无菌性不愈合，扩髓后更换更大的髓内钉通常是有效的。扩髓可以成功取出原来髓内钉周围形成的纤维组织并可为更换更大号的髓内钉提供空间从而更加稳定。很少需要行骨折处的开放清理，但在不愈合部位钻孔可能有助于刺激愈合并为扩髓建立功能性骨移植的空间。对于无菌股骨干不愈合，更换髓内钉的成功率据报道为85%。对于取出原来的内固定后不愈合处有连枷活动的明显萎缩性骨不连，需要清理不愈合处形成的瘢痕组织，新鲜化骨折断端，

框 12.53.5　并发症

- ◆ 据报道有40%深静脉血栓发生率
- ◆ 脂肪栓塞综合征和急性呼吸窘迫综合征
- ◆ 通常出现一过性阴部神经功能障碍
- ◆ 报道顺行髓内钉有高达30%的异位骨化
- ◆ 医源性骨折
- ◆ 1%的不愈合率（12个月愈合）
- ◆ 畸形愈合
- ◆ 感染
- ◆ 肌肉无力

除了新的内固定外，还要做松质骨移植或植入其他促进骨愈合的刺激物。

顽固性股骨干骨不愈合是特别难处理的问题。可以扩大清理并用骨替代物或带血管腓骨移植以获得稳定。不幸的是，即使有如此多的技术也不能常常获得成功，可能需要部分切除。

畸形愈合

据报道有 20% 的成角畸形愈合，特别是在更靠近远端的骨折类型没能很好地控制时。

感染

感染性愈合很少见。对于内固定周围的感染，如果不取出内固定则很难根除。由于已经出现愈合，髓内钉不再必需或有帮助。典型的治疗是取出髓内钉，进行扩髓对髓腔和周围软组织进行清创，大量冲洗以稀释残存的细菌。临时的抗生素浸泡的骨水泥链珠是把高浓度抗生素送递至髓腔的有效方法。

对于感染性不愈合，需要对感染的程度、固定的相对获益和问题作出仔细评估。对不能提供稳定的松动和断裂的内固定要取出。稳定内固定对于骨愈合的好处会被异物反应抵消而使感染的彻底去除变得困难。总的说来，对于感染的稳定内固定，在治疗和抑制感染时应保留到骨折愈合时。骨折愈合后可取出内植物并在感染治愈后再次尝试置入。当对感染骨进行充分的清创术造成节段骨缺损时，有许多重建技术可用，如带血管的腓骨移植或骨牵张传导成骨术。

肌肉无力

股骨干骨折髓内钉固定前 4 个月髋关节和大腿无力很常见。慢性的极度无力不常见。2 年时髋关节外展力量轻度无力很常见。如果出现，髋外展无力与跛行与不适症状相关。学者们推荐，在从护理中解放出来之前就进行积极的力量训练和髋外展功能的仔细监测。在逆行髓内钉固定的前 2 周，膝关节僵硬和无力很常见，但总的来说，它们对积极的物理治疗的反应是很好的，6~8 周时运动和力量能恢复到几乎正常。

展望

髓内钉的不断完善将继续。会继续发展避免肺部并发症的技术，对于可以从损伤控制技术中受益的多发创伤患者，会进行更明确的确定以降低他们的死亡率。要发展器械和内植物，像其他技术的改进一样，要降低髓内钉插入和锁钉打入的难度。要确定粗隆顺行髓内钉的理想入钉点。用于远端锁定的髓内钉安装导向器要改进得更有效。要有可以加速愈合和减少软组织破裂性疾病的生物刺激方法。随着人口老龄化，会有更多的高龄股骨干骨折患者。全球工业化的发展可能会赶超任何损伤预防的发展，未来 10 年，股骨干骨折的发生率很可能会增加。

总结

股骨干骨折常与高能量机制、多发创伤、复合伤和系统并发症联系在一起。早期的固定很重要。生理状况不稳定的患者也可使用临时稳定技术。有许多最终的外科稳定技术，它们有各自相对的优缺点。仔细的术前计划和手术策略的执行有助于降低并发症和获得高的成功率。

拓展阅读

Harwood, P.J., Giannoudis, P.V., van Griensven, M., Krettek, C., and Pape, H.C. (2005). Alterations in the systemic inflammatory response after early total care and damage control procedures for femoral shaft fracture in severely injured patients. *Journal of Trauma*, **58**(3), 446–52; discussion 452–4.

Morley, J.R., Smith, R.M., Pape, H.C., MacDonald, D.A., Trejdosiewitz, L.K., and Giannoudis, P.V. (2008). Stimulation of the local femoral inflammatory response to fracture and intramedullary reaming: a preliminary study of the source of the second hit phenomenon. *Journal of Bone and Joint Surgery*, **90B**(3), 393–9.

Pape, H.C., Rixen, D., Morley, J., *et al.*; EPOFF Study Group. (2007). Impact of the method of initial stabilization for femoral shaft fractures in patients with multiple injuries at risk for complications (borderline patients). *Annals of Surgery*, **246**(3), 491–9; discussion 499–501.

Tornetta, P. 3rd, Kain, M.S., and Creevy, W.R. (2007). Diagnosis of femoral neck fractures in patients with a femoral shaft fracture. Improvement with a standard protocol. *Journal of Bone and Joint Surgery*, **89A**(1), 39–43.

Zlowodzki, M., Vogt, D., Cole, P.A., and Kregor, P.J. (2007). Plating of femoral shaft fractures: open reduction and internal fixation versus submuscular fixation. *Journal of Trauma*, **63**(5), 1061–5.

12.54
股骨髁上骨折

Wingrove T. Jarvis • Ananda M. Nanu

（熊　健　译　张殿英 审校）

要点

◆ 股骨髁上骨折可以见于年轻人（高能量）和老年人（低能量）。他们有各自的特殊问题
◆ 要根据每位患者的个体特征和骨折类型考虑每种外科治疗方法的优缺点

引言

　　髁上骨折给人的直觉是未累及关节面的股骨远端干骺端骨折。但是，它们可能延伸到与关节内紧密相连的股骨髁间（骨骺）区域。

　　这类骨折的治疗结果受许多因素影响，包括膝关节伤前状态、损伤严重程度和相关损伤。像髓内装置或全膝假体等股骨内植物的出现也影响这类复杂骨折的处理和结果。

发生率和流行病学

　　在 16 岁以上患者，股骨远端骨折占所有股骨骨折的 4% 以上，而当排除髋部骨折时则占 31%。这种骨折主要出现在两类人群中：84% 主要为平均 65 岁以上、由于中等能量损伤的有骨质疏松的老年女性，其他则为由于高能量损伤所致的年轻男性。

解剖学

正常解剖学

　　股骨远端的细致解剖可以在任何一本标准解剖课本里找到。远端骨干和股骨髁的过渡区域组成了髁上区域（图 12.54.1）。在此处，干骺端变宽变薄，呈喇叭状，特别是在内侧。在前方，髌骨与髁在滑车沟处形成关节。在后方，两髁间有一髁间槽。内侧在干骺端散开最大处有凸起的内收肌结节。

　　股骨远端是许多强大肌肉和韧带的起止点。骨折后这些肌肉常出现特征性的畸形（图 12.54.1）。

　　股骨的机械轴与解剖轴是不同的。机械轴通过股骨头和膝关节的中间，与垂直方向的夹角为 3°。解剖轴是一个与垂直线平均有 9° 的外翻角。膝关节的轴线与水平线是平行的（图 12.54.2）。治疗这些骨折时要努力保持这些关系。股动脉从大收肌内的内收肌管出来后在膝关节上方将近 10 cm 的地方进入腘窝。

病理解剖学

　　就像体内的其他骨骼一样，股骨远端也会被骨质疏松所影响，会导致皮质变薄，髓腔扩大，而导致骨量减少和骨脆性增加。这被认为是股骨远端年龄相关性骨折发生率增高的原因，特别是老年女性由于跌倒等低能量创伤所造成的骨折。

相关病理学

　　由高能量损伤导致的股骨远端骨折常有远处的致命伤（头、胸和大血管）和其他局部损伤。膝关节内和周围的软组织结构（皮肤、关节面、半月板、交叉韧带和侧副韧带）也不例外。合并血管损伤的发生率较低。当发生膝关节后脱位时，腘动脉损伤的风险较高。其他相关骨折包括髁、胫骨平台、髌骨、同侧股骨干和胫骨干骨折，会造成"漂浮膝"。要积极寻求避免这些经常容易漏诊的损伤，如同侧的髋臼、股骨头和颈骨折以及髋关

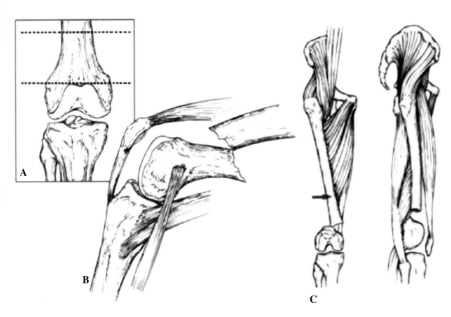

图 12.54.1 股骨远端的解剖表现和由于不平衡肌肉牵拉造成的畸形。A）干骺端前后位 X 线片的示意图。虚线间的区域是髁上区域。B）侧位片显示肌肉附着和骨移位的示意图（Reproduced from Krettek and Helfet (2003)）。C）股骨和肌肉附着的示意图（Reproduced from Court-Brown et al. (2003)）

节脱位。

这些骨折的 5%～10% 并发开放伤口。

损伤机制

大多数股骨髁上骨折发生于膝关节屈曲时。通常

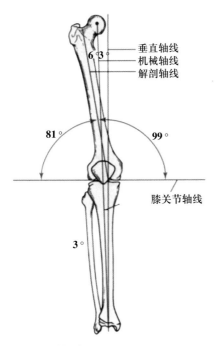

图 12.54.2 下肢轴线（Reproduced from Krettek and Helfet (2003).）

是由于绊倒和膝部着地的低能量损伤引起。高能量损伤通常是仪表盘损伤，即汽车撞击时屈曲的膝关节撞击在仪表盘上。这些高能量损伤通常是开放伤并合并多发伤，常常发生在年轻人。

图 12.54.1 显示了损伤后的特异性骨折移位。

分型

许多分型已提出，但 AO/OTA 分型还是最合理的。这种分型有助于决定治疗和预后。它以骨折的位置和类型为基础，考虑到股骨远端所有骨折（图 12.54.3）。A 型骨折是只包括远端骨干不同程度粉碎的骨折。B 型是髁的骨折，B1 型是外侧髁矢状面的劈裂骨折，B2 型是内侧髁矢状面的骨折，B3 型是冠状面骨折。C 型骨折是 T 形或 Y 形的髁骨折。C1 型无粉碎，C2 型有一个粉碎的干部骨折和两个简单的关节骨块，C3 型是关节内粉碎骨折。

临床特征

最初使用 ATLS® 指南评估以保证确认和优先处理危及生命的损伤。损伤病史通常不是年轻人的机动车撞击就是老年人的屈膝摔伤。膝关节会肿胀和畸形。要确认是否有神经损伤、血管损伤、筋膜室综合征、开放骨折和既往手术（老年人膝关节置换）的证据。

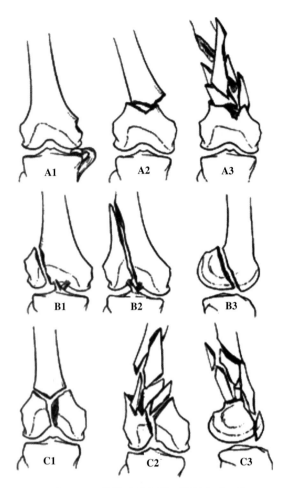

图 12.54.3 由 Müller 等描述的股骨远端骨折分型（Reproduced from Whittle (2007).）

辅助检查

放射线检查

X 线平片要包括整个肢体的前后位和侧位观，特别是对于高能量损伤，要排除更近端或远端的合并骨折或脱位。这些应该在初期复位和牵引或夹板固定后重复检查。后来的放射线检查会对骨折的解剖提供更多的信息。拍摄正常的或未受伤对侧的股骨片加以对比有助于术前计划的制订。

使用 CT 扫描进一步评估对手术计划的制订是必需的，特别是对于明显或怀疑关节内骨折的病例。相当一定比例的患者同时存在冠状面骨折，如果通过外侧或内侧髌骨旁入路显露后方骨块，将导致切口过大和软组织过分剥离。

MRI 只是在最终手术治疗前偶尔用来评估膝关节

韧带情况。

其他检查

如果怀疑血管损伤，应记录腘部血管的多普勒脉冲和远端脉搏情况。当发生脱位和明显移位时，应该考虑行动脉造影。

任何时候如果临床怀疑筋膜室综合征，特别是对于服用止痛药的患者，要进行筋膜室压力的监测。

治疗

初期
基本

股骨在转运前应该用夹板固定。一到达急诊室，就要用 ATLS® 指南指导早期相关损伤的优先准则和处理。治疗完危及生命的损伤后，接下来要处理紧急危及肢体的损伤（血管损伤，筋膜室综合征）。开放损伤的处理在 12.7 章描述。对于有严重多发伤的患者，应用骨科损伤控制是合理的。这些通常包括使用外固定架早期快速稳定骨折，同时进行软组织保护，如筋膜室综合征的减压和伤口清创（图 12.54.4）。最终的骨折固定和复杂的重建工作可以在患者的生理状况稳定后再进行。

确定性治疗
非手术治疗

对于老年高危、没有移位的骨折患者，可以用石膏支架治疗。以后的移位是内固定的指征。

手术治疗

这类骨折的处理原则遵循累及干骺端区域的骨干骨折的治疗原则，即关节面的解剖重建以及干骺端各个轴线上的精确重建。预弯的解剖锁定钢板可以使操作变得简单。间接复位技术，即经皮肌肉下钢板和有限关节切开技术的发展可以使未受伤的组织保持相对的完好（图 12.54.5）。

当今的技术需要熟悉所有的手术选择，见框 12.54.1。

这种骨折的最终治疗要优先进行关节面复位和关节绝对稳定复位，然后用髓内或髓外的内植物桥接干骺端/骨干骨折（相对稳定），小心使用软组织剥离技术。

对于髓内钉的推崇者来说，A 型骨折（关节外）或简单的 C 型骨折通常推荐顺行和逆行髓内钉固定。

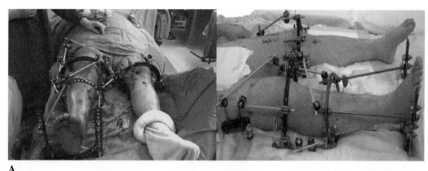

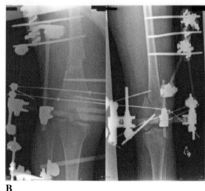
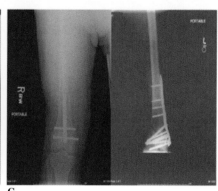

图 12.54.4　"骨科损伤控制"（DCO）。年轻的糖尿病患者在开车时发生低血糖，穿过路中央车头撞上迎面开来的汽车，导致了多发伤，同时下肢骨折。他有：右肩关节脱位，右股骨髁上和 pilon 骨折，左股骨髁间骨折。A）下肢临时外固定架固定后。B）固定后 X 线片。C）将近一周后阶段性最终固定后的片子

也有大量报道使用常规角钢板、动力髁螺钉和髁支撑钢板固定。新千年伴随着微创技术的使用，可以看到内固定物或锁定板的大量使用的报道（图 12.54.5）。

关于通过切开和经皮入路使用锁定板，以及这些骨折内固定螺钉的数量、顺序、放置和类型，有许多困惑。对这些因素的变换对获得愈合类型的影响一直有争议。为使骨痂快速形成，就要弄清楚固定的坚固程度以及螺钉的类型和位置对固定坚固度的影响。

干骺/骨干端的骨块序列的保持是非常重要的，单单通过图像增强屏幕判断长骨对线相对是不准确的。使用"水平垂直线"，如透热电缆或带有好的不透视线包埋的专用有机玻璃板，有助于获得"大图片"。

一些锁定内固定会切出而使螺钉的放置妨碍关节骨块复位。螺钉的放置需要精确的计划。尽管如此，一些复杂的骨折类型也会有骨缺损/特定位置的骨折线来妨碍理想的入钉点。容易的选择是从内侧使用拉力螺钉，小心避免内侧金属突出。

可以用大的点状复位钳达到复位。商家会提供特定的微创接骨器械方便复位和暂时稳定。用于骨盆和髋臼的大的球形点状复位钳对于把持关节骨块非常有用。手法牵引，使用在套圈上的踝关节束带牵引，三脚架复位，使用完全透视的骨盆手术床，对于尝试获

得微创复位和固定十分重要。

特殊情况

开放伤口

开放骨折的处理在 12.7 章描述。

韧带损伤

急性骨折时，韧带损伤很难在临床上发现。韧带损伤大多数是由于韧带（侧副和交叉韧带）从股骨远端上撕脱所致，特别是 C 型骨折。这时进行磁共振扫描（MRI）很难查明。随着骨折复位和功能支架的固定，大多数这些韧带损伤均能愈合。要在骨折愈合时进一步评估膝关节，必要时进行韧带重建。

框 12.54.1　股骨远端固定的选择

◆ 顺行髓内钉（图 12.54.4C）
◆ 逆行髓内钉（见 12.53 章）
◆ 锁定钢板（图 12.54.4C）
◆ 常规钢板
◆ 环形外架（图 12.54.4A 和 B）

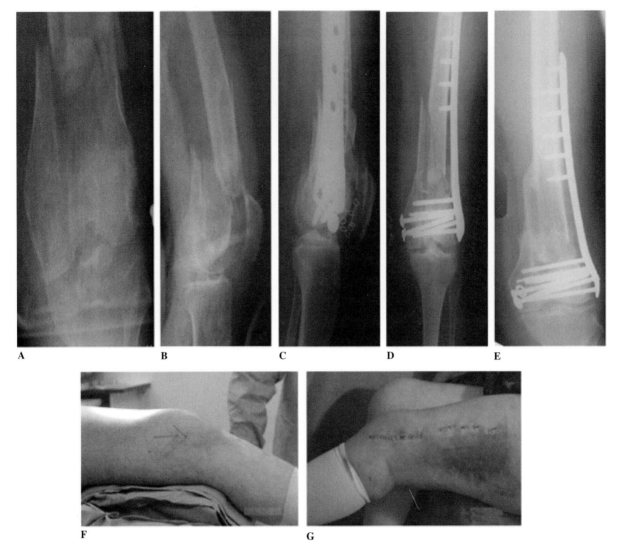

图 12.54.5　A）和 B）C 型股骨远端骨折的术前 X 线片。C）和 D）外侧锁定钢板和内侧骨块间螺钉固定术后即刻的 X 线片。E）术后 8 个月骨折愈合。F）放置内侧骨块间螺钉的导针。G）术后照片显示肌肉下钢板固定使用的切口

髌骨骨折

髌骨骨折要用精确复位和稳定固定的标准方法处理以确保髌股关节对合好。这些通常在固定股骨远端骨折时同时进行。对于特别粉碎的髌骨骨折，可能不得不行部分或全髌骨切除术。

伴随骨折

对同侧股骨近端骨折通常也同时修复。对于大多数其他合并骨折，如胫骨平台、胫骨干和同侧髋臼骨折，在患者能耐受手术时也经常及时修复。如果出现"漂浮膝"（股骨远端和同侧胫骨干骨折），一些医师可能会倾向于一次麻醉固定两处骨折，或根据患者情况延迟固定胫骨。

血管神经损伤

血管损伤是急症，应该在 6 小时内处理，以避免局部肢体缺血坏死。血管修复后应行筋膜切开术，以避免由于再灌注引起的筋膜室综合征。要稳定骨折以保护这种修复结果。

应尽可能早地修复神经损伤，但不一定急诊修复。

关节面缺失

要根据患者的年龄和进行重建的可能性来治疗关

节软骨的缺失。在年轻患者，如果缺损较大，应该在急性损伤解决后重建。

骨质疏松骨和老年人

在有关节面复杂骨折和之前已有关节炎症状的老年患者，可以一期做一个带颈的稳定或部分限制性膝关节置换。对于多块粉碎的干骺端骨折（A3型），可以跨过固定或进行模块化置换。

特别粉碎和骨缺损

如果干骺端区域特别粉碎，则需要在三个轴线获得精确的复位，也要重获腿的长度。这可能需要拍对侧腿的X线片子以比较长度。

全膝关节假体

全膝关节置换术后，假体周围髁上骨折并不常见，但破坏性大，并发症多。因为非手术治疗效果不好，所以推荐内固定治疗。根据骨折类型和假体类型，可以用逆行髓内钉或切开复位内固定治疗。如果假体松动，则推荐在周密计划后用合适的内植物翻修（图12.54.6）。

治疗后护理

A型骨折内固定术后即刻可以开始膝关节活动。A1型骨折可以在助步器的帮助下在4~6周内从部分到全部负重。

A2和A3型骨折干骺端明显粉碎，应在有骨痂形成早期征象时开始部分负重，要着重注意活动范围和股四头肌的练习。

关节内骨折（B和C型）要尽早在活动范围内进行练习，并在10~12周时开始负重。

导致稳定性差的薄弱固定可能会导致僵硬和不愈合，应早期翻修，以便让理疗师能够指导患者顺利、尽早地开始没有顾虑的练习。

并发症

患肢在外形和功能上不能达到伤前的水平的一部分原因是由损伤的性质所决定的。并发症的医源性成分（框12.54.2）与感染、畸形愈合、不愈合、内固定失效和关节僵硬有关。

所有这些都直接与治疗过程中一定程度的缺陷相关。

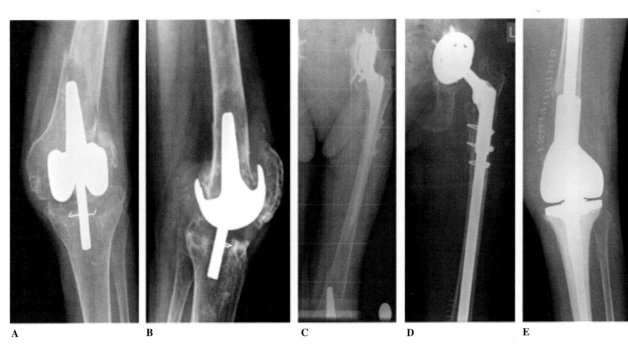

图12.54.6 A）和B）风湿性关节炎患者的股骨髁上（S/C）假体周围骨折。股骨髁上区域骨质疏松、溶解。C）（A）和（B）近端髋关节状况不佳。对患者要尝试两处翻修。D）和E）用股骨节段内部相连的假体进行最终的髋关节和膝关节翻修

框 12.54.2　导致不良后果的医源性因素
◆ 不当的显露
◆ 不好的手术时机
◆ 认识不到一个人手术的局限性
◆ 没有认识和处理好轴线复位
◆ 内固定选择不正确
◆ 没有使用合适的内植物
◆ 没有清晰地想到达到满意愈合的确定方法

早期并发症

这在老年骨质疏松患者是常见的损伤，但心肌梗死、肺部感染和深部伤口感染是最常见的问题。

晚期并发症

畸形愈合、不愈合和内固定失败通常需要再手术。

结果

股骨髁上骨折的治疗结果是由多种因素决定的（框 12.54.3）。

作者只找到了一项手术（动力髁螺钉）和非手术（带有 Pearson 膝关节屈曲装置的 Thomas 夹板）治疗移位股骨远端骨折的随机对照研究。内固定治疗明显有较少的并发症、更短的住院时间和更好的结果。

框 12.54.3　结果的影响因素
◆ 最初损伤的严重程度
◆ 关节面和轴线复位的精确性
◆ 局部组织血供和活力的保持
◆ 选择的结果评估标准

股骨髁间髁上骨折可以在髓内钉插入后进行关节面经皮或切开复位螺钉内固定，以完成顺行髓内钉的最终固定。据报道，由于膝关节活动范围好而有 94% 的优良率。

对这类骨折也有大量报道，使用逆行髓内钉也有满意的结果。

对 1989—2005 年的文献进行的回顾发现，手术治疗结果不佳的风险下降了 32%。他们还得出了这样的结论，有经验的外科医师能够明显降低再次翻修手术的风险。他们没有发现内植物之间对于诱发这类骨折出现不愈合、感染和内固定失效存在差异。

总结

内固定技术改进加上在创伤外科领域对软组织保护原则的广泛接受，已使对这类脆弱人群的复杂骨折的固定不那么困难了。现今卫生保健的经济因素和传统护理技能的逐渐削弱决定了这种趋势将继续，而且对于老年骨质疏松患者的无移位髁上骨折，内固定治疗将比让他们卧床护理风险更低。

拓展阅读

Bell, K.M., Johnstone, A.J., Court-Brown, A.M., et al. (1992). Primary knee arthroplasty for distal femoral fractures in elderly patients. *Journal of Bone and Joint Surgery*, **74B**(3), 400–2.

Bezwada, H.P., Neubauer, P., Baker, J., et al. (2004). Periprosthetic supracondylar femur fractures following total knee arthroplasty. *Journal of Arthroplasty*, **19**(4), 453–8.

Gustilo, R. B and Anderson, J.T. (1976). Prevention of infection in the treatment of one thousand and twenty-five open fractures of long bones: retrospective and prospective analyses. *Journal of Bone and Joint Surgery*, **58A**(4), 453–8.

Harwood, P.J., Giannoudis, P.V., van Griensven, M., et al. (2005). Alterations in the systemic inflammatory response after early total care and damage control procedures for femoral shaft fracture in severely injured patients. *Journal of Trauma*, **58**(3), 446-52; discussion 452–4.

Krettek, C. (2008). Fractures of the distal femur. In: Browner, B.D. (ed) *Skeletal Trauma*, fourth edition. St. Louis, MO: W.B. Saunders.

12.55
髌骨骨折和脱位

J.L. Marsh

（黎庆钿 译 熊 健 张殿英 审校）

要点

- 髌骨骨折的分型
- 如果伸膝装置完整，保守治疗的结果是满意的
- 尽可能避免髌骨切除术
- 改良的 AO 技术可用空心钉张力带固定
- 脱位的预后取决于制动的时间
- 骨软骨骨折应行去除或内固定治疗

引言

膝关节伸膝装置的急性损伤包括髌骨骨折和脱位以及股四头肌和髌韧带撕裂。尽管骨折十分常见，但对髌骨损伤的治疗还存在很多争议。异物反应、复位丢失、再脱位是常见的并发症。

解剖学

髌骨是人体最大的籽骨，连接伸膝装置中最有力的筋膜。髌骨呈倒梨形，近端极宽，远侧极窄。四头肌嵌入近侧极，髌韧带起于远侧极（图 12.55.1）。髌骨近端后 3/4 表面由软骨构成，与股骨滑车构成髌股关节。髌骨关节面由一个垂直脊分为大的外侧面和小的内侧面。下极占据髌骨面积的 1/4，不构成关节。髌骨有以下四种功能：

- 增加四头肌的力臂
- 保护下面的股骨关节面和膝关节
- 辅助股骨关节面的润滑
- 给膝关节外形提供美观的骨轮廓

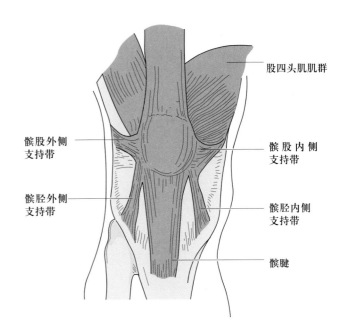

图 12.55.1 膝关节伸肌装置的解剖示意图

标注：股四头肌肌群、髌股外侧支持带、髌股内侧支持带、髌胫外侧支持带、髌胫内侧支持带、髌腱

髌骨骨折

发生率和流行病学

髌骨骨折约占全身骨折的 1%。尽管它可以发生在任何年龄段的人群，但常见于 21～50 岁的人。

病理解剖学（框 12.55.1）

大部分髌骨骨折都会不同程度地损伤伸膝装置。骨折块越分离，对附近的内、外侧副韧带损伤越严重，对伸膝装置损坏越重。直接接触暴力毫无疑问会对髌骨和滑车软骨造成损害。

框 12.55.1 髌骨骨折

◆ 占骨折的 1%
◆ 往往累及伸膝装置
◆ 直接暴力可造成关节软骨损伤

损伤机制（框 12.55.2）

直接暴力和间接暴力均可引起髌骨骨折。直接暴力作用于髌骨前表面可引起典型的粉碎性、轻微移位的骨折征象。张力和三点弯曲暴力可间接引起髌骨骨折。伸膝时，四头肌将张力转移至髌骨。屈膝时，髌骨回到滑车切迹。从高处坠落时，四头肌强力收缩，而下肢处于固定屈曲状态时，髌骨将会受到这种间接暴力（张力和三点弯曲）。骨折的典型征象是移位、横

框 12.55.2 髌骨骨折损伤机制

◆ 三点弯曲——导致横向骨折
◆ 直接暴力——粉碎骨折
◆ 混合三点弯曲和直接暴力
◆ 屈膝——髌骨上极骨折
◆ 伸膝——下极骨折。

向骨折，伴有不同程度的关节粉碎骨折（图 12.55.3 和 12.55.4）。髌骨前面若不处于紧张状态，会导致横向骨折，同时后关节面压缩，形成粉碎骨折。

相当一部分的髌骨骨折是由直接暴力和间接暴力混合所致（即机动车碰撞——即屈膝四头肌收缩时撞击在仪表盘上）。这类骨折也可包括横向和粉碎骨折。

随着屈膝的增加，髌股关节面接触区域从远侧变成近侧。因此，下极骨折发生在伸膝状态，而近端骨折发生在深度屈膝状态。

分型

髌骨骨折可根据骨折的形态和是否移位分型，主要分为横向骨折、垂直骨折、粉碎骨折或星形骨折、骨软骨骨折和袖套状骨折（图 12.55.5）。

临床评估（框 12.55.3）

患者通常会描述受到直接或间接外伤后的急性膝部疼痛、肿胀伴患膝活动障碍。

必须了解患者是否能主动伸膝，因为抵抗重力伸膝障碍提示伸膝装置的撕裂，需要手术治疗。当疼痛剧烈时，止血和关节内注射局麻药可缓解疼痛，从而可进行更多的检查。

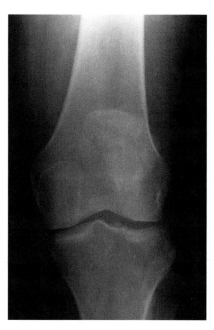

图 12.55.2 屈膝摔倒导致粉碎，轻度移位的髌骨骨折（如直接撞击伤）

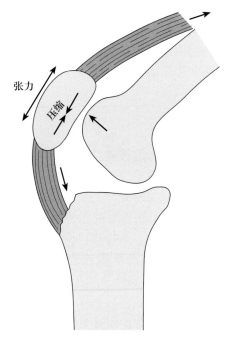

图 12.55.3 间接暴力可引起髌骨骨折。屈膝时，四头肌、髌腱分别给予上、下极向后方直接的张力，而股骨给予向前的直接力量。这可进一步增加前表面的张力并引起关节面的压缩

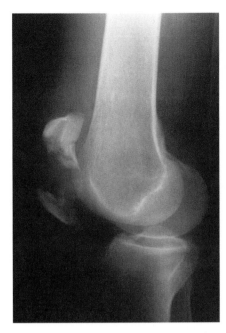

图 12.55.4 由张力和三点弯曲力引起的髌骨骨折。注意前关节表面的横向骨折，关节面的粉碎骨折

横向骨折

垂直骨折

粉碎或星形骨折

软骨骨折

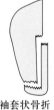
袖套状骨折

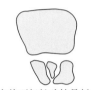
横向伴下极粉碎性骨折

图 12.55.5 常见髌骨骨折类型

辅助检查

X 线平片 [前后位、侧位、Merchant 位（45°轴位）] 是必需的。前后位片可以评估髌骨的位置、移位和粉碎情况。双裂髌骨和多裂髌骨（图 12.55.6A）X 线表现为：典型位置（上外侧），边缘光滑，往往两侧均发生，可以与骨折区分（图 12.55.6B）。侧位通过 X 线片可以很好地观察骨折线，应仔细观察髌骨高度、移位和粉碎情

框 12.55.3　髌骨骨折的评估
◆ 必须评估伸膝抵抗重力的能力
◆ 前后位、侧位和 Merchant 位 X 线摄片

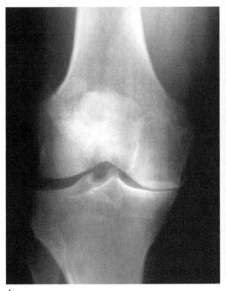

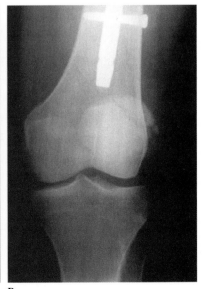

A　　　　B

图 12.55.6 典型的多裂髌骨（A）可与骨折（B），鉴别其特征是上外侧典型位置，边缘光滑。骨折（B）可能发生在类似的位置，但边缘是尖锐的，往往伴有一定程度的骨折碎片

况。Merchant 位常常是唯一能观察垂直骨折和骨软骨骨折的影像（图 12.55.7）。

治疗（框 12.55.4）

对大部分髌骨骨折患者的治疗目标恢复其伸膝装置的稳定和关节面的平整。

非手术治疗

非手术治疗对于小心选择的合适病例其结果是很好的；主要是对伸膝装置完整和骨折移位微小的患者（图 12.55.8）。膝关节制动 6 周，渐进式主动活动锻炼。全负重和等长四头肌训练在受伤后数天开始。3 周后需行 X 线复查以排除骨折移位。

手术治疗

对于髌骨骨折移位伴伸膝装置撕裂患者，应该采取手术治疗，治疗方法包括从移位骨块复位内固定到全髌骨切除。

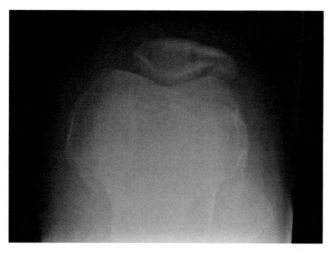

图 12.55.7 Merchant 位（45°轴位）往往是唯一能观察垂直骨折和骨软骨骨折的影像

框 12.55.4 髌骨骨折的治疗
◆ 对于伸膝装置完整和<2~3 mm 骨折移位，可以采取保守治疗（制动 6 周）
◆ 环绕平行的克氏针或穿过空心钉放置横向张力带固定横向骨折
◆ 单极的粉碎骨折——部分髌骨切除
◆ 尽可能避免髌骨全切

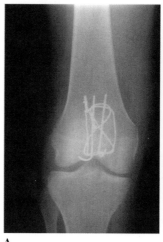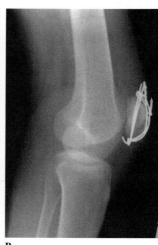

A **B**

图 12.55.8 改良张力带治疗移位的髌骨骨折。前方放置 8 字和环形张力钢丝。注意钢丝与髌骨的上下极直接接触

横向骨折

横向骨折复位内固定不仅需要承受四头肌所产生的巨大张力，同时如果膝关节可以早期活动，还要承受三点弯曲力沿着关节表面形成的附加张力和压力。AO 小组描述的改良张力带技术（图 12.55.8）已成功应用于临床，而且相对简单，大部分医师熟悉。采用 2 根 1.6 mm（0.062 英寸）克氏针平行穿过复位后骨块，用 18 号钢丝穿过克氏针后面的软组织，进入下极，8 字或箱式捆绕在髌骨前面。直接在克氏针下极的出口处后面穿过，然后捆绕直到关节处压缩达到满意状态。

这种 AO 技术已经改良，采用空心螺钉替代克氏针。用 18 号钢丝穿过螺钉，而不是环绕克氏针，然后以相似的 8 字缝合方式环绕髌骨表面（图 12.55.9）。螺钉可对骨块间产生加压作用，钢丝只是中和髌骨前表面的张力。生物力学研究证明，这种结构可提供更坚强的早期固定。使用关节镜评估复位，可以实现真正的经皮入路复位内固定。这种技术需要进一步的随访，但对于那些髌骨前方有擦伤或存在其他皮肤问题的病例，这种技术的应用还是很有吸引力的。

垂直骨折

垂直骨折很少移位。当有移位时，可用解剖复位拉力螺钉固定，结果往往较好。

粉碎骨折或星形骨折

如果可能，垂直骨折线应该用拉力螺钉把两个

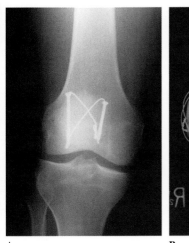
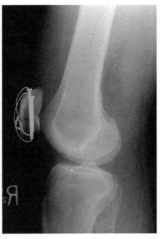

图 12.55.9 两枚空心螺钉和穿过螺钉的前方张力带钢丝治疗移位髌骨骨折

大骨折块稳定固定。这两个骨块的固定可以参照横向骨折的固定方式（图 12.55.10）。当粉碎骨折不能用这种固定方式固定时，要尽可能保证关节面的一些部分，以维持髌骨功能。处理方式往往还包括部分髌骨切除和重建髌韧带或四头肌腱和骨折块的连接（图 12.55.11）。如果关节面粉碎骨折块无法重建，可采用全髌骨切除术。

当下极骨块切除后，对髌韧带止点重建的合适位置存在争议。大部分医师建议，将韧带附着点重建在靠近关节面的中线处，以减少髌韧带和关节软骨的距离，防

止后倾及可能导致曾报道的边缘与前面附着点的负重。但是，也有报道，将髌韧带附着在前方，髌骨股骨接触面积会有所减少；而将髌韧带附着在后方，接触压力会增加。作者会在残余近端骨折块表面的中心钻孔，将髌韧带附着。

术后护理

术后膝关节制动和康复的时间取决于骨折的类型和固定的稳定性。严重粉碎骨折、精细固定骨折、部分髌骨切除和全髌骨切除的患者应该在伸膝位制动4～6周，同时进行渐进式关节活动和力量训练。

对于固定良好的横向骨折，目前的趋势是早期辅助的 90°内的主动功能锻炼。6 周后逐渐增加活动的力量。

特殊情况

开放骨折

7% 的髌骨骨折是开放性骨折。与其他开放性骨折的处理相似，应使用抗生素，而且应立即清创，如果伤口清洁，应同时行内固定治疗。在创伤 3～5 天内应关闭伤口或用皮瓣覆盖。深部感染与软组织的情况相关，发生率为 0%～10.7%。

合并同侧的股骨干骨折

同侧股骨干骨折合并髌骨骨折并不少见，往往是高能量创伤合并严重软组织损伤。对两处骨折都应行

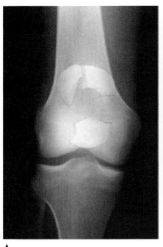
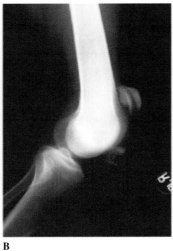
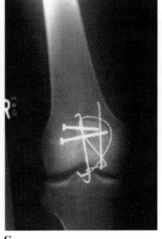
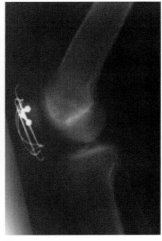

图 12.55.10 移位粉碎的髌骨骨折。A）和 B）采用拉力螺钉治疗。C）和 D）采用改良张力带技术治疗。先用拉力螺钉固定粉碎骨折，使骨折成为上下极两个大的部分，再当做横向骨折采用张力带技术来固定

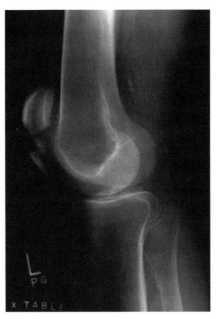

图12.55.11　适合髌骨部分切除的移位粉碎髌骨骨折。尝试固定远端粉碎部分很容易出现并发症。推荐切除远端粉碎部分，然后重建髌腱与近端骨块的连接

坚固的内固定，以允许早期关节活动，预防股骨骨折处的四头肌粘连。

骨-髌腱自体移植前交叉韧带重建

曾有骨 - 髌腱取出术后发生横向骨折并发症的病例报道。骨折通常与损伤有关，通常发生在前交叉韧带重建术后前几个月。采用髌骨骨折的标准治疗方法处理总体上会得到较好结果。

结果（框12.55.5）

非手术治疗

非手术治疗选择适当的髌骨骨折病例（轻微移位且伸膝装置完整）愈合较好，文献报道的结果是 99% 好和优（平均随访 8.9 年）。一项病例研究包含 40 名患者（平均随访 30.5 个月），报道的结果为 80% 无疼痛，90% 恢复膝全关节活动范围。

手术治疗

手术治疗结果更取决于损伤的严重性而不是固定的方式。高能量损伤，开放骨折，粉碎骨折，合并伤，往往提示预后差。尽管关节面的移位程度同样与预后差相关，但没有绝对性。

切开复位内固定

大部分医师报道，髌骨切开复位内固定有 70% ~ 80% 良和优结果。完美复位对于良好的预后是必要的。即便没能获得解剖复位，结果也比髌骨切除病例要好。粉碎骨折尝试内固定时，一定要考虑其预后。据报道，对老年患者采用内固定仍可取得良好结果。

部分髌骨切除

尽管生物力学研究描述，部分髌骨切除后会减少髌骨股骨接触面积、增加压力。但采用这种术式的结果仍比得上切开复位内固定的结果。据报道，对部分髌骨切除患者进行的平均 8.4 年的随访表明，优良率达 78%，相当于对侧四头肌 85% 的肌力。部分髌骨切除相对于全髌骨切除治疗粉碎移位骨折结果更好。

全髌骨切除术

全髌骨切除术治疗髌骨骨折相比其他术式一般不

推荐使用，据报道结果优良率在 61%～88% 之间。疼痛是最主要的长期问题，患者术后康复期长达 2～3 年。大部分全髌骨切除术后患者会有四头肌肌力减弱（50%～75%），功能受限（跑步，下蹲，上下楼梯）。有证据表明，新手术技术（例如，股内侧斜肌十字修复）和渐进康复锻炼可以改善预后。

并发症（框 12.55.6）

内固定激惹

手术治疗髌骨骨折往往有内固定激惹并发症，因为髌骨位置靠近皮下，内固定钢丝突起与皮下接触。剪断、弯曲、扭转克氏针末端，使其远离皮下组织，使线结和钢丝结远离髌骨前表面可减少这些问题的发生。

内固定失败

内固定失败原因与患者依从性差、未认识到的粉碎骨折、骨质疏松、手术技术差有关（例如，不恰当的张力带钢丝放置）。据报道，采用切开复位内固定术，22% 的横向骨折有骨折分离（＞2 mm）。长腿支具限制性固定（3～4 周）可能可以防止内固定失败。对于严重的粉碎骨折，应该放弃重建，而采用部分髌骨切除术。张力带钢丝必须与髌骨上极或下极直接接触，通过克氏针纵轴的后面，绕过髌骨的前面。当骨折再移位明显，必须再次反复切开复位内固定或部分切除髌骨。

创伤性关节炎

在一项 10～30 年的随访研究中，64 例膝损伤病例中有 45 例有髌骨股骨关节炎，比较而言只有 23 例有对侧健膝关节炎。高能量损伤，开放骨折，粉碎骨折，手术治疗骨折，1 mm 以上移位骨折，关节面不完整，骨关节炎的发生率更高。但是，影像学发现与临床结果不一定相符。

膝关节僵硬 / 关节活动受限

目前的手术技术和术后早期活动可减少膝关节僵硬及关节活动下降。手术治疗后可能会有屈曲活动减少，但与功能预后无必然联系。当有功能限制性僵硬发生时，对膝关节应行渐进康复锻炼。如果无效，应在麻醉下行手法松解，对无改善者应行关节镜下粘连松解。

感染

髌骨骨折术后感染并不少见，浅表感染应使用抗生素和局部伤口清理。对深部感染应行逐层清创，静脉点滴抗生素。应尽可能保留髌骨，但在某些深部感染病例，切除髌骨是不可避免的。

不愈合

尽管认为采用目前治疗技术，髌骨不愈合率并不多见。报道的发生率占所有骨折的 2.7%～12.5%。对于无症状患者，接受骨折愈合失败，用非手术治疗也能取得好的结果。对于有症状的不愈合患者，采用切开复位内固定，部分髌骨切除术或全髌骨切除术，可能可以改善膝关节功能。

展望

髌骨骨折的治疗原则已经沿用了 30 多年，使用可吸收内置物可避免取出内固定。关节镜革命性地改变了膝关节手术方式，可以允许用经皮小切口方式完成大手术，这种技术在髌骨骨折的使用率可能还会增加。

总结

直接损伤及间接损伤导致的髌骨骨折都很常见。髌骨骨折根据骨折和移位类型分型。伸膝装置的状态可通过体格检查和影像学分析认真评估。手术指征包括移位骨折、伸膝装置撕裂。应尽可能保留关节面的完整性。

框 12.55.6　髌骨骨折的并发症

◆ 突出的内置物
◆ 内固定失败：
  ● 骨块分离＞2 mm 发生率在 22% 左右
    － 制动可以预防内固定失败
    － 避免固定严重的粉碎骨折
    － 钢丝与骨块 8 字形环绕
◆ 关节炎——影像学关节炎表现较常见
◆ 僵硬
◆ 感染并不常见
◆ 不愈合：2%～12%

髌骨脱位（框 12.55.7）

发生率和流行病学

急性髌骨外侧脱位相对并不多见。但是，许多患者在就诊之前髌骨就已经复位，所以真实的发生率还不清楚。大部分脱位发生在 11～30 岁患者，女性比例稍高。

病理解剖学

髌骨股骨稳定性需要骨性和软组织限制。骨性稳定性维持依靠髌骨的凸状关节面与股骨滑车凹状关节面。四头肌肌力，特别是股内侧斜肌，对维持动态稳定十分重要。内侧和外侧支持带沿着其相关的内侧和外侧髌骨股骨韧带和胫骨髌骨韧带提供静态稳定（见图 12.55.1）。

许多解剖因素可以诱发患者髌骨脱位（表 12.55.1）。但是，没有单一因素或多发因素可以预测脱位、再脱位或预后差的脱位。

内侧髌骨股骨韧带是稳定内侧支持复合体的主要组织。多项研究表明，脱位后，内侧髌骨股骨韧带持续遭受损伤。但是，无论主要损伤发生是在髌骨附着点、中部，还是股骨边缘处，或混合有多点损伤，如果选择手术，重建位置选择仍然争议很大，也是关键的问题。髌骨内侧缘的骨性损伤提示内侧髌骨股骨韧带撕脱。

大部分髌骨脱位源于扭转损伤。下肢固定下股骨内旋，同时四头肌收缩导致髌骨从滑车脱出，引致髌骨外侧脱位。少见的损伤机制是，髌骨内侧面受到直接暴力导致外侧脱位。

分型

可分为上侧、内侧、外侧、关节内脱位。外侧脱位占绝大多数。

框 12.55.7　急性髌骨脱位
◆ 常见的先天性解剖因素
◆ 手术治疗与非手术治疗尚存争议
◆ 关注骨软骨骨折——如果存在，应去除或内固定
◆ 反复脱位和持续膝前痛是最常见的并发症

临床评估

病史通常是膝关节的扭转暴力伤，伴跌倒、疼痛和肿胀。可触摸到髌骨突出。如果膝关节维持屈曲位，可看到膝关节外侧面的髌骨。伸膝（由患者自身或路人）可能使髌骨复位。既往类似的损伤史伴膝前症状可能会引出。

对膝损伤应评估髌骨活动度，确定局部松弛度，确认内侧支持带 - 股内侧斜肌复合体的撕裂，排除交叉韧带以及侧副韧带的损伤。也应检查非损伤膝，以了解是否存在髌骨股骨解剖不良因素（表 12.55.1）。

辅助检查（框 12.55.8）

关节穿刺吸引

膝关节吸引术有三个潜在功能。首先，血肿的清除可以缓解疼痛；其次，吸出脂肪滴提示伴有骨软骨骨折，需考虑手术治疗。第三，血肿清除可能可以使内侧支持带复合体的撕裂边缘回到接近原来的位置。

影像学检查

标准 X 线平片（前后位，侧位，Merchant 位）是

表 12.55.1　与髌股不稳定性和脱位相关的解剖学因素

临床特征
Q 角＞15°
过度股骨前倾
股骨旋转（内）
过度膝外翻
胫骨扭转
韧带过度松弛
髌骨外侧过度活动
外侧支持带过紧
异常的髌骨轨迹
股内侧斜肌萎缩
足后部旋前
影像学表现
alta 髌骨
髌骨倾斜
髌骨半脱位
髌骨发育不良
股骨内侧髁发育不良
浅股骨滑车切迹

框 12.55.8　髌骨脱位的辅助检查
◆ 放射线片（伴随骨折） ◆ 关节吸引术： 　● 缓解疼痛 　● 寻找脂肪滴 ◆ MRI 检查在某些情况有帮助

必需的，应该排除骨软骨骨折以及可能与髌骨股骨损伤的相关因素（表 12.55.1）。内侧关节囊外侧撕脱骨折是特异表现，应该与骨软骨骨折鉴别。

一些骨科医师会给髌骨不适患者行 MRI 检查，记录在 X 线平片无法表现的骨软骨和软骨损伤，检查骨擦伤处，记录内侧髌骨股骨韧带损伤处。在少部分病例，MRI 可以作为关节积血以及体格检查无法鉴别时的诊断参考。

治疗

早期

患者有髌骨脱位表现需要轻柔、闭合复位，因为有证据显示，大部分骨软骨损伤发生在复位过程中。静脉镇静剂可以使四头肌处于最大松弛状态，使患者小腿逐渐被动伸直，直到髌骨复位。

确定性治疗
非手术治疗

髌骨脱位传统治疗是复位、伸直位制动 6 周，同时进行四头肌的康复锻炼。但是，有研究显示，治疗的结果与制动时间无关。因此，很多医师已经减少患者的制动时间，而更多关注康复锻炼。

手术治疗

手术治疗最常见的指证是，伴有髌骨股骨不稳的解剖因素的患者（表 12.55.1）。但是，没有单一因素或某些因素证明可以高度提示未来的问题，对某些存在不稳解剖因素的患者采取保守治疗结果依然很好。

许多医师建议修复内侧支持带 - 股骨内侧斜肌复合体，特别是当触诊感觉有空虚感时。附加的外侧松解，伴或不伴远端对线，也是目前流行的。单纯的外侧松解可以在关节镜下完成。以上一个或多个术式仍存在争议，与医师的手术喜好有关。

术后护理

术后要加强四头肌肌力训练，特别是股骨内侧斜肌。这需要制订较长的康复锻炼计划，症状好转仍要坚持。

特殊情况
骨软骨骨折（框 12.55.9）

骨软骨骨折的发生率占首次髌骨脱位的 5%～43%。X 线平片据报道可检测到 20%～82% 的这类损伤。尽管 MRI 可以辅助检测到这类损伤，但相比 X 线平片检查没有明显的优势。

小碎片应予以切除，带有足够软骨下骨的大骨块应予以内固定。

结果（框 12.55.10）

非手术治疗

非手术治疗患者再脱位的发生率为 22%～44%。40%～75% 的患者仍有髌骨股骨关节症状，其中 25% 需要进一步治疗。大约 65% 的患者对单纯保守治疗感到满意，尽管 40%～50% 的患者还存在部分功能受限。

手术治疗

单纯关节镜辅助下外侧松解并不表现比保守治疗优势明显。其他治疗方式（同时内侧支持带修补）据报道可减少 0%～10% 的再脱位率。但是，存留

框 12.55.9　髌骨的软骨骨折
◆ 发生率占首次髌骨脱位的 5%～43% ◆ X 线平片有 20%～82% 的阳性率 ◆ 去除小骨块 ◆ 大骨块内固定

框 12.55.10　髌骨脱位的治疗结果
◆ 许多患者持续有症状 ◆ 内侧支持带修复可以降低再脱位率 ◆ 手术对于长期症状无优势 ◆ 非手术治疗可能与手术治疗效果一样好

症状还很常见，有 40%～70% 的患者有膝前疼痛，20%～30% 有不稳定性症状。患者对手术治疗的满意率稍高（80%～90%），但没有严谨的对照研究提供证据支持。

并发症

再脱位和持续膝前症状是首次脱位的主要并发症。再脱位的发生与首次脱位的年龄（＜20 岁）、保守治疗和存在解剖不稳定先天因素等相关。手术可以减少再脱位率，但并不减少存留的膝前痛和不稳定性症状。而且，对很多存在多种不良解剖因素的患者行保守治疗结果仍然满意。

展望

对于首次脱位究竟是采取保守治疗还是采取手术治疗的争论还在继续。未来工作将尝试确定可以预测再脱位的特异解剖因素，以及可以更有效治疗存留的膝前疼和不稳定的方法。

总结

急性髌骨脱位主要发生在存在先天性解剖因素的患者。早期治疗应该是轻柔复位。骨软骨骨折可在 X 线平片发现，应予以去除或复位，取决于骨块的大小。保守治疗适用于大部分患者，应强调长期的康复锻炼计划的重要性。对于伴有内侧支持带 - 股内侧斜肌大片缺失的患者，以及伴有足量康复锻炼后疼痛持续和不稳定的患者，考虑手术治疗。

拓展阅读

Carpenter, J.E., Kasman, R.A., Patel, N., Lee, M.L., and Goldstein, S.A. (1997). Biomechanical evaluation of current patella fracture fixation techniques. *Journal of Orthopaedic Trauma*, **11**(5), 351–6.

Christiansen, S.E., Jakobsen, B.W., Lund, B., and Lind, M. (2008). Isolated repair of the medial patellofemoral ligament in primary dislocation of the patella: a prospective randomized study. *Arthroscopy*, **24**(8), 881–7.

12.56
胫骨平台骨折

Phil Walmsley · John Keating

（黎庆钿 译　熊　健　张殿英 审校）

要点

- 外侧平台劈裂塌陷是最常见的类型
- 双侧和内侧平台骨折是高能量损伤
- 骨筋膜室综合征、血管损伤和腓总神经麻痹可能在高能量损伤类型中发生
- 内固定需要有好的软组织覆盖
- 有限内固定适用于很多简单类型
- 钢板内固定适用于内侧和双侧平台骨折
- 外固定适用于软组织条件差的病例
- 精细的钢针外固定在大部分复杂类型应该考虑

引言

　　胫骨近端的骨折是一个具有挑战性的复杂问题，因为涉及重要的负重关节，严重损伤可能导致功能障碍。一个合适的治疗方案要求适用于患者本身、骨折类型、临床和影像学表现。治疗选择包括保守治疗、有限的内固定、切开复位内固定术或外固定术。无论采用哪种方法，目的都是恢复一个稳定、无痛和对线良好的关节，同时避免并发症的发生。

　　本章的目的是对这种类型的骨折的概述、分型、治疗和手术技巧予以介绍。

流行病学

　　我们中心进行了一项包含 285 名胫骨平台骨折的病例研究，其中有 168 名女性，117 名男性，性别比是 1.4∶1。大部分骨折是单纯损伤，而多发伤只占 1.4%。149 例（49%）为非移位骨折，146（51%）为

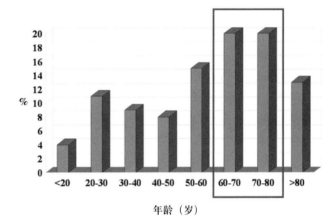

图 12.56.1　胫骨平台骨折的发生率

移位骨折。尽管胫骨平台骨折患者的平均年龄为 58 岁，但有两个发生率年龄高峰，一个高峰发生在年轻患者，另一个峰值更大的高峰发生在 61～80 岁患者（图 12.56.1）。坠落伤和行走时发生的意外占总病例的 70%。犬攻击主人居然也是主要原因，占总病例的 15%（图 12.56.2）。

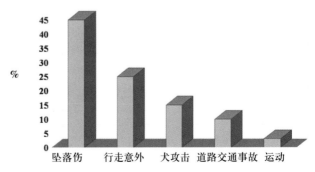

图 12.56.2　胫骨平台骨折的病因

解剖学（框 12.56.1）

胫骨平台由内侧髁和外侧髁组成，中间由胫骨嵴（髁间嵴）分开。髁间嵴是内侧半月板和前交叉韧带的附着点。与胫骨平台相连的有重要的软组织，包括关节囊以及内侧和外侧半月胫骨韧带。内侧副韧带分为深层及浅层两层。外侧副韧带附着于外侧髁和腓骨头。前交叉韧带附着于髁间嵴，后交叉韧带起于平台的中线的后面。半月板的附加附着点由在双侧的半月板胫骨韧带所提供。关节囊的附着可能延伸到膝关节边缘下 1.5 cm，对于应用细的钢针外固定器有意义，可以定位，而且靠近关节。如果穿透关节囊，针道感染可能导致化脓性关节炎。

另外，有三个结构在胫骨平台骨折的评估和治疗中可能有用。阔筋膜附着于 Gerdy 结节，损伤时可能会撕裂，需要在暴露和内固定骨折时同时松解。缝匠肌肌腱、股薄肌肌腱、半腱肌肌腱附着在前内侧鹅足，需要在暴露内侧平台时剥离。

胫骨平台平面与胫骨长轴形成 10° 后倾，内侧平台呈凹形，有 3 mm 厚的透明软骨关节面，内侧半月板覆盖外周大约 50%。由于覆盖面较少，所以承受的剪切力更少，因此，外侧平台更容易骨折。外侧平台呈凸形，有 4 mm 厚的透明软骨关节面，几乎完全被外侧半月板覆盖。外侧平台承受的负荷主要传递给外侧半月板，而不像内侧平台，负荷同时平均传递给内侧半月板和内侧关节面。

在横截面上，内侧平台关节面低于外侧平台，前后位位片显示明显。在评估复位的准确性时，当撬起塌陷平台时这很有意义，手术医师应该注意，外侧平台的软骨下线应高于内侧。当操作空心钉或克氏针，从外侧往内侧穿过胫骨干时，这也很有意义，如果进针点很靠上，要避免穿进关节面。理想的空心钉软骨下位置是关节面下"木筏"结构。

分型

对胫骨平台骨折的分型已描述了几种方法。但没有一种分型方法能对所有骨折类型进行完美的描述。Hohl 和 Moore 以及 Rasmussen 分型主要是病史的描述，应用不广泛。Schatzker 分型将平台骨折分为六型，是目前最流行的依据 X 线平片对胫骨平台骨折进行分型的方法，也是最常用的方法。但是，它仍有明显的不足之处：内侧平台骨折都归入Ⅳ型，但这种骨折还有不同类型。斜行骨折是高度不稳定骨折，但并没有被特别地纳入分型中（图 12.56.3）。Ⅴ型骨折起初描述的是双侧平台骨折（图 12.56.4），其髁间嵴仍与胫骨干连接。但这种类型并不多见，大部分双侧平台骨折都涉及髁间嵴，但它与胫骨干并不连续。

最理想的分型方法是 AO/OTA 分型，它覆盖了大部分的骨折类型，目前也是最常见的方法。AO/OTA 系统详细的描述了骨折的形态，包括单独列出了斜行骨折，还有很多类型的双侧平台骨折。但是，即使这种分型也没有单独列出后内侧和前内侧骨折。应当提醒的是，这两种分型方法都有较大的观察者内误差和观察者间误差。

AO/OTA 分型

AO/OTA 分型是对主要骨和骨区域用数字并根据损伤严重性的类型用字母进行标记分型。对于胫骨平台骨折，胫骨标记为 4，近端标记为 1。近端胫骨干骺端骨折，属于关节外骨折，归入 A 型损伤。B 型骨折是部分关节内骨折，C 型骨折是完全的关节内骨折。

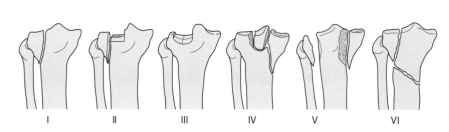

I　　II　　III　　IV　　V　　VI

图 12.56.3　Schatzker 分型（Schatzker J., McBroom R., and Bruce D., (1979). The tibial plateau fracture. The Toronto experience 1968-1975. Clinical Orthopaedics and Related Research, 145, 136–45）

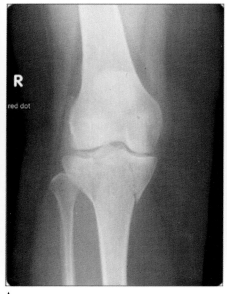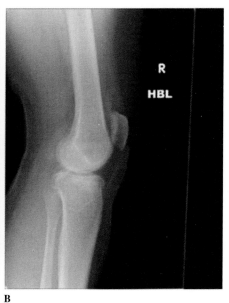

图 12.56.4　Schatzker V 型胫骨平台骨折的前后位和侧位 X 线片

所有涉及平台的骨折分为 41B 型和 C 型损伤。B1 型是简单劈裂,B2 型是简单塌陷,B3 型是劈裂塌陷骨折。每一类型又可根据损伤是否涉及内侧或外侧平台以及涉及程度进行进一步分为亚型。C 型骨折是双侧平台骨折。C1 型是指简单的关节面和干骺端骨折。C2 型是简单的关节面骨折的干骺端复合骨折。C3 型是复杂的关节面双髁平台骨折。

劈裂骨折

◆ 41-B1.1 外侧（图 12.56.5）

◆ 41-B1.2 内侧

◆ 41-B1.3 斜行劈裂

　　这种骨折是简单劈裂,没有粉碎或关节塌陷。常见于外侧平台,多发于骨质较好的年轻患者。最常见的损伤机制是轴向伴外翻暴力。在老年患者或骨质疏松患者容易引起塌陷。有明显移位的劈裂骨折可能涉及外周半月板的分离,可能发生半月板包裹在骨折中。

劈裂塌陷骨折

◆ 41-B3.1 外侧（图 12.56.6）

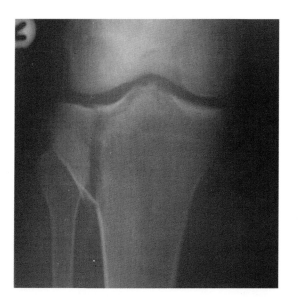

图 12.56.5　外侧平台劈裂骨折（AO 41-B1.1/Schatzker Ⅰ）

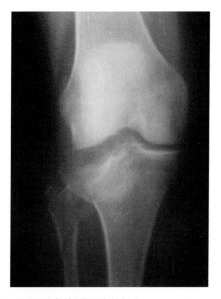

图 12.56.6　胫骨平台劈裂塌陷骨折（AO 41-B3.1/Schatzker Ⅱ）

◆ 41-B3.2 内侧劈裂塌陷

◆ 41-B3.3 斜行劈裂塌陷

　　这种类型是关节内骨折同时有关节塌陷。常见于老年患者或高能量损伤的年轻患者。当周围的松质骨无法支撑外侧股骨髁轴向暴力时就会发生这种骨折。同劈裂骨折也会有相应的软组织损伤。

塌陷骨折

◆ 41-B2.1 外侧完全塌陷

◆ 41-B2.2 外侧有限塌陷（图 12.56.7）

　　这是外侧胫骨平台单纯塌陷骨折，主要发生在老年患者，与松质骨差相关。单纯的骨折塌陷其实并不多见——大部分有劈裂，但没有移位，CT 或术中才能看到。

内侧骨折

◆ 41-B1.2 内侧劈裂

◆ 41-B1.3 胫骨干斜行骨折

◆ 41-B2.3 内侧塌陷

◆ 41-B3.2 内侧劈裂塌陷

◆ 41-B3.3 内侧劈裂塌陷，斜行（图 12.56.8）

　　内侧平台劈裂或劈裂塌陷骨折是内翻暴力对内侧平台压缩所致。很多这种骨折都是高能量损伤，伴有其他软组织问题。内侧平台的斜行骨折延伸到髁间嵴或外

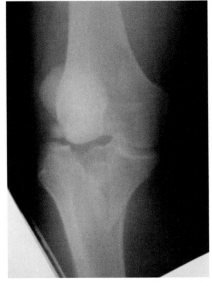

图 12.56.8　内侧平台劈裂塌陷斜行骨折（AO 41-B3.3/Schatzker Ⅳ）

侧平台，提示膝关节的骨折脱位，是高度不稳定骨折。

　　既然所有这类骨折都涉及膝内翻暴力，腓总神经损伤的风险是存在的。

双髁骨折

◆ 41-C1.1 ~ AO 41-C3.3 完全关节内（图 12.56.9）

　　这种骨折涉及双侧劈裂，伴内外侧平台分离和骨

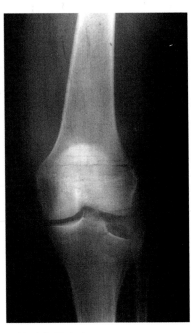

图 12.56.7　胫骨平台塌陷（AO 41-B2.2/Schatzker Ⅲ）

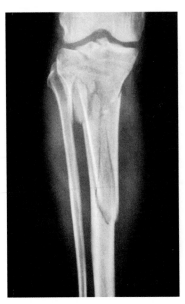

图 12.56.9　胫骨平台完全关节内骨折伴粉碎干骺端骨折（AO 41-C2.3/Schatzker Ⅵ）

干不同程度损伤。损伤机制是伸膝位单纯轴向暴力。双侧骨折占平台骨折的 10% ~ 15%。涉及髁间嵴的骨折可能损伤到十字韧带的附着点。更高能量的损伤意味着更严重的软组织损伤和骨筋膜室综合征的风险增加。

临床特征

损伤机制

　　大部分胫骨平台骨折是独立损伤，早期诊疗应根据 ATLS® 仔细总体评估排除其他损伤。最常见的骨折损伤机制通常是轴向负荷附加外翻应力。此时，内侧副韧带像是附着在内侧股骨髁的铰链，将外侧股骨髁撞击到外侧平台。对于骨质正常的患者，这些暴力将导致外侧平台矢状面的劈裂。外侧平台关节面合并附加损伤十分常见，导致劈裂塌陷骨折。在老年患者，由于骨质较差，往往有关节面塌陷，没有劈裂。但是，单纯塌陷骨折并不多见，即使患者似乎只有单纯的塌陷骨折，一般还会存在非移位的劈裂。

　　内翻应力合并压缩并不常见，但可以导致内侧平台骨折。逐渐加重的内翻畸形可能导致后外侧角结构的破坏以及其后的牵伸损伤，甚至腓总神经撕脱伤。有时，过度伸展合并内翻畸形发生，导致典型前内侧平台骨折，可能合并后交叉韧带，以及后外侧角韧带损伤（图 12.56.10）。

　　轴向负荷附加外翻或内翻应力的高能量损伤，通常导致双侧平台骨折。这种骨折往往合并一定程度的软组织损伤。由于胫骨的后倾，远侧股骨髁直接往后，导致关节囊、十字韧带、侧副韧带的撕裂，以及神经

血管束的潜在损伤。

框 12.56.2　临床评估
◆ 检查损伤肢体的软组织
◆ 仔细行神经检查——腓总神经
◆ 评估肢体远端的血供
◆ 若怀疑有血管损伤，应行血管造影或 CT 造影
◆ 评估骨筋膜室综合征

临床评估（框 12.56.2）

　　所有病例都需对软组织进行仔细评估，特别是对有水泡、失活皮肤和开放骨折，这些都会影响治疗决策。

　　下肢的神经血管状态也应进行评估和记录。如怀疑有高能量骨折类型血管损伤，血管造影检查是需要的。损伤可表现为血栓、隐形内膜撕裂或并不多见的动脉撕裂。血管造影或 CT 血管扫描可以反映这些损伤。内侧平台骨折可能导致牵拉伤或腓总神经的撕脱伤，发生率为 10%。肢体的神经状况应在入院时进行评估和记录。

　　筋膜室综合征在简单骨折类型（劈裂，塌陷，劈裂塌陷）并不常见，但在双侧平台骨折和高能量的斜行骨折，发生率为 5% ~ 10%，需要高度怀疑。可进行筋膜室压力监测。

辅助检查（框 12.56.3）

　　前后位片和侧位 X 线片在胫骨平台骨折都是需

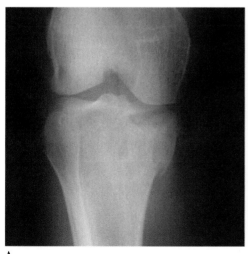
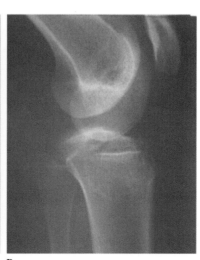

A　　　　　**B**

图 12.56.10　前内侧平台骨折前后位和侧位 X 线片

框 12.56.3 辅助检查

◆ 正侧位 ±Moore 位
◆ CT 扫描 ± 血管扫描
◆ 血管造影
◆ MRI
◆ 骨筋膜室压力检测

要的。另外还可拍 "moore" 位片，就是前后位向尾侧倾斜 10°～15°（图 12.56.11），可以反映胫骨平台的后倾，从而更好评估关节面。斜位是 45°拍片，X 线平片断层成像在过去很常用，现在已逐渐被 CT 扫描所替代。

CT 矢状位、冠状位和三维重建在简单骨折类型并非必须，但在复杂损伤应该采用，特别是双髁骨折。但是，在某些简单骨折，当对诊断、平台涉及的程度以及关节塌陷程度存在疑问的，CT 扫描可以辅助判断是否应进行手术治疗。冠状位 CT 可显示所有关节骨块的大小和位置。CT 三维重建以及术中 CT 扫描已证实优于透视评估骨折复位。磁共振（MRI）可以排除隐匿骨折、软组织撕裂和关节面的挤压，对于合并韧带损伤的骨折类型更有意义，特别是前内侧平台骨折。在这种病例，韧带损伤往往无法进行临床诊断，因为存在不稳定骨折。

假如骨折类型涉及胫骨平台的前内侧部分，应该认真检查后外侧角。无论采用哪种影像学检查，目的都是对骨折类型和相关的软组织损伤做全面的了解，以便制订手术方案。

治疗

胫骨平台的治疗选择取决于对患者及其肢体进行

的临床评估以及骨折的形态。对治疗选择有重要影响的影响因素包括：开放伤口，骨折脱位，同时合并或既往合并健康或膝关节问题，年龄，活动水平，骨质，康复治疗的依从性，治疗的期望值等。这些损伤的成功治疗依靠的是认真的治疗选择以及合适的康复锻炼计划。即使以上都满足，许多患者要恢复膝关节功能和活动仍需一年时间。40 岁以上患者恢复会较慢，一部分会残留活动和肌肉功能障碍。

对任何开放骨折，首先用无菌巾覆盖并给予广谱抗生素预防感染治疗。应该记录患者破伤风接种情况。清创时，需要用 10 升生理盐水在损伤 6 小时内反复冲洗。

如果存在需要修复的血管损伤，应立即对骨折进行稳定。对复杂的骨折类型需要行暂时的跨膝关节的外固定架。钢针应该放置在手术切口以远。血管修复后，通常需要行筋膜切开术，最终的骨折固定可以延后 48～72 小时，直到筋膜切开术关闭。

对于没有血管损伤的闭合性不稳定骨折，手术前要仔细评估，包括合适的影像学检查，术前制订合适的计划。在这段时间，肢体可用带垫的长腿夹板制动。要预防深静脉血栓形成（DVT），对侧足可用间隙加压泵预防。

非手术治疗（框 12.56.4）

过去，保守治疗是常用的治疗方式，但随着现代影像学的进步和各种手术方式的选择增多，在现在的临床实践中，采取非手术方式治疗胫骨平台骨折的患者在减少。单纯劈裂，劈裂塌陷，塌陷骨折，屈曲 90°而骨折仍然稳定，塌陷＜3 mm，可采取保守治疗。在老年患者，其骨质、合并症以及功能要求同样会影响治疗方式的选择。假如对保守治疗是否合适存在疑问，CT 扫描是最有用的辅助检查，它可以评估涉及

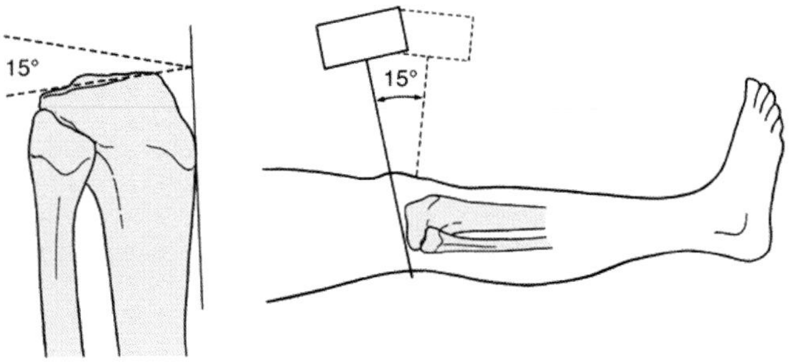

图 12.56.11 胫骨平台 X 线片示意图

框 12.56.4 保守治疗适应证

◆ ＜3 mm 关节塌陷
◆ 非移位的骨折稳定 0°～90°
◆ 骨质差
◆ 严重骨关节炎
◆ 低要求的老年人
◆ 美国麻醉医师评级（ASA）分高

的关节面和塌陷的程度。外侧平台中心塌陷、关节面轻微塌陷的病例也适用于非手术治疗，因为负荷在外侧半月板而可保护损伤的关节面。

如果选择保守治疗，有几种制动方法。全长支具可以用，但铰链式支具更有优势，因为它允许膝关节部分活动。可动式铰链支具不包括对足的固定，对于稳定骨折的患者是好的选择。骨科技师或医师对支具的准确安装是关键，患者或监护人，必须学会准确安装，这是治疗成功的保证。

患者保守治疗应该允许前 6 周点地负重，假如影像学提示骨折愈合征象，则逐渐在后 6 周全负重。需要在第一个 2 周复查 X 线平片，检查骨折位置是否有丢失。假如存在，有必要进行进一步的手术治疗。

手术治疗（框 12.56.5）

不稳定骨折伴关节面移位＞3 mm，有手术指征。另外，所有的开放骨折，以及有附加严重的软组织问题（骨筋膜室综合征，韧带损伤，腓总神经损伤，血管损伤），也应考虑手术治疗。

类型 1：外侧劈裂、劈裂塌陷和中心塌陷骨折

选择单一的线性前旁正中切口较为合适，其优点是如果必要，接下来还可以沿原切口行膝关节置换术。这种入路很容易进行骨膜下暴露外侧平台。并且外侧

框 12.56.5　手术技术
◆ 入路：
• 外侧——前旁正中或弧形前外侧
• 内侧——纵向后内侧
• 双侧——双切口
• MIPO（微创钢板骨接合术）
◆ 固定：
• 经皮螺钉
• 竹筏螺钉
• 支撑钢板
• 防滑钢板
• 锁定钢板
• 环形外固定
◆ 手术辅助：
• 自体骨和人工骨移植
• 股骨牵开器
• 关节镜

近端骨块复位后可采用内固定固定。前外侧关节切开可以直接看到关节是否复位。其后就是检查关节囊和外侧半月板边缘。切开半月板胫骨韧带，抬高半月板，可以暴露平台。有些骨科医师建议切掉半月板外侧角，但我认为这应该避免。弧形的前外侧切口也可应用。这种入路的主要缺点是：如果以后要行关节置换术，弧形切口无法应用，而且可能增加后续手术的伤口并发症风险。

内固定的选择取决于骨折的类型和粉碎的程度。单纯的劈裂骨折可以用空心拉力螺钉、支撑钢板和锁定钢板固定。生物力学研究显示，对于骨质好的患者，拉力螺钉固定就足够了，通常不需要钢板。如果是单一的大骨块或明显的粉碎骨折，特别是位于干骺端，需要侧方支撑钢板或防滑钢板。对于劈裂塌陷骨折，需要撬起塌陷部位，然后行支撑固定或关节周围竹筏样固定。一旦关节面恢复到解剖位置，通常还会有软骨下缺失，除了内固定支撑关节面外，还另外需要行植骨或人工骨填充。对于骨质差的老龄患者，人工骨填充要优于自体骨移植。

类型 2：内侧平台和斜行骨折

内侧平台骨折通常是高能量损伤的结果，往往伴有软组织损伤。几乎所有的内侧平台骨折都是不稳定的，如果患者可以耐受，都需要手术治疗。骨折形式主要是劈裂，可以用轻柔的牵引器或股骨牵引器间接复位。如果是冠状位劈裂，可能需要后内侧入路。垂直切口是始于后下方的内收肌结节，向远侧关节线延长 6 cm。拉起皮瓣，暴露筋膜。没有真正的神经间平面，隐神经横向跨过该切口，从股薄肌和缝匠肌之间穿出。切开缝匠肌前面的筋膜，拉开缝匠肌，暴露后面的股薄肌和半腱肌。将股二头肌内侧头与半膜肌分离，暴露胫骨平台的后内侧角。在股二头肌内侧头下进一步钝性分离是安全的，可以显露到胫骨后中线。关节面有明显压缩的骨折类型需要切开复位。内侧平台的骨折有对它施加的剪切力，单纯的拉力螺钉不足维持足够的稳定，需要一个内侧支撑钢板以中和剪切力。

类型 3：双侧平台骨折

之前，对这类骨折采用内侧、外侧双钢板或附加有限内固定和外固定。由于锁定钢板的出现，现在在用一个内侧或外侧锁定钢板，附加一个 6.5 mm 拉力螺钉，就可以同时固定关节面、骨干的双侧平台骨折。将螺

钉以一个角度锁入钢板，会产生一个固定角装置，可以稳定固定对侧平台骨折。这样可以不用双侧钢板，不需附加软组织分离。

骨折合并干骺端分离是最严重的损伤类型，对此目前没有固定的一致意见。但是，原则上需要关节面重建和恢复干骺端和骨干的连续性。大部分骨科医师现在采用锁定钢板或细针外固定来固定这类型骨折。

内固定方法很大程度上受软组织状况的影响。如果软组织良好，关节面复位后长的锁定钢板可能是现在最流行的治疗方法。假如软组织严重擦伤或有水泡，手术入路需要小心。选择方法是暂时采用外固定器环绕固定骨折，直到软组织恢复，才可以安全置入内固定。也可以用精细的钢针外固定作为最终治疗。如果软组织损伤范围广，骨质差，这可能是唯一选择。

结果

很难比较不同文献报道的治疗方法的结果差异。原因包括：使用不同的分类方法、不同的结果评分。总的来说，非移位骨折和低能量骨折，如劈裂、劈裂塌陷和中心塌陷骨折，预后较好。一项研究对 10 名手术治疗患者进行了 20 年随访，当时选择手术治疗是因为：麻醉下检查完全伸膝下有＞10°的冠状位不稳，90% 的患者结果为良到优。采用有限内固定及合适的外固定支撑治疗据报道优良率达到 90%。损伤能量越高，骨折越复杂，治疗越棘手。加拿大骨科创伤协会完成了一项多中心、前瞻性临床对照研究，比较了经皮内固定、有限内固定和环形固定器的结果；骨折类型是 C1-3；随访是短期的，但 2 年随访显示，各组在复位和功能预后上没有明显差异。但是，使用内固定组有更高的合并症发生率，深部感染发生率为 18%。用内侧和外侧钢板治疗 C3 型骨折，关节面阶梯＞2 mm 的患者存在明显的功能障碍，不论患者年龄和是否合并多发伤。

最近，已越来越多采用锁定钢板治疗复杂骨折，特别是对伴有骨质疏松和严重粉碎骨折的患者。这些内置物通过微创切口置入，同时使用股骨牵开器、克氏针，用经皮复位钳控制主要骨块，从而降低对软组织的损伤。这种技术的治疗结果是，愈合率为 96%，深部感染率为 3.7%。但是，也有数例畸形愈合。比较之下，双侧钢板技术的畸形愈合率要低一些，且在尸体研究中，平台塌陷率低一些。尽管锁定钢板对于双

侧平台骨折可提供更高的生物相容性，但我们必须清楚地认识到，手术医师根据患者的骨质和软组织损伤状况选择合适的治疗方法、治疗合适的病例更加重要。

并发症（框 12.56.6）

任何一种类型的骨折都可能发生并发症，但在高能量损伤更常见。如果可能，预防是治疗的最好方法。好的手术治疗原则是：有限切开，操作时小心保护软组织，这些会减少并发症的发生。胫骨平台骨折后发生的并发症的预后不好评估，因为文献报道存在病例分组差异。

骨筋膜室综合征

骨筋膜室综合征在胫骨平台骨折并不常见，在双侧平台和内侧平台骨折的高能量骨折类型必须要考虑到。最可靠的诊断方法是筋膜室压力测定。必须早期筋膜切开，减压四个筋膜室。这可能影响固定的方式。但是，并不是就不能用钢板内固定了，尽管这样会遇到伤口关闭困难，这时需要用腓肠肌皮瓣覆盖内侧或外侧平台的钢板。

深静脉血栓形成

据报道，这种并发症在胫骨平台骨折的发生率为 5%～10%，由此引发的肺栓塞发生率为 1%～2%。抗凝预防、压缩气动丝袜和早期活动可减少这种并发症发生。

感染

感染的发生率与损伤的软组织程度和需要置入的

框 12.56.6 并发症

- 骨筋膜室综合征
- 深静脉血栓形成 5%～10%
- 肺栓塞 1%～2%
- 在高能量损伤，骨折感染率为 10%～18%
- 畸形愈合：
  - 关节不平整致术后创伤性关节炎
  - 畸形＞5°时创伤后关节炎的发生增加
- 减少的关节活动度
- 创伤后关节炎
- 内植物激惹

内固定数量相关。对于闭合骨折内固定治疗患者，应该使用静脉点滴抗生素。开放骨折要求给予充分的清创、抗生素以及 7 天内用合适的软组织覆盖创口。以前采用大的开放入路置入内固定的治疗策略，感染率可达到 80%，现在的技术更强调治疗和处理软组织，同时使用小切口，这会减少高能量损伤骨折的感染发生率，为 10%~18%。

不愈合

胫骨近端干骺端骨折愈合不难，因此，胫骨平台的不愈合率很低。不愈合发生时要排除高能量损伤骨折和感染所致。大部分胫骨平台骨折 6 个月内愈合。延迟愈合可能需要翻修固定同时植骨治疗。

畸形愈合

骨干畸形愈合通常是由于起初固定时复位不佳造成的。假如关节面复位后没有足够的支撑或骨质疏松，内固定松动也会导致关节面不完整。无论手术治疗还是保守治疗，骨折在 0°~90° 都必须稳定。对于双侧平台骨折和骨折伴干骺 - 骨干脱位的类型，准确的复位是很难维持的。关节不平整的患者会继发疼痛性创伤后关节炎，通常是在损伤 2 年内。这种情况可能需要行全膝关节成形术。通常需要采用翻修型内植物，因为胫骨侧的骨质丢失。

活动度减少

胫骨平台骨折治疗后，大部分膝关节都能恢复功能活动度。活动度的训练建议越早越好，当然要根据治疗方法而定，但早期活动可预防活动度丢失。低能量平台骨折手术治疗，在 3~5 年随访中预后较好。年龄>40 岁恢复慢一些，患者需要超过一年的康复时间。总的来说，胫骨平台骨折后，活动和肌肉功能明显下降，大部分患者在损伤后 1 年仍未完全恢复。

创伤后后关节炎

这种骨折增加了关节面损伤导致的创伤后关节炎的概率。双侧平台骨折和粉碎骨折发生创伤后关节炎的概率更高。大约 1/3 的患者会有影像学改变。畸形>5°，关节炎的程度更高。

内置物激惹

应该尽可能地限制内置物置入数量。应避免螺钉突出，因为在其上面的滑囊会形成疼痛结节。在仔细选择的患者，去除突出的内置物可能可以减少症状。去除前，其他疼痛因素应该排除，如感染、不愈合、畸形愈合、神经瘤、关节炎。

总结

胫骨平台骨折是复杂的临床问题，有明显的损伤和治疗并发症。为了取得好的治疗结果，必须考虑涉及的软组织问题。

拓展阅读

Barei, D.P., Nork, S.E., Mills, W.J., Coles, C.P., Henley, M.B., and Benirschke, S.K. (2006). Functional outcomes of severe bicondylar tibial plateau fractures treated with dual incisions and medial and lateral plates. *Journal of Bone and Joint Surgery*, **88A**, 1713–21.

Canadian Orthopaedic Trauma Society (2006). Open reduction and internal fixation compared with circular fixator application for bicondylar tibial plateau fractures. Results of a multicenter, prospective, randomized clinical trial. *Journal of Bone and Joint Surgery*, **88A**, 2613–23.

Gaston, P., Will, E., and Keating, J. (2005). Recovery of function following fracture of the tibial plateau. *Journal of Bone and Joint Surgery*, **87B**, 1233–6.

Keating, J.F., Hadjucka, C., and Harper, J. (2003). Minimal internal fixation and calcium-phosphate cement in the treatment of fractures of the tibial plateau. A pilot study. *Journal of Bone and Joint Surgery*, **85B**, 68–73.

Rademakers, M.V., Kerkhoffs, G.M., Sierevelt, I.N., Raaymakers, E.L., and Marti, R.K, (2007). Operative treatment of 109 tibial plateau fractures: five- to 27-year follow-up results. *Journal of Orthopedic Trauma*, **21**, 5–10.

12.57
胫骨干骨折

S. Naidu Maripuri • K. Mohanty

（黎庆钿 译 熊 健 张殿英 审校）

要点

◆ 胫骨是最常见的骨折长骨
◆ 骨科医师需要熟悉各种手术方法以便有效治疗简单和复杂病例
◆ 经常要面对软组织问题

引言（框 12.57.1）

胫骨骨折是最常见的长骨骨折。大部分胫骨干骨折是由高能量交通伤和运动伤造成的，在年轻、有活力的高收入人群中多发。大样本病例研究显示，患者平均年龄为37.2 岁。胫骨骨折导致入院数量和手术数量增加。治疗的目的是骨折愈合，同时以最小的并发症为代价，帮助患者恢复最好的功能状态。目前治疗大部分移位胫骨骨折的趋势是内固定。

外科解剖学

胫骨全长的 1/3 都在前内侧面的皮下。正因为如此，其开放骨折的发生率比其他长骨高。胫骨后动脉的营养支是胫骨干的主要骨膜血供。血流通过非损伤的胫骨是离心的。骨折后，压力逆转，血流向心。因此，

框 12.57.1 胫骨干骨折
◆ 最常见的长骨骨折
◆ 最常见的开放性长骨骨折
◆ 多发于年轻人和劳动人群
◆ 大部分源于道路交通事故伤 / 运动伤

骨膜血管是胫骨移位骨折后重要的血流供应。手术固定胫骨千万不能忽略保护软组织。

胫骨干在横截面向前成突起的三角形，大部分胫骨髓腔是圆形对称的，适合髓内固定。胫骨干的中 1/3 狭窄，近远干骺端张开。髓内钉固定近端或远端骨折时，这些位置的皮质把持力较差，畸形愈合率较高。

骨间膜和肌间隔将包绕胫骨的软组织分为四个封闭的骨筋膜室（图 12.57.1）。前室包括胫骨的前面，姆长伸肌，趾总伸肌，以及胫骨前动脉。腓深神经同样穿过该筋膜室，支配足第一、二趾间背面感觉区域。在前筋膜室的近端 1/3，神经血管束位于骨膜间表面，并且穿过前面向远处走行。

外侧室包绕腓骨、腓短肌和腓长肌。腓总神经在腓骨长肌下面走行，绕腓骨颈分为浅支和深支。腓浅神经就在外侧室内走行。

浅后间室包括腓肠肌、比目鱼肌和腓肠神经。深后间室包括胫骨后面、姆长屈肌、趾屈肌、胫骨后动脉和胫骨后神经。每个间室都有支配到自己区域的神经。检查各个区域的感觉功能有助于诊断各个间室的受累情况。

骨间膜很厚，连接后外侧走行的腓骨到胫骨。腓骨和胫骨在近端形成关节，远端形成胫腓关节。骨间膜纤维往下外走行，在大部分的旋转型胫腓骨骨折时断裂。

前胫骨动脉在骨间膜的近端边缘进入前间室，在近端胫骨骨折和胫腓关节脱位有损伤风险。腓总神经在这种类型骨折也可能受累，特别是在腓骨颈骨折。直接撞击伤或石膏、夹板或限制性包裹压力过大时也有可能被损伤。

胫骨干远端 1/3 软组织覆盖最差。在此部位，大部分的软组织是肌腱，因此骨膜外血供是很少的。营养血管在进入胫骨干远端 1/3 处变窄，与远端干骺端骨膜血管连接。假如移位骨折发生在这里，小的营养血管往往

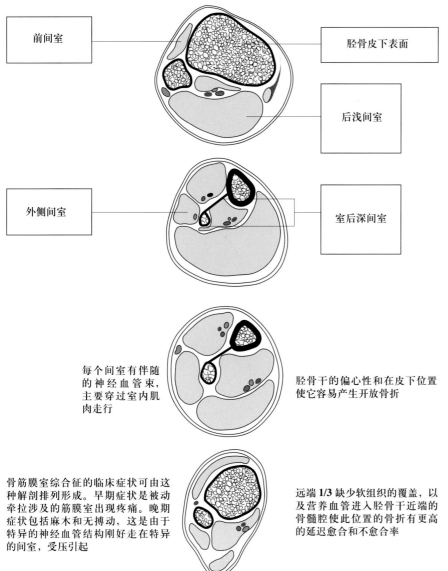

前间室

胫骨皮下表面

后浅间室

外侧间室

室后深间室

每个间室有伴随的神经血管束，主要穿过室内肌肉走行

胫骨干的偏心性和在皮下位置使它容易产生开放骨折

骨筋膜室综合征的临床症状可由这种解剖排列形成。早期症状是被动牵拉涉及的筋膜室出现疼痛。晚期症状包括麻木和无搏动，这是由于特异的神经血管结构刚好走在特异的间室，受压引起

远端 1/3 缺少软组织的覆盖，以及营养血管进入胫骨干近端的骨髓腔使此位置的骨折有更高的延迟愈合和不愈合率

图 12.57.1　胫骨的横断面解剖示意图，显示下肢的四个骨筋膜室

会损伤，导致往下流到损伤处的血供缺失。如果缺少髓内血供，并伴包绕的腱性软组织损伤，可能会导致延迟愈合、不愈合，这在胫骨远端 1/3 的高能量骨折常常发生。

相关病理学

胫骨干骨折合并开放伤很常见，软组织损伤程度不一。软组织损伤的程度和范围提示功能预后。骨折伴严重软组织损伤，开放或闭合，往往都来自高能量损伤。>30% 的胫骨干骨折是复合损伤。评估这些骨折时，手术医师应该检查记录肢体的神经血管状况，发现可能存在的骨筋膜室综合征。仔细检查和筋膜室压力测定对于那些反应不明显或无意识患者尤为重要，以诊断这种灾难性的并发症。

高能量胫骨骨折还可能合并单侧膝关节脱位或股骨骨折，这个所谓的"浮膝"损伤，在膝关节韧带断裂时也可能会发生。另外，踝关节的骨折脱位也可能与胫骨干骨折同时发生，因此，影像学检查应该包括膝关节和踝关节。

对于发生在干骺端的骨折，应该仔细评估是否延伸到关节面。这类骨折的骨折线可能很小，前后位和侧位 X 线片不容易发现。术前 CT 扫描有助于确定非移位的骨折线，帮助术中避免这种隐匿骨折发生移位。

高能量的胫骨干骨折也可以伴有血管损伤。提高警惕是关键，特别是评估多发伤患者的胫骨骨折时。早期诊断和急诊治疗血管损伤是保肢的关键。

损伤机制

低能量损伤的胫骨干骨折很少会合并软组织损伤，骨间膜是完整的，可以提供内在的稳定性，可能可以采取保守治疗。

高处坠落、直接撞击和机动车损伤是高能量损伤机制，可传递更多动能而引起骨折。骨折类型反映这种能量的释放，主要是横向骨折，可能伴有蝴蝶状骨块或粉碎骨折，这取决于弯曲力的程度。碾压伤或高速枪弹伤往往是最严重的。骨折类型高度粉碎，可能分离。损伤的软组织部分可能被低估，特别是在碾压伤，表现为闭合撕脱伤。

腓骨骨折的高度可以提示损伤的机制。例如，直接损伤导致的胫腓骨骨折在同一水平，但如果骨折线在不同位置，提示是间接暴力或旋转暴力。

"应力"骨折是由于反复应力所致，特别是在耐力运动中。治疗这类骨折应该考虑骨折的位置（低风险还是高风险）、程度（微损伤累积的程度）和个体的竞技状态。这类骨折基于生物力学环境和骨折病史分为两组。前胫骨干骨折考虑高风险骨折。高风险应力骨折的治疗不当可能导致灾难性的骨破坏，重返赛场的时间延长。过度治疗低风险应力骨折可能导致不必要的运动状态和活动的丢失。

分型

传统的分型方法根据骨折的位置分为：近端、中段或远端 1/3 骨折。记录起初骨折移位占骨干直径的百分率。骨折类型进一步还被描述为螺旋、斜行或横向骨折，并进一步描述是否有粉碎及其程度，这与吸收的能量相关，也是骨折严重程度的指纹。

AO/OTA 分型（图 12.57.2）是胫骨骨折最常用的分型方法。这种方法并没有把软组织损伤程度列入其中。

不稳定骨折一般不采取非手术治疗。严重的软组织损伤，延伸到近端或胫骨关节面的骨折，骨折最初完全移位，粉碎超过胫骨周径的 50%，横向骨折，这些都是不稳定骨折的标志。胫骨骨折合并腓骨骨折，骨折线在同一水平，提示是由于高能量机制引起的不稳定骨折（图 12.57.3）。

严格对照的系统性研究显示，高能量胫骨骨折的非手术治疗伴有更高的畸形愈合率，膝关节和踝关节

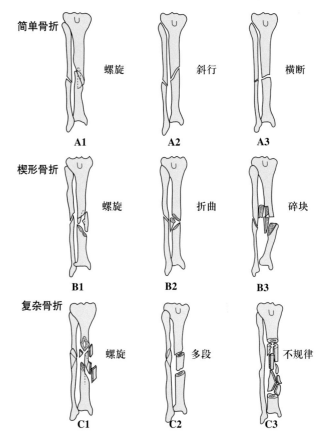

图 12.57.2　胫骨干骨折的 AO 分型。分型是基于骨折线的位置，是否合并蝶形骨折、粉碎骨折

僵硬，功能预后差。因此，考虑治疗方式时，将胫骨干骨折区分为稳定型与不稳定型更加实用。

临床评估

病史

早期评估患者是确定损伤机制的关键。对待轻微滑 - 倒跌伤、查体合作有意识患者，与对待机动车撞伤的无意识损伤行人是不一样的。

从损伤到评估这段时间很重要，特别是对于有开放伤口、动脉撕裂和筋膜室综合征的骨折。应该留意患者既往史，特别是引起免疫损伤的情况。社会病史包括职业、吸烟、喝酒以及所有影响治疗决策和预后的因素。

体格检查

高能量胫骨干骨折的多发伤患者应该根据高级创伤支持（ALTS®）指南进行诊治。患肢应该用支具保持在相对直的对线位置。视诊可发现明显的开放伤或

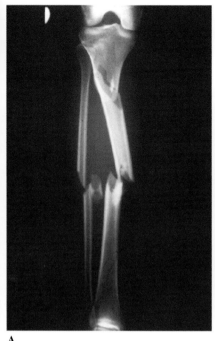
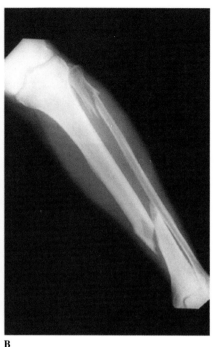

A   **B**

图 12.57.3 不稳定骨折类型的特征如图所示，这是典型的需要手术固定的骨折。A）胫骨骨折伴腓骨骨折，骨折线在同一水平，远端胫骨骨折。B）短的斜行骨折完全移位

开放骨折。

对撕裂伤、刺伤和擦伤不应用探针探查或猛力地暴露。骨折附近出现上述伤口应该视为开放骨折。血管状况应该记录，可对足背动脉搏动、毛细管充盈状况以及皮肤颜色和皮肤温度进行评估。

足部运动功能和感觉缺失是神经损伤或肢体缺血的征象。神经检查应该包括胫神经、腓神经，应该排除由肢体缺血引起的神经功能障碍。

筋膜室综合征在所有胫骨骨折都很常见，应该常规检查。

用 Mangled 毁损肢体严重程度评分或 Ganga 医院损伤严重度评分评估开放胫骨干骨折。Ganga 医院损伤严重度评分已证明更敏感和更特异并有助于制定治疗决策（见拓展阅读）。

辅助检查

影像学

一旦肢体支具固定后，如果怀疑胫骨骨折，就应该行胫骨前后位和侧位 X 线检查。应该包括膝关节和踝关节以排除骨折 - 脱位或累及关节面。

锥式或放大点 X 线片或 CT 扫描用来评估小的骨折线、骨痂形成或应力骨折。

CT 扫描已被证实能有效显示骨折复位是否满意，包括旋转对线和肢体长度。另外，CT 扫描还对交界伤（骨干和干骺端连接处）的诊断有帮助，能显示骨折是否延及关节面。CT 现在已经取代了 X 线断层影像，成为骨折不愈合的常规检查。

其他辅助检查

如果足背动脉搏动消失，踝压力指数已证明与动脉撕裂的存在或消失高度相关。可借助超声多普勒检测踝部和肱动脉压力。踝动脉与肱动脉收缩压的比值 <0.9 表示可能存在动脉损伤。

怀疑有动脉撕裂是行动脉造影术的指征。直接筋膜室压力监测是常规的，特别是当患者不能配合体格检查或医师高度怀疑时。

诊断超声可用来评估早期骨痂的形成，当骨折使用内置物影响影像学评估时，如髓内钉、复杂外固定，超声可以预测骨折愈合情况。

治疗

所有闭合骨折的起初治疗应该使用跨膝关节支具制动，进行合适的影像学检查以制订合理的治疗计划。

非手术治疗（框 12.57.2）

对于所有单纯稳定或非移位的胫骨骨折，应该考虑石膏制动的非手术治疗。

对于起初影像学检查显示是稳定的骨折，适合采用闭合复位，长腿石膏固定治疗，治疗后应常规进行数周的影像学随访，以便发现骨折处在石膏内再次移位和成角。如果再次成角，应该矫正到可接受的角度，用石膏塑性。一旦骨折变"结实"，鼓励使用功能性

框 12.57.2　保守治疗

◆ 没有严重软组织损伤的非移位或稳定胫骨骨折
◆ 最初摄片显示短缩常提示最终的短缩
◆ 腓骨完整由于内翻畸形是相对的禁忌证
◆ 一旦骨折"粘住"，要用 Sarmiento 石膏取代最初的长腿石膏
◆ 可接受的复位：
   • 冠状面<5°
   • 矢状面<10°
   • 旋转<10°
   • 在前后位和侧位片上有超过 50% 的骨皮质接触
◆ 石膏的塑形有助于纠正畸形

支具（髌韧带负重支具）和早期负重。

如影像学最初提示明显移位或短缩，在整个治疗过程中要维持起初解剖位置很难，在 80% 以上的病例，起初和最后的影像学在短缩的程度上没有区别。实验数据提示，如畸形的平面达胫骨远端 1/3，即使很小程度的畸形也会影响踝关节的负重。大部分手术医师尽力取得在各个平面<5°的成角和<10°的旋转。但是，这些可接受的复位角度并没有足够的数据支持。也有报道，成角>10°～15°，长期功能预后仍很好。

在一项对 1 000 例闭合胫骨骨折的患者进行的研究中，使用闭合复位，支具，接下来功能性支具，结果优良。起初治疗是闭合复位，长腿石膏固定。在患者可以耐受情况下，支具固定下负重。如果肢体的长度和对线对位可以接受，疼痛和肿胀减轻，患者可以在平均 3.7 周时改为骨折支具。在 95% 的骨折，最大的短缩距离达到 12 mm（平均 4.28 mm）。90% 的患者的最后成角畸形<6°。在这项研究中，不愈合率<1.1%。对于闭合损伤伴短缩<15 mm 或稳定复位的横向骨折，应该推荐保守治疗（图 12.57.4）。胫骨骨折伴腓骨完整，是使用功能支具的相对禁忌证，因为可产生明显的内翻畸形（>5°）。

其他作者已注意到治疗腓骨完整的胫骨干骨折的

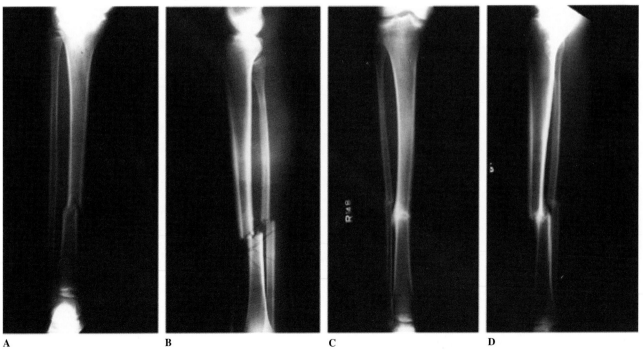

A　　　　　**B**　　　　　**C**　　　　　**D**

图 12.57.4　A）和 B）1 例横向骨折的前后位和侧位 X 线片，受伤时大约有 50% 的移位。腓骨骨折也有轻微移位。C）和 D）该稳定型骨折愈合后已无大碍

困难。据报道，有 26% 的腓骨完整的胫骨干骨折成人患者在接受支具制动治疗后发生延迟愈合或不愈合。在保守治疗过程中，60% 发生一个或多个并发症。腓骨完整阻止了胫骨的轴向负重，因此可减少负重轴对愈合的刺激（图 12.57.5）。

一项临床前瞻随机研究比较了使用髌韧带负重支具和使用闭合髓内钉治疗病例的治疗结果。结果显示，保守治疗的患者愈合时间更长，成角畸形、肢体短缩和不稳定比例更高。这些患者 15% 发生足踝僵硬。20% 的接受保守治疗的患者最终接受手术治疗，因为保守治疗无法维持合适的复位。

使用支具和功能支具有很多的限制。复位缺失和肢体长度不等很常见。延长支具的使用时间可能会导致膝、踝、足或以上所有关节的僵硬，需要增加康复锻炼时间来恢复到损伤前的功能状态。即使早期负重，据报道仍然有 20%～30% 的保守治疗患者残留关节僵硬。

在骨折合并软组织损伤的病例，采取保守治疗并不容易。有效的支具或支架与软组织耐受支具的程度相关。肢体水肿、挫伤和擦伤可能会限制早期外支具的使用。保守治疗失败还会有并发症的发生，提示许多患者会从手术治疗中获得益处。

有些学者建议，低强度脉冲超声有利于缩短保守治疗的愈合时间。

手术治疗

不稳定胫骨干骨折，骨折合并同侧下肢骨折，多发伤的胫骨干骨折，骨折沿伸至膝关节或踝关节，这些都需要手术治疗。对于开放骨折、骨折合并神经血管损伤或急性骨筋膜室综合征，应该行急诊手术治疗。对于保守治疗失败、X 线随访再次移位或成角的患者，也应该考虑手术治疗。有时，对依从性差的患者也建议手术治疗。手术治疗的目的是恢复肢体的长度和对位，稳定固定以允许早期活动，更快恢复到损伤前功能，同时没有或很少有并发症发生。

髓内钉（框 12.57.3）

锁定髓内钉是治疗大部分不稳定胫骨干骨折的金标准。交锁髓内钉可维持轴向对线和提供旋转稳定性。采用静态锁定或动态锁定取决于骨折类型。新一代髓

框 12.57.3　髓内钉
◆ 最常见的手术治疗方式
◆ 最好用于不稳定胫骨干骨折
◆ 扩髓有生物力学和生物学益处，可减少不愈合率
◆ 新一代的髓内钉系统对干骺端骨折更有效

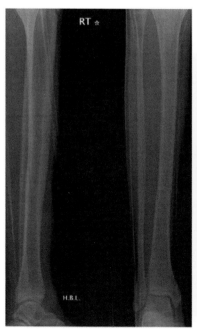
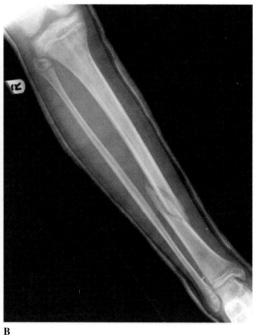

图 12.57.5　A）腓骨完整的非移位胫骨干骨折。B）胫骨骨折内翻。因此腓骨完整是采取保守治疗的相对禁忌证

内钉允许锁钉的放置接近主钉的末端，这扩大了髓内钉的使用范围，包括干骺端骨折甚至延伸到关节面的骨折（图12.57.6）。最近文献报道，使用髓内钉治疗闭合胫骨干骨折，愈合率高。

传统上，髓内钉置入包括使用骨折床来帮助复位。骨折床及患者体位的摆放需要较长时间，因此不能用于多发伤患者。另外，神经麻痹和骨筋膜室综合征等并发症与过度牵引有关。

标准的X线骨科透视床辅助髓内钉技术已得到发展并能维持复位。诸如股骨牵开器或临时外固定等器械可帮助达到这个目的。已有报道使用这些复位技术实现准确对线，同时没有牵引相关的并发症（图12.57.7）。

正确的入针点很重要。入针点必须在髓腔的中心，由于胫骨形态有差异，胫骨髓腔的中心与髌骨和髌韧带的关系可能不一样。正确的入针点可能位于外侧、内侧或直接在髌韧带的后面，应该经透视校正。置入位置不在中心会导致内翻或外翻畸形对线。入针点可以在髌骨韧带的内侧面或通过髌韧带间入路。膝前痛是髓内钉置入的主要问题，据报道发生率＞50%。对于那些工作需要跪地的患者，应该考虑用其他治疗方法替代。对入路和术后膝前痛的关系还存在争议。但是，最近一项对照研究表明，入路和膝前痛没有必然联系。

手术治疗胫骨干骨折需要考虑的主要问题是：手术操作本身引起的血供障碍。扩髓会使髓内2/3的皮质去血管化，而使皮质膜表面缺血。如果髓内钉插入不扩髓，去血管化会减少到1/3。骨折处的皮质血运

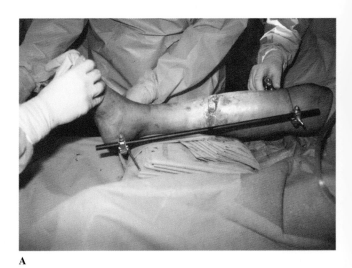

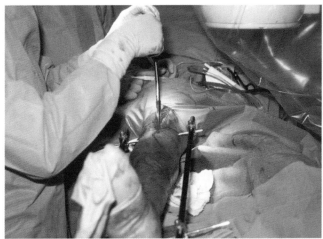

图12.57.7 A）一个简单的双针固定器，一针在跟骨结节，一针在腓骨头平面、髓内钉入针点的后方。B）两个支撑点纵向牵引复位骨折，一旦对线和旋转矫正，可以应用髓内钉钉锥放置

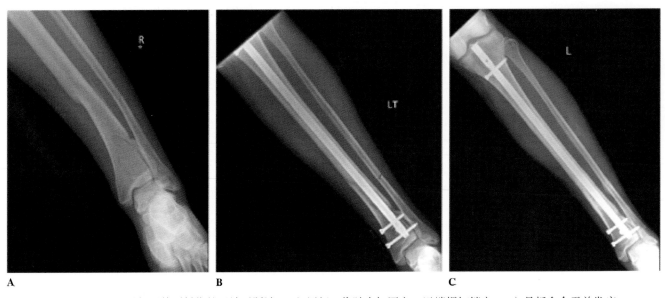

图12.57.6 A）胫骨干骨折延伸到低位的远端干骺端。B）用新一代髓内钉固定，远端螺钉锁定。C）骨折愈合无并发症

会有附加的去血管化。但是，相对的无血运是暂时的，短时间后髓内血管还会再生。尽管扩髓会破坏皮质血运，但它也会增加 6 倍的骨膜血供。骨膜血运可代偿髓内血运的破坏。髓内血供在闭合损伤时并不是主要考虑的问题，因为还有包绕的软组织代偿。但是，治疗开放或高能量骨折时，软组织包括骨膜可能是完全损伤的，而扩髓会进一步破坏骨折处血运。

髓内钉置入时扩髓有其生物力学和生物学优势。扩髓允许更大直径的髓内钉置入，可增加负重力分散能力。生物效应是增加骨膜血运。另外，扩髓已经证明可增加愈合的速度和减少不愈合的发生率。

非扩髓髓内钉不耗时，适合急诊不稳定多发伤患者。使用非扩髓作为最终治疗方式时，与外固定相比，可减少再手术、浅表感染和畸形愈合的发生率。

扩髓可以使用更大的钉和锁定钉。有研究报道，如果采用小直径非扩髓钉和（或）交锁钉治疗骨折不能早期愈合，会出现疲劳断钉。但是，交锁钉失败在某些病例可以通过自动力化取得骨折愈合（图 12.57.8）。

最近一项大的多中心随机研究纳入了 1 226 例患者，比较了扩髓和不扩髓治疗。研究提示，扩髓髓内钉在闭合骨折和考虑到 1 年内可能需要进一步处理的患者（手术治疗或自动力化），可提供益处。大部分差异源于非扩髓组的过度动力化（手术和自动力化）。扩髓髓内钉治疗开放性骨折，手术后并发症有不明显的增加。作者认为，这项研究的术后并发症发生率比以往的随机对照研究要低。之前的 II 级证据，随机对照试验表明，扩髓髓内钉在愈合率方面比非扩髓髓内钉更有优势。

有报道称，胫骨髓内钉手术后出现骨筋膜室综合征。这可能是由多因素造成的，如肢体过度牵引、止血带的使用和过度扩髓等。麻醉方式和术后止痛会延误筋膜室综合征的诊断。

髓内钉的适应证已经扩展到包括近端和远端干骺端骨折。近端 1/3 的干骺端骨折有潜在的并发症可能，主要是外翻畸形、前移和近端骨块前方顶点畸形。近端胫骨干骨折用髓内钉固定，84% 的患者有＞5° 的成角畸形，25% 有近端髓内钉固定丢失，主要与近端锁定螺钉使用相关。不愈合率高达 26%。

手术错误包括：入针点偏内，向后外侧成角置入，所有这些都是导致畸形的原因。对近端胫骨干骨折的建议包括外侧进针，在骨折突出处使用 Poller 阻挡钉和防滑钢板。这种小钢板可以防止近端骨块的前突成角和移位（图 12.57.9）。

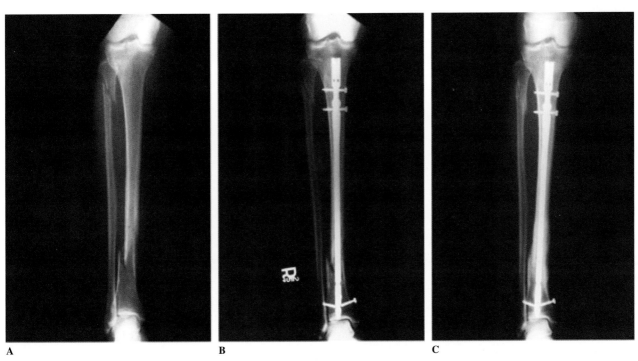

图 12.57.8 A）小直径非扩髓钉治疗短斜行骨折。B）远端交锁螺钉允许髓内钉自动动态化和压缩骨折处。C）幸运的是，在小直径髓内钉疲劳断裂前骨折愈合了

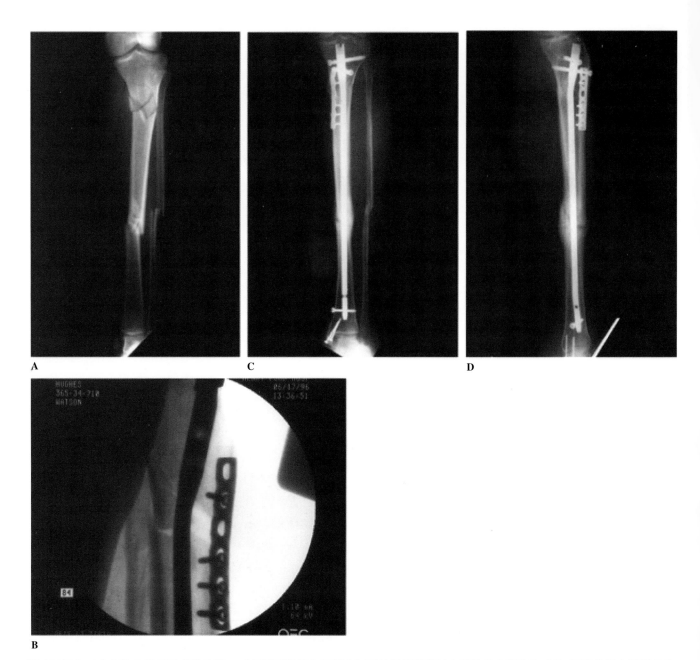

图 12.57.9 A）术前 X 线显示多段骨折。B）钢板可阻挡由于髓内钉通过近端弧形时出现的前方移位和成角，固定位置在近端骨块。C）前后位和 D）侧位提示完全愈合，接近解剖对线，没有骨折近端的移位和成角

对于邻近延伸到同侧远端关节内的骨折，以及非邻近的同侧踝关节骨折伴胫骨干损伤，可以使用髓内钉技术成功治疗。如果延伸到远端关节面的骨折移位＜5 mm，可以用小切口切开复位内固定关节面部分，然后置入髓内钉。对于非连续的单侧踝关节骨折，可以先固定踝关节，然后再置入髓内钉固定。技术上，重要的是，确保关节拉力螺钉在软骨下骨，给髓内钉置入留下足够的空间。同样重要的是，维持整个骨折

结构的对线对位，可以用双钉固定器、股骨牵开器或跟骨牵开器维持，然后再置入髓内钉（图 12.57.10）。

钢板固定（框 12.57.4）

传统的切开复位钢板内固定并不是高能量胫骨干骨折的治疗首选。这种固定方法需要广泛暴露和软组织分离，会造成软组织和骨折块血供的继发损伤。文献报道了高并发症发生率，如伤口破裂、感染以及感

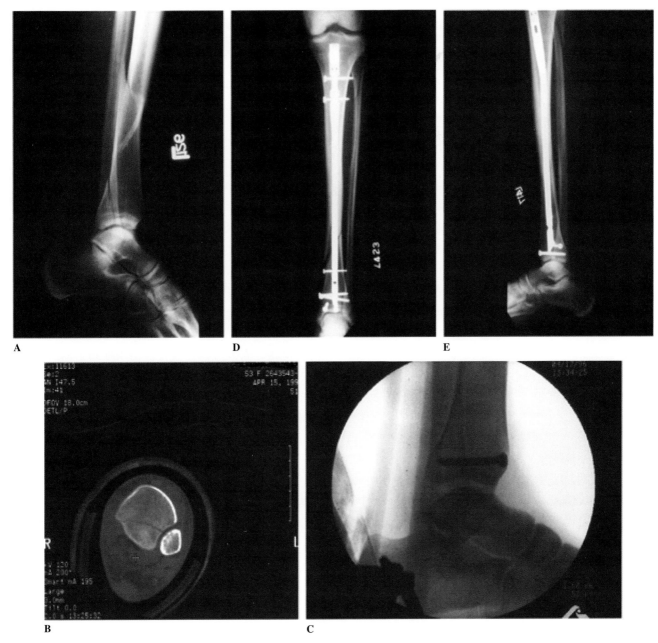

图 12.57.10 A）胫骨干远端 1/3 骨折，延伸至关节内，骨折线通过后踝。B）CT 扫描远端胫骨处提示后踝骨折。C）拉力螺钉放在软骨下，然后置入髓内钉，防止置入髓内钉过程中骨折移位。D）和 E）手术后早期 X 线片提示内置物位置佳，无关节内骨折线移位

框 12.57.4 钢板固定
◆ 使用 MIPO 技术使钢板重新流行
◆ 无严重软组织损伤的干骺端骨折可考虑使用
◆ 骨折不愈合（不适合用髓内固定）和外固定失败后病例使用钢板固定结果良
◆ 用 MIPO 技术治疗远端胫骨干骺端骨折结果良

染性和非感染性骨折不愈合。

使用微创钢板骨接合术（minimally invasive plate osteosynthesis，MIPO）锁定钢板固定目前十分流行。这种方法应用生物固定原则，间接复位骨折，使其在各个平面对线良好。术中行透视确认复位良好，钢板放置位置佳。根据骨折的个体制订治疗计划。对于简单的骨折类型（AO/OTA 32A 和 B），首先使用小切口拉力螺钉固定。然后经小的皮肤切口将预弯钢板置入

切口，沿着胫骨内侧面皮下隧道到达骨折处，然后经皮将螺钉锁定到钢板上，作为一个中和装置。对于复杂的骨折（AO/OTA 32C），直接用 MIPO 钢板置入，无须对骨折块进行直接复位。钢板在这里起到桥接和稳定粉碎骨折作用（图 12.57.11）。MIPO 技术也可以使用低可塑性钢板治疗非骨质疏松患者。MIPO 的主要优势是：骨折血肿和骨折周围的软组织没有被进一步损伤。这种方法固定骨折使骨痂形成的二期愈合。目前的文献证实，这种固定方式有效，推荐使用。最近的比较研究表明，与髓内钉相比，钢板内固定治疗远端胫骨干骨折（关节面上 4～11 cm），愈合率更高。髓内钉更易发生诸如延迟愈合、畸形愈合和二次手术的并发症。

钢板接骨术的应用已扩展到近端胫骨干骨折伴有或不伴有关节内骨折，也可用成角稳定器械，例如，微创稳定系统（LISS）。

外固定（框 12.57.5）

外固定可以在急诊和确定性治疗中治疗胫骨干骨折。在开放性胫骨骨折或伴有多发伤的胫骨骨折，可采用外固定立即对骨折进行固定稳定。这种暂时固定器使用多枚斯氏（Schanz）针固定损伤区外的主要骨块。这种固定允许早期活动和更好的护理，并且证明能减少致死率和致残率。在 2 周内手术期内，外固定可以换成髓内固定（图 12.57.12）。

外固定失败后使用髓内固定，报道的结果各不相同。总的来说，如果 1～2 周内将外固定转换成髓内

固定，感染率低。但是，随着外固定置入时间延长，更换成髓内固定造成感染的风险也大大增加。据报道，感染率可高达 50%。假如遇到这种情况，拆除外固定后要延迟 1 个多月再行髓内固定，这样会大大减少感染率，增加愈合率。尽管从拆除外固定到置入髓内钉的时间延迟数周或数月可大大减少感染风险，但风险仍然很高。据报道，开放骨折使用外固定器后转换成髓内钉固定有 17% 的深部感染率。所有深部感染都发生在 Gustilo III 型骨折（22.6%，7/31）。作者认为，在开放骨折使用外固定器后转换成髓内钉固定的患者，1 周内早期关闭皮肤是预防深部感染的重要因素。

外固定技术已经成功应用于彻底治疗闭合胫骨骨折。外固定并不会引起软组织、骨折块血运或其他骨结构的附加损伤。轴向或旋转稳定性可以通过使用环状固定器、单极或多极外固定装置取得。对于高能量骨折，特别是当合并骨缺损时，外固定器不仅仅能立即固定骨折，还能辅助骨折愈合和骨缺失中骨恢复生长（图

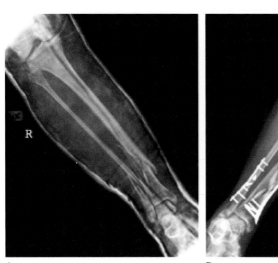
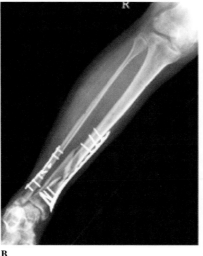
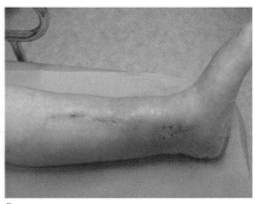

图 12.57.11 A）粉碎的胫骨远端 1/3 骨折。B）使用 MIPO 技术固定。C）使用 MIPO 技术伤口愈合情况

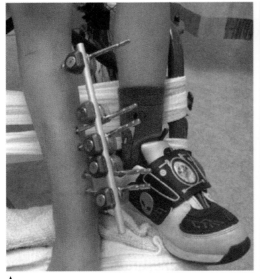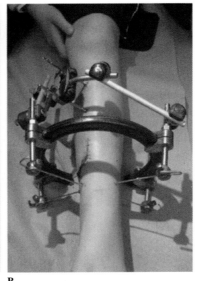

图 12.57.12 A）临床照片显示单极外固定器治疗胫骨远端 1/3 骨折，注意"近 - 远"针的置入。B）照片显示的是采用混合外固定支架治疗开放性胫骨干骨折

12.57.13）。

其他骨折固定方法往往需要附加支具或石膏维持结构稳定。在坚强内固定下，一期骨愈合要求负重延迟至皮质重建完成。负重刺激骨折愈合。使用可调外固定器的主要优点是：能积极负重肢体。即使在大部分粉碎骨折，患者也可以在术后不需要任何石膏或固定而进行部分负重。大多数外固定架允许骨皮质动态重建，取得更稳定的骨折结构，以及减少针 / 骨应力。陆续拆掉外固定支架，逐步动态化至较少的笨重的支架，刺激二期骨痂形成和骨的愈合。

总的来说，外固定治疗闭合骨折平均 4 周内愈合。不愈合在闭合骨折中占 5%。大部分研究表明，似乎应该早期动态化或逐渐拆除外固定架，目的是让骨折负重，增加二期骨痂形成。最常见的并发症是小针道感染，在大部分患者都能看到。大部分研究显示，针道感染需要行二期手术者＜5%，而且没有导致任何严重的后遗症。很多学者同意，尽管外固定需要对患者进行监测和针道护理，但外固定器对于治疗胫骨干骨折还是安全且实用的器械。

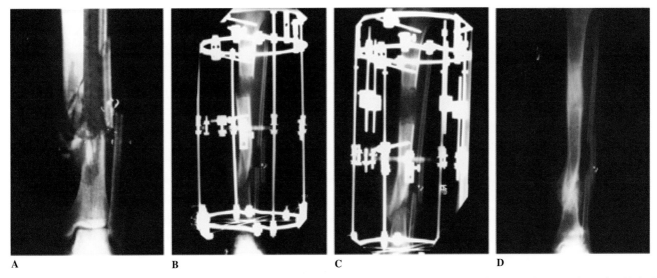

图 12.57.13 A）复杂的开放性胫骨骨折伴节段性骨缺损。B）和 C）采用环形细针外固定支架使骨折稳定，最后行近端胫骨皮质切开骨搬运术。然后远端对接，行小的植骨以使这个区域稳定。D）拆除支架，缺损骨块已经连接，小腿长度得到恢复

开放性胫骨干骨折（框 12.57.6）

胫骨干是长骨开放性骨折中最常发的部位。大部分开放性胫骨干骨折发生在年轻有活力的人群，往往是高能量损伤，特别是交通伤多发。标准的治疗方法包括：早期清创开放伤口，彻底手术探查，应用抗生素，稳定骨折，适当和早期的软组织覆盖，成功重建肢体，以及骨折愈合（见 12.7 章）。

已经证明，对轻度的开放性骨折使用扩髓髓内钉固定能取得满意的结果。轻度开放性骨折的感染率<3%。但是，对于严重的开放性骨折（ⅢB 级）使用扩髓髓内钉，既往的文献报道，感染率达到 23%。非扩髓绞索钉固定开放性胫骨骨折，愈合率达到 96%，低的畸形愈合率，ⅢB 级骨折的感染率为 4%～8%。最近的研究表明，ⅢB 级骨折扩髓髓内钉与非扩髓髓内钉在愈合率和并发症方面相似。

临床对照研究比较了非扩髓交锁钉和外固定治疗胫骨开放骨折的结果，所有这些研究显示了相似的感染率和不愈合率，但采用外固定发生畸形愈合的发生率明显要高。髓内固定的最大好处是：它不用干预软组织，也不像外固定那样影响延迟的皮肤和骨移植。最近的证据支持使用非扩髓的实心髓内钉稳定开放性ⅢB 级和ⅢC 级骨折。

高度污染的开放性骨折或骨折伴需延迟手术治疗的病例，外固定支架优于手术治疗（图12.57.14）。外固定支架治疗Ⅲ级损伤的感染率为4%～7%。这个相对较低的感染率已被增加的畸形愈合率所抵消。

框 12.57.6　开放性骨折
◆ 早期清创，固定骨折，软组织覆盖
◆ 充分的清创比清创时间更影响感染发生率
◆ 对一期关闭伤口仍存在争议，1 周内关闭伤口可减少感染率
◆ 对以下情况限制一期关闭：
● 损伤时或清创时皮肤缺损
● 完全被粪便、污水、积水污染
● 农场相关损伤，自来水相关意外
● 抗生素治疗延迟>12 小时
● 清创时有过多组织坏死
◆ 往往需要二期手术

术后护理

当胫骨干骨折采用保守治疗时，应鼓励早期负重。只要患者佩戴长腿石膏舒适，肿胀减轻，通常建议改成髌韧带负重石膏。大概需要 3～6 周。髌韧带负重石膏制动较短时间后，患者应换成完全接触矫形器，鼓励完全负重。

采用髓内钉治疗骨折使用的髓内钉的种类和形态根据骨折的类型的不同而不同。总的来说，扩髓髓内钉直径较大，锁定钉更大。如果患者使用较大的锁定钉或许可以早期负重。无论是髓内钉还是螺钉，如果骨折类型是轴向稳定的，就允许患者循序渐进地负重，至少术后可以立即进行 50% 的负重。伴粉碎或多段损伤的骨折类型——是轴向不稳定的，非负重站立应维持至少 6 周。对于轴向稳定骨折类型，一旦 X 线显示了逐渐增多的骨痂，就可以全负重。对于轴向不稳定骨折，可能应考虑需要推迟全负重至少 3 个月。在整个治疗过程中都应监测骨折愈合情况，避免髓内钉或锁定钉的疲劳松动或断裂，特别是小直径的髓内钉。早期干预可以避免这些并发症。

对于钢板固定的胫骨骨折，患者通常要用可拆支具或石膏制动，直到伤口愈合。软组织是术后早期主要关注的，以确保伤口愈合没有并发症。因为钢板是一种负重器械，因此负重必须延迟。在前 6～8 周，患者应该严格禁止负重，如果患者的依从性是个问题，应该维持长腿石膏固定在屈膝位，以防止负重。如果患者依从性好，脚趾触地的非重力负重可以马上开始。当 6～8 周出现早期皮质桥接和骨折线模糊时，患者可以 50% 负重。当使用髌韧带负重矫正器或短腿步行石膏时，可以增加负重。当皮质完全重建时，患者可进展到完全非限制负重，这大概在伤后 4～6 个月。

外固定的术后处理往往涉及针道的处理。在环形外固定支架治疗关节外损伤患者，术后就可以完全负重。对于大部分能动态化的单侧支架，一旦早期骨痂形成，支架可以动态化，或连续拆除让骨折处本身承受更多的负荷，并增加纵向微动，刺激愈合。外固定支架拆除后，需要短时间的矫形器治疗。

无论使用哪种方法固定骨折，物理治疗都应该立即进行，以维持膝关节和踝关节的活动度。对于应用外固定器治疗严重软组织损伤和开放骨折的病例，足部应该在固定支架内，以避免因为长时间非负重状态导致的

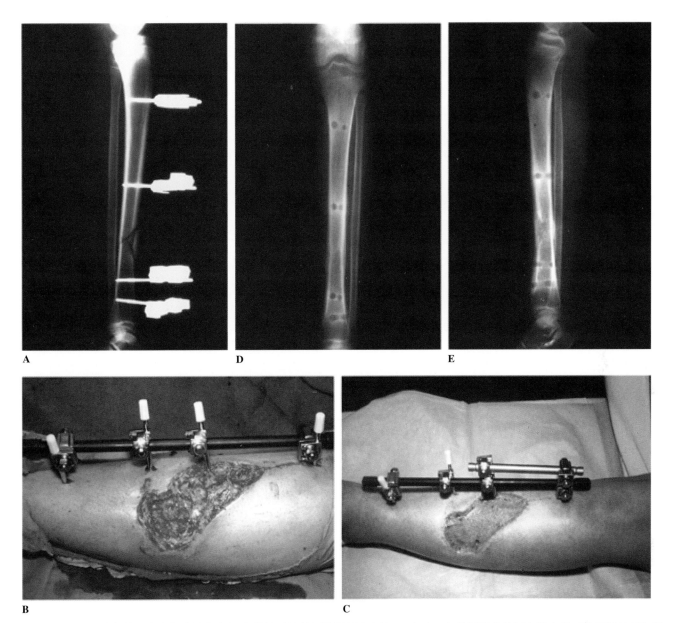

图 12.57.14　A）单侧外固定支架为这位年轻患者的开放骨折提供了稳定性。B）和 C）使用简单外固定器有利于软组织护理和最终的皮肤移植。D）和 E）支架动态化应该在支架拆除前进行，以加速骨痂形成和负荷转移。前后位和侧位 X 线片显示，尽管有针 -骨交界面骨溶解，骨折仍然愈合了

马蹄足。物理治疗应该关注维持跖足位。最好能让患者将足放置于地面。这样允许患者将足放在跖足位，同时避免完全负重活动。

并发症（框 12.57.7）

胫骨干骨折的并发症包括筋膜室综合征、不愈合、畸形愈合和感染。纤维组织或软骨组织形成侵入阻碍骨的修复进程定义为不愈合。通常诊断不愈合的时间

框 12.57.7　骨筋膜室综合征

◆　保持高度警惕
◆　牵引和扩髓会增加发生风险
◆　特别警惕无意识和无反应的患者
◆　发现筋膜室压力持续增加
◆　避免术后患者自控性镇痛以防止诊断延误
◆　使用双切口入路减压

是6~8个月，多发生于使用外固定支架治疗的开放性胫骨干骨折。

对于可能延迟愈合的病例，应行二次手术，可以提高愈合率，避免内固定失败。髓内钉动力化，更换扩髓钉，骨移植，腓骨截骨，所有这些技术可单独使用或混合使用以提高愈合率（图12.57.15）。

更换髓内钉是治疗非感染性不愈合的标准方法。渐进扩髓直到看到扩髓器刻槽上的骨组织，建议更换成更大直径的髓内钉。这样的髓内技术可提供髓内器械独特的生物力学优点，同时扩髓产物有骨可诱导刺激作用。直径更大的髓内钉可以允许早期负重和功能锻炼。手术后，预计有90%的不愈合病例术后平均3.5个月后会愈合。

目前对于畸形愈合的定义没有共识。胫骨干畸形愈合的粗略值被认为是矢状面>5°，旋转畸形>10°。但是，长期的随访研究并没有发现畸形愈合与接下来发生的踝关节或距下关节创伤性关节炎相关。对于已经发生畸形愈合的患者，通过截骨矫形、髓内或髓外系统重固定治疗。

创伤后骨髓炎发生在开放骨折或手术治疗的闭合骨折中。治疗感染骨折应该分步重建。如果伤口裂开伴浅表感染，内置物应保留，以提供骨折的稳定。如果清创时发现内植物不能提供稳定，则所有内植物都应去除。而且，清创时如发现骨坏死都应切除。稳定是必需的，通常行外固定稳定。按顺序清创是必需的，以获得好的伤口。用抗生素珠或开放伤敷料治疗无效腔。软组织闭合可以用旋转皮瓣或游离皮瓣或覆盖。用深部培养样本抗药敏试验指导应用抗生素4~6周。治疗感染软组织愈合后，应行延迟的骨重建。

总结

有几种治疗胫骨骨折的方法已获得认可。骨科手术医师更专注于骨折治疗的机制及所用的内植物的适应证。但是，这无法替代个体化骨折治疗，从而做出最佳的治疗选择。对于轻微移位，轴向稳定的骨折可采用石膏和功能矫形器等进行保守治疗。前瞻性研究提示，扩髓和非扩髓髓内钉固定能产生优良结果，有高的愈合率和低的隐匿感染。采用扩髓髓内钉已证明愈合时间变短，有更低的不愈合率。对于不稳定的闭合骨折以及Ⅰ级、Ⅱ级和ⅢA级开放骨折，可以用扩髓髓内钉成功治疗。外固定、扩髓和非扩髓髓内钉可以考虑应于在ⅢB级骨折。

高能量胫骨干骨折给医护人员提出了一个治疗挑战。这些损伤常见于多发伤。精明的决定，与整形手术医师的合作，及时的手术治疗，小腿软组织的考虑，这些因素都是促成成功的功能预后的因素。最近发展起来的微创骨折手术方式，毫无疑问会对胫骨干骨折的治疗起到积极影响。

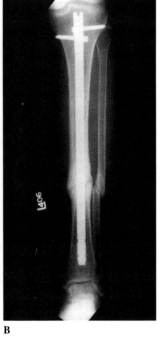

A　　　　　　　B

图12.57.15　A）使用静态锁定非扩髓螺钉治疗开放骨折后不愈合。B）更换内置物，使用大直径的扩髓髓内钉和腓骨截骨术后完全愈合

拓展阅读

Bhandari, M., Guyatt, G.H., Swiontkowski, M.F., *et al.* (2001). Surgeons' preferences for the operative treatment of fractures of the tibial shaft. An international survey. *Journal of Bone and Joint Surgery*, **83A**, 1746–52.

Bhandari, M., Guyatt, G., Tornetta, P., 3rd, *et al.* (2008). Randomized trial of reamed and unreamed intramedullary nailing of tibial shaft fractures. *Journal of Bone and Joint Surgery*, **90A**, 2567–78.

Rajasekaran, S., Naresh Babu, J., Dheenadhayalan, J., *et al.* (2006). A score for predicting salvage and outcome in Gustilo type-IIIA and type-IIIB open tibial fractures. *Journal of Bone and Joint Surgery*, **88B**, 1351–60.

Rhinelander, F. (1974). Tibial blood supply in relation to fracture healing. *Clinical Orthopaedic and Related Research*, **1053**, 4–40.

Sarmiento, A., Gersten, L., Sobol, P., Shankwiler, J., and Vangsness, C. (1989). Tibial shaft fractures treated with functional braces. Experience with 780 fractures. *Journal of Bone and Joint Surgery*, **71B**, 602–9.

SPRINT Investigators, Bhandari, M., Guyatt, G., *et al.* (2008). Study to prospectively evaluate reamed intramedually nails in patients with tibial fractures (S. P. R. I. N. T.): study rationale and design. *BMC Musculoskeletal Disorders*, **9**, 91.

12.58
胫骨远端骨折

J.L. Marsh

（黎庆钿 译　熊　健　张殿英 审校）

要点

◆ 胫骨 pilon 骨折需受到重视，主要是因为包裹在远端胫骨周围的软组织极其脆弱

◆ 要避免破坏性的并发症，需要术前制订细致的计划以及之后对软组织的精确手术操作

发生率

胫骨 pilon 骨折累及胫骨远端关节面。它们至少在某种程度上由轴向载荷引起。胫骨 pilon 骨折占所有下肢骨折的 1%～10%，并且男性比女性更多见。它们可发生在任何一个年龄段，但在儿童和老人中不常见。平均发生年龄为 35～40 岁。

解剖学

胫骨远端关节面在外形上呈矩形，并形成踝关节的上方关节面。胫骨远端干骺端的松质骨由密集的骨小梁构成，这些骨小梁垂直指向关节面（图 12.58.1）。

胫骨远端软组织套稀薄。前内侧面仅有骨膜、一层薄的皮下组织及皮肤覆盖。前外侧面有前肌间隔的肌腱及前方神经血管束（图 12.58.2.）。胫前动脉供应小腿前方，但因缺乏皮下肌肉，故少有穿支动脉供应皮肤。动脉在皮下的位置使其更容易损伤，并可进一步累及皮肤灌注。在胫前动脉、胫后动脉及腓动脉之间的双重血供区域体现了这一软组织套的精致特性。

踝关节韧带影响胫骨远端踝穴关节面的骨折形态。胫腓前后韧带均为坚实的韧带，并且通常保持与胫腓骨远端关节面的附着，除非胫腓骨有一个或两个

均发生骨折。骨折线通过胫骨远端关节面可能会造成前外侧巨大骨折块，这也称为 Chaput 骨折块，和（或）后外侧骨折块中的一个可通过完整的韧带附着于远端腓骨（图 12.58.3）。因此，如果腓骨是完整的，则与胫腓韧带连接的骨块可为残存的胫骨关节面重建提供基础。相反，如果腓骨骨折，通过韧带整复术腓骨复位将使外侧远端胫骨获得临时复位。不幸的是，这些骨块可能相对较小或无多大用处。

合并伤

合并伤常见，因为这些骨折是高能量性质的。在 15%～25% 的病例可伴发骨折。这些伴发骨折大多是由挤压或轴向载荷造成的，包括双跟骨或双胫腓骨骨折、胫骨平台骨折、腰椎骨折以及髋臼和骨盆骨折。软骨磨损非常常见。而包括头、胸、腹在内的其他系

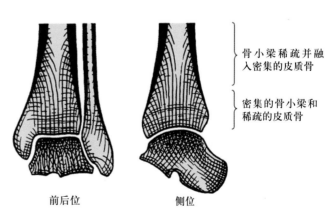

骨小梁稀疏并融入密集的皮质骨

密集的骨小梁和稀疏的皮质骨

前后位　　　　侧位

图 12.58.1　远端胫骨的骨小梁在距关节面 2～3 cm 处非常密集。它们在混入骨密质前与关节面走行垂直。这一排列使远端胫骨在日常活动中能抵抗更大的负重，并且能影响胫骨远端骨折的固定

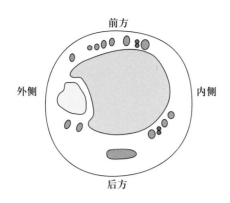

图 12.58.2 一幅与踝关节相邻平面上的远端腿部横截面图，显示了远端胫骨前方的薄的软组织包膜

统的损伤则不常见，发生率至多占 25% 的病例。

大约 20% 的胫骨 pilon 骨折伴有软组织开放损伤。而闭合胫骨 pilon 骨折也有严重软组织损伤；骨折引起的张力性水泡常见（文献报道发生率为 29%）。神经血管损伤及筋膜室综合征虽然少见，但也可发生。

机制（框 12.58.1）

胫骨 pilon 骨折与踝关节骨折相比有不同的损伤机制。至少一些轴向载荷因素会使胫骨远端关节面骨折，造成粉碎或嵌插。绝大多数胫骨 pilon 骨折的发生与机动车事故、高处坠落、直接创伤以及滑水、滑雪事故相关。机动车辆安全气囊的应用可使乘客免于致命的胸腹外伤，使乘客在事故中生还，但事故会导致乘客发生高能量下肢损伤，导致胫骨 pilon 骨折发生率升高。

轴向压缩骨折是使所有还是使部分关节面粉碎，取决于撞击时足的姿势。足背屈时可仅导致关节面前

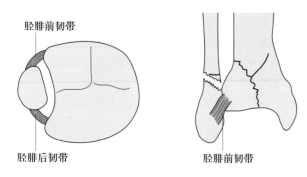

图 12.58.3 前后位及轴向图描绘了远端胫腓骨间的韧带附着

- 机动车事故及高处坠落伤占大多数
- 损伤机制决定了损伤严重性，随轴向载荷比例的增加而增加
- 轴向载荷骨折伴有严重的软组织损伤和粉碎性骨折

部骨折，而跖屈时关节面后部将骨折。如果足处在中立位，则整个关节面可能受损伤（图 12.58.4）。

以旋转为主的低能量骨折可延伸至胫骨关节面。这些骨折在影像学上与踝部骨折更为相似，并且要通过轴向载荷因素造成的关节面的粉碎或嵌入来鉴别。更为严重的轴向压缩性骨折可伴发一定程度的旋转，踝关节的上方、侧方及后方脱位通常伴有旋转损伤。发生在快速载荷速度后的高能量骨折可导致显著的骨粉碎、开放伤或伴有严重软组织损伤的闭合伤。远端胫骨逐渐爆裂（图 12.58.5）。

分类

2007 版 AO/OTA 分型是 pilon 骨折不同亚型的最

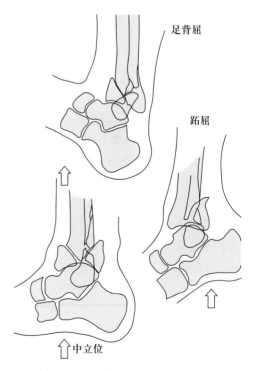

图 12.58.4 关节面骨折的位置和范围取决于双足着地时的位置。足背屈导致累及远端胫骨前部在内的骨折。足跖屈将累及远端胫骨后部，足中立位将同时累及远端胫骨前部和后部

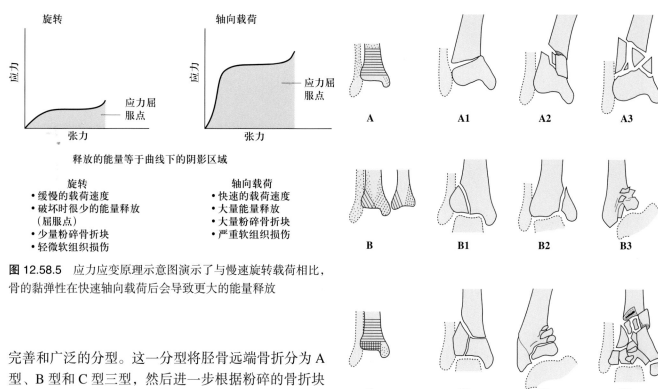

图 12.58.5　应力应变原理示意图演示了与慢速旋转载荷相比，骨的黏弹性在快速轴向载荷后会导致更大的能量释放

图 12.58.6　胫骨远端骨折的 AO/OTA 分型。A 型骨折为胫骨远端关节外骨折，因此不是 pilon 骨折。B 型骨折累及部分关节面，同时残余关节面与胫骨干保持连续性。C 型骨折累及整个关节面，并且从 C1 型到 C3 型严重性增加。http://www.ota.org/compendium/compendium.html

完善和广泛的分型。这一分型将胫骨远端骨折分为 A 型、B 型和 C 型三型，然后进一步根据粉碎的骨折块数量分为不同的亚型（图 12.58.6）。A 型包括关节外骨折，B 型包括累及部分关节面的骨折，C 型包括累及整个关节面的骨折。B3 型、C2 型和 C3 型骨折主要为高能量轴向载荷骨折，并且满足了 pilon 骨折的所有定义。伴有边缘嵌插的 B1 型、B2 型和 C1 型骨折也可认为是 pilon 骨折。当与软组织损伤结合评估时，这种分型已证实有助于预测并比较不同分型患者。

不幸的是，这一分型与 Ruedi-Allgower 分型已表现出不具有良好的观察者间信度及观察者内信度。

治疗这些骨折需要进行精确的软组织损伤评估，而软组织损伤的评估更难精确和重复。开放骨折分类依据伤口大小，使用 Gustilo 和 Anderson 标准，并且不再强调诸如软组织损伤或大多数骨折为闭合骨折等其他因素。Tscherne-Goetzen 分型可评估闭合骨折中的软组织损伤等级和严重程度。尽管经常被文献引用，但由于临床应用困难，它已很少应用于 pilon 骨折研究中了。此外，肿胀和局部挫伤的完整范围只能在数小时到数天后评估。

临床评估

病史

损伤机制有助于很好地了解骨折时分散给骨与软组织的能量，这对于手术计划及告知患者预后至关重要。在开放骨折中，评估受伤环境可指导抗生素治疗。

体格检查

必须评估足的神经血管状况。脉搏缺失应通过重新摆放肢体并重新评估。用临时夹板固定使肢体对线可防止进一步软组织损伤。应探查开放伤口以确定范围并评估大体污染程度。在初步评估及优先外科干预中，必须记录皮肤状况、肿胀程度及骨折水泡的出现。

骨折水泡常见，并可分为透明及血性两类。在组织结构上，两种类型的损伤均在真皮表皮接合处，但血性水泡意味着更严重的损伤，并且当切口通过它们时已经伴有伤口愈合并发症（图 12.58.7）。

辅助检查

标准影像学检查包括踝关节前后位片、侧位片及踝穴位片。临时复位并重复拍片将提供有用信息，并且如果最初 X 线片显示距骨脱位，应常规进行 X 线检查。若骨折线向近端延长或怀疑有更多近端损伤时，

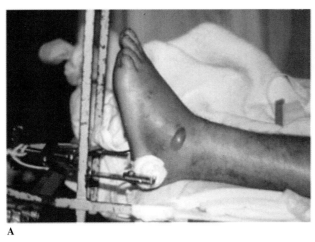 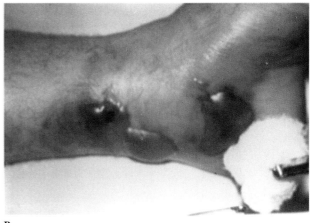

A **B**

图 12.58.7　骨折水泡表明患者在胫骨 pilon 骨折中受到了严重的软组织损伤，有透明及血性两种类型。A）一个透明水泡。B）有两个血性水泡和一个透明水泡

应拍摄胫腓骨全长 X 线片。一些外科医师认为，拍摄对侧踝关节 X 线片对术前计划有帮助。轴向计算机断层扫描（CT）有助于明确损伤严重性和制订手术计划。CT 扫描的轴向平面可描述关节面碎片的大小和方向。这些信息至关重要，尤其对于关节面塌陷，应用小切口入路，即采用直接通过骨折线的有限的切口经皮放置内植物，以减少软组织剥离程度。冠状位和矢状位重建可进一步描述骨折的解剖结构并帮助制订术前计划（图 12.58.8）。

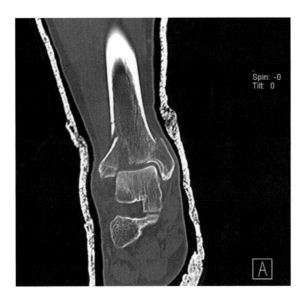

Spin: -0
Tilt: 0

A

图 12.58.8　CT 扫描精确描述了主要骨折线，并且该冠状位扫描片对于术前计划非常有价值

治疗（框 12.58.2）

初步治疗

胫骨 pilon 骨折的初步治疗是通过临时复位、夹板固定及抬高患肢来减少进一步软组织损伤的。一个带或不带腓骨固定的跨关节外固定架被用来维持肢体长度和临时复位，并且这在明确治疗前已被用作一种便携牵引方式。这一方式有允许活动的优点。在伴有多发伤、开放伤或筋膜室综合征的患者中，应用临时跨关节外固定架应成为初步治疗的一部分。

非手术治疗

当合并伤或骨折及软组织损伤的严重性已妨碍任何手术干预时，已广泛采用石膏或夹板固定治疗非移位性骨折或作为一种默认方法。

框 12.58.2　胫骨 pilon 骨折的治疗

◆ 软组织最为重要
◆ 治疗的并发症常见且可能很严重
◆ 目前对最佳治疗是有争议的
◆ 应用内、外固定技术
◆ 外固定技术可减少并发症发生率
◆ 临时跨关节外固定架可使软组织修复
◆ 对一些类型的骨折可通过有限入路放置钢板

切开复位内固定

目前通过切开复位内固定治疗胫骨 pilon 骨折可追溯到 AO-ASIF 小组及其通过广泛手术入路及严格内固定获得解剖复位以实现早期活动的理念。Ruedi 和 Allgower 报道了使用这种技术的良好预后，以及治疗这类骨折时他们的方法被作为一种理想方式而广泛采用。下面描述了一种切开复位内固定的四步手术方案（图 12.58.9）：

- 重建腓骨以恢复长度和复位仍通过完整韧带附着在远端腓骨上的关节碎片
- 重建关节面并获得临时固定
- 用松质骨置入干骺端缺损处
- 在远端胫骨用正中或前方支撑钢板作为有限固定

自 Ruedi 和 Allgower 的成果发布以来，切开复位技术已得到改进，但四个基本步骤或原则仍保持不变。修改的内容是围绕避免皮肤坏死脱落和伤口裂开的软组织无创技术。延迟 7 ~ 21 天手术避免了间隙水肿、张力性水肿和组织缺血最易导致伤口难以闭合及随之而来的坏死和感染的时期。这可能是降低难以接受的高并发症发生率的最重要原则。骨折水泡不应暴露，应用无菌敷料覆盖，并且确定性手术应延迟至肿胀消退后。应用临时跨关节外固定架维持患肢长度及对线。这样患者可以活动并有助于随后的关节重建。经典的手术入路包括两个切口，一个是平行于腓骨后方的外侧切口，另一个是前方切口，位于胫骨前方，在切口远端弯向内侧。在皮下组织中的皮瓣不应被掀起。如果胫前腱的腱旁组织可被保留，则可通过植皮手术避免在张力过大的情况下关闭切口。直接位于胫骨前内侧的切口通过血供少且受损重的皮肤，并且可能直接经过选择用来放置内植物的区域。在中间到侧方之间至少 7 ~ 12 cm 长的切口已被推荐用于保护皮瓣血供。术中使用股骨牵引器和间接复位技术可减少达到复位所需的剥离程度。预弯钢板的使用有助于复位并可通过更为有限的入路内固定骨折。如果采用小的低切迹内固定，伤口更易闭合。

现已描述其他可选入路且目前已得到广泛应用。最佳入路是基于骨折类型和外科医师的偏好。前外侧胫骨可通过侧方或前外侧入路，特别是目前已有为前外侧胫骨设计的反向钢板可用。后外侧入路已描述，并且可能对后部骨折类型有特别的作用。这一入路有很高的并发症发生率，包括感染和骨折不愈合，不推荐用于所有类型骨折。已报道经皮钢板用于 pilon 骨折。在胫骨放置经皮钢板最简单的入口是前内侧面。钢板经过内踝小切口滑入皮下并用

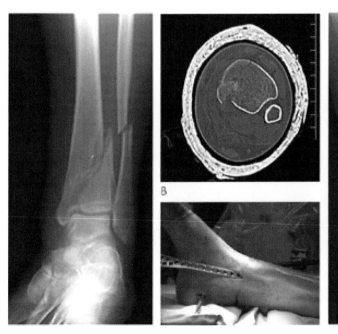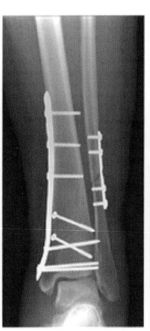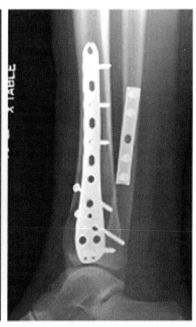

图 12.58.9　A）前后位 X 线片和 B）轴位 CT 断层显示 C1 型胫骨 pilon 骨折。C）术中 X 线片；D）术后前后位 X 线片；E）和侧位 X 线片显示了经皮钢板治疗

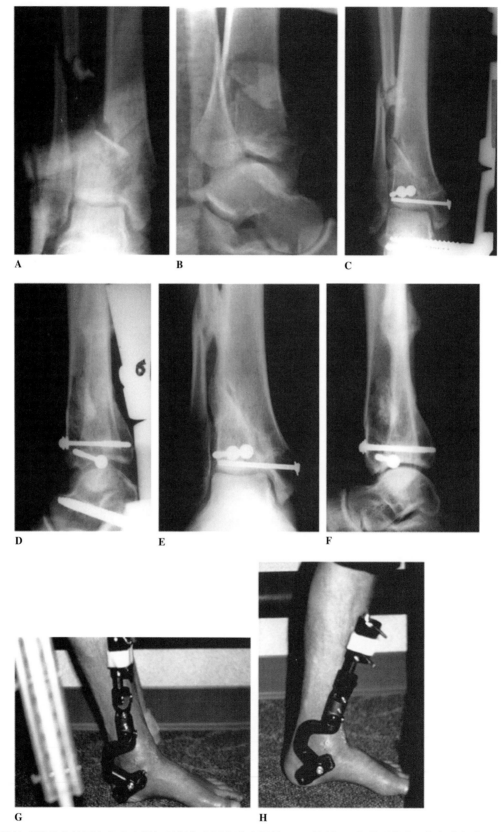

图 12.58.10 铰链式踝关节外固定架和有限切开复位内固定治疗胫骨 pilon 骨折。A）前后位和 B）侧位损伤 X 线片。C）和 D）外固定术后 6 周和早期愈合征象 X 线片。E）和 F）术后 18 个月维持良好的关节间隙以及无关节病征象的 X 线片。G）和 H）通过外固定架的铰链进行活动

近端螺钉通过伤口固定。现已报道很高的再手术率，表明在所有这些骨折中有限切开的板钉固定并不能保证愈合。

外固定

使用外固定架的确定性固定治疗方式有多种，用来减少钢板固定带来的并发症。这些技术通常用一种或三种来减少伤口并发症：损伤区域的有限手术入路；减少使用大体积内植物；或软组织损伤区域的桥接固定。有许多种外固定支架和应用技术。

跨踝关节外固定架可使用任意几种不同部件和支架设计来构建，包括内侧单边支架、三角形支架和小针圆形外固定架。其中一种技术是通过关节铰链跨过踝关节但保留其活动功能。这些支架被用作术中第一步，牵引和临时复位通过透视增强图像来评估。使用经皮或间接技术复位关节面。应用小的骨块螺钉或空心螺钉固定骨折块，并常经皮放置。从不使用钢板；外固定架提供轴向稳定。植骨基本不用。

术后铰链可初步锁定，但可在术后恢复过程中松开以使带有外固定架的踝关节活动。一项研究表明，通过铰链严格固定8周后早期活动无明显优势。部分负重通常始于伤后4~6周。支架拆除的平均时间是3个月。

非跨踝关节的外固定架必须把持胫骨底部。多种支架设计已付诸使用，其中用于远端胫骨的大多是连接到环形支架上的固定针。踝关节不受影响，这将保留踝关节活动的可能性。如果腓骨骨折，可经后外侧切口使用1/3管型钢板和方头螺钉固定。经穿过主要骨折线的切口用方头螺钉复位并保护关节面。用带有张力带钢丝的半圆环保护重建的干骺端和关节面。张力带钢丝和圆环构造与跨越骨折并用标准5mm顶针连接骨干的外固定架连接。类似技术已在使用钢针外固定架时描述。Ilizarov技术有支架模块，使足可通过足部环形支架固定，并可在伤后根据损伤及其他因素拆除。许多作者已报道了满意的结果。

由于胫骨远端无法稳定固定，严重粉碎性骨折和部分关节面骨折不用此技术。

术后治疗

踝关节应用夹板固定于中立位。无负重的时间长短必须根据个人情况、固定类型、骨折特征和患者性格进行调整。

框12.58.3 胫骨pilon骨折的结果
◆ 关节固定术在无感染时不常用（<5%）
◆ 伤后2年会有明显的残余损害
◆ 产生理想结果的因素大多未知
◆ 伤口坏死和感染的并发症必须避免
◆ 创伤后骨关节炎常见且与治疗技术无关

结果（框12.58.3）

很难预测胫骨pilon骨折的治疗结果。最近的研究包含了患者对预后的理解，并使用了经过验证的预后测量工具。研究已表明，这些损伤对患者的一般健康状况有深远的影响，并可导致长期踝关节疼痛和功能障碍。这些结果已在使用钢板、外固定架以及钢板联合外固定架治疗的患者中出现。患者在伤后的第二个5年中仍存在一般健康状况下降。较好的结果出现在接受过大学教育的患者中，而较差的结果出现在工伤患者中。

切开复位内固定

早在20世纪60年代晚期至70年代早期已报道，切开复位患者有75%~90%可达到良好或极好的临床结果以及很少的并发症。与这些良好的结果相比，据报道有一些切开复位内固定病例结局很糟糕。大多数作者将糟糕结局至少部分归咎于他们的患者组内有较多的高能量损伤者。高并发症发生率已带来技术的改进，尤其是延期实施确定性手术以使软组织修复，以及应用临时跨关节外固定架。最新的证据表明，使用钢板治疗这些骨折的安全性已有很大提高，并且目前的技术与外固定同样安全。

外固定

一些作者已报道了使用跨踝关节的外固定架治疗开放及严重粉碎性pilon骨折的结果，并且一般来说，30%~50%的良好或极好预后和10%~25%的不良预后是可以接受的结果。更重要的是，在这些被认为是严重的损伤中，所有主要的并发症都已避免。没有感染或皮肤坏死，仅偶然有较小的针道或缝线反应。当混合外固定架被用于治疗有选择的胫骨pilon骨折时，报道了类似的结果。在治疗的病例中，有50%~70%可获得良好或极好的预后。尽管每组患者至少有一例会出现深部感染或骨髓炎，但并发症仍很少且主要与针道位置有关。

在一项前瞻性研究中，对 49 例有移位的胫骨 pilon 骨折通过使用关节连接的铰链式外固定架治疗后未出现一例胫骨伤口感染或骨髓炎。在 2 年的随访中，60% 的患者预后极好或满意，30% 预后一般，10% 预后不满意。

在最严重的损伤中，有相当比例（25% ~ 50%）的患者将存在持续疼痛或功能不全。

比较试验

已有一些对外固定和内固定技术进行比较的比较试验。与通过外固定架和有限切开复位内固定的治疗相比，切开复位内固定治疗的患者有更高的并发症发生率。另一方面，通过接骨板固定术治疗的患者的预后更好。已推荐治疗应基于软组织损伤的严重程度，损伤越严重，越青睐外固定。

总结

结论可以非常容易从这些研究中得出，即外固定和切开复位内固定均可获得合理的结果。必须避免并发症。无论采用何种治疗方法，有一部分损伤严重的患者即使采用了合适的治疗方法并避免了并发症，但

表 12.58.2 治疗并发症的发生率

不愈合	3% ~ 42%
关节病	20% ~ 54%
感染	0% ~ 55%
截肢	0% ~ 15%

预后仍然较差，并且大部分患者仍有踝关节症状。表 12.58.1 总结了当前常用技术的相对优点和缺点。

并发症

术后并发症按照发生时间可分为早期和晚期并发症。伤口破裂导致的骨髓炎最为麻烦，并且是手术治疗胫骨 pilon 骨折后一种实在太常见的早期并发症。其发生率范围为 0% ~ 55%。有证据表明其发生率与损伤的严重程度和手术技巧相关（表 12.58.2）。

感染的高发生率与包裹在远端胫骨周围先天血供贫乏的脆弱软组织有关。严重软组织损伤归因于骨折释放的能量。这种能量可引起肿胀和间隙水肿，并导致相关组织缺血。外科分离、软组织剥离和大号内植物的应用常起决定性作用，可导致皮肤坏死脱落、伤口裂开以

表 12.58.1 固定技术

技术	优点	缺点
切开复位内固定	广泛暴露实现关节复位	破坏薄弱的软组织套
	踝关节早期活动	需要多阶段治疗
	临时外固定减少了并发症	皮下植入物
刚性跨踝关节外固定	损伤区域的轻微破坏	刚性固定踝关节
同侧关节外固定	允许踝关节活动	不可用于所有骨折
	避免大体积钢板稳定干骺端	破坏损伤区域
		跨关节外固定
		技术要求高
跨踝关节外固定	允许踝关节活动（有限）	很难使踝关节与铰链对线
	技术上更易应用外固定架	通过铰链活动的重要性未经证实
	损伤区域的轻微破坏	

及骨髓炎进展。最好的治疗是预防，可以等到肿胀和水肿消退后通过延期手术来实现，同时使用小号移植物、实施间接复位技术并至少临时使用外固定架来维持稳定。

一旦遇到伤口破裂和感染，必须采用激进的治疗措施。必须清除所有不能存活的组织、剔除松动的器械并通过外固定架来稳定骨折。有必要延长静脉内应用抗生素的时间。常有必要用游离组织移植治疗软组织缺损。即使施行了这些激进措施，一个长期艰难的治疗过程仍可能导致关节融合术或截肢。

原发晚期并发症有不愈合、畸形愈合以及创伤后关节病。不愈合和畸形愈合的发生率据报道可分别高达 18% 和 42%。一些作者认为，不愈合并非并发症，而是在某一特定百分比的骨折中可预期的结果。无菌性不愈合可通过骨移植和（或）内固定治疗，有较高的成功率。感染并发的不愈合则为更大的问题。治疗过程长，费用昂贵，常需要多次手术且技术上要求更高。可能需要截肢。

创伤后关节病是这种严重损伤（54%）中常见的后遗症。在一项随访长达 5～11 年的研究中，研究的 36 例踝关节中有 26 例发生了关节病，其发生率相当高。在受伤时不完全复位造成的损害所起到的作用并不明确。有无关节病影像学检查与临床预后或患者满意度并不完全相关。

关节病的治疗是围绕着应用非甾体类抗炎药、吊带和穿矫正鞋来缓解症状进行的。一旦保守治疗无效，关节融合术就成为缓解疼痛的可靠选择。如果早期术后并发感染、不愈合或骨质疏松，踝关节融合可能会变得非常困难。

展望

最近的文献中提到的不足之处指出了未来研究方向和应取得的进展。这些骨折的分类方法在可信度和可重复性方面的不足使得不同研究之间的比较极其困难。由于应用于测量预后参数的量表众多，使得比较研究进一步受阻。为了更好地预测影响患者预后的因素，需要对如何测量预后达到某些共识。这一困难又被此类骨折的相对罕见所放大，这使得任何一个外科医师或机构治疗都没有足够多病例来实施比较不同治疗选择的动态随机研究。未来的目标是减少并发症和晚期后遗症的发生率。影像学的未来改进，如术中使用三维成像，可提高有限制入路的使用率。

拓展阅读

Harris, A.M., Patterson, B.M., Sontich, J.K., and Vallier, H.A. (2006). Results and outcomes after operative treatment of high-energy tibial plafond fractures. *Foot & Ankle International*, **27**(4), 256–65.

Howard, J.L., Agel, J., Barei, D.P., Benirschke, S.K., and Nork, S.E. (2008). A prospective study evaluating incision placement and wound healing for tibial plafond fractures. *Journal of Orthopaedic Trauma*, **22**(5), 299–305; discussion 305–6.

Marsh, J.L., Borrelli, J., Jr., Dirschl, D.R., and Sirkin, M.S. (2007). Fractures of the tibial plafond. *Instructional Course Lectures*, **56**, 331–52.

Marsh, J.L., Muehling, V., Dirschl, D., Hurwitz, S., Brown, T.D., and Nepola, J. (2006). Tibial plafond fractures treated by articulated external fixation: a randomized trial of postoperative motion versus nonmotion. *Journal of Orthopaedic Trauma*, **20**(8), 536–41.

Salton, H.L., Rush, S., and Schuberth, J. (2007). Tibial plafond fractures: limited incision reduction with percutaneous fixation. *Journal of Foot & Ankle Surgery*, **46**(4), 261–9.

12.59
踝关节骨折

R. Handley • A. Gandhe

（黎庆钿译熊 健张殿英审校）

引言

踝关节骨折通常是骨科新手实施手术治疗的第一类骨折。骨折固定的诸多原则在处理踝关节骨折时都可得到应用。作者们已经制定了一个流程，在可行的情况下可用于选择治疗方案。或者根据基本原则来选择治疗方案。

踝关节的正常和病理解剖学

谈到踝关节损伤的治疗目标，一般都会立即想到解剖复位和尽早恢复功能这两点。要达到此目标，则需采取手术治疗。大部分踝关节损伤，包括骨折，都能以保守治疗取得很好的功能结果。因此，应当谨慎寻找适合手术的解剖损伤形态，避免不必要的手术介入。

踝关节由胫腓关节、胫距关节、距腓关节及其周围软组织结构组成。这些关节有承重表面以传递压力。这些关节的骨小梁线及软组织的走行一并确保了关节承重面正确传递负荷而不至损坏。因此，踝部骨骼的损伤可以分为两类：直接承重面受累和关节稳定性及方向性受累。全面的骨折分型通过区分承重的胫距关节面骨折（又称 pilon 型骨折，AO/OTA 43）和特殊的一组踝关节片状骨折（AO/OTA 44）来反映这两种骨折类型的区别。胫距关节面的骨折见框 12.58 详细阐述。

踝关节的骨性踝穴样结构是由胫骨及腓骨远端组成的。腓骨在胫骨远端切迹的后外侧。胫骨与腓骨被下胫腓关节的五组腱性复合体固定在一起。这五组腱性复合体中最强的一组是后胫腓韧带，这组韧带起自腓骨后侧，止于腓骨后侧 Volkman 三角区域。前胫腓韧带较之稍单薄，起于腓骨，止于 Chaput 结节。距骨与胫腓骨组成的踝穴样结构紧密贴合。关节旁的副韧带确保距骨处于踝穴样结构中。内侧副韧带（三角韧带）包含浅层和深层。深层的纤维因其较粗短而引人注目，据说这层是该韧带最关键的部位。它们的位置很深，在内踝前突后方，因而外科手术难以修复。

诊断（框 12.59.1）

仔细评估是非常有必要的，这样可以避免草率地对患者外伤情况贴上"踝关节损伤"的标签。如果过于草率，可能会在踝部众多的疾患中出现漏诊。病史

框 12.59.1 诊断

◆ 病史：
  • 损伤机制
  • 伤后负重情况
  • 既往外伤史
  • 合并症
◆ 体格检查：
  • 皮肤组织评估是重要的
  • 寻找压痛最明显的部位
  • 测试踝关节稳定性
◆ 影像学：
  • 仅在有临床指征时使用影像学检查
  • 如有指征，可行 CT 扫描

必须包括损伤机制、大体特征、既往外伤史、关节活动度、抗凝药物使用史、糖尿病病史等可能影响治疗方案选择的方面。如患者伤后仍能负重，则提示损伤是稳定的（除非患者受到的是神经性损伤）。衣物和支具需完全脱去，以便决策者能进行全面的检查。视诊可发现肿胀、伤口或即将脱落的皮肤。全面的触诊则可发现精确的压痛部位。检查者需在心中对所触及的部位的结构有清晰的了解，包括腓骨全长以及距腓前韧带。在内侧及外侧随机戳动是错误的。应予以关节活动度检查，并记录下其活动范围、活动的信心、

过屈过伸痛感等以评估稳定性。

预约特殊检查，特别是X线影像学检查，常受到外在规则的约束。部分机构对影像学检查有明确的指南。依照Ottawa踝关节规则可以减少拍摄踝关节X线片的次数并使漏诊发生概率最小。第一次拍片时常需拍摄踝关节侧位及踝穴位。为了拍摄踝穴位片，踝关节需内旋15°；踝关节前后位片只有很少的额外意义。不加选择地对所有踝部外伤使用踝关节X线并予以草率阅片，有时会漏诊下胫腓关节脱位、距骨脱位、距骨骨折、跟骨骨折等情况（图12.59.1）。有一组需要特别注意的患者，

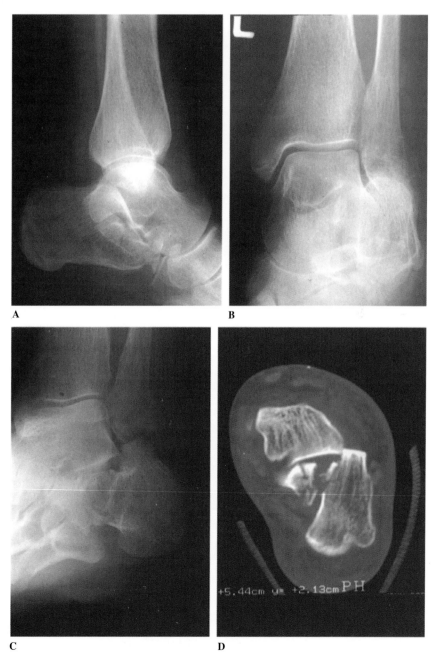

图12.59.1 A）和B）该例踝关节最初被认为是正常的，但细看可发现距下骨折移位。C）和D）更多影像学资料显示出其真实伤情

他们被临床诊断为踝关节脱位，予以复位后行X线检查提示未见明确异常。这类人可能合并有距下关节脱位、跟骨和距骨骨折。我们认为这些人需予以CT扫描。

临床医师必须记住X线平片的限制性，特别是当X线平片与患者的临床表现不符时，要仔细斟酌再下结论。图12.59.2中的X线看似是一幅正常踝关节的样子，但患者症状很明显，有局部前外侧的压痛。症状持续了6周后行CT扫描才提示胫-距关节内的Tilleaux骨折。对于此例患者，即使当时不能做CT，

拍摄踝关节斜位X线平片也许也能够发现这处损伤。事实上，仔细查看此例患者的X线平片，可见其侧位片上的关节面处有低密度线状影。同样的经验可以应用于肘部，寻找关节出血形成类似脂肪垫的征象以明确骨折。在侧位X线片上，>15 mm的关节出血表现提示可能有83%的存在潜在的骨折概率，需要进一步检查。

同时，软组织的征象可以帮助发现骨性损伤，骨性损伤也可以帮助发现软组织损伤。骨组织损伤的软组织特征也需谨记。一个垂直方向的骨片可能是合并

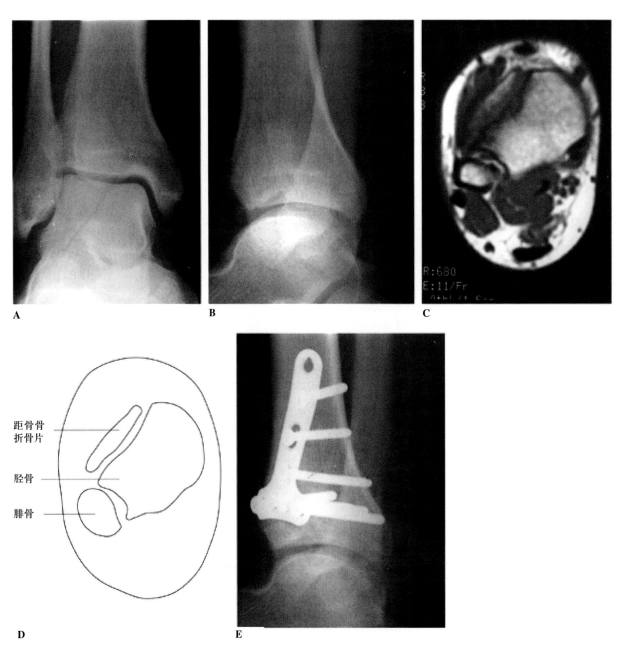

图12.59.2 A）前后位 和B）侧位X线片是一位摔倒后主诉踝部前外侧压痛的男性患者的X线平片，未能发现异常。C）患者主诉疼痛持续存在，行磁共振扫描提示胫骨处有一个斜行骨折线（D）。E）术后内固定X线片

肌腱脱位、半脱位的踝管撕裂的表现（图 12.59.3）。

一张二维照片在显示三维结构时，可能出现识别不清的情况，如判别后踝骨折。X 线平片测量的可信度在测量人与测量人之间以及同一测量人之间均较差。在 54% 既接受 X 线平片又接受 CT 检查的案例中发现了 25% 以上的错误。而且，X 线平片不能清晰地显示旋转移位。有临床意义的旋转移位可以于临床检查中予以发现，但腓骨的旋转移位除外。

损伤的描述和分型（框 12.59.2）

一旦确认存在骨折，必须予以分型。

Lauge-Hansen 分型系统是基于损伤机制的分型系统。该系统于 20 世纪 40 年代提出，已经受了时间的考验且已有众多有关踝关节损伤的文献加以使用。

框 12.59.2　损伤分型
◆ Lauge-Hansen 分型系统按损伤机制分型
◆ Weber-Danis 分型易于记忆但对指导治疗作用有限
◆ AO/OTA 分型对于研究十分有用

因此，必须熟知该分型。但因其术语复杂，难以记忆，交流时存在一定困难，故在日常交流中难以使用。Weber 和 Danis 首先提出了腓骨骨折的 A、B、C 分型。该分型是依赖骨折与下胫腓韧带连接的关系进行的。该分型易于记忆及理解，在口语交流中很实用。但该分型在指导治疗、分析预后等方面作用有限。尽管如此，该分型提供了踝部骨折的全面分型的基础。这一更加完善的系统使用数字系统，适合在计算机中进行

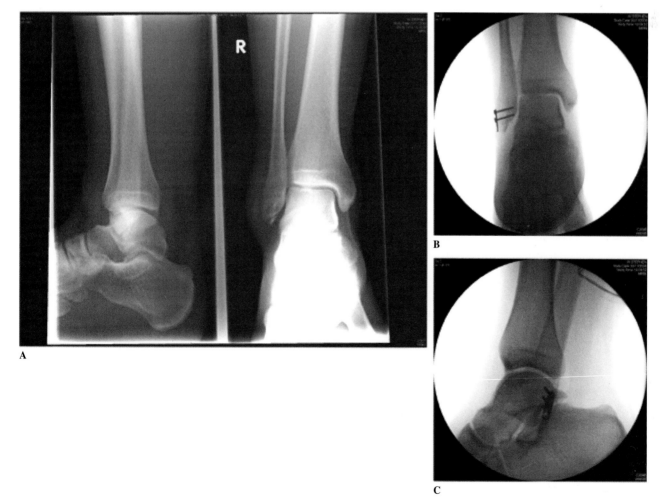

图 12.59.3　A）这些 X 线片最初报告为外踝撕脱骨折，按照踝关节扭伤进行了处理。但这些 X 线片表现出了腓骨鞘的撕脱。B）骨性碎片足够大才能行内固定修复

存储和读取。Lauge-Hansen 与 AO/OTA 分型系统的比较如图 12.59.4 所示。

匹配性和稳定性（框 12.59.3）

匹配性

正常踝关节的多个关节面是相互匹配的。距骨关节面不是平的，以保证踝部屈伸等活动时均可与胫骨、腓骨关节面完整贴合。反常运动、骨折移位可造成关节匹配性丧失，引起关节软骨磨损。人们已经意识到，这种骨折可能造成日后的退行性骨关节炎，但量化其力量与评估其效果的研究所得的结果大相径庭。解释临床结果往往比较困难，因为退行性关节炎可能是关

<table>
<tr><td>框 12.59.3 匹配性和稳定性</td></tr>
<tr><td>

◆ 在 B 型骨折中，距腓骨的关系可能正常，可能只有远端的骨片移位

◆ 距骨外移未达到 4 mm 时，可能对踝关节的峰值压力无显著影响

◆ 稳定性评估：
   • 识别受伤机制
   • 静态条件下 >4 mm 的移位
   • 应力试验中可将距骨移动至正常时不可接受的位置
</td></tr>
</table>

节软骨直接受伤的结果，也可能是受伤导致关节不稳或连接不正的结果。正因难以解释临床结果，在治疗踝部骨折时可以总结出一句话："如果有所疑惑，就让

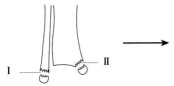

旋后内翻型

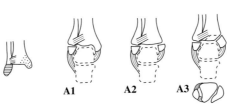

A 踝关节骨折，下胫腓复合体损伤

A1 孤立的骨折块
A2 合并内踝骨折
A3 合并内踝、后踝骨折

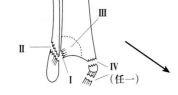

旋后外翻型

内旋外展型

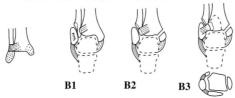

B 踝关节骨折，外侧交通韧带复合体及腓骨骨折

B1 孤立的骨折块
B2 伴有内侧损伤
B3 伴有内侧损伤及 Volkmann 损伤
   （前外侧缘骨折）

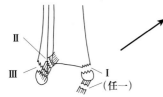

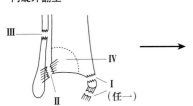

内旋外翻型

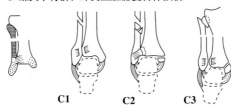

C 踝关节骨折，外侧上胫腓复合体损伤

C1 腓骨骨干骨折，简单
C2 腓骨骨干骨折，复杂
C3 腓骨近端

图 12.59.4 对（A）Lauge-Hansen 分型和（B）AO/OTA 分型系统的比较

它回到它来的地方"。

研究表明，距骨 1 mm 的外移可造成 42% 的胫距关节接触面积减少，这使得人们小心翼翼以避免这种移位。在这项实验中，距骨移位模型是由向内侧关节间隙内填充特定厚度的填充物来实现的。在这项实验中，距骨在负重时会自动处于尽可能匹配的位置上，除非予以限制。踝穴眼增宽，合并或不合并三角韧带断裂，并不显著地影响关节接触面积大小、中立位位置以及关节接触压力。其他实验表明，距骨及腓骨外移至 4 mm 时并未造成峰值关节间压力增高。

有研究认为，除了正常接触应力外，还有其他因素对创伤后关节炎有重要意义。单独的 Weber B 型腓骨骨折在 X 线平片上常表现为外踝骨折清晰的移位。通过 CT 扫描发现，外踝外旋移位仅与近端腓骨有关而与距腓关节软骨错位无关。

如果后踝骨折足够大且移位足够明显，将明显影响关节面接触面积以及关节稳定性。如上所述，X 线平片可能是测量骨折块大小的唯一手段但并非准确手段。实验条件下产生的后踝骨折当其于侧位片上所见累及 25%、33% 和 50% 的关节面时，可导致相应的胫距关节面接触面积减少 4%、13% 和 22%。

稳定性

稳定性可用如下三种方式加以评估。

1）熟知各种骨折分型及其对踝关节稳定性的影响
2）直视所见异常或许提示踝关节已经脱位
3）压迫关节以查找反常运动

对骨折形态及分型的评估对于医师来讲是一种有吸引力的方式，因为可以评估关节稳定性并由此指导治疗方案的选择。实验条件下制造的踝关节不稳给我们揭示了多个维持关节稳定的重要结构。在侧位片上发现的 50% 的后踝骨折与踝关节不稳并不紧密相关。切除外踝可造成比切断三角韧带更严重的关节不稳定状况。在临床研究中，精确地下移外踝可以产生令人满意的距骨复位。在一项旋后-外旋骨折（B 型）模型的实验研究中，切断深层三角韧带能显著地增加掌屈到最大范围时距骨的外旋。这种情况可以填充腓骨解剖垫来部分矫正。旋前-外旋型骨折（C 型）模型也提示，三角韧带深层纤维的完整性对关节稳定性非常重要。这些发现引出一个问题，那就是如何评估三角韧带的完整性。通常，关节内移 4 mm 以上即可证实三角韧带断裂。

内踝压痛有可能意味着三角韧带断裂，但也可能是不完全损伤。内侧压痛，但休息时无脱位表现，则需进行麻醉后的应力测试。除非可以用仪器测量踝关节的应力状况。为了确保能了解骨折逐渐愈合的情况，应进行一系列的 X 线检查。

影响踝关节稳定性的另一结构是胫腓韧带联合，其损伤往往需用螺钉固定。但并非所有的胫腓联合韧带上方的腓骨骨折都需要固定胫腓联合韧带。双踝损伤在双踝修复后就不需要用螺钉固定胫腓联合韧带。有人认为，在踝部 C 型骨折且腓骨骨折处位于胫腓联合韧带上方 3.5 cm 以内并伴有内侧副韧带损伤或上方 15 cm 以内但内踝损伤被修复的，均不需行下胫腓联合韧带螺钉固定术。这些建议在修复其他骨性损伤后对胫腓联合韧带的术中探查中得到了最好的确认。这种探查可以通过在同时用螺丝起子顶胫骨、用骨钩拉腓骨时拍摄踝穴位片来完成（图 12.59.5）。因为大部分不稳定是矢状面方向的，所以建议将腓骨向前方或后方拉动。

踝关节骨折治疗方案选择的原则

初始治疗

踝关节骨折的最初治疗是为了避免进一步损伤并让减轻患者痛苦。移位明显的骨折可能使其表面皮肤及深部软组织受损；需行制动及支具外固定。这是一种临床决策，在其实现过程中，镇静或一氧化氮吸入

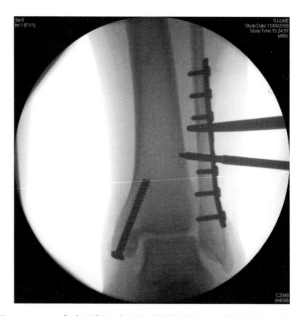

图 12.59.5 术中用螺丝起子和骨钩测试 C 型骨折的稳定性

应先于任何影像学检查。在这些极不稳定的病例中，应首先予以支具固定，再拍摄X线片。在其他病例中应先脱去支具以获得较高的图像质量。

决定性治疗

保守治疗

稳定的、位置满意的损伤并不需要固定的制动时间、X线片复查或手术治疗。对这些损伤可以予以对症治疗。伤处及患者全身的功能状况是很重要的。同样类型的骨折，在常人可以用管形绷带加以固定并嘱患者用手挂拐，但对于正在带小孩的母亲来讲，可能需要石膏或支具以腾出患者的双手。

保守治疗如用于非稳定性骨折将导致麻烦。需在一段时间内进行多次判断。一定比例的患者在早期可选择非手术治疗，而在某一治疗阶段可能成为需要手术治疗的患者。保守治疗需要利用剩余的完整的软组织结构。了解损伤机制以后，可以想办法以相反的方式复位骨折。X线增敏屏可以帮助调整外固定的使用范围，如帮助解决石膏管打至膝上或膝下这种问题。使用管形石膏固定不稳定的骨折需要技巧（图12.59.6），并且必须由外科医师制订包括负重及拍摄X线片在内的明确的治疗后方案。

手术治疗（框12.59.5）

术中管理

手术治疗将使患者面临一系列并发症，因此，应选择其中并发症最小的方案。骨折的手术治疗不能是探查术。当不能弄清手术的意义时，应先获取更多信息而不是施行手术。踝关节周围的软组织呈现出其特殊的问题。这一区域血供相对贫乏，术后软组织常常肿胀。这里皮肤组织不多，任何皮下的肿胀或皮肤缺损均可导致关闭伤口困难。而且这里的伤口不适合游离植皮。因此,对该处的软组织应非常小心地进行处理。

外科医师可以通过控制一些因素来影响软组织的

框12.59.4 踝关节骨折的治疗原则
◆ 立即减少骨折移位程度
◆ 如骨折块已有明显移位，应尽早处理
◆ 对稳定骨折可予以对症处理
◆ 控制症状，恢复功能
◆ 不稳定骨折需密切观察病情

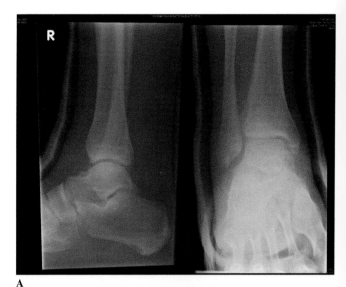

A

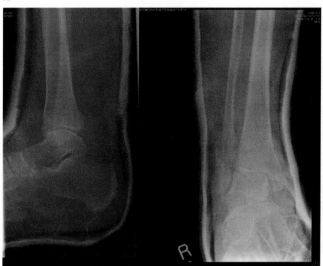

B

图12.59.6 A）管形石膏用于缓解症状。B）管形石膏用于治疗不稳定骨折。注意对比两组石膏在缓解症状及治疗骨折时的松紧程度

预后。首先是手术时间。对于骨折，实际的操作及固定在伤后越早越好。但往往因为各种原因推迟手术。最常见的问题便是难以及时找到手术间行急诊手术。当骨折发生时，只要移位明显，便具有急诊手术指征。主要的并发症在伤后24小时以上手术者中占44%，而在24小时内手术者中仅占5.3%。

一些医师在术中喜欢常规使用止血带止血。但这并不总是必需的，因为这会带来组织缺血、静脉淤积，容易导致软组织并发症。可以在术前常规缠绕止血带，但仅仅在需要的时候再予以充气。

患者需被摆放成合适的体位以便按计划手术及使

框 12.59.5　踝关节骨折的手术治疗方案

- 局部皮肤血供可能较差，并可能因为局部肿胀而变得更差
- 急诊手术处理骨折以减少并发症
- 不要常规使用止血带
- 关闭伤口前行 X 线检查
- 没有决定性证据支持早期活动

用器械。在术中拍摄侧位片时建议以移动 C 型臂来代替移动患肢；因为移动肢体虽然方便，但可能会使来之不易的复位再次移位。

皮肤及软组织需予以小心处理。为了避免损伤软组织血供，不应将其从深筋膜上剥离。直切口比弧形切口更简单，术后疼痛更少。自动拉钩对软组织伤害高，不要过度牵拉，并且需要不断更换牵拉位置。

骨折块及内固定装置的位置在关皮之前需进行 X 线确认，这样可以及时对误差进行修正。

术后管理

术后管理应根据患者伤情量身定制。原则上来讲，术后数小时内的主要治疗目标是使伤者感觉舒适。背板、抬高患肢等需带来舒适感并避免让患足处于马蹄内翻位置。

当开始考虑早期活动时，必须确认内固定已达到牢靠。因为三角韧带具有维持踝关节稳定的重要作用，故外踝骨折合并三角韧带损伤时，单纯以外踝解剖板治疗可能存在不稳定，术后还需要一段时间的制动。三项准随机对照研究探讨了踝关节术后早期活动的优点。在前 12 周，其临床评分与制动组差异不明显，仅有一组研究表现出可以更早返回工作岗位的优点。而谈到并发症的发生率，这一研究样本量较少，总体并发症发生率差异不明显，但早期活动组的感染发生率较高。因此，早期活动计划需根据患者情况进行量身定制。患者依从性、合并症等可能影响恢复、职业及医师信心的因素均需要予以考虑。

对具体骨折的内固定治疗

腓骨

A 型骨折（框 12.59.6）

韧带联合下的腓骨骨折常为横向骨折，常使外踝失去张力。大多数不需要手术治疗。如需内固定治疗，

框 12.59.6　A 型骨折

- 常为横向
- 内固定需使用张力带原则

必须达到负重时的稳定性，或使用第 3 胫骨垫植入，或使用钢丝张力带（图 12.59.7）。如果使用钢丝结构，需小心将克氏针包埋于外侧韧带中。如果软组织嵌顿于钢丝结中，钢丝可能会松动、脱出，造成早期麻烦。此外，必须考虑钢丝是否需要取出的问题，如果需要取出，需将线结埋置于易于找到的地方。

B 型骨折（框 12.59.7）

最常见的骨折形态是螺旋形或长斜行、伴远端尖端位于后方。软组织及骨膜剥离必须保证最少。只需暴露骨折端。可以用复位钳复位骨折；很小程度的短缩畸形可以通过精巧的旋转加以矫正（图 12.59.8）。局部力量过大可能导致骨碎裂或导致更加复杂的骨折。如果难以恢复长度，则需要用远端巾钳间接牵引远端骨片。两种常见的内固定方式分别为外侧钢板螺钉内固定术或后外侧防滑板（图 12.59.9）。当骨质较好时，两种方法都可以使用。防滑内固定并不依赖于将螺钉固定在远端骨片上的松质骨部分。另外，防滑内固定可通过钢板的纵向牵引力间接促进骨折复位。钢丝不放置于外侧，所以易于覆盖，且通常不需取出。在对骨质有怀疑时，作者们非常倾向于使用防滑内固定。

C 型骨折（框 12.59.8）

对于简单骨折，手术时应予以解剖复位，通常用螺钉及中和钢板加以保持。当骨折相对位于远端时，钢板的位置应允许分离螺钉通过钢板，或至少不阻碍。

当骨折处有骨片或斜行骨折存在时，复位变得更加困难。固定小骨块将有所帮助，只要它不以牺牲软组织为代价。当不能做到这点时，很可能误判骨折复位情况，特别是旋转移位。图 12.59.10 显示了由术后 CT 证实的旋转不良的腓骨。这种问题是因为使用了

框 12.59.7　B 型骨折

- 常为螺线形，尖部位于远端的后方
- 小心复位，避免造成更多骨片使手术复杂化
- 在选择内固定技术前评估骨质：如果骨质较差，使用防滑原则

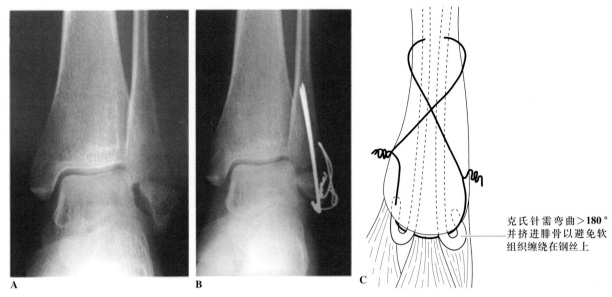

图 12.59.7　A）A 型骨折；B）X 线提示钢丝张力带；C）K 形钢丝节位置的简图

克氏针需弯曲＞180°并挤进腓骨以避免软组织缠绕在钢丝上

直的接骨板，而未考虑正常的腓骨外侧面旋转问题。C 型臂可用于比较患侧与健侧双腿长度以及腓骨轮廓。这可能需要暴露下胫腓关节面，以观察腓骨是否处于切迹中，如果不是，那么是否腓骨被骨片或因复位不良而被卡在切迹外面。即使可以评估以上情况，达到骨折复位仍较为笨拙。

如果有碎骨片，最好桥接跨越损伤部位，避免复位骨片。这需要比 1/3 弧度板更强的 3.5 mm 重建板才够用。预弯过的板可当作加压钢板使用。这种方法适用于单一骨片的骨折，此后需使用薄片分离器以复位骨长度并用分离螺钉固定于钢板末端（图 12.59.11）。

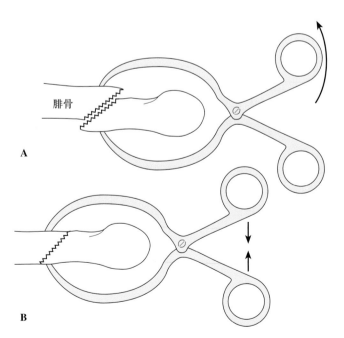

图 12.59.8　对斜行短缩腓骨骨折使用点状复位钳以获得复位。这种方式只适用于骨质较好的患者，否则有使骨折线延伸的风险

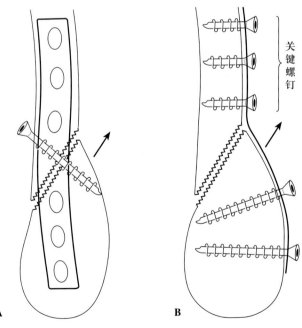

图 12.59.9　两种修复 B 型骨折的方法：A）拉力螺钉和中和接骨板；B）防滑板。远端骨块将移位的方向在图中用箭头标出。防滑板依赖于拧入骨皮质的关键螺钉，拧入松质骨的螺钉并不需要将骨块完全复位。这是在骨质较差时的完美手术技术

框 12.59.8 　C 型骨折
◆ 准备采用间接复位方法
◆ 简单形态的骨折——直接解剖复位
◆ 有骨块的骨折——考虑间接复位，桥接固定

框 12.59.9 　内踝骨折
◆ 轻柔地处理骨折片，以免造成二次骨折
◆ 清洗骨折断端
◆ 当合并腓骨 A 型骨折时，避免内踝边缘与胫骨关节面碰撞
◆ 使用微小板可修复游离骨片

内踝骨折（框 12.59.9）

　　内踝骨折合并移位或腓骨骨折或后踝骨折，因该损伤不稳定需要采取手术治疗。但是，对于单纯内踝骨折是否需手术治疗尚有争议。长久以来，人们认为，

非手术治疗移位的内踝骨折会带来痛苦的骨不愈合或骨关节炎。但是，近期一项对 57 例移位的内踝骨折

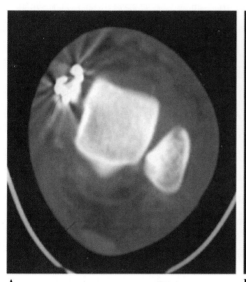
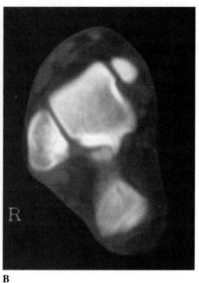

图 12.59.10　A）C 型骨折术后踝部单张 CT 扫描。内踝金属线明显处在伤侧。B）对比健侧，修复效果不佳的腓骨表现出明显的旋转移位

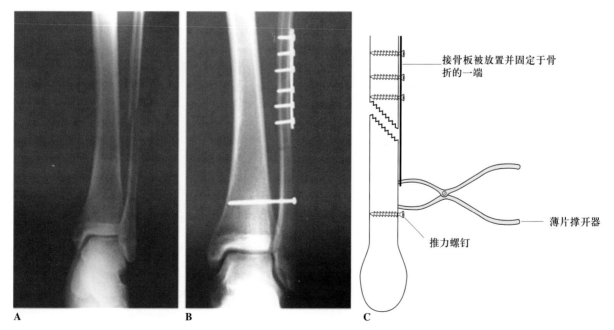

接骨板被放置并固定于骨折的一端

薄片撑开器

推力螺钉

图 12.59.11　A）一个运动员的 Weber 分型 C 型骨折，其长度难以恢复。B）正位片上接骨板远端的孔就是为推力螺钉准备的。这种间接复位方式在不直接处理骨折断端的情况下保持了长度。C）图示推力螺钉的使用方法

患者的研究表明，非手术治疗内踝移位骨折可得到 96% 的愈合率且伤后 3 年关节炎发生率为 0%。

如果决定手术治疗，那么通常可以在直视下复位骨折，内固定常从远端向近端置入。选择皮肤切口时需牢记以上原则，否则往往近端切开过多且远端需外展。

复位过程中有造成骨块碎裂的风险，使用诸如锐口牙刮匙这种尖锐器械操作骨块更安全一些。当清理骨折断端时，避免使用刮匙类器械移除骨质。可以使用克氏针或钳子。

内踝骨折已进行 Herscovici 分型，且内固定方式取决于骨折分型（图 12.59.12）。A 型骨折是前突撕脱骨折，三角韧带是完整的。修复这些骨折对踝关节稳定性没有贡献。B 型和 C 型骨折分别为踝关节胫骨面水平横断或内侧突横断骨折。这些骨折常失去张力。D 型骨折是在胫骨关节面上方的垂直方向的骨折。

在最为常见的 C 型骨折，通常骨会失去张力。这些与 B 型骨折常使用两枚部分贯通螺钉固定。螺钉的长度需足够贯穿骨折线。不必要的过长会导致过多的螺钉处于低质量的骨中。当放置螺钉时，需要仔细考虑，以避免与胫后肌腱相邻。

生物力学测试发现，钢丝张力带比螺钉的硬度高 4 倍。如果使用钢丝张力带，需非常小心地包埋钢丝结。将克氏针埋入三角韧带中非常重要。

当骨折线是斜行的时候（D 型骨折），可以认为骨折是压缩性的。这种压缩性负荷可能导致胫骨关节面相撞，阻碍踝关节复位过程。术前的 CT 扫描可以提供有关这种损伤非常有价值的信息。如果存在压缩，关节面可被抬高并存在骨位移。踝关节本身可能能适应部分垂直于骨折线钻孔的螺钉。如果有大块的游离骨块，除了螺钉外，还需要用防滑钢板补充。没有必

要想尽办法将钢板拉动到踝尖处。

如果内踝处有游离骨片，单靠螺钉内固定通常不可行。一种办法是，游离小的骨折块的 1/4，然后以 4.0 mm 钻头钻孔（图 12.59.13）。接骨板会像洗衣机或人工骨皮质一样将骨块捆在一起。使用钢丝张力带是这种情况的另外一种选择。

后踝骨折（框 12.59.10）

就像之前讨论过的，大多数情况下不需要修复后踝骨折。如果需要修复，需要首先在脑海中知道要修复的地方位于哪里。通常，需要修复的地方在后外侧。螺钉修复游离骨块需垂直进入骨折区域。内固定物可以从前方或后方进行放置。将患者摆放成俯卧位对于手术来说有很多优点。直视骨折端可带来良好的复位结果。当用螺钉修复小骨块到大的骨块上时，先穿过小骨块再穿过大骨块的操作更方便一些。如果压力螺钉固定不足以完成手术，则可以用防滑钢板辅助固定。

如果螺钉是自前方置入，需注意钻孔只需接触到后侧骨折块即可，以保持最大把持力以及压力。为了钻入两个 3.5 mm 滑动孔至合适的深度，建议在复位骨折前先进行钻孔。

下胫腓联合分离的螺钉修复（框 12.59.11）

使用分离螺钉的事情已经描述过很多次了。分离螺钉使用的指征之前也有讨论。

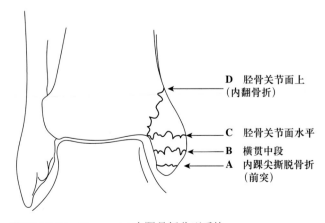

图 12.59.12 Herscovici 内踝骨折分型系统

D 胫骨关节面上（内翻骨折）
C 胫骨关节面水平
B 横贯中段
A 内踝尖撕脱骨折（前突）

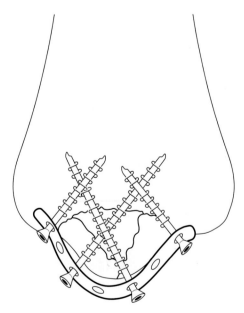

图 12.59.13 简图示内踝的内侧观，显示 AO 微型骨折器械中的 1/4 弧板的使用

再次说明一下，治疗胫腓骨分离有两个方面：复位和固定。目标是保持腓骨远端位于其与胫骨的相对正确的位置，使踝穴不宽也不窄。作者使用了骨盆复位钳在联合韧带水平跨过腓骨及胫骨内侧缘予以复位。然后用 C 型臂观察踝关节形态。加压以后，腓骨应回复到切迹之中。如果不能复位，则必须找到阻碍点，必要时切开关节。如果觉得患侧关节很"怪异"，那么对比健侧以查找病变点。一旦达到了复位，在钻孔和穿刺时将足向背侧弯曲，以使距骨前侧踝穴变宽。这是为了防止踝穴过紧而约定俗成的。一项研究表明，在钻孔及加压过程中，踝关节的位置并不影响最大背伸。需要注意的是，这项研究是在尸体上进行的，因而只有被动活动范围而无法测量主动活动范围。

如果使用螺钉，则需将螺钉置于联合韧带近端 1 cm 处（在平行于关节面近端 4 cm 处）。放置过远可能影响骨间韧带并导致痛苦的钙化。放置过近可能导致外踝尖端外移。螺钉还需向前方成角 25°～30°，以便把持腓骨和胫骨骨皮质（图 12.59.14）。

分离稳定性已成为讨论的热点。4.5 mm 螺钉和 3.5 mm 螺钉在生物力学方面并没有显示出差异，三皮质固定和四皮质固定的结果也基本相同。很多医师现在认为，不一定非要有计划地取出螺钉，因为螺钉很少造成临床麻烦。使用可吸收螺钉也避免了取出螺钉，而且有一些小规模研究证实，使用可吸收螺钉和普通螺钉在临床结果及生物力学结果上无差异。另一种选择是使用缝线 - 纽扣钢板系统，通过 3.5 mm 钻孔置入，平行于关节面放置于关节面近端 1.5 cm 处，将胫骨和腓骨拉紧固定（图 12.59.15）。尽管尸体研究证实，缝线 - 纽扣钢板系统的力量较螺钉弱，但一些短期临床研究结果仍然很可喜。

如果可能，作者会将分离螺钉穿过腓骨内固定板。当这种螺钉不是为了修复腓骨骨折而放置时，如在腓骨中段骨折（Masonneuve 骨折）手术中，放置 2 枚螺钉以获得对腓骨足够的控制力是一个明智的选择。

踝关节骨折的预后（框 12.59.12）

一部分踝关节骨折仅需对症治疗即可。外踝骨折不合并内踝损伤时（Lauge-Hansen SE 阶段 2，B 型）可用石膏管加以固定，不需特别复位，在远期观察中有较好的结果。这类损伤以功能性支具治疗也取得了成功。不管怎样治疗，很显然，腓骨骨折并不需要复位也有好的预后。

哪些移位对于临床来讲很重要呢？据说有一系列 X 线特征对于预测损伤的预后很重要。异常的内侧透亮线、大的（＞20%）后踝骨折的出现、异常的距骨 - 胫骨关节角度被认为是预后不良的表现。

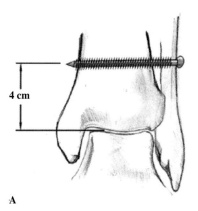
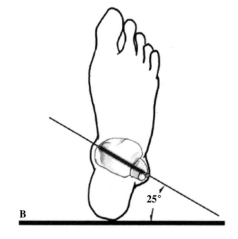

图 12.59.14 分离螺钉的放置。**A）** 螺钉应放置于韧带联合近端 **1 cm**、关节面平行线近端 **4 cm** 处。**B）** 螺钉需向前侧成 **25°～30°**角打入

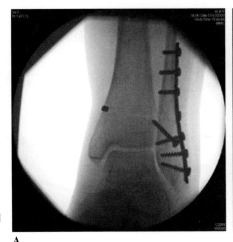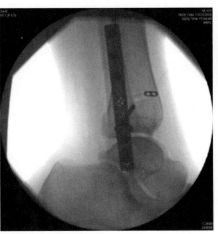

图 12.59.15 A）和 B）使用缝线 - 纽扣钢板维持韧带联合的稳定性

A   B

很多研究评论说，更好的复位会带来更好的结果。因此，除了单纯外踝骨折这个例外以外，似乎较好的复位应当成为治疗的目标。如何达到并保持"足够的复位"则成为了更可争论的问题。但闭合复位明显失败时，就可使用切开复位了。但是，评估闭合复位是否充分并不容易，需要判断力以及质量良好的影像片。有很多前瞻性随机研究在这方面指导我们。有的支持手术治疗，有的支持非手术治疗。年龄对于其影响开始变得重要起来。来自英国国民健康保险局（2005—2006）的资料显示，25% 的踝关节骨折发生于 60 岁以上人群。有记录显示，55 岁以上女性踝关节骨折早期手术的并发症较多。主要并发症的发生率几乎翻倍。首先，骨折与骨质较差密切相关，骨质差时常有较大程度的粉碎，使内固定物效果只能达到好骨质时的 1/10。第二，这个人群常常有合并症，如迟发型糖尿病、心力衰竭导致的下肢水肿、慢性静脉功能不全、外周血管病等，使软组织对手术切口的耐受力下降。图 12.59.16 显示了可能发生的两难情况。因此，如果选择手术治疗，需要更加小心地考虑力学重建问题。如果预后很可能是骨折碎裂严重，需要制动保护或避

免负重，早期活动原则就不适用了。当然，对软组织的损伤与踝关节功能障碍相比可能更为不幸。

治疗失败的踝关节骨折

外科医师偶尔会遇到"治疗失败"的踝关节骨折。这可能是由于初始治疗不足、骨质不足、感染、合并症等引起。在此章之前一个主题已经提及，大部分踝关节骨折如果已复位，只需要不大的力量即可予以保持位置。因此，稳定可以通过石膏管或低张力的钢丝予以维持。当固定失败时，骨块逐渐变得难以保持位置。以下三张图可以展示该过程（图 12.59.17 至 12.59.19）。同时，有些骨折固定失败是难以避免的，最好的办法争取一次成功。

治疗方案的选择流程

图 12.59.20 给出了治疗方案的选择流程，总结了作者的治疗偏好。最大的关注点是确定骨折是否稳定。如果不稳定，对于 <60 岁的年轻患者，我们建议手术治疗，因为我们相信这样能带来更好地达到满意复位的机会。在 >60 岁人群中，仍然不清楚手术治疗是否有更多优点。复位达到骨连接似乎是好的预后的征兆。达到这种复位付出的代价就代表了并发症的发生情况。因此，任何努力必须尽量减小其风险。这包括了手术时间、软组织的保护、减少止血带使用以及在骨质较差的情况下调整手术技术。

框 12.59.12 预后

◆ 不需要对腓骨进行解剖复位
◆ 以下情况提示预后不佳：
 • 内侧间隙增宽
 • 大块的后踝骨折
◆ 复位越好，结果越好
◆ 内固定没有决定性的优点
◆ 大龄女性的预后相对较差

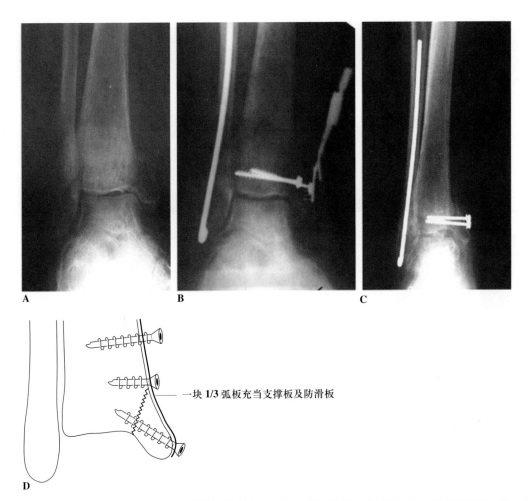

一块 1/3 弧板充当支撑板及防滑板

图 12.59.16 在一位 A 型骨折但有骨质疏松患者所做的错误决定。因为皮肤问题，进行了小切口的切开复位。这一结构在内侧对螺钉提出了过高的要求。A）骨质疏松情况下的 A 型骨折，伴有内侧压缩。B）术中查看内固定情况。C）骨折内固定失败。D）如果需要保护皮肤的手术，则可选择小型钢板作为支撑板，折断部分钢板以避免过于凸起和增加骨移植。在内踝还有一种额外选择，那就是管型石膏

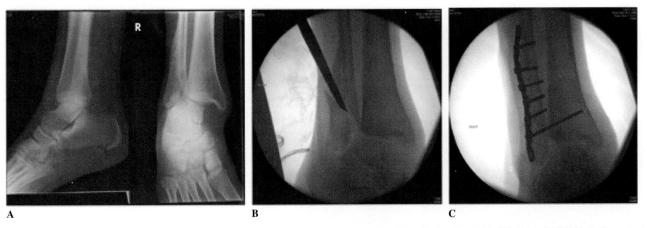

图 12.59.17 A）一位年轻患者在延迟治疗后有明显的畸形愈合。B）骨折被重新撬动分离，然后用长螺钉固定高质量的骨质。C）这样有充足的力量使踝关节可以活动

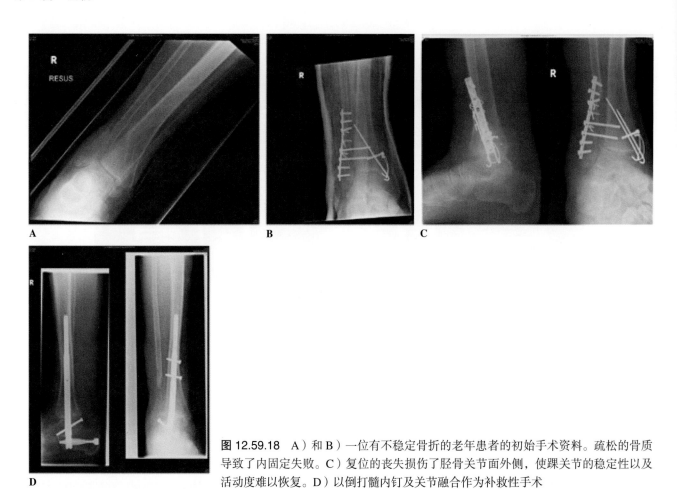

图 12.59.18 A）和 B）一位有不稳定骨折的老年患者的初始手术资料。疏松的骨质导致了内固定失败。C）复位的丧失损伤了胫骨关节面外侧，使踝关节的稳定性以及活动度难以恢复。D）以倒打髓内钉及关节融合作为补救性手术

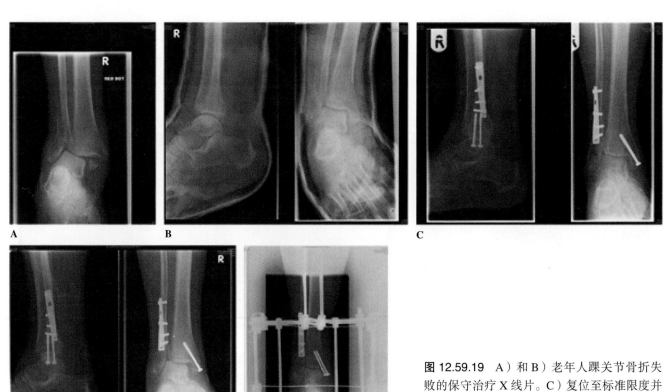

图 12.59.19 A）和 B）老年人踝关节骨折失败的保守治疗 X 线片。C）复位至标准限度并内固定，最终也失败了。在本例中，胫骨关节面得以保留，稳定性因环状复位器短暂保持直至骨愈合。最初的金属线留置在原位

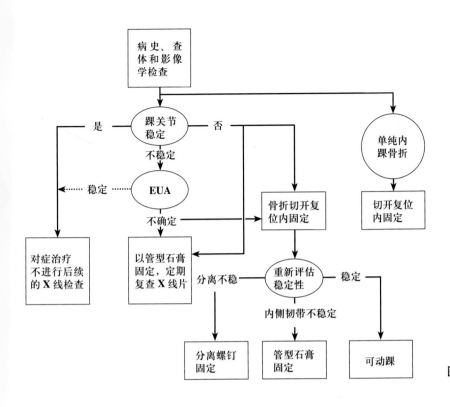

图 12.59.20 踝关节骨折的治疗方案选择流程

总结

　　除了上述所有关于一致性和稳定性的内容外，还有两个关于入路的基本外科观念——其中一些人认为，除非被证明有意义，否则不予手术，还有一些人认为，除非不必要，否则应给予精确解剖复位。持有哪种观点，对于同样的骨折，其治疗方案将产生差异。

拓展阅读

Buckley, R. and Leung, F. (2006). Ankle fractures: early vs delayed motion following internal fixation. *Orthopaedic Trauma Directions*, **4**(4).

Charnley, J. (1999). *The Closed Treatment of Common Fractures*. Cambridge: Colt Books Ltd.

Moore, J.A. Jr., Shank, J.R., Morgan, S.J., and Smith, W.R. (2006). Syndesmosis fixation: a comparison of three and four cortices of screw fixation without hardware removal. *Foot & Ankle International*, **27**(8), 567–72.

Vioreanu, M., Brophy, S., and Dudeney, S. (2007). Displaced ankle fractures in the geriatric population: operative or non-operative treatment. *Foot & Ankle Surgery*, **13**(1), 10–14.

12.60
距骨骨折和距骨周围脱位

Stuart J.E. Matthews

（郭　蒙　译　芦　浩　张殿英　审校）

要点

- 距骨骨折不常见，并且预后非常依赖于贫乏的血供
- 必须实现固定的绝对稳定
- 距骨软骨和距骨突骨折有时很难在 X 线平片上显像。临床检查和高度怀疑有助于早期鉴别这些问题

引言

距骨也被称为飞行员距骨（见飞行员距骨，稍后讨论）。古希腊羊蹄骨游戏使用 5 块距骨，即抛起一块并在其落地前将其他 4 块抓在同一只手中。距骨是希腊塔洛斯的拉丁名塔洛斯，即电影《杰逊王子战群妖》中的铜神，他因踝部的通道被打开而使酒流出而被打败。

距骨是很特别的骨。试想一下它的尺寸之小及其所发挥的功能。当脚后跟着地时，以平常步行速度它需要传递 4 个重力加速度的力量。但出人意料的是，其骨折仅占所有足部骨折的 3.4%，并仅占全身骨折的 0.32%。

距骨向上与踝穴形成关节接合，向下与跟骨形成关节接合，前方与舟骨形成关节接合。在后方，距骨后突包括内、外侧结节，在此之间有踇长屈肌腱通过。在侧面后方的外侧部突出叫外侧突（图 12.60.1 至 12.60.3）。

距骨 60% 的表面被关节软骨覆盖，软组织附着和血液供应有限。贫乏血供的评估对理解发生于损伤和外科手术时的破坏程度很重要（图 12.60.4）。距骨头和颈由足背动脉和腓动脉的骨膜分支供血。2/3 的距骨体由跗骨窦动脉和跗管动脉供血。在外侧，跗骨窦动脉起源于腓动脉穿支和足背动脉。在内测，跗管动脉起源于在内踝下方三角韧带内的胫后动脉。起源于胫后动脉的三角（韧带）和后结节分支也供应距骨体。在骨折或半脱位中，在三角韧带内的这些分支可能成为残留的唯一有效血供。因此，如果需要延长内侧入路，应实施内踝截骨术。在 60% 的病例中，在距骨的所有区域内有完全的骨内吻合。由于其独特的解剖，距骨骨折有更高的潜在发病率。距骨及距骨周围损伤的辅助检查见框 12.60.1

下面将详细描述距骨颈骨折；然而，距骨骨折属于不易识别的骨折（框 12.60.2）。

距骨颈骨折

飞行员距骨（距骨的旧称）是一个用于描述军用滑翔机飞行员在紧急着陆时发生的距骨颈骨折的术

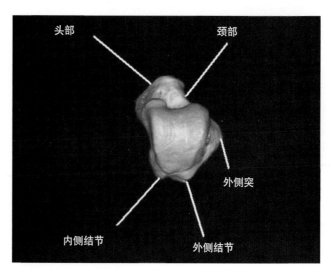

图 12.60.1　右距骨上面观

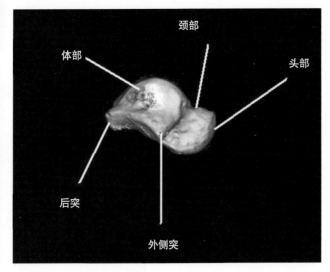

图 12.60.2 右距骨侧面观

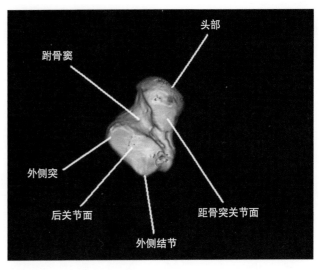

图 12.60.3 右距骨下面观

语。Crawford-Adams 关节融合术又被称为英国皇家空军关节融合术，为发展的结果。据推测，踝关节过度背屈导致距骨颈向内压迫胫骨前缘可能为其机制。尸体解剖已证明了这些骨折发生时距骨颈病灶负荷及撞击前支撑的作用。

距骨骨折一半发生于距骨颈和距骨颈基底部。它们通常方向倾斜，并可能与距下关节、胫距关节和距舟关节的破坏有关。距骨颈骨折常用 Hawkins 分型来描述（表 12.60.1 和图 12.60.6）。移位不仅增加了缺血性坏死的风险，而且由于距下、距舟和跟骰关节的复杂关系，畸形愈合将影响后足功能。由于畸形愈合均

导致不良预后，外科手术应达到解剖复位。

Hawkins Ⅰ 型骨折无移位（由 CT 确诊），并可采取膝下无负重石膏固定 6 周的非手术治疗。这些骨折中 50% 不明显或无法在影像学上显像，因此，临床医师必须予以高度关注。当达到影像学愈合时，才允许全负重（小梁形成跨过骨折部位），通常为 8～10 周。

在 Hawkins Ⅱ 型闭合性骨折中，应紧急实施距下关节的闭合复位。如果等到肿胀消退后再复位，则复位将会十分困难。

骨折移位与畸形愈合和不愈合有关，因此，后再复位所有有移位骨折均为手术适应证。距骨颈骨折对线不

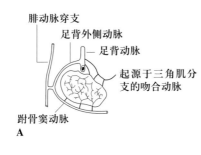

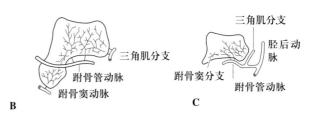

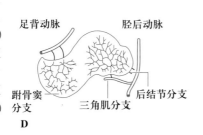

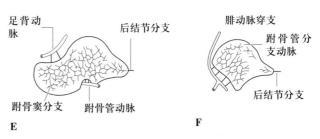

图 12.60.4 距骨由腓动脉、胫后动脉和胫前动脉供血。A）距骨头的冠状切面。B）距骨正中冠状切面。C）距骨尾冠状切面。D）距骨中间 1/3 的矢状切面。E）距骨中间 1/3 的矢状切面。F）距骨后部 1/3 的矢状切面

框 12.60.1 距骨骨折和距骨周围脱位的辅助检查

◆ 影像学：
  ● 标准的踝部和后足部片
  ● 后突骨折的斜位片
  ● 距骨颈骨折的 Canale 片（图 12.60.5）
◆ 距骨体部、颈部和头部骨折的 CT 扫描
◆ 磁共振成像：
  ● 距骨软骨骨折
  ● 缺血性坏死

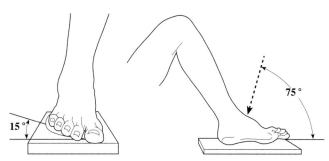

图 12.60.5 Canale 片已被 CT 取代用作术前评估，但术中仍有效

框 12.60.2 距骨骨折

◆ 距骨颈骨折——最常见
◆ 距骨顶软骨骨折
◆ 距骨体骨折
◆ 距骨外侧突骨折（滑雪板者骨折）
◆ 距骨后突骨折
◆ 距骨头骨折
◆ 距骨颈撕脱骨折（踝关节扭伤）

表 12.60.1 距骨颈骨折的 Hawkins 分型

类型	影像学发现	缺血性坏死风险
Ⅰ型	无移位骨折线	0% ~ 13%
Ⅱ型	移位性骨折，距下关节半脱位或完全脱位	20% ~ 50%
Ⅲ型	移位性骨折，距下关节和胫距关节脱位	69% ~ 100%
Ⅳ型	移位性骨折，距舟关节破坏	高

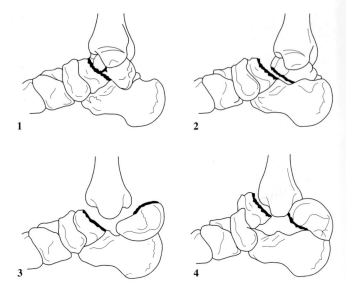

图 12.60.6 距骨颈骨折的 Hawkins-Canale 分型

齐有重要的力学后果，并可致预后不良。手术入路必须不能危及血供，因此，必须充分了解血管解剖。可选的入路有前内侧、前外侧和后外侧入路。CT 为必选，且三维 CT 重建对确定骨折裂缝面及骨块十分有用。前内侧入路允许长螺钉从前到后插入，并可被延长至包含内踝截骨术。复位很难判断，并且可能需要额外的前外侧切口来确保复位。后外侧切口入路允许长螺钉从后到前插入。有时需要钢板，尤其是骨折粉碎时用来固定颈部以保持长度和方向。

Hawkins 征是影像学上软骨下区域的骨质疏松症在踝穴位或前后位片的征象，在骨折 6 周后可见，并且可预测距骨骨折后有残存血供，参见框 12.60.3。

距骨软骨骨折

这些骨折应与剥脱性骨软骨炎鉴别，即异常重复负重引起可疑缺血导致的不完全骨折（无移位的不完全骨折）。它们常发生于内侧圆顶，并且可能为双侧的。

距骨软骨骨折为偶发创伤所致的新鲜骨折。它们或许最初在影像学上不可见，并且常在踝关节韧带扭伤时复发；因此，如果踝关节损伤在合理时间段内没有制动，X 线和磁共振成像（MRI）将会显示（图 12.60.7）。在踝关节扭伤中，该病变发生率可达 6.5%。

距骨软骨骨折本质上是覆盖有关节软骨的骨质断裂。治疗取决于骨折块的大小、位置、症状以及一般健康状况。最常见的损伤位置为外侧圆顶，并且是与

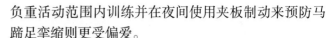

框 12.60.3	距骨缺血性坏死

- Hawkins 征：
  - 软骨下透亮意味着有完整的血供
  - 4%～5% 的假阳性
  - 12 周时 Hawkins 征缺失——75% 缺血性坏死
- 磁共振成像可确定诊断
- 治疗：
  - 最佳治疗为期待治疗
  - 关节镜下清创可缓解症状
  - 融合术应考虑用于疼痛缓解

内翻有关的剪切损伤，可导致距骨在踝穴半脱位。由于骨折块失去血供并可能成为游离体，愈合成为问题。骨折块分离可能不完全，或事实上可能成为横断损伤。

无脱位的损伤可能稳定或不稳定，磁共振成像可以帮助确定是否有透光区域围绕在损伤处以判定骨折块移位。原位修复的决定可能取决于伤后是否出现症状。

骨折块的稳定可提供愈合的最佳时机，通过石膏或内固定就可完成。作者使用三维 CT 评估骨折块的大小和位置，并制订手术方案，其中做出是通过关节切开术（开放或关节镜）还是通过截骨术处理骨折块的决定至关重要。手术选择有固定、切除或钻孔减压。

当有可能时，固定取决于骨折块大小，作者偏好使用 1.0 mm 的手外科螺钉。内固定后应用石膏和保护性负重可能有待讨论，但如果固定良好，那么在无

负重活动范围内训练并在夜间使用夹板制动来预防马蹄足挛缩则更受偏爱。

补救策略可能包括钻孔缺损处来刺激游离体去除后的纤维软骨愈合。缺损还可通过移植修复。

1959 年，Berndt 和 Harty 提出了一个基于影像学发现的分级体系。Anderson 等人和 Ferkel 等人使用磁共振成像对距骨软骨损伤进行了分类。Pritsch 等人根据关节镜检查对损伤进行了分级。这些分级系统的总结见表 12.60.2。

距骨体骨折

此类骨折为关节内骨折，常需要关节面解剖复位内固定。致密骨小梁的骨使螺钉有极好的把持。再者，必须有 CT 扫描，而且作者发现，三维重建有助于计划手术入路并确定显露骨折块的路径，因此，CT 有必要用于踝关节截骨术（图 12.60.8）。

由于缺血性坏死发生率与有移位的距骨颈骨折相似，这些骨折通常预后差。创伤后关节炎常发生，但并不总出现症状。

滑雪板者骨折

这些为距骨外侧突骨折。距跟外侧韧带、颈韧带、分叉韧带和前胫腓韧带起源于外侧突尖端。此类骨折

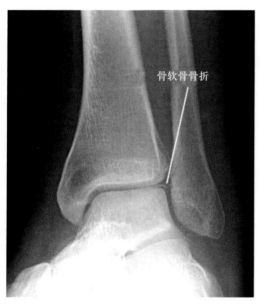

图 12.60.7　前后位 X 线片所示距骨软骨骨折

标注：骨软骨骨折

表 12.60.2　距骨软骨骨折的分类

分期	X 线平片	T2 加权像	关节镜
1	正常	弥散，高信号强度	正常或软骨软化
2	半环形透光线	半环形，低信号线	破入软骨；骨折块，无移位
2a*	骨皮质下圆形透光	骨折块内高信号液体	
3	同 2	骨折块周围高信号液体	可取出的骨折块
4	游离体	距骨顶缺损，游离体可能	缺损和游离体

2a 期在骨皮质下有囊肿形成

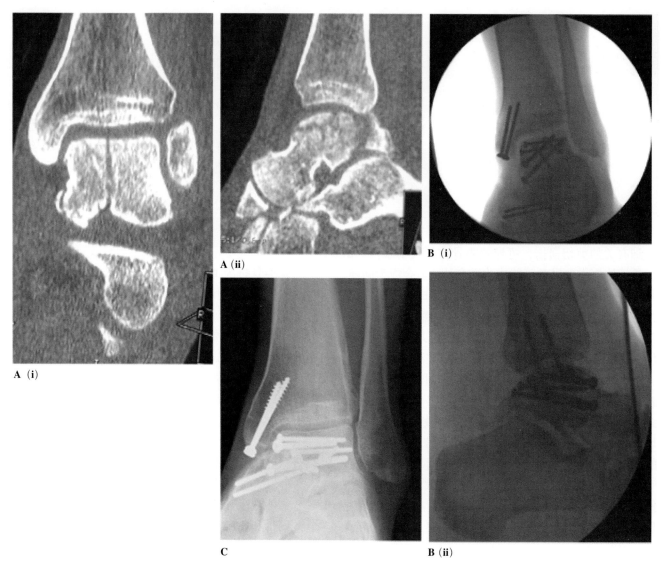

图 12.60.8 A）距骨体骨折。B）用内踝截骨术通过切开复位内固定治疗。C）术后 18 个月的踝穴位片

在坠落伤和车祸伤中曾罕见，但现在已逐渐被认识到，发生率正在增加。有人认为，其发生是踝关节在轴向负重时背伸和外翻的结果。它与踝关节外侧韧带扭伤相似，并且早期在 X 线片上不易看出。未经治疗的骨折可成为长期残疾的原因。一期手术治疗可改善此类损伤的预后，减少继发性距下关节骨关节炎的风险。

任何滑雪板者损伤患者出现踝关节外侧疼痛，特别是仅有远端到外踝尖部时，需要进一步的辅助检查。临床疑似此类损伤时需行 CT 扫描（图 12.60.9）。作者再次偏好三维重建，这有助于显示骨折块大小、位置、移位及骨折块的程度，并帮助回答是否手术可行的问题。

尽管这些骨折可能发现较晚，但辅助检查和治疗是相似的。据报道，仅使用石膏固定治疗的外侧突骨折通常预后较差。然而，对<1 cm 且移位<2 mm 的骨折块可考虑在无负重情况下采用膝下型石膏固定6~8 周。对有移位的复合多块骨折若无法固定，应考虑切除。

距骨后突骨折

此类骨折不应与三角骨混淆，后者即没有与距骨体融合的后突的第二骨化中心。后突为骨皮质包裹的圆形结构，其骨折的发生率在人群中为 7%~10%。后突可以发生自发性骨折，并且诊断困难增多，需要CT 甚至磁共振成像扫描来解决。

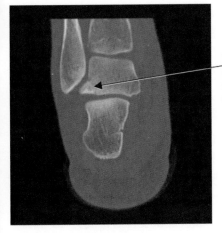

图 12.60.9　距骨外侧突骨折

后突包括两个结节，其下方与距下关节后面的 25% 形成关节连接（图 12.60.10）。因此，有移位的骨折成为其发病的潜在因素，而且可能需要斜位片（外旋 30°）或 CT 来确定诊断。

外侧结节骨折被称为 Sheppard 骨折，在临床上可表现为类似踝关节扭伤，但可有后外侧压痛伴距下关节活动和跗长屈肌腱被动活动时疼痛。

内侧结节骨折，又称为 Cedell 骨折，有相似的临床表现，但也可表现为在内侧结节后方可触及包块。

有移位的骨折最好切除，除非足够大可被复位并用手外科螺钉（直径 1 mm）固定。无移位骨折可通过石膏固定无负重 6~8 周治疗，尽管不愈合罕见，但持久疼痛的不愈合最好通过切除骨折块来治疗。不愈合可能会引起距下关节活动或完全跖屈时疼痛。

距骨头骨折

文献大部分局限于与距舟关节脱位有关的个案报道。它们占据少于 10% 的距骨骨折。经验表明，尽管骨折无法在 X 线平片上显影，但常有晚期表现。晚期表现的结果为退行性病变。诊断依赖于对疼痛、肿胀以及足近端内侧柱的详细体格检查和 CT 扫描。对由退行性病变引起的疼痛可实施融合术。

精确复位和稳定固定可带来满意预后。无移位骨折可在无负重情况下采用膝下型石膏固定 8~10 周治疗。

距骨颈撕脱骨折

小骨折块可在侧位 X 线平片上看到，并且小而不规则，常为 2~3 mm 大小，呈三角形。这些骨折块是距腓前韧带撕脱骨折，而且是踝关节扭伤的影像学表现，因为距腓前韧带损伤是最常见的韧带损伤。治疗目标是快速的功能恢复，将患肢抬高，加压固定以及冰敷；使用负重支具；预防踝关节复发性不稳定。

建议谨慎以避免漏诊无移位的距骨颈骨折。

踝关节脱位

不伴有踝关节骨折的胫距关节脱位不经常发生。90% 的病例为距骨后外侧脱位，并且 50% 的病例为开放性前外侧损伤。在开放伤中，除标准治疗外，可修复踝关节外侧韧带。在闭合损伤中，复位以及采用膝

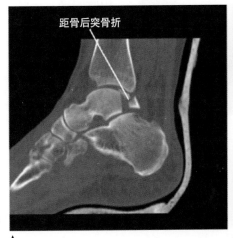
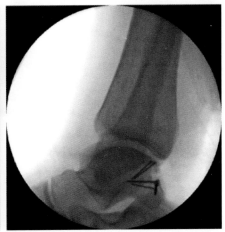

图 12.60.10　A）矢状位 CT 显示了累及距下关节后关节面的后突骨折。B）使用手外科螺钉经后外侧入路固定

下型石膏制动6周已被证实可达到良好或理想的预后。

距下关节脱位

　　距下关节脱位包括距跟关节和距舟关节的破坏。跟骨及足内脱位占59%，外脱位占23%，后脱位占11%，前脱位占7%（图12.60.11）。距下关节脱位常与足部骨折（64%）和距骨软骨骨折（47%）有关。

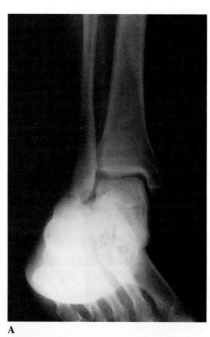

A

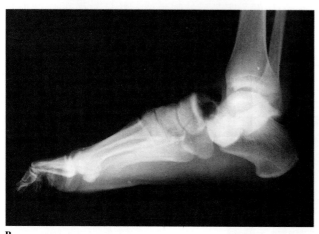

B

图12.60.11　这些X线片显示了侧方距骨下脱位

　　许多这些相关损伤会对预后产生不良影响，并可能无法在X线平片上轻易识别。

　　对距下关节脱位应尽快复位以避免进一步的软组织套损伤。复位应在拍摄第一张X线片前由急救人员实施，因此，距下关节脱位可被认为是无明显诱因伴有严重畸形病史的踝关节损伤。闭合复位可能需要全身麻醉，推荐通过在屈膝和足跖屈时对舟状骨施加力来完成。在最初分开距骨和跟骨时可能需要足跟牵引且在复位时沿畸形方向继续牵引。由于嵌入的肌腱、韧带、关节囊、支持带、骨性卡压或神经和血管结构，闭合复位可能无法完成。建议复位后常规行CT扫描。距下关节先天稳定，通常不需要内固定。在缺少明确的需要手术干预的病理诊断时，由于早期不稳定，治疗包括膝下型石膏固定4~6周。克氏针固定应局限于不稳定骨折，而且使用结实的克氏针及严格的无负重来避免断裂至关重要。稳定性评估应在拆除石膏固定后进行，在这些病例中，一旦证实距下关节不稳，则表明应进一步短期制动。

　　绝大多数患者有距下关节僵硬主诉，而且距下关节炎远期较为常见。距骨缺血性坏死罕见。

距骨完全脱位

　　距骨完全脱位非常罕见，约75%的病例伴随开放性损伤。除开放伤的标准治疗外，应考虑复位距骨并用克氏针固定。尽管已有报道预后理想，但感染和缺血性坏死仍是常见的并发症，需要再次手术治疗。也可以考虑初期距骨摘除术。这一损伤的治疗结果缺乏相关的对照研究。

拓展阅读

Rammelt, F. and Zwipp, H. (2009). Talar neck and body fractures. *Injury*, **40**, 120–35.

Valderrabano, V., Perren, T., Ryf, C., Rillmann, P., and Hintermann, B. (2005). Snowboarder's talus fracture: Treatment outcome of 20 cases after 3.5 years. *American Journal of Sports Medicine*, **33**(6), 871–80.

Veazey, B.L., Heckman, J.D., Galindo, M.J., and McGanity, P.L. (1992). Excision of ununited fractures of the posterior process of the talus: a treatment for chronic posterior ankle pain. *Foot and Ankle*, **13**, 453–7.

12.61
跟 骨 骨 折

Roger M. Atkins

（张晓萌 译　芦 浩　张殿英 审校）

要点

- 对于移位骨折，采取手术治疗已成为常规
- 内固定和软组织的处理应允许早期活动
- 初次手术不应行距下关节融合
- 对儿童患者可行微创治疗
- 后足的生物力学异常通常会造成长久的功能障碍

引言

跟骨骨折约占全身骨折发生率的 2%，占跗骨骨折发生率的 60%。由于跟骨骨折患者通常为工人，经济负担较大。

正常解剖学

骨

跟骨外形为盒子状，从上方向前下方再到后方参与构成距下后关节面（posterior facet of subtalar joint, PFSTJ），形成了重要的 Gissane 角。在后部，跟骨的上表面几乎不参与 PFSTJ。其结构呈四边形，从后内走向前外。位于 PFSTJ 后方和下方的结构被命名为跟骨体或跟骨结节（图 12.61.1A）。

在 PFSTJ 前方，骨结构向前内侧延伸，形成载距突，载距突包含 2 层厚的皮质骨，其上表面参与构成距下中关节面。载距突前方为一深沟，即骨间沟，向外侧走行，止于 Gissane 角，是较厚的皮质骨的锐性边缘，同距骨前外侧突相匹配。骨间沟构成了跗骨窦的下表面，是距跟骨间韧带的附着点，容纳跗骨窦动脉。

在跗骨窦前方，跟骨变窄。在内侧，其上表面参与构成距跟前关节面（可能与中关节面汇合）。前关节面为三个结构的起点，从内侧向外侧依次为分叉韧带（其止于邻近的骰骨和舟骨）、趾短伸肌和伸肌下支持带。

跟骨的外侧壁平坦，主要是薄层的皮质骨。在Gissane 角前方，腓骨肌肌腱走行于腓骨肌支持带的深层，止于腓骨肌结节。跟腓后韧带起于 PFSTJ 后下方的跟骨外侧壁，距下关节囊止点的前上方，造成距下关节外侧缘的后下方为一裸区。

内侧壁较外侧壁厚，从后下向前上方弯曲，尖端位于载距突的外侧和内侧突的下方。载距突的厚层皮质骨向前方延续为坚强的前内侧支撑并与跟骰关节的内侧面融合。

内侧壁是足内在肌的起点，同胫后的神经血管结构相间隔。蹬长屈肌腱走行于距下关节的下方，在内侧壁的上方形成压迹。

内侧壁的前上角直接与距骨和舟骨接触。

跟骨的前壁为跟骰关节，呈盾样，指向下方（图12.61.1B）。关节的上方为一从后外侧向前内侧的斜面，而下方从前外向后内。同时，上缘位于下缘的前方。复杂的结构造成关节固定或重建的困难。

跟骨的跖面包括内侧和外侧突，为跖筋膜和足跖侧小肌肉的起点。

跟骨的后表面包括跟腱的止点。

软组织

跟骨的外侧即在皮下，腓肠神经在皮下脂肪层内从后上向前下斜行，支配足外侧感觉，容易在手术中损伤，形成神经瘤。

跟骨外侧面表面的软组织包括浅层和深层三角区。浅层三角区位于矢状面，由下方的跟骨上方边缘、

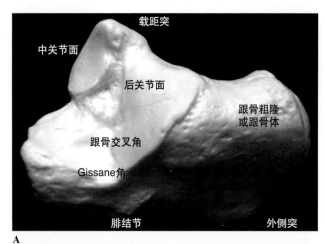

载距突

中关节面

后关节面

跟骨粗隆
或跟骨体

跟骨交叉角

Gissane角

腓结节

外侧突

A

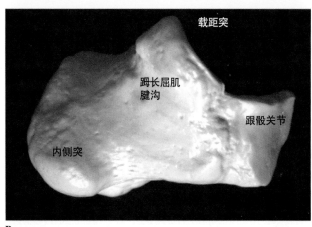

载距突

蹈长屈肌
腱沟

跟骰关节

内侧突

B

图 12.61.1　跟骨斜位观显示跟骨的重要解剖标志。A）外侧斜位。B）内侧斜位

前方的腓骨肌和腓骨肌腱以及后方的跟腱所围成。在浅层三角区的前壁，冠状面上是深层三角区。其外侧边界是腓骨肌腱，下方是跟骨的上方边缘，恰恰位于 PFSTJ 的后方，内侧是被覆筋膜的蹈长屈肌。底面从后向前依次是 PFSTJ、距下关节囊、距骨、踝关节囊和胫骨。扩大的外侧入路可以分离这些三角区，充分显露后足。

跟骨外侧面皮肤的血供来源于后腓动脉。它通常是腓动脉的终支，在深层三角区的顶部进入。它穿过三角区，同踝关节周围的关节周围血管环相吻合，在 PFSTJ 的后方，邻近腓肠神经的位置穿过跟骨上方边缘，成为终末动脉。腓后动脉的皮支与后足和足底的血管很少有吻合支，因此，后足外侧面的手术入路必须注意皮肤血运，否则伤口很容易裂开。

在跟骨内侧，足外展肌和副屈肌将骨性结构和胫后神经血管束分开，在内侧切口、外侧钻孔或使用器械通过主要骨折线复位体部骨折块时可能会损伤到胫后神经

血管束。在开放性骨折中，载距突骨折块下方的尖端可刺破皮肤，同时可能造成胫后神经血管束的损伤。

骨折的解剖学

确定跟骨骨折的骨折类型并不困难，合理的治疗方法根据骨折类型来选择。

标准的关节内骨折

标准的关节内骨折约占 75% 的病例，通常是从 1.8 ~ 3.6 m（6 ~ 12 英尺）高处坠落造成的；包括 3 条骨折线：主要骨折线（1#L），冠状位（C2#L）和纵向继发骨折线（L2#L）（图 12.61.2），修改自 Essex-lopresti 的最初描述。

主要骨折线是由足跟着地点和距下关节轴线之间的剪切应力造成的（图 12.61.2）。跟骨从后内侧向前外侧劈开，穿过距下后关节面和跟骰关节，形成两部分骨折。外侧的骨折块包括距下后关节的外侧部分、跟骨结节或跟骨体以及跟骰关节的外侧部分，而内侧骨块包含载距突以及距下关节和跟骰关节的内侧部分。

两部分的跟骨骨折通常是无移位的，但后外侧骨折块相对于距骨可能会发生外侧移位，可能由高能量损伤造成，抑或是中年女性的轻微外伤。受到向前方的作用力，外侧骨块相对于距骨向外侧移位，直至被外踝所阻挡，可能合并后踝骨折。外侧骨折块反弹或向下方牵拉距骨外侧缘，造成踝关节半脱位。这种罕见的骨折通常会被漏诊，保守治疗会导致踝关节疼痛以及中足的功能障碍，治疗困难。初次手术通过扩大外侧入路比较容易。

通常还存在继发的骨折线。冠状位骨折线沿跗骨窦走行将前外侧骨折块和后外侧分开。在大多数病例中，同主要骨折线相交，将内侧骨块分割成前内侧骨块和后方的载距突骨块。纵向骨折线位于跟骨的外侧壁，向后方走行，将后外侧骨块进一步分割成外侧关节骨块和骨体骨块。骨折线通常位于距下后关节面周围，形成一个半月形、中心关节面塌陷的外侧关节骨块。少见的情况是：骨折线直接向后方至跟骨后面形成一个大的舌型外侧关节骨块。

因此，便形成了一个四部分或五部分骨折，这取决于冠状位继发骨折线是否止于主要骨折线的内侧。

骨折块的特征

◆ 骨体骨折块（BF）。位于主要骨折线的外侧，纵向骨

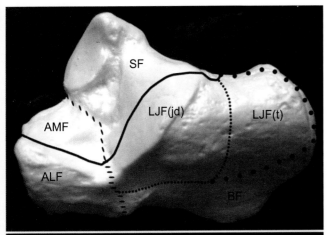

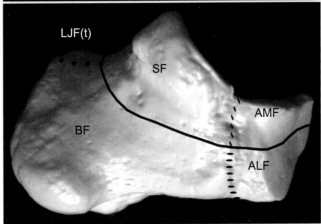

图 12.61.2 跟骨骨折的解剖：A）外侧斜位；B）内侧斜位。ALF，前外侧骨块；AMF，前内侧骨块；BF，骨体骨块；LJF（t），舌型外侧关节骨块；LJF（jd），中心关节面塌陷型外侧关节骨块；SF，载距突骨块；实线，主要骨折线；短划线，冠状位继发骨折线；横向短划线，外侧部分；纵型短划线，内侧部分；小点虚线，纵向继发骨折线造成中心关节面塌陷型外侧关节骨块；大点虚线，纵向继发骨折线造成的舌型外侧关节骨块

线的下方。它包括足跟着地点、跟骨结节和跟腱止点

- 载距突骨折块（SF）。位于主要骨折线内侧，若冠状位骨折线同主要骨折线相交，位于其后方。包括距跟后关节面的内侧部分、载距突以及跟骨内侧壁的上方部分。在四部分骨折中，冠状位骨折线向内侧的延伸未及主要骨折线，在这种情况下，载距突骨折块还包括距跟中关节面、距跟前关节面和跟骰关节的内侧部分

- 外侧关节骨折块。位于主要骨折线外侧，冠状位骨折线后方，纵向骨折线上方。包括距跟后关节面的外侧部分

- 前外侧骨块（ALF）。位于主要骨折线外侧，冠状位骨折线前方，包括 Gissane 角和跟骰关节外侧部分

- 前内侧骨块（AMF）。位于主要骨折线内侧，冠状

位骨折线前方，包括距跟前中关节面和跟骰关节内侧部分

在四部分骨折中，冠状位骨折线不与主要骨折线相交（约 30%），前内侧骨块是作为载距突骨块的一部分。切开复位内固定手术较简单，因为合并在一起的载距突骨块和前外侧骨块体积较大，所以螺钉的着钉区较大。少数四部分骨折的主要骨折线未能向前穿过冠状位骨折线，前外侧骨块和前内侧骨块没有分离。

骨折块的移位

主要骨折线和冠状位骨折线的共同作用使骨体骨块的上缘尖锐呈楔形（图 12.61.3）。暴力造成骨体骨块

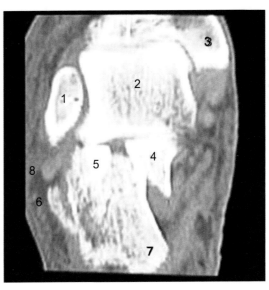

图 12.61.3 跟骨骨折轴位 CT 平扫后的半冠状位重建。此图扫描于外踝和距下后关节面水平。后关节面被主要骨折线分为两块骨折块，主要骨折线位于后关节面中部（Sauders 2b 骨折）。骨折跟骨的外侧壁包括下方的骨体骨块以及上方的外侧关节骨块（Atkins 2 型骨折）

1. 外踝
2. 距骨体
3. 内踝
4. 载距突骨块和载距突。骨块存在旋转，以至于其下方尖端更加向内侧移位，而载距突却相对未发生移位
5. 外侧关节骨块和后关节面的外侧部分
6. 跟骨外侧壁，向外侧突出并向上方移位，造成足跟增宽同时撞击外踝和腓骨肌腱
7. 跟骨结节和骨体骨块。骨块尖端内翻造成足跟着地点内移。骨体骨块向上方移位，其内上角沿载距突骨块外侧的斜面上移，造成骨体骨块向外侧移位。这使足跟增宽
8. 腓骨肌腱，紧邻移位的外侧壁骨块

向上方和前方移位，同时骨体骨块沿着载距突骨块外侧的斜面向外侧滑移且其尖端内翻内旋（图 12.61.3 ）。骨体骨块上方的三角形边缘楔入外侧关节骨块和载距突骨块之间，造成外侧关节骨块外翻和载距突骨块内翻。若骨块进一步移位，载距突骨块尖锐的下缘继续向内侧移位，直至其穿透皮肤造成开放性骨折。

在少数情况下，如高能量损伤或骨质疏松骨折患者，骨体骨块上方尖锐的三角形结构消失。外侧关节骨块撞击骨体骨块，可能会陷入骨体骨块之中，形成真正意义上的外侧关节骨块压缩（ Atkins 3 型骨折 ）。

前内侧骨块和前外侧骨块的移位不明显，前内侧骨块无移位或上移，前外侧骨块向外侧及上方旋转，这些移位在手术中必须予以纠正，以避免距下关节撞击引起的疼痛。

骨折分型

有许多实用的骨折分型：

- Essex-lopresti 根据纵向骨折线的走行将跟骨骨折分为中心关节面塌陷型骨折和舌型骨折
- Sanders 分型依据距下后关节面骨折线的数目和位置分型
- Zwipp 和 Tscherne 分型依据主要骨折块的数目（2～5）以及受累及关节的数目分型
- Atkins 分型依据残余外侧壁的组成分型。1 型骨折，外侧壁为外侧关节骨块；2 型骨折，外侧壁上方为外侧关节骨块而下方为骨体骨块；3 型骨折，外侧关节骨块陷入骨体骨块中，骨体骨块构成了整个外侧壁

结节骨折

经典的跟骨结节骨折是发生于骨质疏松患者的跟腱撕脱骨折。Watson-Jones 首先描述了患者摔倒时足极度外翻造成的跟骨骨体的内侧突骨折，Bohler 认为这是跖筋膜的撕脱骨折。

我们发现了一种发生于年轻患者的跟骨结节骨折（图 12.61.4 ）。主要骨折线被一条半冠状位的骨折线所替代，将跟骨的后上部分分离。这条骨折线可能会穿

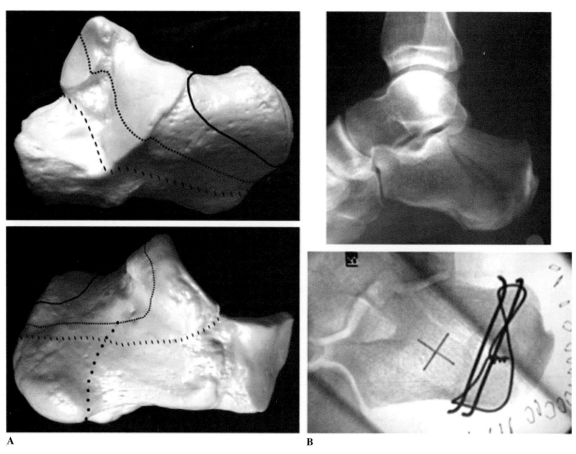

图12.61.4　跟骨结节骨折的解剖学：A）外侧斜位；B）内侧斜位。实线，关节外骨折，见于年龄较大或体弱的患者；虚线，经关节骨折；短划线，完全关节内骨折；大点虚线（仅见于内侧斜位），小的骨体楔形骨块的轮廓

过距下后关节面或位于关节面的后方。该骨折线延伸至跟骨的后壁。移位的骨块包括跟腱的止点，向上方旋转造成。

前突骨折

存在两种类型：撕脱骨折和压缩骨折。

最常见的撕脱骨折部位是分叉韧带或趾短伸肌腱的跟骨起点部位。后足外侧疼痛，损伤在侧位 X 线上清晰可见。通过石膏固定制动保守治疗可取得良好的治疗结果，但恢复的时间较长。

高能量的压缩骨折很少见，为外展应力造成跟骨前部压缩，见于摩托车比赛或滑水运动中。移位的骨折块较大且包括跟骰关节的大部分。肿胀通常比较严重，CT 检查可显示跟骨的合并骨折。保守治疗结果较差。手术治疗困难，通常需要稳定距下后关节面。

载距突骨折

载距突很小，其骨折在 X 线上通常漏诊。载距突同距骨和内踝连接紧密，所以很少是单纯的载距突骨折，可合并严重的韧带和骨性结构损伤。治疗上是整个后足损伤治疗的一部分。载距突骨折通常合并距下后关节面不稳定。

儿童的跟骨骨折

儿童的跟骨骨折很少见，但容易漏诊。损伤机制通常跳跃或坠落致伤；但割草机事故可直接累及跟骨。在年龄较低的儿童中，无移位的关节外骨折占大多数，前突骨折的发生率较高。保守治疗的预后很好。青少年的跟骨骨折很少见，同成人的跟骨骨折类似，但较成人简单，即使是从更高的位置摔下（图 12.61.5）。

开放骨折

存在 2 型开放性骨折。1 型是标准的严重移位的关节内骨折，载距突骨块的下缘在内踝的下方刺破足内侧皮肤。

2 型损伤为高能量引起的非典型骨折，任何一个骨折块都有可能会刺破皮肤。开放损伤会有差别，但部位位于足底。

临床病史（框 12.61.1）

大多数的骨折继发于高处坠落，通常高于 1.8 m（6 英尺）。简单的绊倒即可造成中年女性的两部分骨折脱位或老年人的跟骨结节撕脱骨折。高能量损伤导致的开放性骨折和双侧跟骨骨折预后不佳。另一种跟骨骨折的常见原因是交通伤，这样的病例多为不典型骨折，有时合并脱位。

伤后患者会立刻感到后足疼痛且不能行走。紧接着会有足肿胀。早期的临床表现为足跟的肿胀和压痛。在极少数情况下，合并脱位的跟骨骨折会导致足部的血管损伤。肿胀在随后的几天内逐渐加重且足跟的外侧出现明显的瘀斑（Battle 征）。随着肿胀的消退，足跟呈现出变短、变宽的经典畸形，外踝的轮廓变得明显不清。

跟骨体的两部分骨折脱位在临床上是一个陷阱。X 线上可表现正常，因为跟骨被外踝挤住，患者可轻松行走。

影像学评估

X 线平片

跟骨侧位片和轴位片可以明确大多数跟骨骨折。还应检查踝关节和足部 X 线平片。在侧位片上评估 Bohler 角可以在某种程度上了解骨折的移位情况（图 12.61.6）。可依据 Essex-lopresti 分型将骨折分为舌型骨折和中心关节面塌陷型骨折。轴位片可显示主要骨折线，骨体骨块与载距突骨块分离，提示足跟增宽（图 12.61.7）。在两部分骨折脱位的病例中，在踝关节片可见踝关节半脱位合并移位的跟骨结节。足斜位片可显示跟骨前部的骨折。

CT 扫描

跟骨骨折在 X 线平片上可能漏诊，如果临床上存在疑虑，可以行 CT 检查。CT 扫描可以显示出骨折的解剖形态和移位情况，并可为制订手术计划提供帮助。使用螺旋 CT 扫描，可获得轴位、矢状位和半冠状位图像（垂直于距下后关节面）。

半冠状位扫描（见图 12.61.3）显示跟骨后部骨折的移位。可显示距下后关节面并评估骨体骨块的移位。可明确外侧壁骨折的构成。对于畸形愈合需要重建的患者，CT 可评估移位的骨块和腓骨之间撞击的情况。

轴位扫描（图 12.61.8）可显示累及的跟骨前部骨折。可见骨折累及跟骰关节，骨折线恰好穿过载距突的前缘。在跟骨的后部，可评估骨体骨块在轴位的旋转。轴位扫描还可以明确骨折依 Essex-lopresti 分型是

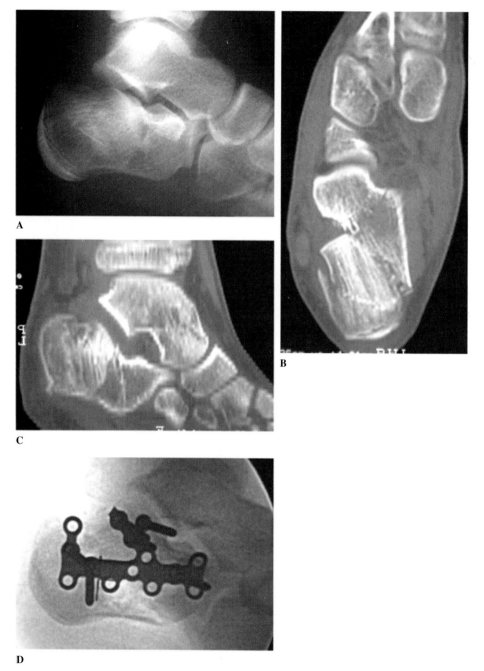

图 12.61.5 发育成熟的儿童跟骨关节内骨折。Essex-lopresti 分型为中心关节面塌陷型。Sanders 分型为 2b 或 2c 型，主要骨折线穿过距下后关节面的位置在该图像上难以确认。距下后关节面受到累及，中关节面可能受到累及，跟骰关节完好。主要骨折线前方未及骨间沟，故前方为一完整的骨折块。Zwipp 和 Tscherne 分型为四部分、两关节骨折。A）侧位片。Bohler 角变平，提示骨折移位明显；B）轴位 CT 平扫。跟骨外侧壁骨块较大，但不完整，提示 Sanders 分型为 2 型，虽然在该图像上不能完全准确地确定。骨体骨块沿载距突骨块向前方移位明显。可能会随着时间重塑。载距突可见裂隙；C）重建 CT 的矢状位显示距下后关节面严重的移位，无法重塑；D）术后侧位片。Bohler 角恢复

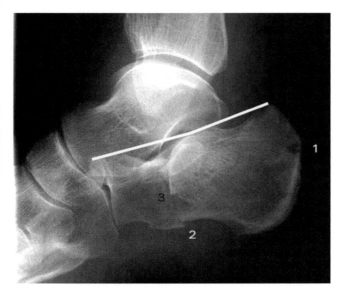

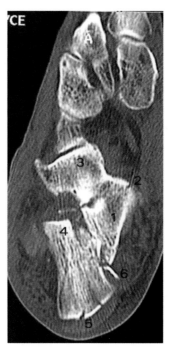

图 12.61.8　跟骨骨折的轴位 CT 扫描

1. 载距突骨块。与冠状位扫描相比，轴位扫描能够更加清晰地显示载距突骨块的大小，但无法显示其移位情况

2. 冠状位继发骨折线向内侧延伸穿过载距突。骨折线通常恰好位于载距突的前方

3. 跟骨前突为一整块，跟骰关节未被累及。骨折依 Zwipp 和 Tscherne 分型为四部分两关节骨折。骨折块包括载距突骨块、外侧关节骨块、骨体骨块和前突骨块。受累及的两个关节为距下后关节面和中关节面

4. 外侧关节骨块

5. 纵向继发骨折线向后方的延伸。由于骨折线延伸至跟骨的后壁，骨折为 Essex-lopresti 分型的舌型骨折

6. 主要骨折线将跟骨分为前内侧的载距突骨块和后外侧的骨体骨块。骨体骨块相对于载距突骨块向前方移位

舌型骨折还是中心关节面塌陷型骨折，虽然这在侧位 X 线片上很容易明确。

图 12.61.6　跟骨侧位片显示 Essex-lopresti 分型的舌型骨折。通过白线勾勒出 Bohler 角。Bohler 角反转提示骨折移位明显以及保守治疗预后不佳

1. 纵向继发骨折线止于跟骨的后面

2. 冠状面劈裂的下缘，将跟骨分为前部和后部

3. 外侧关节骨块上的距下后关节面的前角（图 12.61.6 至 12.61.8 显示的是同一个骨折）

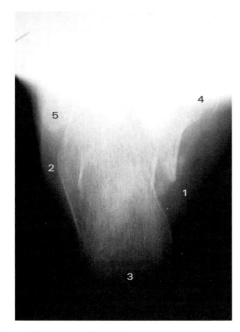

图 12.61.7　跟骨骨折的轴位片

1. 载距突骨块下方的尖端

2. 鼓起的外侧壁

3. 跟骨结节，形成骨体骨块，尖端内翻

4. 载距突

5. 外踝

治疗

　　跟骨骨折的治疗存在争议；但随着外科认识、解剖入路和内固定技术的不断进步，手术治疗已成为常规。

不需要复位的保守治疗

背景

　　适用于无移位的骨折或不适合手术的患者。评估

框 12.61.1　临床评估

病史

◆ 从高处坠落——关节内骨折
◆ 低能量损伤：
- 两部分骨折脱位，中年女性，X 线阴性
- 结节骨折，老年人
- 前突撕脱骨折，扭伤

体格检查

◆ 软组织：
- 开放性损伤
- 骨筋膜室综合征
- 是否适合行切开复位内固定手术
◆ 足部形态：
- 内翻 / 外翻
- 增宽

辅助检查

◆ 后足的侧位和轴位 X 线片 ± 踝关节和足的 X 线片
◆ CT

肿胀程度后，使用非负重石膏固定，结合物理治疗。如果舒适性较差，可缩短固定的时间。弹力袜有助于减轻肿胀。患者 12 周之后才能完全负重，需要穿着硬底鞋并使用鞋垫。

切开复位内固定

背景

跟骨骨折的固定有四个目的：

1）恢复距下后关节面
2）通过复位内侧壁的骨折线和骨体骨块，恢复后足的生物力学形态
3）复位跟骨的前部骨折，以松解距下关节和复位跟骰关节
4）内固定技术和软组织的处理应允许早期活动
外科入路十分重要，需要分离一个由腓动脉终支供血的皮肤筋膜瓣。可通过这个外侧切口观察内侧壁的骨折线，而无须行内侧的显露。

外科技术（图 12.61.9）

常见的关节内骨折

术前准备和体位

肿胀消退后可手术治疗，手术需要全麻，术前使用抗生素。患者取侧卧位，进行足部的皮肤准备。

后足扩大的外侧入路

切口的拐点位于足跟的后角。切口的近端起于足底上方约 15 cm，向前下方延伸，至足跟外侧角前方约 2 cm 的位置转折。切口下缘位于足外侧和足底之间，远端到达第 5 跖骨基底部。切口下缘位于皮肤瘀斑下方，距离约 1 cm。切口的转折应为柔和的弧线，夹角应＞100°。切口应保留腓骨后动脉供应皮肤的血供。从切口的折弯处直接分离至跟骨并掀起皮瓣。在切口的前方劈开小趾短展肌，进行骨膜下剥离显露跟骨的整个外侧壁直至距下后关节面。分离并保留下方的腓骨肌腱完整，显露 Gissane 角和前外侧骨块。移除外侧壁骨块，将其保留好以备最后将其恢复。通常需要截骨。

外侧关节骨块的复位

将外侧关节骨块向外侧旋转脱离距下关节。在舌型骨折中应保留后方的软组织。在中心关节面塌陷型骨折中，需要剥离骨折块表面的软组织。在浅深三角区，直接分离有利于距下后关节面的显露，避免损伤腓骨肌腱和屈踇肌。

骨体骨块和内侧壁的复位

显露内侧壁骨折线，骨折线位于骨体骨块的顶端下方和载距突骨块外侧面的内侧和上方之间。可使用斯氏针（Steinman pin）复位骨体骨块。我认为这不是必需的。于骨体骨块顶端和载距突骨块外侧边缘之间插入骨膜剥离器。注意避免损伤胫后神经血管束。旋转骨膜剥离器，将骨体骨块向下方和内侧撬动，复位内侧壁。可使用克氏针临时维持复位。

距下后关节面的重建

解剖重建距下后关节面，复位外侧关节骨块。可使用克氏针或 Herbert 螺钉固定中间骨块。直视和透视下检查临时固定的克氏针。使用小骨块的皮质骨拉力螺钉和垫圈来完成对载距突骨块的最终固定。

跟骨前突的重建

在跗骨窦区域进行骨膜下剥离，复位前外侧骨块和前内侧骨块，使用克氏针临时固定。将外侧壁骨块放回。如果骨折复位满意，外侧壁骨块能刚好填充外侧壁骨缺损的部位。

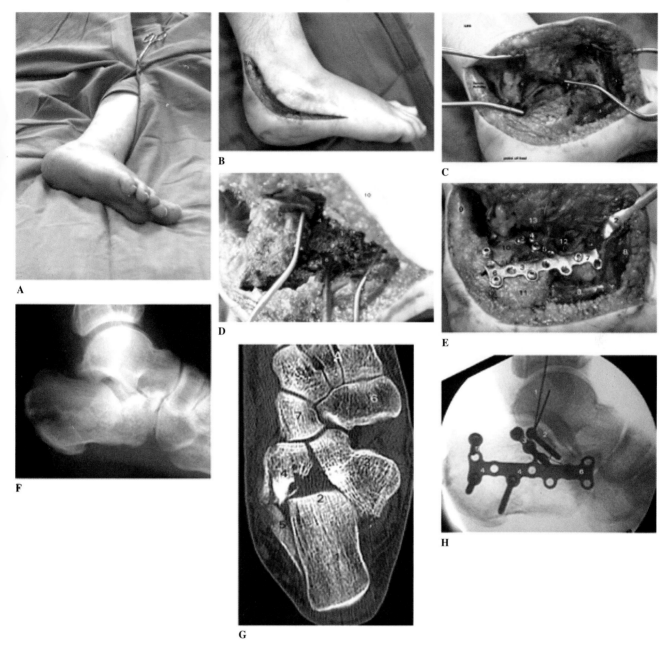

图 12.61.9 跟骨骨折的手术固定。A）患者取侧卧位,铺单显露足部。B）扩大的外侧入路。切口近端位于中线,显露跟腱(TA)。切口向下方和前方延伸,沿足跟的顶部弧形转折。下方切口位于后足外侧和足底的交界处。C）延长的外侧切口的完整显露

1. 将小趾展肌沿其肌纤维方向分开,保证皮瓣的血运
2. 跟骨外侧壁包括外侧关节骨块的一部分和薄层的外侧皮质
3. 显示距骨下方的关节软骨,可见下方移位的外侧关节骨块
4. Gissane 角坚实的皮质骨与距骨的侧突吻合
5. 骨膜下剥离腓骨肌支持带,从腓骨结节部位将腓骨肌腱牵开
6. 将腓骨肌腱从跟骨上牵开,显露跟骨的前突
7. 前方分离至跟骰关节的跟骨面
8. 外踝尖部,被软组织覆盖
9. 胫骨远端的后下部

D）视角与(C)类似。复位骨折。将外侧关节骨块带着其后方存留的软组织向外侧旋转脱离距下关节,显露内侧壁。将骨膜剥离器插入内侧壁上方的载距突骨块和下方的骨体骨块之间的骨折线中。向下方旋转撬拨,将骨体骨块向下方和外侧移动以复位内侧壁并为外侧关节骨块的复位提供空间

图 12.61.9（续）

1. 外侧关节骨块的外侧壁。在该位置，部分外侧皮质缺失，因为在骨折时皮质从外侧关节骨块上剥离，造成外侧壁骨折移位

2. 外侧关节骨块的关节软骨面，参与构成距下关节面

3. 距骨下表面距下关节面的关节软骨

4. 载距突骨块的外侧面

5. 骨体骨块的顶端

6. 将骨膜剥离器插入内侧壁的骨折线中以复位骨折

7. 跟腱

8. 骨体骨块的外侧面

9. 在显露中劈开的小趾展肌下方的肌纤维

10. 扩大的外侧入路的皮瓣下缘

E）内固定

1. 用打入外踝的克氏针将表层皮瓣牵开，显露手术区

2. 在跟骰关节上方放置骨撬

3. 跟骨接骨板

4. 从外侧关节骨块向载距突骨块的载距突位置拧入的皮质骨拉力螺钉

5. 穿过外侧关节骨块和载距突骨块的中和螺钉

6. 打入骨体骨块的松质骨螺钉

7. 打入载距突前方的皮质骨螺钉。穿过前外侧骨块

8. 小趾展肌，沿其肌纤维方向劈开

9. 跟腱

10. 外侧关节骨块

11. 骨体骨块

12. 距骨外侧突

13. 在其下方可见距下后关节面的外侧部分

F）术前侧位片

G）轴位 CT 扫描

1. 外侧关节骨块

2. 外侧关节骨块的关节软骨

3. 载距突，为载距突骨块的一部分。注意冠状位继发骨折线没有向内侧延伸穿过主要骨折线，因此，没有前内侧骨块。跟骰关节的内侧部是载距突骨块的一部分

4. 前外侧骨块，包含跟骰关节的外侧部分

5. 外侧壁

6. 足舟骨

7. 骰骨

H）在手术中的术后侧位片，同（F）比较，Bohler 角得到恢复

1. 临时打入外踝的克氏针 [同（E）比较]

2. 穿过外侧关节骨块和载距突骨块的拉力螺钉

3. 穿过外侧关节骨块和载距突骨块的 2 枚中和螺钉

4. 打入骨体骨块的松质骨螺钉

5. 打入外侧关节骨块后方的松质骨螺钉

6. 穿过前外侧骨块和载距突及前内侧复合骨块的皮质骨螺钉

接骨板固定

　　大多数的跟骨骨折不需要锁定接骨板。一旦骨体骨块复位至载距突骨块的下方且距下后关节面稳定，外侧关节骨块复位后，骨折的纵向便稳定了；接骨板

的作用是支撑骨体骨块和载距突骨块并把持跟骨前突。骨折愈合较快，可能会有小的高度丢失。若骨折粉碎严重，骨折的粉碎和骨质疏松会导致骨折的纵向不稳定，需要锁定接骨板。在这种情况下，推荐植骨以促进骨折愈合及避免塌陷。

术后即刻进行踝关节和距下关节的功能锻炼，应避免负重，直至 6～8 周骨折临床愈合。然后逐渐进行负重。

结节骨折

对单纯的内侧突骨折采取保守治疗。

对累及跟骨上部的结节骨折采取保守治疗结果不佳。骨折愈合较慢，足跟可及肿块且跖屈肌力减弱。使用扩大的外侧入路后外侧张力带技术来进行骨折的加压固定。可能需要短期的石膏固定；然而，患者通常可以负重活动，骨折愈合速度较快。

骨折粉碎不典型的病例

跟骨粉碎骨折采取保守治疗结果较差，手术预期很严峻，不适用标准的固定技术。总是存在一块较大的骨折块，通常包括距下后关节面和骨体骨块的大部分。手术采用扩大的外侧入路，将较大的骨折块解剖复位至距骨下方，使用克氏针将其固定于距骨上。将跟骨的其余部分固定在该骨折块上。使用免负重石膏固定直至出现骨折愈合迹象，通常需要 6～8 周。取出克氏针，给予患者新的石膏后其可自由活动直至骨折完全愈合，需要 6～8 周时间。采用这样的手术方法，很少有患者主诉疼痛，很少需要距下关节融合的翻修手术。

我们不推荐在初次手术时进行距下关节融合。未进行复位的距下关节融合术结果不佳。

有时，粉碎的骨折为经典的关节内骨折和结节骨折的融合。在这样的病例，可结合使用接骨板、螺钉和张力带固定骨折。

开放性骨折

1 型：较一般的骨折移位更加明显，因此，保守治疗结果较差。首先进行开放损伤的清创以及足部的抬高。当软组织恢复到能够进行内固定手术时，伤口通常已经愈合了，依照前文所述的方法进行复位内固定手术。或在初次清创手术时进行切开复位内固定手术。

2 型：是治疗上最具挑战的后足损伤。若采取保守治疗，骨折的严重移位会导致严重的功能障碍，合并开放性伤口的不稳定骨折块易于出现慢性感染，故晚期截肢率较高。手术治疗非常困难，可能需要皮瓣手术覆盖伤口。手术治疗可能会导致截肢，但平衡利弊仍是最好的选择。

在所有开放性骨折病例中，特别是伤口较严重的，切开复位内固定术的风险需要认真评估并考虑保守治疗的可能预期结果，最终决定是否进行手术治疗。

载距突骨折

治疗取决于伴随损伤的类型。切开复位内固定手术可使用扩大的外侧入路，从外侧向内侧使用拉力螺钉固定或直接行内侧切口从内侧向外侧打入螺钉。然而，载距突骨折的重要性在于：其造成距下后关节面不稳定。最好是在直视下复位距下后关节面，使用 2 mm 克氏针固定。患者使用非负重石膏固定 6 周，而后取出克氏针。

儿童骨折

非常年幼儿童的跟骨骨折的愈合不成问题，治疗方法是固定数周直至骨折愈合。在年龄大一些的儿童（见图 12.61.5），即使骨折移位，后足也能重塑。治疗的目的是使用最小的干预以完全恢复后足的功能。微小的关节和后足的力线异常可随着时间逐渐消失，但严重的移位需要手术切开复位。由于年轻人的跟骨骨折简单，切开复位内固定手术结果满意，不会损害跟骨的隆起。

骨筋膜室综合征

爪型趾在跟骨骨折后很常见，可归因于漏诊的骨筋膜室综合征，最可能的原因是：在骨折时足内在肌损伤。足部的骨筋膜室综合征确实存在，在跟骨骨折后可能很常见。这提示我们，如果患者存在骨筋膜室综合征的临床特征，如剧烈的疼痛、感觉异常和骨筋膜室内压力增高，若时间在 24 小时内，应及时行减压术。然而，筋膜室减压术后的伤口会对随后的切开复位内固定术造成影响，增加感染的风险。因此，可考虑在减压的同时行切开复位内固定手术，或当复位不良跟骨骨折造成并发症时要考虑到未治疗的骨筋膜室综合征引起的功能障碍。

避免开放手术的外科技术

为了避免大范围的显露以及扩大的外侧入路的并

发症，现已发明了许多经皮复位固定的方法。在一些技术中需要使用外固定架。只有部分骨折可以使用外固定架，且需要在早期使用。虽然不能实现解剖复位，但作为补偿，可以避免出现开放手术的并发症。这些技术早期的结果报道是令人鼓舞的。重要的是需要认识到，这些技术需要对骨折的解剖有一个全面的了解，需要跟骨骨折手术经验丰富的医师来完成。

结果

已有一些单中心的研究报道。尽管有一系列繁杂的文献报道，但跟骨骨折的临床证据并不令人满意，尚未获得1级的临床证据。很难解释历史上的文献，因为不能确定骨折的类型；而多数目前的研究规模较小，科学上是有错误的或是采用了过时的固定技术。

跟骨骨折治疗结果的临床证据总结如下：

◆ 最初无移位的骨折最终可无移位地愈合
◆ 移位的骨折保守治疗结果较差。骨折移位越严重，治疗结果就越差
◆ 现代的手术治疗是安全的，但需要较高的手术技术。
◆ 手术中的解剖复位和坚强内固定的治疗结果要优于解剖复位
◆ 通过骨折的形态和移位的情况可预测最终的后遗症

骨折的后遗症（框12.61.2）

引言

在决定是否采用切开复位内固定技术治疗跟骨骨折时，需要了解骨折保守治疗可能的后遗症和处理方

框 12.61.2 骨折的后遗症

◆ 距下关节紊乱：
　• 角度异常
　• 距下关节塌陷
◆ 后足生物力学异常：
　• 足跟着地点内移
　• 足跟着地点外移
　• 短足跟
◆ 跟骨前部综合征
◆ 足跟脂肪垫综合征
◆ 腓骨撞击综合征

法。问题是有很多引起症状的原因以及相互重叠的后遗症症状。患者会主诉疼痛、行走能力受限以及生活方式错乱；初步的病史询问和查体几乎不能明确问题的真正原因。过去注意力集中在距下后关节面，认为其是症状的主要原因，这样的观点造成了问题更加难以理解。对于跟骨畸形愈合的病例，认真评估会发现下列一个或多个因素。

距下关节紊乱
角度异常

在标准的跟骨关节内骨折中，距下后关节面的角度异常是肯定有的。可能会造成早期的轻微症状。角度异常和距下关节粉碎程度越严重，远期出现关节炎疼痛的可能性就越大。会引起行走时疼痛，特别是在不平坦的地面上。静息痛是晚期表现。

若后足的生物力学正常，距下关节的症状通常并不严重，除非患者是重体力劳动者或经常行走于崎岖的地面。因此，单纯的距下关节面角度异常并不是切开复位内固定的绝对适应证，疼痛可以通过融合术来治疗。然而，距下后关节面角度异常通常合并后足生物力学异常。

距下关节塌陷

真正的外侧关节骨块塌陷一定会造成严重的后遗症。行走时会有不安全感，迈步时会出现足外侧疼痛。随后会出现静息痛。体检可触及外侧的压痛以及后足外翻。这种严重的后遗症是距下关节塌陷不可避免的结果，是切开复位内固定手术的绝对适应证。

后足生物力学异常

其主要原因是骨体骨块的移位，会造成严重的功能障碍。会出现三种综合征：足跟着地点内移、足跟着地点外移和短足跟。

足跟着地点内移

骨体骨块的移位造成足跟着地点内移至后足轴线的内侧，非负重时后足内翻，负重后加重。患者主诉行走或站立非常困难。中足呈弓形，内侧序列不负重。在足趾离地时由于跟腱内移，内翻会更加严重。旋后不稳定很常见，患者使用足的外侧缘负重行走。踇长屈肌腱通常嵌顿于骨折之中。踝关节和中足的退变会随着疼痛的不断增加迅速发展。

保守治疗几乎没有作用。唯一的解决方法是足跟的手术重建，后足的内翻使手术很困难。因此，骨体骨块的内翻和内旋所造成的足跟着地点内移是切开复位内固定手术的绝对适应证。

足跟着地点外移

较足跟着地点内移的影响小但并不常见。其表现有：跟骨外翻，撞击外踝，中足平坦，负重后疼痛伴畸形加重。胫后肌的代偿性活动增加，造成小腿疼痛。然而，切除外侧骨块会造成跟骨塌陷，进一步外翻，加重畸形。同样，距下关节的原位融合会破坏距下的代偿机制，造成情况更加糟糕。

使用内侧支撑鞋垫治疗通常会取得良好的效果。手术治疗重建后足的生物力学并融合距下关节较足跟着地点内移的病例要容易。

短足跟

跟骨骨折后，由于骨折的移位，足跟通常会短缩并增宽。然而，当足跟着地点内移或外移时，足跟缩短所造成的症状通常被更加严重的问题所掩盖。

变短增宽的足跟会造成穿鞋困难，有时候若增宽严重，会造成外侧腓骨下方疼痛。然而，主要问题是跖屈肌力减弱，这是由于腓肠肌和比目鱼肌力臂缩短了。为了代偿短足跟，踝关节背伸；若情况严重，会表现出明显的马蹄足畸形。踝关节姿态的异常会导致继发性关节炎。患者的典型主诉是足部无力，走路一瘸一拐。在一些严重的病例中，马蹄足会导致走路时被绊倒。远期的特征是踝关节炎所引起的疼痛。

治疗是使用足跟垫来恢复踝关节的力线并保护踝关节；然而，患者会发现，治疗后，跖屈肌力的减弱会加重，症状更加严重。手术治疗是通过后足的重建。如果治疗被拖延直至踝关节炎出现，就很难恢复了。

跟骨前部综合征

前内侧骨块的前部附着有分叉韧带，故骨折后几乎不会移位。后部附于距骨上，可能会骑跨在距下后关节面之上。极少见严重的移位，然而，即使只有很小的力线异常，也会导致距下关节的运动障碍。相反，由于下方的腓骨肌支持带附着于前外侧骨块，骨块的顶端会向上方移位。骨块的后上缘会嵌入 Gissane 角部位，妨碍足跟外翻，在一些严重的病例，会导致固定性的内翻畸形。如果同时合并由于骨体骨块移位所

造成的足跟着地点内移，会产生严重的功能障碍。

前外侧骨块综合征可见于未治疗的单纯压缩骨折或 Gissane 角复位不良的骨折。最初患者主诉外翻时出现疼痛。疼痛逐渐发展，开始时在不平坦的地面行走时出现疼痛，而后在任何地面行走甚至站立时也会出现疼痛，最后出现关节炎，引起静息痛。很少会出现自发性融合。我们的经验是：对于晚期患者，切除移位的骨块并不能缓解患者的症状，需要行融合术并结合后足的重建手术。

外侧关节骨块移位一定会引起类似的症状，我们推荐外侧关节骨块移位是切开复位内固定手术的绝对适应证。

足跟脂肪垫综合征

足跟脂肪垫作为特异性的负重组织，在跟骨骨折中的损伤并不会一直存在，术后的脂肪垫疼痛很少见。然而，在移位的跟骨骨折中，尖锐的碎骨块可能会刺穿足底的深部组织。如果采取保守治疗，这些碎骨块会在其移位的部位愈合。患者会出现明显的临床症状。行走时一瘸一拐，且疼痛明显，但很少会出现静息痛。治疗非常困难。厚鞋垫会有些帮助，但通常需要重建性的手术治疗，然而很难切除所有的移位骨。即使彻底去除了突出的骨块并做了重建手术，也不能缓解脂肪垫疼痛。相反，在一期复位骨折并去除足底的尖锐骨块，就不会引起脂肪垫疼痛。因此，我们推荐对足跟部位的骨性突起行一期手术治疗。

腓骨撞击综合征（腓骨肌腱撞击综合征）

在跟骨骨折中，外侧壁扩张可导致外侧壁和腓骨之间的间隙缩窄，从而压迫腓骨肌腱甚至造成其脱位。在严重的病例，外侧移位的跟骨与外踝成角畸形，造成踝关节功能障碍。单纯的外侧壁突起可将其切除。然而，腓骨撞击综合征通常伴随有骨体骨块移位所导致的后足生物力学异常。在这些病例中，单纯的外侧壁切除会导致足跟外翻塌陷进一步严重，加重症状。

手术病例的二次手术

切开复位内固定手术后，通常需要二次手术取出内固定，同时松解距下后关节面。这样一般可以明显改善距下关节炎的症状。因此，二次手术是必要的，并可以使融合术推后。对于距下关节退变的病例，需

要行关节融合术，但融合术通常可推迟至 2 年后，因为患者可能会逐渐适应症状。手术可通过扩大的外侧入路或跗骨窦入路。

跟骨畸形愈合的重建

跟骨畸形愈合的手术治疗对技术的要求很高。需要进行认真的临床体格检查、X 线平片和 CT 扫描检查以分析病例。我个人认为，步态分析或足气压计是无用的。保守治疗包括：鞋子的调整、支撑和减震鞋垫的使用，矫形支具的使用，以及改变生活习惯以适应畸形。在保守治疗过程中需要注意一些问题。跟骨畸形愈合手术是一个大的工程，可能会引起植骨供区的并发症，而且如果出现深部感染，可能会截肢。然而，严重畸形的跟骨会引起距骨背伸，造成关节炎；外踝下方的骨块最终会造成腓骨肌腱脱位或断裂。同时，后足的畸形会造成 Chopart 关节紧张，引起关节炎。重建手术应尽早施行以期取得满意的结果。可能预见的问题包括：外侧撞击，腓骨肌腱脱位，距下后关节面关节炎，后足畸形，以及足底骨性突出。

手术重建的目的是：恢复生物力学并融合退变的关节。距下关节融合是无效的，除非距下后关节面退变但后足的生物力学正常时。

手术通过扩大的外侧入路并逐步进行，只解决必需的问题。切除突出的外侧壁；复位脱位的腓骨肌腱；进入距下后关节面，复位距骨；使用取自髂嵴的骨块维持距骨的复位；行关节外的跟骨截骨，将足跟着地点恢复至正常的位置；如果可能，使用植骨块维持复位；腓骨肌腱复位至外踝下方的新的骨沟；从骨膜开始分三层缝合伤口。

两部分骨折脱位的重建手术是有区别的。通过扩大的外侧入路，找到位于距骨内下方的原始骨折线。将骨折再次打开复位移位的跟骨体。如果需要，进行距下后关节面融合。

拓展阅读

Eastwood, D.M., Gregg, P., and Atkins, R.M. (1993). Calcaneal fractures: pathological anatomy and classification. *Journal of Bone and Joint Surgery*, **75B**, 183–9.

Freeman, B.J., Duff, S., Allen, P.E., Nicholson, H.D., and Atkins, R.M. (1998). The extended lateral approach to the hindfoot. The anatomical basis and surgical implications. *Journal of Bone and Joint Surgery*, **80B**, 139–42.

Sanders, R. (2000). Current Concepts Review: Displaced Intra-articular fractures of the calcaneus. *Journal of Bone and Joint Surgery*, **82A**, 225–50.

Squires, B., Allen, P.E., Livingstone, J., and Atkins, R.M. (2001). Fractures of the tuberosity of the calcaneus. *Journal of Bone and Joint Surgery*, **83B**, 55–61.

Zwipp, H., Tscherne, H., Thermann, H., and Weber, T. (1993). Osteosynthesis of displaced intraarticular fractures of the calcaneus. *Clinical Orthopaedics and Related Research*, **290**, 76–86.

12.62
中足和前足骨折和脱位

Andrew Taylor

（张晓萌 译 芦 浩 张殿英 审校）

要点

- 中足和前足损伤很常见
- 微小移位和稳定的损伤可以进行早期负重康复，功能恢复情况好
- 明显移位和不稳定损伤需要复位长度、成角及关节匹配性，并稳定内固定
- 注意足部损伤伴随的软组织问题

引言

中足和前足的损伤很常见。很多这类损伤是相对良性的。对轻度移位且不伴有明显软组织损伤的骨折只需极少处理便可取得较好的恢复结果。但是，一定比例的中足和前足损伤可导致长期损害和不稳定，需要更谨慎地对待。

正确分辨良性骨折与影响中足、前足正常形态及功能的骨折、脱位，是成功处理这些损伤的关键。微小骨折在早期是可以康复锻炼的。更加显著的骨折移位需要予以复位，将骨柱的长度、成角恢复正常，并恢复关节匹配性，然后通过稳定的内固定保持，这样才能够取得最佳结果。对严重的损伤即使行最积极的治疗，也可能无法完全恢复功能。但是，尽可能地复位至正常解剖结构会取得更加理想的结果。

功能解剖学

足部可以被认为是一具三脚架。三个架子腿分别为：①跟骨，距骨发出、经过楔骨的骨柱；②内侧跖骨；③足趾及经过骰骨、第4第5跖骨的外侧骨柱。保持其相对长度及这些骨柱的成角是成功治疗前足、中足损伤的关键。

将足及踝看成一个整体较为方便——踝，后、中和前足。在功能上，这些单元是整合的。一个单元的破坏可能影响整体的功能，经常可以见到损伤延伸至一个以上的单元。

中足横跨 Chopart 关节和 Lisfranc 关节。它们由足舟骨、内中外三块楔骨及跟骨、骰骨接合体组成。Chopart 关节是由距舟关节和跟骰接合体组成的。后足外翻时，这些关节的轴线平行，允许在中足处完成最大程度的折叠。当后足跖屈时，关节轴线聚集于一点，锁定跗骨关节，提供一个坚硬的杠杆以推动身体前进。限制任意一个关节的活动将同时限制其他各个关节的活动，并且距下关节的活动度也会降低 50%。

胫后肌通过其与足舟骨结节、足底、前足的广泛连接提供了跖屈距下关节和内收前足的力量。其对抗肌是腓骨短肌，后者连接于第5跖骨基底。胫骨前肌连接于足底内侧的内侧楔骨及第1跖骨基底处。腓骨长肌是胫骨前肌的对抗肌肉。

中足的骨之间相对移动很少。此处失去活动度是可以被接受的。

Lisfranc 关节是由跖骨作为远端、三块楔骨及骰骨作为近端组成的。在交叉部位，它们看上去像个罗马半圆拱门，提供内在的稳定性。它们被坚固的足底韧带和薄弱的背侧韧带包围，就像关节囊的缩合。在内侧，关节相对稳定。第4、5跗骨关节可以进行明显的活动。这可以使足部适应不平整的地面。

第2跖骨基底较其他跖骨向近端凹陷。Lisfranc韧带延伸在足底侧内侧骰骨及第2跖骨基底之间。强大的韧带连接着第2至第5跖骨，但在第1、2跖骨

基底之间就没有类似的结构予以连接。

第 1 跖骨较其他跖骨短而宽。第 1 跖骨头通过跻趾下方球部籽骨承受其他跖骨 2 倍的重量。

从内向外逐渐变小的跖骨表现出矢状面上移动性逐渐增加。唯一外在连接这些跖骨的是腓骨短肌和第三腓骨肌，它们分别止于第 5 跖骨基底和中部。

足底腱膜的延伸即深跖骨横韧带，除第 1、2 跖骨外，形成横向的跖骨头间的"锁链"。这种结构同时限制了过度的矢状面方向的运动。

跻趾有两根趾骨，每根有屈伸肌间附着。剩下足趾有三根较细的趾骨。屈趾短肌腱以一分为二的方式附着于中节趾骨屈趾深肌腱两侧。远端趾骨较小，成为了趾长伸、屈肌间的远端附着点。

足底腱膜自跟骨结节延伸至各个近节趾骨。它提供了内侧纵足弓的静态支持。在足趾背伸时，有效的腱膜长度被缩短了——滑轮效应——从而使纵足弓得到稳定。

临床评估

大部分中、前足骨折单发。它们是低度或中度能量的损伤。小心地进行查体以确定压痛部位可以确定损伤的解剖部位。肿胀和擦伤常发展迅速，可能掩盖真正受损的部位。

高能量损伤的评估更具有挑战性。可能有其他需要立即关注的伤情，或"次要"的足部损伤分散了医师的注意力。另外，当确定骨折或脱位损伤时，软组织因素必须予以考虑。对来自挤压或脱套伤的皮肤失活以及开放性损伤必须予以重视。尽管骨筋膜室综合征在足部比在小腿处更难以评判，但也必须予以除外。血管、神经损伤情况需要仔细检查并予以记录，特别是在进行任何手法复位以后。评估后，将患足抬高，置于内衬较好的支具中。如果可以接受，可以在病情严重、闭合软组织损伤患者身上使用气动压力装置。

辅助检查

中足和前足的损伤大部分可以通过 X 线片加以诊断。X 线片需以症状最重的地方为中心。需要拍标准的跖背侧位、侧位和斜位 X 线片。如果临床需要，还可拍籽骨位或 Lisfranc 关节位片。

当初始 X 线片正常或不确定时，需进行进一步的检查。如麻醉下或疼痛缓解时的负重位 X 线片检查。但是，CT 扫描是诊断微小损伤或明确损伤情况的最为实用的检查。与放射科医师有指向性地讨论比单纯扫描能获得更多信息。

各种损伤

足舟骨

足舟骨是内足弓的关键骨——其背侧比掌侧宽。其的内侧也比外侧宽。足舟骨的近端关节面内凹，与距骨头连接在一起。这一关节作为距下关节 - 横向跗骨关节体允许明显的距屈、外翻。在远端，该骨在与楔骨相连处相对较扁平。这些关节活动度较差。

短背侧及掌侧韧带对舟楔关节予以支持。在近端，足舟骨由跟舟足底韧带及胫骨前肌肌腱支持。背侧和足底的舟距关节韧带由前三角韧带加强。在外侧，有一个可变的舟骰关节。

中间 1/3 的舟骨血供相对较差，可能导致外伤后足舟骨中部应力骨折并增加延迟愈合或缺血性应力坍塌。

一个附加的小骨，胫骨外小骨，在人群中 25% 的人身上出现。它在胫骨后肌到足舟骨的切迹中。这种变异 90% 的情况下双侧均会存在。在成人身上是有可能发生小骨和舟骨间软骨结合处骨折的。

分型

足舟骨骨折可分为四类：舟骨结节骨折、舟骨背唇骨折、舟骨体骨折及应力性骨折。舟骨体骨折又被分为移位的和无移位的两种。移位的骨折又可分为 I 型（冠状面骨折合并大块骨折块）、II 型（斜行背侧掌侧骨折伴有内侧大骨折块）和 III 型（粉碎型）。足舟骨骨折可能还合并有其他中足或前足的损伤。

治疗（框 12.62.1）

足舟骨背唇骨折属于撕脱性损伤，由足部过度跖屈导致。其他中足部韧带损伤、距下关节损伤、踝关节损伤等需予以排除。这种骨折属于稳定骨折。它们可以用石膏管制动或绷带绷紧 3～4 周来治疗。对隆凸的且导致症状的骨块可予以切除。

足舟骨结节骨折是由于中足在后足上外旋或外翻过度导致的。这种骨折应与副舟骨软骨分裂加以鉴别。骰骨或前足损伤可能与该类骨折伴随出现，需予以考虑（图 12.62.1）。移位并不常见，可能需行切开复位螺钉内固定术。大部分足舟骨结节骨折可以采用膝下负重型石膏管支持保护6～8周。偶尔发生骨折后纤维连接。如果有症状，则需内固定治疗。如果骨折块过小，则予以骨折块切除并行进一步的胫骨前肌肌腱固定术。

足舟骨体部骨折常由于高能量暴力导致。这种损伤可能是单独存在的，但如果合并前足、中足损伤，则均需小心正确地处置。治疗目标是恢复内侧柱的长度、线性和稳定性。如果可能，需重建关节匹配性，特别是舟距关节。特殊的并发症，如创伤后关节炎、畸形和缺血性坏死，仍有可能出现。

无移位的足舟骨体骨折可用短腿免负重石膏管治疗，直至X线提示骨折线愈合。这通常需要6～8周。此后可能需要矫形器支撑足弓。

移位的足舟骨体骨折在软组织条件允许的情况下需行切开复位内固定术。螺钉内固定适用于形态简单的骨折达到解剖复位的情况。如果遇到粉碎型骨折阻碍了内固定，应将较大的骨块固定于邻近的骰骨上（图12.62.2）。以接骨板或外固定架桥接骨折区域可获得长度和线性的恢复，使骨折及韧带得以修复。任何桥接固定需要在无保护负重前予以移除，通常是8～12周。如果内固定后发现骨缺损，可予以植骨。当存在关节面广泛损伤时，应考虑一期关节融合术，故更需注意保持内侧柱的长度、匹配性。

足舟骨应力性骨折可能继发于反复创伤，典型例子是跑步。中足疼痛感随着活动加重，休息即减轻，需怀疑该类型骨折。X线平片可能较难解释该症状，需CT或MRI扫描加以确诊。对无移位（完全或部分）应力骨折应予以短腿免负重石膏管固定6～8周。有移位的损伤或骨折，如正确的非手术治疗不能使之愈合，则需切开复位螺钉内固定及植骨。此后还需制动并用免负重短腿石膏管予以固定直至愈合。

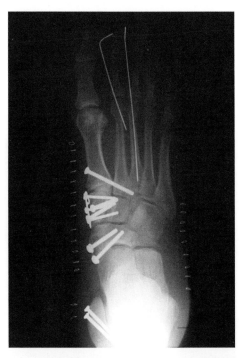

图 12.62.1　此例由摩托车事故导致的多发内侧柱损伤包括足舟骨结节骨折及内侧楔骨骨折，使第1跖趾关节孤立并半脱位，同时伴有第2、3跖骨骨折。足部多见多处伤情

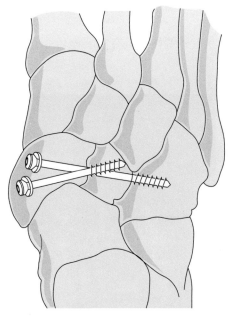

图 12.62.2　足舟骨骨折的内固定示意图。偶尔需将螺钉钻入邻近的骨以获得安全修复。当骨开始满意地生长愈合时，则将它们予以拔除（Reproduced from Hansen and Swiontkowski (1993).）

结果

损伤越重，预后越差。在一项研究中，Ⅰ型骨折全部达到了满意复位（定义为复位 60% 的关节面）。Ⅱ型骨折中满意复位率达到了 67%，但Ⅲ型骨折中只有 50%。满意的复位通常有好的临床结果（不限制日常活动，但剧烈运动时有疼痛）。

大部分无移位的应力性骨折在以非负重石膏固定后可自行修复。但是，予以制动但仍负重的移位的骨折其结局与伴有疼痛的不愈合、延迟愈合、再断等密切相关。因此，在缺血的应力骨折治疗中，如 X 线提示骨折线较宽，囊性组织形成，延迟愈合或不完全骨折的骨折线延长，则需手术治疗。恢复可能达 12 个月之久。

并发症

缺血性坏死可能继发于足舟骨体的创伤性或应力性骨折。如果缺血性坏死只累及了一块小的缺血区域，患者仍可能得到较好的恢复结果。大片区域缺血性坏死常导致坍塌、关节炎和疼痛。

复位不良或无复位的足舟骨体骨折常导致疼痛及关节退变。长期的疼痛可能与骨不连或舟骨结节骨折相关（图 12.62.3）。

骰骨骨折

骰骨在足外侧柱中具有重要地位。它与跟骨、外侧楔骨、第 4 跖骨、第 5 跖骨均有关节相接，有时也与足舟骨相接。这块骨的损伤可能会改变关节间的关系，造成远期的畸形及功能丧失。

幸运的是，大多数骰骨骨折为轻度移位的关节囊撕脱骨折伴反向损伤，可予以对症处置。压缩性暴力通常造成高能量损伤，导致更多严重情况。损伤机制包括前足外翻导致两个外侧跖骨同跟骨间的骰骨压缩骨折。因此，骰骨体骨折被称为"胡桃夹子骨折"。骰骨体骨折通常合并其他中足损伤，如跗骨跖骨间关节损伤及足舟骨脱位。

骰骨骨折多难以拍片。X 线平片需包括斜位片。X 线平片多提示骰骨骨折，但关节内移位程度及坍塌程度通常会被低估。CT 扫描可以提供骰骨骨折的移位程度、关节内不完整性以及各种并发的中柱损伤等更精确的信息（图 12.62.4）。

分型

暂无有意义的分型系统存在。因为该处骨折发生率太低。骰骨骨折通常被划分为关节囊撕脱骨折、移位或无移位体部骨折。

治疗

撕脱骨折及无移位骨折可以予以短腿负重石膏固定，并给予逐渐负重。

对于移位明显的骨折，其治疗目标同其他关节内骨折的治疗目标：精确解剖复位及稳定内固定。推荐使用纵行的背外侧切口。将短伸肌拉向内侧并将腓侧

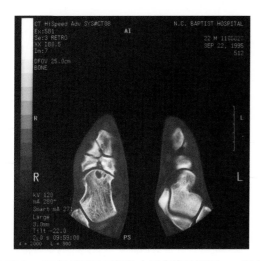

图 12.62.3 CT 扫描提示了慢性中足疼痛的原因——两个未愈合的足舟骨应力性骨折及随后产生的舟距关节及舟骰关节的关节炎

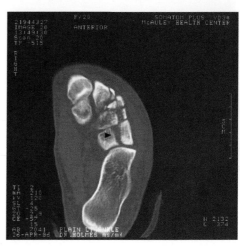

图 12.62.4 这一外侧柱复合体在 CT 上得到了较好的展示。术前计划因此而得到加强

肌腱保护起来。这一入路能很好地暴露跟骰关节及跗骰关节。常常可发现骰骨关节面压缩的表现。在第5跖骨基底及跟骨之间放置一个小的分离器可帮助复位骰骨长度。关节面需撬起并予以支撑，然后以植骨或骨代用品填充。可以使用横跨骰骨近远端的接骨板（图12.62.5）。如果骨折碎裂严重阻碍稳定修复，可以使用钢板或外固定器械，暂时桥接固定跟骰关节或跗骰关节。

结果

骰骨骨折不常见，没有大型研究报道。但对移位的骨折采取保守治疗结果较差，常需后续补救性手术，如关节融合术。在这些研究中，如果骨折复位且充分固定，其结局往往更好。因此，推荐使用切开复位稳定内固定治疗移位骨折。

并发症

关节不一致可导致退行性关节炎及疼痛。骰骨坍塌可导致外侧柱缩短，可能导致内侧或外侧足部疼痛。

补救手术

骰骨骨折导致跟骰关节创伤后关节炎或有症状的外侧柱短缩时，可予以关节融合术治疗。三皮质髂骨植骨可用于矫正明显的短缩畸形。骰骨-4、5跖骨关节连接退行性变是更难处理的问题。这些关节的活动受限比内侧各趾受累更让人困惑。填塞式关节成形术曾被报道是处理这种棘手问题的方法之一。

跗跖关节（Lisfranc）损伤（框12.62.2）

Lisfranc损伤是指跗跖关节骨和韧带的损伤，包

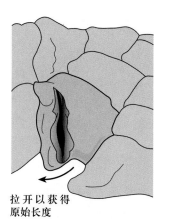

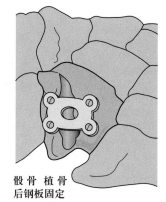

拉开以获得　　　　　　骰骨植骨
原始长度　　　　　　　后钢板固定

图12.62.5　骰骨骨折复位以确保其长度，然后行植骨及内固定（Adapted from Hansen and Swiontkowski (1993).）

<table>
<tr><td>框12.62.2　跗跖关节损伤</td></tr>
<tr><td>

◆ 可能很难诊断：
- 常规X线
  - 20°斜矢状的前后位片
  - 45°斜冠状位片
  - 侧位片
- 负重位或应力下X线
- CT

◆ 移位和不稳定的损伤：切开复位内固定术 ± 融合术

◆ 复位的质量同术后功能相关

◆ 跗跖关节融合术是挽救性手术

</td></tr>
</table>

括很多损伤类型。其较高的发生率通常被忽视，特别是在多发伤和低能量损伤患者。患者通常会伴有中足的损伤。漏诊会造成慢性疼痛、畸形和功能障碍。早期诊断和正确治疗能够降低并发症的风险。

Lisfranc损伤可以是直接或间接传导的暴力所致。直接暴力可以是足背或足跖面的挤压伤，例如，跖屈位的足受到由汽车踏板传来的轴向压力（虽然很难断定损伤机制是否真的是作用于足的间接暴力），以及如在运动甚或从一节楼梯上滑倒也足以造成跗跖关节损伤。

临床上应保持高度的警惕以避免漏诊Lisfranc损伤。中足严重疼痛、肿胀和瘀斑以及负重障碍，需要排除Lisfranc损伤的可能。同时需要考虑合并伤（如楔骨间的脱位、骰骨骨折和跟骰关节损伤）。Lisfranc损伤患者轻轻地活动跖骨远端便可以在跗跖关节引起严重的疼痛。足部通常明显肿胀以至于不能暴露一些潜在的不稳，但后者几天后会变得明显。

X线应重点检查跗跖关节。在一些不典型的损伤病例中，在急性疼痛后或在局部阻滞麻醉下进行足负重位X线检查可以查出一些隐匿的损伤。需要检查20°斜矢状前后位片，45°斜冠状位片以及侧位片。在前后位X线片上，第2跖骨基底内侧缘和中间楔骨的内侧缘应为连续的直线（图12.62.6）。Lisfranc韧带的撕脱骨折，即"斑点征"，提示严重的损伤。Lisfranc损伤的变异也可能包括楔骨脱位（图12.62.7）。在斜位X线片上，第4跖骨基底的内侧应当同骰骨的内侧缘相连续。该关节存在2~3 mm的正常变异。在矢状位片X线上，跖骨基底的背侧移位可能明显。在侧位X线片上，通常可见成角和（或）平移畸形（图12.62.8）。

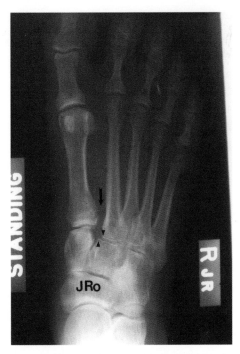

图 12.62.6　第 2 跖骨基底相对于中间楔骨的不显著的外侧移位。同样，第 1 跖骨基底也存在不显著的外侧移位

CT 扫描可以明确一些不典型的病例，同时可以评估更加复杂的损伤以帮助制订术前计划（图 12.62.9）。

分型

跗跖关节损伤的分型有很多种。由于损伤的类型多种多样，没有一种分型是全面的。观察者间一致性最多是中等的。没有一种分型系统能够提示预后。图12.62.10 显示了一种广泛使用的分型系统。

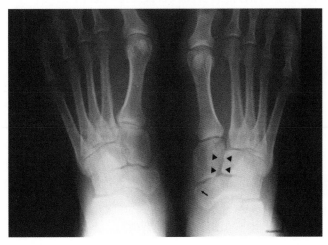

图 12.62.7　内侧和中间楔骨脱位提示变异型的 Lisfranc 损伤。注意舟骨结节骨折，通常伴随该类损伤

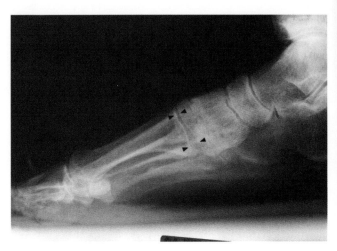

图 12.62.8　侧位片显示第 1 跖骨向背侧移位，跖侧的关节间隙增宽

治疗

Lisfranc 损伤的治疗目的是早期诊断、解剖复位和稳定固定。对于移位严重的损伤，应进行闭合复位以减轻进一步的软组织损伤。临时使用支具固定，抬高患肢并使用足部静脉泵以利于软组织消肿。在软组织条件允许的情况下，应尽早进行切开复位内固定手术。

在存在开放性骨折、骨筋膜室综合征或血管损伤的情况下，应进行急诊固定，同时采用合适的方法处理软组织。在多发伤病例中，应采用临时的桥接固定稳定损伤，直至患者的一般状况和软组织情况允许，而后由有经验的外科团队完成最终的手术。

对于脱位的跗跖关节损伤，推荐进行切开复位内固定手术。即使完成了闭合复位，仍存在不稳定。切

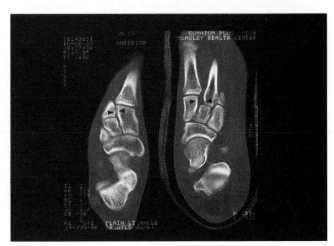

图 12.62.9　CT 扫描可轻易显示第 2 跖骨基底的移位，而在 X 线平片却不清晰

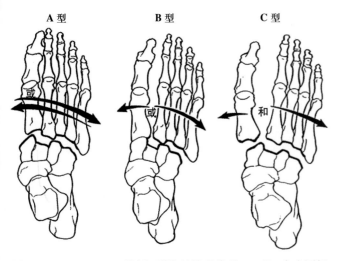

图 12.62.10　Lisfranc 骨折 - 脱位的简明分型：A 型，完全同侧的脱位；B 型，部分脱位（可以是内侧或外侧）；C 型，双向脱位。该系统未提及楔骨间脱位的变异情况（Reproduced from Hansen and Swiontkowski (1993). ）

口需要仔细设计，能够显露相应的关节以确定复位的情况。对于第 1 至第 3 跖跗关节使用直径 3.5 mm 的位置螺钉固定通常是足够的（图 12.62.11）。更加复杂的骨折可能需要使用桥接钢板或外固定架。

最近认为，对于韧带完全损伤的患者，行第 1 至第 3 跖跗关节融合术的结果优于切开复位内固定术。虽然这种观点已被广泛接受，但我的经验是只有对老年、功能要求低的单纯 Lisfranc 损伤患者才考虑使用

关节融合术。

在内侧的跖跗关节稳定后，如果第 4 和第 5 跖跗关节仍存在脱位，可行第 4、5 跖跗关节的复位固定。

在最初的 8 周内使用支具或石膏进行保护性负重，同时进行后足、踝关节和跖趾关节的主动功能运动训练。4 个月后可考虑取出内固定物。如果进行了第 4 和第 5 跖跗关节的固定，需要在负重之前取出外侧的内固定物。

结果

复位理想且固定稳定就会取得较好的治疗结果。切开复位内固定的治疗结果优于闭合复位经皮穿针固定或闭合复位支具固定的结果。维持复位的质量同治疗结果相关。

然而，治疗结果良好或理想的患者也通常有残留症状。那些需要长时间站立或行走的患者难以恢复受伤之前的活动水平。

对于漏诊或治疗欠妥的患者，疼痛、肿胀和畸形通常会导致严重的功能障碍。

并发症

骨筋膜室综合征可能会伴随 Lisfranc 损伤。这一点之后会进行讨论。

可能会出现伤口坏死，特别是在使用了双切口技术的患者。可通过一些注意事项来降低该风险，如等待皮皱征出现之后再进行手术，术中不要进行皮下的

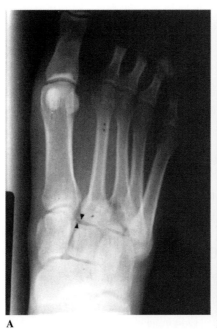

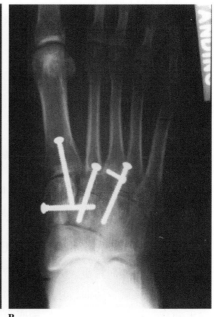

图 12.62.11　A）变异的 Lisfranc 损伤，不明显的第 2 跖跗关节损伤，第 3 跖骨基底骨折，以及楔骨间脱位（术中通过应力试验和直接检查发现的）。B）复位骨折后固定

A

B

潜行剥离，以及保证皮桥的宽度至少为 3 cm。

　　神经损伤，特别是腓深神经和腓浅神经的内侧支，可以通过术中的仔细分离加以避免。

　　如果患者过早负重，可能会发生内固定并发症，如螺钉断裂。反射性交感神经性营养不良可能是外伤或外科手术的结果。早期诊断和积极的治疗可以减轻功能障碍。

补救手术

　　Lisfranc 损伤后患者出现的难治性疼痛是跗跖关节融合术的适应证。治疗的目的是：在恢复中足正常的力线同时，实现受累关节的骨性愈合。

　　疼痛缓解的效果较好，但有少数患者即使融合术成功，仍主诉有由于疼痛而引起的功能障碍。

中足扭伤

　　中足扭伤的诊断应当是一个排除性诊断。中足外伤后，若通过适当的临床和影像学检查排除了骨或韧带结构的明显损伤，便可以作出中足扭伤诊断。就像之前所描述的那样，中足的骨折和脱位可能是不明显的。在骨折和脱位完全排除前不能作出中足扭伤的诊断。

影像学评估

　　对中足扭伤患者也应该像怀疑不稳定损伤患者那样进行检查。高质量的 X 线片是基础。为了确认稳定性，可以进行负重位 X 线或应力下 X 线检查。如果诊断仍然不清楚，可进行 CT 或 MRI 扫描。

治疗

　　稳定的损伤可以进行早期的功能康复。若恢复较慢，需要对最初的诊断作出重新判断，如果需要，可以重新检查。

结果

　　排除不稳定损伤后作出准确的诊断，大多数患者恢复良好,治疗周期可能会延长,恢复运动需要 3 个月。

内侧的 4 根跖骨骨折（框 12.62.3 ）

　　跖骨骨折相对常见。大多数学者认为，无移位的骨折可以早期负重，然而，移位骨折的复位和固定的标准尚未确立。但相对微小的移位和成角可以造成前足负重

> **框 12.62.3　内侧的 4 根跖骨骨折**
>
> ◆ 非手术治疗可采用膝下保护性负重支具，条件是：
> - < 10°的成角移位
> - < 3 ~ 4 mm 的短缩移位
> ◆ 其他考虑闭合 / 切开复位内固定
> ◆ 对于第一跖骨，需要使用接骨板或外固定架来维持长度
> ◆ 大多数并发症是畸形愈合，以及随之引起的负重分布异常

分布的改变，导致难治性的角化病或转移性跖骨痛。

分型

　　对于跖骨骨折尚无特异性的分型系统存在。第 5 跖骨骨折的分型和治疗会单独讨论。

治疗

　　无移位的骨折可予以石膏或硬底鞋进行保护性负重。在急性疼痛消失后，患者便可以进行负重，可能需要 3 ~ 4 周。

　　对于究竟移位到什么程度是可以接受的，目前还尚无定论。然而，大多数学者认为，移位＞3 mm、成角＞10°就可能影响前足的功能。这样的患者，特别是活动量较大的患者，需要复位固定。

　　对于严重移位的病例，可使用中国式手指网套尝试闭合复位。如果能够实现稳定的复位，可使用短腿石膏固定，逐渐负重。如果复位不满意，就需要切开复位内固定。第 1 跖骨骨折需要接骨板固定，有很多为足部特别设计的内固定材料。外固定架可用于复位骨折并作为最终的固定方式维持骨的长度和力线（图 12.62.12）。如果跖骨较小，克氏针固定便足够了，但对于不稳定骨折，还是需要接骨板固定（图 12.62.13 和 12.62.14）。

　　跖骨颈骨折同骨干骨折相比成角移位的发生率更高。因此，需要进行切开复位内固定手术以实现骨折的复位和愈合。

　　有移位的关节内跖骨头骨折不常见。需要复位骨折，可清理掉小的骨块。可使用克氏针固定 3 周，如果骨块较大，可使用拉力螺钉。小骨块的缺血性坏死并不是严重的问题。

并发症

　　畸形愈合是最常见的并发症。跖骨的短缩或抬起，特别是第 1 跖骨，可能会导致转移性跖骨痛。跖侧的

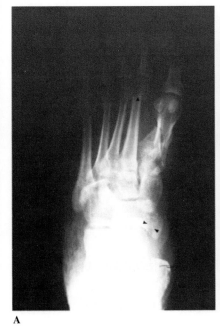
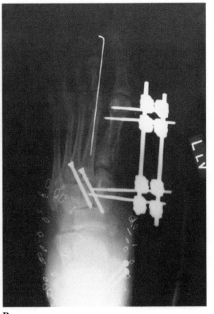

A **B**

图 12.62.12 A）第一跖骨粉碎性骨折，短缩伴其他前足的损伤。B）恢复第一跖骨的长度，使用外固定架固定。同时固定了第 2 跖骨颈骨折和跖跗关节损伤，恢复了前足骨性结构的位置关系

移位或成角可能会导致难治性的角化病。创伤后的趾间神经瘤可能会伴随出现水平面上跖骨头的角度异常。不愈合很少见。

补救手术

矫形手术通常可以缓解大多数病例的转移性跖骨痛。

如果保守治疗失败了，可考虑手术治疗。目的是恢复跖骨的长度和跖骨头的角度。对于更加严重的病例，可进行截骨，同时行截骨断端之间的结构性植骨。然而，这样可能会加重远端跖趾关节的疼痛和僵硬。如果存在单根跖骨的负重过多，可行截骨短缩或将跖骨头抬起。应告知患者，负重会被转移至邻近的

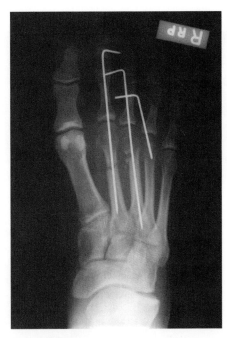

图 12.62.14 多发的移位的跖骨骨折是不稳定的，行切开复位克氏针内固定手术治疗

图 12.62.13 前足骨折固定选择方法的示意图

距骨。可通过将骨干截骨后短缩或背伸来治疗距骨过度负重，但这样会导致邻近跖骨的负重增加。

第 5 跖骨骨折（框 12.62.4）

第 5 跖骨骨折是最常见的前足骨折。其骨干骨折的评估与治疗应与内侧第 4 跖骨骨折的方法相同。外侧跗跖关节活动度容许耐受更大程度的对位不齐。然而，一旦骨干骨折开始愈合，外侧钉道突出部分可能需要切除。第 5 跖骨近端骨折需单独考虑。

分型

第 5 跖骨基底骨折可被再分为骨干 - 干骺端交界性骨折（Ⅰ型）。这些骨折可能有轻微移位（ⅠA 型）（图 12.62.15）或是多块复合骨折或有移位骨折（ⅠB 型）。应力骨折（Ⅱ型）可能多发生在远端，并且有包括前驱疼痛的隐匿性病史。X 线片可显示骨折线周围的硬化或透光区，以及骨膜反应。Ⅲ型骨折为粗隆骨折或所谓的"撕脱"骨折。ⅢA 型骨折为关节外骨折，ⅢB 型骨折延伸至第 5 跖骨基底。

治疗

急性Ⅰ型骨折最常用膝下型石膏固定，避免负重，直至出现临床或影像学后期良好愈合迹象。这可能长达 6 周。过早负重与高风险的延迟愈合或不愈合密切相关。

早期手术治疗被认为适用于要求更高、二次骨折或

<table>
<tr><td>框 12.62.4　第 5 跖骨骨折</td></tr>
</table>

- 骨干中部和远端骨折与内侧跖骨骨折治疗类似
- 无移位的骨折可考虑非手术治疗：
  - 骨干 - 干骺端交界性骨折——无负重至影像学显示愈合迹象
  - 无移位的粗隆骨折
- 应将手术治疗考虑在内：
  - 应力骨折
  - 高度需求
  - 再次骨折
  - 粗隆骨折移位＞2 mm

应力性骨折患者。手术通常可使功能恢复更快并尽快恢复至伤前活动。这些损伤大多数可仅通过髓内拉力螺钉固定来治疗（图 12.62.16）。常用 4 mm 螺钉，尽管取决于第 5 跖骨的大小和外形，但 3.5 mm 和 4.5 mm 皮质螺钉可能适合。一旦症状缓解，允许保护性负重。有时需要植骨。

有症状的Ⅲ型粗隆骨折需治疗。石膏固定并非常规需要。有移位的关节内骨折是否是切开复位内固定的指征尚未确定。有些作者建议，对移位＞2 mm 的骨折应考虑复位并用拉力螺钉固定。

结果

经过非手术治疗后，大多数第 5 跖骨近端骨折将

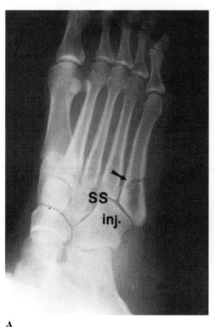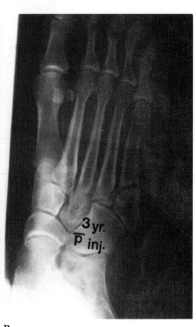

图 12.62.15　A）急性ⅠA 型骨折。患者拒绝治疗。B）3 年后患者出现持续疼痛。不愈合合并严重髓腔内硬化

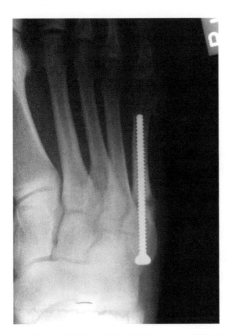

图 12.62.16　第 5 跖骨再次骨折使用 4.5 mm 螺钉固定。硬化骨已被清除。可见外侧植骨

会痊愈，并有良好的功能预后。已报道，Ⅱ、Ⅲ区损伤经手术治疗后可获得更为快速可靠的愈合。

并发症

不愈合和延迟愈合是Ⅰ、Ⅱ型损伤已详细描述的并发症（图 12.62.16）。这些损伤可以反映骨干 - 干骺端交界处的血管分布区域和生物力学表现。粗隆骨折不愈合很少出现症状。

在手术治疗的骨折中，螺钉穿透远端皮质通常无症状。螺钉断裂之后由于很难取出远端部分，可能会限制补救措施的选择。一旦骨折愈合，突出的螺钉头部可能需要去除。

补救手术

对于伴有症状的粗隆骨折不愈合的罕见病例，推荐切除小的粗隆骨折块并使腓骨短肌重新附着。不愈合的Ⅰ型和Ⅱ型损伤可通过髓内钉固定来治疗。

籽骨骨折

急性籽骨骨折罕见。双分籽骨常见，并且有多种类型。很难将骨折与双分籽骨软骨接合的破坏区别开。

籽骨应力骨折容易辨认。影像学评估应包括籽骨切线位 X 线片。健足的前后位、侧位和轴位 X 线片会有助于从先天性多分籽骨中鉴别出急性骨折（图

12.62.17）。

分类

骨折可分为有移位或无移位骨折。

治疗

有症状的轻微移位骨折需治疗。对籽骨处有凹陷者填充良好的管形石膏可允许早期活动。应告诫急性籽骨骨折患者其症状可能持续数月。

对经过合理的非手术治疗仍有持续疼痛或骨折移位明显的患者，应考虑手术治疗。尽管切除小的骨折块并修复短屈肌通常能充分缓解疼痛，但切开复位拉力螺钉内固定仍已有描述。

并发症

伴有症状的不愈合或第 1 跖趾关节炎可遵循合理的治疗。第 1 跖趾关节的持续疼痛、背屈受限和跖屈

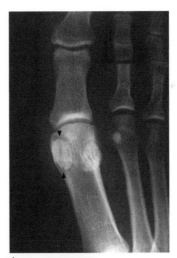

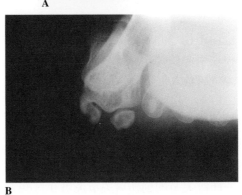

图 12.62.17　A）前后位 X 线片显示了内侧籽骨的纵向透光区。B）切线位 X 线片更好地显示了骨折

无力是籽骨清除术的常见后遗症。短屈肌破坏或失衡可导致扬趾畸形、踇外翻或内翻。不推荐切除籽骨。

跖趾关节损伤

跖趾关节的损伤范围从轻微扭伤到脱位。大多数相关轻微损伤发生在良性病程之后。

分型

第1跖趾关节脱位通常迫使跖骨指向足底。跖骨头可钻通跖板而不破坏籽骨系统（Ⅰ型）。籽骨破坏由籽骨间韧带撕裂（ⅡA）或骨折通过一至两个籽骨（ⅡB型）引起。

治疗

扭伤根据症状治疗。在一段时间休息、冰敷、抬高和压迫后，允许患者通过石膏固定或穿硬底鞋活动。恢复时间延长并不少见，而且可能需要数周至症状消失。

第1跖趾关节脱位应尝试闭合复位。然而，Ⅰ型损伤中跖板嵌入将阻碍复位。在这些病例中，需要经背侧入路切开复位。一旦关节复位，籽骨骨折常自行复位。关节内的游离骨折块需要清除。

复位后第1跖趾关节通常稳定。如果症状允许，患者可通过石膏固定或穿硬底鞋开始活动。建议数周后保护性负重。

对小跖趾关节脱位应进行闭合复位，并将指贴贴于相邻脚趾至舒适。在残余不稳定性难以解决时，经皮穿针可获得稳定。

结果

这些为罕见损伤，文献中没有大型病例研究报道。

并发症

复位后不稳定并不常见。由关节炎、游离体形成或软骨损伤引起的创伤后疼痛均可使恢复复杂化。跖趾关节脱位后常发生关节僵硬。

补救手术

不稳定关节应复位，确保没有软组织嵌顿。如果持续不稳定，应使用一枚克氏针贯穿固定2～3周。

第一跖趾关节的创伤后关节炎可在这些方法无效时采用矫正术、注射和融合术治疗。

趾骨骨折

脚趾骨折是前足最常见的骨折。趾骨骨折和脱位通常由直接打击造成。它们可能疼痛2～3周，但很少造成长期麻烦。

分类

趾骨骨折分为移位或无移位骨折。

治疗

无移位或轻微移位的骨折在有症状时治疗。对导致临床畸形的移位性骨折应复位并通过相邻捆扎制动。如果无法维持满意的闭合复位，应考虑切开复位克氏针固定。

累及跖趾关节的移位性关节内骨折需要切开复位内固定。延伸至趾间关节的移位性骨折麻烦较少，但仍可导致关节不契合和继发性关节炎。

并发症

严重畸形愈合可造成局部压迫症状。由关节内骨折造成的关节炎或不稳定引起的疼痛相对少见。

补救手术

对于踇趾的跖趾关节炎或趾间关节炎来说，关节融合术是可预见疗效的补救手术。畸形愈合可通过关节成形术或关节融合术治疗。

足骨筋膜室综合征（图12.62.18）

足骨筋膜室综合征是指筋膜间隙压力升高导致的局部缺血。一旦间隙压力超过毛细血管内压力，毛细血管床闭塞并导致肌神经缺血。这是引起骨筋膜室综合征剧烈疼痛的原因。如果未减压，最终结果将是纤维愈合并导致坏死。这些事件通常发生在足动脉存在且足部温暖时，所以灌注显著良好的足不会阻碍间隔室综合征的出现。骨筋膜室综合征也可发生于开放性足部骨折。

足有五个主要筋膜室，在临床上很重要：内侧筋膜室、中央筋膜室、外侧筋膜室、骨间筋膜室和跟部筋膜室。足与腿筋膜室之间的交通可通过实验方法证明，但可能仅发生在高压下或外伤所致的筋膜破坏后。

对于伴有或不伴有骨折和脱位的严重挤压伤患者，应考虑骨筋膜室综合征的可能。大范围肿胀通常明显。疼痛持续且与损伤严重性不成比例。通过脚趾

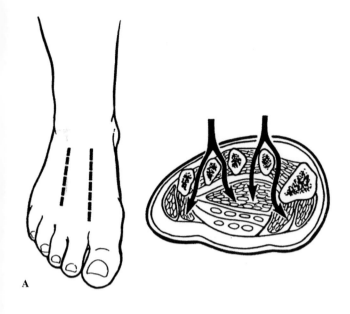

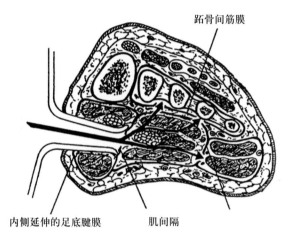

跖骨间筋膜

内侧延伸的足底腱膜 肌间隔

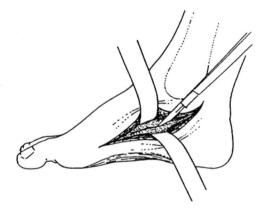

图 12.62.18 足筋膜室减压可通过（A）两个背侧切口和（或）（B）一个正中切口进行。骨损伤固定所需切口可能是最合适的入路

背屈拉伸足的内附肌会使疼痛加剧。其他症状如感觉改变、动脉和毛细血管再灌注均为不可靠的指征。

筋膜室压力可通过将与测压计相连的针刺入第一跖骨基底（内侧和中间间隔）或内侧跖骨间入路（骨间和中央间隔）来监测。跟骨筋膜室通过在内踝下方 2 cm 处进针大约 5 cm 到达。

筋膜切开术的指征是：骨筋膜室综合征的临床诊断明确或压力达到 40 mmHg 或心脏舒张压＜30 mmHg。尽管患者伤后 24 小时仍存在困难，但应尽快实施。筋膜切开术可能因暴露坏死的肌肉而增加感染风险。如果需要手术复位和固定骨折，减压可同时进行。

筋膜切开技术与在身体其他部位类似。皮肤切口足够长而不进行潜行剥离。分离肌筋膜以暴露膨出的肌纤维。可使用背侧或内侧入路或联合入路。如果专业知识充足，可考虑实施确定性或暂时性复位并稳定骨骼损伤，这样有可能减轻肿胀和疼痛。可使用充气压力装置帮助减轻肿胀。伤口可在 5～10 天二期闭合。

骨筋膜室综合征的后遗症包括脚趾的慢性疼痛、僵硬、爪型或屈曲畸形和软组织萎缩。慢性神经性疼痛应与继发于挛缩和畸形的疼痛鉴别。与通过近端趾间关节融合重建足踝相比，软组织挛缩松解可能对后者有帮助。尽管疼痛和功能预期有很大改善，但必须说明，正常功能无法恢复。

展望

大量足外伤的治疗是基于我们对基本生物力学和解剖的理解进行的。以临床试验为主的循证医学已经开始对治疗产生影响。然而，关于畸形愈合的接受度和最佳手术治疗方式的证据仍然不充分。在目前情况下，很难弄清提供用于此种研究的时间和资金是否能有效果。

拓展阅读

Coetzee, J.C. (2008). Making sense of Lisfranc injuries. *Foot and Ankle Clinics*, **13**(4), 695–704, ix. [Excellent overview of this under recognized injury.]

Hansen, S.T. Jr. (2000). *Functional Reconstruction of the Foot and Ankle*. Philadelphia, PA: Lippincot Williams and Wilkins. [If you like your evidence based on anecdote and experience (like me) this is for you.]

Pinzur, M.S. (ed) (2008). *Orthopaedic Knowledge Update: Foot and Ankle 4*. Rosemont, IL: American Academy of Orthopaedic Surgeons. [A concise summary of current knowledge.]

Rüedi, T.P., Buckley, R.E., and Moran, C.G. (eds) (2007). *AO Principles of Fracture Management*, Vol. 2, pp. 6–10. New York: Thieme. [Because principles will always matter]

第 13 篇

小儿骨科学

13.1
儿童骨髓炎和化脓性关节炎

J. S. Huntley • H. Crawford

（张 涛 译 刘晓光 审校）

要点

◆ 金黄色葡萄球菌是最常见的导致化脓性关节炎及骨髓炎的微生物

◆ 婴幼儿感染流感嗜血杆菌的病例数在逐年下降，但金氏杆菌（*Kingella kingae*）和耐甲氧西林的金黄色葡萄球菌（methicillin-resistant *Staphylococcus aureus*，MRSA）感染的病例数仍在增长

◆ 早期诊断与及时治疗对于这两种疾病都有重要意义（框 13.1.1 和 13.1.2）

引言

虽然英国儿童肌肉骨骼系统感染病例数在逐渐减少，但世界范围内骨关节感染仍是致残致畸的主要因素。虽然影像学技术日益先进，但对病情仍难以及时确诊，对其治疗仍是巨大挑战。Nelson（1991）曾提出，对不同症状及不同病程的疾病采取标准化的诊治流程是不恰当的。只有给予适当的处置，才能有效降低复发率。然而，各种并发症仍是诊治的难点，并会导致残余畸形。本章讲述了儿童肌骨系统感染的病理改变、诊断依据及治疗方式。

病因学、发病机制和病理学

骨髓炎常见的感染途径是血行播散，干骺端是最常见的细菌定植部位。骨髓炎很少累及骨骺。外伤会增加菌血症继发骨髓炎的概率，这可能是男性发病率高的原因之一。最初在松质骨内产生急性炎症反应，

生成的脓液会穿透干骺端骨皮质，导致骨膜下脓液积聚，最终穿透骨膜向外播散。骨膜下积脓还会影响相近的皮质骨血供，最终坏死的皮质骨会形成死骨块。

虽然大多数骨骼都可能成为骨髓炎的病灶，但最好发的部位是胫骨和股骨。相似的是，化脓性关节炎最常侵及的部位是膝关节和髋关节。急性炎症反应包括中性粒细胞浸润关节液，继发关节软骨的迅速破坏。因此，化脓性关节炎是外科急症，关节腔冲洗是治疗的核心。

在干骺端位于关节内的部位（如股骨颈、肱骨近端、桡骨近端、胫骨远端外侧），干骺端骨髓炎可直接侵犯关节。对这些关节，关节腔抽吸液培养的阴性结果不能作为鉴别依据。若病情继续恶化，则证明已发生关节内继发感染。

在新生儿期，因没有显著的症状，骨关节感染可

框 13.1.1　身体不适和发热？骨疼痛和跛行？怀疑骨髓炎

◆ 辅助检查：
  - 血液检查：FBC、ESR、CRP、培养
  - X 线
  - 考虑骨穿刺
  - MRI 扫描
  - 骨扫描
◆ 治疗：
  - 静脉注射抗生素
  - 休息 / 抬高
  - 重新评估
  - 如果病情进一步加重，需重新拍片
  - 考虑手术引流
  - 调整抗生素

能在晚期才被发现。另外，穿过骨骺的血管可使干骺端骨髓炎延伸至骨骺内，最后继发化脓性关节炎。婴儿感染化脓性关节炎病例中，60%～100%存在邻近的骨髓炎病变。

骨髓炎

急性血行播散性骨髓炎（acute haematogenous osteomyelitis，AHO）的临床表现及严重程度存在很

大差异，这导致其治疗难度加大。及时诊断和静脉注射敏感抗生素可及时治愈疾病且无后遗症。若延误诊断和治疗，或患者对治疗反应不佳，将会出现许多并发症。必须考虑到患者情况、致病细菌和感染部位这三项重要因素（框 13.1.3）。

患者情况

骨感染常发生于社会经济地位较低的阶层，他们出现症状往往较晚。在开始治疗前，感染可能已在骨骼内定植，因此后续治疗过程常较复杂。另外，患者免疫功能低下、神经肌肉疾病（骨痛常被误诊为骨折）、新生儿假性瘫痪的患者（图 13.1.1）也常常在晚期才出现症状。若急性血行播散性骨髓炎（AHO）在致病菌局灶感染产生骨痛时即被早期诊断，则及时给予敏感抗生素静脉滴注一般可彻底治愈感染。如果同时伴有严重合并症，那么疾病转归将难以预计。糖尿病、血红蛋白病、慢性肾病、风湿性关节炎的患者常需 2～3 个月的持续抗生素静脉滴注。

致病菌

金黄色葡萄球菌是（AHO）最常见的病原菌，但

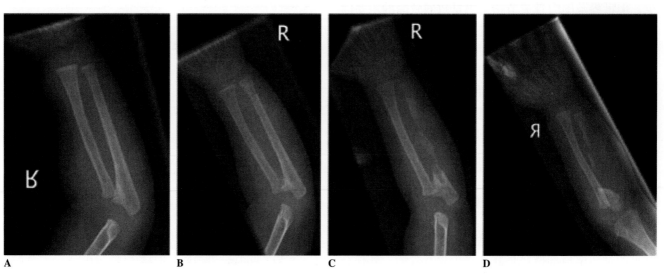

图 13.1.1　右前臂每月系列 X 线片。一名 15 个月大的男孩表现为延迟出现的前臂压痛及假性麻痹，虽经治疗，仍然发展成为尺骨全骨骨髓炎

表 13.1.1　总结最常见和最适当的抗生素

	病原菌	抗生素
新生儿	B 组链球菌 金黄色葡萄球菌 大肠菌群	头孢噻肟或苯唑西林和庆大霉素
婴儿 / 儿童	金黄色葡萄球菌	苯唑西林
镰状细胞病	金黄色葡萄球菌 沙门菌	苯唑西林和氨苄西林或头孢噻肟或氯霉素

其他致病菌在特殊年龄段及特定患者群体中更为常见。这将有助于抗生素的选择。应迅速提升感染病灶部位的抗生素血药浓度至可杀灭细菌的剂量，以抑制感染进展（表 13.1.1）。

若病情恢复不理想，则应考虑流感嗜血杆菌及金氏杆菌感染的可能性。在某些地区，社区获得性耐甲氧西林的金黄色葡萄球菌（CA-MRSA）是 AHO 的主要病原菌。

骨感染部位

骨髓炎最常侵及的部位是胫骨近端及股骨远端的干骺端。这些部位的感染相对容易诊断和治疗。若治疗及时，一般感染不会沿骨干播散，因而全骨骼的骨髓炎及其后遗症较少见。骨盆、锁骨及跟骨的感染较罕见，故难以及时作出诊断。这三处骨骼含大量松质骨，故完全清除感染需较长疗程。

临床特征

骨痛、压痛、发热提示骨髓炎，但这些症状并非特

框 13.1.4　AHO：鉴别诊断

- 化脓性关节炎
- Ewing 肉瘤
- 朗格汉斯细胞组织增多症
- 白血病
- 转移性神经母细胞瘤
- 镰状细胞
- 骨折（如在患有神经肌肉疾病的患者）
- 梗死
- 高雪病
- 血友病性关节炎（如血友病）

异性。也可出现跛行伴疼痛及全身不适感。然而，免疫功能低下的患者及新生儿患者常在感染状况进展后才出现症状。骨盆骨髓炎需与许多疾病鉴别，例如，腰大肌脓肿、泌尿系感染、髋关节炎症、阑尾炎及妇科疾患。

临床辅助检查

血液学检查包括 C- 反应蛋白（CRP）、红细胞沉降率（ESR）、全血细胞计数（FBC）及血培养。收住院时 98% 的病例可出现 CRP 升高。但 CRP 阴性并不排除感染存在，尤其是新生儿、免疫功能低下、贫血及镰状红细胞贫血患者。70% ~ 90% 的病例可见 ESR 大于 20 mm/h。血白细胞计数（white cell count, WCC）当显示白细胞分类左移时常提示感染，但骨感染病例仅有 35% ~ 40% 表现为此结果。出现骨痛及发热的患儿，应考虑白血病的可能，血涂片及血常规检查可协助诊断。仅有 30% ~ 50% 的 AHO 患者血培养为阳性。

X 线片检查在 AHO 病程的前 7 ~ 10 天可能无阳性表现，但对鉴别其他疾病有重要意义（框 13.1.4）。疾病初期后，X 线片常可有骨膜抬高、骨膜下吸收和（或）新生骨形成等表现。其他影像学检查包括全身

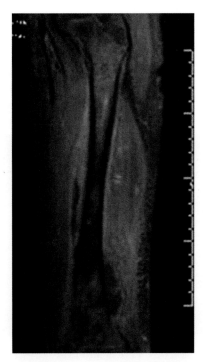

图 13.1.2　股骨远端 MRI。股骨远端变化广泛，提示骨髓炎扩散至软组织

骨扫描：冷显像提示疾病处于初期，局灶低灌注或骨坏死。97%～100%的骨髓炎病例MRI有阳性表现，同时其特异性可达73%～92%。此外，MRI还可明确软组织肿胀、髓腔内播散、关节侵袭，并可协助选择手术入路（图13.1.2）

病变部位穿刺活检可明确75%～80%病例的病原菌，但在综合治疗中应谨慎选择穿刺操作，具体原因于后文详述。

治疗与预后

急性血行播散性骨髓炎（AHO）的治疗目标是及时、适当地给予抗生素静脉注射，以防止出现严重脓毒血症；尽快控制局灶感染，防止出现继发的骺板侵犯、病理性骨折、骨坏死、深静脉血栓和慢性骨髓炎。

当临床症状提示骨髓炎可能时，就应及时给予抗生素治疗。对于是否应先行穿刺活检存在争议。有观点认为应于抗生素治疗前先行穿刺活检。然而，穿刺活检时所需的镇静或全身麻醉可能延误治疗。我们的经验是，不需在抗生素治疗前常规穿刺活检。当考虑骨髓炎诊断时就应及时给予抗生素治疗，再行MRI或全身骨扫描。全身骨扫描对于多发骨感染病灶、难以局限的病灶有重要提示意义。需警惕骨扫描的冷显像可能为病变初期，或感染与骨坏死同时存在。如有脓肿形成需切开引流，可同时取标本做培养，但对于已行抗生素治疗的病例可能培养出阴性结果。

相反地，对于主要因MRSA感染导致AHO的部位，穿刺活检是有效的。初期抗生素治疗应选用万古

霉素，如培养出其他病原菌后，也可及时调整抗生素。

骨髓炎患者应住院治疗并密切监测其病情变化，包括生命体征、关节活动度、疼痛程度等。并非所有患儿都对治疗敏感。外科医师应及时发现问题并重新评估病情。患儿可能需反复摄片、清创扩创或更换抗生素。对于感染未能有效控制、患儿仍有明显症状的病例，复查MRI有助于发现新发感染灶（髓腔内或骨膜下）或病变播散。超声检查也有助于病变诊断。AHO病灶邻近的血管内可能发现深静脉脓栓，这会导致感染性静脉栓塞，需给予抗凝治疗（图13.1.3）。

AHO治疗过程中CRP的动态变化可有效提示感染的控制状况。CRP持续降低结合患者症状缓解提示为将抗生素静脉注射改为口服的正确时机。对于不复杂的AHO病例，病程9天时CRP常可恢复正常。一般给予抗生素静脉注射5～7天，患儿临床症状及检验结果均可提示感染已控制，此时可改为继续口服抗生素3～4周。

目前对治疗的争议主要是疗程的长度及改抗生素静脉注射为口服的时机（框13.1.5）。延长抗生素静脉注射的疗程需要深静脉置管及其专业护理，其风险不容忽视。如无适当的家庭护理条件，患儿仍需长期住院治疗。因患者情况、病原菌及感染部位的不同，每位骨髓炎患者均存在其特殊性。因此需适当选择抗生

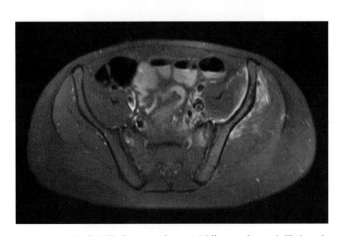

图13.1.3 骨盆冠状位T1压脂MRI图像。一名15岁男孩，多灶性葡萄球菌败血症，左侧骨盆疼痛。扫描显示广泛的左侧髂骨变化和相关的左髂静脉血栓

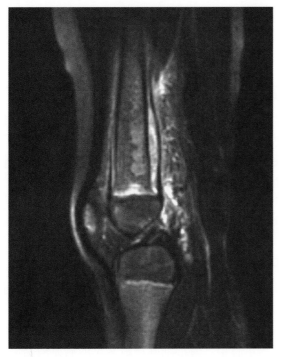

图 13.1.4 股骨远端矢状位 MRI T2 压脂像。3 岁女孩，发热和大腿远端疼痛 48 小时，伴局限性骨压痛。该扫描显示股骨远端骨膜下脓肿

素及外科干预措施，并密切观察病情变化。对于耐药性及难治性感染病例或免疫功能缺陷的患者，应持续静脉应用抗生素至感染征象完全控制（抗生素应用总

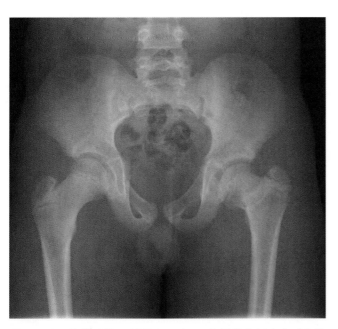

图 13.1.5 骨盆正位 X 线片。一名 11 岁男孩在新生儿时左髋关节感染后出现髋内翻

时间或需延长至 6 ~ 12 周）。

选择恰当时机进行外科干预对于防治并发症有重要意义（框 13.1.6）。若病灶穿刺活检出脓液或 MRI 发现脓肿形成（图 13.1.4），是清创的手术指征。精确的影像学检查有助于选择合适手术入路。对较困难部位的小脓肿，可选择在超声或 CT 引导下经皮穿刺引流。这对于骨盆骨髓炎尤为有效，例如，髂肌旁深部脓肿就不必行广泛的手术入路。在清创术中很少需要钻入髓腔，因髓腔内积脓常侵犯穿透皮质形成骨膜下积脓而自行减压。清创术后常需留置大号引流管，并松散缝合皮缘即可。术后 48 小时再次探查病变，可酌情再行冲洗或扩创术，若引流已充分则可逐层缝合切口。若再次探查时仍存在大量脓液，伤口保持开放并留置负压吸引装置持续引流。

根据病程进展，患者出院后需定期复查，继续监测症状、影像学及血液学指标（WCC、ESR、CRP）的动态改变。因氟氯西林可导致中性粒细胞减少症（框 13.1.7），使用氟氯西林的患者需每周复查肝功能及中性粒细胞计数。

化脓性关节炎

临床表现

化脓性关节炎患者常可出现脓毒症的各种表现以及关节肿胀、皮温升高和因疼痛导致的活动受限。特定部位如髋关节的肿胀常难以检测。化脓性关节炎的发病及进展常常迅速且严重。关节固定于关节囊的最大松弛位。这些典型表现常提示化脓性关节炎，但仍需行适当检查（如穿刺活检及涂片镜检）来确诊。如患者正使用抗生素或类固醇治疗中，则症状可能并不典型。新生儿肢体假瘫，通常无脓毒症征象，但却是化脓性关节炎的典型表现（图13.1.5）。

临床辅助检查

穿刺活检并送检关节液行镜检、培养及细胞计数，可作为重要诊断依据。术前应完善全血细胞计数、CRP、红细胞沉降率、血培养及X线片检查。某些情况下，超声、MRI及骨扫描等影像学检查可协助病变定位、提示渗出或发现邻近部位骨髓炎。但仍应优先行穿刺活检检查。超声可提示渗出性病变，但无法鉴别渗出液性质为感染或无菌性。

诊断标准

穿刺活检获得关节液镜检发现病原微生物可确定诊断。若镜检未见病原体，血常规发现白细胞计数高于 $40.0 \times 10^9/L$ 对于诊断化脓性关节炎有大于90%的敏感性和特异性。急性感染性关节炎的血白细胞计数可能更高。若疾病处于初期，或已行抗生素治疗，则血白细胞计数或许升高并不明显。如不能明确诊断，应即刻行关节腔充分冲洗。

一过性滑膜炎与化脓性关节炎常难以鉴别。其主要鉴别点包括如下四项：发热病史、关节无法负重、红细胞沉降率大于 40 mm/h 及血白细胞计数大于 $12.0 \times 10^9/L$。感染初期CRP的升高比红细胞沉降率更快，因而常作为主要观察指标（框13.1.8）。

治疗

化脓性关节炎治疗首选关节腔切开大量液体冲洗。髋关节常采取 Smith-Petersen 入路以保护营养股骨头的后侧血管。术中应取组织行活检及细菌培养。术后静脉应用抗生素3～4周可覆盖大多数病原菌，然后根据培养结果选择敏感抗生素。CRP的动态改变可用于疗效评估。目前治疗趋势是缩短抗生素静脉应用的疗程。

预后

冲洗关节腔可保证足够的抗生素局部浓度。若疾病能早期诊断治疗，则预后较好。新生儿脓毒症，尤其是累及髋关节者，预后常不佳，并可能出现双下肢不等长、成角畸形、股骨头缺血坏死及关节脱位等后遗症。

特殊病例

镰状红细胞贫血伴骨髓炎

镰状红细胞贫血的患者有更高的骨髓炎患病率，并更容易产生并发症。镰状红细胞危象和急性血行播散型骨髓炎（AHO）较难鉴别。发热及红细胞沉降率升高提示感染。镰形细胞病最常见的病原菌是金黄色葡萄球菌，但也应警惕沙门菌感染。

慢性骨髓炎

病程超过3个月的骨髓炎可考虑为慢性骨髓炎。

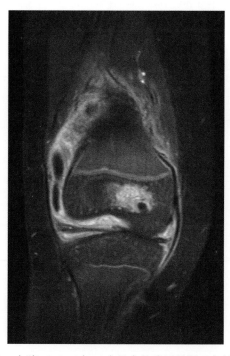

图13.1.6　右膝MRI。一名21个月大的孩子骨骺亚急性骨髓炎，积液较多，穿刺有脓液，行膝关节切开引流和骺内脓肿冲洗

通过完善 CT 及 MRI 检查可发现死骨形成，这是行清创术和死骨切除术的重要指征。

骨骺骨髓炎

原发于骨骺的骨髓炎较少见，病程常为亚急性。主要临床表现为轻度疼痛、轻度功能障碍，全身反应较轻。可行 Ga 增强 MRI 以鉴别诊断、定位感染部位及必要时设计手术入路（图 13.1.6）。

淋球菌感染性关节炎

淋病奈瑟菌是性传播疾病患者群中常见的化脓性关节炎致病菌。需与 Reiter 病鉴别。常累及多个关节，穿刺液中白细胞数常低于化脓性关节炎。治疗应选用青霉素或三代头孢菌素静脉输液。

足外伤

儿童常好发足部外伤。治疗应充分冲洗、清创及注射破伤风疫苗。葡萄球菌为常见病原菌。易侵犯软骨的假单胞菌常可导致顽固性感染，需行清创术及静脉应用抗生素。

骶髂关节感染

骶髂关节感染常表现为疼痛、步态异常、发热，易被误诊为其他疾病。屈曲 - 外展 - 外旋试验及俯卧位骶髂关节压痛可协助诊断。骨扫描也有提示意义（图 13.1.7）。同时应取血、尿、便标本进行培养。治疗选择为静脉应用抗葡萄球菌的抗生素，而清创术非首选。

其他问题

携带 Panton-Valentine 杀白细胞素（Panton-Vatentine leukocidin，PVL）序列的金黄色葡萄球菌可分泌毒力很强的 PVL，这种毒素可杀死宿主中性粒细胞并加速血管内凝血。专家认为 PVL 或许是近年来难治性脓毒症的原因之一。临床实践中尚未发现有效的治疗措施。

拓展阅读

Arnold, S.R., Elias, D., Buckingham, S.C., *et al.* (2006). Changing patterns of acute hematogenous osteomyelitis and septic arthritis: emergence of community-associated methicillin-resistant Staphylococcus aureus. *Journal of Pediatric Orthopedics*, **26**, 703–8.

Hempfing, A., Placzek, R., Gottsche, T., and Meisss, A.L. (2003). Primary subacute epiphyseal and metaepiphyseal osteomyelitis in children. *Journal of Bone and Joint Surgery*, **81B**, 1029–34.

Kocher, M.S., Mandiga, R., Zurakowski, D., Barnewolt, C., and Kasser, J.R. (2004). Validation of a clinical prediction rule for the differentiation between septic arthritis and transient synovitis of the hip in children. *Journal of Bone and Joint Surgery*, **86A**, 1629–35.

McCarthy, J.J., Dormans, J.P., Kozin, S.H., and Pizzutillo, P.D. (2004). Musculoskeletal infections in children. Basic treatment principles and recent advancements. *Journal of Bone and Joint Surgery*, **86A**, 850–63.

Mitchell, P.D., Hunt, D.M., Lyall, H., Nolan, M., and Tudor-Williams, G. (2007). Panton-Valentine leukocidin-secreting *Staphylococcus aureus* causing severe musculoskeletal sepsis in children. A new threat. *Journal of Bone and Joint Surgery*, **89B**, 1239–42.

Nelson, J.D. (1991). Skeletal infections in children. *Advances in Pediatric Infectious Diseases*, **6**, 59–78.

Stott, N.S. (2001). Paediatric bone and joint infection. *Journal of Orthopedic Surgery (Hong Kong)*, **9**, 83–90.

Unkila-Kallio, L., Kallio, M.J., Eskola, J., and Peltola, H. (1994). Serum C-reactive protein, erythrocyte sedimentation rate, and white blood cell count in acute haematogenous osteomyelitis of children. *Pediatrics*, **93**, 59–62.

Whalen, J.L., Fitzgerald, Jr R.H., and Morrissy, J.T. (1988). A histological study of acute hematogenous osteomyelitis following physeal injuries in rabbits. *Journal of Bone and Joint Surgery*, **70A**, 1383–92.

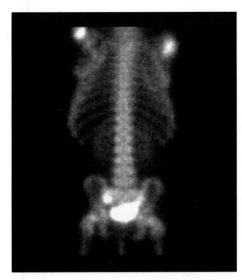

图 13.1.7　骨扫描，右侧骶髂关节局限性疼痛

13.2a
幼年特发性关节炎：临床特征

Clarissa Pilkington

（张　涛　译　刘晓光　审校）

要点

- 幼年特发性关节炎定义为持续 6 周以上的关节炎
- 病因可能是对特定刺激的免疫应答反应，表现为滑膜或全身型改变
- 分型依据为临床特征及免疫标志物
- 常需与化脓性关节炎鉴别
- 大多数病例容易治愈，少数需要制订详细的治疗计划。10% 的病例具有手术指征。所有治疗均应包括物理治疗
- 疾病本身或治疗均可能引起并发症

引言

幼年特发性关节炎（juvenile idiopathic arthritis, JIA）包含一组有特定发病模式及年龄阶段的疾病。其发病机制仍不清楚。起初，由成人关节炎分类标准演变而来的 JIA 分类标准并不准确，后来又衍变出多种不同标准。目前的分类系统是基于研究的系统，以便使不同地区的患者可有相同的评估标准。此标准被广泛应用，但并不严格遵守各项排除标准。所有 JIA 病例的统一治疗原则是：完全控制受累关节的炎症改变，使其在幼年时可获得正常生长发育和良好功能。

JIA 病例遍布全球，在英国，儿童发病率为 1/10 000。JIA 定义为：16 岁以下儿童持续 6 周以上的关节炎症。病变常表现为一处以上外周关节肿胀，或包括至少两条如下表现：关节活动受限、活动时疼痛或压痛、关节表面皮温升高（框 13.2a.1）。病因常为遗传及环境因素的共同作用导致免疫系统应答的改变，其产生的炎性改变常局限于滑膜或产生全身型表现。

炎性肠病、免疫缺陷病及反应性关节炎所并发的关节病变不包括在上述分类中。

分类

少关节型幼年特发性关节炎

少关节型幼年特发性关节炎最初名为少数关节型幼年型关节炎，其定义为起病初期 6 个月内累及关节少于四处。若 6 个月后继续累及更多关节，则发展为少关节型幼年特发性关节炎。50% 以上的 JIA 病例为少关节型。发病较早，平均 5 岁起病，男女比例为 1：5。膝关节最好发。抗核抗体阳性患儿常伴发葡萄膜炎。因葡萄膜炎常无明显症状，自起病 2 年内应定期每 3 个月行裂隙灯复查眼底以防止病变致盲。60% 的病例成年期可缓解。

类风湿因子（RF）及 HLA-B27 为阳性的银屑病患者，及患有 HLA-B27 相关疾病或炎性肠病的患者被排除出少关节型幼年特发性关节炎的诊断标准。

框 13.2a.1　JIA 的定义

- JIA：
  - <16 岁儿童，关节炎持续>6 周
- 关节炎：
  - 至少一处外周关节肿胀或
  - 两条如下表现：
    - 关节活动受限
    - 活动时疼痛或压痛
    - 关节表面皮温升高

多关节型幼年特发性关节炎

类风湿因子阴性者

多关节型幼年特发性关节炎患者发病 6 个月内常累及五个以上关节。这是第二好发的 JIA 病种。与少关节型类似，多关节型起病较早，平均为 6 岁，女性发病率高。关节炎常双侧起病，多累及腕关节、掌指关节及近端指间关节、颈部关节及颞下颌关节。肢体多个关节受累常导致生长停滞。

与少关节型相似，患儿常表现为抗核抗体阳性，因而常伴发葡萄膜炎。即便给予及时治疗，10%～15% 的类风湿因子阴性的多关节型患者起病 10～15 年后常出现严重功能障碍。

类风湿因子阳性者

这类仅占多关节型的 10%；在所有 JIA 患者中，类风湿因子阳性者仅占 3%。女性发病率明显高于男性，男女比例为 1：13。起病相对较晚，平均 9 岁起病。这类关节炎侵袭性强，累及双侧，与成人类风湿关节炎类似（图 13.2a.1）。

若患者 HLA-B27 阳性，则可排除多关节型 JIA 诊断（无论 RF 是否阳性）。

全身型幼年特发性关节炎

全身型为 JIA 中最严重的一型。常表现为不明原

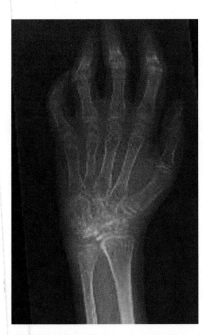

图 13.2a.1 腕关节正位 X 线片显示 RF 阳性的多关节型 JLA 患儿关节广泛破坏，对侧腕关节同样受累

因的发热。主要诊断依据包括以下三条：

◆ 发热——每日发热 1～2 次，体温最高超过 38℃，之后降至正常，甚至低于平均体温
◆ 皮疹——橙红色斑丘疹伴随发热产生及消退。皮疹常不痒
◆ 关节炎——关节炎常累及一个以上关节，而热退后数周乃至数月常无关节炎表现

与其他 JIA 类型不同的是，男女比例为 1：1；起病年龄也无明显差异

疾病的全身表现特征主要为广泛的淋巴结肿大伴肝脾大，有时伴发浆膜炎（包括心包炎）。疾病未被控制时常导致骨质疏松、严重生长停滞，30%～60% 的病例可出现破坏性关节炎症。

类风湿因子或 HLA-B27 阳性的患者可排除此诊断。

银屑病型幼年特发性关节炎

顾名思义，这类患者必须有伴发指甲凹陷或指头炎的关节炎，或是银屑病患者的一级亲属。女性好发，平均起病年龄为 7～11 岁。

类风湿因子或 HLA-B27 阳性的患者可排除此诊断。

肌腱附着点炎症相关关节炎

这类 HLA-B27 阳性患者过去被冠名为脊柱关节炎，此命名现已废除。这是唯一男性发病率高于女性的 JIA 分型，起病年龄平均 11 岁（表 13.2a.1）。不对称的外周大关节炎症常伴发肌肉或肌腱与骨骼附着点处炎症及腱鞘炎。病变累及中轴骨较少见，若出现则为晚期表现。

此类患者类风湿因子为阴性。

其他幼年特发性关节炎

这类患者指用上述标准仍无法归类的关节炎。

辅助检查（表 13.2a.2 和 13.2a.3）

临床检查可协助确定诊断、鉴别相似疾病。

框 13.2a.2　JIA 免疫标志物

◆ ANA 阳性：检查眼色素层炎
◆ RF 阳性：与成人系统性红斑狼疮表现类似
◆ HLA-B27 阳性：肌腱附着点炎症和滑膜炎

表 13.2a.1　JIA 各种亚型的鉴别

	肌腱附着点炎症相关关节炎（ERA）	全身型幼年特发性关节炎（SOJIA）	其他幼年特发性关节炎
HLA B27	阳性	阴性	阴性
男（M）：女（F）	M>F	M＝F	F>M
发病年龄	大龄	发病年龄无高峰	低龄
症状	关节炎和肌腱附着点炎	全身性疾病和关节炎	关节炎和可能的银屑病和眼色素层炎

血液学检验

疾病的炎性反应可表现为贫血、血小板及白细胞计数升高、红细胞沉降率加快、C- 反应蛋白（CRP）升高。少关节型可无上述改变。

生化检验

全身型患者可表现为转氨酶升高。

免疫学检验（框 13.2a.2）

ANA 或 RF 阳性可协助确诊并影响预后。类风湿因子很高的患者需与系统性红斑狼疮鉴别。鉴别银屑病型 JIA 或肌腱附着点相关型 JIA 时需行 HLA-B27 检测。

微生物学检验

发热表现需行感染筛查确定病原，并排除包柔螺旋体感染。怀疑结核感染时需行结核菌素试验及拍摄胸部正位 X 线片。

肌肉骨骼影像学检查

X 线片很难发现异常。但进展期病变可表现为关节周围的骨质疏松、边缘侵蚀及腕部的腕骨挤压。MRI 可发现滑膜肥大,增强 MRI 可发现活动性滑膜炎。

框 13.2a.3　检查陷阱

- RF 非常高：怀疑系统性红斑狼疮
- 滑膜活检：非常规检查，但可排除结核 / 结节病
- BMA/ 尿 VMA：排除恶性肿瘤
- 转氨酶：多关节型幼年特发性关节炎
- 炎性标志物：在少关节型幼年特发性关节炎可能正常

其他检查

滑膜活检非常规检查，但可用于排除结核或结节病诊断。同样地，全身型患者可行骨髓穿刺术及尿苦杏仁酸定量检查以排除白血病及神经母细胞瘤（框 13.2a.3）。

鉴别诊断

各型 JIA 需鉴别的疾病较类似。为明确诊断并指导制订诊疗计划，需完善病史采集、查体及相关辅助检查。当仅出现 1～2 个关节病变时，需鉴别少关节型 JIA 与脓毒症；而全身型常累及双侧（表 13.2a.2），故可排除。

治疗

因 JIA 诊断常存在先入为主的错误理念，所以对患儿及家长的教育便极为重要。

某些病例治疗仅需要镇痛及卧床休息即可。非甾体类抗炎药可缓解疼痛、关节僵硬和退热；而物理治疗可协助保持关节活动度、维持肌力，协助失用性萎缩后的肌肉恢复肌力、释放炎性细胞因子。

其他病例需更系统的治疗方案。

类固醇

如病变仅累及少量关节，8 岁以下儿童全麻下或更大龄儿童氧化二氮麻醉下可行关节腔内类固醇注射治疗。对于每个大关节可选择曲安奈德，剂量为 1 mg/kg。

若疾病出现全身表现或累及多个关节，则可选择口服或静脉应用类固醇。

表 13.2a.2　一些 JIA 亚型的鉴别诊断

	少关节型	多关节型	全身型	ERA
反应性关节炎	是	是	是（链球菌感染后）	是
化脓性关节炎	是，若仅累及髋关节考虑为结核			
感染		CRMO——非感染性骨髓炎	PUO、病毒、细菌	CRMO、SAPHO、结节病
恶性肿瘤	罕见		神经母细胞瘤、白血病	
系统性红斑狼疮		是	是	
JDM		是	是	
MPS		是——关节对类固醇反应差		
关节病伴随表现		炎性肠病	免疫缺陷	
创伤	是			机械性疼痛综合征
其他	镰状细胞病、PVNS、凝血缺陷		川崎病、噬血细胞症、淋巴组织细胞增生症	结节病

CRMO：慢性多部位复发性骨髓炎；JDM：幼年型皮肌炎；MPS：黏多糖病；PUO：不明原因发热；PVNS：色素沉着绒毛结节性滑膜炎；SAPHO：滑膜炎、痤疮、脓疱病、骨质增生、骨髓炎

其他药物治疗

- 甲氨蝶呤（MTX）：常用于少关节型 JIA 或病变累及较少关节时。若关节内类固醇应用无法控制病情，可立即使用 MTX，剂量为 10 ~ 15 mg/m²
- 柳氮磺胺吡啶：仅用于 ERA 病例
- 抗肿瘤坏死因子药物：例如，依那西普、英夫利昔、阿达木单抗。常用于甲氨蝶呤无法控制疾病或 ERA 累及中轴骨时

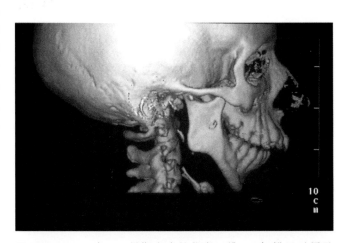

图 13.2a.2　一名 JIA 早期发病的儿童三维 CT 扫描显示累及颞下颌关节，导致活动减少和小颌畸形，可引起麻醉插管困难

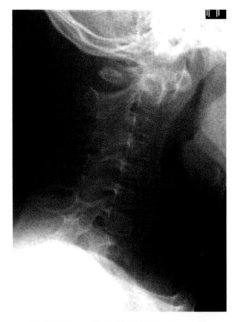

图 13.2a.3　颈椎侧位 X 线片显示继发于 JIA 的 C2 ~ C6 后方融合

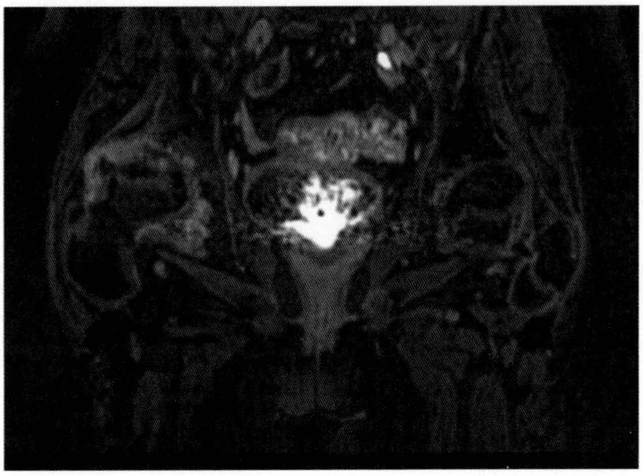

图 13.2a.4 骨盆 MRI 扫描显示右侧股骨头缺血性坏死伴关节融合

对于全身型 JIA 或累及多关节的 JIA 病例，职业疗法是必需的。手部理疗非常重要，但关节支具固定并不常用。治疗原则是维持关节正常活动以满足日常生活需要，必要时可允许关节适当承重。

转归与并发症

正常生长发育停滞

疾病的不同活跃程度可导致全身生长停滞，其中全身型 JIA 较多关节型更多见。然而任何受累关节均可能出现局部生长发育停滞，骺早闭可导致明显的肢体不等长。某些患者可表现为因炎症反应及局部丰富血流继发的过度生长，这也可导致肢体不等长或力线改变，多见膝外翻。

青春期延迟较少见，仅出现于严重病例。

淀粉样变性

淀粉样变性仅见于某些因炎症反应长期未得到控制（表现为 ESR 及 CRP 水平的持续升高）的全身型 JIA 病例。随着治疗措施的进步，淀粉样变性的发生率已逐年下降。

巨噬细胞活化综合征

可继发于任何全身炎性反应疾病。骨髓内巨噬细胞活化可导致巨噬细胞吞噬红细胞、血小板及纤维蛋白原。患者病情迅速恶化，表现为血小板计数、纤维蛋白原及红细胞沉降率的明显下降。严重时常致命。

骨质疏松 / 骨折

炎症未控制的患者，尤其是多关节累及者常出现骨质疏松或骨折，因而全身型 JIA 及某些多关节型 JIA 病例更好发。

关节侵犯

疼痛及软组织挛缩继发的关节活动受限很常见，故应尽量避免出现此并发症。关节软骨损伤可导致关节间隙变窄、力线改变及负重异常，常需骨科专业治疗（见 13.2b 章节）。

幼儿病变累及颞下颌关节可导致小颌畸形伴牙科及颜面异常改变（图 13.2a.2）。如伴发颈椎炎症或融合改变（图 13.2a.3），常出现显著伸颈受限。上述状况均可导致麻醉困难。

寰枢椎脱位较少见，但多关节型患者及韧带松弛患者可出现此病变。

股骨头缺血坏死也较少见，可能与类固醇治疗或持续性活动性病变相关（图 13.2a.4）。

13.2b
幼年特发性关节炎：外科治疗

Nicholas D. Riley • A. Hashemi-Nejad

（ 张　涛 译　刘晓光 审校 ）

要点

- 约 10% 的 JIA 病例需外科手术治疗
- 非手术治疗的目标是防止畸形、促进正常生长发育及维持关节功能
- 需完善评估围术期风险并给予适当处理
- 可通过软组织松解或截骨术矫正畸形
- 如关节面完整，可行滑膜切除术
- 关节融合术仅限于腕 / 手部关节
- 关节置换术可协助恢复功能

引言

幼年特发性关节炎可分为三类：全身型关节炎（ 10%～20% ），典型表现为发热及关节外表现，如皮疹及肌肉痛；少关节型（ 50%～60% ），表现为非对称的四个以下关节累及；多关节型（ 20%～30% ），表现为对称的多发关节受累。这些在 13.2a 章已详细叙述。对骨科医师而言最常见的表现为距下关节炎症伴后足外翻，但最常侵犯膝关节。

由于 JIA 的病因及发病机制仍不清楚，治疗措施常为支持性治疗而非治愈性治疗，这需要多学科综合团队中的专科医师指导。为达到恢复关节功能的目的，需由风湿科医师、物理治疗师、职业治疗师、眼科医师、骨科医师及精神科医师共同制订综合治疗计划，保证患儿及其家属完美应对 JIA 治疗中的各种需要，使患儿获得与同龄人一样的正常的生长发育。

治疗原则

在当前 JIA 治疗计划中，外科治疗扮演了重要角色，由风湿科收治的患儿中有 10% 需外科手术治疗。短期治疗目标主要是维持功能、控制炎症及抑制畸形进展。长期治疗目标则为维持正常发育、促进健康教育及康复。治疗应用最简单、最安全、最微创的治疗策略以保证正常生活方式、降低致畸概率及住院时间。

炎症反应重的关节若不及时治疗，会迅速产生屈曲畸形。而及时给予药物治疗、物理治疗及合适的支具固定可保持关节的位置及功能良好。若治疗后仍出现难以避免的软组织挛缩，则可酌情行关节腔内类固醇注射、滑膜切除、软组织松解、骺阻滞术、截骨术及关节置换术（框 13.2b.1）。除支具固定失效的进展期手足关节病变外，不提倡行关节融合术。

围术期问题（框 13.2b.2）

JIA 患者围术期处理需多专业团队共同参与。因气道狭窄、下颌骨发育不全、颈椎僵直或不稳定，麻醉插管常面临困难（框 13.2b.2），故术前应完善颈椎影像学检查以协助评估。困难气道插管常需柔韧性好的或纤维气管插管，或急诊行气管切开插管。无法插

框 13.2b.1　对 JIA 有效的手术方法

- 关节内类固醇注射
- 滑膜切除
- 软组织松解
- 骨骺阻滞术——临时 / 永久
- 截骨术
- 关节成形术
- 关节融合术——很少用于大关节

框 13.2b.2　JIA 患者围术期的潜在陷阱

- 颈椎僵硬或不稳定
- 气道狭窄
- 颞颌关节问题造成无法张嘴
- 应用类固醇的不良反应
- 慢性疾病引起的贫血
- 骨质疏松

管的患者可使用喉罩。为降低术后感染风险，手术当天需停止口服类固醇；在患者状况允许口服给药之前的围术期予以静脉给药。

因病变导致的血管富集及关节废用，常导致 JIA 患者尤其是类固醇应用后的患者出现骨质疏松，因而术中需注意保护患儿肢体。患儿因生长停滞通常其骨骼较小，但若 JIA 青春期起病，骨骼形态可能正常但骨皮质较薄，进而导致髓腔增大。

术后康复可能受制于疾病活跃尤其是邻近关节的活跃病变。因而术前评估术区邻近关节的 JIA 表现非常重要，这可影响手术计划的成败。

关节腔内类固醇注射

因类固醇的不良反应，应尽可能避免全身应用类固醇。关节内注射曲安奈德已证实是安全有效控制滑膜炎的方法（见 13.2a 章）。可提供迅速止痛及协助物理治疗的效果，有利于症状缓解、全身停用应用类固醇，或相对于全身应用类固醇可更快起效。早期足量应用类固醇可降低少关节型患者的下肢不等长风险，预防关节挛缩。在类固醇注射前应先抽吸关节渗出液并送微生物学检查。

对类固醇注射后的制动、固定及物理治疗仍有争议，目前无回顾性研究证明有效。对于可行走的患儿很难迫使其制动。当物理治疗有效时，因类固醇效应存在，不必再行支具固定防止挛缩。

对疗效的研究结果仍不统一。所研究的疾病亚型及评估疗效的时间均无一致标准。目前已发表的大宗病例研究（约 1 500 例），平均缓解期为 74 周，其中初次注射单个关节的疗效最佳。

关节腔类固醇注射在回顾性研究中尚未发现明显不良反应，但公认皮下组织萎缩为并发症之一。继发感染概率预计为 1/10 万，在患儿人群中尚未有继发化脓性关节炎的报告。也未见关节内结构的损伤。

滑膜切除术

在关节软骨完好的关节内发生的、对药物治疗反应不佳的持续性滑膜炎为滑膜切除术的手术指征。由于大多数患儿可达到即时缓解，故手术时机选择较困难。有观点认为，应 18 个月之后手术，此时其关节间隙维持良好。因滑膜切除为创伤性手术，可导致短期疼痛加剧，若发生于依从性不佳的患儿可能导致关节僵硬及挛缩。因影像学检查不易评估关节损伤，术前应常规行 MRI 以精确评估关节软骨状况（图 13.2b.1）。

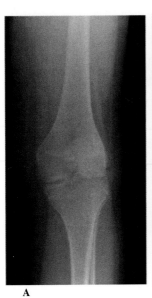
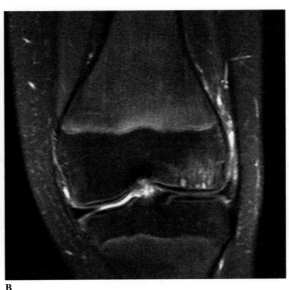

A　　　　　　　B

图 13.2b.1　A）患 JIA 的膝关节正位 X 线片。疼痛和僵硬难以明确关节病变的严重程度；B）同一膝关节的 MRI 显示的骨质变化，尤其是在股骨外髁处，但相对保留了关节软骨

历史上滑膜切除术最常用于腕关节及膝关节。近年来的观点认为应避免腕关节滑膜切除，而改行充分物理治疗及支具固定。若腕关节已僵硬，则保持适当体位固定可维持功能。膝关节滑膜切除术仍在临床中得到应用。关节镜下或切开行滑膜切除术可通过减轻疼痛、维持关节活动度及预防关节损伤来防止发生永久性挛缩。然而单纯手术并不能改善关节活动度或固定畸形程度。

JIA 患者行关节镜或切开手术的区别目前暂无研究。切开手术需要设计合适的切口，其感染概率较高；而关节镜手术创伤小、精度高，因而可允许早期功能锻炼、维持关节活动度、缩短住院时间。但关节镜手术的复发率较高（约 40%），尤其是在疾病进展中表现出全身症状的患者为甚。不应因全身症状较重而延迟手术。手术目的是延长关节软骨寿命，摘除血管翳。因为关节软骨的破坏可导致不可逆的关节功能受限（图 13.2b.2）。

软组织松解

对软组织挛缩的早期处理方式应是物理治疗及支具固定。若效果不佳则可再行软组织松解术，以髋、膝关节为甚。为降低关节腔压力，术前应常规行关节腔减压术伴 / 不伴滑膜切除术。关节腔压力增大可导

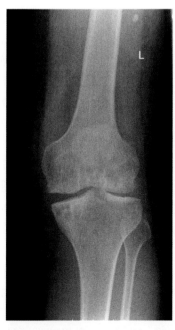

图 13.2b.2　7 岁患者滑膜切除术后的膝关节 X 线片显示保留了关节间隙

致缺血、半脱位、骨质疏松性骨折、软骨坏死及软骨下微小骨折。

固定畸形可加速关节软骨破坏，导致同侧邻近关节及对侧相应关节的继发畸形。因术后关节活动度得到恢复，所以关节相容性及关节血供得到改善。若术后疾病迅速缓解，则关节软骨可尽早愈合，可防止进一步手术干预。反之若疾病进展，则松解后关节对线的改善为再行关节置换术创造了良好条件。髋关节前侧松解及膝关节后侧松解为主要术式。髋关节累及为最重要的指征，因其影响活动度和自主性。典型畸形表现为固定屈曲内收畸形。McCullough 推荐如下的术式选择：

1）对于小于 25°的固定屈曲畸形伴内收肌挛缩，行内收肌髂腰肌腱切断术
2）对大于 25°的固定屈曲畸形，除内收肌髂腰肌腱切断术，应再行前侧软组织松解
3）对于单纯内收肌挛缩伴股骨头外侧半脱位，行内收肌髂腰肌松解术

他的同事报告称，松解术可获得短中期的镇痛作用、步态改善及固定畸形的复位效果。在 17 例患者中，仅有 3 例在术后平均 6.3 年后需再行全髋关节置换术。

膝关节屈曲挛缩是 JIA 患者残疾的主要原因。只要关节间隙存在、外翻畸形不超过 15°，就有软组织松解的指征。继发于前交叉韧带挛缩导致的胫骨近端后侧半脱位较难处理，但是否应行韧带切除术尚存争议。膝关节软组织松解是必需的，其目标是松解腘绳肌、股二头肌长头腱，必要时松解腓肠肌起点，以矫正屈曲畸形、改善关节活动。术中游离腓总神经可防止发生神经损伤。有报道证实手术可获得对固定屈曲畸形及疼痛的良好缓解效果。

肢体不等长和成角畸形

因 JIA 产生的多种局部及全身因素可导致肢体不等长。因 JIA 常累及膝关节，下肢的肢体不等长更为常见。股骨远端及胫骨近端骨骺每年生长约 2 cm。由于炎症反应，膝关节炎导致骨骺周围充血，进而产生生长加速。少关节型 JIA 或起病早期时，骨骺内外侧常同时受累，肢体对称增长。若无临床干预，腿长度可于 2 年内恢复正常，原因是关节炎痊愈或对侧膝关节受累。多关节型 JIA 患者常见膝关节外翻畸形，随生长常可缓解。小于 2 cm 的肢体不等长常无明显症状，应使用矫形器保守

治疗。若肢体不等长为固定屈曲畸形的继发改变，无法通过软组织松解来矫正，则提示应行截骨术或骺阻滞术。术前应完善同侧髋、踝关节检查以排除其他畸形存在。

临时或永久膝关节骺阻滞术是安全可靠的，对免疫功能缺陷的患者也如此。对于 JIA 患儿，传统生长发育预测标准，如 Greulich 和 Pyle 图谱、Eastwood 和 Cole 图等是不可靠的，原因在于类固醇治疗的全身反应会抑制生长，而局部充血又会促进生长。无论如何，治疗目的是在骨骼发育成熟前纠正畸形。这需要选择适当手术时机，对术后尤其是临时骺阻滞术后的患儿应定期随访。对取出内固定物后的生长重塑及炎性关节的远期生长需认真考虑。

行截骨矫形术的主要指征为成角畸形或旋转畸形。最常见的情况是对于膝外翻畸形的病例行股骨髁上截骨术。因患儿常骨质疏松，术中需注意肢体保护。因骨量下降，内固定通常难以实现，因而术后应用石膏固定维持截骨端稳定，保持关节位置。术后 1 个月拆石膏开始早期功能锻炼。某些患儿因过度生长畸形复发需再次截骨矫形。

关节融合术

为维持关节良好活动度，一般很少行关节融合术。但将畸形的腕关节固定于功能位则有利于维持手功

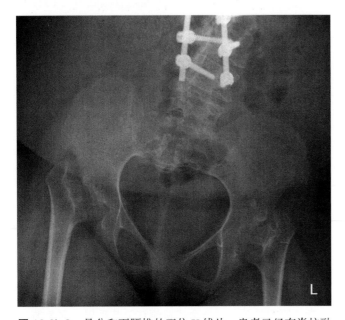

图 13.2b.3　骨盆和下腰椎的正位 X 线片。患者已经有脊柱融合和双侧髋关节破坏，3 处位置的僵硬严重限制了患者的活动能力。已行双侧髋关节成形术

能。手术方式为稳定钢板固定，或斯氏针由第三掌骨经腕骨穿针至桡骨远端。

关节置换术

关节置换术指征为不可逆软骨损伤的患者伴有活动受限、畸形或明显疼痛。手术方式及时机选择与病变累及关节相关（图 13.2b.3）。JIA 患者行关节置换术需术前、术中及术后综合护理以防出现各种并发症。术前应完善其他相关治疗，因其会导致手术时机延迟，故制订手术计划时需将全身症状的缓解及进一步生长发育考虑在内。随着患者年龄的增加，全髋关节置换术（total hip arthroplasty，THA）及全膝关节置换术（total knee arthroplasty，TKA）的有效率也随之增长。目前可行置换的关节包括髋、膝、肩、肘、腕及踝关节。

髋关节置换术

JIA 患者行髋关节置换术以维持良好功能已有 40 年历史。除前述指征外，THA 手术指征还包括半脱位／脱位及髋臼突出。当骨骼发育成熟后手术时机便已具备。然而因股骨近端骺板只提供15%的下肢生长，且常被 JIA 病变所累及，故骺板未闭合只是手术相对禁忌证。未骨化的髋臼 Y 型软骨常增加了手术失败率，我们认为当 Y 型软骨融合后（常因 JIA 病变而提前融合）即可行 THA。对于仍处于生长发育期的患儿，术中股骨近端扩髓腔操作与骨水泥或非骨水泥固定的股骨假体的寿命关系仍不确定。JIA 患儿的低体重及制动要求可保护假体，但假体松动概率仍较高。其原因或许在于生长发育、骨骼重塑、术后伴发骨质疏松及类固醇应用。因患儿需要限制活动，故假体磨损概率较小。

如同时具备 THA 与 TKA 手术指征，则应先行 THA 手术。因 THA 疼痛较轻，且膝关节僵直不影响 THA 术后功能锻炼。髋关节畸形会加重膝关节畸形，故先行矫正髋关节对膝关节有利。THA 术后也可对软组织挛缩的膝关节行保守治疗，同时足够的臀部肌力可保证 TKA 患者得到最佳手术效果。

年轻患者的 THA 手术一般无法维持终生。目前共识是，尽可能使用非骨水泥假体。骨水泥假体常难以种植，因而难以获得良好的骨水泥覆盖。继发假体周围骨折、沉降、骨溶解及骨量减少可导致手术失败。虽然非骨水泥假体较难操作，但精细的扩髓操作及选

用长柄假体可保持骨量。早期加压固定模式因初期固定不稳定，更易导致假体松动。随着孔隙式及羟磷灰石涂层假体的出现，非骨水泥柄假体成功率逐渐提高。而且 JIA 产生的骨病变并不妨碍快速骨长入。

无论选取何种治疗方式，JIA 患者早期至中期的功能都可明显改善。由于 JIA 病变侵袭多个关节的特性及综合治疗的影响，THA 术后 JIA 患者功能改善比其他患者更缓慢，但完成坐位及其他日常生活的能力可显著改善。研究表明 94% 的 THA 患者术前需依靠轮椅活动，而术后随访 11 年仍有 88% 的患者可步行活动。JIA 患者行骨水泥假体 THA 术后 15 年随访假体生存率约 70%，而非骨水泥假体随访 13 年有 90% 的髋臼杯和 100% 的股骨柄仍保持有效。

膝关节置换术

JIA 患者的 TKA 手术指征为膝关节病变导致的严重功能受限及致残性疼痛。与 THA 相似，骨骺未闭合仅是相对禁忌证。然而股骨远端骨骺不完全闭合可导致进展性成角畸形，而对那些仍有很高生长潜力的患者手术时机应相对延迟。绝对禁忌证包括全身或膝关节局部感染、过伸畸形、股四头肌无力及夏科关节。

为保证手术效果，术前应进行充分的物理治疗及系列石膏固定以减少软组织屈曲挛缩。术后支具固定及功能锻炼可增强术中股骨远端截骨及畸形矫正的效果，以协助维持或重获活动功能。这保证膝关节可获得更自然的功能状态，并抑制膝关节线上移的倾向。截骨应尽量少，并用植骨加强骨缺损部位。在行 TKA 手术时，JIA 常已进展至晚期，但仍应切除任何残留的滑膜囊。髌骨常出现较小、高位、畸形、外侧半脱位等畸形，手术时应给予复位并切除骨赘。

在出现严重屈曲畸形或胫骨后侧半脱位时，为获得最佳软组织平衡及对线，不得不牺牲后交叉韧带。不保留后交叉韧带的假体支持者认为，这样可以促进畸形矫正、增强关节相容性、降低聚乙烯磨损。然而，保留后交叉韧带的假体可维持骨量，允许股骨后滚，协助爬楼梯运动，更好地吸收剪切应力。目前还没有 JIA 患者使用保留或不保留后交叉韧带假体的长期随访结果。

由于骨水泥假体潜在的假体松动、骨溶解等长期风险，使非骨水泥假体更为热门，其对于年轻的 JIA 患者具有更明显的收益：保证翻修所需骨量、对聚甲基丙烯酸甲酯生物反应性小、手术时间较短、无骨水泥溢出及残留磨损碎屑的风险。目前暂无非骨水泥假体的长期随访结果，但膝关节骨水泥假体的适用性比髋关节更好，目前年轻患者 TKA 使用骨水泥假体仍无明显禁忌。

术后透亮线较常见，目前这仍是主要问题之一。大部分患者均无症状，其临床意义仍不明确。目前需对此类患者进行规律及长期的随访研究以得出结论。

据文献报道，JIA 患者膝关节病变导致严重功能障碍行 TKA 术后可获得良好的疼痛缓解及恢复关节功能的效果。术后 4 年假体生存率为 100%，至 10 年则为 77%。

肩关节半关节成形术

JIA 全身型或多关节型患者病程晚期可侵犯肩关节，在 15 年时发病率为 15%。手术指征为疼痛、关节活动受限或保守治疗无效导致关节破坏。据报道术后可明显改善关节活动度。

肘关节置换术

令人欣慰的是，全肘关节置换术后 2 年随访结果表明，87% 的患者可恢复肘关节功能并缓解疼痛。手术指征为肱桡关节破坏伴严重活动受限（小于 30°）及疼痛。

拓展阅读

Breit, W., Frosch, M., Meyer, U., Heinecke, A., and Ganser, G. (2000). A subgroup-specific evaluation of the efficacy of intraarticular triamcinolone hexacetonide in juvenile chronic arthritis. *Journal of Rheumatology*, **27**, 2696–702.

Cage, D.J., Granberry, W.M., and Tullos, H.S. (1992). Long-term results of total arthroplasty in adolescents with debilitating polyarthropathy. *Clinical Orthopaedics and Related Research*, **283**, 156–62.

Davidson, J. (2000). Juvenile idiopathic arthritis: a clinical overview. *European Journal of Radiology*, **33**, 128–34.

Dell'Era, L., Facchini, R., and Corona, F. (2008). Knee synovectomy in children with juvenile idiopathic arthritis. *Journal of Pediatric Orthopedics*, **17**, 128–30.

Iesaka, K., Kubiak, E.N., Bong, M.R., Su, E.T., and Di Cesare, P.E. (2006). Orthopedic surgical management of hip and knee involvement in patients with juvenile rheumatoid arthritis. *American Journal of Orthopedics*, **35**, 67–73.

Kitsoulis, P.B., Stafilas, K.S., Siamopoulou, A., Soucacos, P.N., and Xenakis, T.A. (2006). Total hip arthroplasty in children with juvenile chronic arthritis: long-term results. *Journal of Pediatric Orthopedics*, **26**, 8–12.

McCullough, C.J. (1994). Surgical management of the hip in juvenile chronic arthritis. *British Journal of Rheumatology*, **33**, 178–83.

Simmons, B.P., Nutting, J.T., and Bernstein, R.A. (1996). Juvenile rheumatoid arthritis. *Hand Clinics*, **12**, 573–89.

Swann, M. (1990). The surgery of juvenile chronic arthritis. An overview. *Clinical Orthopaedics and Related Research*, **259**, 70–5.

Woo, P. (2006). Systemic juvenile idiopathic arthritis: diagnosis, management and outcome. *Nature Clinical Practice. Rheumatology*, **2**, 28–34.

13.3
脑 瘫 概 述

Lucinda J. Carr

（ 张 涛 译 刘晓光 审校 ）

要点

◆ 脑瘫是由非进行性病变导致的脑发育不成熟，从而表现出永久性运动或姿势异常
◆ 磁共振扫描是常规检查，还可提供重要的预后信息
◆ 仅有少数病例是因产伤导致
◆ 当代分类系统包含功能状态及解剖结构异常
◆ 治疗目标为：尽可能使患儿自身及社交能力最大化。其他并发症可能影响生活质量或活动参与性
◆ 必须多学科共同参与，有必要进行理疗、矫形器及（局部及全身）肌张力治疗

定义和引言

脑性瘫痪是一组疾病的统称，包括由非进行性病变导致的脑发育不成熟所表现出的永久性运动或姿势异常。它是最常见的儿童运动障碍，发病率约为 1：400（每 1 000 新生儿中有 2 ~ 2.5 例）。虽然产科及新生儿期护理在不断进步，近年来其发病率仍无明显改善。

尽管大脑病变本身是静止的，但其临床表现可随时间和发育而不同。例如，手足徐动型脑瘫患儿的不随意运动在婴儿期罕见，其主要表现在 2 岁时逐渐出现。中度双侧瘫痪患儿常在青春期时病情恶化以致无法行走。

脑性瘫痪的定义是运动障碍，但也伴发其他异常，例如，感知觉改变、喂食及交流障碍、认知与行为困难及癫痫。这也导致了近年来呼吁对脑瘫进行更完善的定义，以描述其多种多样的功能障碍表现。

病因学

通过大量详尽的流行病学研究及神经系统影像学资料，近年来对脑瘫的病因有了更深刻的认识。MRI 是敏感检查手段，它可提供病因评估、明确大脑病变时间等信息。这不仅能为患儿及家属提供重要的预后评估信息，而且也为远期受孕提供指导。近期综述表明 80% ~ 90% 的脑瘫患儿神经系统影像学可见异常。影像学异常可分为如下三类。

大脑畸形

畸形主因为孕早期（20 周前）神经元正常移行被破坏导致。10% 的脑瘫患儿影像学异常为此类。由于这些畸形大部分是散发的，需排除许多已知的遗传、感染及代谢因素。典型神经元移行异常导致大脑沟回结构发育异常，如无脑回畸形（图 13.3.1）、巨脑回畸形、多小脑回畸形或脑室周围异位聚集的异常神经元。有时早期破坏性病程可抑制神经元移行，从而产生以异位灰质分界的脑实质裂或囊肿，并常伴发皮质发育异常，如脑裂畸形（图 13.3.2）或脑洞症。患儿出生时常无明显危险因素。临床症状可表现为轻度偏瘫至严重四肢瘫。这些情况下癫痫尤为常见。

灰质和白质破坏

白质异常指孕 34 周前发生的破坏。早产儿中尤其多见。典型模式是一种缺失脑室旁白质［脑室周围白质软化（periventricular leucomlacia，PVL）图 13.3.3］，伴 T1 及 T2 加权像信号改变。双侧瘫痪的患

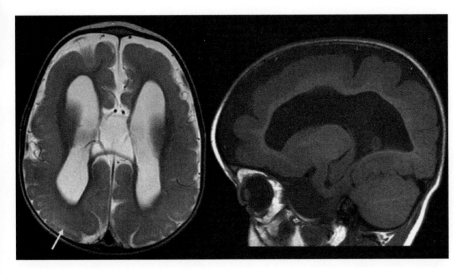

图 13.3.1　1 型无脑回畸形（经典型）：这表示"大脑光滑"，MRI 显示皮质增厚和缺少沟回。脑白质体积减小，不伴神经胶质过多。箭头所指为特征性的细胞稀疏带

者病变影响脑室后区，四肢瘫患者病变范围更广。病变特征为侧脑室不规则增大及胼胝体变薄。若破坏更广泛，可产生皮质及皮质下改变（多囊性脑软化症），临床症状也越严重。

局限于灰质的破坏较少见，可见于肌张力低下型脑瘫患儿。

局部梗死灶也可延伸至灰质及白质。这几乎是偏瘫患儿的特异表现，病变范围是大脑中动脉供血区。

脑室扩张、萎缩和脑脊液异常

脑瘫患儿出现脑积水较少见，主要见于继发于因未发育成熟伴发的脑室内出血。这与脑萎缩后脑容积下降产生的继发脑室扩张不同。

脑瘫病因常是多方面的。曾有观点认为大多数病例病因均为产伤，但在足月产的脑瘫患儿中，目前共识认为仅有小于 10% 的患儿是产后窒息导致。在宫内已出现窒息的患儿在生产时更易发生异常。不同病因可导致不同类型的脑瘫，这将于后文详述。

危险因素

危险因素一般分为孕期、围生期（从分娩至产后一周）及产后因素。大多数足月产儿中，脑瘫的病因可追溯至孕期；而早产儿的损害常发生在围生期（表 13.3.1）

早产和低体重儿

随孕期缩短及出生体重的下降，脑瘫的风险也随之增加。各项研究表明早产（分娩时小于 37 周）是

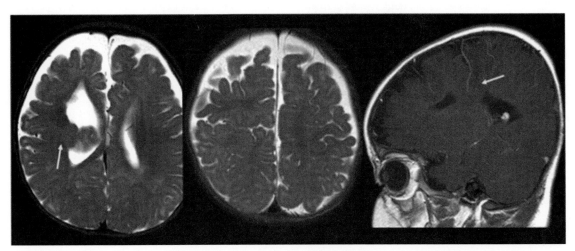

图 13.3.2　脑裂畸形（单侧、闭合）：这表示大脑"分裂"和脑半球裂缝加深的特征。扫描显示右侧前叶裂缝加深，由异常（多个细微脑回）灰质包绕（箭头所指），其他地方的皮质正常。脑白质体积减小，不伴神经胶质过多

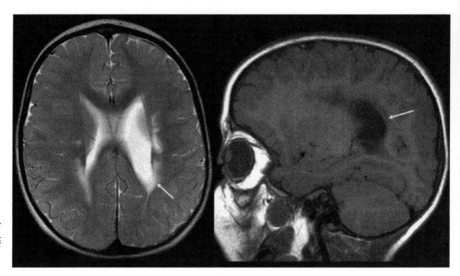

图 13.3.3 脑室周围白质软化（PVL）：外侧脑室周围白质可见缺血改变。箭头所指为神经胶质过多和脑室周围白质萎缩。皮质正常

脑瘫最重要的独立危险因素；早产儿发病率比足月产儿高 8 倍。而患有宫内生长受限的患儿出生体重明显低于正常值，则脑瘫的风险进一步增加。虽然加强新生儿期护理可显著提高早产儿的存活率，但各种并发症的危险仍很高，尤其是那些极低出生体重的患儿（出生体重低于 1 500 g）。约 15% 的极低出生体重儿罹患严重脑室内出血或脑室周围白质软化，其中大多数最终会进展为脑瘫。其他常见并发症包括慢性肺与肠道病变（支气管肺发育不良及坏死性肠炎）。总之，这类患儿仅占所有新生儿的 2.2%，但他们在美国每年诊断脑瘫的患儿中所占比例可达 40%。

多胎妊娠

多胎妊娠可增加早产、分娩期并发症和低出生体重的风险。它是脑瘫的独立危险因素，尤其是双胎妊娠时其中一胎于妊娠或新生儿期死亡，这可能是单绒毛膜胎盘导致的双胎间血液交换的结果。

产后因素

产后因素指新生儿期（产后 28 天）之后所发生的异常，有别于先天性脑瘫。对于产后因素的时间上限目前无一致结论，研究结果认为 2～10 年均有可能。产后因素可导致 10% 的脑瘫发生。尽管对各种潜在因素的认识正逐渐丰富，但近年来脑瘫发病率仍无明显改善。各种因素按频率由高到低列于表 13.3.1。因这些因素产生的脑瘫最常见类型为偏瘫或四肢瘫。产后因素导致的双侧瘫痪极少见。

脑瘫分类（框 13.3.1）

脑瘫综合征曾按运动障碍、肌张力异常及病变分布的部位等临床特征进行分类。过去曾多次尝试对传统分类进行改进，因其未将潜在病理改变、危险因素及合并损伤考虑在内。临床分型存在诸多弊端：不对称的双侧瘫痪与偏瘫，以及双侧瘫痪与四肢瘫之间的区别并不一致。习惯上将显著的肌张力异常描述出来，但实际上肌张力常与锥体及锥体外系因素所混合。

目前的分类系统中并无对功能的评估，但临床医

表 13.3.1 发生脑瘫的危险因素

出生前	围生期	出生后
宫内生长迟缓	血管事件	感染（特别是中枢神经系统）
母体绒毛膜羊膜炎	出生窒息	脑损伤（意外和非意外）
先天性感染（TORCH）	败血症/脑膜炎	血管事件（自发性或术后）
毒物暴露（娱乐性/医源性）	代谢紊乱，常包括核黄疸	
血管事件		
胎儿畸形		
神经元迁移异常		

TORCH：弓形虫，其他感染（艾滋病、梅毒），风疹病毒，巨细胞病毒，单纯疱疹病毒
Adapted from Swaiman and Wu, 2006.

框 13.3.1 脑瘫类型

- 痉挛性运动障碍——60%～70%：
  - 双侧瘫 33%
  - 偏瘫 25%
  - 全身累及＜10%
- 锥体外系/手足徐动型——约 15%：
  - 手足徐动型 10%
  - 运动亢进型 5%
- 共济失调型＜10%
- 未分类——约 10%

师正逐渐给脑瘫临床描述中加入对功能的分级评定。大运动功能评估系统（GMFCS）是目前应用最广泛的可有效评估预后及制订治疗计划的评估方式。它立足于纵向观察，可从严重程度及年龄分布来提供大运动发育类型的描述（图 13.3.4）。

对临床医师来说，传统分类方式（如 Hagberg 和 Hagberg 于 1993 年的分类）仍在应用，下文一并予以介绍。

痉挛性运动障碍

这是最常见的脑瘫类型，占脑瘫患儿的 60%～70%。痉挛仅是广义上"上运动神经元症状"的特征之一，其他特征也应在综合治疗中予以考量。它们包括表 13.3.2 中所列出的阳性及阴性特征。

双侧痉挛性脑瘫

双侧瘫

这是脑瘫最常见的症状表现，占 33% 的病例。其临床特征是肌张力升高，下肢比上肢更易受累。常导致行走延迟，但 50% 以上的受累患儿最终能够正常行走。早产是最常见的病因，约 70% 双侧瘫的患儿在孕 36 周前出生。双侧瘫的典型病理改变为早产儿脑室周围白质软化。这类病变可影响支配下肢的运动神经纤维。邻近的视交叉也易受累，导致双侧瘫常伴发视力障碍及斜视。其他并发症包括癫痫（15% 的患儿可伴发）及轻中度的学习障碍（30% 的患儿伴发）。

四肢瘫（也称四肢瘫痪、四肢脑瘫或全肢体累及）

低于 10% 的脑瘫患儿为此类型，但此类患儿常存在多发障碍及严重功能受限。病因可能是多发皮质及皮质下病灶，尤其是多囊性脑软化症，同时也包括严重脑室周围白质软化和大脑畸形。四肢肌张力都增高，常累及延髓肌肉，故这类患儿的典型表现为严重喂食及交流障碍。仅有极少数可正常行走。80% 以上的患儿存在小颅畸形及严重学习障碍。50% 以上的患儿存在癫痫。

单侧痉挛性脑瘫

偏瘫

表现为单侧轻瘫伴痉挛，偏瘫是第二常见的脑瘫症状，约 25% 的脑瘫患儿表现为偏瘫。偏瘫常为先天性，无明显产前诱因。最常见病因为局灶缺血性病变及皮质下脑室旁病灶。偏瘫的颅脑畸形也可见于足月产儿。先天性偏瘫常有表面上"静止期"，起初 4～5 个月无任何临床表现。这个时期对利手的选择可能是异常的首发表现。50% 的偏瘫患儿可与正常婴儿同时期开始行走，最终大多数在 2 岁时都可行走。伴随疾病较常见，尤其是患侧生长发育迟缓伴感觉异常。视觉异常如偏盲也可出现。30% 的偏瘫患儿可表现出癫痫，并常伴学习困难。轻微行为障碍也较常见。

锥体外系/手足徐动型脑瘫

锥体外系脑瘫

因协调性和（或）肌张力调节缺陷所导致运动或姿势异常。这个类型可分为肌张力异常型和运动亢进型。肌张力异常型脑瘫（约 10%），患儿表现出缓慢而持久的肢体或中轴肌肉张力性收缩，其诱因通常为情绪改变及努力行为，伴持续性原始反射，尤其是不对称的颈强直反射。在运动亢进型脑瘫患儿（约占 5%）中，其活动为不自主无目的的，并可包括手足徐动型运动（缓慢、扭动、肢体远端急动、近端舞蹈型运动）。经常伴有痉挛状态。大龄患儿的反复非自主的颈部屈伸活动可能导致继发脊髓病变。

手足徐动型脑瘫

典型手足徐动型脑瘫患儿最初表现为低肌张力，直至 2 岁时出现典型改变。手足徐动型脑瘫可发生于足月产及早产儿。足月产儿的最常见病因为急性重症分娩期窒息。早产儿的病因则是更长时间的严重缺氧和（或）高胆红素血症（新生儿黄疸可导致核黄疸，其定义为手足徐动型脑瘫伴感觉神经性耳聋、牙列异常及核上型眼肌麻痹）。神经系统影像常表现为神经节改变，有时可见更广泛的皮质损害。

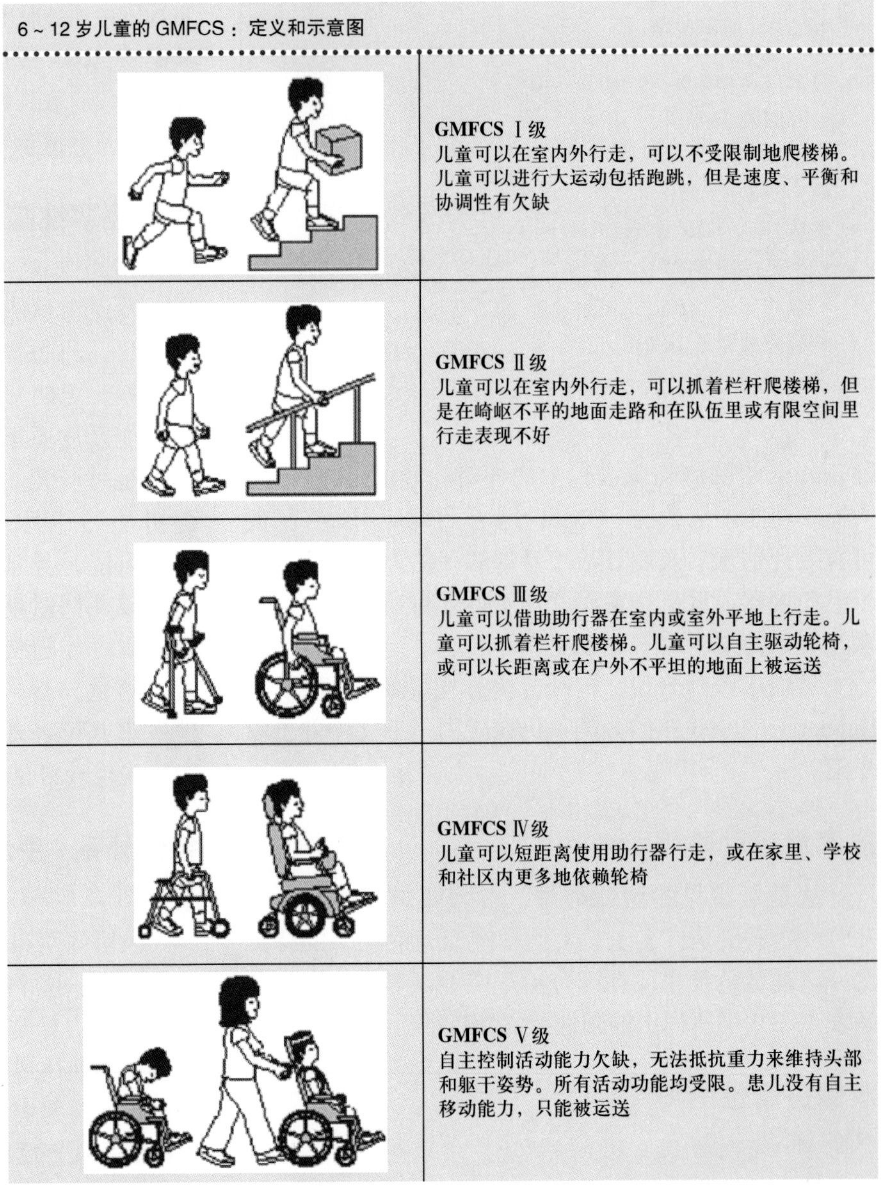

6~12岁儿童的 GMFCS：定义和示意图

GMFCS Ⅰ级
儿童可以在室内外行走，可以不受限制地爬楼梯。儿童可以进行大运动包括跑跳，但是速度、平衡和协调性有欠缺

GMFCS Ⅱ级
儿童可以在室内外行走，可以抓着栏杆爬楼梯，但是在崎岖不平的地面走路和在队伍或有限空间里行走表现不好

GMFCS Ⅲ级
儿童可以借助助行器在室内或室外平地上行走。儿童可以抓着栏杆爬楼梯。儿童可以自主驱动轮椅，或可以长距离或在户外不平坦的地面上被运送

GMFCS Ⅳ级
儿童可以短距离使用助行器行走，或在家里、学校和社区内更多地依赖轮椅

GMFCS Ⅴ级
自主控制活动能力欠缺，无法抵抗重力来维持头部和躯干姿势。所有活动功能均受限。患儿没有自主移动能力，只能被运送

图13.3.4 大运动功能评估系统（GMFCS）。这个系统对不同年龄段的脑瘫患儿的大运动功能进行分类，是基于患儿主动进行有特殊目的的活动，如坐（躯干控制）、走和坐轮椅。示例适用于6~12岁儿童。这是一个分类系统，而非评估预后。GMFCS：大脑运动功能评估系统（Palisano, RJ, et al (2003). Effect of environmental setting on mobility methods of children with cerebral palsy. Dev Med Child Neurol, 45, 113–120. With permission.）

表 13.3.2 上运动神经元的阳性和阴性特征

阳性特征	阴性特征
痉挛： 　动力学肌张力高 　反射亢进 　阵挛 　异常挛缩	灵活性差
屈肌反射增强： 　Babinski 反射 　大协同模式	力弱（远端） 发力不足 活动缓慢
	选择性控制丧失

共济失调型脑瘫

这是脑瘫最少见的亚型（＜10%）。主要临床特征为非进行性小脑共济失调伴平衡功能障碍、协调性障碍及震颤。诊断需注意与慢性进展性病变鉴别，如与此病临床表现很相似的 Pelizeus-Merzbacher 病。故应完善神经系统影像学检查。

完善诊断

病史和体格检查

从病史中常可找到脑瘫的高危因素，如产前检测

框 13.3.2 发生脑瘫的早期警示征象

◆ 新生儿高危因素：
  • 肌张力异常
  • 易兴奋和（或）惊厥
  • 喂养困难
  • 头颅生长异常
◆ 晚期征象：
  • 生长里程碑推迟或异常
  • 原始反射持续存在
  • 肌张力异常
  • 小头畸形
  • 合并症表现（如视力异常）

发现异常及围生期异常等。对这些患儿需规律随诊，一旦出现早期临床症状则应立即干预。许多患儿起初并未怀疑脑瘫诊断，但追问病史后常可发现之前未注意的危险因素，辅助检查常可发现神经系统异常影像学表现（框 13.3.2）。诊断脑瘫的患儿一般均有静态下运动障碍表现。然而运动障碍可以是神经退行性病变（遗传或代谢性疾病）或全身发育迟缓的最早期表现。若诊断脑瘫的患儿存在运动系统疾病的明显家族史，或病史及检查无法解释病变成因，则临床医师需考虑与其他疾病鉴别。如出现不常见的临床表现，如病变呈明显进行性或波动性，则也应怀疑是否诊断明确。

辅助检查

为明确脑瘫诊断，应完善各项检查。目前广泛应用神经系统影像学检查，也是首选检查。它可明确病因，并更准确地预测可能的神经系统发育结果。神经系统影像可显示，约 85% 的脑瘫患儿的典型异常表现。许多神经退行性病变有其特异的影像学异常表现。当诊断不明确或怀疑其他诊断时，进一步行遗传学、代谢性及神经生理学检查可协助脑瘫的鉴别诊断。

某些少见情况下，可通过试验性治疗来最终确诊。这在完善各项检查后仍无法解释脑瘫病变及伴发的肌张力异常时尤为重要。多巴胺治疗可对一系列的肌张力异常病变部分或完全有效。例如，Segawa 综合征最初常被误诊为痉挛型 / 肌张力异常型双侧瘫。患儿典型表现为日间恶化的步态异常，而夜间可好转。确诊需行基因检测及脑脊液神经递质定量检测。多巴胺治疗有效的肌张力异常病变多种多样，故诊断不明确时，小儿神经内科医师推荐给予 3 ~ 6 个月大剂量左旋多巴试验性治疗。

治疗原则

2001 年，世界卫生组织修改了其对伤残、残疾和残废的定义，并提议对其分类应基于从个体（结构和功能）及社会（活动和参与）观念的有功能及残疾。治疗的主要目的是尽可能将患儿作为个体及社会人的潜能发挥到最大。这就要求治疗方案可全面改善每个患儿及其家庭的特定困难。对英国脑瘫患儿，其综合治疗由一个关键工作人员领导下的多学科综合团队来实现（图 13.3.5）。

需要特别关注脑瘫患儿的运动及姿态，同时也应将其他并发状况考虑在内。有时恢复功能比解决运动障碍更为重要。这包括喂食及交流的恢复，及其他医学状况如癫痫、脑积水的治疗及视觉障碍的处理。对于行为、社会关怀及教育方面的支持同样必不可少。通常重症患儿需要由庞大的专业团队来治疗。

在治疗的基础上，对障碍及优先度的选择应由患儿、家长及治疗师三方达成一致。所采取的任何干预措施需有明确目的，并尽可能客观地评估疗效。物理治疗的目的是最大程度恢复其功能，防止肌张力异常产生并发症。物理治疗是干预措施的第一步，可通过多种方式实现。目前尚无绝对有效的措施。物理治疗一般包括肌肉伸长及强化，以尽量维持关节主动 / 被动活动范围，必要时体位及坐姿的锻炼。这常需要矫形器支持。

如异常肌张力显著影响功能和（或）护理，则推

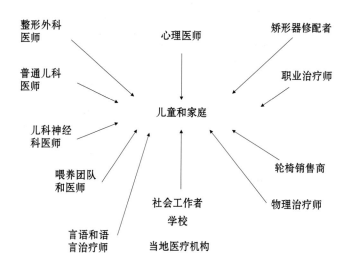

图 13.3.5 名单上的全部或部分人员组成一个多学科团队，而且根据患儿及其家庭个体化需要增加人员。本图虽然显示所有箭头指向家庭，但是团队和系统依赖于团队内所有成员的互相沟通。一个领先的医疗团队成员要确保所有的治疗和沟通都协调一致

荐给予全身或局部用药，并应仔细评估用药方式及其不良反应影响。对药物治疗的目的需事先达成共识，给药后或采取治疗措施后再次评估疗效。表13.3.3总结了治疗痉挛的常用口服药物。英国儿童治疗痉挛最常用的药物是巴氯芬。巴氯芬对肌张力异常也有良好疗效，但抗胆碱能药物尤其是苯海索，是治疗的核心。少数患者也可应用左旋多巴试验性治疗。

口服巴氯芬的脑脊液穿透性较差，但巴氯芬可通过脊髓鞘内穿刺留置管及腹腔内置入泵而直接应用于中枢神经系统。因此药物有效剂量可直达靶器官以减少对全身的不良反应。尽管治疗昂贵且专业化，但是其对痉挛的疗效得到广泛承认。这项治疗并未在英国广泛开展。

为达到对痉挛或肌张力异常的病变部位的靶向治疗，可肌内注射肉毒杆菌（BTA）（见第13.4章）。这是脑瘫患儿治疗的有效辅助手段，不仅可改善功能，还可增加舒适程度、获得局部美观及方便护理。

在脑瘫综合治疗中，专家门诊扮演了重要角色，需神经科/骨科诊所、喂养诊所、评估并强化交流的诊所相结合。与教育机构及社区服务机构的紧密合作对于患儿及家庭的支持和长期参与治疗非常重要。在英国，《特殊教育需求宣言》提供了独立的法定评估系统，并明确了教育机构对患儿的护理计划。目前政府仍有不断举措以改善并升级相关服务。

患儿及家庭还可选择许多不同的替代治疗方式，尤其是互联网应用的普及使得患儿家庭可以不断探索新的治疗方式。网上信息并不都可靠，其宣称的疗效也并非都能实现，故应与其主治医师及治疗师共同探讨以获得相应的信息和建议。社会支持团体，以SCOPE为例，可提供许多标准治疗及替代治疗的真实效果。他们也为患儿及其家庭开设了咨询专线。

对患儿及其家庭来说，转向成人医疗机构寻求帮助较为困难，且需要仔细规划。成人医疗机构无法提供儿童治疗机构的专业服务，其治疗也不系统。

结论

脑瘫仍是常见疾病。近年来研究结果不断揭示着脑瘫的危险因素及潜在病因，但距离防止其发病仍有很长的差距。多中心之间互相分享临床及科研数据是很重要的。临床医师逐渐认识到，目前急需建立系统性的途径以获得所收集到的临床及科研资料，这将有利于进一步揭示病因并更好地评估各项治疗及干预措施。

拓展阅读

Albright, A.L., Barron, W.B., Fusik, M.P., *et al* (1993). Continuous intrathecal baclofen infusion for spasticity of cerebral origin. *Journal of the American Medical Association*, **270**, 2475–7.

Bax, M., Goldstein, M., Rosenbaum, P., Leviton, A., and Paneth, N. (2005). Proposed definition and classification of cerebral palsy April 2005. *Developmental Medicine and Child Neurology*, **47**, 571–6.

Hagberg, B. and Hagberg, G. (1993). The origins of cerebral palsy. In David, T.J. (ed) *Recent Advances in Paediatrics* Vol. 11, pp. 67–83. Edinburgh: Churchill Livingstone.

Mutch, L.W., Alberman, E., Hagberg, B., Kodama, K., and Perat, M.V. (1992). Cerebral palsy epidemiology: where are we now, where are we going. *Developmental Medicine and Child Neurology*, **34**, 547–55.

Rosenbaum, P.L., Walter, S.D., Hanna, S.E., *et al* (2002). Prognosis for gross motor function in cerebral palsy: Creation of motor development curves. *Journal of the American Medical Association*, **288**, 1357–63.

Swaiman, K.F. and Yu, Y. (2006). Cerebral palsy. In Swaiman, K., Ashwal, S., and Ferriero, D.M. (eds) *Pediatric Neurology: Principles and Practice*, fourth edition, pp.491–504. Philadelphia, PA: Mosby, Elsevier.

World Health Organization. (2001). *The International Classification of Functioning, Disability and Health (ICF)*. Geneva: World Health Organization.

表 13.3.3　痉挛的口服药物治疗

药物	机制	不良反应
巴氯芬	$GABA_B$ 激动剂	嗜睡、无力
地西泮	$GABA_{A\&B}$ 激动剂	同上＋耐药性
替扎尼定	α 肾上腺素激动剂	口干、疲劳、肝毒性
丹曲林	阻止肌肉内钙离子释放	无力、肝毒性
加巴喷丁	GABA 类似物，机制不明	行为改变、口干

13.4
脑瘫治疗的下肢处理

Tim Theologis • J.M.H. Paterson

（张　涛译　刘晓光　审校）

要点

- 所有脑瘫患儿的病变均累及下肢
- 施行骨科干预前，需认真评估神经病变的类型及选择性肌肉控制的级别
- 神经病变不会进展，但肌肉骨骼系统异常会逐渐加重
- 特殊治疗的目标需明确，并定义出实际预期疗效
- 应根据患儿年龄及发育阶段选择合适的治疗方案
- 应仔细鉴别动力性及固定挛缩畸形
- 手术仅是一种治疗选择，且单纯手术治疗成功率并不高

引言

脑瘫患儿的姿势及活动障碍均普遍表现在下肢。脑瘫患儿的典型临床表现可能与成人颅脑外伤、脑卒中及溺水患者极为相似。对这类患者的骨科处理措施均遵循相似的治疗原则。脑瘫的病因已于 13.3 章中详述。

定义（见 13.3 章）

脑瘫可按所累及的患肢部位分类。因此，偏瘫患者指病变累及同侧上下肢；双侧瘫患者的双侧肢体均受累，但以下肢为重。"四肢瘫"的称谓已被"全身累及"所替代，其意义在于病变累及四肢的患者一般也都伴发中轴骨异常如脊柱侧弯，以及中枢神经系统障碍如延髓肌肉受累。

脑瘫也可按运动系统障碍的最主要特征而分类，因而各种混合类型也很常见。

- 痉挛是最常见的异常表现，也是骨科处理的重点。

痉挛指因大脑皮质损害导致对肌肉屈伸反射无法控制，使其高度敏感，结果导致肌张力增高的现象

- 强直指不自主的肌肉持续收缩，而肌肉并不增长
- 手足徐动性脑瘫（舞蹈病型或肌张力异常型）指因基底神经节损害导致的不自主运动
- 共济失调型脑瘫指小脑损害导致的平衡觉及本体感觉异常

当考虑骨科干预措施时，需明确脑瘫的神经病变类型。一般而言，以痉挛性为主要表现的患儿对治疗的反应比手足徐动型的患儿更易预测和重现。共济失调型患儿特定肌肉的自主控制障碍可导致手术难度增大。

本章主要描述双侧瘫患儿及偏瘫患儿的下肢障碍处理。对全身累及的患儿髋关节脱位的处理将在 13.6 章中详述。

自然病程

虽然脑瘫发病率并未降低，脑瘫病变不同亚型的发生率则在不断变化。痉挛性脑瘫正逐渐增多，而手足徐动型逐渐减少。此外，因早产及低出生体重导致的严重全身累及型脑瘫比围生期窒息所导致的双侧瘫更为多见。

脑瘫可导致患儿运动系统发育延迟。患儿表现出运动发育的典型阶段被延迟，或某些运动功能无法完全发育成熟。此外，患儿常发育出异常运动模式。患儿在 2 岁时仍持续存在原始反射及未表现出姿势反应，提示未来获得行走能力的概率较低，而 2 岁时可自主维持坐姿的患儿一般都可学会行走。

肌肉伸长对正常肌肉生长是必需的，但痉挛的肌肉难以正常伸长，因而受累肌肉随骨骼发育常显得较

短小。如不经治疗，这将导致肢体肌肉及关节挛缩，进而因骨骼受力异常导致骨骼发育畸形。而大脑病灶所导致的姿势异常及活动控制障碍最终使发育畸形继续进展。生长高峰期时肌肉关节挛缩常常急剧恶化。图 13.4.1 描绘了这一系列改变。

从治疗干预角度来讲，鉴别挛缩和骨骼畸形是动态进展还是固定有重要意义。"动力性挛缩"一词提示肌肉及关节于活动时其活动范围受限，导致功能障碍，但其被动活动时仍可保持一定活动度。类似的，动力性畸形是可以通过被动活动而矫正的。而固定挛缩和固定畸形无法通过被动活动实现矫正。

虽然神经系统病灶不会进展，但是其导致的脑瘫患儿肌肉骨骼系统畸形可随发育而进展。动力性挛缩及动力性畸形也可能最终固定。痉挛的肌肉肌力不足，最终随身高体重的发育可导致功能受限。

伴发障碍

脑瘫患儿常伴发其他障碍，这不仅会影响其运动发育，还会影响手术治疗决策。癫痫发作、学习障碍、行为异常及视觉感官异常为常见情况。认知障碍可增加手术后康复的难度，因而影响对手术疗效的评估。然而，需要指出的是许多重症脑瘫患儿拥有平均或略高于平均的智力水平。

躯体平衡觉障碍无法通过治疗外周肢体畸形而改善；有些严重平衡障碍的患儿常处于蹲姿和下肢外旋的步态，以降低重心来获得稳定。

疾病导致的固有性肌力减弱已于前文叙述。对痉挛肌肉的一切损伤（即使暂时性损伤，如肌神经阻滞）可使其肌力进一步减弱。

为克服机体自身的限制因素，脑瘫患儿可表现出不同的代偿机制。例如，偏瘫患儿常于行走时跳跃以避免使用患侧马蹄足。从治疗角度考虑，应认真了解这些代偿机制。应明确诱发代偿机制的原始障碍。代偿活动本身无须治疗，但长期处于代偿下可能导致继发畸形加重。

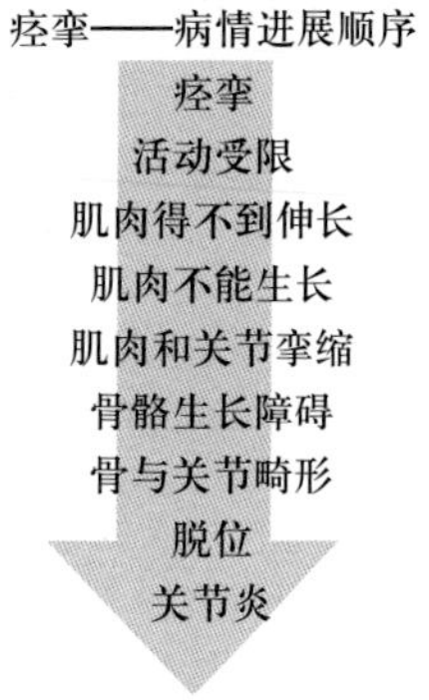

临床治疗总论

如前面章节所述，脑瘫患儿的治疗及护理是复杂而充满挑战的。患儿家属及其他护理人员倾注了毕生心血来照顾患儿。对这些患儿来说，再普通不过的活动，例如，进食、穿衣也可能是耗时费力的艰难过程。这些看护人员常满怀信心并一心一意地试图寻求治疗方式，网上可查到大量的宣传资料，但它们通常没有事实依据。

脑瘫患儿因其伴发的障碍多种多样（见 13.3 章及图 13.3.4），故需综合治疗计划。必须认识到，肌肉骨骼系统障碍仅是其中一种。多重治疗应互相协同，否则不同治疗所提供的意见可能会互相冲突，这又会增加患儿家属的挫败感。

建立治疗的优先顺序并明确定义治疗目标是非常重要的。骨科手术指征常不明确。因此，当收治患儿时，需明确患儿家属对患儿骨科问题的认识、期待解决的问题及对治疗结果的接受程度。

病史

患儿常在寻求骨科医师意见之前已明确脑瘫诊断。然而，有时骨科医师也可诊断脑瘫。以足尖行走或跛行为表现的患儿需考虑脑瘫诊断的可能性。

应尽可能详尽地了解围生期的所有情况。尤其需明确脑瘫的神经病变类型，这对骨科决策有重要意义。如患儿之前已于小儿神经内科医师处就诊，则对后续治疗非常有益。

需详细记录患儿达到运动发育标志的日期，这对于预测患儿最终发育程度有重要意义。2 岁时无法自主坐起或 4 岁时无法行走的患儿最终很难自主行走。

应认真记录就诊时的行走状态（框 13.4.1）。需描述其行走的熟练程度、行走是否稳定、行走状态正逐渐好转还是恶化。独立行走的患儿可自主行走一定距离，需详细记录其行走路程及耗时。需治疗的患儿仅可在监护下行走很短的距离，而行走并非其主要活动方式。需记录其使用的助行器或矫形支具。其既往及当前治疗史及治疗频次，也应记录其所使用的姿势治

痉挛——病情进展顺序

痉挛
活动受限
肌肉得不到伸长
肌肉不能生长
肌肉和关节挛缩
骨骼生长障碍
骨与关节畸形
脱位
关节炎

图 13.4.1 神经肌肉病变患者影响关节病情的进展顺序

疗用具如睡眠协助系统及站立支架。完成一系列的评估后，可使用大运动功能分级系统（GMFCS，见 13.3 章，图 13.3.3）对患儿进行评分。这是有效的、具有临床意义的运动功能评估指标，并可用来预测患儿最终生长发育程度。

病史应包括对伴发障碍的描述、详细的既往治疗史及其疗效（框 13.4.2）。采集病史时需保持对患儿的尊重：无论患儿的年龄及认知状态如何，向患儿提问时应称呼其姓名。

临床体格检查

在患儿陌生及不舒适的环境下对其进行仓促检查会导致患儿痉挛加重，故难以做出准确评估。

临床检查应首先观察其体位：立位、坐位或卧位。患儿对于头部及躯干的控制能力及四肢姿态可用来评估其运动发育程度。检查平衡试验及原始反射，记录可能出现的不自主运动及明显的骨骼畸形。

下肢体检需评估所有关节的被动活动度，描述所有固定畸形程度（框 13.4.3）。Thomas 试验可明确髋关

节固定屈曲挛缩畸形，但如患儿伴有膝关节挛缩，则检查时应将患儿骨盆置于检查床边。或将患儿骨盆置于检查床边角行 Staheli 试验，检查俯卧位髋关节伸展。

患儿俯卧位屈膝 90°时测量股骨前倾角。旋转髋关节直至大转子外侧凸起最明显时。胫骨与垂直轴线的角度即为股骨前倾角。这个体位也可检查髋关节旋转活动范围。

于髋关节及膝关节最大伸展位时检查髋关节外展。Phelp 试验可鉴别外展受限的原因是内收肌紧张还是腘绳肌（尤其是股薄肌）紧张。先伸膝位查外展，再屈膝位查外展：若屈膝可改善外展活动度，则外展受限主要由腘绳肌紧张导致。

腘角可评估腘绳肌紧张程度。患者取仰卧位，屈髋屈膝 90°位，然后伸膝至最大程度：此时胫骨与垂线间夹角为腘角。正常人腘角小于 30°。在此体位尝试快速伸膝，腘绳肌痉挛可在被动活动时达到最大腘角前限制伸膝。这个试验可用来评估腘绳肌动力性痉挛程度。

股直肌痉挛可限制步态摆动期时膝关节屈曲。可通过 Duncan-Ely 试验评估。患者取仰卧位时迅速屈膝，若股直肌痉挛，则其收缩可屈髋，导致患者臀部从检查床上抬起。如缓慢屈膝时也有同样表现，则证明股直肌存在固定挛缩。

小腿肌群（腓肠肌及比目鱼肌）短缩可表现为踝关节背屈的减小。Silverskjold 试验可评估背屈程度：同侧膝关节反复屈伸活动，由于腓肠肌和比目鱼肌分别起自膝关节上方及下方，这个试验可鉴别出是哪一个肌肉的挛缩。检查踝关节背屈时应避免后足外翻（这会导致马蹄足的假性矫正）。

下肢检查同样包括下肢肌力的测量。当患肢痉挛及受累肌肉无法自主控制时检查肌力尤其困难。然而应尽量尝试用肌力分级来评估主要肌群。如需检查的肌肉始终无法自控，以至于主要肌群（如伸髋及伸膝肌群）的自主收缩无法实现，则应如实记录。

对脑瘫患儿应同时完善神经系统查体。使用改良的 Ashworth 分级（表 13.4.1）来评估痉挛，混淆试验可评估特定肌肉的自主控制能力。当嘱患儿抗阻力屈髋时，缺乏选择性控制踝关节背屈能力的患儿可表现为胫前肌收缩：此为混淆试验阳性。

步态分析

脑瘫是运动及姿态异常性障碍。对可自主活动的

框 13.4.3　测量关节活动度 ——应用同名的试验

- ◆ Thomas 试验：仰卧位屈髋
- ◆ Staheli 试验：俯卧位伸髋
- ◆ Phelp 试验：髋关节外展
- ◆ Duncan-Ely 试验：股直肌
- ◆ Silverskjold 试验：腓肠肌

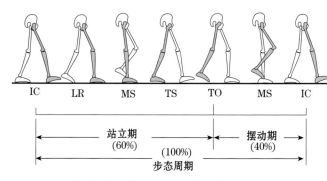

图 13.4.2　步态周期及其分类。IC：初始接触；LR：负重反应；MS：站立中期；TS：站立末期；TO：足趾离地；MS：摆动中期；IC：初始接触

患儿的下肢查体还需完善步态分析。当假设患儿处于站立负重状态时，传统的动态步态检查往往难以显示运动姿态。过去对这些姿态的多样性及动态变化缺乏认识，常导致不恰当的手术方式。既往许多错误决策是由于孤立考虑单个关节的运动状态，而忽略了某个部位的肌肉活动（如踝关节）也会影响到远处部位（如髋关节）。对这样的联系必须通过对患儿完整步态的分析才能充分认识。为评估脑瘫患儿的步态异常，首先需了解正常步态特征（图 13.4.2）。

步态分析包括对全身活动部位及关节在行走时的动态研究。需全面评估矢状面、冠状面及横断面上的运动特征。步态分析观测需用录影记录其步态，并用正常及慢镜头播放以获得有用信息。仪器步态分析需使用复杂的专业设备。机体不同部位及关节三维活动的动态信息可通过动态记录中标记于解剖学标志上的记号来获得。受力感应平台可于行走时获得压力信息以完善动态步态分析。通过表皮电极或电线可获得动态肌电图以提供肌肉活动模式信息。脑瘫患儿的肌电图可极度混乱。测量耗氧量可估计能量消耗值。

通过观测及仪器数据分析所得到的步态信息，结合临床病史及查体，可协助认识步态偏倚并指导制订治疗方案。步态数据的可靠性及可重复性已得到证实，目前大多数治疗双侧瘫儿童（图 13.4.3）的中心常规应用步态分析。步态分析也是疗效评估的重要方式。然而仪器步态分析仅是指导治疗的工具，不能将其视为必需的检查，脑瘫治疗决策时也不能忽略其他方面，需综合考虑。

表 13.4.1　改良的 Ashworth 分级（Bohannon and Smith 1987）

分级	描述
0	肌张力未增高
1	肌张力轻微增高，在受累部位屈曲或伸直活动接近终点时有轻微阻力，但很快消失
1a	肌张力轻微增高，关节活动时均有轻微阻力，不过受累部位容易活动
2	在活动时肌张力更加明显地增高，不过受累部位可以轻松活动
3	肌张力严重增高，被动活动困难
4	受累部位固定屈曲或伸直畸形

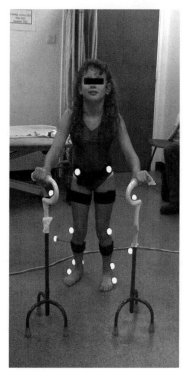

图 13.4.3　此图为双侧瘫患儿准备行步态分析。她使用三脚架助行器辅助行走

治疗方式

不同治疗及处理方式应根据不同患儿的生长发育不同阶段做出合适选择。

从骨骼肌肉系统来看，初期治疗应以维持肌肉长度、促进肌肉生长为优先，以尽量减少发生挛缩及畸形的风险。幼儿时肌肉生长非常迅速，出生后 4 年内肌肉长度可翻倍。而再次翻倍需 12 年。因此，在早年肌肉生长的关键时期应尽量减少手术干预。

物理治疗

物理治疗在幼年脑瘫患儿治疗中扮演着核心角色。其治疗重点在于协助患儿运动系统发育并防止畸形及挛缩进展。系列支具的应用可改善被动活动度，增加关节活动范围，促进肌肉增长。

有许多不同物理治疗培训机构，本章将不叙述其具体治疗技术，例如，行为教育等。但宣称某种治疗方式优于另一种是不可信的，因其缺乏随机对照试验证据。对于脑瘫患儿来讲，选择某些组织良好的物理治疗机构则是可靠的。

矫形器治疗

脑瘫患儿使用矫形器来维持功能、防止畸形。肌肉于牵引位制动可提供被动拉伸以促进其纵向伸长。矫形器也可于行走时维持关节稳定。连踝矫形鞋（ankle-foot orthose，AFO）可于运动系统发育（图 13.4.4）初期稳定足踝。矫形器也可借助负重时地面反作用力来稳定偏近端的关节。因此，地面反作用 AFO（ground reaction AFO，GRAFO）可协助伸膝。这种坚固的矫形器将站立时地面对前足的支持力传送至胫前区，以协助膝关节伸展（图 13.4.5）。

矫形器可协助无法自主活动的患儿的姿势矫正。髋关节矫形器可协助有髋关节脱位风险的患儿，使其髋关节外展。不同形式的站立支架可协助患者自主直立。这可防止畸形及骨质疏松的发生。直立体位也对胃肠道及泌尿系功能有益，同时可提升患儿的精神状态。

神经阻滞及肉毒素治疗

通过阻滞神经反射弧可抑制痉挛。既往经验表明，使用苯酚等介质摧毁传出神经的治疗方式已弃用，而

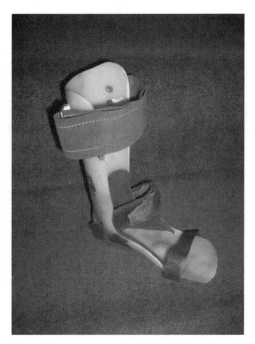

图 13.4.4　AFO（连踝矫形鞋）

改用对运动终板（神经肌肉接头）的区域阻滞。尽管可通过使用稀释后的酒精（50%）完成阻滞，但目前最常使用的介质为肉毒素 A（BTA），一种从肉毒芽胞梭菌中提取出的神经毒素。

肉毒素 A 可抑制运动终板的乙酰胆碱释放，从而

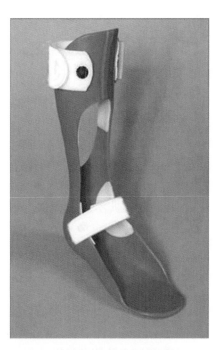

图 13.4.5　GRAFO（地面反作用连踝矫形鞋）

降低神经对肌肉的刺激。3～6个月后新生神经根长入，从而使肌肉功能恢复。

肉毒素 A 可于受累肌肉局部肌注，以抑制其运动终板功能。注射时可同时给予局部麻醉及镇静，注射后数天可见痉挛缓解。肉毒素 A 对于动力性挛缩的治疗效果优于固定挛缩：在治疗动力性马蹄足中已证实其有效，之后可打系列石膏以矫正残余挛缩，但目前无证据说明其疗效。

肉毒素 A 注射的远期疗效尚不清楚，但多次单纯给予，注射治疗的肌肉组织学研究提示其远期出现了损伤及萎缩表现。目前，尚未证实注射肉毒素 A 治疗可以防止固定挛缩或延迟手术需要。对于最佳给药剂量及频率观点也不一致。可能的并发症较少，包括局部或全身过敏反应、疲劳、胃扩张及一过性尿潴留。

巴氯芬鞘内注射

巴氯芬可作为控制痉挛的全身用药。然而，减缓痉挛所需的剂量通常较大，并会导致不希望出现的不良反应，例如，困倦乃至意识模糊。因而脊髓鞘内注射用于以下肢痉挛为主要表现的患儿。通常由埋入右髂窝的药物泵通过鞘内留置导管持续鞘内注入小剂量巴氯芬（见 13.6 章，图 13.6.4）。置入药物泵前通常给予试验剂量治疗以确定合适的对于患儿个体有效的药物剂量。可于门诊完成药物续泵或调整泵入剂量、频次等。需多科协作严密监测患者治疗反应。潜在的并发症包括脑脊液漏、导管移位或感染。通过上述治疗可有效缓解脑瘫患儿的下肢痉挛。

选择性脊神经后根切断术

这项神经外科手术可降低双瘫患儿下肢痉挛。手术区域包括 L1～S1 神经后根的部分区域（25%～40%）。有报道证明可短期改善功能。

需严密把握手术适应人群，痉挛伴其他神经系统累及症状的患儿不适宜手术。手术时机应在发生任何明显挛缩之前。术后可能出现肌力下降及继发脊髓畸形。

骨科手术

行走期患儿行下肢手术的主要指征为保留或改善行走功能。与全身累及型患儿的髋关节脱位不同，疼痛并非要解决的主要问题（除外膝关节前侧不缓解的疼痛）。同样的，对这类患儿而言使外形美观也不是手术指征，这恰与累及上肢的患儿相反。

脑瘫患儿的畸形表现很普遍，而仅仅畸形本身并非手术干预的指征。指征应是畸形可能导致当前功能受损，或畸形如不矫正有影响未来功能的危险。

获得行走能力或维持当前行走能力被患儿家属及某些医师认为是治疗的终极目标。但患者自己常认为有效交流的能力或可独立活动的能力远比行走更重要。许多青少年在家庭鼓励下，挣扎着以一种艰苦、费力且需他人协助的步态行走，不顾其面临的体重增大及耗时增长的风险，而拒绝使用轮椅来维持一种相对高效而自主的生活。

在界定治疗对象及确定干预方式时，必须认真考虑手术存在的任何潜在风险及并发症，这些问题一旦产生可能会掩盖治疗带来的一切收益。

偏瘫

绝大部分偏瘫的脑瘫患儿可维持行走能力直至成年。骨科手术的目的是纠正步态异常：延迟或非不对称性行走、下肢不等长或单侧马蹄足畸形。肌张力亢进、反射亢进及同侧上肢受累可诊断偏瘫。行走时同侧上肢的肘部屈曲姿态可能很微小，但却是轻度偏瘫的重要体征（图 13.4.6）。

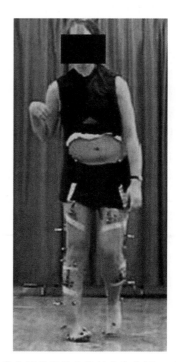

图 13.4.6 一位右侧偏瘫的患儿行步态分析。下肢畸形轻微但是右上肢姿势异常

表 13.4.2 偏瘫的 Winter 分型

类型	描述
1	只有在步态的摆动期出现马蹄足（如垂足）。可以用 AFO 治疗
2	在步态周期内均有马蹄足，伴足趾挛缩或跟足挛缩和对侧膝关节代偿性过伸
3	可看到累及腘绳肌和股直肌，在步态周期内膝关节屈曲增大
4	髋关节屈曲肌肉及内收肌受累，可看到髋关节内旋

Winters 等（1987 年）曾试图根据受累部位病变的严重程度对偏瘫进行分级（表 13.4.2）。他们提出了对四种不同偏瘫步态分型的治疗方案。AFO 用于 1 型及部分 2 型；2、3、4 型中的固定马蹄足畸形可能是手术指征，但对 3、4 型的治疗应同时治疗髋关节及膝关节的异常。

近年来，Hullin 等描述了偏瘫步态的另一种分类方法，分类依据为步态的运动学及动力学数据。分类的目的是强调了不同步态异常的病因学特征（表 13.4.3）。

足部畸形

偏瘫最常见的足部畸形为马蹄足及马蹄内翻足。腓肠肌痉挛是主要病因，其次是足背屈肌及腓骨长短肌肌力减弱。也可能有胫后肌挛缩表现。扁平外翻足伴持续性后足马蹄及中足塌陷畸形在双侧瘫痪中更为常见。

临床检查可明确导致畸形的肌肉，鉴别因胫后肌过度活跃导致的后足内翻和因无拮抗的胫前肌导致的

表 13.4.3 偏瘫步态的 Hullin 分型

分型	描述
I	垂足畸形伴胫前肌无力
II	由于腓肠肌功能性紧张伴伸髋正常而出现特征性屈膝
III	由于腓肠肌和屈髋肌肉功能性紧张出现持续性屈膝和屈髋
IV	膝关节过伸和"胫骨被抓"伴比目鱼肌功能性紧张
V	踝关节持续性背伸伴膝关节过伸，后者是为了代偿股四头肌无力或痉挛

前足内收旋后。

马蹄内翻足畸形可导致步态摆动期离地障碍及站立期不稳定，原因是足部内翻内旋。另外，因同侧膝关节负重异常可导致过伸趋势。同时髋关节可代偿性屈髋。

足部畸形的严重程度与患儿年龄及累及程度相关。幼年患儿的柔软畸形随年龄增长可变为僵硬畸形，但自然病程仍不明确。某些偏瘫患儿可于骨骼发育成熟前进展为固定马蹄内翻足畸形。畸形足持续负重可能导致成年后的退行性改变，但目前无长期随访研究证据。

足部柔软性畸形可保守治疗。治疗目标是改善步态，防止向固定畸形进展。采用理疗牵拉肌肉和使用 AFO 维持足部于中立位，改善步态同时防止髋膝关节承重异常。于腓肠肌及胫后肌注射肉毒素 A 可抑制痉挛。对于固定畸形的治疗包括挛缩肌肉的手术延长术。原则上应避免施行简单的肌腱 Z 形延长，因其可导致肌腹远期挛缩伴肌力下降、肌肉生长受限。应尽可能将肌肉肌腱单元作为整体，通过腱膜或肌肉内延长的方式实施延长。

除肌肉延长外，也常施行肌腱移位术以获得足部肌肉活动的长期持久平衡。根据主要的畸形分类，胫前肌或胫后肌均可向外侧移位。胫前肌常可整体移位，而劈开肌腱移位对于胫前肌或胫后肌均有效，所移位的肌腱可像马缰绳般控制中足/前足。劈开胫前肌肌腱移位更为流行：肌腱外侧半被缝至完整的腓骨短肌上或通过骨隧道向更远端移位。这种手术也可与单纯胫后肌及腓肠肌延长手术同时施行。

患儿幼年肌肉生长迅速时不推荐行肌肉/肌腱延长，否则会造成极高的复发率。如将手术推迟至 7~8 岁时，则马蹄足复发率可降至最低。

大龄患儿伴严重固定畸形时，需行骨性矫正手术，同时结合畸形肌肉的延长术。后足内翻可通过跟骨截骨矫正，伴发的其他畸形可能需行中足截骨。仅有重度、症状明显的僵硬型马蹄内翻足需行三关节融合术。

髋关节和膝关节

偏瘫患儿的髋关节发育不良及脱位较少见。

股骨去旋转术可矫正前倾及内旋，并改善步态，防止膝关节过度承重。截骨时可行伸展及外展以矫正髋关节屈曲内收。大多数偏瘫患儿行走时患侧骨盆旋转一定角度，并伴有患髋后撤。如果行股骨去旋转术彻底矫正股骨前倾后持续如此，则可导致术后腿部不可接受的外旋膝关节周围手术指征较少。腘绳肌延长

以矫正屈曲挛缩畸形可与马蹄足矫正同时进行。与双侧瘫痪（下文详述）相同的是，股直肌及髋三角区痉挛可导致膝关节前方疼痛。治疗充满挑战，大多数病例仅为对症处理。对股四头肌—髌骨机制的干预可导致一系列问题，如无法缓解疼痛，暴露出潜藏着的伸膝装置强度较弱的风险。

下肢不等长

受累下肢的神经病变导致的生长受限及肢体不等长较为普遍。双下肢差异一般不超过 1~2cm，并可协助患儿解决步态摆动期无法离地的问题。因此，矫正马蹄足畸形后常需给予增高鞋治疗。

当下肢不等长更严重时，可见步态的代偿机制，包括健侧髋膝关节屈曲、骨盆倾斜。增高鞋治疗往往是必需的，对畸形明显及累及步态的患儿可酌情行对侧骺阻滞术。

双侧瘫痪

双侧瘫痪患儿的骨科处理主要为矫正步态。双侧瘫患儿往往伴轻度上肢受累，这可影响其使用助行器的能力（图 13.4.3）。

重度双侧瘫痪是病变的终末期，可见下肢受累、原始反射不消失及上肢受累。这类患儿（与四肢瘫患儿的较轻结局相似）随着生长发育及挛缩进展，最终可能失去行走能力。相反地，轻度痉挛性脑瘫患儿的步态常为正常，仅存在轻度障碍，如拌跌、平衡及持久性障碍。有观点认为 85% 的双侧瘫患儿可

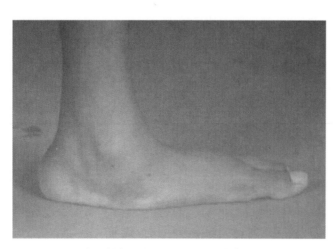

图13.4.7　痉挛性截瘫儿童的扁平外翻足临床图像

长时期维持行走功能，但除外那些病变较重的患儿，他们常常具备双侧瘫与全肢体累及的特征，难以准确定义。

双侧瘫痪患儿步态较复杂，获得站立及行走能力往往较晚。起初活动以伸肌模式为主，特征为伴髋关节内收（剪刀腿）、膝关节僵直及踝关节马蹄状（足尖行走）。随患儿生长，跨越两关节的肌肉（如腘绳肌、股直肌和腓肠肌）常表现出自控性受损、肌张力增高，导致髋膝关节屈曲挛缩，进展为固定性马蹄足。髋关节愈加内旋。马蹄足可继发进行性扁平外翻足、足纵弓塌陷及前足外展，即所谓的"中足破坏"（图 13.4.7）。然而步态异常是不定的，尚未出现双侧瘫痪的步态分类。

早期治疗

应用痉挛治疗的总原则，需维持关节活动度及肌肉长度，鼓励在辅助下（如矫形器）获得站立及行走功能。AFO 可控制马蹄足并改善肢体稳定性。对腓肠肌的神经肌肉阻滞可减少活动性马蹄足，并促进其获得跖行步态。

与半侧瘫痪患儿相同，应尽量将手术时机推迟至 7~8 岁，因为此时肌肉延长后继发挛缩的风险较低，且以代偿某些中心型步态异常的神经反应模式的改变（神经可塑性）已被耗尽。最后，这个年龄段的患儿可承受较大手术及长期康复治疗，同时具有一定的依从性并配合治疗。

单次多平面手术治疗

过去对双侧瘫痪步态的理解不足以及对静态数据的依赖而非动态评估步态，常导致患儿遭受反复手术以及每次术后长时间的康复。

步态分析的发展使对痉挛性脑瘫步态异常的理解更加深入，尤其是认识到单独考虑一个关节或肢体是极不恰当的。这便导致了单次多平面手术治疗的概念（SEMLS），即术前行详尽的步态分析，以通过一次手术解决所有步态异常，并仅经历一次术后康复阶段。这个理念已于近 30 年来不断发展，并改变了双侧瘫痪患儿的治疗选择。

多平面手术包括专为患者个体所设计的许多不同手术操作。软组织手术以矫正固定或动力性挛缩，手术原则是"延长肌肉而不减弱肌力"。应尽量避免广泛软组织松解。选择精巧的延长方式，通常选在肌肉及肌腱连接处。脑瘫患儿跨两关节的肌肉因其对每个

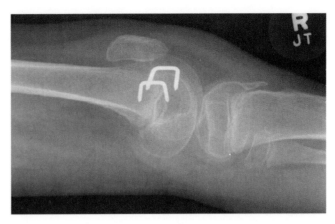

图 13.4.8　膝关节侧位片显示在股骨远端骨骺前方置入 U 形钉来逐渐矫正膝关节屈曲畸形

关节的不同作用及更复杂的神经调控机制，故常易受累，这些肌肉常需外科手术干预（框 13.4.4）。

基于步态分析模型的肌肉长度测量可协助制定手术策略。例如，蹲行步态的腘绳肌一般更长而不是短。

另外一个跨两关节的肌肉，股直肌，也常易受累：痉挛的股直肌于摆动期的活动妨碍了膝关节屈曲，并可导致足无法离地。Duncan - Ely 试验阳性、矢状面膝关节活动度下降及摆动期股直肌肌电图反应可明确此障碍，治疗方式为股直肌后侧移位至缝匠肌或股薄肌上。

髋关节过度内旋可导致膝关节、踝关节于身体前移时跨越前进方向，最终导致膝关节外翻。股骨去旋转截骨术可于近端或远端恢复顺列。代偿性胫骨外侧扭转可通过简单足踝上去旋转截骨矫正。

膝关节屈曲挛缩是大龄双侧瘫患儿的主要问题。软组织手术本身很难获得良好疗效，而积极行骨性手术以矫正残余屈曲挛缩的观点已被修正。推荐行股骨髁上伸膝截骨术伴或不伴胫骨粗隆远端移位。而骨骼发育未成熟患儿可简单地通过股骨远端前侧半骺阻滞术来获得同样安全的疗效。其优点在于逐渐矫正的过程使双侧软组织适应逐渐伸直的膝关节（图 13.4.8）。

股骨旋转及顺列异常可导致关节异常活动，这可通过截骨术矫正。股骨前倾会影响外展肌的力臂，常导致膝关节受到外翻应力。某些患儿可行胫骨去旋转截骨。

许多患儿具有足部畸形矫正的指征。治疗原则是，除腓肠肌外（腓肠肌挛缩可能导致外翻加重），双侧瘫痪患儿的外翻足无法行肌肉延长或肌腱移位术。严重的后足外翻可影响步态，产生疼痛，可通过关节外距下融合术治疗。足跟延长截骨术可纠正足外翻伴纵弓塌陷及前足外展。不同手术方式可有效矫正活动性良好的足部三种畸形，必要时可同时行距下关节融合术。必要时可行腓肠肌延长以矫正马蹄足。而重度畸形、僵硬及症状明显的足部可行三关节融合术。如认识到踇外翻畸形常继发于近端中足需要矫正的畸形，则可通过第一跖趾关节融合来矫正。

多平面手术应于经验丰富多科协助的治疗中心完成计划并予以实施。对患者、护理者及当地支持需认真评估，以便选择出适宜手术的患儿。制订详尽的计划以便使手术与术后社区护理康复进行无缝衔接。经验丰富的儿科手术麻醉师、术后硬膜外镇痛及疼痛治疗团队可避免患儿陷入"疼痛—抽搐—疼痛"的恶性循环，以防引起患儿身心剧烈不适感而导致手术效果不佳。术后舒适、充满信心的患儿可以迅速恢复活动能力，立刻出院并于家中继续康复锻炼。康复锻炼常需持续至少 12 ~ 18 个月。

多平面手术及特殊术式的中期效果是值得肯定的，但仍应完善患儿成人后的随访以获得长期疗效的资料。因患儿固有的病情变化较大、可能同时施行其他术式以及对照组设置的伦理学问题，导致了这类研究面临的难度极大。

髋关节发育不良

双侧瘫痪患儿常见轻度髋关节发育不良。过去由于只在严重的瘫病程晚期才予以诊断，故很难确定其发生率。行走能力正常并不除外进展髋关节半脱位可能，因而对这些患儿的长期随访应包括髋关节监测。

髋关节半脱位及脱位的治疗于后文全身累及患儿的处理中予以详述。

成人的下肢处理

随青少年身高体重的增长，潜在问题包括肌力较弱等逐渐显现出来。幼年时适应较好的患儿，"痉挛时仍可行走"，将逐渐感到沮丧；虽然其关节活动度得以维持，但活动耐受能力于刚成年时显著下降。一般并无明显给予大型外科手术干预的指征，以防引发肌力进一步减弱。适当的治疗方式为规律锻炼（于健身房及游泳池）伴间断物理治疗以解决特定问题。进展的蹲姿伴挛缩及肌力减弱的股四头肌可导致高位髌骨及髌骨关节异常。这将导致对行走支具的依赖性增强。并无可靠的手术治疗措施。年长且活动较活跃的双侧瘫痪患者可发生退行性髋关节病变，对此最佳治疗方式为全髋关节置换术。总之，双侧瘫痪进展至成年后的自然病程仍不明确。另外，骨科治疗对于双侧瘫痪患者的行走潜力的改善也不确定。

拓展阅读

Bleck, E.E. (2007). *Orthopaedic management in cerebral palsy.* Clinics in Developmental Medicine Nos. 173/4. London: Mac Keith Press

Browne, A.O. and McManus, F. (1987). One session surgery for bilateral correction of lower limb deformities in spastic diplegia. *Journal of Pediatric Orthopedics*, **7**, 259–61.

Hullin, M.G., Robb, J.E., and Loudon, I.R. (1996). Gait patterns in children with hemiplegic spastic cerebral palsy. *Journal of Pediatric Orthopedics, Part B*, **5**, 247–51.

Jenter, M., Lipton, G.E., and Miller, F. (1998). Operative treatment of hallux valgus in children with cerebral palsy. *Foot and Ankle International*, **19**, 830–5.

Mosca, V.S. (1995). Calcaneal lengthening for valgus deformity of the hindfoot. *Journal of Bone and Joint Surgery, American Volume*, **77A**, 500–12.

Nene, A.V., Evans, G.A., and Patrick, J.H. (1993). Spastic diplegia: a functional assessment of simultaneous multiple surgical procedures to assist walking. *Journal of Bone and Joint Surgery*, **75B**, 488–94.

Skaggs, D.L., Rethlefsen, S.A., Kay, R.M., Dennis, S.W., Reynolds, R.A.K., and Tolo, V.T. (2000). Variability in gait analysis interpretation. *Journal of Pediatric Orthopedics*, **20**, 759–64.

Winters, T.F., Gage, J.R., and Hicks, R. (1987). Gait patterns in spastic hemiplegia in children and young adults. *Journal of Bone and Joint Surgery*, **69A**, 437–41.

13.5
脑瘫治疗的上肢处理

Rachel Buckingham

（张　涛　译　刘晓光　审校）

要点

- 上肢病变评估须包括全部感觉、运动控制和功能以及能否完成双手协作活动
- 必须明确个体化治疗目标
- 非手术治疗可促进对病变更重的肢体的认知及使用
- 许多肌肉跨过两个关节，因而应整体看待肢体，而不是将其视为由孤立的几个关节组成

引言

所有脑瘫类型均累及上肢。受累肢体表现为上运动神经元亢进——痉挛、反射亢进、阵挛及协同收缩。同时也可表现出阴性症状如肌力减弱、感觉减退、肌肉选择性和运动控制力差（见 13.3 章，表 13.3.2）及肌张力障碍，并可导致对正常运动功能的远期影响。上肢扮演着多重角色，需协同合作完成，但因主利手的区别其功能也有差别。患儿需双侧下肢来完成行走，而许多上肢活动仅需单手即可完成，不过有意忽略或故意避免使用患肢可能产生问题。脑瘫患儿的上肢处理应由多个专业组成的团队仔细评估并认真计划（见 13.3 章，图 13.3.4）。

分类（见 13.3 章）

脑瘫按照主要的运动障碍分型：痉挛型占 85%，也是最需要治疗的类型。脑瘫也可按照所累及部位分型。全身累及的患儿表现出明显障碍，包括运动控制、痉挛、感觉缺陷及挛缩，最终导致功能低下。治疗目的常常是改善卫生状况，使其可自主穿衣。痉挛性双侧瘫痪患儿上肢累及较少，极少需要上肢综合理疗或手术。偏瘫患儿可通过多种方式明显改善其功能及外观。

临床评估

应行全面而仔细的临床评估，具体评估内容见框 13.5.1。

感觉

感觉状态可用来预测即时上肢功能程度。

脑瘫患儿可存在轻触觉、痛觉及温度觉，但这些感觉是否正常却很难明确。可自主叙述这些感觉的患儿即可认为正常。本体感觉可客观测量，肢体远端更易受累。实体觉是患儿通过触摸感知其他物体的能力，其减弱常与肢体体积减小相关。皮肤书写觉为感知描绘在手掌上的图形或字母的能力。小于 5 ~ 10 mm 的两点辨别觉可认为正常。

痉挛

静息时可完成痉挛程度的评估。痉挛常表现为肩关节内收内旋、肘关节屈曲、前臂旋前及屈腕关节。

框 13.5.1　评估上肢的要点

- 感觉
- 痉挛
- 运动能力
- 挛缩
- 功能

手指屈曲或表现出天鹅颈畸形。大拇指常内收，或屈曲内收，即所谓掌心拇指畸形。受累肌肉伸展时可感到阻力，与伸展速度及痉挛程度相关。这可通过改良 Ashworth 及改良 Tardieu 评分来仔细评估。

运动能力

痉挛常主要表现在肩关节内收肌、肘关节屈曲肌、旋前肌、屈腕屈指肌等。这些肌肉的肌力超过其拮抗肌。腕伸肌、指伸肌、旋后肌、拇长展肌常常肌力较弱，自主控制性较差。对这些肌肉肌力的评估只能通过其他肌群的痉挛被抑制后（运动神经阻滞或肉毒素A注射）实现。

挛缩

痉挛、痉挛肌肉的纤维挛缩和关节挛缩常难以鉴别。一般痉挛常容易对抗（重度痉挛除外）。纤维挛缩无法通过被动活动来克服，但可通过测试跨两关节的肌肉时调整关节位置与关节挛缩鉴别。例如，如果屈指肌较紧，被动伸指活动仅可通过屈腕时实现。关节挛缩，如因骨间膜挛缩导致的肘关节及腕关节屈曲旋前挛缩，可能进展直至青春期及成人期。偶尔可伴桡骨头脱位。

功能

一系列客观、可重复、可靠的临床检查，例如，墨尔本单侧上肢评估系统、上肢技能质量评估（QUEST）、辅助手功能评估（AHA）及 Shriners 医院上肢评估（SHUEE）系统可用来测定患儿手功能并评分。功能测试应予以录像记录，以便指导术后功能恢复。双侧肢体协同测试可明确患儿真实活动能力而非患儿应具备的活动能力，以便更好地明确实际功能。所选用的检查系统应可重复，这样才可作为较好的疗效评定方式。另外，手工能力分类系统（MACS）可提供患儿日常应用物品的能力，它并不单纯评估每只手的能力，而是给出了Ⅰ～Ⅴ级的评分，并可与大运动功能分级系统（GMFCS）评分协同。House 评分可评估患肢情况（表 13.5.1）。

目前已证明屈腕及拇指畸形是上肢功能障碍的主要因素，事实上豪斯评分最初被用来评估拇指术前及术后的功能情况（图 13.5.1）。

辅助检查

上肢的三维运动分析是较为流行的检查，但目前

表 13.5.1　House 功能评分系统

分型	描述	活动水平
0	不能使用	不能使用
1	被动辅助差	只能稳定自身重量
2	被动辅助可	能托住置于手上的物体
3	被动辅助好	能托住物体并能用另外一只手协助稳定
4	主动辅助差	能主动抓住物体并可略微举起
5	主动辅助可	能主动抓住物体并可很好地稳住
6	主动辅助好	能主动抓住物体并可用另一只手协助操作
7	部分自主活动	双手可以轻松活动，有时候有自主活动
8	完全自主活动	不用另一只手辅助可独立活动。

在不同中心并非作为常规检查。肌电图可协助明确握持及释放时所使用的肌肉，但也未广泛开展。影像学检查一般不是必须。

治疗

目标

治疗目标应较现实，并由患者、护理人员、理疗师、外科医师共同明确。严重四肢瘫痪的患儿治疗目标可能是改善卫生状况，减少穿衣困难。而许多偏瘫患儿则有改善功能的可能。年长患儿可能仅需改善外观，但若不直接询问，他们常不愿承认这个事实。治疗必须个体化。

非手术治疗

物理治疗及职业理疗

许多治疗方式均可选用。通过夹板固定以逐渐拉伸挛缩组织或将肢体置于生物力学的合适位置；拉伸痉挛肌肉或增强较弱的肌肉；神经发育治疗可促进功能运动模式的改善，并抑制原始姿态；行为教育可使患儿联系运动技巧以获得应用功能；限制运动疗法通过限制患儿相对正常的手，来促进其意识到并主动使用病变更重的肢体，就像用眼罩遮盖好眼以协助训练相对"懒惰"的另一只眼。

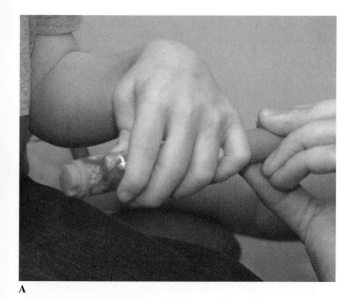

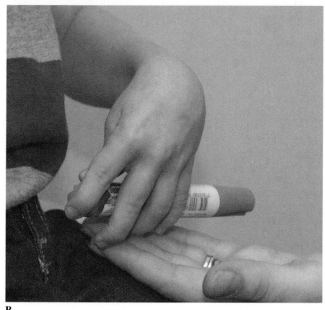

图 13.5.1 A）抓握。抓握时腕关节屈曲多于伸直。这将放松屈指肌腱,使抓握更加困难。拇指掌指关节内收,增加了指间关节的过伸;B）尝试放松。腕关节更加屈曲来帮助手指伸直。手指出现天鹅颈畸形是伸肌腱挛缩的证据。拇指仍然不能外展而无法放松

肉毒素 A

肉毒素可阻滞神经肌肉接头的突触前乙酰胆碱释放。通过患者体重计算出药物剂量,每块目标肌肉应放置一神经刺激器或超声探针以精确注射药物。注射后因拮抗剂较弱,故应辅助夹板固定和肌肉拉伸及强化训练。

表 13.5.2 常用手术方式

适应证	术式
肘关节屈曲	延长或松解:肱二头肌、肱肌、肱桡肌
前臂旋前	松解旋前圆肌;重置旋前圆肌,将其功能变为旋后
腕关节屈曲	延长或松解屈腕肌,FCU 移位至 ECRB 可增强伸腕肌
手指屈曲	延长或松解:FDS、FDP、FDS 移位至 FDP,FCU 移位至 ED,可增强伸指肌,这可以增强伸腕肌力量,以避免通过伸指来补充伸腕
鹅颈畸形	中央伸肌腱切断辅以克氏针固定,滑脱的 FDS 肌腱固定术
掌心拇指畸形	拇收肌松解,虎口 Z 字成形,重置 EPL 增强外展
拇指 MCPJ	籽骨关节融合术

ECRB：桡侧腕短伸肌;ED：伸指肌腱;EPL：拇长伸肌;FCU：尺侧腕屈肌;FDP：屈指深肌;FDS：屈指浅肌;MCPJ：掌指关节

手术治疗

许多上肢肌肉跨越两关节,因而上肢应被当作整体看待,而不只是孤立的关节的组合(表 13.5.2)。例如,屈肌 - 旋前肌下移可缓解紧张的旋前肌、手指及手腕屈肌,但也可轻度改善伸肘。尺侧腕屈肌移位至桡侧腕短伸肌可增强伸腕,但也会显著提高主动旋后。同样的,腕关节不应在未处理紧缩的屈指肌前中立位融合,否则患儿握持后将无法松开。同样重要的是认识到病变首要因素在于颅脑功能,而非单纯生物力学问题。被废用的肢体不经手术治疗将很难重获功能。外科医师一般可选择下列手术方式:

- 于肌肉起点处、肌肉肌腱交界处或腱性部分内松解痉挛或挛缩的肌肉
- 可行肌腱移位术以增强较弱的拮抗肌的功能
- 可行关节松解或关节囊紧缩以增加稳定性,偶尔行关节融合术

应仔细分离运动神经,于神经肌肉结合处部分切除或注射苯酚。

应尽可能在此手术中完成全部可施行的术式(上肢的多水平手术)。

术后上肢给予石膏固定,固定位置根据手术方式

决定。固定时间为 6 周，之后给予热塑性支具夜间佩戴 3 个月或更久以防止挛缩复发。未制动的关节可于术后立刻开始功能锻炼，拆除石膏后可进一步加强恢复治疗。职业治疗与物理治疗可充当药物治疗及手术治疗的有效补充。

结果

对于 BTA 注射的 12 篇文献的系统回顾性研究表明其高度有效性。10 篇文献中 6 篇报道可改善痉挛；3 篇报道可增加活动度；6 篇报道可改善功能。然而作者得出的结论为，治疗目的不尽相同，评估结果方式并非完全可靠，统计学数据也无有力证据，因此证明BTA 注射有益尚证据不足。

虽然缺乏对脑瘫上肢病变手术治疗的前瞻性随机对照研究数据，但大量回顾性研究表明，文献似乎支持手术对功能、外观及卫生的改善效果。一篇总结了1966—2006 年文献的综述结论为，手术治疗可改善手部外观，并有证据支持手术或可改善手功能。

展望

通过可靠的结果评估体系进行前瞻性研究及对术后患儿的长期随访，以及上肢模型的三维重建技术的可靠发展，可以增进我们对脑瘫上肢病变的手术干预疗效的认识。

结论

脑瘫患儿的上肢处理需要多学科团队的综合评估，并充分考虑神经肌肉异常及解剖学异常。需与患儿及其家庭共同达成较为现实的治疗目的，并认真记录可靠的治疗效果。这对于临床医师及研究人员是一个令人兴奋的领域，未来发展及研究均具有广阔的前景。

拓展阅读

Chin, T.Y.P., Selber, P., Nattrass, G.R., and Graham, H.K. (2005). Accuracy of intramuscular injection of botulinum toxin: a comparison between manual needle placement and electrical stimulation. *Journal of Pediatric Orthopedics*, **25**(3), 286–91.

Davids, J.R., Peace, L.C., Wagner, L.V., Gidewall, M.A., Blackhurst, D.W., and Roberson, W.M. (2006). Validation of the Shriners Hospital for Children Upper Extremity Evaluation (SHUEE) for children with hemiplegic cerebral palsy. *Journal of Bone and Joint Surgery*, **88A**, 326–33.

De Matteo, C., Law, M., Russell, D., Pollock, N., Rosenbaum, P., and Walter, S. (1993). The reliability and validity of the Quality of Upper Extremity Skills Test. *Physical & Occupational Therapy in Pediatrics*, **13**, 1–18.

Eliasson, A.-C., Krumlinde-Sundholm, L., Rösblad, B., *et al.* (2006). The Manual Ability Classification System (MACS) for children with cerebral palsy: Scale development and evidence of validity and reliability. *Developmental Medicine and Child Neurology*, **48**, 549–54.

House, J.H., Gwathmey, F.W., and Fiddler, M.O. (1981). A dynamic approach to the thumb-in-palm deformity in cerebral palsy. *Journal of Bone and Joint Surgery*, **63A**, 216–25.

Johnstone, B.R., Richardson, P.W.F., Coombs, C.J., and Duncan, J.A. (2003). Functional and cosmetic outcome of surgery for cerebral palsy in the upper limb. *Hand Clinics*, **19**, 679–86.

Randall, M., Carlin, J.B., Chondros, P., and Reddihough, D. (2001). Reliability of the Melbourne Assessment of Unilateral Upper Limb Function. *Developmental Medicine and Child Neurology*, **43**, 761–7.

Reeuwijk, A., van Schie, P.E.M., Becher, J.G., and Kwakkel, G. (2006). Effects of botulinum toxin type A on upper limb function in children with cerebral palsy: a systematic review. *Clinical Rehabilitation*, **20**, 375–87.

Van Heest, A.E., House, J.H., and Cariello, C. (1999). Upper extremity surgical treatment of cerebral palsy. *Journal of Hand Surgery*, **24**, 323–30.

Van Munster, J.C., Maathius, K.G.B., Haga, N., Verheij, N.P., Nicolai, J.-P.A., and Hadders-Algra, M. (2007). Does surgical management of the hand in children with spastic unilateral cerebral palsy affect functional outcome? *Developmental Medicine and Child Neurology*, **49**, 385–9.

13.6
儿童全身性疾病的治疗

Tim Theologis

（张 涛 译 刘晓光 审校）

要点

◆ 肌肉骨骼系统中最常见的全身性疾病是脊柱侧弯和髋关节脱位

◆ 有必要对不能独立行走的患儿进行髋关节筛查

◆ 软组织手术预防髋关节脱位的作用尚不明确

◆ 骨手术效果较好但并发症发生率高

◆ 侧弯大于 50°者考虑行脊柱固定

引言

患儿有严重运动障碍，难以控制四肢、躯干以及头部姿势及运动，其中大多数不能独立行走或仅限于在室内活动（即粗大运动功能评分Ⅳ级或Ⅴ级者）。由于严重的神经功能障碍，患儿运动受限而引起继发性肌肉骨骼畸形，但畸形本身并非骨科手术指征。治疗全身性脑瘫（total body involvement cerebral palsy, TBI CP）患儿，需制定明确的目标。该决策需由患儿父母（或监护人）、多学科专家团队共同参与制定（详见 13.3 章，图 13.3.5）。骨科手术的目的主要是缓解或预防疼痛，改善生活质量以及维持或改善运动功能。

治疗的一个重要方面是预防肌肉骨骼畸形。前面章节已详细叙述了治疗方法，包括理疗、姿势控制、支具、石膏以及肉毒杆菌注射等。鞘内注射巴氯芬对于治疗顽固性痉挛有一定作用，尤其是对于下肢受累的患者。背神经后根切断术仅适用于痉挛型双瘫的患儿。

在全身性脑瘫患儿中最需要骨科手术干预的肌肉骨骼系统疾病是脊柱侧弯和髋关节脱位（脱位或半脱位）。除此之外，需要行手术干预的很少，需考虑个性化治疗，严格把握指征。

髋关节脱位

脑瘫患儿中髋关节脱位很常见，尤其是不能独立行走的患儿。由于年龄及病情严重程度不同，髋关节脱位发病率也有所不同，在 10%~70%。不能独立行走的患儿股骨头及髋臼承重少、肌肉痉挛以及姿势不对称可能与其髋关节脱位发病率高有关。脱位进行性发展，逐渐发展为两侧关节同时受累。股骨头变为椭圆形，伴有髋臼发育不良，逐渐形成沟槽状缺损。绝大多数患者向后上方脱位。髋臼后缘缺损常见于半脱位患者，而全脱位患者常伴有整个髋臼缺损。

股骨头偏移百分比及髋臼指数可用于判断脱位的严重程度，但有学者对测量的可靠性提出质疑（图 13.6.1）。术前三维图像有助于判断失稳方向及髋臼缺损部位。

脑瘫患儿髋关节脱位手术指征包括：①治疗脱位发展过程中的疼痛；②预防慢性脱位引起的继发性退变所致疼痛。姿势的矫正及髋关节活动度的改善有助于改善患儿坐姿，有利于卫生护理。

治疗

脑瘫患儿髋关节脱位的治疗存在的几方面争议，有望在脑瘫不同亚型疗效明晰之后得以解决。

髋关节脱位的筛查

早期筛查以及预防性干预的指征尚不明确。

髋臼指数是评估脑瘫患儿髋关节脱位最敏感的指标。如果 3 岁时测量髋臼指数正常，那么髋关节将正常发育，临床检查将表现正常，且不出现脊柱侧弯。

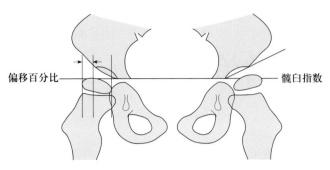

A

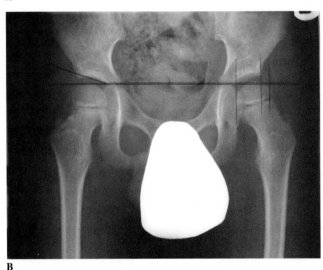

B

图13.6.1 A）骨盆正位示意图：偏移百分比（MP）测量方法见右髋。MP = AC/AB × 100。髋臼指数测量方法见左髋；B）骨盆正位 X 线片，髋臼指数（标于右髋）及偏移百分比（标于左髋）

同样，也有人认为偏移百分比是评估髋关节最敏感的指标。一项人群研究证明双侧型脑瘫患儿均需在 30 个月大时行标准骨盆正位 X 线检查，以评估髋关节脱位风险。另一项在瑞典南部开展的人群研究指出，与历史对照相比，适当的筛查及早期干预可显著降低髋关节脱位的发病率。筛查工作的开展及有效性主要依赖于脑瘫患儿的登记工作。

总体来讲，现有文献表明，双侧脑瘫患儿应于 2～3 岁行骨盆正位 X 线检查，以评估髋关节脱位风险（框 13.6.1）。髋臼指数（acetabular index，AI）异常（>30°）或偏移百分比异常（>15%）提示髋关节脱位风险高（图 13.6.2）。正常的 X 线结果说明暂无风险，但仍需进一步随访。文献一致认为，不能独立行走的患儿（即粗大运动功能评分Ⅳ级或Ⅴ级者）脱位风险高，需定期随访。

框 13.6.1　脑瘫患儿髋关节评估——2～3 岁时骨盆正位 X 线片

高危因素：
- 髋臼指数异常（>30°）
- 偏移百分比异常（>15%）
- 粗大运动功能评分Ⅳ级或Ⅴ级

自然史和治疗适应证

脑瘫患儿髋关节脱位是一个缓慢进展的过程，可能出现股骨头及髋臼的继发性结构性改变。这种继发性改变可发生于早期，甚至某些患者的退变出现得比髋关节不稳还要早。

脑瘫引起的髋关节脱位治疗适应证包括：①坐姿平衡差；②风吹样姿势；③上述情况引起的疼痛；④可独立行走的儿童活动度减少；⑤褥疮；⑥不能独立行走的患儿出现继发性脊柱畸形。然而，一组研究对比四肢瘫合并脊柱侧弯及髋关节脱位的患儿，与合并脊柱畸形但无髋关节脱位的患儿，发现尽管髋关节脱位组更易出现骨盆倾斜，但髋关节脱位对脊柱曲线并无影响（框 13.6.2）。

不能独立行走的患儿出现疼痛以及可独立行走的患儿活动度减少也是重要的治疗适应证。姿势与卫生

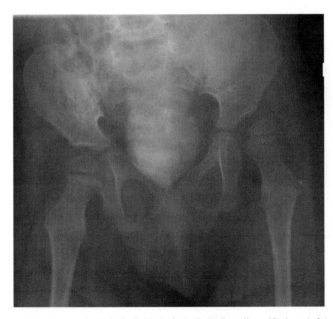

图13.6.2 一名 3 岁全身性脑瘫患儿骨盆正位 X 线片。左侧 AI 为 28°，偏移百分比 55%。此例患儿需手术干预：因为没有髋臼发育不良证据，可仅行股骨内翻去旋转截骨术

护理是远期目标。

预防髋关节移位

软组织手术的作用（框13.6.3）

为预防髋关节脱位，是否需对双侧病变的患儿行软组织手术目前尚存争议。有人认为，手术可以使大约 65% 已出现髋关节脱位的患者长期维持关节稳定，但是单行内收肌切断术或更大范围松解或单行闭孔神经切断术这些术式哪个效果更好也不清楚。已达成共识的是，术前偏移百分比小于 40% 者预后较好，6 岁前手术并且术后给予支具固定者预后较好。术后 8～10 年随访时，大约有 2/3 的患者髋关节仍可维持稳定。

美国脑瘫及发育医学学会的一份报告总结现有文献，认为脑瘫患儿内收肌手术"初步认为是最佳治疗方案"。但该报告缺乏长期随访且没有设置对照组，而且所采用的影像学方法的信度和效度均有待评估。

其他方法

瑞典一项人群研究认为，痉挛型及共济失调型采取预防性治疗后，髋关节脱位发病率较历史对照组低。预防性治疗包括选择性脊神经后根切断术，持续鞘内巴氯芬注射，肉毒杆菌毒素注射以及非手术方法治疗挛缩。

骨手术治疗髋关节移位及脱位

选择与结果（框13.6.4）

脑瘫患儿髋关节脱位的矫形术应包括对股骨和骨盆的矫形。治疗脱位或慢性脱位引起的疼痛应选择何种术式尚存争议。此外，对是否需要处理对侧髋关节也存在争议。

单行股骨内翻去旋转截骨术治疗脑瘫患儿髋关节脱位，再脱位风险较高（10%～40%），尤其是手术时已存在髋臼发育不良者（图13.6.2和13.6.3）。

治疗髋臼畸形及缺损有很多种术式。Salter 及 Pemberton 截骨术用于治疗发育性髋臼发育不良，可改善髋关节前外侧覆盖，但不适用于脑瘫髋关节移位。Chiari 截骨术效果也不满意。三联骨盆截骨可提供较好的稳定性，但显著提高了手术的难度。

Dega 截骨术及其改良术式可改善后外侧不稳定，在治疗发育性髋臼发育不良方面较传统术式有明显优势。该术式的基本原则是保持髂骨内侧皮质完整，将截骨中心置于 Y 形软骨。这样可以降低髋臼容量，于后外侧提供关键软骨覆盖，并通过保留髂骨内侧壁维持关节稳定性。该术式结合股骨短缩内翻去旋转截骨，在治疗脑瘫患儿髋关节脱位时，可缓解疼痛，改善髋关节活动度及坐姿平衡，可获得长期满意疗效（图13.6.3）。当然，软组织松解也很有必要。既往的研究报道，术后 5～10 年随访时，约有 90% 的患者临床及影像学结果满意。

脑瘫患儿双髋均存在移位及脱位风险。两项回顾性研究认为，不能独立行走的患儿行单侧髋关节脱位手术，会增加对侧未手术髋关节发生畸形或移位的风险，在该研究中，约 50% 的患儿对侧髋受累。一期双侧骨盆股骨截骨术与单侧手术或分期手术风险相当。

风吹样髋

脑瘫患儿明显不对称生长，呈特殊的一侧髋外展而对侧内收的体位，称为风吹样体位。该体位常伴有骨盆倾斜。假 Galeazzi 征提示大腿明显短缩，是由于一侧髋外展固定伴有骨盆倾斜所致，而非股骨长度真正的缩短。髋外展可通过松解臀大肌及阔筋膜张肌获得改善，可同期行上文提到的骨手术。如果在腹股沟处可触及股骨头半脱位，则需行股骨短缩内翻去旋转截骨及髋臼成形术（图13.6.4）。

已形成脱位

脑瘫患儿出现髋关节脱位后，可继发退变并出现疼痛，这些会影响患者将来的肢体功能，影响患者本人及其监护人的生活质量（图13.6.4）。如果可重塑髋

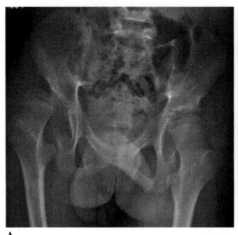
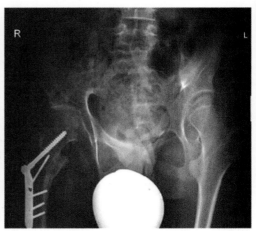

图 13.6.3　A）少年患者，右髋关节疼痛性半脱位骨盆正位像；B）接受髋关节重建术后，包括软组织松解、股骨短缩内翻去旋转截骨及改良 Dega 髋臼成形术

臼来容纳股骨头，可考虑行髋关节重建术。因股骨头常发生畸形及退变，而且恢复期较长，疗效各异。治疗方法还包括髋关节置换术、切除／间置关节成形术（可同时行股骨外翻截骨）以及髋关节融合术。但现有文献报道样本量均较小且无对照组。如果考虑行关节成形术，应予切除股骨近端小转子平面以上的股骨，并利用软组织修复髋臼（图 13.6.5）。

并发症

不能独立行走的脑瘫患儿常患有反流、咽反射消失、癫痫及呼吸系统疾病。因此，此类患者有一定的

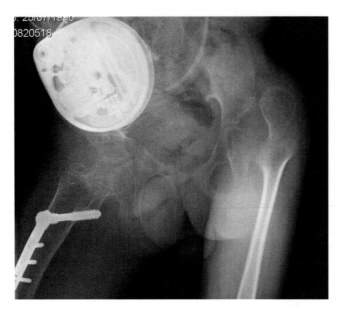

图 13.6.4　骨盆正位 X 线片，显示骨盆倾斜伴左髋关节后脱位。尽管先前曾行右髋手术，仍表现为风吹样体位以及股骨头前半脱位。右髂窝可见巴氯芬泵

死亡率，且围术期风险增高，尤其是出现呼吸系统疾病的风险。目前认为行髋关节截骨术的脑瘫患儿，约有 25% 至少发生一种并发症。髋关节重建术的手术并发症包括感染、褥疮、内固定失败、异位骨化、股骨头坏死、再脱位、持续性疼痛以及活动度丢失等。也有研究认为术后行石膏固定的患者并发症发生率高于术后未行石膏固定者。

前脱位

虽然大多数脑瘫髋关节脱位是向后外侧脱位，但也有些患者髋关节呈外展、后伸、外旋位，因而存在向前半脱位甚至脱位的风险。髋关节前脱位将使髋关节的屈曲活动因疼痛而受限，入座能力受到明显影响，从而影响生活质量（图 13.6.6）。

早期软组织松解（前文中提到的针对风吹样髋外展一侧），同时行股骨短缩内翻去旋转截骨，可能有助于保持坐姿平衡。已形成的前脱位很难治愈，有时需行挽救性股骨近端切除术。

脊柱畸形

许多全身性脑瘫患儿伴有脊柱侧弯，而一旦侧弯出现就会不断进展。侧弯常呈经典的长"C"形弯，骨盆常作为弯的一部分，继发性骨盆倾斜引起坐姿不稳，可能较侧弯本身更易引起功能障碍。低频型脑瘫患儿可出现胸椎后凸（图 13.6.7）。

侧弯的预防及控制

目前尚无证据表明有何方法可预防脊柱侧弯，但

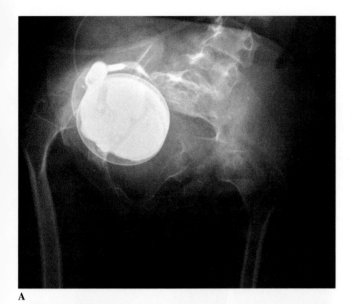

A

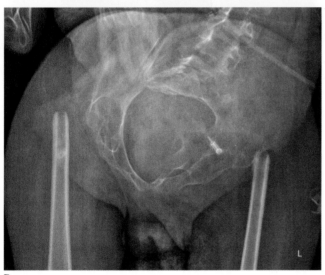

B

图 13.6.5 骨盆正位片可见双侧髋关节长期后脱位（A）。双侧股骨近端切除术后，去除巴氯芬泵，骨盆仍有少许倾斜，但患者较前方便入座而且坐姿更舒服

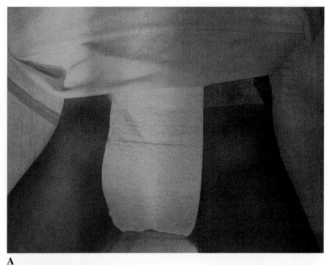

A

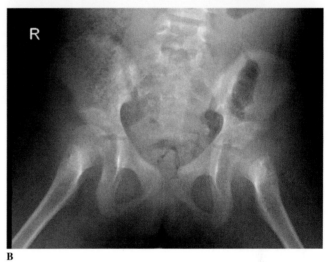

B

图 13.6.6 患儿双侧髋关节前脱位大体照片（A），可见腹股沟区形成"包块"，伴股动脉突出于股骨头表面。但同期行骨盆X线检查（B）竟未见异常

是保持良好的坐姿习惯很重要。坐位时保持躯干与骨盆处于合适的体位，可有效延缓侧弯的发生。畸形通常在5~10岁时出现，一旦出现畸形，则需要考虑行支具固定。脊柱支具耐受性差，尤其是对于儿童，因此空中调角型并具有良好的侧方支撑功能的支具很重要。使用支具的目的是延缓畸形的进展，而并非阻止其进展，目的是为了使脊柱发育至一定阶段时再行手术矫形。

侧弯矫正

　　未经处理的脊柱侧弯将于整个成年期不断进展，

使患者难以坐立而长期卧床。因此，一旦侧弯 Cobb 角达到 50°，需考虑行手术矫形，应向患者家长详细交代手术风险及预期效果。

　　脊柱融合术通常采用经后路行 T2 至骨盆的器械内固定，矫正骨盆倾斜并恢复腰椎前凸很重要（图13.6.7）。但若操作失败，不但不能解决坐姿问题，还可能使之加重。因为脊柱内固定术相对较安全，快速动员其家长同意手术是可行的。手术的患儿术后常出现手术相关的髋关节疾患，术后康复也会因髋关节僵硬不适而受到影响，特别是在骨盆位置以及腘绳肌腱的长度发生改变时。

　　术前评估需注意患者的营养状况及呼吸系统情况。

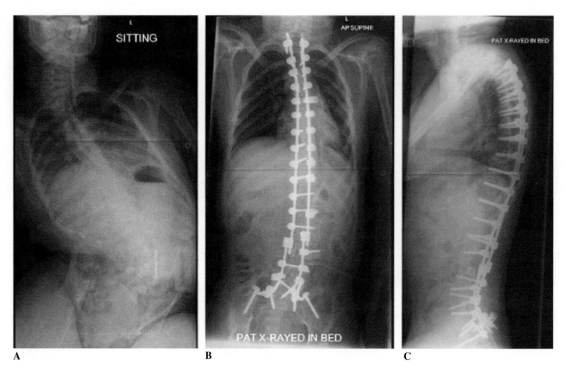

图13.6.7 脊柱正位X线片（A）可见患者术前存在严重脊柱侧弯合并骨盆倾斜。同一患者行后路内固定、固定至骨盆术后的正位（B）及侧位（C）片，骨盆倾斜已被矫正，腰椎前凸恢复

若患者吞咽反射减弱，考虑到其术后取仰卧位，并可能发生肠梗阻，应尽量推迟经口进食的时间，直到患者能采用更直立的体位并能安全吞咽时方可进食。

其他考虑

负重移动能力是保证生活质量以及独立程度的一项重要指标。可以完成负重移动的患者，对于超过15°～20°的膝关节挛缩应考虑行矫正术。为达到此目的需要充分延长腘绳肌腱（框13.6.5），而很少行股骨髁上截骨术。腘绳肌腱延长也可通过减少骨盆后倾来

改善坐姿。

为维持站姿或为了使双足能更适合轮椅踏板，可考虑行足部畸形矫正。严重的足部畸形也需要治疗，因为骨性突起部位或外力作用时可能引起皮肤溃疡。此外，严重的上肢或下肢挛缩也需治疗以方便进行卫生护理。任何对上肢的干预均应避免损害原有功能，如使用电动轮椅（控制杆）、敲击键盘或其他通讯设备。

框13.6.5 腘绳肌腱延长术
注意切勿牵拉坐骨神经

拓展阅读

Leet, A.I., Chhor, K., Launay, F., Kier-York, J., and Sponseller, P.D. (2005). Femoral head resection for painful hip subluxation in cerebral palsy: Is valgus osteotomy in conjunction with femoral head resection preferable to proximal femoral head resection and traction? *Journal of Pediatric Orthopedics*, **25**(1), 70–3.

Gordon, G.S. and Simkiss, D.E. (2006). A systematic review of the evidence for hip surveillance in children with cerebral palsy. *Journal of Bone and Joint Surgery*, **88B**, 1492–6.

13.7
脊髓脊膜膨出的骨科治疗

Philip Henman

（张　涛　译　刘晓光　审校）

要点

- 脊髓脊膜膨出是神经管发育过程中出现的一种先天性畸形
- 常合并脑积水
- 需多学科协同治疗
- 神经功能的改变需做进一步的辅助检查
- 注意感觉迟钝的皮肤
- 治疗目标是恢复跖行足

引言

　　脊髓脊膜膨出和脊柱裂是胚胎发育过程中神经管不完整发育所致。脊髓脊膜膨出对神经功能的影响取决于出生时神经组分的缺失及生长过程中脊髓损伤部位的继发改变。

　　对于骨科医师来说，需要处理的主要是髋关节的位置及其是否稳定，以及各类畸形足。对脊柱病变的处理详见13.8。

发生率

　　英国目前的发生率大致是1∶1 000活产婴儿。过去30年里，发生率呈下降趋势，尤其是在威尔士和北爱尔兰。可能与以下因素有关：孕期常规口服叶酸、加强产前诊断以及适时终止妊娠。

治疗的基本原则

　　脊髓脊膜膨出对神经功能的影响并不局限于肌肉骨骼系统。许多患者合并脑积水，需要神经外科行脑室腹膜（VP）分流术。肠道和膀胱功能也常受到影响，有时也需要药物治疗甚至手术干预。因此，许多治疗中心采取多学科协同方式治疗一些复杂病例。

　　骨科治疗的目标是尽量使患者恢复运动并感到舒适，但是要避免过度治疗。需根据患者病情制定个性化手术治疗策略。手术次数越少越好，术后尽量减少制动时间。脊柱裂患者中有乳胶过敏者已见诸报道，因此在手术室中应避免使用含乳胶的设备。

　　虽然通过评估神经功能损伤节段，可大致判断下肢功能，但对每一个婴儿个体而言，很难据此准确预测其预后。还有很多其他因素影响肢体功能，包括外周神经常呈不对称"斑片状"损伤；中枢神经系统损伤的多样性；个体化差异；随着身高体重的增长以及骨脆性增加而出现的脊髓栓系等。许多儿童需要用矫形器支撑关节才能独立行走，还有很多只能使用轮椅代步（图13.7.1）。

　　一般情况下，治疗婴儿已确诊的肌肉骨骼系统疾病时应采用最简单有效的方法，再根据其将来发育情况制订进一步的治疗方案。实际操作中，对于年龄较小的儿童，我们选择髋关节脱位和足部畸形进行早期、微创的治疗，而对于年龄稍大些的儿童，则可进行更复杂的手术。随着身高和体重的增长，小儿机体功能也会发生变化，应考虑到他们神经功能的变化并选择

框13.7.1　神经功能改变?

考虑有无以下情况：

- 发展中的脑积水
- 脑室腹膜分流受阻
- 脊髓栓系

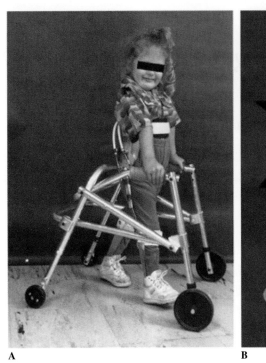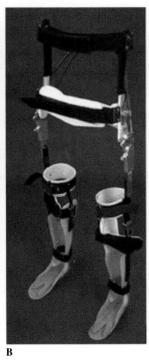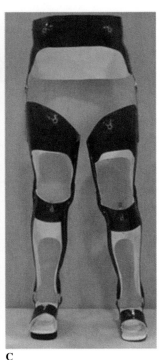

图 13.7.1　A）一名脊柱裂患儿借助往复式步态矫形器（RGO）和 Kaye 助行器独立行走。B）RGO 图像。C）HKAFO（髋-膝-踝-足矫形器）

适当的检查进行排查（框 13.7.1）。

髋关节

脊柱裂患者出现髋关节畸形，可能与所有脊髓受累节段有关，但更常见于高节段脊髓损伤。对髋关节稳定性影响最大的是肌肉的失神经改变，而非髋关节周围肌肉状态失平衡。仅有髋关节脱位也不足以影响步态、坐姿以及骨盆周围的压力。腰髓损害时髋关节可以丧失感觉功能，但若存在髋关节脱位或半脱位，患者仍可感到疼痛。

髋关节屈曲挛缩

胸髓或高位腰髓受累的患者，其髋关节屈曲挛缩更难处理。对于胸髓受累不能独立行走的患者，手术松解后，畸形有复发并继续进展的趋势。年龄较小的患者若良好地控制坐姿可减少复发，但对于年龄稍大或已进入青春期的患者，效果则不明显。

无论是否借助矫形器，只要是能独立行走的儿童，若其髋关节屈曲畸形超过 30°，最好的处理方法就是行软组织松解，以维持良好的站姿，使用支具或助行器时也更加舒适（图 13.7.1 B 和 C）。

髋关节脱位

如果出生时即发现髋关节脱位，且神经病变节段位于腰节或骶节，通常情况下可在婴儿期早期通过手术进行复位。但对于神经病变节段位于胸节的，髋关节脱位复位并无益处。

高位腰节损伤的患者，其继发性或迟发型髋关节脱位及半脱位是否应采取手术治疗，目前尚存在争议。手术复位组患者在步态、站立、坐姿等方面没有显著改善，即便单侧关节脱位者也如此。疼痛性脱位及半脱位是关节固定的指征。低位神经受累的患儿适合手术治疗。经典的手术方案包括，行关节上方及下方截骨，同时行软组织松解。但不幸的是，手术结果难以预估，而且存在关节脱位复发的问题（图 13.7.2）。

肌肉平衡手术目前较少应用，但也有一些治疗中心始终提倡，对于低位腰节受累的患者，在行骨手术的同时，在髋关节周围行肌肉转移（图 13.7.3 和框 13.7.2）。

框 13.7.2　关节稳定性

肌肉失神经支配较肌肉状态失平衡对关节稳定性影响大

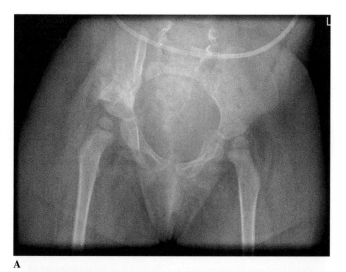

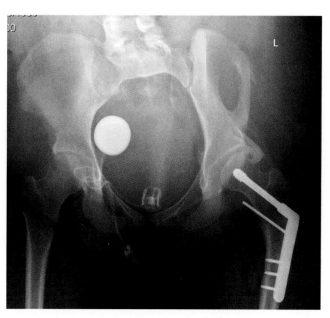

图 13.7.3 成人脊柱裂患者骨盆正位片，像对待儿童一样治疗左髋关节脱位。注意髂骨翼处的洞，意味着先前行腰大肌转移术

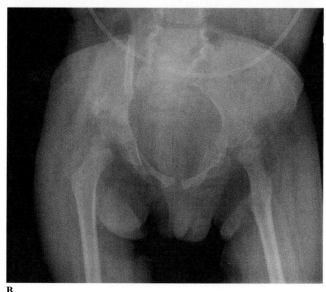

图 13.7.2 A）脊柱裂患儿开放式右髋关节复位＋髋臼成形术＋软组织松解术后 6 个月骨盆正位。注意脑室腹腔分流管；B）12 个月后的骨盆正位片，可见右髋关节再脱位，左髋关节也已脱位

髋融合术或伸直截骨术可矫正残余的屈曲畸形（详见 13.4 章图 13.4.8）。

伸直畸形

伸直畸形不常见。新生儿的膝关节伸直畸形可采取手法治疗，连续夹板或石膏治疗，多数患者可取得良好疗效。对低位神经损害的患者，可行股四头肌延长及腘绳肌移位术，若患者股四头肌已无功能，可考虑行髌腱切断术。

扭转畸形

需清楚判断内外侧畸形的情况，行去旋转截骨术。有必要在术前检查踝关节有无畸形。

膝关节

屈曲畸形

与髋关节类似，膝关节严重的屈曲畸形也与高位神经损害相关，而与肌肉失平衡关系不大。当出现迟发性膝关节屈曲畸形伴腘绳肌腱紧张时，或已有畸形继续发展时，应考虑到脊髓栓系的可能。

对于将来可能行走的患儿，膝关节畸形超过30°时应考虑在 7～8 岁时行软组织松解。对于年龄稍大的儿童，手术最好推迟到骨骼发育接近成熟时，前侧骨

足

治疗目标是将足变得柔软可跖行：无论患者功能如何，感觉减弱或缺失的足如果存在僵硬或畸形会增加发生皮肤溃疡的风险。

Ponseti 畸形足治疗法（见 13.21 章）可用于脊柱裂患者，也可用于特发性病例及关节挛缩患者。如果不能行手术治疗，可考虑穿适合行走的鞋袜。如果发育过程中出现新的畸形，应注意存在脊髓栓系的可能。

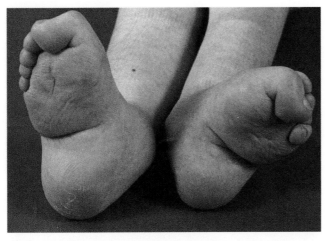

图 13.7.4 跟足。跟骨突起部位有助于保护足部免受伤害，但皮肤感觉的缺失增加了溃疡形成的风险

马蹄内翻足畸形

新生儿治疗方面应首先考虑手法治疗及连续石膏固定，必要时行微创手术松解紧张的肌腱。一些患儿有类似关节挛缩样的顽固畸形，可适当延长手法治疗与石膏固定的时间。常行跟腱切断术，而且手术时机应较特发性马蹄内翻足早。复发性及难治性畸形应采取更进一步的手术，但长远来看，增加了僵硬的可能性。对于稍大一点的儿童，可采用截骨术治疗马蹄内翻足，很多医师考虑将三关节融合术作为青春期前最终的补救手术。也可选择 Ilizarov 法治疗严重畸形，即使用外固定架渐进式矫形。患儿常具有良好的耐受性，而且可避免关节融合术后足部感觉障碍带来的问题。

垂直距骨

此类足部畸形需行广泛松解手术，以矫正足底部突出。近来 Iowa 团队从 Ponseti 治疗马蹄内翻足的方法中，提取出一种手法治疗，结合石膏固定及微创手术的方法，明显降低了手术创伤并降低了关节僵硬的风险。

高弓内翻足畸形

进行性高弓内翻足畸形常提示脊髓栓系，在行足部手术前需注意筛查。模塑鞋垫适用于轻微畸形，但距骨头突起及感觉功能障碍可能引起皮肤破溃，并出现反复感染。此时需行跖骨及跟骨截骨以重塑足部排列。严重的畸形需行三关节融合术或采用 Ilizarov 法矫形。

跟骨畸形

此种麻烦的畸形将导致站立不稳，跟骨突起部位受力大而引起皮肤破溃。治疗包括持续手法治疗结合石膏固定以放松背侧结构，然后松解背侧软组织并行中足及跟骨截骨术（图 13.7.4）。

截肢术

可独立行走患者顽固的足部畸形伴有感觉障碍时，常合并反复发作的皮肤溃疡、深部感染及骨髓炎。对于难治性病例，截肢术是一个实用的方案，尤其是假肢可安装在感觉正常的部位，如低位腰节受累的患者使用髌腱接受腔。最好等患儿骨骼发育成熟后再行截肢手术，以减少骨生长引起的并发症。

拓展阅读

Broughton, N.S. and Menelaus, M.B. (1998). *Menelaus' Orthopaedic Management of Spina Bifida Cystica*, third edition. London: W.B. Saunders.

Crandall, R.C., Birkebak, R.C., and Winter, R.B. (1989). The role of hip location and dislocation in the functional status of the myelodysplastic patient. A review of 100 patients. *Orthopaedics*, **12**, 675–84.

Lorente Molto, F.J. and Martinez Garrido, I. (2005). Retrospective review of L3 myelomeningocele in three age groups: should posterolateral iliopsoas transfer still be indicated to stabilize the hip? *Journal of Pediatric Orthopedics*, **14**, 177–84.

Thompson, D. (2000). Hairy backs, tails and dimples. *Current Paediatrics*, **10**, 177–83.

13.8
儿童脊髓疾患的神经系统表现

Najma Farooq • S.K. Tucker • D. Thompson

（张　涛译　刘晓光审校）

要点

- 脊髓神经疾患可能是局部病变，也可能是全身性疾病的局部表现
- 对有神经管闭合不全的患者应考虑到神经系统 - 骨科综合征，临床情况是不断变化的，泌尿系统症状缓解提示栓系松解
- 约 10% 的神经系统肿瘤源自脊髓——包括髓内、髓外硬膜内以及硬膜外

引言

儿童脊髓神经疾患可能是脊柱或神经轴的局部病变，也可能是全身性疾病的局部表现（表 13.8.1）。当儿童出现神经系统症状、体征时，应综合考虑发育性因素及后天性病因。

椎管闭合不全

正常的脊髓发育可分为三个阶段，每个阶段的发育异常都可能引起相应的临床综合征，我们统称为椎管闭合不全。

神经轴发育的第一个阶段是原肠胚形成。这一时期胚胎的生殖细胞层已经形成，包括外胚层、中胚层和内胚层。此阶段出现的异常会影响每个胚层。以神经管原肠囊肿为例，肠上皮与神经系统持续相通，或与脊髓纵裂相通，脊髓纵裂包括脊髓和椎体的缺陷。

原肠胚末期，外胚层板形成，然后很快进入神经胚期。

在神经胚早期，神经外胚层板中央出现一条中矢状沟，随着沟的加深，其两侧的边缘逐渐聚拢并汇合形成神经管。上述过程形成了脑、脊髓及脊髓圆锥。

二级神经胚是指中枢神经系统末端组分的形成过程，包括脊髓圆锥的顶端、马尾以及终丝。其形成与尾端细胞团密切相关，包括尾芽、神经管尾端，尾端细胞团内形成空泡，这些空泡融合形成神经管的中央管。终

表 13.8.1　儿童脊髓神经疾患的病因

先天性	椎管闭合不全
	脊柱纵裂
	骶骨发育不全
	脊髓脊膜膨出
感染	病毒性脊髓灰质炎
	化脓性感染
	结核
肿瘤	硬膜外
	硬膜内
	髓内
	转移瘤
血管	动静脉畸形 3 型
骨骼发育不良	染色体综合征
	代谢性疾病，如黏多糖累积病
自身免疫性	Guillain-Barré 综合征
遗传性	Charcot-Marie-Tooth
	Friedreich 共济失调
	神经纤维瘤病
创伤	

端扩张形成远端神经管，这些扩张被定义为尾端退变或退变性分化。脊柱及神经管的分化生长得圆锥更靠近颅侧。终丝则始终作为圆锥与其尾侧神经的连接。

椎管闭合不全包涵了很多种脊柱脊髓畸形，这些畸形均源自于神经发育过程中不同阶段的异常，大体可分为开放性神经管缺损及闭合性神经管缺损。

开放性神经管缺损

发育过程中神经管融合障碍可引起开放性神经管缺损，出现脊髓膨出及脊髓脊膜膨出。神经组织裸露在外或仅被覆一薄层脊膜。神经胚形成一定程度上依赖叶酸代谢，叶酸不足是引起开放性神经管缺损的主要原因。孕前饮食中添加叶酸可显著降低罹患本症风险。产前诊断手段包括超声检查、母体血清甲胎蛋白（serum alpha feta-protein，AFP）测定、羊膜腔穿刺液AFP及乙酰胆碱酯酶测定。

对产前发现的脊髓脊膜膨出目前可采取宫腔内治疗。此种治疗方法与产后早期治疗孰优孰劣正在通过随机对照试验进行比较。宫腔内治疗的优势之一是减少了后脑疝（Arnold-Chiari Ⅱ型畸形）的发生率并降低了行脑室腹膜分流术的可能。

开放性神经管缺损需多学科参与，建议在有治疗经验的中心进行治疗。

早期处理

产后即刻，应为裸露的组织提供无菌环境，可将无菌、潮湿、非黏附敷料置于开放性缺损处，以防神经囊受压。患儿应置于俯卧位。乳胶过敏较多见，故应避免患儿接触乳胶。

手术应尽快在出生后数天之内完成，术前需完善脑室成像，评估神经受累节段并除外心、肾疾患。围术期应注意有无脑脊液（CSF）漏、表浅及深部感染、神经功能退变以及急性脑积水等并发症。50%~70%的患儿需放置分流管以控制脑积水。

后期处理

开放性神经管缺损常合并远期并发症，包括泌尿功能受损、运动功能受损、脊柱畸形以及认知发育障碍。婴儿期早期注意预防泌尿素感染及间断清洁导尿，可有效降低发生瘢痕肾的风险。患者远期活动能力与神经受累平面有关，低位损伤时可独立离床活动。下肢治疗包括手术矫正畸形及支具支持治疗（详见13.9

章）。若丧失运动功能，成年期可能合并呼吸系统疾病及肥胖。

闭合性神经管缺损

闭合性神经管缺损包括脊髓末端发育过程中的一组异常状况，神经组织与脊髓脊膜膨出时不同，其表面有皮肤覆盖。"occult spinal dysraphism"（椎管闭合不全）及 "spina bifida occulta"（脊柱裂）均用于描述此类疾患。"occult"一词是一种误称，其实很多时候病变表面皮肤的特征常特异性提示潜在病变，如椎管闭合不全时皮肤出现特征性红斑。下述疾患均包括在脊柱裂中。

脊柱纵裂

二分脊髓畸形可伴有或不伴有分隔的骨、软骨及纤维板。2条脊髓可位于同一硬膜囊内或各位于一硬膜囊内。2条脊髓常不对称，较小的脊髓一侧常合并小肢体或小脚。局部多毛是本症特征性皮肤表现（图13.8.1）。

腰骶部脂肪瘤

腰骶部脂肪瘤最常见的形式是，肿瘤经过腰骶筋膜、脊柱后附件及硬膜附着于脊髓末端（图13.8.2）。根据附着点与圆锥的位置关系，脂肪瘤可以有多种解剖学形态。在实际应用中，"lipomyelomeningocoele"、"lipomyelocoele"均指脊髓脂肪瘤，这些发育畸形可表现出神经系统及泌尿系统症状或无症状。当神经元发育不良或由于生长造成机械牵拉（栓系）时，患儿可出现症状。

终丝增粗

终丝增粗可能是椎管闭合不全中严重程度最低的疾病。可能由于二级神经胚发育缺陷及尾细胞团退变所致。终丝缩短并增厚（直径>2 mm），导致圆锥位置降低，脂肪及纤维组织浸润影响了其黏弹性（图13.8.3），使得脊柱进行屈伸活动时圆锥受到过分的牵拉。

皮肤窦道

皮肤窦道是胚胎时期皮肤外胚层（皮肤）与神经外胚层（神经组织）之间连接的残留。窦道内附上皮细胞，中央管自皮肤表面穿过皮下组织及脊髓外组织进入硬膜下腔，并与脊髓背侧相连。这些窦

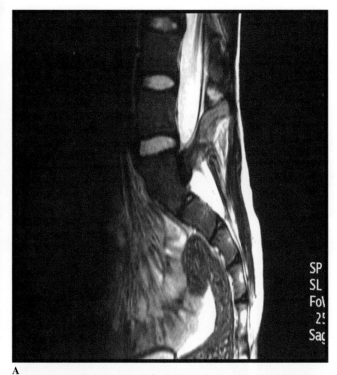

A

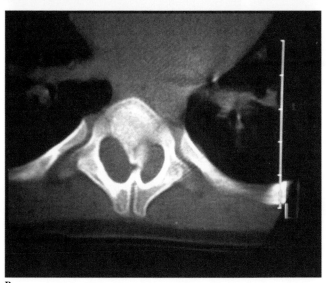

B

图 13.8.1 1 型二分脊髓矢状位及横断面图像，可见椎管内骨性分隔

道极易感染（脊柱脓肿或脊膜炎），也利于椎管内皮样瘤形成。

神经管原肠囊肿

　　普遍认为内胚层起源的椎管内囊肿是外胚层与潜在的内胚层之间永久连接的纽带。囊肿内附黏液分泌上皮或肠上皮。椎管腹侧的缺损穿过椎体与腹膜后或

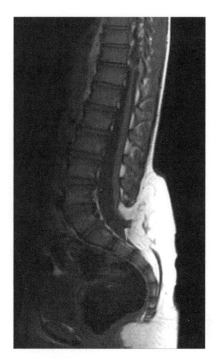

图 13.8.2 MRI 矢状位图像显示脊髓脂肪瘤

后纵隔中的囊肿相连。

脊髓栓系综合征

　　上述所有发育异常都与脊髓栓系综合征具有某种联系。脊髓栓系综合征并不是一种病理状态，而是一组由于儿童生长导致脊髓或神经受到而引起的一组症候群。

　　脊髓栓系综合征的病生理研究表明，脊髓受到过

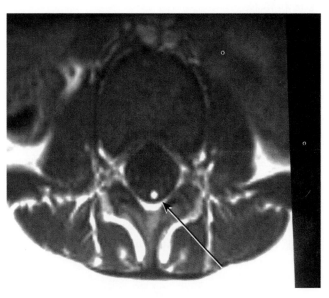

图 13.8.3 MRI 轴位像可见增粗的终丝。箭头所示为终丝

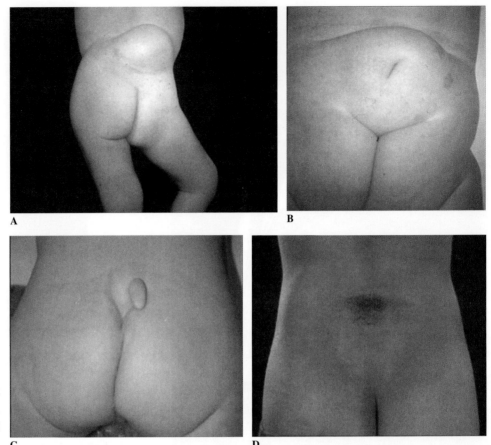

图 13.8.4　椎管闭合不全的皮肤表现。A）皮下脂肪瘤；B）中线皮肤破口；C）腰骶部赘生物；D）局部多毛

度牵拉可使氧代谢受损，血流减少，局部出现缺血性改变。神经损害的严重程度与牵拉持续时间及牵强度有关，因此早期发现非常重要。

症状和体征

脊髓栓系综合征有时表现为神经系统—骨科综合征，或表现出骨科、泌尿系或神经系统症状。椎管闭合不全患者出现任何新的症状，或原有症状改变或症状进展，均需考虑脊髓栓系综合征可能。

中线皮肤改变

皮下脂肪瘤、中线皮肤破口（尤其是曾流脓的破口）、腰骶部赘生物及局部多毛常提示有椎管闭合不全（图 13.8.4）。而低位骶尾部浅凹及臀皱褶偏移的提示意义较弱，其他如弥漫性多毛症、血管瘤和痣，若为孤立性，则椎管闭合不全可能性不大。

生长差异/畸形

足部畸形（高弓足、爪形趾）进展与发展迅速的脊柱侧弯常提示脊髓栓系或症状缓解后复发。双足大

小不对称或下肢长度差异也常提示脊髓栓系。

括约肌功能障碍

包括一系列症状，如神经源性膀胱、大小便失禁、频繁的尿路感染。正规评估时尿动力学试验是必不可少的。

神经系统症状及体征

患者可出现上运动神经元体征或下运动神经元体征或两者兼而有之。非均衡肌力减弱表现为婴儿期的下肢运动减少及年长儿离床活动晚与步态异常。感觉缺失可引起足部营养不良性溃疡。

背痛/腿痛

典型表现是脊柱屈曲活动或剧烈运动时疼痛加重。疼痛一般难以定位，且不表现为典型的坐骨神经痛。

影像学检查

临床上怀疑脊髓栓系时需进一步检查以明确。

超声

出生 2~3 个月后，腰椎天然声窗闭合，超声应用受限。但在新生儿，超声是判断圆锥在椎管内水平的可靠手段。

X 线片

起初用来监测脊柱畸形，在脊髓栓系诊断上作用不大。

磁共振成像

磁共振成像是椎管闭合不全的首选检查。具有很高的特异性和敏感性，可以判断脊髓的位置、椎管闭合不全的解剖学特征以及所有合并症（如脊髓空洞症）。

治疗

手术治疗可以防止绝大多数患者神经损害加重。栓系解除后，不同患者症状改善情况有所不同，疼痛一般都会缓解，但手足无力及畸形一般很难恢复。

大量临床研究表明，伴有泌尿系统功能障碍的患者在解除栓系后恢复良好。可通过尿动力学试验对泌尿功能进行客观评估。术后长期随访时，进行尿动力学检查可早期发现栓系复发并进行干预。

有症状的患者手术效果良好，但对于无症状的患者，是否需行手术目前尚存争议。许多学者提倡预防性手术，目的是防止神经功能损害进行性加重，因为如果神经功能损害严重到一定程度，治疗性手术也很难使其恢复。例外情况是皮肤窦道，根据皮肤窦道的自然史可知其具有易感染的风险，因此对于大多数患者而言，有必要行预防性手术。

治疗脊髓栓系时需兼顾脊柱及足部畸形。研究表明，解除脊髓脊膜膨出患者的栓系之后，脊髓栓系伴有 Cobb 角小于 40°的脊柱侧弯的患者，其侧弯角会迅速加大，最终需行手术矫正及脊柱融合。

脊柱脊髓肿瘤

虽然中枢神经系统肿瘤发病率在儿童肿瘤中占第 2 位，但脊髓肿瘤相对少见。中枢神经系统肿瘤中大多数为颅内肿瘤，只有 10% 发生于脊柱。脊柱脊髓肿瘤可分为三大类。

髓内

髓内肿瘤（图 13.8.5）约占脊柱脊髓肿瘤的 40%，最常见的是星形细胞瘤和室管膜瘤。虽然 10%~15% 的星形细胞瘤是高度恶性肿瘤，但绝大多数髓内肿瘤呈低度恶性并隐匿性生长。

临床表现

疼痛

特征性的疼痛常表现为弥漫性轴向痛，由于静脉淤血及硬膜膨胀，疼痛于夜间加重。疼痛症状常先于神经系统症状出现。

神经功能损害

神经功能损害逐渐出现。由于髓内肿瘤一般位于脊髓中央，背侧神经损害不常见，运动功能损害出现较早而括约肌功能障碍出现较晚。

脑积水

由髓内肿瘤引起，目前认为与脑脊液中蛋白浓度高有关。

脊柱畸形及斜颈

如果患者出现疼痛及异常体位或畸形，需注意排

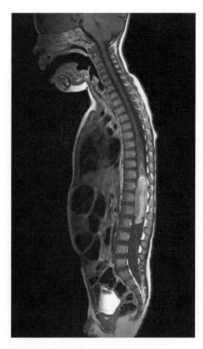

图 13.8.5　MRI 矢状位重建显示髓内肿瘤

查脊柱脊髓肿瘤。

治疗

手术切除是治疗髓内肿瘤的主要方法。手术切除率与肿瘤类型有关。浸润性星形细胞瘤很难获得满意的根治性切除，高度恶性肿瘤预后不良，中位生存期为 6 ~ 12 个月。椎板切除术后应主要随访检测患者是否出现脊柱畸形。椎板成形术保留了后柱张力带，可降低出现脊柱畸形的风险。

髓外硬膜内

髓外硬膜内肿瘤（图 13.8.6）占脊柱脊髓肿瘤的 20%，包括脊膜瘤及周围神经鞘瘤。最常见的临床表现是疼痛，继而出现神经功能损害。此两种肿瘤均与神经纤维瘤病有关。

全脑及脊髓的磁共振成像可鉴别病灶为脊髓原发还是由颅内原发肿瘤转移。周围神经鞘瘤 X 线片上可见特征性损害及神经孔扩大。

治疗上应选择手术切除。肿瘤切除不彻底易导致复发。需注意周围神经鞘瘤恶性变，尤其是患有 1 型

神经纤维瘤病的患者以及曾行辅助放疗的患者。

硬膜外

原发性或转移性硬膜外肿瘤占脊柱脊髓肿瘤的 40%。约有 5% 的脊髓转移瘤患者出现脊髓受压表现。原发性硬膜外病变可起源于椎管内各结构。

脊柱骨性结构

Ewing 肉瘤

Ewing 肉瘤是一种好发于儿童脊柱的肉瘤。最好发部位为骶骨，主要表现为椎体的溶骨性破坏及软组织肿块。近年来化疗药物的进步使 Ewing 肉瘤 5 ~ 10 年的生存率得到改善。

骨样骨瘤和成骨细胞瘤

骨样骨瘤及成骨细胞瘤组织学类型相似，但大小不同。成骨细胞瘤直径多大于 1.5 cm。腰椎最易受累，后附件较椎体高发。患者可表现为疼痛性脊柱侧弯，病变位于侧弯顶点。疼痛呈典型性夜间加重，口服非甾体类抗炎药可缓解。CT 扫描可清楚发现病灶。放射性核素骨扫描及磁共振显像对于发现病灶也有帮助。骨样骨瘤多为自限性疾病，成骨细胞瘤常需手术治疗。

嗜酸细胞肉芽肿

又称朗格汉斯细胞组织细胞增生症，发生于脊柱者可呈单发或多发溶骨性改变。椎体病理性骨折可引起椎体线样变。肿瘤常向椎管内扩张形成软组织肿瘤。本症常呈自限性，因此规律使用脊柱支具可获得满意疗效。侵袭性病变可能需要手术、化疗以及小剂量放疗。

动脉瘤样骨囊肿

大约 1/3 的动脉瘤样骨囊肿发生于脊柱，后附件易受累。动脉瘤样骨囊肿呈膨胀性薄壁病灶，多房，MRI 及 CT 上可见液 - 液平面。临床表现包括疼痛、可触痛包块、脊柱畸形以及神经功能损害。动脉栓塞既是有效的治疗手段，也可行术前栓塞以减少术中出血。复发率约为 30%，且多于术后 1 年内复发。

骨软骨瘤

骨软骨瘤是软骨良性帽状突起，约有 5% 发生于

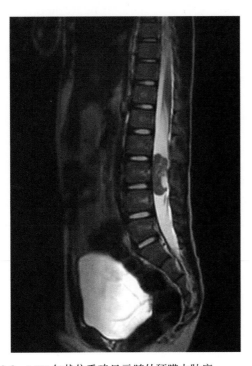

图 13.8.6　MRI 矢状位重建显示髓外硬膜内肿瘤

脊柱，常累及横突或棘突。多发性病变见于遗传性多发性外生骨疣。病灶为多发的患者，其恶变为软骨肉瘤的风险更高，而病灶单发者恶变概率小于1%。治疗上应予手术切除。

椎旁组织

神经母细胞瘤是起源于神经嵴细胞前体的胚胎性肿瘤，在儿童恶性肿瘤中占第4位。约半数患者于2岁之前发病。病灶多位于腹腔、肾上腺或椎旁交感神经链。多数患者血清及尿中VMA（3-甲氧基，4-羟基苦杏仁酸）及HVA（高草香酸）浓度升高。治疗方面根据肿瘤呈局限性还是弥散性，可选择化疗、放疗、类固醇治疗以及手术。

硬膜外间隙

脊柱淋巴瘤和白血病常来源于全身病灶的转移，原发于脊柱者极少。通常情况下，这类肿瘤对化疗和放疗非常敏感。只有在上述治疗无效或神经功能状态急速损害的情况下才考虑手术减压。

总结

造成儿童神经功能异常的疾病多种多样，临床表现错综复杂，为临床治疗提出了挑战。因此，如果患儿出现轴向疼痛以及神经功能损害体征，那么就有必要多学科协作，进行彻底的检查和评估。

拓展阅读

Adzick, N.S. and Walsh, D.S: (2003). Myelomeningocele: Prenatal diagnosis, pathophysiology and management. *Seminars in Pediatric Surgery*, **12**, 168–74.

Binning, M., Klimo, P. Jr, Gluf, W., and Goumnerova, L. (2007). Spinal tumors in children. *Neuroimaging Clinics of North America*, **18**, 31–58.

Bruner, J.P. (2007). Intrauterine surgery in myelomeningocoele. *Seminars in Fetal & Neonatal Medicine*, **12**, 471–6.

Lew, S.M. and Kothbauer, K.F. (2007). Tethered cord syndrome: an updated review. *Pediatric Neurosurgery*, **43**, 236–48.

Rossi, A., Gandolfo, C., Morana, G., and Tortori-Donati, P. (2007). Tumors of the spine in children. *Neuroimaging Clinics of North America*, **17**, 17–35.

Thompson, D. (2009). Postnatal management and outcome for neural tube defects including spina bifida and encephalocoeles. *Prenatal Diagnosis*, **29**, 412.

13.9
关 节 挛 缩

Roderick Duncan

（张　涛　译　刘晓光　审校）

要点

- 关节挛缩是引起关节功能障碍的一种相对少见的病因
- 早期诊断和治疗可最大限度地减少关节挛缩对患者的危害
- 理疗师、职业康复师、矫形师在治疗过程中发挥着举足轻重的作用，同时多学科在治疗中的相互配合也很重要
- 很多关节畸形患儿需要手术治疗，但手术治疗原则与患有关节其他种类畸形的儿童是有区别的
- 术后延长夹板固定时间可降低畸形复发的风险
- 患有肌发育不良或远端关节挛缩的患儿其智力通常不受影响，且往往能配合完成治疗计划

引言

关节挛缩，或称为先天性多关节弯曲症（AMC），是一个描述性的名称，表现为自出生时即存在关节的弯曲或钩状畸形。当患者存在两处以上的关节挛缩且伴有局部肌肉的失用，可诊断为关节挛缩症，但目前存在300多种疾病会出现相同的肢体表现。这些疾病的临床特征、遗传特性及预后均有明显不同，因此对此种疾病的正确诊断及分类非常重要。目前广义上的关节挛缩可以分成发病率几乎相同的三大组疾病（框13.9.1），第一组主要为关节受累；第二组表现为除关节外，同时存在其他系统病变的表现；第三组表现为关节挛缩同时合并中枢神经系统的病变，此组患者幼年死亡率较高。

本章主要讨论内容为儿童肌肉发育不良和远端关节挛缩，但其处理原则与所有先天性多发性关节挛缩的患者相同。

病因学、发病机制和病理学

关节挛缩的产生源于胎儿肢体在母体子宫内的形成不良。这种现象不是由于原发肢体畸形所导致，而是源于胎儿活动不良或活动障碍。除此之外，还存在其他作用因素，其中肌肉和神经病变与其关系较密切。胎儿关节运动的缺乏会导致关节周围形成多余的结缔组织、局部肌腱缩短、关节表面重构。虽然挛缩并非进行性加重，但在纠正后存在很高的复发倾向。对于这种情况，手术矫正较为困难，因为此时肌肉在组织水平的分化是不完善的。肌力差有时还很严重，但是肌力差的类型和范围是多种多样的。因此保护肌力是治疗的一个重要原则。

流行病学和遗传学

先天性多发性关节挛缩症出生时的患病率为1/（3 000～5 000），而真性肌肉发育不良的患病率稍

框 13.9.1　关节挛缩的三组类型

- 单纯关节受累：
  - 肌肉发育不良或经典的关节挛缩
  - 远端关节挛缩
- 合并其他系统病变：
  - Freeman-Sheldon 综合征
  - 骨软骨发育不良
- 合并中枢神经系统受累：早期死亡率较高

低，为 1/10 000。对此类疾病的文献报道中，多数情况下病例数量小于 20 例。肌肉发育不良为散发疾病，而对于远端关节挛缩症来说，至少有一个类型为常染色体显性遗传，缺陷基因位于 9 号染色体的短臂。

临床特征（框 13.9.2）

肌肉发育不良的患儿常表现为对称性的肢体畸形，且多数四肢同时受累（图 13.9.1）。1/5 的患者会发生产伤骨折。患肢常常表现为皮肤光泽缺失或关节皱褶减少。同时常合并严重的对称性马蹄内翻足（CTEV）和肘过伸畸形；有 10% 的患者合并腹壁缺损。肢体畸形最严重的时期为出生时，且畸形形态常常非常惊人。但有些畸形为姿势性畸形，且在新生儿期较易纠正。而顽固性畸形则需要进一步治疗或手术干预。

远端关节挛缩的特征性表现为手指向内侧偏移、指屈曲畸形、握拳畸形及足部挛缩。同时可伴有轻度的近端关节受累。有关具体关节或部位受累情况，将在下面的章节中介绍。

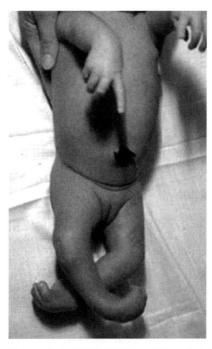

图 13.9.1 关节挛缩孩子的临床照片。所有四肢均受累，下肢的对称性受累明显

预后

多数家庭对于关节挛缩并不了解，但大都会配合完成对此疾病的诊断。在英国，诸如关节挛缩组织（TAG）会对患有关节挛缩的儿童及其家庭提供支持和帮助。对于此种疾病，童年时期的治疗是非常具有挑战性的，因为此时期的治疗强度相对较大，同时要确保患儿在进行功能康复时的安全性。虽然多发的关节挛缩对患儿的生活影响较大，但与脑瘫和脊柱裂患者相比，他们通常不伴有认知、感觉、交流障碍及平衡能力的缺陷。对于未经治疗的肌肉发育不良的患者来说，行走能力通常无法恢复。而经治疗后，此类患者通常在童年期可恢复行走能力，然而在青春期向成年过渡时期，他们通常会再次失去行走能力。患者通常智力水平正常或接近正常且性格非常坚定，他们的

家长常常认为，与其直系兄妹相比，患者除了性格和善于交际外，还具备更加坚毅甚至固执的性格。远端关节挛缩的患者的寿命与正常人相同，对于肌肉发育不良的患者，文献报道 20 年生存率也达到 94%。

对于个人和社会的发展，一项流行病学研究报道，在一组年龄较大的病例中，64% 的患者能接受与他们年龄相符的教育；75% 可独立进食；20% 可独立梳洗；10% 可独立穿着；35% 可独立完成大小便；25% 可独立完成洗澡。另有一项研究发现，患者成年后，一半有固定的工作且可借助轮椅自由行动，且 1/3 的患者可实现婚姻，有一半的患者可独立行动（需轮椅帮助），70% 的患者可独立料理日常生活。作者的结论是患者日常对于别人的依赖不是因为疾病的原因，而是出于他们个性、受教育和学习技能的需要。由此看来，手术仅是整个治疗计划的一个方面。

治疗

治疗原则（框 13.9.3）

对此种疾病，健康专家之间的协同配合对于患儿的治疗是必不可少的，同时一个多学科团队在治疗上的配合也是至关重要的。治疗过程必须把握两个原则：

框 13.9.2　临床特征
◆ 关节对称受累
◆ 无特征性关节表现
◆ 畸形僵直

框 13.9.3　治疗原则

◆ 总原则：保留关节活动度
◆ 下肢：
　● 尽可能地帮助站立和行走
　● 稳定的跖行足
　● 膝关节伸直
◆ 上肢：
　● 手能持物
　● 肩肘关节活动度足够大以完成日常生活

肢体功能的增强及独立生活能力的建立。因此治疗时应对患儿的自身发展、教育及家庭生活做到尽可能少的干扰。治疗方案应从出生时开始实施，应用配套的矫形装置来纠正患儿姿势性的畸形。安抚并向患儿家长强调出生时畸形最为明显。多数学者建议通过后期"微调"的治疗方式纠正婴儿期的固定畸形，西雅图小组提出了以下四条治疗策略：

1）婴儿期是纠正大多数固定畸形的最佳时期。手术应具有彻底性和决定性。术后最坏的结果为因未充分纠正畸形而导致挛缩的复发

2）在童年早期，重要的一点是防止术后畸形复发，可通过夜间的夹板固定及鼓励患儿白天积极地独立活动来实现，同时还有助于对肌力的保护

3）在童年后期，重点在于对患儿生活能力的教育和培训及尽可能少的人为干预

4）青春期是一个受教育、培养工作技能、社会技能及独立性的时期，为成年生活做准备，这时要矫正由畸形导致的残留功能障碍

　　关节挛缩患儿的手术治疗对麻醉师提出了很大的挑战。因为对此类患者给药血管通路的保护及气管插管均是相当困难的。也有关于此类患者的恶性高热风险增加的报道。

　　矫形器是治疗关节挛缩患者必不可少的组成部分。它们可以保持矫形后的姿态和在肌肉无力和关节挛缩时维持站立。矫形器必须穿戴舒服且功能差别迥异，否则患儿可能会拒绝佩戴支具。发挥家长的作用以使患儿能坚持佩戴支具治疗。治疗团队必须竭尽所能为患儿及其家庭提供支持（图 13.9.2）。

上肢

　　上肢受累在肌肉发育不良中很常见。典型的姿势

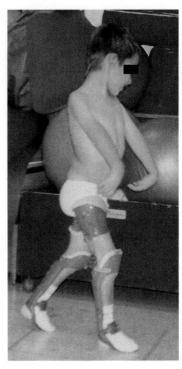

图 13.9.2　肌肉发育不良患儿，只能依靠膝踝足矫形器（KAFO）行走。注意上肢的畸形，可影响平衡及步态

是肩关节内旋、肘关节过伸、腕关节及手指的屈曲及尺偏（图 13.9.3）。患儿上肢肌力下降程度不一，但也可能很严重。一般来说肘关节的伸肌要强于屈肌，而腕关节的屈肌要强于伸肌。很多患儿手指几乎不能活动。对于上述畸形的治疗旨在为成年后的独立生活做准备。多学科团队在制订治疗计划时不但要考虑培养患儿的日常生活能力，如吃饭、穿戴及大小便，而且要训练必要的工作技能，如对键盘的操作。同时患儿也要能挂拐行走，或用上肢操作轮椅。其目的在于帮助孩子手能持物，同时能适得其所。举一个简单的例子，患儿应能达到利用一只手来完成"手口"动作，例如，进食、饮水；另一只手能够清理会阴或帮助自己离开椅子。还有学者倾向于基于患儿的需要和自身能力制订更加个性化的治疗方案。毫无疑问伸展、投掷及使用矫形器对于上肢畸形都是非常有效的。然而只有在出生后尽早进行训练才能最有效，而且按摩师应当参与其中。多数学者建议应在婴儿期或童年早期进行手术，如有必要后期可行二次手术。

肩关节

　　关节挛缩在肩关节的表现为旋转畸形和溜肩。内旋畸形很少引起患肢的功能障碍，但有的学者会尝试

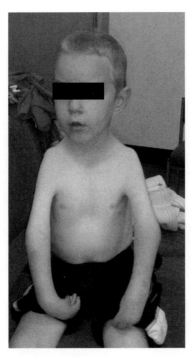

图 13.9.3 临床照片显示典型的上肢受累表现：溜肩、臂内旋、肘部伸直和腕关节弯曲

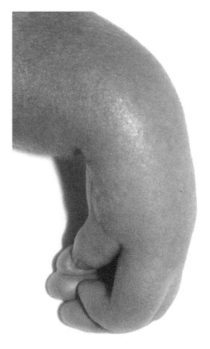

图 13.9.4 手/腕畸形的临床照片显示软组织无特征性外观和关节皮纹消失

肱骨去旋转截骨术来纠正畸形。

肘

　　肘可能固定在屈曲或伸直位，而后者更为常见。固定的肘关节挛缩畸形最有可能导致残疾。运动范围是可变的，且肱三头肌通常远比二头肌强壮。实现尽可能多的被动运动来使手可触脸部是很重要的，但理想的情况是不以失去强劲的伸肘活动为代价，而这种活动对于摆脱轮椅或使用拐杖是必要的。这需要权衡利弊。婴儿期行拉伸和支具固定可以增加其活动范围。如果肘关节屈曲小于90°，可通过后侧松解和延长肱三头肌来增加被动活动范围。关于肌肉移位来恢复主动屈肘作用的争论颇多。肌肉参与的模式有多种。使用最广泛的是三头肌移位，但胸大肌、背阔肌和屈肌近端起点移位也有报道。这些手术的风险是固定的屈曲挛缩可能进展，而且所有肌肉移位可导致其他功能降低。

手腕和手

　　在肌肉发育不良和远端关节挛缩中，典型的手和腕畸形表现为腕关节屈曲并向尺偏和手指弯曲（图13.9.3和13.9.4）。拇指往往收拢至手心。这种姿势使手捏和握持困难，并伴有前臂和肌肉无力。新生儿系

列石膏治疗方式的使用可极其有效地改善腕关节位置，尤其是在有远侧关节弯曲时。应在石膏后继续使用轻量的定制矫形器，主要在夜间佩戴，可使孩子在白天正常进行手部活动。这种支具治疗方法应辅以规律的拉伸锻炼。矫形器应随着孩子的生长而定期更换。对于手腕手术的适应证和时机似乎都没有共识，但平均来说只有1/3的上肢受累患者需要接受手术治疗。手术可在一岁内或之后的某个年龄段进行。主张早期手术的研究人员认为一岁后实施手术困难增加：年龄较大的儿童挛缩更严重，关节面会发生塑形并出现关节内粘连，而且皮肤弹性也有所下降。他们认为在婴幼儿时期进行手术治疗可加快恢复时间并减少瘢痕形成。也有人认为不应该早期手术，而只有在确定腕关节位置可赋予更好的关节功能后才可实施。这需要考虑手指屈伸力量和儿童特殊的功能需求（框13.9.4）。

框 13.9.4　有用的手部功能？
出生时预后不良的征象： ◆ 手指屈曲，皮纹完全消失 ◆ 无主动运动 ◆ 关节极度僵硬

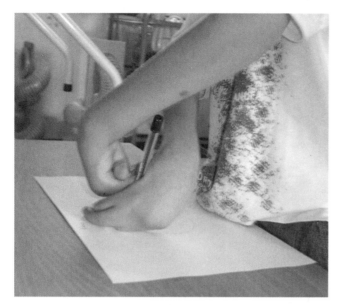

图 13.9.5　多数关节挛缩儿童手部反握笨拙，但功能良好

每个孩子应接受个体化治疗来维持日常生活的活动：手术干预必须能确保改善功能（图 13.9.5）。手术可能涉及掌侧关节囊松解、腕骨背侧楔形切除及肌腱移位。

手腕畸形校正后可显著改善手指的位置和功能，因为楔形切除减少挛缩的指屈肌张力。手指畸形的手术矫正一般很少应用。只有当支具治疗效果不佳时，对拇指挛缩可进行内收肌松解；或在年龄较大的儿童，可进行掌指融合和肱桡肌移位。指蹼尤其是虎口加深手术对于增加抓握能力很有必要。

下肢

几乎 90% 的肌肉发育不全儿童存在下肢畸形。僵硬型马蹄内翻足和屈膝畸形常伴有髋关节屈曲外展（见图 13.9.1）。有些患者出生时即有下肢畸形，且往往存在姿势异常，细心的拉伸和支具治疗效果显著。治疗下肢的目的是通过维持机体的稳定性和对称性，来最大限度地提高行走潜能。当明确下肢畸形患儿是否能够行走时，才可行手术治疗，但这往往极难判断。术前评估不仅要考虑到关节畸形的程度和肌肉力量（尤其是髋关节伸肌和股四头肌），而且要注意上肢受累的程度。需要手术治疗时，最好同时治疗不同关节，以减少固定时间和儿童时期的住院时间。

髋

髋关节周围软组织挛缩很常见。仔细的拉伸和

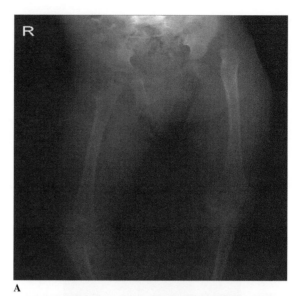

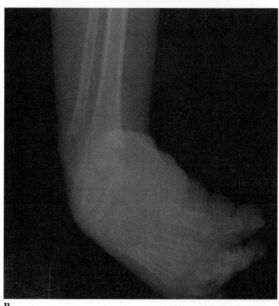

图 13.9.6　A）前后位片显示单侧（左）髋关节脱位。对侧（右）膝关节呈固定伸直位伴双侧严重的 TEV 畸形（B，右足）。左髋关节脱位的处理必须考虑到其他关节畸形。髋关节复位和双足行距骨切除术

支具治疗对大多数姿势性畸形都有效。屈曲挛缩超过 30°可能影响行走，超过 45°需要手术松解。

近一半的肌肉发育不良儿童会发生髋关节脱位，双侧常见。单侧脱位可影响站立、步态和坐姿平衡（图 13.9.6）。关节弯曲时行闭合复位通常难以成功。对于双侧髋关节脱位治疗尚有较多争论。某些人认为暂时不进行治疗，尤其是存在关节僵硬时；但也有人倾向于对可能行走的患者进行及时复位。双侧髋关节脱位的复位可

改善外观并提供有效的步态。部分学者推荐髋关节内侧入路复位,其优点是软组织剥离少且失血少。如果足和膝也正在接受治疗时,这点是非常重要的。内侧入路复位比前外侧入路复位更少发生关节僵硬,但两者都有效。大龄儿童需行骨盆或股骨缩短手术。治疗伴有关节挛缩儿童的残留髋臼发育不良要比无关节挛缩者更为迫切。

膝

目前肌肉发育不全儿童膝关节受累占70%。常见表现是关节固定屈曲、固定伸直或偶尔可见过伸。固定屈曲超过20°将导致站立困难,而固定伸直将导致就座困难(图13.9.6)。膝关节伸直患者类似于长期在社区的步行者,可能伴有关节退行性病的高风险。理想的运动弧度在15°~60°。股四头肌成形术可改善膝关节的屈曲,但对于存在显著股四头肌无力的儿童,这种方法并不能帮助其站立。膝关节伸直可以通过软组织松解(严重病例加做股骨缩短)、股骨髁上截骨术或使用一个环形固定架来实现。畸形复发常见,因此在术后行支具固定对于减少该风险很有必要(图13.9.2)。矫正屈曲的膝关节是小儿骨科能够让患儿行走的唯一措施(Staheli 1993)。

足

绝大多数关节挛缩的儿童存在足部畸形,最常见的是僵硬型马蹄内翻足(图13.9.6)。偶尔也有先天性垂直距骨(图13.9.7)。复发是手术后的主要问题,而即使术后行长期支具固定也难免需要二次手术。手术目的是构建一个僵硬的跖行足来容纳正常的鞋子。Ponseti 系列石膏也已有应用,虽然前期报道说明其有效,但到目前为止尚无满意的随访结果。马蹄内翻足的手术治疗方法包括彻底的软组织松解术和距骨切除术(见图13.9.6)。多数人建议彻底的软组织松解作为首要治疗措施,但复发率可高达73%。复发后治疗包括系列石膏或行二次软组织手术,满意度可达90%以上。毫无疑问,距骨切除术是一种有价值的补救治疗措施,距骨被完全切除且术后足位置恢复正常。一些专科中心报道复发后应用Ilizarov方法治疗的效果满意。

脊柱

20%~30%的肌肉发育不全患儿发展为脊柱侧弯。这可能会影响坐姿平衡并影响上肢功能。胸腰段弯曲最常见。儿童早期发育为弯曲的往往最严重,而骨骼成熟后部分侧弯也有发展。应用支撑护具可维持

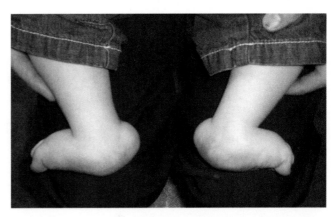

图13.9.7 一名远端关节挛缩和双侧垂直距骨患儿的临床照片。表现为"摇椅足"畸形伴后足跖屈和距舟关节背侧半脱位

进展并治疗小于30°的弯曲。弯曲大于50°的儿童应考虑手术治疗,前路和后路联合内固定的矫正效果最可靠。

总结

关节挛缩并不常见,但必须早发现、早治疗和矫正姿势畸形。在未来5~10年,对于多发性先天性挛缩的认识可能会有巨大的进展。对于手术治疗时机和方式仍有较多争议,很少有循证医学支持。更多的患儿正在专科中心接受多学科团队的治疗,同时多中心合作研究可为这些患儿的疾病治疗和预后带来希望。

拓展阅读

Axt, M., Niethard, F., Doderlein, L., and Weber, M. (1997). Principles of treatment of the upper extremity in arthrogryposis multiplex congenital type I. *Journal of Pediatric Orthopaedics, Part B*, **6**, 179–85.

Bevan, W.P., Hall, J.G., Bamshad, M., Staheli, L.T., Jaffe, K.M., and Song, K. (2007). Arthrogryposis multiplex congenita (amyoplasia): an orthopaedic perspective. *Journal of Pediatric Orthopedics*, **27**, 594–600.

Carlson, W., Speck, G., Vicari, V., and Wenger, D. (1985). Arthrogryposis multiplex congenita – a long-term follow-up study. *Clinical Orthopaedics and Related Research*, **194**, 115–23.

Lahoti, O. and Bell, M.J. (2005). 'Transfer of pectoralis major in arthrogryposis to restore elbow flexion: deteriorating results in the long term'. *Journal of Bone and Joint Surgery*, **87B**, 858–60.

Mennen, U., van Heest, A., Ezaki, M.B., Tonkin, M., and Gericke, G. (2005). Arthrogryposis multiplex congenita. *Journal of Hand Surgery*, **30B**, 468–74.

Sells, J.M., Jaffe, K.M., and Hall, J.G. (1996). Amyoplasia, the most common type of arthrogryposis: the potential for good outcome. *Pediatrics*, **97**, 225–31.

Staheli, L., Hall, J. Jaffe, K., and Paholke, D. (eds) (1998). *Arthrogryposis: A Text Atlas*. Cambridge: Cambridge University Press.

13.10
下肢的常见疾病

Tim Theologis

（张　涛 译　刘晓光 审校）

要点

- 大多数扭转或角度偏差是生理性的，可随着时间的推移而解决
- 确保孩子有正常的生长参数
- 注意排除需要治疗的罕见疾病
- 膝关节冠状面畸形可能是由全身或局部骨发育不良引起的

引言

下肢力线异常，尤其是在行走过程中的，往往引起家长的关注，并在小儿骨科诊所要求评估。导致内八字或外八字步态的旋转偏差、冠状面膝关节畸形（膝内翻或外翻）和扁平外翻足是引起家长关注的最常见原因。大多数孩子的偏差是生理性的，并没有功能障碍。然而，少数儿童的异常可能需要治疗。因此在向家长提供充分保证之前，需要对这些儿童进行仔细的临床评估。

步态异常

步态评估必须包括孩子的站立、行走和跑步。在诊室里许多儿童有"最好的行为"，父母经常担心医师没有看到自己孩子"正常"的行走。在评估前必须尽一切努力来让孩子尽可能放松：观察孩子离开房间时比他们进来时更有价值。

（临床）观测步态分析的技能必须在进行更专业步态分析前排除其他问题，如神经肌肉或骨骼发育异常。评估孩子的扭转问题能有助于确定畸形位置和提示代偿性畸形的范围（框 13.10.1 和图 13.10.1）。

内八字步态

足的行进角定义为足的纵轴和行走前进方向的夹角。在成人健康人群平均足的行进角大约为外旋10°，内旋5°至外旋20°的范围认为是正常的。轻度偏离正常的耐受性好，并不会引起功能障碍或症状。显著畸形可能导致频繁被拌和摔倒，特别是当孩子累了，他们的代偿机制失效。现在并不知道这些偏差到底多大时才导致关节异常负重和长期关节退变。在评估有显著偏差需要治疗的儿童时，通过仪器分析步态来测量关节参数可能有一定的作用。这能明确这些偏差只是表象还是可能造成长期的临床问题（图 13.10.2）。

股骨前倾角

股骨前倾角是股骨颈纵向轴线和股骨的通髁轴及股骨干所在的冠状面之间的角度。股骨前倾角出生时约40°，通常在生后3~4年内逐步塑形为成人的平均15°，8岁以后几无可能塑形。早期重塑是由于人类直立姿势导致软组织作用于股骨颈前方压力的结果，特别是韧带和关节囊。如果没有直立的姿势，或伴有韧

框 13.10.1　扭转表现

- 足行进角
- 俯卧位髋内旋范围
- 俯卧位足股角
- 足畸形

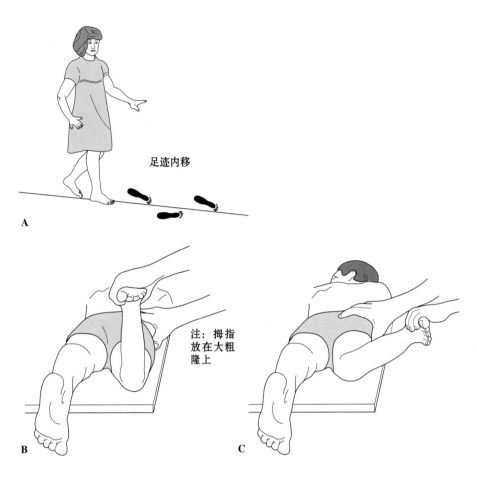

图 13.10.1 评估扭转情况。A）儿童行走时，看脚和前向行进假想线的夹角。这是足行进角；B）患者俯卧位，屈膝90°，跗指置于大转子；C）内旋腿，当大转子达到最外侧位置，胫骨和垂直线的夹角等于股骨前倾角；D）患者俯卧位和屈膝90°，后足处于放松的姿势。大腿和后足的纵向轴线之间的夹角即为足股角。注意要"忽略"前足畸形；E）相同的位置，胫骨扭转是测量胫骨近端的髁间轴线和内外踝轴线的夹角

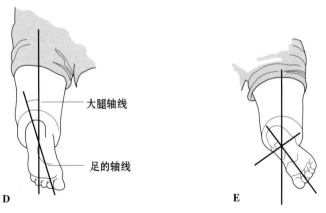

带松弛及关节不稳定，常可引起塑形失败和持续的股骨前倾。然而，持续的股骨前倾也可以存在于大量正常儿童。除了八字步态，儿童经常有一个典型的跑步时小腿向外侧摆动的姿势，并且能有一个舒服的"W"坐姿（图 13.10.3）。

股骨前倾角的临床评估是让患者俯卧位和屈膝90°，髋关节旋转至在外侧可触及大转子主体部分，胫骨和垂直线的夹角即是股骨前倾角（图 13.10.1B 和 C）。过度内旋和外旋往往影响髋关节旋转范围。在步行或跑步中膝盖向内和胫骨屈曲，常给人的视觉印象是膝外翻。CT 扫描或更好的无辐射 MRI 扫描可用于更精确地测量前倾角，尤其是当考虑手术矫正时。

在没有任何相关并发症的情况下，持续的股骨前倾很少需要治疗。虽然股骨前倾角增加往往存在发育性髋关节发育不良，但是这样的患者很少以内八字步态作为他们的主诉。对于股骨前倾角增加儿童的髋关节检查十分重要，以确保髋关节是正常的，如果有必要，应拍骨盆 X 线片以排除髋关节发育不良。可以让

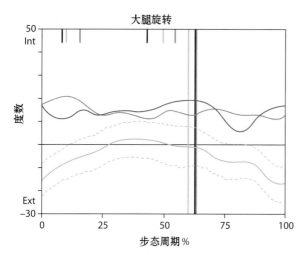

图 13.10.2 步态分析报告表明,在站立和摆动期间发生的内外旋发生在大腿水平。浅灰色带代表平均值和 2 个标准差,而虚线和黑线分别代表右腿和左腿。两者都显示了显著的内旋

孩子家长放心的是,8 岁以下畸形在大多数情况下可以自行塑形。非手术治疗不影响重塑比例。当明显的前倾造成功能上的问题以及 8 岁后仍然持续存在时,可能需要手术矫正。由于双侧股骨去旋转截骨术的潜在风险和复杂性,应慎重选择患者并与其家人彻底讨论治疗指征。

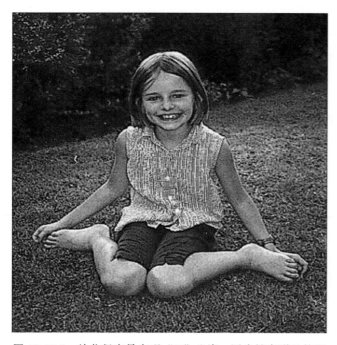

图 13.10.3 幼儿很容易实现 "W" 坐姿,因为她有明显的股骨颈前倾角,但没有症状

胫骨内扭转

胫骨扭转的定义为胫骨近端髁间轴线和内外踝轴线的夹角(图 13.10.1E)。正常成人平均为外旋 20°±10°。临床测量胫骨扭转通过触诊以上的标志,明确轴线并使用测角器来测量角度。足股角也可以估计胫骨扭转。足股角是患者俯卧位和屈膝 90°时大腿和后足的纵向轴线之间夹角(图 13.10.1D)。两者的临床测量都可能不准确,前者是因为很难定义髁间轴线,后者是因为膝关节旋转和足部畸形影响测量。行走过程中,膝盖朝前,但脚朝向内侧。排除足畸形的情况下,本临床现象表明存在胫骨内扭转。CT 或 MRI 扫描可用于精确测量胫骨扭转,特别是对将要手术的患者。

胫骨内扭转可能是在子宫内形成,绝大多数婴儿能自发地在最初几年内矫正。当畸形单纯为扭转时,可以让幼儿家长放心。胫骨弓形弯曲与扭转,尤其是如果在 3 岁后仍然存在,为了排除潜在的病理可能需要进一步检查 X 线片。如果在 6~8 岁以后畸形仍然存在,这是不可能自行塑形的。手术治疗可能仅占一小部分,要选择畸形和功能障碍明显的。采用胫骨踝上去旋转截骨并往往需要内固定稳定。联合行腓骨截骨通常是不必要的。

跖骨内收

前脚内收而后足正常在新生儿中的发生率约为 1∶1 000,可能由于其在子宫内的位置引起。它可以与髋关节发育不良有关联,应该小心进行髋关节评估。畸形通常在出生后可立即被发现,但很多儿童后来表现为父母关注的足内八字。年长儿因足底外侧区域压力过大可抱怨疼痛和(或)穿鞋困难。

临床观察发现足外缘呈弧形但后足力线正常,有时前足有轻度旋后。当畸形还柔软时,前足可以很容易手法矫正到中立位或更多。当畸形是僵硬时,需要进一步评估以排除先天性骨骼异常或后足内翻畸形,这提示为先天性马蹄内翻足的一个表现。

幼儿前足的动态内收旋后伴正常但不成熟的步态有时会与跖骨内收混淆。这是由于在步态摆动期间主要使用胫前肌腱来使足背屈,而腓骨肌未发挥作用。足在休息位时力线正常,临床检查也完全正常。应视其为步态成熟的一个正常阶段,随着时间的推移能自

发解决。

柔软的跖骨内收畸形通常在1~2岁内自发解决。对僵硬畸形应该早期行序列膝上石膏治疗。在大龄儿童支具和（或）夹板固定的作用目前尚不清楚，因为缺乏这种治疗有效性的证据。少部分患者因畸形持续有症状需要手术治疗。年幼儿童相对轻的畸形行软组织手术，包括通常在畸形最大部位关节的内侧关节囊松解（舟楔关节或第一跖楔关节）。跗短展肌延长也是必要的。当前足旋前时，也可以行胫前肌腱延长或移位。大龄儿童的僵硬畸形需要骨手术，包括跖骨基底或中间跗骨截骨术；其必要性很小并需要深思熟虑。

外八字步态（框13.10.2）

行进时足外旋的常见原因包括胫骨外扭转、扁平外翻足畸形（见13.22章）或很少见的由于股骨颈后倾导致的髋关节外旋。

胫骨外扭转

可能在出生时出现或继发于异常增大的股骨前倾角。扁平外翻足畸形还会进一步危害到足与膝关节的旋转力线。这种力线不良的结果是足作为力臂跖屈所产生的生理性伸膝力矩会大打折扣。这反过来导致膝关节特别是髌骨关节过度紧张。

轻度胫骨外扭转畸形至少在童年无症状，并不导致功能性的问题。明显的旋转异常可以导致膝和（或）脚的症状。自发矫正只能期望出现在婴儿和幼儿的先天性偏差。5岁后引起症状或功能问题的后天性或持续性是不能塑形的，需要手术治疗。和内扭转畸形一样，需要行胫骨踝上去旋转截骨和内固定术。腓骨截骨的必要性也很小（框13.10.3）。

股骨颈相对后倾

主要由股骨头前倾减少或后倾导致的髋关节外旋，很少引起外八字步态。存在这种情况的儿童行走时膝盖向外、足行进角外旋。临床检查发现髋关节过度外旋和内旋减小。这种情况通常是特发性的，在童

年没有功能问题，因而没有治疗指征。在年幼的孩子髋内翻可以是一个主要原因，而在青春期前应考虑双侧慢性股骨头骨骺滑脱。当考虑这些诊断时应该行放射学评估。

趾行

用脚尖行走是成熟步态发育过程中的一个正常阶段，但3岁的孩子应该已经超越了这个阶段。大多数儿童特发性趾行（idiopathic toe walking，ITW）站立时足跟能着地，但走路或跑步时有一个足趾-足趾或足趾-足跟的情况。在这两种情况下存在踝关节活动障碍（框13.10.4）。ITW的病因不明，可能是由于中枢神经系统（CNS）中存在一个不确定的和次要的"错误"。

必须有一个完整的病史和检查，因为务必要将ITW与轻度脑瘫、肌肉萎缩症或其他神经系统疾病区分开。如果儿童前期行走正常而后期发展趾行，提示为一种进行性神经系统疾病，这特别重要。脚的形状可以是三角形的，前未呈扇形，而足跟发育相对欠佳。神经系统检查基本正常，但可能会有一些对称踝背屈受限。很少有必要进行正式的步态分析来区分轻度的脑性麻痹和ITW。

许多儿童随着时间的推移能自发地停止趾行，或许与体重的增加和代偿性胫骨外扭转有关。持续性ITW并维持5°背屈不会造成任何功能问题。加强练习跟腱伸展和背伸力量的治疗可能有助于改善步态。序列石膏和（或）注射A型肉毒素可能会成功，但如果跟腱明显挛缩，外科手术延长是必要的。虽然手术本身简单、可靠，但是手术将极大地改变步态，必须

框13.10.3 胫骨扭转

手术矫正：
- ◆ 踝上截骨
- ◆ 内固定
- ◆ 腓骨截骨大多数不必要

框13.10.2 外八字步态

- ◆ 胫骨外扭转
- ◆ 扁平外翻足畸形（平足）
- ◆ 股骨颈后倾

框13.10.4 正常步态踝关节的三种活动

- ◆ 早期——提踵和放平足之间有跖屈
- ◆ 中期——当腿在脚的上方移动时有背屈
- ◆ 终末期——离地时跖屈

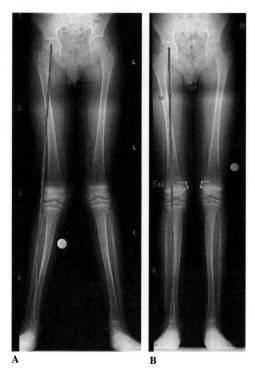

事先警告家长。在康复阶段的步态随着足底屈肌恢复肌力而得到改善。趾行复发并不少见，也许是因为根源在于中枢神经系统。儿童趾行合并行为问题或自闭症综合征需与 ITW 区别，因为它很少涉及跟腱紧张且手术治疗的效果不好（框 13.10.5）。

图 13.10.5　A）腿力线 X 线片显示双侧膝外翻。右腿的机械轴已经绘就，显示该线通过膝关节的外侧。患者接受股骨远端内侧骨骺临时骺阻滞。B）13 个月后的轴线已显著改善（在 18 个月，轴线正常时拆除钢板）

成角畸形

膝内翻和外翻

　　膝关节冠状位力线在 6～7 岁内会有变化。这些变化，特别是发育达到峰值时，可以引起父母的关注。膝关节冠状位力线生理性变化的知识对于向家长解释畸形的自然病程尤为重要。

　　膝关节的力线在出生和 1 岁内有 15°（±5°）内翻。力线在 2 岁时塑形为中立位，大概是因为负重的结果。 2 岁后膝关节进行性外翻，在 3～4 岁时达到 10°（±5°）最大值。至 6～7 岁逐渐塑形为成人的平均 7°外翻（图 13.10.4）。

　　各种各样的问题，包括骨代谢疾病、骨发育不良、Blount 病，均可导致膝关节冠状面畸形。如果膝关节力线偏离前面所述的模式，应当考虑到这些问题。18

个月时膝关节力线内翻可能是生理性的，如果 3 岁后内翻加重或持续，可能需要进一步的检查。同样，胫骨明显扭转合并内翻畸形需引起关于病理问题的关注。

　　8 岁后持续的膝内翻或外翻是不可能自发塑形的。虽然没有长期的研究证实，但是可以设想膝关节冠状面明显畸形将导致退行性关节炎，尤其是当机械轴不在关节内时。因此，严重的畸形尤其是当有症状时就是手术矫正的一个指征。必须使用适当的 X 线片来确定畸形的水平：在股骨远端或胫骨近端？此外确认畸形是否真正完全在冠状面上很重要，因为股骨前倾角增加合并胫骨外旋可能造成膝外翻的假象。在生长过程中，对膝关节冠状面力线可以在适当水平行临时骺阻滞术来矫正（图 13.10.5）。生长停止后，需要行股骨远端或胫骨近端截骨术。

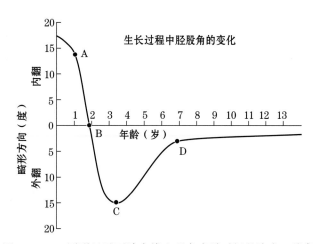

图 13.10.4　图形显示下肢力线生理角度随时间的演变。线条表示平均值。孩子可能远离这条线和 2 个标准差，但仍然在正常范围内

拓展阅读

Salenius, P. and Vankka, E. (1975). The development of the tibiofemoral angle in children. *Journal of Bone and Joint Surgery*, **57A**, 259–61.

Staheli, L.T. (1990). Lower positional deformity in infants and children: a review. *Journal of Pediatric Orthopedics*, **10**, 559–63.

13.11
先天性上肢异常

Benjamin J. Hudson • Deborah M. Eastwood

（张　涛译　刘晓光审校）

要点

◆ 异常虽然常见，但通常都很轻微，很少有功能障碍
◆ 常合并其他临床意义更大的表现
◆ 掌握胚胎发育知识可以更好地理解临床现象和制订治疗计划

发生率和病因学

先天性上肢异常是用来描述正常胚胎发育的错误导致的所有手和上肢异常。这个错误可能是环境或遗传因素引起的。

对这些异常有一个深入的了解是很重要的，因为它们不仅对患儿的功能和外观产生深远的影响，而且对孩子和家长的心理也可能有极大的影响。外科医师的作用是将这些异常的病因学和胚胎学基础知识传递给患儿父母，同时讨论预后和可能的治疗策略。

这些异常的共同之处：如果严重出生时就很明显，或当孩子长大时就会出现，并随着生长变得更加明显。因此这些异常往往非常明显和特别，但是通常很轻微，很少影响到上肢功能。

大多数有关上肢异常的流行病学研究基于相对发生率，而不是真正的发病率和患病率。最近在澳大利亚西部的一项研究中，上肢异常在活产儿中为1:506，但在发表时减少到1:610，是因为与上肢异常有关的原因可能造成新生儿或婴儿的死亡。以前的研究报告先天异常在活产儿中的总体发病率为1:100～1:200，其中10%为上肢异常，上肢异常的发病率即为1:1 000～1:2 000。许多上肢问题与肌肉骨骼无关。目前没有证据表明同卵双胞胎与非同卵双胞胎、母亲年龄大小、婴儿是早产还是迟产，哪一个异常率更高（框13.11.1）。

上肢异常可以是一个畸形或变形的结果。畸形定义为原始结构发育的异常，而变形是原始结构正常而出现继发改变的结果。

上肢异常可以单独发生，也可能伴有其他全身性疾病或综合征。对于孩子的健康，这些并发症比骨骼肌肉异常更有临床意义。因此，知道这些疾病的重要性才能正确地评估患者。

先天性上肢畸形的病因不完全清楚。本组异常公认的分类是根据临床诊断和我们对胎儿发育出现问题的时间及位置的了解。虽然使用沙利度胺与短肢畸形有关，但是仍没有明确的证据证实先天性上肢异常与特定的环境因素有关。一些研究显示使用抗癫痫药物与早产有关。环境因素或遗传异常可作用于胎儿发育的各个阶段，并在不同的发育阶段有特定的损伤效应。同样，看似非常不同的损伤作用于一个特定的发育阶段可引起相同的异常。

总体而言，重复和停滞的分化和构造占上肢异常的大多数。

框13.11.1　先天性上肢异常的相关因素

◆ 男性＝女性
◆ 20%* 有特定的综合征
◆ 50%* 有非肌肉骨骼异常
◆ 50%* 有双上肢异常
◆ 15%* 其他地方有其他异常
◆ 15%* 有多个独立的手异常
* 近似比例

胚胎学

受精 26 天下肢肢芽出现，而此前 24 小时上肢肢芽出现在胚胎的外侧面。随后上肢发育迅速，在 8 周时发育完成（图 13.11.1）。因此，先天性上肢异常最有可能发生在这短暂发育时期。

目前已经发现三个方面的信号引导胚胎上肢的发育。首先，外胚层根尖脊（apical ectodermal ridge，AER）覆盖肢芽，成纤维生长因子引导中胚层分化。分化的方向是由近到远，因而上臂优先于前臂分化，而后者优先于手。手的发育机制是沿着背侧沟发育，细胞凋亡调控指间坏死（程序性细胞死亡），在 7~8 周时手指分出。

第二种机制是极化活动区（ZPA），位于肢芽后方。这项活动是由 Sonic hedgehog（SHH）蛋白介导的，它的功能是桡尺骨发育和肢体生长方向的信号。

上肢胚胎发育的最后一个机制是通过无翼型（Wnt）信号中心。这个中心位于外胚层背侧，控制背通过腹分化和肢体旋转，7 周左右通过分泌因子来影响中胚层发育。

Hox（包含同源框）基因在肢体发育中也发挥了重要的作用，它们的基因表达通过调节间质细胞功能来控制增长。

因此，这些机制功能的任何异常都可能导致一个特定的、可能预测的上肢异常。例如，AER 失败可以导致远端肢体发育障碍，包括并指畸形。在实验情况下，移植 AER 导致肢体和手指发育的重复畸形。

到第 5 周结束时，肢体骨骼大部分已经分化，臂丛神经也是如此。到第 6 周结束时多数远端神经分支完成分化，在第 8 周结束时肌肉分化。

其他系统也在 4~8 周内发育，因此来自遗传或环境的胚胎干扰可能会导致胚胎发育异常。在这一时期，特别是胃肠道、心血管和神经系统系统也都发展迅速。因此，临床医师应考虑更广泛的、潜在的、临床上的严重异常，而不仅仅是肌肉骨骼疾病，并进行适当的检查和参考。

分类

目前得到最广泛接受的先天性上肢异常分类是 Swanson 分类，并得到手外科协会国际联合会认可，现在称为 IFSSH 分类（表 13.11.1，也见 13.13 章）。该分类是基于特定的发育障碍并依赖畸形的临床诊断。

通常情况下，在流行病学研究中，一个以上的异常可能存在于肢体的多个区域，目前此上肢异常的胚胎学分类是不可能囊括所有的手异常。例如，并指畸形可能适合两种分类：形成失败和分化失败。

肩部异常

先天性锁骨假关节

先天性锁骨假关节是一种罕见的疾病。在英文文献中报道的不足 200 例。

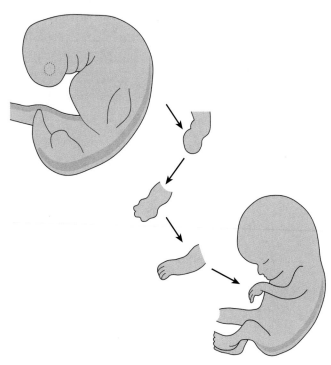

图 13.11.1　图示胎儿 4~8 周的上肢肢芽发育过程

表 13.11.1　Sprengel 畸形的分类

等级	描述
I	轻度畸形，肩带处于同一水平。患者穿着衣服看不见畸形
II	轻微畸形，肩关节水平差不多，但肩胛骨岗上部分可见肿块
III	中度畸形，肩胛骨明显升高 2~5 cm
IV	严重畸形，肩胛角接近颈枕部，并伴有颈蹼

大多数病例是右侧，常在出生后不久就发现锁骨有一个不疼、无压痛、可以移动的肿物。锁骨是 8 周时第一个开始骨化的骨骼。它通常从两个不同的骨膜内的骨化中心发育并连成一体。在这个过程中由于机制或环境因素而导致失败将导致锁骨假关节：这可能是原发性发育障碍或因为外部压迫所致。锁骨的两个部分形成纤维连接，然后成为一个真正的假关节。从组织学上看，每个锁骨末端覆盖软骨组织，并由致密的纤维或纤维软骨连接。一般来说，X 线片显示锁骨内侧部分位于假关节肩峰外侧部分的前上方（图 13.11.2）。出生时骨折是最常见的鉴别诊断，但随着时间的推移缺乏骨痂形成可以排除该诊断。有时候需要考虑神经纤维瘤或锁骨颅骨发育不全。

据推测，来自于走行在右侧锁骨后方的锁骨下动脉的压力导致右锁骨更普遍受影响。根据这一理论，左侧病例几乎只存在于右位心或内脏反转的个例。

肩关节通常没有显著功能缺陷。因为大多数病例经历了手术治疗，所以自然病程不得而知。随着时间的推移，假关节变得更加突出，运动时皮肤牵拉，外观变得难看。某些活动或按压时可能会有疼痛。

治疗的适应证往往是外观问题，通常主张在 3～5 岁进行手术治疗。治疗包括手术切除假关节，如果期望愈合，在骨端植骨和稳定的内固定是必不可少的。一些学者强调保留骨膜套管的重要性。目前推荐使用钢板螺钉固定。这种手术的主要并发症是不愈合，但总体而言，愈合率较高，且外观也得到改善。

锁骨颅骨发育不全

骨骼发育不良影响许多骨骼，特别是膜来源骨骼的发展。正如它的名字所示，受影响最显著的骨骼是锁骨和颅骨，虽然骨盆（包括髋关节）和脊柱也有延迟骨化和发育不良。锁骨可以发育不全或缺如，颅骨有颅缝和囟门延迟闭合，伴上颌骨发育不全和牙齿畸形（图 13.11.3 和 13.11.4）。

最近遗传学研究得出结论，这种疾病是常染色体显性遗传，是位于第 6 号染色体短臂上的 *CBFA1* 基因突变增加。

由于锁骨发育不全或不存在，患者临床上表现为双肩下垂，常伴有肩关节前伸抵抗。这可能会导致手臂动作协调困难和理论上潜在的臂丛神经损伤风险。肌肉异常取决于哪部分的锁骨缺如。如果是外侧，三角肌和斜方肌将受到影响，但如果是内侧端将可能影响胸大肌和胸锁乳突肌。

其他并发症包括肩胛骨发育不全、髂骨翼发育不全、关节松弛、手足脱位和畸形。患者往往身材矮小，可能有继发于髋内翻合并症的 Trendelenburg 步态。

治疗涉及遗传检测和咨询。肩关节的明确骨科干预指征是，如果锁骨发育不全末端压迫锁骨下血管或臂丛神经或防止表面皮肤受压的继发性并发症。治疗通常是切除发育不全的锁骨。可能需要行头面部手术和手术矫正并发的髋内翻或脊柱侧弯。

Sprengel 畸形

Sprengel 畸形是最常见的先天性肩胛带畸形。在

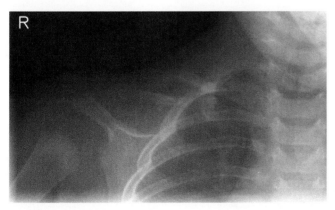

图 13.11.2 右锁骨正位 X 线片，16 个月月龄孩子表现为假关节。骨末端往往呈球形和硬化，封闭了髓腔

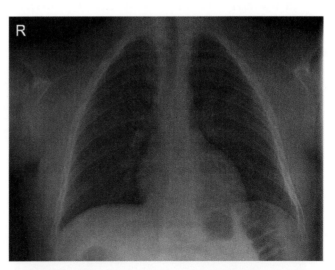

图 13.11.3 胸部 X 线片表现为双侧锁骨缺如：只有 10% 的病例发生。肩胛骨也发育不全并有一个脊柱侧弯（该胸片可见一个轻微曲线）

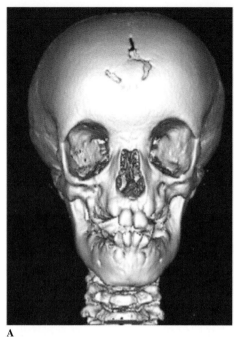
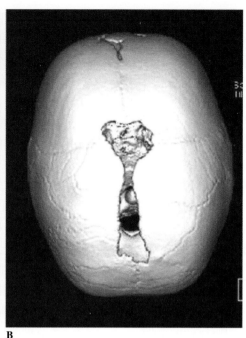

图 13.11.4　一名 12 岁孩子锁骨颅骨发育不全的颅骨三维 CT 重建：A）正面；B）顶面，骨缝线和囟门依然未闭

正常的胚胎发育过程中，肩胛骨上升到下颈椎水平，并在妊娠第 3 个月时，肩胛骨最终下降到胸椎。正常迁移失败将导致发育不全、不能下降，从而肩胛骨异位。肩胛骨异常也将导致周围与此相关肌肉的异常：胸大肌、斜方肌、菱形肌和背阔肌可能发育不全、缺如或无力。前锯肌无力可导致翼状肩胛。

男性比女性发病多 3 倍，但左右两侧受累机会相等。可以零星发病，但有时是一种常染色体显性遗传病。

临床表现有一个不对称的肩部线条（图 13.11.5）。

肩胛骨较健侧高 10 cm，并更靠近内侧。下极内旋指向肩关节窝下部。患者经常抱怨颈蹼处有一"包块"，肩胛骨上极在胸廓顶部向前弯曲（图 13.11.6）。

盂肱关节的运动往往正常，但肩胛骨胸廓的相对运动受限，因此肩外展受限（图 13.11.7）。旋转和前屈也可能受限。

畸形可以用基本术语分类（表 13.11.1），畸形越严重，关节运动受限就越大，越有可能合并相关的发育异常（框 13.11.2）。

50% 的病例有颈肩椎的连接：这可能包括纤维、

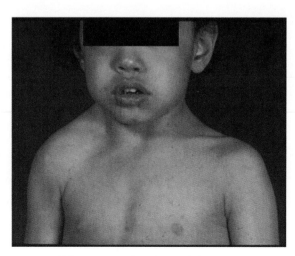

图 13.11.5　单侧 Sprengel 畸形孩子的临床照片

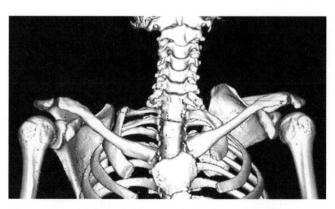

图 13.11.6　三维 CT 扫描显示左侧肩膀 Sprengel 畸形，表现为肩胛骨形状、位置和方向异常。它类似于一个"等边三角形"，不存在长期的内侧缘。没有看到颈肩椎，颈椎没有异常。切除在颈底部的肩胛骨内上角可以改善外观

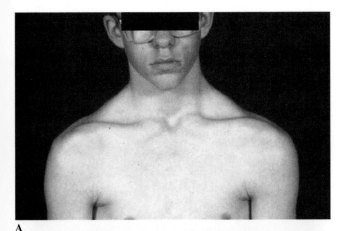

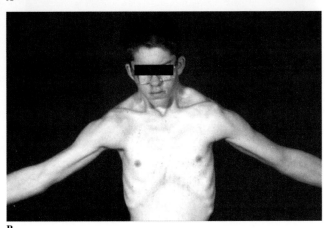

图 13.11.7 双侧 Sprengel 畸形青少年的临床照片。该患者是一个有才华的羽毛球选手，但或许因为肩外展受限而服务于非正式球队。只有 10%～30% 的病例是双侧的

软骨或骨骼，可能对外观不利。

Sprengel 畸形的治疗是基于功能受损严重程度和一定程度上的整形效果。被动伸展练习建议用于不太严重的情况，以增加运动范围和加强周围肌肉。如果需要手术，应在 8 岁前进行，以减少如臂丛神经病并发症的风险。许多手术会留下难看的疤痕，因此仅为改善外观应慎重考虑这样的手术。对于轻度畸形，切除肩胛骨上极和其他合并的颈肩椎组织可显著改善外观，出现并发症的概率很小。

在更严重的情况下，手术治疗的目的是为了改善外展功能活动，重新定位肩胛盂。几种手术方案基本上是软组松解，包括颈肩椎切除和松解斜方肌、菱形肌、肩胛提肌以及附丽在脊柱或肩胛旁的肌肉。一旦肩胛骨已移至远端，应通过各种缝合技术重新连接肌肉。另一种常用的术式是肩胛骨垂直截骨术。

框 13.11.2　Sprengel 畸形相关异常

- 肌肉骨骼系统：
  - Klippel-Feil 综合征
  - 脊柱侧弯
  - 肋骨缺如 / 融合
  - 颈椎脊柱裂
  - 颈肩椎
- 系统：肾和肺部疾病

肩区域其他发育异常

短肢畸形

短肢畸形罕见，但在这种情况下，肩盂发育不全往往合并先天性肢体缺如。多采用非手术治疗。佩戴假肢往往不是一个很好的解决功能的方案。

肩盂发育不良

此病不常见，肩盂浅平。可以合并一个肱骨近端畸形（其可能是一个病因学因素），并可能继发新生儿臂丛神经损伤（见 13.12 章）。临床上患者可能会抱怨有不稳定和（或）功能障碍，但经常是完全无症状的。如果畸形严重到功能丧失，手术治疗采用髂骨移植来行肩盂成形术。

肩盂发育不良通常是一个孤立的疾病，但也可以是其他许多疾病的一部分（框 13.11.3）。

Holt-Oram 综合征是一种常染色体显性遗传病，出现复杂的心脏缺陷和骨骼畸形。遗传缺陷是一种 *TBX5* 转录因子。所有病例都有腕骨异常，在最严重的情况有短肢畸形。这两种疾病的表现包括肩胛骨旋转和发育不良，合并手腕和前臂的问题（见 13.13 章）。

肩峰二分骨骺是肩峰三个正常骨化中心的一个、两个或全部与肩胛骨的其余部分不愈合的一种疾病。此病不遗传（框 13.11.4）。它往往是在普通的 X 线片检查时偶然发现，但症状可能类似肩峰下撞击综

框 13.11.3　肩盂发育不良的疾病

- Apert 综合征
- 黏多糖累积症，如 Hurler 综合征
- Holt-Oram 综合征

框 13.11.4 肩峰二分骨骺

◆ 三个骨化中心融合失败
◆ 目前只占患者的 1%～15%
◆ 约 50% 为双侧

合征。初始治疗是保守治疗，但偶尔需要手术将碎块切除或固定，同时可能需要肩峰下减压。

肱骨发育不良

先天性肱骨内翻类似于髋内翻。这可能由于肱骨头骨骺内侧损伤所致。通常无症状，但严重情况下表现出外展受限。

肱骨头后倾继发于肩关节压力异常：通常与新生儿臂丛神经麻痹有关。内收、外展、外旋活动受限。必要时行前关节囊松解来治疗。如果畸形和功能障碍严重，可以进行肱骨近端去旋转截骨术，但需要仔细评估肩关节适应性。

波兰综合征（框 13.11.5）

波兰综合征是一种偶发性的、罕见、单侧的先天性疾病，其特征为胸壁和肩胛带肌肉发育不全或缺失、乳腺组织与相连肋骨缺损和手异常（见 13.13 章）。诊断波兰综合征并不需要具有所有的特征性表现，但不典型病例可能会被漏诊。女孩在青春期由于单侧乳房不发育而被发现。

像先天性锁骨假关节一样，认为波兰综合征是由锁骨下动脉发育异常而引起。该综合征非肌肉骨骼的表现包括右位心脏、膈疝和胃肠道异常。

波兰综合征的功能障碍是罕见的，手术治疗的目的主要是改善外观。并指畸形通常在学龄前治疗。

肘关节周围异常

肘关节异常可以忽略，特别是当患者肘远近端的关节（肩和腕/手）具有正常功能以及肘关节基本上无症

框 13.11.5 波兰综合征

◆ 男：女为 3：1
◆ 右：左为 2：1
◆ 发病率 1：10～1：50 000

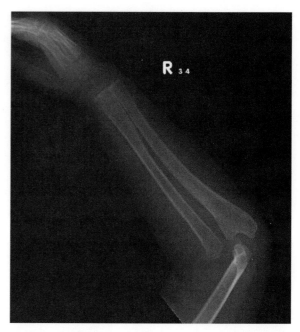

图 13.11.8 4.5 岁儿童的前臂侧位 X 线片。无外伤史，只是在肘窝有一包块。尺骨弓形弯曲，桡骨头向前脱位：原因通常是外伤性多于先天性

状的时候。先天性肘关节异常可以涉及骨关节或软组织。

桡骨头半脱位和脱位

桡骨头半脱位或脱位是最常见的先天性肘关节异常，60% 的病例是双侧性。病理认为，桡骨头脱位是由肱骨小头发育不全导致的。大约 1/3 的患者可出现上肢其他部位的异常。前臂往往发育不全，尺骨可能短缩伴下尺桡关节无异常。后天性脱位可发生在婴幼儿时期。X 线片、关节造影或其他成像可用来观察肱骨小头发育不全的性质，有助于区分桡骨头脱位是先天性的还是后天性的（图 13.11.8）。

先天性桡骨头脱位往往在 3～5 岁时发现。通常没有运动功能丧失，但临床上患者有可能无法旋后与完全伸直。许多患者或其家长常发现肘外侧有一

表 13.11.2 桡骨小头半脱位的严重程度分类/错位类型描述

类型	定义
1	半脱位
2	后脱位伴轻微移位
3	后脱位伴桡骨近端迁移

表 13.11.3 根据移位方向进行桡骨头脱位分类

脱位方向	频率	问题
后方	65%	可以限制伸直，头细小
前方	18%	可以侵及肱骨和限制屈曲，头为圆形
外侧	17%	通常无症状但更加明显

框 13.11.6 伴有桡骨头脱位的疾病

- Ehlers-Danlos 综合征
- Klinefelter 综合征
- 多发关节挛缩症
- 骨干连续症

包块，而疼痛或弹响通常不是主要特征。

孤立的先天性脱位有三种类型：1 型是最不常出现的，但伴有疼痛（表 13.11.2）。桡骨头脱位也可以根据脱位方向分类（表 13.11.3）。桡骨头脱位与许多疾病有关，如骨干连续症，作为前臂结构发育生长环境的异常应力的结果，随着时间的推移出现了脱位（图 13.11.9 和框 13.11.6）。

治疗

大多数病例的治疗是安抚和观察。可能需要镇痛。手术治疗的指征是患者有明显的疼痛症状。有时建议手术解决畸形（脱位的桡骨头过长变得更明显），如果出现严重的活动受限，可以尝试改善活动。

由于肱骨小头发育不全和桡骨头继发变化，将先天性脱位的桡骨头复位不是一个非常成功的选择。对于后天性脱位，最常见的是继发于漏诊或延误诊断的前臂孟氏骨折脱位，复位桡骨头是可取的，通常能成功。这包括肱桡关节切开复位、联合行三头肌筋膜悬吊重建环状韧带和尺骨截骨恢复长度及纠正弯曲畸形。

切除先天性脱位的桡骨头能减少疼痛，但不太可能改善患者的活动范围。如果症状严重可以在任何年龄安全地行此手术（框 13.11.7）。

预防脱位 / 半脱位
骨干连续症（遗传性多发性外生骨疣）

尺骨远端周围的外生性骨疣通常导致前臂骨骼增长速度不同。大量的病例表现为尺骨短缩，桡骨就会逐渐弯曲并导致桡骨头脱位（图 13.11.9）。建议手术来防止这种并发症。手术包括切除突出外生性骨疣、矫正桡骨畸形和延长短缩的尺骨。虽然这种方法可以保持桡骨头在关节内，但是由于加重了前臂僵硬伴旋前旋后进一步受限，从而使功能下降。

先天性尺桡骨融合

这种异常是一种尺桡骨之间先天性骨性或纤维性连接。一般偶发，但偶尔为常染色体显性遗传，可发生不完全外显和变量表达。它是一种罕见的性别分布相同的疾病。

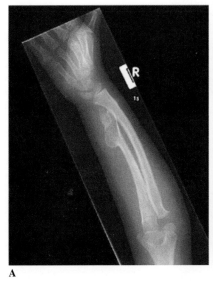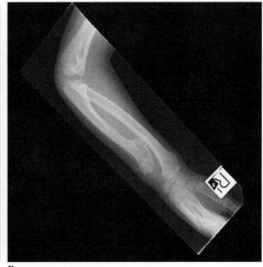

图 13.11.9 骨干连续症的前臂正位和侧位片。尺骨短缩，桡骨弯曲，有桡骨头半脱位的风险

A   B

框 13.11.7 桡骨头切除

- ◆ 先天性脱位：如果有症状可在任何年龄
- ◆ 创伤后：直到骨骼成熟以减少并发症的发生率

在孕 6 周，肱骨、尺骨和桡骨的软骨基质开始分化。分化异常可能会导致骨融合。可能完全融合，更常见的是部分融合。有超过半数的患者为双侧融合。局部融合最常见的部位为桡骨尺骨近端，桡骨近端通常发育不全。尺桡骨融合可合并许多肢体及其他的先天性畸形和某些综合征。

临床问题是前臂旋转功能丧失，但可能要等到童年后期才发现。通常有一个固定的旋前位置，通过增加桡腕关节的运动范围大多数患者对此已适应，因此总体而言几乎没有功能丧失。前臂位置和融合水平之间或前臂位置和前臂功能之间不存在关系。病情分为四种类型（表 13.11.4 和图 13.11.10）。

治疗

通常手术治疗的指征包括伴严重功能丧失的双侧融合和双侧前臂固定旋前畸形。对于前臂旋转受限，肩和腕关节可在一定程度上代偿。如果需要改善前臂固定位置，可以行去旋转截骨术：试图切除融合和（或）硅胶或组织间置来恢复活动范围一直不成功。即使是双侧病例，10°～20°的旋前位置通常是首选，特别是要考虑到可能需要个性化决定，并考虑文化或社会的要求。虽然已有各种截骨水平的描述，不过有些具有较高的并发症发生率，简单的方法往往是最可靠的。如果矫正大于 45°，那么血管受压是一种特殊的风险。

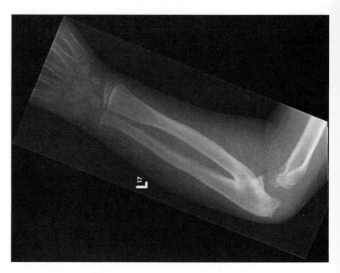

图 13.11.10 前臂侧位 X 线片显示尺桡骨近端的 3 型融合。桡骨头残迹位于后侧

表 13.11.4 根据 Cleary 和 Omer 的尺桡骨融合的分类

类型	说明	桡骨头解剖
I	纤维融合	正常但减小
II	骨性融合	正常但减小
III	骨性融合	后脱位，桡骨头发育不良
IV	骨性融合	前脱位，桡骨头发育不良

前臂的假关节

先天性假关节最常见于胫骨，但据报道可累及所有长骨。在前臂，尺骨更多地受到影响。报告表明前臂假关节比胫骨假关节有更高的神经纤维瘤发病率。和胫骨假关节一样，手术治疗往往是必需的，但经常充满困难。据报告使用带血管蒂的腓骨移植也许是最流行和成功的技术，但在严重的情况下，创建一个单一骨的前臂可能是最现实的解决方案。

拓展阅读

Borges, J.L., Shah, A., Torres, B.C., and Bowen, J.R. (1996). Modified Woodward procedure for Sprengel deformity of the shoulder: long-term results. *Journal of Pediatric Orthopedics*, **16**, 508–13.

Cleary, J.E. and Omer, G.E. (1985). Congenital proximal radio-ulnar synostosis. *Journal of Bone and Joint Surgery*, **67A**, 539–45.

Cooper, S.C., Flaitz, C.M., Johnston, D.A., Lee, B., and Hecht, J.T. (2001). A natural history of cleidocranial dysplasia. *American Journal of Medical Genetics*, **104**, 1–6.

Gupta, A., Kay, S.P.J., and Scheker, L.R. (eds) (2000). *The Growing Hand. Diagnosis and management of the upper extremity in children*. London: Mosby.

Ramachandran, M., Lau, K., and Jones, D.H. (2005). Rotational osteotomies for congenital radioulnar synostosis. *Journal of Bone and Joint Surgery*, **87B**, 1406–10.

13.12
先天性臂丛神经麻痹

Marco Sinisi

（张　涛　译　刘晓光　审校）

要点

- 先天性臂丛神经损伤与成人臂丛神经损伤存在显著区别
- 损伤一般都因牵拉导致
- 产后1~2周对损伤进行分级有助于评估预后及选择处理方式
- 对这类患儿应早期行手术探查及神经修补
- 良好的肩关节功能对维持上肢功能非常重要
- 手功能恢复较慢，可能持续至5岁时

引言

先天性臂丛神经损伤完全不同于成人臂丛神经损伤。两者的主要区别在于：新生儿神经系统尚未发育成熟，因而有修复能力。在未发育成熟的神经系统中，"移行带"的位置及形态、中枢神经系统及周围神经系统的接触面并不明确。新生儿神经中，神经纤维密度较大而胶原纤维相对密度较小，这可能是导致其易遭受机械性损伤的原因。出生后第1周是神经血供最丰富的时期，随后逐渐减少。因而在这段时间里，未发育成熟的神经系统易受缺血及缺氧性传导阻滞的影响。一旦发生神经断裂，染色质溶解开始启动，从而可导致神经元坏死。此外，神经元发育非常依赖于其支配组织所提供的神经营养因子。

因此，先天性臂丛神经损伤并不一定会自发性修复，且手术切除神经瘤及后续的神经移植可能会给易受损伤的神经系统带来"二次损伤"。

发生率

据报道，先天性臂丛神经损伤发生率为(0.6~2.6)/1 000活产儿。瑞典某地曾有研究报道过先天性臂丛神经损伤发生率逐年增长(从1980年的1.4/1 000增长至1994年的2.3/1 000活产儿)。

危险因素

几乎所有的病例中，损伤机制均为生产时因胎儿被产道最狭窄处阻挡，为助产而将其上肢牵拉远离中轴骨导致。产伤并非医疗过度或失误。宫内因素如羊水过少、脐带绕颈等也是导致产伤的原因。另据报道，产后数日内发现肌肉去神经支配或可提示宫内发育异常。

现已发现，出生体重与先天性臂丛神经损伤具有强相关性，60%以上的病例伴有肩难产。胎儿以臀位行阴道产是另一个危险因素，常伴有更严重、常为双侧的伴撕脱伤的神经损伤。行剖宫产术或许可以减少先天性臂丛神经损伤的发生，先天性臂丛神经损伤患儿中仅有2%为剖宫产患儿，显著低于自然产患儿的18%。

自然病程

研究先天性臂丛神经损伤的自然病程必须从Narakas在1987年提出的分类法开始，这种分类对治疗方案有很好的指导作用。应于产后1~2周时使用此法，此时单纯型神经传导阻滞应已出现恢复的迹象。

第一组

这组患儿常表现为肩部肌肉瘫痪，尤其是三角肌、冈上肌、冈下肌及肱二头肌（会影响关节功能）。这提示仅存在C5/C6神经损伤。这类患儿中90%可完全康复。手功能不会受到直接影响，但肩关节恢复程度或可影响手功能。

第二组

在第一组基础上，又累及C7神经，因此腕关节无法从肩关节上伸直，并伴有肘关节功能障碍。此类患儿中70%仍可完全康复，但病程比第一组更长一些。

第三组

这组患儿表现为累及全部神经根的完全性臂丛神经损伤。出生时即出现肩、肘、腕、手的完全瘫痪。生后数日可能少许恢复屈指功能，但仅有不到50%的病例可完全恢复功能，25%的病例无法恢复伸指、伸腕功能。

第四组

这一组损伤最严重，即完全性臂丛神经损伤伴有Bernard-Horner综合征（颈部交感神经干损伤）。极少有患儿表现出良好的自发性功能恢复，但令人惊讶的是，许多患儿可表现出满意的手功能恢复程度，这也是当考虑手术修复低位神经干损伤时必须考虑的一点。大多数患儿，肩肘关节恢复并不如前臂旋前/旋后功能的恢复满意。有时，多年以后仍可出现Bernard-Horner综合征的表现。所有这些患儿的神经损伤均影响上肢的生长发育。尤其是肩关节及肘关节处，因其发育受限程度与其出生时损伤严重程度相关。

临床评估

患儿经历难产或肩难产后，患侧肢体活动困难是

框 13.12.1 完全性臂丛神经损伤的鉴别诊断
◆ 锁骨骨折
◆ 肱骨近端骨骺分离
◆ 盂肱关节感染
◆ 神经束缺血
◆ 关节挛缩

显而易见的，但有时该现象在几天之内并未被发现，故需考虑创伤或关节感染的可能性（框13.12.1）。依据损伤的严重程度不同，患肢活动可能单纯受限或完全丧失。Narakas第一、二组患儿的典型姿势为肩关节内收内旋，肘关节伸展，前臂旋前，腕及手指屈曲；而第三组患儿表现为患肢完全迟缓，第四组再伴有Bernard-Horner综合征表现。有些病例伴膈神经损伤时可出现明显呼吸困难。

初次评估时，病史采集应包含全部危险因素、生产方式及起病过程。为简化起见，应明确所受累的神经根及其所支配的肌肉。临床检查必须关注其肩关节功能评估，尤其是主动外展及外旋功能，因其前屈功能可由胸大肌完成；肘关节功能应评估肱二头肌、肱三头肌功能；腕关节功能应检查伸腕肌；手功能应查屈指肌。这样可更准确地检查每个神经根的恢复情况，以便及时制订处理方案。许多患儿在生后几日内开始恢复，当来到专科医师诊所时常可表现出上肢功能的明显恢复。尽管如此，仍应追问病史，明确其出生1周时的肌肉活动情况（框13.12.2）。

随着患儿早期康复，应及时开始物理治疗以避免发生挛缩、促进功能恢复。如1个月月龄时任何神经根功能仍未恢复，则应立即行电生理检查。如部分肌肉获得了一定恢复，则可于2~3个月月龄时着重评估还未出现恢复迹象的神经根。应记录盂肱关节、胸肩胛关节及桡尺关节的主动及被动活动度：主动及被动活动度的差值可代表肌肉、关节囊及韧带的挛缩情况。这些情况及改良的肩关节Mallett评分、手功能Raimondi评分及肘关节Raimondi和Gilbert评分，可量化恢复情况、畸形进展及对治疗的反应。

辅助检查

神经生理学

神经生理学测试对于明确完全性臂丛神经损伤的预后具有重要意义，因此可协助外科医师明确哪些病

框 13.12.2 神经根与其支配肌肉
◆ C5：肩关节活动
◆ C6：肘关节屈曲
◆ C7：腕关节伸展
◆ C8-T1：手功能

例需行手术干预。正中神经及尺神经的神经动作电位（nerve action potential，NAP）的测量可通过刺激腕关节并记录肘关节处电位来完成。各个肌肉的肌电图（EMG）的测量可了解其对应神经根的情况，如 C5 支配三角肌，C6 支配肱二头肌，C7 支配伸腕肌及肱三头肌，C8 支配屈腕肌，T1 支配第一骨间肌。每个神经根的病损程度可通过 NAP 衰减程度及肌肉自发和主动活动的数量来进行分级。

- A 级：NAP 正常或接近正常。EMG 正常单位，无自发活动
- 较好的 B 级：NAP≥50% 正常。EMG 轻度轴突损伤伴多数复原
- 较差的 B 级：NAP 缺失或≤50%。EMG 部分复原，中度轴突损伤。可见并行的神经再生
- C 级：少数病例可见 NAP（可预测其剥脱伤），但多数缺失。EMG 极少复原，纤颤，幼稚单位。严重轴突损伤

对于逐渐恢复的完全性臂丛神经损伤进行神经生理学评估可准确预测其损伤类型，并协助确定臂丛神经探查的手术指征。确定存在长期神经传导阻滞病例的重要性在于，这类患儿或许难以与损伤更严重的患儿所区别。在皇家国家骨科医院的外周神经损伤病房里，在 3 个月内仍未或极少恢复的患儿中，56% 的神经生理学检测结果较好，因此即使其肱二头肌无任何可辨别的临床活性时仍可免于手术治疗。基于神经生理学检测结果来预测其预后的方法，已被证实对 92% 的 C6 及 96% 的 C7 神经根是可靠的。对于 C5 神经根预后的预测仅有 76% 是可靠的，原因或许是无法记录 C5 的 NAP 及肩关节后侧脱位的高发生率。

影像学检查

对于严重的完全性臂丛神经损伤病例，磁共振检查可明确其神经根剥脱损伤。其效果优于增强 CT 或脊髓造影。

治疗

物理治疗 / 职业疗法

这类治疗方式是先天性臂丛神经损伤的治疗支柱。患儿家长扮演着护理患儿的主要角色，规律而轻柔地患肢伸展活动可有效预防固定畸形，并应从生后数周就开始活动。肩关节内外旋的特别训练需从外展 90° 及肘关节屈曲时进行。当患肢外展时应将肩胛骨固定于胸壁，同时牵拉肩胛肱骨下角并外展患肢；当患肢前屈内旋时，牵拉的则是盂肱后角。

手术治疗

神经损伤的手术指征

手术探查的指征包括：

1）神经生理学及影像学检查提示有撕脱伤的第 4 组损伤

2）臀位产导致的损伤，且臂丛神经的完全性损伤伴膈神经损伤满足上述两项指征者应于早期行手术探查，一般为 8 周龄时

3）第 1、2、3 组患儿中肩关节外展外旋功能及肘关节屈曲功能至 3 个月月龄乃至更晚时仍无恢复迹象者

臂丛神经手术

麻醉满意后，将电极片置于颈部及头皮处，并通过双侧正中神经及尺神经记录感觉诱发电位（SEP）。充分显露病灶，分离臂丛神经损伤处，行神经生理学评估以确定损伤类型（表 13.12.1）。

良好的肩关节功能是上肢发挥作用的关键，因而恢复肩关节功能要优于屈肘功能。肘关节及手部附近的肌肉比肩关节附近的肌肉更有用，因而术中应尽全力确定 C5 神经根尤其是肩胛上神经的预后。在肩关节部位，作者倾向于旷置上干神经瘤，而行脊髓附神经至肩胛上神经的移植。有时很难判断肩关节功能障碍的原因主要是神经损伤本身，还是盂肱关节半脱位甚至完全脱位，所以很重要的一点就是了解关节的力学环境。当有手术指征时，复位肩关节同时应行神经修复或移植。

为重建肘关节功能，可行神经移植以重建断裂的神经根，但也可将尺神经的神经束移植至肱二头肌的神经支配处。神经根撕脱伤的选择性神经移植术对于第 4 组损伤非常重要。

为重建部分手功能，可选择的方法不仅是修补断裂的神经根。在 C7、C8 及 T1 处撕脱伤时，可使用断裂的 C5、C6 神经根近端残支进行神经移植；也可使用脊髓附神经移植至撕脱神经的背根处以行选择性神经移植术。同时非常重要的一点是，在无手术干预的情况下，第 4 组损伤中约有一半也可获得良好的手功能恢复。

术后护理

神经修补术后需给予 3 ~ 4 周的制动，此后可恢复行轻柔的关节拉伸活动。

修补术后结果

术后恢复是漫长的过程，手功能的恢复可能需要数年时间。新生儿病房调查结果提示，仅有 1/3 的 C5 损伤患儿获得良好的结果，而平均 Mallett 评分较差的患儿后期又经历了肩关节复位术。C6 修补也仅有刚超过 50% 的患儿获得了良好的结果。C7 修补的结果更加令人失望，仅有不到 1/3 的患儿恢复了伸腕和伸指功能。确定存在撕脱伤的 C8 和 T1 的神经重建结果中有 57% 较好。表 13.12.2 报告了这些结果。

畸形

先天性臂丛神经损伤残余畸形的主要原因是难产时对肩关节及肱骨近端的直接损害，但因未被发现故未获治疗。去神经支配后的器官萎缩及神经不完全恢复导致的持续性肌力失衡也很常见。肌力失衡是许多肩关节脱位的潜在原因。前臂和手的旋后及尺偏畸形常见。畸形可能由于过度牵拉不匹配的关节和（或）行肌肉移位术导致。

肩关节

肩关节畸形频发，若未被认识则可导致肩关节乃至

表 13.12.1　神经生理学检测神经损伤类型

类型	损伤	术前神经生理分级	术中 SSEP 孔	术中 SSEP 远端	肌肉反应孔	表现
1	神经完好	A 级	正常	正常	强	正常
2	部分恢复的断裂伤	较好的 B 级	正常	>50%	强	梭形神经瘤（近端神经正常）
3	断裂伤	较差的 B 级	正常	<50%	弱	硬质"双峰的"神经瘤
4	神经节前断裂伤	较差的 B 级或 C 级	减小	减小或缺如	弱	弥漫纵向纤维化
5	无移位的神经节前损伤	C 级	缺如	缺如	缺如	孔处萎缩
6	不完全神经节前损伤	较差的 B 级或 C 级	减小或缺如	减小或缺如	弱或缺如	孔处萎缩
7	移位的神经节前损伤	C 级	缺如	缺如	缺如	可见脊根神经节

表 13.12.2　神经根水平的修补结果

结果	C5	C6	C7	C8 - T1
良好	Mallett≥13，Gilbert 4+，33%	肘关节屈曲不受限 旋后不受限肱二头肌 MRC 5，>50%	屈腕不受限，<33%	Raimondi 4 或 5，57%
一般	Mallett 11 或 12，Gilbert 3+	屈肘功能 MRC 3 旋后 45°	伸腕 MRC 3	Raimondi 3
差	低于以上数据	低于以上数据	低于以上数据	低于以上数据

MRC：医学研究委员会

整个上肢功能的进行性恶化。可以观察到肩关节畸形是一个由内侧挛缩至半脱位至脱位的进展过程，在我们病房里 25% 的患儿在围生期有此项表现（图 13.12.1）。这些病例可表现出极度关节盂发育不良、肌肉纤维化及肱骨头后倾。后期 12 个月里有 21% 病例发生半脱位或脱位，剩下 54% 的病例在更久以后出现此表现。而神经恢复建立后仍有约 25% 的病例发生肩关节半脱位／脱位。Narakas 第 3、4 组患儿的肩关节的肌力失衡更明显，故其畸形发生率更高。肌肉牵拉的改变也会影响生长发育，锁骨短缩或许可提示肩关节异常发育。

诊断

对于经验丰富的临床医师，诊断并不困难。上肢固定内旋及上举受限的姿势，伴关节盂后方可触及肱骨头及前臂处于完全旋前位，可提示肩关节脱位。半脱位的诊断基于同样的临床表现，但症状常较轻，且更多见的是被动外旋受限大于 10° 和可触及肱骨头。

手术治疗

过去手术治疗常推迟至行走期，但近年来开始提倡早期复位，如有指征应同时行神经修复。早期复位有助于更好地重塑关节盂及后倾的肱骨。肩胛下肌退缩术因复发率较高而已被废弃。某些外科医师偏好外旋截骨术，这可增加肱骨头后倾，这是导致肩关节脱位的主要因素。

对于匹配的肩关节，治疗挛缩常用两项相对较小的术式：松解喙肩韧带及喙肱韧带并短缩喙突可增大外旋；松解紧张的腋筋膜可改善外展。

而对于不匹配的肩关节，手术治疗较为复杂，常分为几项连续的步骤（框 13.12.3）。每一步结束时应检查被动外旋及肱骨头位置。即使那些未完全延长肩胛下肌的病例，也应经常检查肩关节功能。

术后护理

术后给予患儿连衣支具完全制动于前臂外展 30°、外旋 20°～30°位并维持一定时间：单纯内侧挛缩者制动 6 周，完全脱位者制动 12 周。去除支具后应恢复物理治疗。

肘关节及前臂

肘关节屈曲畸形较为常见，可通过轻柔而连续的拉伸训练、夹板固定及有时通过连续石膏将其程度降到最小。手术松解仅可获得一定的改善，且易复发挛缩。当肩关节脱位时，前臂旋转功能通常受限但未完全丧失，通过治疗肩关节脱位可改善旋后功能。旋后畸形常伴手尺偏，随着患儿生长，根据需要可反复行桡骨旋转截骨术。

手

手功能恢复是个漫长的过程，常持续至 5 岁。为了最大限度地改善神经功能，需要仔细及长时间的佩戴腕部及拇指的功能支具。一切肌肉移位术后必须佩戴功能支具 1 年，其中许多病例在治疗周期结束时常因功能明显恢复而免于手术治疗。一些选择性病例施行了屈肌代伸肌的移位手术。拇指外展对于手功能非常重要。

结论

先天性臂丛神经损伤的治疗并不以神经修复／重建而宣告结束。生长期的畸形尤其是肩关节周围畸形，将使有很好潜力的神经恢复效果大打折扣。对于肩关节脱位的认识和治疗应是重中之重，并需详细了解畸

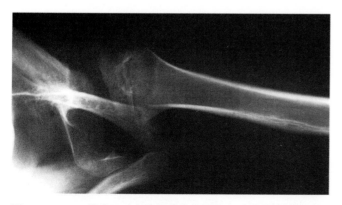

图 13.12.1　X 线片显示肩关节脱位伴关节盂后倾及肱骨头畸形

框 13.12.3　不匹配肩关节手术治疗的步骤

每个步骤之后均应检查肩关节被动外旋及肱骨头位置：
1. 充分暴露喙突及韧带区域，必要时行喙突基底截骨术
2. Z 形延长肩胛下肌，注意保护关节囊
3. 纠正肱骨头后倾
4. 行肩盂成形术以纠正关节盂发育不良（而非后侧骨阻挡）

形及其进展情况。未来在术中神经生理学检查的表现
及其意义的研究进展会帮助外科医师选择对该神经损
伤最为适当的治疗方式。

拓展阅读

Birch, R., Ahad, N., Kono, H., and Smith, S. (2005). Repair of obstetric brachial plexus palsy. Results in 100 children. *Journal of Bone and Joint Surgery,* **87B**, 1089–95.

Bisinella, G., Birch, R., and Smith, S. (2003). Neurophysiological prediction of outcome in obstetric lesions of the brachial plexus. *Journal of Hand Surgery,* **28B**, 148–152.

Carlstedt, T.P., Grane, P., Hallin, R.G., and Noren, G. (1995). Return of function after spinal cord implantation of avulsed spinal nerve roots. *Lancet,* **346**, 1323–5.

Goldie, B. and Coates, C.J. (1991). Brachial plexus injuries: a survey of incidence and referral patterns. *Journal of Bone and Joint Surgery,* **74B**, 86–8.

Ross, A. and Birch, R. (1991). Reconstruction of the paralysed shoulder after brachial plexus injuries. In Tubiana, R. (ed) *The Hand* Vol. III, pp. 126–33. Philadelphia, PA: W.B. Saunders.

Smith, N.J, Rowan, P., Benson, L., Ezaki, M., and Carter, P. (2004). Neonatal brachial plexus palsy. Outcome of absent biceps function at three months of age. *Journal of Bone and Joint Surgery,* **86A**, 2163–70.

13.13
手部和腕部的关节畸形

Henk Giele

（张　涛 译　刘晓光 审校）

要点

◆ 上肢畸形为临床实践中最常见的异常改变
◆ 正确认识各种诊断、它们的特征及其对患儿及家庭的影响，对于帮助患儿恢复正常功能非常重要

引言

先天性上肢畸形较为常见，发生率为 1∶506 新生儿。但其形式多样，且差别细微。约 25% 的畸形为综合征的部分表现，不同的手部畸形有助于遗传学家确定每个综合征的类型。患儿常易适应其畸形，但畸形通常难以被患儿父母接受。除患儿自身适应畸形情况外，外科医师可在很大程度上协助对畸形的诊断、处理及治疗以恢复手部及上肢正常的功能及形态。本章包括畸形的一般概念、畸形分类以及常见畸形的简要描述和治疗方案。也可见 13.11 章。

上肢胚胎学的基本原理可帮助我们认识畸形的类型。男性比女性更易发生畸形，尽管 50% 的畸形为双侧发病，但双侧严重程度通常不同。大多数病例病因仍不清，但不大可能是单基因异常所导致。由于诸多因素常可导致相似的疾病表现，通常病因很难确定。某些情况下明确存在基因缺陷。

某些畸形，尤其是形成障碍的情况，通常可在产前作出诊断，以便医师在早期进行处置。

对患儿的评估主要基于观察：尤其注意皮褶异常的征象，这可能是关节活动异常的表现。观察患儿手部活动并与正常发育相比较。触摸骨骼形态及活动关节以评估被动运动情况。详询家族史以评估遗传疾病

的可能性。

对先天性手部异常的手术时机存在争议，由于缺乏有说服力的证据，手术时机更多地依靠术者自行掌握。一般来说，越早重建肢体越有利于大脑皮层对重建肢体的支配和解剖学适应，并可使生长潜力最大化，使手术瘢痕及心理创伤最小化。

对患儿父母强调不必对畸形感到内疚，并向其简要介绍畸形发生的原因。使患儿家长相信即使畸形非常严重的患儿也可很好地适应。必要时可向其提供心理及遗传咨询。对于复杂情况，较为明智的选择是动态观察畸形进展，以选择合适的干预时机并向父母交代手术。治疗目的是改善功能，促进生长发育。功能异常往往提示手部畸形，而一旦功能改善后反而不易认识到畸形情况。对功能的要求主要是拇指功能，尤其是拇指对掌的稳定性和力度（框 13.13.1）。

分类

上肢先天性畸形的分类基于对其胚胎学衍生的当前理念。分类由国际手外科学联合会（the International Federation of Surgical Societies of the Hand，IFSSH）制定，也称 Swanson 分类。主要类别仍依据描述性或局部特征来进一步细化分类（表 13.13.1）。

框 13.13.1 手部发育
◆ 0~3 个月：尺侧握持
◆ 3~6 个月：手掌握持
◆ 6~9 个月：伸腕
◆ 9~12 个月：掌捏、捏及拇指内收

表 13.13.1　Swanson/IFSSH 上肢先天性畸形分类（旧分类名称见括号内）

I	肢体形成障碍
	横轴发育障碍（上肢缺损、先天性截肢 / 指）： 　　节段性描述，如前臂中段缺损畸形 纵轴发育障碍： 　　桡侧列（桡侧发育不良、桡侧曲棍球手） 　　中央列（典型裂手畸形、虾爪手） 　　尺侧列（尺侧发育不良、尺侧曲棍球手） 异常变形（海豹肢）
II	肢体分化障碍
	软组织： 　　并指 / 并趾 　　扳机指 　　屈曲指 　　钩状拇指 骨性： 　　指弯曲 　　肿瘤形的
III	重复畸形（多指 / 趾畸形）
	轴前型（拇指） 中央型 轴后型（小指）
IV	发育不全（发育不良）
	短指 / 趾畸形 蹼指 / 趾畸形（不典型裂手畸形）
V	发育过度
	巨指 / 趾症，巨人症的累及部位
VI	羊膜粘连带综合征（先天性绞窄环）
VII	系统性骨异常
	软骨发育不全、软骨发育不良、Madelung 畸形

I　肢体形成障碍

这类畸形为肢体发育受阻。受阻模式为横轴或纵轴障碍（图 13.13.1）。纵轴发育障碍按照受累侧命名。

桡侧发育不良

桡侧发育不良（桡侧曲棍球手）是沿纵轴分布的先天性肢体形成障碍，可影响全部轴前或桡侧结构，最明显的表现是导致腕关节桡偏。这被看作最常见的骨性缺陷。

桡侧发育不良的发生率为 1 : 30 000 ~ 1 : 100 000

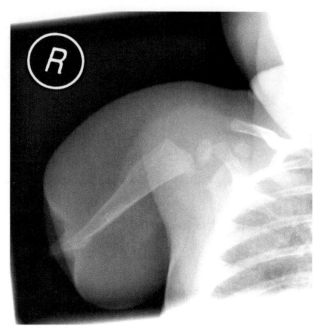

图 13.13.1　X 线片显示上肢横轴发育障碍

新生儿。50% ~ 66% 的病例为双侧，但发育不良通常双侧不对称。右侧受累最常见，男性发生率是女性的 2 倍。桡侧畸形常伴拇指发育不全［除外血小板减少症伴桡骨缺损（TAR）综合征］，但仅有 50% 的拇指发育不全病例伴有桡骨畸形。

病因仍不明，大多数病例为散发。某些为综合征的表现，某些是沙利度胺、丙戊酸或辐射等致畸原导致。由于发育时间上的相近（心脏左右间隔与桡骨均于第 5 周形成），常伴发许多相关异常（框 13.13.2）。

框 13.13.2　桡侧发育不良经常伴发的异常

- VACTERL 或 VATER：椎体异常、肛门闭锁、心脏异常、气管食管瘘、肾缺损及肢体畸形
- 心脏异常：Holt-Oram 综合征（家族性、伴房间隔缺损）
- 胃肠道异常
- 血液学异常：
  - 血小板减少症（TAR 综合征）
  - Fanconi 贫血（伴肾缺如及全血细胞减少）
- 骨骼异常：
  - 并指 / 趾
  - 脊柱侧弯
  - Sprengel 畸形
  - 膝关节畸形（胫骨）
- 颜面部畸形：Nager、Rothmund-Thompson

表 13.13.2　桡侧发育不良分型（Bayne 及 Klug 1987）

类型	桡骨	治疗
I	短缩但正常的桡骨（第二常见的类型）	观察或桡骨延长
II	发育不良的桡骨（极罕见）	桡骨延长
III	部分缺如，远端常见	力线中置 / 外置，术前酌情可行牵引
IV	完全缺如（最常见）	力线中置 / 外置，术前酌情可行牵引

病理学

桡骨发育不良的病理已阐述清楚。肱骨短缩伴肱骨远端缺陷如冠突、肱骨小头及内侧髁，导致了屈肘受限。更常见的是桡骨完全缺如或桡骨远端 1/3 缺如。纤维成分的原基或间质"瘢痕"替代了缺如的桡骨成分，导致生长受限，进而使畸形不断进展，包括尺骨弯曲及前臂短缩。桡侧掌骨缺如、发育不良或融合，尤其是舟骨和大多角骨。

软组织也严重受累，腕关节桡侧及拇指的屈肌、伸肌也发育不良、融合或缺如。严重病例中屈指 / 伸指肌也可受累。手指是僵硬的，这可决定通过单指拇指化行拇指重建术的手术效果。尺侧手指一般较少受累。

桡侧动脉常缺如，某些神经（桡侧浅神经、肌皮神经、前臂外侧皮神经）也缺如。正中神经位置异常，位于偏

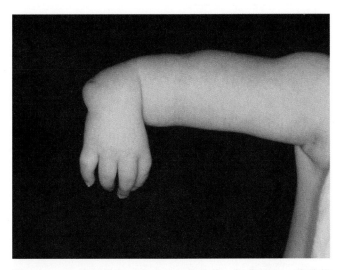

图 13.13.2　桡侧发育不良患儿的体位像：拇指缺如，腕关节桡偏，远端尺骨突出

桡侧，支配通常由桡神经及肌皮神经所支配的部位。

分类

桡侧发育不良的分类依照骨骼受累的严重程度，但有时也考虑软组织缺陷程度。例如，桡骨缺如常伴 Blauth 4 或 5 型拇指发育不良（除 TAR 综合征外）（表 13.13.2 和图 13.13.2）。

表现

出生时通常即有明显临床表现："拇指分离"畸形提示外科医师检查其前臂。手及腕关节屈曲、旋前、掌侧半脱位、桡侧脱位。拇指发育不良或缺如，桡侧手指缺如或僵硬。

处理

最初处理方式包括对患儿进行详尽的全身检查，对手 / 腕关节给予被动牵拉及夹板固定。如腕关节给予持续性夹板固定，在这个年龄段大多数姿势性畸形可以矫正并维持。这有利于降低后续手术的难度。除 1 型及较轻的 2 型病例外，其余病例均是固定腕关节待后期重建拇指的手术指征。腕关节固定可改善手部姿势，更有利于拇指发挥作用，并可改善屈曲力量。其他优点还包括改善外观、方便护理，未来还可能改善尺侧骨骺生长。拇指重建根据畸形的异常情况而定。手术禁忌证包括双侧桡骨发育不良、肘关节屈曲受限、前臂极其短缩、严重系统性疾病（或已适应畸形的成人）。

手术治疗（框13.13.3）

手术方式较为多样：某些医师认为手术矫正前先行软组织牵引，这在手术矫正被延迟时是非常必要的。如决定进行软组织牵引，则应于 6～9 个月时使用牵引

框 13.13.3　桡侧发育不良的处理：手术原则

- 6～9 个月前：
  - 矫正腕关节顺列，稳定关节
  - 行肌腱移位术，使畸形受力重新平衡
  - 矫正尺骨弓形弯曲
- 9～18 个月：拇指重建
- 更晚：
  - 对掌功能重建
  - 尺骨截骨，酌情行牵引延长术

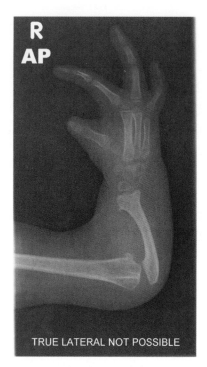

图 13.3.3　Ⅳ型桡骨发育不良手术重建后 X 线片

器,缓慢牵引 2 个月以上,稳定后再考虑标准手术治疗。

腕关节标准手术治疗包括力线中置及外置。

◆ 力线中置术:通过将远端尺骨置入手术切出的腕骨槽中,将腕关节复位并稳定,避免损伤尺骨骨骺。力线中置术可使顺列较为满意,但肢体僵硬及短缩是其缺陷

◆ 力线外置术:无须切除腕骨。手术先决条件为可完全被动矫正。松解肌腱并将尺骨置于腕骨桡侧,以过度矫正腕关节。肌腱移位可使其力臂最长,以产

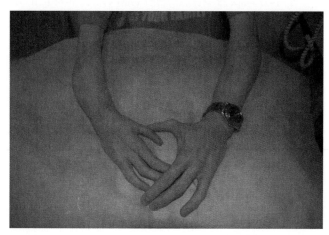

图 13.3.4　双侧桡骨发育不良手术重建及拇指重建术后体位像。腕关节于中立位且稳定,拇指功能良好

生尺侧力量。通过临时穿针固定 2 ~ 12 个月以维持此位置。力线外置术可改善活动,或可减少对生长发育的影响

如有必要,尺骨弓形弯曲的矫正术可与前臂延长术同期或稍晚些进行。

这些术式的结局为前臂短缩、腕关节稳定而处于中立位并改善握持功能(图 13.13.3 和 13.13.4)。常见并发症包括皮肤坏死、断针或感染、畸形复发尤其是腕骨半脱位、尺骨远端骺早闭、腕关节僵硬。

裂手畸形(框 13.13.4)

裂手畸形指先天性手及前臂中部的纵向发生缺陷。其表现多种多样,从典型的 V 形中央裂,到仅存尺侧部分手(图 13.13.5)。发生率预计为 1:30 000 ~ 1:100 000 新生儿。50% 为双侧发病,足部也可受累。这些双侧发病病例常为家族性起病:常染色体显性遗传且外显率高。裂手畸形病因不明。手指间间隙于 39 ~ 50 天时形成。当此过程受阻时,即出现骨性并指;如手指中间发生坏死,则出现多指畸形;如果坏死部分过大则出现裂手畸形。因此裂手畸形常伴并指、多指、骨性融合及裂足畸形(框 13.13.5)。

这类畸形曾包括典型及不典型的裂手畸形。后者现在已被准确定义为手发育不良一类中的蹼指/趾畸形。

裂手畸形按照其外观描述来分类,其中残存的手指数、大拇指及虎口的功能情况对于明确手功能情况非常重要(Manske 分类)(表 13.13.3 和 13.13.4)。

框 13.13.4　裂手畸形的同义词
◆ 缺指/趾畸形
◆ 虾爪手
◆ 分裂手
◆ 正中发育不良

框 13.13.5　裂手畸形并发症
◆ EEC 综合征:缺指/趾畸形、外胚层发育不良及唇/腭裂
◆ Poland 综合征
◆ 听力受损
◆ 视觉异常
◆ 室间隔缺损

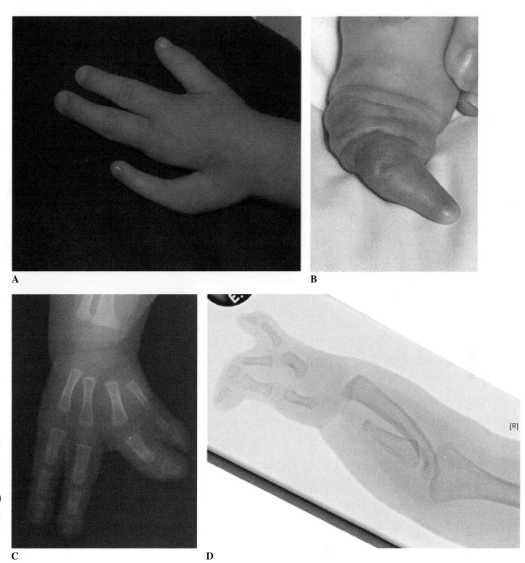

图 13.13.5 A）和 B）严重程度不同的裂手畸形体位像。（B）中仅有尺侧的小指（5 型）。C）和 D）裂手畸形常伴严重的近端骨骼发育异常，如 X 线片所示（D）

表现

裂手畸形表现为中指缺如以及不同程度的第三掌骨缺如。相邻手指可缺如或存在：如存在则其通常较大，常为并指以及屈指畸形。随着裂手畸形的桡侧严重程度的增加直至缺如，最终仅存小指（图13.13.5B），或最严重的情况是无任何手指（四肢不全）。手掌掌骨常融合，但一般腕骨无异常。手内在肌及长肌腱存在，但其附着点异常。

治疗

裂手畸形常被描述为功能良好但不美观的畸形。改善功能可通过扩大虎口、松解任何并指、切开或松解交叉骨以改善掌指关节活动，松解近指间关节挛缩，

表 13.13.3　裂手畸形分类

类型	外观描述
1 型	中央 V 形裂伴中指缺如
2 型	中央 V 形裂伴示、中指缺如
3 型	V 形裂伴示、中、环指缺如
4 型	拇、示、中指缺如
5 型	单指 —— 仅存小指
S 亚型	并指
P 亚型	多指

表 13.13.4 裂手畸形的 Manske 分类

类型	指蹼宽度	治疗
1	正常	闭合裂处，切除多余骨块，重建掌骨横韧带
2	轻度狭窄	闭合裂处，指蹼成形
2	重度狭窄	闭合裂处，皮瓣覆盖
3	并指	闭合裂处，分离并指，皮瓣覆盖或切除示指
4	融合、缺失示指	无须治疗，稳定掌指关节
5	无拇指	足趾移植

掌骨截骨术以恢复手指顺列，改善外展功能及拇指位置，如缺手指时提供可供对掌的手指。有时将交叉骨顺列和覆盖软组织可重建一个手指。通过闭合裂处可改善外观。

可通过多种术式重建虎口同时闭合裂处，如将裂处皮肤转移至虎口处，并将外缘的手指移至裂处。Snow-Littler 术式通过将裂处的掌侧皮瓣调换位置以扩大虎口，同时将示指由掌骨基底处调换至中指掌骨基底处。Miura-Komada 术式通过同样的示指移位术，但切口沿指蹼走行并环绕手指，并向背侧延伸以显露掌骨基底，以便减小损伤。Ueba 术式通过同样的手指移位术，但皮瓣横置，即背侧的皮瓣位于裂处的一侧，而掌侧的皮瓣位于裂处的另一侧。

尺侧发育不良

尺侧发育不良为手及前臂尺侧部分的纵轴发育障碍。其发生率低于桡侧发育不良，仅为 1∶100 000 新生儿。大多数为单侧发病，无明显性别差异。左侧发病较多见。一半伴有其他肌肉骨骼系统畸形，但与桡侧发育不良不同，尺侧发育不良通常不伴系统性畸形（框 13.13.6）。

尺侧发育不良被认为是由极化活性带（ZPA）的损伤所致。根据尺骨及肘关节畸形，将前臂畸形进行分类（Bayne 或 Baur）。而手部畸形根据 Cole 及 Mansky（1997）依照拇指及虎口的情况进行了分类（表 13.13.5、13.13.6 和图 13.13.6）。

框 13.13.6 尺侧发育不良并发症

- ◆ 肌肉骨骼系统畸形
  - 腓侧轴旁半肢
  - 近端局灶性缺陷
  - 海豹肢
  - 脊柱侧弯
- ◆ 无系统性畸形

表 13.13.5 尺侧发育不良的前臂畸形分类

类型	描述
I	尺骨发育不良
II	尺骨部分缺如
III	尺骨缺如
IV	肱骨桡骨骨性连接

表 13.13.6 尺侧发育不良的手部畸形分类

类型	描述
A	正常
B	轻度虎口及拇指缺陷（狭窄）
C	中重度（拇指及示指并指，拇指与掌骨同平面，对掌功能缺失，拇指伸指功能缺失，拇指发育不良）
D	拇指缺失

表现

尺侧发育不良可影响整个上肢，但相对于桡侧发育不良，畸形不明显且功能较好。肢体短小，尺骨可能缺失，桡骨弓形弯曲，肘关节不稳定。桡骨头脱位或与肱骨融合（肱桡骨性连接，图 13.13.7）。在手方面，可有手指发育不良或缺失，并指发生率约为 30%。70% 病例伴有拇指及虎口畸形。

治疗

夹板及牵拉可协助改善及维持腕关节位置，很少有情况需行腕关节手术。大多数手术用来松解并指、治疗拇指发育不良及虎口畸形以提供握持功能。肱骨旋转截骨术可改善固定内旋畸形，必要时行桡骨截骨 / 延长术可改善桡骨弯曲。早期切除尺侧纤维

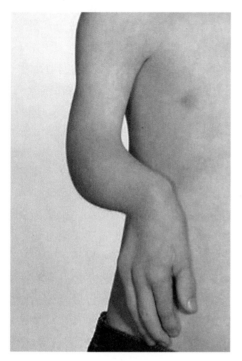

图 13.13.6 尺侧发育不良的体位像，提示手臂短缩，腕关节 / 手部尺偏

原基可防止桡骨弯曲进展，从而改善生长发育。

II 肢体分化障碍

尺桡骨融合

见 13.11 章。

并指

并指为手部最常见的两种畸形之一。该名称常被用来描述因先天性分离障碍而导致的手指相连的现象，但也可用来描述烧伤后或创伤后的手指"融合"。其发生率为 1∶650 ~ 1∶2 000 新生儿，男孩发生率是女孩的 2 倍。一半病例累及第三指蹼区域，仅有 5%累及虎口区域（图 13.13.8）。

病因尚不清楚，但 20% 病例为家族性遗传，常表现为常染色体显性遗传伴不完全外显及不同表现。

分离障碍与孕早期使用类固醇和成纤维细胞生长因子受体缺陷相关。部分先天性病例的病因是创伤及修复，例如，先天性羊膜带 / 绞窄环综合征。许多并指病例伴有其他综合征及染色体异常，例如，Apert 综合征、Poland 综合征、蹼指 / 趾畸形及 Aarskog 综合征。

并指按照其位置及程度进行分类，见表 13.13.7和框 13.13.7。

表 13.13.7 Temtamy 和 McKusick 的并指分类

类型	描述
I	第二轴后指蹼并指
II	多指并指（第 3 指蹼并指和第 3 或 4 指多指）
III	环指及小指并指
IV	全部手指的完全并指
V	并指伴掌骨 / 跗骨融合

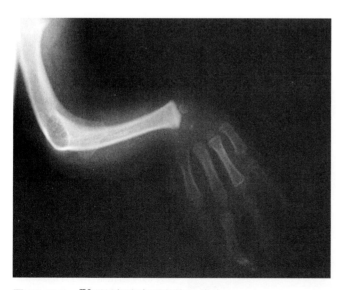

图 13.13.7 IV型尺侧发育不良的 X 线片

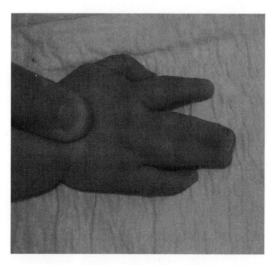

图 13.13.8 完全 2 型并指，累及中指 / 环指病例的体位像

框 13.13.7　并指分类

◆ 完全（直至指尖）或不完全
◆ 简单（仅软组织）或复杂（累及骨性成分）
◆ 有指蹼的并指（指尖融合，基底部未融合）
◆ 一个或多个
◆ 单侧或双侧
◆ 手或足或均有
◆ 单独畸形或综合征的部分表现

表现

　　并指于出生时即表现出来，有时可能会稍晚些才发现。评估指蹼包括手指分离障碍是否包含软组织、指甲和（或）骨质，并指是否产生畸形。

　　手部发育于 6～24 个月中开始飞速进行，因而在这个时间段之前分离并指，尤其是手指长度不同的并指就更为重要。

治疗

　　手术包括并指分离、指蹼重建、手指皮肤重新覆盖：两个单独的手指的周长比并指的手指周长要长22%。分离困难可能存在于横跨两个手指的皮肤、神经血管或肌腱连接处。手术目的在于重建指蹼，其背侧至掌侧斜率为 45°，伴远端边缘横向分离；外观美化，使手及手指背侧瘢痕最小化，无瘢痕挛缩，手指无纵向瘢痕。总而言之，避免同时分离相邻的并指；分期手术减小了影响血运的风险。

　　手指分离应选择 Z 型切口，以创造出手指间从背侧至掌侧不同宽度的三角形皮瓣，以便覆盖所分离手指的对侧面。这样的皮瓣可避免纵向瘢痕，以防产生屈曲挛缩。在指关节粘连的手指中（如 Apert 综合征），由于不会发生屈曲挛缩，故可进行简单的纵向分离。

　　指蹼重建有很多手术选择，大部分术式需要全厚度皮肤移植，以填补间隙发生过程的缺陷。大部分医师选择改良的 Bauer 设计（1956），它采取背侧矩形皮瓣以重建指蹼，或相对的掌侧及背侧三角形皮瓣，或 Ω 及锚形设计。也有术式可通过手指背侧皮肤重新分布以代替皮肤移植。对于复杂并指，有些医师尝试使用手指骨骼外侧牵拉术，使其与受累的指蹼或背侧皮肤所覆盖的软组织分离，但其并发症发生率较高，因而并不常用。外侧手指甲的重建通过 Buck-Gramcko 三角形浆状皮瓣实现（图 13.13.9）。

并发症

　　手指血管神经束损伤可导致无法分离手指或手指坏死，这是最可怕也最罕见的并发症。

　　复杂并指更常见的并发症为手指瘢痕及生长导致

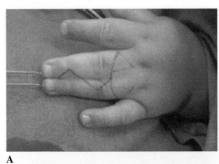

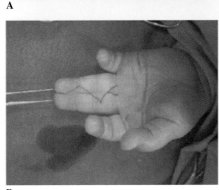

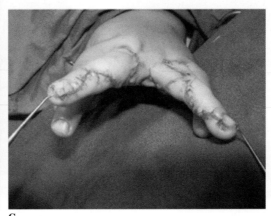

图 13.13.9　临床照片显示 Geile 设计的并指松解术的背侧及掌侧皮瓣情况及术后结果

指蹼向远端延伸。

由于瘢痕及不同长度的相连手指的生长受限，手指常产生屈曲及侧方弯曲畸形，尤其是边缘手指受累时。

当进行皮肤移植时，便存在色素过度沉着或移植皮肤毛发生长的风险。移植皮肤缺损或皮瓣坏死可导致延迟愈合及瘢痕形成。

屈曲指畸形

屈曲指畸形的定义是先天性近指间关节屈曲畸形。发生率为1%，但通常很少报道。此病可很轻微，有时较晚才发现，发现时间的高峰有两个：儿童早期和青春期。青春期常于创伤后表现出来，但这并非其病因。青春期女性患病率较高。屈曲指最常见于小指。有些病例为家族遗传性（常染色体显性遗传）。

屈曲指畸形的病因为近指间关节先天性屈指及伸指肌力不平衡导致。发病理论包括先天结构异常和手指屈伸肌异常。

表现

屈曲指畸形表现为近指间关节屈曲畸形，但在这样的位置上可实现完全屈曲。畸形极少为固定畸形。发病前常有一个创伤史，但无直接关系。青春期患儿侧位X线片提示近指间关节一些典型改变（图13.13.10）。在正位X线片上，近指间关节向尺侧部分倾斜，临床可见中节及远节指骨尺偏畸形。注意检查尺神经、内在肌及指浅屈肌（FDS）的功能异常，尽管其较少出现。

治疗

首先采取夹板及牵引的方法。对大多数病例可有效改善挛缩。如保守治疗失败，且挛缩大于50°~70°，则应考虑手术治疗。手术原则包括皮肤、软组织及关节松解，并尝试重新平衡屈伸指肌的肌力，并修复皮肤缺损。手术选择包括特殊畸形探查、切除和（或）松解，然后夹板固定，或肌腱移位至中央束以增大伸指肌力，可选择蚓状肌、指浅屈肌/示指固有伸肌腱（EIP）或伸肌折叠术。也可以选择指浅屈肌套索术来增加掌指关节屈曲度，有助于将某些伸肌转移至中央束处。

如果患儿年龄偏大，近指间关节改变已经定型，不适合行软组织手术，可行近节指骨颈截骨术以矫正屈曲及倾斜畸形。

先天性扳机指

这种畸形是滑车与屈肌腱的尺寸不匹配所导致的手指屈曲挛缩，成人扳机指较少见。最常见累及拇指，病因不明。

出生时病变并不明显，但1岁时逐渐变得易被察觉，有时发现得更晚。

患儿表现为手指固定于屈曲或伸直位，并可于屈肌腱上触及一结节，称为Notta结节。

有报道称，如肌腱可活动（扳机状），则33%的扳机指可通过牵拉及夹板固定治疗。但其改善并不足以获得正常的指间关节过伸。可通过手术松解A1滑车。手指扳机感难以自行缓解，应行手术治疗。除并发糖尿病或感染性关节炎外，不推荐行类固醇注射。

钩状拇指

畸形表现为拇指屈曲至掌面，且不能主动伸直。钩状拇指可被动伸直。这在6周龄以内的新生儿是正常表现，不应因其拇指屈曲至掌面而困惑。

发病率及病因均不清。有些病例的病因是拇长伸肌发育不全。可伴发手指距骨综合征，Freeman-Sheldon"鸣哨脸综合征"及关节挛缩，或也可能作为拇指发育不良或轻度桡侧曲棍球手的首发表现。

Weckesser依据其严重程度对钩状拇指进行了分类，或由McCarroll分为柔软型（缺失拇长伸肌）或

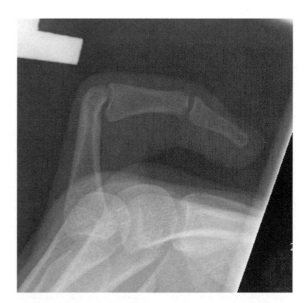

图13.13.10　屈曲指畸形侧位X线片显示的近指间关节异常：一个砧形或楔形的近节指骨头、中节指骨基底处关节面凹陷及肥大的髁下隐窝（Drucker间隙）

复杂型（缺失拇长伸肌，伴掌指关节屈曲挛缩及拇指发育不良）（表13.13.8）。

治疗

如患儿年龄较小，要反复向家长说明，这可能是正常现象，是屈肌及伸肌发育过程中轻度肌力不平衡的表现。最初治疗可以将拇指夹板固定于伸直位，通常可获得成功。在有阻力或复杂的病例中，可能需要通过手术行肌腱移位以重建缺失的拇长伸肌。示指固有伸肌腱通常缺失而无法使用。复杂型的拇指可能需要行掌侧皮肤广泛松解及拇指发育不良的重建。

III　重复畸形

多指畸形

多指畸形为形成完整或部分的赘指。这是最常见的先天性上肢异常畸形（图13.13.11）。病因不明。此病可遗传，尤其是小指受累时。多指可伴多种综合征（表13.13.9和框13.13.8）。

治疗

* A型：有时可用缝线结扎多指基底使其"绞窄"。由于皮下存在神经瘤，常在小指尺侧边缘留下一个柔软的结节。因而更好的选择是，局麻或全麻下切除多指，生后不久即可进行手术。分离并切除神经血管束以避免产生神经瘤
* B型：由于需行骨性矫正，故多指无法于局麻下切除。由于所导致的畸形常较大，术中应尽量多保留些皮肤。中央型多指应矫正邻近的骨或软组织畸形，以免影响未来的生长发育
* C型：多指需要整列切除、闭合间隙并重建掌骨韧带。如无明确的手术方法，应尝试切除中央列而非边缘列，因为这样可以使手术后更稳定，但或许会

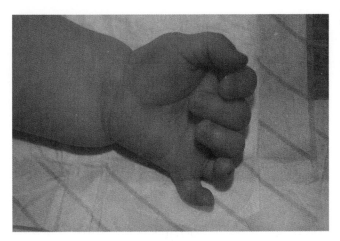

图13.13.11　尺侧多指畸形的临床照片

残留一些指蹼增宽及手指不能并拢（图13.13.12）

拇指重复

拇指重复很常见，与其他手指多指的不同点在于重复的复杂性、拇指功能的重要性以及重建的难度。

Wassell对拇指重复的分类基于重复拇指的最近端范围（表13.13.10和图13.13.13）。4型最常见，其次为2型，再次为6型。需注意偶数类型的畸形中，重复的部分延伸至关节水平。Stelling A多指型拇指重复畸形，即一小块拇指通过薄薄的软组织小蒂连接（通常位于掌指关节水平），无法依照这种分类方式进行合适地划分，但其有时也被描述为未分化的拇指。

治疗

治疗绝不仅是单纯切除多余的拇指。术前应明确重复畸形的水平、关节发育及稳定性以及每个成分的轴向偏移程度。对于发育最差的拇指切除应结合截骨术、侧副韧带重建术。通过截骨术以恢复关节面和手指轴线的对线，并缩窄宽大的掌骨头和指骨头。同时应分离肌腱间连接组织，并恢复屈伸肌腱的正常走行。

许多病例中，术后留下的拇指比对侧的拇指细小

表13.13.8　钩状拇指的 Weckesser 分类

分型	描述
1	伸拇缺陷
2	屈曲挛缩伴伸拇缺陷
3	拇指发育不良
4	其他

表13.13.9　多指的 Stelling 分类

分型	描述
A	多指不完整，仅有软组织，常仅有小蒂附着
B	完整手指
C	完整手指及掌骨

框 13.13.8	多指所伴发的综合征
◆ Ellis van Creveld	
◆ Lawrence-Moon-Bardet-Biedl	
◆ 13- 三体综合征	

表 13.13.10　拇指重复畸形的 Wassell 分类

类型	拇指重复水平
1	远节指骨重复
2	指间关节重复
3	近节指骨重复
4	掌指关节重复
5	掌骨重复
6	腕掌关节重复
7	拇指具有三节指骨

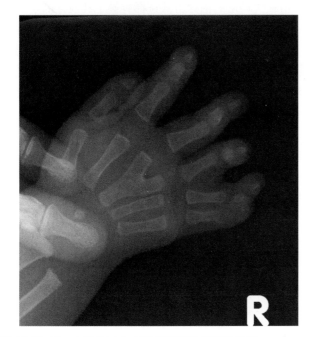

图 13.13.12　X 线片示中央型多指伴掌骨部分重复

且僵硬。这并不一定会影响其正常功能，但术前应向患儿家长说明这一点。如初期未行截骨术，则后期常需要再次手术以纠正继发的 Z 字形畸形。

Ⅳ　发育不全（发育不良）

短指畸形

短指畸形指通常因常染色体显性遗传所导致的手指较短的畸形。这类畸形有时是综合征的一部分，如软骨发育不全；或全身系统性疾病一部分，如假性甲状旁腺功能减退（伴短掌骨）。但通常大多数为无症状畸形，被看作小指弯曲畸形而未被注意。

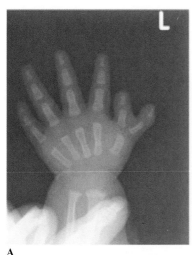 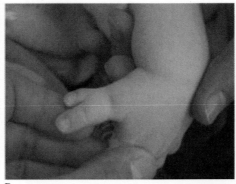 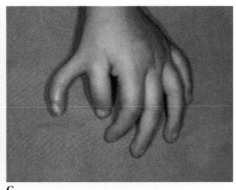

A　　　　　　　　　　　　B　　　　　　　　　　　　C

图 13.13.13　A）4 型拇指重复畸形的正位 X 线片；B）3 型拇指重复畸形的体位像；C）7 型拇指重复畸形的体位像

治疗

如手指功能良好则通常不需要手术干预。伴发畸形如并指时则需治疗。有时可出现功能障碍，如握拳时可触及较短的掌骨头并伴有压痛，或影响功能的手指畸形，则需手术治疗。三角形指骨的纵向括号形的骨骺或可受益于骨骺分离。成熟畸形所导致的功能障碍可通过截骨术进行矫正。极少有情况需行延长术。

蹼指畸形

蹼指畸形，即相连的短手指，代表一类手指发育障碍而多数保留了拇指(与裂手畸形相反,其保留了小指)。

蹼指畸形发病率为 1∶10 000，通常为散发病例。病因不明，但怀疑可能是血管未支配外胚层残留物，如皮肤和指甲，从而留下小片状物，进而产生中胚层缺陷。通常左侧受累，但伴有 Poland 综合征时可累计右侧。

表现

蹼指畸形可表现为不同的严重程度：最轻的病例中所有手指及指骨均存在，但手指稍显短缩及僵硬；而最严重的情况为横向发育不良的表现，可能达到前臂水平。所残留的原始手指原基提示蹼指畸形而非肢体缺失畸形。

在这两种极端情况之间，还有不同程度的手指缺失形式，被描述为一系列畸形。起初是中节指骨缺失，其次是远节指骨缺失，再次是掌骨缺失。手指缺失的形式在尺侧逐渐趋于严重，而起初不累及拇指。较短或缺失中间的手指，而拇指与小指完好的情况被称作不典型裂手或 U 形裂手，这有别于典型的 V 形裂手畸形（图 13.13.14）。

治疗

短手指的蹼指畸形不需手术干预，因其功能良好。而手指缺失畸形的治疗方式选择有赖于其残存的手指数目及功能。拇指功能及虎口情况决定了最终功能预后。

手术需考虑手部是否能从虎口松解／加深中获益，拇指或其他手指的延长是否可改善握持及对掌功能。后者的实现方式包括带／不带血管蒂的足趾移植及牵拉延长现存的部分。

不带血管蒂的足趾移植往往都是第二选择。由于残留的中节及远节指骨的生长会减小 50%，因此当生长发育开始后，供区将留下难看的缺损。可通过将屈肌腱缝至伸肌腱上或取髂骨植骨来改善供区的缺损。可期待每年生长约为 1 mm，最终可达到对侧约 78% 的足趾骨长度，或对侧手指骨长度的 52%。如果手术在 15 个月月龄前进行，则此种移植方式可获得更好的发育结果。

拇指发育不良

拇指的先天性发育不良或发育不全可依照发育障碍的类别进行分类，或按照 IFSSH 分类中发育不良的

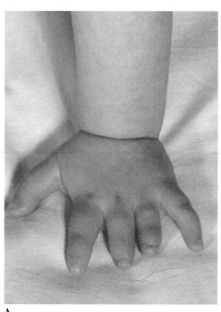
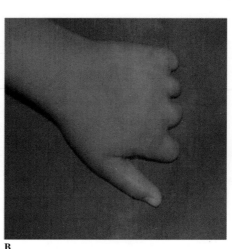

图 13.13.14 蹼指畸形的体位像。
A）不典型裂手畸形；B）无指型

A　　　　　　　　　　**B**

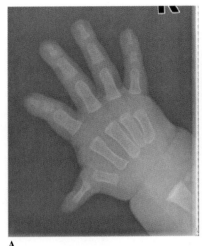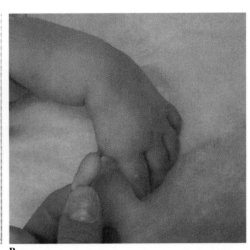

图 13.13.15　A）3a 型拇指发育不良的 X 线片；B）漂浮拇指发育不良的体位像　A　　B

类别进行分类。这类畸形较常见，可能是一类单独的畸形或桡侧发育不良、裂手畸形或蹼指畸形的部分表现。病因不明，可能与胎儿期神经源性损伤或反应停有关。

拇指发育不良的表现为较固定的模式，可依照 Blauth（1967）的分类进行区分。由于不同的病理表现，这种分类方法未涵盖拇指横向缺失（图 13.13.15 和表 13.13.11）。

治疗

手术目标为改善功能及手部外观。尝试通过一次手术重建全部畸形，手术时机应为 1 岁之前，以促进拇指恢复全部功能（框 13.13.9）。

掌指关节稳定及桡侧副韧带重建可通过桡侧副韧带折叠术，如软组织条件允许可行软组织成形术；必要时可行肌腱移植（掌长肌或小指伸肌）或使用对掌功能重建术所使用的肌腱末端。

表 13.13.11　拇指发育不良的 Blauth 分型

类型	解剖情况或亚型	解剖情况	手术方式
I	拇指较小，全部结构存在		无须干预
II	鱼际肌发育不良，也存在拇指、第一掌骨及桡侧腕骨的发育不良。有时仅存一支神经血管束。虎口狭窄。掌指关节尤其是尺侧副韧带不稳定		增大虎口，稳定掌指关节，改善位置，改善指间关节屈伸活动
III	鱼际肌缺失，虎口非常狭窄，掌指关节尺侧副韧带不稳定。第一掌骨近端以及拇指内在肌（拇长伸肌、拇长展肌、拇短伸肌、拇长屈肌）存在不同程度的部分发育不良		
IIIa		腕掌关节存在，外在肌发育不良	同 II 型
IIIb		腕掌关节不存在，拇指外在伸肌缺失	有争议。有意见认为应重建，另外意见认为应切除及拇指化
IV	漂浮拇指（漂浮拇指或残拇）。无掌骨或肌肉-腱性结构		示指拇化
V	拇指缺失		示指拇化

示指拇化可通过移位、稳定及短缩手指（通常为示指）来创造新的拇指。示指掌指关节成为新的拇指的基底关节，近指间关节成为新的掌指关节，远指间关节成为新的指间关节。并应建立新的虎口。

相对于手术本身，示指拇化的结果更有赖于示指的质量及内在肌和其他肌肉腱性结构的表现。并发症包括由于骨骺持续生长所导致的大多角骨过度生长、僵硬，由于新腕掌关节过伸而导致的不稳定，由于肌腱力量不平衡所导致的屈伸活动缺乏，由于不恰当的旋转或内在肌无力所导致的对掌功能不佳，拇指位置不佳，以及皮瓣坏死。

Poland 综合征

胸部及手部畸形最早在 1841 年由 Alfred Poland 所描述，他当时是伦敦 Guy 医院的一名医学生。其发生率为 1∶20 000～1∶30 000，故较罕见，但非常著名。性别比无差异，但右侧患病率为左侧的 2 倍。病因仍不明，但有一些家庭具有遗传倾向。左侧 Poland 综合征常伴发白血病、非霍奇金淋巴瘤及右位心。Poland 综合征目前的理论是，肌肉骨骼系统畸形及蹼指畸形来源于妊娠 6 周时一根受干扰的锁骨下动脉，其机理是肋骨向前、向内生长，导致锁骨下动脉扭曲并影响其血供，从而带来一系列病理改变。

Poland 综合征中手部畸形为最明显的畸形。其表现多样，从并指、蹼指畸形到截肢。上肢带及胸廓畸形较不明显，可包括发育不良的前臂或手臂，胸大肌的胸骨头缺失（有时锁骨头），胸小肌、背阔肌、前锯肌及其他肩关节肌肉的畸形或缺失，乳腺及乳头发育不良，异常肋骨及肋软骨伴皮下脂肪及腋毛缺陷，胸骨或可向受累侧旋转导致对侧鸡胸。

手部畸形可通过并指矫正术或加深指蹼从视觉上增加手指长度来实现。虎口加深加宽常需皮瓣实现。肋骨畸形有时需要手术矫正。腋前皱襞重建可通过背

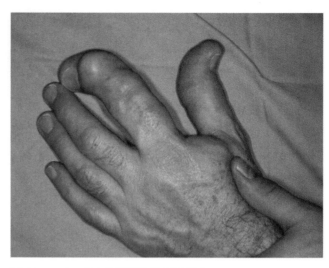

图 13.13.16　成人的拇指及示指巨指症

阔肌移位实现，将其从止点附着处剥离并向前移至肱骨上，如肌肉缺失时可行对侧背阔肌游离皮瓣移植。

女性患者可能需要于青春期时行乳腺组织扩张术，后续再行永久性植入术。胸部菲薄的皮下组织需要同期行背阔肌转移。也可以自体组织移植作为替代。

Ⅴ　过度生长

巨指症

先天性手指生长过度较罕见（2∶100 000 新生儿，占全部先天畸形的 1%）。它可能是其他生长过度畸形或巨人症的一部分表现。90% 为单侧，但可累计多个手指。示指及中指最常受累：远节比近节更易受累（图 13.13.16）。病因不明，但或许可能因过度生长的类型而不同。有理论认为最常见的类型"进行性生长的脂肪纤维瘤性神经过度生长"与神经生长因子相关（框 13.13.10）。

原发性巨指症表现为普遍软组织增生为脂肪纤维瘤组织。继发神经样分布，常影响一个手指或一列的一侧，尤其是正中神经。

继发巨指症可能伴有许多不同的状况。

四种病理类型包括脂肪纤维瘤型、神经纤维瘤型、骨增生型、半侧肥大型或 Proteus 综合征。

治疗

功能较差或需改善外观者为手术指征。手术目的是重建尺寸相对正常且具有功能的手指。手术选择包括截肢、减容（可并行骨骼切除，截骨以矫正成角，软组织或可包括神经的切除）、骺阻滞术（如患儿 10 岁时手指已达父母手指大小）。巨指症的减容术可通过手指凸面中间偏外侧切口进入，在软组织内延伸为 L 型。切除脂肪、肥大的指神经及多余的皮肤。于近节指骨上行闭合楔形截骨术，切除足量的中远节指骨以恢复手指长度，融合远端指间关节。最后行指甲部分切除术以减小指甲的宽度及长度。另外常需二次手术。

VI　羊膜粘连带综合征 / 绞窄环

羊膜粘连带综合征（也称为绞窄环综合征）

羊膜粘连带综合征这种先天畸形多数累及肢体，但有时可见于躯干及面部。病因可能是羊膜粘连带缠绕肢体所致，或许与羊膜囊穿孔有关，但也有其他相关理论。有趣的是 50% 的病例受累肢体超过一个。发生率为 1∶15 000 ～ 1∶2 000 新生儿。此病与羊水过少、唇腭裂及外翻足相关。中央部位的手指及手部最常受累（表 13.13.12）。

临床可凭外观诊断为 1、2、3 型。伴截肢时则诊

表 13.13.12　羊膜粘连带综合征的分型（Patterson）

分型	描述
1	环形沟槽
2	伴远端水肿
3	伴不全并指： 指蹼正常，指尖相连 指蹼不完全，指尖相连 手指间有间隙
4	伴宫内截肢

断较困难，与蹼指畸形不同的是，残肢逐渐变细且无指甲残留物。X 线片显示截肢平面通过骨或关节，剩余部分并非发育不良。近端软组织结构均存在，且可影响重建。如粘连带较深，则可能影响甚至将主要的神经血管切割，导致粘连带两侧的触觉及温度觉不一致，且术后仍可能无法得到改善。

手术治疗包括粘连带的复合 Z 字成形术以松解绞窄，通过绞窄环周围脂肪的重新分布来减轻压力。任何不全并指的松解应在其影响生长发育前进行。截肢的病例需考虑通过牵拉、足趾移植或指端成形术（将示指末端移植到拇指上）来延长拇指。

如发生血运障碍、严重淋巴水肿或影响发育的不全并指时，应尽早行手术治疗。后期可能需酌情对远端淋巴水肿或巨指症进行处理。

VII　系统性骨异常

关节挛缩症（见 13.9 章）

关节挛缩症的处理应多学科综合考虑。早期牵引及夹板治疗的目的是维持关节活动，以达到双手可自由活动的最终目标；而并非像传统观点那样，使一只手位于伸展位以便如厕，另一手屈曲位以便进食。治疗方式的选择还受到以下因素的影响：感觉是否正常，患者是否对治疗具有信心。

马德伦（Madelung）畸形

1878 年，马德伦描述了一种桡骨远端及腕关节的先天性"餐叉样"畸形，但却被记入 Dupuytren 名下。这是一种可遗传的常染色体显性遗传伴不完全外显的病症。通常为双侧受累，女性发病率高于男性。畸形发生于桡骨远端生长板的掌尺侧，桡侧正常生长而尺侧异常骨桥阻碍了生长。这导致桡骨远端骨骺的尺侧早闭。阻碍生长的病变被认为是异常的桡月韧带。马德伦畸形可伴发软骨发育不全、Turner 综合征、甲髌综合征、Leri-Weill 生殖器短小症、软骨生成障碍，以及带有 SHOX（矮小同源盒）基因。此基因影响肢体的中段，故坐高接近正常。

表现

马德伦畸形常于 8 ～ 12 岁时出现临床表现，由于异常生长产生的应力，导致自发性腕关节掌侧半脱位及桡骨与手掌、尺骨的倾斜进行性增大，从而产生餐

叉样畸形。X线片可见桡骨短缩且弯曲，其关节面向掌侧及尺侧倾斜。背侧可见明显的尺骨头，三角形的近端腕骨将月骨明显地牵拉至尺桡骨中间，导致尺骨与腕骨撞击（图13.13.17）。

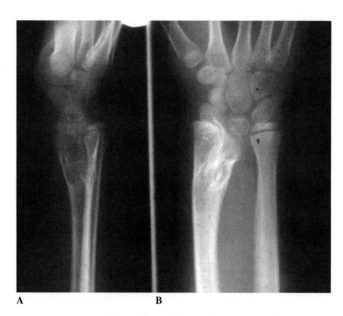

图13.13.17 马德伦畸形的腕关节正位及侧位像的典型特征

治疗

由于大多数患者功能良好，故主要处理方式为观察及安慰。如因撞击导致疼痛、退变或严重畸形时则应考虑手术。

如果患者于骨骼发育成熟前即出现临床表现，则应考虑骨骺阻滞术及松解紧张且阻碍生长的桡月韧带。骨骼发育成熟后，可行掌侧入路松解旋前方肌及桡月韧带，之后再行桡骨穹窿截骨术以将桡骨远端旋转至更好的位置。必要时可行尺骨短缩。

拓展阅读

Buck-Gramcko, D. (1998). *Congenital Malformations of the Hand and Forearm*. London: Churchill Livingston.

Flatt, A. (1994). *The Care of Congenital Hand Anomalies*. St Louis: Quality Medical Publishing.

Gupta, A., Kay, S., and Scheker, L. (2000). *The Growing Hand*. London: Mosby.

Patterson, T.J.S. (1961). Congenital ring-constrictions. *British Journal of Plastic Surgery*, **14**, 1–8.

Rayan, G.M. and Frey, B. (2001). Ulnar polydactyly. *Plastic and Reconstructive Surgery*, **107**, 1449–54.

Swanson A (1976). A classification for congenital limb malformation. *Journal of Hand Surgery*, **1**, 8–22.

Wassel, H.B. (1969). The results of surgery for polydactyly of the thumb. *Clinical Orthopaedics*, **64**, 175–93.

13.14
儿童肢体缺如的治疗

Peter Calder • Rajiv S. Hanspal

张 涛 译 刘晓光 审校

要点

◆ 大多数先天性肢体缺如为单侧和散发
◆ 骨骼的缺如为横向或纵向
◆ 需要综合治疗
◆ 在一期截肢和肢体外科重建两者之间很难找到平衡点

引言

先天性肢体缺如疾病罕见，其发病率约占存活新生儿的 1/2 000。根据英国假肢康复中心的数据，在 2005/2006 年新增肢体缺如的患者中，上肢为 95 例，下肢为 68 例。先天性上肢缺如比下肢缺如更常见，手指、手和前臂最易发生。为了应对肢体缺如，大多数患儿的治疗为佩戴假肢或康复支具，少数患儿采取外科手术。在 2005/2006 年，仅 17% 的先天肢体缺如者需要截肢，且其中大多数为下肢缺如。截肢治疗有助于安装假肢或改善外观。有时必须考虑行肢体延长和（或）功能重建。

正常肢体的发育

在受精后第 4 周肢体开始发育。中胚层侧面的增厚与颈胸腰骶段顺序相反。上覆外胚层分化成一个脊称为顶端外胚层脊（apical ectodermal ridge，AER）。AER 通过脊下细胞的连续增殖来控制远近肢体的增长。当四肢从躯干长出后，这些细胞变的稳定而且开始分化。尽管如此，股骨和肱骨在这些细胞分化之前已初具形态，而指（趾）骨和其余骨骼则取决于

AER。下肢落后于上肢 1~2 天。

极化活性区（zone of polarizing activity，ZPA）为位于肢体后缘的一小面积中胚层，进一步控制着前后方向的发展（从桡骨向尺骨）。中胚层的背侧控制着肢体由背侧向腹侧的发展。成骨出现于第 7 周，伴随于血管的增殖和软骨基膜下骨化中心的出现。

控制肢体发育的因子包括成纤维细胞生长因子（fi-broblast growth factor，FGF）4 和 8。FGF-4 的出现晚于 AER，但 FGF-8 的出现早于 AER，所以 FGF-8 可能参与了起始过程。FGF-8 在鸡胚中的异常表达可导致肢体异常：截断、缺失或多指（趾）。ZPA 的作用与 SHH 基因表达的蛋白质有关。其他相关基因包括 Wnt-7a，其控制背腹侧的发育。还有 Hox，其控制着远近端及前后侧的发育。

先天性肢体缺如的病因学

大多数先天性肢体缺如为单侧和散发。60%~70% 的临床病例病因未知。基因变化可引起特定综合征，有些病例与已知基因的改变有关（表 13.14.1）。染色体异常可导致肢体缺如，例如，18 号染色体三倍体可导致中央线缺如。

在妊娠早期母亲如果摄入药物，包括酒精和吸烟，可引起肢体异常。在过去，沙利度胺作为一种止吐剂，可导致严重的多肢体缺如。在肢体发育的关键时期出现血管破坏，可引起先天畸形。Poland 综合征表现为单侧胸大肌胸肋头部缺失、同侧胸部发育不全（或缺如）或手指、手部和前臂（偶发）缺如或发育不全。目前的假说认为早期胚胎中锁骨下动脉、椎动脉和（或）其分支的血供中断引起了这些异常的出现。

表 13.14.1 与肢体缺如相关的综合征

综合征	主要特征
TAR	血小板减少，桡骨缺如
Fanconi	上肢肢体缺如（拇指或桡骨），偶发性髋关节发育不良， 全血细胞减少症——白血病倾向，心脏、眼睛和泌尿生殖器官的异常
Holt-Oram	心脏异常（ASD），桡骨缺如和严重的上肢肢体缺如
Roberts	颅面部畸形，加重肢体缺如，可能影响四肢

与羊膜带相关的真性宫内截肢非常罕见。羊膜的破坏将导致间质组织发展为似绒毛结构，这些绒毛结构缠绕四肢导致肢体截断或肢体紧缩，肢体紧缩需产后紧急松解。

分型

传统外科分型描述受累骨骼及其缺如，例如，先天性腓骨缺如（腓侧半肢畸形）和股骨近端局灶性缺损（proximal femoral focal deficiency，PFFD）。虽然这样分型便于临床实践，但公认的分型为国际标准组织的出生时肢体缺如描述方法（ISO 8548-1，1989）。该系统描述了骨骼横向或纵向的缺如。

◆ 横向缺如的描述像外科截肢，需描述截断的水平。如果一个长骨部分缺如，其描述方法为"横断缺如，前臂，上 1/3 段"；如果缺如水平位于肘部，其描述为"横断缺如，全部前臂"。肢体残端也需要描述（图 13.14.1）

◆ 纵向缺如的描述以缺如或缺如的骨骼命名。由近端向远端描述部分或完全缺损。例如，PFFD 是"股骨纵向缺如，部分，上 1/3 段"（图 13.14.2）

治疗原则

出生的儿童如果患有先天性肢体缺如可引起严重的家庭忧虑。他们需要充分了解疾病的状况、治疗方法以及专家的建议和帮助。患儿父母及家庭应该获取准确的信息，避免不切实际的期望，如果在产前通过胎儿超声已经明确诊断，应早期转诊到假肢康复中心治疗。

假如这些孩子没有先天性疾病，他们将正常地生长发育直至成年，可以和同龄人进行竞争。先天性肢体缺如患儿需终生治疗，这可能导致他们在不同时期从事不同的职业。治疗方案重点依据患儿的需求，随童年到成年需求的变化而变化。儿科服务中心、肢体缺如和假肢诊所、骨科或整形外科医师三者之间的良好联系至关重要。推荐去联合诊所治疗。

肢体缺如患儿需要接受综合治疗，包括对患儿临床缺如的治疗和对家庭成员的心理治疗。对于下肢缺如治疗（图 13.14.3），我们寻求合适的重建治疗，目的就是在骨骼成熟后获得等长的下肢、稳定而不痛的足部。对上肢也可行重建治疗，例如，对拇指缺如者行拇指再造，对桡骨缺如者行腕骨中心化，对尺骨缺

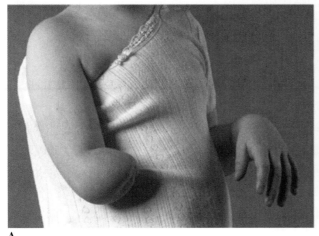
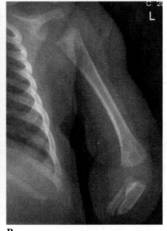

图 13.14.1 A）右前臂上 1/3 横断缺如的患儿；B）X 线片显示一患儿左上肢横断缺如，与图（A）分型相同

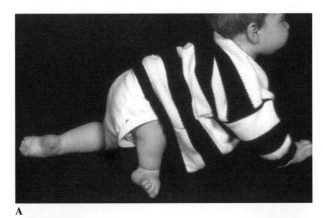

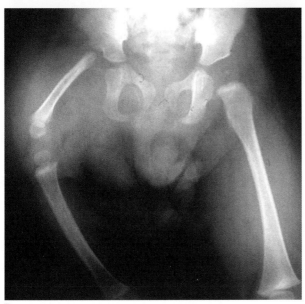

图 13.14.2 A）临床照片显示患儿右侧 PFFD。右腿的全长等于健侧大腿的长度——姿势不影响爬行；B）正位 X 线片显示同一患儿右侧 PFFD 伴髋关节发育不良——预示最终功能

如者行尺骨延长，以支持腕部（详见 13.13 章）。

对于不适合行肢体重建的病例，其治疗着重于提供支持和改善功能，包括简单的建议、佩戴支具（如持有餐具）、矫正器和假肢。手术治疗仅仅适合少数患者。手术治疗可改善外观或改善残肢与假肢的匹配，后者主要包括修整残端（Syme 关节离断术）或矫正畸形（股骨外侧发育不良导致的膝外翻或腓骨完全缺如胫骨严重弓形弯曲）。

对于成长中的患儿，最佳的截肢水平为关节离断术（或经关节截肢），这样可降低患肢骨骼过度生长的风险。这是长骨干截肢的常见并发症，尤其是经胫骨或肱骨截肢者，因为残肢内保留了骨的生长端。过度生长可导致疼痛、囊肿形成和皮肤溃疡，常需外科治疗。经关节截肢或关节离断术可提供残端较大的接触面，更利于匹配假肢。踝或髁有利于悬挂和控制假肢旋转。

具体治疗

上肢肢体缺如

横向型

桡骨横向缺如是儿童上肢缺如最常见的类型（见图 13.14.1）。作为全部康复治疗的一部分，关节置换常用于局部无法行外科手术的患者。当假肢更有利于患者的治疗时，应尽早推荐他们应用。基于个人经验，这有利于患者认识并作出正确的选择。然而，许多孩子根本不喜欢使用假体，或仅在特定场合或为了美观而临时使用假肢。

图 13.14.3 先天性肢体缺如的治疗原则（Calder and Hanspal）

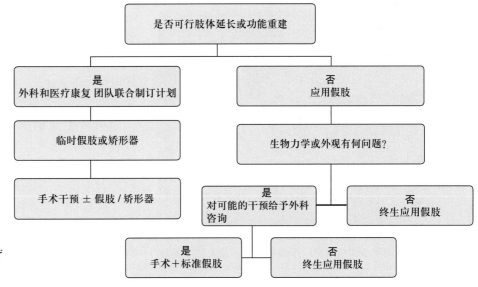

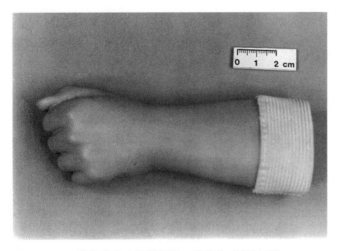

图13.14.4　简单的儿童前臂假肢，常称为"爬行手"

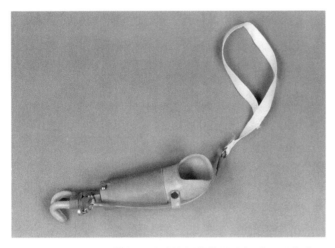

图13.14.5　适用于横断型前臂缺损的外骨骼假肢，具有分开的勾手和固定绳索

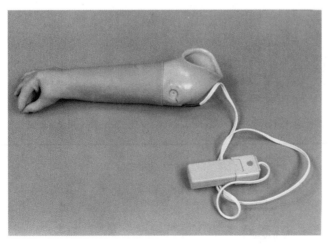

图13.14.6　适用于横断型前臂缺损的肌电型假肢。图示插座上的电极和远处的电池。适合于较大患儿的前臂

出生6个月后，在患儿能够独立坐稳时，首先提供一个简单的整形臂作为初始康复计划。当年龄为1～2岁患儿能够很好地行走时，提供一个身体驱动（图13.14.5）或电动控制（图13.14.6）的运动型假肢。第一个动力假肢应用镶嵌于肩部的开关控制。表面电极随后接收屈伸肌肉的信号以完成张开或握紧手指。对于年幼的患儿，假肢的重量可能会限制他们的应用。随着年龄的成长（或根据需要）应用更复杂的控制机制和附加功能。对于患者能够接受职业疗法专家的训练至关重要。他们会训练患者如何应用患肢，告知其他器械、辅助工具和小工具的应用，而且还训练单手活动。

对于高位肢体缺如患者（经肘部或肱骨横断型），应用假肢较为困难，因为需要控制假肢的肘关节。需要应用8字形挽具悬挂并控制假肢。电动型假体较为沉重，"组合式"假肢可能适合。许多患者选择一个仅有被动功能或美观性假肢，甚至一些拥有运动型假肢的患者仅把它作为一个美观性肢体。全面检索过去25年的文献显示：患儿应用身体驱动型假肢的不良率为45%，而电动假肢为35%，不过世界范围内这一不良率的报道差异较大。

儿童肢体远端损失（部分手或腕骨），如果为单侧，且大体功能良好，可不需活动型假肢。然而，需要以"电器"或矫形器的形式作为康复和治疗的一部分，例如，应用带口袋的皮革手套实现抓握餐具或应用杯型套筒握住车把或完成其他的活动。最近，肌电型假肢已应用于腕骨缺如或部分指骨缺如的患者。

纵向型（见13.13章）

此类肢体缺如较为少见且往往为双侧。这些缺如常作为各种综合征的一部分，例如，VATER（椎体缺如、肛门闭锁、食管气管瘘、桡骨和肾发育不良）、Holt-Oram综合征、Fanconi综合征、TAR综合征（血小板减少伴桡骨缺如）等（见表13.14.1）。

不同于横断型肢体缺如，外科重建是纵向型肢体缺如的主要疗法，能够最佳恢复手部功能（框13.14.1）。桡骨纵向缺如较尺骨纵向缺如更为常见。已推荐手指中心化或"辐射化"疗法，但远期结果并非令人振奋。当抓握功能建立后可行拇指成形术。尽管如此，肘功能严重受限是这些疗法的禁忌证，因为重建的手指无法触及面部。

尺骨纵向缺如常伴发不同程度的尺侧手指缺如。

对于肘功能受限者可行桡骨短缩术和桡骨与肱骨融合术。功能恢复较预期良好。已经尝试多种式式，但应尽量避免根治性手术。可应用各种辅具、器械或各种形式的矫形器具帮助活动功能。

先天性手部缺如包括拇指缺如、手中心性缺如（裂手）、并指或若干手指缺如。

裂手即使未经手术治疗其功能通常也较好。粘连适中的并指可行分指手术。对于严重手指缺如者，可用重建或手指假体治疗以完成抓握功能。

下肢缺如

横向型

下肢横向型缺如少见，通常不需手术治疗。此型肢体缺如和同一水平获得性截肢后一样行假肢治疗。当肢体缺如为单侧时，假肢治疗易于接受且功能良好。

对于前足缺如或全跖骨缺如，可佩戴全接触型硅胶假足。如果残肢发育不全或 Chopart 型截肢（局部跗骨），踝上需做附加支持，例如，塑料或皮革靴用于足踝矫形器。另外，Syme 关节离断术后适合佩戴矫形器，之后经过适当的修正可佩戴标准假肢。全足缺如者需要相似的假体。适用于儿童的 Syme 装置不像成人那样难看，因为随着儿童生长，踝关节将出现发育不良，这时可以应用膝下标准假肢。

高位横向型肢体缺如需要标准的下肢假肢以弥补部分或全部胫骨缺失或部分股骨缺如（图 13.14.7）。当患儿开始独立站立时应开始给予治疗。对于膝上缺如者，需推迟应用膝部活动型假体。单侧下肢完全缺如者适合佩戴假肢治疗，假肢凹槽包绕双髋，在日常生活中可能会出现实际问题。需要定期随访，以利于修改或更换假肢，从而更好地适应生长。

纵向型

腓侧轴旁半肢（框 13.14.2）

腓侧轴旁半肢是最常见的先天性下肢肢体缺如疾病。诊断包括一系列肢体缺损，包括股骨近端和足部远端的

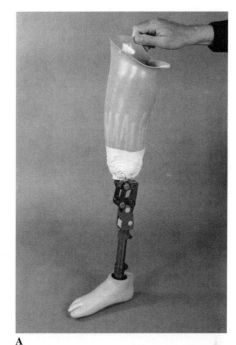

A

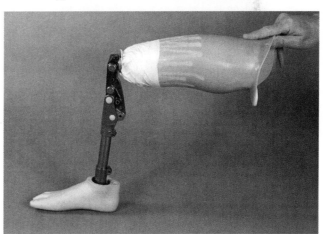

B

图 13.14.7 A）内骨骼假肢，适合肢体节段但没有美观的覆盖，适用于腿部横向型缺如，具有筒形凹槽，可容纳至髋部（膝部横断缺失）。多中心的膝关节，允许稳定灵活的膝关节步态。B）同一假肢处于屈曲位以满足坐位

异常，例如，跗骨融合和外侧列缺失。虽然腓骨在尺寸上较小，但在严重病例中腓骨可完全缺如（表13.14.2）。

表 13.14.2 腓侧轴旁半肢的分型（Achterman 和 Kalamchi）

分型	描述
I	腓骨存在
Ia	腓骨近端在胫骨近端骺板之下，腓骨远端位于距骨顶之上
Ib	腓骨较对侧短缩明显
II	腓骨缺如

Birch 等（1998）在"腓骨缺如的功能分级"中强调了治疗指南（表 13.14.3）。按照是否存在有功能的足部将患者分为两类，再按照肢体不等长的差异进一步分类：微小的差异被认为等长，差异达 30% 或更多者可能需要多次延长手术的，可考虑行截肢治疗（框 13.14.3）。

对于严重的 I 型患者，我们推荐的截肢术为改良的 Syme 关节离断术（图 13.14.8）。残端就像骨骼发育成熟时的膝下截肢一样可以安装匹配的假肢。也可以考虑 Boyd 截肢，但可能会难以放平胫骨下面的跟骨，从而出现跟骨严重马蹄并与胫骨干后侧皮质粘连。

表 13.14.3 腓侧轴旁半肢的功能分型

分型	描述
I	足有功能（3 例或更多）
Ia	0 ~ 5% LLD
Ib	6% ~ 10% LLD
Ic	11% ~ 30% LLD
Id	>30% LLD
II	足无功能
IIa	肢体近端有功能

LLD：下肢缺如

框 13.14.3 腓骨缺如的功能分级
◆ 足部的完好程度如何？
◆ 肢体不等长有多大？

第 II 型为无功能足，进一步分为 II A 和 II B。II A 型为下肢近端肢体存在功能，此型可考虑早期截肢治疗。II B 型为近端肢体无功能。在这些治疗方案中，将足部的功能视为至关重要。

对于并发的股骨畸形如继发于股骨外髁发育不良的膝外翻，手术治疗也是有必要的（图 13.14.8 B）。

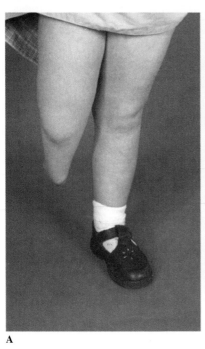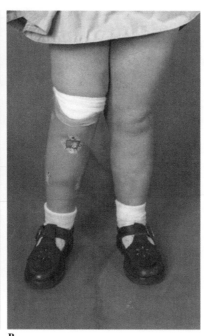

A **B**

图 13.14.8 A）腓骨纵向全部、跗骨部分和 4、5 列全部缺失的患儿行 Syme 截肢术（I d 型腓侧轴旁半肢，表 13.14.2）。B）同一患儿佩戴假肢，注意膝外翻为畸形的一部分

胫侧轴旁半肢

此种疾病不常见，其特征为全部或部分胫骨缺如，但通常腓骨正常。在临床上，小腿前外侧弓形伴马蹄内翻足畸形。可能会有多趾或手部畸形。Jones 将胫骨缺如分为四型（表 13.14.4 和图 13.14.9）。

经典推荐：膝关节离断术适合于 1a 型和 3 型，膝下截肢术适合于 1b 型和 2 型。重建术适合于 1b、2 和 4 型，可行肢体延长术或 Brown 同侧腓骨移位术。

股骨缺如

股骨缺如表现为股骨部分缺如，真性 PFFD（见图 13.14.2），或单纯的股骨发育不全，例如，股骨具有正常解剖但较对侧短小。文献上描述了几种依据放射学的分型。

尽管如此，仅仅依靠 X 线片可能会错误地测量实际的股骨长度，尤其是在髋关节处于屈曲、外展、外旋休息位拍摄时。虽然 X 线片能帮助制定治疗决策，但是还需要结合对肢体充分的临床评估。髋、膝关节的功能和挛缩程度将会影响手术治疗（见图 13.14.2 B）。

Gillespie 和 Torode 最初认识到这两组——真性 PFFD 和先天性短股骨。之后考虑到临床特征而进行了改进。A 组包括先天性短股骨，不伴有髋关节不稳定和髋膝轻微的固定屈曲。伸直下肢，足部位于对侧胫骨的中段或更低的位置。短缩程度应在 20% 以内。B 组较 A 组进一步加重，大腿更加短胖，伴髋关节呈屈曲、外展和外旋位。股骨近端就像活塞一样不稳定。当下肢伸直时，足部位于对侧膝部或膝以上，且膝关节持续固定屈曲畸形。C 组为股骨几乎全部缺失者。股骨近端不稳定的临床表现和 B 组一样。

B 组患者在负重时股骨近端倾向于前屈，这就导致了假肢佩戴困难：可选择膝关节融合术联合踝关节离断术治疗。这样可保留一个杠杆臂，目的是让残端长度接近对侧膝部，能更好地佩戴膝上假肢。

C 组患者，因为股骨过于短缩，大腿残端的前方移位基本消失，所以不考虑膝关节融合术。佩戴坐骨负重型假肢更合适方便。

另一可供选择的治疗为 1950 年描述的 van Nes 旋转成形术。此手术的目的是融合膝关节，同时旋转足部 180°截骨，令踝部处于对侧膝关节水平。腓肠肌和比目鱼肌充当"膝关节"的伸肌，这样可佩戴膝下型假肢。我们没有这种技术的经验。这两种治疗的对比强调了要个性化治疗的需要。具备了良好的髋关节和充分活动的

表 13.14.4　胫侧轴旁半肢的分型

分型	描述
1a	胫骨缺如
1b	胫骨退化
2	胫骨近端骨化，远端缺失
3	胫骨近端缺失，胫骨干和远端存在
4	胫骨短缩伴下胫腓关节分离

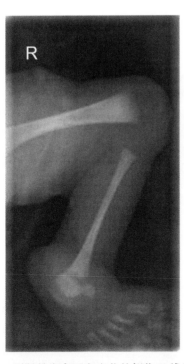

图 13.14.9　1a 型胫骨发育不良患儿的侧位 X 线片：显示足部完整，看似正常的腓骨和缺乏正常的膝关节轮廓

表 13.14.5　PFFD 的 Paley 分型

分型	描述
1	股骨完整，髋膝可活动
2	股骨近端存在假关节活动
2a	股骨头在髋臼内
2b	髋关节僵硬
3	股骨干缺如
3a	膝关节活动 >45°
3b	膝关节活动 <45°

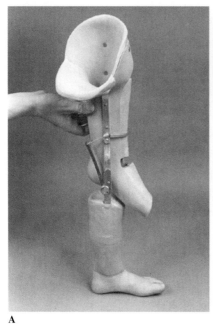
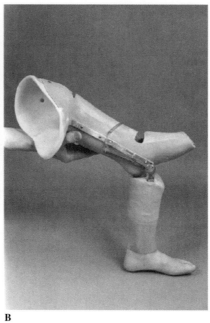

A　　**B**

图 13.14.10　A）适合股骨上 1/3 纵向部分缺如的幼儿的外骨骼伸直型假肢，具有膝关节外铰链和扣锁、坐骨负重容纳腔。B）同一假肢在屈曲位以满足坐位，容纳腔的下部与足自然位匹配，外形看上去有些笨拙

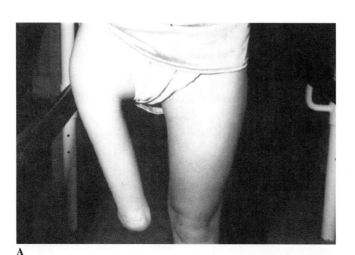

A

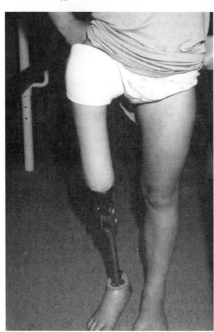
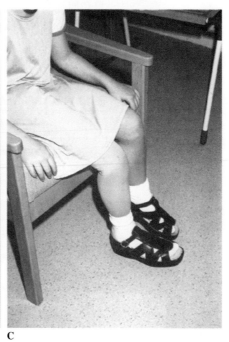

B　　**C**

图 13.14.11　A）右下肢股骨上 1/3 纵向部分缺如（PFFD）患者行 Syme 截肢治疗。残端接近于对侧膝水平。B）同一患者，佩戴适合的多中心膝关节的内骨骼假肢。行走时膝关节可自由活动。C）同一患者，坐位，佩戴完整的假肢。足部截肢，应用多中心膝关节假肢，与内骨骼假肢相比具有更好的外观（图 13.14.9）

{}

踝关节后，这种旋转成形术在临床上可获得"正常的"功能，但要付出忍受异常外观的心理代价。

最近，作者再次强调了膝关节活动和膝关节缺如在治疗中的重要性。一些人认为膝关节功能比髋关节稳定还重要（表 13.14.5）。

Paley 的治疗原则为重建术，从近端向远端重建出等长的功能肢体。他认为，3 型更适合截肢治疗。

最后，Steel 的股骨骨盆融合术适合于重度股骨干缺如者（Gillespie C 组，Paley 3 型）。股骨呈屈曲位融合于骨盆，这样允许膝关节充当"髋关节"。好的结果为达到膝上截肢的功能。

适合于肢体纵向缺损的假肢

假肢治疗是 PFFD 重要且主要的治疗方法。因为患侧肢体短缩，治疗的目的就是均衡肢体长度来改善步态。如果短缩轻微，可应用简单的器具如垫高脚跟或穿矫形鞋来治疗。如果肢体短缩严重，无法应用增高鞋矫正，可应用"伸直型假肢"治疗。假肢必须具备能与残肢远端匹配、伸直时能有效接触地面、能将短肢完全置入假肢接纳腔并能紧密的附着。依据患肢残端的形状及尺寸和关节的功能等畸形程度的不同，假肢的设计和结构发生相应的变化。假肢的外形不美观是可以理解的（图 13.14.10）。有时为了改善外观和功能，可行手术治疗以匹配标准的膝上或膝下假肢。所以，伴髋关节稳定的腓侧轴旁半肢或 PFFD 患儿可行 Syme 关节离断术，从而佩戴美观、更易接受的标准型小腿或大腿假肢（图 13.14.11）。

所有股骨短缩的患者，年龄一般在 12~18 个月大时，应首先佩戴伸直型假肢，让患儿想站立时就能站立。严重的 PFFD 患者伴没有真正髋关节且膝关节位于髋关节水平，同时还伴有挛缩固定时，可应用坐骨负重型假肢。很少需要覆盖整个骨盆的假肢。如果注重足部美观，可以行 Syme 关节离断术。对于中度 PFFD 伴伸髋功能轻度受限的患者，可行膝关节离断术。如果残端足够长，接近对侧的股骨长度，则可佩戴标准的大腿型 Syme 假肢。实际上，这种治疗更适合肢体远端如腓骨和足部缺损的患者。

对于肢体远端缺损的假肢治疗原则相似。如果缺损长度超出了矫形器或增高鞋的治疗范围，则可佩戴伸直型假肢。但伸直型假肢不能伸展近端的膝关节。如果采取了 Syme 关节离断术治疗，标准的小腿型假肢更适合、更美观，且具备良好的功能。如果施行了膝关节离断术，可佩戴适合截肢水平的标准型假肢。应该强调的是，经大腿型假肢更适合于膝关节离断的

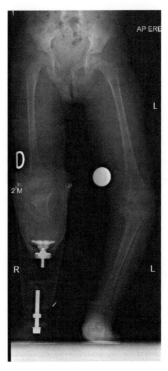

图 13.14.12 右侧佩戴 BK 假肢的患者的正位 X 线片。因为脑膜炎并发症而行截肢治疗。注意左侧下肢已受到影响，骺板受损导致了短缩和呈角畸形

患者，因为他们的股骨短缩轻微，膝部存在功能。

假肢治疗下肢纵向型缺损具有挑战性。医师不得不依据每位患者的个体情况、手术方案和康复治疗进行必要的评估。

后天性肢体缺如

虽然后天性肢体缺如的内容超出了本章的讨论范围，但是许多临床主导的先天性肢体缺如的治疗原则也被应用于治疗后天性肢体缺如：对于这两组，必须考虑到对侧肢体可能出现的问题（图 13.14.12）。

拓展阅读

Biddiss, E. and Chau, T. (2007). Upper limb prosthetic use and abandonment: A survey of the last 25 years. *Prosthetics and Orthotics International*, **31**(3), 236–57.

British Society of Rehabilitation Medicine (2003). Amputee and Prosthetic Rehabilitation – Standards and Guidelines, second edition; Report of the Working Party (Chair: Hanspal, RS). London: British Society of Rehabilitation Medicine.

Day, H.J.B. (1991). The ISO/ISPO classification of congenital limb deficiency. *Prosthetics and Orthotics International*, **15**, 67–9.

Herring, J.A. and Birch, J.G. (1998). *The Child With a Limb Deficiency*. Rosemont, IL: American Academy of Orthopaedic Surgeons.

Jones, D., Barnes, J., and Lloyd-Roberts, G. (1978). Congenital aplasia and dysplasia of the tibia with intact fibula: classification and management. *Journal of Bone and Joint Surgery*, **60B**, 31–9.

13.15
肢体不等长的治疗

Fergal Monsell

（张　涛　译　刘晓光　审校）

要点

- 肢体不等长很常见：预测骨骼成熟时的最终差异对制订适当的治疗计划很重要
- 明确病因有助于了解预后
- 年龄、身高等很多因素都会影响治疗，通常在治疗过程中会应用多种治疗方法

引言

肢体不等长是肌肉骨骼疾病的结果。不等长的程度可以是无功能障碍的轻微差异，也可以是严重的先天畸形（见 13.14 章）。对这些患者需要进行全身的骨科检查，深刻了解自然病程和正确预测短期和长期功能障碍对于治疗十分重要。本章讨论诊断、临床和影像学评估，包括预测最终差异的方法，以及多种治疗选择的治疗策略。

病因学

肢体不等长往往由于骨折畸形愈合、儿童期肢体生长迟滞或加速。生长迟滞可能继发于先天性复位综合征、骺板损伤或神经疾病。Shapiro 等认识到特定模式的生长迟滞是一种病理因素的作用结果。诊断病因有助于预测最终的长度差异，特别是差异进展速率恒定的疾病。生长加深可能源于青少年原发性关节炎、创伤、血管畸形和神经纤维瘤病。

对于大多数先天性复位综合征，不等长随着肢体纵向生长而等比例增加。可使用孕期超声和儿童期间的系列影像学检查进行不等长的评估。肢体长度差异从肢体形成至骨骼成熟持续存在。

急性骺板损伤、局部感染或全身败血症对生长有显著的影响，特别是膝关节周围。因为各个部位的生长比率可知，所以可以预测骨骼成熟时的肢体长度差异。骺板损伤如果是不完全的，通常合并矢状面、冠状面和旋转畸形。神经病变包括偏瘫型脑瘫、脊髓灰质炎，都可以造成肢体长度短缩，这取决于脑瘫的程度和脊髓灰质炎的发病年龄和严重程度。各种过度生长与年龄、滑膜受累程度、青少年特发性关节炎等复杂炎性病变的治疗反应相关。其他造成过度生长的疾病包括血管畸形和神经纤维瘤病。骨折后也可发生过度生长但不可预测。常见的肢体不等长原因见表 13.15.1。

临床评估

基本的临床检查包括观察分析赤足、穿鞋 / 支具的步态，识别代偿方法。长期存在的轻微不等长可能仅产生轻微的步态异常。

患者站立时可观察到肢短侧的骨盆下沉，肢长侧的屈膝畸形，肢短侧的踝关节马蹄畸形（框 13.15.1）。主动和被动关节活动确定下肢关节有无固定畸形和软组织挛缩。

虽然测量骨性标志的距离可以记录不等长的进展，但是临床测量肢体长度差异不准确，特别是存在长骨畸形和关节挛缩时。一个简单而且相对准确的方法是使用逐渐增加的木块垫高肢短侧，平衡骨盆直到双侧髂前上棘位于同一水平。检查脊柱是否存在姿势性或结构性脊柱侧弯，检查上肢受累情况确定有无先天性复位综合征和半侧肢体不对称综合征。

如果难以准确测量肢体长度的差异，可能需要进行 X 线等检查。

表 13.15.1　肢体不等长的病因

病因	短缩	延长
先天性	骨骼异常（PFFD）和胫骨、腓骨发育不良	局部巨大症（Klippel-Trenaunay 综合征）
	软骨发育不良	动静脉瘘
	DDH	先天性半侧肢体增殖症
	TEV	
	先天性半侧肢体发育不良	
感染	骺板破坏	骨干骨髓炎
	关节结核	
	化脓性关节炎	
神经性	脊髓灰质炎	
	脑性瘫痪	
	脊柱裂	
创伤	骺板破坏	骨干骨折
	骨干骨折	
肿瘤		神经纤维瘤病
		血管瘤
其他	SUFE	
	Perthes 病	
	辐射造成的骺板损伤	
	手术（如截骨术）	

DDH：发育性髋关节发育不良；PFFD：股骨近端局灶性缺如；SUFE：股骨头骺滑脱；TEV：马蹄内翻足

影像学检查

临床评估肢体长度差异必要时需要进行相应的影

框 13.15.1　下肢不等长

表现：
◆ 肢短侧骨盆下降
◆ 肢长侧膝关节屈曲
◆ 肢短侧踝关节马蹄
◆ 是否有固定挛缩或畸形？

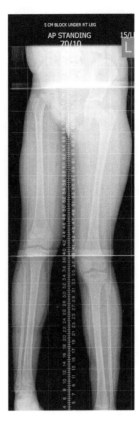

图 13.15.1　下肢全长力线像——髌骨朝前，右侧肢短垫了 5 cm 木块来平衡骨盆

像学检查以增加评估的准确性。

最有帮助的检查是站立位全长 X 线（图 13.15.1）。通过垫木块平衡肢体长度，下肢髌骨朝向前方，这样可以排除体位差异，以便多次检查时进行对比。这同样有助于评估合并的矢状面畸形。但是该技术因为受单光束的影响，会造成视差。

预测最终差异

准确预测骨骼成熟时的最终差异对于矫正手术的时机和治疗方式的选择非常关键。根据既往的生长数据有多种常用的评估方法。Paley 利用该数据计算股骨和胫骨最终的生长情况，发明了多种方法评估各年龄段的儿童。骨骼长短、年龄、性别和决定肢体不等长的位置等多因素作为分析的参数。信息以表形式填写并可以直接、准确地预测骨骼成熟时的肢体长度差异。

评估骨龄

较常用、便捷的评估骨骼成熟度的方法是使用

Greulich 和 Pyle 的影像学图表和最近 Dimeglio 的评估方法（见 13.23 章）。最近的研究显示，直到骨骼生长后期，骨龄和实际年龄并没有出现显著偏离。这允许在不进行放射线检查的情况下预测最终的差异。

患者的高度一定与其父母相关，且要在青春期做出评估。可以额外询问患儿和同学相比身高有无明显差异。对于处于极端情况者，需要给予更多的关注，而对于骨龄和实足年龄，在女孩不足 13 岁、男孩不足 14 岁者，身高在两个标准偏差之内可以认为属于正常。

肢体不等长的后遗症

传统观点认为不超过 2 cm 的下肢不等长可以接受，无须代偿，没有症状或长期的功能障碍。更大的差异导致继发代偿，并且在短期内通过短肢侧踝关节马蹄，或长肢侧膝关节屈曲，或两者同时存在来平衡下肢的功能性长度。

长期存在的肢体差异导致骨盆倾斜，长肢侧有髋臼发育不良的倾向，腰背部疼痛的概率增加和非进展性的脊柱侧弯。最终导致固定的脊柱侧弯和脊柱活动度减低，之后出现影像学异常，包括间盘间隙不对称、边缘骨性增生、椎体楔形变。但是，肢体长度差异程度和腰背痛发生率之间没有良好的统计学相关性。

治疗

初步治疗包括在诊断后尽快制订完善妥帖的治疗计划。生后有先天畸形患儿的父母通常心急如焚。最开始的咨询通常包括询问病因、可避免的因素、将来再次妊娠的风险。该阶段没有明确的定论通常造成长期治疗的困难。

对于主要的先天畸形可能需要评估最终的肢体差异并且决定是否需要长期治疗以及是否需要手术或假肢重建（框 13.15.2）。做出决定通常很困难，特别是伴随着近来手术重建技术的进展。但是总体来说，超过 20% ~ 30% 的短肢畸形同时有相邻关节的不稳定意味着重建非常困难，长期的功能结果很差。之后应决定是否使用假肢治疗畸形，手术目的是改善假肢的穿戴和功能，手术包括髋关节重建和足截肢以佩戴更好的假肢（见 13.14 章）。

对于并不明显的短缩畸形，通常适合进行肢体延长，但是要谨慎施行而且往往只是总体治疗策略的一部分。

长期存在的小差异，手术治疗之前应该使用补高鞋增强手术后结果。在肢体功能性均衡 3 ~ 6 个月之后仍持续存在的腰背痛提示手术均衡可能不能缓解该症状。骨骼不成熟的患者手术的选择取决于剩余的生长能力和预测的最终差异。骺阻滞术适于纠正小于 5 cm 的差异。骨骼成熟之后，骨干截骨短缩伴内固定术允许平衡 3 ~ 5 cm 的差异。更大的短缩将导致长期的肌肉无力，特别是与伸膝有关的股四头肌和腘绳肌可能难以恢复。

对于先天性畸形患者，父母无论对手术重建或长期使用假肢是否感兴趣，都应早做决定。

手术

骺阻滞

骺阻滞对于平衡小于 5 cm 的差异是便捷的手术。有一些手术应遵循的原则，但是 Canale 经皮手术技术直截了当并且被大多数骨科医师接受。

透视下定位股骨远端和胫骨近端骨骺。在骺水平做外侧切口，在软骨环的同一入口，使用 3.5 mm 钻头经不同的路径进行半侧骺阻滞，扇形汇聚到中线（图 13.15.2）。

目标区域是骺板的静止区，因此钻头需要靠近骺和骺板的交界处以增加骺阻滞的成功率。在内侧重复该步骤。腓骨近端有腓总神经，因此在直视下使用磨钻。

手术后鼓励完全负重，但是 6 周后再进行对抗性体育活动。临床和影像学随访确认完成对称的骺阻滞。有任何生长不同步的表现意味着需要重复进行该手术。

时机

决定合适的手术时机十分关键。作者推荐的方法包括使用 Paley 乘数方法预测最终的差异，手术时机

框 13.15.2　下肢不等长预计为 20 cm 的治疗策略

◆ 1 岁：股骨外翻 / 去旋转截骨，Millis 髋臼成形术
◆ 5 岁：膝关节软组织重建术
◆ 6 岁：延长 5 cm
◆ 8 岁：延长 5 cm
◆ 10 ~ 15 岁：延长 5 cm
◆ 12 岁：对侧骺阻滞

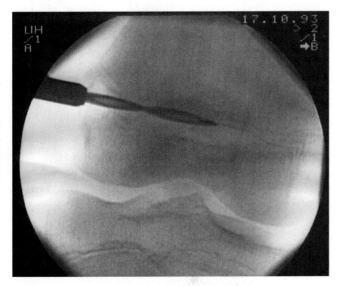

图 13.15.2 股骨远端电钻骺阻滞术的术中图像

应用 Eastwood-Cole 图表。图表是个附图的简单数学方法以预测生长潜力，因此可以按 Menalaus 和 Westh 描述的骺阻滞的时机。这依赖于股骨远端和胫骨近端生长板对纵向生长预计贡献（股骨 10 mm、胫骨 6 mm）的一个假设，男孩在 16 岁而女孩在 14 岁达到骨骼成熟。

短缩手术

骨骼成熟之后，可以通过股骨近端一步到位节段截骨纠正小于 5 cm 的短缩，使用角钢板或类似器械固定。使用闭合短缩截骨和髓内针固定可以迅速恢复到正常活动，瘢痕更小（图 13.15.3）。

延长手术

改良的 Ilizarov 技术用于股骨延长

以下描述为作者推荐的股骨延长方法，并结合了由 Ilizarov（1992）描述的经典技术和由 Catagni 等人（1998）改良的技术。该技术用于延长股骨，但是可以改良应用于各个三维的长骨畸形。计算机辅助设计的外固定架使得股骨延长和矫正畸形得到简化，但是重点是理解延长的原则，而不是延长器械的使用。

该手术适用于预计长度差异为健侧的 20%～30% 并且膝关节和髋关节稳定的患者。现在的长度差异和预测最终的长度差异对于术前计划很重要。通过 Paley 等人介绍的方法识别同时存在的冠状面和矢状面畸形，延长的同时准确矫正畸形。

使用模板测量大腿软组织的尺寸以便术前组装外

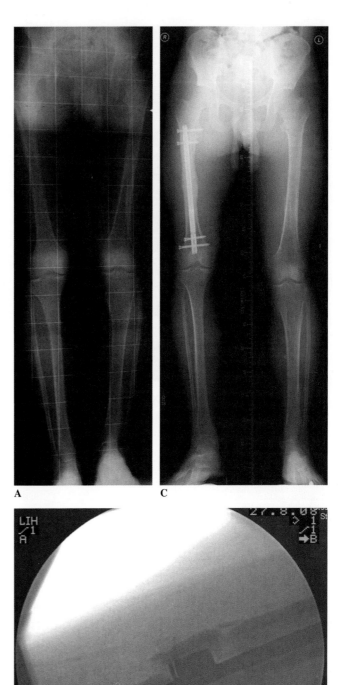

图 13.15.3 A）下肢力线 X 线片显示左腿短缩。B）用髓内锯短缩股骨干 4 cm。C）下肢力 X 线片显示骨盆平衡和右侧股骨干短缩后有一枚髓内针固定

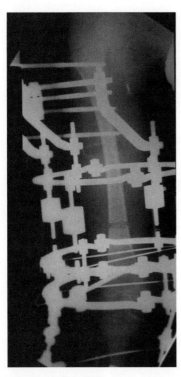

图13.15.4 股骨延长的股骨正位X线片。有1个近端的弧形架、2个远端的圆环和1个浮动、传导受力的圆环。固定架跨过膝关节，防止胫骨向后半脱位

固定架，简化手术操作。基本的结构包括远端固定2个完整的环，近端由弧形支架组成，之间以浮动环或传动环连接（图13.15.4）。

远端部件通过4个螺纹杆和浮动环相连。近端弧形支架与浮动环以3个斜行连杆相连。外固定架使用能容纳软组织的最小环，通常要求能容纳1~1.5个手指。

手术

全麻下进行手术，不使用神经肌肉阻滞或非甾体类抗炎药。患者平卧在透光手术台上，从髂脊到足趾备皮并消毒。同侧臀部和躯干垫高以便股骨近端操作，穿针时可以屈髋屈膝。可拆卸的手术床也可以达到同样的目的，小腿以Mayo床支撑。

术中透视下，以1.8mm橄榄针从外向内平行于关节在股骨远端干骺端的膨大处打入股骨远端。外固定架必须平行于股骨的机械轴，避免延长过程中膝关节内移。关节线基本垂直于机械轴，因此提供了良好的参考点（框13.15.3）。

框 13.15.3 股骨延长术的固定器"规则"

◆ 固定器平行于机械轴（不少解剖轴）
◆ 所有环和拱周围有足够的软组织间隙
◆ 在肌肉最大长度处穿刺肌肉
◆ 确保骨位于枢架的中央
◆ 精确插入 / 放置针 / 导丝

注意穿针的细节，减少针道感染风险和允许最大的髋膝关节活动。

被动屈曲和伸直膝关节，观察股骨远端外侧的皮肤。膝关节活动时有一块区域并不活动，该处是最佳穿针点。针穿过股外侧肌之前膝关节完全屈曲，固定肌肉在最大宽度，避免形成束缚，影响膝关节活动。在股骨直径最大处穿针，避免高速穿针，过热将导致环形的死骨和早期松动。针可以进行冷却、消毒、使用酒精纱布控制。膝关节完全伸直，锤击针穿过内侧的股内侧肌。避免使用动力穿过对侧，减少损伤血管神经的风险。检查膝关节活动度，对任何皮肤的束缚应用手术刀松解。

使用6 mm的羟磷灰石涂层针在小粗隆水平固定股骨近端。透视下平行关节线穿针，关节线为大粗隆尖到股骨头中心，前提是股骨近端形态正常。如果近端有显著畸形，针垂直于机械轴，与解剖轴有7°的夹角。

外固定架连接近端针和远端针，确保股骨干在前后和内外平面位于环的中心，并且有足够的空隙容纳软组织。外固定架平行于股骨机械轴放置，股骨在架子的中心。

远端针给予110~130 kg的张力，近端针使用合适的针夹连接。

远端加2根张力针或羟磷灰石涂层针加强固定，以不损伤其他组织的最大可能的角度穿针。以上面介绍的技巧穿针。

近端再用两枚6 mm羟磷灰石涂层半螺纹针固定，在第1枚针的上下各打入1枚，以弧形支架直径允许的最大交叉角度固定。

股骨截骨的位置和方法有争议，但是达成共识的是股骨应在干骺端截骨并使用低能量技术，作者选择远端截骨术。

外侧中线做2 cm纵向切口。分离髂胫束，其限制显露。横向切断后直视下显露股外侧肌，向前方掀

起，显露股骨干的前面。显露骨膜，纵行切开。骨膜剥离对于成骨有负面作用，应该避免。使用锐利的骨刀，前后方皮质骨完全截断，保留后内侧皮质。骨刀旋转 45°完成截骨。

通常骨膜难以关闭，但是仔细分层次关闭伤口。半螺纹针和橄榄针均以酒精纱布包裹并以瓶塞封闭。

使用计算机辅助的外固定架更简便。环的装配并不重要，但是环和骨的关系必须通过术后的影像学确认准确。

术后处理

只要术后无不适，鼓励患者患肢负重 25%，几周后逐渐完全负重。根据患者年龄和骨病变程度决定 5~7 天开始延长。每 6 小时延长 0.25 mm 或根据计算机指定的方案，直到达到目标长度（畸形矫正）。

患者规律随访，影像学评估新骨形成的多少和质量。调整延长的速率，避免成骨过快或成骨不良。

并发症

肢体延长伴随的并发症发生率高而且难以避免。并发症的发生率可达 100%。仔细的穿针技术、针道护理、良好的术后处理可以减低这些并发症的发生率和严重程度。

感染。针道感染是长时间安置外固定架的常见并发症。穿针时注意细节和术后良好的针道护理可以减低该并发症，但是无法避免。疼痛和红斑通常提示感染。使用广谱抗生素通常有效。如果不能迅速解决，需住院根据微生物培养结果静脉注射抗生素。大多数的感染可以通过治疗解决，但是偶尔需要移除感染的外固定架，非常少见的病例需要放弃治疗。

疼痛。疼痛通常和感染相关。神经性疼痛可能和延长过程相关并且可能限制延长的速度。不稳定源于不恰当的外固定架结构或针松动，应该进行恰当的调整。

再生骨的相关问题。新生骨的质量取决于一些机械和生理因素。过快的延长速度可能导致成骨不良，而延长过慢可能造成提前骨化。成骨应以频繁的影像学检查监测，在某些中心，使用超声和 CT。拆除外固定架的最佳时机很难预测。提前拆除可能导致成骨失败，出现畸形或骨折。

框 13.15.4　延长之前
◆ 对患者的问题及其家庭进行仔细评估
◆ 仔细计划治疗目的并达成一致
◆ 首先重建不稳定的关节
◆ 考虑跨越邻近关节
◆ 确保能理解术后康复计划的必要性

关节半脱位 / 关节挛缩。先天性股骨缺如或腓侧轴旁半肢如伴有关节松弛可能发生关节半脱位和脱位。早期征象是关节活动度减低，出现髋关节屈曲内收畸形或膝关节屈曲挛缩。如果关节出现半脱位，可能不得不停止延长和畸形矫正，外固定架延伸至膝关节直到延长可以继续。仔细的术前评估、在延长之前手术重建关节、在延长过程中逐渐增加理疗对于避免该并发症很重要。

总结

需综合考虑生长过快或受限，以及对于儿童期未来生长复合效应的评估，才能进行合理的肢体平衡治疗。虽然现在热衷的肢体延长手术适用于进行了仔细评估的患者，但是不应低估急性短缩截骨或骺阻滞的重要性。肢体平衡应该通过最简单和最适合的方法完成（框 13.15.4）。

拓展阅读

Catagni, M., Malzev, V., Kirienko, A. (1998). *Advances in Ilizarov Apparatus Assembly. Fracture Treatment, Pseudarthroses, Lengthening, Deformity Correction.* Milan: Il Quadratino.

Diméglio, A., Charles, Y., Daures, J.-P., de Rosa, V., and Boniface, K. (2005). Accuracy of the Sauvegrain method in determining skeletal age during puberty. *Journal of Bone and Joint Surgery,* **87**, 1689–96.

Eastwood, D. and Cole W. (1995). A graphic method for timing the correction of leg-length discrepancy. *Journal of Bone and Joint Surgery,* **77B**, 743–7.

Ilizarov G. and Ledyaev V. (1992). The replacement of long tubular bone defects by lengthening distraction osteotomy of one of the fragments. *Clinical Orthopaedics and Related Research,* **280**, 7–10.

Paley, D., Herzenberg, J., Tetsworth, K., McKie, J., and Bhave, A. (1994). Deformity planning for frontal and sagittal plane corrective osteotomies. *Orthopedic Clinics of North America,* **25**, 425–65.

Paley, D. Bhave, A., Herzenberg, J., and Bowen, J (2000). Multiplier method for predicting limb-length discrepancy. *Journal of Bone and Joint Surgery,* **82A**, 1432–46.

13.16
下肢发育性畸形

Andrew Wain wright

（张　涛　译　刘晓光　审校）

要点

◆ 一些罕见的下肢成角畸形必须早期诊断
◆ 多数畸形随着时间延长会加重，并会严重影响功能
◆ 对于胫骨弯曲，弯曲顶点的类型决定了预后和治疗方式
◆ 手术治疗这些畸形较困难，在生长期内可能需要多次手术

引言

罕见的下肢成角畸形如髋内翻、先天性膝关节脱位、胫骨内翻和可能在出生时或学步期出现的后内侧和前外侧两类胫骨弯曲。长期来看，所有畸形都会造成功能问题。除了后内侧胫骨弯曲外，所有畸形不加以干预的话都会恶化。

髋内翻

婴幼儿髋内翻是一种罕见畸形，股骨颈干角会变小（＜125°），合并特征性的股骨颈缺损（图 13.16.1）

发生率

参考的发生率为 1/25 000。然而，这种畸形在出生时无法发现，虽然常在孩子开始走路时被发现，但有一半的患儿直到 5 岁时才被诊断。髋内翻的发病在性别和地区分布上没有差异。超过 1/3 的患儿双髋受累。

解剖学

正常

影像学上，正常的颈干角从新生儿的 130°增加到 1 岁时的 145°，而后降至成人时的 125°。显微镜下，股骨颈的骨骺与其他的长骨生长板一样。

病理

影像学显示颈干角减小（最初常为 85°~115°），股骨颈变短，但股骨头正常，股骨干笔直。25% 的颈干角随着时间推移会更小。在干骺端的内下角存在一个特征性的三角形骨块（Fairbanks 三角）（图 13.16.1），

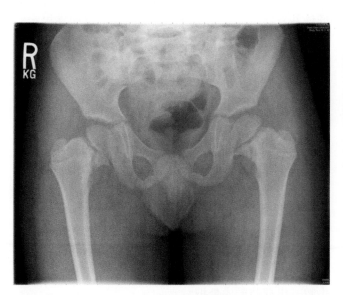

图 13.16.1　骨盆正位 X 线片显示双侧髋内翻。双侧股骨颈干骺端下缘均可见特征性的 Fairbanks 三角，此处骨化不全

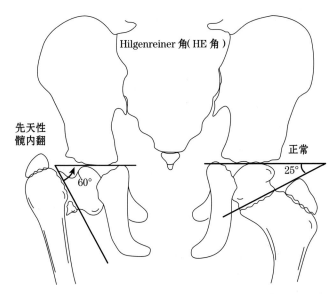

图 13.16.2 Hilgenreiner 骨骺角（HE 角）："Y" 形软骨的连线和经过股骨近端骨骺线的内侧夹角

股骨颈干骺端存在异常的不规则骨化。由于正常细胞的排列受到影响，骺板增宽并且变得陡立。受累的生长板闭合较早，通常在 10 岁时闭合。

分类

婴幼儿髋内翻应与其他原因导致的髋内翻进行鉴别，包括先天性发育不良和获得性的异常（框 13.16.1）。

临床
病史

当患儿开始行走或处于儿童早期时可观察到跛行。患儿可能诉休息后僵硬和行走后疼痛。

体格检查

体检可发现患肢变短伴大粗隆变高。髋关节外展角度明显降低，但内收范围不变。患髋常常存在固定屈曲畸形，合并腰椎前突。患髋外展肌群的杠杆作用减弱，造成患儿的 Trendelenburg 步态。

辅助检查

骨盆 X 线片可显示之前所述的典型特征。可能需要其他骨的影像来除外全身骨的发育不良。通常使用两条线来了解畸形的情况：颈干角和 Hilgenreiner 骨骺角（HE 角）（图 13.16.2）。两种角度都可能受到下肢旋转的影响。

在一些单纯髋内翻的病例，对 CT 的研究已显示骺 - 股骨颈角会减小（在青春期股骨头骺滑脱的患儿上可见）。骨骺及附着的三角形骨块从正常的股骨颈前上方滑至后下方。严重先天性髋内翻患儿，常常存在明显的股骨后倾。

磁共振成像显示，先天性髋内翻的股骨头骺与干骺端之间的生长板变宽，但并没有发现真正的滑脱。

组织学研究发现生长板由少数不规则分布的生发细胞组成。在髂骨生长区也可以见到类似的改变，提示骨化障碍是多灶性的。

自然病程

如果颈干角小于 110°，髋内翻会逐渐加重。HE 角小于 45° 常常不需要手术，可以自行纠正。HE 角在 45°～60° 的患儿处于"灰色地带"，应观察。但 HE 角大于 60° 的患儿，畸形肯定会进展，常常合并其他问题，如患髋缺损处假关节形成、肢体不等长、机械轴偏移以及旋转畸形。并会合并髋臼发育异常。

治疗
手术

手术适应证为 Trendelenburg 步态和 HE 角大于 60°，或有畸形进展的证据。传统的手术方式为 Pauwels 描述的股骨近端外翻截骨。手术目的是纠正内翻以使 HE 角小于 45°、均衡双下肢长度并且使外展肌长度正常。然而，这些手术常常技术困难，并且可能无法充分纠正髋内翻和相关的畸形，还会导致关节僵硬。

如果大粗隆位置较高，外翻截骨术可以联合行大粗隆骨骺阻滞或大粗隆下移。环形固定器也可以用来纠正该畸形。

结果 / 并发症

外翻延长截骨术后连续随访的复发率最高达50%。但是，当HE角纠正满意时（＜38°），复发率只有5%。如果畸形在10岁前得到矫正并且保持，87%的患儿短中期内会有极好的髋臼深度、球形适应、疼痛缓解而且Trendelenburg步态改善。三角形缺损在术后6个月内会闭合。

不成熟的股骨头骺常常会闭合，导致大粗隆相对过度生长，在单侧患病患儿出现双下肢不等长。40%双下肢不等长的患儿需要治疗，通常行对侧骨骺阻滞。

先天性膝关节脱位

膝关节过伸性疾病谱包括先天性膝反屈（congenital genu recurvatum, CGR）和先天性膝关节脱位（congenital dislocation of the knee, CDK）（图13.16.3）。

发生率

发生率估计为2/100 000，性别分布无差异。

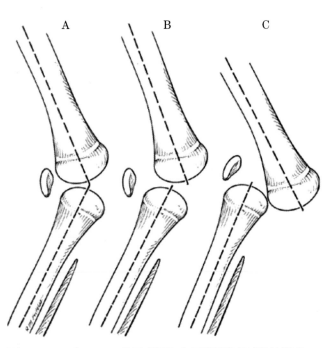

图 13.16.3 表13.16.1的示意图和先天性膝关节过伸的类型。A）先天性过伸；B）膝关节半脱位和；C）膝关节脱位（from Curtis, B.H. and Fisher, R.L. (1969). Congenital hyperextension with anterior subluxation of the knee. Surgical treatment andlong-term observations. *Journal of Bone and Joint Surgery* ,51A, 255–69. ）

解剖学

正常

新生儿膝关节的尸体研究提示5°~15°的过伸是正常的，长期受压后过伸会增加10°。3个月时，膝关节固定屈曲5°，长期受压后膝关节可伸直，但在这个年龄不会出现过伸。

病理

膝关节过伸超过30°被证实会合并屈曲受限。分为两类：一类影响到弹性组织，另一类是继发于宫内问题的姿势性畸形。60%的CGR或CDK患儿合并其他异常，包括髋关节发育不良、足部畸形、唇腭裂、胸壁畸形和肘关节脱位。CDK在一些疾病中常常可以见到，如关节挛缩症、脊柱裂以及合并关节松弛的综合征，如Down综合征。其他畸形合并CDK或关节松弛的，染色体畸形的可能性会增加。

手术中常常会发现交叉韧带缺失。其他病因理论包括胎儿塑形或股四头肌挛缩。

分型

采用Leveuf和Pais在1946年提出的分型系统来决定治疗。分型主要包括膝关节过伸、胫骨向前半脱位或胫骨前脱位（表13.16.1和图13.16.3）。

临床

出生时常常就可以作出诊断：30%为臀位产。

体格检查

膝关节表现为"后到前"（图13.16.4）。前方皮肤皱襞变深，在腘窝处可以很容易地触及股骨髁。髌骨变深，常常难以摸到。当患儿平卧时，会有外旋下肢的倾向，造成外翻的印象。

表 13.16.1 先天性膝关节过伸的分型

等级	被动屈曲	休息时过伸	胫股关节
1	45°~60°	10°~20°	轻微半脱位
2	中立位	20°~40°	中度半脱位
3	过伸位	＞40°	脱位

From: Leveuf, J. and Pais C (1946). Les dislocations congenitales du genou. *Revued'Orthopedie*, 32, 313.

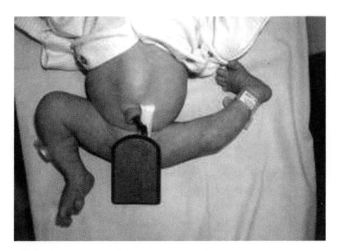

图 13.16.4 先天性左膝关节过伸的婴儿

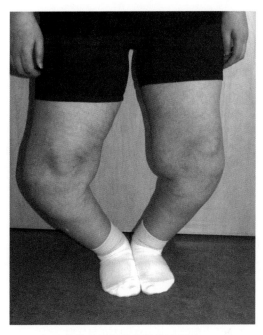

图 13.16.5 超重患儿双侧胫内翻的临床照片

辅助检查

出生前的超声检查可以作出诊断。出生后，超声检查可以用来随访疾病的进展。由于新生儿的膝关节由软骨构成，X 线片的用处较小。

治疗

初始

由于新生儿的这种畸形常常会很显眼，父母会及时就医，多数患儿可以采用保守治疗。治疗目的为获得满足日常生活需要的膝关节活动范围。其他的合并畸形如发育性髋脱位和马蹄内翻足应恰当治疗：多数学者建议首先治疗膝关节。合并畸形、治疗延误以及广泛关节松弛都对预后不利。

非手术

当患儿在生后 1 周左右前来就诊时，应立即试行复位或系列石膏固定。对于婴儿，必须确定手法复位和石膏固定的方向正确：下肢处于外旋位，患儿有"屈"膝的倾向使得膝关节处于外翻位置。膝前方较深的皮纹有助于确定下肢的方位。长期保守治疗后常常会出现胫骨平台变扁以及胫骨前弓，但最终可以塑形。如果患儿就诊较晚，系列石膏被证明是无效的。应在 Bryant 位置或在俯卧位牵引 1~2 周，然后在（或不在）麻醉下对 CDK 试行温柔的闭合复位。

手术

不是所有的患儿行系列石膏都有效。股四头肌存在纤维化改变的患儿常常需要手术治疗（10%~50%）。在关节造影下进入膝关节，股四头肌行 V-Y 成形，并从前方松解粘连的关节囊，从而使得侧副韧带、髂胫束和腘绳肌从伸膝变为屈膝。术中的目标是获得 90°的屈膝，术后屈膝 90°位石膏固定 6 周。9 个月大时行手术治疗较理想，可让患儿行走和有正常功能。

结果

如果出生后就立即治疗，非手术治疗是最有效的。虽然有些患儿可能无法完全屈曲，但非手术治疗可以重建完整的功能和关节活动范围。

对于膝外翻和过度松弛的患儿，可能需要持续佩戴支具甚至要行截骨矫形手术。鹅足移位和内侧副韧带的胫骨止点移位可以加强膝关节的内侧结构，从而使患儿获益。

Larsen 综合征和关节挛缩症的患儿较难获得好的疗效：保守治疗常常失败，可能需要更积极的手术治疗。手术指征需要认真考虑。

胫内翻

婴幼儿胫内翻是继发于胫骨近端后内侧骺板紊乱而出现的膝关节下方的胫骨内翻成角（图 13.16.5）。

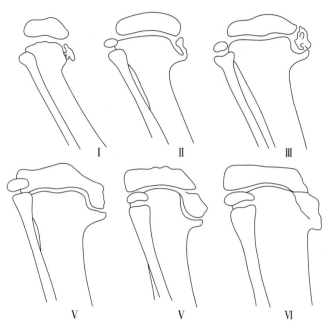

图 13.16.6 胫内翻的 Langenskiöld 6 型分型

畸形包括胫骨近端内翻、屈曲和内旋（图 13.16.6）。

胫内翻最常见于 Blount 病。该病最早由 Blount 医师描述，但他自己承认是 Erlacher 于 1922 年第一个描述这种疾病的。Blount 也描述过发生在青春期的类似畸形，这种畸形被认为是一种不同的疾病（有两种其他类型：迟发性胫内翻和纤维软骨发育不良）。

发生率

此病罕见，到行走年龄才可见。更多见于女孩、行走早和肥胖儿童。肥胖的程度和 X 线双平面畸形间存在明显的联系，尤其是体重指数高于 40 的儿童。非裔美国人和斯堪的纳维亚人这两个人口群体似乎特别容易患病。

解剖学

正常

儿童小于 2 岁时下肢的正常力线为膝内翻（弓形腿），5 岁时进展为最大程度膝外翻（碰撞膝）（见 13.10 章）。

病理

当一个孩子走路较早，由于膝内翻，其机械轴将落到膝盖内侧，导致内侧生长板受压。如果有过度内翻或过大的应力（与体重指数有关）作用于内

侧生长板，那么生长板可能遭到破坏。根据 Heuter、Volkmann 和 Delpech 的原则，凸侧受到张力会促进外侧的生长。这会造成正反馈现象而加重内翻畸形，导致应力更集中在内侧。

6~7 岁胫内翻孩子的组织学检查显示内侧生长板增宽并且塌陷。可见小而深的软骨入侵到干骺端，胫骨内侧骨骺、内侧和外侧干骺端水肿，外侧生长板增宽，内侧半月板肥大和局灶性骨桥形成。小儿胫内翻患者的股骨远端对线正常，这有别于青少年胫内翻。

分型

Langenskiöld 描述了一种分型系统，此系统基于年龄而非预后的加重程度。从 I 期到 VI 期，显示了胫骨畸形逐渐加重、在胫骨骨骺与干骺端之间逐渐形成骨桥的过程（见图 13.16.6）。

临床

病史

许多年轻的孩子因为 O 形腿来到骨科诊所。预测这些畸形是否会进展具有挑战性。对儿童胫骨 X 线片内侧鸟嘴样改变是否为 Blount 病还没有达成共识。

体格检查

正如前面提到的，这些孩子一侧或双侧膝内翻，而且往往肥胖。必须考虑这些鉴别诊断（框 13.16.2）。

辅助检查

影像学检查

Langenskiöld 将胫内翻畸形的 X 线片描述为胫骨内侧塌陷并形成鸟嘴样，进而成为骨桥。

Levine 和 Drennan 描述了胫骨干骺端骨干角(tibial

框 13.16.2　Blount 病的鉴别诊断

- 生理性弯曲
- 先天性弯曲
- 佝偻病
- 创伤
- 骨髓炎
- 骨性发育不良：
  - 干骺端软骨发育
  - Ollier 病

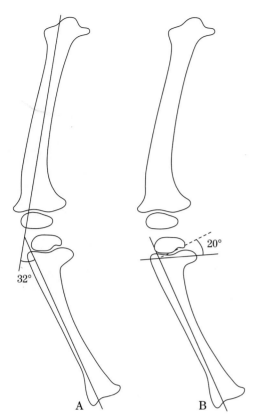

图 13.16.7 A）显示股骨 - 胫骨角；B）显示 TMDA（虚线垂直于胫骨的长轴）。Levine 和 Drennan 胫骨干骺端骨干角是由胫骨骨干纵轴的垂线与经过胫骨干骺端横轴线的交角

metaphyseal-diaphyseal angle, TMDA）（图 13.16.7）。此角大于 11°可以区分生理性和病理性的内翻。随后的研究表明，9°~16°为灰色地带，此地带生理性和病理性内翻之间存在一些重叠。骨骺干骺角（epiphyseal-Metaphyseal angle, EMA）在 3 岁以下也很有帮助。TMDA 大于 9°和 EMA 超过 20°的儿童患 Blount 病的风险更大，应密切随访。2~4 岁儿童的体重指数高于 22 同时 TMDA 大于 10°的，胫内翻的概率更高。

磁共振成像用于确认病理改变以及手术计划（图 13.16.8B）。

治疗

初始

支具（膝踝足矫形器，KAFO）已用于有显著内翻的 3 岁以下儿童。学步儿童明显的生理性内翻和轻度胫骨内翻之间存在重叠，因此支具是否有效仍有争议。目前看法一致的是支具只对 Langenskiöld I 期和 II 期的患儿有效，并且只有一半有效。

手术

治疗胫骨内翻的传统手术方式为胫骨近端外翻外旋截骨。重要的是要避免损伤结节骨骺，并要矫枉过正使其外翻。长期随访显示早期进行该手术（4 岁以内）可能防止 Blount 病内翻畸形的复发。就内翻畸形本身而言，外侧门形钉进行骺阻滞似乎并不是有效的，但随着骺钢板的使用，最近已经看到了令人鼓舞的结果，骺钢板类似张力带对生长板有栓系作用。

抬高胫骨内侧平台矫正继发于 Blount 病产生的严重内翻畸形获得了满意的结果，但为了完全矫正也可能需要胫骨截骨术（图 13.16.8C）。在膝关节关节造影和磁共振成像的基础上，有关胫骨内侧平台是否真正塌陷，或是否只是单纯充填了未骨化的软骨存在一些分歧（图 13.16.8B）。

环形支架已有效地用于治疗合并复杂胫骨畸形和下肢不等长的大龄患儿。

结果和并发症

胫骨近端截骨术的早期最严重并发症是骨筋膜室综合征或神经损伤。因而术后的密切监测是必不可少的。

畸形复发更多见于初次截骨术较晚（>4 岁）和（或）Langenskiöld III 期或更高分期的儿童，需要反复截骨。患儿行单次截骨术矫正畸形可显著减轻成年后患膝的疼痛。所有有症状和（或）膝关节明显不稳定的患儿，关节镜可确认磁共振成像检查中异常的韧带、半月板或骨性改变。

先天性胫骨假关节

先天性胫骨假关节的特征是小腿在异常组织处向前外侧成角。它仍然是小儿骨科最复杂的问题之一。

发生率

先天性胫骨假关节罕见，发生率为 1/250 000 个婴儿。

假关节出生时通常是不存在的（因此不是真正的先天性），但在 10 岁内出现。男女发病比例为 3:2，左右两侧分布无差异，但只有 1% 的病例双侧受累。

解剖学

病理

多数病变最初位于胫骨中段或远端 1/3。有 29%

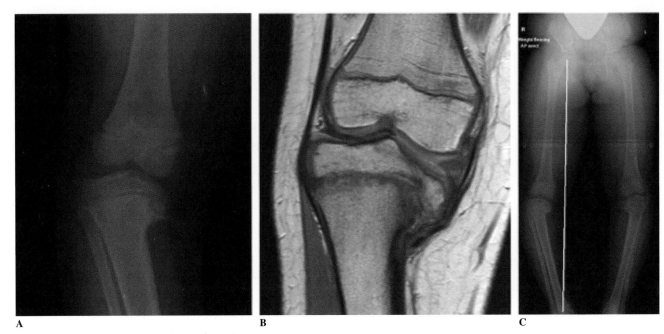

图 13.16.8 A）膝关节的正位 X 线片显示胫内翻（Blount 病）的相关改变。B）相应的磁共振成像突出骨骺软骨的改变。C）同一孩子的下肢 X 线片。患儿双侧发病。右腿的机械轴位于膝关节内侧。右侧胫骨平台明显畸形，股骨远端代偿性外翻畸形。左腿畸形较轻：显示先前的治疗（半平台抬高和腓骨远端截骨术）

的患儿病灶位置在疾病发展过程中发生变化。腓骨也会受累。

相关病理学

55% 的患儿存在神经纤维瘤病（neurofibromatosis, NF）的症状和体征。也有人指出，许多患儿患肢存在弯曲或重叠的脚趾。建议行 NF 基因筛选。

分型

已经提出了各种类型的分型系统，但由于疾病的表现在发展过程中会发生变化，所有的分型系统都有一定的局限性。最常用的分型是 Boyd 分型（表 13.16.2）。

临床

病史

临床表现取决于胫骨的畸形程度和是否存在骨折。

体格检查

胫骨通常有向前外侧的弯曲，必须与后内侧弯曲鉴别（见下文）。受影响的胫骨节段较短，有可能存在先前的手术瘢痕（图 13.16.9）。应注意 NF 斑。

辅助检查

影像学检查

如前所述，X 线的变化取决于分型（表 13.16.2）。

MRI 可评估先天性假关节的类型和范围。特别推荐用于评估假关节附近的骨膜和软组织改变。

病理组织学

组织学检查显示 45% 为非特异的纤维状外观；16% 的超微结构酷似纤维发育不良；39% 存在 NF1 的证据。

有 NF 和无 NF 患者病理标本的组织学比较显示

表 13.16.2 先天性胫骨假关节的 Boyd 分型

分型	描述
I	胫骨前弓和缺损
II	胫骨前弓和沙漏样缩窄，自发骨折，< 2 岁
III	胫骨中远 1/3 交界处的骨囊肿
IV	节段硬化合并不全骨折
V	腓骨发育不良
VI	骨内神经纤维瘤

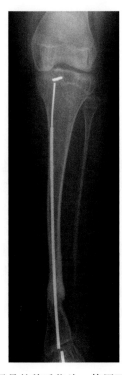

图 13.16.9 左侧胫骨的前后位片。使用可延长髓内钉治疗胫骨假关节。假关节已愈合，但出现断钉。残留踝关节畸形，腓骨也受累

无显著性差异。假关节间隙有连续的骨膜软组织，并由纤维组织、纤维软骨和具有软骨内骨化特征的透明软骨填充。

所有病例似乎都会发生一种单一的病理过程：无论是在骨膜内或是在骨内膜内或骨髓组织内，都存在一种异常的纤维瘤样组织在生长。这可能表现为骨骼表达 NF，可能是一种完全表达综合征（患者存在已知的 NF）或作为一个孤立的病变（患者存在未知 / 隐匿的 NF）。纤维性错构瘤细胞保持一定的间充质系细胞表型，但在骨形态蛋白的诱导下不向成骨细胞分化。

治疗

初始

一旦确诊为先天性胫骨假关节，就应开始使用膝踝足矫形器（KAFO）或前后托式矫形器进行保护。如果胫骨未发生骨折，则可以避免手术。

手术治疗

对手术干预存在争议，尤其是关于初次手术的年龄、是保守性还是根治性切除、是重建还是截肢，这些选择哪个更好？

重建

重建手术的目的是处理生物学和机械性异常：

◆ 切除假关节提供稳定性，这是骨愈合的基本要求
◆ 矫正长度差异和轴向畸形（含后足）
◆ 获得融合 / 骨折愈合

治疗先天性胫骨假关节最常用的手术技术为带锁髓内钉与植骨、带血管蒂腓骨移植、应用 Ilizarov 环形外架固定和矫正畸形。

最近的关于髓内钉的研究表明，手术年龄在 3 岁以下的患儿疗效最好，这与先前的理念相反，过去认为手术应推迟到 3 岁以后。

同侧或对侧带血管蒂腓骨移植是有效的疗法，可作为首选。这两种技术都涉及异常组织的切除，并将正常组织转移到缺损处，固定移植骨和踝关节。

环形外架已成为越来越流行的治疗方法。该技术可被应用于各种方法：切除后的即刻加压和稳定，对"不愈合"进行简单的纵向加压，对重叠的萎缩骨端进行侧方加压或节段性骨运输以填补骨缺损。

对于所有这些技术，提倡使用支具保护直到发育生长晚期，常常要到生长期结束。

截肢

重建的另一种方法是截肢。Syme 截肢之后，即使没有内固定或植骨，假关节处也可能出现坚强的愈合。愈合是通过假关节两端完全接触和肢体力线垂直、依靠身体重量的压缩应力来实现的（框 13.16.3）。

结果

欧洲小儿骨科协会的一项多中心研究发现，Ilizarov 技术的假关节愈合率最高（75.5%）、畸形的矫正最成功。日本的多中心研究显示，Ilizarov 方法联合带血管腓骨移植的疗效最好。合并腓骨假关节的患儿疗效最差。

虽然假关节的愈合效果较好，但患儿的步态和力量却受到明显的影响。早期发病、早期手术和经踝关节固定的患儿步态低效，与截肢者相当。

并发症

即使获得了愈合，患肢的残余畸形往往会造成明

显残疾。这些畸形包括下肢不等长、胫骨成角畸形、踝关节外翻及腓骨不愈合。再骨折较常见。不愈合/再骨折的易感因素包括胫骨假关节位于远端和存在腓骨假关节（图13.16.9和13.16.10）。

未来方向

各种辅助治疗如骨形态发生蛋白和双膦酸盐已尝试使用，虽然早期结果表明骨愈合可能得到增强，但尚没有能够降低再骨折发生率的记录。

先天性胫骨后内侧弯曲

这种胫骨弯曲通常伴有弯曲顶的凹痕以及足跟外翻（图13.16.11A）

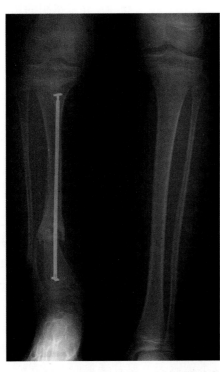

图13.16.10 双侧胫骨正位X线片。右胫骨假关节在置入可延长髓内钉后复发。胫骨较短，但髓内钉仍保持满意的力线。计划切除假关节并使用外固定架行骨运输

框13.16.3 截肢的适应证
◆ 3次手术后仍未骨性愈合
◆ 下肢不等长超过5 cm
◆ 假关节远端出现严重足部畸形
◆ 因长期治疗和住院造成的功能丧失

发生率

这种畸形非常罕见，比前外侧弯曲更少见。性别分布无差异。

临床

病史/体格检查

患儿出生时明显的下肢成角畸形会令父母震惊。在胫骨弯曲处的皮肤通常有一个凹陷，并合并足外翻畸形。

辅助检查

可以通过产前超声波扫描检测到，已经发现此畸形在出生前就开始自发矫正。X线可显示弯曲处的骨硬化和畸形（图13.16.11B）。

一例流产胎儿的组织学证实了羊水穿孔、异常的骨膜成骨和重塑。

治疗

初始

自然病程为畸形消退，但这可能是不完全的（框13.16.4）。

非手术治疗

经常提倡使用系列石膏，但没有研究对比系列石膏与自然病程的结果。畸形的自发消退过程可能会持续数年，故建议保守治疗。

手术治疗

胫骨截骨术矫正畸形通常不是必需的，但在成年时始终会合并下肢长度差异，平均3 cm（2~6 cm）。下肢不等长和小腿大小差异的程度似乎与畸形程度有关。之前描述的手术技术可以用来纠正下肢不等长。

框13.16.4 胫骨弯曲？
方向决定了预后和处理：
◆ 后内侧：可自行好转
◆ 前内侧：考虑腓侧轴旁半肢畸形
◆ 前外侧：
• 合并先天性
• 胫骨假关节

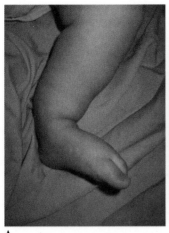
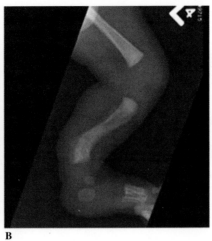

A B

图 13.16.11 先天性胫骨后内侧弯曲的临床（A）和影像学（B）特征

并发症

踝关节的运动受限程度与初始畸形的严重程度和随后的下肢不等长直接相关。这可能是由于长期使用异常的短肢造成跟腱和后关节囊的挛缩。

拓展阅读

Coxa vara

Weinstein, J.N., Kuo, K.N., and Millar, E.A. (1984). Congenital coxa vara. A retrospective review. *Journal of Pediatric Orthopedics*, **4**, 70–7.

Congenital dislocation of the knee

Ko, J.Y., Shih, C.H., and Wenger, D.R. (1999). Congenital dislocation of the knee. *Journal of Pediatric Orthopedics*, **19**, 252–9.

Blount's disease

Doyle, B.S., Volk, A.G., and Smith, C.F (1996). Infantile Blount disease: long-term follow-up of surgically treated patients at skeletal maturity. *Journal of Pediatric Orthopedics*, **16**(4), 469–76.

Congenital pseudarthrosis of the tibia

Grill, F., Bollini, G., Dungl, P., *et al.* (2000). Treatment approaches for congenital pseudarthrosis of tibia: results of the EPOS multicenter study. European Paediatric Orthopaedic Society (EPOS). *Journal of Pediatric Orthopedics*, **9**(2), 75–89.

Posteromedial bowing

Hofmann, A. and Wenger, D.R. (1981). Posteromedial bowing of the tibia. Progression of discrepancy in leg lengths. *Journal of Bone and Joint Surgery*, **63A**, 384–8.

13.17
发育性髋关节发育不良

Anish Sanghrajka • Deborah M. Eastwood

（张 涛 译 刘晓光 审校）

要点

◆ 发育性髋关节发育不良是一类伴有或不伴有髋关节不稳定的髋关节病变的统称
◆ 临床检查及超声筛查在确定诊断中的作用仍有争议
◆ 早期诊断和及时适当的治疗是非常重要的
◆ 所有治疗措施的风险在于可能破坏发育中的股骨头血运
◆ 残余发育不良可能需要进一步手术治疗

引言

发育性髋关节发育不良（developmental dysplasia of the hip, DDH）是包含许多不同的髋关节异常发育疾病的统称，包括从股骨头的髋臼覆盖不足（发育不良），至股骨头不稳定（可脱位的髋关节），甚至是股骨头从髋臼中脱出。脱位可能是部分脱位（半脱位）或完全脱位，查体时可能表现为可复位或不可复位性脱位。新生儿及婴儿期大体表现可能仅为髋关节不稳定，而髋关节发育不良及脱位则可能在任何年龄段出现。

发育不良的解剖学定义是髋臼和（或）股骨近端的异常发育。影像学表现中，Shenton 线是否完整可鉴别发育不良及半脱位：髋关节发育不良时此线完整，而半脱位时则不连续（图 13.17.1）。

病理性脱位则是另一种病变。病理性脱位常伴神经肌肉系统异常，常于婴儿期出现脱位。因而髋关节常僵硬，一般不可复位。

胚胎学和病理解剖学

对髋关节正常发育和病理性发育过程以及所导致解剖结构异常的认识有助于解释其临床表现和选择适当治疗。

受精后 8 周时，股骨头及髋臼处出现一道裂缝，形成关节，此时可明显辨别出盂唇结构。

正常髋关节发育同时伴随股骨近端软骨及髋臼 Y 形软骨的发育。遗传基因的异常可导致软骨不均衡发育，从而发生 DDH，而其最初的解剖学异常表现可能是髋关节囊及圆韧带的延长；髋臼、盂唇及股骨通常表现正常。

正常发育的髋臼的相对容积在妊娠最后 3 个月中逐渐减小，出生时减至最小。非洲土著人的婴儿髋臼常较深：这或许是其 DDH 发病率显著较低的原因。

因此 DDH 可能是关节囊松弛的结果，导致了股骨头从正常髋臼（出生时是髋臼最浅的时刻）中脱出。同时伴发的子宫内异常及出生时类固醇变化可能使这样的病理过程加剧。

出生时的髋关节不稳定可能逐渐自发稳定并正常发育；若髋关节不稳定持续进展也可能发育为半脱位或完全脱位，并可通过继发的解剖学异常来预测其进展。起初这些解剖学异常是可逆的，但随时间进展将逐渐变为不可逆。不幸的是，任何一个髋关节的最终发育结果都是不可预测的。

股骨头不稳定可导致肥大的髋臼软骨后壁出现凸起，即为 Ortolani 所称的"新生关节缘"（neolimbus）。Ortolani 征中股骨头跨过这个隆起可产生"咔嗒"声。

最初刺激髋臼发育的是球形股骨头的出现。如无

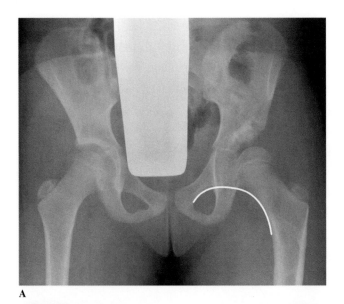

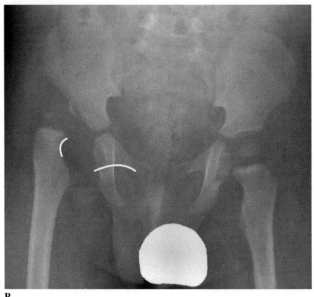

图 13.17.1　A）骨盆正位 X 线片显示左侧髋臼发育不良的 Shenton 线连续。这是之前行左侧股骨截骨的依据。B）骨盆正位 X 线片显示右侧髋臼发育不良的 Shenton 线中断。该髋关节从半脱位进展到明显的脱位（也见图 13.17.3 解释）

此股骨头，由于髋臼前上壁未能发育，则髋臼底部变厚，髋臼将变成非球形、扁平及前倾。随着时间推进，由于股骨头位置异常，常于真性髋臼顶部或上方形成假性髋臼。

股骨近端软骨可能因其位置异常而出现压力下缺血性损伤，导致部分扁平或前倾增大。因大转子区未受累，可能表现为相对过度生长。

DDH 除骨性畸形外，常伴发特定的软组织改变。

盂唇、其关节囊附着及其邻近的髋臼环状骨骺（关节缘、limbus）均出现变形。髋臼底（枕部）的纤维脂肪组织、圆韧带及髋臼横韧带均肥大增生并侵入空虚的髋臼内。关节囊被股骨头向上方牵拉导致下关节囊覆盖髋臼开口处。跨髋关节的肌肉均短缩，尤其是髂腰肌，其肌腱从前方跨过关节囊，导致关节囊沙漏样缩窄，这进一步阻止了股骨头复位。

发病率、流行病学和病因学

根据不同的临床表现及检查手段，对于发病率的准确数据及 DDH 系列疾病患病率的估计仍很困难：数据从 1/1 000～1/50 不等。髋关节脱位的发病率为 1∶1 000～1.5∶1 000。DDH 相关的危险因素已逐渐被认识，但任何单一危险因素都无法作为病因。

DDH 发病率因地域和种族的不同而异；前南斯拉夫人的发病率比欧洲其他地方的发病率高 50 倍以上。有报道称北美印第安人发病率高达 1∶50，而香港华人的发病率仅为 0.1∶1 000，非洲班图人中也罕见此病。80% 患儿为女性。

双胞胎研究证实同卵双胞胎患病率比异卵双胞胎高 10 倍，提示 DDH 可能存在家族遗传的基因改变（框 13.17.1）。

宫内环境也被认为是危险因素之一。危险因素还包括出生体重高、羊水过少以及其他"伴发异常"（如跖骨内收、斜颈等），提示宫内过于拥挤可能是其发病机制的一部分。跖骨内收患儿的 DDH 发病率约为 10%，而斜颈患儿则加倍。左髋常比右髋更易累及，其原因或许是最常见的胎位中（左枕前位）左髋关节因受母亲骶骨压迫而内收。一半以上的 DDH 病例为初产儿，这或许与初产妇的腹腔及子宫肌肉张力增加进而限制胎儿运动有关。

目前已证实妊娠期最后 1 个月的臀位产与 DDH 有很强的相关性：胎儿长期处于臀位的发病率为

20%。尽管总体上臀位产的新生儿不超过 5%，但 15% 的 DDH 病例为臀位产儿。因此宫内环境的长时间作用是导致 DDH 的病因之一，而生产方式（自然产或剖宫产）对患病率无明显的独立性影响。

新生儿体位也会影响 DDH 发病率。用襁褓包裹的婴儿髋关节处于伸直位，从而增加其患病率。而以髋关节外展位携抱婴儿则对其有保护作用。

关节囊松弛是 DDH 患儿的主要表现，目前有统一的假说可解释这种状况的多种流行病学特征，即结缔组织异常可导致广泛的关节松弛。研究证实 DDH 患儿具有 Ⅲ 型胶原的比例高于 Ⅰ 型胶原，其耻骨联合的松弛度也较高。关节松弛可遗传，因而可能导致 DDH 的家族遗传倾向。关节松弛也与 DDH 的种族发病倾向相符合。母体松弛素可通过胎盘传播，导致胎儿关节松弛。女性患病率更高提示了性别相关性。然而，在某些以关节松弛度增高为主要特征的综合征中（如 Ehlers-Danlos 综合征或马方综合征），并未发现 DDH 发病率升高的特征（框 13.17.2）。

自然病程

新生儿病程

在经典论著中，Barlow 报道 1∶60 的新生儿存在单侧或双侧的髋关节不稳定。如不经治疗，60% 以上的新生儿在生后一周可恢复稳定，88% 在 2 个月内恢复稳定。其他研究也证明许多不稳定的髋关节，包括 Ortolani 征阳性的髋关节，可随时间进展而逐渐恢复正常。

成人病程

半脱位的髋关节与全脱位的髋关节前景不同。与直觉相反，髋关节半脱位患者常会比未经治疗的髋关节脱位患者更早经历髋关节退行性病变。退行性病变

与发育不良髋关节的关节面之间点负重及接触应力增大相关，这是半脱位不可避免的结局。髋关节发育不良的影像学参数，例如，Wiberg 的中心边缘角（centre-edge angle，CEA）及 Sharp 的髋臼角均无法作为退行性疾病的预测因数。退行性变的发生概率与半脱位严重程度相关，最严重者在 11 ~ 20 岁时即可出现症状，而轻微的半脱位患者则在 41 ~ 50 岁时才出现症状。

脱位的髋关节的预后取决于是否形成假性髋臼：如未形成假性髋臼，则髋关节可维持良好的活动度，并可能获得更好的预后结果（52% 比 24%）。

除骨关节炎外，单侧脱位可伴发肢体不等长、膝外翻畸形及脊柱侧弯。而双侧脱位可导致脊柱前凸增大及背痛。

临床表现

DDH 的临床表现因患儿年龄变化而不同。在出现不可逆转的解剖结构异常之前就发现不稳定的髋关节是很重要的，这可以增加非手术治疗成功的概率。

早期临床症状较少，所有症状可能很轻。许多病例是通过临床筛查发现的，但婴儿期对任何有关髋关节活动异常的怀疑都应认真对待。

第二个临床表现的高峰明显较晚，即在患儿进入行走期后。与通常观点相反，病变并不会使行走期推迟，但患儿家长可能注意到患儿异常的"蹒跚"步态：一种 Trendelenburg 及短肢步态的结合。双侧髋关节脱位患儿行走时可表现为双侧 Trendelenburg 步态及继发于髋关节屈曲挛缩的脊柱前凸增大。不幸的是，学步期幼儿常常会表现出步态异常，而不够警觉的医师却常给患儿家长打下保票。

婴儿期髋关节检查应按照系统性检查的原则实施，遵从 Apley 的基础原则"望、触、动"。临床体征随年龄变化，与髋关节病理性发育状态相关。单侧脱位的患儿，其体征不对称是重要特征。这可通过双下肢不等长（Galeazzi 试验）及外旋畸形但屈曲位外展受限来检出，这是诊断 DDH 最可靠的体征。髋关节脱位患儿可发现双侧大腿皮纹不对称，但其特异性较低，许多髋关节发育正常的儿童也可表现为皮纹不对称。

婴儿期脱位的股骨头可于臀部触到，但稍大龄的髋关节发育不良患儿，未覆盖的股骨头可能被当作腹股沟区肿块而发现。

所有这些体征依靠其不对称性而发现，因而双侧

髋脱位的患儿难以发现。此时 Klisic 试验便很有效：通过大转子至髂前上棘划线，正常儿童应指向脐部；而髋关节脱位的患儿大转子向近端移位，则 Klisic 线将指向脐部与耻骨之间。

Ortolani 试验可使脱位的髋关节复位。若已查出髋关节屈曲外展受限，则检查者拇指与示指握住患儿大腿，用中指将大转子"抬起"。如感到股骨头复位入髋臼伴"咔嗒"声，则为 Ortolani 征阳性。

Barlow 征则为通过对屈曲内收的髋关节轻柔地施以一个沿轴向向后的力，试图使在位的髋关节半脱位或脱位。如检查者感到股骨头向后滑出髋臼，则为 Barlow 征阳性。

DDH 患儿 3～6 个月月龄时，解剖学结构异常改变，尤其是软组织挛缩意味着这些检查法可能不再有效。

筛查

Von Rosen 于 1957 年介绍了瑞典常规临床筛查方法，目前许多国家也都开展了 DDH 早期筛查的项目。通用的临床检查组成了所有筛查项目的根基：通过有经验的医师实施高质量的筛查可降低晚期出现异常的 DDH 的发病率，但无法将其根除（框 13.17.3）。

为改善检测方法，髋关节超声检查目前已被广泛应用，尽管实施方式有许多不同。北美及英国大部分地区，选择性超声检查已被用来检测临床怀疑和（或）高危人群（如阳性家族史、臀位产）的髋关节状况。在澳大利亚、德国及英格兰某地区，髋关节超声普查在新生儿期便已开展。

英国 SMAC 指南推荐于 6～8 周及 8 月龄时行髋关节临床检查。

近年来，对 DDH 筛查的可靠性已出现争议。筛查的支持者认为早期发现病变有助于早早期通过有效的非手术治疗可以显著改善预后。而反对筛查者的意见认为，缺乏对 DDH 自然病程的认识可能导致筛查

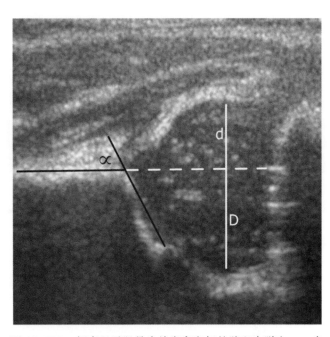

图 13.17.2　超声显示股骨头从发育良好的髋臼内脱出。α 角是 62°。股骨头覆盖率是 D/D + d × 100

带来的过度治疗。有一部分不稳定的髋关节可以无须治疗而自发恢复稳定，但因无法界定，有可能对部分髋关节实施了不必要的治疗。

超声影像可使事情变得复杂，它可能发现那些解剖结构异常而稳定性良好的髋关节。英国考文垂实施的全民筛查已可筛查出晚期发病的 DDH，被认为具有良好的成本效益。其他报道提示全民超声筛查可增加治疗概率。纵向回顾性研究可总结超声细微异常的结局，这有助于修订治疗标准。选择性超声筛查直觉上听起来像是很有吸引力的选择，但证据表明与仅施行充分临床筛查相比，它并不减少晚期发现 DDH 的概率。

另一个争议是那些晚期发现的 DDH 是否是独立的病变：它们可能于生后开始进展，因而无法通过新生儿期筛查而检出。

超声检查

Graf 于 30 余年前即介绍了新生儿髋关节超声检查，通过测量如下两个参数来评估髋关节形态（图 13.17.2）。

- α 角：测量骨性髋臼上缘的倾斜度
- β 角：评估髋臼的软骨组成

随着发育不良及半脱位的进展，α 角减小而 β 角增大。Graf 创建了基于这些参数的分类系统（表 13.17.1）。简单地说，Ⅰ 级髋关节为正常，Ⅲ / Ⅳ 级髋

框 13.17.3　新生儿临床检查问卷

- ◆ 髋关节是否脱位？
  - 如果是，是否能复位？
- ◆ 如果髋关节未脱位——是否可脱位？
- ◆ 如果髋关节以上这些都不是——临床检查是否正常？
  - 如果是，是否有需要超声检查的危险因素？

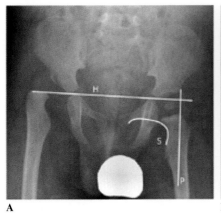
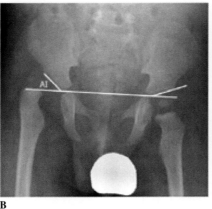
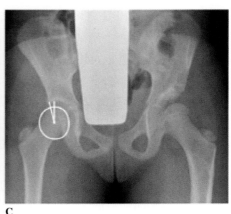

A　　　　　　　　　　　　　B　　　　　　　　　　　　　C

图 13.17.3　A）Hilgenreiner 线（H）是通过 2 个 Y 形软骨的水平线。Perkin 线（P）是经髋臼外缘至 Hilgenreiner 线的垂线。Shenton 线（S）是经股骨颈内侧缘和耻骨上支内侧边界的连线。这在髋关节任何位置都应该是光滑的曲线（也见图 13.17.1）。股骨头应该位于 H 和 P 线的内下象限内。左髋位于关节内，右髋已经脱位。B）AI 是 Hilgenreiner 线和至髋臼顶连线的夹角。右髋脱位，AI 明显增加。在大龄儿童 Y 形软骨闭合之后，Sharp 角是经泪滴内侧缘的水平线来代替 Hilgenreiner 线。C）Wiberg 的 CE 角是经股骨头中心、Perkin 线的平行线与从股骨头中心至髋臼外缘连线的夹角。右髋的角度是正常的 23°，左髋是髋臼发育不良

关节则需要治疗。Ⅱ级髋关节为灰色区域，其理想处置方式仍不明确。

Terjesen 与 Morin 通过测量骨性髋臼顶的不同解剖学层面来评估股骨头覆盖。Morin 在股骨头覆盖超过 58% 的髋关节中未发现任何异常。而 Terjesen 的方法测出的正常值为女孩 55%，男孩 57%。

Harcke 描述了实时动态扫查的方法，可以视觉上直观发现股骨头不稳定及施行 Barlow 征时的髋脱位，以便发现轻微的半脱位。这种动态评估髋关节稳定性的方法被认为具有极高价值，在制订治疗方案时比静态形态学影像更有意义。

影像学检查

因影像学检查仅能显示骨盆及股骨近端的骨化结构，对于主要由软骨组成的髋关节提示意义不足，故其应用价值较为局限。X 线片上覆盖不佳的股骨头可能已被髋臼软骨完好覆盖。然而，即便如此，软骨的骨化异常仍可导致发育不良甚至潜在的半脱位可能性。

髋关节正位 X 线片评估髋关节主要包括三条线（图 13.17.3A）。股骨干骺端内侧缘或已骨化的骨化核，应位于由 Perkin 线及 Hilgenreiner 线所构成的四个象限的内下象限。而脱位的髋关节的股骨则位于 Perkin 线外侧。

髋臼指数（acetabular index，AI）可估计髋臼发育不良程度（图 13.17.3B）。出生时正常 AI 为 30°，2 岁时逐渐减小至小于 20°。当 Y 形软骨闭合后，髋臼的 Sharp 角是可靠的 AI 的替代方式。

正常状况下，U 形的髋臼泪滴于 6~24 个月月龄间出现。如泪滴缺失或延迟出现则提示髋脱位。V

表 13.17.1　DDH 的 Graf 超声分类的简单描述

分级	α 角	β 角	描述	治疗
Ⅰ	＞60	＜55	正常	无
Ⅱ	43~60	55~77	延迟骨化	挽具？
Ⅲ	＜43	＞77	外移	Pavlik 挽具
Ⅳ			无法测出	脱位	Pavlik 挽具

表 13.17.2　髋关节发育不良的 Hartofilakidis 分类

类型		描述
A	发育不良	股骨头由原髋臼包容
B	低位脱位	股骨头与假性髋臼形成关节，不过仍被真性髋臼部分覆盖
C	高位脱位	股骨头移至发育差的真性髋臼的后上方

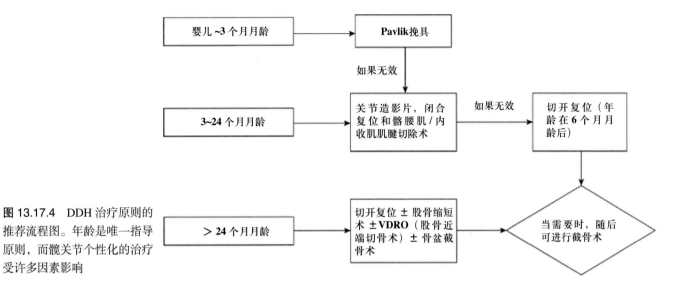

图 13.17.4 DDH 治疗原则的推荐流程图。年龄是唯一指导原则，而髋关节个性化的治疗受许多因素影响

形泪滴常伴发育不良，并预示预后不佳。关节复位后，髋臼将重塑，泪滴也随之变窄。标准髋关节正位 X 线片中，髋臼壁与股骨头间的间隙不应超过 5 mm。DDH 可通过影像学表现来进行分型（表 13.17.2）。

股骨头骨化核常于 3~6 个月月龄时出现，而髋脱位的患儿其出现常延迟。患儿 5 岁后常用 CE 角评估股骨头的髋臼覆盖程度。幼儿期 CE 角应至少为 15°，发育成熟后达到 25°。

治疗

对于所有患者来说，治疗的首要目的是获得并维持髋关节复位，以便为之后的发育提供理想的力学环境。而获得复位的方法则可通过脱位的慢性程度，即患儿的年龄来制订。图 13.17.4 描述了这样的治疗流程图。

非手术治疗

生后 2~3 周的患儿伴有临床上表现为不稳定的髋关节（Barlow 征或 Ortolani 征阳性者），应使用全时段的屈髋外展支具固定髋关节于复位状态。如前文所述，临床表现正常而超声筛查发现发育不良的髋关节的治疗仍不明确，原因是部分髋关节的髋臼形态可能会自发改善。而严重发育不良的髋关节（Graf Ⅲ 型及 Ⅳ 型）则很难出现自发性改善，如超声检查或临床检查发现不稳定者更是如此。对此我们的经验是从生后 2~3 周开始给予支具固定。由于 Graf Ⅱ 型髋关节更倾向于自发恢复正常，我们推荐采取期待治疗。如

6 周时复查 B 超发现髋关节发育不良仍在持续，若还发现存在髋关节不稳定，则应考虑给予治疗。

Pavlik 挽具是 DDH 治疗最常用的支具。它通过限制髋关节伸直和内收来防止脱位，同时又允许有轻微活动来促进关节的发育（图 13.17.5）。其他支具如 Van Rosen 支具同样也有很高的成功率，而且

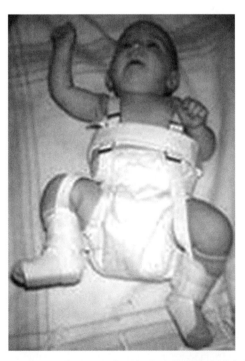

图 13.17.5 Pavlik 挽具只有应用得当才能既能成功复位又能避免并发症。胸带应在乳头水平，肩带应在腋前线，后方"外展"带应在肩胛骨水平

并发症少。

使用 Pavlik 挽具时，髋关节屈曲应小于 100°，通过调整后侧带子使外展舒适并处于安全区内（内收外展的范围应在再脱位与自然外展位之间），可以外展自如。如髋关节无法调整至这个位置，则支具治疗将很难成功。然而，即使那些治疗初期无法复位的髋关节仍可通过支具治疗获得成功。

我们推荐对患儿每 2 周复查 1 次。通过临床及超声检查共同评估髋关节发育状态。同样应观察挽具状况，以确定其被正确应用。随患儿生长发育应逐渐调整前后方的带子，否则患髋可能会过度屈曲。

如脱位的髋关节经治疗 2 周后仍无法复位，则挽具治疗可能无法成功，故应停止治疗。持续行挽具治疗会增加损伤股骨头及髋臼后壁的风险。

当髋关节复位后，治疗时间最少应为 6 周。若完成治疗后双侧髋关节已稳定，B 超提示解剖结构无异常，则可以停止挽具治疗。患儿应于 4～6 个月月龄时复查髋关节正位 X 线片，1 岁时再次复查并需远期随访。

据报道，对于 Ortolani 征阳性的髋关节，Pavlik 挽具治疗的成功率为 95%；对脱位的髋关节且起病时无法复位者，治疗成功率为 80%。对于 7 周龄以上才开始治疗的患儿，治疗失败的概率逐渐增大。6 月龄以上的患儿失败率达 50%，其原因可能是大龄患儿难以良好顺应挽具佩戴。双侧髋关节脱位的治疗失败概率也更高（框 13.17.4）。

目前对于挽具治疗的一系列并发症已有报道，绝大多数是因不正确地佩戴或使用所致。最严重的并发症为因不完全复位或过度外展使股骨头压力过大而导致的股骨头缺血坏死（AVN），发生率为 2.4%。股神经损伤也是并发症之一，故治疗过程中应注意检查股四头肌功能。长期髋关节屈曲过度可能导致股骨头向下脱位。其他并发症包括皮疹、足部畸形、臂丛神经损伤及膝关节半脱位。

闭合复位

髋关节闭合复位的指征是保守治疗无效的患儿，或因年龄及其他病情而不适宜行保守治疗的患儿。

关节造影

应于全身麻醉下施行闭合复位术，同时行髋关节造影。关节造影可提供髋关节形态的动态检查信息：明确阻碍复位的因素，并确定复位后"最合适"的位置。

关节造影仅需很少量的造影剂，否则造影剂过多可能会使解剖学细节难以观察。

关节造影可显示软骨性髋关节的范围及盂唇状况。当股骨头被盂唇完好覆盖时，可见"玫瑰刺"征，其意义为盂唇外侧的凹陷。而半脱位的股骨头则无此征象，因其盂唇已经畸形发育（图 13.17.6）。

若股骨头已和髋臼获得同心圆复位，则在股骨头各个方向均可见窄条状造影剂边缘。当股骨头半脱位时，造影池向内侧移位。如伴有髋臼发育不良，则股骨头屈曲外展复位后造影池将上移。

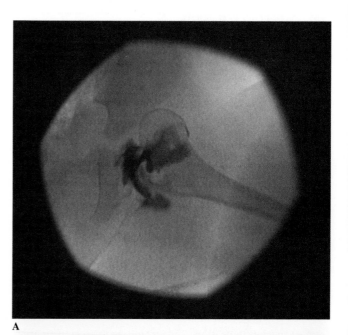

A

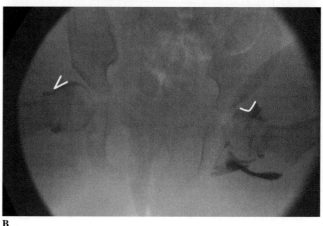

B

图 13.17.6　A）左髋关节造影显示脱位的股骨头。股骨头轮廓越过了髋臼和可以看到内翻的盂唇。B）双侧髋关节造影。患者的右髋十分正常。正常盂唇的玫瑰刺征经后加的线条来强调。左髋股骨头复位至盂唇之下，但盂唇仍是畸形（被粗线描绘）。股骨头复位后盂唇形态得到改善

框 13.17.4　　Pavlik 挽具
不适用的患者：
◆ 明显的肌肉不平衡（肌肉发育不良）
◆ 关节僵直（关节挛缩症）
◆ 广泛的韧带松弛（Ehlers-Danlos 综合征）

框 13.17.5　　阻碍复位的软组织
◆ 内收肌
◆ 髂腰肌肌腱
◆ 紧缩的关节囊
◆ 畸形 / 内翻的盂唇
◆ 肥大的圆韧带
◆ 脂肪垫
◆ 增厚的髋臼横韧带

可通过 Ortolani 试验来复位髋关节，再通过临床检查及影像学检查确定髋关节复位稳定的范围。Ramsay 所描述的"安全区"为从自然外展位内收至再脱位时的角度范围。如安全区较大则提示复位稳定；而安全区小意味着髋关节仍需置于极度外展位，则提示复位不稳定。

如内收挛缩限制了髋关节外展，则应于闭合复位同期行内收肌肌腱切断术。这可增加髋关节活动范围及安全区范围，因而有助于髋关节获得并维持稳定的复位。内收肌肌腱切断术还可降低复位后股骨头压力。出于同样的考虑，也可通过同一切口行髂腰肌肌腱切断术。

如行软组织松解后闭合复位仍难以维持复位，则不应强行维持复位，以防出现 AVN。

我们推荐闭合复位后给予短腿（膝上）髋人字石膏固定，为维持复位一般不需旋转股骨。髋人字石膏应维持髋关节屈曲至少 90°及外展至安全范围内。因髋关节维持复位全靠石膏托固定，因此必须使其塑形良好，尤其是背侧大转子区域。

术后应拍髋关节正位 X 线片确定复位满意，但有限的多层面 CT 扫描及 MRI 检查或许更有意义。

治疗时间一般不等：我们推荐全部治疗时间为 4.5 个月，其中 3 个月为髋人字石膏维持，6 周靠全天佩戴外展支具。必要时可再次行髋关节造影以检查复位稳定性及髋关节形态改变，以便确定治疗效果满意。

切开复位

切开复位术的指征为闭合复位失败者或无法闭合复位者。对于畸胎型脱位这是常用的治疗措施。无论采取何种入路，术者均需去除一切阻碍髋关节复位的软组织因素（框 13.17.5）。

内侧入路

内侧入路被认为是行走期或更小龄患儿的最佳入路。入路既可通过短收肌及大收肌间平面（Ferguson 入路），或从髂腰肌及耻骨肌间隙入路（Ludloff 入路，后被 Weinstein 及 Ponseti 改良）。内侧入路比前侧入路

的 AVN 发生率高，其原因或许是旋股内侧动脉的损伤。此入路优点在于可保护髂骨骨突而减少出血。双侧脱位可同期手术。选取内侧入路将无法同期行其他操作，如关节囊紧缩术，但可短缩圆韧带并使其固定于髋臼下缘以维持复位稳定。

前侧入路

前侧入路由阔筋膜张肌及缝匠肌间隙进入。传统方式为纵向的 Smith-Petersen 入路，而现在术者常采取腹股沟韧带下方的比基尼切口。关节囊 T 形切开：长边沿股骨颈切开以便术毕酌情切除上方冗余的关节囊来使关节囊紧缩。双侧切开复位应分期施行。

内侧入路可通过同一切口分离并切断内收肌腱及髂腰肌腱，而前侧入路则应于骨盆缘行髂腰肌腱的肌间延长。需再经内侧切口行内收肌腱切断术。

通过前侧入路，可于其股骨头附着处分离出圆韧带。再沿圆韧带向下方走行找到其附丽点，确定真臼所在后切除圆韧带。分离出髋臼横韧带。如其赘余则可予切除。术中需保护盂唇，否则盂唇的切除可能伤及髋臼外侧骨骺，导致远期髋臼发育障碍。

对于长期脱位的髋关节，应于髋臼上方的关节囊上部的髂骨翼附着处将其松解，并彻底松解关节囊下部，以完成股骨头复位。应时刻注意保护关节囊后方，但某些情况下（如翻修术）则难以实现。这些情况下应于髋臼边缘小心剥离关节囊以尽量减少对血供的影响。

DDH 患儿的髋臼底部常增厚，并阻挡股骨头复位。因此复位后将股骨头维持在髋臼内将有助于髋臼发育，进而使髋臼底逐渐变薄。

前侧入路及关节囊紧缩术后，我们推荐行单髋人字石膏固定 8 ~ 10 周。由于内侧入路无法完成关节囊紧缩术，石膏通常应维持至 12 周。

切开复位可联合行骨盆或股骨截骨术，这可帮助

获得复位并提供维持复位所需的稳定性。

截骨术的作用

如前文所述，半脱位可进展为固定脱位，最终形成浅平、前倾的髋臼，并常伴有股骨颈外翻及前倾。髋关节复位后，这些畸形可逐渐塑形，但塑形潜力与患儿年龄相关。因此有许多观点认为行截骨术可矫正这些畸形（框 13.17.6）。

某些医师认为 18 个月月龄以上的患儿髋臼塑形潜力差，必须行切开复位骨盆截骨术。而另外的观点认为，3 岁以下的患儿髋臼复位后仍有至少 5 年的发育潜力。大多数病例中，髋臼并无明显异常，但其软骨出现骨化障碍。因此，若获得稳定复位后，可期待并通过影像学资料观察到髋臼塑形。随时间推移，髋臼软骨逐渐骨化，从而使髋臼发育不良获得矫正。这个过程一般发生在最初 12 ~ 18 个月内。

影像学资料可提示髋臼逐渐发育塑形，包括 AI 减小及泪滴形态改善。髋臼上外侧缘（所谓"眉毛"）的发育也是髋臼发育的可靠表现。如患儿 5 岁后仍有严重髋臼发育不良表现，则需行骨盆截骨术予以矫正。

另一个争议焦点为应行股骨截骨还是骨盆截骨术。由于初始畸形位于髋臼，某些医师习惯于将其注意力集中于骨盆上，并相信股骨颈的前倾通常可自行矫正。而另外的观点认为应于发育不良的股骨近端行内翻去旋转截骨术，以使股骨头重新指向髋臼中心来刺激髋臼正常发育。这种情况下，应于 4 岁前行股骨截骨术。

骨盆截骨术

广义上讲，骨盆截骨术包括三类，通过其手术指征的不同及改善股骨头覆盖的方式来区分（表 13.17.3）。

改变方向类手术

行改变方向类髋臼截骨术的先决条件是半脱位的

框 13.17.6　DDH 初始治疗采用截骨术的问题

◆ 是否需要？
- 髋关节将来能否塑形？
◆ 在关节的上方或下方？
- 股骨——内翻 ± 去骨盆旋转 ± 短缩
- 骨盆——改变方向或形状
◆ 与切开复位同期手术或分期手术？

表 13.17.3　应用于 DDH 的骨盆截骨术类型

改变方向	改变形状	挽救性
Salter	Pemberton	Shelf
Triple	Dega	Chiari
髋臼周围截骨		Colonna 间置关节成形术

髋关节可通过手术将关节置于同心圆复位位置，并维持必要的活动度。因而可通过截骨术将股骨头置于最适位置。这类病例中，髋臼形态及大小一般是正常的，但其指向往往异常。通过截骨术改变髋臼方向，可改善股骨头于负重位时的前上方覆盖。

Salter 截骨术为经典的改变方向类手术代表。通过髂骨于髂前下棘及坐骨大切迹间横向截骨。远端骨块向前外旋转：截骨端后侧必须保持接触，其前方缝隙通过髂骨嵴取下的三角形骨块来填充。通过克氏针穿针稳定截骨端。手术牺牲后侧覆盖来改善前方覆盖，如同期行股骨去旋转截骨术，则股骨头存在后侧半脱位风险。通过以耻骨联合为轴心旋转髋臼来改变方向。随着骨骼逐渐发育成熟，这样的选择便难以实现，因此需行耻骨支及坐骨支截骨（即 Sutherland 的二联及 Steel 的三联截骨术）。或许最佳的手术矫正方式是通过更复杂的髋臼周围截骨术来实现。

改变形状类手术

这类髋臼成形术可改变髋臼形状，例如，Pemberton 及 Dega 的骨盆截骨术。此类术式可减小髋臼容积，因而非常适用于那些相当于股骨头显得容积过大、在关节造影中显得一致性较差的髋臼发育不良。手术需以 Y 形软骨中心为合页，故需于 Y 形软骨未闭合时进行。因而 Y 形软骨损伤是严重并发症，可能导致骺早闭，但其发生率并不高。

Pemberton 关节周围截骨术是不完全的髂骨曲线截骨术，沿髋臼顶部轮廓向内下方截至 Y 形软骨。再将髋臼顶部下压以改善前外侧覆盖，并在间隙处植骨。Dega 截骨术原则也类似：它更多用于继发于神经肌肉异常病变、髋臼缺损主要位于后方的髋关节发育不良。

挽救性手术

这类术式通过在髋关节囊上方放置骨块使关节囊内纤维软骨化生来增加髋臼覆盖，支持股骨头。这类手术用于不可复性半脱位或因既往手术史导致无法行其他截骨术。

Shelf 术式可改善轻中度髋臼发育不良病例的股骨头覆盖。不同的手术方式已有许多报道，但总的特征为取髂骨上的皮质骨薄片放置于髋关节囊顶部（Shelf），移植骨片固定于近端的髂骨，并可为髋关节囊提供支持。随时间进展，因股骨头负重变化，Shelf 增生并塑形。

如髋关节发育不良伴显著股骨头外侧移位，则应使关节内移。Chiari 截骨术经髂骨截骨，使髋臼部分及其附着的关节囊向内侧移位。

Colonna 所描述的间置关节成形术适用于股骨头形态仍为球形但股骨髋臼严重不匹配的情况。关节囊于其髋臼附着处圆形分离，缝合于股骨头上方。再用系列扩孔钻扩大髋臼直至可为关节囊包裹的股骨头提供稳定的关节。

大龄儿童的治疗

偶尔患儿较大龄时才表现出 DDH 症状。外科医师应认识到，未经治疗的患儿在青春期前常不易出现疼痛，而治疗不成功的患儿可出现疼痛。3 岁以上患儿髋臼塑形的潜力明显受限，故行股骨短缩截骨的同时，应考虑同期手术矫正髋臼与股骨。单侧脱位更易影响步态及功能，因此推荐 10 岁以内的患儿仍应手术治疗。6～8 岁以上的双侧脱位患儿不推荐行手术切开复位，因手术风险较高，手术预后对于自然病程发展并无明显改善。

远期并发症

最常见的两个远期并发症为残余发育不良及股骨近端缺血坏死。因此 DDH 患儿手术治疗后建议随访至骨骼成熟。

残余畸形

幼儿期髋臼前壁发育不良是主要解剖学畸形之一，而青春期时发育不良常常更多样。晚期发现的股骨头发育不良常继发于缺血坏死。对于年轻成人的髋关节发育不良的治疗则应由相应专科医师完成。

单侧 DDH 病例中，对侧髋关节可能表现出轻微的髋臼发育不良征象，而下肢不等长则使其加重。故随访时应评估双髋情况。

股骨近端缺血坏死

股骨近端缺血坏死（avascular necrosis of the proximal femur，AVN）存在致残可能，也较难成功治疗。它并不是 DDH 自然病程中的特征，因而被认为是治疗不当的结果。对于"缺血坏死"一词的表达方式尚存争议：缺乏组织学证据支持其病理改变，因而"股骨近端生长障碍"一词可能更加确切。

AVN 演变过程中存在许多影响因素，例如，强迫复位和极度外展内旋体位。股骨头血供极其丰富，其主要终支为股深动脉发出的旋股内外侧动脉的分支。髋关节极度体位可导致旋股内侧动脉受压。为减少 AVN 发生概率，可采取许多治疗策略，但其效果仍不能肯定。

二次骨化中心的保护作用

股骨头在二次骨化中心出现前仍为软骨性结构，如以外力强行复位或置于极度体位时常常会导致畸形。而且股骨头缺乏血管侧支，这些可导致软骨性股骨头结构极易受缺血损伤。近期 Meta 分析研究表明二次骨化中心的出现可减少 60% 的 AVN 发生率，但于切开复位手术后出现则无显著的保护作用。研究结果也提示二次骨化中心的出现可防止出现重度 AVN。二次骨化中心可能的保护机制需与旷置脱位的髋关节所产生的病理变化相权衡，这会降低闭合复位的成功率。

牵引与股骨短缩的比较

对长期存在高脱位及软组织挛缩的大龄患儿来讲，由于过强的外力会作用于刚刚复位的股骨头，故髋关节复位可能更加困难。有研究证实术前牵引并不会降低 AVN 的发生率。由于股骨短缩可防止外力过分压迫近端骨骺，因而被证实与术前牵引相比可显著降低 AVN 发生率。

当复位后一年内仍未见股骨头二次骨化中心出现或股骨头生长，即可诊断 AVN。而多种不同的继发生长障碍是 Bucholz-Ogden 分类系统的基础（表 13.17.4）。II 型为最常见的类型，通常 12 岁之后才会表现出来，因此对所有患者均需长期随访。III 型 AVN 可累及全部干骺端，导致股骨颈非常短。大转子不受 AVN 影响而正常发育，相对于 III～IV 型生长迟滞的股骨头颈而言，大转子就显得过度生长（图 13.17.7）。

AVN 手术治疗的目的是矫正解剖学畸形，包括任何下肢不等长。对侧股骨远端骺阻滞术可矫正下肢

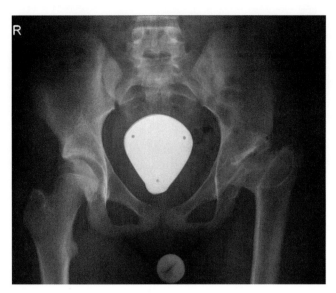

图 13.17.7 骨盆正位 X 线片显示左侧股骨头严重 AVN 伴股骨颈变短。而大转子生长未受影响而变得"高尖"

长度，大转子骺阻滞术可抑制大转子过度生长。在大龄病例中，大转子下移可恢复正常外展功能，改善 Trendelenburg 步态。股骨颈外翻及内翻畸形可通过手术矫正，但制订手术计划时也应考虑股骨颈长度。

预后

极少有研究针对长期预后，且大多数的研究方法均不同，导致无法实现客观对比。大多数研究使用 Severin 分类系统来评估 DDH 治疗后影像学表现的改变（表 13.17.5），但其组间 / 组内比较可靠性较低，而对于功能评估文献则很少有一致标准。短期至中期功能良好的患者随访常发现影像学表现较差，而影像学表现常能更准确地预测长期预后。

一个近期有关 Pavlik 挽具治疗后自然病程的研究提示，远期发育不良概率为 3.5%，AVN 发生率为 1%。重要的是，他们发现经挽具成功治疗后的髋关节发育与正常的髋关节无显著性差异。另有研究调查了相类似治疗的长期预后，90% 表现为很好甚至非常理想的影像学表现，但 AVN 发生率为 12.3%。与当前实践不同的是，挽具治疗的平均时长为 6 个月。

已发表的闭合复位结果研究各不相同。近期一项闭合复位长期随访研究发现仅有 46% 的患儿表现为很好或非常理想的影像学表现。某些证据表明 AVN 发生率达 60%，关节退行性变为 43%，残余半脱位为 36%。目前观点认为当前治疗结果比研究结果更乐观。

内侧入路切开复位的中期预后研究表明，AVN 发生率为 16%～43%，需手术干预的残余发育不良约为 1/3。对 95 例因髋关节不稳定而行前侧入路切开复位、同期行骨盆或股骨截骨术后骨骼成熟度的综述表明，86% 的髋关节为 Severin Ⅰ / Ⅱ 度。AVN 预示预后较差，2 岁以下接受治疗者则预后较好。

近期，多伦多团队发表了切开复位、关节囊紧缩及各种截骨术后平均 45 年的随访记录：35% 功能良好，13.5% 患有骨关节炎，46% 的患者接受了关节置换术。

总之，不同的治疗方式可保证 20 岁以内获得良好的功能及预后。影像学表现无法高度准确地判断预后，因此相当一部分患者发育成为早期骨关节炎。有证据表明早期和闭合方法治疗的预后较理想。

Edgar Somerville 提到："在治疗先天性髋脱位的道路上，我们的工作将留给继任者而非我们自己来评

表 13.17.4 AVN 的 Bucholz-Ogden 分类

类型	描述	效应
Ⅰ	股骨头骨骺的局限性改变	没有明显的生长障碍
Ⅱ	外侧骺板和干骺端损伤	外侧骺板早闭伴股骨颈外翻
Ⅲ	全部骺板和干骺端受累	股骨颈短
Ⅳ	内侧骺板损伤伴内侧干骺端缺损	股骨颈内翻畸形

表 13.17.5 DDH 治疗后 Severin 影像学分类

类型	描述
Ⅰ	正常
Ⅱ	股骨头颈或髋臼轻微畸形
Ⅲ	发育不良不伴半脱位
Ⅳa	轻度半脱位
Ⅳb	严重半脱位
Ⅴ	真性髋臼旁出现假性髋臼，股骨头与之形成关节
Ⅵ	完全脱位

判"。需要高质量、客观及长期的随访研究来提高治疗效果，为将来的患者改善预后。

拓展阅读

Jones, D.H., Dezateaux, C.A., Danielsson, L.G., Paton, R.W., and Clegg, J. (2000). At the crossroads – neonatal detection of developmental dysplasia of the hip. *Journal of Bone and Joint Surgery*, **82B**, 160–64.

MacNicol, M. (1995). *Color Atlas and Text of Osteotomy of the Hip*. London: Mosby-Wolfe.

Mahan, S.T., Katz, J.N., and Kim, Y.-J. (2009). To screen or not to screen A decision analysis of the utility of screening for developmental dysplasia of the hip. *Journal of Bone and Joint Surgery*, **91A**, 1705–19.

Pavlik, A. (1992). The functional method of treatment using a harness with stirrups as the primary method of conservative therapy for infants with congenital dislocation of the hip. *Clinical Orthopaedics and Related Research*, **281**, 4–10.

Roposch, A., Stohr, K.K., and Dobson, M. (2009). The effect of the femoral head ossific nucleus in the treatment of developmental dysplasia of the hip, A meta-analysis. *Journal of Bone and Joint Surgery*, **91A**, 911–8.

Thomas, S.R., Wedge, J.H., and Salter, R.B. (2007). Outcome at forty-five years after open reduction and innominate osteotomy for late presenting developmental dislocation of the hip. *Journal of Bone and Joint Surgery*, **89A**, 2341–50.

Zadeh, H.G., Catterall, A., Hashemi-Nejad, A., and Perry, R.E. (2000). Test of stability as an aid to decide the need for ostetomy in association with open reduction in developmental dysplasia of the hip. *Journal of Bone and Joint Surgery*, **82B**, 17–27.

13.18
Legg - Calve - Perthes病

Colin Bruce

（张　涛　译　刘晓光　审校）

要点

- 起病股骨头缺血性坏死的原因不明，血供逐渐恢复和修复
- 当前治疗方法的目标是：防止髋臼及股骨头发展为非球形不适应
- 对预后差的患儿也应提供治疗，以期可以改善疾病自然病程，但确诊这些病例是很困难的
- 早期和晚期的治疗策略差异显著

引言

Legg-Calve-Perthes 病的影像学改变在 X 线机发明和投入临床使用后不久就被发现。1909 年，Waldenström 首先在出版物中描述这种疾病的影像学改变，但并没有以他自己的名字命名，因为他认为这是一种髋关节结核的表现。

1910 年，Legg、Calve 和 Perthes 分别发表了此病区别于肺结核的观察结果：表现出更为良性的临床过程和不同影像学进展，从而确定了他们在历史上的地位。Perthes 的原始描述（1913）今天仍然有效：

> 一个自限性、非炎性的疾病，影响股骨头骨骺，分为碎裂和修复两个阶段，从而恢复化骨核。

Perthes 对此病所描述的一系列变化被普遍接受，包括骨化核缺血性坏死（avascular necrosis，AVN），然后血液逐步恢复供应和随后修复。这些变化的病因仍然不明，因而不能预防此病。治疗的重点是股骨头缺血性坏死发生后要限制股骨头畸形的进展。

流行病学

Perthes 病在世界范围发病。黑人发病率较低（0.45/100 000），亚洲人居中（3.8/100 000），白种人较高（15.4/100 000）。在人群中的发病率因地区而异，来自英国和印度南部的报告建议大相径庭。大多数临床医师会意识到患者的疾病家族史，但是遗传易感性的证据目前还不清楚。一些研究表明很少支持病因为单基因的，多数支持为多基因遗传模式。

男孩发病高于女孩 4~5 倍。80% 的患儿处于 4~9 岁。患者可能会有一些典型的特征，"易感儿童"概念已经出现（框 13.18.1）。

病理学

儿童股骨头骨骺的血供是脆弱的。没有血液从干骺端到达骨骺，因为骺板提供了一个完整的屏障，而来自于圆韧带的血供可以忽略不计。股骨头骨骺血供主要来自股骨内侧动脉环，它在转子后窝进入髋关节囊成为旋股外侧动脉升支（图 13.18.1）。

框 13.18.1　易感儿童

- 男性
- 4~9 岁
- 骨龄延迟
- 家庭的社会经济地位低
- 不成比例的身材矮小：主要为肢体远端

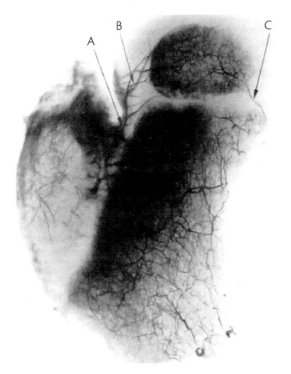

图13.18.1 未成熟的股骨头的血液供应：外侧动脉升支（A）和骨骺分支包括外侧（B）和内侧（C），颈动脉升支通过软骨周围环而非骺板（Reproduced with permission from Chung, S.M. (1976). The arterial supply of the developing proximal end of the human femur. *Journal of Bone and Joint Surgery*, 58A, 961–70.）

单一的主干血管供应骨骺使之容易产生缺血性坏死。股骨头骨骺的前内侧部分离主干最远，这也许可以解释为什么它能首先反应Perthes病股骨头缺血性坏死的证据，为什么接近血管主干的后外侧部有时可以保存。

Perthes病血供障碍的性质和原因不明。股骨头骨骺单梗一死不一定会导致出现本病的影像学改变。至今的大多数报告支持复发性梗死是产生典型影像学特征的前提这一概念。一旦AVN形成，可能会出现进行性变化。目前通用的假说认为在缺血骨头薄弱处出现的骨折再血管化前不能愈合。当出现再血管化时，修复过程的结果表现为影像学的特征性变化，坏死的骨小梁慢慢被清除和替换。这个过程可能需要数年时间才能完成，在这段时间内软骨化的股骨头由于没有内部支撑结构可以变形。

为什么发生梗死仍然未知。有报道认为与股骨头动脉和静脉血液循环障碍有关。创伤已被认为是一过性滑膜炎的一个可能解释：不但可阻碍循环，同时滑膜炎症状也常常为该病的第一表现，大部分研究不支持一过性滑膜炎和Perthes病有因果关系。最近的许多报告表明血浆蛋白的各种异常参与凝血障碍。一些与栓子形成（血栓）有关，另外一些与一旦形成栓子的有限溶解能力有关。病因至今没有单一明确的解释，Perthes病可能是各种循环、环境和（或）基因的共同作用，最终导致股骨头骨骺的缺血性坏死。

影像学分期与病理相关性

Perthes病发生在健康的儿童，因此有几个与组织学形态相关的连续影像学改变（图13.18.2）。

早期

在梗死后的早期有生长障碍。骨骺内骨化中心缺乏血液供应停止生长，但软骨部分却非如此，而是相对过度生长，特别是股骨头的内侧和外侧部分，结果出现软骨性的扁平髋。因此，在Perthes病的早期阶段，患侧骨骺有时会显示一个小骨片，但关节间隙明显增宽（图13.18.2A）。

硬化期

骨骺复发梗死最终使骨骺骨化核软化、骨小梁发生断裂和塌陷。影像学上表现为骨骺骨化核高度丢失和密度增加（图13.18.2B）。Catterall指出细节清晰的X线片上硬化期的密度变化部分是由于对断裂坏死骨小梁的机械压缩，但主要是由于骨骺内坏死骨髓的钙化。在这个阶段，生长板变得异常伴细胞柱变形，松质骨内软骨钙化数量增加。

碎裂期

一旦发生梗死，就启动了缺血区再血管化的修复过程。一个爬行替代过程慢慢去除坏死骨，以纤维软骨取代它（图13.18.2C）。这种修复过程产生了碎裂的影像学表现。在增厚的前部和外侧关节软骨内新生骨岛在逐步扩大和凝聚。放射学上这些岛屿出现在骨骺外侧钙化区域，提示股骨头软骨性骨骺已被挤压出髋臼边缘。生长板未骨化的软骨向下延伸到干骺端，出现干骺端囊肿的影像学表现。如果这些囊肿较大，生长板的正常结构就丧失了。据推测，这一区域可能在股骨颈前外侧部分作为系带影响进一步生长，导致该股骨头颈长轴的倾斜。这个过程长期作用也许可以造成影像学上描述为垂绳征的跨颈线。这种放射学表现是股骨头前外侧部分叠加在股骨颈上的结果，像一个立在茎上的蘑菇头（见图13.18.14）。

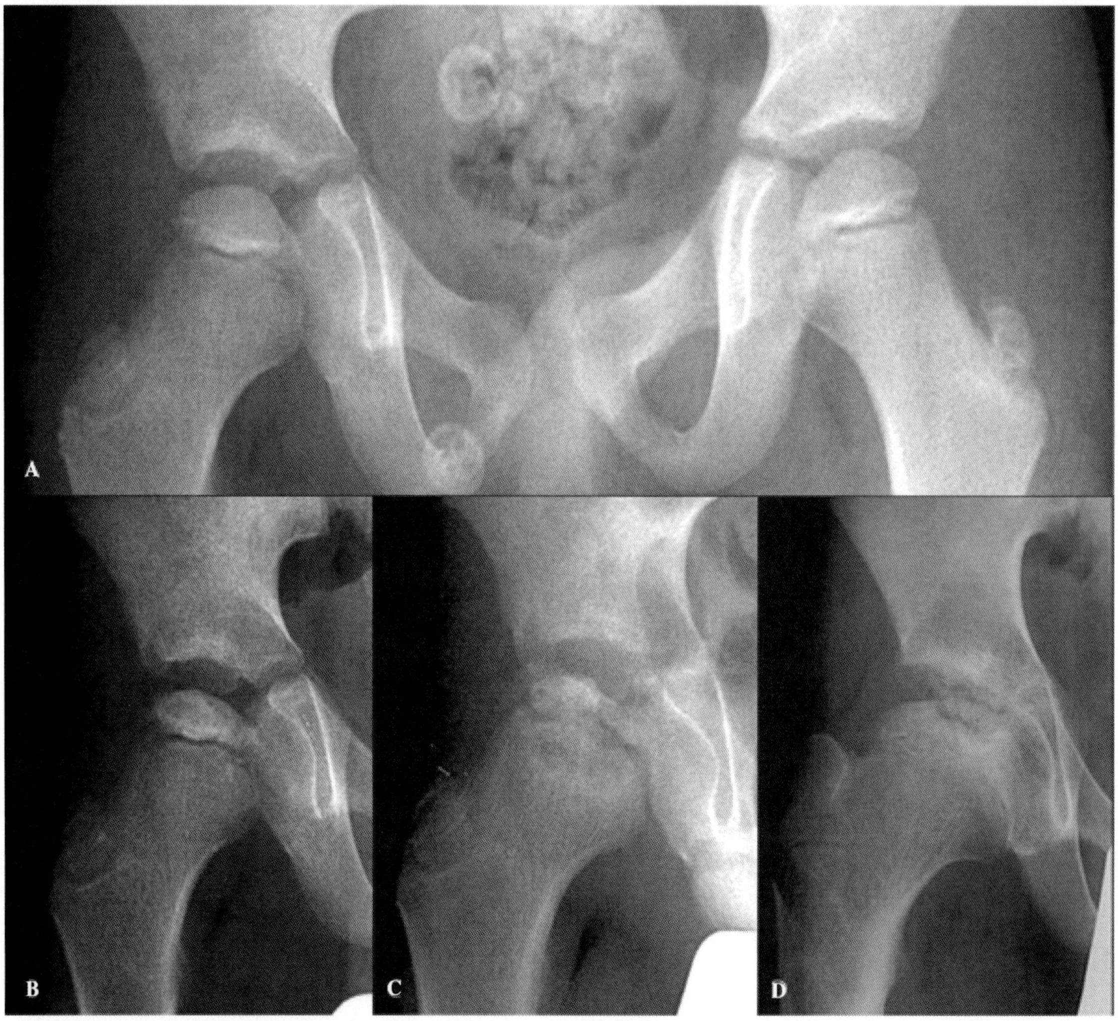

图 13.18.2　Perthes 病的影像学分期：A）早期；B）硬化期；C）碎裂期；D）修复晚期。解释见正文

修复晚期

在此病变的修复期，坏死的骨小梁已经被去除，取而代之的是进行性骨化的纤维软骨。最后修复部分是骨骺的前上部分，在前后位 X 线片中可以看到剩余的中心透明区（图 13.18.2D）。在硬化和碎裂期保持股骨头骨骺形状的功能丧失，负重下软骨性股骨头变得扁平和增宽，修复过程完成后股骨头成为椭圆形而非圆形。最终形状变化的程度取决于有多少骨骺受该疾病的影响。

临床表现、鉴别诊断和辅助检查

Perthes 病早期的典型表现为腹股沟、大腿或膝关节牵涉痛和避痛性跛行。这是髋关节不适的临床表现。

髋关节不适最敏感的体征是内旋受限，但随着不适加重，外展将受限，最终形成外旋、内收、屈曲的姿势。当孩子主诉髋部不适时，超声确认是否有关节积液是临床上怀疑髋关节是问题根源的关键检查。Perthes 病只是髋关节不适的原因之一，根据患儿发病时的年龄来考虑其他的鉴别诊断（框 13.18.2）。髋关节不适最

框 13.18.2　髋关节疼痛：鉴别诊断
◆ 一过性滑膜炎（常见）
◆ 化脓性关节炎
◆ Perthes 病
◆ 股骨头骺滑脱（＞10 岁）
◆ 幼年特发性关节炎

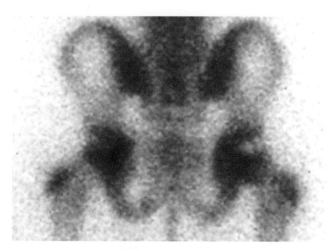

图 13.18.3 放射性核素骨扫描：扫描显示在 Perthes 病骨骺缺血区域因摄取减少而出现"冷"区

常见的病因为一过性滑膜炎。化脓性关节炎对于任何孩子都是一个重要的鉴别诊断，必须始终考虑。在大龄儿童有可能是股骨头骺滑脱。

发病初期有可能没有 Perthes 病的放射学证据，病情与一过性滑膜炎很难鉴别。如果患者的症状在两个星期内得不到解决，那么应该质疑一过性滑膜炎的诊断。

放射性核素骨扫描是一个有用的检查，因为 Perthes 病会因摄取减少而显示为"冷"区，这可以与大多数其他鉴别诊断区分开来（图 13.18.3）。

MRI 扫描可能有助于确定中骨骺骨髓的异常信号，但笔者认为，与骨扫描相比几无优势（图 13.18.4）。

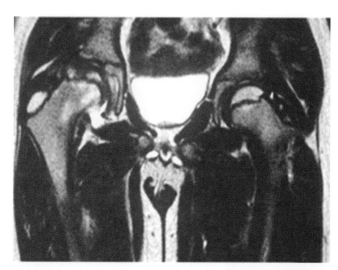

图 13.18.4 MRI 扫描：扫描显示 Perthes 病的骨骺骨髓的异常信号改变

最终影像学变化将是显而易见的。虽然影像学表现为儿童股骨头缺血性坏死的最常见的病因是 Perthes 病，但是其他导致股骨头缺血性坏死的疾病也会有相似的表现，包括全身性皮质类固醇治疗、镰状细胞病、其他血红蛋白病、贮积病（高雪）也应予以考虑。双侧 Perthes 病并不常见，而且双侧不对称，患髋处于不同的阶段。对双侧对称的疾病应怀疑骨发育不良如多发性骨骺发育不良。

分类和预后

分类
Stulberg 分类

由于髋关节畸形而出现过早退变是 Perthes 病的潜在后果。86% 的患者在 65 岁时会发生骨关节炎，但在四五十岁前多数症状不会成为一个问题（图 13.18.5）。

理解为什么有些髋关节的长期预后比其他髋关节好是很重要的，Stulberg 的工作给出了一些解释（框 13.18.3）。如果股骨头仍然保持球形并与髋臼匹配，这样的髋关节称为球形适应。虽然这个结果比较少见，但这样的髋关节远期没有退变的倾向。如果股骨头变成椭圆形，髋臼与之匹配，然后髋关节成为非球形适应，这样的髋关节在老年时出现轻度到中度的关节炎。

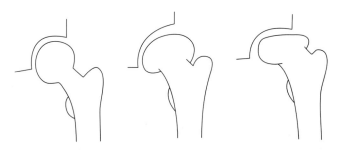

球形且匹配　　　非球形且匹配　　　非球形且不匹配

图 13.18.5 Stulberg 等（1981）根据股骨头和髋臼最终形状将髋关节分类。如果股骨头在正位和侧位 X 线片上可以与同一圆形匹配，那么认为髋关节是球形的。有三种结果：①头为球形并与髋臼适应，可能会有一些髋内翻或股骨颈短缩，但球形适应的髋关节没有过早退变的倾向；②头为非球形，通常呈椭圆形，髋臼已发育且与股骨头匹配，也有可能会有一些髋内翻、颈部短缩或髋臼发育不良。这样的髋关节通常在中年以后才开始退变；③头为非球形和扁平，但髋臼仍然是圆的，因此关节不适应。这样的髋关节通常在中年之前就开始退变

框 13.18.3　Stulberg 概念——股骨头是否匹配髋臼?

◆　球形适应的髋关节
◆　非球形适应的髋关节
◆　非球形不适应的髋关节

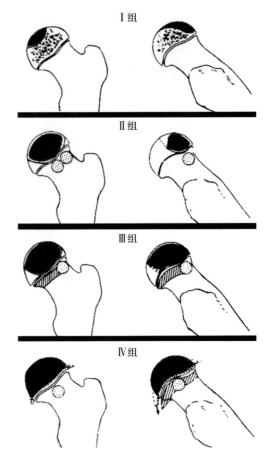

最后如果在股骨头变成椭圆形或扁平,髋臼生长不能与之匹配,那么髋关节为非球形不适应,这样的髋关节在 50 岁前就发展成严重的关节炎。目前的治疗方法集中在防止髋关节成为非球形不适应。

Catterall 分类

　　Perthes 病早期的报告描述了当只累及骨骺前半部分时结果满意,Catterall 随后发表了一份具有里程碑意义的论文,介绍一种基于发病时骨骺受累多少将患者分组的 Perthes 病分类方法(图 13.18.6)。这项研究的结果反映了无论是过去还是现在已发表文献的结果已证实有限累及骨骺(Ⅰ组)的患儿。不论治疗与否预后都良好。患儿 4 岁以前发病不论治疗与否也有良好的预后,女孩的预后比男孩差。应该承认部分患者未经治疗也可能有一个良好的结果,有许多让孩子脱离卧床的治疗方案,如当时流行的长时间卧床、免负重和支具。

　　Catterall 进一步描述了五个可能是潜在不利后果的早期迹象的头临危征(图 13.18.7)。

图 13.18.6　Perthes 病 Catterall 分级分为四组的正位和侧位 X 线片示意图。黑暗阴影代表缺血性坏死区域,虚线圆形区域代表干骺端受累,斜线阴影表示骨骺受累

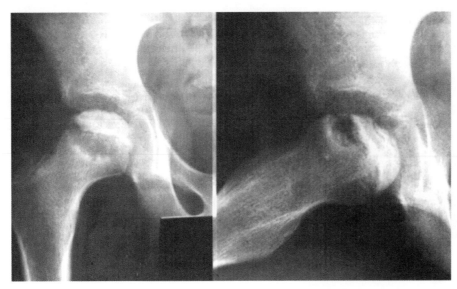

图 13.18.7　头临危征。Catterall 推出头临危征的概念。临床表现为进行性活动受限和影像学征象包括骨骺外侧钙化、关节内下方间隙增宽(提示股骨头软骨部分早期扁平)。其他影像学表现包括干骺端广泛受累、Gage 征(骨骺外侧和相邻干骺端的透亮区)和生长板相对水平(反映了髋关节屈曲内收的姿势)

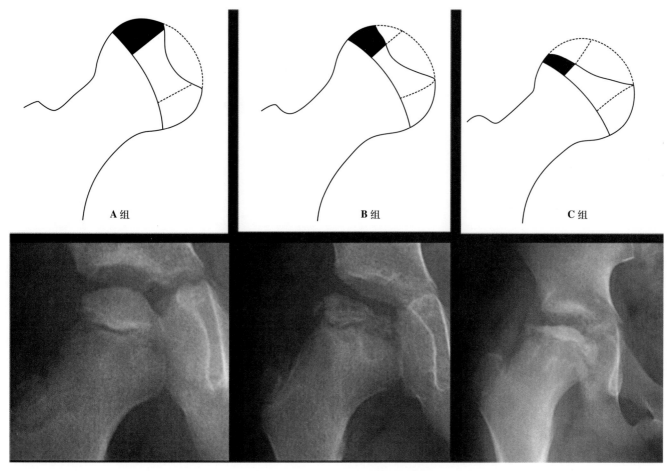

图 13.18.8 Perthes 病外侧柱分型示意图，X 线片分为三组。深色阴影表示骨骺外侧柱剩余高度。解释见正文

Herring 外侧柱分类

外侧柱分类认识到股骨头骨骺外侧部分完整性的重要性（图 13.18.8）。如果外侧部分是完好的，功能就像将负载从髋臼顶传递到股骨头的一个支架、立柱或支柱。剩下的内侧和中部地区骨骺因此可以免于负重，并能防止骨骺塌陷。外侧柱碎裂和塌陷越厉害，预后越差。虽然这个概念首先由 Furguson 观察到，但是在一些 Catterall 头临危征中也包含了外侧骨骺变化是预后差的一个标志。

Herring 分类将股骨头骨骺横向分成外侧 1/3、中央 1/3 和内侧 1/3。根据在碎裂期结束时外侧柱的变化来确定分组（表 13.18.1）。据报道，Herring 分类的观察者内部和之间的差异比 Catterall 分类要小。

Salter 和 Thompson 分类

股骨骨骺受累程度的分类方法无论是 Catterall 或

Herring 系统只能在碎裂期结束时才能应用。因此在塌陷发生之前这两种方法都不能预测塌陷将如何发展。这限制了两个系统的作用，因为不能确定什么样的患者可能做不好或什么样的患者进行旨在预防或限制股骨头变形的早期治疗可能受益。Salter 和 Thompson 观察到，在疾病早期过程中有一个软骨下半月形透亮线，他们认为这条线反映出病理性骨折，这是出现疼痛和临床症状的根源。据观察，只有出现了软骨下骨折的部分骨骺才受到了缺血过程的影响。于是提出了一个

表 13.18.1　外侧柱分类的描述

组别	外侧柱描述	预后
A	轻微或根本没有密度变化，高度没有损失	良好
B	高度损失＜50% 伴透亮区	一般
C	高度损失＞50%	差

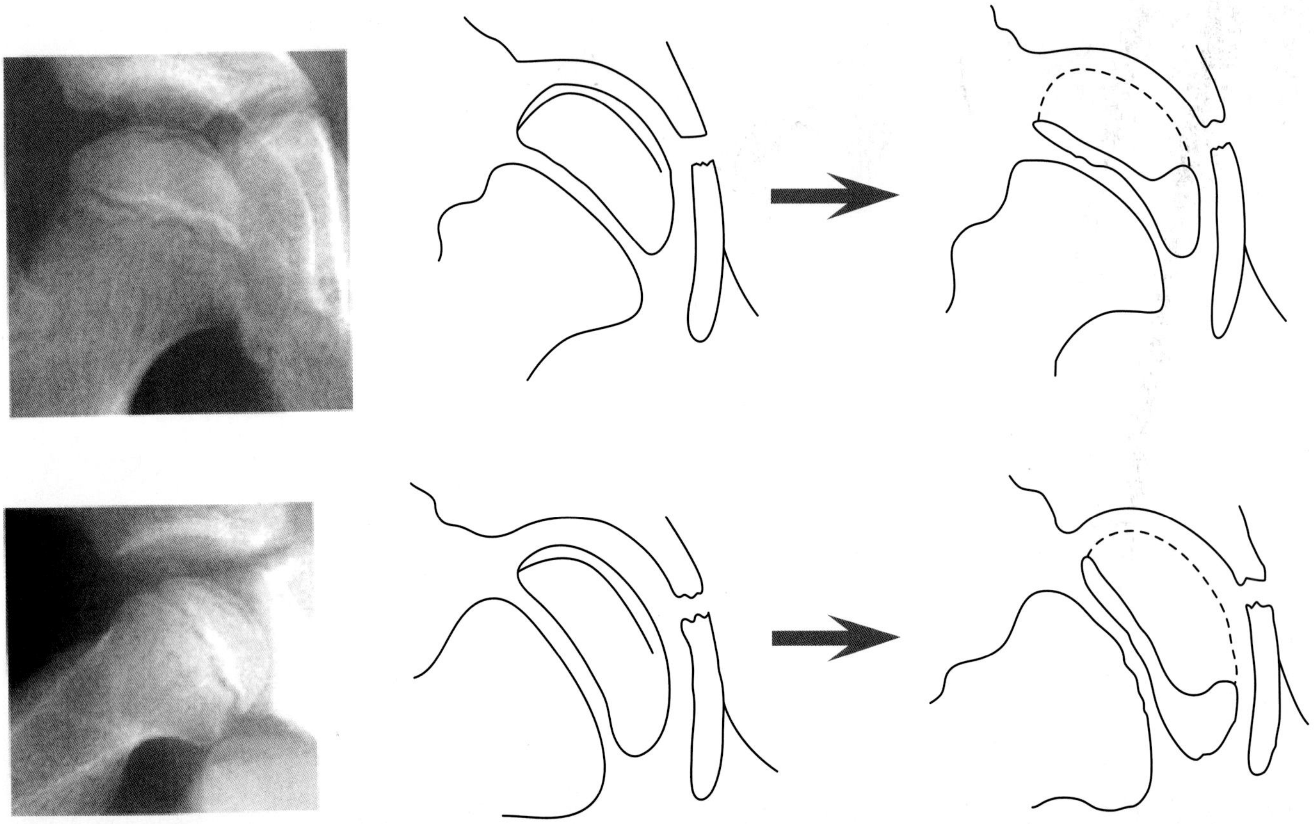

图 13.18.9 正位和蛙式侧位片显示软骨下骨折线。Salter 和 Thompson（1984）观察到，如图所示只有软骨下骨折的部分骨骺会塌陷。设计了一个简单的分级。在 A 组骨折范围不到骨骺一半，预后相对比较好；而在 B 组骨折范围超过骨骺一半，预后相对较差。

能够预测塌陷程度的简单分级。在 A 组骨折范围不到头的一半，预后比较好；B 组（图 13.18.9）骨折范围超过头的一半，预后就比较差。不幸的是，在研究组中不到 33% 的患者软骨下骨折是明显的。

预后的决定因素

从历史上看，患者只要被确诊为 Perthes 病就采用了各种治疗方案，因此一直难以将自然病程与治疗后效果区别开来。然而，大多数研究表明年龄、骨骺受累程度和性别均影响预后。

年龄

年幼的孩子预后较好。剩余的增长潜力至少部分解释了这种现象。即使一个年幼的患者股骨头变形和非球形，但是不成熟的髋臼还有时间通过生长来与股骨头相匹配，长期的结果是一个非球形适应的关节和预后尚可。在大龄儿童，髋臼已经发育较为成熟并匹配球形的股骨头：如果股骨头变形，成熟的髋臼无法塑形，因为残余的生长有限，结果是一个非球形不适

应的关节，预后相对较差。然而，发病时年幼并不能保证一个好的结果，年幼的孩子即使获得适当的治疗也有高达 20% 最终结果为差。然而对在 8 岁以后发病的大多数孩子长期效果不佳。

骨骺受累程度和诊断时所处的阶段

骨骺受累程度由 Catterall、Salter 和 Thompson、Herring 的分类标准来确定。个体病例的预后与影像学分类的级别有关。已发生显著畸形之前的早期治疗，可能会有一个更好的结果。

性别

大多数研究显示女孩比男孩预后差。原因不完全清楚，但一些报道表明女孩患病比例虽低，但相当大比例的女孩骨骺受累更为广泛。

早期和晚期疾病的定义

在 Perthes 病早期阶段如果有骨骺广泛受累，股骨头软骨失去其内部的骨性支撑，而有活性的软骨是一种

可塑性材料，股骨头可能无法保持球形外形。在此可塑性期间股骨头的最终形状将受施加于它的机械外力的影响。在股骨头正在修复或修复结束的疾病后期，出现了新的骨性骨骺，股骨头软骨再次得到内部骨性结构支撑，但形状通常与前不同。在此阶段，股骨头不再有可塑性，外形也固定不变。因此，一旦股骨头的影像学明确为正在修复，则其形状将不会再变差，同时也不会受外部力学环境的影响。因此这两个时期的治疗方法大相径庭。在早期可塑性阶段需要提供一个正常的外部力学环境以尽可能保持软骨性股骨头为球形；而对于无可塑性的晚期的方法是改变其外形使其处于与髋臼相适应的位置，同时维持一个正常功能的运动弧。

治疗

Perthes 病早期（可塑性阶段）
目前治疗方法的回顾

在影像学上有修复证据之前股骨头保持着长时间（1～2年）的可塑性。因此除非碎裂基础的生理过程停止或逆转，任何旨在改变软骨性股骨头外部力学环境以影响其外形的治疗必须同样延长。

非负重

发现 Perthes 病后，初期治疗方法与治疗髋关节结核类似。长期的非负重计划包括住院、强制卧床、使用拐杖或支具来减轻负重。这些治疗方法的效果从一开始就受到质疑且逐渐被不断发展的新的治疗办法所取代。目前非负重本身是无效的观点正在被接受：它没有成功降低股骨头的负荷。生物力学研究的确表明，坐骨承重支具可能因为跨关节的肌肉收缩实际上增加了髋关节负荷。

包容

当髋关节处于解剖位置时，股骨头骺的外侧部分位于骨性髋臼外侧缘的正下方或稍偏外。不考虑髋关节活动的情况下，压力倾向于使有可塑性的股骨头变得扁平，同时未被覆盖的前外侧部分被向外推。髋关节外展使外侧骨骺被骨性髋臼覆盖，改变了施加于股骨头力量的方向。"包容"假说认为股骨头应成为与周围髋臼相同的形状，就像果冻倒入模具之中。这一假说已被广泛接受，成为目前治疗的原则。

包容的方法有多种。髋关节可以外展，可通过股骨截骨手术调整骨骺方向使其指向髋臼，通过各种骨盆截骨术使髋臼改变方向或增大。许多患者通常由于滑膜炎和肌肉痉挛而有明显外展受限，但偶尔是由于明确的股骨头畸形而出现真正的机械性外展受限。不言自明的是，外展必须在使用任何包容治疗前恢复。恢复外展的方法包括卧床休息、牵引、系列外展石膏甚至是腱切断术，但如果不能恢复外展，那么骨骺得不到包容，基于包容概念的治疗也就是徒劳的。

外展支具

早期报道了使用双侧膝上带支棍的管型石膏将双下肢固定于外展45°、内旋5°～10°，总共约18个月获得了良好的结果。像许多后续支具一样，Petrie 石膏是一个限制性装置，不利于"正常的生活"。这种治疗方法已难以接受，行走支具，如 Atlanta Scottish Rite 支具，已经发展为在维持外展的同时保留活动。虽然支具仍然使用，但是相比于手术它的效果受到质疑。

股骨截骨

股骨截骨旨在改变股骨头骺外侧或前外侧的方向，使其包容在骨性髋臼外缘内。行股骨粗隆间截骨并固定于内翻位。有时同时行截骨近端的内旋和延长术，有的主张同时行大转子骺阻滞以限制通常会发生的转子高尖。在手术之前必须确认患髋能充分外展来包容骨骺，这样患者截骨后才能残留一些外展范围。这些先决条件通常在麻醉状态下查体和关节造影来确认。否则内翻截骨术只会把患腿置于内收位，骨骺将不会被包容。在5～8岁、处于早期或碎裂期、股骨头发生明显畸形之前开始治疗，预后最好。股骨截骨并非没有副作用，报告的问题包括内翻塑形失败，特别是年龄偏大的患者，还有肢体短缩、外展肌无力加重、粗隆过度生长以及需要取内固定。

Salter截骨

股骨截骨是将未被覆盖的骨骺移至髋臼之内，而 Salter 骨盆截骨则相反。此手术的先决条件是活动范围和骨骺的包容程度，因此同样也需要在麻醉下查体和关节造影来证实。Salter 截骨的优点在于没有股骨截骨术相关的医源性髋内翻和继发的肢体短缩。Salter 截骨通常会导致肢体适度延长，这可能是有利的，因为 Perthes 病通常会导致肢体短缩。但是患者负重时相对过长的患肢稍微内收将抵消包容的效果。不过对照研究表明 Salter 截骨的结果和股骨内翻截骨的差别不大。

Shelf 截骨

Shelf 截骨是增加髋臼包容的一种术式，它将髋臼顶延伸覆盖股骨头骨骺外侧未被覆盖的部分。此手术的优点是能避免股骨截骨的医源性股骨内翻畸形和肢体短缩。这对于没有重塑内翻力线生长潜力的大龄儿童是很重要的。虽然此手术开展得比股骨截骨和 Salter 截骨术要少许多，但取得的令人鼓舞的结果在不断增加，特别是在大龄儿童患者。

双膦酸盐

如果股骨骨骺的结构完整性在骨骺血运重建期间能够维持，那么也许能避免股骨头塌陷畸形。基于这些理由，一些研究小组正试图用双膦酸盐治疗 Perthes 病。

关节牵引

一些学者推测 Perthes 病早期予以关节牵引使股骨头骨骺免负重，可以防止塌陷和促进修复。一些研究报告通过外固定架牵引关节，但是这种方法的效果仍然不肯定。

在疾病早期制定的决策

临床医师面对的挑战是什么样的患者可能会从干预中受益，然后选择适当的干预方法。Catterall 在 1971 年写到"报道的治疗结果各式各样，因此，很难保证一系列的治疗是严格对照的"。20 年后，Herring 写道：很难对这些（已出版）研究结果进行比较。迄

表 13.18.2　总结 Herring 等人对 Perthes 病常见治疗方法效果的前瞻性研究

Herring 分级	年龄（S——骨龄；C——实足年龄）	结果
A	所有年龄	都做得很好，即使不治疗（罕见）
B	年龄≤6（S）或 8（C）	不论治疗方法结果都不错
B 和 B/C 交界	年龄≥6（S）或 8（C）	股骨或 Salter 截骨术＞支具治疗＞不治疗
C	所有年龄	任何治疗方法结果均差

今为止，还没有足够的前瞻性随机对照试验的结果与类似经过各种方法治疗的结果进行比较。

Herring 和同事对 6 岁以上儿童运用各种方法治疗 Perthes 病的结果进行了前瞻性研究。将物理治疗和一些包容方法（手术和非手术）进行了比较。研究明确一组经包容治疗受益的患者，结果表明手术包容治疗（股骨内翻截骨和 Salter 骨盆截骨术）比仅有少数患者受益的非手术包容治疗的效果要好（表 13.18.2）。

当外侧柱保留完整时（Herring A），所有患者以任何方式治疗效果都不错，差别很小。因此，如果 A 组患者可以明确诊断，那么治疗将相当安全。当外侧柱完全塌陷（Herring C），以任何方式治疗效果都差，几乎没有差别。这意味着为这类患者进行任何的包容治疗都是徒劳的。不幸的是，对那些处于疫病早期表现的患者医师很难预知髋关节仍将是 Herring A 还是成为 Herring C，因此仅从患者的影像学资料很难（或不可能）决定对特定患者是否进行治疗。此外在发生畸形前接受治疗是可以接受的，最好不要因存在伴发风险而故意延迟治疗，同时等待髋关节出现症状。

很明显，虽然 Caterall 和 Herring 影像学分级系统是有用的研究工具，患者在最后复查时能做对比，但它们不能用于确定哪些患者应该在早期治疗阶段进行治疗。在此背景下，临床医师如何才能选择合理的治疗呢？

作者的做法

被动和主动包容的概念

以目前对 Perthes 病的认识怎样才能转化成可用的临床治疗办法？临床治疗的是患者而非 X 线片，作者的理念是基于临床而非放射学（图 13.18.10）。

对所有发生 Perthes 病的患者进行治疗必须包括最易受累的骨骺。有些患者通过维持全范围的活动，尤其是外展来达到主动治疗。笔者认为这种情况是被动治疗，对患者只需观察而无须干预。

对外展的临床评估是决策评估中最重要的因素。临床检查中，在测量患髋外展之前，使健侧髋关节最大限度外展并在检查床边缘屈膝以固定骨盆十分重要，否则骨盆出现滚动或倾斜会使患髋外展变好。

被动外展在年幼患者（4 岁以下）是最常见的。临床经验表明，许多年幼患者保持良好的活动范围，仅伴有轻微症状。这些良好的临床表现与影像学上骨骺受累范围并不完全匹配，但这也许可以解释为什么年幼患者外观通常很好。幼儿骨骺的骨化核仅占整个软骨头的一

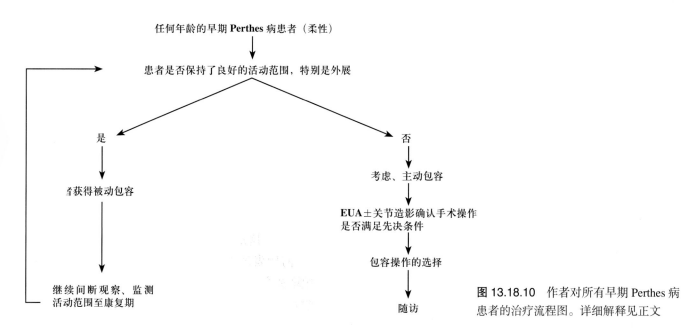

早期 Perthes 病的治疗疗程

任何年龄的早期 **Perthes** 病患者（柔性）

患者是否保持了良好的活动范围，特别是外展

是 / 否

获得被动包容

考虑、主动包容

EUA±关节造影确认手术操作
是否满足先决条件

包容操作的选择

继续间断观察、监测
活动范围至康复期

随访

图 13.18.10 作者对所有早期 Perthes 病患者的治疗流程图。详细解释见正文

小比例，在年幼（和轻体重）患者中其维护股骨头形状的作用是较少的。在年龄偏大的患者，股骨骨骺受累范围通常与临床症状、活动范围，特别是外展受限相符。

如果患者出现运动范围减小，特别是外展小于20°，那么股骨头外侧骨骺在正常活动中不会进入而是移出髋臼。这些患者无法充分包容自身的骨骺。临床上，外展受限预示着患者需要帮助来包容骨骺，临床医师必须进行干预。作者在这种情况下倾向于主动或被动的包容治疗。这种方法适用于所有患者，即使是罕见的伴有外展受限的年幼患者。可能是有这种表现的年幼患者的比例很小，导致目前在年幼患者中被动包容的效果比预期的差。目前的证据似乎表明可以对这样的孩子进行手术包容治疗来提高疗效，虽然至今没有研究支持这一观点。

根据现有的证据，作者的首选手术包容治疗是8岁以下儿童行股骨内翻截骨术（图 13.18.11）。

术后用髋人字石膏固定 6~8 周来维持外展。经验表明如果不用石膏髋关节将丧失运动度和内收。

年龄超过 8 岁的儿童行股骨内翻截骨术有一些明显的缺点。由于没有足够的生长潜力，随着塑形将残留医源性内翻畸形，如果畸形持续存在将导致肢体短缩和 Trendelenburg 步态。对于大龄儿童作者的首选包容治疗方法是 Shelf 截骨术（图 13.18.12）。

该手术没有内翻截骨术的缺点，而且越来越多的

报告显示，这是一种有效的包容治疗方法。作者发现术后不必用髋人字石膏固定。术后 12 周以后允许部分负重来增加负荷。

关节造影

着手进行手术包容方法之前选择方法的先决条件必须得到满足。麻醉检查和关节造影确认能够包容并且可以充分外展。只要骨骺的外侧部分能被骨

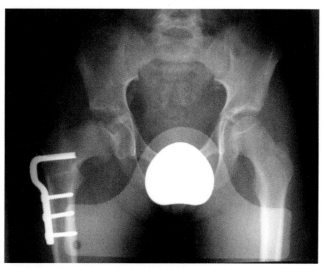

图 13.18.11 7 岁男孩右侧 Perthes 病，行股骨内翻截骨术后 9个月的髋关节 X 线片

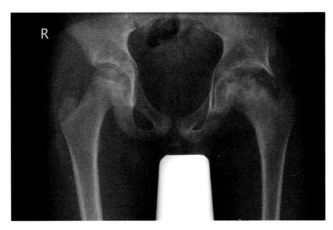

图 13.18.12　9 岁男孩左侧 Perthes 病，行 Shelf 手术后 8 个月的髋关节 X 线片

性髋臼覆盖，那么早期软骨性股骨头扁平是可以接受的（图 13.18.13A）。

　　据作者观察，手术包容适用于在门诊治疗时已经有外展受限的患者。只有当患者清醒时才存在外展受限：通常是由于滑膜炎和疼痛引起的肌肉痉挛。一旦患者在全身麻醉下痉挛解除，大多数患者恢复了充分的外展范围，骨骺得到包容。如果麻醉状态下包容仍然受限，有时可能会给予连续石膏固定或腱切断术，

但是如果受限是铰链外展的机械原因（图 13.18.13B），那么骨骺是不能被包容的，而且是手术包容的禁忌。

随访

　　作者认为 Perthes 病患者治疗后的随访应该持续到骨骼成熟。患者在童年或成年早期很少出现需要治疗的症状，但大多数患肢短缩 10～15 mm。虽然这种情况很少需要介入，但是肢体长度监测是随访的主要原因。如果差异较大高于预期或症状发展，生长期的监测将有利于在时机恰当时采用骨骺阻滞术来平衡肢体长度。

非可塑性晚期 Perthes 病

　　许多儿童因髋关节疾病遗留变形的股骨头。如果患者髋关节发展成非球形不适应，那么不适的症状将在 20 岁前后表现出来。髋关节畸形的典型解剖包括股骨颈增宽变短、大粗隆增高和一个增大的非球形（扁平）股骨头（图 13.18.14）。髋臼将适应或不适应股骨头形状，严重变形的股骨头在髋臼骨性边缘下的区域出现马鞍形凹陷。

　　这些解剖学畸形在临床上表现为短肢和Trendelenburg 步态，在活动后伴有外展肌疲劳和臀肌不适。股骨头严重扁平和增宽让其变成椭圆形而非球

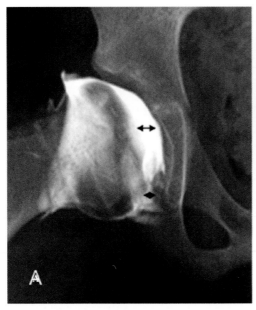
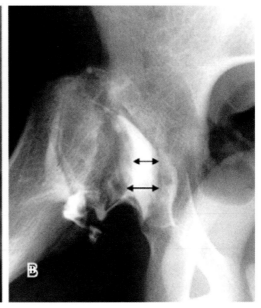

图 13.18.13　这是两张髋关节外展位造影图。图 A 的股骨头虽然扁平但是仍可包容。造影池显示在上方箭头所指的中柱变扁，但是在下方箭头所指的内侧柱仍然与泪滴附近的髋臼底接触。图 B 的股骨头畸形相对太重而外展时仍不能进入髋臼，成为铰链外展。外侧柱没有被髋臼顶覆盖，但是进一步外展时和髋臼边缘相碰撞。接着股骨头离开髋臼顶。中柱没有接触臼底，内侧柱离泪滴附近的臼底就更远了。箭头指示增宽的造影池

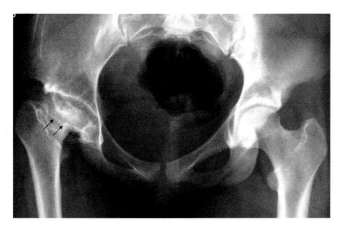

图 13.18.14 下沉线征：Perthes 病的 X 线片显示股骨头增大和扁平。转子增高，颈变短和宽，还有髋内翻。箭头所指为下沉线征。此发病年龄 11 岁、伴有铰链外展受限的女孩尽管拍片前 2 年做了造盖截骨术但预后差。她接下来将行外展截骨术

骨头变形的经典体征。

在最坏的情况下，股骨头顶部表面变平甚至凹陷，因为外展时变形的股骨头不会进入到髋臼前盂唇之下而导致外展严重受限。如果髋关节被动外展，头的外侧部分将撞击髋臼外侧缘。进一步外展可导致股骨头离开髋臼内侧底部，或在撞击点形成"铰链"。这就是所谓的"铰链外展"。一个铰链髋的患者在清醒时不会允许任何外展，因为实在是太痛苦了。在麻醉下髋关节可以强制外展和用关节造影显示铰链（图 13.18.13B）。

一旦股骨头达到愈合阶段，它的形状就固定了，不会因包容而进一步改变。现在的目标是使股骨头和髋臼的形状与对线是在一个相适应的位置，还能给患者提供功能性的运动弧。治疗原则是"最适应的位置"，这可以应用于任何畸形的股骨头。

动态关节造影术是评估畸形髋关节的关键检查。典型 Perthes 病的关节造影常常显示髋关节内收时的相适应。在这些情况下，股骨近端外翻截骨将使患者在站立时有髋关节适应的力线（图 13.18.15）。

外翻截骨术在撞击点达到之前可以增加一些外展。此外截骨有时可以延长短肢，而且大粗隆将置于更低和更外侧的位置，增加外展力臂，改善 Trendelenburg 步态和外展肌疲劳。这个治疗减轻了症状，能延长患者髋关节使用寿命，推迟关节置换时间。

形。虽然一个球形关节可以轻松地向各个方向运动，而椭圆形头更像是沿着冠状面长轴在滚动。通常屈曲良好但是旋转和外展受限。虽然患者往往有良好的屈曲，但在矢状面上不能总是实现充分屈曲。股骨头前外隆起部分在屈曲过程中由于畸形不会进入髋臼前盂唇之下。为了实现进一步的屈曲，患者的腿（和股骨）必须外旋，将隆起部分转至髋臼外侧缘周围：这是股

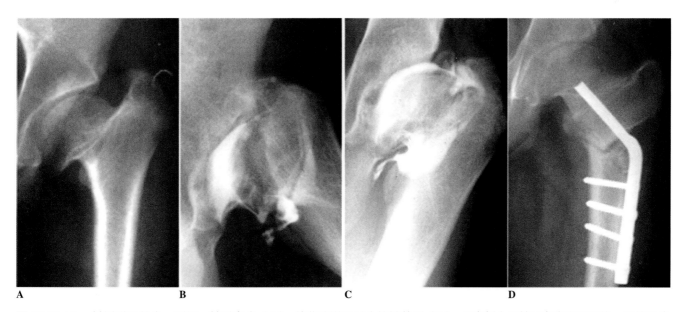

A   B   C   D

图 13.18.15 椭圆形股骨头、颈短、转子高尖（A）。关节造影显示为铰链外展（B）。此病例由于转子高尖出现碰撞，碰撞通常继发于 Perthes 病扁平的股骨头骺被挤压出的外侧部分。当髋关节被动内收时，关节造影显示出一个最佳适应的包容位置（C）。外展截骨可以重建最佳适应关系（D），并保留了有功能的外展运动范围

拓展阅读

Catterall, A. (1971). The natural history of Perthes' disease. *Journal of Bone and Joint Surgery*, **53B**, 37–53.

Catterall, A., Pringle, J., Byers, P.D., *et al.* (1982). A review of the morphology of Perthes' disease. *Journal of Bone and Joint Surgery*, **64B**, 269–75.

Chung, S.M. (1976). The arterial supply of the developing proximal end of the human femur. *Journal of Bone and Joint Surgery*, **58A**, 961–70.

Herring, J.A. (1994). The treatment of Legg–Calve–Perthes disease. A critical review of the literature. *Journal of Bone and Joint Surgery*, **76**, 448–58.

Herring, J.A., Kim, H.T., and Browne, R. (2004). Legg–Calve–Perthes disease. Part II: Prospective multicenter study of the effect of treatment on outcome. *Journal of Bone and Joint Surgery*, **86A**, 2121–34.

Myers, G.J., Mathur, K., and O'Hara, J. (2008). Valgus osteotomy: a solution for late presentation of hinge abduction in Legg–Calve–Perthes disease. *Journal of Pediatric Orthopedics,* **28**, 169–72.

Stulberg, S.D., Cooperman, D.R., and Wallensten, R. (1981). The natural history of Legg–Calve–Perthes disease. *Journal of Bone and Joint Surgery*, **63A**, 1095–108.

13.19
股骨头骺滑脱

N. M. P. Clarke

（张　涛　译　刘晓光　审校）

要点

- 股骨头骺滑脱常发生于青少年生长发育较快的阶段
- 诊断延迟依旧是本病的难点
- 急性、重度的不稳定滑脱是骨科急症；对推荐的治疗方法仍有争议

引言

股骨头骺滑脱（slipped capital femoral epiphysis, SCFE）是一种发生在青少年快速生长阶段的疾病。当足够的剪切应力作用于股骨近端生长板时，会导致股骨头骨骺相对于干骺端向后内侧移位；这种情况在肥胖的患儿中更加常见。

诊断延迟依旧是该病诊疗的难点。主要因为临床医师未将膝关节大腿区域的疼痛症状与髋关节疾患联系起来。而且在疾病早期，骨盆的前后位 X 线片也常常没有阳性发现。

绝大多数的滑脱通过单空心螺钉固定能得到治疗。但是在预防性固定和急性不稳定滑脱的处理上，依旧存在争议。

发病率和病因学

据报道，该病的发病率为 1 ~ 7/100 000。男性受累人数为女性的 3 倍。在受累人群中，20% 为双侧受累。

典型患者常常表现肥胖，同时可能合并性腺发育不良，所以内分泌异常可能是该病的病因。甲状腺功能低下、生长类固醇治疗以及异常含量的卵泡刺类固醇、黄体生成素和睾酮，都和该病有关联。同样，代谢性骨病（例如肾性佝偻病）以及因恶性肿瘤接受化疗和放疗，均和该病相关。最近的数据还揭示了儿童期的肥胖增长也增加了 SCFE 的发病率；同时，股骨后倾也和 SCFE 相关。

对 SCFE 生长板的超微结构研究显示，增殖区和肥大区细胞成分减少且结构紊乱。细胞数量的减少是因为凋亡的软骨细胞的异常发生频率和分布。MRI 检查也证实了"先兆滑脱"的概念。

分类（框 13.19.1）

现在存在各式各样的分类方法，例如，依据病程长短、是否可负重（功能）或是股骨头相对于干骺端的移位程度（形态）。

病程

急性 SCFE：发病在 3 周以内，常有前驱症状，或是在一次轻微的外伤之后，但该外伤的能量不足以引起 I 型骺损伤。

慢性 SCFE：更为常见的类型。常常表现有为期数月、隐匿的腹股沟、大腿区及膝关节周围疼痛，伴跛行及外旋步态。影像学检查可发现股骨头塑形的表现。

慢性病程急性滑脱：常常有超过 3 周的前驱症状，伴突发疼痛加重。

框 13.19.1　股骨头骺滑脱分类系统

- 根据症状病程进行分类：急性、慢性病程急性滑脱、慢性
- 根据能否负重的功能分类：稳定、不稳定
- 根据股骨头骺与股骨颈相对关系的形态学分类：轻、中或重

功能

Loder 提出的"稳定"概念，是和急性发病患者负重能力相关的。急性和慢性病程急性滑脱的患者，都可以应用该分类办法。不稳定滑脱的患者常常因剧烈疼痛而无法负重。

形态

通过 X 线片进行股骨头移位程度的评估，而不必行 CT 扫描。测量股骨干轴线和股骨头骺基底垂线的夹角，滑脱Ⅰ:0°～30°；Ⅱ:30°～60°；Ⅲ:60°～90+°。

诊断和影像学检查

症状与体征和滑脱的严重程度并不相关。慢性稳定型 SCFE 患者常主诉腹股沟区、大腿前内侧和膝盖的隐匿性疼痛。疼痛部位常常延误诊断，引起鉴别的困难。而诊断的延迟和疾病的进展加重有很强的关联。所以需要更加完善的宣教。

早期查体发现并不是很明显，有髋关节内旋受限，进展到肢体短缩合并外旋畸形。急性或慢性急性滑脱常表现为突发疼痛，不可负重。

标准的放射学检查为髋关节正侧位 X 线片，据此常常可作出诊断。最早的放射学征象为骺生长板的增宽（先兆滑脱），正位 X 线片常常很难在此时期得出诊断。此时可以做平行于股骨颈上缘的直线(Klein 线），正常髋关节中该线与股骨头骺外侧部分相交；而早期滑脱时，并不相交（Trethowan 征）。Steel 描述的"干骺端白化征"，是由于股骨头骺和干骺端重叠后引起的密度增高（图 13.19.1 和框 13.19.2）。

B 超可能会显示关节周围渗出，从而发现早期 / 轻微的滑脱。

治疗

首要目的是获得股骨头骺的稳定，阻止进一步滑脱。防止缺血性坏死和软骨溶解为进一步治疗的目的。

框 13.19.2　SCFE 的放射学特征
◆ 骺板增宽
◆ Klein 线
◆ Trethowan 征
◆ 干骺端白化征

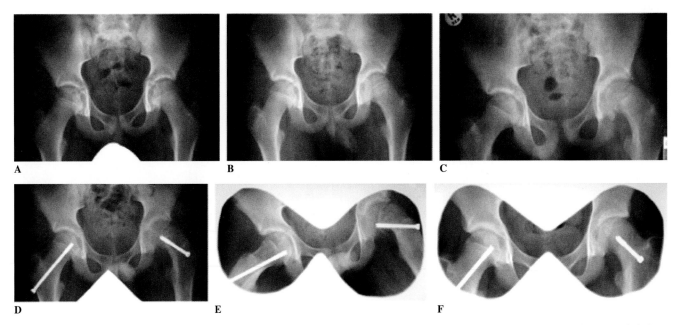

图13.19.1　系列 X 线片描绘了滑脱、手术治疗和塑形的自然病程。A）一名大腿疼痛的 13 岁男孩的 X 线片显示左侧有"滑脱前兆"。生长板增宽和干骺端白化。B）12 个月后症状仍持续，表现出 Trethowan 征（见正文）。C）再过 2 个月出现慢性滑脱进展的征象，伴左侧塑形和右侧可疑移位（Klein 线，见正文）。D）和 E）螺钉固定后的表现。注意螺钉入点不同（左侧偏前）才能固定好骨骺。F）术后 11 个月出现了塑形证据

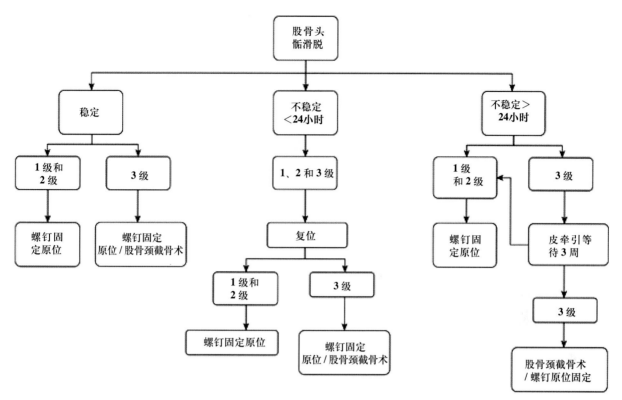

图 13.19.2 SCFE 的推荐治疗方法（Reproduced with permission and copyright © of the British Editorial Society of Bone and Joint Surgery.）

治疗策略见图 13.19.2。

慢性滑脱

大多数滑脱为慢性滑脱。通过单枚空心钉固定可以获得良好效果。螺钉的螺纹应经过骺生长板，进入到骨骺中心。最近的生物力学研究指出，应在骺生长板两侧对称分布螺钉螺纹，从而获得最佳的稳定性。不可将螺钉穿入关节，避免软骨溶解症的风险。因为取出螺钉会发生相关并发症，故不必取出。

单枚螺钉固定是非常可靠的治疗方式。但是在移位很严重的病例中，因为需要精确地从前方打入螺钉，所以要很好地理解患髋病理解剖。手术后，会出现再塑形，外旋畸形常常可以缓解，但是远期观察会发现股骨髋臼撞击。

对于合并内分泌疾患如甲状腺功能低下的年轻患者，应用光滑的钢针来固定，并经内分泌治疗出现愈合征象后，可以将内固定取出。

急性不稳定滑脱

对急性不稳定滑脱的早期治疗依然存在争议，因为这样会损伤股骨头骺的血运，导致出现 AVN。大多数医师认为应在手术床上将移位的骺进行轻柔复位，并用单枚螺钉固定（其他学者认为，应用两枚螺钉的两点固定更为可靠）。一项研究显示在急性滑脱 24 小时之内进行复位并固定，没有 1 例发生股骨头坏死；而另外一项研究显示在 24 小时之内应用同样的治疗方法，有 7% 的股骨头发生缺血坏死，而治疗延迟的患者，坏死率则为 20%。该研究的学者认为，如果急性滑脱患者在发病 24 小时之后就医，可以先进行为期 3 周的牵引，之后进行股骨颈截骨或螺钉固定。

慢性病程急性滑脱

对于慢性病程急性滑脱不应尝试复位股骨头骺的急性移位并避免完全矫正畸形。可以应用原位螺钉固定。

严重移位滑脱

有些学者认为，对于严重移位的股骨头骺滑脱，应尽量恢复股骨头骺的解剖力线，从而改善患者功能，同时降低今后出现骨关节炎的风险。所以他们推荐应用截骨或切开复位治疗急性滑脱来矫正畸形，同时应用单枚或两枚螺钉进行固定。

已经有文献关注到股骨颈的再塑形能力，但是最近的研究显示，由于股骨髋臼的撞击，引起了早期髋臼边缘解剖形态异常，在晚期，还可以发生骨关节炎。

有些外科医师推荐行髋关节手术脱位后，在股骨颈和股骨头骺交界处进行骨软骨成形手术，即使是轻度滑脱也照常在骺生长板水平行股骨颈截骨矫形。Fish 楔形股骨颈截骨矫形术，会从干骺端和股骨头骺上完全切除骺生长板，使骨和骨对合并愈合。AVN 发生率为 4.5%～35%，软骨溶解症发生率为 10%～30%。该术式并发症发生率较高，致使许多医师推荐初期应用螺钉固定；如果有畸形发生，则二期行截骨矫形（见下文）。

对侧滑脱

对于健侧股骨头是否应该进行预防性螺钉固定仍然存在争议。AVN 和软骨溶解症的发生是灾难性的。文献回顾发现，健侧发生骺滑脱的概率为 19%，所以最好的"治疗"方法就是观察。而对于合并内分泌异常，健侧发生 SCFE 的概率则为 27%，推荐预防性固定。而对不能获得严密随访的患者，也推荐预防性固定。

骨龄滞后并不能作为健侧 SCFE 的预测因子。

挽救性治疗

残留的畸形，可以通过粗隆间截骨得到改善。Southwick 描述，可以在小粗隆水平进行三平面截骨。但是此种方法手术难度大，而且截骨平面距离畸形位置过远。Dunn（和 Fish）记录的截骨方法是在畸形区域进行，但是手术并发症发生率较高。虽然截骨可以改善关节的活动范围，但是对于功能改善有限。而且截骨术后的患者远期是否会发生骨关节炎、是否会影响到日后的关节置换手术，现在仍不清楚。

并发症（框 13.19.3）

股骨头缺血性坏死为最常见的并发症，但是通常经过 18 个月才可以在影像学上发现。急性不稳定滑脱有较高的发生率（最高至 35%）。引起缺血性坏死的危险因素为切开复位、股骨颈截骨、稳定滑脱的手法复位、不稳定滑脱（晚期）进行暴力复位、Down 综合征。大多数发生股骨头缺血性坏死的髋关节，需要进行关节成形术。

软骨溶解症定义为，关节间隙狭窄大于 50%。髋人字石膏的使用增加了溶解的发生率。病因学仍然不明确，可能与免疫系统激活相关。也可能和治疗中内

固定穿入关节有关。关节间隙狭窄往往在最初的 1 年中最为严重；这其中有 50% 的患者可以在未来的 3 年内关节间隙进行性狭窄。部分患者需要进行髋关节置换手术。

框 13.19.3　SCFE 的并发症

- ◆ 病情相关？
- ◆ 治疗相关？
- ◆ AVN：
  - 切开复位
  - 股骨颈截骨
  - 稳定滑脱行手法复位
  - 不稳定滑脱行晚期/暴力手法复位
  - Down 综合征
- ◆ 软骨溶解症：
  - 髋人字石膏（很少应用）
  - 钢针穿透？

拓展阅读

Adamcyzk, M.J., Weiner, D.S., Nugent, A., McBurney, D., and Horton, W.E. Jr. (2005). Increased chondrocyte apoptosis in growth plates from children with slipped capital femoral epiphysis. *Journal of Pediatric Orthopedics*, **25**, 440–4.

Diab, M., Daluvoy, S., Snyder, B.D., and James, R. (2006). Osteotomy does not improve early outcome after slipped capital femoral epiphysis. *Journal of Pediatric Orthopedics*, **15**, 87–92.

Fraitzl, C.R., Käfer, W., Nelitz, M., Reichel, H. (2007). Radiological evidence of femoroacetabular impingement in mild slipped capital femoral epiphysis: a mean follow-up of 14.4 years after pinning in situ. *Journal of Bone and Joint Surgery*, **89B**, 1592–6.

Kocher, M.S., Bishop, J.A., Hresko, M.T., Millis, M.B., Kim, Y-J, and Kasser, J.R. (2004). Prophylactic pinning of the contralateral hip after unilateral slipped capital femoral epiphysis. *Journal of Bone and Joint Surgery*, **86A**, 2658–65.

Kordelle, J., Mills, M., Jolesz, F.A., Kikinis, R., and Richolt, J.A. (2001). Three-dimensional analysis of the proximal femur in patients with slipped capital femoral epiphysis based on computed tomography. *Journal of Pediatric Orthopedics*, **21**, 179–82.

Murray, A.W. and Wilson, N.I.L. (2008). Changing incidence of slipped capital femoral epiphysis: a relationship with obesity? *Journal of Bone and Joint Surgery*, **90B**, 92–4.

Papavasiliou, K.A., Kirkos, J.M., Kapetanos, G.A., and Pournaras, J. (2007). Potential influence of hormones in the development of slipped capital femoral epiphysis: a preliminary study. *Journal of Pediatric Orthopedics*, **16**, 1–5.

Rahme, D., Comley, A., Foster, B., and Cundy, P. (2006). Consequences of diagnostic delays in slipped capital femoral epiphysis. *Journal of Pediatric Orthopedics*, **15**, 93–7.

Southwick, W.O. (1973). Compression fixation after biplane intertrochanteric osteotomy for slipped capital femoral epiphysis. A technical improvement. *Journal of Bone and Joint Surgery*, **55**, 1218–24.

13.20
常见的膝关节疾病

Shahryar Noordin • Andrew Howard

（张 涛 译 刘晓光 审校）

要点

- 对所有主诉膝关节症状的患儿都必须检查其同侧髋关节及脊柱疾患
- 先天性或持续性髌骨外侧脱位与屡发性髌骨脱位的临床表现完全不同，且手术治疗（如需要）常较复杂
- 稳定的剥脱性骨软骨炎病灶的自然病程通常较常见于骨骺未闭合的患儿

引言

膝关节是小儿骨科医师需要评估的最常见的关节之一。对所有主诉膝关节症状的患儿必须检查同侧髋关节及腰椎疾患。本章讨论小儿常见的膝关节疾病。年轻运动员所好发的膝关节障碍将于运动医学章节（见 13.23）中详述。青春期髌骨关节的内容则涵盖于 8.10 章。

先天性和习惯性髌骨脱位

髌股关节是一个复杂关节，维持其稳定需要骨性结构匹配及动静态的软组织平衡。任何可导致正常解剖关系受损的病变，如发育不良、对线异常或创伤会影响其平衡，从而外侧半脱位及脱位常见。

髌骨于胚胎期第 7 周逐渐形成。髌腱内深在的细胞逐渐发育为未钙化的肌腱性原基，随着其逐渐生长，于 4 ~ 6 年内逐渐骨化。膝关节周围软组织对于维持髌股关节稳定性具有重要作用。尤其是内侧髌股韧带（MPFL）及股内斜肌（VMO）提供了强大的力量约束髌骨以防其外侧脱位。内侧髌股韧带从股骨髁上收

肌结节跨过膝关节前内侧区域，止于髌骨内上缘（图 13.20.1）。据推断髌股内侧韧带提供了 50% ~ 80% 的约束力量，单纯松解内侧髌股韧带可增加髌骨外侧脱位风险 50%。股内斜肌是内侧动态稳定的原始力量，与髌股外侧韧带紧密协同作用。

膝关节充分伸展位时，髌骨自然处于股骨沟上外侧。当屈膝 10°~ 30°时，髌骨及滑车才开始衔接。髌腱长度的改变可影响此过程。例如，高位髌骨的患者于更大的屈膝角度时才开始衔接，导致屈膝初期时骨性约束减少（图 13.20.2）。滑车发育不良也被认为是髌骨不稳定的因素之一。滑车发育不良更广义的定义为滑车沟平坦，见于 29% ~ 85% 的髌股关节不稳定患者（图 13.20.3）。股骨及胫骨的各种扭转畸形也提示存在髌股关节不稳定。历史上 Q 角增大曾被认为是髌骨不稳定的危险因素之一：更大的 Q 角导致髌骨屈服于更大的外侧合力向量（框 13.20.1）。然而，近年来报道对此提出质疑。约 2/3 的髌骨不稳定患者伴有广泛韧带松弛，但其相关性近来仍受到质疑。

先天性髌骨脱位并不常见，表现为两种临床综合征，一种是髌骨固定外侧脱位，另一种是髌骨习惯性脱位。也有人使用屡发性髌骨脱位来描述习惯性、获得性或非创伤性髌骨脱位。先天性或持续性髌骨外侧脱位及

框 13.20.1　Q 角
- 髂前上棘至髌骨中心的连线，及髌骨中心至胫骨结节连线的夹角
- 正常值：男性 14°，女性 17°

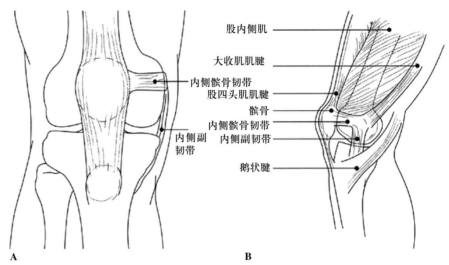

股内侧肌

大收肌肌腱

内侧髌骨韧带
股四头肌肌腱
髌骨
内侧髌骨韧带
内侧副韧带

鹅状腱

内侧副韧带

图 13.20.1 正位（A）及侧位（B）的膝关节简明解剖示意图，提示内侧髌股韧带的位置及其与内侧副韧带及鹅足的关系

A   B

习惯性髌骨脱位的临床表现完全不同，见表 13.20.1。

先天性髌骨外侧脱位的患儿可表现为膝关节屈曲挛缩，股骨髁前方未触及髌骨。在其外侧较难触及发育不全的髌骨。磁共振显像可明确髌腱位置。这类患儿可能表现为独立行走功能延迟或伴有因膝关节屈曲挛缩及胫骨外旋所导致的异常步态。受累患者可能有某种肌肉骨骼综合征，髌骨脱位为其特征表现之一。先天性髌骨脱位可能双侧发病，但单侧发病更常见（框 13.20.2）。

先天性髌骨脱位的病理解剖学常包括关节挛缩，伴后关节囊及腘绳肌腱挛缩，并可包括先天性交叉韧带缺如。此外也存在不同程度的外侧支持带、髂胫束、股外侧肌、股直肌、股内侧肌及外侧髌股、髌胫及髌半月板韧带的挛缩。髌骨固定外侧脱位病例中，伸膝

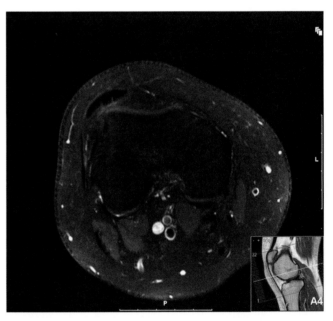

图 13.20.3 磁共振显像提示髌骨外侧半脱位，伴浅平发育不良的滑车沟

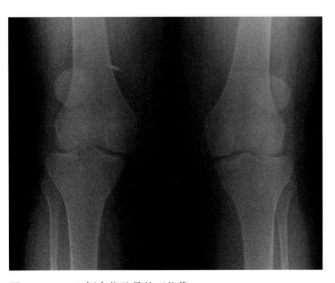

图 13.20.2 双侧高位髌骨的正位像

表 13.20.1 先天性及习惯性髌骨脱位的不同临床表现

先天性脱位	习惯性脱位
髌骨外侧脱位——固定脱位	通过膝关节屈伸可使髌骨自发脱位及复位
通常婴儿期较明显	通常 5～10 岁时发现畸形
常为综合征的一部分表现	通常为单发畸形
屈曲挛缩	膝关节活动范围正常
常有功能障碍	功能障碍轻微，通常可耐受
需早期手术矫正	如无症状常不手术

框 13.20.2　伴发先天性髌骨脱位的综合征

◆ 关节挛缩
◆ Larsen
◆ Rubinstein-Taybi
◆ Downs（21- 三体）
◆ 指甲 - 髌骨
◆ Ellis-van Creveld
◆ 软骨生成障碍

机制变为使膝关节屈曲及外旋，进而导致膝外翻。

急性非创伤性、习惯性或屡发性髌骨脱位的特征为儿童开始行走后发病。高位髌骨、滑车发育不良及韧带松弛可能是其病理解剖因素。这类患者无屈曲挛缩，但他们会主诉膝关节不稳定，但通常可非常好地耐受。伸膝能力可能弱。在儿童时期，功能障碍及畸形而非疼痛是主要症状（图 13.20.4）。

髌骨复位有助于促进滑车发育和髌股关节相适应，故推荐于发病早期行手术干预。对青春期患儿，仅在有明显症状时才考虑行复位及重建术。

无论髌骨脱位是固定或习惯性的，手术方式均较复杂。很重要的一点是认识到其病理解剖包括明显的软组织挛缩。所有异常紧张的外侧结构均需行广泛松解：这包括外侧支持带、髌股韧带嵌入的外侧关节囊，以及在膝关节脂肪垫中的外侧髌半月板韧带。调整髌骨对线后，在延长位置修复外侧支持带。股外侧肌总会受累，要么短缩，要么异常黏附于髂胫束或外侧肌间隔。为防止矫正过度，应于松解股外侧肌周围粘连后再行延长术。

外侧广泛松解后，髌骨应位于滑车中心位置。然而大多数病例中，股四头肌装置中央部分仍有挛缩，为维持髌骨屈膝时稳定必须进行延长。在关节挛缩症如膝关节屈曲挛缩中，需行规范的后侧入路以延长腘绳肌并松解后侧关节囊。

内含内侧髌股韧带的内侧支持带通常被先天性髌骨脱位严重侵犯。在固定畸形中，支持带可能附着于股骨内侧髁的下方，需仔细将其分离并从下方关节面中解脱出来。在适当外侧松解及延长使髌骨复位后，再修复内侧支持带并重建内侧髌股韧带。大龄患儿还需再行内侧增强修复。将半腱肌的肌腱转移至髌骨可达到这一目的。

在屡发性无创伤性脱位中，挛缩通常并不严重。应选择延长而非松解外侧支持带以防止过度矫正并维持外侧支持带对髌骨稳定的积极作用。如不伴关节松弛和（或）严重滑车发育不良，则同时可行内侧髌股韧带重建。

青春期急性创伤性髌骨脱位

急性创伤性外侧髌骨脱位的平均年发生率为 5.8/100 000，在 10 ~ 17 岁年龄段则增加至 29/100 000。

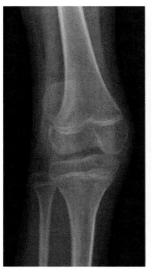
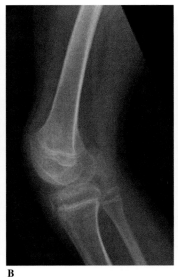
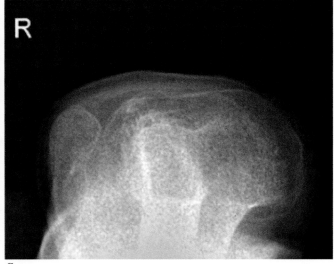

图 13.20.4　一名大龄儿童长期性屡发髌脱位的膝关节正位（A）、侧位（B）及轴位（C）像

与之前的认识相反，最常见累及的人群并非肥胖、久坐的女性，而是年轻运动员（无性别区别）。创伤性膝关节脱位的两种常见机制为运动（61%）及舞蹈（9%）损伤（框13.20.3）。脱位的原因可能是非接触性损伤，其机制类似于前交叉韧带损伤机制，或是钝性外伤导致膝关节外翻外旋运动，或超过了有脱位倾向患者的内侧髌股韧带伸长应力的直接外侧应力作用于髌骨导致。应特别关注患者情况以确定患者是否既往有同侧或对侧髌骨脱位。有对侧髌骨脱位病史其复发风险将增大6倍；这与同侧膝关节既往脱位病史一致。髌骨脱位家族史可见于9%～15%的患者（框13.20.3）。

大量急性创伤性髌骨不稳定的患者会经历慢性不稳定或慢性髌股关节疼痛。据报道再脱位发生率为15%～44%，但或许更令人担忧的数据是至少30%～50%的患者于伤后两年以上仍会感到膝关节前方疼痛。

内侧脱位不常见，几乎都是医源性损伤导致：继发于治疗外侧不稳定时过度热心的髌骨外侧支持带松解。关节内脱位更为罕见。

髌骨不稳定的体格检查应包括观察髌骨静止时的位置，从屈膝至伸膝时观察其轨迹是否出现外侧移位（J sign），从伸膝至屈膝时观察其滑入滑车。超过50%的髌骨被动外侧移位是不正常的，如伴有髌骨恐惧更是如此。应检查是否存在膝关节过伸及广泛关节松弛，应评估腘绳肌及股四头肌的肌力及肌张力。旋转状态通常体现出股骨内旋及胫骨外旋，"髌骨斜视"或许是髌骨外侧半脱位的诱因。

传统上X线片是记录髌骨位置及确定骨软骨骨折的标准及首选的影像学检查（框13.20.4）。MRI可进一步描绘病理情况：对诊断内侧髌股韧带损伤具有85%的敏感性和70%的准确性。软骨损伤的敏感性是可变的，但通过行特殊的软骨显像序列可改善。此外除检测骨性撕脱伤外，近来超声也是检测内侧髌股韧带损伤的可靠手段。

对于急性创伤性髌骨脱位而不伴骨软骨损伤的患者，应给予膝关节制动后复位，再加压包扎并固定膝关节。可在能承受的范围内适当拄拐负重。最初复查时，持续性疼痛、肿胀及活动受限等症状无改善的征象，提示更严重的关节内病变，需立刻行进一步影像学检查和（或）关节镜检查。伴骨软骨损伤、内侧髌股韧带-股内斜肌复合体畸形及有较高运动需求的患者应早期手术干预。对于重要的承重关节面的损伤应行修补、清创或选择一种软骨重建术式。根据病灶大小及情况的不同，可选择切开或关节镜下进行手术。

复发性非创伤性脱位或持续性髌骨不稳定的患者，除需进行严格的康复训练外，也应进行手术以防止关节损伤进展。潜在的病因均是固定病理解剖机制，或许是骨性（滑车发育不良、Q角增大、胫骨结节增大：滑车沟距离）。治疗髌骨不稳定可选择许多不同的手术技术（框13.20.5）。

这类手术可分为两大类：软组织平衡及恢复顺列，或骨性手术。对于生长板仍未闭合的患儿，像Elmslie-Trillat这类手术是禁忌证，因其存在损害生长板导致继发畸形的危险。近端或远端软组织恢复力线的手术，以及伴或不伴胫骨结节转移术，对于滑车发育不良的患儿效果不佳。这些患儿的肌腱功能不全不是其病因，而是反复脱位的结果。尝试矫正滑车发育不良及股骨或胫骨截骨术具有许多不同术式，它们可能是矫正一切肢体力线的必要手段。

剥脱性骨软骨炎

这是一种后天获得性疾患，可影响软骨下骨，进而表现出一系列病理改变，从关节软骨软化伴不完整关节面，至早期关节软骨分离，伴或不伴关节病变的

框13.20.4　膝关节影像检查
4个方位： 正位、侧位、切线位、天际线/轴位（Merchant）

框13.20.3　急性创伤性髌骨脱位的受伤机制
◆ 非接触性：膝关节外翻/外展活动伴股骨内旋和（或）胫骨外旋 ◆ 钝性创伤：膝关节外翻/外旋活动或髌骨外侧直接受力

框13.20.5　髌骨不稳定的手术治疗
◆ 软组织平衡术 　● 近端或远端（RouX-Goldthwait）矫正顺列 　● 单独或并行 ◆ 骨性手术：Elmslie-Trillat（骨骺仍开放为禁忌证）

部分脱离，至骨软骨分离伴游离体形成。剥脱性骨软骨炎发病率为（15～29）/100 000，男女比例为 5∶3。近年来越来越多的小孩子参加竞技体育活动，导致平均发病年龄下降及女孩发病率的上升。位于股骨髁的病灶部位并不随年龄而改变，超过 70% 的病变位于经典区域，即股骨内侧髁的后外侧区域（框 13.20.6 和图 13.20.5）。较少累及髌骨。

特发性剥脱性骨软骨炎必须与由化疗、血红蛋白病及类固醇使用所导致的缺血性坏死的类似病变鉴别。据推测剥脱性骨软骨炎的部分病因为炎症、遗传因素、缺血、骨化障碍，但无足够证据支持其中任何单一因素为病因。历史上，典型的剥脱性骨软骨炎的股骨内髁病灶与软骨下应力骨折相类似。典型病变常伴有成骨改变及巨细胞吸收，通常表现为缺血改变。1933 年 Fairbanks 提出剥脱性骨软骨炎是暴力导致胫骨内旋，使胫骨髁间嵴撞击股骨内侧髁内侧导致。反

复创伤也可能使下方的软骨下骨中发生应力骨折，如果应力反复持续存在抑制了软骨下骨愈合（不愈合），则可能发生骨块坏死，进而导致骨折块切开和分离。双侧剥脱性骨软骨炎的患者胫骨向外扭转增大，症状持续不缓解的患者更是如此，这提示胫骨扭转对于膝关节剥脱性骨软骨炎的发生、发展具有其特定作用。

传统上基于骨骼成熟情况，将剥脱性骨软骨炎分为青年型（骨骺开放）与成人型（骨骺闭合）。这个分类很有用，因其体现了青年型的较高愈合率与成人型的不同。青年型剥脱性骨软骨炎更多见于运动员儿童。40%～60% 的病例常有膝关节外伤的既往病史。典型表现为膝关节前方疼痛：活动后加重，休息可缓解。早期，剥脱性骨软骨炎病灶完整的患者症状较不明显，为膝关节局限性轻度疼痛，活动时或活动后僵硬，有时活动后肿胀。动态症状，例如，摩擦、交锁及锁定，更常见于剥脱性骨软骨炎病变晚期，此时可表现出松动或脱落的剥脱性骨软骨炎病灶。

最初的体检发现为受累的膝关节屈曲时髁上方压痛。稍后患者进展为关节渗出及活动受限。患儿可能跛行，受累下肢外旋以防胫骨髁间嵴对股骨内髁产生撞击。当胫骨内旋时可引出疼痛（Wilson 征），但此征象缺乏敏感性。稳定病变在正常活动范围内通常无渗出、骨擦音或疼痛。长期病变可能出现股四头肌萎缩。

不稳定病灶可表现出动态症状。疼痛步态常见，通常有膝关节渗出，或可伴活动时骨擦音。由于

框 13.20.6　　剥脱性骨软骨炎的病变部位
◆ 股骨髁：
• 股骨内髁——后外侧：70%
• 股骨外髁——下方中央：15%～20%
• 滑车——1%
◆ 髌骨：
• 下内侧——5%～10%

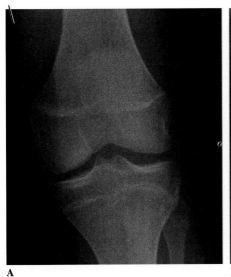 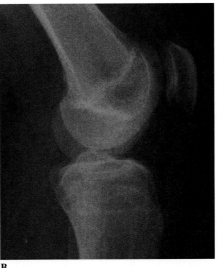

图 13.20.5　青春期患儿的膝关节影像正位（A）及侧位（B）。可见剥脱性骨软骨炎病变位于股骨内髁的外侧。图中并非完全位于后方，故非病变的"经典"部位

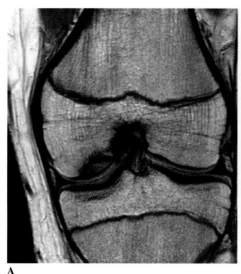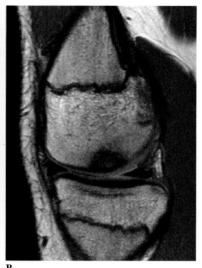

图13.20.6 图13.20.5中病变的正位（A）及侧位（B）磁共振成像，提示剥脱性骨软骨炎病变

20%～25%的病例为双侧发病，故对双侧膝关节均应认真检查。如发现双侧病变，典型病灶的大小及症状常不对称。

初步检查包括立位正侧位片。如怀疑剥脱性骨软骨炎则需行切线位或隧道视野以定位、定性病变，排除其他骨性疾病，并评估骨骼成熟情况。7岁以下儿童股骨远端骨骺形态不规则，可能与剥脱性骨软骨炎相似，但这些无症状的部位是正常骨化的解剖学表现。通过X线片可描述病变部位、估计病变大小（图13.20.5）。典型表现包括软骨下骨区域出现一个新月形硬化骨块的透光轮廓。

膝关节剥脱性骨软骨炎通过X线片即可诊断，但却难以描述病变稳定程度或病变上覆盖软骨的情况。磁共振检查是剥脱性骨软骨炎诊断的金标准。磁共振检查可明确病灶大小、软骨及软骨下骨的状态（图13.20.6）。其他可发现的重要征象包括骨骼水肿的范围、骨块下方高信号区域的表现及松动骨块的表现（表13.20.2）。磁共振检查最有用的诊断特征是可区分Ⅱ期与Ⅲ期病变。骨块及其原位骨之间接触面的滑膜液或肉芽组织，可表现为磁共振T2加权像上的信号增高，通常提示不稳定病变。与之相反，接触面间缺失高信号区域是稳定病变的可靠征象。在Ⅱ期剥脱性骨软骨炎病变中，接触面低信号提示可稳定病灶的纤维连接。与之形成对比的是，Ⅲ期病灶表现为接触面高信号，提示骨块与其下方原位骨之间滑膜液体。

与稳定型剥脱性骨软骨炎病变自然史一致，病变

表13.20.2 青年型剥脱性骨软骨炎的磁共振分类

分期	描述
Ⅰ	轻微信号改变，骨块周围无明显边缘
Ⅱ	骨软骨块边缘清晰，骨块与其原位骨之间无液体信号
Ⅲ	骨块及原位骨之间可见部分液体信号
Ⅳ	液体信号完全环绕骨块，但骨块仍在原位
Ⅴ	骨块完全脱离移位（游离体）

通常更好发于骨骺开放的儿童。目前广泛共识是初期应行非手术治疗。

Kocher推荐行三阶段非手术治疗策略（框13.20.7）。第一阶段末时，患儿应无疼痛感，并复查X线片。第二阶段在能承受范围内允许适当承重，免于制动。开始康复计划，着重强调恢复膝关节活动范围，低强度训练以加强股四头肌及腘绳肌。禁止行体育活动及反复冲击性活动。如诊断明确后3～4个月内X线片及临床检查提示有愈合迹象，则可开始第三阶段。这一阶段包括严格监护下逐渐开始奔跑、跳跃

框13.20.7 三阶段非手术治疗策略
1. 膝关节制动4～6周，拄拐部分负重
2. 6～12周，在可承受范围内免制动负重，开始康复计划
3. 3～4个月，如愈合，逐渐恢复体育锻炼

框 13.20.8　剥脱性骨软骨炎病灶手术治疗的目的
◆　维持关节相适应
◆　不稳定骨块的牢固固定
◆　修复 / 重建骨软骨缺陷

及降低了运动敏捷性的锻炼。当膝关节症状消失后可逐渐恢复运动并增大强度。第三阶段时可复查磁共振以评估愈合情况。如症状复发或随访 X 线片提示复发，再考虑重复进行非手术治疗。

　　不论患者年龄，对骨块脱落或不稳定病灶（Ⅲ 及 Ⅳ 期）者应考虑行手术治疗。接近骨骺闭合年龄的患者，其病灶对于非手术治疗往往无反应（框 13.20.8）。总之，不稳定病灶需要部分切除清创以去除纤维组织，重建血管活性。这些手术基于的假设是病变本质为骨折不愈合，需要软骨下骨长入以促进未愈合区域的血管爬入。Guhl 描述了关节镜下病灶分期系统（表 13.20.3）。

　　对于青少年剥脱性骨软骨炎行关节镜下钻孔，可以跨骺板或跨关节面来打通隧道，目的是促进再血管化和愈合。顺行钻孔穿过骺板可避免关节面损伤，但这要求维持很准确的钻孔位置及深度，对于技术是较大挑战。另一方面，逆行跨关节面钻孔相对直接，但所钻的穿通关节面的隧道会纤维软骨愈合。如部分不稳定病灶伴有软骨下骨丢失，可通过自体骨移植至缺失处，之后再行骨块复位及固定。

　　不稳定剥脱性骨软骨炎病灶的机械固定增加了术后维持关节相适应的可能，并保证早期关节活动。完成固定可选择许多内置物，如克氏针、低阻加压螺钉、空心钉、骨钉、生物可吸收钉或纤维粘胶。过去数年间治疗方式逐渐改进，目的在于寻求不可修补的软骨缺陷及剥脱性骨软骨炎病灶治疗。可行的干预措施包括软骨周围 / 骨膜周围自体移植物、自体软骨细胞内植及基质诱导的自体软骨细胞内植技术、软骨磨削成

形术、微骨折、骨软骨自体移植（镶嵌式成形术）及异体骨软骨移植。大多数治疗方式可促进纤维软骨形成，覆盖所暴露的病灶，而非形成真正的透明软骨。治疗的长期结果仍不清楚。骨骼未成熟患者的完全移位的剥脱性骨软骨炎骨块可通过关节镜、切开手术或复位固定来治疗。较小的移位和较大的骨块更适宜复位及固定于已清创的原病灶处。如骨块无法愈合或慢性分离，则倾向于切除伴病损处清创，这本身也可导致潜在的纤维软骨愈合。

盘状半月板

　　盘状半月板主要累及外侧半月板，其总发生率为 3% ~ 5%，最多 1/5 病例为双侧发病。虽然此病为先天性畸形，或可能就是一种解剖学变异，但现在仍未发现其发病原因的合理解释。由于盘状半月板表面压力较大并不断增加，其撕裂的可能也逐渐增加。半月板的活动性通常也增大。目前主要应用 Watanabe 分类（表 13.20.4）。Ⅲ 型损伤常于年轻时发病，起病症状常为膝关节弹响以及膝关节错动导致的不明原因的摔倒。疼痛并非其症状。当屈曲外旋的膝关节伸展内旋时，可引出膝关节外侧可重复性的撞击弹响。Ⅰ 型及 Ⅱ 型损伤发病较晚，继发半月板撕裂，其症状、体征与其他半月板损伤类似。X 线片可见关节外侧间隙增宽，并可通过磁共振影像确诊。

　　无症状的盘状半月板无须治疗。半月板撕裂可能边缘稳定，这时仅需在中央部分行成形术。如仅存的半月板仍不稳定或有周围附着物，则应行半月板缝合（见 13.23 章）

半月板囊肿

　　成人半月板撕裂可能导致半月板囊肿形成（图 13.20.7）。治疗应从半月板撕裂处着手，通常可进行

表 13.20.3　剥脱性骨软骨炎关节镜下分期

分期	描述
Ⅰ	关节软骨不规则及软化，无明显骨块
Ⅱ	关节软骨撕裂，可见骨块但无移位
Ⅲ	关节软骨撕裂，可见骨块移位但有部分关节软骨连接
Ⅳ	游离体

表 13.20.4　盘状半月板的 Watanabe 分型

分型	描述
Ⅰ	半月板覆盖整个胫骨平台，周围附着物完整
Ⅱ	半月板覆盖胫骨平台的 80%
Ⅲ	半月板覆盖胫骨平台的 75% ~ 80%，伴后角增厚及异常周围附着物

囊肿引流使其自发闭合。

膝关节前方疼痛

Osgood-Schlatter 疾 病 及 Sinding-Larsen-Johansson 综合征是典型过度使用损伤，分别导致胫骨结节前方以及髌骨下极损伤。运动活跃的青年人常见，并伴有局部压痛，可触及肿胀。症状通常双侧出现，但症状、体征可能不对称。通常除疼痛症状外，还有过度运动、生长迅速或跳跃/落地的运动病史。

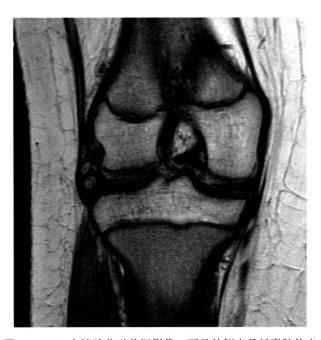

图 13.20.7 右膝关节磁共振影像，可见外侧半月板囊肿伴半月板撕裂

认为肌腱止点的反复微小损伤是重要病因。生长期儿童尤其易患此病，因为生长导致肌肉紧张，尤其是跨越两个关节的股直肌。患有 Osgood-Schlatter 疾病或跳跃者膝的青春期儿童可引出股直肌紧张（Ely-Duncan 试验阳性）。X 线片可见骨突部位的碎骨片；在此年龄段患有这类疾病的患儿中，其他需要与单侧骨痛、肿胀症状鉴别的疾病如恶性病变可能性较小。

处理方式为保守治疗，物理治疗可松解紧张的腘绳肌或股四头肌，普遍建议应当仅在症状需要处理时使用气垫鞋并限制体育活动。注意起跳和落地技巧，或于较软平面上进行体育活动可能有帮助。大部分 Osgood-Schlatter 病可于骨突与其余部分的胫骨结节所融合，骨骼成熟后自行缓解。极少数仍有症状的病例通过手术切除产生疼痛的残余小骨块及髌腱减压或可极大地缓解症状。

拓展阅读

Bahr, R., Fossan, B., Loken, S., and Engebretsen, L. (2006). Surgical treatment compared with eccentric training for patellar tendinopathy (jumper's knee). A randomized, controlled trial. *Journal of Bone and Joint Surgery*, **88A**, 1689–98.

Kelly, B.T. and Green, D.W. (2002). Discoid lateral meniscus in children. *Current Opinion in Pediatrics*, **14**, 54–61.

Kocher, M.S., Czarnecki, J.J., Andersen, J.S., and Micheli, L.J. (2007). Internal fixation of juvenile osteochondritis dissecans lesions of the knee. *American Journal of Sports Medicine*, **35**(5), 712–18.

MacIntyre, N.J., Hill, N.A., Fellows, R.A., Ellis, R.E., and Wilson, D.R. (2006). Patellofemoral joint kinematics in individuals with and without patellofemoral pain syndrome. *Journal of Bone and Joint Surgery*, **88A**, 2596–605.

Smirk, C. and Morris, H. (2003). The anatomy and reconstruction of the medial patellofemoral ligament. *Knee*, **10**(3), 221–7.

13.21
先天性马蹄内翻足

Michael Uglow

（张　涛　译　刘晓光　审校）

要点

- 先天性马蹄内翻足的发病原因仍然未知
- 产前诊断已逐步普及，可将特发性先天马蹄内翻足与各种全身症候群的马蹄内翻足区别开
- Ponseti 技术是首选治疗方法，但是对不典型马蹄足和全身症候群的马蹄内翻足治疗效果较差
- 对于某些原发病例或残余畸形及复发的病例，可选择手术治疗

引言

与 20 世纪中期相比，在 21 世纪先天性马蹄内翻足的治疗有了革命性的进步。治疗方法已经从外科手术转变为早期系列石膏矫形。对于大龄儿童或复发病例，特别是顽固畸形的患者，手术仍是一种重要的治疗方法。

病因学

马蹄内翻足的发病率因人种不同而存在差别：华人为 0.4/1 000，白种人为 1.2/1 000，波利尼西亚人为 6.8/1 000。男女患者比例为 2.5：1，一半患者为双侧发病，24% 的患者有阳性家族史。这些因素提示此病可能是多基因遗传病，见框 13.21.1。

尽管先天性马蹄足的发病原因未知，但是存在多种理论解释。希波克拉底率先提出宫内压迫是发病原因之一，再后来出现的产前 B 超证实了这一点，大部分马蹄足患儿都有羊水过少的病史。

组织学研究显示，马蹄足患儿的肌肉及内侧韧带中结缔组织增多，有大量的肌成纤维细胞存在。与健侧相比，患侧的 1 型肌纤维增多。一项对死胎患儿的研究显示，患侧的脊髓前角细胞减少明显，但这类研究无法说明这个现象与马蹄足发病的因果关系。神经电生理检查也可发现细微的改变。

与多数人想法相反，目前认为本病与髋关节发育不良没有关联。

对马蹄足发病的基因研究进展很快，多数关注于肢芽形成期的 HOX 基因，此外染色体丢失（2q31-33）、*CASP8* 和 *CASP10*、*CFLAR* 等凋亡调控蛋白编码基因也认为与先天性马蹄内翻足发病相关（框 13.21.2）。

解剖学

主要畸形是舟骨、跟骨及骰骨围绕距骨脱位。表现为后足马蹄、内旋，伴内收内翻，同时前足旋后（图 13.21.1）。

理解马蹄足畸形的核心是要了解距骨是踝穴的核心，都是相对距骨来评估其他骨的位置。因而马蹄内翻足的畸形就可以表示为跟骨位于距骨下方内旋，若想达到这个位置就必须处于马蹄及内翻位，其他足部各骨通过骰骨及舟骨与跟距骨相关节，从而使前足可以围绕距骨头旋转。跟骨内旋使前足必然位于内收旋

框 13.21.1　马蹄内翻足畸形的人口特征
- 发病率：活产儿中 1/1 000
- 男＞女：2.5：1
- 双侧：50 %
- 家族史：24 %
- 同胞兄妹的风险：3% ~ 7 %

框 13.21.2　与马蹄内翻足畸形有关的综合征

- Larsen 综合征
- 畸形性侏儒
- Freeman-Sheldon 综合征
- 先天性多发关节挛缩症
- 脊柱裂

后位，距骨在横断面上连接为整体，但是内外侧柱位于矢状面上是相互独立的，第一跖骨常位于跖屈位，这就是产生中足高弓的原因。

除了骨性畸形，软组织也常存在异常。研究显示马蹄内翻足患者的动脉供应是异常的。

膝关节以下肢体变细，小腿及足的长度变短，短缩的程度可以反映畸形的严重性。

分型

分型的价值在于可以判断预后及比较不同中心的治疗结果。分型很多，但目前应用最广泛的是 Pirani 评分和 Dimeglio 评分。Pirani 系统有 6 项评分，前后足各 3 项，每项评分为 0、0.5 或 1 分，总共最高为 6 分。Dimeglio 系统最高分为 20 分，然后根据评分分为不同等级。这两种评分系统都可以用来连续监测治疗效果，在采用 Ponseti 治疗时预估跟腱切断的需要。

治疗

最早有记录的治疗是在公元前 1000 年，采用手

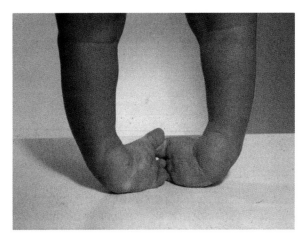

图 13.21.1　双侧先天性马蹄内翻足畸形的照片

法按摩治疗。希波克拉底推荐在生后尽早开始治疗，采用轻柔的系列手法按摩及固定，目标是达到过度矫正位。然后使用特制的鞋维持矫正，防止复发。

手术于 18 世纪开始成为治疗方法之一，由于同时代的保守治疗方法如 Kite 法不尽理想，在 20 世纪手术变得普遍和更为激进。但是积极的手术治疗结果同样令人失望，因而保守治疗又逐步复苏。

Kite 的观点认为矫正马蹄内翻足的关键在于跟骰关节，但是根据此理论矫正畸形会导致中足于跖跗关节出现异常。Ponseti 认为矫正的关键在于处理外移的距骨头，并据此提出了根据希波克拉底原则使用的系列手法矫正及石膏固定方法。Ponseti 在 1963 年率先提出这一方案，历经 30 余年才得到其他医师的认可。

Ponseti 方法（框 13.21.3）

此方法为每周按照预先确定好的方案进行轻柔的手法牵伸按摩，然后石膏管型固定于按摩后的矫正位，每周重复直到获得彻底矫正。这个过程大概需要 6 周，具体时间与脚的柔软程度相关（图 13.21.2）。

首先要抬起呈高弓畸形的第一列，使足位于旋后位，这样可以确保距骨位于同一平面。然后在此平面上逐渐外展，可矫正前足内收及跟骨内旋。在外展前足的同时可以使跟骨自内旋位逐渐复位，因而可以矫正跟骨内翻及部分马蹄畸形。

最重要的是使前足达到 70°的过度外展位，从而获得后足的良好复位。在前足外展的同时，由于改善了跟骨相对于距骨的位置，可使前足逐步旋前。禁止被动暴力旋前，因为这样会使第一跖骨跖屈，从而导致原始的高弓畸形复发并阻碍后足的矫正。

最后矫正的是残余的马蹄畸形，大约 25% 的患儿通过手法及石膏矫正就可获得充分的矫正，但大部分仍然残留马蹄畸形。若踝关节不能达到背伸 10°～15°，则需行跟腱切断术。这个操作可以在诊室内局麻下完成。约 5% 的患儿不能达到充分背伸，则须在手术室内行手术治疗。大部分通过后侧松解即可，也有部分患儿需要

框 13.21.3　应用 Ponseti 方法连续矫正畸形

- 第一列抬高
- 前足外展
- 踝关节背屈

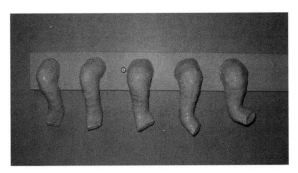

图 13.21.2　应用 Ponseti 方法连续石膏矫正先天性马蹄内翻足畸形的范例

更广泛的软组织松解。最后一次操作完成后石膏固定 3 周，然后应用连杆鞋等支具维持治疗（图 13.21.3）。前 3 个月每天需佩戴 23 小时支具，然后改为夜间睡眠时使用支具，持续到患儿 4 岁。

Pirani 的 MRI 研究显示软骨畸形可以通过逐渐的手法按摩及石膏固定获得矫正。

Ponseti 方法的结果

Cooper 及 Dietz 等发表了 45 例患者 30 年的随访结果。随着时间的推移，功能在逐步变差。但是在 30 年时，优良率为 78%，患者可获得柔软的跖行负重的足。总体复发率约为 50%，但均可再次石膏矫正，伴或不伴再次跟腱切断，对于旋后的患者可行胫前肌外移。伏案工作的患者长期随访效果优于负重体力劳动的患者。

一种治疗方法的真正成功在于是否可被其他重复。最初的报道均未能获得满意的结果，都归因于石膏技术不佳。但是随着严格遵循 Ponseti 的方法，许多中心报告了良好的结果。支具顺应性欠佳会使复发概率明显增高。即使再使用 Ponseti 方法矫正，支具顺应性仍然是个问题，常需要开放手术。支具的精确匹配才能获得最佳的顺应性，使畸形得到充分矫正。南安普顿地区 3 年 62 例患者的随访显示，初次治疗失败率为 5%，复发率为 21%，复发患者均可通过再次石膏矫形、跟腱切断及胫前肌移位获得成功治疗。所有复发患者的初始 Pirani 后足评分均为 2.5 或 3 分。

对于缺少手术设备的发展中国家，非医疗人员，例如，物理治疗师或诊所职员使用 Ponseti 方法也可有效治疗马蹄足患者，但这需要小儿骨科医师参与治疗，从而保证治疗连续性并可以及时处理失败及复发的病例。

不典型或复杂的先天性马蹄内翻足

Ponseti 等均认为存在与标准的先天性马蹄内翻足不一致的不典型马蹄内翻足。临床上表现为僵硬的马蹄畸形、所有跖骨严重跖屈、足跟近端皮肤皱褶深、足底横纹深、姆趾短小且处于过伸位。跟腱极度紧张并纤维化至中段。对于此类患者，需行改良 Ponseti 法治疗，在前足获得完全矫正之前，早期行跟腱切断。这样可以解放跟骨，之后可继续石膏矫形，若不能获得充分的矫正，仍背伸受限，可最早在 3 周后再次行跟腱切断术。

综合征中的足畸形

多发畸形或综合征中的足部畸形，Ponseti 方法的成功率较低，但也应当首先尝试应用，因为这样可以减少随后的手术松解范围。

手术治疗的作用（框 13.21.4）

软组织手术仍在先天性马蹄内翻足的治疗中占据

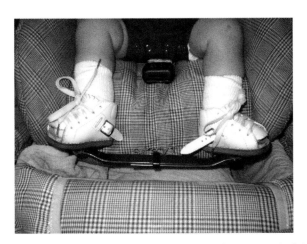

图 13.21.3　患儿应用连杆鞋维持畸形矫正位置。双足与肩同宽，维持外旋位

框 13.21.4　马蹄内翻足手术治疗方法
◆ 跟腱切断
◆ 后侧松解
◆ 后内侧松解
◆ 外侧柱短缩
◆ 环形外架矫正
◆ 关节外截骨

一定位置。所有的 Ponseti 治疗都报道有少量的早期失败病例，这些患儿都需要有限的后侧或广泛的后内侧软组织松解。此外，对于某些家庭，由于自身原因导致 Ponseti 方法并不合适。例如，支具的持续使用和顺应性无法得到满足，对于此类患者，则需使用传统的彻底手术矫正来保证不需要持续的佩戴支具。

手术也是复发病例的一种重要治疗方法。如前所述，对复发的患者，最初应当重复 Ponseti 治疗。如果前足处于旋后位，则可行胫前肌外移术。有时这些治疗不充分，则需行广泛松解。若患儿小于 5 岁，可行后内侧广泛松解，恢复跟距骨关系。外侧柱短缩是治疗内收畸形的有效方法，包括跟骨远端截骨或骰骨截骨或跟骰关节融合术。

手术松解后复发很常见，一项 9~16 年的随访显示，约 80% 的 Dimeglio 4 级患者出现复发。随着年龄及僵硬程度的增长，进一步的切开手术会导致不可避免的僵硬及瘢痕，因而被逐渐放弃使用。那些需要手术干预才能获得跖行负重的患者，按照 Ilizarov 原则行逐步矫正，可以避免过度软组织松解和切除。对于复杂畸形，应用环形外固定架，在多个铰链的作用下逐步牵伸可获得矫正。Taylor 外架系统可以使用网络软件进行术前设计和计算，用橄榄针固定距骨头，替代手法按摩中的拇指，按照 Ponseti 原则逐步矫正畸形。

总结

先天性马蹄内翻足的发病率大约为 1/1 000，目前最佳的治疗是按照 Ponseti 方法行手法按摩石膏矫形，然后佩戴支具维持到 4 岁。理想状况是治疗应当在生后尽早开始，但是对于延误的病例也可按照此方法开始治疗。对于 20%~30% 的复发患者，也应当采用 Ponseti 的方法治疗，残留前足旋后的患者，则需行胫前肌移位术。软组织松解手术适用于初次治疗失败、复发或多发畸形的患者。对于复杂严重畸形的患者，可以选择应用环形外固定架技术逐步矫正，从而避免开放手术及与之相关联的纤维硬化。

拓展阅读

Cooper, D.M. and Dietz, F.R. (1995). Treatment of idiopathic clubfoot. A thirty-year follow-up note. *Journal of Bone and Joint Surgery*, **77A**, 1477–89.

Dimeglio, A., Bensahel, H., Souchet, P.H., Mazeau, P.H., and Bonnet, F. (1995). Classification of clubfoot. *Journal of Pediatric Orthopedics*, **4**, 129–36.

Dyer, P.J. and Davis, N. (2006). The role of the Pirani scoring system in the management of club foot by the Ponseti method. *Journal of Bone and Joint Surgery*, **88B**, 1082–4.

Heck, A., Bray, M., Scott, A., Blanton, S., and Hecht, J. (2005). Variation in CASP10 gene is associated with idiopathic talipes equinovarus. *Journal of Pediatric Orthopedics*, **25**(5), 598–602.

Kite, J. (1972). Non-operative treatment of congenital clubfoot. *Clinical Orthopedics*, **84**, 29–38.

Pirani, S., Zeznik, L., and Hodges, D. (2001). Magnetic resonance imaging study of the congenital clubfoot treated with the Ponseti method. *Journal of Pediatric Orthopedics*, **21**, 719–6.

Ponseti, I. (1992). Current concepts review. Treatment of congenital clubfoot. *Journal of Bone and Joint Surgery*, **74A**, 448–54.

Ponseti, I.V., Zhivkov, M., Davis, N., Sinclair, M., Dobbs, M.B., and Morcuende, J.A. (2006). Treatment of the complex idiopathic clubfoot. *Clinical Orthopaedics and Related Research*, **451**, 171–6.

Uglow, M.G., Senbaga, N., Pickard, R., and Clarke, N.M.P. (2007). Relapse rates following staged surgery in the treatment of recalcitrant talipes equinovarus: 9 to 16 year outcome study. *Journal of Children's Orthopaedics*, **1**, 115–19.

13.22
儿童足部疾患

Manoj Ramachandran

（张　涛　译　刘晓光　审校）

要点

- 足部先天畸形很常见：大部分都比较轻微，不影响功能
- 要区分姿势性异常和结构异常
- 要考虑潜在的神经肌肉疾患的发病原因
- 无痛、功能良好的足是治疗目标

足的发育

肢芽在着床4周后开始出现，并在随后的几周内快速形成。10周时关节形成，关节囊及韧带发育，伴随前足开始骨化，逐渐后足骨化。出生时，前足骨化中心全部出现，跟骨、距骨及骰骨骨化。舟骨于2～5岁骨化，跟骨二次骨化中心约在6岁出现，其他次级骨化中心也随生长逐步出现（框13.22.1）。

胎儿成熟期的异常并非少见。成熟异常可为部分或全部，可按末端横向或纵向缺失分类，足部异常可能为更广泛的肢体发育异常的一部分，如腓侧轴旁半肢。或是畸形仅限于足部，但是上肢手部也有类似病变。此类畸形包括先天性缺趾、短跖骨或缺如、并趾或多趾（图13.22.1）。

框 13.22.1　足的大小和形状
◆ 12个月（女孩）-18个月（男孩）脚的大小是成人的一半
◆ 2岁内出现纵弓：最好在行走时观察
◆ 14岁（女孩）-16岁（男孩）的足发育成熟，与成人的足大小一样

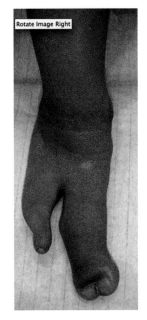

图 13.22.1　先天性缺趾或裂足的体位像

最常见的先天性足部畸形是先天性马蹄内翻足，此病单独讨论（见13.21章）。

基因异常

遗传变异包括显性遗传和隐性遗传，相关的畸形可能仅限于足部或是更为广泛的异常。多趾和并趾是最常见的遗传畸形（图13.22.2）。如较轻的遗传变异导致的第五趾多趾，多无临床意义。常见的染色体变异与足部畸形有关（框13.22.2）

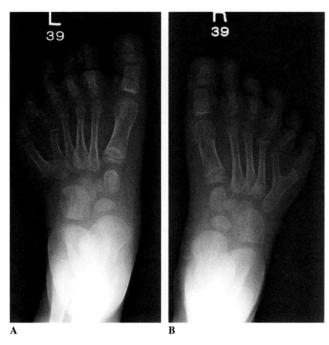

A　　　　　　　　B

图 13.22.2　正位 X 线片显示双侧多趾。双手也受累，有家族史

临床评估

在新生儿期见到的畸形大多是遗传所致，恰当的遗传咨询有助于处理此类情况。在大龄儿童，症状和畸形出现的过程十分重要。标准的 X 线片及外观照片有助于描述畸形的进展情况。

框 13.22.2　染色体变异
◆ 21- 三体：
• 柔软性扁平外翻足
• 跖内收
• 踇内翻或外翻
◆ 18 三体：
• 马蹄内翻足或
• 垂直距骨
◆ 13- 或 15- 三体：
• 多趾
• 并趾
• 中跗关节半脱位
◆ 8- 三体：
• 拇指爪形趾
• 马蹄内翻足

随着患儿年龄的增长，疼痛变成最常见的主诉。严重的持续夜间痛提示病情严重。在特定部位、特定动作下出现疼痛多为机械性因素，肿胀伴烧灼痛提示炎性病变。儿童对于疼痛的表达多为间接的方式，与成人的表现不同。孩子出现严重疼痛，即使是间断的，在间断期其行为也不太可能是正常的。

在所有年龄段，很难引导孩子完成充分的足部检查，但是必须要关注站姿、步态和功能，这些都可以通过观察下肢力线和双侧肢体的对称性获得。应广泛检查神经肌肉情况，关注下肢所有关节及脊柱情况。

最简单的足部运动就是踝关节的背伸和跖屈，但这个运动不是单轴的。对于后足，所有运动都是围绕一个倾斜轴线。例如，背伸包括了外旋（沿垂直轴）和旋前（沿纵轴），跖屈包括内旋和旋后。内翻不仅是旋后，还包括跖屈和内旋，外翻包括旋前、背伸和外旋（图 13.22.3）。后足的所有关节都参与运动，一个关节的活动丧失可被其他关节的代偿活动所掩盖。在不同水平评估关节的被动活动度有利于鉴别此种情况。

对于新生儿，检查相对容易，但须仔细评估肌肉主动活动及力量。对于婴儿最好在婴儿放松状态下检查，通常将患儿放在父母的膝部，然后用合适的力量轻柔检查。对于大龄儿童，可行正规检查。

辅助检查

患儿大于 4 岁大多可以配合拍摄负重位 X 线片，确认畸形的真实情况，测量负重面积可用来描述畸形

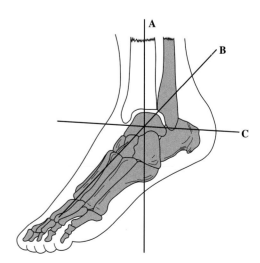

图 13.22.3　活动是发生在三平面的复合。A：垂直轴线；B：横轴；C：纵轴。详见正文

进展情况。小于此年龄患儿，可拍摄非负重位片，斜位投照可显示中前足的次级骨化中心及骨性联合。

骨扫描有助于区分炎性病变和感染。MRI 及 CT 有助于诊断和评估解剖异常，例如，跗骨联合（图 13.22.4）及软组织病变。三维重建有助于手术设计（图 13.22.5）。

足部姿势异常

这些畸形发生于妊娠晚期，是正常肢体由于宫内压迫或羊水过少及双胎等原因所致。它们的特征是没有结构性异常，易于矫正，通常在生后可自发矫正。最大的意义在于此类患者可能合并关节松弛症。

跟骨外翻畸形（框 13.22.3）

此种畸形为最常见的姿势异常，常合并其他异常，例如，斜颈、冠状缝早闭、发育性髋关节发育不良及膝关节过伸等等。女孩多见，足背伸合并不同程度外翻，可被动矫正并迅速改善。但是当足背软组织紧张时，推荐行手法牵伸训练。

跖内收

跖内收是一种常见的良性姿势异常，多为双侧，

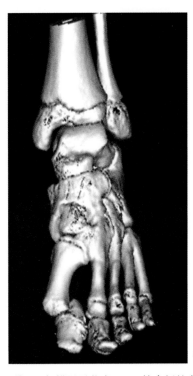

图 13.22.5 三维 CT 扫描显示儿童 Apert 综合征的广泛足部畸形

常合并 DDH。患儿大多表现为足尖内指步态，畸形仅限于前足。跖骨于跗跖关节水平内收，畸形程度可根据内侧弯曲程度及是否可手法矫正来描述（表 13.22.1 和图 13.22.6）。前足可旋后同时合并内收，足部僵硬合并足内侧深褶提示畸形严重。

通常不需要拍 X 线片，但 X 线片可说明前足对后足的力线异常。

大部分畸形在 3 岁左右可缓解。尽管牵伸治疗得到广泛支持，但是此种方法对长期结果贡献有限。对于柔软畸形推荐穿矫正鞋，僵硬畸形推荐采用系列石膏矫形。

超过 4 岁的持续畸形，需要考虑手术治疗。6 岁以前，软组织松解手术（跗外展肌松解、内侧松解及跗跖关节松解）是有效的。对于足部僵硬的大龄儿童，需考虑在跗跖关节或中足行截骨手术（外侧闭合、内

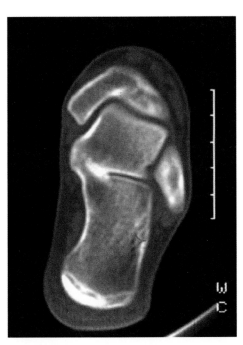

图 13.22.4 冠状面 CT 扫描显示跟距联合累及载距突和后关节面的内侧部分

框 13.22.3　跟骨外翻畸形
◆ 除外合并症如发育性髋关节发育不良
◆ 这种姿势异常需与伴马蹄外翻的垂直距骨鉴别

表 13.22.1　跖内收的分类

分组	描述
I	柔软畸形：可主动矫正超过中立位
II	柔软畸形：可被动矫正超过中立位
III	僵硬畸形：不能被动矫正至中立位

侧撑开楔形截骨术）。

足部结构性畸形

可能存在单独的前足骨性畸形，但大多合并更近端的畸形，因此需要仔细检查足部。最常见的中后足畸形是平足外翻或高弓内翻。

扁平外翻足

柔韧性平足

柔韧性平足在成人中发生率可高达30%，所以区分健康的平足和病理性的平足很重要。这两者的区别是有机械型异常而导致出现症状。

病理解剖学

平足的特异性解剖异常是内侧纵弓丧失。在后足有距骨跖屈内旋，当跟舟（弹簧）韧带松弛失效时，成为病理性异常。这种力线将会导致继发改变：跟骨外翻，导致跟腱紧缩，进一步限制跟骨回到中立或内翻位置。由于复杂的解剖对合关系，跟骰关节的正常活动度仅有距舟关节的一半，后足出现畸形，跟骰关节（CCJ）逐渐半脱位，将前足的位置限制在旋前和外展位。若出现继发挛缩，则成为固定畸形。

应当采用外科思维来考虑足部的原发病变是柔韧性的还是僵硬的。非对称的病变提示是单侧局部病理改变。例如，少见的胫后肌腱撕裂或距下关节炎性病变。柔韧性平足可能是正常的或合并全身关节松弛状态。例如，Ehlers-Danlos、马方综合征、21-三体及成骨不全等。其他导致获得性平足的原因包括肌力不平衡、挛缩或关节炎病变。

临床评估

柔韧性平足表现为穿鞋适应不良或鞋子异常磨损。随着儿童进入青春期，尤其是肥胖患儿，可能会出现疼痛不适。这种轻微异常可在成年时自发解决。足部的柔韧性取决于在行走及足尖负重期时纵弓的状态，后者可在跟骨摆向内翻位时改善足弓形态。在孩子站立时被动背伸𧿹趾（Jack试验），可起到相同作用。

辅助检查

标准的负重正侧位片可显示关节半脱位。在内侧柱的任何一个关节都可能有原发或继发改变，距舟关节是最常见的部位，舟骨相对距骨外展背伸。尽管整个足部外观是个旋前的位置，但是第一列背伸和第五列跖屈产生了前足相对后足的旋后。应测量骨和关节的力线异常，并和正常值比较，需动态观察。尽管这些角度可以反映畸形的严重程度，但更多的意义在于监测畸形的进展情况。

治疗

在治疗前应考虑多种因素（框13.22.4）。

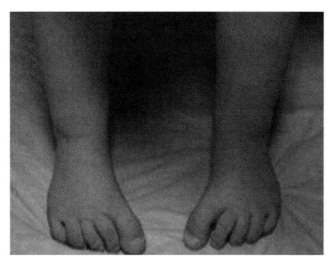

图13.22.6　跖内收的体位像。后足正常

框 13.22.4　平足是否应该治疗？

需考虑：
- 年龄
- 畸形严重性和进展速度
- 穿鞋
- 症状——最重要的因素

非手术治疗

无症状的柔韧性平足无须治疗。这些患儿活动耐量正常，如果异常的鞋子磨损是主要问题，足弓垫就可解决问题。

对于某些平足，虽然关节是可活动的，但是功能却僵硬，这是由于关节松弛度异常或有肌肉的继发挛缩。因而腓肠肌牵拉训练及胫后肌强化训练十分重要。一旦足部恢复活动，应使用支具维持足部中立位。这样可以避免出现症状，防止挛缩出现。许多文献显示各类定制支具可有效控制足部位置，一些研究还显示有额外的作用，例如，缓解疼痛和改善步态。有的文献认为这些作用仅在严重畸形的患者中可见。在治疗成功症状缓解后，应继续使用支具，直到青春期结束。

手术治疗（框13.22.5）

绝大多数柔韧性扁平外翻足不需手术治疗。对于足部功能性僵硬合并广泛关节松弛的少数患者，如果症状明显、有功能丧失且畸形持续进展，可考虑手术治疗。常见的内侧疼痛主要是因为胫后肌及内侧关节囊紧张。外侧疼痛主要是由于继发的跗骨窦撞击或是外踝与跟骨的撞击。在所有保守治疗方法失败后才应考虑手术，手术方法包括软组织松解、截骨或选择性融合关节。

在制订手术方案时应考虑多种因素。软组织手术主要是紧缩内侧韧带复合体，它的目的是改变各类肌腱的牵拉方向，但是目前很少单独只做软组织手术。截骨可以改善跟骨外翻，或延长相对短缩的外侧柱。

后足一个或多个的关节融合是最后的选择。

僵硬的平足

先天性跗骨联合（框 13.22.6）

这类畸形发生率小于 1%，偶然的可合并腕骨联合。有证据显示跟舟骨桥是常染色体显性遗传。

跗骨联合可按照部位和是否合并全身畸形来分类。跗骨联合可分为完全性和不全性，也可分为骨性（骨联合）、软骨性（软骨联合）或纤维性（韧带联合）。

临床评估

尽管出生时就存在畸形，但绝大多数患者都是在青春期骨桥骨化后才确诊。因疼痛可导致后足活动度减少，特别是纤维性连接的患者。患者也可表现为畸形。扁平外翻足合并腓骨肌痉挛（腓骨肌痉挛性平足），同时足跟轻度内翻，距下关节活动度减少，合并踝关节不稳定的症状。

简单的筛查方法是平足患儿足尖负重时足内侧纵弓不能恢复，这高度提示存在跗骨联合。即使存在联合，内、外翻运动也可能存在，但发生在踝关节。

辅助检查

正、侧位及斜位可显示距舟骨桥或跟骰骨桥（图 13.22.7），在 X 线片上最难以诊断的是跟距骨桥，可在跟骨轴位上看到连接，后足的侧位可见"C"形征（图 13.22.8）。CT 及 MRI 很有帮助（图 13.22.4），可显示不全的骨桥或纤维连接。

治疗

早期予以限制活动或石膏固定可能有效，但如果

框 13.22.5　柔软性平足的手术治疗
◆ 选项：
● 软组织松解 / 重新平衡
● 截骨术
● 关节融合：后足或中足或三关节
◆ 需要考虑的因素：
● 足跟位置
● 胫前肌挛缩
● 受累关节的严重性：
－ 中足的半脱位
－ 前足旋后的表现 / 僵硬性
－ 退行性变

框 13.22.6　跗骨联合
◆ 常见：
● 跟距
● 跟舟
◆ 罕见：
● 所有其他类型
◆ 50% 为双侧
◆ 每只足可能有多个联合
◆ 完全性或不全性
◆ 骨性、软骨性或纤维性

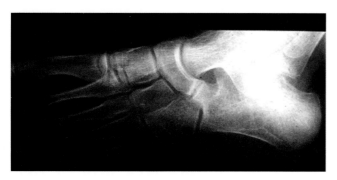

图 13.22.7 足部斜位显示跟舟联合

症状持续，则需手术（框 13.22.7）。手术方式根据年龄、骨桥位置、范围等因素决定。可行骨桥切除和融合。关节融合仅在无法切除骨桥、关节受累面积过大或大龄儿童有明确的关节退变证据时方可考虑施行。骨桥切除后可明显缓解疼痛，但活动度改善不明显。

先天性垂直距骨（框 13.22.8）

此畸形罕见，无性别差异，多为双侧。可以是孤立畸形，也可合并全身多发畸形。

主要畸形是舟骨背侧脱位，位于距骨颈背侧，将距骨压迫于垂直足底的位置。继发畸形包括跟腱紧张和前足背伸外翻，从而产生了经典的摇椅足畸形外观（图 13.22.9）。

临床评估

足底内侧可触及突出的距骨头，前足背伸外翻同时跟骨马蹄畸形，背外侧肌肉软组织紧张，畸形僵硬固定，任何位置足部都不能恢复内侧纵弓，无法被动矫正畸形。

辅助检查

侧位距骨垂直足底，距骨长轴与胫骨平行，跟骨马蹄，前足背伸。对于婴儿，舟骨尚未骨化，骨化后可见位于距骨颈背侧（图 13.22.10）。

治疗

治疗目标是复位距舟关节，恢复前后足力线和跟骨轴线。

牵伸训练等保守治疗方法应在出生后就开始进行。根据 Ponseti 原理行反向的逐步石膏矫形，已在部分病例中取得成功。一旦获得距舟关节复位，要使用克氏针固定距舟关节以维持稳定。行跟腱切断，矫正马蹄畸形。患儿开始负重行走时可使用足踝支具（AFO）系列的足部外展支具。

若此种方法不能获得距舟关节复位，则需行切开复位，距骨周围广泛松解。许多医师将胫前肌转移至距骨颈、紧缩胫后肌和加强跖侧关节囊。对于综合征的患者，距骨切除可作为首选方案，尽管该术式目前仅在畸形复发翻修手术中采用。

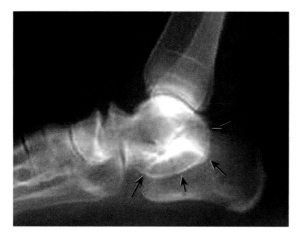

图 13.22.8 骨发育成熟的青少年的踝关节侧位。箭头所指的"C"形征轮廓提示有跟距联合

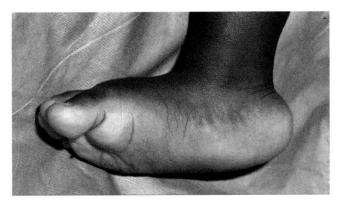

图 13.22.9 患有垂直距骨的婴儿体位像。后足马蹄,并出现"摇椅足"外观

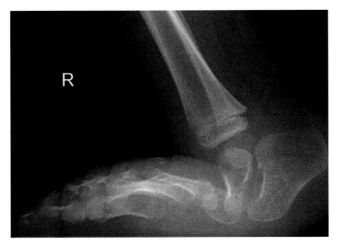

图 13.22.10 负重位侧位 X 线片显示垂直距骨。舟骨向背侧移位,并与距骨颈相"关节"

对于大龄儿童,单纯广泛的软组织松解难以获得成功,目前提倡行舟骨切除术。6 岁以上的患儿,切开复位距骨周围松解产生距骨缺血坏死的风险明显增高。患儿在此年龄段,最好推迟手术,直到合适年龄,直接行三关节融合术。

高弓内翻足

很多种足部异常都可以表现为内侧纵弓增高。畸形有可能发生于前足、后足或两者均有,大多数患儿都有潜在的神经肌肉异常。

高弓足

高弓足是指在负重位内侧纵弓增高的病理现象。

足弓增高时负重侧位第一跖骨跟骨角小于 150°。

病理解剖学

跟骨背伸并常处于内翻位,前足畸形各不相同,但都有一定程度的跖骨跖屈。由于跖筋膜紧张导致爪型趾很常见。在跖趾关节(MTPJ),畸形包括从活动良好的爪型趾到跖趾关节背侧脱位。

后足内翻有可能是原发的距下关节僵硬,但大多数都是继发于相对于外侧距骨跖屈的内侧距骨。这种前足的跖屈旋前可被后足的内翻代偿。

高弓足可根据发病的神经系统异常部位进行分类(表 13.22.2)。在儿童,神经管闭合不全、脑瘫、先天性马蹄内翻足残留畸形及多发关节挛缩症是最常见的致病原因。

临床评估

家族史很重要,发病年龄可提示相关的病因并预测畸形的进展速度。应仔细收集畸形进展的证据,仔细检查足部所有结构(后足、中足和前足),明确畸形部位及是否为僵硬性畸形。在确认是否存在后足固定内翻畸形时,Coleman 木块试验非常重要。当前足存在固定畸形时,该试验可检验后足的活动度。神经查体应包括脊柱,尤其是对双侧非对称性病变的患者。

辅助检查(框 13.22.9)

标准负重正侧位片对于评估畸形程度、监测畸形进展和制订手术计划非常重要。如果跟骨倾斜角大于

表 13.22.2 高弓足畸形的原因

畸形部位	举例
大脑 - 幕上	癔症性畸形
锥体系	脑瘫
锥体外系	Friedrich 共济失调
脊髓节段	脊髓栓系、脊柱裂、肿瘤、脊髓灰质炎
外周神经	遗传性感觉 - 运动神经病(HSMN)、坐骨神经损伤
肌肉	肌发育不良
创伤	继发于骨筋膜室综合征的缺血性挛缩

30°，说明跟骨有过度背伸。神经病变有进行性变化的患者应行脊柱 X 线片及 MRI 检查。

对于神经病变，还有可能需要一些其他检查。

治疗

非手术治疗

常规进行跟腱、其他长肌腱及跖侧结构的牵拉训练。轻度柔软畸形可应用 AFO 支具控制，或用外侧楔形的鞋底或外侧缘增高的鞋垫来平衡。恰当地定制矫正鞋可适应固定畸形。治疗目标是缓解疼痛和预防畸形进展。

手术治疗（框13.22.10）

在儿童期，畸形大多可活动，软组织松解及肌腱移位就可矫正畸形和平衡肌肉力量，降低复发频率。

在儿童，爪型趾可通过软组织手术改善。低龄患儿由于生长潜力巨大，可行改良的 Jones 手术。将伸踇长肌部分转移到第一跖骨颈，抬高第一跖骨，同时维持趾间关节平衡。伸踇长肌也可转移到第三腓骨肌上。对于大龄儿童，可行传统的 Jones 手术，融合趾间关节。其他足趾的处理方法多样，可行肌腱移位，最终大多需要融合趾间关节。

如果出现固定畸形，则需骨性手术。总体来说，如果足部仍处于生长阶段，不推荐使用关节融合手术。可行中后足的截骨矫形。跖骨或中足截骨可矫正跖骨固定跖屈畸形，跟骨截骨可矫正足跟内翻畸形。对于青春期患儿，可考虑行三关节融合术，稳定足部获得跖行负重。

Z 形足

此不常见畸形的特征是后足外翻、前足内收和旋后。从病史上看，许多这样的足是先天性马蹄内翻足过度手术治疗的结果。原发畸形是距跗关节的内侧半脱位导致前足固定内收。距舟关节向背外侧半脱位。

在婴儿，此病必须和先天性马蹄内翻足和跖内收鉴别，后两种都有前足内收伴内侧皮肤皱褶。鉴别要点在于中足和后足。在马蹄内翻足，后足为固定马蹄和内翻，但是 Z 形足的后足是外翻的，虽然这在新生儿时很难发现。中足的改变可以区分 Z 形足和跖内收：跖内收的患者足内缘凹陷，而 Z 形足在距舟关节水平及前足近端内缘为凸起（图 13.22.11）。

辅助检查

负重位的正位和侧位片显示后足外翻和前足内收。中足相对于后足向外侧移位。侧位片显示中足高弓的程度。

治疗

Z 形足的自然病程尚不明。有些 Z 形足可以通过自发或简单方法如连续石膏来矫正，而其他 Z 形足持续存在将导致长期的功能障碍。石膏可矫正前足内收，但是对后足外翻作用有限。如果跟腱短缩，后足内翻将加重。

有症状的 Z 形足一般需要手术治疗。牵拉跟腱可能对足底和足跟疼痛有益。用来矫正后足外翻的跟骨延长截骨术的长期结果不错，但应当同时矫正前足内收，这可以采用内侧楔骨的内侧撑开截骨和骰骨的闭合楔形截骨。为了充分矫正后足畸形，需要将跟腱延长。

前足畸形

先天性踇内翻

踇趾处于内翻位。需要明确这是孤立畸形还是其他疾病的一部分表现。踇趾近节趾骨常有内侧偏离。

病理解剖学

踇内翻可分为三种类型。第一型是孤立的或是原发畸形为沿足内侧走行的紧张带的局部表现。此带的作用是随着生长将大踇趾牵拉至更为内翻。第二型与伴有一系列先天性畸形包括第一跖骨明显内翻伴短缩增宽的患

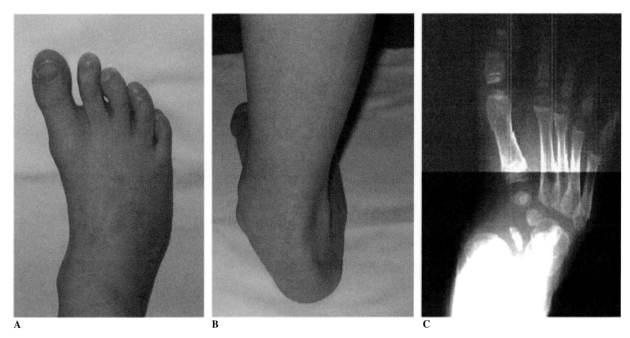

图 13.22.11 Z 形足的体位像。A）和 B）显示前足内收和后足外翻。在正位 X 线片上可以看出这些特征（C）

者有关。与内侧副骨相邻近。该型可能由于纵向骨骺变异所致。最后一型可发生于许多疾病，例如，弓形弯曲发育不良。X 线片能够鉴别不同的疾病类型。

治疗

非手术治疗很少或根本无效。手术矫正包括延长内侧紧张结构和稳定第一跖趾关节。需要用克氏针临时固定关节。如果第一跖骨有内侧偏离，适合行跖骨截骨。对于第二型，第一跖骨的生长紊乱可导致手术后复发。对于这些情况，有必要将第一、二趾并到一起制动，以防止畸形进展。

青少年拇外翻

该病相对少见。青少年拇外翻比成年发病的拇外翻有更高的家族发病率。女孩中更为常见，并可能受穿鞋影响而进展。鞋尖狭窄使拇趾被迫处于外翻位，同时高鞋跟将重量转移至内侧跖骨，这都可导致畸形。可合并原发的跖骨内翻成角。

临床评估

为了判断外翻和旋前的真实角度，应在负重时检查足部。如果自幼就有足部畸形，必须除外神经性原因。

辅助检查（框 13.22.11）

负重正位 X 线片是关键，应当测量各种角度。

治疗

早期治疗应为非手术方法，同时改进鞋子。如果畸形进展或症状严重，则需要手术。单纯软组织手术经常不成功。如果第一、二跖骨之间的跖骨间角为 15°～20°（跖骨内翻），跖骨远端截骨足矣。更大的跖骨间角需要行近端截骨，例如，Scarf 手术，并同时恢复远端软组织力线。复发率要高于成年足。

先天性趾间拇外翻

此病为先天性，通常为双侧，表现为拇趾趾间关节明显的外侧偏离。在低龄儿童，此病一般无症状。青少年趾间关节处的局部矫正可出现其他问题，应行近节趾骨的内侧闭合楔形截骨来矫正畸形。

框 13.22.11　拇外翻的影像学评估
◆ 跖骨间角（＜12°）
◆ 拇外翻角度
◆ 跖骨远端关节面角度（DMAA）

表 13.22.3　裂足畸形的分类（Blauth & Borisch, 1990）

类型	描述
I	仅有轻微缺如
II	中央跖骨发育不良
III	只有 4 个跖骨
IV	只有 3 个跖骨
V	只有 2 个跖骨
VI	只有 1 个跖骨

先天性裂足

此种罕见的先天畸形特征是足部中央 2～3 列缺如，是常染色体不完全显性遗传。该病为双侧，通常合并裂手和其他畸形。自然情况下单侧病例仅为散发。据报道发病率在活产儿中是 1/90 000（见图 13.22.1）

临床评估

后足正常，但是前足的中央列有不同程度的缺如。分类系统（表 13.22.3）基于跖骨缺失程度。Ⅳ型和Ⅴ型是最常见的类型。

治疗

对于不严重类型，足部功能良好，无须手术。手术指征通常为美观原因和改善穿鞋。通过跖骨基底截骨和（或）将半脱位的跖跗关节复位，以及闭合分裂部分和软组织重建，来缩窄足的宽度。确保最终得到一个柔软的跖行足非常重要。手术通常在 1～2 岁进行。

少见的问题

屈曲趾

这种常见的先天性疾病累及一个或多个足趾。通常为双侧、对称性，常有家族史。受累足趾［通常为第三和（或）第四］向内侧弯曲，并经常位于邻近足趾下方。为了美观常常推荐行受累足趾所有屈肌腱的切断术。后期行截骨术更有效，并可获得持久的结果。

先天性重叠小趾（第五趾）（框 13.22.12）

这种家族性异常通常是双侧的。足趾背伸和内收，位于第四趾上方。跖趾关节由于关节囊挛缩而半脱位。约 50% 的患者症状会加重。非手术治疗方法（牵拉、

框 13.22.12　第五趾重叠——手术方法

- ◆ 软组织松解：V-Y 成形
- ◆ 伸肌腱延长
- ◆ 跖趾关节囊周围截骨术

捆绑）很少能成功。手术治疗适用于去除症状或为了美观，通常可以成功。可能会复发，但是骨性手术如趾骨近端截骨术很少采用且不能用于儿童。

巨趾

这种畸形罕见，可继发于神经纤维瘤病（NF）、血管瘤、先天性淋巴和脂肪组织增生。神经纤维瘤病的诊断必须通过仔细的临床检查排除。真正的巨人症是足趾所有部分的尺寸都增加。增生的程度不一：有时畸形是静止的，生长时成比例地增大，但是有些生长是不成比例地进展。如果不能接受外观，就有手术指征。手术方法有数个，但是无一个是非常成功的。单纯减容和骨骺阻滞很快会复发。严重的复发病例适用列切除，但是会并发蹬外翻。

多趾

多趾是一种常见畸形，发生率为活产儿的 2/1 000（见图 13.22.2）。通常是常染色体显性遗传，但也有散发病例。与手部并指或其他主要的先天性畸形如胫骨发育不良有关。也可见于一些综合征如 Ellis-van Creveld 综合征和软骨外胚层发育不良。

赘趾可以是轴前型（15%）、轴后型（80%）或中央型。必须对患儿进行全面检查以发现伴随畸形。赘趾可以完全分化也可以隐匿。X 线片可显示骨性赘趾的水平和范围。

虽然有些文化反对，但是无论是为了美观原因还是穿鞋舒适度，都应当切除赘趾。手术最好在患儿 9～12 个月大时进行。虽然必须要考虑影像学表现，但通常最常切除的是外围足趾。

其他病变

骨软骨病

骨软骨病累及生长活跃的部位，并涉及任何一个骨骺或骨突的骨化缺陷。骨骺正在迅速增长的时候，通常骨化核出现不久就发病。大部分见于男孩。

Kohler 病

舟骨骨软骨炎主要发生于 3 ~ 6 岁的儿童。男孩更容易受影响，高达 33 % 是双侧的。舟骨是足部最后骨化的骨骼，作为足纵弓上的拱心石，尤其是软骨时承受着巨大的压力。组织学上可看到缺血性坏死。

临床上，舟骨处有疼痛、肿胀和压痛，以及跛行。周围还有可能有红肿，但中跗骨和距骨下关节活动正常，这可以和炎性关节炎鉴别。

X 线片显示一个细小、硬化的骨化核。诊断依赖于影像学与临床表现相结合（图 13.22.12）。

病情为自限性，且预后良好。通常在发病几个月内症状改善。如果症状严重，有必要经过一段时间的石膏固定。

Sever 病

跟骨骨突的骨软骨炎主要累及 8 岁骨突刚出现时至 12 岁其与主骨融合时的男孩。它是未成年运动员跟骨痛最常见的原因，可能与过度使用有关。诊断基于临床症状和体征。在跟腱和跟骨连接部位有疼痛和压痛。影像学显示跟骨骨突有硬化和碎裂，这也是该骨突正常发育的一个特征。

与其他骨软骨病一样，这也是一个自限性疾病，当骨骺融合后，症状自行消失。牵拉腓肠肌和比目鱼肌的同时增强前方肌肉力量能帮助减轻症状，同时应该减少活动。为了控制症状，也有必要用石膏制动一段时间。

Freiberg 病

跖骨头炎症好发于青少年，主要是女孩，也可以是双侧。虽然任一跖骨都可能受累，但是最常见于第二跖骨头，也许是因为它是最长的并承担着跖趾关节的负重。临床上，在跖骨头下方有疼痛，伴肿胀、压痛和跖趾关节活动受限，尤其是背伸。影像学显示跖骨头扁平和不规则，伴硬化和跖骨干增粗。

初期治疗以保守为主。这经常需要调整鞋子和活动量。可用一个跖骨垫来减少该关节的负重。如果症状持续，有行刮除和缺损处植骨的手术指征。当骨骼成熟时如果症状严重并持续，有必要行背伸截骨手术。跖骨头清创或切除近节趾骨基底是一种姑息性的手术方法。

先天性缩窄带

已确信先天性缩窄带综合征（Streeter 发育不良）是羊膜带导致的肢体缩窄。缩窄带可以是部分或全部。临床表现不一，但都包括先天性截肢、并趾和马蹄内翻足畸形（图 13.22.13）。缩窄带可导致静脉和淋巴液回流受阻，在新生儿期急需行 Z 字成形术。马蹄足畸

框 13.22.13 副舟骨
◆ 见于 10% 的儿童
◆ 通常为双侧
◆ 女孩＞男孩

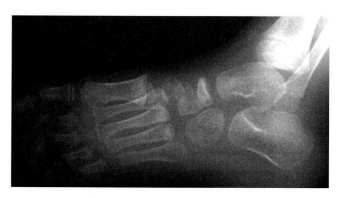

图 13.22.12 舟骨的 Kohler 病。X 线片显示骨化核硬化

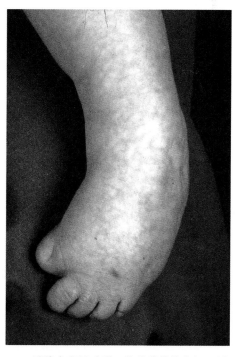

图 13.22.13 马蹄内翻足畸形，伴羊膜带综合征，累及足趾

表 13.22.4 副舟骨的分类

类型	描述
I	分离的骨化核，连着胫后肌肌腱
II	骨化核通过骨突连着舟骨
III	主副骨化核通过骨突相连，形成角状舟骨

形对保守治疗无效。

副骨化中心

大约有 1/4 的儿童在 X 线片上可看到一个以上副骨。多数不重要，但有些可在儿童期出现问题。

副舟骨（框 13.22.13）

副舟骨表现为舟骨结节旁一个独立的骨化中心。共有三种类型（表 13.22.4）。通常副骨中心与主骨化核融合，但有近 2% 的人保留为分离的骨化核。从而胫后肌肌腱附丽在舟骨的内侧部分多于下方，对纵弓的支撑减弱，足就成为扁平外翻。活动后可引起中足疼痛，伴随着胫后肌肌腱滑膜炎。从足底来的压力可导致局部疼痛、肿胀和压痛。

正位和外斜位 X 线片显示副舟骨位于舟骨的近端内侧部分。其圆滑的轮廓可以与骨折鉴别（图 13.22.14）。二分舟骨表现为舟骨背面一个独立的逗号形状的骨块，和副舟骨完全不同。

早期适用非手术治疗。如果有柔软的后足外翻，需要使用一个矫形器。短时间使用一个管型石膏，伴或不伴在软骨结合部位局部封闭注射，均可以缓解急性期疼痛。有持续症状则需手术。Kidner 手术包括切除副舟骨和将胫后肌腱前移至舟骨的跖侧面，但是单纯切除副舟骨伴修整残留的突起部分更为简单，同样是一个不错的选择。

三角骨

人群里近 10% 有三角骨，是距骨主骨化中心后外侧的结节融合失败所形成。反复的轻微外伤是一个致病因素。

主要临床表现是踝关节后侧附近的疼痛和跖屈受限，经常见于芭蕾舞舞蹈员和运动员。必须与蹞长屈肌腱炎鉴别，虽然这两种病可同时存在。X 线片可显示在距骨后侧有一个骨块。非手术治疗包括限制踝关节跖屈。局部注射类固醇可帮助控制症状，开放切除术适用于有持续症状者。

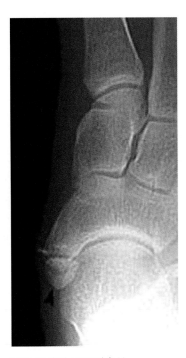

图 13.22.14 足部 X 线片显示副舟骨

拓展阅读

Coleman, S.S. and Chesnut, W.J. (1977). A simple test for hindfoot flexibility in the cavovarus foot. *Clinical Orthopaedics and Related Research*, **123**, 60–2.

Dobbs, M.B., Purcell, D.B., Nunley, R. and Morcuende, J.A. (2006). Early results of a new method of treatment for idiopathic congenital vertical talus. *Journal of Bone and Joint Surgery*, **88A**, 1192–200.

Gonzalez, P. and Kumar, S.I. (1990). Calcaneonavicular coalition treated by resection and interposition of the extensor digitorum brevis muscle. *Journal of Bone and Joint Surgery*, **72A**, 71–7.

Mosca, V.S. (1995). Calcaneal lengthening for valgus deformity of the hindfoot. *Journal of Bone and Joint Surgery*, **77A**, 500–11.

Rose, G.K., Welton, E.A., and Marshall, T. (1985). The diagnosis of flatfoot in the child. *Journal of Bone and Joint Surgery*, **67B**, 71–8.

13.23
运动损伤和相关综合征

Simon Thomas • Michael Walton

（张 涛 译 刘晓光 审校）

要点

◆ 随着儿童运动员发生损伤的概率逐渐升高，儿童运动医学成为一门不断进展的多学科专业
  • 预防损伤非常重要
  • 康复训练必须与年龄段、运动类型相适应
◆ 尽管损伤机制很类似，但未发育成熟的骨骼系统的运动损伤需要采取与成人不同的治疗方式
◆ 膝关节是最容易受伤的区域。在儿童和青少年，膝关节前交叉韧带（anterior cruciate ligament，ACL）的损伤比过去预料的更多
◆ 上肢的运动损伤更多继发于过度使用，而非急性损伤。所以理疗和调整运动训练方式是主要治疗方式

引言

作为一门多学科专业，运动医学已经超出了传统医学的范畴。本章主要讨论运动相关损伤，而不是创伤相关损伤。但是相关运动损伤的流行病学数据和研究仍非常有限。在英国和美国，绝大多数 5～17 岁的儿童和青少年会参与有组织的体育活动。这也就解释了为什么运动损伤的患者主要集中在这一年龄段。对于大多数体育活动，膝关节是最常见的损伤部位。据一项 1996—2001 年的研究报道，在 17 岁以下的年龄组，尽管应用了损伤预防方案，但是随着参与竞技性运动的增多，膝关节受伤的患者增加了 15%。

相对于成人，儿童运动损伤有着其特征。由于肌肉骨骼系统正处于发育阶段，所以存在脆弱的骨骺和骨突软骨生长板，但是损伤后其愈合和再塑形能力大大超过成人。

下肢损伤

膝关节损伤

半月板损伤

如果排除盘状半月板和其他先天性畸形，儿童尤其是 10 岁以下的半月板损伤并不常见。但是随着运动量增大和运动更加激烈，其发生率也在逐渐增长。儿童半月板的结构和功能与成人类似，但是血供更加丰富，这意味着愈合能力也更强。MRI 检查对于儿童半月板损伤并不像成人那样精确，所以诊断更依靠临床评估。治疗上，儿童半月板损伤更倾向于修复，而不是成人中的切除。

问诊过程中，孩子往往难以回忆起受伤机制，例如，是扭转还是内外翻应力？同时，孩子越年幼，受伤时间越长，其对于受伤情况的描述就越不精确。临床检查的关键特征就是局部关节间隙的压痛和渗出水肿。在急性期，这些征象往往提示关节积血（框 13.23.1）。

伴有膝关节积血的儿童中半月板和 ACL 同时受伤的比例很高，尤其是在青少年阶段。在慢性撕裂患

框 13.23.1　关节积血的鉴别诊断

◆ 半月板损伤：
  • 青春期前（7～12 岁）47%
  • 青春期（13～18 岁）45%
◆ ACL 损伤：
  • 青春期前 47%
  • 青春期 65%
◆ 骨软骨骨折：整体 7%
◆ 伸膝装置损伤：罕见

者中，间断的绞锁、弹响、积液以及股四头肌失用性萎缩十分常见。

尽管当今的 MRI 检查对半月板损伤的诊断有其特异性和灵敏性，提高了很多有关半月板损伤的报道，但是对于儿童，尤其是 12 岁以下，MRI 诊断价值有限。部分是因为儿童半月板血管化的模式不同于成人。关节间隙压痛，合并 McMurray 征阳性，往往和 MRI 诊断半月板损伤精确度相似；关节镜则是诊断该疾病的金标准。儿童中，大多数半月板损伤属于垂直纵向裂，也就是所谓的"桶柄样损伤"；而斜行、放射状和退变撕裂，儿童要比成人少见。标准的膝关节 X 线片是必需的，因为可以排除因为肿瘤或感染引起的疾病：这类疾病往往可以出现类似的临床表现。另外髁间窝位有助于发现骨软骨缺损和髌股关节面不适应。

短小（< 10 mm）的纵行裂是稳定的，可以旷置等待自行愈合。应用可屈曲 0~60°的铰链型膝关节支具限制活动 4~6 周。对其他所有的不稳定和关节镜下可复位的撕裂均行修复，尤其是如果合并 ACL 损伤需要重建的时候。联合同期修复的好处是增强了血管化反应，可以加快愈合速度。同样的道理，对于慢性撕裂损伤，关节镜下利用刨刀和篮钳进行损伤部位的修整同样可以促进组织的血管化。早期的半月板切除，会增加与骨关节炎有关的关节内接触应力。对成人是切除还是修复，治疗原则主要根据损伤部位，因为半月板中央区的血运差；而儿童有很强的愈合能力，除非撕裂发生在正中央位置，对此可以修整获得一个稳定的边缘。

关节镜下的半月板修补技术包括"内-外"和"外-内"缝合技术。在治疗半月板后角撕裂时，采用后内侧或后外侧切口，分别保护隐神经和腓总神经。最新的缝合技术为用合适的组织保护套、直和弯的针尖进行全内层缝合，已经逐步取代了对于大多数撕裂所采用的内-外缝合技术。例外就是难以够着的前角撕裂，适用于外-内缝合技术。同样考虑到全内层缝合技术有可能损伤到儿童膝关节囊后方的结构，对于这类后角损伤的小龄儿童最好采用内-外缝合技术。半月板修复后，需要佩戴最大屈曲 60°的铰链型膝关节支具 6 周；一旦膝关节活动度达到正常，就可以逐步回归运动。对于较大的慢性撕裂，术后部分负重一段时间可能是有益的，但是明确的术后康复指导仍是空白。

前交叉韧带（ACL）损伤

膝关节骨骺未发育成熟时的 ACL 损伤目前仍是存在争论的焦点。逐渐达成共识的是这个年龄段的 ACL 失效与有症状的不稳定、继发的骨软骨和半月板损伤密切相关。在成人 ACL 重建领域，近 20 年有了长足的进步；关节内骨隧道重建 ACL 的技术日趋成熟。在儿童和青少年，膝关节周围的骨骺提供下肢生长总长度的 2/3。任何对此处骨骺的损伤，都可以引起下肢不等长或成角畸形。小儿 ACL 损伤的发生率逐渐升高，尤其是在女性青少年人群；近年的治疗焦点是：重建 ACL 的骨性隧道是否应该应用在小儿未成熟的膝关节周围？如果要应用该项技术，何时比较合适？应用哪种术式会更加安全？同时，一些传统的治疗方式也被重新应用，例如，非解剖重建和一期手术修复。

在 12 岁以下的年龄组，ACL 失效伴胫骨棘骨折比韧带内部断裂更加常见。而在 12 岁以上这些损伤模式正好相反。伴随损伤中半月板撕裂最常见，但是髁损伤、髌骨脱位、后交叉韧带损伤也有报道。

ACL 损伤突出的表现是在受伤时出现弹响（例如，突然减速、轴向移动、以错误方式着陆），之后迅速出现关节内积血，无法活动膝关节，继而出现膝关节不稳定。Lachman 和前抽屉试验是必需的临床检查；轴移试验最能提示有症状的 ACL 功能不全，不过需要在有意识的孩子最放松的时候检查。也应该仔细检查积液和半月板损伤的体征。如前所述，标准的膝关节 X 线片以及髌骨切线位应作为常规检查，这样可以排除骨性损伤，例如，胫骨棘撕脱骨折和合并的骨软骨损伤。MRI 可以提示韧带内高信号和（或）韧带不连续、骨挫伤。但是在儿童中这种方法准确率较低，应结合临床检查来明确诊断，确定有无合并损伤。

对于未成年的运动员，ACL 损伤未合并半月板绞锁和胫骨棘骨折，不需要急诊手术处理。分阶段的非手术治疗包括休息，然后恢复活动范围及力量练习，最后运动康复。而复发性不稳定会有反复损伤膝关节的风险，应该考虑外科手术介入（框 13.23.2）。

对于青春期前儿童（Tanner 2 期及之前）的 ACL 损伤，比较适合骺生长板外髂胫束韧带重建技术。髂胫束从近端游离出来，保留 Gerdy 结节附着点；将该条移植物翻转，引入膝关节内，跨越 ACL 股骨附着点的上方。紧接着，从半月板间横韧带的下方穿过，

┌───┐
│ **框 13.23.2   ACL 重建的方法选择**   │
│   │
│ ◆ 直接修复   │
│ ◆ 生长板外重建技术: │
│   • 非解剖重建——应用髂胫束作为韧带重建材料,穿行 │
│   于半月板间横韧带的下方;   │
│   • 解剖重建——应用全骺内骨隧道,作为重建材料留置 │
│   和固定的位置   │
│ ◆ 部分经生长板重建技术:跨越 ACL 股骨附着点,穿行于 │
│   胫骨内骨髓道   │
│ ◆ 经生长板重建技术:接近成人的手术方法,但是骨髓道 │
│   更靠近中心,方向更垂直   │
└───┘

┌───┐
│ **框 13.23.3   评估骨成熟的方法**   │
│   │
│ ◆ 实足年龄   │
│ ◆ Gruelich-Pyle 图谱:应用手和腕骨 X 线片推算骨龄 │
│ ◆ Sauvegrain 法或简化鹰嘴推算方法:肘关节侧位片进行 │
│   观察   │
│ ◆ Tanner & Whitehouse 性成熟分级系统   │
│ ◆ Y 型软骨闭合时间进行推算:青春期前生长加速期中点 │
└───┘

固定于胫骨近端骨骺的前内方。像这种非解剖重建技术在膝关节屈伸活动中并不是等长的。这样导致的后果就是替代物容易损耗,手术失败,术后功能差。同时该项技术在跨越股骨附着点的时候,容易损伤股骨远端生长板,导致生长发育停滞,最后引起成角畸形。

全骺重建技术,其手术难点在于保持所有的短骨髓道全部位于骨骺内。股骨骺生长板的波浪形态有助于抵抗剪切应力,但是其突起的部分容易引起损伤。

成人 ACL 重建的文献强调的是解剖隧道位置的重要性,这样可以保证等长移植物的功能。动物试验提示,损伤横断面上 7% 以下面积的生长板引起生长停滞的风险很低。在股骨或胫骨上直径 6~9 mm 中央留置的骨髓道,损伤生长板的面积小于 5%。除非在缺损的地方遗留软组织以外材料的移植物,否则不会造成成角畸形和下肢不等长。因此,对于未成年 ACL 损伤的治疗,逐渐推荐成年人的手术方式,应用软组

织移植物固定技术,避免应用骨栓或螺钉,以免损伤生长板。尽管如此,这仍有争议。对未发育成熟的膝关节韧带损伤后的直接修复虽然有一些好处,但是临床结果很差。现在的兴趣集中在试图产生一个生物支架来增强修复效果。

外科重建之前,需要全面评估患者的骨龄还有发育情况。青春期生长高峰,男孩在 13~15 岁,女孩在 11~13 岁;在这之后,下肢的长度生长结束;垂直身高在此之后,主要依靠脊柱的生长。患儿的实际年龄和骨龄有很好的相关性,但是此条规律并不适用于每一个个体(框 13.23.3)。

Gruelich-Pyle 图谱推算骨龄的方法,是从老旧的人群统计数据中演变而来,现在不再适用;而且腕骨的骨化和膝关节生长潜力的相关性并不好。Tanner 系统中,将第二性征的出现进行分级,从而预测骨残留生长潜力;但是这部分知识,骨科医师并不熟悉,导致应用受限。Sauvegrain 或简化的尺骨鹰嘴系统应该是最常用的预测方法(图 13.23.1)。青春期起始阶段,鹰嘴在 X 线侧位片上出现两个骨化中心,预示着生长

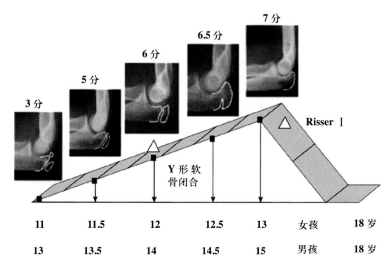

图 13.23.1 在青春期(女孩 11~13 岁,男孩 13~15 岁)的生长高峰期鹰嘴形态特征(From Dimeglio, A., Charles, Y.P., Daures, J.P., et al. (2005). Accuracy of the Sauvegrain method in determining skeletal age during puberty. *Journal of Bone and Joint Surgery*, 87A, 1689–96.)

发育高峰来临。2 年之后，骺融合，生长开始减速。在此期间，鹰嘴骨化中心的形态，联合 Y 形软骨是否闭合，是预测生长发育残留的可靠指标。

因此，当青少年出现鹰嘴融合征象，且男孩骨龄大于 15 岁，女孩骨龄大于 13 岁，对 ACL 损伤的治疗，可以按成人的手术方式进行重建。对于重建手术骨髓道直径小于 9 mm 的，也可以按成人方式进行手术，同时应用软组织移植物进行桥接。尽管文献报道青春期前患者骨隧道 ACL 重建不会出现继发的生长停滞，但是还是应该慎重选择；非解剖重建避免经生长板的移植物留置，此种方法应当推行使用，哪怕是一种暂时的治疗方法。

前交叉韧带（ACL）的撕脱性骨折

此类损伤多见于 8~14 岁的儿童，此时 ACL 附着于股骨和胫骨的软骨性骨骺。附着的强度低于成人的纤维软骨 - 骨连接，所以在遭受外力后，骨骺比韧带（内部）先出问题。股骨侧的撕脱骨折少见，绝大多数都是胫骨棘（也称为胫骨隆起）撕脱骨折。

损伤机制多为膝关节的外翻应力，伴旋转或被动屈曲。患者的临床表现为张力性膝关节血肿、无法负重、活动受限。膝关节的正侧位 X 线片应作为常规检查（图 13.23.2 A）；而 CT 扫描作为发病时和手法复位后评估骨折移位程度的检查，也应该应用。骨折的分型指导治疗见表 13.23.1。

闭合复位后，石膏外固定，是治疗此类损伤的推荐方法。固定膝关节位置：过伸、伸直、屈曲 20°，均不影响患者预后。半月板或半月板间横韧带的嵌顿，会影响闭合复位。遇到此类情况，有限切开或应用关节镜下复位固定可以尝试。但是有报道提出，在螺钉

表 13.23.1　Myers & McKeever 胫骨棘骨折分型

类型	定义	治疗
Ⅰ型	无移位	伸直位石膏固定 6~8 周
Ⅱ型	骨折块前方向上方移位，后方附着点连续，形成合页	闭合复位后观察位置，如果可接受，石膏外固定；无法接受，治疗同Ⅲ型
Ⅲ型	完整分离的骨折块，伴旋转、向上方移位	切开或关节镜下复位，固定

固定后，出现胫骨近端前侧生长停滞。所以应采用骺内置入螺钉。而应用缝合技术固定骨折块也会引起生长板的损伤。

患者常出现轻度的活动受限，以过伸和极度屈曲丧失为主，但是常常无自觉症状，关节纤维化也少见。原始受伤时，在骨折之前，韧带内部常被极度拉伸，这就导致在骨折愈合以后出现继发的膝关节松弛。一项研究将伴 ACL 失效胫骨棘骨折的治疗与膝关节重建进行对照，发现骨折后复位固定可以恢复膝关节足够的稳定性和本体感觉。

膝关节剥脱性骨软骨炎（也见 13.20 章）

该词指代关节软骨存在从软骨下骨分离的倾向。病因不明，但最近比较流行的一种观点认为，软骨下骨遭受多次重复的微小创伤，继发缺血，引起缺损，导致无法给予浅层关节软骨足够的支撑，最后引起分离。

临床表现主要是膝关节活动相关性疼痛和运动后疼痛。局部压痛点可以指示损伤的位置。关节内的渗出往往提示不稳定损伤，而绞锁症状提示游离体的存在。

此类损伤是否可自行愈合无法预测。对于残留较大生长潜能的儿童，此类损伤的自发愈合可能性较大。而对于较大面积的损伤，非手术保守治疗常常失败。膝关节 X 线片以及髌骨切线位，常可显示多数明显的损伤。股骨内髁外侧面是最常受累的部位，这可以在髁间窝位上发现。MRI 的应用则是为了明确诊断、进行分级，同时预测愈合的可能性或指导外科治疗。而预后差最可靠的一个指标是 MRI 表现为损伤部位软骨破裂，同时损伤深方出现高信号（框 13.23.4）。

为了给骺板开放的儿童一个良好的预后，早期损伤的初始治疗应为非手术治疗。采用轻度屈曲长腿管形石膏或膝关节支具进行短期的限制负重，随后进行康复治疗恢复膝关节活动度。一旦症状消失，患者就可以逐步恢复体育活动，但是具体时机需由进一步影

框 13.23.4　预后差的特征

◆ 大面积损伤

◆ 关节软骨表面破裂

◆ MRI 显示损伤深方出现高信号

◆ ^{99}Tc 骨扫描无血流灌注表现

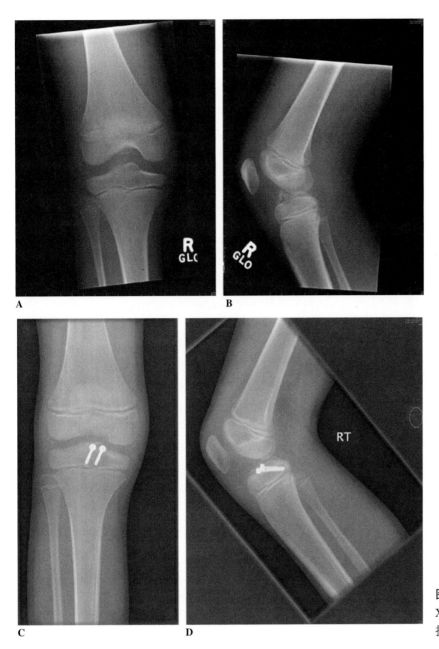

图 13.23.2　A）9 岁患者右侧膝关节的正侧位 X 线片显示胫骨棘 3 型骨折；B）同一患者行骨折切开复位、螺钉固定术后的正侧位 X 线片

像学检查来定。

大龄儿童损伤面积大、保守治疗不能愈合、MRI 提示进行性骨水肿或关节软骨破裂的患者，则应采取外科治疗。早期软骨完整或刚开始剥脱的损伤，用克氏针钻孔作为首选治疗。可以在关节镜下逆行方式来完成。透视引导下经皮把导针穿入病变中央，其位置可以通过关节镜进行确认。然后平行导针，在其周围进行穿针；注意这些穿针可以紧靠关节面，但不能将其穿透，因为它可以包裹修复性血肿。

较大的不稳定损伤，也可以用各种技术进行原位穿针，也取得满意的效果。这些技术包括各种空心钉或可吸收内固定物。

全厚软骨缺损的重建技术，对于无论是 4 期未愈合的骨软骨炎（OCD），还是原始骨软骨骨折，多是针对成人的；这些技术包括软骨成形和自体软骨移植术。现在已经有用于年轻患者效果很好的报道了（见 13.20 章）。

髌股关节急性脱位

急性髌骨脱位，是儿童和青少年膝关节急性损伤中最为常见的。发病峰值年龄 15 岁。首次脱位的损伤机制，多为 ACL 损伤之后出现。常见在奔跑中急速变换方向；或是在足跖屈时，固定胫骨，同时股骨相对胫骨内旋，从而造成损伤。同时股四头肌的强力收缩，造成向外侧脱位。因此有此类病史的急性膝关节血肿鉴别诊断应考虑到 ACL 损伤，还有少见的伸膝装置损伤（股四头肌和髌腱）。

急性脱位后，患儿髌骨常常可自发复位，这样就造成诊断的困难。查体可发现内侧髌股韧带（MPFL）或内侧支持带处压痛，合并关节内积血，穿刺即可明确。同时也可以发现髌骨存在向外侧脱位趋势。还可以发现股骨远端外髁和髌骨内侧关节面存在压痛，这种体征提示往往有骨软骨损伤。因为合并骨软骨损伤的概率为 25%～50%，所以在诊断上，髌骨切线位和髁间窝位 X 线片就显得非常重要了。如果 X 线片明确存在骨软骨骨折，那么，下一步就应该进行 MRI 检查来指导治疗。较大块的骨软骨骨折块，可以原位固定；而对于小的骨折块或撕脱骨片，则应该通过关节镜去除。而通过关节镜下原位固定骨块的手术难度较大，对于此类损伤常常行关节有限切开。

儿童和青少年初次脱位后的再脱位发生率大约在 60%，所以初次脱位后，很多学者认为应该一期进行内侧韧带结构的修复。但是在损伤的急性期，术中对于内侧髌股韧带辨识存在困难，同时进行牢固修复也存在较大难度。最近的一项研究显示，相对于保守治疗，一期进行内侧髌股韧带修复并不能减少患儿再脱位的发生；因此在不合并骨软骨骨折的急性膝关节脱位，常常采用急性期保守治疗，固定制动，然后进行功能锻炼，加强四头肌肌力。部分患者会发生反复的再脱位，需要二期手术重建髌骨的稳定机制（见 13.20 章）。

骨软骨骨折

骨软骨骨折在青少年中的高发生率，反映了不同于成人的骨组织学特征。在青少年，关节软骨通过骨软骨的穿插交错，被锚定在骨面上；而在成人，则是通过钙化的软骨黏合在骨面，类似于水泥在建筑黏合中起到的作用。在此段时间内，有较高的骨软骨骨折发生率。最常见的部位，就是股骨外侧髁和髌骨内侧关节面，这就提示往往合并急性髌股关节脱位。损伤机制多为直接作用与膝关节的打击暴力，或在足固定时一个旋转机制。

对于此类损伤，其诊断流程与急性髌骨脱位相似。建议对于可疑患者都行 MRI 检查。X 线片检查往往会漏诊骨软骨骨折，漏诊率可达 1/3。对较大的骨折块应进行原位固定，尤其是负重区域的损伤。骨折块在损伤后浸泡于关节液内，造成水肿，尤其是当修复延迟，水肿会更加明显。所以对于此类骨折块，应该修整后再进行修复。应该去除带有少量皮质骨块的小缺损。而如果残留缺损区较大并位于负重区，则应行微骨折术（框 13.23.5）。

Osgood-Schlatter 病和 Sinding-Larsen-Johansson 综合征

Osgood-Schlatter 病和 Sinding-Larsen-Johansson 综合征属于典型的过度使用损伤，导致胫骨结节、髌骨下极的牵拉型骨骺炎。在好动的青少年中更为常见。临床表现为局部压痛和肿胀。

髋关节损伤和综合征

撕脱骨折

骨盆环的撕脱骨折常见于足球、体操和田径运动中。X 线片检查常常可明确诊断。损伤机制多为肌肉的突然收缩，引起牵拉型骨骺的损伤。如果临床表现延迟出现，那么 X 线片上可显示一个片状骨化区域；查体可触摸到一个分界不清的肿物。鉴别诊断一定要考虑到肿瘤，但是创伤病史往往会明确诊断（图 13.23.3 和框 13.23.6）。

大多数此类损伤不需要手术，休息直到临床症状消失为止。对于伴有力弱或疼痛症状的高要求的运动员需要行修复手术。在腱腹联合部位出现的损伤，尤其是股四头肌，常常引起明显的伸膝力弱，膝关节活动范围受限，以及抗阻力收缩时体表可见的肌腹隆起。一旦出现上述临床表现，应行 MRI 和 B 超检查来明确诊断、确定损伤位置后，进行修复手术。

"弹响" 髋

临床表现为患者在髋关节屈伸时出现髋部内、外侧的弹响。内侧为髂腰肌腱和小转子引起，外侧为髂

框 13.23.5 膝关节损伤的影像学检查项目
◆ 正侧位 X 线片
◆ 髁间窝位
◆ 髌骨切线位
◆ MRI 以发现软骨损伤

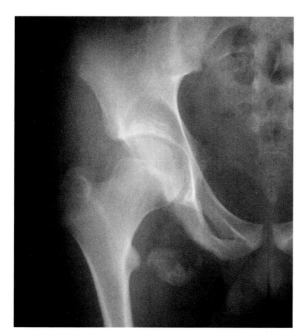

图 13.23.3 骨盆正位 X 线片显示右侧坐骨结节陈旧性撕脱骨折

胫束和大转子导致。Ganz 试验可以排除盂唇撕裂：内收髋关节，屈曲髋关节，如果引起弹响，则为盂唇撕裂。而 MRI 下髋关节造影（MRA）会引起不适，应尽量避免。对于此类疾患，理疗是主要的治疗方法。部分患者需要局部封闭治疗。

髋滑脱

当患儿主诉腹股沟、大腿或膝关节疼痛时，应该行全面的临床查体，尤其是检查髋关节的屈曲活动度。同时行髋关节正侧位 X 线片检查。当患儿存在运动损伤病史，同时合并上述症状时，经常误诊为"腹股沟拉伤"；误诊后的结果往往是灾难性的。

踝关节损伤和综合征
距骨骨软骨损伤

距骨的骨软骨损伤并不常见，但是常常引起患儿持续的踝关节疼痛。在成人研究中，距骨的运动损伤往往发生在内侧，而创伤相关的损伤常发生在外侧靠

框 13.23.6	骨盆撕脱骨折的常见部位
♦ 髂前上棘：缝匠肌	
♦ 髂前下棘：股直肌（直头）	
♦ 坐骨结节：腘绳肌和内收肌	

前方的位置（见 14.11 章，图 13.23.4）。Berndt 和 Harty 的分级系统可以为治疗和预后提供指导（表 13.23.2）。骺闭合前的患儿，1~3 级损伤可以通过制动保守治疗获得良好的临床转归。4 级损伤以及保守治疗无效，同时有明确临床症状的 2/3 级损伤，应该考虑关节镜下检查、清理。ACI 和镶嵌式成形术很少用于儿童。

踝关节扭伤

踝关节的内翻损伤非常常见。在儿童，可以引起外侧韧带复合体，尤其是距腓前韧带（ATFL）的损伤，甚至是局部的撕脱骨折、腓骨骨折，当然也包括腓骨远端 Salter-Harris 骺损伤。在 ATFL 有局限性压痛并可排除上述骨折和骺损伤时，可诊断为踝关节软组织扭伤。此类损伤应进行保守治疗，而且绝大多数患者可以痊愈不残留临床症状。慢性疼痛的出现，应当考虑到踝关节不稳定，或是小骨折块不愈合。临床查体如果出现踝关节的前抽屉试验阳性，提示 ATFL 损伤；内翻应力下行 X 线检查，可以发现距骨倾斜。治疗上还是应用理疗重建稳定性。而手术修复、重建甚至是外侧关节囊紧缩，也可以在儿童青少年患者中尝试应用，据报道也有良好的临床结果。

上肢损伤

大多数上肢运动损伤都是亚急性的，和过度使用有关。这类损伤的出现，往往提示运动训练强度过大，或是开始年龄过早。主要的损伤机制为重复的过头投掷训练。常见于棒球训练，也可见于游泳和网球。而体操运动由于需要上肢承受体重，所以也常见相应的运动损伤。

投掷动作

投掷动作可以分为若干独立的阶段：卷臂、早期上举、晚期上举、加速、减速、最后的投掷。大多数

表 13.23.2　距骨内侧 OCD 的 Berndt 和 Harty 分级系统

分级	定义
I	小面积的软骨下压缩
II	部分分离骨块
III	完全分离骨块伴坑状病灶
IV	关节内的游离骨块

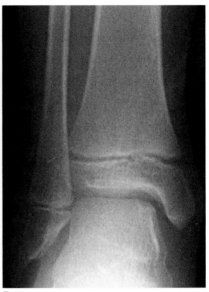

图 13.23.4 踝关节正位（A）和 mortice 位（B）显示距骨内侧 OCD 病变

损伤都和晚期上举和加速阶段相关，因为在这两阶段中，活动范围和应力是最大的。晚期上举时，肩关节处于外展和极度外旋，这样的位置可以产生巨大的剪切应力；应力作用在肩袖和肩关节前方结构上。加速阶段，肩关节内旋内收伴快速的伸肘活动，产生向前方的力；对于肘关节，则通过前臂内侧间室产生外翻应力，作用于肱桡关节。而肘关节伸直位，肱三头肌的收缩，可以产生对于此肌肉附着点的巨大应力。

肩关节损伤

"小联盟"肩

反复的微创伤可以导致肱骨近端骨骺和生长板的溶解；此种创伤机制为过头的投掷，产生的旋转应力。常见于 11～13 岁青少年，往往患儿技术动作不标准。临床表现为弥漫的肩关节疼痛，投掷运动可加重疼痛，X 线片常可见特征性表现。MRI 可以观察到肱骨近端干骺端和骨骺的信号改变。

治疗需要停止投掷运动（如果影像学改变存在则需延长时间，框 13.23.7），然后应纠正技术动作，逐渐恢复运动。

框 13.23.7　骺分离的影像学特征（骨骺应力性改变）
◆ 骺板不规则和（或）增宽
◆ 干骺端密度减低、有碎裂影或囊性变
◆ 局部骨膜反应

肩关节不稳定

在儿童运动员中由于急性创伤导致肩关节脱位，之后引起前方不稳定，这是最为常见的肩关节不稳定模式。在骨骺未闭合时，出现复发性不稳定的概率近乎 100%。但是在一项 25 年的回顾性研究中，在 12～16 岁年龄组，复发的概率为 50%。此种损伤的治疗首选非手术治疗。外科介入，无论是开放性手术，还是关节镜下，目的都在于修复前下关节盂盂唇；手术指征：复发进行性不稳定、持续存在症状、运动员。保守治疗方式：肩关节固定于外旋位 3 周，常常可获得良好的治疗效果。但是此种治疗方式现如今越来越少采用。一项随机对照研究，对比关节镜下 Bankart 修补和灌洗术（30 岁以下）治疗初次脱位，Bankart 修补可以减少 76% 的再脱位率，同时患者还可以获得良好的功能。但是作者并不推荐对于初次脱位采用手术治疗。然而如果需要进行外科治疗，那么 Bankart 修补应作为首选。

多方向不稳定常见于青少年，合并关节松弛度较高，遭受创伤或多次外伤。查体可以发现在多平面上，肩关节可出现明显移位。但是查体中很重要的一点就是，要判断在哪个方向上的脱位可以引起症状。因为有些运动员可以表现多方向的松弛，但是并不是不稳定。诊断要基于临床表现。治疗应选择理疗、康复治疗，以改变肩胛骨胸壁生物力学状态，以及肩关节的动力稳定性。MRI 和关节镜可以帮助判断肩袖和盂唇损伤，以及关节囊是否完整。

未发育成熟的肩关节，在反复的过头活动下，存在强大的适应性。反复的极度外旋，尤其是在晚期上举，可以引起前关节囊和韧带复合体的微小创伤，引起前方结构松弛。这些往往引起后方关节囊肥大、挛缩，导致盂肱关节内旋受限（GIRD）。继发的前方不稳定和脱位可以合并内旋撞击；撞击的原理是肩袖肌腱后上缘撞击关节盂。GIRD 和前方松弛的出现，将会明显增高受伤风险，同时引起骨性结构改变，例如，出现反转关节盂。

撞击

肩袖肩峰下撞击可以在中年人中出现，也可以发生在年轻的投掷项目运动员身上。此类运动员由于反复的投掷运动，肩胛骨和胸骨间的生物力学发生改变，会引起肩胛骨外侧移位、向下旋转和前方滑移。这种病理改变会引起疼痛以及肌肉易疲劳。这种异常的肩胛骨位置，尤其是当合并盂肱关节内旋受限时，容易引起肩峰下撞击。治疗方法是休息、抗炎治疗，症状缓解后，可以进行功能锻炼，同时在日后的训练时调整投掷的动作。肩峰下减压手术极少应用在儿童运动员。

肘关节运动损伤

小联盟肘

18% ~ 69% 的美国棒球运动员存在不同程度的肘关节疼痛，主要集中在 8 ~ 16 岁的守垒接球手。最初"小联盟肘"主要指内上髁的撕脱骨折，不过如今主要是指在投掷动作加速期的反复伸肘动作导致的肘关节疼痛，而这种疼痛是由于作用在肘关节异常的外翻应力造成。它导致内侧张力增高，外侧压力增高。加速期用力伸肘，减速期的肘关节伸直锁定，都会引起肱三头肌-鹰嘴附着部极高的应力（框 13.23.8）。

初始症状为疼痛和功能受限，这是由于屈肌总腱的炎症或内侧髁炎症引起。如果疾病进程继续进展，则会引起内侧髁的不规则骨化和增大。最后出现分开、碎裂。在反复的外翻应力下，成人会出现内上髁骨折；而儿童则是炎症。反观外侧，反复的压力作用会引起桡骨头肥大增生以及肱骨小头的剥脱性骨软骨炎。在后侧间室，反复的拉伸应力会引起鹰嘴骨骺炎、尺骨肥大、牵拉性骨赘生成。尽管休息、抗炎治疗和理疗可以缓解症状，但患者的功能无法回归之前的程度，不同程度上影响运动生涯。

肘关节剥脱性骨软骨炎

反复肱桡关节的压力作用，这种微小创伤引起缺血性改变，会引起该关节的关节软骨从软骨下骨上分离，最终形成剥脱性骨软骨炎病变（表 13.23.3）。其病因学不同于 Panner 病或 Perthes 病。Panner 病存在临床的自然病程：肱桡关节在缺血性坏死之后，会出现缺血组织的血管再生，出现再灌注，然后逐渐恢复正常的外观和功能（在临床转归上，Perthes 病不同于 Panner 病，可能是因为髋关节属于负重关节）（表 13.23.4）。

剥脱性骨软骨炎常常发生于青少年，其病理改变为软骨损伤边界常常清晰，逐渐进展至骨软骨碎裂，继而形成关节内游离体（图 13.23.5）。疼痛往往表现在患者继续参加体育活动之后；同时如果病理进展到游离体出现，则会出现关节绞锁症状。治疗类似于膝关节，要综合考虑病变的大小、稳定性、连续性和生

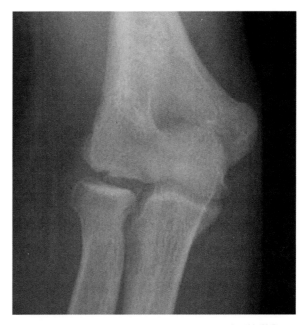

图 13.23.5　肱骨远端正位显示肱骨小头的一个 OCD 病变

框 13.23.8　小联盟肘相关病理改变
◆ 内上髁骨骺炎
◆ 内上髁骨骺分离
◆ 内上髁碎裂或撕脱骨折
◆ 肱骨小头、滑车、桡骨头剥脱性骨软骨炎
◆ 尺骨肥大
◆ 鹰嘴骨骺炎

表 13.23.3　肘关节剥脱性骨软骨炎的分期（基于 Ewing & Voto 分期）

分期	定义
I	软骨下骨水肿，表面软骨软化但完整
II	表面软骨有裂隙
III	骨或软骨碎块部分连续，或"原位分离"
IV	碎块或游离体分离，伴有缺损

表 13.23.4　剥脱性骨软骨炎和 Panner 病的不同特征

	OCD	Panner 病
年龄	12 ~ 15 岁	＜ 10 岁
病因	与过度使用有关	特发性
范围	肱骨小头局灶性碎裂	整个肱骨小头骨坏死和碎裂
自然病程	轻微塑形	出现再血管化使得残留畸形轻微
治疗	如果病变不稳定去除游离体和关节表面重建	非手术

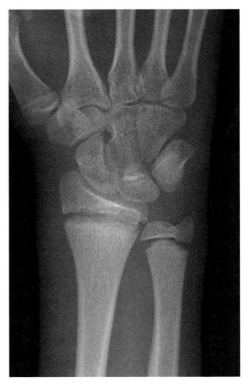

图 13.23.6　体操运动员的腕关节正位 X 线片显示在持续应力刺激下的骺板变化

长板的状态。稳定、持续的病变可以保守治疗，而关节内游离体则通过关节镜取出。不稳定、非连续的病损往往会引起肘关节功能受限，骺板闭合的患者适合行软骨下钻孔、碎块切开固定、骨软骨塞移植。以上这些外科治疗手段都很难通过关节镜实现，而是通常在肘关节屈曲时经后外侧入路行关节有限切开。

手和腕关节损伤

体操腕

80% 的优秀体操运动员都会出现腕关节疼痛，他们的腕关节经常承受 2 倍的身体重量，最高甚至可以达到 16 倍。重复的压应力作用在桡骨远端的生长板导致一种应力性改变（框 13.23.7 和图 13.23.6），严重时可以造成桡骨远端骨骺早闭和尺骨相对过长。在部分运动员中甚至可以看见月骨的缺血性坏死（Keinbock 病，图 13.23.7）。继发引起尺侧列腕骨压力增高，最终引起腕关节的退行性改变和潜在的远期不稳定。上肢负重的动作会引起肘关节出现外翻应力，损伤机制类似于投掷运动员。对于有骺板应力损伤机制、有骺

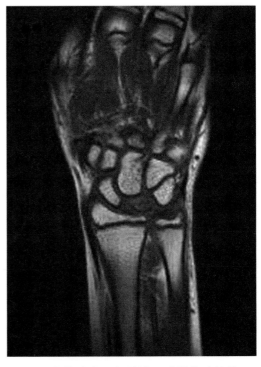

图 13.23.7　一名优秀青少年游泳运动员的腕关节 MRI 显示 Keinbock 病的月骨缺血改变

早闭风险的儿童和青少年应该进行影像学随访。

其他损伤或综合征

胫骨痛

这个名词描述的是在青少年运动员中，任何因过度使用造成的小腿疼痛，最主要是在跑步和远足之后出现。疼痛的主要位置在胫骨的后内侧交界，可能与比目鱼肌内侧起点有关。当抗阻力跖屈和足趾抬起时，可加重疼痛。鉴别诊断应包括应力性骨折、运动造成的骨筋膜室综合征，同时应考虑感染或良、恶性骨肿瘤。

运动引起的骨筋膜室综合征诊断，应该在休息和训练后进行间室压力测定后来判断。常见受累间室为后侧间室的深层和前间室，有些临床表现为足底和足背的麻木。治疗可以选择仔细的筋膜室切开减压。该手术可以通过有限的皮肤切口来改善外观。

应力性骨折

参加体育运动包括跑步的儿童和青少年运动员当中，应力性骨折正日益常见。真正的应力性骨折（定义：异常应力作用于正常的骨骼）在活泼好动但未参加训练项目的儿童中非常少见。在很长一段时间未活动（如受伤或长假）之后的训练，会刺激骨母细胞和破骨细胞的活动，从而增加骨折的趋势。青少年中，由于韧带松弛、肌肉紧张和相对肌力弱，都会增加应力骨折的风险，尤其是运动员又高又重，同时还参加需要爆发力的运动时。

骨折诊断首先基于仔细的病史采集和临床查体。影像学特征在伤后一段时间才会出现，像 MRI 和骨扫描的成像技术往往有用。

治疗选择主要根据患儿的年龄、受伤部位和症状的严重程度，但是通常包括减少运动和使用支具、矫形器或石膏固定，直到症状消失。股骨颈和内踝骨折往往需要外科治疗（框 13.23.9）。

框 13.23.9　应力骨折的常见部位

- 胫骨近端
- 股骨
  - 颈
  - 骨干
  - 远端干骺端
- 内踝
- 跖骨

展望

儿童和青少年参加体育活动日益增多，这有利于控制体重、增加骨强度以及增强团队合作和规则意识。对于体育项目和相关损伤的持续观察和分析，有助于发展儿童运动员的损伤预防项目。伴随影像学技术的长足进步、完善收集运动时间和类型的共同特性数据，越来越多的损伤机制得以揭示。随着相关技术和设备的发展，关节镜治疗骨软骨和半月板损伤的效果得到提高，干细胞的应用为重建损伤组织带来希望。

拓展阅读

Caine, D., Maffulli, N., and Caine, C. (2008). Epidemiology of injury in child and adolescent sports: injury rates, risk factors and prevention. *Clinics in Sports Medicine*, **27**, 19–50.

Stanitski, C., Harvell, J., and Fu, F. (1993). Observations on acute hemarthrosis in children and adolescents. *Journal of Pediatric Orthopedics*, **3**, 506–10.

Kocher, M.S., Smith, J.T., Zoric, B.J., Lee, B., and Micheli, L.J. (2007). Transphyseal anterior cruciate ligament reconstruction in skeletally immature pubescent adolescents. *Journal of Bone and Joint Surgery*, **89A**, 263–9.

Palmu, S., Kallio, P., Donell, S., Helenius, I., and Nietosvaara, Y. (2008). Acute patella dislocation in children and adolsescents: a randomised clinical trial. *Journal of Bone and Joint Surgery*, **90A**, 463–70.

Robinson, M., Jenkins, P., White, T., Ker, A., and Will, E. (2008). Primary arthroscopic stabilization for a first-time anterior dislocation of the shoulder. A randomized, double-blind trial. *Journal of Bone and Joint Surgery*, **90A**, 708–21.

第 14 篇

小 儿 创 伤

14.1
儿童肌肉骨骼损伤

Tim Theologis

（李建强　劳永斌 译　张培训　张殿英 审校）

要点

◆ 相对于成人而言，儿童的骨骼更加有柔韧性，而且损伤后愈合较快，但是有一定的发生生长发育紊乱的风险。儿童的骨骼也有一定的重塑能力

◆ 相对于周围组织，骺板比较脆弱，因而在创伤中易于发生破裂

◆ 应该注意因为虐待儿童而导致的肌肉骨骼损伤，而且要以一种客观的态度对待

◆ 在多发创伤中，儿童对低温比较敏感，腹部脏器和颅骨更容易受伤。然而，儿童的神经系统在受损后更容易恢复，同时，儿童的心血管系统也有应对低容量休克的较强能力

◆ 处理创伤时需要应用一个可信的、专业的儿科患者评估表来指导治疗

◆ 骨折的处理需要使用牵引、石膏和克氏针

引言（框 14.1.1）

儿童的骨骼肌肉损伤有一些不同于成人的特征。生长发育中的骨骼受到损伤可能导致生长发育停滞。儿童的骨骼受到损伤后，除了像成人一样需要骨骼自身愈合外，还需要应对创伤导致的和骨骼生长发育相关的其他问题。

相对于成人而言，儿童的骨骼生物活性更强，表面覆盖了一层较厚的血管丰富的骨膜，因此，（损伤后）儿童的骨骼愈合更快，而且影响骨骼愈合的并发症更少。

儿童骨骼生长的生物力学特征也与成人不同。儿童的骨骼更加富有弹性，在成人中很少发生的不全骨折在儿童中经常发生。儿童的骨膜松弛地附着在骨骼

上，而肌腱、韧带和肌肉牢固地附着在骨膜上。因此，相对于扭伤、韧带撕裂和关节脱位，儿童更容易发生骨折。儿童骨骼发育特征随着年龄的增长而不断变化，并形成具有年龄特色的损伤类型。累及骺板的骨折仅仅发生在儿童。

生长发育的骺板具有根据不对称性生长发育而重塑的特征，这种特征是独特的，并具有年龄依赖性。骺板的过度生长可能使儿童的长骨骨折变得更加复杂。

儿童多发骨折的处理要遵循和成人骨折相同的处理原则，但是对于医师来说，需要了解一些儿童和成人骨折的处理差异。在儿童骨折的手术治疗上也应该注意与成人的差异：虽然儿童骨折遵循和成人类似的原则，但也存在一些对年轻患者来说最理想的、特有的处理措施。

最后，将会探讨儿童虐待——一个在儿童群体中特有的临床问题。对儿童虐待的疑诊和确诊对于婴儿及儿童的安全及未来发展非常重要。

生长发育中的骨骼结构——骺板损伤（框 14.1.2）

当最初的骨圈出现在软骨中时，长骨在子宫内就开始了骨化的过程。软骨内的骨化部分随后向骨的两端延伸和发展，从而在骨的两端形成最初的骨化端、骺板等结构。

框 14.1.1　儿童的骨骼肌肉损伤

◆ 可能影响发育

◆ 不全骨折较常见

◆ 骺板骨折较常见

肥大软骨内部长骨轴血管网的形成导致软骨的直接再吸收或骨破坏后暂时的软骨形成，然后骨髓腔和骨内膜形成。

随着骺板软骨的增殖和骨化，基质中的细胞继续纵向生长，骨干的进一步发育和生长分别通过骨膜和骨内膜的骨的对合和再吸收实现。因此，长骨结构的形成有两种不同的途径：皮质骨的形成，主要发生在骨干；软骨内的骨化，发生在骺板，最终导致网状骨的形成。只有在出生之后，骨骺二次骨化中心才会形成（除了固定原段骨骺）。

这些过程促进发育中的长骨的最终结构的形成：中央的管状骨干由皮质骨构成；骨干两端圆锥形的干骺端和两端的骨骺由松质骨构成；软骨基质的骺板将上述两部分分隔开来。

儿童时期骨的特殊结构导致骺板易受损伤。骺板从生物力学上来看是生长发育中的骨最脆弱的部分，特别是当受到一个剪切应力时，因此，骺板是最容易受到损伤的。14.2 章将讨论骺板损伤、骺板损伤的治疗和并发症。

生长发育中的骨骼受到损伤的生物学和生物力学分析

生物学（框 14.1.3）

儿童的骨骼在生物学上比成人更加活跃。在儿童身上，这些活跃的部分除了骺板的不断发育外，还有骨的重塑，即骨质不断的吸收和被新的骨替代。虽然上述生长发育和重塑的过程一般是先天基因决定的，但也受到多重因素的影响，例如，循环中的激素、营养摄入、机械应力和疾病。当到骨骼成熟的年龄时，骨的生长发育基本停止，但骨的重塑（通常指成人中骨的重塑）还在以缓慢的速度进行。总之，当骨骼成熟后骨的生物活性逐渐降低。

骨膜在骨发育的生物活动中起着重要的作用。相对于成人骨膜，年轻儿童的骨膜具有更强的成骨潜能和丰富的血管网，这对于发育中的骨的血管网形成有很大的帮助。

```
框 14.1.2　骨骺损伤

◆ 骨骺是最脆弱的部分
```

```
框 14.1.3　生物学

◆ 愈合较快
◆ 青春期之前并发症较少
◆ 开放性上肢骨折较复杂
```

愈合能力

因为儿童的骨的生物活性较强，因而骨折后愈合较快。这种愈合能力和年龄相关：新生儿的愈合能力最强，儿童次之，青春期时愈合速度和成人相近。上述说法已经在一项临床研究中被证实，这项研究显示，儿童股骨干骨折后愈合所需的时间遵循对数函数分布，即年龄每增加一岁，所需愈合的平均时间增加 0.7 周。

儿童的骨折愈合和愈合组织形成模式和成人不同。一项应用扫描电子显微镜、透射式电子显微镜和 X 线微衍射仪对体外骨膜愈合组织的研究证实：儿童骨折愈合速度较快和胶原纤维中磷酸氢钙盐的沉积相关，而羟磷灰石的沉积相对不足。而在成人骨折愈合过程中主要依赖羟磷灰石在胶原纤维中的沉积。在儿童体外骨膜愈合组织中，磷酸氢钙盐的沉积弥补了羟磷灰石矿化作用的不足，因此使得儿童比成人的骨折愈合速度更快。

当使用 X 线骨折规范和分期时，儿童骨折的愈合类型和成人相似，X 线骨折规范可以用来对骨折进行时间分期。每个分期涉及的骨折长度只和年龄相关，而与性别无关。

骨折愈合的并发症

在儿童身上，发育骨骼的高生物活性使得骨折愈合的并发症比率较低。高能量创伤和开放性损伤的并发症包括延迟愈合、感染和不愈合。而且，移位的关节内骨折和（或）合并软组织嵌入骨折间隙可能导致骨折延迟愈合或不愈合。

青春期儿童的上述并发症概率和成人类似。12 岁以下的儿童上述并发症的风险较低，原因是生长发育中的骨骼具有活性的骨化骨膜和丰富的血管网。

上述对于儿童骨折愈合的理论是基于大量临床研究得出的。除外骨骼缺失和软组织缺失需要重建外，儿童开放性下肢骨折的骨折预期愈合时间是 6 个月，更年轻的儿童患者愈合时间更快，开放性胫骨骨折的愈合时间相对于闭合骨折而言要延长，但很少有需要骨移植的情形。对于大于 11 岁的儿童，骨折后延迟愈合常常是一个问题，即使是小于 11 岁的儿童，胫骨骨折后肢体长度不一致仍然是一个并发症。

延迟愈合或不愈合常常伴随着感染的出现。感染的发生率也和年龄相关，年轻的儿童感染的发生率极低。下肢开放骨折后伴随的伤口感染导致慢性骨髓炎在儿童身上很少发生，报道只有 2%～3% 的发生率。预防伤口感染应遵循和成人一样的原则：彻底、及时地清创和冲洗伤口，必要的话反复进行上述操作；稳定骨折；静脉滴注抗生素。虽然存在争议，但仍建议开放性骨折后，若伤口无污染可一期关闭伤口。

下肢开放性骨折后间室综合征在儿童中的发生率比成人低，但仍需注意到它的发生率为 2%～4%。为了避免远期间室综合征的发生，早期的筋膜松解是必要的。

儿童前臂和肱骨的开放性骨折较其他部位更常合并骨折愈合并发症。延迟愈合、不愈合、再次骨折和连接不正约占到 25% 的比例。桡骨和尺骨的开放性 Ⅱ 型骨折和 Ⅲ 型骨折发生上述并发症的风险最大。在所有上臂骨折患者中，完全愈合和愈合良好的患者概率预计可以达到 90%。

生物力学（框 14.1.4）

生长发育中的骨骼和成熟的骨骼有许多不同之处，这导致了它们不同的生物力学行为。成熟的骨骼密度较大，而生长发育中的骨骼则疏松多孔，以提高骨骼的血管质量。骨骼疏松多孔的结构可能是骨折的延伸不太可能发生在生长发育的骨骼上，而粉碎性骨折在成人身上更多见的原因。

随着哈弗斯系统的发展和骨单位的纵向定位生长，在婴儿骨骼中占主导地位的编织骨逐渐被薄层骨代替。随着年龄增长，骨的坚硬度、力量和对压力的承受力逐渐增强。

当哈弗斯系统逐渐接近成熟时，在干骺端，基质逐渐变薄并变得疏松多孔，能够容纳较多血管。这个

框 14.1.4　生物力学
◆ 骨骺随着年龄变硬
◆ 骨膜变厚和强壮
◆ 骨膜完全性分离很罕见
◆ 骨干的弹性和弯曲性变差
◆ 骨折前可塑的畸形较高

区域的组织对抗拉力或压缩力均较差，而成人的干骺端组织则具有较强的对抗压缩力的能力。

当第二骨化中心形成时，骨骺逐渐变得坚硬，同时骨骺对压力和张力的反应也随着年龄发生改变。而骺板软骨下骨的发育使得骨骺区域的生物力学特征发生进一步的改变。这揭示了为什么不同年龄的儿童易患不同类型的骨折。

儿童的骨膜较厚和强壮，它疏松地附着在骨干上，当骨折发生时容易和骨干分离。因为上述原因，骨膜的完全撕裂很少发生在儿童身上，通常会有一部分重要的骨膜保持原样。残存的骨膜可以避免骨折后发生的移位，同时可以辅助复位。骨膜在干骺端和软骨膜环结合在一起环绕着骺板，在这里骨膜附着的力量较强。

肌肉附着在骨膜表面，同时，肌腱、韧带以及干骺端、软骨膜环和骨骺的纤维组织混杂在一起。除极少数情况外，软组织基本上不和骨骼直接接触。骨膜以及附着于其上的软组织为骨的稳定性提供了重要的作用。骨膜和骨干的疏松结合、骺板固有的虚弱的特性，以及韧带、肌腱、肌肉和骨膜的紧密结合导致了扭伤、韧带损伤和关节脱位很少在儿童身上发生，而骺板损伤较常见这一现象。

有试验证据证实，儿童的骨骼弹性和弯曲能力较差，同时包含的矿物质较少。然而，儿童的骨在骨折之前能够通过可塑性而不是弹性能力传导和吸收较多的能量，这种可观的可塑性改变在骨折发生时产生，可能源于骨折时产生的较多的沿剪切应力走行的裂缝。

而且，儿童的骨骼骨折时承受的负荷力较成人少，因而骨承受的力较少。骨折时沿骨干传导的能量主要来自于张力。儿童的骨骼在骨折之前即开始发生可塑性改变，因此，骨折时受波及的骨骼因此受益，自身承受的能量较少。

骨折初期骨骼承受的较少能量和骨折沿骨干方向传导的困难程度共同决定了在儿童身上易产生不完全性骨折。

特殊骨折（框 14.1.5）
青枝骨折

青枝骨折是弯曲应力导致的不完全性骨折，应力侧的骨膜和皮质是断裂的，而对侧的皮质是压缩或弯曲的，但仍保持着连续性。青枝骨折通常发生在长骨的干骺端，但在婴儿和年幼儿童中，青枝骨折可以发

个表面上看起来完整时，应怀疑是否有塑性形变。塑性形变通常不伴随骨膜反应。

通过操作纠正畸形比较困难，而且可能导致完全骨折，但为了减少另一侧骨折或脱位的发生，纠正畸形往往是必要的。

应力骨折

应力骨折可能在年长儿童和青春期儿童中出现。应力骨折通常与重复和高强度的物理运动相关，典型的应力骨折发生在胫骨、腓骨和股骨。通过适当的运动和制动，应力骨折愈合快速，同时伴随着大量的骨膜反应和丰富的愈合组织形成。细心询问病史、详细的体格检查和X线照片可以帮助诊断大多数的应力骨折，并将它和感染、赘生物区分开来，后者常需要更积极的、大胆的治疗。磁共振成像也可以辅助诊断，并可代替组织学诊断的作用。

流行病学和年龄特征（框14.1.6）

在发达国家，损伤已经成为儿童发病率和死亡率的首要原因，其中肌肉和骨骼的损伤占据重要的部分。在小于16岁的儿童中，一年总的四肢骨折需要住院治疗的比率为0.5%~1%。其中，4~11岁是最高危的年龄段。年龄分布显示男女比例为2:1~3:1，这个比例随着年龄增长而增加，青春期男女比例为5.5:1。

来自世界不同地方的关于骨折发病率的流行病学调查显示相当大的差异，这主要是因为文化、社会经济、人口统计和人口数的特征。除了上述差异，这些流行病学调查一致认为儿童骨折的类型、部位和频率都与年龄相关。

在分娩过程中可能会发生锁骨、颅骨和肱骨近段的骨折。出生后的2年内骨折很少发生，一旦发生，需怀疑是否是代谢性疾病或非意外损伤。青枝骨折和

框 14.1.5 特殊骨折

青枝骨折
- 弯曲损伤
- 通常发生在干骺端
- 可能在复位过程中致完全骨折

隆突骨折
- 轴向作用力
- 年幼儿童

塑性变形
- 成对的骨
- 可能很难纠正

应力骨折
- 青少年
- 重复的活动
- 愈合迅速

生在长骨骨干（通常在前臂）。

通过操作使骨折完全或通过简单操作纠正成角畸形均被大家采纳。但因为两者都有自身的缺点，所以，哪种方法更有优势，仍存在争议。通过操作使骨折完全产生不稳定性，导致制动更加困难，同时增加了远期移位的风险。通过简单操作纠正青枝骨折骨干的成角畸形可导致损伤压缩一侧的不完全强化，可能导致再次骨折。

隆突（纽扣样）骨折

隆突骨折是轴向的压缩力作用在干骺端导致的不完全性骨折。在儿童时期，干骺端皮质较薄，因此常常向一侧移位。骨折时皮质呈现纽扣的形状，并可发生微小的成角。最常见的部位是前臂远端和胫骨。隆突骨折仅发生在年幼儿童身上，在年龄较大的儿童身上，类似的损伤会导致干骺端的压缩骨折。如果出现明显的成角畸形，则需要治疗去纠正。

塑性变形

成角或纵行的力量作用于不成熟的骨时，当能量超过骨本身的弹性但没达到骨折的临界点时，会产生畸形。这时，将发生塑性变形，但不伴随肉眼可见的骨折。在压缩的部位可能产生微小骨折，但肉眼和X线均看不到。这种骨折一般发生在年幼的儿童身上，常见于成对的骨。通常一侧骨折伴随另一侧畸形。塑性形变易被漏诊，因此，当一对骨的一个骨折而另一

框 14.1.6 骨折的流行病学

- 每年1%的概率
- 男女比例5.5:1
- 青少年骨折遵循成人骨折类型
- 非显性的骨折和上肢骨折风险较大
- 夏天发生风险较高
- 机动车事故造成的高能量损伤和多发伤

隆突骨折发生在儿童早期，而青春期儿童的骨折类型和成人类似。

不同部位的骨骺在不同的年龄阶段开始出现二次骨化中心，不断增加的体积使得骨骺的生物力学特性发生改变，变得更加坚硬。结果，不同部位的骨骺骨折发生在不同的年龄阶段。

儿童的上肢骨折较下肢骨折常见，而且非优势的一侧风险较高。前臂骨折在所有年龄段中都是最常见的，在 8~16 岁达到高峰。锁骨骨折、手部骨折和趾骨骨折在所有年龄组中均常见。肱骨髁上骨折通常发生在 4~7 岁的儿童。胫骨骨折在所有年龄段中均会发生，但骨折类型不同：2~5 岁时已发生幼儿骨折，年龄更大的儿童则易发生螺旋骨折或骺板骨折。

和成人相比，在儿童身上多发骨折、高能量骨折和开放伤骨折较少见，一般都来自于车祸事故。季节的变换也应被注意到，因为夏天通常是儿童创伤的高发时期。最常见的青春期儿童骨折情形发生在骑自行车或走路时。

关节和软组织损伤（框 14.1.7）

年幼儿童的韧带损伤和关节脱位很罕见，但在骨骼成熟时达到成人的发生率。

在发育中的骨骼，韧带、肌腱和肌肉紧紧附着在骨膜上。在骨骺特别是骺板周围，骨膜紧紧附着在骨表面。韧带和肌腱承受的拉力导致了骺板成为生物力学最脆弱的区域。由于上述机制，在成人遭受韧带撕裂或关节脱位时，儿童会发生骺板骨折。

脱位可以发生在儿童身上。肘关节和肱骨小头关节是最容易累及的关节，其他易脱位的关节包括髋关节、膝关节和胫腓关节。

踝关节周围韧带损伤较少见，而骺板骨折较常见。膝关节的韧带也很少受到损伤，胫骨棘撕脱骨折比前交叉韧带撕裂更常见。另一个关于发育中骨骼的损伤类型是股骨骨折时合并膝关节韧带的不稳定性，发生

率约为 4%，在成人中发生率为 40%~70%。

当移除辅料和夹板后，儿童关节活动度恢复迅速，通常很少需要物理疗法。然而，一些特殊类型的骨折，如关节内骨折或骺板骨折，将导致儿童永久丧失一部分关节活动度，即使经过治疗也不能恢复。

儿童的关节软骨和成人没有差异。生长中的骨骺软骨表面的软骨层发育成和成人相同类型的透明软骨，同时丧失了转化成骨和损伤后愈合的能力。这时儿童关节软骨损伤后的愈合恢复过程和成人类似。

目前，没有文献证据证实儿童锐器或钝器损伤后软组织的愈合能力比成人快，并发症比成人少。骨骼肌肉损伤时应警惕神经血管损伤，早期治疗预后更好。间室综合征和一些儿科骨折相关，为避免发生肌肉缺血性挛缩，一旦发现间室综合征应给予减压治疗。

发育中的骨的重塑能力（框 14.1.8）

骨折可能在非解剖部位愈合。众所周知，发育中的骨骼拥有在骨折愈合后纠正残余畸形的能力，这个过程称为重塑。重塑的能力和骨折发生的部位、骨折愈合后残余畸形的严重程度、患者的骨龄相关。残余畸形的处理应基于对特定骨折后的重塑能力进行评估后决定，这样可以避免不必要的治疗和导致骨连接不正。

在儿童骨折愈合和重塑的过程中，骨的生长速度会增加。因此，在对骨折进行治疗，特别是下肢骨折时，需要将这种增生的现象考虑进去。

重塑的机制

成人骨折的重塑在骨折的部位发生并遵循 Wolf 定律：愈合随着应力环境发生改变，结果导致在凹的部位发生骨的形成（压缩），同时在凸的部位发生骨的吸收（拉紧）。在成人，这是一个缓慢的过程，同

框 14.1.7　关节和软组织损伤

◆ 不常见
◆ 脱位很罕见
◆ 骨折通常不合并韧带损伤
◆ 关节坚硬度

框 14.1.8　重塑能力

◆ 不对称的骺板发育以纠正成角畸形
◆ 骨膜很重要
◆ 螺旋形发育以纠正扭转
◆ 11 岁之后重塑很少发生
◆ 靠近关节的干骺端骨折重塑良好
◆ 骨骺骨折和关机内骨折重塑能力弱
◆ 关节活动畸形重塑良好
◆ 重塑很难去预测

时只有较小的畸形可以被纠正。

Heuter-Volkmann 定律揭示：在儿童身上，骺板倾向于使自身垂直于作用于其的应力发生不对称性生长。发生骨折导致成角畸形时，骺板会在凹的部位快速生长去重塑关节病纠正骨折造成的畸形。

骺板不对称性生长的假设已经在应用放射学和组织学的动物实验中得到证实。由于骨骺板的不均匀生长使得骨折后愈合不良的骨被快速地纠正。关节的两端遵循上述机制恢复自身的直线性。在骺板不对称性发育和局部重塑的作用下，骨折部位的成角畸形遵循 Wolf 定律缓慢恢复。其中，局部重塑的纠正作用占 25%，剩余的 75% 归功于骺板的重塑作用（图 14.1.1）。

骺板不均匀生长纠正成角畸形的准确机制还不知道。曾经对骨膜的作用进行研究，但实验发现，实验条件下骨膜的分离来分担压力对畸形的纠正作用微小。机械应力因素可能起着一定作用，但也不能单独主导畸形纠正的机制：实验研究证实，在动物模型上，胫骨骨折后股骨增生，揭示系统因素也对畸形的纠正有一定帮助。

作用于骺板的旋转力包括螺旋形生长，目的是为了纠正骨折后伴随的扭转畸形。同样的机制发生在骨折后二次扭转畸形成角的愈合上。

在愈合不良的骨折中，实验发现的骺板不对称的生长机制已得到临床证实。骨折后愈合不良畸形的 X 线平片显示大多数的成角纠正发生在骺板。此外，在大于 11 岁的儿童身上没有发现相同的畸形纠正的重

塑机制，而是遵循和成人类似的重塑类型。骺板仍然显示出纠正关节畸形的潜能，但是它对骨折成角畸形的纠正帮助不大。

重塑的预期

临床实践中，对特定骨折后重塑潜能的了解十分重要。清楚正确的应用指南还未出现，临床上往往依赖外科医师的个人经验和训练。这可能会导致一些重塑潜能较好的骨折接受过度治疗，或导致一些重塑能力差的骨折畸形未得到纠正而出现功能问题。现在已经有一些人尝试寻找骨重塑潜能的决定因素，制定一些特定骨折的治疗指南。

患者的年龄对骨重塑的潜能有影响。在小于 2 岁的儿童身上，股骨骨折后小于 90°的成角畸形可以重塑得很好。这种潜能随着年龄增大而逐渐降低，大于 11 岁的儿童骨的重塑潜能已经很少。由于畸形的纠正主要依靠骨骺的不均等生长，所以年龄越小，骨骺活性最高，重塑的潜能越大。

骨折部位和骺板的距离对骨的重塑潜能也有影响。干骺端的骨折重塑较骨干骨折更充分。关于股骨骨折愈合不良的 X 线平片证实，和桡骨远端相比，骨干骨折后骨的重塑潜能较少，骨骺骨折和关节内骨折的畸形纠正的潜能较小。

骨折愈合完成后参与畸形的严重程度也（在畸形纠正中）起着重要的作用。畸形越严重，完全重塑的潜能越小。除了一些畸形呈现较晚的骨折类型外，骨折愈合的骨的形态和治疗结束后的形态类似。对于小于 13 岁的儿童来说，股骨骨折后 20°的成角可以接受，但是对于胫骨而言这个角度是不能接受的。

和骨折关节邻近的关节的运动平面也影响重塑。在邻近关节运动平面内的畸形重塑良好，而和平面呈一定角度的畸形愈合较差。

骨折邻近的骨的末端生长活性越强，重塑潜能越大。例如，桡骨主要依赖远端的骨骺生长来达到纵向的生长，因此桡骨远端的骨折比近端的骨折重塑良好。旋转畸形的纠正在骨骼的不同部位差异很大。一般来说，旋转畸形愈合的程度较成角畸形差，虽然试验显示骨骺生长板在旋转运动下的旋转生长。骨折邻近关节的多维运动可能在重塑中起到一定作用。肱骨近端骨折显示旋转畸形重塑良好。然而问题是，重塑后肱骨的旋转功能是真正恢复了还是旋转功能被孟肱关节所代偿。

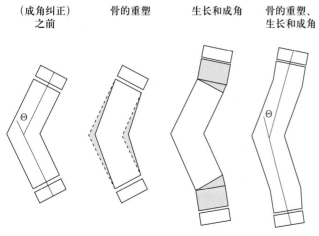

（成角纠正）之前　　　骨的重塑　　　生长和成角　　　骨的重塑、生长和成角

图 14.1.1　图像显示骨折成角、骨的局部重塑、骺板的生长和成角对骨折成角的纠正

增生（框 14.1.9）

儿童长骨骨折后，骨的生长速度加快是一个众所周知的现象。虽然有实验证据显示这种增生发生在骨骺生长板，但骺板刺激的具体机制仍不清楚。在兔子身上的实验显示，股骨骨折刺激同侧的胫骨加快生长。在这个过程结束时，股骨长度增长了 2%，而胫骨长度增长了 1%。

X 线平片测量显示：股骨骨折后骨的加速增长在骨折 3 个月后达到最大值。这种生长速度在未来的 2 年内明显高于正常，然后在接下来的 4～5 年后逐渐降低，但仍高于正常。身体同侧的胫骨遵循相似的模式，但是加速生长的速度相对要慢。胫骨骨折后出现生长速度增加，但是不影响同侧股骨的生长速度。骨的闪烁照相研究证实：股骨骨折后股骨远端和胫骨近端生长速度增加。最近的研究揭示上述现象可能由于生长板的有丝分裂活动增加，而不是之前所设想的源于血管网的增加。

当骨折断端重叠时生长速度增长更快。当骨折断端少量或不存在重叠时，增长的生长速度最小，而且可以预测，在生长结束时骨干的长度差异约为 0.5 cm 或更少。无论是否伴随骨折断端重叠，股骨骨折后平均增长的长度小于 1 cm，但是在某些案例中可以达到 2.5 cm。

增生的速度还和年龄相关。4～7 岁的年龄组最可能在骨折后出现显著的生长速度加快。在男孩身上的关于生长速度加快的研究已经被报道，但是一个包含更多 4～7 岁研究儿童的年龄组也包含在这项研究中。

儿童多发伤（框 14.1.10）

在发达国家，外伤是儿童发病率和死亡率的最主要原因。车辆交通事故和摔伤占据儿童创伤的 80%。因为儿童的躯体较小，因此多发伤和多系统累及很常见。儿童多发伤的评估和处理的优先顺序和成人一致。然而，儿童的多发伤有一些自己特有的特征，需要特殊注意，这些将会在下面分析。

对于有生命威胁的损伤应优先处理，紧随其后的是处理对肢体有危害的损伤。呼吸及循环系统的错误处理及未能发现的隐匿性损伤是导致可防止死亡的最常见原因。

框 14.1.10　多发伤

◆ 头外伤
◆ 内脏损伤时常不合并骨折
◆ 心胸储备能力大
◆ 应用儿童创伤 / 昏迷评分
◆ 生命体征和年龄相关
◆ 小于 6 岁的儿童可以给予骨内输注
◆ 早期诊断和早期治疗可以减少发病率和死亡率

儿童多发伤需要注意的地方

大小和形状

因为儿童的体积较小，因此，外伤过程中身体单位面积承受的作用力更大。此外，由于多数器官较密集，因此多系统损伤较常见。腹部的多系统损伤主要是由于腹部肌肉发育不完全，不能很好地保护腹部脏器。因为头颅相对躯干体积较大，所以头颅在 80% 儿童的多发伤中均被累及，而且常常是主要的接触点。

对受伤儿童治疗时需要和其年龄和身体相适合的设备。麻药的剂量和一些设备的尺寸取决于儿童的体重。

弹性

儿童的骨骼相对成人所含的矿物质较少，因此更富有弹性。在儿童多发伤过程中，可能发生软组织和内脏损伤，但不合并骨折的情形。例如，胸廓非常富有弹性，肋骨骨折很少见。非损伤很少合并外部损伤的表现，纵隔损伤并非不常见。

表面积

儿童的体表面积 / 体积比率较高。因此，受到创伤时更易于丢失热量和能量，特别是在低容量血症时。

心理状态

受伤儿童情绪的不稳定、和陌生人沟通困难使得

框 14.1.9　增生

◆ 股骨可以增长 1.25 cm
◆ 4～7 岁时达到最高峰
◆ 避免分散
◆ 重叠不超过 1 cm
◆ 上肢在 20% 的骨折后出现增生

交流变得困难。获得儿童受伤的病史变得困难，同时和受伤儿童的合作也变得不现实。在儿童急性损伤期和恢复期给予心理和情绪上的支持是相当重要的，可以避免远期的心理损伤。

有益的特质

多发伤后儿童身上的一些有益的特质包括：既往疾病发病率低、中枢神经系统损伤后的强大恢复能力和较大的心胸容量储备。除了显著的低血容量血症，血管系统可以通过发射性心率加快和收缩血管来维持正常收缩压。然而，随着儿童血液的不断丢失，机体不能维持正常血压，低血容量休克往往进展迅速。

远期作用

儿童损伤可能会对其远期的生长和发育产生影响。不像成人，儿童损伤后暂时的不稳定可能由于发育障碍或异常发育，导致远期的不稳定。因此，治疗的目标应放在帮助儿童从创伤中恢复和维持正常的骨骼发育上。

治疗和结果

儿童损伤的转运和病情分类遵循和成人一样的原则。儿科创伤评分可以帮助对疾病进行分类并对预后提供预测（表 14.1.1）。昏迷评分常常应用于成人，不适用于儿童，特别是语言交流能力差的儿童。创伤中心常使用儿科创伤评分，并存有记录。

表中每个变量给予了三个分数，总分可在 -6 和

表 14.1.1　儿科创伤评分

	+2	+1	-1
体重（kg）	>20	10~20	<10
呼吸道开放	正常	口腔或鼻腔通畅	气管切开或其他有创器械
收缩压（mmHg）	>95	50~90	<50
清醒程度	完全清醒	反应迟钝或意识部分缺失	昏迷
开放伤和骨折	无	小的开放伤或骨折	较大的开放伤或较深的开放伤
总分	无	小的开放伤	开放伤或多发伤

12 之间。儿童评分高于 8 分者诊断相对较好，通常可避免死亡、残疾等发生。理论上，小于 8 分的儿童应该被分类，并根据评分送往特定的具有丰富经验和合适设备的创伤中心。已经评估出儿科创伤评分，并可以根据结果预测多发伤儿童的预后。

多发伤儿童的复苏

在成人中应用的复苏原则同样适用于儿童，同时高级创伤生命支持策略在大多数的创伤中心得到应用。

颈椎的维持在复苏过程中十分重要。儿童颈椎损伤的发生率较成人低。然而，儿童的枕骨较大，因此，平躺后将使颈椎明显弯曲和（或）气道受阻。建议修改平板留置一个枕骨的凹槽或将胸部垫高。儿童的气管插管必须使用合适的尺寸。关于插管尺寸的建议是插管的尺寸相当于小指。

循环的维持也遵循成人的原则。记住以下内容比较有用：一个儿童的循环血量是 80 ml/kg 体重。小孩体重的评估共识如下：

$$年龄 \times 2 + 8（kg）$$

对于儿童，当循环血量低于 45% 时将发生低循环血症，患者病情会迅速恶化并陷入昏睡。必须记住适合相关年龄的生命体征：新生儿正常的心率可以达到 160 次 / 分，然而对于一个年长儿童来说，这个脉搏符合低血容量血症和休克。

对于小于 6 岁的儿童，可选择的一种补充液体的办法是骨内注射。胫骨近端和股骨远端干骺端可以作为骨内注射的部位，但是应避免在骨折附近进行骨内注射。注射速度应与静脉输液速度相似。

尿量也和年龄相关。外伤后评估儿童的循环时需关注患者的尿量。婴儿尿量是 1~2 ml/（kg·h），儿童是 0.5~1 ml/（kg·h），青春期少年是 0.5 ml/（kg·h）。

复苏记录部分内容包括患者神经状态的评估。修改后的格拉斯昏迷评分用来实现上述目的（表 14.1.2）。其中，言语反应评分部分是唯一被修改的部分。

肌肉骨骼损伤在多发伤中较常见，如下肢的长骨骨干骨折，其中股骨骨折最常见。约 10% 的多发伤是开放伤。骨骼肌肉损伤，包括锁骨、肩胛骨、脊柱和骨盆，常常伴随较低的创伤评分、较长的住院时间、并发症和致死率。焦躁诊断有助于减少这些损伤的发病率和病死率。

表 14.1.2 格拉斯昏迷评分——语言反应

变量	评分
微笑、眼睛循声而动、眼睛跟随物体、互动	5
哭泣可安慰、互动不合适	4
安慰结果不一致、呻吟	3
无法安慰、易怒、焦躁	2
无反应	1

早期复苏和治疗过程中肌肉骨骼损伤常被忽视。优先处理危及生命的创伤因素是导致忽视骨骼肌肉损伤的主要原因。此外，对未成熟的骨骼行 X 线平片检查存在争议。

治疗

选择

儿童创伤后的治疗策略和成人类似。外固定或内固定是可选的最主要的治疗方法，每种治疗方法又各由多种办法组成。

使用不同框架和设备的皮牵引或骨牵引已经成为许多骨折的治疗选择。然而，这需要较长的住院时间和密切的监护，无论是临床上还是 X 线平片图像。延长住院时间对儿童患者心理上的影响、家庭因素的介入和其他社会经济因素使得牵引成为不太受欢迎的治疗方式。

无论是否对骨折进行事先处理，石膏外固定是大多数儿科骨折的一个治疗选择。对骨折部位和邻近未损伤关节制动的发病率较低，而且去除石膏后，制动关节的活动度可以迅速恢复。由于局部软组织肿胀导致的骨折部位缺血和石膏制动力量不足是潜在的并发症。

对一些骨折类型，支具外固定是一种选择。支具可以在保证骨折稳定性的同时给予关节一定的活动度。目前建议功能支具使用在上肢和下肢末端的骨折类型中。

儿童中的一些骨折的最佳治疗是克氏针闭合复位或切开复位。在成人身上这种方法固定力量往往不够，但在儿童身上很实用，原因是儿童骨折部位变形的力量弱，而骨折愈合快。克氏针固定常常需要石膏辅助固定。克氏针一端留置在体表，取出时通常不需要麻醉。潜在的并发症包括针道感染、异位骨化和克氏针

松动。建议使用生物可降解的克氏针，从而避免上述并发症。将聚羟基乙酸克氏针埋入骨头，因此，感染、异位骨化和需要再次麻醉的风险比较低。他们与普通克氏针的质量相似，但是其插入需要更专业的技术。

儿童的长骨骨折可以通过可弯曲的髓内钉治疗。无须暴露骨折部位，避免了骨膜暴露，而髓内钉可提供儿童骨折需要的稳定性。未观察到骨质增生或愈合不良，唯一被报道的不良反应是髓内钉末端的皮肤溃疡，需要早期切除。内固定装置的使用指征主要是：开放伤合并广泛软组织损伤和（或）骨质丢失。切开复位内固定术钢板和螺钉内固定术的主要指征是关节内骨折、干骺端骨折和骨骺骨折，这些部位需要解剖复位。

外科手术指征

儿童骨折的手术治疗的绝对指征和相对指征在不同创伤中心各不相同。特有的儿科骨折经验在制订正确的手术治疗方案时是必需的。儿童骨折的手术治疗的绝对指征和相对指征列在表 14.1.3 中，具体内容会在接下来讨论。

绝对适应证

开放性骨折需要通过手术探查和清创术来防止感染。所有等级都需要关注和介入治疗。伴随最低限度皮肤撕裂的等级 I 骨折，一旦发生厌氧菌感染或筋膜室综合征就可能使情况变得复杂，因此需要及时探查。骨折的固定和软组织的适当覆盖也是必需的。

多处长骨骨折的复合型受伤的儿童需要外科固定，这会使看护和复位变得更简单，并且能促进对其

表 14.1.3 儿童骨折外科治疗的适应证

适应证	疾病
绝对性	开放性骨折
	多发伤 / 多处骨折
	神经血管损伤
相对性	移位的关节内骨折 / 复杂的生长性骨折
	大龄儿童 / 青少年
	先天性障碍（神经病学、代谢性、骨发育不良）
	保守治疗失败
	特殊骨折 / 延迟连接
	病理性骨折

他系统性损伤的治疗。

骨折的肢体伴有需要修复的神经血管损伤是需要通过外科治疗来提供稳定性和促进复原的一个适应证。即使没有血管损伤，移位骨折和肢体水肿也可能阻塞血管。骨折复位有助于血流通畅。有时，一条血管或神经被牵扯进骨折处，而试图进行的闭合复位术反而可能造成进一步的损伤。

相对适应证

移位的关节内骨折不能进行重塑，需要进行解剖复位和固定。并且，发生在儿童身上的这些骨折同时也是复杂的生长性骨折（Ⅲ型或Ⅳ型），具有被生长干扰的可能性，这就增加了需要解剖复位和稳定固定的适应证。

而骨骼接近成熟从而重塑可能性很小的儿童应该以成人标准来对待。当考虑了列在这里的所有手术适应证之后，儿童的年龄就成了唯一可能影响最终决定的重要因素，并且应该在第一时间考虑进去。

具有特殊情况的儿童，如神经肌肉失常导致的肌痉挛，其骨折固定和复位就会成为一个挑战。对骨折处进行固定往往使康复很顺利。对有骨骼代谢性疾病和骨骼发育不良的儿童要进行特别关注，这时候保守治疗可能是最合适的。

保守治疗失败之后，介入治疗可能就是必需的了。软组织的介入可能导致骨折产生早期愈伤组织失败，这时需要外科介入治疗。

骨架特殊部位的骨折趋向于不愈合。而且，肌肉或肌腱连接处的骨折很不稳定，往往需要进行固定。

基于基本的病理情况，病理性骨折可能需要切除骨损毁处并且进行移植。在稳定性差的情况下或高压力的部分固定也是必需的。在骨折固定之前进行组织学检查是最基本的操作。

非意外损伤

在任何阶段参与儿童治疗的医师都应该考虑非意外损伤的可能性，尤其当对象是婴儿和年龄较小的儿童时更应高度怀疑。当没有发现儿童遭受虐待的情况，在出院后进一步遭受非意外损伤的可能性是20%，其中5%是致命性损伤。年龄不满1岁的儿童，其由损伤导致死亡的原因大多数是虐待所致。

为了避免漏诊或过度诊断儿童虐待，由具有儿童治疗经验的高级医务人员制定的地区或国家性的儿童虐待判断标准或指南是必需的。所有与儿童治疗相关的医疗专业人员都应该清楚这些标准，并且需及时通过合适的方式报告疑似儿童虐待的病例。

危险因素和表现

不成熟或情绪不稳定的父母，例如，对哭泣的婴儿不会处理、和子女没有亲密的关系、药物或酒精成瘾或失业等家庭不稳定因素会增加儿童非意外损伤的可能性。然而，儿童虐待也可能发生在完全没有以上情况的表面上安定和幸福的家庭。在对非意外损伤导致的死亡情况分析中，与家庭相关的危险因素并不能被识别出来。在施虐者的年龄和性别、种族来源和社会婚姻状态分析中并没有一个可识别的模式。

分析呈现出来的病症以及询问损伤原因可能是诊断儿童虐待情况的重要方式。父母/监护人所描述的损伤原因可能与损伤的程度以及伤处的自然情况并不一致。在父母/监护人对损伤原因的描述中可能存在差异，或对损伤原因的重复描述可能前后不一致。就医时间的严重推迟也是怀疑儿童虐待的重要依据。虽然根据细微的损伤（如没有移位的青枝骨折）作出判断可能并不完全正确，但是没有注意到完全的长骨骨折就是很不寻常的了。

同一儿童的反复损伤，尤其是损伤部位不同，并且很少遵守，治疗建议和对以上的约定不遵守，就很可能是儿童虐待。

损伤模式

Caffey定义的被虐儿童综合征是多种症状的联合，包括处于不同恢复阶段的多处骨折、硬膜下血肿、不能茁壮成长、软组织肿胀和皮肤挫伤。有些肌肉骨骼的损伤并不是特殊的，但却是儿童虐待的典型表现，应该加以怀疑。经过对儿童虐待的粗略认识和了解，更小比例的患者表现为硬膜下血肿和表现出来的骨折。然而在最近的流行特征调查中，最常见的非四肢骨折是头部的损伤，伴有或不伴有颅骨骨折。最常见的骨折是股骨和肱骨骨折。

骨折

骨折在受虐儿童中发生的比例相对较小，在10%～15%的范围内。

典型的干骺端损伤包括伴随骨膜扯开的碎片骨折以及不规则的 / 扩散的干骺端改变，而罕见完全的生长分离。可能发生嵌入式和褶皱式骨折，但这些在意外性损伤中也可能发生。

发生在儿童身上的干骺端损伤主要是拉、挤或扭曲肢体时，或是摇动婴儿时的非直接剪切力造成的。骨折往往发生在接近骨骺的地方，并且干骺端会被撕脱一片骨片。这片骨片的外围边缘要比中心更厚更密集，是由软骨和骨的结合点的骨膜下骨环的保护作用造成的。因此，外围边缘是骨折最突出的部分，当切向观察时看起来是角骨折（碎片骨折），而当斜向观察时则呈桶柄样外观。

应该高度怀疑骨干骨折和 2 年以内的螺旋肱骨干骨折；横向的要比螺旋骨折更常见。丰富的愈伤组织，伴随或不伴随明显的畸形，往往是由于骨折缺少固定导致的。因此，处于不同愈合状态的多处骨折是典型表现。

经常能看到骨膜隆起在干骺端或长骨的骨干，然而，正常的 2 岁之前的婴儿往往是双层外观的对称的长骨骨膜隆起。

肋骨骨折在儿童中不常见，应该被怀疑为虐待所致。颅骨骨折和扩大的缝合线是典型表现，并且可能观察到脊髓损伤。

软组织损伤

受虐待的儿童中很大的一部分具有软组织损伤。在研究软组织损伤时，儿童的年龄是很重要的一个参数。发生意外时婴儿很少伴随软组织损伤。而受虐待的婴儿至少有一处软组织损伤，头面部是最常见的区域。年龄在 3 岁以上的儿童在遭受虐待时往往有 3 处或更多的软组织损伤。这个年龄群的儿童，头面部损伤和口周损伤也是最常见的。

烫伤也应该引起怀疑，尤其是圆形的，能够很好地区别不经常暴露部位的烫伤是由香烟造成的还是三度烫伤。绳索痕迹和线性瘀斑也是典型特征。没有钝性挫伤的内脏破裂和会阴和外阴部的挫伤也应该引起高度怀疑。

诊断（框 14.1.11）

病史和临床检查是诊断儿童虐待的基础。一旦怀疑是儿童虐待，有丰富的儿童治疗经验的高级医师，

通常是儿科医师，应该参与治疗中。应该认真记录所有的损伤，并且应该获得外观损伤的临床图片。应该建立对家庭背景的印象和父母 / 监护人与儿童之间的亲密关系的印象。

更进一步的检查包括射线探查和血液分析。射线探查对临床诊断新近造成的骨折或以往的骨折往往很有效。当情况不确定时,全身骨骼检查是必需的,而且,在年幼的婴儿身上比较常见。由于骺板的存在,同位素骨扫描反而会增加困惑。

对诊断非意外损伤来说,判断骨折和软组织损伤的年限通常是很重要的。射线探查的外观依赖于骨折的年限和患者的年龄。获得预计的恢复速度和射线探查图片是很重要的。软组织第一时间呈现的肿胀情况可能提示损伤的最近情况以及就医的延迟情况。

为了排除瘀伤和出血点是由于缺铁性贫血、白血病和其他的血液病造成的,很有必要进行血细胞计数。为了排除血友病,凝血测试也是很必要的。当在射线探查图片上发现多个骨骺突刺的时候,血清铜水平的测试就是必要的了。不同的诊断儿童虐待的方法总结在表 14.1.4 中。儿童虐待应该与造成多处骨折或多处软组织挫伤的情况分别对待。

Ⅳ型成骨不全症,因其温和的临床表现和蓝巩膜的缺失,仍然是最难区分的一型专业的医疗中心使用。胶原蛋白测试,有时会有帮助。

框 14.1.11　儿童虐待诊断
◆ 文档
◆ 临床图片
◆ 排除白血病 / 骨生成等

表 14.1.4　儿童虐待的鉴别诊断

疾病	普通特征	鉴别诊断
血友病、紫癜、白血病	挫伤、出血点、骨膜反应	家庭背景、血液分析
铜缺乏	生长骨刺、骨质疏松骨折	血清铜
成骨不全	骨干骨折	家庭历史、缝间骨（颅骨）、蓝巩膜
神经病理 / 神经肌肉	骨质疏松骨折	临床检查

判断出以上一种情况并不能完全排除儿童虐待的情况，因为它们有可能是共存的。

拓展阅读

Loder, R.T. and Feinberg, J.R. (2007). Orthopaedic injuries in children with nonaccidental trauma: demographics and incidence from the 2000 kids' inpatient database. *Journal of Pediatric Orthopedics*, **27,** 421–6.

McCollough, N.C., Vinsant, J.E., and Sarmiento, A. (1978). Functional fracture bracing of long-bone fractures of the lower extremity in children. *Journal of Bone and Joint Surgery*, **60A**, 314–19.

Murray, D.M., Wilson-MacDonald, J., Morscher, E., Rahn, B.A., and Kaslin, M. (1996). Bone growth and remodelling after fracture. *Journal of Bone and Joint Surgery,* **78B**, 42–50.

Rennie, L., Court-Brown, C.M., Mok, J.Y., and Beattie, T.F. (2007). The epidemiology of fractures in children. *Injury*, **38,** 913–22.

Witherow, P.J. (1994). Non-accidental injury. In: Benson, M.K.D., Fixsen, J.A., and Macnicol, M.F. (eds) *Children's Orthopaedics and Fractures* pp. 749–53. Edinburgh: Churchill Livingstone.

14.2
儿童骺板损伤

G. Spence • Deborah M. Eastwood

（李建强　劳永斌　译　张培训　张殿英　审校）

要点

◆ 骺板的损伤可能导致骺板生长缓慢或成角畸形，尤其当骨桥形成时

◆ 骨折累及骺板时，应用 X 线平片诊断比较困难

◆ Salter-Harris 分类系统在骺板损伤中应用广泛

◆ 如果能够避免，骨折的固定应避免横跨骺板

◆ 对骺板生长发育的局部停滞的最好的治疗方法是：在骺板重建之后行固定术

要素

骺板的生理功能是使骨骼协调一致地纵向生长。骺板的损伤有时能够自愈并且不会遗留不良后果，但有时却可能导致骺板的生长发育障碍，具体表现为骺板生长速度减慢或成角畸形，有时会导致骺板的过快生长。骺板骨折是骨骺损伤的最常见因素，但不是唯一的因素，很多作者把骺板骨折及骺板损伤混为一谈。虽然我们对骺板损伤机制和损伤类型的研究取得了一些进展，但还有很多方面尚不清楚。

引言

关于骺板的解剖、解剖与功能的关系我们已经掌握很多，但是骺板的生理机制以及骺板在损伤后的反应，我们了解很少。我们现在知道的是，骺板损伤后的反应受到基因、激素和营养环境的影响，同时也受到局部因素如局部血供、神经支配和力学应力的影响。因此，骺板不像骨骼一样仅仅是起支撑作用，它还是一个具有生长功能的特异性器官，它对一系列病理性的损伤包括内分泌疾病、贫血、自身免疫性疾病和创伤都有相应的反应。表 14.2.1 列出了骺板损伤的多种诱因。脑膜炎幸存患者有很大的概率患多发严重的生长发育阻滞。一般恶性肿瘤不会侵及骨骺，但是，一些良性肿瘤会影响骨骺的生长发育并导致畸形。

解剖学和病理学

不同部位骺板的生长速度差异很大（图 14.2.1），在一些部位如股骨，远端生长较快，另一些部位则生长较慢。组织学上，骺板是一个分层结构。在人身体上，这种分层现象最常见于快速生长的骺板结构。不同的作者把骺板分成三层、四层或五层。这四层分别

表 14.2.1　骺板损伤的诱因

	举例
创伤因素	
直接	骺板损伤
间接（非骺板部位发生的创伤）	骨干骨折后骺板过度生长
医疗相关	松质骨损伤导致内固定物植入
非创伤因素	
感染	弥散的脑膜炎球菌病
肿瘤	软骨发育异常，骨软骨瘤病
内分泌疾病	肢端肥大症，甲状腺功能减退
血管疾病	房室异常通路导致的过度增生
神经病学疾病	脊髓灰质炎后肢体短缩
发育性疾病	腕关节进行性半脱位，布朗特（Blount）病
特发的疾病	偏身肥大，偏侧萎缩

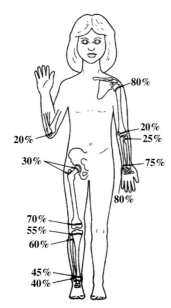

图 14.2.1 身体不同长管状骨中骺板对骨骼纵向生长的贡献比例（Reproduced from Skak, S.V. and Macnicol, M.F. (2000). A clinical approach to the assessment of physeal injuries. *Current Orthopaedics*, 14, 267–77. With permission from Elsevier.）

是：生发层（或静止层）、增殖层、肥大层和钙化层（图 14.2.2）（章节 1.3 也有介绍），其中生发层是骺板纵向细胞的起源，对骨骺的功能起着重要的作用。

骺板被软骨膜环所覆盖，这层软骨膜环与骨骺的

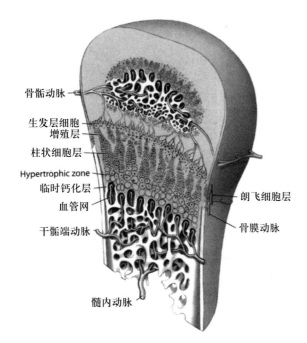

图 14.2.2 骺板的结构、血供和二次骨化中心（Reprinted from Peterson, H.A. (ed) (2007). *Epiphyseal Growth Plate Fractures*. Berlin Heidelberg: Springer-Verlag. With permission from Springer.）

关节软骨面相邻，干骺端骨膜紧紧贴覆其上。软骨膜环覆盖骨骺板，就像骨膜包围骨头一样。软骨膜环不仅向生发层提供细胞，促进其纵向发育（朗飞细胞层），同时还在维持骺板的完整性中起着重要的作用，特别是它能对抗作用于骨骺的剪切应力和拉伸力。理论上，骨折线沿阻力最小的路径走行，经过最脆弱的层，如肥大层，这层主要由凋亡细胞构成，相对来说支持基质较少。然而，实验研究提示：实际上骨折线在骺板中的走行会发生变异，并可累及所有的细胞层。

虽然骺板本身缺乏血管通道，但是它有三个分开的血供来源（图 14.2.2）。骨骺血管的小动脉降支供应骺板生发层的分裂细胞；骨膜血管滋养软骨膜环和骺板周围的组织；同时滋养动脉的分支供应大部分的骺板干骺端。骨骺血管的损伤将直接影响生发层的血液供应，这种影响是永久的，造成的结果很严重。这种损伤将影响受损血管滋养组织的细胞分裂，导致骺板不同区域的差异性发育，甚至可能导致成角畸形和（或）纵向生长畸形。骺板的中央区域相比其他区域，对血管的损伤更加敏感。相比而言，干骺端血供的损伤造成的影响往往是暂时性的。虽然这种损伤不会影响生发层的软骨形成和软骨成熟，但会对软骨向骨的转化有短暂的妨碍作用。

流行病学

关于骺板损伤的发生率鲜有大宗数据报道。至于骺板骨折，如果把最近三项大型研究的数据合并，骺板骨折在儿童骨折中约占 24.8%。

Olmsted County 研究是一项被引用次数较多的研究，它使用一个精心挑选的数据库和一个稳定的调查人群。这项研究报道一年中每 10 万人中有 279.2 人发生急性骺板骨折，男女比例约为 2：1，同时骺板骨折发生的高峰年龄和青春期相符合（男孩 14 岁，女孩 11～12 岁）。骺板骨折的高峰年龄可能有一定的激素因素，因为这个年龄段的孩子骺板相对脆弱，同时这个年龄段孩子易于骨折的行为也可能是一个因素。

临床特征

骨折常常伴随着疼痛和功能丧失，而骺板骨折同样表现为上述症状。对一个年幼儿童而言，对骺板损伤进行定位比较困难，因此，详细的体格检查是必需

的。肿胀、压痛、异常运动和骨摩擦音是骺板急性损伤的主要表现。不能忘记把非意外性损伤作为病因学的一个因素，特别是在涉及肱骨远端骺板骨折的病例中。

肢体长度差异逐渐发展，伴或不伴随成角畸形可能是创伤后骺板损伤的一个远期表现。包括创伤在内的导致骨骺损伤的诱因普遍以这样一种方式呈现（表14.2.1）。

临床辅助检查（框 14.2.1）

平片是研究骺板损伤的基本方法，如果需要对骺板损伤进行分类，需要通过平片提供准确的影像学数据。然而，骺板是射线可透的，对骨骺损伤的评估需要察看骨骺周围不能透射线的骨骺和干骺端。一个角度的平片只能提供骨骺三维结构的一个方面，即使相互垂直的两个角度的平片提供的骺板损伤的信息也较为有限。摄片时应根据骺板选择正确的角度，而不是根据骨干选择。当测量的骺板损伤涉及膝关节和踝关节时，补充的斜位片往往是必需的；而当损伤累及单独的一个关节时，负重片往往很有用。测量骺板损伤导致的晚期畸形时，平片对于损伤定位、损伤范围和问题的进展起着重要的作用。长骨直立位相、膝盖骨的轴位相以及骨盆相（如果需要，可以覆盖较短的下肢）需要和 CT 类似的射线剂量，而且它在拍摄负重位相时有优势。电子摄像和摄影的出现使得上述成像和测量更加容易控制。

CT 对于骨骺粉碎性损伤的程度鉴定和不同粉碎块的定位有很大帮助，特别是在特殊类型的骨折中，如 Tillaux 骨折或三维损伤。重建图像可能提供很大帮助。在最近的病例中，重建图像可以用来对骨块摄影。虽然磁共振成像理论上在软骨和软组织成像上有优势，但是损伤伴随的骨折严重损伤和组织水肿限制

了它的作用。至今，磁共振成像在骺板损伤中的准确作用仍有待评估。

在特别年幼的伴随二次骨化中心的儿童患者身上，超声有时可辅助诊断。类似的，当损伤类型不确切时，关节造影术可用来辅助诊断和治疗。

分类

急性骺板损伤的分类系统基于影像学表现。Salter-Harris 分类法仍然是最通用的（框 14.2.2），它定义五种类型的骺板损伤。一般来说，如果骨骺的血液供应保持完整，Ⅰ、Ⅱ 及 Ⅲ 型通常有较好的预后，因为生发层理论上大部分未受损伤。

Ⅴ 型损伤不常见，一般认为，Ⅴ 型损伤机制为生发层细胞受到纵向的压缩损伤，平片上看不到骨质结构的损伤（正侧位片上显示骨质结构正常），这种损伤有很大的概率导致骺板在将来发生生长发育障碍。对于 Ⅴ 型损伤的机制和发生率一直存在争议。一些作者认为 Ⅴ 型损伤发生率极低，然而一部分可能合并有其他骨折类型，从而导致意想不到的不良后果发生，甚至合并 Ⅱ 型或 Ⅲ 型骨折。

Rang 将 Salter-Harris 分类法进行了扩展，加入了第六种分类，即软骨膜环受到了局部损伤（图14.2.3）。这种损伤有很大的概率导致将来的骨骺生长障碍和成角畸形，然而损伤具体机制是局部血管受到损伤还是骺板细胞被破坏仍不清楚。虽然最本质的解释是软骨膜环受到一个直接的损伤，但大多数的作者认为损伤机制包括软骨膜环的撕裂损伤和开放性损伤导致干骺端、骺板和骨骺的部分缺失和损伤。类似的类型已经被系统分类，并被认为和割草机式损伤以及烧伤、冻伤和渗出性损伤相关。

Rang 改良的分类法和预后的关系不如 Salter-Harris 分类法具有可预测性。骨折线的走行并不像人

框 14.2.1 辅助检查
◆ X 线平片：
• 至少两个角度
• 长骨干直立位相（评估晚期畸形）
◆ CT
◆ 超声
◆ 关节造影术

框 14.2.2 Salter-Harris 分类法
◆ Ⅰ 型：损伤经过骺板
◆ Ⅱ 型：损伤经过骺板合并干骺端骨折
◆ Ⅲ：骨骺骨折
◆ Ⅳ 型：骨骺骨折并经过骺板延伸至干骺端
◆ Ⅴ 型：纵向应力
◆ Ⅵ 型：软骨膜环损伤——由 Rang 在 1969 年增加

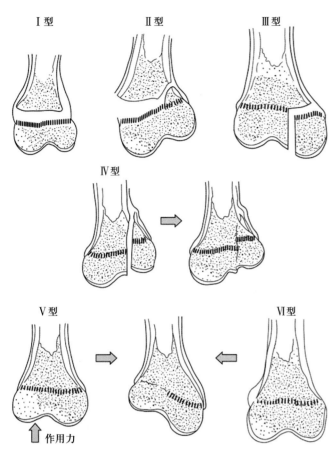

图 14.2.3 Rang 对 Salter-Harris 分类法进行的补充修改

们之前定义的一样一成不变，而且，预后的好坏与多种因素相关，包括年龄、损伤部位、损伤机制、移位的程度、治疗方法和骨折类型。

除了上述两种分类方法外，还存在其他分类法。基于对 Salter-Harris 分类法缺点的认识和奥姆斯特德郡流行病学研究，Peterson 最近提出了一种新的分类系统（图 14.2.4）。

这种新的分类系统的优点在于它基于解剖学基础，并且将损伤的连续性体现在分类中：Ⅰ型损伤为相对轻微的损伤；Ⅲ型损伤累及全部的松质骨；Ⅵ型

损伤为骺板损伤合并骺板软骨部分缺失。这种分类系统同样有着流行病学基础，因为骨折类型的发生率从Ⅱ型向Ⅵ型逐渐递减。而且上述分类系统包含两种 Salter-Harris 分类法没有涵盖的类型：Ⅰ型骨折（本质上是干骺端的横行骨折累及骺板）和Ⅵ型骨折（仅仅发生在开放性损伤或损伤导致骺板软骨、骺板或干骺端缺失时）。这种分类方法还有重要的预测价值，从Ⅰ型至Ⅵ型骨折的处理措施为从紧急手术和延期手术递变。

一些骺板骨折并不能归入上述分类系统，如 Tilleaux 骨折和三维骨折，这些骨折是胫骨远端的关节内三维骨折，这种损伤只发生在骺板周围非对称性成熟的骨骼。基于这种原因，这种损伤很少导致显著的骺板生长障碍，尽管在解剖学上它与预后较差的骺板损伤类似。

治疗

急性损伤时，治疗的目的是尽可能减少疼痛、恢复功能和保护骺板的潜在生长发育功能。上述目的可以通过尽量保留受损解剖结构减少损伤达到，特别是骨骺板和关节面，无论是通过开放还是闭合方式。分离的骺板层之间的沟将由纤维组织填充并逐渐硬化，若给予充分时间和血供，最终将导致骨骺发育障碍。虽然具体治疗措施需要根据骨折的类型而定，但是仍然建议在骺板之间或干骺端之间进行固定。跨越骺板的固定可能导致远期损伤，但有时这种损伤是不可避免的。应该避免多次经过骺板的固定，理想的材料是光滑的、可移除的金属丝。应该尽快进行治疗，因为骺板愈合时间约为受累及同侧干骺端愈合时间的一半。

骺板损伤的并发症的重点是避免畸形恶化，同时保持骺板功能，要达到上述目标需要通过恢复损伤部

图 14.2.4 Peterson 的分类系统（Reproduced from Peterson, H.A., Madhok, R., Benson, J.T., et al. (1994). Physeal fractures: Part 1. Epidemiology in Olmsted County, Minnesota. *Journal of Pediatric Orthopedics*, 14, 423–30.）

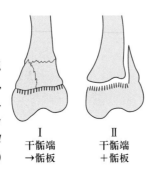
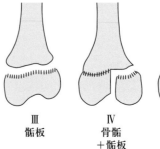
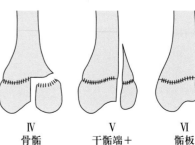

Ⅰ	Ⅱ	Ⅲ	Ⅳ	Ⅴ	Ⅵ
干骺端→骺板	干骺端+骺板	骺板	骨骺+骺板	干骺端+骺板+骨骺	骺板缺失

位的正常解剖关系（后面将有描述）。

预后

骺板损伤的预后取决于许多因素（框 14.2.3）。

在上述因素中，只有第一种因素可以通过医学治疗使损伤减少到一定程度。然而，即使如此，仍需要时刻关注预后情况。严重的生长障碍可能起源于表面上看起来良性的骨折类型，如 Salter-Harris 分类 I 型和 II 型的股骨远端骺板骨折。这可能反映了损伤时施加于骨骺上的能量和骨折线累及生长骺板，从而导致包括生发层在内的全层受损的重要性。股骨颈或桡骨颈的关节内骨折常常导致严重的生长发育障碍，即使是分类良好的骨折类型，原因是骺板的血供常常会受到损伤。

并发症

骺板损伤最主要的两个并发症是关节活动不协调和生长发育障碍，而且这两者常常有一定关联。关节活动不协调可以出现在关节内骺板骨折产生移位之后。关节内骺板骨折常常合并有骺板的移位，故随着时间进展，受损伤的骺板发生生长发育阻滞，使得畸形的程度加重，导致关节活动不协调变得更加严重。理论上，受损骺板将产生退化改变，但是目前很少有文献支持这个理论。

骺板对损伤的反应差异很大。较小的创伤，如骨干骨折，可以导致骺板产生短暂的增生改变，这种增生改变往往是良性的。随着损伤能量的增加，骺板的细胞反应从增生活跃变为坏死，同时骨骺生长速度减慢。这种类型的生长发育障碍被称为生长发育停滞，可能是不完全的，也可能是完全的。

完全的生长停滞很罕见，但一旦发生，常常导致逐渐进展的肢体长度不一致，而这种差异取决于受伤

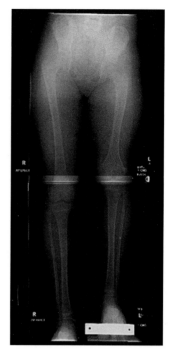

图 14.2.5　幼年时股骨远端的骺板创伤导致的完全性骺板生长发育停滞

时患者的年龄（图 14.2.5）。如果受累及的是一对骨骼中的一侧，如一侧的尺桡骨，还会有更多的问题。

创伤后伴随的骨骺纵向生长的短暂停止可以由邻近干骺端的 Harris 线标定（图 14.2.6）。如果骨骺生长重新开始，连续的 X 线上 Harris 线将由原来的位

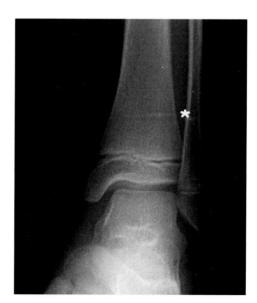

图 14.2.6　胫骨远端的 Harris 线，患者 3 年前发生一场车祸，未发生骨折，骺板发育正常

框 14.2.3　影响骺板损伤预后的因素
◆ 损伤组织的解剖范围（分类）和移位
◆ 损伤时患者年龄
◆ 骺板类型（缓慢生长或快速生长，如图 14.2.1）
◆ 影响生长速度的因素（增长、减慢、停滞）
◆ 生长发育受影响的持续时间（暂时的、永久的）

置迁移，而且与原来的位置保持平行。但如果骺板和Harris线汇聚在一起，则预示着将会产生部分的生长停滞。

部分的生长发育停滞更常见，而且常常源自于创伤。临床上骺板畸形取决于骺板生长限制的范围和位置，虽然所有患者均有不同程度的短缩。损伤时患者的年龄和患肢的潜在生长能力决定了最终的严重程度。部分生长发育停滞有三个基本的类型：中央型、周边型和延长型（图14.2.7）。中央型的生长发育阻滞导致关节面产生所谓的鱼尾形畸形（图14.2.8）。外周型骺板生长发育阻滞导致成角畸形（图14.2.9）。延长型骺板生长发育阻滞往往发生于内踝或肱骨外髁的Salter-Harris分类为Ⅲ型或Ⅳ型的骨折之后。外周型骺

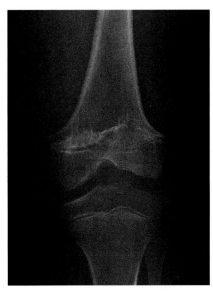

图 14.2.8 中央型骺板生长发育阻滞导致的股骨远端鱼尾形畸形

板生长发育阻滞可能与骨块相关，但并不是一定相关。简单说，X线上骺板正常并不能保证骺板将来生长发育正常。

当外周型生长骺板发育阻滞确诊后，需要通过综合多种方法来治疗：包括健侧肢体的骺骨干固定术、患侧肢体的肢体延长术、纠正截骨术、紧急肢体短缩术和骨块切除术，具体应用哪种治疗方法取决于目前存在的主要临床问题和将来肢体发育过程中可能会发生的问题。在治疗外周型骺板生长发育延迟时，一个更好的选择是通过骺骨干固定术将损伤类型转变成完全型骺板生长发育阻滞，然后处理肢体长度不协调问题，原因是一般来说，处理肢体长度不协调比成角畸形要容易。

骨突损伤

骨突和肌肉的关系紧密，并通过骺板和骨干相连。骨突通过这种牵引力使骨干塑形（框14.2.4）。与同其他骺板相比，这些骺板并不垂直于骨干长轴，只有在特殊的部位，这些骨块才参与关节稳定性的构成（如尺骨近端、髋臼周围和关节盂周围）。骨突损伤常常由直接暴力或肌腱断裂时伴随的肌肉收缩造成，当骺板损伤为主要问题时可影响肌腱-骨骺-骨单位。骺板的血供通过附着于其上的肌肉提供，因此骺板的血供损伤不常见。如果骺板血供损伤真的发生，骨骺的生发层将受到影响并使得骺板闭合。多数骺板损伤发

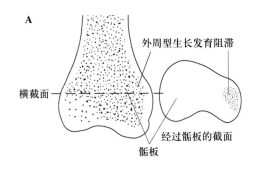

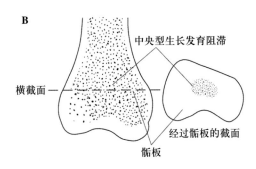

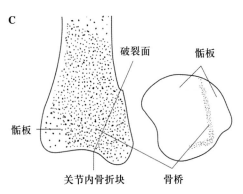

图 14.2.7 骺板生长发育阻滞的三种类型：A）外周型；B）中央型；C）延长型

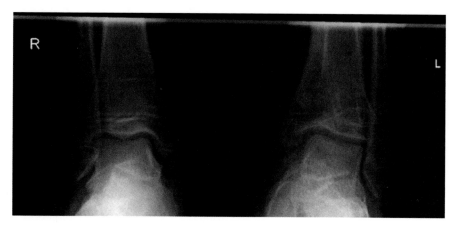

图 14.2.9 外周型骺板生长发育阻滞导致的左侧胫骨远端成角畸形，注意健侧胫骨远端的 Harris 线

框 14.2.4　骨突损伤（骨突）

◆ 和附着肌肉相关
◆ 损伤：
　● 直接损伤
　● 肌肉收缩
◆ 青春期为骨突损伤高峰

生在骺板生理闭合时间前后，在骨突骨化和融合之间，而损伤发生的最高峰处于青春期。骨突骨折愈合的 X 线表现十分明显，组织学表现为红润的愈合组织，和骨肉瘤的组织学表现类似。即使对这些组织取活检也并不能完全除外肿瘤，因为活检镜下将看到大量的有

框 14.2.5　易受损伤的骨突

◆ 上肢：
　● 喙突
　● 鹰嘴
　● 肱骨内上髁
　● 尺骨冠状突
◆ 下肢：
　● 大小粗隆
　● 跟骨骨骺
　● 胫骨结节
◆ 骨盆：
　● 前上及前下髂骨棘
　● 髂嵴
　● 髋臼缘
　● 坐骨结节

丝分裂成骨细胞，因此，当诊断不明时病史的采集很重要。在这个年龄段，不会发生显著的生长停滞，主要的易受损伤的骨突列在框 14.2.5 中。

上述损伤的后果取决于骨突和其附着的肌肉移位的程度。一般认为当移位长度超过 1 cm 时肌肉的长度将减少，但现在没有大量的证据支持这个论述，因此在这些案例中，开放切除术和内固定术都可以采取。症状明显的骨连接不全可以通过上述方式治疗或采取切除术。

展望

新的或改进的影像学技术可能发现新的骺板损伤类型，从而产生新的分类系统。新的分类系统可以比现在的分类系统更准确地预测预后，从而更适当地指导治疗。

分散骨化揭示短缩和成角畸形，这项技术同样可以应用于骺板，从而促进新的骨生成。现在它被用于治疗骺板骨块，将之切除或保留。然而，对于年龄较大的儿童，倾向于将之保留，因为虽然骨骼长度通过治疗能够增长，但是一旦治疗终止，骨骺倾向于融合。

用骺板组织或髂骨骨突置换骺板软骨的置换术已经在一些试验性手术和临床中取得成功，但是这项技术的开展受限于捐赠数量。因此，现在正在进行的实验研究是再生骺板组织。从骨膜中获得的间质干细胞植入到预先放置的生物相容性的支架上，从而用于在兔子身上纠正骨干长度不一致和成角畸形，该试验模型已经取得成功。对于骺板细胞的一些生物学操作，如骨原蛋白 -1

（OP-1）也在研究中，并且取得了一些成就。

结论

骸板损伤一般愈合迅速。对于急性骸板损伤，治疗的目的即减少骸板损伤，从而希望骸板正常的生长发育会在治疗后恢复。虽然分类系统可以给我们一些提示，但还是不易预测骸板将来是否有问题。骸板损伤最终的预后取决于很多因素，包括骨折类型、患者年龄、发生损伤时骸板生长速度，大多数因素均不能由外科医师控制。虽然骸板损伤很常见，但导致骸板的永久性损伤很少发生，除非在特殊类型的骨折中（如Salter-Harris 分类Ⅳ型）。除了创伤，还有很多导致骸板损伤的不常见的诱因。骸板对于损伤的病理生理反应还没有被完全研究清楚，我们已知的反应包括很多，例如，增生、减慢、生长停滞和成角畸形。治疗这些问题的方法涉及很多技术，这些技术通过尝试恢复正常的解剖结构来达到目的。损伤骸板组织的再生在未来临床中可能是可行的。

拓展阅读

Peterson, H.A. (2007). *Epiphyseal Growth Plate Fractures*. Berlin Heidelberg: Springer-Verlag.

Peterson, H.A., Madhok, R., Benson, J.T., *et al.* (1994). Physeal fractures: Part 1. Epidemiology in Olmsted County, Minnesota. *Journal of Pediatric Orthopedics*, **14**, 423–30.

Rathjen, K.E. and Birch, J.G. (2006). Physeal injuries and growth disturbances. In: Beaty, J.H. and Kasser, J.R. (eds) *Rockwood and Wilkins' Fractures in Children*, sixth edition, pp.99–131. Philadelphia, PA: Lippincott Williams and Wilkins.

Salter, R. B. and W. R. Harris (1963). Injuries involving the epiphyseal plate. *Journal of Bone and Joint Surgery*, **45**, 587–621.

Skak, S.V. and Macnicol, M.F. (2000). A clinical approach to the assessment of physeal injuries. *Current Orthopaedics*, **14**, 267–77.

Xian, C.J. and Foster, B.K. (2006). The biologic aspects of children's fractures. In: Beaty, J.H. and Kasser, J.R. (eds) *Rockwood and Wilkins' Fractures in Children*, sixth edition, pp.21–50. Philadelphia, PA: Lippincott Williams and Wilkins.

14.3
儿童脊椎骨折

James Wilson-MacDonald • Colin Nnadi

（刘中砥　劳永斌　译　张培训　张殿英　审校）

要点

◆ 儿童脊柱损伤比较少见

◆ 在健康儿童中，C4 节段以上的假性半脱位较常见，所以需要仔细鉴别患者体征

◆ 骺板软骨和骨骼变异的高发生率使得通过儿童脊柱 X 线片诊断很困难。前方楔形变与椎弓根扩大一样都是正常表现

◆ 无 X 线片异常发现的脊髓损伤在儿童脊柱损伤患者中的发病率可能高达 1/3

◆ 继发于外伤的骨骼畸形有随着年龄增长而逐渐恶化的倾向

引言

脊柱骨折在骨骼尚未发育成熟的儿童中很少见，仅占所有脊柱损伤患者中的 2%~5%（每年 100 000 人口中有 7 人发病）。由于涉及的受伤机制及某些诱发因素，儿童脊柱损伤有典型的特征。损伤机制通常涉及娱乐活动。脊柱损伤也可在出生时发生或继发于先天性疾病。在这一年龄组，非偶然致伤因素可作为一个非常重要的鉴别。

儿童脊柱存在尚未融合的骨化中心和软骨结合。椎旁软组织包膜也在不断生长。脊柱软组织成分和骨性成分的生长速度存在差异。实际结果是拥有伸展功能的骨性脊柱活动超过了脊髓的最大活动限度并引起损伤。椎体骺板容易受到损伤。骨骺的损伤可导致发育畸形，影响椎管活动度和脊柱对称性。椎管在儿童 10 岁之前发育到成人容积大小。移位的软骨碎片可引起神经功能障碍，而这在 X 线平片上是无法显示的。

儿童正常解剖变异

儿童的头至躯干比相对成人较大。发生 C4 节段以上的假性半脱位也很常见。椎体假性半脱位在儿童相对常见，很容易被误诊为椎体不稳。通常情况下，1~7 岁的儿童中有 9% 会出现 C2~C4 节段的假性半脱位。

4 mm 以下的椎体移位是可以接受的。40% 的儿童在 C2/C3 或 C3/C4 节段表现出过度的椎体前方移位。脊柱后方的棘突椎板线应保持完整。与成人相比，儿童的寰区间有可能增宽。1~7 岁的儿童中，在过伸位 X 线平片上表现出寰锥与齿状突呈重叠者接近 20%。当寰椎超过 2/3 的前椎弓位于齿状突之上时也可确诊。

在上段颈椎侧位片，椎前软组织肿块大小不能超过椎体宽度的 2/3。在下段颈椎，软组织肿块可以是上段的 2 倍厚。齿状突的软骨结合偶可被误诊为骨折。腰骶部的解剖变异并非少见，相当多的患者存在腰骶部异常融合，既可以是第一骶骨的腰化，也可以第五腰椎的骶化。在第五腰椎横突与髂骨之间也可存在异常融合。隐形脊柱裂是另一种偶然发现的解剖变异。

儿童异常解剖变异

寰枢关节活动度最大，并位于两个相对固定的关节之间，这可能是它易于损伤的原因。在儿童，成角超过 10°或寰区间大于 5 mm 可诊断为异常。儿童下段颈椎不稳的诊断标准并未明确定义。通常情况下超过正常间隙 1.5 倍的椎体间隙被认为是有病理意义的。其他异常的 X 线征象包括关节突关节的分离和椎间盘后方间隙的增宽。

未成熟脊柱

辨别脊柱中的骨骺非常重要，因为有时它们的表

现和骨折类似（图 14.3.1）。寰椎和枢椎有各自特殊的骨骺；C3 及以下椎体的骨骺区都类似。

寰椎有三个骨化中心，一个在前方形成椎体，另外两个形成两个神经弓。有时椎体环在前方裂开。尽管后弓有时到成年后仍是开放状态，但正常情况下它应该在 3 岁时闭合。枢椎有四个骨化中心，和寰椎一样，枢椎有一个骨化中心形成椎体，另外两个各形成一个神经弓，还有一个骨化中心形成齿状突。当从前方看时，枢椎的形状就像字母 H。偶尔椎体会有两个骨化中心。齿状突和椎体间的骨骺在 3～6 岁融合，有时和 2 型齿状突骨折的表现类似。然而，它正好位于关节面水平的下方。下部的椎体环隆起在童年晚期骨化，直到成年早期才闭合。齿状突尖部有个"顶点"骨化中心，通常在 3～6 岁出现，在 12 岁融合。它可以作为一个"终末骨片"持续存在，不要把它和齿状突小骨片混淆，后者是枢椎齿状突分离出的一部分。

在小于 2 岁儿童的 CT 扫描图像上，寰椎的椎弓在过伸位时可位于枕骨大孔。齿状突的后面可能会有一处缺损，是左侧和右侧生长中心的残留处。在 7 岁以下的儿童能够看到。

下段颈椎由三个骨化中心骨化形成，一个位于椎体，另外两个分别位于两侧神经弓。这些骨化中心在 3～6 岁之间融合。每块椎骨都有一个软骨终板，作用同长骨骨骺一样促进骨质生长，这些终板有可能发生断裂。由于上方终板受钩突保护，下方的终板更易发生骨折。

骨骺环在童年晚期骨化，在 25 岁左右与椎体融合。必须认识到外科干预有可能破坏开放的骨骺或软骨结合，从而导致生长不对称。

病因学

10 岁以下儿童的损伤模式与年长儿童明显不同。这一年龄组上段颈椎的典型解剖特征意味着大多数损伤发生在 C4 节段以上。然而在 10 岁或 10 岁以下年龄的儿童，颈椎损伤比较少见，脊髓损伤和死亡在这一年龄组反而更为常见。

10 岁以上儿童的受伤机制与成人相似，总体的治疗方法也是类似的。大部分这类损伤都是由高能量创伤引起。另一个少见但很重要的原因是非偶然外伤。

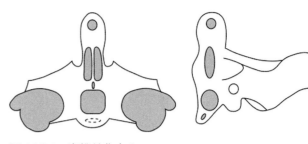

图 14.3.1　寰椎骨化中心

临床特征

建立受伤机制并诊断是否存在其他致命创伤非常重要。如果未发现明显致伤原因，应怀疑有非偶然外伤。对于疼痛剧烈或昏迷的儿童，建立损伤机制往往十分困难。应当从救护人员、亲属和事故现场的目击者那里获得受伤史。设法引导出持续的或短暂的运动功能障碍史非常重要，因为这往往标志着椎体不稳定。受伤儿童应当固定于适当的脊柱支具，避免颈椎的过度屈曲。对于受伤儿童应进行基本的 ABC 评估。任何遭受重大创伤的儿童都应怀疑是否存在脊髓损伤。神经学检查应作为复查的一部分。神志清楚的儿童如果出现过度镇静或肢体运动功能的缺失，应当得到重视。轻触觉和针刺感应得到量化。通过伸臂滚身游泳练习以诊断皮肤完整性、有无擦伤、触痛和棘突间隙增大。应常规行直肠指诊，并检查球状海绵体反射以评估是否存在脊髓休克。

在怀疑有脊髓损伤的昏迷儿童，应进行脊柱全长的影像学检查。在神志清楚的儿童，如果其意识完全清醒且查体合作，需要选择的影像学检查由临床检查结果决定。

婴儿脊柱损伤的诊断更具有挑战性。总的来说，这需要详尽、反复的检查。

影像学评估

X 线平片依然是大多数医疗中心最初的筛选方法。需要摄取全脊柱的 X 线影像。颈椎的影像包括前

框 14.3.1　诊断儿童脊柱损伤中的问题
◆ 儿童脊柱损伤很少见
◆ 存在解剖变异
◆ 脊柱不同程度的延长均可造成损伤

后位、侧位和开口位。有时还需摄取斜位片。侧位片范围应包括枕骨和颈胸椎接合部。尽管计算公式尚有缺陷，侧位片也被用于测定功率比。单一的侧位片对孤立的损伤较为敏感，但仍有 25% 的损伤被漏诊。过伸过屈位也许能帮助辨别不稳定的区域，但只有在监督下对合作的儿童才能施行。应仔细评估从枕骨部到颈胸段的骨性关节和软组织。颈椎多阶段损伤在儿童很常见（24%），在 X 线片应仔细检查是否有其他部位的损伤。对于胸腰段的脊柱损伤，应仔细评估前后柱的情况，以确定是否有椎体对线缺失和畸形。在正常情况下未成熟的脊柱椎体前方常呈楔形，椎体高度改变有可能引起误诊。二次骨化中心与撕脱骨折的表现可能相似。同时，椎弓根扩大也应受到重视。

X 线影像诊断应包括以下各方面：

◆ 椎体间隙
◆ 棘突椎板线
◆ 脊椎管的漏斗形

如果出现以下特征，影像学检查并非必要：

◆ 活泼、合作的儿童
◆ 无颈部疼痛
◆ 颈部和神经学检查正常
◆ 无头部、面部或颈部外伤

对于其他所有的病例，在影像学检查明确之前必须保持颈部制动。

CT 扫描用来评估骨质损伤和脊髓损伤的程度。因此，它也能用来判断脊柱稳定性并指导临床治疗措施。在一项研究中，112 例患者中 2 例有潜在损伤的患者在除 CT 以外的所有检查中均未发现损伤存在。4 岁以下的儿童需要在镇静状态下行 CT 检查。

MRI 用来评估神经和盘状韧带损伤。儿童可能需要在全麻下行此检查。脊髓损伤的 MRI 表现有三种类型：

◆ Ⅰ型——低信号（出血）
◆ Ⅱ型——高信号（水肿）
◆ Ⅲ型——混杂信号（挫伤）

其中Ⅱ型和Ⅲ型脊髓损伤患者的预后较好。

鉴别诊断

先天性缺陷、骨骼发育不良、感染、肿瘤、代谢性疾病、炎症性疾病也可表现出与脊柱损伤类似的特征。

小儿颈椎损伤的一般治疗原则

对于怀疑有颈椎损伤的患者必须立即制动，因为漏诊颈椎损伤的后果是灾难性的。即使儿童能说出受伤史，其与临床检查也可能是不准确的。

可以应用儿童颈托，为了合适地固定颈椎，颈托应加用胶带和沙袋。由于存在造成脊椎进一步损伤的固有危险性，针对昏迷患者建立呼吸通道可能比较困难。颈椎可通过颈托或直插式牵引固定。颈托不能提供牢固的制动，而直插式牵引存在牵引过度的风险，这是一个有争议的论题。6 岁以下的儿童头部相对较大，分体式床垫技术用来提高胸部并降低头部的效果最好（图 14.3.3）。过去常用石膏背心提供长期的颈部制动。现在环形架颈牵引（颅环牵引）和 halo 背心更为常用，但固定针松动和感染的发生率很高。现在应用低扭矩压力技术，在 7 岁以下的儿童可使用 8～10 个固定针。颅环牵引应在全麻下应用，并使用定制的 halo 背心。颅骨穿孔的患者可出现硬脊膜撕裂。如果出现这种情况，牵引钉应移至别处，穿孔通常会在数日内愈合。

总之，除了非常不稳定的损伤，出于对相关生长潜能和长期畸形的担忧，大多数病例都采用非手术治疗。

颈椎上段损伤

8 岁以下颈椎损伤的儿童中高达 87% 的损伤是位于枕骨和 C3 椎体之间，而其中大多数损伤是位于软组织而非骨质（表 14.3.1）。

寰枕关节损伤

寰枕关节损伤常常是致命的，通常是交通事故等高能量创伤引起的结果。高致死率源于伴发的脊髓、脑干和颅神经损伤。然而，最近发现在这种损伤中存

框 14.3.2　儿童脊柱损伤的一般治疗原则

◆ 10 岁以下的儿童损伤大多发生在 C4 节段以上
◆ 排除其他致命损伤
◆ 应充分检查以确诊
◆ 在清醒、查体合作的儿童，临床检查能够排除脊柱损伤

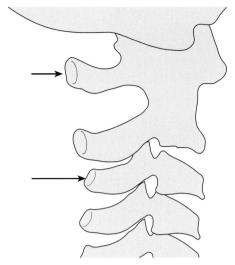

图 14.3.2   颈椎后线：箭头指向评估椎体移位的颈后线的起点

活的儿童数量有所增加，其原因可能是由于有更好的早期复苏措施。椎体脱位可以自发复位，X 线摄影可表现正常或很难判断，导致损伤可能在最初被漏诊。我们在诊断这种损伤时有很好的影像学测量方法。功率比代表了枕骨和寰椎前弓之间的距离与颅底和寰椎后弓之间的距离比。比率大于 1 意味着存在结构异常。这一比率也有缺陷，尽管它能明确的诊断前方脱位，但对后方脱位时诊断准确性不如前者高。当存在寰椎骨折或颅底的先天性异常时，功率比是无效的。寰枕损伤的症状和体征包括呼吸窘迫、颅神经损伤和脊髓功能障碍。治疗措施包括手术治疗，即枕骨至枢椎的枕颈融合，或采用 halo 背心制动的非手术治疗。对于此类损伤，不应采用牵引复位的治疗方法。

枕骨髁骨折很少见。只能通过 CT 扫描结果诊断，

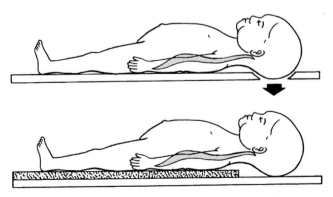

图 14.3.3   改进的背部支具

表 14.3.1   儿童与成人颈椎损伤特征的对比

	儿童	成人
多节段	少见	常见
损伤结构	韧带	骨
颈髓上段（%）	70	15
脊髓损伤（%）	10	30
SCIWORA（% 有脊髓损伤者）	16	7

最好是多维平面重建。在 12.39 章中列出了 Anderson-Montesano 分型。

寰椎骨折

儿童寰椎骨折很少见。通常由轴向暴力经枕骨传向寰椎两侧引起。寰椎的软骨结合在 10 岁之前一直保持开放，在压力下会发生骨折。翼状韧带可能会发生断裂或从其附着处撕脱。神经系统损伤很少发生。在开口位的 X 线片上应该能显示寰椎侧块和齿状突以及枢椎的侧块对称相连。CT 扫描对于诊断是必要的。一般采用 halo 背心制动即可，很少需要手术治疗。

寰枢关节损伤

这种损伤可能是创伤性的，但很少引起翼状韧带损伤，也可能是由发育障碍性疾病如 Down 综合征、骨骼发育不良、先天性颈椎缺少、融合综合征或游离齿状突等非创伤因素引起的（表 14.3.2）。最后一类儿童在较小的创伤下发生神经损伤的风险最大。如出现身体耐受性的改变、失禁、后索长束以及颅神经损伤等神经症状，应引起注意。正常情况下颈椎发生旋转

表 14.3.2   寰枢关节不稳的原因

Down 综合征
Larsen 综合征
Reiter 综合征
幼年性类风湿关节炎
骨发育不良（黏多糖累积病等）
多发性骨骺异性增生
软骨发育不全
假性软骨发育不全
Kneist 综合征

50% 是在寰枢椎体之间。寰枢关节面相对平整，关节稳定性主要依靠韧带维持。寰枢关节水平椎管体积相对较大，Steel 的第三项原则适用。寰椎水平的椎管中，齿状突、脊髓和剩余空间各占 1/3。寰枢椎体之间的椎动脉走行相对固定，因此，这一节段的过度运动容易损害神经组织的血液供应。

治疗措施是根据椎管中的剩余空间和寰椎后弓的局部解剖决定的。寰区间过大或后弓发育不良增加了神经损伤的可能性。

寰枢关节间隙过大时推荐复位治疗。当寰区间小于 10 mm 时应保守观察，但当寰区间大于 10 mm 或存在神经损伤的症状或体征时，推荐采用寰枢关节融合的手术治疗。术后一般需制动 8~12 周。

寰枕关节旋转半脱位

寰枕关节旋转半脱位在儿童很常见，可继发于局部感染、炎症（如呼吸道感染）、风湿性疾病或外伤。

寰枕关节旋转半脱位常继发于轻微外伤，症状包括轻度或剧烈的疼痛。神经损伤或死亡比较罕见。儿童可能会感到颈部肌肉僵硬，这种症状有时可自发缓解。典型特征是知更鸟体位（图 14.3.4），下巴指向有肌肉痉挛的一侧。X 线影像改变在平片上很难辨认（图 14.3.5），常需要行动态 CT 扫描检查。头部最大限度的转向另一方向，阳性测试结果表现为 C1、C2 椎体之间正常旋转活动度的降低。前后位 X 线平片提示寰椎向前移位的侧块变宽，向后移位的侧突变块，在一侧能看到较模糊的关节突关节影。侧位 X 线平片显示楔形的侧块位于前方，椎体后弓并不重叠。

如果患者临床症状很轻且持续时间少于一周，可以单纯采用软颈围治疗。如果症状更为严重，持续时间较久但少于 1 个月，通过数日的颈环牵引或休息往往就可以成功复位。如果寰椎相对于枢椎向前方移位，一些作者推荐采用石膏固定 6 周。如果症状持续存在 1~3 个月，就称为固定旋转固定。颈环牵引也许能成

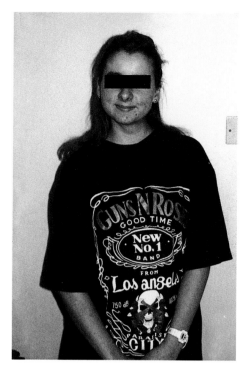

图 14.3.4　知更鸟体位

功复位。牵引失败或病史超过 3 个月常需切开复位行手术融合，术后保持制动。如果难以复位，可以采取原处融合的手术治疗。现在已经有了各种各样的置入技术。

齿状突骨折

齿状突骨折是儿童最常见的颈椎损伤，平均发病年龄是 4 岁。此种骨折是指位于齿状突和枢椎体部之间生长板的骨骺损伤。生长板在 3~6 岁关闭。这种损伤可继发于轻微的头部外伤、严重的跌落伤或道路交通事故，很少引起神经损伤。受伤儿童往往会抵制颈部的伸展活动。

X 线侧位片常具有诊断意义，成角畸形多位于前方。4% 的正常儿童侧位片中可见齿状突后方成角，不应将此误认为是骨折。如果诊断有疑问，过伸过屈位的 CT 或 MRI 动态扫描可提供清晰的影像。对于有先天性发育异常的儿童，诊断可能极其困难，如在成骨不全或离心性骨软骨发育不良的儿童，齿状突本身就是畸形的。

治疗措施包括单纯的颅牵引或颈环牵引下复位，之后应保持石膏或 halo 背心制动 6~12 周。患者普遍康复较好。年龄较大儿童齿状突骨折的表现常与

框 14.3.3　儿童颈椎损伤

◆ 制动时避免过度牵引
◆ 这一区域的损伤大多为软组织损伤
◆ 在 X 线片上很难诊断
◆ 多数损伤可通过非手术方法治疗

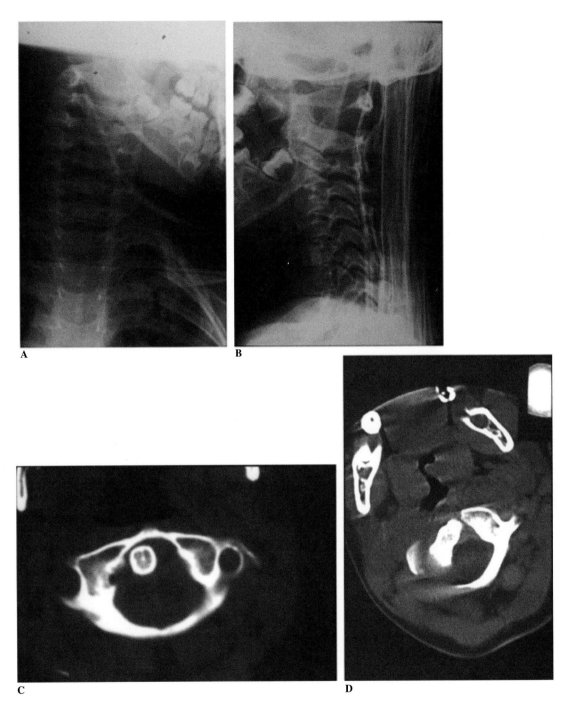

图 14.3.5 C1、C2 椎体旋转

成人类似。

游离齿状突

　　游离齿状突表示可能存在未被发现的齿状突骨折不愈合。它通常没有症状，但可导致颈部疼痛，有时甚至可引起椎体不稳及脊髓受压。如果出现颈椎不稳，

可采取寰枢椎的后方融合治疗。

悬吊者骨折

　　悬吊者骨折（枢椎椎弓根骨折）在儿童并不常见。神经功能损伤更是罕见。在诊断时主要有两个引起误诊的原因。第一，位于枢椎椎体和椎弓根骨化中心之

间的软骨结合可能被误认为是骨折。正常情况下软骨结合在 7 岁时关闭。第二, 8 岁以下正常儿童发生枢椎相对于 C3 椎体的假性半脱位的概率高达 50%。因此, 应充分评估 X 线侧位片, 如有必要, 应获取更多的影像学资料。建议在适当的体位下复位, 石膏背心制动 6~12 周通常能达到愈合。只有当出现骨折不愈合或颈椎不稳时才通过颈椎融合的手术方法进行治疗。由于存在过度牵引的风险, 牵引治疗应予以避免。

颈椎下段损伤 (C3 ~ C7)

这类损伤在儿童并不常见。它们可表现为生长板的损伤, 而这在 X 线平片上很难发现。在年龄较大的儿童, 损伤的影像学表现与成人类似。

Salter-Harris 损伤是软骨终板在骨骺平面与椎体剥离。该损伤可导致神经功能障碍。I 型 Salter-Harris 损伤属不稳定型, 需要手术固定, 而 III 型损伤是稳定型, 可以通过 halo 外固定架治疗。椎体压缩骨折是最常发生的损伤。可见的其他类型损伤包括骨折脱位、双侧小关节脱位、单侧小关节脱位、粉碎骨折和后纵韧带撕裂。各种损伤模式及治疗措施描述如下。

楔形压缩骨折

楔形压缩骨折是最常见的颈椎下段骨折。在儿童, 它们属于稳定骨折, 愈合迅速。儿童脊柱骨化模式多样, 并且正常情况下的椎体也呈楔形, 所以诊断较为困难。骨折愈合时间为 3~6 周, 颈托固定时间通常需要 2~4 周。同时可存在合并骨折、前泪滴骨折、层状骨折或棘突骨折。

剪切应力骨折

剪切脱位损伤很罕见。这种骨折穿过软骨终板, 可能与产伤相关。并且常合并四肢瘫痪。当出现神经功能障碍时, 建议行复位及手术固定治疗。

框 14.3.4　儿童颈椎下段损伤
◆ 10 岁以下儿童少见
◆ 骨折可穿过骨骺线
◆ 软骨成分可引起神经损伤
◆ 外科治疗与成人类似

骨折脱位损伤

儿童的骨折脱位损伤与成人类似, 常为高速度损伤。治疗措施包括早期复位和固定。该损伤可能会导致晚期畸形。

小关节脱位损伤

小关节脱位损伤相对少见。其损伤模式与成人类似, 常发生于青少年。脱位通常可通过牵引复位。一些作者推荐使用支具固定 6 周的非手术方式治疗, 而另一些则推荐手术固定。如果单侧的小关节脱位无法复位或存在双侧的小关节脱位, 则推荐行手术固定并植骨。在儿童, 当附着骨板或棘突暴露时, 融合过度的发生率很高。手术暴露应限定在融合区域, 以避免其发生。引线融合技术在成人中并不适用, 而在儿童, 施加的力量较小、愈合迅速使得引线技术更容易接受（图 14.3.6）。

胸腰椎骨折的一般治疗原则

婴儿的胸腰椎骨折可由虐童引起。10 岁以下的儿童常作为乘客或行人在交通事故中受伤。需要留意腹壁安全带造成的伤痕, 这常常意味着存在与某种内脏损伤相关的严重脊柱损伤。在 10 岁以上的儿童, 体育运动或娱乐活动是最常见的致伤原因。

在年龄很小及存在多发损伤的患者, 临床诊断很困难。受伤儿童可能难以指出疼痛的部位, 并且查体困难。以致可能漏诊有意义的骨折。在急救中心, 施行的最初创伤复苏措施是为了避免患者死于其他损伤。应详尽地复查躯干前后是否存在软组织损伤。腹部挫伤或躯干后方的塌陷或突起可能意味着存在胸腰椎骨折。儿童中有 20% 发生严重的腹部损伤（其中 50% ~ 90% 为 Chance 骨折）。如发现腰椎间盘突出的症状和体征, 则提示医师存在脊椎骨突滑脱的可能。

应确定是否存在神经损伤。当出现神经功能障碍时, 有必要评估损伤是完全性的还是非完全性的, 因为非完全性神经损伤的预后较好。在复苏过程中, 应时刻注意保持脊柱的制动, 以避免进一步损伤。尽管 CT 逐渐成为影像学检查的第一选择, 仍需通过 X 线平片作出进一步评估。如果有神经损伤的证据, 应行 MRI 检查。稳定型损伤的治疗可通过石膏背心或合适

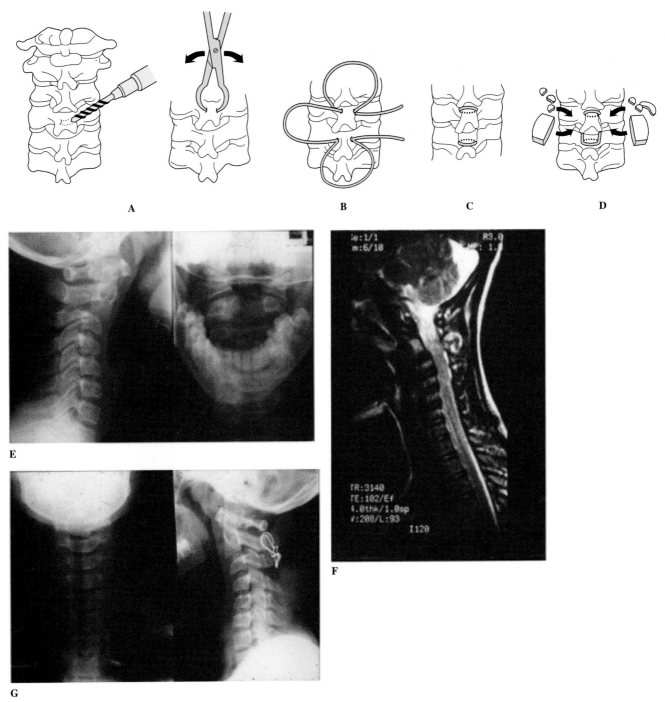

图14.3.6 骨折布线：A）在椎体棘突基底部组钻孔以备融合（如果棘突足够大）；B）将18号线先后两次穿过棘突上下端的钻孔，并围绕棘突打结；C）将线拉紧；D）将骨块剥去骨皮质，行皮质骨和松质骨移植；E）C2/C3节段软组织损伤伴椎体不全脱位；F）同一患者的MRI图像示C2/C3节段的软组织损伤；G）术后影像示后方融合和固定线

的矫形器以保持躯干呈伸展位。不稳定的损伤需要通过外科手术固定。现在可以采用更短的器械工具，从而保护更多的运动节段，避免固定过度。胸腰段脊柱骨折是由所牵涉的损伤机制引起。这在描述这些损伤的分类系统中有所反映。遗憾的是，这些分类都不能作为治疗指导原则，而仅能间接指出损伤的严重性和神经功能障碍存在的可能性。

胸椎和腰椎骨折分型

根据损伤机制分型，成人胸腰椎骨折可分为三大组：

◆ 压缩骨折
◆ 骨折脱位
◆ 旋转骨折

这三组骨折的神经损伤及其他并发症的发生率依次增高。

压缩骨折

在成人，屈曲性损伤最常见。椎间盘相对于椎体能承受更多的垂直压力。髓核导致终板发生骨折，髓核向椎体脱出。年龄大一些的儿童，椎间盘的黏滞性更大，垂直压力被分散向外围，另一种情况是椎间盘纤维环破裂，边缘变形或出现边缘性骨折。当暴力更大时则引起与成人类似的爆裂性骨折。儿童发生的屈曲型损伤通常是多节段的。

椎体骨骺滑脱通常多发生在男性青少年。这类损伤导致骨骺环在外伤因素下脱位到椎管内及腰椎间盘突出。最常见的损伤节段是 L4。损伤类型与髋关节骨骺滑脱相似，病程可急可缓。这种损伤的发生可能与 Scheuermann 病有关。

骨折脱位

Chance 骨折（图 14.3.7）发生于过屈位或脊柱后柱脱位的情况下。骨折线穿过椎体的棘突及后纵韧带（软组织Chance骨折）。骨折向前传播涉及前柱和中柱，或当发生软组织 Chance 骨折时，骨折线穿过椎间盘。

框 14.3.5 儿童胸腰椎损伤
◆ 当发现安全带擦伤时应怀疑有腹腔内脏的损伤
◆ 稳定型损伤可通过矫形器治疗
◆ 不稳定的损伤需要手术固定
◆ 需保护运动节段

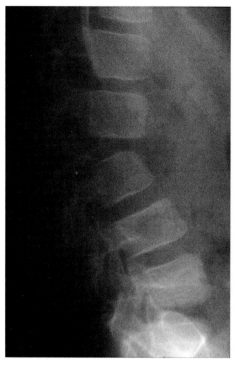

图 14.3.7　Chance 骨折

最常见的损伤机制是交通事故中大腿部的安全带损伤。骨性 Chance 骨折可通过石膏背心或胸腰骶椎矫形器等非手术方法治疗。如果存在严重的脊柱后凸或神经功能障碍，则应考虑手术。软组织 Chance 骨折如采取非手术治疗方式，一般愈合较差，因此，手术治疗应作为首选治疗方案。

旋转骨折

这类损伤通常发生于交通事故。损伤穿过终板骨骺，有时会发生外伤性脊柱前移。

无影像学异常的脊髓损伤

虽然过去认为无影像学异常的脊髓损伤占所有脊髓损伤儿童中的 1/3，现在认为其发生率大约为 7%。完全性神经功能障碍在较年幼及胸椎损伤儿童中更为常见。8 岁以下儿童的胸部损伤 92% 是完全性的，而青少年中 50% 是完全性的。除非诊断有椎体不稳（定义规定这种情况不会在此类损伤中发生），一般无须采取支具固定。

这种疾病最初被描述的时候，MRI 还未应用于临床，以至于现在该类损伤的诊断存在些许争议。然而，

MRI 影像上异常脊髓信号的消失常意味着损伤预后良好。

新生儿损伤

新生儿损伤的报道很少，可能是由于脊柱在出生时大部分还是软骨，因此很难诊断。在外伤性阴道分娩，颈部过伸的臀先露并发脊髓横断的概率很高（25%）。治疗方式常限于颈托或颈部支具，骨质损伤愈合迅速。

虐童有时可导致脊柱骨折或脊髓损伤，与颅内或眼底出血相关。这被称为"婴儿摇晃症候群"。

并发症

外伤后畸形

儿童脊髓损伤后的并发症与成人相似，如褥疮、泌尿系统感染、结石、肌肉挛缩等。

儿童脊柱畸形通常继发于脊髓损伤。脊柱侧凸的发生率与儿童受伤时的年龄相关。当损伤出现在青春期以前，发生脊柱侧凸的概率高达 97%，而青春期后发生损伤的儿童，其发生脊柱侧凸的概率只要 52%。文献中曾提到的发生脊柱侧凸的最低年龄是 3 岁。损伤进展潜能取决于以下几个因素：

◆ 患者年龄
◆ 损害的节段
◆ 脊髓损伤的严重性

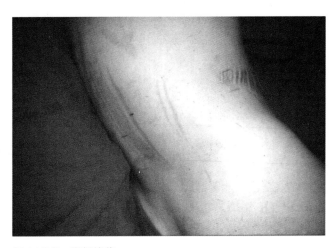

图 14.3.8 腹部擦伤

众所周知，脊柱侧凸会随着年龄的增长而恶化。而这些儿童中的大多数病情也会不断恶化，需要通过脊柱骨盆融合手术固定治疗。他们中的许多人由于骨盆倾斜角度的问题无法正常坐立，甚至患上压疮，而这个问题只有通过手术才能解决。可能有高达 68% 的儿童需行外科手术固定。

患者可能出现外伤后脊髓空洞症，表现为疼痛、神经功能退化和发育异常。常需采取外科引流术。

神经系统损伤

神经系统损伤在儿童脊柱损伤患者中的发生率高达 45%，总的来说，儿童的预后比成人好。

一定不要漏诊部分或完全性的神经系统损伤。如果神经系统的情况值得怀疑，可以观察一系列的症状来判断。最重要的发现就是神经系统节段。一般情况下，男孩受影响的风险是女孩的两倍，10～15 岁儿童的风险最大。10%～15% 的脊髓损伤发生在儿童。对于新出生的儿童，当出现低肌张力的难产儿童时应怀疑是否存在神经系统损伤。

延期出现的截瘫预后很差。

生长抑制

脊柱很少出现明显的生长抑制。椎体有很强的重塑潜力，尤其是在 10 岁以下的儿童。由于有关节椎体的适应，生长板的非对称性损伤很少引起脊柱侧凸。当终板遭到破坏后，偶尔会出现脊柱后凸。自发性椎体间融合很罕见。

其他类型的脊柱损伤

儿童脊柱峡部裂和脊柱滑脱可能是由外伤引起。

急性崩裂性脊柱滑脱在高能量创伤中的发生率很低。损伤常发生在 L5 椎体峡部，也可在脊柱后方的

框 14.3.6 儿童脊柱损伤康复的典型特征
◆ 青春期前的脊柱损伤常出现外伤后畸形
◆ 1/3 的病例为无影像学异常的脊髓损伤
◆ 脊髓空洞症可导致脊柱进行性畸形
◆ 很少出现生长抑制

任何部位。畸形常呈进行性发展，可引起神经功能障碍。为阻止病情进展，应在病程早期行手术治疗。Ⅰ度畸形可通过单纯后路融合治疗，更为严重的滑脱最好通过前后路手术融合治疗。

拓展阅读

Anderson, P.A., Henley, B., Rivara, F.P., and Maier, R.V. (1991). Flexion distraction and Chance injuries to the thoracolumbar spine. *Journal of Orthopaedic Trauma*, **5**, 153–60.

Caffey, J. (1974). The whiplash shaken infant syndrome. *Pediatrics*, **54**, 396–403.

Cattell, S. and Filtzer, D.L. (1965). Pseudosubluxation and other normal variations in the cervical spine in children. *Journal of Bone and Joint Surgery*, **47A**, 1295–309.

Hamilton, M.G. and Myles, S.T. (1992). Paediatric spinal injury: review of a 174 hospital admissions. *Journal of Neurosurgery*, **77**, 700–4.

McGrory, B.J., Klassen, R.A., Chao, E.Y.S., Staeheli, J.W., and Weaver, A.L. (1993). Acute fractures and dislocations of the cervical spine in children. *Journal of Bone and Joint Surgery*, **75A**, 988–95.

14.4
儿童肩周损伤

Tanaya Sarkhel • Jonathan Clasper

（寇玉辉 译　张殿英 审校）

要点

- 儿童肩关节脱位较为少见，但会与干骺端骨折混淆
- 锁骨中段骨折比较常见，重塑能力很强
- 肱骨近端骨折经常累及骨骺部分并导致上肢缩短，但是对患者影响很小

引言

　　儿童不能被认为是缩小的成年人，这个原则在处理肩周损伤的时候尤为重要。两者仅有的相似点就是最常见的骨折类型都是锁骨骨折。累及骨骺是重建的一个因素，并且有相当的骨质重建潜力。尤其是儿童与成人的肱骨近段骨折的类型和特征完全不同。在成人中常见的肩关节脱位在儿童中却极为罕见。儿童骨骺骨折常会表现为关节脱位。

解剖学

　　构成肩部周围结构的三块骨骼分别为锁骨、肩胛骨和肱骨，并与躯干通过胸锁关节连接。平坦、三角形的肩胛骨为 17 块肌肉提供附着点，并延伸至肩峰，与锁骨形成关节。喙突和肩关节关节盂与肱骨形成关节。成年人肱骨近端由四部分组成：肱骨头，大、小结节，以及近段骨干。在儿童中，生长盘是最常见的损伤部位，儿童骨折很少累及超过两个部分（图 14.4.1）。在成人中，骨性结构不能孤立于软组织去考虑，尤其是肩袖。在儿童中，生长盘和骨骺必须予以考虑，肩袖的重要性次之。

骨化

　　肩胛骨是由膜内骨化而成，在出生时已大部分存在。喙突是由两个独立的部分钙化而来，在 15 岁融合。至青春期，肩峰由 2~5 个骨化中心形成（图 14.4.2），在 20~22 岁融合。肩峰融合失败会导致肩峰小骨形成，人群发病率为 5%，在轴状位可见。可能与骨折混淆。

　　锁骨在胎龄第 5~6 周生成两个骨化中心，并于几周内融合；融合不良会造成锁骨假性关节形成。另一个次级骨化中心在青春期后期于锁骨内侧末端形成，并在 25 岁融合。偶然情况下，外侧末端也会在 18~20 岁时出现骨化中心。通常较小且很快与骨干融合。

　　出生时肱骨干已经十分明显，肱骨头在 6 个月时

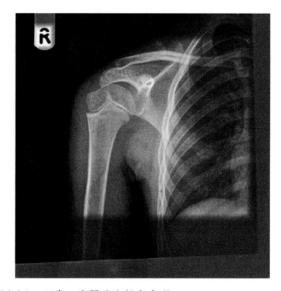

图 14.4.1　正常 8 岁男孩生长盘表现

1718

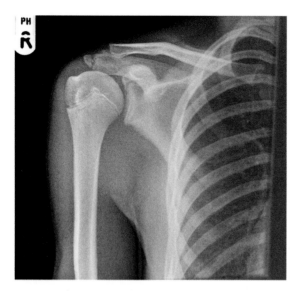

图 14.4.2　正常 14 岁男孩肩峰表现

出现。大小结节在 2～5 岁出现，于 6 岁融合并形成带有后内侧峰的锥形生长盘，后者负责 80% 的肱骨生长。在 6 岁以下儿童，累及该生长盘的骨折常造成 Salter-Harris Ⅰ 型损伤，因为在粗隆愈合之前生长盘更倾向于横向走行。在年长儿中常见 Salter-Harris Ⅱ 型骨折，该骨折通过锥形生长盘，干骺端后内侧保持完整。

总体原则

跌倒、交通事故以及体育运动是造成肩周损伤的最常见原因。然而，任何儿童损伤都应充分考虑家庭暴力的可能性。总体来讲，多数肩关节损伤发生在 5 岁以后的儿童，在这个年龄段，家庭暴力造成骨折的情况较为少见。在 5 岁以下病例中，肱骨近端骨折很少由于家庭暴力，然而所有 18 个月以下的肩胛骨、锁骨骨折都应考虑家庭暴力的嫌疑。许多肩部其他类型骨折都是伴随重大创伤发生，并有详尽病史。然而，若损伤机制与所给出病史不符或有明显就医延迟，则应考虑家庭暴力的可能性。

5 岁以下儿童具有很大的重塑潜力，可以接受明显的畸形，尤其是在肱骨近端。对于一些成人都能接受的对位不齐或短缩，在多数儿童这类病例都不需要手术治疗。

青春期儿童如果已经达到骨骼成熟，则应被当作成人处理。对他们的损伤处理，包括手术适应证，都

应与相关的成人标准相同。对于任何年龄段儿童，如果是开放性损伤，则必须行外科清创和骨折部位消毒处理。像对待成人病例一样，儿童多发伤也是相对手术适应证。

儿童肩周高能损伤极为少见，所以儿童胸肩胛脱位或胸内脱位仅在一些孤立的文献中有病例报道。在本章节中不作进一步阐释。

流行病学

超过 16 岁男孩发生至少一次骨折的概率为 42%，女孩为 27%。这些骨折中，8%～15.5% 为锁骨骨折，是儿童第四多的骨折类型。肱骨近端骨折少于 5%，是第四常见的干骺端损伤类型。其他类型的肩周骨折共同占所有儿童骨折的不到 1%。

出生体重超过 4 kg 的婴儿在生产过程中骨折的概率增高。95% 的新生儿锁骨骨折是由耻骨联合对头产位胎儿前肩压力所致，此类骨折多快速愈合。在生产过程中，如果手臂受到过度外展外旋，易造成 Salter-Harris Ⅰ 型骨折。

特殊损伤

胸锁关节

该关节的脱位是儿童骨折中少见却最明显的脱位类型，即便在 25 岁的病例中仍可出现骨骺分离。真性脱位和骨骺损伤能够通过手法复位，通常属于稳定性骨折。即使出现不稳定，也应该尽量避免使用金属支架，有报道后者可造成如螺钉移位、感染等严重并发症。缝合或骨膜的修补效果显著，同时行悬吊带制动 3～4 周，可引起迅速的愈合及重塑。前脱位较为常见，而累及重要结构的后脱位是急诊手术指征。

锁骨

锁骨内侧末端骨折已在前面章节有过讨论。

锁骨中段骨折占儿童所有锁骨骨折的 88%（图 14.4.3），平均年龄为 8 岁。损伤机制是在臂部位于体侧时摔倒并直接作用在肩部。直接作用于外展的手臂的打击或跌落很少造成这类损伤。青枝骨折经常发生，需要短暂的悬挂治疗。锁骨骨折移位非常常见，但很少需要复位治疗（图 14.4.1）。仅需要用宽大的前臂悬吊治疗 2～3 周直到感觉舒适即可。对位不良非常常见，

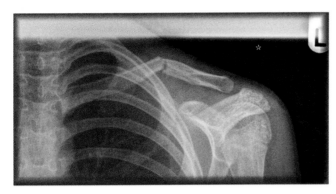

图 14.4.3 一名 13 岁男孩锁骨中段骨折表现

但很少导致功能障碍。儿童中罕见骨折不愈合发生。应该告知患者突起的骨痂通常会在后面若干月中逐渐吸收，使他们安心；强烈抵制患者通过外科手术清除所谓"看不见的包块"的诉求。

偶尔也需要通过钢丝、钢板行切开复位内固定术。适应证与成人相似：开放骨折、皮肤损毁、血管损伤等。

锁骨外侧头骨折也会和关节脱位混淆，在后面将详细讨论。

肩锁关节

真性脱位在儿童中通常少见，尤其是在低龄儿童。关节周围的韧带非常强韧，锁骨外侧头更易骨折，并疝入骨膜袖较厚的韧带中，这种情况在其未骨化之前在放射显影中不明显。下部骨膜以及喙锁韧带的圆锥和梯形结构完整，从而构成"假脱位"。这种情况可以通过保守治疗会获得满意恢复，需要三角巾悬吊及早期制动治疗。Rockwood 等（1984）已经将这类损伤进行了分类。

喙突

喙突骨折通常属于骨骺分离。与锁骨外侧段骨折相伴发，这类骨折构成了儿童肩锁关节脱位并代表着韧带损伤前的骺板损伤。

肩峰

肩峰骨折在儿童中少见，通常由直接暴力造成。肩峰融合不良可能与骨折混淆。治疗方式要依据移位和其他肩周损伤情况而定。钢丝、螺钉、张力带和钢板固定都被用于此类骨折固定，在儿童病例中，未有出现骨不连的报道。

肩胛骨体部

这是一类不常见的骨折类型，通常由直接暴力所致。这类损伤的要点是其潜在的胸壁及肺部挫伤，而非肩胛骨骨折本身。几乎所有这类骨折只需要止痛和舒适悬吊这类保守治疗。只要没有感到不适，手臂应尽量活动。

关节盂

关节盂骨折临床少见，可能同时伴有肩部骨折脱位。必须对骨折片的大小与移位进行评估，最好通过 CT 检查完成此评估。移位较小的骨折可通过悬吊制动治疗，很少超过 3 周。行切开内固定术（通常是以 lag 螺钉技术固定）的手术指征包括大骨片移位和不稳定的肩关节。手术入路、固定方式以及术后功能锻炼要根据骨折类型和术中固定类型具体决定。

盂肱关节

肩关节脱位在青春期前儿童是较为少见的，因为肩周韧带比骨骺更强韧；肱骨近端 Salter-Harris 骨折更为常见。青少年期就像成年人一样，肩关节脱位常由体育运动损伤造成。治疗方案与成人一致，应用标准手法行早期闭合复位。复发率与年龄相关，14～17 岁的脱位复发率最高，达到 92%，与 12 岁以下患者 33% 复发率形成对比。当创伤性脱位发生时，80% 的病例出现 Bankart 损伤，建议采取预防性固定手术。该措施尚存在争议，但如果确实复发，则属手术适应证。手术治疗的患者发生再发不稳定的可能性相对更小，然而一项对 66 例青少年病例的研究发现，无论是否采取手术治疗，2 年以后肩关节稳定性都将得到改善，这其中 90% 病例能够进行相同或更高水平的运动或工作。另一项研究发现，在手术与非手术治疗组患者间比较，功能性恢复水平没有明显差别。

非创伤性脱位可导致儿童出现关节松弛或结缔组织损伤，并可由随意肌活动产生。儿童后盂肱关节脱位曾见诸病例报道。

肱骨近端

多数肱骨近端骨折发生在年长儿或青少年。不仅是因为意外在这个年龄段更为常见，也因为在骨骼成熟前周围软骨环相对较薄弱。绝大多数损伤都发生在生长盘一线，Salter-harris II 型多发于年长儿，I 型多发于幼儿，Ⅲ型和Ⅳ型在肱骨近端极为少见，在总计包括 200 例病例的三个大型系列研究中均未见报道。

Neer 和 Horowitz（1965）将骨折移位分为四型：Ⅰ型小于 3 mm；Ⅱ型达到骨干直径的 33%；Ⅲ型达到骨干直径的 67%；Ⅳ型超过骨干直径的 67%。没有关于骨折成角的分型系统，但在Ⅲ型与Ⅳ型中常见。内翻移位最为常见，主要由附着在远端骨折段上的胸大肌施加的向前向内侧的牵拉力所致。Neer 和 Horowitz 在一项平均随访 4.8 年的研究中发现，在Ⅰ型与Ⅱ型患者中有 10% 的病例出现残端短缩。Ⅳ型病例的该数据上升至 33%，所有病例均行复位术，9 例切开复位，9 例闭合复位。所有患者均获得满意的功能恢复。

Baxter 和 Wiley（1986）在一篇对 57 例患者的治疗的综述文章中报道，当把肱骨生长和功能评估加入考虑时，对新鲜骨折移位的操作并不能改善最终预后。在他们评估过的 30 例患者中，有 90% 的患者在术后两年内出现可测量的肱骨短缩。虽然最多的短缩达到 2 cm，但没有一个患者觉察到短缩的存在。

保守治疗总的来讲可以被接受，不仅是因为重塑潜力，还因为肩周某种程度上的对位不良是可以接受的。45° 的成角和 50% 位移是可以接受的（图 14.4.4）。在幼儿中，70% 的成角畸形和任何骨性连接都应该能够愈合，并达到良好的功能效果。这类骨折通常通过颈肩三角巾悬吊治疗，对于存在明显短缩或成角畸形的年长儿偶尔也可采用悬吊石膏治疗。

如果位置不良，行闭合复位并通过两至三个钢丝加以固定（图 14.4.5）。这些钢丝可在三周后拆除。应用空心螺钉替代钢丝可促进早期康复锻炼，会发生生长盘闭合过早，但这类治疗手段通常会用在青少年接近骨骺成熟的病例中（图 14.4.6）。

软组织嵌顿常出现在肱二头肌肌腱，有时需要切开复位。可通过标准的三角肌胸大肌入路（图 14.4.7）完成手术。骨折固定可通过早先描述的方法施行。

干骺端骨折

可由直接创伤造成，或由病理性骨折造成。骨折典型地通过单房性骨囊肿（图 14.4.8）。移位通常不明显；可出现成角畸形但较少出现功能障碍。骨折通常可通过保守悬吊治疗加以恢复。肱骨近端是肩周病理性骨折唯一的常见位置。

总结

锁骨或肱骨近端的骨折在儿童相对常见；多数可通过保守治疗达到良好功能恢复。

其他骨折不常见，需要掌握基本骨化类型，以进一步通过影像学鉴别病变存在。肩关节脱位在儿童非常少见；损伤多发生在靠近关节的骨骺，保守治疗可达到良好疗效。

高能量的肩关节损伤或多发伤需要个性化地根据创伤治疗基本原则具体施治。

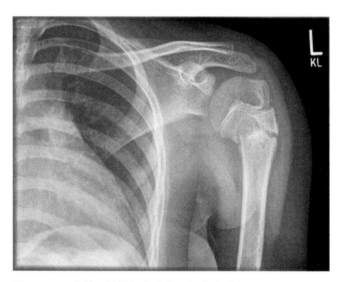

图 14.4.4　肱骨近端骨折伴随典型的内翻畸形

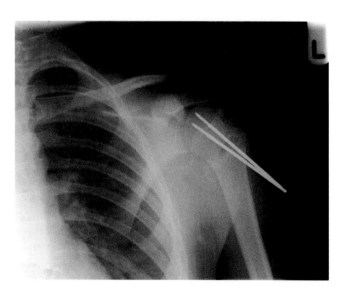

图 14.4.5　经皮髓内针固定

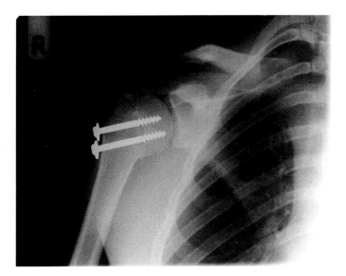

图 14.4.6   生长盘闭合情况下以螺钉内固定

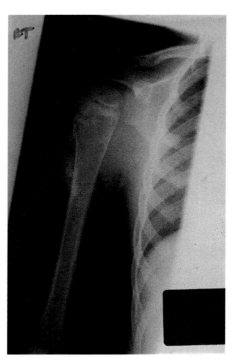

图 14.4.8   通过单腔骨囊肿的骨折

拓展阅读

Baxter, M.P. and Wiley, J.J. (1986). Fractures of the proximal humeral epiphysis: their influence on humeral growth. *Journal of Bone and Joint Surgery,* **68B**, 570–3.

Landin, L.A. (1994). *Fracture Epidemiology from Children's Orthopaedics and Fractures.* Edinburgh: Churchill Livingstone.

Neer, C.S. and Horwitz, B.S. (1965). Fractures of the proximal humeral epiphyseal plate. *Clinical Orthopaedics and Related Research*, **41**, 24–31.

Rockwood, C.A., Wilkins, K.E., and King, R.E. (eds) (1984). *Fractures in children*, Vol. 3. Philadelphia, PA: J.B. Lippincott.

Sanders, J.O. and Cermak, M.B. (2004). Fractures, dislocations and acquired problems of the shoulder in children. In: Rockwood, C.A, Matsen, F.A, Wirth, M.A and Lippitt, S.B (eds) *The Shoulder*, third edition. Philadelphia, PA: Saunders.

Worlock, P., Stower, M., and Barbor, P. (1986). Patterns of fractures in accidental and non-accidental injury in children: a comparative study. *British Medical Journal*, **293**, 100–2.

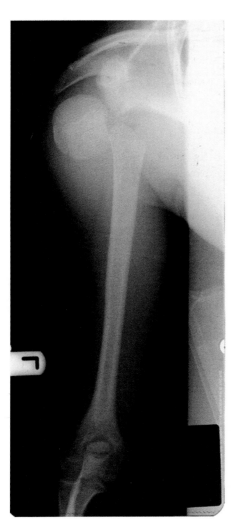

图 14.4.7   肱骨近端骨折完全移位，伴有二头肌腱被嵌插

14.5
儿童肘部骨折

J. Chell

（韩端阳　劳永斌 译　张殿英 审校）

要点

- 肘关节周围骨折是儿童的常见骨折
- 闭合复位最好辅以经皮克氏针固定
- 这类骨折常并发神经血管损伤
- 骨筋膜室综合征的可疑指数总是很高
- 髁间骨折与非意外损伤密切相关

引言

肘关节周围骨折是儿童常见骨折，然而若要避免并发症的发生，需要仔细地评估和治疗此类骨折。

肱骨髁上骨折

此型为儿童最常见的肘关节骨折类型。虽然整个童年期都可发生，但发病率峰值出现在 5～8 岁。一篇关于经髁骨折的文章指出其平均年龄为 6.7 岁，60.8% 为左侧，62.8% 为男孩，另有 1% 为开放型骨折。此类骨折通常的损伤机制是摔倒后手部外伸，肘部过度外展位着地。该年龄段儿童自然存在的肌腱松弛加重了过度外展的情况，导致鹰嘴对鹰嘴窝施加的杠杆力在髁上区集中加重，并导致典型的外展型骨折。

此类骨折中 2% 损伤属于屈曲型骨折，并通常由肘关节后侧的直接暴力造成。因为此类骨折较为复杂，需要对肱骨远端解剖结构作仔细分析和考虑。移位的屈曲型骨折的近端骨折块导致尺神经损伤的发病率较高。骨折位移倾向于外翻，这与外展型髁上骨折的内翻特征形成对比。

分型

1959 年的 Gartland 分型以及 1996 年 Wilkins 等的改进分型是最常用的分型方法（表 14.5.1）；分型主要依据的是初始 X 线片上远端骨折块移位的程度和方向。在大约 75% 的髁上骨折远端骨折块的位移是向后内侧，肱骨干外侧突近端会损伤桡神经。然而当远端骨折块向后外侧移位时，肱动脉与正中神经有被损伤的风险。骨折移位的方向也通过前臂旋前旋后影响到处理方案，将帮助保持骨折稳定性，在骨折内固定前保持骨膜完整。

临床评估

在完全移位的骨折中可见肿胀、瘀斑和捻发音，肘部还会出现 S 型畸形。提携角大约为外翻 15°，并应与对侧相比较，该角度可在 0°～25° 内存在正常差异。而无移位或微小移位的骨折、肿胀和压痛点可能是唯一临床征象。皮肤折起表明上肢肌肉被肱骨末端刺穿，这样会增加需要开放复位的可能性。

相关损伤

髁上的肱骨干骨折的患者中，有报道神经损伤多达 7%，所有通过肘部的神经均应仔细评估。最常见的损伤是前骨间神经，因为其分支正中神经最接近骨；

表 14.5.1　髁上骨折分型

Ⅰ型	无位移
Ⅱ型	有位移，但后侧骨皮质完整
Ⅲ型	有位移，无骨皮质连接 后内侧 后外侧

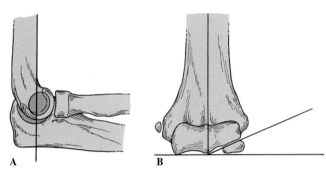

图 14.5.1　肱骨前侧线（A）以及干骺角（B）。Baumann 提出了骨干方向与外侧髁骨骺所成的角度为 75°～80°，应与对侧相比较。另外，鹰嘴窝的完整性也应予以考虑

为了检查该损伤的存在，应使示指与拇指屈曲形成 O 形加以测试。

也应该评估手臂的远端循环。如果桡动脉脉搏无法触及，应使用多普勒或脉搏血氧仪行进一步检查以评估血液循环，但评估不能拖延手术治疗的时间。术前术后均应评估骨筋膜室综合征的存在，即便尚未出现血管功能障碍。

单侧前臂损伤存在于 5%～10% 的病例中，髁上骨折应通过手术治疗，并在其他骨折治疗前加以固定。

影像学评估

当通过 X 线片确定骨折移位程度时，需要确定许多特征（图 14.5.1 和框 14.5.1）

治疗

髁上骨折的治疗是依据其分型来定的。Ⅰ型（无

位移）骨折只需要用颈肩三角巾简单制动，两至三周后开始活动锻炼。肿胀可能很明显，并且应用任何坚硬夹板均将造成压力增高，应予以避免。可能会发生并发症尤其是内侧塌陷或嵌入，导致内翻型愈合不良，故而建议采取随访评估。

Ⅱ型骨折的治疗是通过复位外展畸形来实现的。由于经常出现固定不稳定，笔者个人喜好通过经皮克氏针固定。

在Ⅲ型骨折的治疗中可使用鹰嘴拉力螺钉，但现今已较少应用，因为后者会延长住院时间。牵引是有用的，但前提条件是排除了已使用克氏针固定，或骨折粉碎太过严重，导致无法通过经皮穿刺固定。

闭合复位和经皮穿刺

纵向轻柔牵拉力应与闭合复位同时应用于纠正屈曲畸形，初期应行适当的增强影像下的前臂旋转。充分的复位需要以正位片（琼斯视角），斜位以及侧位片（后者，特别是在不稳定骨折，可能出现旋转错位排列，但于评估位移很实用）加以评估。已提及很多改良型髓内针内固定技术，试图将并发症最小化。两种最牢靠的固定结构是在内侧和外侧髁上嵴放置髓内针插入对侧皮质或使用两个外侧发散髓内针。前一种固定技术包括向完全屈曲外展的前臂外侧植入克氏针，并植入一根内侧克氏针（利用一个小切口保护尺神经）（图 14.5.2）。两种技术各有其支持者，两者主要的并发症是复位失败和医源性尺神经损伤。

固定之后，可对肘部稳定性及复位情况进行评估。

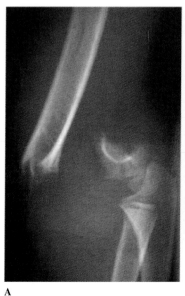
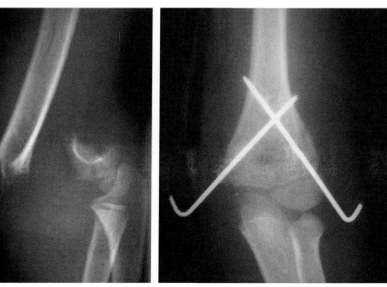

图 14.5.2　A）Ⅲ型肱骨髁上骨折。B）闭合复位行内外侧克氏针内固定后

如早先描述的方法，应使用影像学和临床评估。闭合复位加髓内针固定后，行包扎和肩肘三角巾悬吊 3~4 周。随后髓内针可拆除，并进行积极的运动范围功能训练。

切开复位

闭合复位无法达到复位效果、开放骨折以及存在血管损伤的骨折需切开复位。切开复位可以解决软组织嵌插，并随后在直视下进行与闭合复位相同的复位手法。各种入路均有报道，最普遍的是根据骨折移位不同行前内侧或前外侧手术入路。从近端骨折块移位方向的同侧入路，常可达到直接的"骨皮质直视下操作"从而避免过度骨膜剥离。当存在血管损伤并需要处理时，前入路更佳。拖延超过 10 天的切开复位会增加骨化性肌炎的风险。

并发症（框 14.5.2）

肱骨髁上骨折的并发症既可是功能性的，也可是外观性的。功能性并发症与神经血管损伤及肘部僵硬有关。外观性并发症则与不完全复位造成的愈合不良有关。

绝大多数的神经损伤都是创伤本身或创伤在 3 个月内恢复期导致。最常见的损伤累及正中神经的前骨间部。

尺神经损伤通常是由于固定针内侧插入点造成的，但几乎所有尺神经损伤病例都会在髓内针移除后 3 个月内得到恢复。

血管损伤并不常见。如果桡动脉脉搏消失，但毛细血管灌注在骨折固定后趋于良好，尤其是当前臂肌肉组织没有出现骨筋膜室综合征时，可先行观察处理。如果臂部脉搏消失而毛细血管灌注不良，骨折需要行固定处理并行临床病情评估。即使症状持续，仍可行持续观察，因为在 24 小时内绝大多数脉搏可自行恢复，且不会造成损伤。应行严密观察，谨慎排除骨筋膜室综合征的存在，如果必要，应行血管探查术。患儿应被转院至具有血管外科手术条件的病房。

血管损伤可至滑车神经，其缺血性坏死导致远端肱部鱼尾畸形，症状通常延迟出现。

这种骨折之后的肘部僵硬会导致肘部末端外展丧失。大多数患者可恢复几乎全部肘部运动功能，尽管这个恢复过程可能长达数月之久。肘部僵硬有时是由骨化性肌炎造成，通常是由延迟的切开复位或过于激烈的康复锻炼造成的。

不准确的复位或骨折移位造成愈合不良，可导致成角畸形。肘内翻畸形是最常见的。这种畸形总是存在于骨折点而非关节，故而功能损失较少，但通常被认为是外观性畸形。这类畸形很少发生在没有位移的骨折，并可能是外髁血管损伤的特征。

肘内翻的纠正可通过各种技术手段达到冠状面的畸形复位（图 14.5.3）。最常用的技术是外侧闭合楔形截骨，这也许会造成外侧突出并导致持续的畸形。然而，同时也有其他试图以弧形截骨或分步外侧切割闭合截骨术的报道。

肘内翻畸形少见。复位时若外侧肱骨角没有得到恢复，可发生肘过展，并不能随生长而改善。

外侧髁骨折

肱骨外侧髁骨折占所有儿童肱骨骨折的 15%，是 6 岁左右儿童最常见的骨折类型。这类骨折影像学检查很容易发现，因其骨骺块看上去较小，但如果出现外侧髁点空虚并有局部肿胀，医师应警惕是否存在该种损伤。

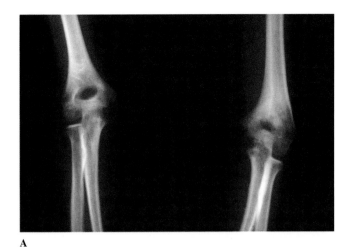

A

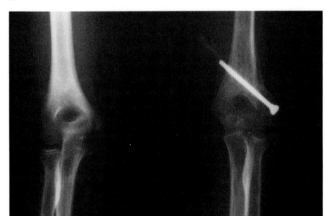

B

图 14.5.3 残留的肘内翻畸形：A）经闭合治疗的 III 型肱骨髁上骨折；B）行截骨术及螺钉内固定后

分型

肱骨外侧髁骨折通常是按照骨折类型分类的；Milch 在 1964 年描述了两种骨折分型；但临床操作中最好的分型系统是由 Wilkins 在 1996 年提出的关于骨折移位的分类系统。

损伤机制

有两种对于肱骨外侧髁骨折的损伤机制：首先是"推落"机制，这种机制是指当跌倒手部着地肘部屈曲时，导致桡骨向肱骨外侧髁施压并导致脱落；另一个是更常见的"拉断"机制，是指跌倒时手部外伸着地，肘部外展导致瞬间内翻，肱骨外侧髁受到外展肌的牵拉。

影像学评估

在没有移位或仅存在微小移位的骨折平片上可见

"脂垫"征。骨骺骨折块在前位片上很难看见，且因为侧位是侧面观察，所以在侧位片上轮廓偏小。在存在移位骨折病例中，肘部骨化中心和桡骨头出现排列不良，这与排列保持完整的髁上型骨折可以区别开来。这类骨折需要密切观察，因为存在移位的骨折需要手术治疗，但是否存在完整的骨膜连接以稳定微小移位的骨折块是很难判断的。

治疗

2 mm 以下的骨折移位可通过保守固定治疗；但需要注意是否有迟发的移位，如果出现，则应手术治疗。骨折固定应持续至骨折影像学愈合。

4 mm 以下的移位可通过闭合复位和经皮髓内针治疗，注意髓内针不要在骨折点穿过固定钢丝，最好能与钢丝方向有所区别。

对于严重移位的骨折或不稳定骨折，开放复位内固定是必需的。后外侧入路经过肱桡肌 - 三头肌间隙暴露骨折位置，可通过外展复位。骨骺骨折块通常比影像学检查估计的大，可通过小骨块空心螺钉钻入骨骺加以固定。已有报道称螺钉固定后达到良好效果，无并发症发生。也可通过两个 K- 钢丝加以固定。

并发症

外髁骨折最常见的并发症是愈合不良。保守治疗的无移位骨折常见愈合延迟的状况。骨折块血供不良是潜在的原因，滑膜液及外展肌牵拉均可阻碍骨折愈合。

不愈合通常是由于骨折复位不良造成的。没有成角畸形的骨折不愈合通常是无症状的；但是，如果成角畸形持续存在，肘内翻畸形会加剧并导致慢性的尺神经麻痹。对不愈合的治疗要根据功能障碍以及畸形进展的情况而定，但需要切开复位并植骨内固定（图 14.5.4），必要时行尺神经移位术。

外髁骨折块的缺血性坏死可在开放复位后发生；但一旦愈合，骨折块的再血管化及长期功能障碍很少

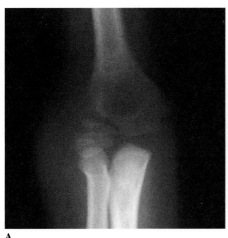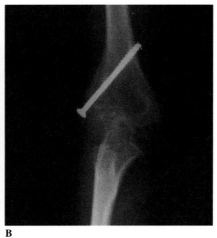

图 14.5.4 A）外上髁骨折不愈合。B）经关节螺钉内固定及植骨后

发生。

髁间骨折（框 14.5.4）

肱骨的髁间骨折是指整个肱骨远端的骺板在骨化前分离，通常发生在 3 岁以下儿童（图 14.5.5）。因为该区域为软骨性组织，在 X 线片上无骨折线存在，极易误诊为肘关节脱位。这是一类文献中鲜有报道的损伤。该类损伤也被称为与难产伴发的出生损伤，在儿童暴力中常见。

临床和影像学评估

可出现肿胀及活动度加大，可能成为非常年轻的

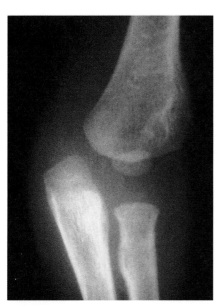

图 14.5.5 骨骺间骨折 - 远端肱骨分离

肢体假性麻痹患儿的主诉。对内外侧上髁与鹰嘴的肘后三角的检查可排除肘关节脱位的诊断。临床医师应警惕髁间骨折的存在。影像学片子上可见桡尺骨及肱骨排列错位，并常见后内侧移位。在治疗干预以前，应行关节平片或超声检查。

分型

根据骨化程度分为三组。在 A 组骨折中（年龄为 12 个月以内），外侧髁第二骨化中心尚未出现，没有可见的干骺端骨折块。在 B 组骨折中（1~3 岁），肱骨小头骨化中心出现；如果出现干骺端骨折块，则很小。在 C 组骨折中（3~7 岁），肱骨小头骨化中心已发育良好，并有大的干骺端骨折块。

治疗

需要强制性识别两岁以下儿童的此类骨折与儿童暴力的关系，据报道，38% 的此类骨折与此有关。骨折可通过肘部屈曲及前臂旋前动作加以复位，需使用双向外侧钢丝加以固定（横向 K- 钢丝由于软骨性内侧上髁很难向内侧插入）并随后固定。但充分的复位需要关节影像的辅助。术后需行支撑性石膏固定，保持患肢屈曲，并戴颈肩悬吊 3 周，随后在钢丝拆除后进行康复运动。如果骨折被忽略超过 5~6 天，将无法复位，最好任其愈合。最后，如果必须，可行截骨术治疗。

并发症

神经血管并发症并不常见，但肘内翻却常见。尽管小于 15°，但其与骨骺骨折块骨化不良造成的复位情况评估困难有关。这种程度的肘内翻畸形极少造成

功能障碍，很少需要矫正性截骨。滑车缺血性坏死可在骨折后发生，倾向于早期出现并继发内翻或鱼尾畸形。

肱骨内侧髁骨折（框 14.5.5）

肱骨内侧髁骨折少见，多发生于 8 ~ 14 岁的儿童。骨折累及滑车及肱骨远端干骺端，以及与之相连的内上髁，属于不稳定型骨折。40% 存在肘部脱位。

骨折线既可经过肘内侧向滑车外侧棘走行，也可直接经过内侧髁骨化结节。由于与之连接的内上髁的存在，骨折被屈肌肌群旋转，故而骨折面朝向前内侧，关节面朝向后外侧（图 14.5.6A）。

损伤机制

内髁骨折是对屈曲肘部的直接暴力造成的，导致鹰嘴将滑车劈裂或摔倒时，前臂屈肌肌群的内翻拉力将肱骨内髁撕脱。

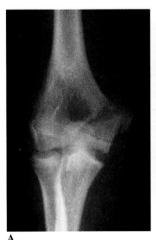
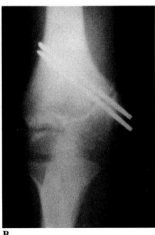

A **B**

图 14.5.6 A）内侧髁骨折。B）经切开复位克氏针内固定后

临床和影像学评估

临床可见内侧肿胀、柔韧感和内侧不稳定性。应仔细检查尺神经功能。滑车骨化后内上髁骨折在标准影像学片子上明显可见，并可见脂垫征。但在骨化之前应高度怀疑，并应行如磁共振成像在内的其他显像手段加以排查。

治疗

无位移的骨折可通过悬臂板制动加以治疗，但必须按部就班检查是否存在移位。对于有移位的骨折推荐使用开放复位内固定治疗。经后内侧入路行尺神经减压，减少解剖剥离，防止缺血性坏死。内髁需用两个平行的髓内针或螺钉加以固定（图 14.5.6B）。术后由于肿胀，应给与支持性绷带或悬臂板制动 3 周，然后行康复运动。

并发症

常见的并发症是骨不连。滑车的缺血性坏死导致鱼尾样生长畸形和肘关节僵硬。外展障碍是最常见的问题，骨不连常由诊疗延迟或固定不充分引起。对已经形成的骨不连，应行植骨内固定治疗。

肱骨小头骨折

肱骨小头骨折在任何年龄段均属罕见，尤其是在儿童中。有对 8 岁患者的肩袖骨折的报道，但肱骨小头骨折通常出现在年长的青少年中。

这类骨折是由于摔倒后手部外展着地造成的剪切力通过桡骨头传递，损伤全部或部分肱骨小头。漏斗胸和肘内翻畸形是该骨折的易感因素。

这类骨折的诊断较难且容易漏诊，尤其是它常伴发桡骨头骨折。常见肘部肿胀和肱骨小头柔韧感。脂垫征可见于标准影像学平片。需要时可行斜位片或磁共振成像加以诊断。

有两种骨折类型（图 14.5.7）。Ⅰ型是指肱骨小头完全骨折，仅有一部分松质骨与远端骨折块相连。Ⅱ型指包括关节软骨，并仅留一层薄薄的软骨下骨缘。

治疗

开放复位是必要的，如果干骺端骨折块足够大，可通过 Herbert 型螺钉加以固定，经后入路通过外侧髁。但需要小心解剖剥离，避免外侧髁的缺血性坏死。较小骨折块应早期行康复训练。肱骨小头骨折的并发症有骨折块的缺血性坏死、肘部运动障碍以及早期退行性关节炎。

内上髁骨折（框 14.5.6）

内上髁骨折是儿童肘部骨折中第三常见的骨折类型，占肘部骨折的 11%。这类损伤最常发生在 9～14 岁年龄段，男孩发生率是女孩的 4 倍。肘关节脱位在大约 30% 的病例中存在，并有半数这类损伤中内上髁骨折块会在脱位复位后被肘关节嵌插住，从而影响肘外展动作。

解剖学

前臂屈肌群起自内上髁的前侧面，并见并行的尺侧韧带也与之相连。内上髁的骨化从 4～6 岁开始，并在 15 岁时与肱骨远端愈合。骨化不规律可使骨化结节看上去碎裂，可误诊为骨折。在小龄儿童关节囊附着可保留并见脂垫征，但在年长儿上髁在关节外。

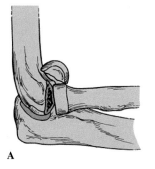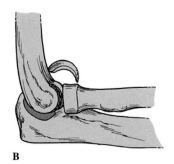

图 14.5.7　桡骨小头骨折的分型：A）Ⅰ型伴有较大的松质骨骨折块；B）Ⅱ型，几乎完全是关节内骨折很少或几乎没有软骨下骨折

损伤机制

内上髁骨折可由直接暴力导致，由前臂屈肌群拉力造成的撕脱伤或肘关节脱位在过度外展和内翻压力状态下导致尺侧副韧带撕脱上髁。这类脱位可在就医前自发复位。此类损伤机制也会导致桡骨头及鹰嘴的相关损伤。

这类骨折可由突然地单独肌肉收缩，如简单的掷棒球动作造成（也可造成一种名为 Little Leaguer 肘的慢性的损伤，肘外展功能丧失，内翻应力下造成疼痛，X 线片显示骨骺不规则并见增宽）。

临床和影像学评估

肘部内侧肿胀并触之质韧，如果内上髁存在移位，可触及游离移动的物体。X 线可见微小位移的骨折的光滑的骨骺边缘发生改变或骨骺增宽。在有位移的骨折中，如果骨折块出现在关节水平，应拍斜位片以排除骨折块肘关节嵌插。

分型

Wilkins 等综合了几种分型系统，将内上髁损伤划分为急性和慢性损伤。急性损伤进一步分为：①无位移或微小位移的骨折；②移位超过 5 mm，但接近关节线；③嵌插，但没有肘关节脱位；④嵌插，但存在肘关节脱位。

治疗

无位移或微小位移的骨折应行制动，并进行早期肘部功能锻炼。移位但接近关节线的骨折有报道称非手术治疗可获得良好效果。虽然在移位位置发生愈合，但并不会影响任何肘关节功能或关节不稳定性。对于肘关节功能要求较高且伤及主力手的患者，可考虑固定，但其长期必要性仍存在争议。

框 14.5.6　内上髁骨折的重要特征
◆　常见
◆　9～14 岁男孩多发
◆　与肘关节脱位有关（30%）
◆　骨折块可嵌顿在关节中（15%）
◆　上髁的骨化核心可能存在多发的微小骨折
◆　通常伴有屈肌起点撕脱

唯一的手术绝对适应证是骨折块肘关节嵌插（图14.5.8）。虽然在超过 40% 病例中可以通过手法操作成功地将骨折块牵拉复位，很可能会在操作中对肘关节造成严重损伤，并造成一个自发复位的关节脱位，骨折块最好通过开放内固定以达到肘关节稳定。

手术中，骨折块通过内侧入路显现，注意保护尺神经。骨折块比影像学片子上看到的大，可通过一个空心螺钉固定，并可提供足够的稳定性，以达到早期功能锻炼的需求，在 50% 的嵌插病例中应行神经松解术。

并发症

最严重的并发症是没有发现的骨折块嵌插于肘关节中，这会导致粘连并阻碍肘关节运动。在内上髁骨折后长期嵌插的患者中，形成厚韧的筋膜带，将尺神经与下面的肌肉捆绑在一起，导致尺神经功能障碍。一旦查出，应立即手术松解。

外上髁骨折

外上髁骨折少见，是由伸肌肌群对其起点拉力造成损伤。局部肿胀质韧，唯一需要的治疗是制动和早期功能锻炼；功能障碍很少发生。有报道出现骨折块嵌插的病例，这是手术重建伸肌起点的唯一手术适应证。

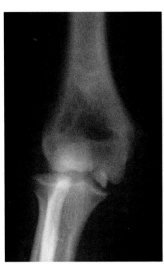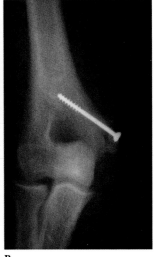

A　　　　　　　**B**

图 14.5.8　A）内上髁骨折块被嵌顿在肘关节内。B）切开复位螺钉内固定术后

髁骨 T 型骨折（框 14.5.7）

青少年中的髁部 T 型骨折具有成人骨折的类型。该骨折是由鹰嘴的楔形作用力造成肱骨轴向压力后的分裂或对屈曲肘部施加的直接暴力。骨折移位继发于前臂肌肉的牵拉力，将骨折块在两个平面内做旋转运动。

总体的肿胀是由于骨折本身的不稳定性造成。影像学片子上可见明显的骨折移位。无移位的骨折需要仔细评估，以将该种骨折与肱骨远端损伤鉴别。

分型

Wilkins 将该类骨折分为：Ⅰ 型，微小移位；Ⅱ 型，移位，但骨折线尚未贯通；Ⅲ 型，移位，并存在骨折线贯通。

治疗

每个病例需要结合其具体骨折类型和基本治疗原则加以处理。应保留关节面连续性，恢复固定内外侧柱结构，以促进早期功能恢复锻炼，因为如果不能加以充分固定，附着的肌肉将加剧移位的发生程度。

Ⅰ 型骨折可通过经皮髓内针固定治疗，Ⅱ 型和Ⅲ型骨折需要行开放复位内固定。骨折需要通过三头肌入路充分暴露。初始的关节面复位需要用横向固定加以固定，随后通过钢丝复位内外侧柱。在Ⅲ 型骨折中，当存在严重柱间交通的时候，关节面可以得到重建，并且关节外骨折可以通过牵拉来维持排列整齐。

并发症

最常见的并发症是肘关节僵硬与活动障碍，在某种程度上，这类结果是正常的所以应当跟患者父母提前告知。骨不连、滑车缺血性坏死以及内固定失败都有报道。

框 14.5.7　髁骨 T 型骨折的重要特征
◆ 肘关节不稳
◆ 双侧圆柱体均需要固定
◆ 关节面必须一致
◆ 存在移位的骨折需要切开复位

肘关节脱位（框 14.5.8）

肘关节脱位占所有儿童肘部损伤的 6%，最常发生于 13～14 岁骨骺刚刚愈合的儿童。超过 50% 的肘关节脱位与骨折有关，主要包括内上髁骨折、外上髁骨折以及桡骨颈与桡骨头骨折。

肘关节脱位因为存在明显的畸形，根据脱位移位方向和肿胀情况的不同，易于诊断。应该实施详细的神经学检查，在复位前需要记录任何神经功能障碍。

解剖学

肘部的骨性稳定性不强，除非在完全外展状态下。其绝大多数稳定性是来自平行韧带以及关节囊。内侧副韧带有前、后两束组成。外侧稳定性是由桡侧副韧带提供的，并且桡骨头也提供对抗内翻拉力的关节稳定性。起到肘部动态稳定效果的是前臂屈肌和伸肌肌群。肱肌保护肱动脉和正中神经免受肘关节脱位的损伤。

分型

肘关节脱位根据脱位方向和近端桡尺关节情况（表 14.5.2）。当近端桡尺关节完整时，肘部可向五个方向脱位，最常见的是后外侧脱位。近端桡尺关节的破坏导致分裂型脱位或桡尺关节错位较为少见。

治疗

没有并发症的桡关节脱位，闭合复位配以 10～14 天制动是治疗首选。复位可通过两种方法中的一种实现。第一种通过"推"法，外科医师用拇指推按鹰嘴尖使之复位。另一种"拉"法，肘部屈曲至 70°～80°，对前臂施加纵向拉力使之复位。将前臂置于旋后位避免复位过程中，尺桡骨发生错位。

切开复位手术适应证为：①闭合复位失败；②开放性脱位；③骨折需要切开复位；④骨折块嵌插在关节中。

框 14.5.8 肘关节脱位

- 50% 存在肘关节周围其他骨折
- 常见神经损伤
- 应通过前臂旋前动作以解放桡骨头复位
- 早期活动锻炼，减少僵硬发生

表 14.5.2 肘关节脱位的分型

Ⅰ型	近端桡尺关节完整	
	A	后侧
		1. 后内侧
		2. 后外侧
	B	腹侧
	C	内侧
	D	外侧
Ⅱ型	近端桡尺关节破坏	
	A	分离
		1. 前后分离
		2. 内外分离
	B	桡尺骨移位

并发症

最常见的并发症是肘关节僵硬，可通过早期功能锻炼加以恢复。但通常会遗留一些肘关节外展功能障碍。神经损伤发生在 10% 的患者中，其中多数可以恢复正常。尺神经最经常受累，尤其是脱位与内上髁骨折有关时，应在骨折固定时考虑行尺神经探查。

典型的骨化性肌炎可在肱肌发生。及时复位，避免过伸和被动活动可以降低其发病率。

复发性脱位可由软组织或骨性结构的不稳定性造成。通过前侧骨阻挡，或将内上髁向近端位移以加紧内侧张力来实现外科固定。如是软组织问题，可通过三头肌肌腱转移或外侧关节囊修补达到稳定目的。

分离型肘关节脱位

当肘关节在外展位，并存在高能量打击直接通过前臂作用于近端，可造成分离型肘关节脱位。桡骨向外侧位移，鹰嘴向内侧位移。软组织损伤程度较轻，通常可以闭合复位。复位时施加纵向牵拉力，释放肱骨，然后在肘关节固定之前，将尺桡骨挤压靠拢。

肘部牵拉综合征

典型的病史为儿童的腕或手部（4 岁以下）受到一个突然的纵向牵拉力，前臂位于旋前位，并且肘关节外展致桡骨头半脱位。发生损伤后，儿童会刻意避免使用患肢，桡骨头及环状韧带处局部存在质韧感，肿胀较少出现在骨折病例中。旋后及肘部屈曲动作可产生疼痛，但复位半脱位是必须完成的操作。如果单纯旋后复位，应继续屈曲以达到复位效果。

拓展阅读

Kalenderer, O., Reisoglu, A., Surer, L., and Agus, H. (2008). How should one treat iatrogenic ulnar injury after closed reduction and percutaneous pinning of paediatric supracondylar humeral fractures? *Injury*, **39**(4), 463–6.

Loizou, C.L., Simillis, C., and Hutchinson, J.R. (2009). A systematic review of early versus delayed treatment for type III supracondylar humeral fractures in children. *Injury*, **40**(3), 245–8.

Omid, R., Choi, P.D., and Skaggs, D.L. (2008). Supracondylar humeral fractures in children. *Journal of Bone and Joint Surgery*, **90A**, 1121–32.

Song, K.S., Kang, C.H., Min, B.W., Bae, K.C., and Cho, C.H. (2007). Internal oblique radiographs for diagnosis of nondisplaced or minimally displaced lateral condylar fractures of the humerus in children. *Journal of Bone and Joint Surgery*, **89A**, 58–63.

Yen, Y.M. and Kocher, M.S. (2008). Lateral entry compared with medial and lateral entry pin fixation for completely displaced supracondylar humeral fractures in children. Surgical technique. *Journal of Bone and Joint Surgery*, **90A**, 20–30 [erratum **90A**, 1337].

14.6
儿童前臂骨折和脱位

A. Bass

（周 靖 译 张殿英 审校）

要点

- 生长板骨折很常见，其中最多见的是骨折线通过桡骨远端骺板区的 Salter-Harris 骨折。因为此区域具有很强的生长重塑能力，所以可能并不需要复位。重塑能力与年龄呈反比
- 弹性髓内钉对于前臂骨折来说很有价值
- 骨折并发症包括畸形愈合、再骨折和骨桥形成

远端骺板区损伤（框 14.6.1）

发生率

生长板骨折占儿童所有前臂骨折的 10%～25%。在研究所有骺板区损伤时，桡骨远端是所有骺板区骨折中最常发生单独骺板区损伤的部位，占 17.9%～29.7%。尺骨远端的发生率则相对较少，占所有骺板区骨折的 2.5%～4.5%。桡骨骺板区损伤通常并不合并明显的尺骨损伤，而尺骨骺板区骨折绝大多数都合并桡骨远端干骺端或生长板骨折。儿童前臂远端骺板区骨折发生的平均年龄与性别相关，在女孩峰值年龄为 10～11 岁，而男孩为 12～13 岁。这一不同可能与男女在年龄上的最大平均高峰生长

框 14.6.1 远端骺板区骨折

- 远端骺板区生长的 80%
- 伴随生长持续 2 年，20° 的背侧成角和 15° 的桡侧移位可以接受
- 尺骨骺板区骨折导致生长停滞的发生率较高

速度不同是相关的。

治疗

桡骨远端生长板骨折最常见的类型是 Salter-Harris Ⅱ 型骨折。这些骨折中的绝大多数成角移位很小，不用复位即可进行固定。而对于检查中发现足以产生临床畸形的移位性骨折，在充分麻醉下进行轻柔的闭合复位，通常效果是很好的。治疗指南也体现了桡骨远端骺板区巨大的重塑能力。50% 的对位不正是可以接受的，但可能会影响复位的维持。随着生长持续长达 2 年之久，背 - 掌侧 20° 倾斜和桡侧 15° 成角将会进行重塑，并且骺板区不会过早闭合。由于巨大的重塑能力，治疗效果大都很好，尤其是对于 10 岁以下患儿。

儿童进入成年后，远期的预后也非常好，即使下尺桡短缩 1 cm 或尺骨茎突未愈合，几乎所有患者的功能也都正常。如果骨折在 7 天后再移位，应该避免尝试进一步复位，因为有证据表明，这将导致骺板区损伤、短缩和畸形。骨折用一长臂石膏或贴附良好的短臂石膏固定 3～4 周，在拆除石膏后进行保护性的功能活动锻炼。当骨折不稳定和严重软组织损伤导致肿胀或神经血管受压时，推荐可以在闭合复位后进行经皮穿针固定。

尺骨远端骺板区骨折很少见，并且难以诊断，因为 6 岁前两个骨化中心在影像学上并不显影。尺骨骺板区损伤相对桡骨骺板区损伤来说，导致生长过早停止的可能性更大。这些骨折的治疗方案除了决定于尺骨的骨折外，还取决于合并的桡骨损伤。据报道，50% 的尺骨远端骺板区损伤将会导致生长停滞。但很少出现症状或功能残疾。

桡骨远端骨折（框 14.6.2）

发生率、分型和诊断

桡骨远端骨折是前臂最常见的骨折类型，有证据表明其发生率可能在逐渐增高。男孩的高峰发生率在 11～14 岁，女孩为 8～11 岁。

这些骨折将会依据类型、移位和合并骨折来进行分类。类型取决于产生骨折的主导应力。压缩应力将会导致环形骨折，而弯曲应力会导致青枝骨折或完全骨折。这一点非常重要，因为前者具有其固有的稳定模式，并且这种骨折类型可以通过一个简单的腕关节支具进行安全有效的固定，并且可以在第一次复诊时拆除。绝大多数的移位病例都是背侧移位和断端-掌侧成角，背侧的骨膜是完整的。桡骨远端 1/3 骨折通常合并有尺骨干骺端骨折或尺骨茎突撕脱骨折。几乎没有不合并尺骨骨折的病例，如盖氏骨折。然而对于儿童的这种类型的多数病例，更推荐称之为"等同盖氏骨折"或"伪盖氏骨折"，即桡骨骨折合并尺骨骺板区骨折，并且该区尺骨骺部骨化中心还未出现。这些损伤很难诊断，会有 41% 的病例漏诊。这种损伤的结果较差，一旦发现，应以旋后位石膏固定。

损伤机制

尺骨完整的桡骨远端骨折通常是因手在伸展位摔伤所致，成角移位可能还会合并旋转畸形。断端-掌侧成角（最常见的畸形）通常是由于旋后应力所致，而断端-背侧成角则是因旋前应力导致。盖氏骨折通常是由于手处于伸展位且前臂过度旋前时摔伤所致。

治疗

桡骨远端骨折在矢状面具有很强的重塑能力，但

框 14.6.2 桡骨远端骨折
◆ 单独桡骨远端骨折类型中要考虑到盖式骨折和伪盖式骨折
◆ 复位丢失更常发生于：
• 断端-掌侧成角
• 完全骨折对比青枝骨折
• 对位小于 50%
◆ 伴随生长持续 2 年，20°背侧成角和 15°桡侧移位可以接受

在冠状面却很小。很多研究者都发现具有良好结果的可接受的畸形范围是很宽的，然而根据我们的经验，如果临床上评估前臂存在畸形或成角移位大于 10°，则有必要进行复位。

骨折复位需要在成角方向上进行牵引、成角和旋转手掌的互相结合。骨折在恢复了长度、纠正了畸形和旋转后就实现了断端与断端的接触。如果上述方法失败，那么使用经皮的方法从背侧插入一根针到骨折端，撬拨背侧骨折片，恢复其位置就有可能成功。通常这种骨折类型使用短臂石膏实现三点固定，可以达到长臂石膏的固定效果。桡骨远端骨折再成角的发生率相对较高，据报道为 11%～62.5%。再成角发生率较高的骨折类型为断端-掌侧成角（旋后损伤）和完全骨折及青枝骨折。此外，再移位通常发生于复位后骨折对位小于 50% 或初始骨折类型是完全移位的病例。尽管重塑的能力是巨大的（图 14.6.1），我们仍推荐完全移位骨折应复位，并结合经皮克氏针固定和石膏绷带固定，这样可以减少那些需要进一步治疗的再移位的风险。

前臂双骨折（框 14.6.3）

引言

一般来说，成人前臂双骨折如果采用非手术治疗，会出现不良的结果，包括不愈合、力线不良和僵硬，这是由于为了骨折愈合而需要进行长时间固定。而在儿童骨折中，首先选择非手术治疗，原因是快速的生长速度，残留畸形的重塑潜能和一旦复位后骨折的固有稳定性。

相关解剖学和生理学

尺桡骨是通过骨间膜、远端的三角纤维软骨复合体和近端的环状韧带来实现稳定。旋前方肌（远端）和旋前圆肌（止于桡骨中部）使前臂主动旋前，而二头肌和旋后肌（近端止点）产生旋后。这四块肌肉的止点一定程度上决定了完全骨折类型中骨折片的位置。在桡骨下 1/3 的完全骨折中，近端骨折片将会由中立位转向轻度旋后位，而手部的重力和旋前方肌则使远端骨折片旋前。在近端 1/3 完全骨折中，近端骨折片通常是旋后的。

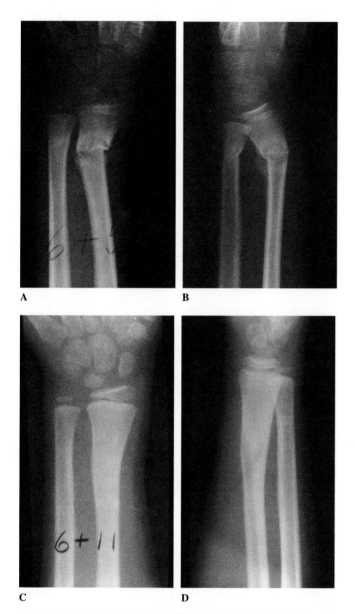

图 14.6.1 A）和 B）6 岁 5 个月男孩尺桡骨远端骨折后 3 周的 X 线片。成角畸形可以接受，早期骨痂形成。C）和 D）6 个月后 X 线片证实几乎完全重塑

正常生长和重塑意义

尺桡骨远端的生长板通常负责每一长骨的 75% 和 81% 的纵向生长。这与经常观察到的前臂远端骨折比近端骨折有更好的重塑潜能的现象是一致的。额外的重塑能力也与骨折后较厚的骨源性骨膜增高有关。这一骨膜将帮助剩余的骨干畸形进行重塑。

损伤机制

理解导致前臂骨折的应力，这一点非常重要，因

为复位通常是朝着初始损伤的相反方向来进行。儿童前臂骨折通常是由间接损伤所导致，如手部伸展位的摔伤。直接的创伤可能导致额外的开放骨折，严重的移位骨折和前臂近端骨折。间接创伤后骨折片的最终移位程度变化较大，从青枝骨折到完全移位，而损伤的初始机制是大致相同的。

应力不足通常不会导致完全移位，这时常会出现不完全骨折或青枝骨折。一根长骨的青枝骨折可能会合并另一长骨的完全骨折。在 X 线片上，青枝骨折呈现的二维方向上的成角事实上是一种旋转移位。断端 - 掌侧成角的骨折类型通常是由前臂旋后位的轴向应力所导致，而断端 - 背侧成角的骨折类型通常是由前臂旋前位的轴向应力导致。复位青枝骨折通常需要朝向导致畸形的应力反方向进行旋转。

当间接或直接暴力明显超过了前臂的抵抗力时，就会产生前臂尺桡骨的完全骨折。间接或直接暴力导致完全骨折后，在周围骨膜、前臂骨间膜和肌肉附着的限制下，前臂尺桡骨会发生短缩、成角和旋转。

临床评估

前臂骨折的诊断通常基于病史和明显的畸形，这一点较为明确。X 线片的评估应该包括前臂的前后位和侧位片。如果未充分观察到肘部和腕部，那么应该拍摄相应的 X 线片来排除桡骨头脱位、髁上骨折和下尺桡关节损伤。

完全骨折的旋转畸形可能很难检测和评估。当骨皮质、髓腔或邻近骨片的直径不等时，应该怀疑旋转畸形。作为一种选择，在 X 线片上分析时，可以通过近端和远端骨性突起偏离正常位置来测量旋转畸形。

在一张标准的前后位片上，桡骨粗隆显示于内侧面上，桡骨茎突和拇指出现在相反面上。同一角度，尺骨茎突和冠突并不显示。而在标准的侧位片上，尺

框 14.6.3　前臂双骨折
◆ 可接受的复位：
• <9 岁——完全移位，成角 15°
• >9 岁——近端 10°成角或远端 15°成角
• 接近骨骼成熟——没有成角
◆ 通过成角方向旋转复位青枝骨折
◆ 并发症：畸形愈合、再骨折、骨桥形成、骨筋膜室综合征（少见）

骨茎突指向后方，尺骨冠突直接指向前方，而上述的桡骨突起则不显示。另一种确定近端骨折片旋转的实用方法是应用"粗隆位"。这种技术是使用标准化图表来测量近端桡骨的旋转。而远端骨折片被调整和旋转到一个相对应的位置。

充分复位和闭合治疗的结果

通常认为儿童创伤后的成角畸形具备很好的重塑能力，但还没有持续证据表明旋转力线不良能够进行重塑。许多研究记载了远端骨折和小于9岁或10岁患者的很好的放射学重塑结果。认识到骨折的位置和年龄并不是独立因素，这一点很重要。

目前，临床研究还不清楚可以接受多大程度的力线不良。尸体研究表明，遗留有尺桡骨中段成角畸形大于10°的畸形将会在临床上出现明显的前臂旋转功能丢失。

尽管一些学者证实近端骨折重塑的潜能下降，但关于"明显的功能丢失"的报道不多。一些学者还证实即使前臂旋转丢失35°~40°，功能丢失很少。然而，必须记住旋前功能的丢失可以通过肩关节的外展来代偿，而旋后的丢失则很难忍受。

文献关于力线可接受范围的报道令人混乱和矛盾。我们的观点是，基于重塑潜能的不可预测性、畸形和活动度丢失之间的不明确关联以及在X线片上评估旋转的困难性，前臂双骨折对于力线的可接受范围如下：小于9岁儿童的任何水平骨折，我们可以接受完全移位和15°成角；大于9岁儿童，我们可以接受近端骨折成角10°，更远端一些可以达到15°。然而一旦儿童骨骼接近成熟，应该可以接受的是无成角。

治疗

青枝骨折（框14.6.4）

一般来说，不完全骨折的治疗是需要将其变成完全骨折后再复位至可接受位置。这一方法具有理论优势，它能够增加骨折处骨痂的大小，降低再骨折的风险。目前已认识到，遗留的成角通常因旋转畸形所致，

框14.6.4 青枝骨折
◆ 于成角方向旋转手掌
◆ 伤后6个月再骨折的发生率高
◆ 小心无骨折的弹性畸形

应该朝着畸形应力的相反方向旋转来复位。远端牵引和整复通常可以帮助复位。大多数青枝骨折由旋后损伤引起并伴有断端掌侧成角，可以通过部分旋前来复位。记住手部是旋前还是旋后很难，这依赖于成角的方向。大多数骨折的复位是通过朝着畸形的方向旋转手掌来进行。那些断端-掌侧成角的骨折是旋后位轴向应力的结果，因此应该掌侧旋转手掌（旋前）。断端-背侧成角的骨折是旋前位应力的结果，应该背侧旋转手掌（旋后）。一根长骨青枝骨折而另一根长骨完全骨折，这种类型并不常见。在这些病例中我们使用同样的旋转复位方法。在复位后前臂应该在复位相同的位置固定。有研究记载了青枝骨折于石膏中部分旋转的再移位发生率为10%~16%。

完全骨折

前臂双骨完全骨折要持续牵引和整复来复位。手指置于指套中进行束缚来预防损伤，肘关节处于屈曲90°，由悬于肱骨远端的吊索施加4.5~6.75 kg（10~15 lb）的力量来对抗牵引。骨折和软组织缓慢恢复长度需10~15分钟，前臂则会自寻其适当的旋转位置。然后直接进行畸形的过度整复，从而达到骨折断端与断端对位。如果没有成功达到骨性对位，而旋转和成角在接受范围内，则骨折片的完全移位也可以接受（图14.6.2）。

在牵引时骨折的力线可以通过透视或平片来评估，如果可以接受，可以使用长臂石膏远端部分制作模子，同时仍维持牵引。在石膏应用之前，通过旋转前臂来纠正遗留的旋转畸形。因为大多数前臂双骨折的移位是位于中部，手通常置于中立位或轻度旋后位，这可以适应旋转和成角。其他研究也支持这一方法，固定的位置和最终结果之间几无关联。完全骨折通常很少使用旋前位，因为软组织挛缩通常会导致旋后功能的丢失。最近的研究表明，在肘关节伸直位用石膏固定前臂，再移位发生率会较低。

仔细制作石膏很重要，因为一些研究记载了8%~14%的再成角发生率。某些研究还批评了较差的石膏制作技术，并将某些遗留的旋转力线不良归咎于此。复位和固定后应该拍摄前臂的前后位和侧位片。还可以通过塑形石膏，对遗留的成角进行细微的矫正。

充足复位和固定后，患者在伤后1~2周进行回访拍摄X线片。一些研究记载了最初2周内的再成角。如果出现了再成角，建议拆除石膏并再复位。如果在

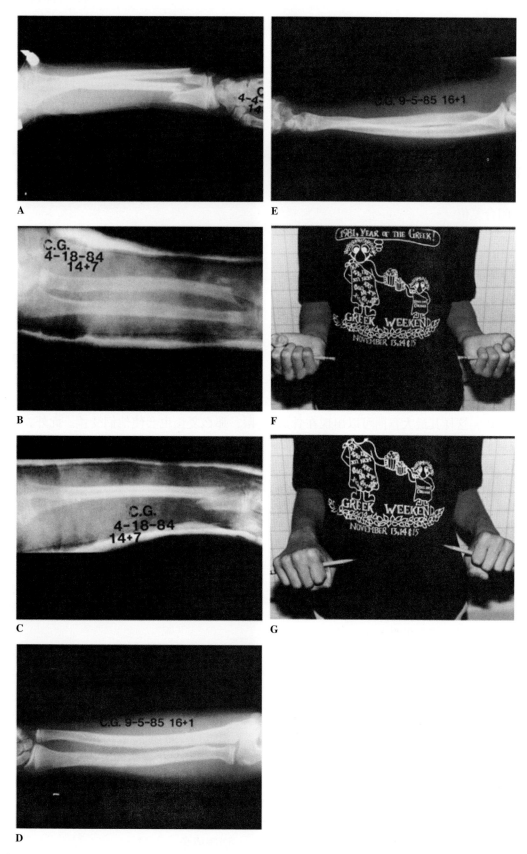

图 14.6.2 A）14 岁 7 个月男孩的前臂 X 线片显示完全移位的桡骨远端骨折和尺骨干骨折。B）和 C）石膏固定下的 X 线片显示可接受的力线伴有遗留完全移位和远端骨折片桡侧移位。这一复位可以接受。D）和 E）骨折后 18 个月 X 线片证实几乎完全塑形。F）和 G）临床图片证实对称的旋前和旋后

初始骨折后数周内再复位，则再复位的成功率较高。如果没有再成角，石膏持续6~8周直至X线片上骨折愈合。伤后3~4个月患者恢复至全部活动。

手术适应证和技术

儿童前臂骨折外科手术适应证：

◆ 开放骨折
◆ 骨骼成熟前骨折短缩
◆ 难复骨折 / 不稳定骨折
◆ 不可接受的闭合复位
◆ 难以维持闭合复位
◆ 多发伤 / 漂浮肘

可以使用多种不同技术，但最常用的两种是切开复位接骨板内固定和闭合髓内针固定单骨或双骨。

因为通常并不需要解剖复位，我们更倾向于闭合髓内针固定单骨或双骨。弹性稳定的髓内针是目前的治疗选择，使用髓腔直径0.4倍的髓内针。

在桡骨远端干骺端斜行钻孔，穿过尺骨鹰嘴的后外侧部（图14.6.3），小心避免损伤桡神经皮支。提前预弯髓内针很重要，这样其最大弯曲可以出现在骨折处。为了通过髓腔来固定，可能需要有限切开复位。可能需要辅助石膏或纤维玻璃长臂绷带固定。这种针的优点是操作简单，愈合上应力遮挡最小，更容易拆除和更好的外观效果。研究还表明，这种技术是成功的，和板钉相比，其并发症率更低。

并发症

畸形愈合

前臂骨折保守治疗很少产生妨碍日常生活中的活动的明显畸形。对于不可接受的畸形愈合或前臂旋转功能丢失的病例，可以通过钻孔截骨和塑形或开放截骨接骨板固定来进行外科矫正。这两种技术都会提高活动度，外科矫正如及时进行，会获得更好的结果。

再骨折

再骨折可以持续到初次外伤后的9个月。青枝骨折比完全骨折更容易发生再骨折，可能是由于骨痂形成不足而导致愈合较差。再骨折和不良的临床结果是相关的。这些病例可能需要手术干预，来确保充分复位。对于那些初次治疗采取切开复位内固定并拆除接骨板的病例，也随访到了再骨折，这个发生率可能比克氏针固定要低。

骨桥形成

尺桡骨之间的骨性连接很少见，但在高能量损伤所导致骨折的病例中，这一情况将会影响结果。它可能和固定双骨时采用单切口有关，所以应该避免。应该外科手术切除那些阻碍旋前旋后的增生骨桥。但在儿童，切除后活动度的恢复与成人相比通常较差。

尺桡骨的弹性形变

儿童的骨质韧性更大，施加于恰当方向的相应应力将会导致骨质弯曲而没有骨折。临床上，患者表现为疼痛、压痛和旋前旋后功能降低。X线片会证实沿着受累骨质的轻微或明显的弓形形变（图14.6.4）。如果形变不明显，确定诊断可能需要通过对比X线片或在伤后至少3天进行骨扫描。

对于10岁以下儿童，如果成角大于20°或有明显的前臂旋转功能受限，这就是复位的指征。大于10岁的儿童，如果畸形大于15°或存在前臂旋转功能受限，那么复位也会使他们受益。此外，当桡骨头处于脱位状态（等同孟氏骨折）或将会发生再脱位时，必须对弹性形变进行复位。

治疗方法包括全麻下闭合复位。已有的一种复位技术是使用沙袋或卷筒毛巾直接施加应力于畸形远端。为了获得持续复位，这一应力必须持续十几分钟。不应该在近端或远端的骨骺施加应力。如果这种方法不成功，可以考虑切开或闭合接骨术。复位后患者一般固定6~8周。因为缺乏明显的骨膜反应，持续固定可能需要轻度缓慢的愈合。

孟氏骨折 - 脱位

创伤机制和分型

孟氏骨折 - 脱位即尺骨骨折合并桡骨头脱位。Bado（1967）将孟氏骨折分为四型：

1）1型损伤是桡骨头前脱位和尺骨骨折向前成角
2）2型损伤是桡骨头向后或后外侧脱位伴有同向的尺骨骨折成角畸形
3）3型损伤是桡骨头外侧或前外侧脱位伴有尺骨骨折桡侧成角
4）4型损伤是1型损伤合并桡骨干骨折并延伸到二头肌粗隆

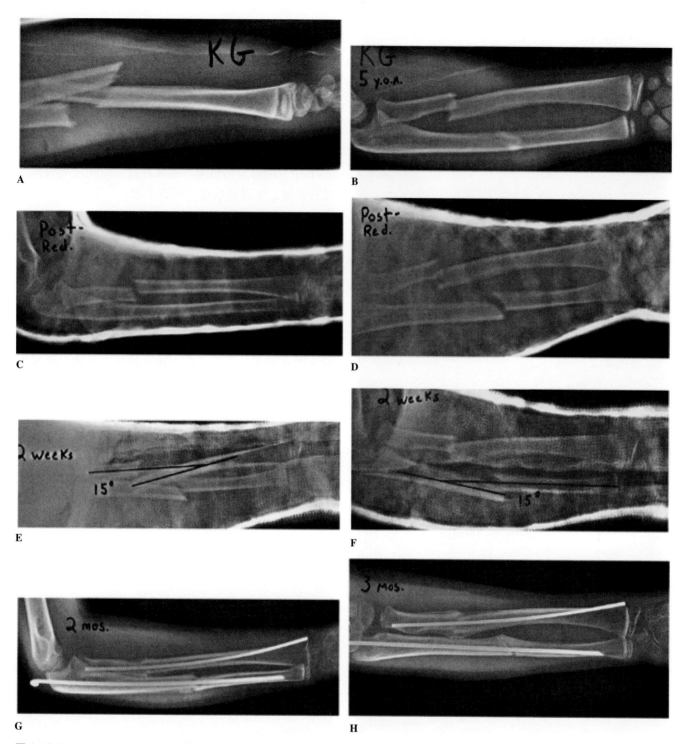

图 14.6.3　A）和 B）5 岁女孩前臂近端双骨折的 X 线片。C）和 D）全麻下闭合复位后可以观察到轻度的成角和中度的移位。这是可以接受的。E）和 F）由于软组织肿胀，她的石膏被切开，闭合整复后 2 周，观察到复位丢失，成角大于 15°。这是不可接受的。G）和 H）患者接受了切开复位和髓内针内固定来获得良好的力线，并且在 2~3 个月时骨痂形成

同样也描述了等同孟氏骨折损伤，包括伴桡骨头脱位的尺骨弹性形变、伴桡骨颈骨折的尺骨骨折，以及伴有尺骨骨折近侧的桡骨骨折的桡骨头脱位。

儿童患者中，前向（1 型）骨折和外侧（3 型）骨折占多数。

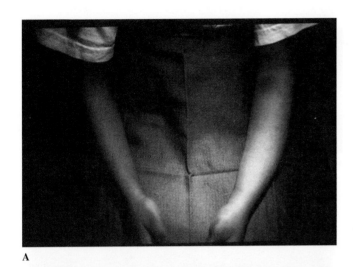

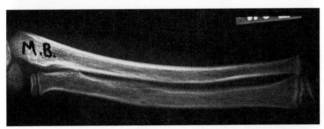

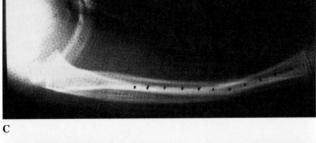

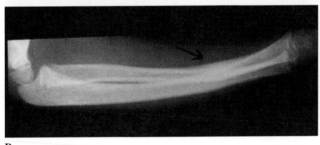

图14.6.4 A）5岁女孩左手伸直位摔倒，被送至急诊室，表现为疼痛和临床畸形。B）和C）X线片证实背-桡侧弓形变形，在不需复位的情况下接受了长臂石膏固定。D）3个月后没有压痛，在旋前和旋后每一个方向上功能丧失20°。X线片证实骨膜反应

临床评估

　　鉴别神经功能缺失非常重要，因为其在孟氏骨折类型损伤中更为常见。3%～24%骨折记载了具有临床证据的所有主要神经功能障碍。骨间后神经瘫痪是孟氏骨折损伤最常见的相关神经功能缺失，它是由于在旋后肌中被Frohse弓卡压和压迫所致。大多数在3～6个月能够自行恢复。如果在这一时间段明确神经没有恢复，可以考虑进行探查手术。

治疗

　　孟氏骨折的成功治疗结果，最重要的影响因素就是早期诊断（图14.6.5）。大量的孟氏骨折类型损伤的漏诊导致疼痛和功能丧失。尺骨青枝骨折可能仅导致很小移位，进而掩盖了明显的初始损伤，而此损伤可能也同时导致了桡骨头脱位并且脱位，直到初始损伤后3周才出现，尤其是在上述这种情况下发生漏诊更为明显。直到伤后3～4周仍定期复查X线片，这一点很有必要。

　　在所有的X线片上评估肱桡关节的匹配度是必要的。除了放射投照外，应画一条线，沿着桡骨干方向并应与肱骨小头中心交汇。这一关系的偏离则暗示着

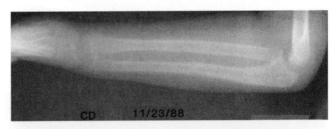

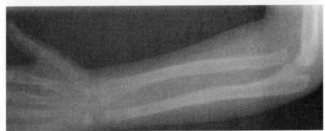

图14.6.5 尺骨无移位青枝骨折伤后5周的前臂X线片。没有注意到桡骨头脱位。沿着桡骨干的一条线应该在所有方向上和肱骨小头交汇

脱位或半脱位，这就需要干预。

大多数作者认为针对小于 9 岁患儿的孟氏骨折损伤，应该首先尝试闭合复位治疗。成功的治疗需要一期尺骨骨折复位、二期桡骨头复位和最终减轻畸形应力。

因此，1 型（前向成角）损伤首先通过肘关节过度屈曲、牵引、成角来恢复尺骨长度进行复位。进而，对于桡骨头轻柔的直接压力可能会促进复位，一声轻柔的咔嗒声可能预示着复位成功，将手置于旋后位可能会帮助其稳定。最终使用一个很好塑形的长臂石膏于屈曲 100°～110°且旋后位进行固定。这一位置会使肱二头肌腱放松，而后者可能是二期桡骨头前向半脱位的原因。

2 型（后向成角）损伤在儿童中并不常见，复位尺骨骨折时，轻度屈曲肘关节并牵引骨折，对远端直接施以掌侧压力。直接前向压力复位桡骨头，最终这些骨折于伸直位固定，通过尺骨力线复位和恢复正常肱桡关节来预防再移位。

3 型（外侧成角）损伤是通过施加于尺骨骨折远端的外翻应力和桡骨头的直接侧方压力来复位。一旦复位了，手臂于屈曲 60°～110° 固定，具体位置则取决于桡骨头的初始移位。前外侧脱位屈曲角度更大时更容易稳定，而后外侧脱位则于轻度屈曲位更稳定。

4 型损伤非常少见并被认为是不稳定。可以考虑使用与 1 型损伤同样的方法进行闭合复位，但这一损伤更应被认为是不稳定的，更需要手术稳定来预防桡骨头不稳定。

不论是何种损伤类型，患者应每周返回诊所进行拍照来确保桡骨仍然是复位状态，并且没有再次发生尺骨畸形伴桡骨头再脱位。患者应该维持石膏绷带 4～6 周。

对于尺骨复位不稳定的病例，或由于尺骨畸形复位或环状韧带卡入从而导致桡骨头难复位的病例，需要手术干预。4 型损伤和伴有桡骨颈骨折的等同孟氏损伤是相对不稳定的，在大多数病例中需要手术稳定尺桡骨骨折。尺骨可以通过闭合复位，使用弹性针由鹰嘴进针，向远端进行髓内固定。再拍摄桡骨头 X 线片核实是否也复位。如果尺骨力线恢复良好而桡骨头仍不能复位，这时建议进行切开复位和韧带重建或修复。在修复和重建了环状韧带后，近端桡骨如果持续不稳定，可以通过克氏针进一步稳定。由于克氏针存在失败的风险，对桡骨进行肱骨小头穿针固定已被

放弃，代之以将桡骨直接穿针于尺骨上。孟氏骨折的术后护理与那些通过闭合复位成功治疗的病例是相似的。损伤后 2 周内诊断为孟氏损伤并且进行外科治疗的儿童患者可以预期获得良好的临床结果。

桡骨颈和桡骨头骨折（框 14.6.5）

发生率

儿童的桡骨近端损伤通常导致桡骨颈骨折。桡骨头骨折在儿童中也有报道，但通常很少见。正因为如此，本章节将不会集中于此，仅指出它们通常是 Salter-Harris Ⅲ 或Ⅳ骨折，发生骺板区畸形和关节不协调的风险较高。桡骨颈骨折在儿童中占 5.8%，在所有肘部骨折中占 8.5%。因为骨骺没有骨化，4～5 岁前的桡骨颈骨折很难诊断。桡骨颈骨折一般发生在两个不同的水平，或穿过骺板区，伴有或不伴有一个附着的干骺端骨片（Salter-Harris Ⅰ 和Ⅱ型），或在解剖颈骺板区远侧 3～4 mm。

分型

Ⅰ型骨折通常导致近端骨片外侧移位，伴有不同方向和程度的成角畸形。相对于肱骨来说，桡骨骨片的成角方向和移位总是向外侧，然而，它相对于桡骨的成角则取决于应力下手的旋转角度。Ⅱ型骨折是向后移位，这是由于肘关节后脱位（图 14.6.6）。这些病例中，肘关节自行复位或尝试闭合复位后，桡骨颈可能发生骨折。这些骨折非常少见，当桡骨头复位后如果出现旋转 180°，这时识别出这种损伤非常重要。

治疗

绝大多数作者同意对于儿童患者，成角小于 30°是可以接受的，应该在不尝试闭合或切开复位的情况下进行固定。当桡骨头移位小于 4 mm 时，移位可以

框 14.6.5 桡骨颈骨折

- 成角小于 30° 可以接受
- 如果成角大于 30°，需要进一步治疗：
  - 直接压力 ± 前臂旋转
  - 经皮整复
  - Metaizeau 技术
  - 切开复位＋稳定（注意避免损伤完整骨膜合页侧的血供）

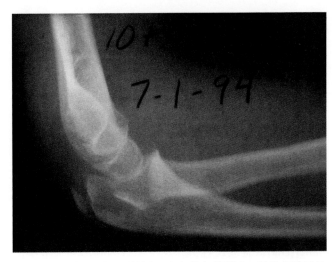

图 14.6.6　桡骨颈 2 型骨折。这个很容易漏诊，通常伴随肘关节后脱位自行复位。通过再现脱位可以尝试牵引和复位进行闭合复位

接受。

　　一旦决定对桡骨颈骨折进行复位，我们将遵循一个治疗流程直至骨折被充分复位和稳定。最初，我们尝试在透视下直接对桡骨头施以压力。对桡骨头施以直接压力时，肘关节应置于内翻并且部分伸直位。一种可选择的策略是肘关节置于屈曲 90° 并且完全旋后位。对桡骨头施以压力并且前臂轻柔旋前来复位骨折。如果这一方法失败，于桡骨头或骨折部位经皮置入 Steinmann 针来促进骨折复位。使用这根针就如同一根撬杆，抬升桡骨头至合适的位置。

　　如果闭合复位失败，那么我们就将使用 Metaizeau 描述的技术。这包括在桡骨中从远端向近端插入一根髓内钢丝，它通过桡骨头，并旋转钢丝来复位骨折。这一钢丝留置于原位来稳定复位。

　　如果所有方法失败，才考虑切开复位。切开复位采用外侧的 Kocher 入路，应小心避免过度向远端显露桡骨颈。这一区域的剥离将会破坏近端至桡骨颈的血供，或可能损伤骨间后血管，因为它沿着旋后肌走行，

这将导致延迟愈合或不愈合以及缺血性坏死。切开环状韧带会帮助复位，但要修复这一结构。如果复位不稳定，可能需要使用 Metaizeau 技术通过髓内钢丝来进行稳定，患者应该以长臂石膏或夹板固定 3～4 周。

结果和并发症

　　对于伴有更严重的移位和成角、骨折粉碎、合并肘关节损伤的儿童患者，旋转功能降低更为常见，其中与年龄更小者相比，年龄大者更易出现。

　　一些报道表明，与闭合复位治疗相比，手术干预的患者结果更差。这些研究暗示更应该接受一定程度的力线不良，而不是接受为了获得解剖复位而进行手术干预所带来的问题。但通过 Metaizeau 技术还是获得了更好的结果。

　　并发症包括无菌性桡骨头坏死，大多数研究报道其发生率大约为 5%。由于疼痛和功能丧失，无菌性坏死的病例可能需要进行桡骨头切除。有时过度尺骨外翻也需要切除，但畸形很少与明显增加的疼痛、功能受限或迟发的尺神经麻痹相关。在一些研究中，也有报道桡骨头延长，前臂旋转时可能会出现疼痛或撞击。尺桡骨近端骨桥形成占 3%～4%，对于合并尺骨近端损伤的患者中其发生率更高。

拓展阅读

Evans, E.M. (1945). Rotational deformity in the treatment of fractures of both bones of the forearm. *Journal of Bone and Joint Surgery, British Volume*, **27B**, 373–9.

Flynn, J.M. (2002). Pediatric forearm fractures: decision making, surgical techniques, and complications. *Instructional Course Lectures*, 51, 355–60.

Gibbons, C.L.M.H., Woods, D.A., Pailthorpe, C., Carr, A.J., and Worlock, P. (1994, 1991). The management of isolated distal radius fractures in children. *Journal of Pediatric Orthopedics*, **14**, 207–10.

Holdsworth, B.J. and Sloan, J.P. (1982). Proximal forearm fractures in children: residual disability. *Injury*, **14**, 174–9.

Ploegmakers, J.J. and Verheyen, C.C. (2006). Acceptance of angulation in the non-operative treatment of paediatric forearm fractures. *Journal of Pediatric Orthopaedics*, **15**(6), 428–32.

14.7
儿童手部创伤

Henk Giele

（周　靖　译　张殿英　审校）

要点

- 本章要强调的是儿童而不是成人，而且这些损伤的治疗必须考虑生长和发育的影响
- 如果要避免甲床损伤导致的永久畸形，需要行显微外科手术修复
- 不论对于何水平截肢，都应该尝试各种方法以代替手指截除
- 除非因外科干预或感染而出现并发症，儿童骨折一般预后良好。然而，如果可能，应尽可能纠正成角、旋转和关节内畸形
- 儿童合并上肢深层撕裂损伤时，应该在全麻下进行充分探查和伤口修复
- 当评估手部撕裂时，应高度怀疑神经损伤并行早期外科修复，这样预后往往很好

发生率和流行病学

软组织损伤和撕裂是儿童最常见的手部损伤，其中大多数是指尖挤压伤，其次是烧伤、咬伤和感染所致的骨折。

各种损伤的发生率和损伤的类型因年龄而异。婴儿遭受烫伤；学步的儿童遭受软组织损伤和挤压伤，同时在这个年龄组烧伤也常见。较大年龄组骨折的发生率更高，对其深方纵向结构撕裂的程度更小。

损伤通常发生于家中，男孩的发生率更高。

儿童手部损伤的体格检查

对于年岁较小的儿童，取得儿童和父母的信心非常重要。需要花时间允许儿童来观察并评估你，同时你也在观察和评估他们。与患儿和家长都要进行谈话，来获取病史并建立融洽的关系。使用玩具、笔形电筒或其他分散注意力的物品能帮助吸引儿童的注意。如果患儿正坐在家长的膝盖上，那就在那里进行检查。蹲下来到他们的高度而不是高高在上。

如果可能的话，避免导致儿童任何疼痛。有时创伤病史能够为外科探查提供充分独立的依据，而不需要在送至手术室前再检查手或查看伤口。尽管进行伤口检查能够更好地评估受损的结构并且进行交流，但通常这不会改变手术的决定。如果必须拆除包扎，最好在大部分检查已经完成之后进行。检查可能需要更多依赖于观察和间接的方法，如肌腱处于失用状态。考虑检查患儿健侧的手来获得他们的信任。多数检查可以通过观察儿童玩耍或尽力握持物品来进行。观察他们手的姿势和活动，让他们双手一起打开或合上手指。即使在年龄较大的患儿，评估检查也非常困难，因为即使他们并没有什么感觉时他们仍相信能感觉些什么。在他们闭眼状态下尽力去评估感觉是很困难并且不可靠的。水浸泡后的皮纹试验（丧失神经支配的区域不能产生皮纹）可能有用，但在诊室很耗时。最好在去除所有包扎物后立即查看患处，因为许多患处在包扎物下面是本就是潮湿的，这也可以证实皮纹试验。通过触诊或触觉试验（用一支笔轻轻划过皮肤感受其摩擦程度）来体会皮肤的干燥和光泽，这通常是失神经支配的晚期征象，在早期通常并不那么重要。

活动通常会诱发疼痛，因此，要将这项检查留至最后进行。鼓励儿童打开和闭合他们的手指。如果儿童不能配合，则按压前臂肌肉来产生手指的活动。活动丧失可能暗示着肌腱损伤。当存在痛性活动时，应该怀疑部分损伤。如果损伤部位在腕关节远端，那么

腕关节被动屈伸活动时，手指肌腱的滑动差别可以作为肌腱损伤或连续性的证据。如果存在任何怀疑，那么就需要外科探查，因为其长期结果会很严重。

包扎

当较小的儿童需要包扎时，更容易将整个手包扎在盒套形的绷带中，因为这样对于儿童来说更难拆除。通常没有必要包扎至肘关节以上或使用石膏固定，石膏额外的重量和不适感将会给儿童带来额外的刺激，要去除这些包扎物。用胶带包裹的盒套样的绷带对于避免使用手指非常有效，为了避免绷带变脏、变湿或被拆除，家长可以在绷带上加一个袜套，根据需要进行更改。

缝合儿童伤口要使用可吸收线，这就避免儿童担忧还需拆线及额外的麻醉。5/0 或 6/0 通常在数周内会降解，但也可能持续更长时间。

预防

加强伤情意识并进行预防应该作为公共健康护理的重要部分，有证据证明提高这方面教育的一些项目能成功减少损伤。

虐待儿童

当家长给出的解释与损伤的情况不相符、与患儿的解释不同或双方的解释存在偏差时，应该怀疑儿童手部的非事故损伤（NAI）。手部非事故损伤最常见的方式是烧伤。反复来院就诊应该警惕非事故损伤的可能性。

这样一种指控的结果是严重的，因此，在作出非事故损伤的诊断前，需要寻找进一步的想法，在随后的日子里多次重复病史和体检，并复习病历记录和 X 线片。

指端损伤

挤压伤和远端指尖截肢

指端的挤压伤是最常见的损伤，常发生在学步儿童和年幼儿童指端被关门时的合页夹伤。随后挤压应力的机制是在一侧挤压甲板而另一侧挤压指腹，通常的结果是甲板骨折或撕脱，合并下方甲床撕裂，侧方甲床周围撕裂和远节指骨骨折或远节指骨生长区的 Salter-Harris Ⅰ型骨折（Seymour 损伤）。损伤的不同模式依赖于外力的分布，挤压伤大多数常累及较长的环指或中指，但任何手指都可受伤。合并截骨的完全截肢并不常见，但尖端撕脱较常见。

保守治疗后指甲和指尖的畸形较常见（图 14.7.1A 和 B）。手术治疗采取局麻或全麻取决于患儿的年龄。手术包括去除受伤的指甲和修复撕裂的甲床和周围的皮肤。甲床修复时应选择可用的、最好的可吸收线，通常是 7/0 或 8/0 薇乔线，并使用显微器械和放大镜。当存在甲床缺损时，缺损可以通过切除和直接缝合来闭合或进行移植。移植物可能是来源于邻指仍保留的甲床，可以是足趾的甲床或皮肤移植物。修复之前除去的指甲时，使用硅板或金属薄板作为指甲夹板，覆盖甲床并保持指甲包裹。包扎持续 2 周，然后就不再需要包扎了。在评估效果之前指甲的生长将会大约持续 6 个月（图 14.7.1C）。

一旦发生了指尖的撕脱，尖端常常包含了一个或多个远端指骨小骨片，应该去除这些小骨片，如果保留它们，常常会感染或吸收。如果撕脱骨片仍有少量附着或由患者引入，应该进行重建。这些应该在伤后 5 小时内进行，以获得最大的成功机会。一旦延迟超过 5 小时，应该在替代之前去除指腹部分的脂肪，以作为一个全厚移植物。彻底清理受体组织床非常重要，尤其是去除任何受损的脂肪，来促进残存部分的再血管化。当截除的部分清除后，对缺损采取保守包扎治疗的方法，使用游离、全厚或足趾趾腹移植或皮瓣。多种治疗方法的适应证类似于成人，然而，儿童更强的再生能力预示着其更依赖于保守治疗措施。在重建撕脱骨片再血管化失败的病例中，它应该作为生物学覆盖保留下来，直至下方发生愈合和干性结痂分离（图 14.7.1D 和 E）。

伴有深部远节指骨骨折的指尖损伤在骨折复位前应该在麻醉状态下彻底清理。这种骨折在软组织修复后足够稳定，不需要进一步固定。捆扎可能会损伤骨骺，可以作为开放骨折感染的一种处理方法。远节指骨中段骨折在儿童中并不常见，因为这个薄弱区会出现近端生长区骨折。5 岁以下儿童，最常见的远节指骨生长区骨折是 Seymour 描述的 Salter-Harris Ⅰ型。儿童表现为甲板自甲皱襞中撕脱，损伤常并不严重，但为开放骨折。Seymour 骨折应该保守治疗，因为它可能感染并破坏生长区，导致生长紊乱。Seymour 骨

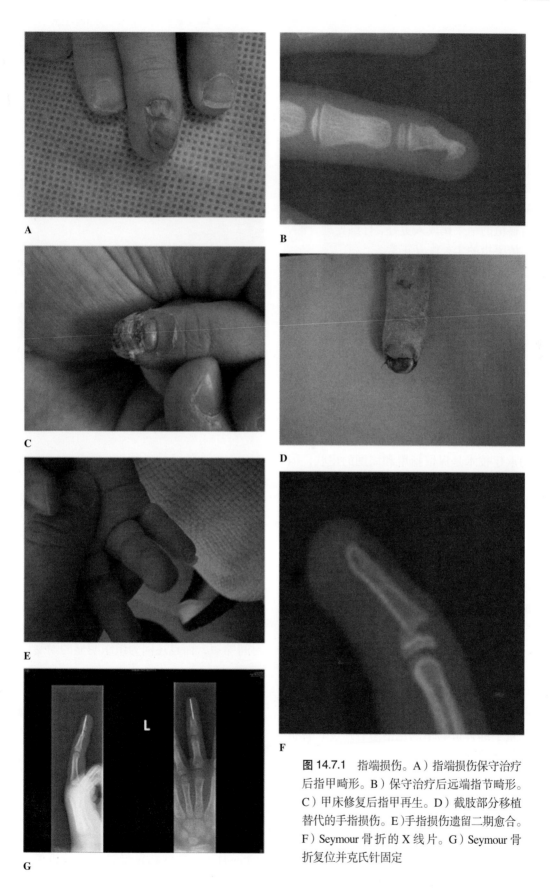

图 14.7.1 指端损伤。A）指端损伤保守治疗后指甲畸形。B）保守治疗后远端指节畸形。C）甲床修复后指甲再生。D）截肢部分移植替代的手指损伤。E）手指损伤遗留二期愈合。F）Seymour 骨折的 X 线片。G）Seymour 骨折复位并克氏针固定

折常误诊，直到表现为甲床周围感染。在第一次评估时必须拍摄一张良好的侧位 X 线片，但是仅有的放射学征象是骨骺线增宽（图 14.7.1F 和 G）。

截肢

在儿童中手指截肢并不常见。与成人不同，不论受伤水平如何，或仅单独累及一根手指，在技术能力的范围内应该进行每种方法的尝试来代替截除的部分。儿童手指移植的结果比成人更好，仔细处理骨骺，甚至可以使移植手指的生长恢复正常。

指尖截肢的治疗取决于损伤程度、方向和残留的部分。如果这部分可以保留，甲皱襞近侧完全截肢后应该进行移植。如果移植失败或这部分不合适或不可用，应该通过各种尝试进行指端重建以保留长度。在成人使用的所有方法都可用，很多方法对儿童的效果更好，原因儿童手指活动性更好，关节挛缩的可能性更小，甚至在无神经支配的皮瓣或移植物中感觉恢复更好，在中立旋转皮瓣中皮质再定位更好。对于儿童，当截肢部分包含指甲附属物或再血管化不可能时，一种尤其有效的重建技术是保留指甲和周围的皮肤，但去除指骨和指腹，在手指末端代替指甲部分，使用掌侧皮瓣交指皮瓣来再血管化（图 14.7.2）。

骨折

手部骨折是儿童目前存在的最常见问题，发生率为 26.4/10 000。手部骨折占所有儿童骨折 25%。相邻手指的近节指骨更容易受累。1/3 儿童手部骨折累及到生长区，Salter-Harris Ⅱ型占 78%，Ⅲ型占 13%，Ⅰ型占 7%。脱位不常见。尽管大多数儿童手部骨折可以保守治疗，但并不能完全依赖于生长来纠正所有移位，这一点很重要。

成人和儿童手部骨折的不同包括愈合速度、骨折机制和生长区的薄弱部分、对于移位的耐受程度、生长和僵硬风险的变异。

儿童骨折愈合的时间大约需要成人的一半。这意味着固定时间更短，但如果延迟愈合，一般就提示已不可能闭合复位。儿童损伤的机制可能是更低能量骨折，而骨折模式也反映出骨骼矫畸能力和骨膜厚度。在儿童中，开放骨折而非闭合手指损伤的发生率明显降低。僵硬是儿童中不太常见的问题，不仅因为固定

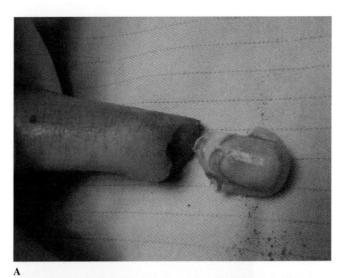

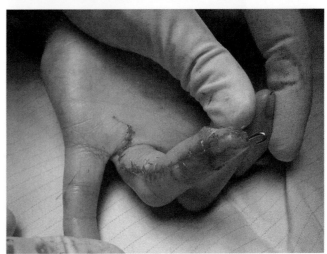

图 14.7.2 截肢术——指端对位皮瓣技术。A）指端离断。B）去除指甲和周围甲床，运用神经血管推移岛状皮瓣重新连接至手指

时间缩短，而且还因为组织明显的耐受性。

生长区骨折

生长区是位于干骺端和骨骺之间的软骨板，负责纵向生长。研究发现，除了拇指掌骨外，其他掌骨远端具有类似指骨近端的生长区，拇指掌骨类似于指骨，生长区位于近端。生长区是手指和手部之间最薄弱的连接。生长区软骨细胞增生区（Ⅲ区）是最薄弱的，儿童最可能的骨折会导致 Salter-Harris Ⅰ型和Ⅱ型损伤。至青春期，生长区将会变得不明显，更多的是 Salter-Harris Ⅲ型和Ⅳ型骨折。骨折模式也受韧带和肌腱附着的影响。指间关节（IP）的侧副韧带附着于指骨基底的骨骺和干骺端，保护生长区承受侧方应力。

然而，在手指的掌指关节（MCP），侧副韧带仅仅连于近节指骨的骨骺，所以侧方应力将会导致 Salter-Harris Ⅱ 型或Ⅲ型骨折。掌板连接入骨骺，所以损伤会导致骨骺的 Salter-Harris Ⅲ 型撕脱骨折。

生长区的生长将会在背侧和掌侧平面纠正某些畸形，但不能在旋转或桡侧尺侧平面有所改善。纠正的程度取决于生长区损伤的近端部分（越近越好）、畸形程度、残留生长能力的数量。生长区损伤可能会导致生长过早停止或生长畸形，损伤和生长过早停止仅涉及部分生长区。生长区损伤的 Salter-Harris 分型提示骨折稳定性和可能的生长紊乱（参见 14.2 章）。

年幼儿童远节指节的指端挤压伤最常见的类型是 Salter-Harris Ⅰ 型损伤（图 14.7.1F），伴有骨骺沿着生长区平面的干骺端横向滑脱。这种情况仅需要清洗后复位并简单固定。甲皱襞下的指甲置换足以提供充足稳定性。生长紊乱不太可能发生。

伴随生长区分离和干骺端骨片的 Salter-Harris Ⅱ 型损伤是手部生长区损伤的最常见类型。这些经常发生在近节指节的基底，伴有擦伤、疼痛和畸形。这些通常很容易复位，且复位后稳定。放置一支铅笔提供支点，来减少应力或屈曲掌指关节，以加强侧副韧带并稳定近端部分来辅助复位。只需要邻指夹板固定。生长紊乱并不常见（图 14.7.3A）。

Salter-Harris Ⅲ 型是伴有骨骺骨片的生长区分离，是关节内损伤，因为缺乏稳定性，所以经常需要仔细复位和固定一段时间。固定通常使用好的克氏针。这些在青春期儿童远节指节更常见，表现为锤状指损伤，或作为一种导致纽扣畸形的中心撕裂类型的损伤，在中节指节更少见，或拇指的近侧指节表现为"骨性运动保持者"的拇指撕脱。

Salter-Harris Ⅳ 型损伤延伸至生长区，可能与生长紊乱相关，也是关节内损伤，需要仔细复位和固定。Salter-Harris Ⅴ 型损伤很少见，是生长区的挤压伤，通常直到出现生长过早停止才发现。

Salter-Harris 分型考虑的内容是骨片移位的程度，随着生长可以自发纠正某些移位，参见框 14.7.1。

非生长区骨折

随着青春期出现，儿童手部骨折的发生率逐渐增加，这和活动增加及骨骼成熟有关。最常见的骨折类型是指骨干骨折，尤其是近节指骨。正像之前所提到的，掌侧或背侧很小的成角（10岁以内儿童小于

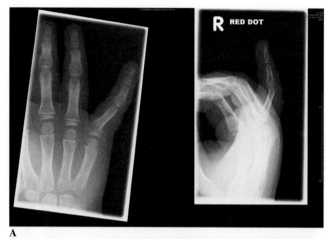

A

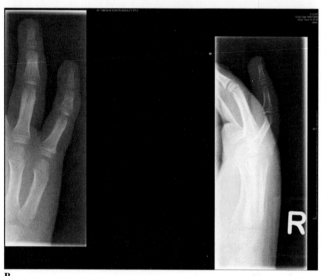

B

图 14.7.3　Salter-Harris Ⅱ 型骨折。A）复位前。B）复位后邻指夹板固定

30°，更大年龄者小于 20°）将会重塑，然而侧方成角或旋转畸形不能重塑，因此在临床上需要复位和稳定。儿童没有较大移位的指骨骨折，由于骨膜较厚，常是复位后稳定的。在这些病例用邻指绷带或夹板将手部

框 14.7.1　儿童手部的重塑能力

◆ <10 岁：
  • 矢状面移位 20°～30°
  • 冠状面移位 10°～12°
◆ >10 岁：
  • 矢状面移位 10°～20°
  • 冠状面移位 5°～10°
◆ 旋转不能重塑

于固有位固定 2～4 周就足够了。然而，移位很大的骨折提示骨膜破坏的程度较重，则通常需要固定。通过闭合复位并使用良好的经皮克氏针就足够了（图14.7.4）。辅助邻指绷带则允许早期活动。一旦获得临床愈合，3 或 4 周拔除克氏针。将克氏针留置于皮肤外则可以在门诊无麻醉状态下拆除克氏针。然而，在上述过程中要仔细进行，保护好指端，防止损伤。

关节内骨折

关节内骨折必须仔细复位并固定，以预防远期并发症。这些骨折通常是近节指骨头的髁部骨折，很容易漏诊，并导致近侧指间关节（PIP）屈曲活动降低，因为近端骨片会阻碍髁下复位。应该尝试闭合复位来降低小骨片的缺血性坏死风险。复位必须恢复关节面的平整，确保恢复髁下复位。常常这些骨折在直视下最好复位。通过很小的克氏针能在获得精确相对稳定固定的情况下，尽量减少对小骨片的损伤。切开复位时必须仔细，保留任何软组织附着，避免损伤骨片的血运（图 14.7.5）。

指骨颈骨折

近节或中节指骨颈的骨折通常很难诊断，指骨头过伸或甚至 180° 旋转可能无法鉴别出来。这些骨折需要复位和克氏针固定。其技术包括沿着远节指骨纵向穿针，然后过伸远侧指间关节（DIP），抬起近节指骨移位的指骨头，然后复位骨折并穿针至中节指骨干（图 14.7.6）。

掌骨骨折

掌骨骨折在青春期晚期的儿童中常见，损伤的

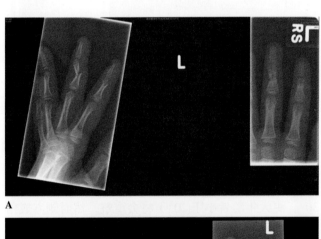

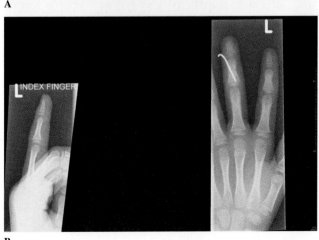

图 14.7.4 中节指骨干骨折。A）中指中节指骨骨折和示指颈骨折。B）复位后克氏针固定

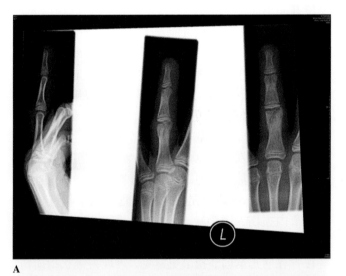

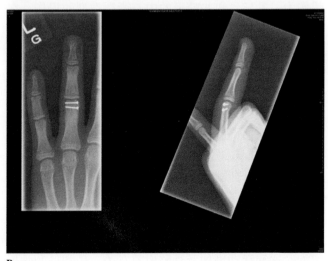

图 14.7.5 近节指骨髁骨折。A）复位前。B）复位后拉力螺钉固定

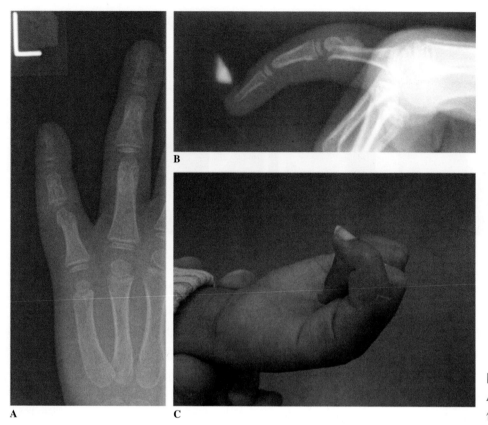

图 14.7.6　近节指骨颈骨折。A）无移位并保守治疗。B）移位和遗漏。C）髁复位缺失

机制和模式类似于成人，可接受的掌骨位置参见框 14.7.2。

如果临床上和 X 线片上存在不可接受的成角，那么使用 Jahss 策略复位骨折，包括屈曲掌指关节和指间关节，然后向背侧推挤近侧指间关节，同时向下推掌骨干。一旦骨折复位，使用克氏针或石膏稳定骨折。克氏针更难插入儿童的掌骨，因为缺乏掌骨头侧副韧带凹陷，因此缺乏"肩膀"来瞄准克氏针，所以克氏针于掌指关节处撞击伸肌腱的风险在儿童患者中更高。这并不是一个太大的问题，保持掌指关节于屈曲

位，并在 3 周内拔除克氏针。因为儿童能够忍受其指间关节于屈曲位固定 2 ~ 3 周，于握拳位固定尺侧两手指，掌骨颈骨折的复位维持是可能的。这比夹板更能维持骨折于更稳定的位置。建议进行保护性活动前固定 3 周就足够了。通过夹板或邻指绷带来提供保护。

掌骨干骨折与成人治疗相似，主要需要复位来纠正所有严重成角和旋转畸形。髓内固定技术如束状捆绑一般不太可能，因为髓腔太窄。掌骨基底骨折和腕掌关节脱位在儿童并不常见，但如果发生，则需要闭合复位克氏针固定。

第一掌骨骨折

第一掌骨骨折较常见，通常位于近侧的干骺端和生长区（图 14.7.7）。骨骺骨折通常是 Salter-Harris Ⅱ 型，伴有桡侧小的 Thurston-Holland 干骺端骨片。这些骨折的复位很容易，但如果没有克氏针，由于移位的力量，骨折通常很难稳定。这些力量包括拇长展肌对于近侧骨片产生的桡侧拉力和内收肌对于远侧骨片的尺侧偏移应力。

框 14.7.2　可接受的掌骨位置

◆ 对于更小的儿童，第四和第五掌骨颈骨折远端背侧成角小于 60°

◆ 青春期晚期儿童小于 40°

◆ 由于腕掌关节的相对僵硬，第二掌骨和第三掌骨仅允许 10° ~ 20° 成角

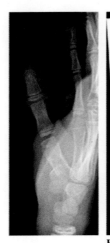
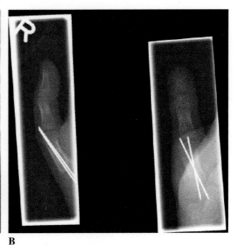

图 14.7.7　A）第一掌骨骨折。B）复位并克氏针固定　A　　B

儿童手部骨折的结果

除了外科干预或感染所导致的并发症外，儿童骨折的优良结果总是难以置信。儿童手部骨折如能避免成角、旋转和关节内畸形，则能获得优良结果。即使并不常见，畸形愈合也是最常见的并发症。如果在 2 周内发现畸形愈合，仍有可能进行闭合整复。超过了这段时间，切开显露，畸形愈合的清除可能一直持续 6~8 周。之后应该像成人那样在畸形愈合的部位，或在畸形愈合部位以远进行开放或闭合楔形截骨或旋转截骨。仔细避免损伤任何生长区。在关节内畸形愈合的病例中，应该进行重建关节内序列的所有尝试。如果失败了，则假关节通常也可提供足够的功能。也可考虑其他方法，如关节融合术或关节成形术。

手指和拇指的关节脱位

近侧指间关节脱位通常是背侧脱位，复位很容易，因此，近侧指间关节通常是稳定的，仅需要与邻指一起固定或用防止伸直的夹板固定 2~4 周。侧副韧带破裂很少导致明显的侧方不稳定，并需要修复。在难复位的脱位病例中可能需要切开复位，因为软组织卡入，例如，软骨盘或在掌板和屈肌腱之间的近节指骨头的纽扣样孔洞。

除了拇指，掌指关节脱位很少见。示指是第二容易受累的，并且由于屈肌腱和蚓状肌之间的掌骨头的纽扣孔，这种病例很难复位。切开复位可以采用掌侧或背侧入路，在进行掌侧入路时必须小心移位的指神经。由于软组织和骨骺的相对力量，相对成人来说，儿童拇指掌指关节脱位更少见。当确实发生时，其机制类似于成人，简单和复杂的脱位都会发生。简单脱位容易闭合复位，可以通过过伸掌指关节，然后在按压近节指骨背侧基底的前提下，施加纵向牵引和屈曲的应力来实现。复杂脱位需要切开复位，松解掌板或卡在掌板和屈肌腱之间的掌骨头。X 线片上，近节指骨总是平行于掌骨、关节间隙增宽或伴随籽骨插入的征象预示着复杂脱位。

肌腱损伤

这些损伤随着年龄增加而增多。这些损伤的机制与成年人不同——大多是玻璃伤导致的清洁、整齐的锐器伤。治疗原则（尤其是外科手术）类似于成人，之前的章节陈述过，本部分将会集中于这些损伤在儿童的不同点和特征。

主要的不同就是生长能力和康复配合较差。缺乏运动和瘢痕将会抑制生长，很大程度上是由于受去神经支配。术后护理受年龄和儿童配合的影响，通常康复非常有限。然而与成人相比，肌腱愈合会更快，粘连更少。因此，结果通常更好，并发症更少。手术技术和原则是相同的，始终记住这些组织如滑车会变得更脆弱。当出现并发症时，儿童的屈肌腱修复在评估和检查、术后护理和康复、手术适应证上需要特别注意。

由于缺乏配合和折中的检查方法，所有儿童的上肢深部撕裂都需要全麻，进行充分探查和伤口修复。术前的一些伤情预测可以通过观察性的检查技术来实施，包括专科医师的检查技术，例如，评估感觉的触觉和浸泡试验、评估肌肉肌腱连续性的肌腱固定和前臂挤压技术。这将允许医师和患者及手术室同事就手术方法和时机的可能性进行讨论。

屈肌腱损伤

尽管数天的延误不太可能影响结果，但如果可能存在儿童屈肌腱损伤，就应该进行探查。肌腱应该一期修复。损伤的机制通常是摔倒在玻璃上或同时抓住玻璃，这也意味着相对成人来说，更容易在肌腱断裂部位找到远端的肌腱末端，更容易显露和修复。肌腱结构更小，可以避免使用多股中心缝线肌腱修复技术，尽管如果使用更小的缝线，如4/0，上述方法仍可能使用。如果术后康复采用固定而不是主动活动技术，那么对于儿童来说，肌腱修复的力量可能没那么重要。因为儿童缺乏对锻炼的配合，并且出现肌腱粘连后对于松解和治疗反应更好，所以修复后固定通常是术后常规程序。尽管没有科学证据反对或支持，但一般倾向于使用长期的可吸收线，如PDS，而不是不可吸收线。

对于1区损伤，在重接肌腱时，应该小心损伤远节指骨生长区。对于2区损伤，应该进行各种尝试修复两根屈肌腱。延迟修复或需要清理肌腱末端的污染伤口可能会出现明显的肌腱缺损。在成人，这将妨碍一期修复，出现肌腱的协同一致性丧失并导致活动减弱。肌腱短缩的修复在儿童是可能的，因为肌肉肌腱延长和张力的再调整显得更稳定和更宽泛。屈肌腱鞘的关闭和滑车的维持或重建，也像成人那样重要。

术后康复的不同取决于年龄和儿童与家长的理解。对于最终结果，固定3~4周是有效的。这可能是因为完全固定不太可能，儿童可能会在其保护性夹板或绷带的限制下进行活动，因此会进行他们自己的保护性主动活动项目。如果固定超过4周，将会使结果恶化。一旦夹板拆除且需要较少的直接治疗方法恢复功能，儿童就会自主使用他们的手。尽管仍会发生意外再断裂，仍可以使用肉毒杆菌毒素来降低受累的肌肉紧张度，进而降低肌腱破裂的风险。

与成人相比，儿童屈肌腱修复的结果更好。然而也会发生因肌腱断裂和粘连影响活动。对于儿童来说，评估肌腱再次断裂非常困难。评估依赖于病史、触诊肌腱、肌腱主动和被动活动的评估、超声检查。早期发现急性的肌腱再次断裂可以直接修复。但常常是直到晚期才能发现肌腱断裂（2个月后），直接修复已不可能。这种情况类似于晚期发现肌腱损伤。

儿童一期或分期肌腱移植技术是存在争议的。有人认为只有当儿童年龄足够参与康复项目才可采用肌腱移植技术。然而这方面的证据很少，为了获得更好的功能，不论年龄如何都应该进行肌腱移植，这一观点还是合理的。儿童在早期会发展手部的使用方法，进一步的手指生长和发育依赖于功能，所以对于儿童应该进行各种尝试来重建正常的解剖和功能。由于可能干扰生长，肌腱修复的选择如肌腱固定术或远侧指间关节融合术是禁忌的。

肌腱粘连在儿童中并不常见。尽管手术时机仍存在争议，肌腱粘连松解术的适应证也类似于成人。当儿童年龄足够可以理解并参与康复项目，推荐进行肌腱粘连松解术。

伸肌腱损伤

伸肌腱闭合性损伤在儿童很少见。一旦发生，则有必要除外骨骺骨折，尤其是闭合锤状指的病例。通常，在年幼的儿童中是Salter-Harris I型损伤，较大儿童是Ⅲ型损伤，后者类似于成人的骨撕脱性损伤。尽管维持儿童夹板固定可能会增加伸直位克氏针固定的数量，这些损伤的治疗与成人基本相同。儿童夹板固定时间可以减至2周。

伸肌腱损伤延误诊断在儿童中常见。尽管延误了，但治疗是一样的，锤状指和纽扣损伤夹板固定仍可获得良好的结果。延误的1~5区伸肌腱损伤治疗夹板固定时间比治疗急性损伤要长2~4周。

开放伸肌腱损伤更常见，通常是挤压伤。当合并甲床或骨骺损伤时，需要进行手术治疗。当损伤是中节指节上方或指间关节（伸肌腱1~4区）的清洁整齐裂伤时，仅夹板固定手指于伸直位4~6周，可以达到肌腱对合。由于伸肌腱在此水平的解剖结构不会像屈肌腱那样挛缩，这一特征甚至允许对于伸肌腱分离的病例，延误诊断时也可直接缝合。如果不能直接缝合，所有应用于成人的重建方法都用于儿童，尤其是重建正常解剖，要尽量减少干预生长和发育。

伸肌腱修复的康复依赖于修复的水平。手指损伤应该夹板固定4周，而手和前臂损伤应该更早开始活动。针或克氏针可以被用作内固定夹板，仔细保护，预防其拔出或造成损伤，对于合作的儿童，可以在可拆除夹板保护下早期活动。一旦拆除夹板，允许儿童正常使用他们的手。

伸肌腱粘连导致的活动受限在充分功能锻炼后应该进行肌腱粘连松解术。有关儿童伸肌腱手术的结果的报道很少，但一般认为要好于成人。伸肌粘连或屈曲丧失发生率为22%。

神经损伤

在评估手部裂伤时应该高度怀疑神经损伤。儿童神经损伤的检查甚至难于肌腱损伤。如果存在任何怀疑，应该在全麻下探查伤口。手术技术与之前描述的成人的技术类似。周围神经在儿童中活动性更高，修复部位张力更小，因此，术后固定需要更少。如果没有其他损伤，2周足够恢复损伤。儿童神经修复的结果更好，这是外科手术的功劳，更好的结果归因于神经系统较好的再生能力、周围区域更好的神经长入和更好的中枢皮质再定位。儿童较优越的大脑发育能力和适应能力可能在他们较好的结果中起着更重要的作用。神经损伤并发骨折或肌腱断裂，可能和所有相关损伤结果更差是相关的。遵循与成人转位所应用的相同原则，功能性肌肉的肌腱转位可以治疗运动恢复失败的病例。在神经恢复期，儿童需要保护，避免损伤手的感觉缺失部分。

烧伤（框 14.7.3）

手和上肢烧伤是儿童最常见的损伤之一。其机制通常是儿童从桌子上拿一杯热的液体时被烫伤所导致的。几乎所有的手部烧伤都可以自发愈合，需要较少的评估、镇痛、确认、清理和随访。然而并不是所有烧伤都如此简单。结果依赖于烧伤的深度和面积。烧伤的评估依赖于病史和体格检查。烧伤的面积是通过占体表面积百分比来测量和记录，深度的评估使用12.24章节描述的原则。

框 14.7.3 烧伤深度和愈合能力
◆ 浅表 / 表皮——48 小时内愈合
◆ 浅表部分厚度——2 周内愈合
◆ 深部部分厚度——数月，遗留瘢痕和挛缩
◆ 全层——除了边缘，将不会愈合，遗留严重瘢痕 / 挛缩

治疗

即刻初次救护和复苏

移除热源并使用流动水降温烧伤处 20 分钟。复苏治疗应该与儿童高级生命支持程序保持一致。

浅表和浅表皮肤烧伤

水疱应该进行清理，因为其包含了有害的前列腺素，会影响愈合并加深烧伤。在做清理时，应该避免脱水和感染，因为它们也会加深烧伤。在最初时期，当烧伤渗出很多时，用油纱和可吸收纱布是非常有用的。包扎物应该制作得尽可能轻便，以允许一些活动。一旦渗出减少，伤口可以用收敛的敷料直接包扎，例如 Hypafix、Mefix 或 Fixomull。包扎物可以清洗，允许大多数正常的活动，并且很容易拆除，因为它是油溶性的。

深部皮肤和全层烧伤

一般规律是如果烧伤在 10～14 天内愈合，那么不会出现增生性瘢痕。然而，14 天仍未愈合的深度烧伤，有很高的风险发展为挛缩和增生性瘢痕。如果烧伤较深，且未能在 2 周内愈合，那么这种烧伤应该进行清创并植皮。清创时应该去除所有坏死组织，但尽可能保留皮肤。由于瘢痕和挛缩，皮肤的保留和重建是决定结果的关键因素。

严重烧伤应该进行镇痛、夹板固定于功能位、评估、抬高患肢来减轻肿胀，并进行外科手术准备。

由于儿童不断生长，所以应该进行随访，最初没有挛缩的瘢痕可能会变得张力增高，并导致功能受限性的挛缩。这些有可能需要通过切除和移植、局部皮瓣或 Z 字成形的外科翻修手术来解决。

咬伤和感染

猫和狗导致了儿童的大多数咬伤。如果需要进行探查及良好的外科切除和闭合，儿童深部结构评估的原则与成人相同。感染的微生物通常是败血性巴氏杆菌或混合性微生物，对青霉素或阿莫克拉敏感。

结论

儿童手部创伤非常常见，但大多数初期处理易获得预期的良好结果。被低估的最大错误是损伤的程度。漏诊及治疗失误或治疗失败可以导致功能和生长的灾难性丧失，这些可能在当时不会很明显。

拓展阅读

Elhassan, B., Moran, S.L., Bravo, C., and Amadio, P. (2006). Factors that influence the outcome of zone I and zone II flexor tendon repairs in children. *Journal of Hand Surgery*, **31A**(10), 1661–6.

Fitoussi, F., Badina, A., Ilhareborde, B., Morel, E., Ear, R., and Penneßot, G.F. (2007). Extensor tendon injuries in children. *Journal of Pediatric Orthopedics*, **27**(8), 863–6.

Fischer, M.D. and McElfresh, E.C. (1994). Physeal and periphyseal injuries of the hand. Patterns of injury and results of treatment. *Hand Clinics*, **10**(2), 287–301.

Havenhill, T.G. and Birnie, R. (2005). Pediatric flexor tendon injuries. *Hand Clin*, **21**(2), 253-6.

Vadivelu, R., Dias, J.J., Burke, F.D., and Stanton, J. (2006). Hand injuries in children: a prospective study. *Journal of Pediatric Orthopedics*, **26**(1), 29–35.

14.8
儿童骨盆和髋部损伤

Jon D. Hop • J.L. Marsh

（王艳华　劳永斌　译　张殿英　审校）

要点

- 有移位的股骨颈骨折必须予以复位，并用螺钉固定
- 股骨头缺血性坏死仍是一个治疗难题
- 如果通过牵引可以获得并保持满意的复位，对股骨粗隆间骨折可通过牵引进行保守治疗
- 髋部有移位的骨折必须尽快予以复位，如果需要，可进行切开复位
- 骨盆骨折死亡率较高，其致死原因往往是其他部位的创伤所致，而非仅仅骨盆血管出血
- 儿童的骨骼弹性较好，对儿童骨盆环的单环骨折无须处理

髋部骨折

发生率（框 14.8.1）

儿童髋部骨折在临床上较为少见，占儿童全身骨折的比例不足 1%。髋部一旦发生骨折，其并发症往往会影响儿童的一生。

解剖学（框 14.8.2）

股骨近端生发中心对股骨颈干骺端的生长起主要

作用，而在股骨头的次要生长中起的作用相对较小。转子的生发中心对大转子的生长起主要作用，而对骨干的生长作用相对较小。

股骨近端的生长发育尤其是干骺端的发育对于儿童的生长至关重要。在儿童生长停滞之前（一般为 14~17 岁），除了小部分的交通支外，其干骺端与骨骺的血液供应是分开的。在儿童的生长发育过程中，旋股内侧动脉的终末支与外侧的骨骺动脉为股骨头提供了最主要的血液供应。5~6 岁之前，股骨头前部的血液供应主要来源于旋股外侧动脉的分支，小凹动脉主要供应股骨头顶部。由于旋股内侧动脉系统在股骨头的血液供应中极为关键，所以儿童股骨颈骨折伤及旋股内侧动脉后往往会导致不同程度的股骨头坏死。靠近骨骺的骨折和移位较大的骨折发生股骨头坏死的概率更大。

分类

目前关于儿童髋部骨折最常用的方法是基于骨折的位置进行划分的，具体分类标准如下（图 14.8.1）。

- Ⅰ型：经股骨颈骨骺板的骨折（合并或不合并股骨头脱位）
- Ⅱ型：经股骨颈骨折（移位或无移位）
- Ⅲ型：靠近股骨粗隆的股骨颈基底部骨折（移位或非移位）
- Ⅳ型：股骨粗隆间骨折

框 14.8.1　骨盆与髋部骨折
- 临床少见
- 并发症多
- 处理困难
- 常伴发其他部位的损伤
- 多合并高能量损伤

框 14.8.2　解剖学
- 骨骺板损伤将影响儿童的生长发育
- 旋股内侧动脉的终末支提供股骨头大部分的血液供应
- 6 岁之前旋股外侧动脉是股骨头血供重要来源

Ⅰ 型		Ⅱ 型	Ⅲ 型	Ⅳ 型
经股骨颈 骨骺板的骨折		经股骨颈骨折	靠近股骨粗隆的 股骨颈基底部骨折	股骨粗隆间骨折

● 2 岁以下	● 2 岁以上	● 闭合或切开复位 空心螺钉固定	● 闭合或切开复位 ● 空心螺钉固定	● 闭合或切开复位

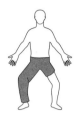

- ● 人字形髋关节石膏固定
- ● 对于年龄大的患疗效更好

- ● 闭合复位克氏针固定
- ● 必要时切开复位以达到解剖复位
- ● 必要时考虑打开关节囊以减少囊内压力
- ● 如患者骨骼尚未发育成熟，应使用平滑不带螺纹的克氏针
- ● 股骨头如有移位，一般预后不佳

- ● 打入内固定时尽量避免传入骨骺
- ● 并发症较Ⅰ型骨折少
- ● 尽量解剖复位
- ● 甚至在非移位骨折中也可见到缺血性坏死
- ● 骨折初始移位程度是影响股骨头缺血性坏死的主要影响因素
- ● 必要时考虑切开关节囊

- ● 如果患者骨骼尚未发育成熟，打入内固定时应避免打入骨骺区
- ● Ⅲ型骨折并发症比Ⅰ型Ⅱ型骨折少，但是缺血性坏死、骨折不愈合、髋关节外翻畸形较前两型多见
- ● 骨折初始的移位程度是影响缺血性坏死最重要的因素

- ● 可采用克氏针、空心螺钉或动力儿童髋螺钉进行固定
- ● 如患者骨骼发育尚未成熟，内植物不能打入骨骺
- ● 本型并发症较少

图 14.8.1　儿童髋部骨折的分类

临床评估（框 14.8.3）

有移位的股骨近端骨折患者往往表现为患肢疼痛、短缩、外旋畸形伴患肢活动受限。如果患者仅有患侧肢体的疼痛伴活动受限，接诊医师应注意患者是否有非移位的股骨近端骨折。

检查（框 14.8.4）

如果一个遭遇创伤的儿童来医院就诊，应行骨盆正位片检查。如果通过询问病史、体格检查或骨盆平片发现或怀疑髋部有骨折，应进一步行髋关节正侧位片检查。MRI 对于诊断隐匿性的骨折具有独特的临床价值，超声引导下髋关节穿刺配合或不配合关节造影可用来区分鉴别骨折和其他潜在性的疾病，如关节脓毒症或滑膜炎；如果有骨折，关节穿刺抽出的液体应为血性液体。

治疗（框 14.8.5）

是否需要常规切开前方关节囊存在争议，而切开前方关节囊是否可降低股骨头缺血性坏死的概率也存在争议。

Ⅰ 型：经股骨颈骨骺板的骨折

这种类型的骨折可通过闭合复位后在外展外旋位上以人字形石膏绷带将髋关节固定治疗。除非患者为 2 岁以下的婴幼儿，否则此类型的预期可复位的儿童骨折必须行解剖复位（图 14.8.2），2 岁以下儿童股骨颈仍有较强的重塑能力。大于 2 岁的儿童（尤其是生

框 14.8.3　临床评估

- ◆ 骨折无移位——患侧疼痛但无畸形
- ◆ 骨折有移位——患肢短缩、外旋畸形
- ◆ 仔细检查有无其他部位的损伤

框 14.8.4　辅助检查

- ◆ 骨盆前后位平片
- ◆ 如怀疑有髋部损伤，可行髋关节正侧位片检查
- ◆ 如怀疑有隐匿性骨折，可行骨扫描或 MRI 检查
- ◆ 对于年龄较小的患者，根据具体情况可行超声检查或关节造影

框 14.8.5　治疗

◆ 是否需要紧急切开关节囊存在争议
◆ 骨折移位是否需要进行复位？
◆ 选择闭合复位还是切开复位？
◆ 是否需要行内固定？

长发育期的儿童）的 I 型骨折，如果无法在闭合下解剖复位，需通过经皮克氏针或空心螺钉进行稳定固定。平滑的克氏针优于带螺纹的克氏针和空心钉，尤其是对于处于生长发育期的儿童。如果无法在闭关状态下解剖复位，可以考虑经前外侧入路切开复位，随后以克氏针或空心钉固定。术后患侧髋关节以人字形石膏固定。

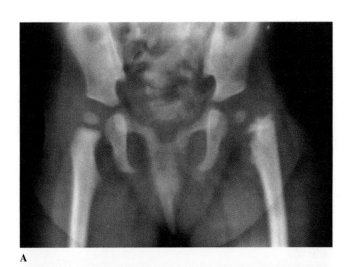

A

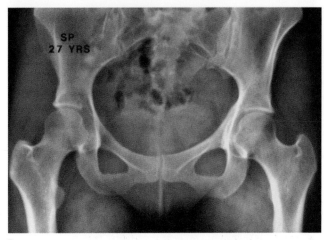

B

图 14.8.2　A）18 个月的患儿，左侧股骨近端 I 型骨折，给予人字形髋关节石膏固定未尝试进行骨折复位。B）27 年后随访发现骨折愈合良好（Courtesy of Dr S.L. Weinstein）

II 型：经股骨颈骨折

对于没有移位的 II 型骨折，可通过闭合复位石膏固定的方法来治疗。大部分的 II 型骨折需要手术治疗。骨折经闭合或切开解剖复位后，顺着股骨颈的方向打入 2～3 枚拉力螺钉进行固定，螺钉不可穿过股骨颈的骨骺板（图 14.8.3）。所打入的螺钉尺寸应因人而异，一般在 4.0～6.5 mm，术后辅以髋关节人字形石膏固定。

III 型：靠近股骨粗隆的股骨颈基底部骨折

对于无移位的 III 型骨折，根据患者的年龄，可考虑行人字形髋关节石膏支具固定，随后要对患者进行密切的随访观察，防止发生髋关节内翻畸形。对于大多数的 III 型骨折需要行手术治疗，在拉力螺钉长度选择时应注意，螺钉不可穿过股骨近端骨骺板，除非骨骺区也有骨折。如果闭合状态下不能达到解剖复位，应切开复位，待解剖复位后再拧入拉力螺钉。术后辅以人字形石膏固定。

IV 型：股骨粗隆间骨折

对于某些股骨粗隆间骨折，特别是年幼的患者，可以通过皮牵引或骨牵引进行复位，复位后应用人字形髋关节石膏辅助固定。对于这类骨折的患者，石膏固定后要对其进行密切随访以避免复位丢失，影响疗效。对于那些通过牵引未能获得充分复位或复位后丢失的多发伤患者以及年龄大于 6 岁的多发伤患者，需要进行手术治疗。如果能闭合复位，则首选闭合复位，如果闭合复位效果不满意，应考虑切开复位内固定。在内固定物的选择上，如果患者年龄为 6～12 岁，首选拉力螺钉固定（图 14.8.4），如果患者虽然年龄介于 6～12 岁，但患者发育较好，体格足够大，可考虑采用儿童滑动髋螺钉固定。如果患者年龄大于 12 岁，可考虑采用滑动髋螺钉或成角钩钢板原理对骨骺板进行固定。如果仅用克氏针或螺钉固定，那么术后要用人字形髋关节石膏进行辅助固定。

结果（框 14.8.6）

I 型：经股骨颈骨骺板的骨折

I 型骨折的治疗结果普遍较差，往往继发并发症，如股骨头缺血性坏死、不愈合、骨骺过早闭合等。很多 I 型骨折都合并股骨头脱位，而脱位会使预后变得更差。

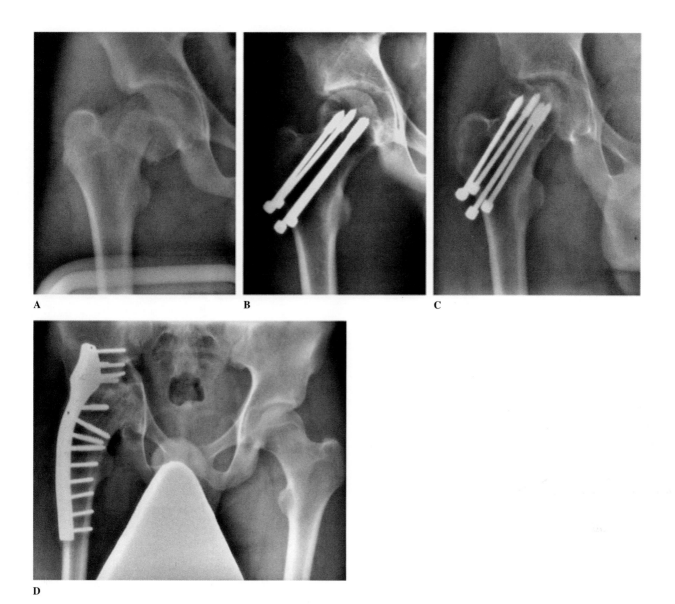

图 14.8.3　14 岁的 Ⅱ 型骨折患者，以多枚螺钉固定。术后出现股骨头缺血性坏死，最终患者因患侧髋关节疼痛行髋关节融合术（Courtesy of Dr S.L. Weinstein）

Ⅱ 型：经股骨颈骨折

与 Ⅰ 型骨折的预后相比，Ⅱ 型骨折的治疗效果要好，但也常常并发其他问题，如股骨近端骨骺过早闭合、不愈合和股骨头缺血性坏死。紧急的经关节囊切开复位内固定会影响预后，但骨折初始断裂移位的程度是股骨头缺血性坏死发展的决定因素。

Ⅲ 型：靠近股骨粗隆的股骨颈基底部骨折

Ⅲ 型骨折的预后相对较好，但也有 30% 的患者会发生股骨头坏死，此外，骨折不愈合、髋关节内翻等都可能会发生。

Ⅳ 型：股骨粗隆间骨折

对于 Ⅳ 型骨折，很少发生股骨头缺血性坏死、骨骺过早闭合等并发症。畸形愈合是 Ⅳ 型骨折最常见的并发症，预防畸形愈合的关键是骨折复位的质量。如骨折不能解剖复位或保守治疗，则容易导致髋关节内翻畸形。

并发症（框 14.8.7）

缺血性坏死

缺血性坏死的发生率取决于骨折的类型。Ⅰ 型骨折的发生率为 80%～100%（影响股骨头缺血性坏死

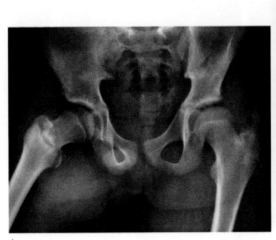
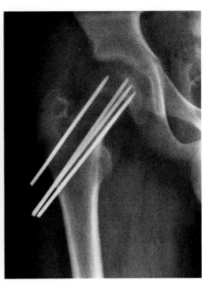

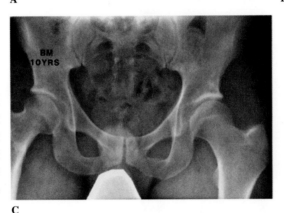

图 14.8.4 A）13 岁，男性，Ⅳ型骨折。B）由于患者骨骼发育接近成熟，治疗时以多枚克氏针打入股骨颈并传入骨骺，10 年后随访发现患者骨折愈合良好但有髋内翻畸形。C）临床疗效满意（Courtesy of Dr S.L. Weinstein）

框 14.8.6 结果
◆ Ⅰ型：
• 缺血性坏死常见（80%～100%）
• 骨折移位发生缺血性坏死的概率高
◆ Ⅱ型：
• 骨骺发育过早闭合
• 缺血性坏死（60%）
• 不愈合
• 骨折初始移位程度是影响缺血性坏死的关键因素
◆ Ⅲ型：
• 预后较Ⅰ、Ⅱ型好
• 股骨头缺血性坏死率为 30%
◆ Ⅳ型：
• 畸形愈合是最常见的并发症
• 其他并发症少见

的主要因素是股骨头是否移位），Ⅱ型骨折的发生率为 60%，Ⅲ型骨折为 30%。缺血性坏死可分为如下三种类型（图 14.8.5）。

◆ Ⅰ型：弥漫性硬化，股骨头全部受累并发生塌陷

◆ Ⅱ型：硬化局限在骨骺局部，并伴发小范围的股骨头塌陷

◆ Ⅲ型：股骨颈干骺端的骨折区部分硬化，股骨头无塌陷

骨折最初的移位程度是股骨头发生缺血性坏死的决定因素。股骨头缺血性坏死的患者，其长期疗效较差。目前，对于股骨头缺血性坏死尚无很好的治疗方法。但当患者症状较严重时，可考虑行关节融合术或关节置换术。

骨折不愈合

股骨颈骨折发生骨折不愈合的概率较股骨粗隆间骨折高。如果患者骨折不愈合并合并髋关节内翻畸形，

可行外翻截骨进行校正修复。如果颈干角良好，可行植骨加内固定术。骨折后初次治疗时良好的复位和坚强的内固定可减少骨折不愈合发生的概率。

骨骺早闭合

高达 65% 的股骨近端骨折患者会并发骨骺早闭合，股骨近端骨骺可提供 30% 的股骨整体的生长和发育。如果损伤，可致使健侧与患侧的肢体长度差异 2 cm 以上。

髋关节内翻畸形

内固定的应用降低了髋关节内翻畸形的发生率和严重程度。

展望

过去，对于儿童髋部骨折主要以保守治疗为主。

最近一系列通过手术治疗的病例表明，手术治疗可降低髋关节骨折的并发症，提高治疗效果。未来我们在治疗这类患者时应重视解剖复位，如果闭合不能达到解剖复位，可考虑切开以达到满意的解剖复位。

髋关节脱位

发病率和患病率（框 14.8.8）

虽然髋关节脱位的发病率可能高于儿童髋部骨折，但是创伤性髋关节脱位仅占儿童关节脱位的 5%。儿童创伤性髋关节脱位主要以髋关节后脱位为主。

相关病理学

对于遭受高能量损伤的患者，我们必须详细检查患者的胸部、腹部和头部，排除骨折以外其他部位的多发伤。

分类

髋关节脱位可分为前脱位（闭孔、前上方、前下方）和后脱位。

临床评估（框 14.8.9）

髋关节前脱位患者表现为患侧下肢外展、外旋、髋关节屈曲畸形，患侧肢体较健侧肢体稍长。髋关节后脱位患者表现为患侧下肢内收、内旋和屈曲畸形。在复位髋关节之前应详细检查坐骨神经是否有受损。

辅助检查

患儿如遭受高能量创伤或通过体格检查怀疑患者有高能量创伤，均应行骨盆平片检查。如果通过平片发现或怀疑髋臼有骨折，应进一步行 Judet 45°斜位片检查。复位后如果不能达到臼头同心复位（主要通过复位后髋关节 X 线片头臼关节面间隙增宽进行判断），应进一步行 CT 或 MRI 检查，以评估是否存在骨软骨碎片或软组织嵌顿。

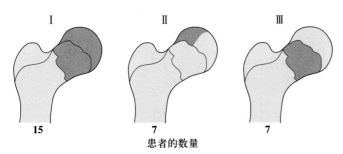

图 14.8.5 股骨头缺血性坏死的分型（Reproduced from Ratliff (1962).）

治疗(框 14.8.10)

如果可以实现足够的镇静,应在急诊室对髋关节进行闭合复位。否则应送至手术室在全麻下行髋关节闭合复位。髋关节应尽快复位,最好是在伤后 6 小时内复位。如果不能做到闭合复位或不能做到臼头同心复位,须行切开复位。如果为前脱位,应行前路切开复位;如果为后脱位,应行后路切开复位。造成髋关节复位困难的原因通常是由于股骨头穿破关节囊,或股骨头插入梨状肌肌腱,或骨软骨碎片阻碍。

年龄小一点的婴幼儿和依从性较差的儿童在髋关节复位后应辅以人字形髋关节石膏固定。年龄大的儿童在拄拐行走 3～4 周后如无髋关节不适,可逐步恢复正常活动。

结果(框 14.8.11)

创伤性髋关节脱位患者如未合并骨折,一般预后较好。而高能量损伤患者、合并骨折患者、延迟复位患者一般愈合较差。

并发症

缺血性坏死

儿童创伤性髋关节脱位后股骨头缺血性坏死的发病率是 10% 或以下,多见于年龄较大的儿童。创伤性髋关节脱位伤后应尽快复位,最好是在伤后 6 小时内复位,以减少创伤性髋关节脱位后并发股骨头缺血性坏死的发病率。

神经损伤

儿童创伤性髋关节脱位后并发坐骨神经和腓总神经损伤的情况并不少见,遗憾的是这些神经损伤都可以完全恢复正常。据统计,成人髋关节脱位后合并坐骨神经和腓总神经恢复正常的比例约为 1/3,而儿童神经损伤的完全恢复率并不比成人高。

骨关节炎

髋关节脱位后早期的髋关节退行性疾病往往是继发于缺血性坏死。如果患者无缺血性坏死,则一般不会出现骨关节炎,但目前尚无长期的随访或研究来支持此论断。

复发性髋关节脱位

如果患者无超松弛综合征,如 Down 综合征,一般不会发生复发性髋关节脱位。首次复位人字形石膏固定 6 周后髋关节如再次脱位,在修复过程中应注意保留后关节囊的褶皱。

骨盆骨折（框 14.8.12）

发病率和患病率

骨盆骨折在儿童中并不多见，并且主要以稳定性骨折为主，髋臼骨折较为罕见。

解剖学

儿童骨盆的解剖结构（如 Y 型髋臼软骨复合体和关节外骨突）不同于成人，其生物力学特征也不同于成人。儿童骨盆更有韧性，可以吸收更多的可以导致骨折的创伤能量。因此，只有高能量的损伤才可能导致儿童骨盆骨折。婴幼儿的骨柔软弹性，其遭受高能量的创伤时可缓冲一部分的能量，从而降低创伤带来的损害。同样级别的创伤可能会导致儿童骨盆单环骨折，而对于成人可能会引起骨盆的双环骨折。Y 型软骨的损伤可能会导致生长停滞和髋臼发育缺陷。

相关病理学

由于儿童骨骼柔软有弹性，因此，只有高能量的创伤才会导致骨盆骨折，因此，儿童骨盆骨折往往伴发其他部位的损伤。有文献报道，儿童骨盆骨折的死亡率为 9%～18%。儿童骨盆骨折高死亡率与骨盆骨折伴发头部、胸部、腹部及泌尿生殖系统损伤有关。在严重骨盆骨折患者中，常常伴发泌尿生殖系统损伤，包括尿道损伤、膀胱破裂及阴道裂伤。成年人严重盆骨骨折往往并发骨盆内大出血，但在儿童严重骨盆骨折中，骨盆大出血并不成年人那么多见。但此时应详细检查其他部位有无出血存在。如发生大出血，需要尽快进行复苏、稳定骨盆防止再损伤，如果有必要，应行血管造影以明确是否存在出血，必要时可采取选择性动脉栓塞以止血。

分类

最常用的儿童骨盆骨折分类方法是 Key 和 Conwell 分类法（表 14.8.1）。虽然该分类法涵盖髋臼骨折，但描述不详细。有关髋臼骨折损伤程度和制订治疗方案可参考专门针对成人骨盆骨折分型所设计的 Judet 和 Letournel 骨盆骨折分类法。

临床评估

儿童骨盆环损伤最常见的致伤方式是汽车碰撞或从高处落下。在体育比赛或运动中导致的骨盆骨折往往是撕脱性骨折，骨盆前方的肌肉收缩合并髋关节外展、膝关节屈曲时可导致其前部或前下方髂前上棘发生撕脱性骨折，腘绳肌强力收缩时可导致坐骨结节撕脱性骨折。患者主诉疼痛，体格检查可发现受伤局部隆起。

对于继发于高能量损伤的儿童骨盆骨折患者，应进行彻底全面的体格检查。完成全面体格检查并开始复苏后，如果发现骨盆的骨性体表标志不对称，应检查骨盆的稳定性。同时检查双侧髋关节的活动度。如果骨盆骨折有明显的移位，应在全麻下行阴道镜和直肠镜检查以排除开放性骨折。此外应仔细神经血管损伤，如坐骨神经、股神经、闭股神经和腰骶神经丛。

辅助检查

患者入院后应行骨盆平片和 40°骨盆入口位、40°骨盆出口位检查，如发现存在髋臼骨折，应加照一个 Judet 45°斜位片。如果想进一步了解髋臼、骶骨或骶髂关节损伤的情况，需要进一步行 CT 检查。如果行 CT 检查，在某些情况下可省去 X 线检查。

治疗（框 14.8.13 和 14.8.14）

治疗儿童骨盆骨折首要的任务是血流动力学的复苏和处理危机患者生命的损伤。虽然骨盆骨折合并大出血在儿童骨盆骨折中并不多见，但是一旦发现骨折合并大出血，可行骨盆外固定架固定骨折以增加骨盆的稳定性，减少出血。另外，必要的情况下可行骨盆

> **框 14.8.12　骨盆骨折**
>
> ◆ 骨盆骨折通常是稳定的
> ◆ 髋臼骨折少见
> ◆ 几乎全是高能量损伤所致
> ◆ Y 形软骨损伤：
> - 可能是很难诊断
> - 可能导致生长停滞
> ◆ 死亡率为 9%～18%（合并其他部位损伤）
> ◆ 泌尿生殖系统损伤常见
> ◆ 骨折处导致的出血不常见——应仔细检查是否有其他部位的损伤导致出血
> ◆ 如果坐骨或耻骨支骨折移位严重，必须仔细检查排除开放性骨折
> ◆ 在镇静 / 全麻下行阴道 / 直肠指诊检查

表 14.8.1 Key 和 Conwell 分类法

类型			说明
Ⅰ型骨折	**不累及骨盆环的骨折**		对症治疗
	A	撕脱骨折：髂骨、坐骨结节、小粗隆、髂嵴	预后良好
	B	耻骨或坐骨骨折	
	C	髂骨翼骨折	
	D	骶骨或尾骨骨折	
Ⅱ型骨折	**单环骨折**		对症治疗
	A	同侧的两个支骨折	预后良好
	B	骨折靠近或耻骨联合或合并耻骨联合半脱位	仔细检查有无合并其他部位的损伤
	C	骨折靠近骶髂关节或合并骶髂关节半脱位	
Ⅲ型骨折	**双环骨折**		当心有无危及生命的损伤
	A	耻骨双垂直骨折	考虑外固定以控制出血
	B	同侧的两处耻骨支骨折合并同侧或对侧的髂骨骨折或骶髂关节脱位（Malgaine 骨折）	在年龄较大的患儿中，该型骨折所致的死亡率或功能障碍多由伴发的损伤或畸形所导致
	C	骨盆环多发骨折	
Ⅳ型骨折	**髋臼骨折**		如果骨折块位于髋臼负重区，应准确解剖复位
	A	骨折块较小合并髋关节脱位	注意 Y 型软骨有无损伤
	B	髋臼裂缝骨折合并无移位的骨盆骨折	
	C	髋臼裂缝骨折合并髋关节不稳	
	D	继发于髋关节中心型脱位的髋臼骨折	

血管造影和选择性栓塞止血。骨盆铗可替代外固定架提供骨盆临时的稳定。

不累及骨盆环的骨折

骨盆撕脱骨折的患者需要固定患侧髋关节，以减少因肌群收缩牵拉骨折片。患者应拄拐以减少患肢负重和肌肉舒缩。如经保守治疗无效骨折不愈合，可考虑手术治疗。一般情况下，保守治疗可取得良好的疗效。

儿童骨骼的可塑性使得其容易发生耻骨支或坐骨支的单支骨折。这是儿童遭受高能量损伤后最常见的骨盆骨折类型。单一的耻骨支或坐骨支骨折患者应卧床休息，待症状消失后再逐步下床活动。

框 14.8.13 骨盆骨折的初始治疗

◆ 施行心肺复苏术
◆ 治疗危及生命的损伤
◆ 在单 / 双环骨盆骨折中，常合并其他部位的损伤

框 14.8.14 骨盆骨折的治疗

◆ 未累及骨盆环的骨盆骨折：
  • 休息
  • 逐步康复
  • 如出现骨折不愈合症状，应行手术治疗
◆ 骨盆环单环骨折：
  • 短期卧床休息
  • 患侧保护免负重 / 人字石膏固定
  • 耻骨联合损伤容易被掩盖
◆ 骨盆环双环骨折：
  • 耻骨支——非手术治疗为主
  • Malgaine 骨折——牵引或手术
  • 严重多发骨折——牵引或双边人字形石膏固定
  • 在年龄较大的患儿中，如骨折移位明显，应考虑行内固定手术治疗
◆ 髋臼骨折：
  • 骨牵引
  • 有移位的骨折需要切开复位内固定
◆ 有关骨盆骨折疗效的研究很少

髂骨翼骨折往往伴有需要治疗的骨盆其他部位的骨折。单纯的髂骨翼骨折可以通过外展髋关节以减少髋部外展肌群对髂骨翼的牵拉，同时患者卧床休息，待症状缓解后再逐步进行患肢负重活动。

骶骨或尾骨骨折的患者，应在疼痛允许的范围内逐渐进行负重活动。禁止尝试对骨折进行复位，因为通过直肠指检进行复位时会损伤直肠，且骶尾骨骨折的复位不能保持。

单环骨折

儿童骶髂关节和耻骨联合的弹性使得其骨盆可发生单环骨折。单环骨折往往没有骨折移位或移位很小。尽管单环骨折是稳定的，且看起来损伤不重，但我们必须明白，儿童骨盆骨折往往是高能量损伤所导致，其往往会伴随着其他部位的损伤，我们在接诊时必须仔细检查不要有遗漏。

骨盆单环骨折包括以下几个部分的骨折：同一侧的耻骨上下支骨折、耻骨联合中断或接近耻骨联合处的耻骨骨折。单环骨折通常是稳定的骨折，只需要在保持骨盆稳定的状态下短期的卧床休息，待患侧症状稳定后再逐步负重活动（图 14.8.6）。

如果患者存在显著的耻骨联合移位，其骶髂关节必然存在损伤。如果患者为"开书"型损伤且耻骨联合分离大于 3 cm，则患者为旋转不稳定型损伤。一些作者认为耻骨联合必须复位，不论是通过钢板内固定还是外固定。如果患者存在腹部损伤需要开腹手术，此时顺便采用钢板固定耻骨联合是非常好的治疗方法。有些患者在保守治疗期间其耻骨联合可自行复位，目前尚没有数据表明手术是治疗耻骨联合骨折移位的最佳方法。

双环骨折

双环骨折是不稳定的骨折，往往是由高能量的创伤所导致，常常伴发其他部位的损伤。与单环骨折相比，双环骨折在儿童骨盆骨折中并不常见。

在双侧的耻骨垂直骨折中，往往有上耻骨支的移位。这种类型的骨折往往不涉及骨盆的承重部分，不需要通过牵引或手法进行复位。即便是有显著的骨折移位，这种骨折也可自行愈合并重塑。患者需要卧床休息，待症状缓解后再逐步进行拄拐负重活动。

单侧的耻骨支骨折合并同侧 / 对侧的髂骨骨折或骶髂关节脱位 / 半脱位是一种更严重的骨折。与成年

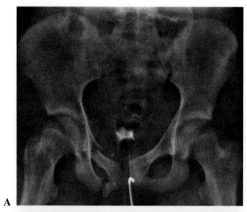

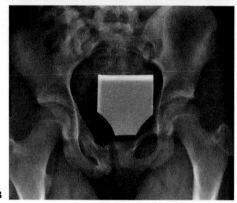

图 14.8.6 患者 12 岁, 诊断为单侧耻骨支骨折, 给予患侧保护、免负重保守治疗。患者预后良好, 无其他并发症

人骨盆骨折相似，如果骨折严重移位，往往需要切开复位并行内固定来固定不稳定的半侧骨盆。

目前，尚无确切的研究证明什么程度的骨折移位如不进行复位固定，就会导致预后不良。但对于骨折移位大于 1 cm 的骨盆后环骨折须行手术治疗。

髋臼骨折

儿童 Y 型软骨损伤会影响髋臼发育，在接诊儿童髋臼骨折患者时，一定要考虑是否会影响髋臼的生长发育。

髋臼后壁小的骨折不会影响髋关节的稳定性，可采取卧床休息，待症状好转后逐步进行保护性的拄拐活动。由于髋臼后壁的骨折往往合并髋关节脱位，因此，对于合并髋关节脱位的髋臼后壁骨折治疗时，强调髋关节应尽可能的完美复位。

可采用骨牵引来对儿童髋臼骨折进行闭合复位，如果复位后骨折移位小于 2 mm，可采用牵引作为最后确定性的治疗。但是临床更多见的儿童髋臼前臂的骨折或是伤及 Y 型软骨的骨折，对于上述两种类型的骨

折应采取与成人相似的手术入路进行切开复位内固定。

结果（框 14.8.15）

未累及骨盆环的骨折

髂前上棘和髂前下棘的撕脱骨折可采取制动休息等保守的办法进行治疗，随后逐步加强功能锻炼。坐骨棘的撕脱骨折治疗效果不如预期的那么好。

单支骨折愈合可靠。不论是单独的髂骨翼骨折，还是髂骨翼骨折伴发其他部位的骨折，其保守治疗效果较好，很少会留下后遗症。尽管髂骨翼骨折常常合并骨折块粉碎或骨折块有较大的移位。

相对于成年人的骶尾部骨折，儿童骶尾部骨折预后对日常生活一般不会产生不良影响。

单环骨折

同侧的耻骨或坐骨支骨折、单纯的耻骨联合半脱位、接近耻骨联合的骨折通过短期的卧床休息、随后渐进地负重功能锻炼等保守治疗可获得满意的疗效。接近骶髂关节处的骨折或骶髂关节半脱位也可通过保守治疗后获得良好的治疗效果。

双环骨折

由于双环骨折多由高能量损伤所致，常伴发其他部位的损伤，总体来说，双环骨折的预后不如单环骨折理想。双环骨折常伴发泌尿生殖系统、神经血管系统以及腹部的损伤，由此可造成双环骨折患者有着较

高的死亡率。骑跨式儿童骨盆骨折通过保守治疗一般预后良好，不会遗留后遗症。对于年龄稍大的儿童可考虑行手术治疗，以避免骨盆畸形。

髋臼骨折

对于无移位的髋臼骨折以及通过牵引而复位良好的髋臼骨折患者，保守治疗可取得理想的治疗效果。对于复位不良的和 V 型 Salter-Harris Y 型软骨有损伤的髋臼骨折患者，保守治疗效果不佳。对于有移位的髋臼横向骨折，如能做到良好的复位，手术治疗后可取得良好的疗效。

并发症（框 14.8.16）

儿童骨盆骨折有诸多的并发症，如头部、胸部、腹部、四肢长骨、泌尿生殖系统的损伤。骨折延迟愈合或骨折不愈合也可能会发生。耻骨支的骨折不愈合患者往往没有症状。如果骨折不愈合且患者有症状，应考虑行切开复位植骨内固定术。

骨盆骨折畸形愈合可引起由骨折移位而导致的双侧下肢不等长，在治疗时如能做到良好的复位，可有效避免畸形愈合。

Y 型软骨损伤是髋臼骨折中不常见的一种并发症，但如果发生 Y 型软骨损伤，会导致髋臼发育不良。Y 型软骨损伤分类比较困难，尤其是 V 型损伤不易被发现，一般直到其出现发育异常时才被发现。如果我们怀疑有 Y 型软骨损伤，应对患者进行长期的随访，观察其髋臼发育是否有异常。如果发现髋臼发育有异常，可行髋臼截骨术或杆切除术以预防髋关节退变或半脱位。

髋臼骨折后，如果髋臼关节面不光滑，可导致髋关节骨关节炎。预防因术后髋臼关节面不光滑导致的

框 14.8.15　骨盆骨折的结果

骨盆骨折类型：
- 骨盆环无损伤的骨盆骨折：
  - 通常愈合良好，无并发症
  - 偶尔患者的运动能力会有一些限制
- 单环骨折：通常愈合良好且预后功能良好
- 双环骨折：
  - 通常愈合良好
  - 远期可能会有一些并发症，主要是由于合并其他部位的损伤所致（泌尿生殖系/神经/血管/腹部）
  - 年龄较大的患儿应尽量解剖复位避免预后遗留畸形
- 髋臼：
  - 通过牵引/切开复位内固定通常可获得令人满意的疗效
  - 预后较差——治疗时复位不理想
  - V 型：Y 型软骨骨折

框 14.8.16　骨盆骨折的并发症

- 多数是由于伴发的其他部位的损伤所导致
- 延迟愈合/不愈合率可达 5%
- 畸形愈合时很少有症状（双侧肢体不等长）
- Y 型软骨损伤：
  - 罕见
  - Salter-Harris Ⅰ 型、Ⅱ 型或 Ⅴ 型
  - 需要长期随访
- 骨折复位不良，可导致骨关节炎

骨关节炎最好的方法是骨折准确复位，必要时可通过切开准确复位加内固定。

结论

　　儿童骨盆骨折常继发于高能量创伤，多伴发其他部位的损伤。医师接诊时如发现骨盆骨折，应仔细检查患者的其他部位有无损伤。多数的儿童骨盆骨折可通过非手术手段进行保守治疗，而对于有移位的髋臼骨折和骨盆环有分离的骨盆骨折多需手术治疗。

拓展阅读

Boardman, M.J., Herman, M.J., Buck, B., and Pizzutillo, P.D. (2009). Hip fractures in children. *Journal of the American Academy of Orthopaedic Surgeons*, **17**(3), 162–73.

Banerjee, S., Barry, M.J., and Paterson, J.M. (2009). Paediatric pelvic fractures: 10 years experience in a trauma centre. *Injury*, **40**(4), 410–13.

Herrera-Soto, J.A. and Price, C.T. (2009). Traumatic hip dislocations in children and adolescents: pitfalls and complications. *Journal of the American Academy of Orthopaedic Surgeons*, **17**(1), 15–21.

Shrader, M.W., Jacofsky, D.J., Stans, A.A., *et al.* (2007). Femoral neck fractures in pediatric patients: 30 years experience at a level 1 trauma center. *Clinical Orthopaedics and Related Research*, **454**, 169–73.

Smith, W., Shurnas, P., Morgan, S., Aqudelo, J., Luszko, G., Knox, E.C., and Georgopoulos, G. (2005). Clinical outcomes of unstable pelvic fractures in skeletally immature patients. *Journal of Bone and Joint Surgery*, **87A**, 2423–31.

14.9
儿童股骨和髌骨损伤

David Hollinghurst

（王艳华　劳永斌 译　张殿英 审校）

要点

- 儿童股骨的可塑性较强
- 儿童股骨骨折后其自身的过度生长可纠正骨折后出现的短缩
- 小于 5 岁儿童的股骨骨折可通过闭合复位、牵引和石膏固定等保守方式治疗。大于 11 岁儿童的股骨骨折一般需手术治疗以固定骨折
- 在治疗儿童股骨骨折方面，弹力髓内钉很大程度上已经取代了外固定架
- 股骨骨折包括股骨远端骨骺板骨折，需要认真对待，因为这个部位的骨折可导致生长停滞
- 骨软骨骨折会伴随一定比例的急性髌骨脱位

引言

股骨干骨折占儿童骨折的 1%~2%（框 14.9.1），多发于两个年龄段：一个发病高峰为 2~3 岁时，另一个发病高峰为青春期。儿童的皮质骨从 5 岁开始迅速增厚，可能是这个年龄段股骨骨折发生率降低的原因之一。非意外伤害可发生在任何年龄段，但在年龄较小的儿童中多发。在小于 1 岁的儿童中，排除车祸等原因，高达 65% 的股骨骨折是由虐童导致。年龄在 10 岁左右的儿童股骨干骨折患者中，自行车事故导致的股骨干骨折占 50%，而青春期患者多是由汽车和摩托车车祸引起股骨干骨折。高能量损伤导致的股骨骨折往往也会伴随其他部位的损伤，如髋关节脱位、股骨颈骨折、骨盆和膝关节损伤以及胸腹部联合伤。股骨骨折患者如果出现血流状态不稳，一定要仔细检查以排除身体其他部位的损伤。

可接受的畸形、股骨再生和股骨过度生长

骨折畸形愈合是否可以接受取决于骨折的位置和患者的年龄（图 14.9.1）。10 岁以下的女孩和 12 岁以下的男孩仍保留明显的生长能力。长期随访发现，13 岁以下的儿童生长过程中可通过自身骨骼重塑对小于 25° 的成角畸形进行自我纠正。通常来讲，在冠状面上大于 15°、矢状面上大于 20° 的畸形是不能接受的，无须治疗。股骨远端骨折的畸形更明显，骨折在愈合过程中可通过骨骺板重塑和纵向生长对畸形进行自行矫正，进而实现自身校正。重塑过程可长达 5 年。旋转畸形即使是自身重塑失败，一般也是可以接受的。目前没有文献报道什么样的旋转畸形不可以接受。一般骨科医师认为小于 20° 的旋转畸形可以接受。

儿童股骨干骨折后骨折端部分会出现过度增殖生长，尤其是在年龄介于 3~9 岁的儿童。多项研究中曾报道过的过度生长的确切价值，目前尚不清楚，真正的过度生长及面对短缩畸形而发生的代偿性生长两者之间的区别并不明了。骨折发生后，骨折端 1~1.5 cm 的区域出现明显的骨刺激性再生，在骨折后的前 18 个月内这种现象非常明显，这种现象可持续长达 5

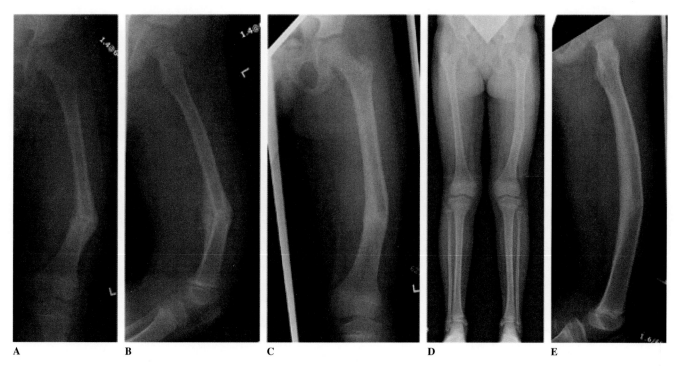

图 14.9.1 A）和 B）患者 8.5 岁，诊断为股骨干骨折，患者采取保守治疗，其冠状位 25°、矢状位 25° 的成角畸形未予纠正。C）1 年后复查骨折愈合情况。D）和 E）3 年后复查显示骨折预后，对位对线满意

年。并且非优势侧的股骨再生能力优于优势侧。对于 3~9 岁的儿童股骨骨折，如果短缩 2 cm 以内是可以接受的。年龄大的儿童骨折增殖再生能力不如前者，因此，在治疗时应尽量准确复位以恢复股骨长度。对于年龄较小的骨折畸形愈合的患儿，如果肢体短缩长度大于 2 cm，应耐心等待观察一段时间，因为这样可提供足够充裕的时间通过对侧骨骺阻滞以使得两侧的肢体长度等长。

治疗指南和技术

儿童股骨干骨折多是由低能量损伤所致，因此一般都能愈合。有很多种治疗方法可供选择，如牵引等非手术治疗方式、石膏铸型固定、各种各样的手术固定等。常见并发症有感染、挤压综合征、神经血管损伤以及由高能量损伤或开放伤所致的股骨干骨折不愈合。最常见的并发症是骨折畸形愈合伴有 / 不伴有患侧肢体短缩。在年龄较小的患儿中，其可通过骨折端代偿性的增殖再生修复短缩的患肢。手术治疗指征如下：多发伤患者、头部损伤患者、开放性骨折、同侧

的股骨胫骨同时骨折、漂浮膝（图 14.9.2）。在选择治疗方法时应考虑患者的年龄、体重、发育状况等情况。假设患儿的体重和发育状况都是一样的，接下来我们将根据患者的年龄来讨论一下股骨干骨折的治疗。

出生 ~1 岁（框 14.9.2）

这个年龄段的患者发生股骨干骨折可由以下原因引起：出生时发生损伤、患儿被虐待或成骨不全等代谢紊乱。对于多数年龄大于 6 个月的骨膜较厚的患儿可采用 Pavlik 吊带进行固定，以促进骨折快速愈合，显著减少畸形愈合的风险。由于存在骨折重塑，可允许骨折复位后 3 cm 以内的短缩畸形或 30° 的成角畸形。年龄大于 6 个月的患儿可采用石膏固定 4~6 周。

1 岁 ~ 学龄前（图 14.9.3）

这个年龄段的多数患者可于损伤后 48 小时内采用石膏固定 8 周进行保守治疗。在行石膏固定之前可采用夹板或牵引进行临时固定。对于骨折短缩畸形超过 2 cm 或骨折不稳定伴有明显的骨折断端异常伸缩活动的患者，可于骨折早期在麻醉状态下进行牵引，

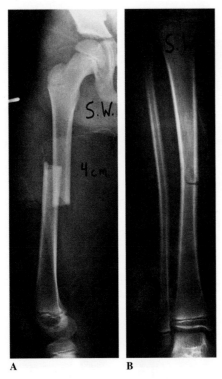

图 14.9.2　患者 7 岁，诊断为同侧胫骨和股骨双骨折并漂浮膝损伤，其中漂浮膝损伤是一个相对手术适应证

以纠正骨折的对位对线，恢复肢体长度。在骨折血肿吸收期，可采用人字形石膏绷带进行固定，同时可辅以牵引来维持患肢的长度和骨折的对位、对线。

5～11 岁

对于低能量损伤所致的骨折移位不明显的股骨骨折患儿，可采用髋关节人字形石膏绷带固定患肢进行保守治疗。固定后患儿需长时间制动，且骨折愈合较慢，石膏绷带固定会给患儿及学校带来诸多不便，因此可考虑手术治疗。内固定及外固定技术都可应用，而弹力髓内钉应用最广泛。手术治疗可允许患者早期活动，以尽早恢复正常的学习、工作和生活，有利于

框 14.9.2　保守治疗

- 紧急性人字形石膏固定：
  - 是 2 岁以下患儿治疗股骨干骨折的可选方法之一
  - 小心粉碎的骨折块或患肢过度短缩
- 牵引加患肢人字形石膏固定（平均固定 3 个星期）：
  - 年幼的患儿可采用 Split Russell 皮肤牵引
  - 年龄较大的患儿可采用骨骼牵引

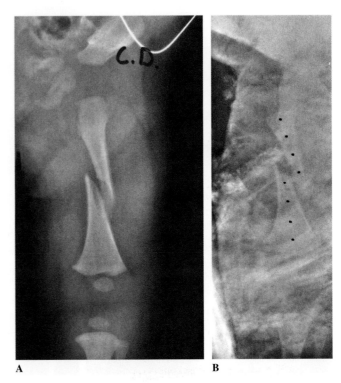

图 14.9.3　A）患儿为 4 个月龄男性，像这么大不会行走的患儿出现股骨干骨折接诊时首先想到的是该患者可能是由于受虐待所致。B）接诊后应给与患肢制动，并辅以人字形石膏固定，一般预后良好

孩子心理健康。不稳定的骨折块可通过紧贴骨膜的桥接钢板进行固定。

11 岁 ～ 成人

对于这个年龄段的患者，通常需要手术来复位并稳定骨折。这个时期的骨折重塑能力减弱，患肢早期部分负重活动有利于骨折的愈合和重塑。手术的目标是患侧冠状面和（或）矢状面成角畸形小于 10° 和短缩畸形小于 1.5 cm。年龄小且体重小于 50 kg 的患者，可考虑行弹力髓内钉进行股骨干髓内固定。由于年龄大的患儿骨折后重塑能力不如年龄小的患儿，因此，弹力髓内钉髓内固定术后早期应卧床休息，并辅以功能位石膏绷带固定，以避免负重活动时复位丢失和骨折畸形愈合。如果患者不能行弹力髓内钉进行髓内固定，可改用钢板螺钉进行固定。微创桥接钢板技术虽然操作技术要求较高，但该技术对软组织剥离损伤小，手术切口小，且可尽可能地保留骨折局部微环境。另外，有报道称成年型顺行交锁髓内钉技术治疗股骨干骨折疗效较好，但即使是从侧面的大粗隆入口点进针，

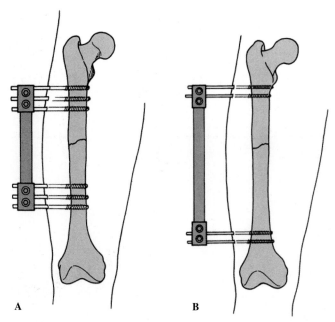

图 14.9.4 可调式外固定架治疗儿童股骨干骨折。A）骨折断端分别以 2 枚以上的直径较粗的固定针进行固定，然后以直径相匹配的连接杆进行固定，连接杆的直径越接近股骨，外固定之间就越牢固。B）视骨折愈合情况两端适时，拔除一枚固定针以增加骨折端的应力，可降低发生骨折延迟愈合和再骨折的风险

也不能完全避免股骨头缺血坏死的风险。

牵引

不论是皮牵引还是骨骼牵引，通常只是一个临时措施。年幼的儿童可以通过石膏绷带固定，而年龄较大的患儿可通过手术获得骨折断端良好的复位和稳定。对于体重大于 11 kg 的患儿，不推荐使用 Bryant 牵引或高架皮牵引。牵引的风险包括：腓总神经麻痹、骨筋膜室综合征、皮肤局部起水泡、下肢神经血管损伤等，需要经常检查患肢的神经血供情况。

常用的牵引方法有简单的纵向牵引或膝关节屈膝 45°状态下的平衡牵引法。牵引针一般放置在股骨远端骨骺近端 2 cm 处，在打入牵引针时应在透视下进行操作，以免损伤远端的血管神经。牵引针不能打入胫骨近端，因为放在这个位置容易引起生长停滞和随后的胫骨功能恢复。如果将骨牵引作为一个确定性的治疗手段，为保证骨折的对位对线，在治疗过程中应定期复查 X 线以调整牵引的力度和方向。如果 X 线检查发现骨折端有足够的骨痂形成，可改用石膏固定并适时部分负重下地活动。

髋关节人字位石膏

在行石膏固定前应测量患侧股骨长度，以避免出现患侧肢体短缩超过 3 cm。牵引使骨折复位并通过 X 线检查证实骨折已复位。腘窝和骨性突起须以软垫加以保护。一般来讲，髋关节和膝关节各屈曲 45°的状态下可保持良好的股骨骨折复位。有些作者推荐髋膝屈曲 90° 状态下进行固定更有利益骨折复位的维持，并且未报道任何不良反应。但有关这种技术严重的并发症包括皮肤缺损和骨筋膜室综合征。起初固定时选用腿长型的石膏，而后换成人字位石膏固定。石膏不能过长以免造成对大腿的牵拉。石膏固定后 1～2 周应及时复查 X 线，确认骨折未再发生移位。成角畸形可通过楔形石膏进行校正。

外固定（框 14.9.3）

外固定支架被广泛应用于不能行石膏固定的患者，但现在逐渐被弹力髓内钉所取代。对于难以维持复位稳定的有骨折块和不稳定的骨折患者，外固定支架仍然有其重要的应用价值。开放性骨折、严重软组织损伤，如烧伤及多发损伤，是外固定技术的相对适应证。外固定钉应打在远离骨折处，并且要避免损伤骨骺和股骨颈。

外固定支架不应太坚硬僵化及早期动力化，以减少并发症，如延迟愈合、不愈合以及外固定支架移除后再骨折。钉道感染是外固定支架最常见的并发症，可通过口服抗生素治疗。少数情况需行局部清创术、静脉注射抗生素、移除外固定架等。

弹力髓内钉（图 14.9.5 和 14.9.6）

弹力髓内钉已成为治疗自股骨粗隆区至股骨远端

框 14.9.3　手术治疗——指征

◆ 绝对指征：
- 颅脑损伤
- 多发伤
- 合并同侧胫骨骨折
- 开放性骨折

◆ 相对指征：
- 年龄和患者的体重
- 心理和经济方面的考量
- 骨折复位后对位对线不好

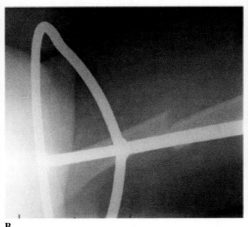
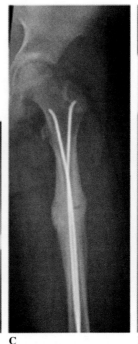
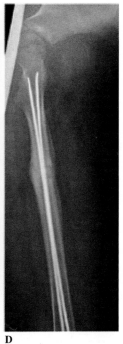

A   B   C   D

图 14.9.5 A）和 B）弹力髓内钉是治疗横断骨折理想方法，对于这个 12 岁的患者，弹力髓内钉固定可允许早期负重，以促进骨折愈合（C 和 D）

之间的稳定的股骨干骨折的主流方法。其优点包括：避免损伤转子间、股骨颈和股骨头的血运；骨折闭合复位后通过有限的切口维持骨折稳定复位；可使用髓内钉直接插入髓腔复位移位的骨折，也可通过牵引将骨折复位后再打入髓内钉维持期复位的稳定。

　　大多数骨折通过在股骨远端内外侧远离骨骺板 2 cm 处各逆行置入一枚 C 型螺钉都能保持稳定。每根髓内钉的直径为髓腔峡部直径的 40%，在打入前应将髓内钉预弯成弓形，其主要原理是两枚髓内钉形成双弓形在髓腔内产生弹性卡压作用，使骨折端的旋转移位受到控制，其弹性强度可通过弓形幅度来调整。髓内钉应插入到小转子水平，但转子下骨折往往需要将髓内钉穿入到股骨颈以维持骨折稳定。钉尾应露出骨面 1 cm，以方便日后取出。露出骨面的钉尾应进行弯曲，使其与骨面平齐，一面刺激局部软组织。股骨远端骨折可采用一个 C 型髓内钉和一个 S 型髓内钉从小转子下水平顺行打入，进针点在股骨的外侧。术后患者应制动，视骨折愈合情况适时负重活动。一般术后 6～8 周，骨折局部形成良好的骨痂，这时可逐步进行完全负重活动。

　　最大的弹力髓内钉直径为 4 mm，因此采用弹力髓内钉技术可以治疗髓腔峡部直径为 10～12 mm 的患者。目前认为患者的体重在 50～60 kg 为上限，超过此重量不能用该技术。患者的体重越大，发生畸形愈合的概率就越大。体重较大的患者术后需要卧床免负重休息，或辅以支具辅助固定。此外，年龄大的儿童骨折后骨组织再生重塑能力降低，因此，对畸形愈合的自行矫正能力不如年龄小的儿童。弹力髓内钉可在远端或近端进行锁定，但目前临床应用不多。

　　目前，在内植物材料的选择上是选用不锈钢材料还是钛金属材料，尚有争论。钛金属材料的畸形愈合率为 23%，不锈钢材料畸形愈合率为 6%，这或许表明，在同样的负重条件下，钛金属更容易被折弯。

　　一般在损伤后 6 个月，骨折愈合后将髓内钉取出，取出后发生再骨折的情况少见。

框 14.9.4　手术治疗——技术

◆ 钢板内固定——缺点包括广泛的手术瘢痕或微创钢板操作技术较高，可能出现延迟负重
◆ 刚性／扩髓髓内钉——的缺点包括股骨粗隆间生长停滞或延迟，1%～2% 的患者可发生股骨头缺血性坏死
◆ 弹力髓内钉——缺点包括钉道感染、延迟愈合、再骨折
◆ 外固定器——缺点包括针感染、延迟愈合、胫腓骨

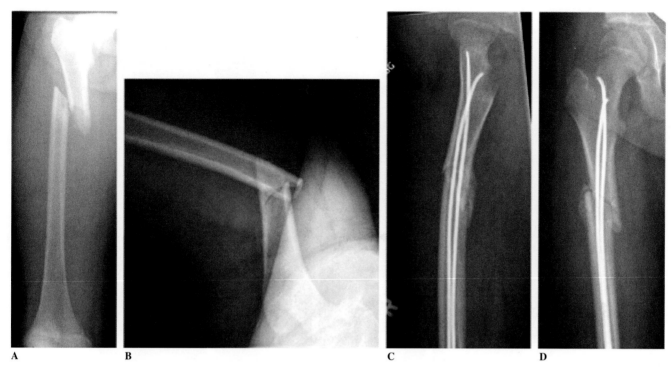

图 14.9.6　A）和 B）靠近转子区的股骨近端骨折，骨折近端弯曲，人字形石膏难以固定。C）和 D）通过小粗隆定点打入两根弹力髓内钉对这名 12 岁的股骨近端骨折患者进行固定

钢板螺钉固定（图 14.9.7）

切开复位和动力加压钢板固定可以不借助透视对骨折进行解剖复位，在合并股骨近段骨折、头部损伤或多发损伤时可同时对各损伤部位进行治疗。但是该方法须行大切口，对软组织剥离损伤较严重。因此，弹力髓内钉在治疗儿童股骨干骨折中应用更多。

肌下桥接钢板联合微创技术可避免切开复位钢板内固定的诸多弊端。对于体重较大无法行弹力髓内钉固定的青少年患者，可行微创桥接技术联合锁定加压钢板进行固定，但这种治疗方法以切开股骨近端的骨骺板为代价。该技术对术者的手术技能水平要求较高，尤其是治疗年龄较大的且骨折需要良好复位的患儿时。螺钉放置的原则与外固定相似，骨折两端各需 3 枚双皮质螺钉锁定。采用这种技术治疗时，骨折是通过钢板挤压间接复位的，骨折端之间无压力。术后 10 周，患者可在无外力辅助的情况下逐步承重行走。而后根据骨折愈合情况（一般为术后 6~8 个月）通过原切口将内植物取出。

刚性交锁髓内钉

目前，关于利用成年型顺行交锁髓内钉治疗儿童股骨干骨折是否符合儿童生物力学特征，仍有争议。通过梨状窝打入髓内钉可引起股骨头的缺血坏死（发生率约为 2%），在骨骺闭合之前，股骨头的血液供应几乎完全依赖旋股内侧动脉的升支，当我们从梨状窝或大转子内侧打入髓内钉时，有可能会伤及旋股内侧动脉及其升支，在从转子尖打入时可能会在无意中穿破内侧壁而伤及上述血管。一旦发生这种破坏性的并发症，几乎没有理想的补救措施。此外，有文献报道，采用刚性交锁髓内钉治疗股骨干骨折日后会发生髋关节外翻和股骨颈变细，发生这种后果的原因可能是因为相关区域的血液供应受到了影响，而影响了其生长发育。最新的髓内钉可避免损伤血管。有文献报道，采用最新的髓内钉治疗股骨干骨折可更好的维持骨折的对位和对线，但是相关文献所涉及的病例太少，不足以证明这种技术就不会引起血管损伤击相关并发症。总之，尽管目前宣称刚性交锁髓内钉使用安全，

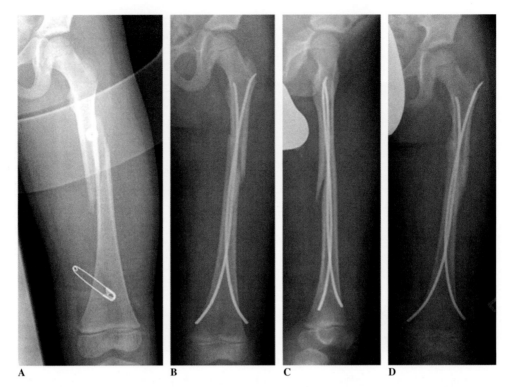

图14.9.7　A）螺旋形骨折不稳定，难以实现解剖复位（B，C）。对于这个7岁的男孩，骨折愈合后的肢体短畸形可通过自身骨代偿性增殖而得以恢复代偿（D）

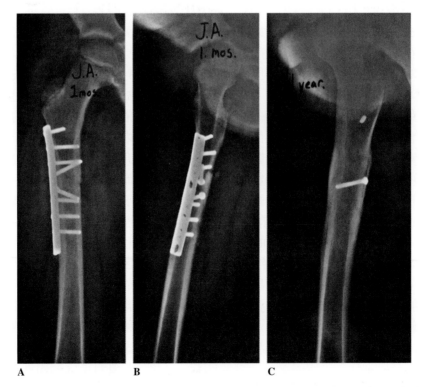

图14.9.8　A）患儿7岁，诊断为转子下股骨粉碎性骨折合并颅脑外伤。B）和C）钢板螺钉固定后骨折稳定。D）显而易见，在术后1年内固定物难以取出

但用来治疗儿童股骨干骨折，目前尚有争议。如果采用此技术，一定要向家属及患者说明该治疗方法会有 1%~2% 的患者会发生缺血性股骨头坏死。

股骨远端骨折

股骨髁上骨折包括骨骺骨折，但是骨骺骨折并不多见。由于腓肠肌的牵拉作用，远端的骨块发生旋转或移位，使得单独依靠石膏固定难以维持骨折复位。在治疗这种骨折时，往往需要牵引复位后，用经皮克氏针固定移位的骨折块，然后辅以可以固定膝关节的腿长型的石膏进行固定，方可维持良好的复位。当看到骨折端有骨痂长入时，可改为大腿石膏进行固定，以方便患者活动患侧的膝关节，防止膝关节僵硬。在使用经皮克氏针固定时，最好不要穿过骨骺，但如果不可避免需要打入骨骺，也不必惊慌，因为如果是平滑的克氏针穿入，一般不会影响患侧肢体的生长发育。

股骨远端骨骺骨折（框 14.9.5）

股骨远端骨骺损伤占全身骨骺损伤的 5%，由于严重的外伤破坏骺板的复杂结构，而股骨远端骺板及干骺端紧密结合在一起。股骨远端的骨骺在股骨的生长发育中占重要位置，约占下肢长度的 40%，股骨长度的 70%。骨骺的损伤会导致患侧肢体的发育停滞，从而出现患侧肢体的成角畸形或双侧肢体不等长。

轻度移位的骨折容易和膝关节韧带损伤混淆，但是骨骺骨折其压痛点是远离关节线的。骨骺损伤后移位往往是直接外力或韧带结构的牵拉所导致的。例如，内侧的股骨髁骨折是由内侧副韧带外翻牵拉所致。由此推断，引起骨折所需的牵拉力量小于引起交叉韧带或副韧带损伤所需要的力。

由产伤所致儿童股骨远端骨折或畸形，一般不会影响生长，多可通过自身塑性改造而恢复。多数的创伤好发于 11~13 岁的儿童，以运动伤和道路交通伤为主，由此引发的股骨远端骨折多为 Salter-Harris Ⅰ型和Ⅱ型。多数的研究表明，移位明显的粉碎性的儿童股骨远端骨折和骨折复位不良的儿童股骨远端骨折预后不佳。Salter-Harris 分级与发生生长停滞之间并无直接关系，但有 50% 的 Salter-Harris Ⅰ型和Ⅱ型的儿童股骨远端骨折患者会发生生长停滞或延迟。作者建议术后应对患者进行仔细随访，明确是否有生长停滞。其他并发症包括膝关节僵硬、韧带松弛、神经血管损伤。腘窝血管损伤并不多见，而如果发生腓总神经失用症，多数可以自行恢复。

一般来讲，对于没有移位的稳定骨折，石膏固定 4 周足够，在治疗过程中应定期复查 X 线平片以明确骨折无移位。有移位的骨折，如试行闭合复位，应在全身麻醉下进行。股骨远端骨骺骨折切开复位的指征如下：因骨折断端之间有肌肉或骨膜嵌入而致使骨折不能复位、开放性骨折、骨折伴随神经血管损伤、关节内骨折伴移位。Salter-Harris Ⅲ型和Ⅳ型骨折治疗时需要解剖复位以减少发生生长停滞和局部骨岛形成。选择手术入路时，应从骨折张力侧切开（图 14.9.10），这样更容易使骨折复位。骨折复位后采用交叉克氏针进行固定（图 14.9.9）。打入克氏针时应从远端导向近端，以免打入膝关节。如果干骺端骨折块足够大，可使用螺钉对骨折块进行固定，打入时应避免损伤骨骺板。随后以腿长型的石膏固定四周。

<table>
<tr><td>框 14.9.5　股骨远端骨骺骨折</td></tr>
<tr><td>◆ 股骨远端的骨骺约贡献了下肢长度的 40%，股骨长度的 70%</td></tr>
<tr><td>◆ 平均年龄为 11~13 岁</td></tr>
<tr><td>◆ 双侧肢体不等长和（或）成角畸形高达 5%</td></tr>
<tr><td>◆ 一般在全身麻醉下进行复位和固定</td></tr>
<tr><td>◆ 对于 Salter-Harris Ⅲ型和Ⅳ型需切开复位，而Ⅰ型和Ⅱ型必要时也要切开复位</td></tr>
</table>

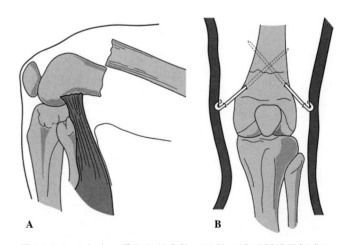

图 14.9.9 A）由于腓肠肌的牵拉，股骨远端干骺端骨折难以取得良好的复位。 B）最好的治疗方式闭合复位经皮打入克氏针进行固定，并辅以石膏固定

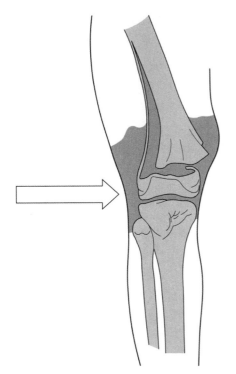

图 14.9.10 Salter-Harris Ⅰ 型骨折可能是由于横向的侧方应力所导致，由于骨折端插入骨膜使得复位可能较为困难。如果不能闭合复位，应行手术切开，清理骨折端嵌顿的异物包括骨膜，以使骨折复位

骨折愈合成熟后再对患者是否有生长停滞或韧带松弛进行评估。伤后 3 ~ 6 个月可通过 MRI 来早期辨别是否有骨骺板生长停滞。在青少年患者中，患侧肢体短缩超过 1 cm 是生长停滞的迹象，此时应考虑行骨岛切除。

髌骨骨折（框 14.9.6 和图 14.9.12）

由于纤维软骨组织和髌骨活动度相对较大，使得儿童和青少年髌骨骨折并不多见，占全部髌骨骨折的 1% ~ 8%。儿童髌骨骨折往往伴有关节内积血，使得关节肿胀，触诊困难。伸膝装置功能丧失和功能异常可能提示髌骨损伤。髌骨分离和上外侧缺陷疼痛提示髌骨可能存在移位骨折。儿童髌骨套袖状撕脱骨折是指髌骨下极软骨部分自骨化中心撕脱，并伴有部分髌骨关节面分离。这种损伤在侧位像上更容易被发现，从侧面看可能只能显示髌骨和远端撕脱的小片段。

伸膝装置完整且无移位的儿童髌骨套装撕脱骨折可通过制动休息进行治疗，即在伸膝状态下患肢固定休息 4 ~ 6 周。有移位的患者为使髌股关节面平滑且稳定，需行切开复位，并用克氏针张力带技术固定或不可吸收缝线缝合。除固定之外，对粉碎的骨折块进行环扎和韧带修复也是非常必要的。有报道指出，对于骨折粉碎严重的患者可行部分或全部髌骨切除，但笔者认为，如非万不得已，不推荐采用此方法。在拆除石膏固定后，应进行膝关节活动和股四头肌力量

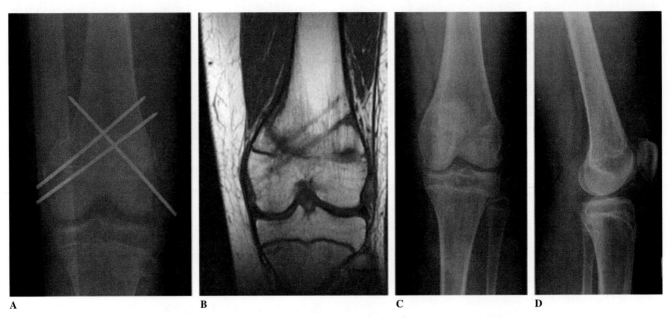

图 14.9.11 A）Salter-Harris Ⅱ 型骨折，行闭合复位并经皮打入交叉克氏针进行固定。如果不能解剖复位，可能导致术后患者出现生长停滞（B）和轻度成角畸形（C，D）

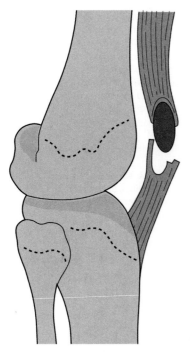

图 14.9.12　在治疗儿童髌骨套袖状撕脱骨折时，如果患者的伸膝装置被破坏，那么应行切开复位以使得髌骨关节面光滑平整

练习。髌骨籽骨骨折后也会引起生长障碍，因此，对于籽骨骨折也应重视。

急性髌骨脱位

急性髌骨脱位多见于青少年和髌骨有解剖异常的高水平运动员。经常性或习惯性脱位患者可能与高位髌骨、全身松弛、膝关节外翻畸形等因素有关。损伤多由间接损伤所致，如扭脚或膝外翻所引发的内部旋转力所导致。直接创伤，无论是髌骨内侧横向移位还是外侧横向移位导致的膝外翻均会导致髌骨损伤。这将会损伤膝关节内侧结构，如缝匠肌筋膜的表面、内侧髌股支持带、内侧副韧带以及关节囊的深层。内侧髌股支持带主要限制髌骨向外侧移位（在限制髌骨外移方面贡献 50%～80% 的限制力），其起源于内收肌

框 14.9.6　髌骨损伤

◆ 怀疑髌骨套状撕脱骨折时应行髌骨侧位片，以观察高位髌骨和远端撕脱小骨块
◆ 二分髌骨通常有上外侧的缺陷
◆ 大于 2 cm 的骨软骨骨折应进行固定 ± 内侧结构的修复

结节，止于髌骨内侧缘的前半部。

髌骨损伤发生后一般会自行复位，否则膝关节将被迫弯曲，并与髌骨一起明显向一侧股骨髁偏移。经过适当的镇痛和镇静后，膝关节可伸膝并通过肌肉向下的压力使髌骨复位。如果遇到困难，可使患者转为俯卧位，这样更有助于患者放松腿部的肌肉。在诊断时我们须排除关节腔内积血，因为该病与髌骨脱位有相似的损伤机制和表现。此外应仔细检查评估患者前交叉韧带是否有损伤。X 线检查评估骨折复位的程度和是否有软骨碎片。内侧支持带有损伤或膝关节内有积血可导致髌骨倾斜。

在急性髌骨脱位的患者中，有 5%～50% 的患者发生骨软骨骨折，对于骨软骨骨折的患者，必要时可行关节镜进行检查评估。如果体格检查和普通 X 线检查不能明确诊断，可进一步行 MRI 检查。如果骨软骨骨折块大于 2 cm，且附带可缝合或固定的骨块，可采用无头空心螺钉或可吸收螺钉进行固定，在固定时一般行有限的关节切开，然后将钉子拧入。随后需对内侧髌骨股骨韧带和内侧支持带进行修复，必要时可对外侧支持带进行松解。有些作者强调术中要对髌骨形状及位置进行校正，如果患者无骨软骨骨折，则没有必要对内侧结构进行修复，有关研究表明，是否对内侧结构修复对髌骨关节远期的稳定性并无太大影响，高达 60% 的 10 岁以上的髌骨脱位的患者并没有复发不稳定。

结论

利用前面所讲的技术和方法可以很好地治疗儿童股骨干骨折。选用何种治疗方法取决于以下几个方面：骨折类型、致伤原因、患者的年龄、发育情况、患儿的体重，但最终选用何种方式主要取决于医师和家长的意见。5 岁及以下的儿童通常采用髋关节人字形石膏固定，大于 5 岁的儿童可采用弹力髓内钉进行固定，对于不能使用弹力髓内钉的患儿，可采用微创钢板进行固定。对于采用成人型交锁髓内钉从股骨大转子打入治疗儿童股骨干骨折仍有争议，有 1%～2% 的患者可发生缺血性股骨头坏死。采用此技术进行治疗所带来的相关术后并发症往往不尽如人意。

有移位的股骨远端骺板骨折要求解剖复位并维持复位牢固稳定，不管是通过闭合复位还是切开进行复位，术后应密切随访患者有无生长停滞或延迟。

儿童髌骨骨折往往可以像成人那样选用克氏针张力带和环扎技术进行固定。对于髌骨损伤尤其是髌骨脱位的患者，应注意是否有髌骨套袖状撕脱骨折。

拓展阅读

Arkader, A., Warner, W.C., Horn, D., Shaw, R.N., and Wells, L. (2007). Predicting the outcome of physeal fractures of the distal femur. *Journal of Paediatric Orthopedics*, **27**, 703–8.

Gordon, J.E., Khanna, N., Luhmann, S.J., Dobbs, M.B., Ortman, M.R., and Schoenecker, P.L. (2004). Intramedullary nailing of femoral fractures in children through the lateral aspect of the greater trochanter using a modified rigid humeral intramedullary nail. *Journal of Orthopedic Trauma*, **18**, 416–22.

Hedequist, D., Bishop, J., and Hresko, T. (2008). Locking plate fixation for paediatric femur fractures. *Journal of Paediatric Orthopedics*, **28**, 6–9.

Mubarak, S., Frick, S., Sink, E., *et al.* (2006). Compartment syndromes and Volkmanns contractures resulting from femur fractures treated by 90/90 spica cast. *Journal of Paediatric Orthopedics*, **26**, 567–72.

Sink, E., Gralla, J., and Repine, M. (2005). Complications of paediatric femur fractures treated with titanium elastic nails. *Journal of Paediatric Orthopedics*, **25**, 577–80.

Sink, E., Hedequist, D., Morgan, S., and Hresko, T. (2006). Results and technique of unstable paediatric femoral fractures treated with submuscular bridge plating. *Journal of Paediatric Orthopedics*, **26**, 177–81.

Wall, E.J., Jain, V., Vora, V., Mehlman, C.T., and Crawford, A.H. (2008). Complications of titanium and stainless steel elastic nail fixation of paediatric fractures. *Journal of Bone and Joint Surgery*, **90A**, 1305–13.

Wright, J., Wang, E., Owen, J., *et al.* (2005). Treatments for paediatric femoral fractures: a randomised trail. *Lancet*, **365**, 1153–8.

14.10
儿童胫骨和踝部骨折

B.W. Scott • P.A. Templeton

（殷晓峰 译　张殿英 审校）

要点

- 在儿童骨折中，除了前臂骨折和手指骨折，最为常见的就是胫骨骨折和踝关节骨折，并且其中大部分为胫骨干骨折或踝关节骨折
- 与一些成人骨折后愈合不良、出现功能障碍相比，儿童骨折后损伤一般较轻，因为儿童的骨组织和软组织的愈合速率很快，并且可以很好地重建
- 然而，应避免对某些特定骨折的愈合潜能过于自信；例如，骨干中部的成角骨折、旋转骨折及 2 岁以内儿童的干骺端骨折
- 儿童通常能够比成人更好地接受石膏固定治疗，因为儿童的治疗期更短，并且无论是否应用理疗，都能够迅速康复。
- 有时，临床上可见到儿童骨折后骨组织过度生长，但是在股骨骨折时很少出现这种现象，并且很少有临床意义（大于 10 mm）
- 儿童的单纯腓骨骨折并不严重，但在复合损伤时需要考虑到可能有远端胫骨骨折
- 为了便于讨论骨折损伤，我们可以从三个解剖层面来进行分析：近端、骨干和远端

胫骨近端骨折

胫骨棘（髁间隆起 / 结节）

胫骨髁间隆起骨折是临床上最常见的胫骨近端骨折，通常发生于如乘车、滑雪、骑自行车等运动损伤时，实际上，儿童常同时伴有前交叉韧带断裂（图 14.10.1）。典型的表现是疼痛和急性渗出（脂血溢）。按照骨折移位的情况进行 X 线分类及选择相应的治疗方案（框 14.10.2）。

比较简单的方法是：从膝关节前正中做 3 cm 的切口进行切开复位内固定。

将膝关节屈曲，在直视情况下骨折很容易复位，再用可吸收跨骺线固定。在较多见的年长儿童中，通常使用一个短的空心钉就可以轻松地将骨折固定，但要注意空心钉不要穿过生长板。螺头通常无须拧入过深，也不需要取出。

胫骨近段所附着的前十字交叉韧带通常在撕脱骨折前受到牵拉，尽管这导致的韧带松弛可能会有比较明显的临床表现，但后期很少会有关节不稳的症状。

胫骨粗隆

儿童的胫骨粗隆撕裂骨折并不常见，但当伸肌组发生严重的机械损伤时，其胫骨粗隆远端可能会发生撕裂骨折（图 14.10.2）。这与成人的股四头肌损伤导致髌骨撕裂骨折类似。尽管缺乏经验者可能会将胫骨粗隆撕裂骨折与胫骨粗隆炎的 X 线表现混淆，但两者没有关联。

胫骨粗隆撕裂骨折很少会延伸至膝关节形成所谓的 Salter-Harris Ⅲ 型骨折的骨骺损伤。但这种骨折通常会有移位。

其治疗方法为切开复位，螺钉内固定。这很少会累及骨骺的正常生长，但除了儿童接近骨成熟年龄，为了减少后期金属制品反屈毁坏的风险，这些金属制品应在骨折愈合后取出。

胫骨近段骨骺损伤

胫骨近段骨折中 Salter-Harris Ⅱ 型骨折比较少见。有报道称当发生 Salter-Harris 完全分离骨折时会有 10% 神经血管损伤风险，主要损伤的是坐骨神经和腘

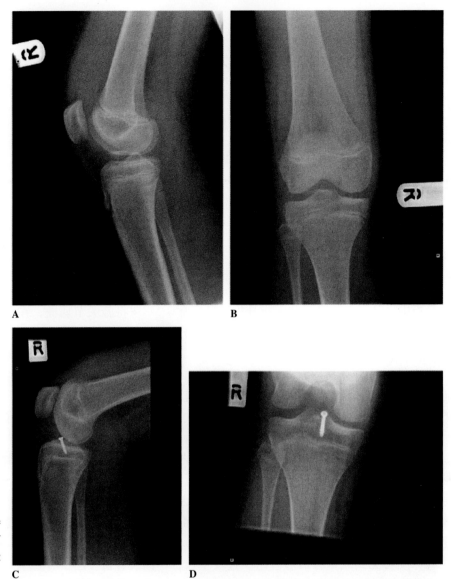

图 14.10.1 Ⅱ型胫骨髁间隆起骨折。A）和B）示移位的胫骨髁间隆起骨折；C）和D）示胫骨髁间隆起骨折复位固定后

动脉的分叉处，类似于成人的膝关节脱位。

胫骨干骺端骨折（框14.10.1）

如果没有移位，石膏固定（超过膝关节并屈曲10°）5～6周应该有效（图14.10.3）。成角骨折则需要在全身麻醉下进行初次复位，将其所成的角度复位至5°以下。由于鹅足的影响会妨碍闭合复位和（或）切开复位，这就需要结合应用直径约为2 mm的克氏针（年幼的儿童）或钢板（年长的儿童）来进行固定，然后再进行上述的石膏固定。

由于骨骺的高能量移位损伤可能会导致腘动脉分叉处受损，所以应该仔细检查末梢血运，儿童还应该监测有无骨筋膜室综合征。

Cozen报道过这种骨折的早期正常愈合后期出现膝外翻畸形的情况。这种畸形可能会自行矫正，但所需的时间可能较长。但有文章报道截骨矫形术后再次出现膝外翻畸形的情况，总的来说，儿童发生这种骨折时，截骨矫形术或半干骺端固定术最好延迟至接近成人期进行。

胫骨骨干损伤

这组损伤的特征：处理的方法根据致损伤能量的高低及患者年龄而定。例如，一个接近成熟骨龄的14岁患者，多发伤，包括开放性胫骨粉碎性骨折，其处理与有toddler骨折的3岁儿童的处理有很大的不同，

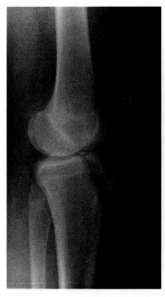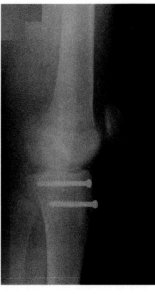

图 14.10.2　胫骨粗隆骨折移位内固定后

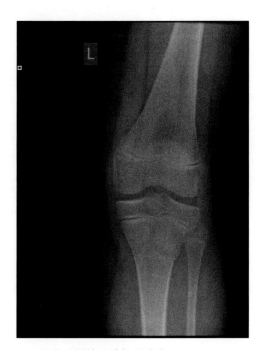

图 14.10.3　胫骨干骺端近端轻微移位

因此，这部分又细分为低能量闭合性损伤和高能量开放性损伤。

低能量闭合性骨折——非手术治疗

Toddler 骨折（图 14.10.4）很常见，其骨折特征如下：

◆ 常发生于 1~3 岁儿童
◆ 胫骨干骺部远端的低能量旋转骨折
◆ 简单的绊倒及扭转间接造成的损伤
◆ 因临床表现不明显而造成的诊断延误：如一个勉强可以承重行走的健康幼童，无外伤史主诉
◆ 临床表现延迟和病史不充分可能会使医师考虑为非意外伤害
◆ 位移和成角的程度
◆ 进行膝关节屈曲 10°、过膝的石膏固定
◆ 预后良好

儿童期跌倒和道路交通碰撞损伤常见，更高的能量会造成移位性骨折（图 14.10.5），但这些单纯的闭合性损伤的处理与 toddlers 骨折类似。

◆ 急诊室常在镇静和（或）吸入性镇痛下行骨折复位后全腿石膏固定。这样能更好地稳定骨折，减少害怕或不合作的儿童伤肢的处理时间
◆ 如果儿童接受抬高患肢，则可以采用全腿石膏固定，但要注意监测有无骨筋膜室综合征
◆ 在儿童骨折后形成马蹄足并不常见，因为儿童骨折后期一般不会发生踝关节僵硬
◆ 需要在伤后 1、2 周甚至 3 周检查 X 线片，因为可能发生后期位移。石膏固定能纠正成角畸形，但最好是在全身麻醉下重新塑造
◆ 当石膏固定未能达到或维持满意的对线时，手术是更好的选择。下面有一个指南显示可接受的位移和

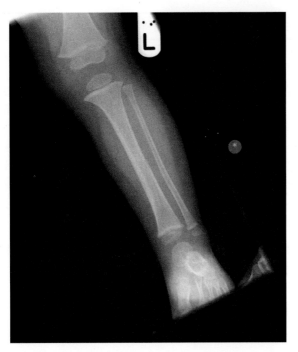

图 14.10.4　幼儿骨折。X 线片影像的改变极其微小。很容易被漏诊或误诊为血管影。伤后 2 周时即形成骨痂

成角的程度（表 14.10.1）。

有人认为，虽然这些标准很严格，但正侧位 X 线片可能会低估实际斜位上的畸形程度。关于负重的建议常常被忽略，如果儿童能负重，他们往往会负重。学龄前儿童常在小行走架或童车的支撑帮助下行走。X 线片显示已经形成骨痂时可以考虑缩短石膏长度至膝关节以下。这样有助于年龄较大的儿童更好地配合接下来的愈合过程，因为他们更喜欢轻便、限制较少的石膏，而年龄较小的儿童不喜欢这样的干预，就让他们维持现有的石膏固定，在大多数情况下 2 周或 3 周后即可拆除石膏。

经验指导，虽然幼儿骨折常在 4 周时即已经愈合，但大部分低能量、闭合性的儿童骨干骨折需要行 6 ~ 8 周的石膏或夹板固定。当儿童戴着石膏能够自如地行走且 X 线显示骨痂形成时，石膏即可拆除。

提醒家长，孩子可能需要一段时间慢慢恢复正常的行走和负重的自信，这一点很重要。

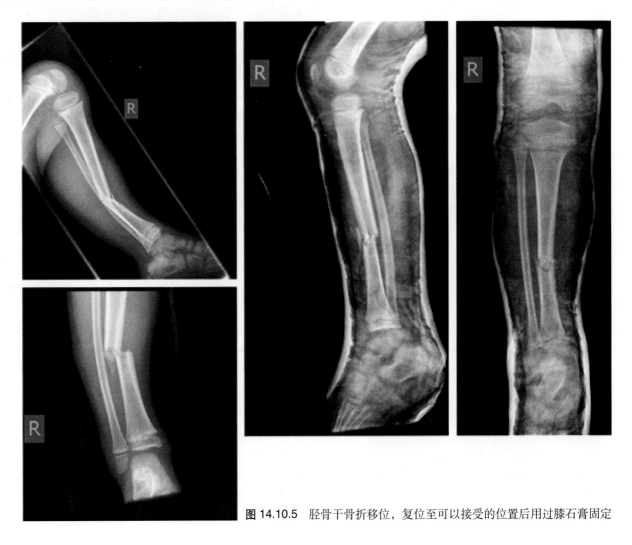

图 14.10.5　胫骨干骨折移位，复位至可以接受的位置后用过膝石膏固定

表 14.10.1　儿童胫骨干骨折可接受移位和成角的限值指南

	<8 岁	>8 岁
外翻	5°	5°
内翻	10°	5°
向前成角	10°	5°
向后成角	5°	5°
缩短	10 mm	5 mm
旋转	5°	5°

Reproduced from Heinrich, S.D. (2001). Fractures of the shaft of the tibia. In: Beaty, J.H. and Kasser, J.R. (eds) *Rockwood and Wilkins' Fractures in Children*, Vol. III, fifth edition, pp.1077–19. Philadelphia, PA: Lippincott Williams & Wilkins.

儿童很少发生膝关节和踝关节僵硬，也不需要正规的康复训练。但是，在儿童能正常行走和很自信地奔跑前应该禁止体育运动，这也许还需要 6 周时间。

低能量闭合性骨折——手术治疗

在过去的 20 年中，髓内钉在成人骨折治疗中应用得很广泛。然而，在儿童的胫骨近端骨折中，要注意避免髓内钉钉入点对骨骺造成损伤，因为这可能会导致骨骺前部生长停滞和胫骨反屈。

当保守治疗已失败或不切实际的处理方案时，例如，多发伤的患者，有很多种固定装置可供选择。每种固定装置的选择取决于骨折类型与外科医师的培训和经验。相对指征、各自的优点和缺点总结如下（框 14.10.3 至 14.10.6）。

高能量、开放性损伤

在儿童，除了开放手外伤，开放性胫骨干骨折是最常见的开放性骨折。Gustilo 和 Anderson 分类有助

于分析预后及学术交流。损伤的程度只有在之前的清创术可以很明显地看到。高能量的同侧胫骨和股骨不稳定性骨折（"漂浮膝"），如果不用一个或两个（较好）外科固定装置，就很难处理好这种骨折。

等级 1 和 2 的情况可以不切开固定，但仍需要必要的固定装置，当然，切开固定更好。治疗策略与成人开放性骨折相同，除了：

- 禁忌应用成人型穿过骨骺髓内钉固定
- 年长儿童的相关软组织损伤及骨折的愈合
- 在儿童损伤时，应该减小清创范围
- 在年幼的儿童损伤时，最好选择开窗石膏固定

胫骨远端和踝关节损伤

胫骨远端干骺端

这种损伤通常为青枝骨折，大多数发生轻度移

框 14.10.4　外固定装置，单根固定架（图 14.10.7）

- 小切口介入
- 技术简单易学，能很快应用于实践
- 骨折处理效果好
- 可调节（全麻）
- 需要在骨干/干骺端近端和远端的 3～4 cm 处进行螺钉固定
- 螺钉处感染较常见，但一般表浅
- 在螺钉处常留下痘疤
- 可在门诊拆除
- 很难明确拆除的具体时间
- 应力保护和后期断裂可能性
- 畸形愈合

框 14.10.5　外固定装置——环形外固定架

- 装置复杂，需要较多的时间装配和应用
- 近端与远端骨需要应用组合钢丝来获得良好的固定
- 有很好的骨折固定效果，即使是多段骨折，并且可以在门诊/家里进行全层面的逐步调整（特别是 Taylor 立体固定架）
- 通常应用于复杂的/高能量的/翻修的病例（图 14.10.8）

框 14.10.6　钢板

- 常应用于干骺端损伤，有时也应用于骨干损伤
- 不常用于骨干骨折，因为其他固定方法伤害更小

框 14.10.3　弹性髓内钉（图 14.10.6）

- >7 岁
- 小切口介入
- 嵌入迅速（有经验）
- 骨折处理效果好
- 多段骨折处理困难
- 可能需要取出，尤其是钉帽可触及或过敏情况
- 很少发生感染，即使感染也常较轻微或表浅
- 需要额外行未过膝石膏固定 4 周

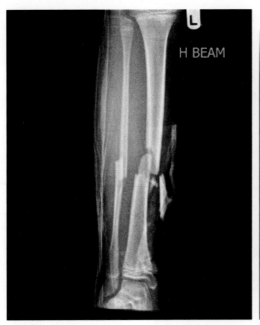

图 14.10.6 胫骨干骨折移位（A）应用弹性髓内钉固定（B）

A

B

位，闭合复位及长肢体石膏固定可矫正任何畸形。伴软组织损伤的高能量损伤移位可能需要经皮交叉克氏针（2 mm）固定、外固定架固定或甚至是钢板固定（图14.10.9）

严重开放性损伤包括开放性"研磨"损伤，这种损伤通常由道路擦伤造成，需要对它进行弹性外科评估，环形外固定架是个不错的稳定装置选择。

重塑过程中会纠正轻微的平移移位和小于 10°的成角畸形，但不能纠正旋转移位。

这些损伤通常合并下述损伤——踝关节和生长板

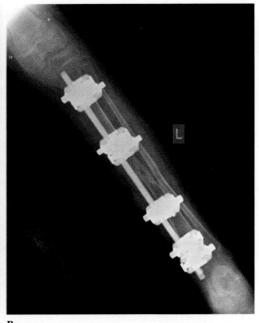

图 14.10.7 开放性多段骨干骨折伴骨缺损（A），利用单根外固定架初步固定（B）

A

B

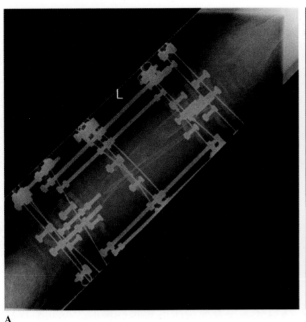
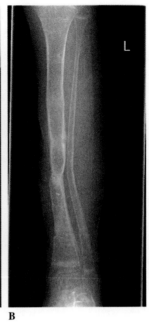

图 14.10.8　伴骨缺损的开放性多段骨干骨折（相同情况如图14.10.7）。单根外固定架固定失败后，进行节段性骨组织切除，然后利用环形外固定架引导骨迁移（A），最后实现了骨愈合（B）

损伤。

踝关节和远端骺板损伤

　　这些损伤常见于年龄较大的儿童和青少年。骨骺融合从中央开始，然后是内侧，最后是前外侧。还有观点认为前后位 X 射片所见的内侧典型突出增加了那部分骨骺的稳定性，还能修正部分骨折模式。

　　涉及的部分融合骨骺的骨折有时被称为过渡型骨折。

　　这些远端损伤是最复杂的一组损伤，试图从以下

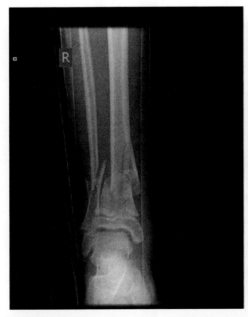
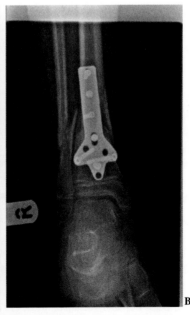

图 14.10.9　高能量闭合性远端干骺端骨折移位（A）最初采取抬高患肢石膏固定。伤后 10 天骨折复位不良，采取切开复位三叶草钢板内固定（B）。（最初如果采取复位后克氏针内固定或外固定架固定，可能会更好。）

几部分来阐明：

◆ 损伤机制
◆ Salter-Harris 类型（关节内和关节外比较）
◆ 青少年 Tillaux 骨折
◆ 三部分骨折
◆ 腓骨损伤

损伤机制

为了更好地描述损伤机制及 X 线影像特征，Dias 和 Tachdjian 将 Lauge-Hansen 分类进行了改进（1978 年）（图 14.10.10）。

除了扭伤或坠落伤，很少报道儿童有其他机制的损伤。X 射影像评估的价值在于它可以通过评估损伤发生的力学过程，从而以与其相反的方法来复位骨折。这对小孩更有用，因为在保守治疗、足的夹板固定及踝关节过矫正的非跖行位固定方面，儿童比成人具有更好的耐受性，而成人骨折常应用开放性复位 / 内固定，这些骨折类型的分析就显得多余了。

Salter-Harris Ⅰ 型和 Ⅱ 型损伤

◆ Salter-Harris Ⅰ 型和 Ⅱ 型胫骨并不跨越负重关节面，是非关节损伤。全麻下操作通常很容易
◆ 稳定复位后需行过膝石膏固定大约 5 周
◆ 在 1 周后检查 X 线片。患者感觉舒适后允许适当负重

导致闭合复位失败的一个很明显的原因是厚而有弹性的骨膜遭到破坏，这时就需要行切开复位。在术中很容易将折叠的骨膜纵向分开并从骨折间隙中移出。

可疑不稳定处或石膏固定不牢靠处可以选用直径为 2 mm 跨骨骺区克氏针加以固定。

此类骨折愈合很快，如果延迟复位超过 1~2 周后再强行复位，将会有破坏骨骺的风险。在这种情况下，采取非解剖复位较好，后期再选择合适的截骨矫正术。

胫骨远端生长板损伤后特别容易出现生长障碍，有文章报道甚至是 Salter-Harris Ⅰ 型和 Ⅱ 型损伤其后期生长停滞率都高达 50%。生长障碍在伤后 18 个月后才明显表现出来，但由于大部分胫骨远端生长板损伤发生在青春期，其生长受损影响减轻。

如果年幼的儿童发生局部生长板生长停滞，将会发展成典型的成角畸形，并需要行相应治疗（图 14.10.11）。

通常最好的治疗方法就是切除胫腓骨远端生长板及行踝上截骨矫形术。根据儿童的年龄和缩短量，可能需要做骨延长。这可能在骨骼发育成熟期行二期手术或使用延长装置在一期重建中进行。

内踝骨折 / Salter-Harris Ⅲ 型或 Ⅳ 型损伤（图 14.10.12）

◆ 旋后 - 内侧骨骺融合前的反转损伤
◆ 关节面治疗目标是达到解剖复位

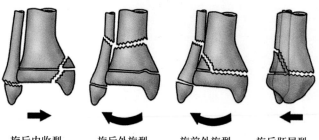

旋后内收型　　旋后外旋型　　旋前外旋型　　旋后跖屈型

图 14.10.10 踝关节损伤机制及典型的骨折线模式——Dias 和 Tachdjian 踝关节骨折分类。旋后：反转（胫骨 SH 3 或 4 型）；旋后：外翻；旋前 - 外翻：外旋（SH 2 型）；旋后：跖屈（SH 2 型）（Reproduced from Dias, L.S. and Tachdjian, M.O. (1978). Physeal injuries of the ankle in children. *Clinical Orthopaedics and Related Research*, 136, 230–3.）

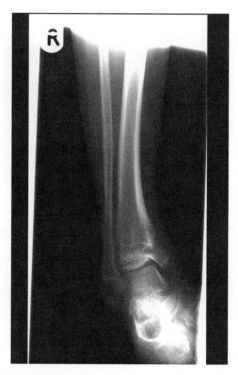

图 14.10.11 局部生长板生长停滞，导致腓骨过长内翻畸形

◆ 紧密相邻的骨骺部分达到很好的复位很重要，它可以降低因为骨骺瘢痕造成骨生长障碍的危险性

◆ 骨折移位行微小关节切口复位 / 闭合性复位及应用经皮空心螺钉（直径 4.0 mm）固定

虽然普遍持有的观点是关节内骨折复位后应该使移位控制在 2 mm 以内（作者也支持这种观点），但是几乎没有临床证据可以证明这条 "2 mm 移位理论" 的正确性。

现在还不清楚一小步与一大步的差距是否有意义，但是显而易见，一大步比一小步更可能发生晚期关节退行性改变。

如果复位有困难，则需要行切开复位。如果骨折线陡斜，则应用 4.0 mm 直径的空心钉行骺内固定是

一个很好的方法。

更多的横向骨折则要求应用跨骨骺方法将移位的骨折块固定到干骺端。如果有较小骨折碎片或当嵌入螺钉过程中造成踝关节撕裂时，应用张力钢丝环扎固定是一个很好的选择。

有时内踝突附近的组织发生骨化，这容易造成误诊。

青少年 Tillaux 骨折 / Salter-Harris Ⅲ型损伤（图 14.10.13）

治疗和Ⅲ型内踝骨折类似。

这是一类骨骺前外侧部分撕脱伤，即 Salter-Harris Ⅲ型撕裂伤。这类损伤往往发生于接近骨骺最后融合停止生长的年长的青少年，因为骨骺前外侧是最后融合的部分。距骨与胫腓牢固相接处发生外旋时会使胫腓前韧带拉伤，由此还可能造成骨骺关节内形成大量的撕脱骨碎片。

三平面骨折 / Salter-Harris Ⅳ型损伤（图 14.10.14）

这部分将从横轴向、冠状面和矢状面的骨折线来分别介绍。这部分骨折损伤机制同 Tillaux 骨折，但更复杂，因为患者是儿童，较大部分外侧骨骺仍然开放且容易受损。

这部分损伤的平片特征是正位片为 Salter-Harris Ⅲ型骨折、侧位片为 Salter-Harris Ⅱ型骨折的侧面。计算机断层扫描（CT）能够阐明其病理解剖，它实际上是骨折线并不总是遵循典型模式的一组损伤，例如，它可以有两处、三处甚至四处骨折。CT 扫描还能为螺钉置入提供准确的术前规划。

至于前面介绍的 Salter-Harris Ⅲ和Ⅳ型关节内骨折进行闭合手法治疗是可能的，但如果有明显的位移（＞2 mm）持续存在，就需要应用切开复位和螺钉内固定。干骺端后部本身不重要，但其持续移位表明关节面复位不好。

如果损伤采取保守治疗，伤后一周检查 CT 优于 X 线平片。

Salter-Harris Ⅴ型损伤

这是一种罕见的踝关节创伤。

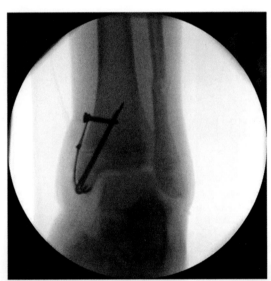

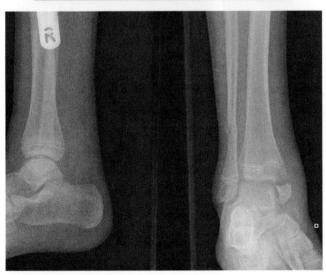

图 14.10.12　内踝骨折

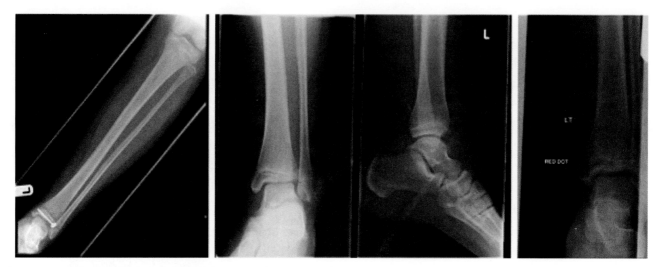

图 14.10.13　青少年 Tillaux 骨折保守治疗（1）和手术治疗（2 和 3）

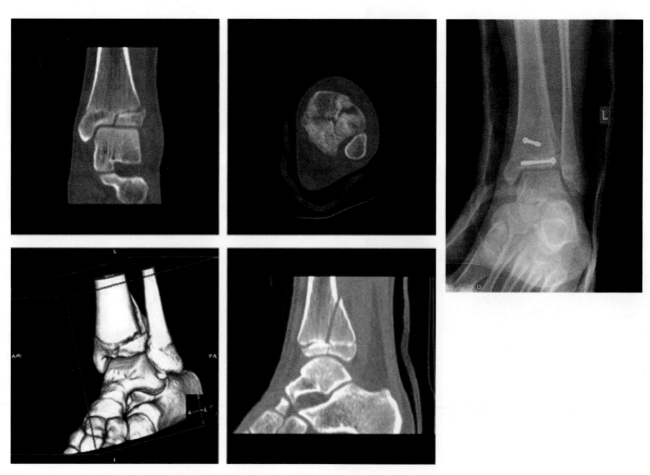

图 14.10.14　三平面骨折和螺钉放置的三平面切面及三维重建

腓骨骨折（图 14.10.15）

◆ Salter-Harris Ⅰ 型损伤很常见，但往往被误诊为外侧韧带扭伤，因为为 X 射片很难看到明显的移位。踝关节韧带损伤在儿童较少见。小夹板固定可以缓解疼痛

◆ 单纯的 Salter-Harris Ⅱ 型损伤移位较少见，常行闭合性复位和不过膝的石膏固定

◆ 合并胫骨骨折的腓骨骨折移位通常在胫骨复位后即已复位

◆ 高能量复杂干骺端损伤伴腓骨短缩和踝关节损伤可能需要行切开复位内固定

其他情况

"桶柄"与角型骨折（图 14.10.16）

这些损伤改变微小，但很重要，是近端或远端干骺端的细小撕脱骨折，通常发生于受暴力扭伤的婴儿。它们是公认的重要指标，有些人认为是特殊的非意外损害。

胫骨假关节 / 预假关节

罕见，与神经纤维瘤病有关，具有典型的前外弓和影像学特征。骨折前使用单纯的夹板固定。发生骨折时往往需要进行复杂的手术治疗，有时需要截掉患肢。

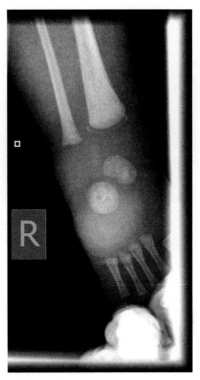

图 14.10.16 婴儿的胫骨远端 "桶柄" 与角型骨折

成骨不全症（图 14.10.17）

最常见的骨发育不良之一，通常具有典型的 "纤细" 骨骼 X 线征象。骨折以正常的方式连接，但伴进行性畸形加重的反复骨折影响活动，需要应用带有延长杆的髓内钉进行固定治疗。

应力性骨折

罕见，且有时发生于双侧。表现不明显，最初发现可能是由于 X 线片提示肿瘤或感染。磁共振成像对此具有敏感性和特异性。需要与 "胫纤维炎" 或慢性骨筋膜室综合征鉴别。

骨筋膜室综合征

当损伤甚至是开放性骨折出现疼痛时要经常考虑到是否发生骨筋膜室综合征。在急诊室紧急行压力测量，如果压力大于 30 mmHg 或舒张压大于 20 mmHg，需要行骨筋膜室切开术。

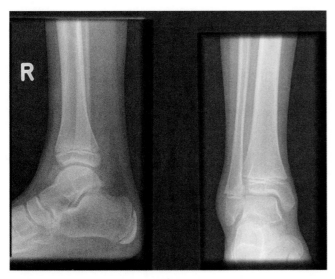

图 14.10.15 SH 2 型腓骨远端骨骺损伤伴轻微移位以及容易漏诊的 SH 1 型骨折

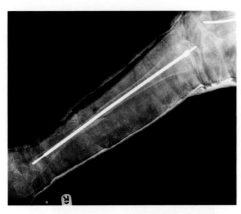

图 14.10.17　儿童成骨不全症（1型）。延长的髓内钉固定骨折。不愈合患者合适的截骨以对线确保通过髓内钉

拓展阅读

British Orthopaedic Association and British Association of Plastic Surgeons (1997). Publications to download. http://www.boa.ac.uk/site/showpublications.aspx?ID=59

Jackson, D.W. and Cozen, L.N. (1971). Genu valgum as a complication of proximal tibial metaphyseal fractures in children. *Journal of Bone and Joint Surgery*, **53A**, 1571–8.

Jones, B.G. and Duncan, R.D. (2003). Open tibial fractures in children under 13 years of age – 10-year experience. *Injury*, **34**(10), 776–80.

Kubiak, E., Egol, K.A., Scher, D., *et al.* (2005). Operative treatment of tibial fractures in children: Are elastic stable intra-medullary nails an improvement over external fixation? *Journal of Bone and Joint Surgery*, **87A**, 1761–8.

Schmittembecher, P.P. (2005). What must we respect in articular fractures in childhood? *Injury*, **36**, S-A35–S-A43.

14.11
儿童足部损伤

Michael J. Oddy • Deborah M. Eastwood

（殷晓峰 译 张殿英 审校）

要点

◆ 儿童的足部很柔软灵活，当发生损失时常规的影像检查价值不大，因为他们的足部损伤周围很容易在后期发生骨化现象。这使得原本的损伤变得复杂

◆ 跨骨骺骨折在常规的 X 线片上不容易看出

◆ 剪切伤（足前部的撕裂）应该选择保留比成人稍多的组织进行治疗。

◆ 如果想让足部保持正常的生长，就需要对足后部的肌腱撕裂伤行修补术

引言

儿童的足部很柔软灵活，大部分是柔软的非骨组织。他们很少发生足部的严重损伤，因为如果一个能量作用于足部，非骨组织总是可以将这个能量向肢体传递而造成较近端的骨折。随着骨骼的生长与骨化，足部的硬度也随之增加，骨折的发生率也相应增高。

一个完整的对损伤的评估需要询问详细的病史、做细致的体格检查及合适的调查。如果不能很好地了解儿童足部的数组轻微生长变异及可能出现的多个籽骨，就很难解释儿童的 X 线片（图 14.11.1）。医师需要想到由一处损伤可能会导致其他潜在的伤害，而且需将临床某部位的压痛和影像的异常征象联系起来，这些都非常重要。

微小的影像学异常改变都可能隐藏着很严重的软组织损伤，这些损伤可能会给足部的生长及功能带来毁灭性的影响。尽管近年来影像技术的提高给医师的诊断带来了很大的帮助，但其终究只是辅助诊断手段，而不能代替好的临床判断。

跟骨（框 14.11.1）

迄今为止，很少有文章报道儿童跟骨骨折，一般来讲，此类损伤较轻微，几乎无须治疗，并且通常预后会很好。在成人中，CT 扫描被认为是深入评估跟骨骨折所必不可少的检查方法，并且对治疗方法的选择和预后的评估具有重要的影响。10 岁以上儿童的骨折类型与成人的类似（见 12.56 章）并且可以采用适当的治疗方法（图 14.11.2）。

在儿童，跟骨的骨化中心与软骨的生发中心的形状不同，并且距骨外侧突也不发达。因此，外力作用于未成熟的跟骨导致儿童骨折的模型与成人的跟骨骨折模型是不同的。解剖学上的差异也可以解释未受伤儿童跟骨的 Bohler 角。这个年龄组发生的许多骨折都是关节外骨折。涉及前突的骨折可能很难在平片上识别出来。不幸的是，延误诊断很常见，需要有高度警惕。

涉及该部位的关节内和关节外骨折，很多文章报道保守治疗结果好而得到广泛推荐。结节撕脱移位骨折或是粗隆本身骨折，特别是当有软组织挫伤或跟腱功能丢失时，应该采取闭合性或开放性复位内固定治疗。

距骨（框 14.11.2）

儿童距骨软骨结构具有抗压能力，同时儿童体重较轻，因此，他们的距骨损伤很少。损伤通常穿过距骨颈，因此形成关节外损伤（图 14.11.3A）。这与许多其他儿童的损伤一样，是需要有高度怀疑的指标，因为在原始的平片上看起来是正常的。强迫背屈是其损伤的机制，甚至在无移位的骨折也会有前踝关节的远端压痛。如果骨折位移小于 5 mm、对线夹角小于 5°，

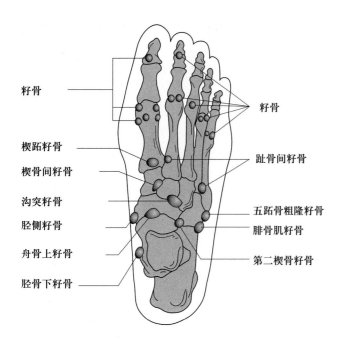

籽骨

楔跖籽骨
楔骨间籽骨
沟突籽骨
胫侧籽骨
舟骨上籽骨
胫骨下籽骨

籽骨
趾骨间籽骨
五跖骨粗隆籽骨
腓骨肌籽骨
第二楔骨籽骨

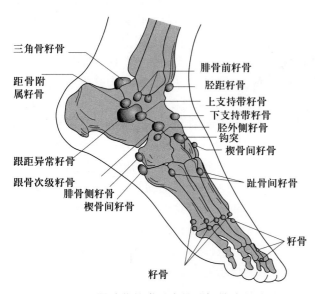

三角骨籽骨
距骨附属籽骨

跟距异常籽骨
跟骨次级籽骨
腓骨侧籽骨
楔骨间籽骨

腓骨前籽骨
胫距籽骨
上支持带籽骨
下支持带籽骨
胫外侧籽骨
钩突
楔骨间籽骨
趾骨间籽骨

籽骨

籽骨

图 14.11.1 足和踝关节的附属小骨及籽骨（Reproduced from Mann and Coughlin (1993).）

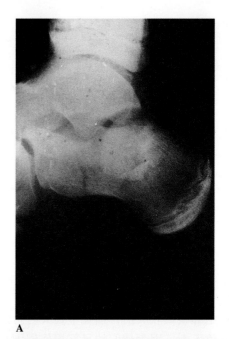

A

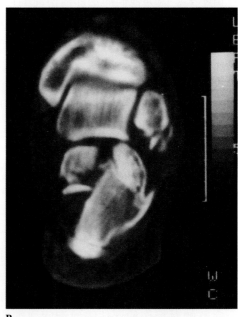

B

图 14.11.2 A）侧位 X 线示关节塌陷型跟骨骨折；B）冠状 CT 扫描示成人跟骨的三个主要骨折块移位

框 14.11.1 跟骨骨折临床特征

◆ 幼儿的不同骨折类型
◆ 青少年遵循成人骨折类型——考虑固定
◆ 幼儿：
 • 通常发生在关节外骨折
 • 通常涉及跟骨前突
 • 诊断延误很常见
 • 需要有高度怀疑的指标
 • 保守治疗效果通常比较好

这是可以接受的。如果骨折移位超过指标，则需要从后方行闭合或切开复位内固定。

需要重视的距骨骨折可能有发生缺血性骨坏死的风险，这种风险与骨折的部位和骨折后的移位程度有关。在非移位性骨折中发生这种风险的可能性很低。然而，即便是非移位性骨折也可以发生缺血性的变化。负重对于那些因骨折而发生缺血性变化的人来说是不

框 14.11.2　距骨骨折

◆ 骨折通常发生在距骨颈
◆ 初期的 X 线平片可能是正常的
◆ 损伤机制是强迫过度背屈
◆ 如果骨折端移位小于 5 mm，可以保守治疗
◆ 骨折端移位较大则需要复位治疗
◆ 主要的风险是缺血性坏死：
　• 与骨折发生的位置和移位有关
　• 与早期的负重有关
　• 儿童缺少"霍金斯征"未必表示具有缺血性坏死

利的，实际上，对那些怀疑有缺血性改变的患者，常常建议限制负重。在成人存在"霍金斯征"，即在距骨的顶端存在的一个软骨透亮区，它是检测骨生长活力的指标。在儿童骨折中缺乏"霍金斯征"未必就表示有缺血性坏死。磁共振成像（MRI）是一种发现和明确缺血性改变的好方法。

其他类型的距骨骨折很少见。从解剖学角度来讲，距骨体骨折意味着预后会很差，但却很少有证据可以支持这一说法。儿童骨折治疗的基本原则应与在成人治疗中所应用的一样。OS 三角是距骨后突的第二骨化中心，它通常首次出现在 8~10 岁的女孩和 11~13 岁的男孩。通常在它出现一年左右的时间与距骨体相互融合，如果没有能够融合，可能会被误诊为距骨后

突骨折。

经软骨面的距骨骨折

诸如剥脱性骨软骨炎和骨软骨骨折等术语已经被用来描述青少年慢性关节扭伤或活动相关的僵硬的情况。病变发生在距骨顶的后内侧或前外侧。大多数报道显示，内侧损伤大约占 75%，而外侧损伤通常与扭转的因素有关。相比较于更薄片状的前外侧损伤，后内侧损伤更深并呈杯状。如果骨折块从距骨体移位，且纤维组织嵌入骨折断端之间，骨折就会发生不愈合。需要关节滑液滋养的软骨，当其内有碎骨片时就会缺血坏死。

基于磁共振对这种损伤的检查发现，Anderson 等人对 Berndt 和 Harty 的距骨顶经软骨骨折分期的方法进行了修改（表 14.11.1 和图 14.11.4）。骨折早期的平片可能是正常的，如果怀疑有软骨损伤，则需要做进一步的检查。同位素骨扫描将确认距骨损伤的区域。螺旋 CT 扫描可清晰地显示骨损伤，可用于急性骨软骨损伤，磁共振可显示软组织损伤。磁共振可以识别损伤的阶段，据此可确定相应合适的治疗方法。解剖上的变异能使人迷惑，并将导致出现伪病变征象。在 X 线平片中可以检查出异常，就不必要进行进一步的检查了。关节镜有助于区分完全性和非完全性骨折。

治疗的目的是使骨折稳定愈合，如果难以实现，

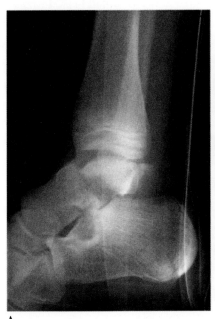

A

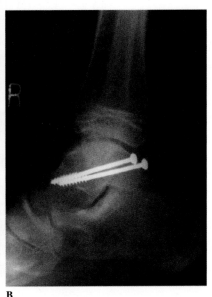

B

图 14.11.3　A）侧位片示距骨颈的移位骨折。B）同一个病例骨折复位后，从后面嵌入螺钉固定的术后侧位片

表 14.11.1　距骨顶经软骨骨折的分期系统

1 期	软骨下骨小梁压缩——只能在磁共振上看到
2 期	碎片不完全分离
2a 期	形成软骨下囊肿
3 期	碎片分离，但没有移位
4 期	碎片移位

那么清除碎骨片形成伴有纤维软骨的缺陷愈合也是可接受的。在病程的早期，可以通过具有承重或非承重功能的石膏固定达到减轻症状和临时治疗的目的。关节镜检查和处理损伤的方法已经广泛应用，但儿童的踝关节很小，必须要格外小心，以防止由器械造成的进一步损伤。尽管在一些骨发育还未成熟的患者行经踝关节入路手术时应小心，不要损伤骨骺生长板，关节切开术仍然被很多患者所接受，尤其是那些后内侧损伤的患者。2a 期和 3 期损伤可以通过碎片钻孔治疗，4 期则同时清除损伤游离的碎片、填补缺损，基底行刮匙搔刮和钻孔。一些人主张通过直接使用自体骨移植到内侧病损的部位来替代已坏死的软骨，进而促进活性骨的内向生长，从而达到支撑距骨面的作用。术后康复取决于治疗的方法及结果。一般而言，外侧损伤较内侧损伤具有更加持续的症状。退行性变化发生率大约占 50%。

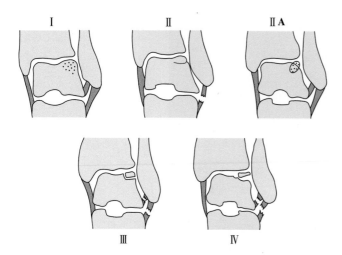

图 14.11.4　表 14.11.1 的图示：距骨顶经软骨骨折的分期系统

其他跗骨

同足的主要损伤不同，跗骨很少发生明显的骨折。轻微的骨折更为常见，这可能会使我们忽视可提示距骨周围脱位的细小影像学征象。

副舟骨是一种先天发育异常，它是从独立的骨化中心发展而来的舟骨结节。影像学表现为一个软骨联合、一个孤立的小骨或一个延长的角状突起。当软骨结合部位受到外力牵拉无法承受时，副舟骨可能被误诊为骨折，并与局部的疼痛和青少年的扁平足有关。

骰骨容易受到第四和第五跖骨之间及前跟骨钳夹骨折的压缩力的破坏。这种情况很少单独发生，通常发现与足中段损伤同时出现。如未经处理，缩短了的外侧骰骨可导致获得性扁平足畸形。通常情况下，非手术治疗是人们乐于接受的，但是有移位的骨折则需要复位并且植骨。

跗跖骨损伤

跗跖骨损伤在儿童很常见，由于所受外力较小，他们的损伤程度也比较小，但损伤的机制与成人是类似的。威利描述了与这些伤害相关的病理解剖学，并强调始于内侧楔骨终止于第二跖骨底基部的韧带的重要性，这是维持跖骨卯于楔骨的重要结构。解剖复位很重要，必须通过闭合复位或切开复位，且用合适的固定方法来完成。明显无移位的关节损伤应评估其稳定性，在适当的情况下进行保守治疗。

在幼儿，当跖屈力楔形作用于倾斜的第一楔骨——第一和第二跖骨间的第一跖骨骺时，可能会发生经典的跖跗关节损伤变异。这种被称作"双层床"损伤（图 14.11.5）。在幼儿，影像学的改变是非常细微的，第一跖骨的骨皮质褶皱可能是唯一的征象。

前脚掌骨折

跖骨骨折

跖骨骨折比较常见，原则上行保守治疗。虽然儿童骨折后的再生能力很强，但这种能力不是无限的，某些骨折则需要使用手法复位和克氏针内固定等更为积极的治疗方法，很少行切开复位。软组织肿胀或损

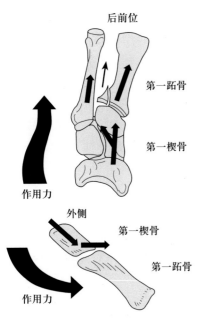

后前位

第一跖骨

第一楔骨

作用力

外侧

第一楔骨

第一跖骨

作用力

图 14.11.5 "双层床"骨折。图示直接暴力和随后的损伤，伴第一楔骨及第一和第二跖骨间的第一跖骨部分骨骺移位

伤需要入院治疗，并进行适当的筋膜室压力监测。儿童第二跖骨基部的明显的单发骨折可能会增加关节半脱位后自发复位处的跗跖关节损伤的发生率。

非意外损伤

跖骨和趾骨骨折与因外力而过度伸展所引起的骨折的机制是一致的，在被虐待的儿童中此种损伤虽细微，但不容忽视。

第五跖骨基底部骨折

第五跖骨基底部撕脱骨折发生较多，这是一个影像学上很容易发生变异的典型部位，会给骨折的分类带来困惑。在 X 线片上看到骨折线与骨长轴相垂直时即可明确诊断。撕裂性损伤常常归咎于腓短肌腱的附着，但小趾展肌肌腱部分附着足底腱膜横向断裂也可能与此病理相关。治疗是针对不同年龄的儿童进行适当的负重石膏固定。必须将此部位的骨折和腓短肌腱和腓长肌腱内的籽骨及平行于跖骨轴的隆起相区别，在 8 岁之前这些区别不太明显。女孩在 12 岁时、男孩在 15 岁时隆起与跖骨轴发生融合。

骨干近端与干骺端交界处的骨折发生在青春期时，应力损伤常先于骨折的发生，在这种情况下，需要进行手术复位和骨移植内固定术。

趾骨损伤

发生骨折和关节脱位时，其治疗基于临床的表现与诊断而定。可能需要复位治疗，尤其是大脚趾近节趾骨骨折。旋转畸形应该纠正。大脚趾近节趾骨的骨化中心通常两侧都有，常被误认为是关节内骨折。

应力骨折

随着日益活跃的生活方式逐渐流行，儿童的应力骨折变得更为常见。应力骨折最常发生于跖骨。评估这种损伤及其出现的频率很重要，否则其临床表现和影像学征象令人担忧，应该行活组织检查排除肿瘤生长。当有局部压痛而没有明显的瘀伤和肿胀时，应该高度怀疑此病。应力骨折本身是一个相对轻微的损伤，治疗目的是恢复儿童（他或她）的正常活动能力。几乎很少关注有关生长障碍的问题。腿脚相对不太灵活的青少年在参加剧烈运动时最常发生此类骨折。根据症状的持续时间和严重程度的不同选择合适的治疗方法。可能仅需要单纯限制运动，或是应用石膏加以固定。如果有潜在的畸形，那么可能需要手术治疗。

软组织损伤

开放骨折

儿童任何部位开放性骨折的处理原则与成人开放骨折的处理原则相同。累及骨骺的骨折应解剖复位。在急诊就可以行清创手术，但有高度发生骨髓炎的危险时应避免这样做。

剪切损伤

外部挤压力可以引起任何软组织和骨组织的严重损伤。在损伤的当时，很难判断软组织的损伤程度，同样很难决定对于严重损伤的肢体是进行截肢手术还是给予保留残肢，这需要丰富的临床经验。尽管对于儿童伤后可疑活力组织予以保留的做法是有其道理的，但在受伤时对坏死组织进行彻底的清创也很重要。由于整形外科技术的进步，特别是在软组织重建的选择及时机方面的进步，使得在处理这些毁灭性损伤时的治疗方法得到了很大的改进，因此，整形外科的意见应该予以采纳。最初评估很重要，不仅要评估损伤的严重程度，而且要发现预期的问题，如影响生长、关节破坏、肌腱功能的丢失等，这样才能使治疗可以兼顾短期的目标、长期的发展及功能的恢复。与我们在农家庭院里看到的意外损伤一样，不可避免地会发生多种病原微生物污染伤口，所以需要应用广谱抗生素。伤口需要每隔 48~72 小时检查一次，关节内的和经骨骺的损伤需要复位并固定。

总的来说，撕裂伤和后部及跖面的损伤预后不好。至少在前脚掌和脚趾的截肢是常见的，截肢率通常占到 39%~67%。必须始终优先考虑保留肢体，截肢的决定通常推迟到第二次手术，术中可以对之前可疑组织的活力进行重新评估，直到确定其没有活力方可截肢。皮瓣移植是实现软组织覆盖最常用的方法。即便在负重部位，移植的皮瓣长得也相当的好。如果有骨、肌腱或神经血管组织外露，可以考虑应用旋转的皮瓣或更为常见的带血管蒂游离皮瓣覆盖。一项 91 例游离皮瓣重建的长期观察研究的结果显示：与去皮瓣的肌瓣移植比较，带皮瓣的肌瓣移植其营养性溃疡的发病率更低，全皮瓣存活率高达 95%。直接肌腱重建会很成功，还会减少全身性手术。

软组织撕裂伤

胫骨前肌腱、胫骨后肌腱、腓骨长肌腱和跟腱对于维持足的形状和功能具有重要作用。这些肌腱的损伤将导致严重的足部畸形和功能障碍。应该尽快发现这种损伤，并应用合适的肌腱修复及术后的夹板固定予以治疗。脚趾的屈肌腱或伸肌腱撕裂可能较难修复，发生这种情况应将受伤的脚趾和旁边的脚趾固定在一起来预防畸形。通常可以恢复令人满意的功能。大多数外科医师认为，即使是踇长伸肌腱的整齐撕裂伤也应进行修复。

骨筋膜室综合征

骨筋膜室综合征在儿童并不常见，但任何一个儿童足部受到挤压伤伴有组织肿胀、被动活动时疼痛，均应考虑可能为此病。如果临床诊断延误、未及时发现较难察觉的骨筋膜室综合征，会使患者付出很高的代价——可能发生足部慢性疼痛和保护性感觉丧失。成人的骨筋膜室综合征通常伴有严重的骨损伤，但在儿童中却很少发生这种情况。在可疑病例中，应监测病变部位中央和骨间室内的压力，压力读数应与儿童

的舒张压相联系。一旦骨筋膜室综合征诊断明确，应迅速经足背或足内侧打开足部的九个隔室进行解压（图 14.11.6）。

非创伤性足痛

除了上述的损伤外，对于平时活泼好动的儿童，应考虑可能为非创伤性足痛（框 14.11.3）。

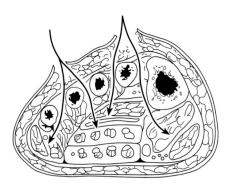
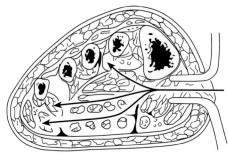

图 14.11.6 足部背侧及内侧入路筋膜切开术。背侧入路更适合于足前部或中部的损伤，而内侧入路更适用于足后部损伤（Reproduced from Rockwood *et al.* (1996). ）

框 14.11.3 足痛的其他原因

◆ 感染：
  • 刺破的伤口
  • 跟骨骨髓炎
  • 肺结核
◆ 肿瘤
◆ 足底筋膜炎
◆ 跗骨并合
◆ 跟骨骨突炎
◆ 青少年炎性关节炎
◆ 骨软骨炎：
  • Kohler——舟骨
  • Freiberg 不全骨折——跖骨头

拓展阅读

Anderson, I.F., Crichton, K.J., Grattan-Smith, T., Cooper, R.A., and Brazier, D. (1989). Osteochondral fractures of the dome of the talus. *Journal of Bone and Joint Surgery,* **71A,** 1143–52.

Berndt, A.L. and Harty, M. (1959). Transchondral fractures (osteochondritis dissecans) of the talus. *Journal of Bone and Joint Surgery,* **41A,** 988–1020.

Canale, S.T. and Kelly, F.B. (1978). Fractures of the neck of the talus. *Journal of Bone and Joint Surgery, American Volume,* **60A,** 143–55.

Ribbans, W.J., Natarajan, R., and Alavala, S. (2005). Paediatric foot fractures. *Clinical Orthopaedics and Related Research,* **432,** 107–15.

Rockwood, C.A., Wilkins, K.E., and Beaty, J.H. (ed.) (1996). *Fractures in Children,* third edition, pp. 1449, 1488. Philadelphia, PA: Lippincott-Raven.